普通高等教育"十五"国家级规划教材

北京大学医学教材

医学细胞生物学

（第二版）

主　编　周柔丽

北京大学医学出版社

YIXUE XIBAO SHENGWUXUE

图书在版编目（CIP）数据

医学细胞生物学 / 周柔丽主编. —2版. —北京：北京大学医学出版社，2006.3

ISBN 7-81071-613-1

Ⅰ. 医… Ⅱ. 周… Ⅲ. 人体细胞学：细胞生物学—医学院校—教材 Ⅳ. R329. 2

中国版本图书馆 CIP 数据核字 (2005) 第 156385 号

医学细胞生物学（第二版）

主　　编：周柔丽

出版发行：北京大学医学出版社（电话：010-82802230）

地　　址：（100083）北京市海淀区学院路 38 号　北京大学医学部院内

网　　址：http://www.pumpress.com.cn

E-mail：booksale@bjmu.edu.cn

印　　刷：北京圣彩虹制版印刷技术有限公司

经　　销：新华书店

责任编辑：安　林　**责任校对**：杜　蓝　**责任印制**：郭桂兰

开　　本：787mm × 1092mm　1/16　**印张**：56.5　**字数**：1425 千字

版　　次：2006 年 4 月第 2 版　2006 年 4 月第 1 次印刷　**印数**：1-5000 册

书　　号：ISBN 7-81071-613-1/R·613

定　　价：88.00 元

编 者 名 单

(按姓氏笔画排序)

王永潮　北京师范大学　生命科学学院　细胞生物学室
王海英　北京大学　基础医学院　生物化学与分子生物学系
王贤辉　第四军医大学　细胞工程研究中心
王端顺　北京师范大学　生命科学学院　细胞生物学室
龙振州　北京大学　基础医学院　免疫学系
刘羿男　北京大学　基础医学院　细胞生物学系
刘彦信　中国协和医科大学　基础医学院
安　威　首都医科大学　基础医学院　细胞生物学系
朱卫国　北京大学医学部　基础医学院　生物化学与分子生物学系
何大澄　北京师范大学　生命科学学院　细胞生物学室
何其华　北京大学　医学部中心实验室
张　页　北京大学　基础医学院　细胞生物学系
张丽君　北京大学　生命科学学院
张海燕　首都医科大学　基础医学院　细胞生物学系
张　静　北京大学　基础医学院　细胞生物学系
李凌松　北京大学　基础医学院　细胞生物学系
李　莉　北京大学　基础医学院　细胞生物学系
沈　丽　北京大学　基础医学院　细胞生物学系
肖军军　北京大学　基础医学院　细胞生物学系
苏雅娴　北京大学　基础医学院　细胞生物学系
陈志南　第四军医大学　细胞工程研究中心
周柔丽　北京大学　基础医学院　细胞生物学系
郑德先　中国协和医科大学　基础医学院
柳惠图　北京师范大学　生命科学学院　细胞生物学室
桑建利　北京师范大学　生命科学学院　细胞生物学室
章静波　中国协和医科大学　基础医学院
彭学敏　北京大学　基础医学院　细胞生物学系
韩代书　中国协和医科大学　基础医学院
薛社普　中国协和医科大学　基础医学院

北京大学医学教材基础医学系列

教材编审委员会

序

随着生命科学的日新月异，在我国高等教育体制改革的带动下，医学教育教学改革不断深入，逐渐由职业化教育转向具有职业特点的综合素质教育，着眼于21世纪，医学教育将更注重人才的综合培养，不仅要使学生具有学科专业知识和能力，而且要具有知识面宽、能力强、素质高的特点，注重创新精神、创新意识、创新能力的培养。

1995年以来，通过教育部、卫生部及北京市等各级教育教学改革项目的研究与实践，我校着力于人才培养模式和课程体系的研究，实现融知识、能力、素质于一体的综合培养，拓宽专业口径，特别强调理论与实践的结合，培养学生自学和创新的精神和能力，树立终身学习的观念；进行了课程内容、教学方法和考核方法的研究和实践；改革教与学的方法，以学生为主体，以教师为主导，引导学生主动学习，注意因材施教，注重加强人文素质的培养，强调在教学过程中的教书育人。

在改革实践中我们深刻认识到教材建设在教学过程中起着重要的作用。但长期以来医学教育一套教材一统天下的局面，未能充分体现各医学院校的办学特点，未能及时反映教学改革及教学内容的更新。为此我们邀请了北医及部分兄弟院校各学科的专家教授编写了这套长学制教材。

这套教材的编写工作力求符合人才培养目标和教学大纲，体现长学制教学的水平，探索和尝试突破原有教材的编写框架；体现北医教育观念的转变、教学内容和教学方法改革的成果和总体水平，确立以学生为主体的人才培养模式，有利于指导学生学习和思考，有利于训练学生临床思维的能力，培养学生的创新意识；体现教学过程中的“双语”教学要求，将学生必须掌握的词汇编入教材之中。

本套教材汇集了北医及部分兄弟院校的专家教授们多年来积累的知识和教学经验，在编写中也进行了大胆的尝试。衷心希望该套教材的出版能为我国的医学教育贡献一份力量，使医学教育的教材建设能够百花齐放。但是由于学科专业发展的不平衡，教材中难免存在不足之处，欢迎有关专家学者批评指正。

韩启德

2002年7月

前言

第二版《医学细胞生物学》距北京医科大学出版社出版的第一版《医学细胞生物学》的出版已长达15年，教材的更新势在必行。

第二版《医学细胞生物学》在结构上保留了第一版的特色，并做了一些变动：将原来的七篇调整为五篇：绪论、细胞的基本结构与功能、细胞的基本生命活动及其调控、细胞的社会性和几种特化细胞 。

第一篇绪论，共六章，着重介绍细胞生物学在生命科学和医学科学发展中的作用、细胞生物学的研究方法和细胞的基本知识。在细胞生物学的研究方法中分三章分别介绍细胞的观察与研究方法、细胞工程以及基因工程技术在细胞生物学研究中的应用，旨在除扩大读者的相关知识之外还能够为从事细胞生物学相关研究的学子和工作人员选择合适的现代研究手段提供一些帮助。关于"细胞的基本知识"一章的设立是为了让初学细胞生物学的人在进入复杂、深奥而又生动无比的细胞生物学领域之前先对细胞有一个初步的、全面的认识，以便更好地理解系统、深入的后续章节。

第二篇细胞的基本结构与功能，共七章，自外而内介绍细胞的质膜、细胞质和细胞核。有关细胞质的内容分为四章，分别介绍细胞质基质与细胞质中的非膜性结构、细胞内膜系统、线粒体以及细胞骨架和细胞运动，并根据近年的研究进展专门设立一章介绍物质的跨膜转运与胞内小泡运输。关于基因表达的调控在北京大学医学教材（基础医学系列）的《生物化学》一书中有详尽的介绍，在本书中作为细胞核的重要功能予以简要介绍。在细胞骨架和细胞运动一章中除了系统地介绍了细胞的三种骨架结构及其分子组成以及各种类型的细胞运动外，另立一节介绍肌细胞及其运动。

第三篇细胞的基本生命活动，共四章，分别介绍细胞增殖、分化、衰老和死亡及其调控。细胞生命活动的调控是近年研究的热点，进展很快，本书在这方面有所加强，力求反映当今的研究水平。

第四篇细胞的社会性，共四章，分别介绍细胞表面、细胞连接和细胞极性、细胞外基质及其与细胞的相互作用、细胞通讯及信号转导、以及细胞社会性（即细胞间相互作用、相互依存和相互制约的动态与网络化关系，并从基因组与蛋白质组水平论述了生物分子网络所揭示的规律和细胞社会性的分子基础)，力图为学子建立关于细胞社会性的概念，并充实相关的知识。细胞的社会性是近年备受关注的领域，不仅是研究的热点，在近年国外出版的细胞生物学教材中也都以不同的形式增大了相关内容的分量。为了强化"细胞社会性"的概念本书将其组建成单独的一篇，以使读者不仅了解细胞本身的结构与功能，也能重视细胞作为整个组织、器官和机体的一个组成部分与其微环境乃至整个机体具有不可分割的密切相互作用，这样才能全面的掌握细胞生命活动的规律。

第五篇介绍六种特化的细胞：生殖细胞、干细胞、神经细胞、免疫细胞、肝细胞和肿瘤细胞。这六种细胞在医学中的重要性是不言而喻的，与第一版相比增加了干细胞和肝细胞，增添的依据是：前者为当前医学研究和应用的热点，后者则为认识和防治严重危害我国人民的肝病奠定基础。

鉴于本书的读者对象是长学制的医学生、研究生、专业研究人员和高级专业医师，在内容上力求既涵盖尽量透彻的细胞生物学基本知识、理论，也注意引入相关的新概念、新知识和重要进展。例如，第三章“细胞的观察与研究方法”中既介绍了传统的各类显微术，也较详细的介绍了现代的激光共聚焦显微术；在第五章“基因工程技术在细胞生物学研究中的应用”中除介绍了已广泛应用的分子生物学技术外，也较详细的介绍了近年发展迅速的RNA干扰技术；在第六章“细胞的基本知识”中除包括关于原核细胞和真核细胞的基本知识外，也介绍了在当代医学中占据重要位置的非细胞感染体，如病毒；在第七章“质膜”中除经典内容外，还简要介绍了糖缀合物、脂酰化膜蛋白和质膜中的微区（脂筏）；在第八章“细胞质”中专设一节介绍对细胞内蛋白质的平衡和细胞增殖、凋亡、乃至信号传递的调控具有重要作用的蛋白酶体和与此相关的蛋白质泛素化；在第九章“内膜系统”和第十一章“线粒体”中除经典内容外还介绍了蛋白质合成过程中/后在内质网和线粒体的转送机制；第十章“细胞内、外物质的跨膜运输”中关于参与转运的蛋白质及囊跑运输途径都占有相当的篇幅，反映了近年的重要进展。在第十七章“细胞凋亡”中除着重介绍了胱天蛋白酶途径外，也介绍了近年发现的不依赖于胱天蛋白酶的凋亡途径。在第十八章“细胞表面、细胞连接和细胞极性”中除介绍了细胞表面的结构、分子组成和细胞连接外，专设一节介绍对于细胞的功能和胚胎发育至关重要的细胞极性以及新的研究热点——上皮－间质变迁等；在第十九章中除介绍了细胞外基质的组成、结构与功能外，还介绍了细胞外基质与细胞间的相互作用及其信号转导途径；在第二十章“细胞通讯与信号转导”中设立头、尾两节分别介绍细胞通讯相关的概念和信号通路间的交汇及靶细胞的适应性，中间两节分别介绍细胞表面受体和细胞内受体介导的信号途径。前者包括7种受体介导的九条信号途径，亦即除较详细的G蛋白耦联受体和受体酪氨酸激酶介导的信号途径外，还扼要的介绍了近年日显重要的磷脂酰肌醇参与的信号通路，TGF β受体/Smad、细胞因子受体/JAK/STAT、NF κ B和Wnt信号途径，以及在发育和细胞分化中非常重要的Notch和Hedgehog信号途径。此外，密切结合医学与疾病是《医学细胞生物学》教材不同于普通《细胞生物学》的特色，在这方面尽管尚不够完善，编写者的确作出了很大的努力。

本书各章节尽可能邀请在各相关领域具有深厚学术造诣和丰富教学经验的专家来撰写，除一些老专家外，也有不少年轻的教师参加撰写，无论年长与年少所有的撰写人都为本书付出了巨大的艰辛，还有人抱病而为，大家高度认真、负责的精神使编者感动至深，仅在此表示深深的感谢和由衷的敬意。此外，薛少白、刘凌云、刘斌、章静波、谭曾鲁、吕证宝、徐存拴、王欣、王代树、林仲翔等专家为本书某些章节审稿，吕证宝、林仲翔教授还分别为本书中的神经细胞可塑性和肿瘤细胞的间隙连接提供了他们潜心研究的资料。这些专家们一丝不苟的认真审阅和无私的奉献精神同样使编者敬重和感激。董晓敏、朱大中、朱江、刘羿男老师为本书的制图付出了大量的艰辛和智慧；张莎老师担任整理和录入本书的中、英名词对照和一些事物性工作，他们的付出和努力同样值得敬重和感谢。

现代细胞生物学一直以迅猛的速度向前进展着，虽然在教材中力求能够反映细胞生物学的新知识和新理论，但必然总是难免落后于学科的进展；在撰写上虽然力求做到概念清楚、深入浅出、便于自学、经得住推敲、名词规范统一，但由于编撰者的知识、水平和时间所限，在本书必须交稿付印的时候仍感还有很多不足和缺憾，衷心希望广大读者和同行不吝指教、指出错误与不足，以便改进。

编者

2005 年 8 月于北京

氨基酸的缩写、符号与密码

中文名	英文名	缩写	符号	密码
丙氨酸	Alanine	Ala	A	GCA GCC GCG GCU
精氨酸	Arginine	Arg	R	AGA AGG CGA CGC CGG CGU
天门冬酰胺	Asparagine	Asn	N	AAC AAU
天门冬氨酸	Aspartine	Asp	D	GAC GAU
半胱氨酸	Cysteine	Cys	C	UGC UGU
谷氨酰胺	Glutamine	Gln	Q	CAA CAG
谷氨酸	Glutamic acid	Glu	E	GAA GAG
甘氨酸	Glycine	Gly	G	GGA GGC GGG GGU
组氨酸	Histidine	His	H	CAC CAU
异亮氨酸	Isoleucine	Ile	I	AUA AUC AUU
亮氨酸	Leucine	Leu	L	UUA UUG CUA CUC CUG CUU
赖氨酸	Lysine	Lys	K	AAA AAG
蛋氨酸	Methionine	Met	M	AUG
苯丙氨酸	Phenylalanine	Phe	F	UUC UUU
脯氨酸	Proline	Pro	P	CCA CCC CCG CCU
丝氨酸	Serine	Ser	S	AGC AGU UCA UCC UCG UCU
苏氨酸	Threonine	Thr	T	ACA ACC ACG ACU
色氨酸	Tryptophan	Trp	W	UGG
酪氨酸	Tyrosine	Tyr	Y	UAC UAU
缬氨酸	Valine	Val	V	GUA GUC GUG GUU

目录

第一篇 细胞生物学绪论

第二篇　细胞的基本结构与功能

第三篇　细胞的基本生命活动

第五篇　几种特化的细胞

第一篇 细胞生物学绪论

第一章　细胞生物学在生命科学中的定位、发展简史、当代发展趋势与研究热点

第一节　细胞生物学在生命科学中的定位

21世纪被认为是生命科学的世纪。生命科学的微观世界是核酸、蛋白质等生物大分子和体现生、老、病、死之单位生命现象的细胞。细胞是生物有机体的基本结构和功能单位。它通过增殖、分化、生长、发育组建成为具有高度有序和复杂的组织器官结构，体现高级生、老、病、死生命活动的宏观生物有机体。多年来，科学家和哲学家们一直试图在如何界定最小生命单位的含义上达成共识。基于核酸和蛋白质是体现生命的基本物质，用这些物质或所谓“活质”，在体外或试管中建立一个基因组或组装成人工染色质、人工膜、人工细胞核是否就能组装成一个小生命单位？结果是否定的。目前科学家们给最小生命的定义是一个可以独立于其他细胞而生存、生长和复制的细胞（寄生于细胞内的病毒也在被排斥之列）。它首先需要以DNA双螺旋构成的核小体形式来储存遗传信息的细胞核，具备DNA损伤修复、转录和自我复制的更新能力；还需要一个可形成单独生命环境形式的细胞膜和在其环境中进行蛋白质合成、折叠、组装、转运以及氨基酸、糖和脂肪等营养和能量代谢基本部件的细胞质体系。表明最小生命需要一个完整细胞整体体系，单纯的分子水平组装而脱离细胞整体，就无法实现复制的生命现象。因而细胞又是生物有机体生命活动的基本单位。细胞生物学是生命科学的基础学科，其主要研究内容是以细胞的显微、亚显微及分子结构为基础，研究微观世界一切生命活动现象、规律及其本质，从而阐述生物有机体细胞增殖分化、生长发育、体质遗传、细胞识别、通讯、信号转导，生理、病理代谢，免疫、变异与进化等生、老、病、死宏观生命活动规律的科学。随着物理、化学尤其分子生物学技术的发展和应用于细胞微观世界的研究，形成了以核染色体及膜骨架体系为基础的基因组学、蛋白质组学、大分子膜生物学、生物信息学、生物工程学（细胞工程和基因工程）和医学细胞生物学等新领域。由于细胞生物学在有机体细胞结构与功能单位的性质，与其他生物学科如动、植物学、分类学、解剖学、组织学、胚胎学、遗传学、生理学、神经生物学和生物化学与分子生物学等密切相关，因而也是这些学科的基础学科，更是与医学相关的病理学、免疫学、细胞遗传学、药理学、肿瘤学和生殖生物学等学科的基础。大量与医学前沿相关的课题如器官移植、恶性肿瘤防治、心血管疾病、艾滋病的免疫细胞治疗、干细胞的组织损伤修复、脑脊髓损伤和退行性神经性疾病的干细胞移植、生殖生育调控、遗传分子病以及相关疾病的药物研制等也都需要在细胞水平上深入研究才能得到根本性的解决。

从细胞生物学研究的发展历程看，已从原来作为形态学、解剖学、分类学、遗传学和生理、病理学基础的显微结构水平的细胞学发展成为与分子生物学融合，从微观水平反映生物体宏观生、老、病、死之基础生命活动规律的细胞生物学，并成为生命科学的基础。

第二节　细胞生物学的发展简史

科学的发展依赖于生产技术、工具仪器和实验手段的进步，作为一门学科的细胞生物学的建立和发展也是如此。三百多年来它经历了细胞发现的经典时期，显微水平的实验细胞学时期和超（亚）显微结构结合分子（生物学）水平的细胞生物学时期等三个发展阶段。

一、经典时期——细胞的发现及细胞学说的创立

最早的细胞学是17世纪随着显微镜的发明而发展起来的。第一架复式显微镜是荷兰眼镜匠H. 和Z. Janssen兄弟于1590年用凸镜和凹镜组装而成，放大倍数有限。1665年英人R · Hooke用透镜叠合研制成功一台可放大140倍的显微镜，在植物软木组织中观察到蜂窝状的小室结构，首次在其《微物图观 Micrographia》一书中将小室称为细胞（cell），一直沿用至今。当时看到的细胞只是细胞壁。继之Malpighi（1667）、Grew（1672）和Von Leeuwenhoek（1673，1677）也相继在植物和动物看到类似的结构，但只有后者使用了放大300倍的显微镜广泛观察了精子、血管、心肌、红细胞和池塘中单细胞原生动物，首次在其《自然的奥秘》著作中描述了鲑鱼红细胞中有细胞核（1695）。这是18世纪的最高水平。此后直到19世纪30年代，随着德国工业和化学染料的发展，显微镜分辨率达到1μm水平，切片染色技术提高，R.Brown（1830）在植物叶片细胞中证实了细胞核的存在，并认为是细胞的主要成分。与此同时，E.Dujardin（1835）报道了根足类和多孔类细胞内含物中有胶液状物质（肉样质）；J.Purkinje（1839）描述神经细胞中的胶状液为原生质（protoplasm），命名为胞质沿用至今。至此对动植物细胞结构取得了统一概念。德国植物学家M · J Schleiden（1838）和动物学家Schwann（1839）在各自总结的动、植物细胞研究的论著中提出植物体和动物体都是以细胞为单位的结构、功能和发生发育组合体的论述，创立了细胞学说。1861年M.Schultze进一步给细胞下了明确的定义："细胞是赋有生命特征的一团有核原生质"。细胞学说定义为："细胞是有机体，包括动物和植物有机体都是细胞的集合体"。说明了动、植物生物界的统一性，得到了生物学界的公认。恩格斯高度评价细胞学说，誉之为19世纪自然科学的三大发明之一（与物理学界的能量转换律和达尔文的进化论学说并列）。细胞学说确定了细胞是生物有机体的结构和生命活动单位，是生物体个体发育、系统发生和进化起源之基础的概念，开辟了生物学科研究的新领域，并成为推动细胞学发展成为一门独立学科的奠基石。

二、显微水平的实验细胞学时期

（一）细胞分裂及受精现象的发现

细胞如何增殖为多细胞有机体的问题，最初是M. Schleiden提出了"子细胞来自母细胞原生质中颗粒聚合成核后分离而成"的假说。而当时H. von Mohl（1835）及K. Nageli（1840）则推测是细胞分裂繁殖的观点。1841年Remak R.发现鸡胚红细胞直接分裂现象而支持Mohl等观点。R. Virchow（1855）进一步提出了"细胞来自细胞（Omnis cellula e cellula）"和通过细胞分裂传递遗传物质的论点。他还用细胞学说解释病理过程，认为疾病是细胞和组织发生了病变所致。以后该领域的研究发展成为病理学。19世纪末叶，由于切片机和染色方法的进步，W.

Waldeyer（1870）在核分裂中看到杆状的染色体，创立染色体（chromosome）一词。W. F. Flemming（1879）在动物细胞，E. Strasburger（1880）在植物细胞分别发现了有丝分裂现象。Flemming并命名直接分裂为无丝分裂（amitosis），使用有丝分裂（mitosis）一词描述染色体纵裂并分配至两个子细胞的分裂过程，指出每一物种通过有丝分裂保持其染色体数目恒定。与此同时，两性细胞融合的受精现象相继在动物（O. Hertwig 1875）和植物（E. Strasburger 1877）中被发现。他们观察到卵细胞受精时出现雌、雄原核合并和染色体数量加倍的现象，而如何加倍则不清楚。解开这个谜底的是Van Beneden（1883），他发现马蛔虫的配子只有一个染色体，精、卵受精时雌、雄原核融合后叠加为两个染色体。因而联想配子发生时染色体减半。随后，O. Hertwig（1887）、T. Boveri （1888）分别在海胆和马蛔虫，E. Strasburger（1886）在植物细胞中分别证实了生殖细胞发生时染色体减半的事实，然而减数分裂（meiosis）一词直至1905年由 J. B. Farmer 及 J. E. Moore 在描述有性生殖的配子发生时才正式命名，并阐述了减数分裂在维持物种染色体数目恒定中的重要意义。在 1890 ~ 1900 年间，细胞器也陆续被发现和命名，如中心体（Van Beneden 1890，T. Boveri 1890），线粒体（R. Altmann 1894，C. Benda 1897）和高尔基体（C. Golgi 1898）等。至此对细胞结构及功能有了进一步的认识。

（二）核质关系研究的实验细胞学、实验胚胎学和细胞遗传学的交叉发展。

进入20世纪，细胞学从形态结构逐渐深入到生理生化、核质关系和遗传发育方面的研究。利用不同学科实验手段，互相渗透，一方面与实验胚胎学密不可分，另一方面从染色体与遗传物质的关系开展了细胞遗传学的研究。首先A. Kölliker（1841）确定精子和卵子是与体细胞不同的生殖细胞之界限。O.和R. Hertwig 兄弟研究了海胆和蛔虫卵在受精过程中雌、雄原核融合的条件，去除细胞核后能否发育和用化学或物理学方法处理以引起孤雌生殖等问题。实验胚胎学家 W. Roux（1883）首先提出染色体是遗传物质之载体的见解。1884 年，O.Hertwig 和 E. Strasburger 也同时提出了细胞核内含有遗传因子的设想。1885 年，A. Weismann 发表了“种质学说（germ-plasm theory）”，强调核中含有“种质决定子”通过生殖细胞代代相传的“种质连续”观点。1902 年 T. Boveri 和 W. Sutton 分别提出了“遗传的染色体”学说。T. H. Morgan（1910，1917，1926）和C.Bridges （1916）等以果蝇为材料对染色体与遗传变异的相关性进行了大量研究，明确提出了遗传因子单位（基因）定位排列于染色体上的“基因论”。摩尔根1926年发表的《基因论》，奠定了今天分子遗传学的基础。在此之前的19世纪中叶，奥地利修道士G.Mendel（孟德尔1865）曾用豌豆进行过遗传因子的研究，发现豌豆七对性状的发育与遗传因子有关，并提出了“遗传因子的分离和自由组合”的遗传基本规律。当时并未引起重视，直至35 年后才同时被 H. deVries、C.Correns 和 E. Von Tschermak 等三人各自的重复实验所证实（1900）。Morgan等以野生红眼果蝇与突变种白眼果蝇杂交的一系列实验，进一步证实了Mendel性状分离自由组合的规律。Mendel被公认为遗传学史上遗传规律的缔造者。这时期其他实验细胞学的成就也很显著。1904 年 E. Harrison 创建了组织培养技术，开辟了活细胞生理、生化研究的直观条件。R. Feulgen（1921）首创显示细胞核DNA和J. Brachet（1940）显示胞质中RNA的染色方法，开始了组织化学和利用酶化学、放射性核素示踪核酸、蛋白质、糖原和脂类定位分布的研究时代。T. Casperson（1940）用紫外光显微分光光度计测定细胞中DNA含量，并首次提出物种中细胞核DNA含量恒定和蛋白质合成可能与RNA有关的论断。还使用高速离心机等物理学技术分离活细胞中细胞器各种组分，进行细胞器生理功能、酶蛋白分布及胞质化学组成的研究（R. R. Bensley 1934，A. Claude 1943）。实验细胞学的成就和实验技术方法的创建为生物科学研究开拓了新途径。

三、亚显微结构及分子水平的细胞生物学时期

20世纪30年代，德国E. Ruska与西门子公司研制出的电子显微镜和相应的超薄切片技术是结合当时分子生物学萌芽期开创亚显微结构及分子水平细胞生物学时期的象征。该台电镜可放大12000倍，可显示细胞质中多种细胞器和膜系统的超微结构。发现了内质网（K. R. Porter 1945），质膜（J. D. Robertson 1958）与核膜（H. G. Callan 1945）等形成细胞内连续的膜系统。相继明确了叶绿体（S. Granick， Porter 1947）、高尔基复合体（A. J. Dalton等1953）、线粒体（G. E. Palade 1953）、核糖核蛋白体（Palade 1953）和溶酶体（De duve 1956）等细胞器的亚显微结构及其功能相关组分。J. Brachet（1961）绘制了该年代的细胞电镜图，除显示细胞的超微结构外，还可看到细胞内分泌与外排的管道、吞饮中质膜内陷等结构与功能相关的图像。但除细胞器外，细胞质和细胞核内基质的超微结构仍不清楚。直至70年代，高压电镜的出现和标本固定技术的改进，才进一步分辨出胞质中的骨架微梁结构。其中微管、微丝以及连结核纤层和质膜的中间纤维骨架体系（cytoskeleton system），与纵横交错的网状微梁及细胞器形成了骨架微梁网络的细胞立体结构图（K. R. Porter 1976）。应用选择性系列抽提结合电镜整装技术（Fey E. G. 1984），还可观察到真核细胞核基质内存在的核骨架网络状结构体系。它们是由以纤维蛋白成分为主体并含少量RNA的三维网络和多种蛋白质所组成。广义的核骨架包括核基质骨架、核纤层和核孔复合体。其功能可能与细胞生命活动中的DNA复制，RNA的转录、加工、转运，基因表达调控和染色体组装等有关。

20世纪中叶，分子生物学蓬勃发展。J. D. Watson和H. C. Crick（1953）等用X线衍射技术解读了生命遗传物质DNA分子的三维结构（双螺旋结构模型），阐述了生物遗传的分子基础。Crick（1958）在这一基础上总结出分子生物学的中心法则，揭开生命遗传信息传递的方向和途径是：

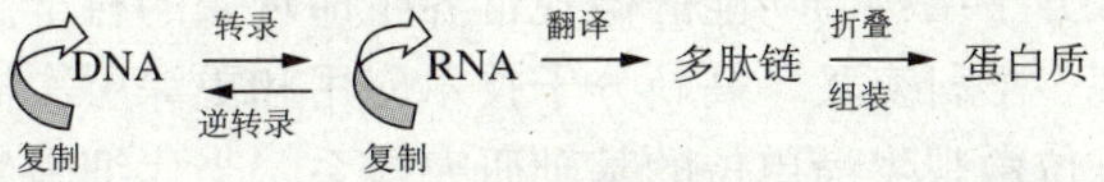

围绕中心法则，先是A. Kornberg （1956，1958）从大肠杆菌中分离出DNA聚合酶在离体条件下合成DNA片段互补链；M. Meselson和F. Stahl（1958）用放射性核素标记法证明DNA复制是半保留式的规律。继之N. Nirenberg（1960）发现mRNA是传递DNA遗传信息的携带者和操纵核糖核蛋白体蛋白质合成的“指导者”，并于1961年创建了遗传密码，提出每三个DNA碱基组成一个特定氨基酸的三联密码，翻译成多肽链蛋白质的法制。1961年R. Jacob和J. Monod提出mRNA信使和操纵子理论，1968年，D. Nathans，W. Arber和H. O. Smith等发现可在特定部位切断DNA分子的限制性内切酶；P. Berg则利用限制性内切酶和连接酶首创基因重组（DNA人工重组）技术。1975年，F. Sanger和W. Gilbert分别发明了DNA不同的测序方法，1983年K. Mullis发明了聚合酶链式反应（PCR）复制DNA的技术，为分子生物学及基因遗传信息传导建立了坚实基础。20世纪90年代，人们相继以RFLPs（限制性片段长度多态性）、STR（微卫星序列）和EST（表达序列标记）等为遗传标记，以及人工构建酵母染色体（YAC）和

细菌人工染色体（BAC）等方法绘制人类基因组图，并于1992年研制出一次能读出数百个核苷酸序列的自动测序仪。国际人类基因组计划（HGP）测定了23条人类染色体的碱基对基因组，绘制四张基因组图（遗传连锁图、物理图、序列图和转录图），涵盖生命现象生、老、病、死的遗传信息，为人类健康服务。由美、英、法、德、日、中六国分别承担的人类基因组草图已于2003年完成。表明人类含有3万多基因（31 647亿碱基对），其结构和定位已经破解。今后无论是基因组功能或后基因组的研究，包括疾病信息和生命本质的深层次探索，最后还得回到细胞层次的超微结构，从细胞的大分子水平与分子生物学相互渗透研究机体的生理、病理、遗传发育和疾病相关的奥秘。20世纪90年代，原子直观电镜和扫描隧道显微镜可分别分辨原子和DNA双螺旋结构。近年来，在细胞生物学领域发展的将分子杂交与组织化学技术结合的原位杂交方法，利用标记的DNA或RNA探针，可在原位检测细胞中特定靶物质或基因表达的杂交产物，通过荧光原位杂交方法（FISH）、同位素放射自显影、或免疫组化半抗原定位而予以显示。甚至可结合PCR技术，在组织或细胞原位通过引物、聚合酶及三磷酸核苷等的作用，检测以细胞本身DNA或RNA为模板所进行的细胞内单拷贝扩增序列的原位PCR信号。原位杂交和原位PCR技术使细胞生物学在分子水平的研究获得了全方位的进展。目前从细胞核核酸、核蛋白分子的复制转录、表达、调控，细胞骨架、膜分子结构，细胞器功能蛋白质的合成、代谢、细胞周期分子、细胞通讯、信号转导、离子通道的研究以及抗原抗体免疫沉淀、免疫印迹、生物样品毛细管电泳、基因芯片微阵列和蛋白质芯片等技术的应用，都表明细胞生物学已全面发展到分子细胞生物学时代。

第三节　细胞生物学当代的发展趋势与研究热点

一、发展趋势

细胞生物学经过300多年从细胞显微水平到亚显微和分子水平的发展历程，今天已成为从分子水平研究细胞亚显微分子结构与功能的微观世界生命现象的科学。作为生命科学和医学的重要基础学科，它将呈现多学科交叉，高新分子技术应用和更深层次揭示细胞生理、病理等疾病发生、发展相关的全方位微观生命单位的基础研究体系。当代细胞生物学的发展趋势首先是运用现代分子生物学的新理论、新技术，从整个细胞水平的亚显微分子结构，研究人体在正常和疾病情况下生命活动的规律。它将跟踪学科前沿，抓住生命最本质最核心的问题（如生命起源、进化、遗传、发育、脑功能及危害人类的疾病等），围绕科学热点问题，结合人类基因组及蛋白质组（后基因组）中有待解决的问题进行细胞水平的分子生物学研究。有人展望，今后将会出现细胞组学（cytomics），并与基因组学（genomics）及蛋白质组学（proteomics）互为发展的生命科学研究热点。研究内容将侧重于细胞生命活动中心的细胞核，体现生命活动的细胞质和细胞膜体系在反映生、老、病、死生命现象的细胞增殖、分化、生长发育、体质遗传、生理、病理状态分子水平结构与功能的研究。其着重点有别于基因组学和蛋白质组学，而聚焦于解释整个细胞水平特定分子结构与功能和更高层次细胞群体（组织、器官、机体）细胞之间的相互作用。将应用多参数的分析细胞学技术（如细胞核地理学、图像分析、流式细胞仪、激光共聚焦、X线衍射和高分辨电镜等）进行细胞分子表型分析及绘制处于不同生理、病理状态的细胞组图，为细胞病变、疾病类型的诊断提供信息，形成基因组—蛋白质组—细胞组学的生命活动整体研究领域。

（一）细胞组学结合基因组学的研究

包括核基质骨架体系分子结构及其与遗传信息物质组构和基因表达开关调控的相关性；不同类型细胞染色体在细胞核内定位的地理学与基因活动相关性；染色质（体）浓缩/去浓缩/去分化/重编程，细胞周期核重建组装因子，组蛋白密码信息传导以及核结构、功能异常导致的疾病（染色体病、基因病和遗传性疾病等）。

（二）细胞组学结合蛋白质组学的研究

细胞质中核糖体蛋白质合成翻译的多肽链折叠、修饰、组装、转运、解折叠越膜、代谢机制等与细胞质骨架网梁体系及细胞器功能的相关性；脑、肝、心、肺等不同细胞类型蛋白质组的功能蛋白质，疾病标志蛋白检测定位和分离筛选；神经退行性脑病和肝功衰竭涉及的细胞病变；分子伴侣功能，多肽链折叠错误和沉积等导致的分子病（折叠构象症、淀粉样纤维退行性疾病）；致病因子Prion（朊毒因子）引致的脑海绵状病变（疯牛病、羊瘙痒病和人类克-雅症等）的细胞病变研究。

（三）细胞组学在细胞膜体系调控细胞组群之间生命活动的研究

包括细胞内相互连网的膜体系的细胞类型特征性膜分子结构、蛋白质组型；膜功能性（如光合作用、激素影响等）的膜结构构象（膜蛋白、膜脂、膜糖复合物）三维晶体空间结构的X-线分析；膜特点抗原性、血型、免疫识别；膜受体信号转导。对药物、激素、凝集素、细胞因子的反应，程序性细胞死亡信号与特种细胞器分子组构相关性；细胞外基质体系调控细胞群体功能活动的分子机制；膜表型与癌变、膜结构异常与膜疾病和膜受体分子病的研究。

二、研究热点

（一）干细胞及组织工程的研究

干细胞是具有全能或多能分化潜能的胚胎干细胞（ES和EG细胞）以及广泛存在于成体器官组织中保留不分化和维持机体自我更新能力的组织干细胞或成体干细胞（AS细胞）。由于这种细胞的高度可塑性和在组织修复、疾病的细胞治疗以及在生殖遗传工程和组织工程等方面的潜在应用价值，近年来成为生命科学研究领域中的热点之一。来源于胚胎内细胞团的胚胎干细胞（embryonic stem cells, ES细胞）和来源于胚胎原始生殖细胞或生殖嵴的胚胎干细胞（embryonic germ cells， EG细胞）均已在体外成功建立了细胞系，具有长期培养中不分化，高水平端粒酶活性，正常的双倍体核型，高比例核/质比，碱性磷酸酶阳性和稳定的多能分化潜能（可分化为三胚层衍生组织）等生物学特性。由于这些细胞可定向分化、多向分化和受所在移植部位微环境及信息影响的诱导分化，甚至跨系分化的可塑性，可用以修复损伤组织，为器官再造、组织再生移植（组织工程）、治疗人类疑难疾病（如脊髓损伤、瘫痪、糖尿病、心血管病、心肌梗死、神经系退行性疾病如帕金森症、阿尔茨海默老年痴呆症以及白血病、肿瘤等）的治疗提供了前景。然而利用人胚胎干细胞涉及伦理问题，世界各国明令禁止，而且用于移植治疗存在免疫排斥反应风险、配型和成瘤问题。目前学术界提出胚胎干细胞的来源限定于胚胎发育不能超越着床前的囊胚期之共识，以解决“伦理”上的争论问题。同时建议采用病人自体干细胞的“治疗性克隆”技术（即利用病人自体体细胞移植至去核的卵母细胞中建立自体胚胎干细胞用于治疗疾病）以避免异体的免疫排斥和组织配型选择问题。这些技术难度较大，目前国内外干细胞研究重点侧重于分离、纯化胎儿、儿童和广泛存在于成体器官组织中的成体多能干细胞，包括胎盘脐带血干细胞库的建立和从骨髓、皮肤、骨骼肌、肝、胰、脑、脊髓、肺、心血管等器官中提取成体相应组织干细胞，利用它们的多能分化潜能和横向分化（跨系统分化）的可塑性，进行自体或异体配型对组织损伤进行修复（如治疗脑、脊髓损伤致瘫）；用脐血造血干细胞治疗血液病以及上述疑难疾病等已有初见成效的报道。分离纯化的成体干细胞或从骨髓分离的多能间充质干细胞还可作为"种子"细胞，使之与可降解的支架材料联合培养，在体内或体外培育构成有功能的组织器官、软骨或骨干，用于治疗或替换缺损的器官组织（组织器官再生工程），具有临床应用前景。

由于肿瘤细胞与干细胞有许多共性（如含丰富的端粒酶、高度增生、更新、迁移和多向性转化、分化等），近年来有人提出肿瘤来源于肿瘤干细胞的假说。分离、纯化和培养肿瘤干细胞；以肿瘤干细胞为靶向细胞，建立端粒酶平台，并以端粒酶为靶标进行肿瘤防治的研究等已成为肿瘤学新的研究领域。

（二）体细胞动物克隆及转基因的研究

动物通过精、卵生殖细胞相融合的受精作用发育成为个体，称为有性繁殖。半个世纪之前，实验胚胎学家曾用两栖类和鱼类的早期胚胎体细胞核移植至去核的卵子中，均可发育成不同胚期的胚胎。两栖类可发育至蝌蚪期甚至成蛙；鱼类可发育为杂种鱼。以后用同样技术在哺乳动物如鼠、兔、牛、羊、猪、猴等的实验中亦获得相应的克隆动物。这是用体细胞核移植的无性繁殖，而且只限于胚胎期的体细胞核，所得的共识是：（1）只有原肠胚期之前的胚胎细胞核仍保持其发育为性成熟个体的"全能性"，胚胎后期和成体已分化的体细胞核已失去恢复"多能性"发育的潜能而中途夭折；（2）"全能性"核应定义为可发育至性成熟并能繁殖后代个体的体细胞核。从这一意义来说，体细胞也可产生生殖细胞。1997年，Wilmut等用成年绵羊乳腺细胞经体外培养和移植至同种卵母细胞后育成的重构胚，在同一品种代孕母羊中成功育出"多莉"克隆绵羊，并能性成熟，于六个月之后怀孕产出羊羔。首次证明高度分化的体细胞可在卵母细胞中去分化和重编程恢复为"全能性"。这在生物学理论中突破了传统的"在有性生殖中，生殖细胞可产生体细胞，而体细胞则不能产生生殖细胞"的概念，因而被认为是动物生殖的革命性成就。随后，其他实验室分别在小鼠、牛、山羊、猴和大鼠等动物进行成体细胞同种克隆实验均相继获得成功。应用这一技术挽救濒危动物，医疗性器官移植和细胞修复的研究也已在牛、绵羊、猪和猴等动物中进行了异种克隆的尝试。将濒危动物体细胞核或人的体细胞核移植至异种动物的去核卵母细胞中，证明可建立异种重构胚，但再进行异种寄母妊娠代孕时，难度较大，尚无孕育成功并生产的报道。我国将大熊猫的细胞核移植至去核兔卵母细胞中可成功构建异种重构胚，但第二阶段的异种代孕则涉及免疫排异反应，胚胎植入、着床和发育均面临困难，是异种克隆科研中有待克服的难题。在用成人皮肤细胞核移植至兔卵母细胞的治疗性克隆实验中，从人－兔异构胚内细胞团细胞中可克隆出具有分化为多种人体细胞的胚胎干细胞，有希望作为治疗性细胞克隆用于临床。这无疑是异种克隆用于人类的一个可行的研究方向。

20世纪80年代，克隆技术与转基因技术互相结合进一步拓展了应用范围，为扩增动、植物高产抗病优良品种，建立人类遗传疾病细胞株，以转入人基因的转基因动物（如猪）器官用于人的器官移植以及应用转基因产物制药治疗疾病等领域提供了前景。转基因动物制药技术是将克隆的外源目的基因整合至动物受精卵染色体中使之在动物奶汁（牛、羊）或禽蛋中稳定表达(如用转基因山羊奶生产凝血因子Ⅷ及抗胰蛋白酶，用转基因鸡蛋生产白血病抑制因子（LIF)。传统的转基因方法是将目的基因导入受精卵雄性原核，或用基因打靶方法将目的基因整合入干细胞（小鼠ES细胞）中，注入囊胚腔，再经代孕母鼠妊娠发育为转基因动物，但往往成功率很低。如与体细胞克隆技术相结合，先将靶基因转至牛乳腺细胞获得高表达转基因细胞系，再通过将细胞核移植至去核卵母细胞，则取得转基因动物的效率较传统方法大幅度提高。在医学、农牧业和生命科学领域中具有重要的学术理论和生产实践意义，将会成为21世纪的研究热点。

（三）神经生物学及脑功能的研究

神经科学是当前生命科学中最活跃的领域之一，其主要研究趋向是神经活动基本过程中细胞和分子水平的研究，脑高级功能包括大脑三维结构，功能分区和基因图绘制，神经系统发育和神经疾病与病理分子生物学研究等前沿领域。现代神经科学的一个重要研究目标是揭示神经活动基本过程中神经元之间的整体联系，包括神经元的兴奋/抑制，信号转导，突触传递离子通道模式，末梢神经介质存储、释放的分子过程，各种神经介质和相应受体的相互作用，信使级联反应及其调节作用的细胞分子事件。神经营养因子和突触功能已成为神经活动过程中的研究热点。新型神经营养因子的发现及通过在神经细胞上的受体调控神经细胞的分化和活动，利用这些因子的基因靶点来分析与神经退行性疾病（如老年痴呆及帕金森病等）的相关性，从中筛选作用类似的治疗药物。

大脑是人体最复杂的器官，大脑高级功能如感知运动、语言、学习、记忆、情绪和意识等的研究正在多学科协作的起步之中。感觉信息如何在脑中整合以认识外部世界需要通过复杂的神经网络和突触体系的回路调节过程，目前还未完全清楚了解。利用高分辨率核磁共振脑成像(fMRI）技术可无损伤检测大脑层区的功能定位活动（例如语言认知区定位于大脑左半球额中回的功能成像检测，与学习及记忆有关的海马、杏仁核和边缘区的功能活动定位检测等)。使用多电极同时记录不同脑区神经元群体活动的数字物理整合功能研究，结合组化、原位杂交/原位 PCR 技术，基因芯片技术，从胚胎发育脑脊髓切片综合分析神经系统发育相关的基因定位，绘制大脑和脊髓神经细胞基因表达及功能分区的三维结构图。另外，占脑组织90%总量的胶质细胞已不是过去所认识的作为脑支持基质的概念，人们已发现它们在信号传导和兴奋或抑制神经元活动等方面具有重要作用，甚至可能与学习和记忆功能有关，是今后一个值得重视的研究领域。

随着基因定性、定位的研究进展，神经系疾病相关基因的脑区损伤致病分子机理、诊断及治疗的研究，神经营养因子的临床应用以及神经干细胞修复治疗黑质细胞损伤，分子折叠病等将成为迅速发展的神经病理分子生物学的研究领域。

（四）生殖调控及发育生物学的研究

生殖和发育是生物最基本和最复杂的生命活动过程，是分子生物学渗透到胚胎学揭示人类生殖和发育自然规律的生命科学前沿领域，统称之为发育生物学。其核心研究内容是受精卵如何发育成为具有复杂结构和功能的有机体，生命如何孕育和生命周期如何编排生、老、病、死顺序的活动规律等。包括生命周期前期的生殖生物学（生殖细胞的发生、受精、开始生命孕育）和生命周期的个体发育生物学（细胞增殖、分化、生长、体形建立和功能发育的生、老、病、死现象）等两门生命科学基础学科。在以人为本的生命科学时代，生殖生物学涉及医药卫生、人口调控、人类健康以及农业畜牧生产等重大领域的持续发展问题。研究目标是控制人口数量、提高生殖健康水平的基础理论研究，发展安全、有效和可逆的避孕节育新技术和新材料，开展生殖疾病防治和降低重大出生缺陷率的生物医学研究。从发育生物学的角度看，生殖细胞的发生、成熟、排放、精卵受精过程、受精后胚胎植入着床、早期发育、胎儿生长直至出生、成长、性成熟等过程都属于生殖调控和生殖健康的研究范围。首先是精确了解上述某一生殖过程容易阻断而不影响健康的关键薄弱环节，利用分子生物学基因组学、蛋白质组学和生物信息学技术平台，开发了控制这些薄弱环节的功能基因或阻断其蛋白质产物的节育方法。过去大半个世纪的节育方法以绝育为主（输精管结扎），避孕环、米非司酮（RU486）药物等方法亦取得了一定效果。我国强有力的行政措施使人口少生三亿以上，实现了“低生出、低死亡和低增长”的历史转变。然而在 21 世纪人类文明高度发展，涉及人权的“以人为本”的理念，以及上述方法存在的问题，开展高人文关怀的新避孕手段势在必行。国际生殖生物学家们多年来的研讨所形成的共识，是以精子发生、受精过程、和胚胎植入等三个环节作为突破口进行基础理论研究。

人类精子发生经过精原细胞分裂增殖、精母细胞减数分裂，精子变态成形和在附睾中成熟四个阶段。一个生精周期约耗时 72 天，涉及一系列特异基因有序表达和表达产物、激素及外源分子的相互作用。精子变态分化期染色质经过组蛋白/精核蛋白的替换转型（HPRR）过程而高度浓缩，建立了精子获能、识别和激活受精的物质条件。附睾是精子成熟和获得运动能力的场所，其中成熟相关基因和活性分子日益受到重视。上述这些环节的靶基因、靶分子很可能是药物阻断精子发生功能和藉以开发男性节育途径的关键环节。

受精过程是有性生殖新生命孕育的第一事件，包括精子获能、顶体反应、精卵膜融合、卵胞质调控精子核去浓缩/去分化、两性原核形成合子和重编程发育基因表达等分子事件。寻找受精关键基因，信号激活与传导途径的薄弱环节，将是阻断受精节育途径的切入点。

胚胎植入是胚泡在子宫内膜的粘附、入侵、母胎植入“窗口”形成，蜕膜及胎盘发生和免疫相容体系的发育过程。研究与“窗口”启闭相关的关键基因，血管生成特异标记分子、细胞表面糖蛋白、细胞外基质粘附分子、整合素、基质金属蛋白酶及其相关酶系，植入信号转导通路及级联反应等，是揭开植入之谜的主攻环节。

发育生物学研究的主流是发育基因的筛选和如何发挥作用。它们如何决定细胞表型的组织分化特异性和如何按时、空顺序表达其发育阶段特异性。人类珠蛋白基因家族（$\alpha_2\beta_2$）的表达是其中的范例，定位于11号染色体短臂上的珠蛋白 β 链家族按5’ 至3’ 端的排列顺序依次为 ε、γ^G、γ^A、δ 和 β，随发育的进程，在卵黄囊期血岛中表达 ε，胎儿期胎肝中表达 γ^G 和 γ^A，出生后至成年在骨髓中表达 β 和少量 γ 及 δ。即按染色体上排列顺序呈现发育阶段性表达，在转录水平受上游区座位调控区（LCR）的高敏顺式元件的 HS，以及特异的 GATA-1 和 NF-I调节蛋白的组合调控。LCR突变所致部分缺失或组合调节蛋白失调，便会导致各型贫血的出现。特定发育基因调节蛋白还可引发更多类型的级联反应，启动不同器官组织分化和体形建立。目前在人和小鼠等脊椎动物亦已鉴定出类似于果蝇、线虫、拟南芥等低等生物调控体节体形发育的同源盒（Homeobox）基因序列的“Hax”类基因家族，证明是调控体轴结构发生，体形分化发育模式的关键性发育基因组。这类基因的突变（如Hax-a3，Hax-b4段）可引发头颈区发生畸形，将是研究降低人类新生儿发育重大出生缺陷率的核心课题。

（五）免疫细胞与免疫相关疾病的研究

机体免疫是免疫器官（骨髓、胸腺、脾及淋巴结）、免疫活性细胞（B、T淋巴细胞及其亚群，杀伤细胞NK、K及辅佐细胞如树突细胞、单核巨噬细胞及郎氏细胞等）及其产物（抗体免疫球蛋白Ig、补体、淋巴因子）与体液内分泌系统互相协调维护机体免疫生理平衡的防御体系。微生物免疫生物制品和疫苗的预防接种，大大减少了历史上传染病（天花、白喉、百日咳、破伤风、脊髓灰白质炎、麻疹、结核病）等的流行，是免疫学对人类健康的重大贡献。但人类与疾病斗争未有穷期，近年来新出现了艾滋病、疯牛病、肝炎和严重急性呼吸道综合征SARS（非典）等瘟病引起新的威胁和挑战，其中不少是与机体免疫平衡失调或免疫功能体系损伤有关，大多是机理未明的疑难杂症。免疫一方面是机体对异源或“非己”抗原性物质的识别，发生免疫应答、耐受、抗感染和调节的保护性反应；另一方面是在免疫病理过程中由于失衡、防御、监视、耐受失效而发生自身免疫疾病（如红斑狼疮）、免疫缺陷（如艾滋病）和免疫增生疾病（如巨球蛋白血症、丙球蛋白症等）；或表现为组织损伤和生理功能紊乱的变态反应、过敏和复合物炎症等。无论是自身免疫疾病、遗传因素或外因（创伤或异物感染）导致的免疫平衡失调、功能失效而引发的免疫相关疾病，其病理效应均主要反映和体现在免疫细胞和免疫应答细胞的抗原/抗体免疫反应调节上。根据近年来的研究，涉及免疫的细胞范围已不仅限于传统的细胞类型，新的参与应答的成员已扩展至造血干细胞、红细胞、内皮细胞、角蛋白细胞、成纤维细胞、间皮细胞、星形胶质细胞和血小板等。它们的活化、增殖、分化、凋亡、免疫信号转导和在免疫疾病发生过程中的作用已成为免疫学上的新研究课题。在免疫系统的基本问题中如抗原/抗体反应中免疫分子及其受体之间的分子机理；免疫应答中免疫细胞亚群之间、不同体液因子之间、激素和交感神经系与免疫系之间的受体与信号转导如何调节以维持机体整体免疫平衡；抗原识别、加工以及向T细胞提呈的方式（尤其以树突细胞为代表的专职抗原提呈细胞在加工多肽运输及与主要组织相容性复合物（MHC）分子结合的机制等），如何决定免疫反应类型和效应作用机理；免疫抑制性受体、免疫调节剂和人工组合疫苗等问题均是今后研究的课题。但目前的研究前沿热点集中在自身免疫缺陷疾病，器官和细胞（骨髓细胞和特种干细胞）移植的免疫排异反应、免疫抑制途径以及肿瘤免疫和红斑狼疮发病机理等重大问题上。当前严重威胁人类健康的疾病艾滋病、肝炎、SARS等相关疫苗的研制任重道远，其他如阻止HIV病毒复制的防御素（a-defensin 1，2，3）、B趋化因子以及抑制造成机体免疫缺陷的HIV病毒相关免疫细胞凋亡生理过程的研究等引人注目。两种新技术开阔了免疫疾病治疗的前景：其一是研究采用RNA干扰技术，以21个核苷酸长的双链RNA转染HIV病毒感染细胞，使HIV病毒基因的转录与表达沉默；其二是以自体树突细胞为疫苗的细胞疗法，即从感染HIV患者的外周血中分离单核细胞，体外转化为树突细胞，并于吞食大量灭活HIV病毒后再输回患者体内，通过抗原提呈刺激体内T细胞以激发特异性抗病毒免疫力达到治疗目的。已有报道在恒河猴，取得显著疗效，并已推广应用于肿瘤和丙型肝炎的临床实验，可能成为今后的研究热点。

（六）细胞癌变、转移及恶性肿瘤防治研究

恶性肿瘤属医学上的重大疾病，一直是医学基础与临床的重要研究目标之一。人类近百年抗癌研究达到的共识认为肿瘤是多因素导致的、多阶段、多层次的细胞增生、分化失控事件。应从癌变和侵袭、转移的机理，利用分子和细胞生物学前沿科技平台在整体调节水平上研究肿瘤防治途径。

细胞癌变涉及环境外因和遗传易感性内因导致的多基因、多阶段细胞分裂失控病变过程。其中癌基因/抑癌基因如何调控细胞分裂和分化是生命科学中尚不清楚的问题。已知这些癌变相关基因表达异常，诸多细胞因子之间对增殖相关受体、信号转导网络调节通路的受阻或失衡会导致细胞分裂增殖和分化失控，而导致失控的分子机理正是细胞癌变研究的核心问题。随着人类基因组计划的实施，重要肿瘤致病基因的克隆、定位及功能研究，将有可能针对相应基因变异规律提供靶点或靶基因的肿瘤诊断与治疗方案。近年报道新发现的致癌蛋白SKI，可通过TGF-β信号系统而引起细胞癌变。另外，HIF基因可激发免疫系统产生炎症亦可引发细胞癌变等，都已引起学术界的重视而成为研制抗癌新药的抗癌靶点。

肿瘤转移是恶性肿瘤由原位侵袭和扩散转移至异位组织器官中继发恶性生长和导致患者临床死亡的重要因素，也是困扰治疗的难题。它涉及细胞的趋向性、亲和性、免疫耐受性和转移相关基因多元体系的平衡失调以及基质粘附因子的调控等问题。已有报道*Ras*癌基因家族突变或过表达可引发癌细胞的侵袭和转移；一种称为前列腺癌转移基因EZH2（其表达产物可加速癌细胞的转移，已成为前列腺癌转移的临床诊断指标），和一种可引起肿瘤细胞扩散的“扩散分子5T4”已被发现（英国癌瘤研究中心已利用5T4分子制成抗癌疫苗，在人体试验中证实有抑制癌细胞扩散效果）。另外，一批具有抑制肿瘤细胞转移的基因，如人乳癌中存在可调动微管微丝骨架体系阻抑细胞转移的nm23-H1、-H2基因，在细胞外基质中存在可促进或抑制蛋白消溶的纤维蛋白溶酶激活因子基因体系（PA/PA1），可抑制胶原酶消溶的金属蛋白酶抑制物（TIMP）基因以及可阻止癌细胞扩散的RhoGD12基因等亦相继发现。可以预见今后针对肿瘤的侵袭、扩散和转移寻找相关调节基因及阻遏分子的研究将继续成为肿瘤研究中一个重要领域。

肿瘤的诊断与治疗首选原则是肿瘤细胞扩散或转移前的早发现、早治疗。目前诊断还主要靠细胞活检、免疫反应的病理诊断辅以理化仪器检测，现代分子病理学诊断技术正在兴起成为研究的热点，而且在国际上对肿瘤基因组不稳定性及肿瘤预后监测指标的检测等，表明分子病理学诊断必将为肿瘤早诊、早治提供更灵敏更准确的成熟技术之前景。恶性肿瘤的治疗研究也同样是在以传统的三大治疗手段（外科手术、放射治疗和化学药物治疗）为主的基础上利用现代生命科学基础从分子细胞生物学，多因素和多阶段阻断以及整体水平研究肿瘤防治新途径，目前已形成新兴的多学科综合诊治肿瘤的生物学疗法研究领域。研究项目包括癌基因/抑癌基因的基因疗法、肿瘤基因工程肽疫苗（包括与肿瘤扩散或转移相关的基因工程肽），以肿瘤标记物为靶点的干扰，阻断肿瘤血管生成和内皮生长的“饿死肿瘤”疗法和以端粒酶为靶标建立端粒酶抗体及疫苗的研究平台等。值得注意的新进展是树突状专司抗原提呈功能的细胞（DC）在抗癌疫苗制备上的应用。利用该类细胞表面的Ig受体FcR及C3R补体受体和高表达MHC-1，-2，B7分子等特性，以患者自身的肿瘤组织抗原进行体外加工处理，经过对树突细胞的冲击致敏（捕获抗原）后输回患者体内，以激活T细胞产生抗癌免疫效应。这种称为“细胞疗法”的肿瘤治疗方案在猕猴及人类试用已初获成功。另外具有我国治癌特色的研究是利用适量剧毒的三氧化二砷治疗白血病（诱导细胞凋亡），这是继全反式维甲酸（ATRA）诱导APL白血病细胞分化的我国又一新成就。二者单独或综合使用的疗效已得到国际同行的公认。目前这一中西医结合成果正应用现代新技术对治疗作用的细胞分子机理进行深入研究。

（薛社普）

参考文献

1. Wilson E.B., The cell in development and heredity, 3rd ed. New York, The Macmillin 1925
2. Brachet J., & Mirsky A.F., The cell (Biochemistry, Physiology, Morphology), Vol. I-VI, Academic Press, New York and London, 1959-1964
3. De Robertis E.D.P. and De Robertis Jr. E.M.F., Cell and Molecular Biology 7th ed. Saunders College, Philadelphia, 1980
4. Bourne G.H. and Danielli J.F., International Review of Cytology, Academic Press, New York & London, Vol. 8, 1959,Vol. 37, 1974
5. Browder L.W., Developmental Biology, Sanuders College, Philadelphia, 1980
6. Alberts B., Johnson A., Lewis J., Raff M., Roberts K. and Walter P., Molecular Biology of the Cell, 4th ed. C.S. Garland Science, 2002
7. Weaver R.F, Molecular Biology, McGraw-Hill Companies, Inc., 1999
8. McIntosh J.r. Spatial organization of eukaryotic cells, Modern Cell Biology, Vol. 2, Alan R. Liss, Inc. New York, 1983
9. Wier D.M., Handbook of Experimental Immunology, 3rd ed., Blackwell Scientific Publications, Oxford, London, Edinburgh, Melbourne, 1978
10. 毕爱华、刘恭植主编. 医学免疫学. 第三版, 同济医科大学, 1986
11. 曾益新主编. 肿瘤学. 人民卫生出版社, 1999
12. Andrieu J.M. and Lu W., Cell activation and apoptosis in HIV infection. Plenum Press, New York & London 1995
13. 中国科学院. 展望 21 世纪的生命科学. 山东教育出版社，2002
14. 中国科学院. 科学发展报告. 科学出版社, 2003 及 2004
15. 人类生物学研究大事记, (1)-(23), 纪念 DNA 双螺旋结构发表 50 周年, 科技日报, 2003

第二章　细胞生物学的研究内容及其在医学科学发展中的作用

第一节　医学细胞生物学的研究内容

从细胞的发现至今已经历了3个半世纪，细胞学说于19世纪中叶才建立，经历了经典细胞学（19世纪中、后叶）和实验细胞学（20世纪前半叶）时期，于20世纪中进入近代细胞生物学发展阶段。细胞生物学是从细胞水平、亚细胞水平及分子水平研究细胞的形态结构与生命活动的一门科学，与分子生物学相互渗透、相辅相成、并驾齐驱共同发展。这两个学科有着不可分割的内在联系。将细微结构与分子组装和变化结合起来研究细胞的生命活动规律及其与整体的关系是现代细胞生物学的基本特征。细胞生物学是生命科学各学科（生物学、医学及农学）的重要基础。E.B.Wilson（1925）的名言指明了细胞生物学在生命科学中的地位："每一个生物学问题的最终解决，必须从细胞中寻求"。

医学细胞生物学是从医学角度研究人体细胞的形态结构与生命活动的规律，并探讨疾病发生、发展的细胞与分子机制，为增进健康、预防与诊疗疾病奠定基础。其研究内容包括：

一、细胞的结构与功能

以动态的观点研究整个细胞及其各亚细胞结构（图6-1），包括质膜、细胞质基质、内质网、高尔基体、溶酶体、胞内体、过氧化物酶体、蛋白酶体、核糖核蛋白体、细胞骨架、线粒体以及细胞核与染色体等的结构与功能。

二、细胞的生命活动

研究细胞本身的基本生命活动（包括增殖、分化、衰老、凋亡、运动、信号转导、内吞、外吐和细胞内的运输等）的规律及其分子基础与调控。

三、细胞的社会性

研究细胞与细胞之间以及细胞与其微环境（包括可溶性生物活性分子和不溶性细胞外基质）和整个机体之间的相互作用及其物质基础，包括细胞表面的结构与功能，细胞粘附分子、细胞外基质、细胞通讯与信号转导以及细胞网络系统。

第二节　医学细胞生物学在医学科学发展中的作用

现代医学已发展到从细胞与分子水平来认识、预防及诊治疾病。当今生物学和医学科学的很多知识和理论都是从体内、外对细胞进行的研究所获得和建立的，细胞生物学在阐明发病机制及发展新的诊疗手段中具有非常重要的作用，是医学的前沿学科之一；临床诊断、治疗疾病的手段也越来越多的应用细胞生物学的理论、技术与方法。20世纪80年代前后，我国医药院校陆续开设了“医学细胞生物学”，并确定细胞生物学为医学的核心基础课程之一。

一、细胞生物学在认识疾病的病因及发病机制中的作用

细胞生物学在认识疾病的病因及发病机制中具有至关重要的作用，举例说明如下：

传染病与感染性疾病仍然是当代严重危害人类的疾病。致病微生物和各种病原体感染宿主首先需要与宿主机体中的敏感细胞相识别，并在识别的基础上相结合，即粘附于受感染的细胞。病原体感染对种属与器官的选择性也是基于病原体细胞与敏感细胞之间的识别与粘附。没有病原体的粘附就不会发生感染，因此防止病原体与敏感细胞的粘附是抗感染的重要策略之一，一些抗感染药物的作用机制即为阻止病源微生物与宿主细胞之间的粘附。

炎症在人的一生中无数次的发生，不但有时会造成致命的急性损伤，也与细胞的衰老和恶性转化等慢性过程相关。炎症反应涉及白细胞和内皮细胞的相互作用以及巨噬细胞与死亡的炎性细胞和病原体细胞或其碎片之间的相互作用及其分子机制。抗炎药物的设计和作用机理离不开细胞生物学基础。

遗传病系因基因及染色体的异常或缺失所致。细胞遗传学理论与技术的进步大大推动了医学遗传学的发展，使遗传病的诊断与治疗提高到一个新的水平。

心、脑血管病是现今危害人类最严重的疾病。这类疾病不但累及心肌细胞和脑细胞的结构与功能，而且起因于脉管内皮细胞、平滑肌细胞和细胞外基质的异常，以及血小板与内皮细胞的粘附异常，在细胞水平的这些病变最终是由某些分子（如胆固醇、LDL及其受体、HDL等）的生成、转运及定位障碍所致。心脑血管病的防治无疑离不开医学细胞生物学基础及其发展。

肿瘤的发病率在我国及世界逐年增加，已成为人类的第二位、在某些地区甚至为第一位死因。肿瘤实质上是一种细胞病，由一个细胞的恶性转化而来，却可使整个机体发生致命性损伤。肿瘤的发生从根本上是细胞的染色体、基因等遗传物质发生了异常改变（包括突变、缺失、易位、扩增及修饰异常等），肿瘤细胞的恶性行为涉及细胞增值、凋亡、分化、迁移等最基本的细胞生命活动及其调控。研究肿瘤的发生、发展、诊断与治疗都与医学细胞生物学密不可分。因之在多数细胞生物学教科书中都专有一章介绍肿瘤细胞，足见其重要性。

此外，增生性、退行性及创伤性病变也都以细胞增殖、凋亡、分化或其失调、异常为基础。

二、细胞生物学在疾病诊断中的作用

现代科学的发展为疾病的诊断增添了很多新的手段。无论经典的诊断方法或新的诊断技术的充分正确应用都往往以细胞生物学的知识为依据。以下举例说明：

（一）病理诊断：细胞病理学、细胞化学、细胞免疫组化等以细胞的结构、代谢或分子标志物为基础。不明原因的胸腔及腹腔积液也常通过细胞学诊断来判明原因。

（二）血清学诊断：血清学诊断的靶标是特定细胞的产物或标志物，而现今在血清学诊断中所用的单克隆抗体来自于细胞工程产物——杂交瘤细胞。

（三）基因诊断及染色体诊断：核型分析、原位杂交、PCR（聚合酶链反应）、RT-PCR（反转录PCR）、LOH（杂合性丢失）、FISH（荧光原位杂交）、CGH（比较基因组杂交）等都属于

广义的细胞生物学技术与方法，在基因诊断及染色体诊断中发挥重要作用。

（四）放射诊断：近年发展的PET显像在肿瘤的放射诊断中成为最先进的技术，可检测到一般放射及CT影像所不能发现的肿瘤病灶，其设计原理以正常细胞与肿瘤细胞对2-[^{18}F]-2-脱氧-D-葡萄糖（^{18}F-FDG）摄取与代谢的差异为依据，其准确的判断也需以各种肿瘤的细胞生物学特性为依据。

三、细胞生物学在疾病治疗中的作用

细胞生物学的知识、理论以及技术、方法正在越来越多的应用在疾病的治疗上，在医学治疗新里程碑的树立上已经并将继续发挥巨大的作用。

（一）基因治疗：鉴于多种疾病源自基因结构与功能的异常，通过导入正常的基因和/或沉默（敲除/敲低）疾病相关的基因来治疗疾病称为基因治疗。基因导入治疗最适用于单基因遗传病。例如，囊性纤维化（cystic fibrosis）和肌营养不良（muscular dystrophy）以及由于某种酶基因缺失而导致代谢异常的疾病，通过导入患者所缺失或有缺陷的正常基因，可以得到明显的改善或治愈。对于肿瘤这样的多基因疾病也已从多方面进行了基因治疗的尝试，特别是导入抑癌基因p53的基因治疗经临床试验表明，在联合化疗或生物治疗的情况下已经在多数头颈部的鳞状细胞癌取得肿瘤缩小的显著效果。目前基因治疗的总体效果尚不满意，主要是能够确保安全的基因载体和高效、特异的导入靶细胞等技术问题尚未很好地解决。随着肿瘤学理论的发展和基因载体与导入技术的进步，相信基因治疗的远景是美好的。此外，试图通过RNAi、核酶和反义核酸等技术来敲除/敲低癌基因也是肿瘤基因治疗的研究热点。

（二）细胞治疗与细胞移植：近年细胞治疗与细胞移植蓬勃发展，在医学中已形成“细胞医学”分支，通过细胞移植来治疗疾病已进行了多方面的尝试，为一些常见和难治的疾病展现了黎明的曙光。例如，通过胰岛β细胞移植治疗糖尿病、通过脑细胞移植治疗老年性痴呆及试图通过细胞移植进行肿瘤镇痛等。干细胞由于可以自我复制和多向分化更为细胞移植开拓了广泛的前景，干细胞移植已在角膜移植、心肌梗死后的修复、骨损伤修复、急性肝衰竭支持以及糖尿病降血糖等方面取得一定成效，不过还有一些基础问题尚待进一步研究。例如，大量干细胞的来源和制备、异体移植的免疫排斥，以及最重要的干细胞的成瘤性等问题尚待时日来研究解决。

（三）组织工程：通过体外培养、人工构建含特定细胞的组织块，进行损伤修复或组织/器官再造。在骨和软骨损伤修复中已取得显著成效，有人已在小鼠背上成功的再造了人耳。组织工程的诞生与发展为人类再造各种人体组织和器官、解决器官移植中供体严重短缺问题带来了希望，为人类开辟了治疗某些疾病的诱人前景，随着技术的进步及学科的发展将会对人类做出巨大的贡献。

（四）人工细胞：以人工膜包封多酶体系制成人工肝细胞治疗急性肝衰竭和以包封的猪肝细胞作为生物人工肝来支持急性肝衰竭的患者度过致命的阶段都正在研究之中。生物人工肝已用于临床。

（五）肿瘤的导向治疗：以针对肿瘤细胞表面抗原的抗体与对肿瘤细胞具有杀伤性的物质，如核素、毒素、凝集素或化疗药物等耦联在一起，以达到特异性杀伤肿瘤细胞的目的。这一设想鼓舞着很多人致力于建立抗肿瘤的新疗法，然而由于目前所用的肿瘤细胞表面抗原通常并非绝对是肿瘤细胞所独有的肿瘤特异性抗原，因而在实际应用中与预想的结果往往有差距，还待进一步的研究来解决。

（六）肿瘤的细胞免疫治疗：肿瘤的发生、发展常与患者的免疫功能低下相伴随，增强肿瘤患者的抗肿瘤免疫机能是一个重要的治疗策略。抗肿瘤的细胞免疫治疗除包括增强体内抗肿瘤的NK细胞、巨噬细胞和细胞毒T淋巴细胞对肿瘤的杀伤功能外，近年更通过经淋巴因子、细胞因子体外处理的或细胞工程改造的免疫效应细胞来增强对肿瘤细胞的杀伤功能而实现过继免疫治疗。例如，临床上采取患者的淋巴细胞在体外用白介素2（IL-2）处理，刺激增殖并激活后成为LAK细胞，然后回输给患者，在某些病例取得一定效果。近年采用CD3单抗和细胞因子处理患者的外周血单核细胞诱导产生CIK细胞或将树突状细胞（DC）与CIK细胞共培养产生DCIK细胞，回输给患者取得比LAK细胞更好的疗效；还有人将细胞因子基因导入CIK细胞，输入患者体内也取得较好的效果。此外，诱导抗肿瘤主动免疫的肽类、糖类和DNA疫苗的研究也正在蓬勃发展，并已取得喜人的结果，有些正在进行临床试验。

（七）生物制药：很多生物药品，如治疗糖尿病的胰岛素、治疗肾性贫血的红细胞生成素(EPO)、治疗病毒感染和抗肿瘤的干扰素（IFN）和各种白细胞介素（IL）以及补充血浆蛋白质的人白蛋白等，若从天然生物材料来提取、纯化常常遇到来源不足或成本过高的问题，而通过基因工程让体外培养的细胞大量表达或通过转基因使植物果实或动物乳汁含有目的基因产物则可大量、低成本获得生物药品。例如，现在临床上常用的IFN α、IFN γ、IL2都是基因工程产品；最近通过转基因已成功培育出可从乳汁分泌人生长激素的牛和含有乙肝疫苗的马铃薯。生物制药已成为一个庞大的产业，对于疾病的治疗发挥着不可或缺的重要作用。

四、细胞生物学在医学学科发展中的作用

通过细胞的体外培养，细胞增殖、分化、凋亡、迁移和信号转导等基本生命活动的研究，以及细胞结构与功能研究手段的发展和基因操作、细胞工程等技术的进步，大大推进了生命科学的发展，医学是其中主要受益学科之一。例如：移植生物学和器官移植近年发展迅猛，而其重要的发展障碍是供体严重不足和异体免疫排斥问题，人们试图经过基因操作制备多种MHC组合的ES细胞库，进而再通过体外增殖和定向诱导分化以及组织工程来建造人工器官，以克服器官和细胞移植的免疫排斥，并提供足够的器官和细胞供体，这样将使那些具有单器官、甚至多器官衰竭的大量患者在等待供体过程中丧失生命的现状得以扭转，这一美好前景的实现需要细胞生物学的坚实基础。实际上，细胞生物学已经成为当代医学各学科必不可少的基础。21世纪无论基础医学或者临床医学的各学科均已进入从细胞与分子水平来发展理论或建立新的诊断与治疗方法。发育生物学、组织胚胎学、生理学、生物化学与分子生物学、病理学、药理学、免疫学、生物物理学等学科近年均迅速发展着细胞水平的研究，并形成了相应的亚学科分支，如细胞生理学、细胞病理学、细胞药理学、细胞分子生物学、细胞免疫学、细胞生物物理学等。

总之，医学细胞生物学是与医学各学科理论的发展以及临床诊断与治疗的进步密切相关的。医学细胞生物学的发展已经并继续在促进医学各学科的进步中发挥着重要的作用。

（周柔丽）

第三章 细胞的观察与研究方法

哺乳动物与人体的细胞是很小的，也颇为复杂，很难窥察它们的结构和分子组成，更不用说它们不同组分的功能活动了。人们对细胞的认识都是借助于适当仪器或特殊技术方法的应用获得的。尤其随着分子生物学、电学与电子计算机的发展并运用于细胞生物学，促使了本学科的迅猛发展。为此要学习当代细胞生物学，必须熟悉与掌握细胞生物学的主要研究方法和实验技术。本章将择要介绍最常用、最主要及最新的研究方法，包括如何观察整体的细胞，如何将它们的部件一一拆开分析，以及如何知道它们的功能活动等。

第一节 显微镜检术、细胞化学及核素技术在细胞生物学研究中的应用

一般来说，一个典型的动物细胞其直径为 10 ~ 20μm（最大的卵细胞的直径也只有 80μm 左右），只是人类肉眼所能看到的最小颗粒大小的1/5（图3-1）。另外，绝大多数细胞在常态下是无色透明的，看不清其组成和结构。但是当有了各种显微镜，再结合细胞化学，尤其是免疫细胞化学技术，我们不但可以看清整体细胞的形态，还可揭示细胞中小至小分子，甚至原子的成分。

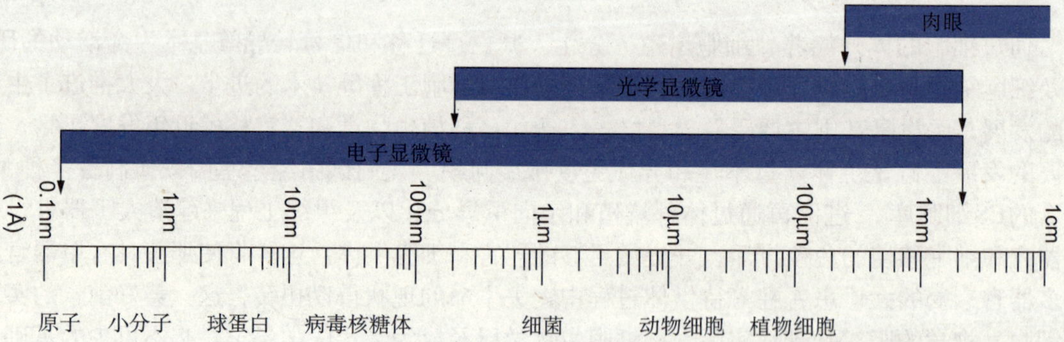

图 3-1 示人眼、光学显微镜、电子显微镜所能分辨的范围

1μm（微米）= 10^{-6}m；1nm（纳米，毫微米）= 10^{-9}m；1Å（埃）= 10^{-10}m

一、光学显微镜

光学显微镜是细胞生物学研究最常用的设备，这是一种利用普通光线照明，经过一系列光路，使被观察的物体放大并成影像的仪器（图 3-2）。

光学显微镜最小分辨力（resolving power）为 0.2μm。也就是说它能分辨出相距 0.2μm 的两个点。分辨力可通过下列公式计算，即

$R = 0.61\lambda/N.A.$　$(N.A.) = n\sin\theta$

R 为分辨率（即分辨力）；N. A. 为数值孔径（numeric aperture）即镜口率；n为介质（如油、空气）的折射率；sinθ为透镜视锥半顶角的正弦，λ 为光波波长。

特别要注意的是放大倍数，即放大率并不是分辨率，它是最终成像的大小与原物体大小的比值。对于光学显微镜来说其公式如下：

实际放大倍数＝物镜放大倍数×目镜放大倍数

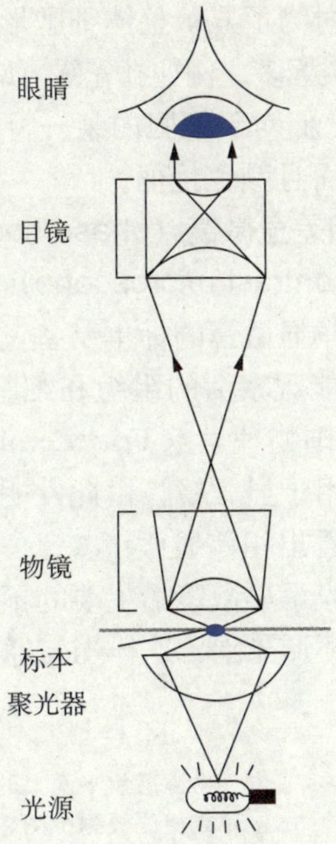

图 3-2　光学显微镜光路图

由光源产生的光线，折射入聚光器，经聚光器增强，照射于标本。标本再经物镜放大形成倒像，倒像经目镜再次放大并在眼视网膜上成像。

基于上述原理，普通光学显微镜由机械部分、光学部分和照明部分组成。机械部分主要起稳定和支撑整个镜身的作用。通常由镜座、镜柱、镜臂、镜筒、载物台、物镜转换器、粗细调节器等组成。光学部分主要包括物镜和目镜。物镜的作用是形成倒立实像，并进行放大（10，20，40，100倍）。目镜则将物镜所产生的倒立实像转换成正立虚像并再次放大（4 ~ 20倍）。照明部分主要由光源、反光镜、聚光器、光阑、滤光片等组成。不同类型显微镜的光源和照明方式有所不同。普通光学显微镜多以日光为光源。特种光源用于特种观察而设定。根据反差方式、光源等光学显微镜分成不同类型。

（一）普通光学显微镜（normal microscope）

这是细胞生物学研究中最常用的一种仪器，一架质地优良的显微镜放大倍数可以达1000～2000 倍，光镜的最大分辨力是 0.2μm。

一般来说，绝大多数生物样品不能直接在光源下观察，须经过固定、包埋、切片和染色处理后方能在镜下观察。所谓固定就是用固定剂（fixative）浸渍生物标本，细胞或组织经固定后易于被染色剂着色，而且因为和生物大分子产生交联，与蛋白质的游离氨基基团形成共价结合，使得细胞及其成分被锁定在原有位置，标本不但染色鲜艳，结构清晰，而且可以长期保存。

生物标本的固定剂种类很多，常用的有乙醇、甲醇、甲醛、戊二醛、冰醋酸等，视组织种类、研究对象而采用不同的固定剂，有时还可用混合固定液，如 Bouin，Zenker，Carnoy 等。为了能清晰观察到组织或细胞的结构，样品不能太厚，在经石蜡包埋后用切片机（microtome）切成 1 ~ 10μm 厚度的石蜡切片。然后铺在玻璃载片上，再经脱蜡、染色以及二甲苯透明，树脂封片后在显微镜下观察。

由于大多数细胞在自然状态下，即使经固定以及切成薄片后，在显微镜下也是看不清的，因此需要用染料染色。最常用的染料莫过于苏木精（hematoxylin），它对于负电荷分子有很高的亲和性，因此可以很好地显示细胞中的DNA、RNA和酸性蛋白质的分布。为了使上述成分更清晰，同时为了显示整体细胞形态，经常在使用苏木精的同时还用伊红（eosin）复染。迄今有机染料种类繁多，例如孔雀绿（Malachite green）、苏丹黑（Sudan black）、考马斯蓝（Coomassie blue）等，它们对于细胞内某一特殊的亚细胞成分有特异的亲和性。于是如今的生物切片不但结构清晰，而且颜色艳丽。

（二）相差显微镜（phase-contrast microscope）**和分光干涉相差显微镜**（differential-interference-contrast microscope）

由于光学显微镜的标本制备过程中细胞的某些成分可能失丢或者变形，另外，细胞经固定后死亡，不能观察活的组织和细胞，诸如此类的问题很长一段时期以来困扰着显微镜学家。1932 年，德国物理学家 Fritz Zernicke 在研究天文望远镜的镜面时，受到启发，发现了相差理论，并将它用于显微镜，由此发明了相差显微镜，图3-3显示相差显微镜的光路图及成像原理。从图中可以看出相差显微镜

与普通光学显微镜最主要的不同在于物镜的后焦面装有一块相位环（板）以及在聚光镜上增加了一个环形光阑，这样当与通过密度小的区域相比时，被标本的光学致密结构所反射的光

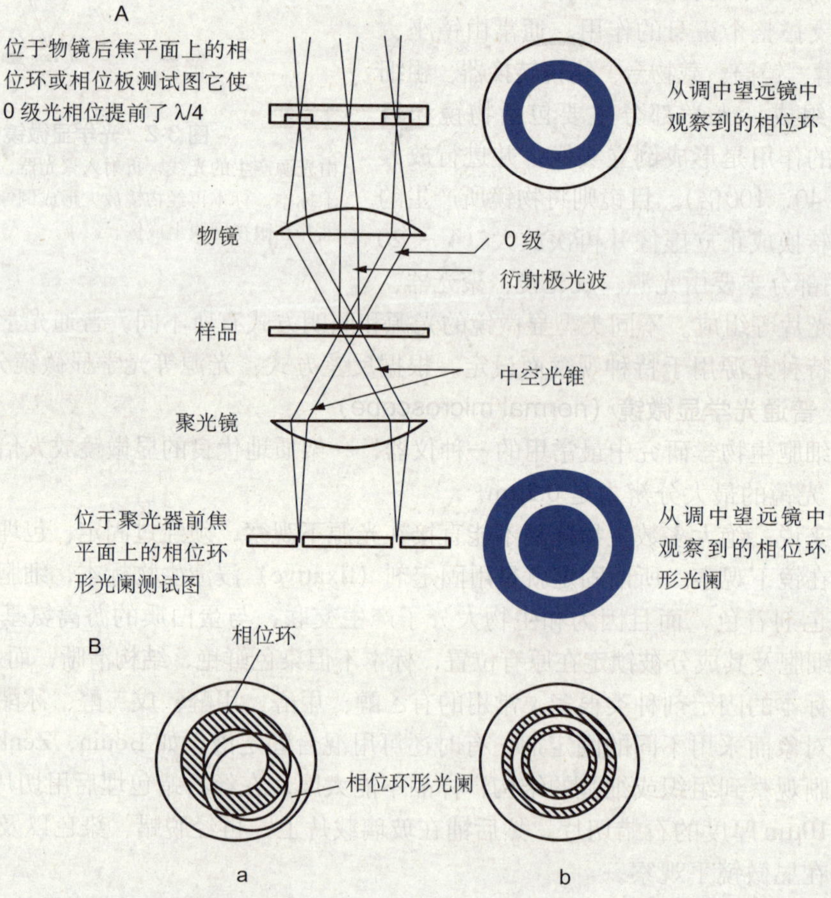

图 3-3 相差显微镜的光路图及成像原理

A. 典型的相差显微镜光路图，显示相位环和聚光器环形相位光阑；

B. 用相位环对聚光器的环形光阑进行正确校正 b，a 为相位环形光阑与相位环之间相对位置校正不正确

减弱，也就是所谓的相消失。相差系统这两类光相互作用，使肉眼不能察觉的相差转变成眼睛能观察的波幅差。因此，使用通常类型的设备，细胞的致密结构在最后成像中看起来较深较黑，而且细胞呈现出立体感。

在一般生物学实验室里，通常应用的是倒置的相差显微镜（inverted phase-contrast microscope）。那是将相差装置与倒置光装置相结合的组合。这样更便于观察培养物中的活细胞。(图 3-4)。

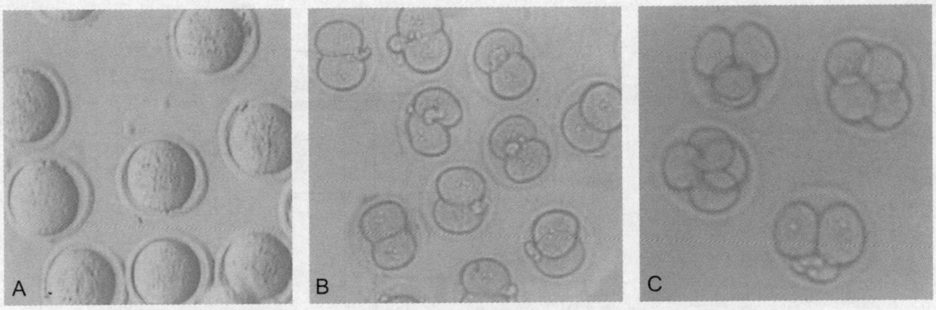

图 3-4 相差显微镜下的小鼠卵（取自岳利民博士论文，谨此致谢）
A. 单个卵细胞及透明带；B. 二细胞时期及极体；C. 四细胞时期

相差显微镜也有一些不足之处。由于进入物镜的大部分光（约70%）被吸收，所以需要一个强光源。也正因为此要尽量避免长时间的照射，以免伤害活细胞。此外，在成像时有一个明亮的光晕，若刚好在细胞边缘时，可使细胞边缘模糊不清。

有一种比相差更为复杂的体系是Nomarski分光干涉对比显微镜，其原理是使单束光自物镜发出后分离成距离很小的两支光，它们彼此干扰，产生一个灰色的图像。在结构系统上，它增加了一个偏振镜并将一个补偿棱镜装在显微镜的聚光镜上，而在物镜之后插入一个射束分离器和一个检偏振器。这样可使得密度比周围组织大的细胞组分（如核仁、线粒体）看起来像隆凸，而一般细胞质（如细胞液）密度小的细胞成分在图像上显得低凹，因此细胞的图像有如半浮雕那样，有点类似于扫描电子显微镜所产生的固体实物图像。至于录像增差光学显微镜技术（video-enhanced contrast microscope）是将计算机辅助系统应用于分光干涉相差显微镜（differential-interference-contrast microscope）的产物，藉此不但可以观察到活细胞内单根微管的功能改变，而且使得所观察的细胞形象更真实，更明显，也便于记录。

（三）荧光显微镜（fluorescence microscope）

随着细胞免疫学与蛋白质生物化学的发展，荧光显微镜的使用越来越广泛，它已成为细胞分子生物学研究不可缺少的工具。

什么是荧光（fluorescence）呢？原来在某些自然生物体中天然存在着某些特异性蛋白质，如叶绿素等。它们受到紫外线照射后即可发出可见光，这种被激发的光线称为荧光。荧光显微镜的原理即利用一定波长的紫外线作为光源来激发标本中存在的荧光物质，使其发出不同颜色的光而成像。

荧光显微镜与普通显微镜结构相似，但荧光显微镜光源须很强，它要通过两组滤镜，其一是

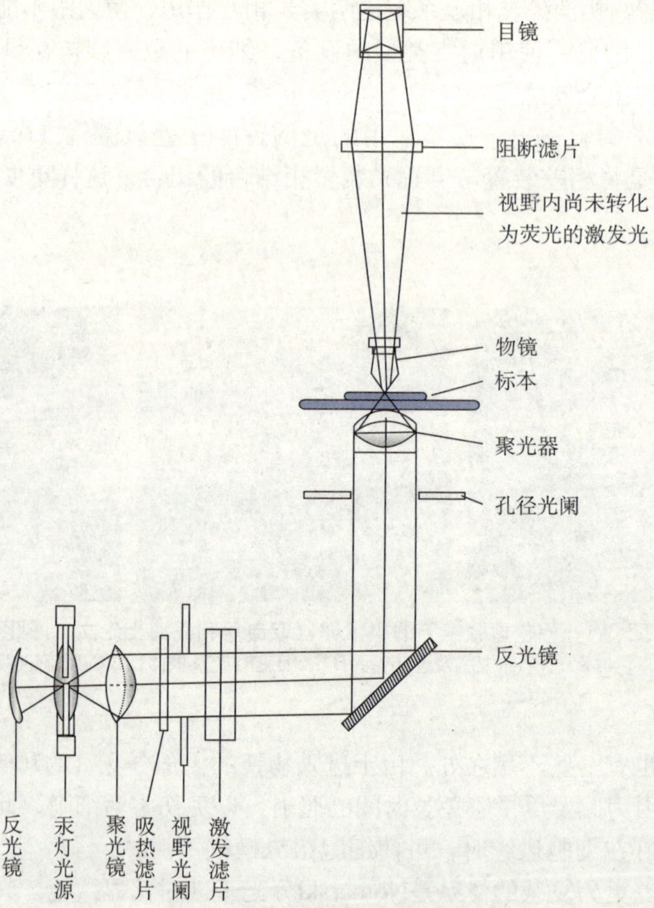

图 3-5 荧光显微镜的光程及主要部件示意图

当光线达到标本之前滤去某些波长的光线，另一组则滤去由标本中获得的光线。因此第一组滤光片只让能激发特殊荧光染料的波长通过，而第二组则可阻断这种光，只让荧光通过（图 3-5）。

由于有些组织内的成分在紫外线照射下不发荧光，或者荧光很弱，为此在实际应用中须用荧光染料进行染色方能在显微镜下观察到。尤其将荧光染料与抗体分子相耦连，这样便可以很好地揭示细胞内或间质中的大分子物质。

目前可供选择的荧光染料近百余种，常用的有 DAPI（联脒基苯吲哚），可以染 DNA；Hoechest33258，33342可以显示染色体；四环素（tetracyclin）可以染骨骼、牙齿；吖啶橙（acricine orange）可以染DNA和RNA；碘化丙啶（propidium iodide）可以染DNA；近年来，还发展荧光黄（fluorescein）和罗丹明（rhodamine），前者受到蓝光激发后可产生强烈的绿色荧光;后者受到黄绿色光激发后可辐射出深红色的荧光，因此当把一个抗体与fluorescein 耦连，另一个抗体与 rhodamine 耦连，那么两种不同的抗原分子在同一细胞中的分布便一目了然了。

荧光显微镜的光源常为高压汞灯或弧光灯。在光源和反光镜之间置有滤光装置，目的在于吸收可见光，只让紫外光通过；另外在目镜前装有另一组滤光片，只允许荧光及可见光通过，将紫外光挡住，这样可以保护观察者免受紫外线伤及眼睛。近代的荧光显微镜的荧光照明附件可选用四种荧光滤色镜，并与分光镜、吸收滤色镜、激光滤色镜组合，可使得四个荧光波长之间快速转换，使荧光显微镜具有高亮度、高清晰和高对比度的特点。

（四）共焦扫描荧光显微镜（confocal scanning fluorescence microscope）

以普通光学显微镜进行生物标本的研究，常将组织制成切片，切片越薄结构看得越清楚，但是随之而来的是在切片过程中组织的三维结构易破坏，信息由之丢失。为了解决保存三维构筑的组织或细胞图像。人们终于在20世纪80年代引入了共焦扫描荧光显微镜术（参见本章第二节）。

共焦扫描荧光显微镜的光学系统较为复杂，虽然其原理相对简单。光学组件的基本设置与标准的荧光显微镜相似，只是用激光（laser）辐射至一个很小的共焦小孔，小孔的成像聚焦于标本的某个点上。从标本上焦点发出的荧光再次聚焦于第二个小孔上，此即为共焦。然而标本的其他部位产生的辐射光不会在此聚焦，因此不参与最终的成像。因此当扫描标本光束时，只有焦面的二维图像才能明确显示，而且不会受到标本其他区域光的干扰或降解。

共焦扫描荧光显微镜常用于观察许多复杂的三维物体结构，诸如细胞质中细胞骨架纤维的网络系统；细胞核内的染色体；基因的布局以及胚胎发育的动态改变等。

（五）其他种类的显微镜

其他因特殊需要而用的显微镜还有暗视野显微镜（dark field microscope），它与普通显微镜构造基本相同，不同之处在于聚光器，它使得照明光线呈一定角度斜射于标本而不进入物镜，所以视野是暗的。因此只能在黑暗的背景中看见明亮的物体轮廓，不能分辨细胞或组织内部微细结构。然而这种照明技术可提高人眼对微小物体的识别能力，因此可以观察 0.1μm 以下，4nm 以上的粒子，尤其是它们的运动轨迹。

偏振光显微镜（polarizing microscope），其原理是利用一种称为尼科尔棱镜，将普通光转变成偏振光，再通过检测偏振光下被检物的双折射性变化来显示生物样品的结构特征的。它用来观察有序性的生物体样品，如染色体、纺锤丝、胶原、毛发、神经纤维、横纹肌和骨骼肌（图3-6）。

此外，还有扫描隧道显微镜（scanning tunneling microscope，STM），常用于研究染色体、纤维、蛋白质结构，而且可直接观察DNA双螺旋结构，反映DNA结构的自然状态。视频显微镜（video microscope，VM）可对细胞进行定时动态观察以及图像记录。

以上我们介绍了某些常用或较常用的显微镜，随着光学、电子技术的发展，尤其电子计算机的运用等，迄今已有种类繁多的各式显微镜，但只要了解它们的基本结构、成像原理，经过实践，我们都可以熟练地使用。

二、电子显微镜

1942 年法国数学家 Louis de Broglie 提出电子束也具有波长的学说，因此电子束理应可用来替代光波对样品成像，而且其分辨率可以达到0.24nm，它比光学显微镜的分辨率提高3个数量级，也就是说可以达到原子分辨程度，在此理论指导下，电子显微镜应运而产生，并极大地促进了科学的发展。

电子显微镜的基本原理在于一个高真空的系统中，由电子枪发射电子束，穿过被研究的样品，经电子透镜聚焦放大，最后在荧光屏上显示出放大的图像。常用的电子显微镜有透射电子

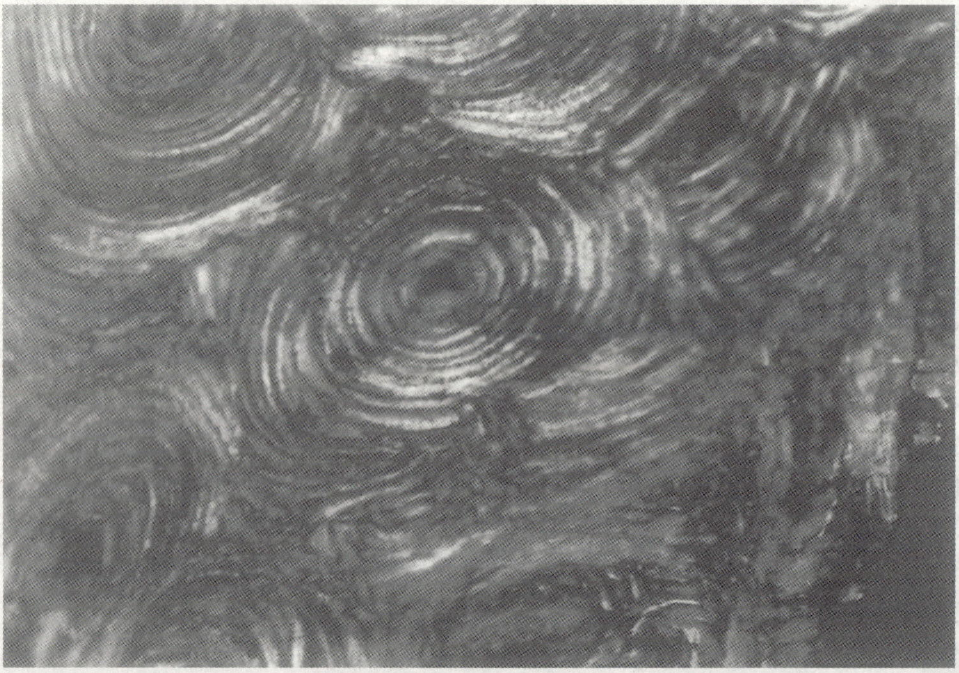

图 3-6 人正常内骼天狼星染色的偏振光图像显示Ⅰ型骨骼胶原纤维的排列（许增禄，刘敬馈赠）

显微镜、扫描电子显微镜、超高压电子显微镜和扫描式透射电子显微镜等。

（一）透射电子显微镜（transmission electron microscope，TEM）

透射电子显微镜是最早问世的电子显微镜，除可以洞察细胞内部的超微结构外，还可窥察细胞内所包含的病毒，甚至蛋白质、核酸等大分子结构。透射电子显微镜的分辨率为0.1～0.3nm，放大倍数（amplification）可达 50 × 500000 倍，图 3-7 示透射电子显微镜的结构组成。

透射电子显微镜的运用分别有如下一些步骤：样品制备常用超薄切片法、冷冻超薄切片法和冷冻复制法。

（1）超薄切片法

首先是取材，为了确保观察结果的正确性，取动物的组织、细胞时要迅速，并尽量保持其正常生活状态。通常组织块为0.5～1mm^3。最好在0～4℃条件下操作。然后对组织进行固定，即用化学试剂或物理方法，将细胞的精细结构或化学组成尽可能精确地保存下来。常用固定剂有戊二醛（glutaraldehyde，$C_5H_8O_2$）、锇酸（osmium tetroxide，OsO_4）、高锰酸钾（potassium permangnate，$KMnO_4$）和甲醛、多聚甲醛等。接着经脱水处理，即用脱水剂将组织、细胞内的游离水除去，以利于包埋剂均匀地渗透到组织与细胞内。常用脱水剂有乙醇、丙酮等。通常以50%、70%、80%、95%、100% 脱水剂逐级脱水。100% 脱水剂脱水两次后，再进行包埋，即将脱水后的组织块渗透包埋剂，置换掉脱水剂，使组织块成为硬度适当的包埋块，以便进行超薄切片。常用的包埋剂为环氧树脂，如 618 和 Epon812、815 等。配制包埋剂时，需加硬化剂十二烯基琥珀酸酐（dodecenyl-succinic anhydride，DDSA）和甲基内次甲基四氢苯二甲酸酐（methyl nadic anhydride，MNA）。为了防止包埋块变脆，还应加增韧剂，常用的有邻苯二甲酸

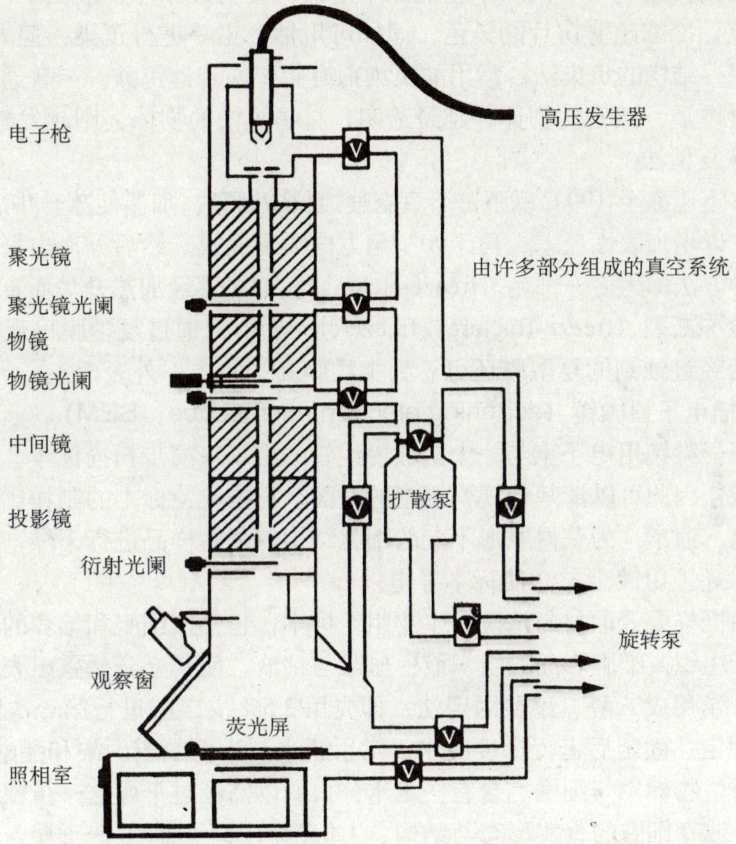

图 3-7　透射电子显微镜结构及原理图

二丁酯（dibutyl phtalate，DBP）。另外，还使用加速剂加快硬化的速度，如2、4、6-三（二甲胺基甲基）苯酚（2、4、6 tri-（dimethyl aminomethyl）-phenol）。

用上述包埋剂包埋时，先用丙酮与包埋剂 1∶1 混合液室温浸透 1 小时，然后再用纯包埋剂在胶囊中包埋，37℃过夜。次日升温至 60℃。48 小时固化后进行超薄切片，即将钻石刀或玻璃刀安装在超薄切片机上切片。超薄切片的厚度为 50 ～ 100nm，并将超薄切片放到具有支持膜的铜网上，干燥后即可进行染色。染色常用重金属盐。因为重金属盐能与细胞结构结合，具有对电子较强的散射力，故呈暗像，反之则呈明像，因而可显出明暗图像。常用的重金属盐有醋酸铀和枸橼酸铅等，经染色后即可对标本进行观察。

(2) 冷冻超薄切片法

该技术能在分子水平上研究细胞的超薄结构，因为可保存其可溶性物质和生物大分子的活性。其步骤如下：首先是取材和固定，通常取1mm^3组织块，以戊二醛固定，再用明胶、羧甲基纤维素或牛血清白蛋白等分子量较大的物质侵入包埋。包埋后进行修块，即将标本渗入20%～30%甘油内进行冷冻保护处理，修好组织块，接着将组织块放在样品架上，渗入液氮中快速冷冻。待生物组织温度降至－80℃～－100℃进行切片，刀温保持在略高于组织块的10～

20℃为宜。刀槽内盛有60%的二甲基亚砜水溶液，使切片漂浮于液面上。然后沾取在铜网上。最后进行染色，冷冻超薄切片的染色，同样可用铀、铅等进行正染，但人们更多地采用简单、快速和利于保存结构的负染法。常用的负染剂有磷钨酸和硅钨酸。与普通电镜照片相反，在负染照片上越是厚重、致密的物体，越是透明；越是疏松的物体，则越发暗。

（3）冷冻复型法

即将标本迅速冻至-190℃以下，于真空喷镀仪中断裂、加温使冰升华后，在标本断裂面45°角方向喷铂，以增加表面反差，再于90°角方向喷碳成膜。然后分离出复型膜置于铜网上，以待观察。这种方法称为冷冻蚀刻（freeze-etching）。如果不经加热升华而直接喷铂、喷碳制成复型膜，则为冷冻断裂（freeze-fracture或freeze-cleaving）。通过复型膜可观察到断裂面上的许多立体形像，而经过蚀刻的复型膜还可看到生物膜断裂的内、外表面。

（二）扫描电子显微镜（scanning electron microscope，SEM）

扫描电子显微镜用电子束与一个阴极射线管的电子束同步扫描标本，使之形成一个具有三维结构的图像，因此可以清楚地观察细胞的表面。扫描电镜标本的制作比较简便、周期短、不需切片、染色。通常，为获得原形不变的细胞结构，需对样品进行干燥，另外，为防止电子在标本上聚焦，还须用镀金方法使标本导电。

样品制备同样要经取材与清洗，生物组织标本，包括血细胞和培养的细胞均应预先充分冲洗，去除附于组织或细胞表面的组织液、血浆与粘液，使其充分暴露出表面的真实构形。清洗后进行固定，常用戊二醛－锇酸固定法，即先用2.5%戊二酸进行第一次固定，然后用4℃1%锇酸第二次固定。固定后进行梯度脱水，常用脱水剂为丙酮或丙酮和醋酸异戊酯。

但是由于生物标本与细胞均含有一定水分，所以需经过干燥这一步骤。一般干燥法会使细胞变形扭曲，改变细胞的真实形态与结构。人们常用以下几种方法干燥，即空气干燥法，冷冻干燥法和临界点干燥法。

但是干燥后的生物标本不导电，射入的电子可在标本上积累产生磁场并影响周围电子束的扫描与二次电子发射，影响成像，严重时甚至不能成像。另外，生物标本表面多较粗糙，应用金属喷镀不易形成连续的薄膜或出现残缺不全的现象。为此，可先在标本上喷一层薄碳膜，再在碳膜上镀上一层金属膜，有利于在扫描电镜下进行观察。观察时先打开电源，抽真空，待得到设定的真空度后，放入样品，进行加速电压选择、观察区域选择、放大倍数选择、倾斜度选择、工作距离选择图像聚焦、观察及拍照记录。

（三）超高压电子显微镜（ultra-high-voltage electron microscope，UHVEM）

通常透射电镜的加速电压为50～120kV，标本必需制成超薄切片，在高真空中进行观察，这时标本早已不是生活状态。为了观察活的组织或细胞，相继出现了加速电压为1000kV～5000kV的超高压电镜，此时电子的穿透力大大增强。这种电镜的优点在于：可观察3～10μm的厚切片，最高分辨率可达到0.15nm，能识别直径只有0.19nm的氧、氮等原子，从而获得较好的电子衍射信息并减少电子束对标本的辐射损伤。

（四）免疫金电子显微镜术（immunogold electron microscopy）

前面我们介绍过荧光显微镜，它可以利用抗体来定位特异的大分子。免疫金电子显微镜术实质上是将荧光显微镜术与电子显微镜术结合了起来。通常是将薄层切片和一个特异的第一抗体一起温育，然后和一个已与胶体金颗粒结合的第二抗体温育。由于金颗粒是高电子密度的，因此在显微镜下呈现黑色颗粒。此外，只要通过系列切片，我们还可以显示细胞及其组成成分的三维形态。

三、细胞化学和免疫细胞化学技术

细胞化学（cytochemistry）和免疫细胞化学（immunocytochemistry）的基本原理在于细胞内的某些成分，如DNA、RNA、蛋白质、糖、脂类、重金属，甚至微量元素等可以和某些化学试剂、特异抗体相结合或呈特殊反应，在细胞内部或表面形成有色沉淀物或结合物而显示细胞结构和成分的一种方法。由于化学反应或免疫反应的特异性因此可以对细胞内的成分进行定位、定性以及定量研究，并且还可揭示细胞的微细结构。

（一）酶细胞化学 顾名思义，这是显示细胞内酶的存在、分布和活性的一种技术。诚然，不同的酶，有不同的显示方法。但总的原则是尽可能地保持它们的活性，以期反映活细胞时的真实状态。因此常采用新鲜标本的快速冷冻切片，或者以冷的丙酮、甲醛进行短时间的固定，然后再将样品与相应的底物即该酶所催化反应的作用物进行共 孵育。下面列举几种常用的酶细胞化学显示技术的基本原理及方法 。

1. 酸性磷酸酶（acid phosphatase）其显示原理在于在酸性条件下钙盐被组织或细胞中的磷酸酶从作用物上水解下来的磷酸所溶解 ，因此若投以铅盐则形成磷酸铅而被沉淀出来，而磷酸铅又与硫化铵反应，最终生成硫化铅沉淀。它在显微镜下呈棕黄色。常用显示酸性磷酸酶的方法有多种，如Gomori 法、MacDonald 法等。

2. 碱性磷酸酶（alkaline phosphatase）在以磷酸酯作为底物时，因碱性磷酸酶催化磷酸酯分解，释放出磷酸基，后者在碱性条件下（pH9.2 ~ 9.8）与钙反应形成$Ca_3(PO_4)_2$。但磷酸钙是不显色的，在硝酸钴的存在下，钴离子（Co^{2+}）可以置换钙离子（Ca^{2+}），然后以硫化铵将Co^{2+}转变成黑褐色的CoS沉淀。于是显示出碱性磷酸酶的活性。常用于显示该酶的方法有偶氮耦联法，Gomori 钙钴法等。

3. 乳酸脱氢酶（lactic dehydrogenase，LDH）该酶存在于人及许多脊椎动物细胞，有多种不同分子的同工酶（isoenzymes），分子量为13000 ~ 15000，它们催化相同的化学反应。其显示原理在于细胞内LDH可使底物乳酸钠脱氢，经辅酶I，将氢递给四唑氮蓝（nitroblue tetrazolium，NBT），后者被还原成甲臜，它呈紫蓝色而显示出来。常用的方法即为四唑盐法。

（二）核酸的细胞化学 核酸是一类携带遗传信息和指导蛋白质合成的生物大分子物质，细胞内的核酸主要有两种：即脱氧核糖核酸（deoxyribonucleic acid，DNA）和核糖核酸(ribonucleic acid，RNA)。人及动物的DNA主要位于细胞核内，此外还有线粒体DNA；而RNA主要分布于核仁及某些细胞器中。

1. DNA的显示　最常用的是Feulgen反应法，其原理是DNA在酸性条件下解开脱氧核糖与嘌呤碱基之间的双链，并释放出醛基，后者可与Schiff试剂中的亚硫酸品红结合，并呈现出紫红色化合物。该方法可用作DNA的定性、定位及定量分析。

2. DNA和RNA同时显示　由于DNA分布不一，因此使同时显示成为可能。常用甲绿-派郎宁法（methyl green-pyronin method）和吖啶橙（acridine orange，AO）荧光显示法。其原理是甲绿可使DNA着色，派郎宁可使RNA着色，在显微镜下DNA呈绿色或蓝绿色，而细胞质及核仁呈红色。而吖啶橙则对DNA与RNA均具有亲和力，并且还有稳定的分色性能，因此在荧光显微镜下DNA呈亮绿色或黄绿色荧光，而胞质及核仁呈橘红色荧光。

（三）糖类与脂类的细胞化学 糖类的细胞化学主要用于显示细胞中的多糖类粘蛋白及糖脂类。它们的分子量大，溶解度低，因此在温和缓慢的反应条件下即可以被显示出来。最常用于显示糖原的要推过碘酸雪夫反应（PAS反应），多用于检测植物中的淀粉、纤维素、半纤维素、果胶、动物细胞中的粘蛋白、透明质酸和几丁质（壳聚糖）等。其原理是过碘酸的氧化作用打开C-C键，将CH_2OH-CH_2OH变成CHO-CHO，从而生成醛基（-CHO），醛基可和碱性品红形成紫红色化合物，即：

醛基化合物＋Schiff试剂→紫红色化合物

脂类（lipid）包括脂肪和脂类（lipoid）以及它们的衍生物。四氧化锇可与不饱和脂肪酸反应而呈黑色，而苏丹黑B（Sudan black B）显示脂类则是一种物理化学方法，因为苏丹黑溶解于脂类而使后者着色，而深红色的苏丹Ⅲ只是通过简单扩散进入脂滴中，并在脂滴中溶解使之呈红色。

（四）免疫细胞化学 免疫细胞化学技术是指将抗原、抗体以及补体间专一性反应的检测系统与显微、亚显微观察相结合的一种研究方法。因此该技术具有特异性强、灵敏度高、直观、定位准确等优点，是对细胞化学的发展与补充。

众所周知，抗体是由免疫系统所产生的蛋白质，但是与一般蛋白质不同的是它们能够识别特异靶分子（即抗原）的结合位点，因此抗体的抗原特异性使它能成为细胞生物学家的有力工具，当耦联荧光染料或其他标记物时它们便可定位出细胞内的相应分子。

虽然有些标记分子如荧光染料可以直接与用于特异性识别的抗体，即第一抗体（primary antibody），但在实用上，往往先使用未标记的第一抗体，然后用一组与它结合的第二抗体（secondary antibodies）来揭示它，从而可以得到更强的信号（图3-8）

其中最敏感的增强信号的方法是用结合于第二抗体的酶作为标记分子。例如碱性磷酸酶在

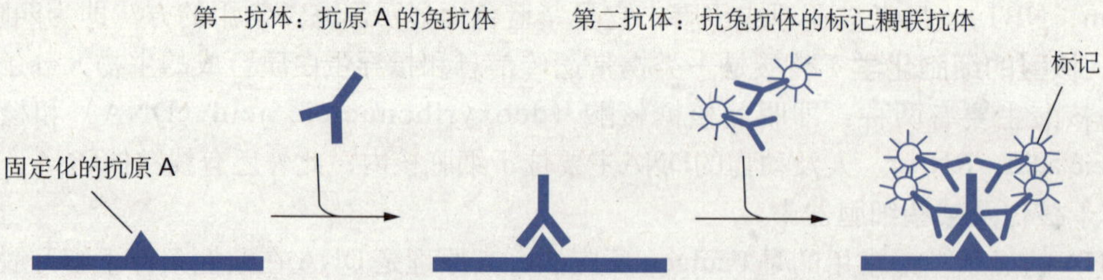

图3-8 间接免疫细胞化学。

由于第一抗体可被更多分子的第二抗体所识别。因此该检测方法十分敏感。第二抗体则是与易于检测的标记呈共价耦联的。通常用的标记分子包括荧光染料，用于荧光显微镜；辣根过氧化物酶（horseradish peroxidase）用于普通光学显微镜或电子显微镜；胶体金颗粒（colloedal gold spheres）用于电镜；碱性磷酸酶或过氧化物酶用于生化检测

适合的化学物质存在下，可产生无机磷酸盐，并导致在局部形成有色沉淀。这样便可揭示出与酶相耦联的第二抗体的位置，以及与第二抗体相结合的抗体-抗原复合物的位置。由于每一个酶分子催化产生数千个产物分子，因此即使极少量的抗原也能被检测出来。在此基础上的一种酶联免疫吸附实验（enzyme-linked immumosrbent assay，ELISA）由于其敏感性常在医学实践中应用，如用于检测妊娠或是各种感染。虽然酶增强（enzyme amplification）使得酶联方法十分敏感，但是有色沉淀可从酶中扩散开来提示该方法用于显微技术则其空间分辨率受到限制。为此荧光标记更常用于光学显微镜的定位。

抗体的制备常给家兔或山羊注射数次抗原，然后收集富含抗体的血清。这种抗血清含有异源性的抗体混合物，每一种抗体都是由不同的抗体分泌细胞（B淋巴细胞）所产生。不同的抗体识别抗原分子的不同部位以及抗原制备中的混杂物质。对于一个特定抗原的抗血清有时可用祛除非需要的抗体分子来提示其特异性。例如抗蛋白X所得到的抗血清可以通过抗原Y和Z的亲和柱纯化步骤来除去混杂有抗Y和抗Z抗体。然而，即使如此这种抗血清的异质性有时仍限制了它们的用途。该问题主要靠使用单克隆抗体来克服。但是单克隆抗体也有它的问题。由于它们是单种抗体蛋白，只对抗原上单个位点或表位（epitope）有特异性，因此表位的可接纳性（accessibility）以及抗体的用途便取决于标本的制备。例如，某些单克隆抗体仅仅对未固定的抗原反应，而有些单抗只有在应用特异的固定剂后才有效，还有一些单抗仅对在SDS聚丙烯酰胺凝胶变性后的蛋白起作用，而对它们的天然构象（native conformation）不呈反应。

四、核素技术

细胞内每一个过程几乎都可以用放射活性分子进行示踪。在一个典型的实验里，以放射活性形式的前体分子来处理细胞，这时放射活性分子（核素）和非标记的同种分子尽管原子核的重量不一，但在细胞中的过程相同。它们在定位或是化学形式上的任何改变均可以时间函数来跟踪。利用脉冲跟踪标记（pulse-chase labeling）法常常可以提高实验的分辨率。所谓脉冲示踪就是将放射活性物质以（脉冲形式）加入受试靶子，经极短期处理后，将它洗去，并代以非放射活性分子（该分子在细胞内的变化过程）。经这样处理后，再于一定的时间间隔取出标本，检测放射活性的化学形式或定位便可以识别出来。若将脉冲示踪实验与放射自显影术（autoradiography）相结合，对于阐明分泌蛋白从ER到细胞外（cell exterior）的过程则十分有用。

迄今，几乎所有常用的小分子物质都已有放射活性形式的商品出售。此外，不管其分子多么复杂，也都能进行放射活性标记，即将放射性原子参入于所要标记物的某一结构部位，于是可对生物反应中同一分子的不同部位的命运进行一一分析。

（一）放射自显影技术（autoradiography） 放射自显影技术在细胞生物学中应用十分广泛，主要用于对放射活性成分在细胞或组织中的定位。具体操作步骤概述如下：首先将活细胞十分短暂地暴露于特定的放射活性成分中，然后温育一定的时间，使得放射活性成分参入到细胞中，以后的步骤一如组织学处理，包括固定，按光学或电子显微术的要求切片。当把切片或组织置于载玻片后，涂布感光乳胶或覆以感光薄膜，并在暗室放置数天，此时放射性核素开始衰变，感光胶片曝光。再经乳胶显影、定影后，细胞内的放射活性定位即由银颗粒的位置而显示出来。如果细胞是暴露于^{3}H-胸苷中的话，因它是DNA的前体物，那么可以显示细胞核内的

DNA 合成情况（图 3-9）。若以 ^{3}H- 尿苷处理细胞，因它是 RNA 的前体，所以它虽然最初是在核内合成，但很快移向细胞浆，因此主要见于细胞质中，此外也见于核仁。

如果将放射自显影术与染色体制作技术结合起来，同样可以显示 ^{3}H- 胸腺嘧啶脱氧核苷（^{3}H-TdR）参入染色体的 DNA。该技术可用于观察染色体复制的动态变化，细胞周期（cell cycle）的测定以及鉴别早复制及迟复制染色体等。同样将放射自显影术与核酸分子杂交技术结合起来，人们又建立起原位杂交技术（in situ hybridization，ISH），即以放射性核素标记已知序列的 DNA 或 RNA 为探针，将它与细胞或组织中的相应 DNA 和 RNA 进行杂交，从而揭示细胞内的基因，并进行定性、定位及相对定量的分析。若将缺口移位原理与放射自显影技术结合起来，则可以研究　DNA体外复制，转录效力和DNA受损，这就是原位缺口翻译技术（in situ nick translation）。

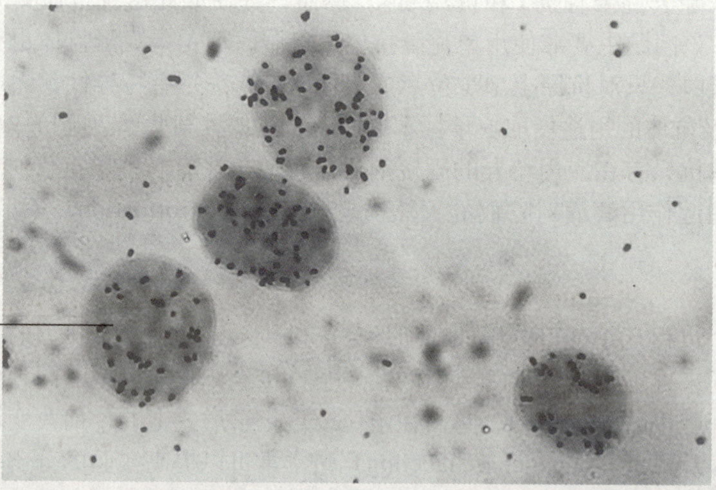

图 3-9　以 ^{3}HTdR 标记细胞，可见它参入细胞核内，细胞质因未复染未能显示出来

（二）放射性核素液闪（liquid scintillation）技术　如果说放射自显影术的优点在于可以明确放射活性物质在细胞和组织中的定位，并且还能保持细胞或组织形态的话，那么放射性核素液闪技术的优点在于能对组织或细胞中的放射性物质进行定量分析。其基本原理是，放射性原子发出的放射粒子，当它们与能够发生一定波长光谱的分子发生碰撞时，可使后者发出光波，为接受仪接受并给出信号。为完成这一过程需要将放射性核素溶于或悬于闪烁液中，闪烁液包括溶剂和第一、第二闪烁体。放射性原子首先与溶剂分子碰撞，使之发出磷光。但由于光波很短（260～340nm），难以被一般仪器检测到，因此第一闪烁体便可吸收这种光而发出较长波长（360 ～ 380nm）的光，而第二闪烁体在接受第一闪烁体发出的光后，更可发出波长为 420 ～ 440nm的光，这样便十分易于被特定的仪器——即液闪计数器所检测，它以放射性核素脉冲记录下来（cpm/ 瓶）。该技术主要用于生物大分子的合成，代谢以及损伤等研究。

第二节 细胞及其组分的分离

在前一节我们介绍了如何用光学显微镜、电子显微镜以及以细胞化学和免疫细胞化学来研究细胞内的形态以及其主要的化学组成。这些都是以完整细胞为研究对象的。为了深入了解不同类型的细胞及其组分的功能，还须将不同类型的细胞，其细胞器或是生化组分分离出来分别进行观察和研究。

一、流式细胞技术

用流式细胞仪（flowcytometer，FCM）从组织中分选相对纯化细胞的方法称为流式细胞技术（flowcytometry）。由于该技术需要用与荧光染料耦联的抗体来标记细胞，然后用流式分选仪来分选出已标记和未标记的细胞，也就是说分选的根据是细胞内发荧光的DNA含量不同，或细胞表面荧光强度不同，所以该仪器也称为荧光激活细胞分选仪（fluorescence activated cell sortor，FACS）。目前该技术已广泛应用于生物大分子物质的定量，细胞周期分析，细胞表面抗原、受体、染色体、核浆比例、活细胞分类纯化等分子细胞生物学各个领域的研究。

流式细胞光度计的工作原理是以高压氮气将经荧光染色的单细胞悬液压入流动室内，并为PBS或生理盐水等壳液（sheath fluid）包裹和推动下形成“小水滴”状的单细胞，然后仪器给这种小水滴充电，并以每分钟5000～10000个细胞的高速度以细胞束状态自流动室喷射出来。分选的关键是不含标记的细胞，或不含细胞的小水滴不会被充电而带电荷，这样当细胞束通过高压偏转板时，带电荷的水滴偏转。有时为了同时分选出两种不同类型的细胞，可给小水滴分别充正电或负电，让它们按不同方向偏转并分别进入各自的收集管，不带电荷的水滴进入正中的收集管，于是可分离得到两种细胞（图3-10）。

由于流式细胞仪配备有光学台、电子控制台、计算机以及打印机，因此光电敏感元件可将测得的光信号转变成电信号，由电子控制台放大和显示。然后经电子计算机分析，打印后或以双参考数直方图，或以三维频率分布直方图显示。

二、细胞及其亚组分的分离

实体组织、血液甚至培养的细胞，其细胞组成是多种多样的。因此要研究单种细胞的形态、组成、功能必须取得纯化细胞。另外，为提示细胞器的功能、生物大分子在细胞内的构建，以及在细胞中的作用，还须分离出细胞内各种组分进行分析，这就是细胞内的分级分离（cell fractionation）。

（一）细胞的分离 从活体组织分离细胞通常根据细胞的大小、比重、形态、表面结构、表面电荷等差异，除利用流式细胞分离术外（见前节），还可用离心法、电泳法等。

细胞淘洗（elutration）其原理是悬浮于淘洗系统分离室的细胞受到方向相反的两种力的作用，即由转子转动产生的离开转轴方向的离心力和泵入分离室中液体的拖曳力，它是指向转轴方向的。分离室特殊的形状使得在室内形成一个向轴心方向递减的液体流速梯度。细胞在分离室中的沉积位置取决于沉降速率，而后者则取决于细胞本身的大小、形状和密度。当细胞所受两种力平衡时，它停留在分离室中。当液体流速增大，或离心力降低时，某一特定大小的细胞

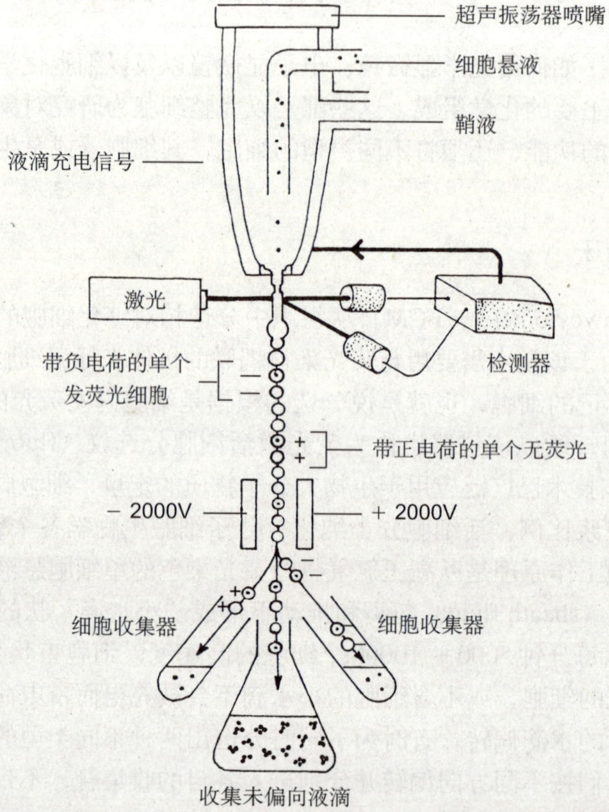

图 3-10 流式细胞仪分选细胞原理：细胞悬液通过振荡流动室时使细胞披上“水衣”而成为小水滴，由于细胞带有或不带有荧光标记便呈正电荷或负电荷的细胞。当这些细胞经电场时便可分别为相关收集品收集

群体便被洗脱出转子。图 3-11 示细胞淘洗仪的装置。此方法分离细胞的优点是速度快，1 ~ 2 小时即可分离得到大量的活细胞（10^7 ~ 10^9），同时可以分离不同周期和不同时相的细胞，可用于细胞增殖、细胞周期的研究。

密度梯度离心（density gradient centrifugation） 其原理在于离心溶液形成密度梯度以维持重力的稳定性来抑制对流。常用的形成密度梯度的介质有牛血清白蛋白（BSA）、聚蔗糖(Ficoll)、聚乙烯吡咯烷酮包被的硅胶（Percoll)。密度梯度离心分不连续梯度离心和连续密度梯度离心两种。图 3-12 示不连续密度梯度离心分离大鼠胚肝红细胞的层次分布。

（二）细胞亚组分的分离 通常的方法是用低渗、超声、研磨、匀浆或冻融将细胞裂解，然后通过差速离心（differential centrifugation）使各种亚组分分开。表3-1示各种细胞器的分离参数。毫无疑问，在低速时，较大的组分，如细胞核很快地沉降下来，而较小的组分，如线粒体、内质网小泡则需较高速度和较长时间才能沉降下来。不同组分的沉降率依据它们的大小和形状有所不同，通常用沉降系数（S）来表示。

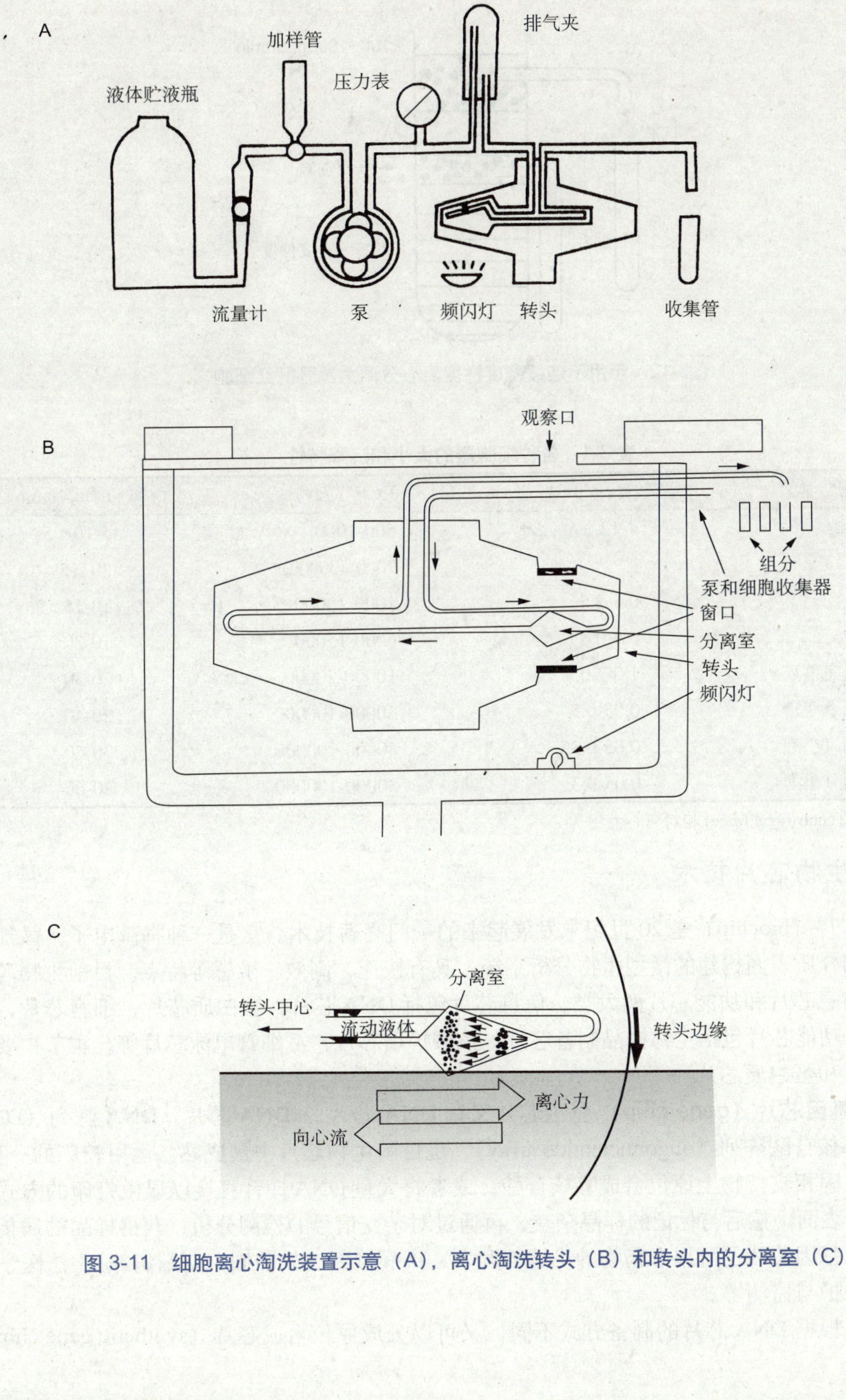

图 3-11　细胞离心淘洗装置示意（A），离心淘洗转头（B）和转头内的分离室（C）

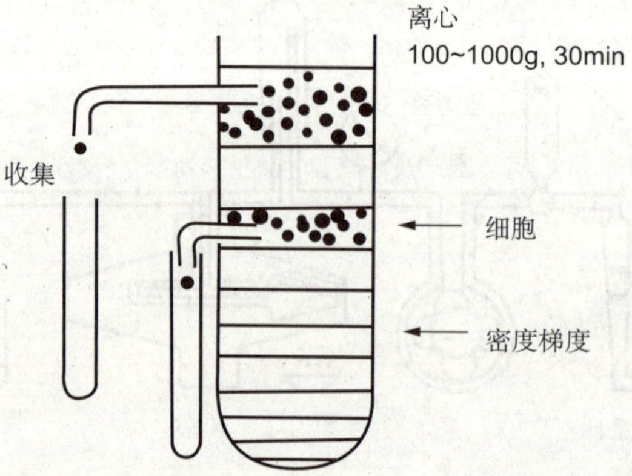

图3-12 示用不连续密度梯度离心分离大鼠胚肝红细胞

表 3-1 各种细胞器的大小和沉降特性

细胞亚组分	大小（μm）	RCF（gav）	时间（min）
细胞核	4-12	500-1000	5-10
核膜		2000（30000）	30（5）
线粒体	0.4-2.5	1000-10000	10-15
溶酶体	0.4-0.8	6000-15000	10-20
高尔基体（完整）	1.0-2.0	10000-20000	20-30
高尔基体（小泡）	0.05-0.5	50000-100000	20-40
粗面内质网（小泡）	0.05-0.35	30000-100000	30-60
光面内质网（小泡）	0.05-0.3	30000-100000	30-60

RCF (relative centrifugal force) 相对离心力

三、生物芯片技术

生物芯片（biochip）是 20 世纪末发展起来的一门高薪技术。它是一种将微电子、微加工技术在固相介质表面构建的微型生物分析系统，具有快速、高效、敏感等特点。目前生物芯片可以分为信息芯片和功能芯片两大类。信息芯片包括 DNA 芯片，蛋白质芯片，细胞芯片，组织芯片等。功能芯片包括生物样品制备芯片，核酸扩增芯片，毛细管电泳芯片等。本节主要介绍基因芯片和蛋白质芯片。

（一）基因芯片（gene chip） 基因芯片又称 DNA 芯片，cDNA 芯片，DNA 陈列（DNA array）或寡核苷酸阵列（oligonucleotide array），是目前生物芯片中最成熟，运用较广的一种。其原理是在固相支持物上原位合成寡核苷酸，或者将大量 DNA 探针直接以显微打印的方式固化于支持物表面，然后与标记的样品杂交，再通过对杂交信号的检测分析，获得样品的遗传信息。此外，基因芯片还可用于药物的筛选与开发，疾病诊断（如肿瘤、艾滋病等），法医学鉴定，环境保护与监测等。

别外，根据 DNA 芯片的制备方式不同，又可以分成原位合成芯片（synthetic gene chip）

和DNA微阵列（DNA microarray），后者又可称为DNA微集芯片（DNA microchip）。DNA芯片技术的基本原理在于核酸分子杂交，即依据双链碱基的互补配对、变性的原理，以大量已知序列的寡核苷酸cDNA或基因片段作探针，检测样品中有哪些核酸序列与其互补。然后通过定性、定量分析得出待测样品的基因序列及表达的信息。DNA芯片技术的步骤主要包括芯片的制备、样品的准备、分子杂交和检测分析。图3-13示DNA芯片的测序原理。在实际应用中则有诸如癌基因抑癌基因芯片，细胞周期蛋白相关基因芯片，细胞凋亡相关基因芯片，发育相关基因芯片，细胞分化基因相关芯片等等。

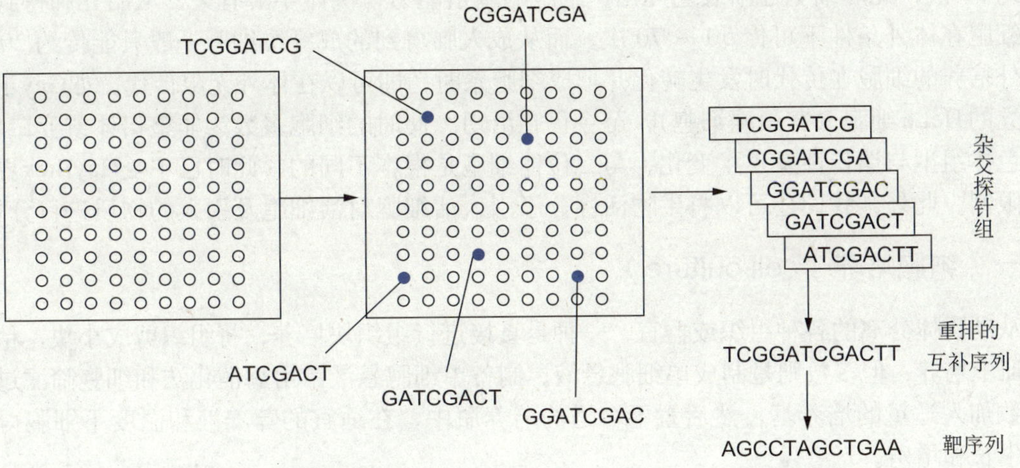

图3-13　DNA芯片测序原理（引自马文丽，2002，于此致谢）

（二）蛋白质芯片（protein chip）　虽然我们早已熟悉中心法则即从DNA→RNA→蛋白质。但是DNA的揭示并不能反映细胞的蛋白质概貌（protein profile），也就是说DNA不能说明细胞之间的差异。因为mRNA的表达与蛋白质的功能不是直接相关的，尤其在真核细胞中，从成熟mRNA到产生有功能的蛋白质之间的过程，包括mRNA的降解与保护、定位翻译、蛋白质折叠与加工、蛋白质修饰、降解等等步骤。因此人们又建立了功能蛋白质的微阵列分析（protein microarray），甚至细胞芯片（cell chip）和组织芯片（tissue chip）等。从而一方面可以与DNA芯片配合获得更多更全的生命信息，同时更有效地研究蛋白质的功能、蛋白质在细胞中的概貌、蛋白质的相互作用以及蛋白质改变与疾病的关系。

与基因芯片原理大同小异的是，蛋白质芯片也要将标准的蛋白质共价连接到固相支持物上。然后加上待测样品，检测蛋白质间的结合，蛋白质与小分子的结合以及酶与底物的结合。目前检测结果的方法主要有质谱检测、荧光标记抗体反应、酶标抗体反应等。

虽然从理论上说，蛋白质芯片应是相当成熟的，然而，基于蛋白质结构的复杂性，难于获得纯品以及易发生变性等原因，目前蛋白质芯片应用不如基因芯片那样广泛，假阳性与假阴性结果的出现率颇高。因此对结果的解释仍须谨慎，尤其对于疾病的诊断只能作为参考而已。

（章静波）

第三节 活细胞的研究方法

细胞不一定都须经固定致死后方可用于研究，在适当的条件下可以在离体模拟体内生理环境条件下，继续不断地生长、增殖、传代，从而观察并研究其增殖、分化、凋亡等生命现象。细胞的原代培养是指直接从生物体取细胞进行培养的过程。原代培养的细胞经过传代建立细胞系，然后连续扩大培养的为传代培养。体外培养的正常细胞的增殖能力不是无限的，而是有一定的界限，这就是 Hayflick 界限，体外培养的二倍体细胞经过 1：2 的比率连续传代；平均只能传约 30 次，此后细胞逐渐衰老死亡。细胞的增殖能力与供体年龄有关，从胎儿肺得到的成纤维细胞在体外条件下可传 50 ~ 70 次，而从成人肺得到的成纤维细胞一般只能传约 20 次。当体外培养的细胞在传代时发生转化并形成细胞系时，即可以在体外无限传代。如Gay于1951年建立的HeLa细胞（宫颈癌细胞），至今仍在沿用。此时的细胞多数为非整倍体或亚二倍体，其染色体组型与遗传性发生了变化，与二位体细胞是根本不同的，此时已不受Hayflick界限规则的限制。此外，我们还可以将生物活性分子引入活细胞对活细胞及引入的物质进行分析。

一、细胞培养（cell culture）

从动物体分离的各种组织或器官，一种是直接进行组织块培养，将组织剪成小块，粘附在培养皿上培养，但多数则是制成单细胞悬液。制备单细胞悬液常用酶消化法和细胞筛滤过，通过计数加入适量的培养基，然后置于合适的培养瓶中，在适宜的营养液和温度下细胞得以生存、生长和增殖。

由于体外培养的环境与在体内（*in vivo*）不同，因此细胞在形态上会有所改变，与体内形态不一定完全相同，主要是因为由体内的立体生长转为平面单层生长，所以通常培养的细胞难以辨认其组织来源。培养细胞有各种不同的形态，一般体外培养的细胞依其能否贴附在支持物上生长的特性分为贴壁型和悬浮型（包括半悬浮型，即细胞虽贴瓶生长，但不需用酶消化，轻轻吹打即可漂浮起来进行再培养）。贴壁型呈扁平状，大致包括成纤维细胞，多形性细胞等。悬浮型细胞为球形。

观察体外培养的细胞时，当发现培养液变黄时表明细胞培养液内有较多的酸性代谢物，提示需更换培养液。细胞传代的时间依细胞而定，如NIH3T3细胞一般3天传一次，一瓶传三瓶。HL-60 白血病细胞、子宫颈癌细胞、肝癌细胞则 2 ~ 5 天传一次。传代时间也与培养时接种的细胞密度有关，如接种细胞太稀或太密均影响传代时间。一般接种细胞的浓度范围为（2.5 ~ 5）× 10^4 细胞 /ml。诚然还要根据所从事的实验目的，技术路线而定。

培养基对细胞的生长是最为关键的因素。常用的培养基有 Eagle's 培养基、RPMI1640、DMEM、IMDM、F12以及各种无血清培养基，在配置基本培养基时，要注意一些事项和添加一些生长因子。

1. 水　培养细胞用的水要求纯度高，一般用石英玻璃蒸馏器蒸馏的三蒸水或 Millipore 滤器纯化的水。

2. pH　大部分细胞生长的最佳条件是 pH7.4，但也有一些细胞系如正常成纤维细胞系在 pH7.4 ~ 7.7 较好。转化的细胞在 pH7.0 ~ 7.4 较好。酚红作为一种指示剂，有助于观察培养基的pH变化，可以通过颜色的改变了解培养过程中细胞的生长情况。细胞生长快，当培养基的颜色变黄时，则需要尽快更换新鲜的培养基。酚红在pH7.4时呈红色，pH7.0时为橘红色，pH6.5时为黄色。低于pH6.5时为柠檬黄，高于pH7.6时为粉红色，pH7.8时为紫红色。

3. CO_2和$NaHCO_3$　细胞在CO_2培养箱中，是通过CO_2和$NaHCO_3$的调节来维持培养液pH的恒定的。

4. 缓冲系统　培养基必须是缓冲体系，维持细胞在等渗溶液中（0.85%NaCl）的pH稳定。

5. 氧　氧是细胞培养过程中最重要的条件之一，在有氧存在的情况下，细胞才能利用葡萄糖进入三羧酸循环产生能量。

6. 血清　血清是细胞培养过程中最重要的添加剂，含有许多生长因子，促进细胞增殖。血清的种类比较多，有胎牛、新生牛和小牛血清，其成分也不尽相同，而且每一批的产品也不同，所以在进行细胞培养时最好先对血清进行比较。但实际上，血清中还有许多未知因子存在。常用的是牛血清、马血清、人血清和鼠血清等。

7. 激素和生长因子　培养基中是否要添加生长因子，视培养的细胞种类和实验目的而定。

细胞培养的用途广泛，它不仅可用于研究细胞本身的生物学特性，人们更可以用改变培养条件、用特殊理化因子以及生物因子（如病毒）处理来观察它们在形态、结构、行为、甚至基因的改变，从而得到细胞生长、分化、癌变、凋亡、衰老、以及其他病变等的规律。

关于细胞培养技术，详见第四章第一节。

二、诱捕的前体分子光激活技术

鉴于许多细胞内过程，诸如信号分子的作用或是细胞骨架蛋白的运动等的复杂性和变化之迅速，要在单个细胞水平上进行研究十分困难，一个理想的方法是人们能够将所研究的分子在准确的部位和时间导入活细胞内，然后观察这种分子的行为以及细胞的反应。显微注射（microinjecton）很难控制注入的部位和时间，因此有一定的限制（参见第五章第二节）。一种较好的途径是合成一种感兴趣的分子的非活性形式，将它导入细胞内，然后用光线聚焦的方法在所选择的位置即刻将它激活。这种类型的非活性的光敏感前体物（photosensitive precusors）称为“入笼分子”（caged molecules），包括有Ca^{2+}，cAMP，GTP和三磷酸肌醇等。迄今可以用多种方法将分子导入活细胞内，然后用强激光脉冲将它们激活（图3-14～15），此时藉显微镜可聚焦光脉冲于细胞的任何部位。操纵者也可准确控制何时与何处将分子导入。例如，用该方法可以研究导入细胞内信号分子至细胞质中的瞬间效应。

荧光分子也可以用于该方法的研究。做法是将一种光敏感性荧光染料与一纯化的蛋白质相连接，这种修饰过的蛋白质仍能保持其生物活性：即与放射性核素标记不同，（它只是改变被标记原子核的中子数），而已入笼的荧光染料标记可在蛋白质的表面添加大量的化学基团，这样便可容易地改变蛋白质的性质。一个满意的标记方案通常要经过试验和失败。一旦得到了一个有生物活性标记的蛋白质，那么这种蛋白质的行为便可在活细胞中跟踪。例如，已入笼的荧光素标记管蛋白（tubulin）可以参入到进行有丝分裂的纺锤体微管中；当以激光显示出纺锤体小区域时，标记的微管即呈现荧光，因此我们便可以追踪纺锤体微管，观察管蛋白的运动。原则上，同样的技术可适用于任何一种蛋白质。

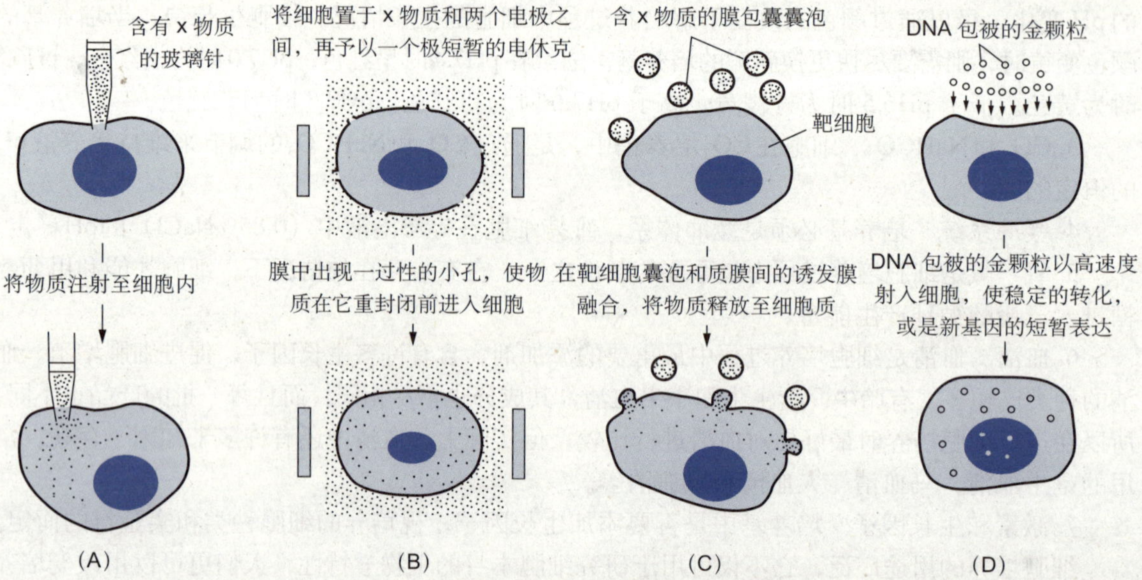

图 3-14　将膜非渗透性物质导入细胞的方法

(A) 用压力法通过微玻璃针将物质注射入细胞内。如果该物质是带电荷的话，则用电压法，以离子流（即离子电渗）使物质进入细胞；(B) 用短暂而强烈的电休克（如 2000V/cm），200μsec）使膜结构破坏，从而细胞膜可一时性地让物质渗透进去；(C) 让膜包裹的小泡含有所研究的物质，然后诱导其与靶细胞融合；(D) 以 DNA 包被金颗粒，然后将新基因导入细胞核。

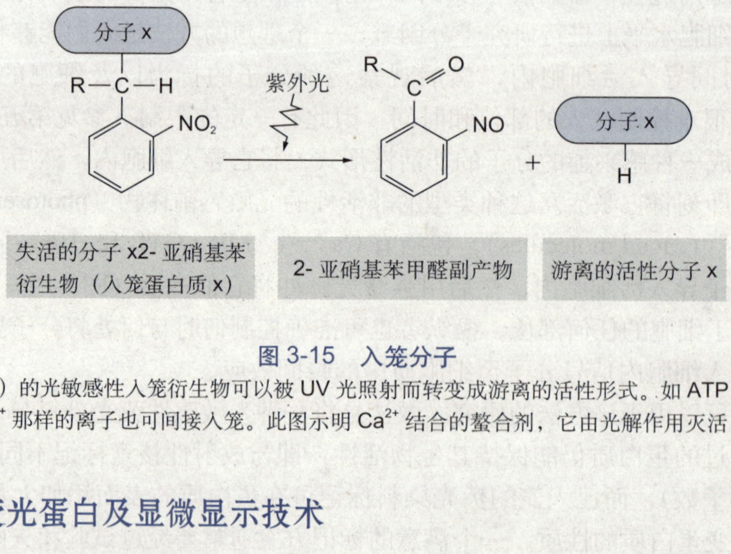

图 3-15　入笼分子

图示一种分子（称之 x）的光敏感性入笼衍生物可以被 UV 光照射而转变成游离的活性形式。如 ATP 这样的小分子可用此方法入笼。即使如 Ca^{2+} 那样的离子也可间接入笼。此图示明 Ca^{2+} 结合的螯合剂，它由光解作用灭活，然后释放出 Ca^{2+}。

三、绿色荧光蛋白及显微显示技术

绿色荧光蛋白（green fluorescent protein，GFP）最早是从水母（Aequoria victoria）提取出来的。在正常状态下，它由单个基因所编码，现已可克隆化并导入其他种属细胞。刚翻译出的绿色荧光蛋白不发荧光，一小时后它可以自我催化而产生明亮的有效荧光中心。自有了基因工程技术之后，人们已能将自微生物到动植物的广泛生物体与细胞产生有用的荧光。光谱也可以有蓝 - 绿 - 黄的改变。

GFP最常用作报告基因分子（reporter molecule），即将GFP与自的蛋白构建成融合基因表达载体，然后转染细胞用以监测基因的表达。因此在转染细胞或转基因动物的研究中人们可以窥察到基因表达的形式。此外，GFP也可以显示细胞表面（图3-16）、细胞器、如内质网、线粒体等的结构，甚至神经元突触的功能动态。GFP还能与其他蛋白质相结合，从而揭示蛋白质的部位，更有意义的是还可以通过荧光共振能量转移（fluorescence resonance energy transfer，FRET）来了解其活性，以及它们之间的相互反应。

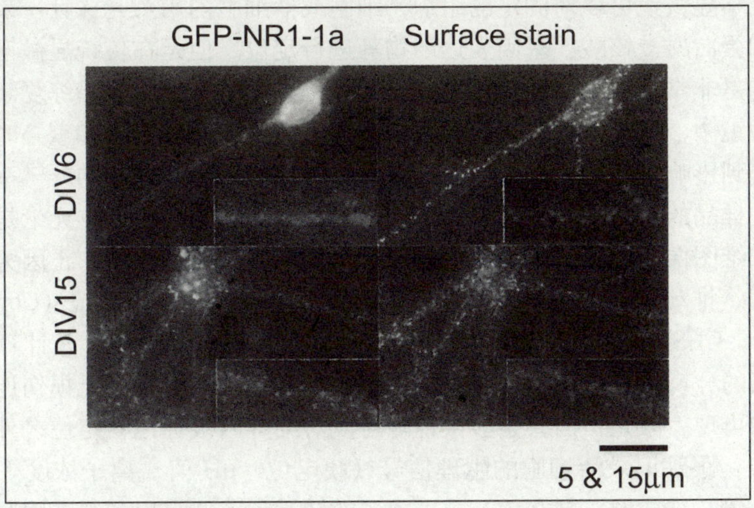

图3-16　抗GFP抗体表面染色的细胞图像（标尺为5μm和15μm）（取自傅展燕博士论文）

四、激光扫描共焦显微术（见下节）

（章静波）

参考文献

1. 瞿中和, 王喜忠, 丁明孝主编: 细胞生物学(第二版), 高等教育出版社. 2000
2. 韩贻仁: 分子细胞生物学(第二版), 科学出版社. 2002
3. 杨抚华, 胡以平主编: 医学细胞生物学, 科学出版社. 2002
4. 章静波, 林建银, 杨恬主编: 医学分子细胞生物学, 中国协和医科大学出版社. 2002
5. 章静波主编: 组织和细胞培养技术, 人民卫生出版社. 2002
6. 章静波, 蔡有余, 张世馥主编: 细胞生物学实用技术与方法, 北京医科大学中国协和医科大学联合出版社. 1995
7. 宋今丹主编: 医学细胞分子生物学, 人民卫生出版社. 2003
8. Albert B, Bray D, Lewis J, Raff M, Roberts K, Watson JD: Molecular Biology of the Cell(4th). Garland Publishing, 2002

9. Celis JE: Cell Biology: A Laboratory Handbook(2nd). San Diego; Academic Press, 1998
10. Spector DL, Goldman RD, Leinwand LA: Cell: A Laboratory Manual, Cold Spring Harbor Laboratory Press, 1998

第四节 激光扫描共焦显微术在细胞生物学研究中的应用

光学显微镜和电镜在生物学研究中对于分析细胞的结构、生理功能起着至关重要的作用。生物学家借助光学显微镜可以对固定的组织、细胞或活细胞内用荧光探针、或荧光抗体所标记的特定成分，如蛋白质、核酸、基因表达产物等进行定位。但是在传统显微镜下研究的大多数生物样品的结构是非常复杂和高度重叠的，这类结构在光镜下的成像错综复杂、难以解释。特别是在荧光显微镜中，当荧光探针标记的或自发荧光的结构非常密集和重叠时，光学显微镜的分辨率严重地受到影响。而电子显微镜对细胞的超微结构提供了极高的分辨率，但在样品的制备过程中，如在样品的固定、切片时必定会损伤样品，造成某些假象。无论是传统的光镜和电镜都提供的是二维图像，从连续的切片中也很难实现三维结构的重组。正因为这些现有的手段存在着某种缺陷，推动了新的光学设备的诞生，即激光扫描共焦显微镜（Confocal Laser Scanning Microscopy，CLSM）系统。它集激光技术、电子技术、光学设计及计算机于一体，它的优势为具有更高的分辨率、更高的反差、更大的视野厚度，它可实现无损伤连续的光学切片和真实三维结构的再现。激光扫描共焦显微镜除可以对细胞内被标记物定位之外，还可以进行定量，并能够时实、跟踪记录活细胞的生理信号（膜电位、pH 值、离子浓度等）的变化。

在共焦显微镜三维成像发展之前，关于离子的转运和定位提出了很多问题，但都不能得到很好的解决，这是因为缺少相应的技术手段不能在 3D 水平观察染料的分布。近来，共焦显微镜的发展和使用加之高性能的硬件和软件配合，使科学家克服了以往传统显微成像的极限。同时研发新荧光探针工业的发展大力支持了共焦显微镜需求的增长。

一、激光扫描共焦显微镜的原理

（一）原理

传统的荧光显微镜是采用很宽的照明光束照射在整个样品上，样品整个厚度被同时连续照明，样品的焦平面以及焦平面以外的结构共同成像，造成图像的模糊。这种现象使用高倍物镜时会更明显，调节聚焦旋钮时除焦平面的结构会成清晰图像外，非焦平面的结构同时成像，即整个厚度的样品同时成像在目镜中，但却是有些结构清晰、有些结构模糊，这使目镜中的整个图像分辨率降低，清晰度下降。当样品比较厚时，这种现象尤其突出。而激光扫描共焦显微镜解决了这个问题。样品只被一个具有精密几何形状的光点照射（见图），焦平面上只有被照射到的特定点所发射的荧光通过一个针孔，到达检测器，这个针孔称为探测针孔。计算机以像点的方式将成像点显示在屏幕上，为了产生一幅完整的图像，该照射点由光路中的扫描系统在整个样品上扫描，在显示器上达到产生一幅完整图像的目的，这幅图像即为焦平面的共焦图像。共焦显微镜之所以只检测到焦平面上被照射的点所发射的光，是由于采用了点照明和点探测，而点照明和点探测是由放置在光源前的照明针孔和放置在检测器前的探测针孔实现的。由照明针孔发射出的光聚焦在物体焦平面的某个点上，该点所发射的荧光成像在探测针孔上，该点以外的任何发射荧光均被该针孔阻挡，所以照明针孔与探测针孔对被照射点或被探测点来说是共轭的（见图3-17），也就是说照明针孔和探测针孔具有共同的焦平面，这就是激光扫描共焦显微镜系统中共焦的真正含义。由上所述，我们知道在显示器上所成的像即为该焦平面的共焦图像。只要载物台沿着Z轴上下移动，将样品新的一个层面移到照明针孔和探测针孔的共同焦面上，样品的这个新层面又成像在显示器上，计算机将其存在内存中，随着Z轴的不断移动，就可得到样品不同层面连续的光切图像（见图3-18、图3-19），我们将从共焦显微镜系统获得的连续光切图像比喻为“显微 CT”。从这些连续的光切图像，可得到样品真实的三维结构。

显微镜的分辨率取决于照射光的波长（λ）和所用物镜的数值孔径（NA）。传统光学显微镜 xy 方向的分辨率 Rxy=0.61λ/NA，激光扫描共焦显微镜 xy 方向的分辨率 Rxy=0.4λ/NA。激光扫描共焦显微镜比传统光学显微镜的分辨率提高了1.5倍，激光扫描共焦显微镜的分辨率仍然处在光学显微镜的水平上。

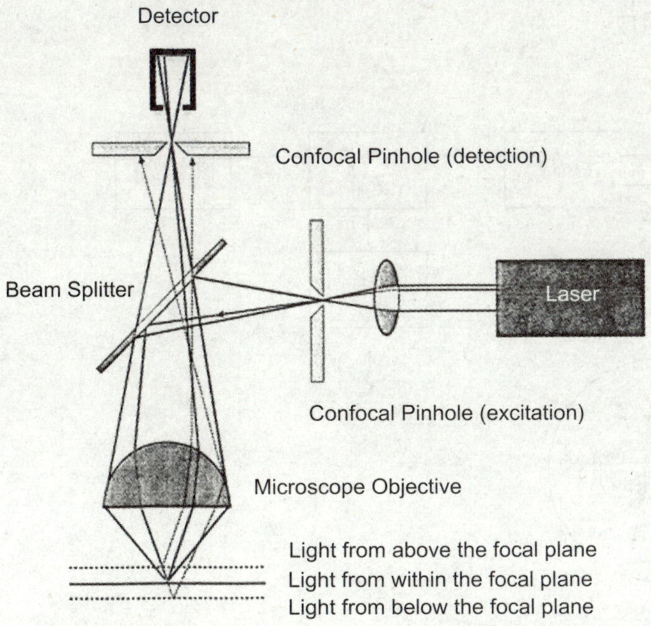

图 3-17 共焦显微镜的光路原理示意图

激光器发出的照明光束通过照明针孔（Excitation Confocal Pinhole）、光束分光镜（Beam Splitter）和物镜到达样品的焦平面。光线具有穿透力，焦平面之上的结构和焦平面之下的结构均被照射，实际上，被照射的结构均会发射出荧光，通过光路到达检测器，但焦平面上被照射点之外结构所发射的荧光，均被检测器之前的针孔（Detection Confocal Pinhole）所阻挡，实现真正的点照明和点探测。

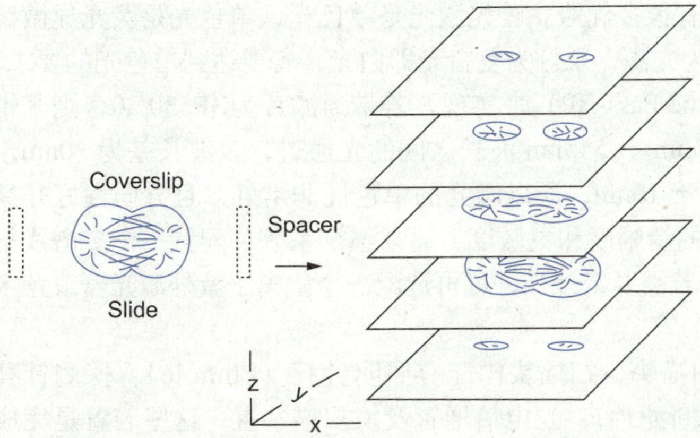

图 3-18 无损伤连续光学切片示意图

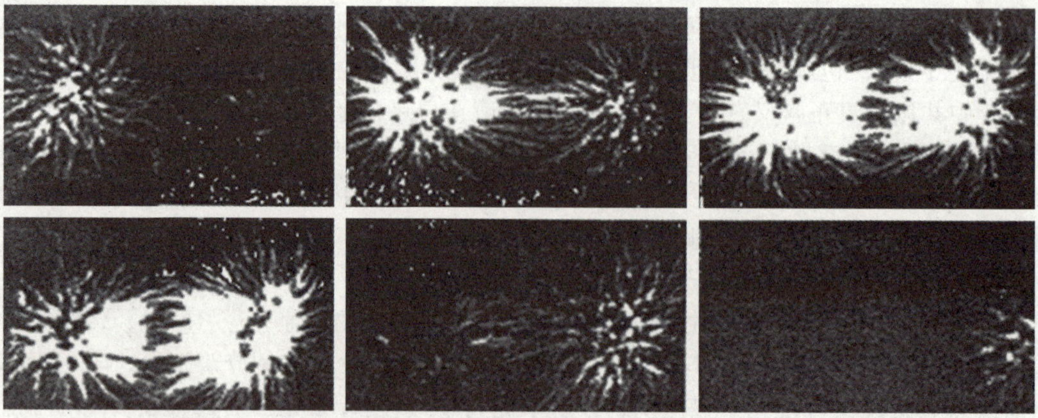

图 3-19　共焦显微镜光切系列图

图中样品为海胆有丝分裂的胚胎细胞，连续的光学切片揭示了胚胎纺锤体空间立体结构的组织形态。

（二）激光扫描共焦显微镜系统的组成：

以德国 Leica 公司 TCS NT 为例

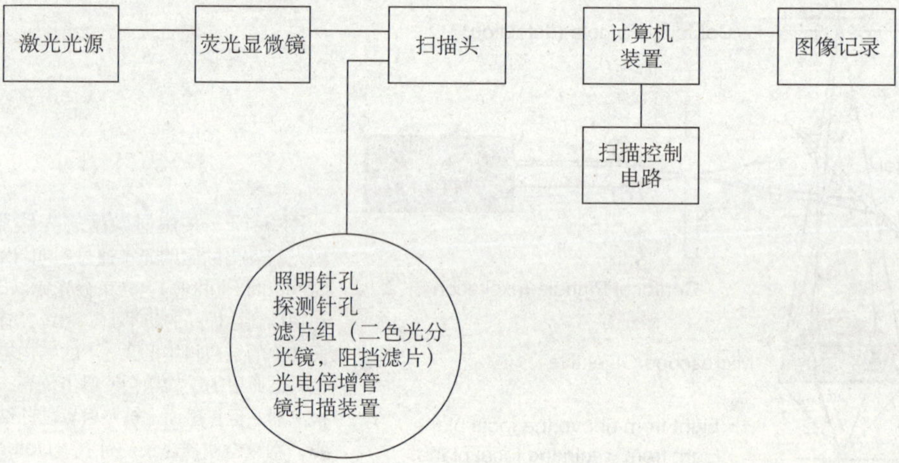

激光扫描共焦显微镜系统由激光器、荧光显微镜、扫描头及扫描控制电路、计算机和图像记录装置组成。激光器作为系统的光源有很多优势。首先激光是单色光，单色光是荧光显微镜最基本需求。一般荧光显微镜都以汞灯为光源，汞灯为复合光即白光，若要达到单色光的要求，必须使用激发滤片，常用带通滤片（Band Pass-BP）来实现，若带通滤片为BP530/30，则其带宽至少是 30nm，即此带通滤片允许 515nm ~ 545nm 波长之间的光通过，该波长差为 30nm。而激光的单色光的带宽非常小，远远小于 10nm，所以激光的单色性非常好，且方向性好并具有高亮度。激光的这些优势提高了系统的清晰度和灵敏度。通常整个系统可配置一个多谱线氩离子激光器（467nm、488nm、514nm）若需要紫外光，可再选配一个氩离子紫外激光器或蓝宝石 405nm 激光器。

共焦显微镜系统中关键的部件是扫描头，扫描头内配有照明针孔（Pinhole）、探测针孔（Pinhole），滤片组（二色性反射镜，阻断滤片）、光电倍增管及镜扫描装置。这些装置是完成共焦成像的核心。

二、激光扫描共焦显微镜的功能

激光扫描共焦显微镜的结构原理加之强大的软件和硬件的组合决定了它具备多种功能，是现代光学技术中的高科技尖端产品，已成为生物医学研究的重要手段。激光扫描共焦显微镜的功能主要分为两大类，即图像静态采集和动态扫描，现将其具体功能概括如下：

（一）图像静态采集

1. 多色荧光图像的采集

由于激光扫描共焦显微镜可同时具备三或四个荧光通道及一个透射光通道，因此与传统荧光显微镜相比，可同时对组织或细胞内标记两种以上荧光探针的结构进行图像采集，即所谓多色荧光图像的采集。各种荧光探针的颜色用计算机伪彩色实现，计算机把各通道采集的单标记的图像合成为一幅彩色图像，达到对多种被标记物同时定位的目的，从而可对被标记结构之间的相互定位关系进行研究。

2. 无损伤连续光学切片图像的采集 - 显微“CT”

激光扫描共焦显微镜扫描头内具有照明针孔和探测针孔，只有焦平面上的发射光能进入探测针孔，并由光电记录装置记录下来，而焦平面以外的光线被探测针孔所遮挡，不能进入记录装置，因此共焦显微镜所采集的图像为很薄的焦平面光学切片的图像，通过计算机控制载物台或物镜的上下位置，使样品的每一个层面进入共焦平面，而实现连续光学切片图像的采集（见图3-11和图3-12）。在激光照射强度适当的情况下这种的连续光学切片对样品是无任何物理和化学损伤的，因此共焦显微镜尤其适合活体细胞或活体组织观察。

3. 假三维图像的显示

计算机将图像采集进来后，借助软件功能可以显示假三维图，即xy平面为实际光学切片图像，而z轴为荧光强度。从此图，可对xy二维平面荧光强度的分布一目了然。另外假三维图像的软件还可以对连续光切的图像进行任意位置的切割，从而显示被切割位置的xz剖面和yz剖面的图像。

4. 真正的三维重建

当共焦显微镜获取连续的光切图像后，同样借助计算机软件功能可以将连续的光学切片图像进行三维重组，并进行任意角度的旋转，可以使我们从各种角度观察样品真实的三维结构。

5. 可沿z轴（xy面）和y轴（xz面）方向进行光学切片。

激光扫描共焦显微镜系统除可以沿着z轴方向进行连续的光学切片以外，还可以沿着y轴方向进行连续的光学切片，例如：共焦显微镜所采集的对象为成熟的红细胞，成熟红细胞无核，其结构为双凹形圆盘，若以双凹形圆盘结构位于载物台上，共焦显微镜对其沿着z轴方向的连续光切图像将是一系列空心的圆盘和实心的圆。而沿着y轴方向的连续光切图像将是一系列哑铃形结构的图像。

6. 定量分析

由于多数荧光探针对被标记物的标记均为特异性标记，即荧光探针的亮度可以反映被标记物相对含量的多少，如免疫荧光标记，胞内游离钙、pH的标记等，荧光探针的亮度即荧光强度均可反映被标记物相对含量的多少，而系统对荧光图像采集后，计算机可测量图像的荧光强度，即可对获取的二维图像进行荧光强度的定量。

（二）图像的动态采集

1. xyt、xyzt 和 xt 扫描（细胞内离子动态变化）

所谓图像的动态采集通常是指共焦显微镜系统沿着时间轴对活体细胞和活体组织内被标记物变化的动态跟踪，如xyt扫描是指固定样品的一个平面，按照所设定的时间间隔采集图像（见图 3-20），从而给出活组织或活细胞内被标记物随时间的动态变化，如：可捕获细胞内 Ca^{2+}，K^{+}，Na^{+} 等离子浓度的动态变化，被标记物浓度的变化也是通过荧光强度的变化而给出的，计算机可以绘出时间 - 荧光强度曲线（见图 3-21），因此共焦显微镜可定量、定时记录被标记离

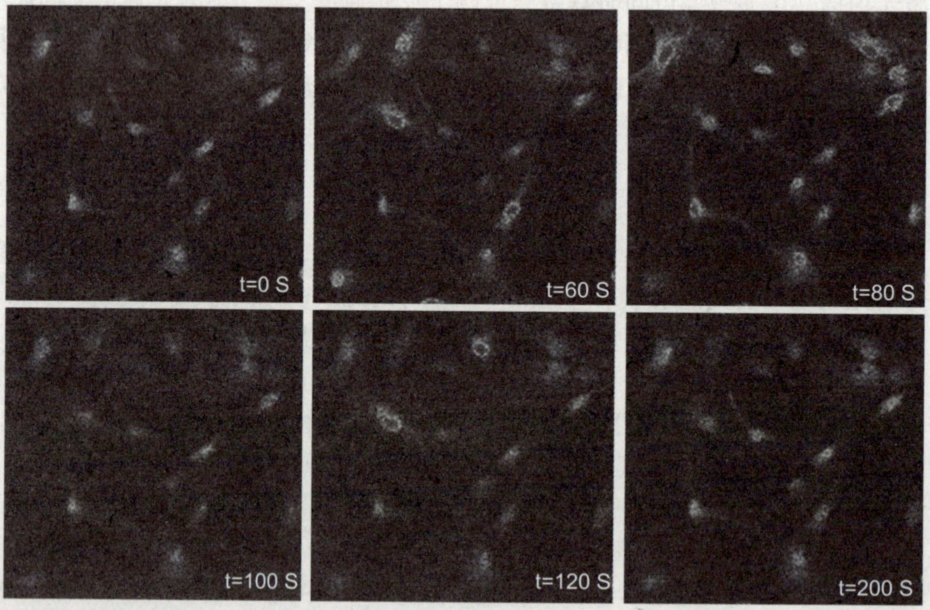

图 3-20　大脑皮层培养神经元内 Ca^{2+} 由 fluo-3 标记后的荧光图像及在谷氨酸作用下 Ca^{2+} 浓度随时间动态变化的序列图像

细胞内越亮（白）的部位，表示 Ca^{2+} 浓度越高，越暗表示 Ca^{2+} 浓度越低

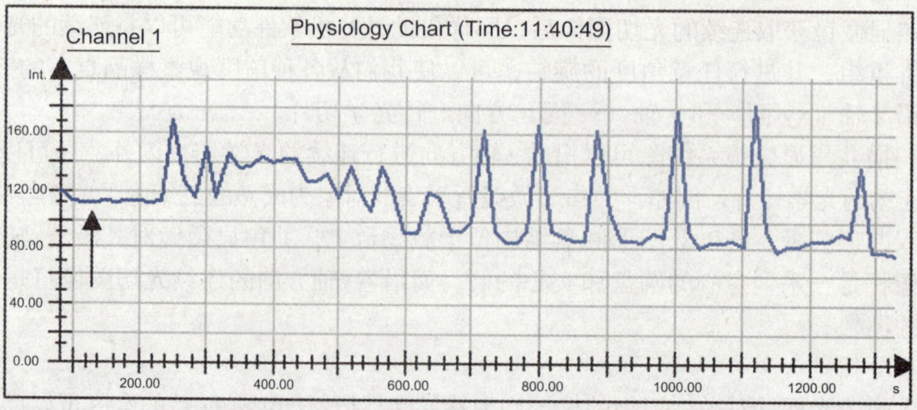

图3-21　为培养新生大鼠大脑皮层神经元在谷氨酸作用下Fluo-3荧光强度（相对Ca^{2+}浓度）变化-时间曲线。箭头处为加入谷氨酸的时刻。该图表明培养大鼠大脑皮层的神经元在谷氨酸作用下，胞内游离Ca^{2+} 浓度迅速增加并发生钙振荡。

子浓度的变化。但往往被标记离子浓度的变化是发生在整个三维结构内的，而不仅仅是某一固定平面内的变化，因此共焦显微镜系统还可以在沿着z轴进行连续光学切片的同时按照所设定的时间间隔采集图像，即xyzt扫描，从而给出被标记离子在整个三维空间内沿时间轴的动态变化。

激光扫描共焦显微镜有点扫描、狭缝扫描和转盘式扫描三种类型，现国内市场的激光扫描共焦显微镜主要为点扫描系统，这类系统的特点是图像清晰，但扫描速度慢。如果一幅图像由512条扫描线组成，而一条扫描线又由512个采样点组成，则一幅图像将由512 × 512个像点组成，意味着共焦显微镜系统需采样512 × 512个点才能完成一幅图像的采集。目前，共焦显微镜产品通常1秒钟之内采集3 ~ 5幅512 × 512个像点组成的图像。因此，组成一幅图像的像点数越多，采集一幅图像的时间将越长（慢）；反之，组成一幅图像的像点数越少，采集一幅图像的时间也越短（快）。所谓xt扫描即在x方向只扫描一条线，即只采集512个点，这样在失去空间分辨率的同时，大大提高了时间分辨率，因而xt可以采集活体细胞内非常快速变化的信号，如胞内钙火花（sparkle）等。xt扫描也叫线扫描（见图3-22）。

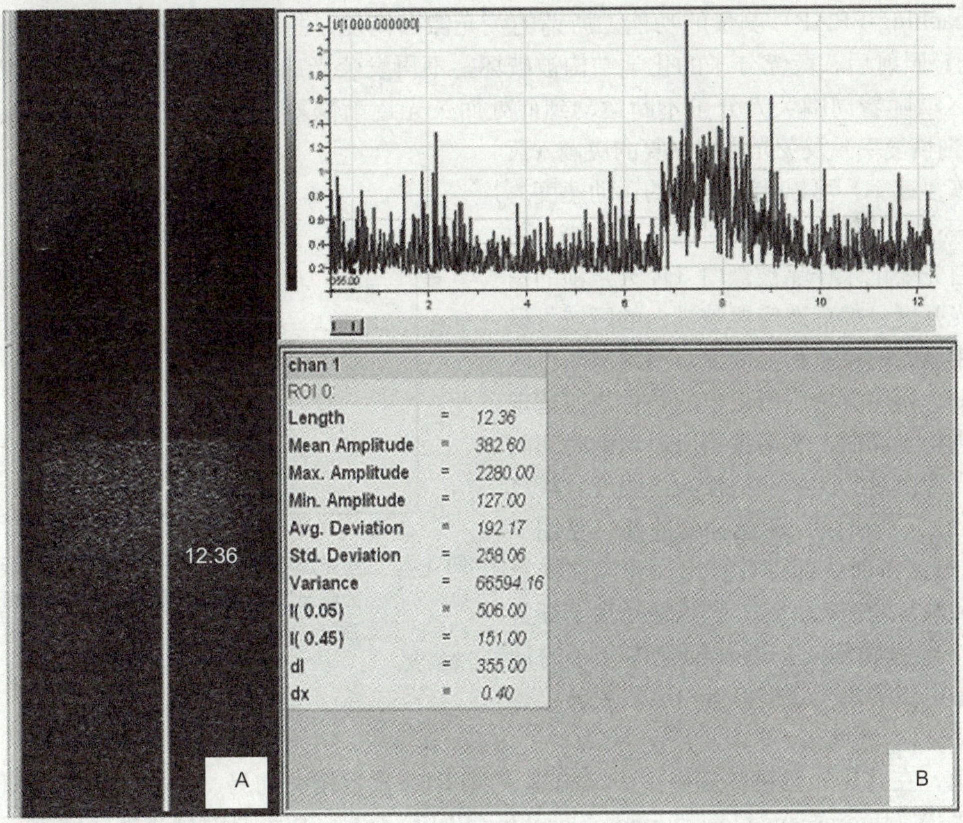

图 3-22

A：为培养新生大鼠心肌细胞 Fluo-3 标记的 Ca^{2+} 变化的线扫描图像。B：为 Fluo-3 荧光强度变化－时间曲线。

2. 旋转扫描

旋转扫描主要用于线扫描。如前所述，线扫描时，只沿x方向扫描一条线，已经丢失了很多空间信息，如果这时所被扫描的细胞长轴与x方向不一致，将更进一步丢失空间信息。为此，需进行旋转扫描，旋转扫描即可以使扫描方向旋转到与细胞长轴一致，然后沿细胞长轴方向进行扫描。

3. 感兴趣区域扫描

一般情况下，激光扫描共焦显微镜系统扫描的区域形状通常是固定的方形或长方形，如果x方向和y方向的采样点数相同，如：512 × 512，256 × 256，128 × 128，则扫描区域的形状为方形。如果x方向和y方向的采样点数不同，如：512 × 64，则扫描区域的形状为长方形。而感兴趣区域扫描是使用者可以根据实际情况，用鼠标勾画任意形状感兴趣的区域进行扫描。感兴趣区域扫描还可以用于荧光漂白恢复测量时淬灭区域的选择，用这种方式对感兴趣区域进行漂白时，不影响邻近区域的荧光。而用激光烧灼方式进行光漂白时，对邻近区域的荧光也有漂白的影响。

4. 荧光漂白恢复（FRAP）和漂白中的荧光丢失（FLIP）

激光扫描共焦显微镜系统的软件通常具备荧光漂白恢复（fluorescence recovery after photobleaching-FRAP）测量的功能。所谓的荧光漂白恢复是指某一区域荧光分子一旦被强光（即激光）照射后，荧光分子的化学结构被破坏，不再发荧光或荧光减弱，即发生光漂白，但被照射区域随着周围荧光分子不断运动到此处而荧光逐渐恢复。因此，荧光漂白恢复的多少（荧光漂白恢复率）及荧光漂白恢复的快慢（荧光漂白恢复速率）可以代表分子的运动速度。完成这一过程的测量也需要时间序列扫描。程序设定首先要记录样品被漂白（淬灭）前的图像和荧光强度，然后选定要被漂白的区域，设定所选用激光的波长和强度以及照射被漂白区域的时间。程序会按照所设定的条件将所选定的区域进行光漂白，然后按照所设定的时间间隔采集光漂白后的图像并记录荧光强度。计算机将描绘出一条时间-荧光强度曲线（见图3-23）。通过这条曲线即可计算出荧光漂白恢复百分率和恢复的速率。这一技术通常用于细胞间通讯、细胞膜侧向扩散及细胞内分子的运动，如蛋白质的核质穿梭、蛋白激酶膜转位等研究。

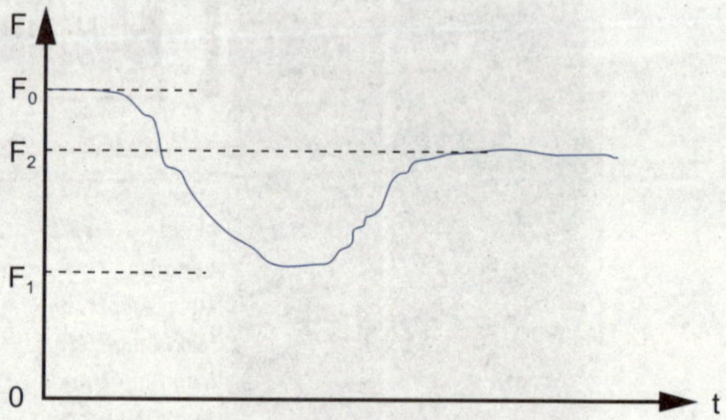

图 3-23 荧光漂白恢复时间－荧光强度曲线示意图。F_0为光漂白区域光漂白前的荧光强度，F_1为光漂白区域光漂白后的荧光强度，F_2为光漂白后荧光恢复为稳定值时刻的荧光强度。

目前，在共焦显微镜的应用中，又出现了与FRAP技术相关的另一种检测方法，即漂白中的荧光丢失（fluorescence loss in photobleaching-FLIP），这一技术是对感兴趣区域进行持续的光漂白，而测量邻近相连的未被漂白区域的荧光强度，或不相连的未被漂白区域的荧光强度。以此来说明蛋白分子在同一种区域内（如同一种细胞器内）的运动，或蛋白分子在不同区域之间的穿梭，如核质之间的穿梭等。

5. 荧光能量共振转移 -FRET

所谓荧光能量共振转移（Fluorescence Resonance Energy Transform-FRET）即能量从荧光分子的一个部位向另一个部位的传递，或能量从一个荧光分子向另一个荧光分子的传递。能量的提供者叫能量供体，能量的接受者叫能量受体。而能量共振转移是指将分子可以看作为正负电荷分离的一个偶极子，受激发后以一定的频率振动，如果其附近有一个振动频率相同的另一分子存在，则通过这两个分子之间的偶极-偶极相互作用，能量以非辐射方式从前者转移到后者，这种能量转移称为共振转移。荧光能量共振转移发生的条件：

1）有两个荧光分子存在，荧光分子 1（FL1）为供体，荧光分子 2（FL2）为受体。

2）荧光分子 1 的发射波长正好是荧光分子 2 的激发波长。

3）荧光分子 1 与荧光分子 2 之间的距离为 2 ～ 7nm。

因此，荧光能量共振转移可用于研究两个分子之间的相互作用，如：受体之间的相互作用、受体与配体之间的相互作用及受体分子构象的改变，如受体的二聚化等。以往，很多手段都可以进行荧光能量共振转移的测量，如荧光分光光度计，但这些方法都是将蛋白质分离出来在离体情况下进行的，而共焦显微镜提供了一种在细胞原位进行 FRET 检测的一种手段。

三、激光扫描共焦显微镜在细胞生物学研究中的应用

激光扫描共焦显微镜的功能决定了其在生物医学中的应用及独特的地位，它能对完整的活细胞和组织或固定的细胞和组织内各种结构进行定性、定量、定时和定位的测量。共焦显微镜在细胞生物学中的应用非常广泛，主要可划分为静态测量（定位、定性与定量）和动态测量，而动态测量主要包括细胞内离子动态变化测量、药物进入细胞的动态过程及定位分布、荧光漂泊恢复的检测及荧光能量共振转移的检测。共焦显微镜在细胞生物学中的应用具体如下：

（一）定位、定性与定量（静态测量）

定位、定性与定量是指对固定或活体组织及固定或活细胞内的单个或多种被标记物进行定位、共定位分布及定性或相对定量的测量。定位、定性及定量的应用包括 1）免疫荧光标记的定位、定量，2）细胞凋亡的研究，如：采用AnnexinV-FITC＋PI 双标记的方法，观察早期凋亡细胞（FITC单阳性）、中晚期凋亡细胞（FITC、PI双阳性）及坏死细胞（PI单阳性）；或采用原位末端标记法，观察凋亡细胞。3）采用荧光原位杂交标记法观察染色体基因的定位。4）对单细胞凝胶电泳的彗星结果进行定性及定量检测。5）GFP融合蛋白的表达与分布。6）活体组织或活细胞的功能研究，如胞内游离 Ca^{2+} 的分布与定量、胞内 pH 的定量、膜电位的测量及自由基水平的定量。

1. 免疫荧光标记

免疫荧光标记是定位、定性及定量应用中采用最多的标记方法，也是研究两种蛋白质共定位和相互作用的主要方法之一。在蛋白质定位、定量的研究中用蛋白质特定部位的抗体进行标记，根据试验需要，可进行单重或多重标记。通常研究的内容有：细胞膜受体或抗原的分布与表达；微丝、微管的分布与表达；某种蛋白质在亚细胞器的定位及两种蛋白质共定位研究等。标记的方法有直标和间标。直标是指用一抗＋荧光素直接对蛋白质进行标记；间标是指一抗和蛋白结合后，再用二抗＋荧光素对一抗进行标记。间标有信号放大作用，虽然非特异荧光也会较高，但间标的样品更适合用激光扫描共焦显微镜来观察。

2. 配体荧光复合物标记

现已有很多商品化的配体荧光复合物用来直接标记固定细胞或活细胞膜受体或胞质受体，例如，霍乱毒素 -FITC 可直接标记霍乱毒素受体 GM_1。

3. 荧光蛋白质的示踪

将外源基因与 GFP DNA 相连， GFP 可作为外源基因的报告基因实时监测外源基因的表达。荧光蛋白质的出现是一种技术上的革命，它将复杂的生化过程与活细胞内的蛋白质功能连接在一起，可以在活细胞中实时跟踪蛋白的分布。它的主要应用为：

① 对活细胞中的蛋白质进行准确定位及动态观察，如: 可实时原位跟踪受体蛋白质在细胞生长、分裂、分化过程中的时空表达。

② GFP 基因与分泌蛋白质基因连接后转染细胞， 可动态观察该分泌蛋白质分泌到细胞外的过程。

③ 两种融合蛋白质共转染细胞，可研究两种蛋白质的共定位，并可用于在FRET测量中研究蛋白质与蛋白质之间的相互作用。

④ 荧光蛋白作为生物传感器，可用来描述信号传导，如PKC激活后，从胞质到质膜的转位。

⑤ GFP 基因与定位于某一细胞器的特殊蛋白质基因连接后转染，就能显示活细胞中细胞核、内质网、高尔基体、线粒体等细胞器的结构。

4. 被标记物在三维空间分布的定位

激光扫描共焦显微镜重要的优势之一就是可以进行无损伤的连续光学切片，可以给出被标记物在整个细胞内的空间分布，如可以确定受体主要分布在细胞膜表面、胞质内还是核膜上，通常为了确定受体是分布在胞质内还是胞核内，可以进行核定位染色；或为了确定受体是否定位在某细胞器而进行细胞器定位染色。细胞器可以用细胞器特定蛋白质的抗体标记，进行免疫荧光染色；如果是用荧光蛋白示踪活细胞内某种蛋白质，也可以选用活细胞的细胞器荧光示踪染料进行细胞器定位染色。

5. 活细胞内细胞器和膜的定位

一些荧光探剂可直接用于活细胞内某些细胞器和膜的定位，如：标记细胞质膜的 Di-8-ANEPPS、标记溶酶体的LysoTracker、标记线粒体的MitoTracker，标记内质网的DiOC6（3），标记高尔基体 NBDC6-ceramide，标记细胞核的 Syto stains 等。这些标记细胞结构的荧光探剂可用于和其他功能性探剂或荧光蛋白进行双标记或三标记。

6. 活细胞功能指标的静态测量

活细胞功能测量为可分为动态测量和静态测量。动态测量是指胞内被标记物的分布与浓度随时间的变化（详细介绍见下）。而静态测量则反映活细胞在某一时间点时其功能状态，如：胞内钙离子浓度、pH 值、ROS、线粒体、膜电位等。

7. 定位、定性及定量的其它应用

使用Annexin V-FITC和PI、TUNNEL、Hochest等方法标记的细胞凋亡、荧光原位杂交和单细胞凝胶电泳的样品均适合用共焦显微镜来采集图像进行定位、定性或定量研究。

（二）细胞内离子浓度动态变化的测量

1. Ca^{2+}， Na^{+}，K^{+}，Mg^{2+}的测量

在外界药物刺激下，测量活细胞内离子的动态变化，如Ca^{2+}，Na^{+}，K^{+}，Mg^{2+}等离子浓度的相对变化或绝对变化，以此，可研究受体、离子通道等在受体调节信号传导中的功能。常见标记Ca^{2+}的荧光探针有Fluo3、Fluo4、Fura Red等。共焦显微镜除了能给出被标记物荧光强度与时间的曲线外（见图3-21），还能准确地、时实地采集被标记物分布和强度的二维或三维图像，从而给出被标记物在给药情况下其空间分布随时间变化的时空信息。如果共焦显微镜获取图像的速度足够快，能捕捉被标记物的瞬间变化，这一优势将更加突出。

2. pH值、膜电位、活性氧水平的检测

由于荧光探针技术的不断发展，除了能检测Ca^{2+}，Na^{+}，K^{+}，Mg^{2+}动态变化与静态水平外，并已具有很成熟的荧光探针检测pH值、细胞膜电位、线粒体膜电位和活性氧的水平。

（三）药物进入细胞内的动态过程及定位分布

将药物标记上荧光素后，立即在共焦显微镜下实时采集图像，可动态观察药物进入细胞的动态过程及分布，如：将标记了FITC的转铁蛋白加入培养皿后，可观察转铁蛋白受体对转铁蛋白的内吞过程，及转铁蛋白进入胞内后的定位分布。

（四）荧光漂白恢复的测量

荧光漂白恢复技术可用于检测膜的侧向扩散、细胞间缝隙连接通讯及细胞内分子的运动或囊泡颗粒的分泌运动等。

1. 膜的侧向扩散

测量原理是细胞膜经荧光探针标记后，选择一个区域，用较强功率的激光进行照射，使被照射区发生光漂白或淬灭，然后测量被漂白区的荧光强度的恢复，按照下列公式可以计算出膜的侧向扩散系数D。

$$D = (3\omega^2 / t_{1/2})\ \gamma$$

ω: 光漂白区域的半径

$t_{1/2}$: 荧光强度恢复到50%时所需的时间

γ: 光漂白区域形状修正因子

2. 细胞间缝隙连接通讯

细胞间缝隙连接是细胞间微小的亲水性通道，可以允许相对分子质量小于1000的分子通过，这表明细胞内的小分子，如无机盐离子、糖、氨基酸、核苷酸和维生素等有可能通过缝隙连接的孔隙，而蛋白质、核酸、多糖等生物大分子不能通过。荧光漂白恢复技术可以研究细胞间缝隙连接，研究对象为活细胞，通常用荧光染料Lucifer Yellow进行染色（用划痕技术进行标记），荧光染料Lucifer Yellow为可以穿过细胞间缝隙连接孔道的小分子。测量时，将相邻两个细胞中的一个用较高功率的激光进行光漂白并测量光漂白后的荧光强度，然后测量该细胞的荧光恢复率R，从而证明此两种细胞之间存在着缝隙连接。荧光漂白恢复率按照下面公式进行计算（见图3-23）：

$$R = \frac{F_2 - F_1}{F_0 - F_1} \times 100\%$$

注：细胞间缝隙连接除用荧光漂白恢复技术进行检测之外，还可以用下面这种方法进行检

测。首先将某一群细胞标记上两种荧光染料，其中一种荧光染料可以用标记细胞膜发红色荧光的染料 DiI 进行标记，另一种染料选用可以标记细胞质发绿色荧光的染料 calcein AM，calcein 分子量为622，属于小分子。然后，将另一群未经染色的细胞与标记了红绿荧光的细胞进行混合，若这两种细胞间存在缝隙连接的话，会在未经染色的细胞中发现绿色荧光。

3. 细胞内分子的运动

用荧光漂白恢复技术进行胞内分子运动的研究或囊泡分泌等研究通常用构建的GFP融合蛋白转染细胞，对表达阳性的细胞可进行融合蛋白GFP分子的运动研究。测量时，只要选择细胞内某一区域进行，然后测量该区域的荧光恢复率，即可代表分子的运动速度。胞内分子的运动也可以用 FLIP 技术进行检测。

如果研究膜受体的转位或胞浆内蛋白激酶PKC的转位，可采用融合蛋白GFP转染细胞，用时间序列扫描跟踪细胞在外来药物（受体的配体等）作用下受体从膜到胞浆的转位，或信号传导通路中蛋白激酶 PKC 在外来药物作用下激活后从胞浆到膜的转位等。

（五）荧光能量共振转移

在共焦显微镜功能中已介绍，利用激光扫描共焦显微镜检测荧光能量共振转移可以在细胞水平原位研究大分子构象的改变，蛋白质与蛋白质的相互作用，如：受体与配体之间的相互作用或受体之间的相互作用或受体的二聚化等。荧光标记的方法可以是免疫荧光标记，也可以是荧光蛋白标记的融合蛋白的表达。通常供体（Donner）用 FL1 标记，受体（Acceptor）用 FL2 标记，FL1的发射波长应是FL2的激发波长。用免疫荧光法标记时通常采用CY3和CY5，FITC 和 TRITC，CY3 和 FITC 的发射波长正好分别是 CY5 和 TRITC 的激发波长。采用荧光蛋白示踪时，可采用 BFP 和 GFP 搭配，CFP 和 YFP 搭配，GFP 和 RFP 搭配，前者的发射波长分别是后者的激发波长。

可采用受体荧光淬灭（Acceptor Bleaching）方法或发射光谱转移法检测能量转移的效率。若采用受体荧光淬灭法，可按照下列公式进行能量转移效率的计算：

$$E = (Dpost-Dpre)/Dpost$$

其中：Dpre为受体荧光淬灭前供体的荧光强度，Dpost为受体荧光淬灭后供体的荧光强度。如果存在能量转移，Dpost应大于Dpre，因为，如果受体的荧光未被淬灭，供体荧光的能量会部分传递给受体，而供体荧光（Dpre）相对较弱；受体荧光一旦被淬灭后，即供体能量传递的对象不存在了，因此，供体荧光（Dpost）相对较强。

（六）激光扫描共焦显微镜技术的局限性和发展前景

前面已经提到，激光扫描共焦显微镜具有高分辨率、高清晰度、对活细胞或活组织可进行无损伤连续光学切片等优势，它是可同时进行结构和功能研究的较完美技术手段。但激光扫描共焦显微镜技术仍然存在着技术上的局限性，如：其分辨率仍为光学显微镜水平，这是光波的衍射理论所决定的；其扫描深度还不够理想，这也是由激光的波长来决定的。由于共焦系统的激光（激发波长）和荧光发射波长的检测还受到限制，荧光探针的选择就受到限制。点扫描共焦显微镜的扫描速度还不够快，特别是在进行光学切片的同时又要记录快速变化的生理信号方面，它不能满足需求。另外，它仍然对活体样品存在着光漂白和光毒性作用，特别是在紫外光区光毒性大，对活细胞有严重损伤。

现已问世的双光子扫描显微镜已克服了上述共焦扫描显微镜的部分缺点，如扫描深度大大提高，光毒性作用大大减少。因而可更长时间的观察活体样品，特别适合观察厚的活体脑片。在采集荧光图像的同时还能够采集二次谐波图像，提供更丰富的生物信息，这是单光子共焦显微镜所不及的。光谱型共焦显微镜已经在荧光发射波长的检测方面做到了连续性，对荧光探针的选择已更灵活，但激发光的连续性还依赖激光技术的发展。因此，我们相信，随着科学技术的飞速发展，共焦显微镜技术会日臻完善，在生物医学研究中发挥更大的作用。

（何其华）

参考文献

1. Kenworthy A. K. Imaging Protein-Protein Interactions Using Fluorescence Resonance Energy Transfer Microscopy. METHODS 2001; 24: 289-296
2. Levitan E. S. Studying Neuronal Peptide Release and Secretory Granule Dynamics with Green Fluorescent Protein. METHODS: A Companion to Methods in Enzymology 1998; 16: 182-187
3. Klein C. , Pillot T., Chambaz J. , Drouet B. Determination of plasma membrane fluidity with a fluorescent analogue of sphingomyelin by FRAP measurement using a standard confocal microscope. Brain Research Protocols 2003; 11: 46-51
4. Levitan E. S. Studying Neuronal Peptide Release and Secretory Granule Dynamics with Green Fluorescent Protein. METHODS: A Companion to Methods in Enzymology 1998; 16: 182-187
5. Oghalai J. S., Tran T. D., Raphael R. M. et al. Brownell Transverse and lateral mobility in outer hair cell lateral wall membranes. Hearing Research 1999; 135: 19-28
6. Matsumoto B. : Methods in Cell Biology, vol 38, Cell Biological Applications of Confocal Microscopy.
7. Hayashi H., Miyata H. et al. Intracellular Ca^{2+} concentration and PHi during metabolic inhibition. American Physiology Society: 1992; C628-C634
8. 邢虹, 何其华, 吴本玠等. 中毒剂量谷氨酸引起大脑皮质神经细胞的钙振荡及其机制探讨. 中国应用生理学杂志. 1999; 4: 294-297

第四章　细胞工程

细胞工程是指应用现代细胞生物学、发育生物学、遗传学和分子生物学的理论与方法，按照人们的需要，设计在细胞水平上的遗传操作，重组细胞的结构和内含物，以改变生物的结构和性状，即通过细胞融合、核质移植、染色体或基因移植以及组织和细胞培养等方法，快速繁殖和培养出人们所需要的新物种的生物工程技术。

细胞工程的优势在于避免了分离、提纯、剪切、拼接等基因操作，只需将细胞遗传物质直接转移到受体细胞中就能够形成杂交细胞，因而能够提高基因的转移效率。动物细胞工程是建立在细胞培养、细胞融合和细胞拆合技术基础上发展起来的。随着基因工程技术、基因转移技术和干细胞工程技术的发展，动物细胞工程在理论和应用上获得了快速发展。目前，细胞工程的主要研究领域包括：细胞和组织培养；细胞融合育种与单克隆抗体的应用；细胞核移植与克隆；染色体工程育种等。

第一节　细胞培养技术

一、细胞生长的条件

体外培养的细胞需要合适的环境和必需的条件才能生存和增殖。

（一）细胞的营养需要

体外培养的细胞，首先需要能提供其生存的营养需要的条件。已证实体外培养细胞如体内一样需要一些基本营养物质及促生长因子等。

1. 基本营养物质：包括氨基酸、维生素、碳水化合物及一些无机离子。

氨基酸是组成蛋白质的基本单位，培养细胞时有 12 种氨基酸是必需的，包括异亮氨酸、亮氨酸、胱氨酸、精氨酸、组氨酸、色氨酸、苏氨酸、蛋氨酸、赖氨酸、缬氨酸、酪氨酸及苯丙氨酸，另外尚需谷氨酰胺。

维生素是维持细胞生长的生物活性物质，其中有些是不可少的，如：烟酰胺、叶酸、核黄素、B12、泛酸、吡哆醇及维生素 C。

碳水化合物提供细胞的能源，其中主要的是葡萄糖。

此外，培养细胞的生长尚需要钠、钾、铝和镁等基本的无机离子，这些都是细胞组成所必须并参与细胞的代谢和功能。

2. 促生长因子等物质

促细胞生长因子等为细胞生长、增殖所必需。主要有以下几类：（1）胰岛素样生长因子；（2）表皮生长因子（EGF）及转化生长因子 - α （TGF- α）；（3）转化生长因子 - β （TGF-β）；（4）克隆刺激因子（CSF）；（5）白细胞介素等。有的细胞还有一些特殊的需要。

除促生长因子外，激素也可有助于细胞生长。如：氢化可的松也对皮肤上皮细胞及乳腺上皮细胞有促进生长作用。

血清中含有细胞生长所需的多种上述物质，有利于多数细胞的存活和生长，一般在细胞体外培养时需要添加；但同时也可能含有些组成不明，对细胞有害的成分。

（二）生存环境

除了满足营养的需要以外，培养环境还必须具备维持细胞生存并增殖的生理学需要的物理、化学条件，包括：温度、气相及 pH 等。

1. 温度：体外培养的细胞需在恒温的环境中才能生长，其适宜的温度与取材的动物种类有关。在达到有限值之前，一般细胞增殖率随温度升高而增加，但当温度进一步升高超过此限度后，就会迅速抑制增殖。哺乳动物包括人类体外培养细胞的理想温度是 35 ~ 37℃。培养温度如不适当，将会影响细胞的代谢及生长，甚至发生死亡。一般说，高温比低温对细胞的影响更为明显。在较低的温度范围内，当温度为 25 ~ 35℃时，细胞的生长速度虽然很慢，但仍然能够生存；在 4℃能存活数天；只要不低于 0℃，细胞的代谢虽然受到抑制，但伤害作用并不很严重，若加保护剂甚至可于液氮中冷冻至-196℃。细胞置于高温时则不同，不能忍受在温度升高 2℃时持续数小时。在 41 ~ 42℃中培养 1 小时，损伤严重；至 43℃以上时则多数细胞会死亡。

2. 气相及 pH：体外培养细胞需要理想的气体环境，包括 O_2 及 CO_2，且其含量须恰当。氧张力通常维持在略低于大气状态，若 O_2 分压超过大气中氧的含量可能对有些细胞有害。体外培养细胞采用开放培养时，其气体环境一般应为 95% 空气加 5% CO_2 的混合气体。

CO_2 为细胞生长所需要，同时又是细胞代谢的产物，并与维持培养基的 pH 有关，CO_2 增加将使 pH 下降。各种细胞对 pH 的要求不尽相同。大多数细胞适于在 pH7.2 ~ 7.4 条件下生长，低于 6.8 或高于 pH7.6 可能对细胞有害，甚至退变或死亡。一般来说，细胞对碱性不如对酸性变化的耐受性好，偏酸的条件比偏碱的环境对生长有利。为了使培养环境的 pH 保持稳定，多采用在培养液中加入磷酸盐等缓冲体系。

3. 渗透压：多数培养细胞对渗透压有一定范围的耐受能力，理想的渗透压因细胞的类型及种族而异。人胚肺成纤维细胞于 250 ~ 325mmol/L 下集落生长较好。由于人类血浆的渗透压约为 290mmol/L，因此，可以认为这是体外培养人类细胞的理想渗透压。鼠则为 310mmol/L 左右。在实际应用中，260 ~ 320mmol/L 的渗透压适于大多数细胞。若以培养皿培养，则培养液宜略为低渗，以代偿在培养过程中水分的蒸发。

（三）无污染及无毒

体外培养的细胞只能于无污染及无毒的环境中生长。无毒是培养细胞的必须条件。凡与细胞直接接触者（如培养器皿、培养基等）或间接接触者（如配制培养基的器皿、瓶盖、瓶塞等），若具细胞毒性，在培养过程中将导致细胞的死亡。

细胞培养中的污染物包括细菌、霉菌、支原体、黑焦虫等微生物的污染、不同细胞类型的交叉污染及上述有害物质的污染。体外培养的细胞由于缺乏机体的免疫系统等机制而失去对微生物的防御能力，若发生微生物的污染，细胞最后终至死亡。因此，细胞培养所用的一切器皿工具、溶液等都必须经过严格的灭菌消毒处理，以保证培养的细胞不受污染。由于体外培养细胞没有抗感染能力，即使使用设备完善的实验室以及各种经灭菌消毒处理用具、液体，若实验者粗心大意、技术操作不规范也会导致污染。

污染的另一问题是不同细胞类型的交叉污染，其发生的机会常为人们所忽视。细胞的交叉污染，可使细胞系失去原有特性。为了避免交叉污染，对不同的细胞系进行操作时要特别注意。

二、细胞在体外的原代培养、传代培养、冻存及复苏

动物细胞培养包括培原代培养、传代培养及培养细胞的冻存与复苏等。

（一）原代培养

原代培养也叫初代培养，是从供体取得组织细胞后在体外进行的首次培养。原代培养是建立各种细胞系的第一步。原代培养的细胞刚离体，生物学特性未发生很大变化，仍具有二倍体遗传物性，最接近和反映体内生长特性。

原代培养的细胞含有组织中的多种细胞成分，即使生长出同一类型细胞如成纤维细胞或上皮样细胞，细胞间也存在很大差异。如果供体不同，即使组织类型、部位相同，个体差别也可以在细胞上反映出来。原代培养方法很多，最基本和常用的有两种，即组织块法和消化法。

1. 组织块培养法

组织块培养是常用的、简便易行和成功率较高的原代培养方法。即将组织剪切成小块后，接种于培养瓶。培养瓶可根据不同细胞生长的需要作适当处理，如铺敷一定的基质成分。组织块法操作简便，一些组织在小块贴壁培养24h后，细胞就从组织块四周爬出。但由于在剪切和接种过程中对组织块的损伤，并不是每个小块都能长出细胞。

2. 消化培养法

采用适当的消化方法，使细胞分散，制成悬液，使易于从外环境吸收养分和排出代谢产物，并可以得到大量活细胞，细胞也可在短时间内生长成片。

（二）传代培养和细胞系的维持

1. 原代培养的首次传代

原代培养后由于爬出细胞数量的增加和细胞的增殖，细胞相互汇合，整个瓶底逐渐被细胞覆盖。这时需要进行分离培养，否则会因生存空间不足或密度过大，营养障碍，影响细胞生长和增殖。细胞由原培养瓶内分离稀释后传到新的培养瓶的过程称之为传代；进行一次分离培养称之为传一代。

2. 细胞传代方法

根据不同细胞采取不同的传代方法。牢固贴壁生长的细胞常需用消化法传代；疏松部分贴壁生长的细胞用直接吹打即可传代；悬浮生长的细胞可以采用离心分离后传代，或用自然沉降法吸除上清后，再吹打传代。

（三）细胞冻存与复苏

现在细胞低温冷冻储存已成为细胞培养室的常规工作和通用技术。细胞储存在液氮中，温度达-196℃，理论上储存时间是无限的。细胞冻存及复苏的基本原则是慢冻快融，实验证明这样可以最大限度的保存细胞活力。

1. 细胞的冻存

冻存细胞时要缓慢冷冻。在不加任何保护剂的情况下直接冷冻会使细胞内、外的水分形成冰晶，冰晶的形成将引起一系列的不良的反应，细胞脱水使局部电解质浓度增高，pH值改变，

部分蛋白质可能变性，引起细胞内部空间结构紊乱；细胞内冰晶的形成和膜体系中蛋白质及酶的变性，引起溶酶体膜的损伤和水解酶的释放，造成细胞内结构成分的破坏，线粒体肿胀、功能丧失并造成细胞能量代谢的障碍。质膜上的类脂蛋白复合体在冷冻中易发生破坏引起质膜通透性的改变，使细胞内容物丧失。细胞核内的DNA也是冷冻时易受损伤的部分，如细胞内冰晶形成较多，随冷冻温度的降低，冰晶体积膨胀造成DNA空间构象发生不可逆的损伤性变化，而引起细胞的死亡。

细胞冻存时的关键是要尽可能均匀地减少细胞内水分，减少细胞内冰晶的形成，为此常用甘油或二甲基亚砜作保护剂。这两种物质对细胞无明显毒性，分子量小，溶解度大，易穿透细胞膜，可以使冰点下降，提高胞膜对水的通透性，加上缓慢冷冻可使细胞内的水分渗出细胞外，在胞外形成冰晶，减少细胞内冰晶的形成，从而减少由于冰晶导致造成的细胞损伤。

2. 细胞的复苏

复苏细胞与冻存的要求相反，应采用快速融化的手段。这样以保证细胞外结晶在很短的时间内即融化，避免由于缓慢融化使水分渗入细胞内导致胞内再结晶，对细胞造成损害。

第二节　细胞融合与单克隆技术

一、细胞融合

细胞融合（cell fusion）又称细胞杂交（cell hybridization）。它是指用人工方法使 2 种或 2 种以上的体细胞合并形成一个细胞，不经过有性生殖过程而得到杂种细胞的方法。在自然情况下，体内或体外培养细胞之间所发生的融合，称为自然融合。而在体外用人工方法（使用融合诱导因子）促使相同或不同的细胞之间发生融合，称为人工诱导融合。

细胞融合技术始于20世纪50年代末。日本学者冈田善雄发现仙台病毒可诱导小鼠艾氏腹水癌细胞彼此融合。此后，不少学者用仙台病毒诱导不同动物细胞融合获得成功。60年代后期发明出只让杂种细胞存活并传代的技术，使未发生融合的亲本细胞及非两亲本融合的细胞在传代过程中被淘汰。1975 年 Milstein 和 könler 将小鼠骨髓瘤细胞与羊红细胞免疫过的小鼠淋巴细胞融合，所形成杂种细胞能分泌抗羊红细胞抗体，以后这一技术用于制备单克隆抗体。由于这一创新性工作，他们获得了 1984 年诺贝尔生理学和医学奖。

（一）融合方法

在外界条件作用下，膜蛋白重新分布是细胞融合的基础，而脂质分子相互作用及重排是实现细胞融合的关键。目前改变膜蛋白分布状态及致脂质分子重排的因素有病毒、PEG、电场及离心力等。

1. 病毒诱导融合　某些不同种属的动物细胞在特定病毒、病毒外壳或其碎片的作用下可发生融合，如仙台病毒、流感病毒等均有诱导融合作用。当两种不同动物细胞混合液中存在大剂量病毒时，细胞周围即布满病毒，病毒或其组分在细胞间起粘连作用使细胞聚集成团，致使不同细胞的膜蛋白及膜脂质分子重新排布而结合成一个整体，从而完成细胞融合过程。但病毒诱导的融合作用是随机的，无法人为控制，且融合率很低，目前多不采用。

2. PEG 诱导融合　PEG 具有强烈吸水性及凝聚和沉淀蛋白质作用，对植物及微生物原生质体和动物细胞的融合均有促进作用。当不同种属动物细胞混合液中存在PEG时，即产生细胞凝集作用，在稀释和去除PEG的过程中即产生融合现象，目前应用者较多，但作用机理尚不清楚。所用 PEG 的分子量在 1000 ~ 6000d 之间，对不同融合对象需测试其使用浓度、反应温度及作用时间。一般浓度为 40% ~ 50%，在 37℃作用 2 ~ 3min 效果最佳，但其促融合作也有随机性，无法人为控制。

3. 电场诱导融合　在一定条件下，通过电脉冲作用使细胞融合的过程称为电场诱导融合。其过程是将两种细胞混合液经 10v/cm ~ 100V/cm 低强的非均匀交变电场作用，则细胞紧密接触形成稳定串珠状偶极子排列，细胞之间通过偶极子作用相互吸引，此时对该状态细胞施加瞬时高强度电泳冲，一般击穿电压为0.5 ~ 10kV/cm，作用时间为30 ~ 50μs，细胞之间形成稳定的膜连接（可逆性电击穿），不同细胞之间膜脂质分子重排而合并成一个双核或多核细胞，完成融合过程，电场诱导不损伤细胞，具有可人为控制的非随机性，融合率较高。

除上述因素外，聚乙烯醇及离心力也能促进细胞融合，但目前应用甚少。

（二）融合细胞的筛选原理及筛选系统

1. 筛选原理

两种亲本细胞融合混合物中至少含有双核或多核异型融合子、双核或多核同型亲本融合子及未融合亲本5种类型细胞。筛选的目的是获得性能优良的杂种细胞，故筛选杂种细胞是细胞融合过程的重要环节之一。筛选原理是将融合混合物置于选择性培养基中，终止同型多核、异型多核及未融合亲本细胞的增殖，而仅允许异型双核细胞繁殖的过程。在适当选择性培养基上，使同型融合细胞及两亲本细胞无法合成 DNA 而失去增殖能力；异型多核细胞虽能合成 DNA，但细胞核不能分裂，故亦死亡；而异型双核融合子可合成 DNA，经核融合后即形成具有生长和增殖能力的杂种细胞。

2. 筛选系统

杂种动物细胞筛选系统及方法有 HAT 选择系统、抗药性筛选系统、互补选择法、原位杂交法及基因探针选择法等。

（1）HAT 选择系统

这一选择系统属生物化学选择法，HAT是含一定浓度次黄嘌呤（H）、氨基蝶呤（A）及胸腺嘧啶核苷（T）的选择性培养基，这三种成分与DNA合成有关。正常动物细胞DNA合成途径有两种：一种是利用糖及氨基酸等外源营养物经体内代谢合成核苷酸作为DNA的原料，称为从头合成途径，此途径可为氨基蝶呤所阻断；另一种是从培养基或自身代谢产物中吸收游离嘌呤或嘧啶来合成核苷酸为DNA合成提供原料，称为补救合成途径。进行动物细胞的融合可选择酶缺陷型亲本细胞或体外不能长期培养繁殖的亲本细胞为材料，如杂交瘤技术中，常选用次黄嘌呤鸟嘌呤磷酸核糖转移酶缺陷型（$HGPRT^-$）骨髓瘤细胞或胸腺嘧啶核苷激酶缺陷型（TK^-）骨髓瘤细胞为亲本之一。$HGPRT^-$细胞的嘧啶核苷酸可通过上述两条途径合成，而嘌呤核苷酸只能由从头合成途径产生；TK^-细胞的嘌呤核苷酸可由两条途径合成，而嘧啶核苷酸只能由从头合成途径合成。因此，$HGPRT^-$ 及 TK^- 细胞没有嘌呤或嘧啶核苷酸的补救合成途径，需通过从头合成途径产生，合成时需要甲基，后者是由二氢叶酸通过二氢叶酸还原酶作用而产生的，氨基蝶呤是二氢叶酸还原酶抑制剂，因此含氨基蝶呤的培养基抑制了细胞内嘌呤和嘧啶核苷酸的从头合成。另一种亲本细胞为不能在体外长期分裂增殖的淋巴细胞，但其具有为合成

DNA提供原料的两条途径。$HGPRT^-$或TK^-骨髓瘤细胞与淋巴细胞融合的杂种细胞，通过互补作用杂种细胞从两种亲本细胞分别获得HGPRT或TK基因，可应用培养基中的次黄嘌呤及胸腺嘧啶核苷，通过补救合成途径为DNA合成提供原料。因此在HAT培养基中，$HGPRT^-$或TK^-亲本细胞死亡，淋巴细胞亦逐渐死亡，只有杂种细胞存活，从而筛选出杂种细胞，此即通过淋巴细胞杂交瘤生产单抗（McAb）的依据。

（2）抗药性筛选系统

利用细胞对药物敏感性的差异筛选杂种细胞的方法称为抗药性筛选系统，不同细胞的生理、生化特性不同，故同一种药物对不同细胞的作用有很大差异，不同药物对同一种细胞的作用部位及作用性质亦不相同。若一种亲本细胞的生长受到药物A抑制，而对药物B不敏感；而另一种亲本细胞的生长受到药物B抑制，而对药物A不敏感，则将两种亲本细胞融合混合物置于同时含药物A和B的培养基中培养时，两种亲本细胞的生长均受抑制而死亡，唯融合子可以存活，经反复分离和传代培养即可筛选出特定杂种细胞。

（3）营养互补选择系统

细胞在缺乏一种或几种营养成分（如氨基酸、嘌呤/嘧呤碱或维生素等）时即不能生长繁殖，这种细胞称为营养缺陷型细胞。利用两种亲本细胞营养互补作用原理筛选杂种细胞的方法谓之营养互补选择法。如一种亲本细胞为色氨酸缺陷型，另一种亲本细胞为苏氨酸缺陷型，若将两种亲本细胞融合混合物置于不含色氨酸及苏氨酸培养基中培养，则两种亲本细胞均死亡，唯融合体存活，经反复分离克隆培养，即可获得杂种细胞。

二、B细胞杂交瘤和单克隆抗体

抗体是机体对抗原刺激的应答所产生的免疫球蛋白，对相应的抗原有特异反应。抗体是由B淋巴细胞分化来的浆细胞合成并分泌的。当用特定的抗原免疫动物时，动物的免疫系统对外来抗原反应，产生由从众多B细胞对一种抗原的不同抗原决定簇应答而合成的多种免疫球蛋白，为不均质抗体，通常称为多克隆抗体，存在于动物的血液中。细胞融合技术的发展和骨髓瘤细胞株的建株促成了B细胞杂交瘤技术的建立和单克隆抗体技术的成功和单克隆抗体的制备（图4-1）。

（一）B淋巴细胞杂交瘤技术

1. B淋巴细胞免疫　常用8～12周龄的Balb/C小鼠作为接受抗原免疫的动物，因其与制备杂交瘤所用的小鼠骨髓瘤细胞同源，有利于杂交瘤的建株。用特定抗原免疫动物能够得到产生相应特异性抗体的B淋巴细胞。免疫途径可用腹腔内注射或皮内多点注射，如是微量抗原，可采取脾内直接注射法，也可进行脾细胞体外致敏法。在进行与骨髓瘤细胞融合步骤前3～5天，对免疫的动物进行一次加强回忆刺激，可以经尾静脉注射抗原，以加强对B淋巴细胞的刺激。

2. 小鼠骨髓瘤细胞　常用的小鼠骨髓瘤细胞株有SP2/0和NS-1。这些是由某种抗体合成细胞演变而来的肿瘤细胞。SP2/0细胞丢失了表达抗体的能力，NS-1细胞能在胞质内产生原亲本细胞系的IgG1轻链，但不分泌到胞外。因此，用这种骨髓瘤细胞融合产生的杂瘤细胞，不会产生和分泌与融合细胞不相关的抗体。

3. 细胞融合　将接受抗原免疫的小鼠脾细胞和小鼠骨髓瘤细胞按一定比例混合，在PEG作

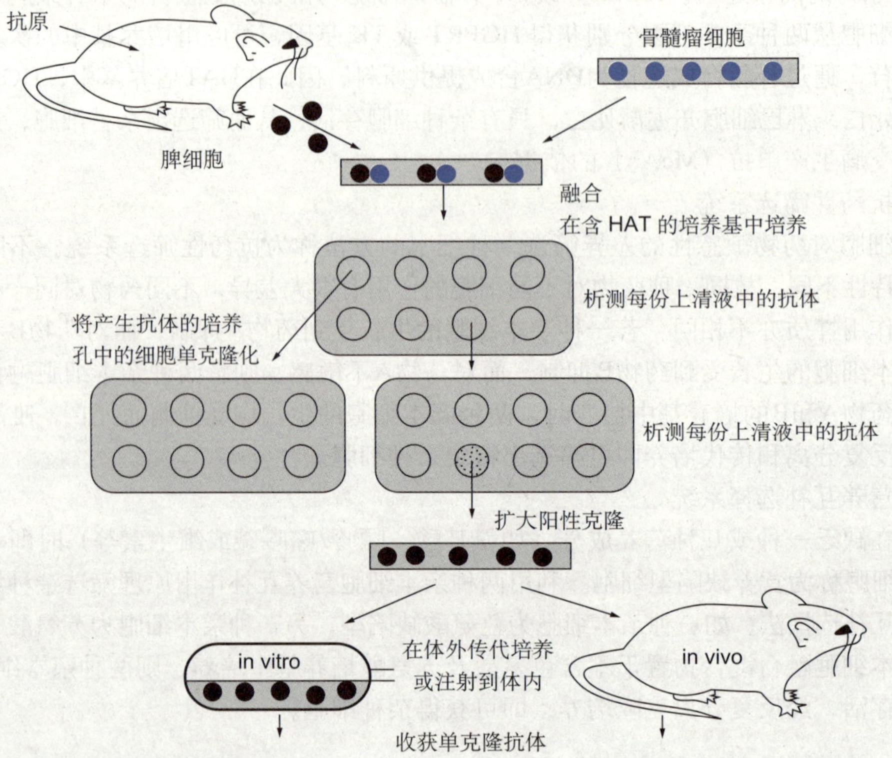

图 4-1 单克隆抗体制备

用下，发生细胞融合。PEG可能导致细胞膜上脂类物质的物理结构重排，使细胞膜局部打开，促进细胞间内容物交换而发生融合。电融合方法也可用于杂交瘤细胞的制备。

4. 杂交瘤细胞的筛选和克隆化　免疫的B淋巴细胞和小鼠骨髓瘤细胞经PEG处理后可能产生多种细胞成分的混合体系，包括游离的两种亲本细胞，两种亲本细胞各自融合的共核体以及淋巴细胞与骨髓瘤细胞融合产生的异核体。后一种即成为杂交瘤细胞。利用含HAT的培养液对经过融合处理的细胞混合物进行筛选，结果只有杂交瘤细胞在含HAT的培养液中生长并形成集落。在众多集落的细胞中，仅有一部分细胞能分泌预期的特异性抗体，因此，要通过对各个集落细胞的培养上清液检测是否存在对特定抗原反应的抗体活性。常用的抗体检测方法有放射免疫、免疫酶标和间接血凝等。在初筛获得能分泌与特定抗原发生免疫反应的抗体之杂交瘤细胞后，需要对具有稳定生长和抗体分泌功能的杂交瘤细胞进行克隆化，以求获得能分泌与其他抗原无交叉反应，仅对特定抗原具有特异性和高亲和力的杂交瘤细胞。

（二）单克隆抗体（monoclonal antibody，McAb，mAb）

从一个建株的单克隆杂交瘤细胞产生的单克隆抗体是同一类或同一亚类的免疫球蛋白，其独特型和恒定区完全相同，因此，单克隆抗体是高度特异性的针对单一抗原决定簇的均质抗体。基于单克隆抗体的高度特异性，它在生物医学研究中，在临床医学的应用中显示了重要的意义和价值。

用放射性核素标记的单克隆抗体进行定位显像是包括肿瘤、心血管疾病等体内诊断的有效手段之一，因为抗原与抗体结合的高度特异性和更多的肿瘤相关抗原的发现，使得用特异性单抗对肿瘤进行鉴别诊断和定位成为临床提高诊断正确率和设计治疗方案中的重要辅助手段。

单克隆抗体对相应抗原结合的高度特异性，使其在与化学药物，核素和毒素蛋白结合后具有导向携带各种治疗药物攻击靶细胞的特性。这种单克隆抗体与药物、核素和毒素蛋白结合的分子称作免疫毒素，已被广泛应用于抗肿瘤、抗感染、抗多种病变的治疗研究。

第三节 动物细胞大规模培养技术

动物细胞培养技术自20世纪初即已开始研究，但主要集中于细胞生理、生化、细胞发生与分化等基础理论研究，实用者甚少。近十数年来，由于人类对生长激素、干扰素、McAb、白细胞介素及疫苗等产品的需求，工业规模培养动物细胞发展迅速。大规模培养技术系指人工条件下高密度大量培养有用动物细胞来生产珍贵药品的技术，是生物工业中基因工程、细胞融合或转化所形成的新型有用细胞大量增殖不可缺少的技术。

一、培养基

工业用动物细胞培养基与实验室培养基基本一致，由于血清给大规模培养及产品分离纯化带来许多困难。目前正大力开展无血清培养基研究。无血清培养基主要有下述3类：①基本合成培养基；②基本合成培养基加生长因子；③基本合成培养基加组织抽提物。前两者称为已知成分培养基，后两者亦称为代血清培养基。目前人们正研究替代血清作用的各类激素及生长因子，如运铁蛋白、胰醇胺、胰岛素、促胃酸激素、维生素C、考的松及硒等成分的功能，以期获得更适宜于大规模培养动物细胞的培养基。

二、培养技术

动物细胞大规模培养与实验室培养相比，培养条件更严格，控制难度更大，其培养方法很多，但可概括为悬浮培养和固定化培养两大类。另外由上述两类方法相结合衍生而来的微载体培养方法亦为极重要的培养方式。

（一）细胞悬浮培养法

细胞在培养液中呈悬浮生长、增殖的培养方法谓之悬浮培养法。其培养方式又有批量法、半连续法及连续法等。适用于培养某些细胞株、杂交瘤细胞、肿瘤细胞、血液细胞及淋巴组织细胞，用于大量生产疫苗、α-干扰素、白介素及McAb等药品。其优点在于可连续收集部分细胞进行移植继代培养，传代时无需消化分散，免遭酶类、EDTA及机械损害。细胞收率高，并可连续测定细胞浓度，还有可能实现大规模直接克隆培养。但此法不适于包括二倍体细胞在内的正常组织细胞的培养。

在动物组织中细胞密度约为10^9个/ml，为自然界细胞所处最高密度状态。而体外悬浮培养的细胞密度一般在5×10^6个/ml以下，要提高细胞产量需扩大培养规模，规模越大则控制越困难。灌流培养法是较为有前途的技术，其流程包括新鲜培养基供给系统，培养罐、细胞及培养液分离系统、培养液边疆收集装置等，细胞浓度可达10^7个/ml，为一般悬浮培养法10～100倍。

（二）固定化培养法

将细胞限制或定位于特定空间位置的培养技术谓之细胞固定化培养法。动物细胞几乎皆可采用固定化方法培养。固定化方法有吸附法和包埋法。吸附法所用载体有陶瓷颗粒，玻璃珠及硅胶颗粒，细胞吸附于其表面，或附着于中空纤维膜及培养容器表面；包埋法系将细胞包埋于琼脂、琼脂糖、胶原及血纤维等海绵状基质中的培养方法。固定化培养优点在于：①细胞可维持在较小体积培养液中生长；②细胞损伤程度低；③易于更换培养液；④细胞和培养液易于分离；⑤培养液中的产物浓度高，简化了产品分离、纯化操作。

（三）微载体培养方法

将细胞吸附于微载体表面，在培养液中进行悬浮培养，使细胞在微载体表面长成单层的培养方法称为微载体培养法或微珠培养法。

用于制备微载体的材料必须对细胞无毒而又易于细胞粘附，其密度大于1，目前已被选用的材料有DEAE-Sephadex、A_{50}及A_{25}、QAE-Sephadex、经处理的塑料、尼龙、二甲基氨基丙基聚丙烯酰胺及聚苯乙烯等。制成的微粒直径应为100～200μm，可容纳几百个细胞附着。目前已有DEAE-交联葡聚糖（如Cytodex 1， superbeads）、二甲氨丙基聚丙烯酰胺（Biocarrier）及聚苯乙烯（Biosilon）等商品微粒市售。

微载体培养优点在于兼有固定化培养与悬浮培养双重特点，培养过程中细胞产物量与常规单层培养相同，通过增加培养罐体积即可达到扩大培养规模的目的，减少厂房及设备投资，节约动力消耗及人力，又便于对反应系统进行检测与控制。

三、培养条件控制

动物细胞对培养环境要求较高，除反应器密封性能良好外，尚需添加抗生素，防止污染。培养过程还要求培养器、管道及接头处所用材质不可释放出对细胞有毒害的物质。随着细胞生长、营养消耗，必然产生乳酸等代谢物的积累，引起细胞衰退、死亡，需更换培养液或移植继代培养。同时，动物细胞培养过程亦应控制一定的环境条件，如培养温度、溶解氧、pH、罐压及搅拌速度等。动物细胞对环境变化适应能力低，故条件控制精密度要求更高。其中特别重要的是溶解氧和pH的控制。培养液中溶氧量通常采用调节通气量、搅拌转速及空气中氧浓度加以控制，但通气量过大，气泡上升时可能损伤细胞，含血清培养液尚产生大量泡沫。同样，搅拌速度过大，也造成细胞损伤。因此动物细胞培养过程，通常在一定通气及特定搅拌速度下，通过改变空气中氧浓度来控制溶氧量。pH的调节通常是在培养基中加入$NaHCO_3$作为缓冲剂或通入含 CO_2 的空气加以调节。当 pH 过低时，则添加 NaOH 或 Na_2CO_3 等碱性溶液加以调节。

第四节　染色体工程

染色体工程是人们按照一定的设计，有计划地消减，添加或替换同种或异种染色体的技术。广义上讲它还应包括染色体内部的部分遗传操作技术，在动、植物育种中应用较广泛。

一、人工诱导多倍体

生物体的性状，即生物体外观形态、结构和各种生理和生化的特征等，是由基因决定的。

基因存在于染色体上，每一种生物都有自己特殊的染色体组成，但同一物种的染色体数目和组型是稳定的。细胞中含有两组染色体的生物叫做二倍体生物，简称二倍体，相应地，含有三组染色体的叫三倍体，含三组或三组以上染色体的统称为多倍体。

（一）人工诱导多倍体的方法

多倍体是由于细胞内染色体加倍而形成的，即通过抑制受精卵第二极体的放出，产生三倍体或抑制第一次卵裂产生四倍体。目前广泛应用的诱导方法有生物学、物理学和化学方法。

1. 生物学方法主要是通过杂交方法尤其是种间杂交获得异源多倍体。

2. 物理学方法：包括温度休克法、水静压法和高盐高碱法等。

（1）温度休克法：包括冷休克法（0 ~ 5℃）和热休克法（30℃左右）两种，即用略高于或略低于致死温度的冷、热休克来诱导三倍或四倍体的方法。

（2）水静压法：系采用较高的水静压来抑制第二极体的放出或第一次卵裂而产生多倍体。

3. 化学方法

有些化学物质也可以用来阻止第二极体的排出或受精卵的有丝分裂而产生三倍体或四倍体，例如，细胞松弛素 B 能抑制肌动蛋白聚合成微丝，从而抑制细胞质分裂。

（二）多倍体倍性鉴定的方法

由于各种处理方法均不能有百分之百成功诱导多倍体，所以处理过的群体可能是由多倍体，二倍体甚至是多倍体与二倍体构成的嵌合体等混合组成，因而用一个准确的方法来确定染色体的倍性就显得格外重要了。根据文献报道，多倍体可以用间接法（如核体积测量、蛋白质电泳、生化分析以及形态学检查等）和直接法（如染色体计数以及 DNA 含量测定等）鉴定出来。

二、人工诱导动物雌核发育与育种

在动物中进行的染色体工程基本上是以染色体组作为操作单位，以成熟卵作为操作载体。这是由于动物体细胞没有发育的全能性，只有成熟卵子具有发育的全能性的特点决定的。因此，动物染色体工程又常称为染色体组操作育种或染色体倍数化处理技术。这种技术已经进入了实用阶段，并以其高效、简便和安全等优点而成为当前鱼类、贝类及虾类等重要经济动物育种和品种改良的主要手段。

三、人工诱导动物雄核发育

人工诱导动物雄核发育（androgenesis）是指在卵子受精以后，雌、雄原核结合之前人为地阻遏、破坏或去除受精卵中的雌核，仅由精子发育成的雄核主导受精卵的发育和遗传过程这样一种人工单性生殖方式。

精子不具备发育成个体的全能性，只有成熟卵子才具备这种全能性，但是精子具有整套的单倍体染色体。在受精以后精子会在卵细胞质的作用下形成雄原核，通过与雌原核融合后进行正常的染色体复制和分裂，参与、主导受精卵的发育和遗传。因此，在认为去除了雌原核的受精卵中，雄原核也可能具有雌原核那样单独主导受精卵发育和遗传的能力。经过染色体人工加倍以后，也可能发育成有生活力的个体。

人工雄核发育的主要技术程序包括雌核的去除和雄核染色体的加倍。

去除受精卵雌核的方法之一是手工去核。第二种方法是用 γ 射线或紫外线照射处理使雌核被破坏。这种方法用来去除蛙卵的雌核很成功。雌核单倍体染色组也必须经过人工加倍成为二倍体才有可能发育为有生活力的个体。其染色体加倍的时机只能在染色体完成了复制但尚未进行第一次有丝分裂之前。加倍的方法与雌核发育时相同。

第五节　克隆技术及应用

一、克隆

1997 年 2 月 23 日，英国罗斯林研究所的试验室里诞生了一条取名为多莉的小羊。“多莉”的诞生（图4-2），意味着人类可以利用动物的一个组织细胞，像翻录磁带或复印文件一样，大量产出相同的生命体，这无疑是基因工程研究领域的一大突破。人们剪下植物枝条，扦插到土里，不久就会发芽，长出新的遗传物质组成完全相同的植株，这就是“克隆”，即独立细胞繁殖系，指后代完全由一个细胞复制并具有完全相同的遗传物质。

二、克隆的基本技术程序

克隆的基本技术程序是以细胞拆合工程为原理的，即进行细胞组分的分离和融合，研究细胞质和细胞器添加和替代，其常用的技术就是细胞核移植，胞质体（去核细胞）与完整细胞的融合，细胞器导入完整细胞及大分子直接导入细胞等，其目的在于创造出不同来源的细胞质与细胞核之杂种细胞，这种杂种细胞有可能出现遗传变异，出现胞质遗传与胞核遗传的重新组合。克隆技术就是想通过无性繁殖制备与母体在遗传上一致的克隆动物，将母体体细胞的核与去核卵子的细胞质人工重组，借助于卵子的发育能力，制造高等动物克隆，其工作内容包括四个大的方面：（1）供体细胞的准备；（2）受体去核卵的准备；（3）细胞核移植或核质重组(也称核质杂交)；(4）克隆动物胚胎的培养。下面结合克隆羊的诞生，简略地介绍通过以上的细胞核移植和胚胎培养方法以体细胞复制母体的基本过程（图4-2)。2000年8月，日本和美国科学家用猪胚胎皮肤细胞进行克隆。他们是采用“微注射”的方法将胚胎猪上皮细胞的遗传物质注射到已去除自身遗传物质的受体细胞，注射后的受体细胞经电脉冲刺激发育成早期胚胎，然后移植到代孕母体发育，产出 Xena 的克隆猪。

（一）供体细胞的准备

动物的胚胎细胞是尚未分化的细胞，这种细胞的核具有遗传上的全能性。用这种胚胎细胞作为细胞核移植的供体，重组的移核卵可以发育成完整的动物个体。但是胚胎细胞是通过受精以后由受精卵发育而来的，因此，除非是同一纯系动物的精卵结合，一般胚胎细胞的遗传基因是不会与母体完全一致的，用这种胚胎细胞作为供体一般不会得到与母体在遗传上完全相同的克隆动物。

要得到母体的克隆个体，必须取母体的体细胞作为细胞核供体。动物的体细胞是高度分化了的细胞，这种细胞的核虽然仍然具有全部的遗传基因，但在正常情况下不具有遗传的全能性，必须要经过人工脱分化处理，遗传上的全能性才可能恢复。Wilmut用羊的乳腺细胞核作为供体得到了克隆羊多莉是哺乳动物体细胞可以恢复遗传全能性的第一个证明。他所发明的体细胞脱分化方法也正是他在生物学技术上的创新之处和重要之处。其脱分化的处理程序是取6岁

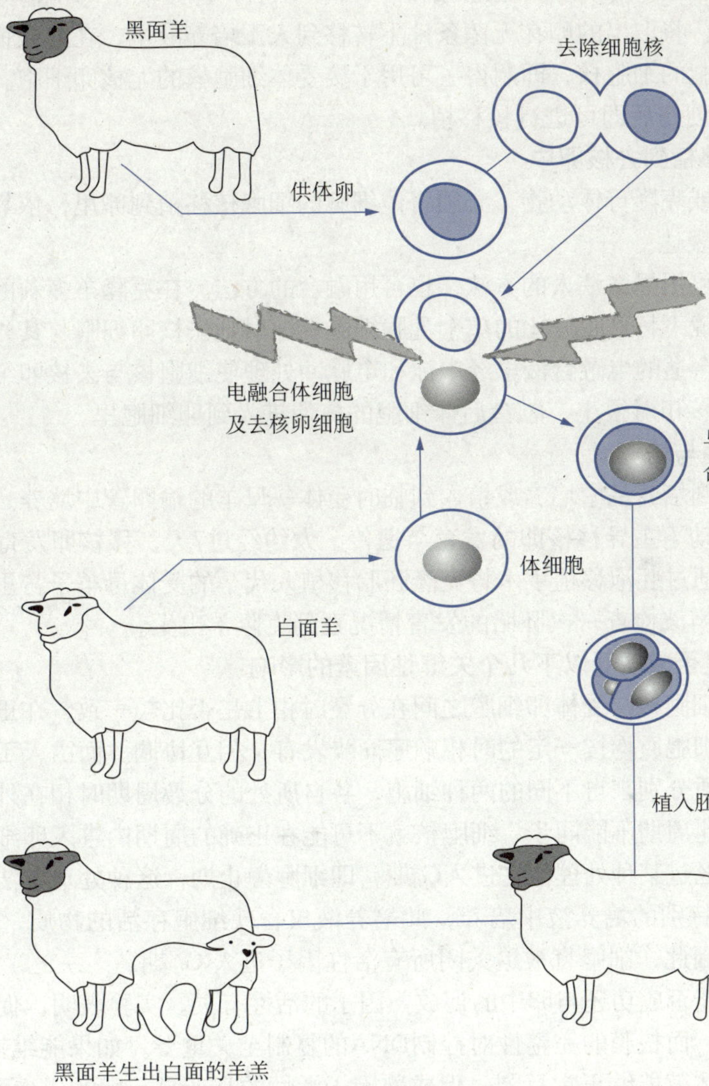

图 4-2　克隆羊基本技术程序

芬兰母羊的乳腺细胞，在含 10% 血清的正常培养基中培养 3 ~ 6 代以后，转入到血清浓度为 0.5%的低营养培养基中培养。在饥饿状态下，大部分的乳腺细胞死亡，小部分的培养细胞转入静止期而实现了脱分化。这种转入脱分化状态的乳腺细胞即可作为合适的细胞核提供者用于核移植。

（二）去核卵的准备

用作细胞核移植受体的卵子必须是已经成熟且进入到雌性输卵管里的卵子。高等哺乳动物每一次正常的产卵量一般很少，有的甚至每次只产生一个成熟卵。为了在试验时适时地得到较多的成熟卵，一般用人工诱导超排卵的方法。

在 Wilmut 克隆羊实验中，他们选择了产卵量比较大的苏格兰黑面母羊作为供卵者。将促性腺激素释放激素注射入羊体内，在注射 28 ～ 33h 以后，即可以从母羊输卵管里取出数个处于适当成熟度的卵，将取出的卵在无菌条件下转移到人工培养液里，在显微镜下，通过精细的显微操作吸出卵细胞的细胞核，即制得了可用于接受体细胞核的无核卵细胞。去核以后使卵细胞在培养液里恢复创伤后即可进行核移植。

（三）细胞核移植到去核卵中

用体细胞复制或克隆母体动物，必须将体细胞的细胞核移植到卵里，依靠卵的细胞质来调节体细胞核基因的表达。

细胞核的移植可用显微注入的方法，也可用融合的方法。在克隆羊多莉的实验中是用融合法实现的。在显微镜下将已脱分化的单个乳腺细胞核注射到去核卵细胞与其外围的透明卵黄膜之间的空隙里，在合适的电融合液里经电泳和电脉冲处理使细胞核与去核卵细胞融合。因卵细胞相对很大，细胞核相对很小，融合后体细胞的核便进入到卵细胞里。

（四）胚胎移植与培养

将移核卵转入到培养基中培养或植入到临时受体—母羊的输卵管中培养。供体的细胞核在受体卵细胞质的启动下主导移核卵的发育与遗传。大约经过7天，移核卵发育到多细胞的桑葚胚期。此时便可以通过胚泡移植手术将克隆胚胎移植入代孕的受体母羊子宫里生长发育。在60天后，每两周用超声波检查一次胚胎的发育情况直到克隆羊出生。

（五）核移植是否成功受以下几个关键性因素的影响：

1. 取决于供体细胞核与受体卵细胞之间在分裂时相上是否比较一致。在正常的受精卵发育过程中，细胞核和细胞质均按一定的时相顺序同步发育，相互协调。而由人工配合的核质杂交卵的细胞核和细胞质分别来自不同的两种细胞，各自所处的分裂周期时相在外表上无法准确区分。如果两细胞分化周期不能同步，细胞核就不可能在正确的周期内进入卵细胞，被卵细胞接受供体细胞核必须经过某种处理使之进入G_0期，即细胞静止期，这种处理方法是从培养液中取出的供体细胞置于特别的培养液中培养，此培养液仅含使细胞存活的物质，而无促进细胞生长、分化的营养，因此，细胞将被迫关闭所有活性因子进入 G_0 期。

2. 核移植实验能否成功还与卵中的促成熟因子的活性有关。实验表明，促成熟因子的活性高可促使核膜崩解。而核膜的完整性对控制DNA的复制至关重要。如果能维持核膜的完整性，则细胞核内的染色体就能够正常复制。促成熟因子活性的高低是与卵的成熟程度密切相关的，成熟度低的卵里促成熟因子的活性高；过成熟的卵里促成熟因子的活性虽然低，但卵的发育能力也大幅度下降，因此也不利于融合卵的发育。所以受体卵的适当成熟度对融合卵细胞的发育潜能会产生明显的影响。

3. 卵细胞中的各种发育信息对核移植能否成功起决定性作用。在卵的发育过程中，母体的基因转录和翻译出多种 RNA 和蛋白质等信息分子。融合卵里的体细胞核只有在这些发育信息的调节下重新编码其遗传基因的表达程序才能正确地主导克隆胚胎的发育。因此在进行卵的去核和核移植操作时，应尽可能减少卵结构的损伤。

三、克隆技术的应用价值以及对人类社会的可能影响

人们应用植物细胞和组织培养技术、人工诱导分化技术，已能在工厂里大规模生产人类所需要的植物克隆。

动物克隆技术的成熟将为珍贵、濒危动物的保护提供有效的选择手段。

动物克隆技术也可在优良动物品种的快速繁殖和推广应用中发挥重要作用。当用基因工程技术培养出了能生产重要蛋白质药物的动物时，为了尽快将其应用于生产或扩大生产规模就要使这种表达了优良性状的转基因动物快速增殖。

体细胞克隆技术还可以应用于人体器官培养，极大地推动人体组织和器官人工培育技术的发展，并使这种技术能进入实际应用中。

（陈志南、王贤辉）

参考文献

1. 翟中和主编. 细胞生物学. 北京: 高等教育出版社. 1995
2. 宋金丹主编. 医学细胞生物学. 北京: 人民卫生出版社. 1997
3. 阮绪芝等主编. 医学细胞生物学. 北京: 科学出版社. 2002
4. 凌诒萍主编. 细胞生物学. 北京: 人民卫生出版社. 2001
5. 扬抚华等主编. 医学细胞生物学. 北京: 科学出版社. 2002
6. 李继衍主编. 生物工程. 北京: 中国医药科技出版社. 1998
7. 司徒镇强等主编. 细胞培养. 西安: 世界图书出版社. 2001
8. 陈志南等主编. 抗体分子与肿瘤. 北京: 人民军医出版社. 2001
9. 罗琛等主编. 生物工程与生命. 北京: 高等教育出版社. 2002
10. 冯伯森等主编. 动物细胞工程原理与实践. 北京: 科学出版社. 2001
11. 王联结等主编. 生物工程概论. 北京: 中国轻工业出版社. 2002
12. Alberts B. et al. 1995. Molecular Biology of the Cell. 3rd. Ed, Garland Pub, Inc

第五章　基因工程技术在细胞生物学研究中的应用

基因工程是通过对核酸分子的插入、拼接和重组而实现遗传物质的重新组合，再借助病毒、质粒或其他载体，将目的基因转移到新的宿主细胞系统，并使目的基因在新的宿主细胞系统进行复制和表达的技术。它是现代生物技术的主体，现已广泛渗透到包括细胞生物学在内的各个领域，成为各学科发展和融合的桥梁。基因工程技术的发展和完善，为人类基因组计划（human genome project，HGP）的顺利进行奠定了基础。随着人类基因组序列测定工作相继完成，“后基因组计划”，即基因功能的研究成为生命科学领域中的重大课题，大量新基因和功能未知基因的功能有待鉴定。反向遗传学是研究基因功能的最有效手段，研究方法很多，新的技术不断涌现，且各有其特点和局限性。本章主要介绍近年来用于特定基因功能研究的较新方法。

第一节　转基因技术及转基因动物

一、转基因技术的涵义

转基因技术是指通过基因工程技术将所需的外源目的基因导入受体细胞，整合到受体细胞的基因组中，并使外源基因得到表达和遗传的生物技术。它是建立在细胞遗传学、分子遗传学、胚胎发育学和DNA 重组技术基础之上的生物工程技术。经导入后能发生整合和遗传的外源基因称为转基因。这类被整合了外源基因并能表达和遗传的动物称为转基因动物（transgenic animals）。

二、转基因及转基因动物的制作方法

生产转基因动物的基本过程包括（1）外源目的基因的获得（探针的合成、基因克隆等）；（2）外源目的基因的导入；（3）携带目的基因细胞的筛选；（4）选择合适的体外培养系统和宿主动物；（5）转基因细胞的胚胎发育和鉴定；（6）筛选转基因动物和新品系的建立；（7）外源基因的表达和功能研究。

外源基因导入受体细胞是转基因的关键环节。根据基因转移的方法主要分为以下几种：

（一）原核显微注射法（micro injection）

显微注射法是最早采用的转基因方法，是由Cordon 等1980年建立的。其基本过程是利用显微操作系统和显微注射技术将外源目的基因直接注入到受精卵的原核中，使外源基因整合到受体细胞基因组内。目前，显微注射法仍然是最常用的转基因方法之一。

这种方法的优点是转基因效率比较稳定，对外源 DNA 分子的大小不受限制，无需载体，

制备相对容易。但对技术要求高，成功率低，转基因随机整合，易造成受体基因组内生活必需的基因失活，导致胚胎或生物死亡。而且整合往往是多拷贝首尾串联重复连接，在不同的转基因个体间表达不稳定，不利于研究基因的结构、功能和表达调控。

（二）反转录病毒载体法（retroviral vectors）

反转录病毒是一种单链 RNA 病毒，进入细胞后，在反转录酶作用下，病毒 RNA 反转录为双链DNA，由于反转录病毒的长末端重复序列（LTRs）具有转录启动子的活性，将外源基因连接到LTRs 下游进行基因重组，再包装为高滴度的病毒颗粒，直接感染受精卵或注射到囊胚腔中，携带外源基因的反转录病毒的DNA 就可以整合到宿主的基因组中。因此，反转录病毒是天然的转基因载体系统。

反转录病毒法是各种基因转移方法中最有效的方法之一。此法的优点是感染率和整合率高，技术要求不高，适合于多细胞发育期胚胎的转基因研究。外源基因的整合为单拷贝定点整合。缺点是反转录病毒本身具有致癌作用；被导入的外源基因的大小受限制；反转录病毒载体的 DNA 也可能随外源基因一起整合到宿主的基因组中，影响外源基因的表达。

（三）精子载体法（sperm as vector）

这种方法最早由 Lavstrano 等 1989 年成功用于小鼠，其原理是将精子与外源目的基因共孵育，利用精子吸附外源基因的特性，将转染基因导入到成熟的精子中，然后通过受精过程将外源基因整合到胚胎的基因组中。由于在受精过程中，精子能准确找到卵原核，故以精子为外源基因载体介导转基因是将外源基因导入生殖系统的最简单、最有效的途径。

该方法的优点是简单、高效。缺点是效果不稳定，有可能导致转染基因不能表达或低水平表达，甚至引起基因突变、激活或失活以及转基因后胚胎的早期死亡。

由于精子载体法重复性差，Anthony 等（1999）建立了一种新的精子载体方法—胞内精子注射技术（ICSI），即将精子头与外源基因合并注射到 MII 期卵母细胞。

（四）胚胎干细胞（ES 细胞）转染法

胚胎干细胞（ES 细胞）是从早期胚胎（囊胚期）的内细胞团分离出的没有分化的全能性细胞，这种细胞与胚胎细胞相似，具有无限繁殖和多向分化的潜能。当将胚胎干细胞注入到受体胚胎时，能够参与各种组织、器官的发育，形成嵌合体。当将外源基因转移到 ES 细胞中，重新导入囊胚或经筛选后将转入外源基因的 ES 细胞进行克隆，可培育出转基因动物。

（五）体细胞核移植法

1997 年，英国 PPL 公司的 Schnieke 与罗斯林研究所的 Wilmut 等通过体细胞核移植技术率先在世界上生产出克隆羊“多莉”，之后又发展为利用体细胞核移植法制作转基因动物。该方法是以动物体细胞为受体，将外源目的基因转移到体外培养的动物体细胞，再将这些体细胞的核移植到去核的卵母细胞中，进行动物克隆，从而获得转基因动物。目前，能够进行转基因的体细胞有成年动物的成纤维细胞、胎儿成纤维细胞、卵丘细胞和乳腺细胞。

（六）脂质体转染法

脂质体是由脂质双分子层组成的闭合囊泡，通过细胞的内吞或吞噬作用，将所携带的目标基因导入细胞中。自 Felgner 等 1987 年首次用 DOTMA/DOPE 阳离子脂质体介导基因转染细胞成功以来，已取得较大进展，但其作用机理尚未完全阐明。Kawaura 等1998年发现，抑制细胞内吞的物质（如细胞松弛素）可最大程度地抑制转染，说明转染机制可能是细胞内吞。

该技术的优越性表现在对细胞毒性低，对外源基因片段大小无特殊要求；尤其是其免疫原性低，可使用与体外实验相同的载体进行体内转染。目前面临的主要问题是转染靶向性不强；易被吞噬细胞清除；血清对其具有抑制作用以及转染效率低等。

（七）受体介导的基因转移

该方法的基本原理是着床前胚胎表达胰岛素及胰岛素样生长因子，外源性胰岛素可促进细胞增殖及胚胎形态发生，而且早期胚胎细胞内存在胰岛素受体，使受体介导的基因转移成为可能。1999年，Ivanava M.M 的实验证实了受体介导外源基因进入早期哺乳动物胚胎的可行性。上海市肿瘤研究所癌基因及相关基因国家重点实验室在国际上首创了受体介导的具有靶向性的高效的系列基因转移系统，该法的优点是不需显微操作，而且使用的运载工具对胚胎无明显毒害作用，为基因治疗提供一条新途径。

（八）电转移法

也叫电脉冲刺激法或电场转移基因法。将生殖细胞或体细胞置于电场内，同时加入待转移的外源基因，在电场作用下使膜产生可变性的电穿孔，从而使得一定大小的DNA 分子通过细胞膜进入细胞核，并进一步整合到宿主DNA 上。这种方法操作比较简单，效果较好，但对受体细胞需求量大，不易得到。

（九）核定位信号基因转移法

核定位信号（nuclear localization signal，NLS）是一段富含 Arg 和 Lys 的氨基酸序列，它存在于真核细胞核蛋白和病毒蛋白中，具有引导趋向定位核区的功能。近年来发展的利用含核定位信号肽的非病毒载体为基因转移提供了一个崭新的途径。以NLS-DNA 非共价结合复合物进行胞质注射，提高了 DNA 的核吸收和生殖腺的整合效率以及外源基因的表达。

NLS 肽用于转基因工作的主要优点在于能快速有效地将目的基因DNA 从胞质带入核，而且胞质注射的 DNA 量也可减少，同时由于 NLSs 的作用，有效地缩短了目的基因从注射至整合到宿主基因组的时间。而且减少了 DNA 的使用量，降低了细胞毒性。

三、转基因的鉴定方法

判断外源基因是否导入靶细胞内，靶细胞的表达产物是否具有生物效应是转基因技术的重要环节，目前，主要从核酸、蛋白质产物、转染细胞生物学行为及表达产物的活性等方面进行检测。

（一）核酸水平的检测

核酸检测方法包括斑点杂交、PCR检测、Northern和Southern杂交。其中斑点杂交方法较为简单，但容易出现假阳性。PCR技术因其简单易行而得到广泛使用，但当动物体内整合的外源基因与内源基因有较高的同源性时，PCR检测会产生假阳性。Southern杂交是目前最具权威性的鉴定方法，但其操作繁琐，工作量大。为了改进这些缺陷，国内外学者进行了进一步探索。其中对 PCR 产物进行 Southern 杂交分析，既方便快捷，又具有 Southern 杂交的权威性。

（二）蛋白质水平的检测

包括免疫印迹（Western blot）和免疫组化及免疫细胞化学，该方法灵敏度高且背景清晰，对比度好，而且可以排除非特异染色的干扰。

（三）转染细胞生物学行为的检测

1. 特异性细胞标记物检测：

不同种类细胞具有不同的标记物。可用于测定转基因前后的生物学效应。例如以成骨细胞中碱性磷酸酶、骨钙素、Ⅰ型胶原等含量变化，可以推测成骨细胞转染相关基因后的生物学效应。

2. 细胞一般生物学特性检测:

一般要求转染细胞能够在体外长期存活而不改变其生物学性状。通过观察转染细胞形态、培养细胞贴壁率、培养细胞倍增时间，细胞生长曲线变化等，均可以评价转染前后细胞的生物学特征。

3. 细胞活率检测:

采用台盼蓝排斥实验，四唑盐（MTT）比色实验等方法可以检测培养细胞的活率。因为台盼蓝能进入死细胞并与解体的DNA结合，呈蓝色，而活细胞可排出台盼蓝不呈色，故可借台盼蓝排斥实验鉴别死细胞与活细胞，该方法是最常用的细胞活率检测方法。四唑盐比色实验原理是外源性MTT 可被活细胞线粒体中的琥珀酸脱氢酶还原为蓝紫色结晶，而死细胞无此功能，二甲基亚砜（DMSO）能溶解该结晶，在490nm 波长处测定其光吸收值，可间接反映活细胞总数。

四、转基因技术的应用

（一）在基础生物学研究中的应用

1. 作为外源基因表达调控模型

借助转基因动物模型，可将基因与机体的发生、发育和衰老联系起来，从时间和空间角度研究基因表达调控规律。

2. 调控元件的研究

通过转基因技术不仅可从动物整体水平进行研究，对其旁侧序列如调控元件、内含子、基质附着区、组织特异性表达和增强子调节作用等也可进行研究，而且为探讨体内各基因间相互作用的调控规律提供了新的手段。

（二）在医学上的应用

1. 制备人类病理模型

通过转基因动物模型可研究人类很多遗传疾病的发生、发展规律，阐明发病机理并探索治疗途径。也可研究癌基因的活动规律和肿瘤的发病机理。Palmiter等曾报道，肿瘤的发生与Sv40启动子中的 72 个核苷酸序列有关。这个启动子与胰岛素或眼晶状体基因重组后，获得的转基因鼠出现胰腺瘤或晶状体瘤。因此，转基因动物不仅是研究人类疾病的有用模型，而且也是确定基因治疗载体的有用工具。

2. 作为人类器官移植供体

人类同种异体器官移植近几十年来已取得了令人鼓舞的效果，但其供体来源严重不足，而且随着人寿命的延长，人供体器官将更加贫乏，异种器官移植将是解决此问题的主要途径。

运用转基因动物可期望克服器官移植所引起的免疫排斥反应，有望成为器官移植的重要供体来源。

3. 作为生物反应器（bioreactor）

用转基因动物作为生物反应器开发生产新一代生物工程蛋白质（即转基因动物制药），是目前转基因动物研究最活跃的领域，正在成为全球范围内生物高技术产业的技术制高点。其原理是将编码活性蛋白质的基因导入动物的受精卵或早期胚胎内以制备转基因动物，并使外源基因在动物体内（乳汁、血液等）高效表达，然后再分离提取目的基因编码产物——蛋白质。有人将之称为基因牧场（gene farming）或分子牧场（molecular farming）。

五、转基因技术有待解决的问题

（一）外源基因的导入

目前基因转移方法主要有两大类：物理法和化学法。物理法是借助外力人为破坏膜结构而使基因进入，对细胞的损伤很大。目前通过显微注射法所得受精卵的总存活率最高仅为25%。化学法是利用细胞表面的识别系统，以伪装自然进入细胞，目前的成功率也不高。

（二）外源基因的整合

外源基因导入细胞后有多种去向：或随即降解，或滞留于细胞质，或有效进入细胞核内；进入细胞核的或随即降解丢失，或游离存在于核内，或整合于宿主基因组；整合又有随机整合和有效整合于特定位置。目前对于外源基因与宿主DNA的整合机制尚待阐明，有两种假说：

一是合成误入。即外源基因整合发生在第一个细胞周期的S期，外源片段被错误地当作岗崎片段与其它新合成片段连接起来。这一假说在显微注射的实验中得到证实。

二是外源基因重组导入。DNA重组指由于不同DNA链的断裂和连接而产生DNA片段的交换和重新组合，形成新的DNA分子的过程，染色质DNA分子是运动的，各组成原子以动态平衡结合，即DNA链是处于断裂和结合的运动中，DNA重组不断发生又不断得到修正，当外源基因片段竞争性与染色质DNA结合时，发生异常重组实现外源基因的整合。

（三）外源基因的表达

外源基因的导入常常出现转基因失活现象，也称转基因沉默。转基因不表达的原因可能有：拼接错误、转基因携带有载体序列、上游旁侧序列不全、采用cDNA、转基因整合位点限制其表达以及靶细胞中缺乏相应的反式作用因子等。

（四）转基因的稳定

转基因会导致DNA的损伤，细胞内的损伤修复机制最大限度地保证遗传信息的准确性传递。如果某些损伤无法靠自身修复，就会接受自然选择而发生优胜劣汰。

细胞中的DNA片段由于无着丝粒不能参与复制染色体的正常分离，经过几代细胞分裂后将丢失。目前转基因技术都是转DNA片段，只有在第一个细胞周期就整合入宿主基因组的转基因可以随染色体进入正常细胞活动，其余片段没有整合的机会。故目前的整合率低，而且后代变异很大，难以稳定遗传。

（五）转基因动物模型可能与预期不符

在镰刀状贫血动物模型的研究中，人们试图将突变的血红蛋白基因转入小鼠以获得镰刀状贫血动物，但结果使研究者大失所望，所有的转基因动物都只表现出镰刀状红细胞的病变而未表现贫血。

此外，还存在转基因动物产品的安全问题、相关法规的制定和克隆人的伦理问题等。

尽管存在上述问题，但已有的转基因技术成果已给生命科学和医学带来了无限美好的前景，转基因技术的应用已从实验室走向社会。

第二节　基因敲除技术与基因敲除动物

一、基因敲除的基本原理

基因敲除（gene knock out）又称基因打靶（gene targeting），是通过外源 DNA 与染色体 DNA 之间的同源重组，精细地定点修饰和改造基因 DNA 片段的技术。它是在胚胎干细胞技术和同源重组原理基础上发展起来的，具有位点专一性强、可与染色体DNA 共同稳定遗传等特点，目前已成为一种较理想的改造生物遗传物质的实验方法。对一个结构已知但功能未知的基因，从分子水平上设计实验，将该基因去除（knock out），或用顺序相近的其它基因取代，然后从整体观察，推测相应基因的功能。这与早期生理学研究中切除部分组织器官－观察整体功能状态－推测功能的思想有异曲同工之妙。

利用该技术可获得基因敲除动物，将胚胎干细胞内的目的基因进行定点突变（基因打靶），把突变的胚胎干细胞注射到宿主胚泡中，再植入假孕母体的子宫内，使其发育成目的基因缺陷（突变）的杂合种系嵌合体，将其自交后筛选出目的基因缺陷型的纯合子即基因敲除动物。1987 年 Capecchi 在小鼠胚胎干细胞中实现了次黄嘌呤磷酸核糖基转移酶（Hrpt）的首例定向敲除。到目前为止，已经产生了许多基因敲除的动物模型。而以各种疾病相关基因的敲除鼠模型的研究为主。

二、基因敲除的靶细胞和载体

目前，基因敲除最常用的靶细胞是小鼠胚胎干细胞（Embryonic stem cells，ES 细胞）。ES 细胞提供了一个研究整体细胞群的实验体系，利用 ES 细胞作为载体，体外改造 ES 细胞，可使得基因的整合数目、位点、表达程度和插入基因的稳定性及筛选工作等都在细胞水平上进行。

目前，人们只能从小鼠体内分离ES 细胞并建系，这制约了对大型哺乳动物进行基因敲除。最近利用体细胞作为载体进行基因敲除的技术得到了较大发展。例如 Mateyak 利用体细胞基因敲除成功地获得了 c-myc 基因缺失导致的细胞表型。

基因敲除技术的关键在于敲除载体的构建。基因打靶的载体通常都包含有两段与打靶目标位点两端同源的区域，中间一段不同源且为目的序列，并带有某种药物筛选标记（如新霉素抗性基因（neo），次黄嘌呤磷酸核糖转移酶基因（hprt）等）。依据外源基因整合到染色体靶位点上的方式不同，打靶载体可以分为两种：插入型载体和替代型载体（图5-1）。这两种载体的区别在于载体DNA 同源序列双链断裂位点及标记基因的位置不同，插入型载体的断裂位点在同源目的序列内，标记基因可在载体的任何位置，而替代型载体的断裂位点在同源目的序列的两侧或外侧，标记基因在同源目的序列内。

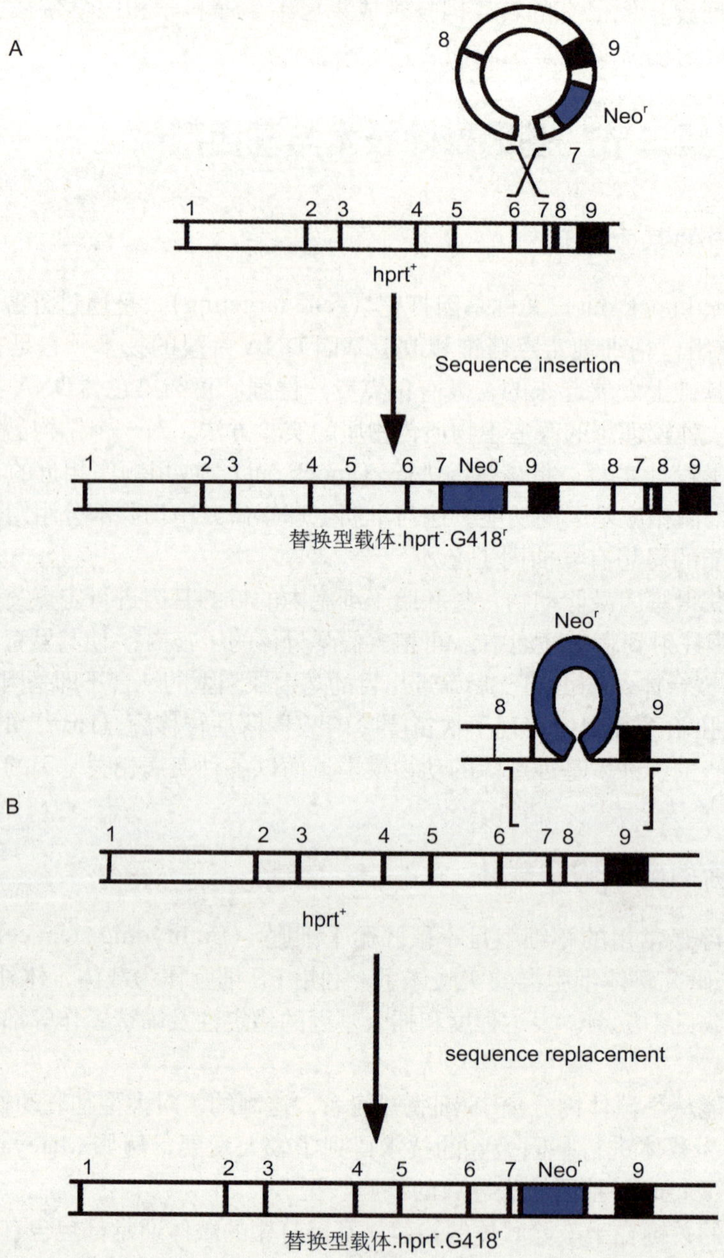

图 5-1　基因敲除的载体

（参考 Animal Science A broad O ct. 2001 Vo l. 28 No. 5 动物基因打靶技术的原理与应用）

三、基因打靶的选择标记

基因敲除时，为了便于选择已整合有外源基因的ES 细胞，常常在打靶载体上同时连接有阳性筛选标志，如新霉素磷酸转移酶（Neo）或次黄嘌呤核糖基转移酶基因（Hprt）。带有Neo^r

基因的细胞表现出G418抗性，而Hprt$^+$细胞和Hprt$^-$细胞可分别在HAT的培养基和6TG的培养基中筛选。这样可以直接鉴定外源基因是否整合到目的基因组上。

但是，打靶载体进入ES细胞后，以两种形式整合到目的染色体上，即基因打靶和随机整合（图5-2），这时就要引入阴性筛选标志，如单纯疱疹病毒胸腺嘧啶激酶（HSV-tk）基因。如图所示，Neo^{r}基因两端是打靶细胞基因的同源序列，而HSV-tk基因则在同源序列之外。如果是基因打靶事件，Neo^{r}基因插入在X基因位置得以表达，细胞表现出G418抗性，HSV-tk基因未能插入到细胞染色体上，不能表达。细胞在丙氧鸟苷（ganciclovir）培养基上可以存活。如果是随机整合，则Neo^{r}基因、HSV-tk基因均插入到细胞基因组中得以表达，由于HSV-tk基因的表达，使得丙氧鸟苷转变为毒性核苷酸而导致细胞死亡。

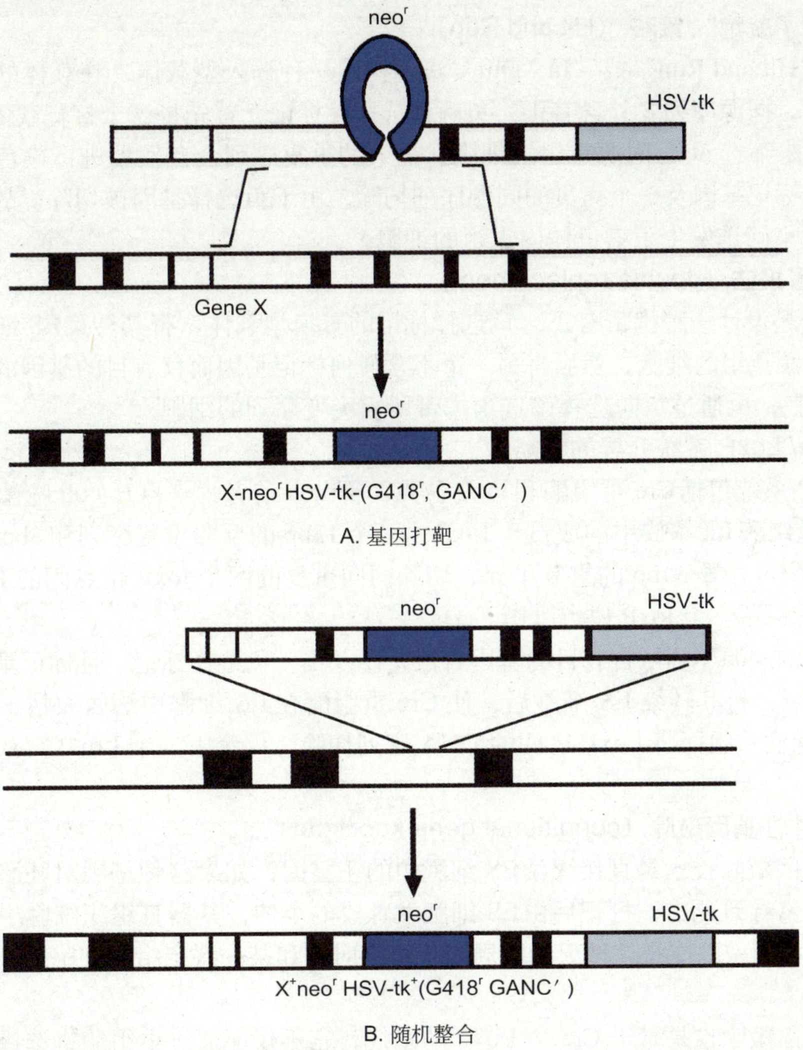

图 5-2 基因打靶和随机整合

（参考 Animal Science Abroad O ct. 2001 Vo l. 28 No. 5 动物基因打靶技术的原理与应用）

四、基因敲除的打靶策略

前面提到，应用于基因打靶的载体的构建策略通常有置换型和插入型两种，插入型载体的断裂位点位于同源序列内，选择基因紧邻同源目的序列，载体DNA 同源序列与染色体靶位点发生一次同源重组。整个载体整合到染色体靶位点上。置换型载体断裂位点位于同源序列的外侧或两侧，选择基因位于同源目的序列内部或外侧，载体DNA 同源目的序列与染色体靶位点发生两次同源重组。载体的同源序列取代染色体靶位序列。大多数基因敲除突变都采用置换型载体进行基因打靶。

由于以上两种载体的构建策略都有可能在重组位点留下外源的选择性标记，干扰目标基因的功能。在基因组中引入精细的突变可以使人们对基因的功能进行更为精确的研究。20世纪90年代又推出了几种新的打靶策略：

（一）“打了就跑”策略（Hit and Run）

又称为“Hit and Run”或“In - Out”法，构建一种插入型载体，在载体的同源序列含所需的突变序列，同源序列之外含有正、负两种选择性标记。首先将这个打靶载体转染ES 细胞，然后用 G418 来筛选 neo^{+} 同源重组的细胞。插入的重复序列会自发地进行染色体内的重组，将载体序列、标记基因及一个拷贝的同源序列切除。由于负选择基因被切除，故可用相应的药物作为培养基来筛选发生了染色体内重组的细胞。

（二）双置换法（double replacement）

双置换法是设计一种携带有正、负选择标记的置换型载体，将其转染ES 细胞，通过正向选择筛选出同源重组的细胞。然后将另一个不含任何标记基因而仅有目的基因的载体导入筛选出来的 ES 细胞，再通过负向选择筛选出携带所需突变序列的细胞。

（三）Cre/ LoxP 系统介导的策略

Cre - loxP 系统包括Cre 重组酶和loxP 位点两部分。前者为来自E. coli 噬菌体P1 的cre 基因编码，是重组酶Int 家族中的成员，loxP 由两个 13bp 的反向重复序列和 8bp 的间隔区域构成。Cre 重组酶可介导 34bp 的重复单元，切除同向重复的两个 loxP 位点间的 DNA 片段和一个 loxP 位点，保留一个 loxP 位点（图 5-3）。

打靶载体的同源序列区含有目的基因片段，以及正、负选择标记，且标记基因的两端连有两个 LoxP 位点，将其转染 ES 细胞后，使 Cre 重组酶在 ES 细胞中短暂表达，这样就导致了 LoxP 位点特异性重组而将 LoxP 之间的 DNA 序列切除，仅余下一个 LoxP，获得无筛选基因的突变。

（四）条件性基因敲除（conditional gene knockout）

传统的基因敲除技术是直接灭活ES 细胞中的靶基因，如果这种基因对胚胎发育有至关重要的作用，常常导致死亡，打靶后由ES 细胞发育成的个体，其器官组织细胞中的此基因都将灭活。条件性基因敲除能将这种灭活面局限于特定时间和某一特定组织细胞内，这将具有很大的应用价值。

条件性基因敲除也是基于 Cre / LoxP 的系统，它不仅能通过重组酶将选择性标记去除，还能使打靶产生的变异在时间、空间或时空上都具有特异性。

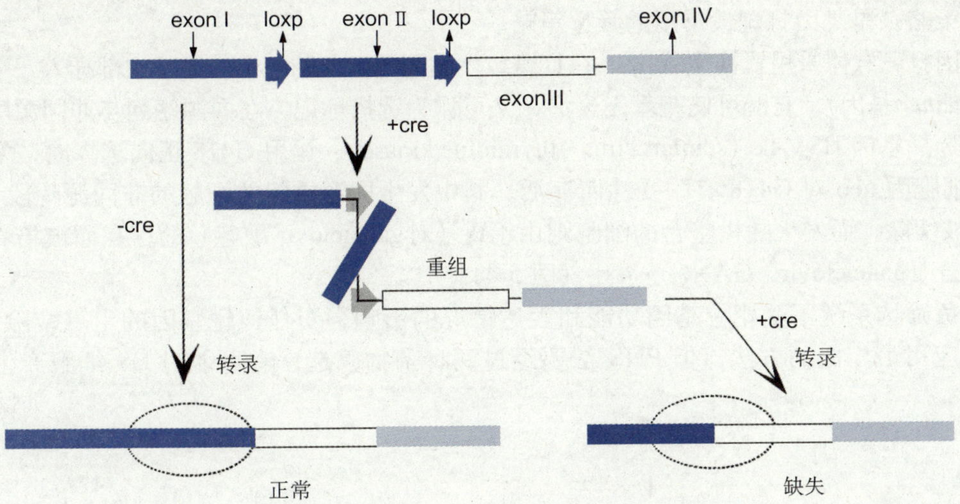

图 5-3 Cre - loxP 打靶策略示意图

五、基因敲除的筛选机制

由于真核细胞中发生同源重组的几率非常低，把发生定点整合的细胞从大量随机整合的细胞中筛选出来，就成了基因打靶技术要解决的关键问题。目前普遍应用的筛选策略有以下几种：

（一）PCR 筛选方法

PCR 方法可以用来筛选基因打靶的阳性克隆。该方法对任何靶基因的定点敲除都适用，但 PCR 法缺乏直接的选择标记，要从大量的非同源重组细胞中筛选出同源克隆工作量非常大。

（二）启动子缺失筛选

启动子缺失筛选是在基因敲除载体的目的片段中插入启动子缺失的正向选择基因 *neo*（neomycin），目的基因片段也不包含该基因的启动序列。如果打靶载体和细胞基因组发生同源重组，则正向选择基因能在靶位点的基因启动子的驱动之下，表达功能性产物，使阳性细胞具有G418 抗性，从而可以在药物选择培养基中得到同源重组阳性克隆。启动子缺失方法可能是使用频率最高且最为可靠的一种方法，在人体细胞中实现的 23 种基因打靶成功报道都是采用此种设计。

（三）poly - A 缺失筛选

当打靶基因不能被诱导表达时，可以考虑用poly - A 缺失打靶策略。PolyA 缺失筛选的载体设计与启动子缺失的设计类似。Poly - A 缺失的正向选择基因 neo 位于载体的目的片段中，neo 基因因缺失转录终止信号，使表达在转录水平受到抑制。在同源重组的细胞中，neo 基因利用基因组靶位基因的转录终止信号，得到有效表达，从而使阳性细胞获得G418 抗性；非同源重组的细胞中，因存在 neo 的障碍，不能产生 G418 抗性，从而实现同源重组转化细胞的富集。

（四）正负筛选策略

正负筛选策略（positive and negative selection， PNS）是Capecchi 等人首先采用的基因打

靶筛选策略。是基因打靶最常用的筛选策略。

基因打靶载体采用置换型载体，在打靶载体的同源区内的一个外显子中部插入一个正选择基因（如*neo*基因），它既可使靶基因失活，又可作为选择标记。在同源序列与非同源序列之间插入负选择基因 HSV-tk（semian virus - thymidine kinase）。运用 G418 正向选择时，发生重组的 ES 细胞因 neo 对 G418 有耐受性而存活。其中发生同源重组的细胞的非同源片段（HSV - tk）将被切除，而发生随机整合的细胞则由于tk（对ganciclovir 敏感）的存在而被培养基中的丙氧鸟苷（ganciclovir，GANC）杀死（图 5-4）。

正负筛选系统不受靶位基因功能和表达情况的影响，对任何靶基因的定点敲除都适用，是目前应用最广泛的方法，但 PNS 法要经过两种药物筛选，有可能对 ES 细胞产生潜在的影响。

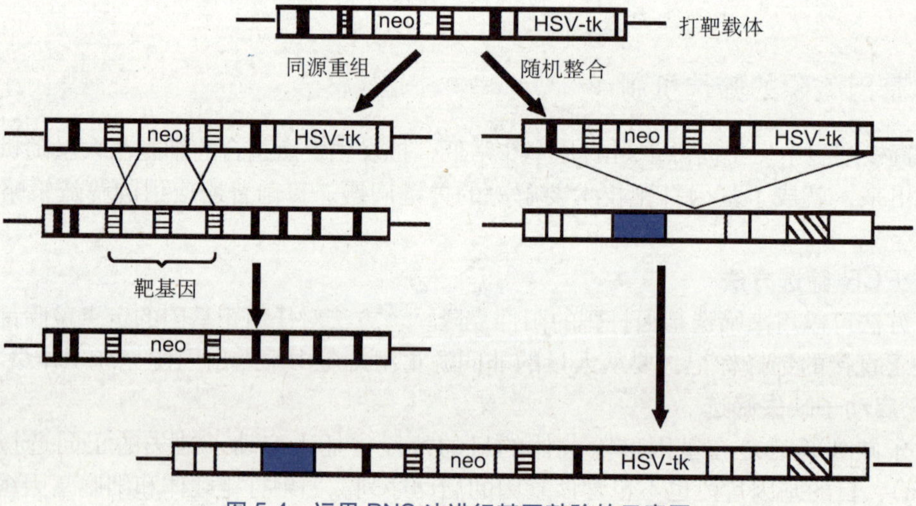

图 5-4　运用 PNS 法进行基因敲除的示意图

（参考　JOURNAL OF BIOLOGY VOl. 18 NO. 1 Feb，2002 基因打靶技术的研究进展）

六、基因敲除技术的应用

基因敲除的威力在于研究者可以选择性地修饰基因以及如何去修饰，最终完全控制该基因的DNA 序列或修饰其周围的调控元件。目前，利用该技术已经建立了一些重要基因的转基因小鼠模型，通过对这些转基因小鼠表型的研究，深刻揭示了基因结构与功能的关系。用基因敲除（敲入）技术可以进行删除 （或添加）性的治疗，即靶向性基因治疗，它是通过目的基因的表达，抑制、替代或补偿缺陷基因，从而恢复受累细胞、组织或器官的生理功能，达到治疗疾病的一种方法。另外，基因敲除动物模型可解决器官移植中器官来源和免疫排斥反应两个难题，使异种器官移植成为可能。

第三节　基因表达阻断技术

一、反义核酸技术

反义核酸技术是Izant和Wein traub于1984年首次提出的，它是根据碱基互补原理，利用人工或生物合成的特异互补的DNA或RNA片段（或其修饰产物）与细胞内的核酸相互作用以抑制或封闭其表达。广义的反义核酸技术包括反义寡核苷酸技术、反义RNA技术和核酶（Ribozyme）技术。

（一）反义寡核苷酸技术（antisense oligonucleotides，ASON）

人工合成的短序列（7-30）核苷酸称为寡核苷酸（oligonuleotides），反义寡核苷酸可通过氢键与双链DNA结合，形成三股螺旋体（triple-helix formers），还可以与单链RNA结合成DNA-RNA杂合体。反义寡核苷酸技术就是用一段人工合成的能与RNA或DNA互补结合的寡核苷酸链抑制基因的表达。它的作用机制包括：与双链DNA结合，形成三股螺旋体，抑制某些限制性内切酶对切点和甲基化位点的识别，使操纵子区域不能显露，从而干扰转录的调节；与单链DNA结合后，抑制DNA和RNA聚合酶的作用；与外显子和内含子的交接序列结合，使mRNA的剪接受阻；与mRNA结合后诱导核糖核酸酶H（RNAase H），加速mRNA的降解，抑制靶RNA的翻译过程；与mRNA 3′端或tRNA反密码环结合，抑制蛋白质的合成。核糖核酸酶H介导的RNA降解，抑制mRNA翻译是主要机制。

在功能基因组时代，反义核酸技术无疑为这项宏伟的工程提供了一种有力的工具。但其作用机制、特异性核苷酸设计、化学修饰和剂型设计、靶组织的有效给药方法、有效剂量与安全性问题尚需进行深入研究。

（二）反义RNA技术

反义RNA（antisense RNA）是一种本身缺乏编码能力，但能与特异靶RNA（主要是mRNA）互补的RNA分子，它可通过在配对碱基间形成氢键而与靶RNA的特定互补区域结合形成双链复合物，抑制靶RNA的功能，从而调控基因的正常表达。反义RNA技术是利用自然存在的或人工合成的反义RNA，通过基因重组技术反向插入到合适的表达载体形成重组DNA，然后转染受体细胞，整合到其基因组，结果这一反向插入的序列就会随细胞周期的运行产生大量反义RNA，对基因的表达进行调控，抑制、封闭或破坏靶基因的表达。近20多年来，反义RNA技术已在病毒病、癌症、遗传性疾病等疑难疾病的基因治疗以及生物研究方法的改进方面取得了令人瞩目的成就。

目前，反义RNA的作用机制尚不甚清楚。据推测有以下几种可能：在复制水平上，与引物RNA结合或作用于引物前体而抑制DNA复制，从而降低DNA的复制效率。在转录及转录后水平上，与mRNA 5′末端互补结合，阻断帽结构形成；作用于外显子和内含子的连接区，阻碍前mRNA剪接；作用于polyA形成位点，阻碍mRNA的成熟及其向胞质转运。在翻译水平上，互补于AU G区域，阻止核糖体的结合；互补结合于编码区，则阻止核糖体的移动，或直接降解mRNA。

反义RNA在宿主细胞内可以特异性地识别、关闭某一基因，阻断靶基因的表达，甚至可以选择性地抑制单一启动子控制的多基因区内某一基因的表达，而不影响其他基因的表达。反义RNA只与特定的mRNA结合，不会因改变基因结构而引起突变，在剂量多的情况下可以被RNase水解。与合成药物相比，副作用较小，而且操作简便，靶mRNA范围广。但是关于反义RNA片段结合靶mRNA的有效长度，对于不同种属、不同组织和器官的病变细胞，所需要设计的反义RNA片段，对应的是5′端还是3′端，是编码区还是非编码区等问题都需进一步研究，以达到特异性的抑制效果。反义RNA的碱基序列、含量、与靶序列的结合部位以及反义RNA的浓度影响抑制效率。反义RNA和靶mRNA的发卡、内部环等二级或三级结构以及复杂的环环结构也影响抑制效率。

（三）核酶（Ribozyme）技术

核酶是美国科学家Cech 1982发现的，从此改变了生物催化剂的传统概念。核酶是一类具有催化活性的特殊的RNA分子，它有特异的碱基序列，具有剪切功能，能与任何RNA靶体结合，在特定部位上剪切mRNA使其丧失功能，又称基因剪刀。单个核酶分子可以结合多个mRNA分子并使之在特定部位断裂，而核酶本身具有不易受RNase攻击的较为稳定的空间结构，使得催化效率比反义RNA高。常见的核酶有锤头状、发夹状和斧头状三种，应用最多的是锤头状核酶。有人认为核酶的作用原理是反义抑制和切割活性的综合结果。它以其更强的抑制基因表达的功能，开辟了以反式抑制、催化剂核酶技术来特异性关闭特定基因表达的全新途径。因其分子量小，易操作，被认为是体内控制病毒最具潜力的酶。

核酶已经成功地应用于培养细胞中基因表达的阻断，主要靶基因包括HIV、c-fos、bcr-abl和H-ras等。但应用中仍然存在切割效率低和易被RNase降解等缺点。

（四）反义核酸的来源

反义核酸的来源有以下三条途径：一是人工构建反义RNA表达载体。即利用DNA重组技术，在适宜的启动子和终止子间反向插入一段靶DNA于质粒中，构建成反义表达载体，转录时表达载体合成反义RNA。二是利用诱导剂诱生反义核酸。三是体外人工合成。人工合成的优点在于可随意设计合成序列，是目前最常用的合成途径。

二、RNA干扰（RNAi）技术

RNA干扰（RNA interference，RNA i）是指生物体内由双链RNA（double-stranded RNA，dsRNA）介导同源序列mRNA的特异性降解，从而导致相应基因沉默（gene silencing）的现象。因RNAi导致的基因沉默发生在转录后水平，又称转录后基因沉默（post-transcriptional gene silencing，PTGS）。

RNAi现象广泛存在于生物界中，近年来，随着对RNAi研究的不断深入，其作用机制被逐步阐明，同时作为阻断基因表达的新手段，RNAi技术也日趋完善和成熟。

（一）RNAi的分子机制

通过遗传学与生物化学研究，RNAi作用机制模型包括三个阶段：启动、剪切、倍增。首先外源性或内源性的长双链RNA（dsRNA）在特异切割dsRNA的RNA酶Ⅲ家族核酸酶Dicer作用下被剪切为小干扰RNA（small interference RNA，siRNA），siRNA具有5′端磷酸基和3′端羟基、3′端外悬2个核苷酸、21～23nt双链的典型结构。siRNA双链结合一个核酶复合物从而形成RNA诱导沉默复合物（RNA induced silence complex，RISC），进入RISC的siRNA

对序列同源的靶 mRNA 进行识别，并将其降解成为 21 ～ 23nt 的小片段；之后，RNA 指导的 RNA 聚合酶（RdRP）同源体 RrpA 又可利用 siRNA 为引物合成长 dsRNA，再经 Dicer 酶剪切形成的siRNA 进入下轮循环而达到扩增的目的，RNAi作用被放大。这样继续反复切割mRNA，从而使基因沉默（图 5-5）。

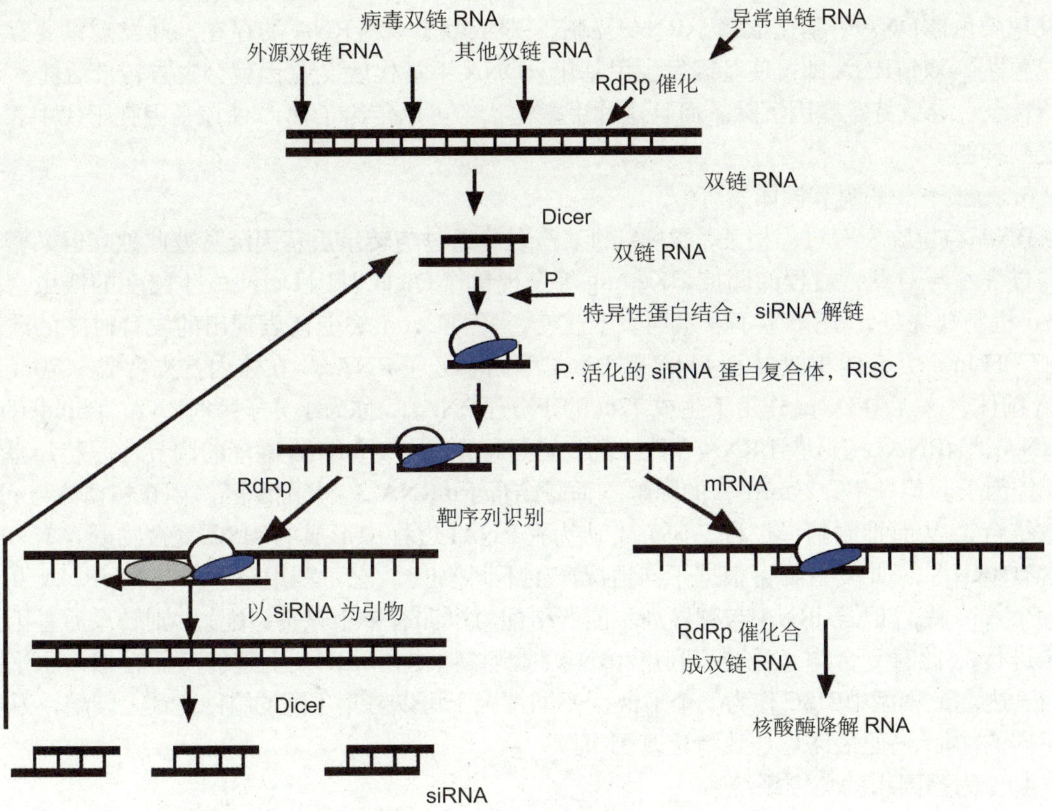

图 5-5　RNA i 作用机制

（二）RNAi 的其他生物学意义

RNAi 作用依赖于siRNA 反义链与靶序列之间严格的碱基配对，所以具有很强的特异性，研究表明 RNAi 除了参与转录后基因沉默之外，还参与其他重要的生物学过程。

1. 通过组蛋白甲基化影响染色质结构

Volpe等利用裂殖酵母（S. pombe）发现整合入着丝粒区的转基因表达总被抑制，他们称此现象为“着丝粒沉默”（centromeric silencing），随后发现着丝粒沉默是由于此区域核小体组蛋白 H3 的 Lys-9 甲基化后引起染色质凝集所致，并证明与 RNAi 相关的基因突变可使组蛋白H3甲基化消失，同时使着丝粒沉默现象消除。由此可知，至少在裂殖酵母中，RNAi 机制可通过组蛋白甲基化改变染色质结构造成着丝粒区域基因沉默。与此同时Bartel等从裂殖酵母中分离出了一种与着丝粒区序列同源的小RNA 分子，将其命名为异染色质siRNA，并推测“着丝粒沉默”是由siRNA造成的序列同源区组蛋白甲基化所致，即在着丝粒区域，DNA一条链连续表达，而另一条链间断表达，两条链的转录本互补形成dsRNA，然后通过RNAi形成siRNA，

siRNA 引导甲基转移酶到序列同源的着丝粒区，使组蛋白甲基化，最终导致染色质结构改变，从而调节基因活性。

2. 通过 DNA 甲基化在转录水平调节基因表达

对RNAi 相关基因突变体的研究表明RNAi参与细胞编码基因正常转录的调控，生物体内三种基因沉默机制———DNA 甲基化、协同抑制和转座子沉默均与 RNAi有关。Wessenegger 等发现染色体DNA甲基化依赖于RNA 复制，即依赖于双链RNA 的存在。并发现只要存在序列同源性，双链RNA 即可使基因发生甲基化。DNA 甲基化后，基因就会失去转录活性，不再起始转录，导致特定基因沉默。而且这种甲基化状态可以传给子代，使该基因在子代中表达仍然受到抑制。

3. 在翻译水平调节机体发育

RNAi与生物发育过程相关，RNAi的某些组分通过与转录后基因沉默彼此独立但又密切相关的过程参与对发育过程的调控。Ketting 等发现单个Dicer 基因 Dcr-1 发生突变的线虫，除了RNAi 机制缺失外，还产生了一系列表型改变。并且Dcr-1 突变体表现出的发育时序的改变与Let-7 和Lin-4 突变体相似，而Let-7 和Lin-4 编码小分子RNA，在体内首先合成～70nt 长的RNA 前体，然后在Dicer 作用下生成22nt 的小分子RNA，称为小分子瞬时RNA （small temporal RNA，stRNA)，这些小RNA 在线虫的发育过程中参与对mRNA 翻译的调节，是特定基因的负调控因子，但并不介导mRNA 的降解，而是结合于mRNA 3′ 非翻译区，阻止核糖体与mRNA 有效结合，从而抑制翻译过程。研究者认为在RNAi 过程中形成的RISC 复合物既含有 siRNA 又含有stRNA，此复合物可根据不同情况产生不同效应，它可利用siRNA 与靶mRNA 互补介导mRNA 降解，但若siRNA 与靶序列不能严格配对（如有单个碱基错配)，则转录后基因沉默无法进行，此时复合物又可转而利用stRNA 抑制核糖体在mRNA 上延伸从而在翻译水平阻断基因表达，此模型中RISC 作为一个平台，不同情况下可以募集不同的组件在其上装配，从而行使不同的功能，但最终均导致特定基因沉默。

4. 作为基因组的免疫系统

所有的复杂生物的基因组在长期的进化过程中均面临着病毒等外来核酸序列的侵入，如人类基因组约有54 %的序列含有这种入侵留下的遗迹 。那么生物怎样才能使自己的基因组免受外来核酸分子侵袭，保持结构完整呢? 研究表明RNAi在真核细胞中起着类似动物免疫系统的作用，充当基因组的防护者。在植物中，RNAi导致的转录后基因沉默是保护基因组免受病毒入侵的重要机制，在动物中也存在类似的机制。除了可以抵御外来病毒入侵外，RNAi还可以控制基因组自身的寄生物———转座因子的活动，在许多生物中，RNAi通过使转座因子或重复序列区域异染色质化，大大抑制了转座子和重复序列之间的同源重组对基因组可能造成的破坏。正是由于RNAi 机制的存在，才使生物基因组在长期的进化过程中能够保持结构的完整性和遗传的连续性。可见RNAi在真核生物生命活动中处于极为重要的地位，可以把它看作是一个以小分子RNA 为核心的由多种组分构成的真核基因表达调控体系。它可以在转录水平、转录后水平和翻译水平调节基因表达，并与细胞众多生物学过程密切相关。

(三) 产生 RNAi 的方法

当前常用的用来在哺乳动物细胞中启动 RNAi 反应的方法包括以下几种：化学合成法(chemical synthesis)；体外转录法（in vitro transcription)；长链dsRNA 的RNase Ⅲ家族体外消

化法（Dicer， E. coli RNase Ⅲ、in vitro RNase Ⅲ family enzymatic digestion of dsRNA)；siRNA 表达载体法（siRNA expression vectors)；siRNA 表达框架法（siRNA expression cassettes，SECs)。前三种方法是在体外制备siRNA，然后通过转染或电转的方法导入到细胞中，后两种方法则是基于具有合适启动子的载体或转录元件在哺乳动物细胞中转录生成 siRNA。

1. 化学合成法

siRNA 可以直接进行化学合成，方便且不受碱基限制。mRNA 序列可以从基因数据库（如 www. ncbi.nlm. nih. gov）中得到或者应用基因预测软件由基因组序列推测得到，需要注意的是，在实验时应该充分考虑到所得序列的可靠性及其准确性。化学合成法耗时长且费用高。目前有多家公司提供此项服务，如Dhar-macon 公司、Xeragon 公司、Proligo 公司和Ambion 公司均可合成高质量的 siRNA。

2. 体外转录法

与化学合成相比要经济得多，此法需首先合成两段 29nt 的 DNA，包括 8 个与 T7 启动子 3′端互补的碱基（称为引导序列，leader sequence）和由 21 个碱基构成的 siRNA 编码序列。将这两段DNA 分别和T7 启动子混合，T7 启动子和DNA 引导序列退火结合，然后用DNA 聚合酶Klenow 大片段补齐成为可用于转录的双链DNA 模板，分别用T7 RNA 聚合酶进行体外转录，再将产物混合退火形成dsRNA。新的双链RNA 包含5′端单链的引导序列和中间互补的19 个碱基序列以及3′端两个重复的U（UU)，以DNA 酶降解模板，同时用单链专一的核糖核酸酶（RNase）消化 5′的引导序列，由于RNase 不能切开U 碱基也不能降解双链RNA，所以得到的产物就是所需的 21bp 的双链 siRNA（图 5-6)。

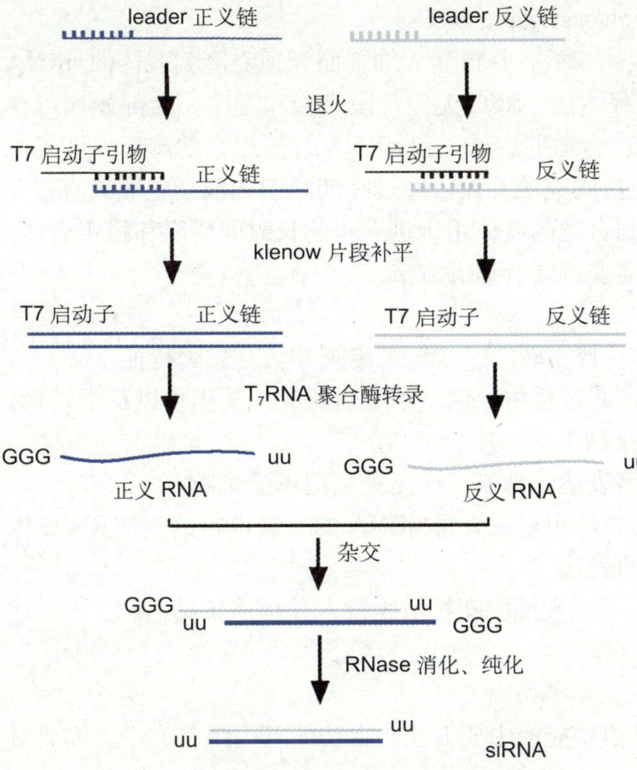

图 5-6 体外转录法制备 siRNA 示意图

（参考 Chinese Bulletin of Life Sciences Vol. 16, No. 4 Aug., 2004 siRNA 制备技术的研究进展）

用该法合成的 siRNA 比化学合成的同序列 siRNA 活性高 20 倍，但该方法的 siRNA 生成量有限，仅能供初步筛选使用，不适合大量合成。目前主要用于siRNA 有效片段的快速筛选，是目前 siRNA 生成方法中性价比较高的方法。

3. RNase Ⅲ家族体外消化法

其他 siRNA 制备方法的主要缺点是必须设计和检验数个 siRNA 序列，才能确定一个有效片段。dsRNA 的 RNase Ⅲ家族酶消化法的主要优点是可以绕过选择有效 siRNA 序列的步骤，为研究者节省不少时间和经费。在此方法中，首先用一段长 200 ～ 1 000nt 的靶 mRNA 区段在体外转录生成长链 dsRNA，然后用大肠杆菌 RNase Ⅲ或人 Dicer 消化，从而产生 siRNA 片段，纯化去除未消化的 dsRNA，即得到与单个 siRNA 结构相似的 siRNA 混合物（cocktail）。该法产生的 siRNA 是互相重叠的，完整覆盖了整个靶区段，不必筛选有效片段就可以保证靶 mRNA 的有效降解，但在干扰某一基因表达时，会不可避免地引起其他同源蛋白质的表达抑制。所以，该法适合在快速研究某一基因功能时使用，但生成量较少，不能满足长期稳定研究的需要。

4. siRNA 表达载体法

该法是将siRNA 对应的siDNA 序列克隆到适当启动子和转录终止信号之间形成siRNA 表达载体，然后将该载体导入细胞后，利用胞内的 R N A 聚合酶转录出 siRNA。

有两种被证实有效的策略可用于体内转录生成 siRNA：（1）在体内分别转录出正义链和反义链 RNA，然后在体内配对形成 siRNA（图 5-7A）；（2）将正义链和反义链用一段 5 ～ 9nt 或更长的无关序列连接后克隆到启动子之后，在体内转录生成自身配对的茎 - 环（stem-loop）结构，即 shRNA（short hairpinRNA）（图 5-7B）。

5. siRNA 表达框架法（siRNA expression cassettes，SECs）

SEC 法是通过PCR 方法获得siRNA 表达模板，直接转入细胞而无须克隆到载体的siRNA 制备方法（图 5-7C）。相对于 siRNA 表达载体法，SEC 无需片段克隆和测序，全部操作可在数小时内完成，为筛选有效的 siRNA 片段、合适的启动子和 siRNA 片段组合的选择提供了一个便捷的工具。SEC 法是 siRNA 表达载体法的完美补充，通过在两端引入酶切位点或直接 T 克隆，可将验证有效的SEC 片段快速克隆到合适的载体用于进一步的长时间研究和稳定表达。

以上五种方法各有利弊，应根据实际需要选择合适的方法。

（四）RNAi 技术的特征

RNA 干扰被 *Science* 评为 2001 年十大科技突破之一，较之传统方法有显著特征:

1. RNAi是dsRNA介导的PTGS机制。在此过程中，启动子是活跃的，基因可以正常转录，但不能正常累积 mRNA，从而使基因在转录后失活。

2. 高特异性。siRNA 只能引起同源基因表达的抑制，而无关基因不受影响。

3. 高效性。RNAi 是以不断放大的瀑布式作用形成大量 siRNA 的方式进行的，使 RNAi 作用在短时间内达到迅速并有效地抑制基因的表达。

此外，RNAi 具有很强的细胞穿透力，可以在细胞间扩散维持，并可遗传给后代。

（五）RNAi 技术的应用

1. 基因功能研究的新工具

RNAi 技术的诸多优点使其成为研究基因功能的主要方法。在功能基因组研究中，需要对

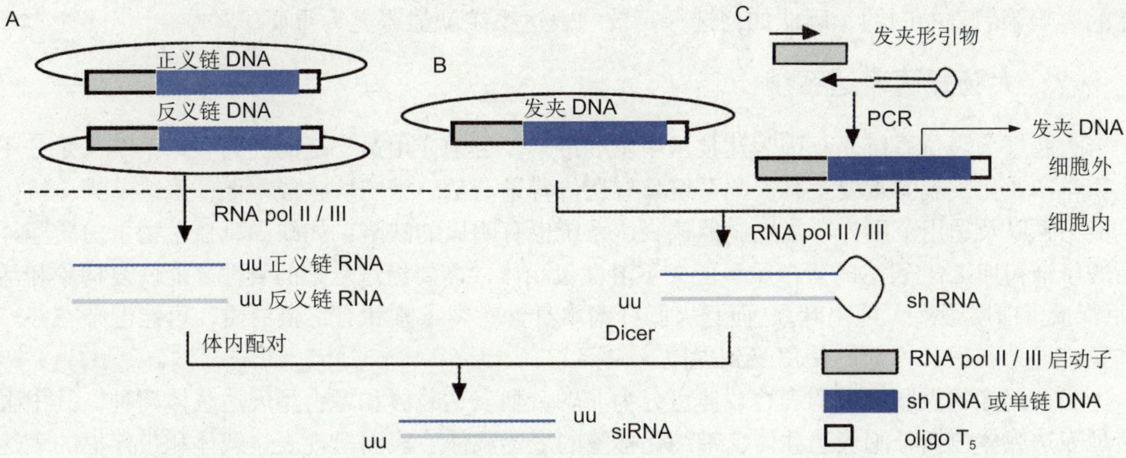

图 5-7 表达载体法和表达框架法制备 siRNA 示意图

A：分别产生正义链和反义链 RNA 的表达载体法；B：产生 shRNA 的表达载体法；C：产生 shRNA 的 PCR 转录框架法。（参考 Chinese Bulletin of LifeSciences Vol. 16, No. 4 Aug., 2004 siRNA 制备技术的研究进展）

特定基因进行功能丧失或降低突变，以确定其功能。由于RNAi具有高度的序列专一性，可以特异地使特定基因沉默，获得功能丧失或降低突变，因此RNAi可以作为一种强有力的研究工具，用于功能基因组的研究。

2. 基因治疗的新策略

RNAi 机制可作为真核生物的基因组免疫系统， 抑制外源和内源有害基因的表达。利用RNAi 技术把与病毒基因具有同源性的siRNA 引入感染细胞将会抑制病毒的增殖，这为病毒相关疾病的治疗提供了新的思路。另外， 利用RNAi 技术还可以高效、特异、快速的抑制细胞内癌基因的表达， 肿瘤是多基因相互作用的基因网络调控的结果，传统技术诱发的单一癌基因的阻断不可能完全抑制或逆转肿瘤的生长， RNAi 技术可以针对信号通路的多个基因或者基因族的共有序列来同时抑制多个基因的表达，从而能更有效地抑制肿瘤生长。因此，RNA i 技术可对病毒感染、肿瘤等疾病的基因治疗产生重大影响。

3. 研究信号通路的新途径

利用RNAi技术可以很容易的确定信号传导途径中不同基因的上下游关系。设计目的基因干扰 RNA 使靶基因沉默，然后采用基因芯片技术研究其基因表达谱的变化，寻找与靶基因相关的基因。或针对信号通路中的不同基因设计相应的siRNA，明确不同基因在信号通路中所起的作用。

第四节 细胞工程表达系统

通过基因重组技术生产有价值的外源性蛋白质是当今生物技术研究与开发的热点之一。为此，各种不同的蛋白质表达体系应运而生， 按照宿主细胞的类型，大致分为细菌、酵母、昆虫和哺乳动物细胞四类表达系统。每一类表达系统都有其自身的特点和适用范围，并且不同的目的蛋白质结构不同，并受其产率和蛋白质的可溶性、稳定性、分子量大小以及翻译后修饰对功能的影响等因素的制约，因此如何选择高效的表达系统就显得尤为重要。

一、大肠杆菌表达系统

大肠杆菌表达系统是基因表达技术中发展最早、目前应用最广泛的经典表达系统，是分子生物学产业化发展的重要工具。此系统具有遗传背景清楚、繁殖快、成本低、表达量高、抗污染能力强以及适用范围广等优点。但该表达系统也有明显的缺陷：如缺少真核生物蛋白质翻译后的修饰和加工；表达的蛋白质多形成不溶性包涵体，需要经过复杂的复性才能恢复构象和活性;背景蛋白质很多，纯化麻烦;而且大肠杆菌本身含有内毒素和有毒蛋白质，可能混杂在终产物里，导致在医药方面的使用受到局限。

目前已知的大肠杆菌的表达载体可分为非融合型表达载体和融合型表达载体两种，其中融合型表达载体包括分泌表达载体、带纯化标签的表达载体、表面呈现表达载体和带伴侣的表达载体。

非融合表达是将外源基因插到表达载体强启动子和有效核糖体结合位点序列下游，以外源基因mRNA的AUG为起始翻译，表达产物在序列上与天然的目的蛋白质一致。其优点在于：表达的非融合蛋白质与天然蛋白质在结构、功能及免疫原性等方面基本一致，从而可进行序列研究，并且某些医药方面的产品可以推向临床。

融合表达是将目的蛋白质或多肽与另一个蛋白质或多肽片段的DNA序列融合并在菌体内表达。常用的融合蛋白包括葡萄球菌A蛋白、谷胱甘肽巯基转移酶（GST)、硫氧化还原蛋白(TrxA)、六个组氨酸（His)。其优点在于：原核宿主的表达调控易于启动，可增加目的蛋白质的表达量。可以减少菌体内水解酶的作用，使目的蛋白质特别是小分子目的蛋白质得到保护。融合蛋白大多可正确折叠，减少包涵体的形成。便于亲和层析分离和检测。目前成功的表达系统主要有以下几种：GST系统，β-半乳糖苷酶系统，麦芽糖结合系统，蛋白A系统，纯化标签融合系统，其它融合系统，如硫氧化还原蛋白、泛素等。

融合型表达载体中，带纯化标签的表达载体是出于纯化的目的，在载体上设计一段特殊的氨基酸序列（纯化标签)，目前应用较多的纯化标签有GST标签、FLAG标签和HIS标签，这些表达的带标签的外源蛋白质可用亲和层析法纯化。

分泌表达载体是指蛋白质在高效表达过程中通常形成没有活性的包涵体，克服此类问题的一个主要方式是将蛋白质运送到外周质（细菌内膜与外膜之间的间隙)、外膜甚至培养基介质中，使其形成有活性的可溶形式。这个过程需要信号肽的帮助。

表面呈现表达载体有两种：一种是信号肽表面呈现技术，另一种是细菌表面呈现的表达，其优点在于可以提供活菌疫苗及有利于寻找新药，有助于蛋白质及其配体相互作用，可用来筛选肽文库。

带伴侣的表达载体可以产生伴侣蛋白以辅助目的蛋白质形成正确折叠。伴侣蛋白主要是热休克蛋白。

为获得成功的表达，蛋白质编码基因上下游需有合适的序列，确保蛋白质有效转录和翻译。用于控制蛋白质表达的关键元件是启动子。

近年来，国内外对大肠杆菌表达系统的研究重点已从构建各种表达系统转移到完善现有的表达系统以及解决表达系统存在的缺陷两个方面。包括重组蛋白质的正确折叠、构象形成和分泌，重组蛋白质的修饰加工，菌体表面表达技术及应用等。重组蛋白质在宿主系统中高效表达时，无论是原核系统还是真核系统（包括高等真核表达系统）都会形成包涵体，主要是由于在重组蛋白质的表达过程中，缺乏蛋白质折叠过程中需要的某些酶和辅助因子或环境不适宜，无法形成正确的次级键等原因造成的。因此在大肠杆菌内共表达与蛋白质折叠密切相关的分子伴侣、折叠酶或硫氧还原蛋白可以使目的基因表达可溶性产物的比例明显上升。

外源蛋白质可以在大肠杆菌的胞内、胞周质和胞外表达。胞内表达的产量高，但易形成包涵体，蛋白质常产生不正确折叠和降解，使下游纯化困难，活性蛋白质的得率往往不高；胞周质表达虽然可以产生可溶性的活性蛋白质，可由于体积限制，表达产量不高；胞外表达也能形成活性蛋白质，但由于其特殊的分泌途径所限，适用范围不广。此外，大肠杆菌表达的重组蛋白质没有糖基化修饰，因此对于需要糖基化修饰来保持活性及稳定性的糖蛋白不适于应用大肠杆菌表达系统。

二、酵母表达系统

酵母是单细胞低等真核微生物，作为表达工具有独特的优点，如表达产物可以糖基化且属分泌型表达，有利于蛋白质的分离纯化，能适应工业化生产的需要，易培养、繁殖快，遗传背景清楚，便于进行遗传操作；而且酵母毒性比细菌小，安全可靠，因此酵母作为基因表达系统特别是在真核生物基因研究方面得到日益广泛的应用。在大肠杆菌中以包涵体形式出现的蛋白质，在酵母中表达时可生成可溶性蛋白质，另外，该系统可以克服异源蛋白质降解问题。在酵母细胞中表达的蛋白质可发生翻译后糖基化修饰，但所生成的N糖链为简单型，不能生成复杂型 N 糖链，因此与天然糖蛋白的糖链结构有所不同，对某些糖蛋白的功能及稳定性有影响。

（一）载体的结构特点

用于转化酵母宿主细胞的表达载体均为大肠杆菌和酵母菌的“穿梭”质粒。它是由来自酵母的部分基因序列和细菌的部分基因序列所组成。其原核细胞部分主要包括可以在大肠杆菌中复制的起始序列（Ori）和特定的抗性基因序列。这两部分的主要作用是作为在大肠杆菌宿主中的增殖和表达产物筛选。酵母部分包括酵母转化子的筛选组分，主要是与宿主互补的营养缺陷型基因序列（如：His4 基因序列）或特定的抗生素抗性基因序列（如：抗zeocin 的基因序列），以及编码特定蛋白质的基因启动子和终止子序列。后两者之间为多克隆位点。它可以在大肠杆菌中保存、扩增和构建， 线性化后转入酵母细胞， 使用方便。

（二）载体的类型

酵母表达系统的载体主要分为附加型和整合型。附加型载体由于含有来自酵母天然质粒2μ复制起始点序列，能够独立于酵母染色体外自主复制，拷贝数通常可达30 以上。但是不稳定，在传代过程中易丢失，影响重组菌的稳定性和表达量。因此，利用这种质粒，必需通过筛选以分离稳定的整合子。

整合型载体导入酵母宿主细胞后与酵母细胞染色体基因组DNA 整合，为保证蛋白质生产菌株的稳定性，表达载体经过不同的酶切，线性化后，整合于酵母基因组中的 AOXl 或 HIS4 基因的位置，能在酵母中稳定存在。

（三）载体的选择标志

酵母表达载体的选择标志基因不多，主要有 his4 、G418 、urs4 、zeocin、Shble 等;新的标志基因有adel、arg4 、ura3 等。在表达某些蛋白质（特别是复杂蛋白质）时常需多个选择标志。

（四）外源基因在酵母中表达的一般步骤

异源蛋白在酵母中表达包含四个步骤：①将编码异源蛋白质的DNA 序列克隆进含有酵母启动子和转录终止序列的表达框中。②转化及在宿主中稳定维持此DNA 融合产物。③异源蛋白质在特定培养条件下合成。④异源蛋白质的纯化及其与天然产物的比较。

（五）常用酵母表达系统

酵母是一个很大的群体，目前把酿酒酵母和裂殖酵母称为常规酵母，其他酵母称为非常规酵母（新型酵母）。酿酒酵母首先被用来作为外源基因的表达宿主菌，它是迄今已知的最安全的真核生物，繁殖速度快，能高密度发酵，可以进行蛋白质翻译后的修饰和加工，不产生毒素，其表达产物不需经过大量的宿主安全性实验。很多具有应用价值的基因在酿酒酵母中得到成功表达。但酿酒酵母系统也具有局限性，如缺乏强有力的严格调控的启动子，而且分泌效率较低，尤其是许多分子量大于30kD 的外源蛋白质几乎不分泌， 表达菌株不够稳定，表达质粒易于丢失等，通常不被看作是重组蛋白质的理想宿主。鉴于此，人们发展了新一代的酵母表达系统———巴斯德毕赤酵母（*Pichia pastoris*）表达系统，即甲醇酵母表达系统。作为第 2 代酵母表达系统，它克服了酿酒酵母表达系统的诸多不足，成为国内外广泛应用的大量生产外源真核细胞蛋白质或结构复杂的原核细胞蛋白质的理想的表达系统。目前有多种重组蛋白质实现了工业化生产。

裂殖酵母（*S . pombe*）是一类不能出芽生殖而只能以分裂和产生孢子繁殖的酵母，它具有许多与高等真核生物相似的特性，如线粒体结构、启动子结构、转录机制和对蛋白质N端的酰基化功能等更接近于哺乳动物细胞，因而正逐渐成为研究真核细胞生物学的模式生物。裂殖酵母系统作为外源蛋白质的表达系统是很有前景的；它所表达的产物具有天然构象和活性。但此表达系统的发展远远落后于酿酒酵母和巴氏毕赤酵母，仅有少量的外源蛋白质可在裂殖酵母中表达，如人抗凝血酶Ⅲ、细胞色素 P450 等。裂殖酵母不仅可以表达胞内蛋白质，也能高效表达膜蛋白和分泌蛋白质， 随着载体的发展此系统表达的外源蛋白质更接近于它们的天然形态，因此也开始受到人们关注。

（六）在酵母表达载体中高效表达外源基因的策略

1. 增加整合在酵母染色体上的目的基因剂量。

2. 控制外源基因中的 AT 含量。

3. 选择最为合适的信号肽。　酵母表达外源蛋白质可以是胞内的，也可以是分泌到胞外的，分泌到胞外对外源蛋白质本身而言更稳定，产量也较胞内形式更高，因此人们多选择分泌型的表达菌株，但是信号肽具有选择性，选择合适的信号肽对于提高某种重组蛋白质的表达量是非常重要的。

此外，外源基因在酵母菌表达的影响因素还有很多， 如整合位点、mRNA 5′ 和3′ 非翻译区（UTR）、宿主菌的Mut 表型、蛋白酶、表达蛋白质自身的特点、培养基及培养的环境条件等，有效控制各种影响表达的因素，对于外源基因的高效表达都是必不可少的。

三、昆虫细胞表达系统

昆虫表达系统是一类应用广泛的真核表达系统，它具有同大多数高等真核生物相似的翻译后修饰加工（如复杂型N糖链的合成）以及转移外源蛋白质的能力。利用重组杆状病毒在昆虫细胞中表达外源蛋白质即杆状病毒载体表达系统（baculovirus expression vector system，BEVS）是目前较为流行的表达方式。

昆虫细胞表达系统的独特之处在于：

1. 表达效率高。据报道，在感染细胞中重组蛋白的表达水平最高可达到细胞总蛋白质的50％。

2. 属于真核表达系统，具有包括糖基化作用、乙酰化作用和磷酸化作用等一系列蛋白质翻译后加工修饰系统，有利于表达产物形成天然的高级结构，保持原有的生物活性与功能。

3. 能容纳较大的外源基因而不至于影响其本身的增殖。

4. 属于昆虫病毒，有高度特异的宿主范围，对脊椎动物和植物均无致病性。

5. 借助多元表达载体，可以同时表达2个或多个外源蛋白质，研究肽链的装配和蛋白寡聚体的结构和功能。

6. 杆状病毒表达载体通用性广，能用于表达来自病毒、细菌、真菌、植物和动物几乎所有的蛋白质，并且能表达带有内含子的外源基因。

7. 重组杆状病毒除在体外培养的昆虫细胞中表达外源基因外，还能感染昆虫活体，在体内高效表达外源蛋白质。

杆状病毒表达系统也有不足之处：外源蛋白质的表达处于极晚期病毒启动子的调控之下，而这时由于病毒的感染细胞开始死亡。解决办法是在适当的启动子调控之下使基因稳定转化。近几年的研究发现，杆状病毒也可以将外源基因导入哺乳动物的细胞，如人的肝细胞。这意味着杆状病毒可能成为哺乳动物基因治疗的媒介载体，有望在未来人类的基因治疗中得到应用。

四、哺乳动物表达系统

与其他系统相比，哺乳动物细胞表达系统的优势在于能够指导蛋白质的正确折叠，提供复杂的N糖基化和准确的O糖基化等多种翻译后加工功能，因而表达产物在分子结构、理化特性和生物学功能方面最接近于天然的高等生物蛋白质分子。从最开始以裸露DNA直接转染哺乳动物细胞至今的30余年间，哺乳动物细胞表达系统不仅已成为多种基因工程药物的生产平台，在新基因的发现、蛋白质的结构和功能研究中亦起了极为重要的作用。

（一）表达载体的类型

载体的选择取决于外源基因导入哺乳动物细胞的方法和用来高效表达mRNA和合成蛋白质的调控元件。根据进入宿主细胞的方式，可将表达载体分为病毒载体与质粒载体。

病毒载体是通过病毒包膜蛋白与宿主细胞质膜的相互作用使外源基因进入到细胞内。常用的病毒载体有逆转录病毒、腺病毒、腺相关病毒载体等。

质粒载体则是借助于物理或化学的作用将外源基因直接导入细胞内。依据质粒在宿主细胞内是否具有自我复制能力，可将质粒载体分为整合型和附加体型载体两类。整合型载体无复制能力，需整合于宿主细胞基因组内方能稳定存在；而附加体型载体则是在细胞基因组外进行自我复制的附加体形式存在。整合型载体一般是随机整合入基因组，外源基因的表达受插入位点的影响，同时还可能会改变宿主细胞的生长特性。而附加体型载体不存在这方面的问题，但载体DNA在复制中容易发生突变或重排。附加体型载体在细胞内的复制需要病毒DNA的复制起始点（ori）及复制相关蛋白质。根据其来源不同，附加体型表达载体主要分为4 大类（见表5-1）。

表 5-1 几种主要的附加体载体及其复制特点

载体类型	所需病毒成分	复制允许细胞	载体 DNA 的复制
SV40 载体	病毒复制起始点，大 T 抗原	CV1 293 细胞	细胞复制无节制，转染细胞 48h 后可达 150 拷贝 / 细胞
BKV 载体	病毒复制起始点，大 T 抗原	HeLa 细胞 293 等人源细胞	与染色体 DNA 复制同步，20-120 拷贝 / 细胞
BPV 载体	病毒复制起始点，微染色体维持元件 E1 及 E2 蛋白	C127 等鼠源细胞	与染色体 DNA 复制不同步，20-0 拷贝 / 细胞
EBV 载体	病毒复制起始点，及核抗原 1	人猿等灵长类来源的多种细胞	与染色体 DNA 复制同步，10-50 拷贝 / 细胞

（二）表达载体的结构元件

哺乳动物细胞表达载体包含原核序列、启动子、增强子、选择标记基因、终止子和多聚腺苷酸信号等。启动子/ 增强子是表达载体中最重要的元件，因为细菌的启动子和增强子在动物细胞中不起作用，所以该系统调控元件大多分离自启动效率高而且生物背景清楚的病毒基因组。如SV40 、AdML P、LTR、CMV 等。目前常用的强启动子包括人巨细胞病毒早期启动子（CMV-IE）、人延伸因子 1- α 亚基启动子和 Rous 肉瘤长末端重复序列。Invitrogen 公司开发的 pcDNA、pEF 和 pRL 三种系列载体即分别是以这三种启动子驱动目的基因的表达。近年来又发现了一些新的强启动子：如人 Leukosialin 基因和鼠的 3- 磷酸甘油激酶 1（PGK1）基因启动子，活性与CMV-IE 相当；人泛素（ubiquitin）C基因启动子不仅具有较高的活性，而且比CMV-IE、PGK1 等启动子有更广泛的宿主细胞范围。

在哺乳动物细胞中表达的所有克隆基因都包含核糖体结合位点和起始密码子。增强子可用于增强表达，许多增强子受细胞类型的限制。像 SV40 、CMV 和 Rous 肉瘤病毒的 LTR 在许多类型细胞中都有活性，只是表达量有差异。在启动子确定的情况下，可通过引入指导前体 mRNA 合成的内含子序列、促进 mRNA 翻译的序列、拼接一个信号前导肽、解决密码子偏爱性等途径来提高表达水平。只有将顺式作用元件合理、有效地构建至表达栽体，才能达到高效表达。

（三）宿主细胞

哺乳动物细胞表达系统常用的宿主细胞有CHO、COS、BHK、骨髓瘤细胞株（如Sp2/0 和 J558L）、NIH3T3、293 细胞等，不同的宿主细胞在蛋白质表达水平和蛋白质的修饰上可能会有差别。因此在选择宿主细胞时，应视具体情况而定。

（四）表达系统

根据目的蛋白质表达的时空差异，可将表达系统分为瞬时、稳定和诱导表达系统。瞬时表达系统是指宿主细胞在导入表达载体后不经选择培养，载体DNA 随细胞分裂而逐渐丢失，目的蛋白质的表达时限短暂。瞬时表达系统的优点是简捷，实验周期短。大规模的瞬时表达技术是近年来的一个研究热点。

稳定表达系统是指载体整合入宿主细胞基因组并经选择培养，载体 DNA 稳定存在于细胞内，目的蛋白的表达持久、稳定。由于需抗性选择甚至加压扩增等步骤，稳定表达相对耗时耗力。

诱导表达系统是指目的基因的转录受外源小分子诱导后才得以进行。早期实验常使用糖皮质激素、重金属离子等诱导体系来调控基因表达，但存在特异性低和毒性高等诸多缺点。近几年以突变的或非哺乳动物细胞来源的调控蛋白为平台建立了一些新的诱导表达系统（表 5-2），在这些系统中外源基因的表达本底低，诱导倍增效应高，药物诱导后目的基因的表达可提高数万倍。而且，参与诱导调控的因子与细胞内源性的因子间无相互作用，一方面目的基因的表达本身不受细胞内环境改变的影响，另一方面诱导药物对内源基因的表达无作用，因而具有很好的严谨性和特异性。对于一个表达实验，选择何种表达系统应根据实际需要来决定，如表达蛋白质的需求量、用途、实验所需时间及对细胞的毒性。选定表达系统之后，还需考虑表达载体与宿主细胞的合理搭配问题。

表 5-2　新一代基因诱导表达系统

诱导表达系统	调控蛋白	调控元件	诱导因子	商品化来源
Eedysone 系统	RXR，VgEeR	E/GRE	ponasterone A	Invitrogen
T-REx 系统	TetR	Tet O	Tet	Invitrogen
GeneSwith 系统	GAL4-DBD/ hPR-LBD/ p65-AD	GAL4 UAS	mifepristone	Invitrogen
Tet on 系统	rtTA	Tet 0	Tet	Clon Tech
IPTG 系统	LaclR	LacI 0	IPTG	
FK506 系统	GAL4-DBD/ FKBP12 Cyclosphilin/ VP16	GAL4 UAS	FKCsA	

哺乳动物细胞表达系统中，重组蛋白质的表达水平与许多因素相关，如转录和翻译调控元件、RNA 的剪接过程、mRNA 的稳定性、外源基因在基因组上的整合位点、重组蛋白质对细胞的毒性作用以及宿主细胞的遗传特性等。而且某些理论上可信的设计在实验中不一定可行，因此如果需获得一个基因的高表达，最好多试用几种不同的载体及宿主细胞。

总之，外源蛋白质表达是一项很复杂的工作，特定蛋白质可否在大肠杆菌、酵母、昆虫、哺乳动物细胞表达系统按需要表达目前尚无法预知，在选择什么样的表达系统时需要考虑诸多问题，如蛋白质的结构、要表达蛋白的种类、所需要表达的蛋白质是否有毒性？是否需要活性？是否需要糖基化？还需要考虑成本、产量及纯化路线和安全性，因此，对于表达系统，特别是表达载体的选择应权衡利弊，在研究工作积累和实践探索的基础上，做出谨慎的判断和选择。

（王海英　朱卫国）

参考文献

1. Baulcombe D. RNA silencing: Diced defence. Nature, 2001, 409(6818): 295 ~ 296
2. Fire A, Xu S, Montgomery MK, et al. Potent and specific genetic interference by double-stranded RNA in Caenorhabditis elegans.Nature, 1998, 391 (6669): 806-811
3. Fedor MJ. Structure and function of the hairpin ribozyme. J Mol Biol, 2000, 297(2): 269 ~ 291
4. Gu H, Zou Y R, Rajewskey K et al. Independent control of immunoglobulin switch recombination at individual switch regions evidenced through Cre-loxP Mediated gene targetting. Cell, 1993, 73: 1155 ~ 1164
5. Halford NG, Shewry PR. Genetically modified crop: methodology, benefits, regulation and public concerns [J]. Br Med Bull. 2000, 56 (1): 62 - 73
6. Haslberger AG, Policy forum:genetic technologies. Monitoring and labeling for genetically modified products [J]. Science, 2000, 287(5452): 431- 432
7. Hannon GJ. RNA interference. Nature, 2002, 418: 244-251
8. Jackson RJ, Howell M T, Kaminski A. The novel mechanism of initiation of picornavirus RNA translation. Trends Biochem Sci, 1990, 15(12): 477 ~ 483
9. Nakaar Vetal. Molecular and Biochemical Parasitology, 2000, 110: 43-51
10. Parks R J. Improvements in adenoviral vector technology:overcoming barriers for gene therapy. Clin Genet, 2000, 58 (1): 1 ~ 11
11. Paddison PJ, Caudy AA, Hannon GJ. Stable suppression of gene expression by RNAi in mammalian cells. Proc Natl Acad Sci USA, 2002, 99 (3): 1443-1448
12. Wall RJ, Hawk H, Neln, et al. Making transgenic live-stock: genetic engineering on a large scale [J]. J Cell Biochem, 1992, 49: 113 - 120
13. Zhang L, Yang N, Mohamed Hadley A, et al. Vector-based RNAi, a novel tool for isoform specific knock-down of VEGF and anti-angiogenesis gene therapy of cancer. Biochem Biophys ResCommun, 2003, 303 (4): 1169-1178
14. Weintraub H M. Antisense RNA and DNA. Sci Am, 1990, 262 (1): 40 ~ 46

第六章　细胞的基本知识

第一节　细胞的基本概念

地球上的细胞多种多样，这里主要以与医学关系密切的高等动物和人类细胞为例介绍细胞的基本概念。

一、细胞是生命的基本单位

生命是从细胞开始的，一切生命体都由细胞构成，细胞是构成生物体的基本结构与功能单位。单细胞生物仅由一个细胞构成，而多细胞生物则根据其复杂程度的差异而由少至数个，多至万、亿细胞构成。成人大约有10^{14}个细胞构成；刚出生的婴儿约有10^{12}个细胞。无论简单或复杂，生物体的生命活动都是以细胞为基本单位进行的。

从生命体中分离的完整细胞可以在体外适宜的条件下生存、生长和增殖，体现各种生命活动；而细胞的任何一个组成部分在体外分离的条件下均不能体现生命活动，因此细胞是生命的基本单位。

二、细胞在形态与功能上具有多样性

自然界的细胞亿万种，正像生物的多样性一样细胞也是大小不一、千姿百态、功能多样。人体共有252种细胞，形状各种各样，有盘形（人红细胞）、球形（白细胞）、立方形（肝细胞）、梭形（平滑肌细胞）、星形（成纤维细胞）、多角形（内皮细胞）和圆柱形（肌细胞）等。细胞的形状与其功能相适应，例如红细胞的功能为携带氧，为增加表面积以进行迅速的气体交换而呈双凹盘形；神经细胞为进行神经冲动的传导而有很多树枝状的突起和一个长长的轴突；精细胞为受精需进行活跃的运动而具有长长的鞭毛；不同器官中的细胞特化为不同的功能。

三、细胞的结构复杂而精密

细胞的结构复杂而精密。构成细胞的千万种大、小分子以多种多样的组合和极其精致的组装方式分布于细胞的各部分。可以说迄今对细胞的精细结构还有很多未知的空白。

（一）动物细胞的基本结构（图 6-1）

细胞由外而内由质膜、细胞质及细胞核三个部分构成

1. 质膜（plasma membrane）：是细胞与外环境的界膜，但其功能远比一个分界膜为复杂。质膜是细胞接受外环境中各种物理、化学和生物信息及与微环境进行物质交换的部位，以及细胞之间和细胞与细胞外基质之间相互作用的部位；除脂溶性的物质可以自由通透质膜外，其它各种物质进、出细胞都需要质膜中的载体或受体或特定的通道来完成。（详见本书第七和第十三章）。

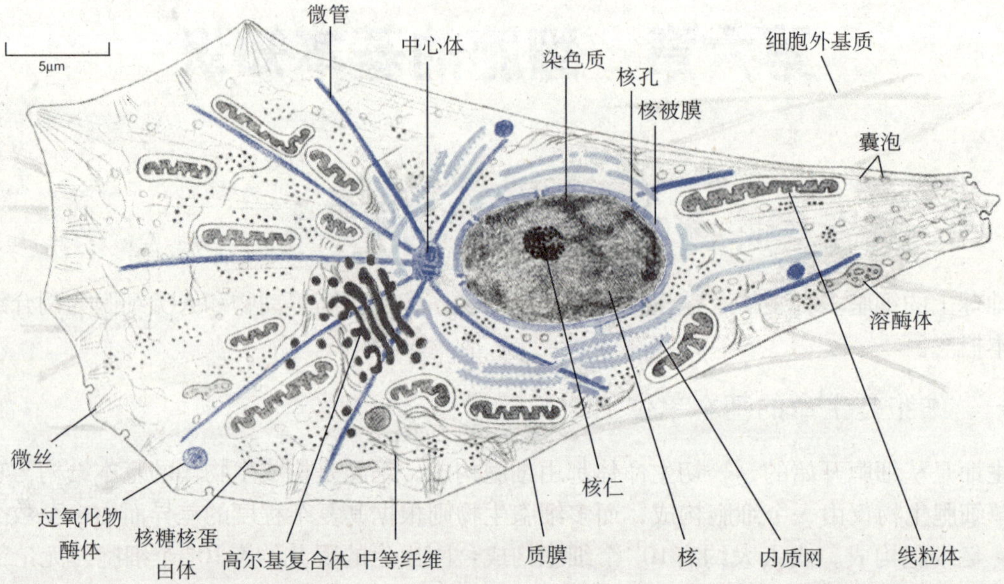

图 6-1 动物细胞的模式结构

（参考 Albert 等 Molecular Biology of the cell, 2002）

细胞表面存在着各种特化结构，如微绒毛、膜皱襞、微棘、足状体等，有的细胞还具有纤毛或鞭毛，它们分别执行不同的功能（见本书第十八章第三节）。

2. 细胞质（cytoplasm）：细胞质包括质膜之内，细胞核之外的部分。在普通光学显微镜下活细胞的细胞质中看不出什么清晰的结构，故最初曾被认为是一种均质的胶状物。在光镜下于细胞质中首先被看到的结构是线粒体（mitochondria）。自从电子显微镜发展以来，随着分辨率的不断提高在细胞质中发现了越来越多的精细细胞器（膜包绕的细胞器），包括内质网（endoplasmic reticulum）、高尔基复合体（Golgi complex）、胞内体（endosome）、溶酶体（lysosome）等，还有各种囊泡（vesicle）。这些由单层膜包绕的细胞器实际上是由一个复杂、庞大的内膜系统（endomembrane system）所构成，彼此在结构与功能上相互关连并与核被膜的外膜相连，有时也可与质膜相连。可见，细胞质并非均质，而是由内膜系统将之划分为许多区室，各司其能。线粒体、叶绿体和细胞核是由双层膜包绕的细胞器，不属于内膜系统。此外，胞质中还存在一些非膜性的结构，也都具有非常重要的功能，如核糖核蛋白体（ribosome）、蛋白酶体（proteasome）和细胞骨架（cytoskeleton）等。在游离的及与内质网相结合的核糖核蛋白体上分别合成细胞内自用而且可溶的及膜整合的或分泌的蛋白质；在内质网和高尔基体还进行蛋白质的糖基化修饰和脂类物质的合成；高尔基体不仅是产品的加工厂，还是包装车间和分拣处；溶酶体是细胞内的消化器，可降解来自于细胞内和细胞外的各种生物大分子，并参与细胞内物资的重新利用。线粒体则是细胞的主要能量供应站，还参与细胞的凋亡过程，本身也有着十分精细的结构，而且含有与细胞核DNA不同的线粒体DNA（mtDNA）。这些细胞器具有几乎完全不同的酶体系。细胞骨架负责细胞的造形和细胞的运动。上述各种精细结构有序的分布在细胞质基质（cytoplasmic matrix）中。换言之，细胞质中除各种膜性细胞器以及核糖核蛋白体、细胞骨架、蛋白酶体等有形成分之外为无结构的粘稠水相，称为细胞液或胞质溶胶(cytosol)。细胞质、内膜系统、细胞骨架及线粒体详见本书第八至十一章。

3. 细胞核（nucleus）：是细胞中最大的细胞器，核（被）膜为双层膜结构，其外膜与内质网膜相连，核膜中有结构精细的核膜孔控制着细胞质与细胞核之间的物质交换，保持核、质的组成成分独特。细胞核中的DNA与组蛋白结合成复合物，形成核小体，再盘曲成染色质，有丝分裂时染色质DNA进行复制，并组装成染色体。染色体的两端有端粒，控制着细胞的可分裂次数。细胞核不仅储存着遗传信息、还执行着遗传信息的转录调控和各种RNA的合成。细胞核的结构与功能详见本书第十二章。

（二）细胞的分子组成

组成细胞的物质包括核酸、蛋白质、脂质及糖缀合物等生物大分子及多种有机与无机的小分子。

1. 核酸是遗传信息的载体。脱氧核糖核酸（DNA）存在于细胞核及线粒体，细胞核中的DNA承载着几乎全基因组的遗传信息，并与组蛋白及非组蛋白等形成复合物，构成核小体，再由核小体盘旋、折叠成染色质，细胞分裂时染色质形成染色体。真核生物的每个正常体细胞通常都含有2整套同源的染色体，称为二倍体（diploid），即每个基因或基因座（genetic locus）有两个同源的等位基因；而在成熟的生殖细胞则为单倍体（haploid）。基因转录时染色质DNA的特定区段通过与转录因子和其他调控蛋白质的动态相互作用而执行遗传信息的表达。核糖核酸（RNA），包括rRNA、tRNA和mRNA，在细胞核中合成，通过核孔转运到细胞质中执行功能。rRNA在核仁中以rDNA为模板合成，并与蛋白质组装成核糖核蛋白体亚单位，转运到细胞质中作为蛋白质合成的场所；tRNA主要作为活化氨基酸的转运载体，参与蛋白质的合成，此外还可作为反转录病毒在宿主细胞中进行反转录时的引物；mRNA是蛋白质合成的模板，由DNA序列中的外显子转录后生成的前体RNA经剪接而生成。此外，核酶（ribozyme）是一种具有催化活性的RNA，可切割靶RNA的特定序列而阻止特定基因的表达，近年与反义RNA和反义寡核苷酸同为导致特定基因沉默的手段，广泛用于细胞分子生物学的研究和抗肿瘤、抗病毒的策略。几年前曾有人试图通过基因工程向艾滋病带毒者的成熟T细胞或造血干细胞中转入核酶的基因以破坏HIV mRNA，保护他们的免疫系统。初步结果表明带有核酶基因的T淋巴细胞在病人体内具有存活优势；近年也有人成功地用核酶打靶肿瘤细胞的端粒酶和突变的p53RNA已在动物或体外实验中取得一定的抗肿瘤效果。关于核酸的结构及代谢参见本系列规划教材《生物化学》第三、十、十二及十三章。

2. 蛋白质构成细胞的关键性结构元件，并参与细胞的一切活动。蛋白质占细胞总重量的20%、干重的一半以上，据估算每个肝细胞中的蛋白质分子总数大约是7.9×10^9，包括10000种不同的蛋白质。某些蛋白质的分子结构相似，组成一个蛋白质家族，迄今所鉴定的蛋白质家族已有数百之多。蛋白质不仅构成细胞的各种结构元件（如膜中的功能成分、细胞骨架、核糖核蛋白体、蛋白酶体、细胞连接等），而且参与细胞的一切生命活动，例如作为转录因子、增强子或沉默子与特定的DNA序列结合调控基因的表达，作为受体感受细胞内外环境的变化，作为细胞内、外的信号分子调节细胞的生理活动，作为转运蛋白控制细胞的内、外物质转运，作为酶催化生化反应，作为骨架成分参与细胞的各种运动及造形等。某些蛋白质仅只由氨基酸组成，称为单纯蛋白质；而很多蛋白质的组成成分除氨基酸外还含有核酸（核蛋白）、磷酸基

（磷蛋白，如多种参与信号传导的蛋白质）、糖基（糖蛋白和蛋白聚糖，如膜受体、粘附分子、抗体、血浆中的多数蛋白质、粘蛋白、细胞外基质蛋白等）、脂质（脂蛋白，如血脂蛋白、膜中的脂酰化蛋白等）、色素（色蛋白，如血红蛋白、肌红蛋白、细胞色素等）以及金属（金属蛋白，如铁蛋白、铜蓝蛋白、钙调蛋白等）。总之，细胞的形态、结构、功能和各种生理与病理活动，即细胞的表型主要由蛋白质体现。关于蛋白质的结构及代谢参见本系列规划教材《生物化学》第二及十四章。

3. 脂类中的甘油三酯（脂肪）作为供能的原料和贮存形式，而类脂（磷脂、糖脂、固醇和固醇酯）则主要构成细胞的膜性结构，是质膜和细胞内膜的主要结构成分，关于脂类的结构及代谢参见本系列规划教材《生物化学》第八章。

4. 糖缀合物在细胞的社会活动中具有重要作用。糖缀合物是共价结合糖的大分子，包括糖蛋白、糖脂和蛋白聚糖，存在于细胞的质膜、内膜系统、细胞质基质及细胞核，还有细胞外液和细胞外基质中。调节细胞增殖、分化、凋亡及生理活动的各种可溶性和不溶性信号分子、质膜中的各种受体、粘附分子等都是糖缀合物，它们参与细胞识别和信号转导，在细胞的社会活动中具有重要作用。此外，还有很多执行催化作用的酶也是糖缀合物。

5. 小分子有机物：各种各样的小分子有机物在细胞内、外执行着不可缺少的功能。例如，核苷酸、氨基酸、单糖、脂肪酸等不仅是构成大分子的原料或供能燃料，而且其中有些自身或其衍生物具有特定的功能；还有一些有机物是神经递质，如γ氨基丁酸、5羟色胺、去甲肾上腺素都是氨基酸的代谢产物。维生素也属于小分子有机物，作为辅酶参与细胞的代谢活动。

6. 小分子无机物：包括 Na^+、K^+、Ca^{2+}、Mg^{2+}、Cl^-、HCO_3^- 等无机离子和微量元素等也是细胞内、外不可缺少的成分，发挥着重要的功能。此外，水是细胞中含量最多的成分，它是最好的溶剂，细胞内很多大分子和小分子物质都可溶于其中，并以水为介质进行各种生化反应；水还作为反应物或反应产物参与细胞内的很多生化反应，如大分子的降解多为水解作用，营养物经分解代谢最终生成水和二氧化碳；水也是细胞内的物质从一个区室（compartment）转移到另一区室的介质；水还以多种方式保护细胞少受过热、过冷及辐射的损伤。

四、细胞可以增殖并具有遗传性

细胞如同个体一样也可进行“繁殖”称为增殖，其增殖的方式是分裂。体细胞的分裂方式为有丝分裂（mitosis），一个母细胞分裂为两个子细胞，在分裂之前先将遗传物质进行忠实的复制，分裂时通常将遗传物质平分到每个子细胞，以保证每个子细胞具有与母细胞相同的遗传信息和特性。分裂产生的两个子细胞通常具有几乎相同的体积，然而细胞在分化过程中常出现不对称分裂，人卵母细胞是一个极端的例子，在分裂时由一个子细胞保留母细胞的几乎全部的细胞质。真核细胞完成一次有丝分裂的增殖过程需经过G1、S、G2及M四个时相，并在增殖过程中受到严密的调控。生殖细胞在其成熟过程中进行的增殖与体细胞不同，称为减数分裂（meiosis），即在一次DNA复制之后连续进行两次核分裂和胞质分裂，从而生成四个在遗传学上不完全相同的单倍体细胞。细胞增殖是在一定的增殖信号（包括激素和生长因子等）的刺激下通过一定的信号转导途径调控一系列相关的调节蛋白质的表达而进行的。关于细胞增殖与调控详见本书第十四章。

五、细胞可以分化以实现结构和功能的特化

人体是从一个受精的卵细胞（合子）发育起来的。机体的发育过程实质上就是细胞的增殖与分化过程。成年人体所含的10^{14}个细胞包括约200种在大小、形状、颜色、表面结构、迁移性以及功能上不同的细胞，因而发育过程是细胞由“同一”向“专职”的方向演变的分化过程，即一个受精卵经过增殖与分化成为不同器官组织中具有特定结构与功能的各种细胞，如皮肤、肌肉、骨骼、神经、心、肺、肝、脾、肾、胰、肠、血液等器官中的各种细胞。在成体中，组织细胞的更新也由组织中的干细胞经历着增殖、分化过程。细胞分化与增殖是相互制约的，细胞分化之前往往先进行细胞增殖；细胞分化又仅仅在细胞撤出增殖周期之后才能进行。一些基因只在分化的特定细胞表达，即其表达具有组织细胞特异性；一些基因可以调控细胞的增殖与分化。本书第十五章详细阐述了细胞的分化及其调控。

六、细胞的形状可以改变、细胞的位置可以移动

虽然在体外悬浮状态下的细胞多呈球形，而体内的细胞只有少数（如血液中的白细胞）为球形，大多数活细胞则在其内部骨架系统的作用下，依其与周围细胞或支持物的相互作用而具有不同的形状。细胞骨架是由若干蛋白质亚单位构成的长形多聚物，可以在精细的调节之下改变其组装方式，并因之改变细胞的形状，还可引起细胞位置的移动，甚至可以达到20μm/秒的迁移速度。细胞迁移在胚胎发育/器官形成过程中、创伤愈合和抗感染过程中，以及肿瘤细胞转移过程中具有重要作用。关于细胞骨架的结构与功能详见本书第十章。

七、细胞会衰老和死亡

与植物细胞不同，动物细胞像整个生物体一样也会衰老（详见本书第十六章）并具有一定的自然寿命。例如，小肠上皮细胞只有几天的寿命（新生的肠上皮细胞几日后便死亡、更新），皮肤细胞通常2～4周便脱落，而心肌细胞和神经细胞则可有与机体相同的寿命。无论在胚胎发育或成体稳态的维持中都会发生细胞的生理性死亡，称为程序性细胞死亡（programmed cell death，PCD），也泛称为“凋亡（apoptosis）”（详见本书第十七章细胞凋亡）。例如，胚胎时手的发育最初在手指间存在“蹼”样结构，以后这些结构中的细胞有序而准确的发生凋亡，遂使手指分离、拇指可对掌运动；再如，发育中的某些淋巴细胞具有抗自身组织的能力，它们必须在完全成熟之前凋亡，否则就会破坏自己的组织引起自家免疫性疾病；在脑的发育中，神经细胞的数量相对于其靶细胞是大大超量的，其中约50%的运动神经元和感觉神经元在其轴突与靶细胞接触后由于得不到足够的来自于靶细胞的神经营养因子或不能建立有效的神经联系而很快凋亡，这样既确保每个作为运动神经元靶细胞的肌细胞和每一处作为感觉神经元之靶的皮肤不仅都有神经长入，而且又使长入靶细胞的神经来自于适量的神经元。

维持细胞的存活需要存活信号，在丧失存活信号或接受死亡信号时细胞便会启动一定的信号通路，通过一系列反应最终活化可破坏其自身结构的蛋白酶，从而发展为具有一定形态特征的凋亡；细胞内部的某些信号，如无法修复的基因组损伤也可启动凋亡。细胞凋亡需要特定基因的转录活化和蛋白质的合成，并且消耗能量。通过凋亡而死的细胞不会释放具有潜在毒性的成分到外环境中，因而不引起炎症反应，也不损伤周围的细胞。此外，严重损伤或被感染的细

胞也会发生另一种死亡，称为坏死。细胞坏死是病理性的，形态上与凋亡不同，并往往向外环境释放具有潜在毒性的成分（如溶酶体中的水解酶），对其周围细胞具有一定损害，并会引起炎症反应。

八、细胞可以对刺激发生反应

细胞可以对外界刺激发生反应，某些细胞对刺激的反应显而易见，如肌细胞受到刺激可以收缩，腺细胞受到适当刺激便进行分泌，白细胞可被一定的趋化因子吸引而移动等；有的细胞对刺激的反应则需借助一定的方法来检测。无论明显或不明显，细胞都是通过受体来感受刺激的，有的受体存在于细胞表面，有的受体在细胞质或细胞核中（详见本书第二十章）。在细胞表面存在的各种受体，可识别其外环境中溶解状态的各种生物活性分子，如激素、细胞因子、生长因子，以及不溶性的细胞外基质成分，还可识别其他相邻细胞表面的分子，在识别的基础上受体与这些特异性配体（刺激物）相结合，通过信号转导而将刺激信号传入细胞内（详见本书第二十章），然后或者改变细胞的代谢或功能，或者通过改变细胞骨架的组装而使细胞的形状发生变化或引起细胞迁移，或者调节细胞的增殖与分化，或者影响细胞的存活与凋亡。总之，细胞的各种生命活动都与其所接受的外界刺激息息相关，并受外界的调节。

九、细胞活动需要自供能量

细胞的各种生命活动，包括大多数营养物的吸收、分泌物的分泌、各种物质的合成代谢、信号的传导、细胞骨架及某些大分子复合物等胞内装置的组装与去组装、细胞及细胞器的运动、细胞分裂增殖等都需要能量。细胞活动的能量需要自己供应，大多直接来自于ATP的高能磷酸键，少数直接来自于GTP的高能磷酸键。线粒体是细胞内生成大部分ATP的细胞器（详见本书第十一章）。ATP的生成通常主要来自于葡萄糖的有氧氧化和氧化磷酸化，在缺氧时来自于葡萄糖的无氧酵解。葡萄糖中的化学能从根本上是植物细胞的叶绿体利用太阳的辐射能而转变来的，并主要以淀粉和蔗糖的形式贮存。此外，脂肪和蛋白质在细胞中的分解代谢也可产生ATP，为细胞活动提供能量，但通常不是，而且也不宜作为主要能量来源。

十、细胞可以自我调节

正如整个生物体能经常进行自我调节以处于稳态，细胞也具有严密、有序的调控机制来保持细胞生命活动的正常运行。例如，细胞的基因组通常是相当稳定的，如果在复制时发生错误或者在外界因素的作用下发生损伤，可以通过修复机制而恢复正常，如果损伤过于严重不能恢复则可使细胞走向死亡。细胞的存活、增殖、分化、凋亡、迁移等都在精密的调控之下有序进行。一旦细胞的这一自我调节机制发生故障则可能对细胞，乃至整个机体带来灾难性后果。例如，细胞增殖与凋亡失控是向肿瘤演变的开始，失控细胞群体的扩大和不断发展最终将致整个生物体的死亡。可见，细胞的自我调节是极其重要的，然而至今对于细胞自我调节机制还所知不多。

十一、多细胞生物的细胞整合为组织

多细胞生物体不是由多种不同细胞堆积在一起组成的，各种细胞具有固有的组合与排列方式并有细胞外基质参与构成结构精细的组织、器官及附属器（参见本书第十九及二十一章）。

各器官组织中的相邻细胞在其质膜间借助于细胞粘附分子形成稳定的“细胞连接”（cell junction）或动态的相互粘合，并通过细胞外基质（extracellular matrix, ECM）整合为结构连贯的组织（tissue）。例如，作为腔道器官内衬的上皮细胞之间在侧面存在着紧密连接、带状粘合连接、点状粘合连接（桥粒）及间隙连接，基底面通过半桥粒锚定于基底膜（特化的细胞外基质），从而构成一个结构紧密的上皮板。间隙连接在相邻质膜间贯通的管道可允许小分子代谢物或离子通过，从而直接沟通相邻的细胞，使细胞间建立代谢和电化学的耦联。各种细胞连接与细胞的一定信号途径可进行动态的整合，并参与细胞增殖、分化、迁移以及形态发生和发育过程（参见本书第十八章）。

体内的很多细胞在分布上具有不对称性，例如心脏左右房室的构成细胞并不完全相同；我们的两只手即使由完全相同的细胞构成却以不同的形式（镜像）排列，这对于手的功能是非常重要的。

十二、细胞具有极性

多细胞生物体中的多数细胞无论在形态结构、物质代谢和生理功能上都具有空间上的方向性和不对称性，即具有极性。以肠上皮细胞为例，其细胞核不是悬浮在细胞的中心，而是偏靠细胞的基底；细胞顶端的表面具有特化的微绒毛，负责从肠道吸收营养物；整个肠上皮的上部有环绕细胞的紧密连接，将肠腔与机体内环境相阻隔；基底面则与基膜相互作用并具有锚定于基膜的半桥粒。细胞极性在发育、分化过程中也具有决定意义，失去极性就会停止发育或导致分化异常；细胞极性的紊乱还与细胞周期的失控、基因组不稳定性相关（参见本书第十八章第四节），因而也是细胞的一个重要生物学特性，于近年备受重视。

十三、细胞具有社会性

无论在单细胞生物体或在多细胞生物体，也无论在个体的发生、发育或成体的生命活动中，任何细胞都不能孤立的存在及行使功能，都与其环境中的其他细胞直接的或通过其他细胞释放的分子而间接的发生作用，不断从其环境中接受信号、发生反应，并可释放信号分子或通过不同方式对其他远、近细胞施以影响。细胞对其他细胞及环境的紧密依存、互动关系可谓细胞的社会性（详见本书第二十一章）。

第二节　原核细胞、古核细胞与真核细胞

一、原核细胞、古核细胞与真核细胞概念的确立

虽然人们早在300多年前就认识了细胞是构成一切生物体的基本结构与功能单位，但直到20世纪60年代随着电子显微术的发展，细胞内部的细微结构才得以揭示。在观察了大量的各种细胞结构的基础上，由H.Ris于20世纪60年代首先根据细胞结构的复杂程度和遗传物质的存在形式而提出了将细胞分为原核细胞（prokaryotic cell）与真核细胞（eukaryotic cell）两大类。这一分类法高度而准确的概括了细胞在结构、功能上的特点以及细胞在进化中的位置，

无论对于细胞生物学还是整个生命科学的发展都具有划时代的意义。

以原核细胞形式存在的生物体称为原核生物（prokaryote），主要为单细胞生物；以真核细胞形式存在的生物体称为真核生物（eukaryote），有的为单细胞生物，更多的是多细胞生物。换言之，在进化上原核生物比较原始，在地球上出现在约35亿年前；而真核生物出现较晚。随着基因组测序的完成可以更直接和精确的确定生物体的进化关系，从而近年认识到传统上归类为原核生物的生物体在地球上生物体进化的早期就发生了分支，实际上包含了两类生物体：一类是细菌（bacteria）或称真细菌（eubacteria），另一类是古菌（archaea）或称古细菌（archaebacteria）。细菌和古菌在外观上不易区别，但在分子水平上古菌处理遗传信息（复制、转录和翻译）的装置更接近真核细胞，不过代谢和能量转换的装置仍然接近真细菌。因而目前将细胞分为原核细胞、古核细胞及真核细胞三大类，生命进化树因之具有三个基本分支（图6-2）。最初发现的古菌是在极端的环境（如沼泽、污物处理场、深海、浓盐水、酸性热泉等）中存在的生命体，以后发现从土壤、湖泊到家畜的胃中都有古菌存在。表6-1列出了一些原核生物、古核生物和真核生物，还有非细胞感染体。

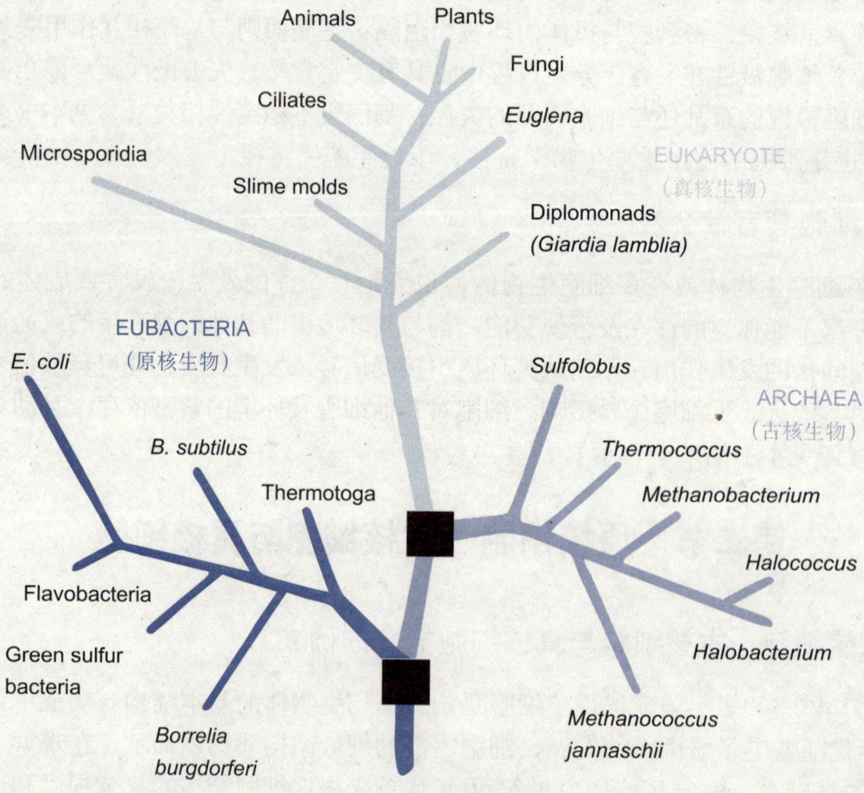

图6-2 生命进化树

（参考 Lodish 等 Molecular Cell Biology, 5th edition, 2004, p. 4.）

表 6-1 原核生物、古核生物、真核生物及非细胞感染体的代表

原核生物（PROKARYOTE）	古核生物（ARCHAEA）	真核生物（EUKARYOTE）	非细胞感染体
支原体 Mycoplasma	古菌 Archaebateria	单细胞生物	病毒（Virus）
立克次体 Rickettsia		酵母（Yeast）	DNA病毒：双链或单链
细菌 Bacteria		绿藻	RNA病毒：双链或单链
螺菌 Spirillia		衣藻	类病毒（Viroid）
螺旋体 Spirochete		团藻（细胞群聚）	裸 RNA（环形）
青菌 Cyanobacteria		盘藻（细胞有分工）	朊毒因子 （Prion）
（蓝绿藻 Blue		粘菌（Slime mold）	异常折叠蛋白质
-green algae）		（单细胞→多细胞过渡形式）	
		多细胞生物：真菌、植物、	
		动物及人类（Homo sapiens）	

鉴于生物界的多样性，特别是真核生物的复杂性和多样性，为便于更有效的使用有限的资源而选择一些动、植物生物体作为模式生物进行重点研究。真核生物的模式生物是出芽酵母（*Saccharomyces cerevisiae*），多细胞动物的模式生物是线虫（*Caenorhabditis elegans*）、果蝇（*Drosophila melanogaster*）和小鼠（*Mus musculus*）。对模式生物全基因组的测序打开了系统、广泛地分析基因功能、基因调控和遗传学多样性的大门。

二、原核细胞的特点及其代表

原核细胞都不具有核膜包裹的细胞核，具有细胞外膜而大多没有内膜系统，细胞骨架系统也十分简单。原核细胞在生化上是具有最高的多样性的生物体。大多数原核生物，还有古核生物都是小的单细胞生物，具有紧缩的基因组，含有约 1000 ~ 4000 基因和很少的非编码 DNA。一个原核生物个体中的很多基因在DNA序列上常表现出很强的相似性（家族性），表明它们源自相同的古老基因的复制和多样化。

（一）支原体（mycoplasma）：是现今所发现的最小、最简单的细胞（图6-3A），直径 0.1 ~ 0.3μm，外有细胞膜包裹，内有散在于细胞质中的环形 DNA，可编码 700 余种蛋白质。细胞质中唯一的可见结构是“蛋白质合成机”——核糖核蛋白体。支原体以一分为二的方式分裂增殖，可寄生在细胞内繁殖，也可在培养基中独立繁殖，但必须依赖于外源性长链脂肪酸。很多支原体具有致病性，可致呼吸道、泌尿生殖道、胸膜腔及关节腔的感染。

（二）细菌：从形态上可分为球菌、杆菌及螺旋菌。细菌细胞的结构比支原体复杂（图 6-3B），直径多在 0.5 ~ 5.0μm 之间，细菌细胞的遗传物质集中盘绕在核区，称为类核，实际上是一个环形的 DNA 分子，可编码 2000 ~ 3000 种蛋白质，没有或仅有极少数的类似组蛋白的分子与 DNA 相结合，没有核膜与核仁。细菌细胞膜由脂质双分子层以及镶嵌在其中的多种蛋白质构成，包括很多种酶体系。膜外侧有受体，参与细胞识别；膜内侧有参与电子传递和氧化磷酸化的酶系。膜内侧还可结合核糖核蛋白体进行蛋白质的合成。实际上，细菌细胞的细胞膜部分地执行真核细胞内质网和高尔基体的功能。每个细菌细胞约有 5 000 ~ 50 000 个核糖核

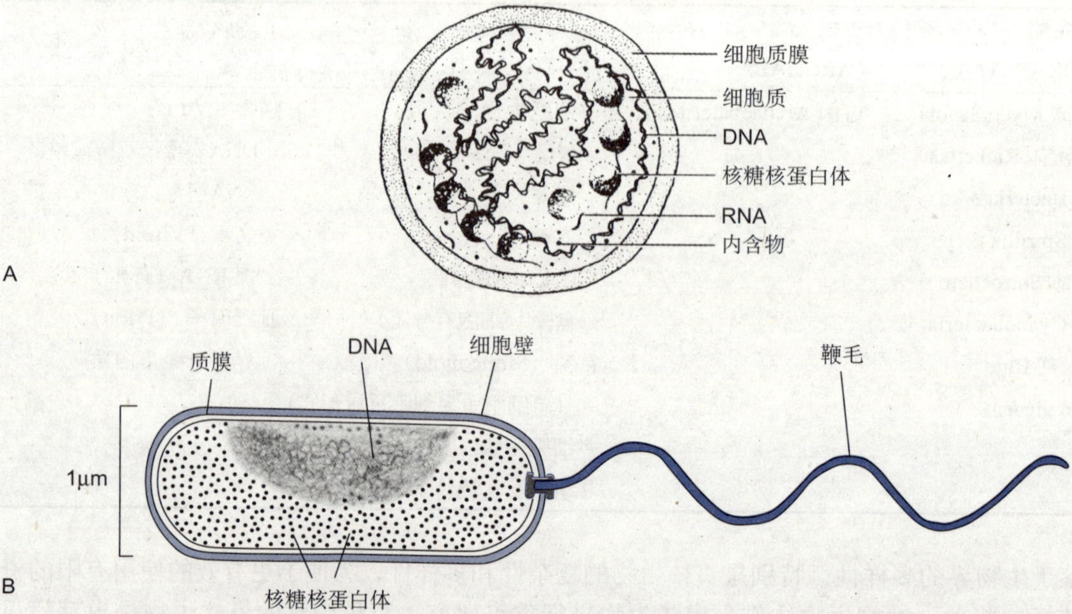

图 6-3 原核细胞的模式结构

A:支原体 B：细菌

蛋白体，其沉降系数为70S，由50S的大亚单位和30S的小亚单位组成。前者含23S rRNA，5SrRNA及30余种蛋白质；后者含16S rRNA及20余种蛋白质。50S大亚单位对红霉素和氯霉素等敏感，30S小亚单位对四环素和链霉素敏感。这些抗生素的作用为干扰细菌蛋白质的合成，从而抑制细菌细胞的增殖。

细菌细胞膜外有一层坚韧的细胞壁，主要由乙酰氨基葡萄糖、乙酰胞壁酸及寡肽聚合而成。革兰阳性细菌与革兰阴性细菌的细胞壁在成分和结构上不同：前者壁较厚，胞壁酸占90%；后者壁较薄，但层次分明，胞壁酸仅占5%。青霉素的抑菌作用主要是抑制胞壁酸的合成，因而革兰阳性细菌对之敏感，而革兰阴性菌则不敏感。有的细菌的细胞壁之外还有一层松散的粘液状物质，称为荚膜。不同菌种的荚膜成分不同。荚膜对细菌细胞具有保护作用。有的细菌还有鞭毛，但结构简单，由鞭毛蛋白（flagellin）构成。细菌的增殖以直接分裂的方式进行，即在复制的两个核区之间通过细胞膜凹陷而分为两个子细胞。增殖中的细菌可有几个核区。当今分子生物学研究中常用的大肠杆菌（E.coli）的基因组由4.2×10^6核苷酸对组成，包含2350个基因。其DNA复制和转录以及肽链的翻译在时间上连续进行，细胞增殖没有严格的周期划分。

质粒（plasmid）是细菌细胞内核区以外的环形DNA，能进行自我复制，但需依赖于宿主细胞。质粒广泛应用于基因工程，作为基因重组与基因转移的载体。

细菌在不适宜的条件下可生成芽孢以抵御恶劣环境。

（三）蓝绿藻，又称青菌（cyanobacteria）

蓝绿藻是最简单的自养植物细胞，直径约10μm。可进行光合作用但没有叶绿体。其遗传信息容量很大。

三、真核细胞的特点及其代表

真核细胞在地球上出现在约12亿～16亿年前，其结构比原核细胞复杂得多，基因数量为原核细胞的3～30倍，非编码DNA是原核细胞的数千倍。这意味着真核细胞基因表达的调控要比原核细胞复杂得多。真核细胞具有典型的细胞核，双层核膜将遗传物质及其复制、转录过程约束在细胞内的固定区室，细胞质中存在由脂质双分子层及嵌入其中的蛋白质构成的各种细胞器，包括内质网、高尔基体、溶酶体及胞内体等，还有细胞骨架系统来保持细胞的一定形状和细胞内结构的排布，并参与细胞内大分子和细胞器的转运以及整个细胞的迁移。真核细胞的结构特点可概括为细胞核、内膜系统构成的细胞器及细胞骨架。真核细胞的结构与功能是本书介绍的重点，将在各有关章节中详细论述，此处不予重复。

（一）酵母细胞（yeast）

酵母是结构最简单的真核细胞，是真核细胞生物学研究的模式生物。酵母细胞具有细胞壁和线粒体，无叶绿体，无主动迁移。其基因组很小，但能满足真核细胞执行其所有基本任务之需要，具有单倍体和二倍体两种形式，并可通过改变生长条件而相互转换：饥饿时一个二倍体酵母细胞可进行减数分裂产生两个单倍体酵母细胞，形成孢子；孢子孵化后两个单倍体酵母细胞可融合产生一个二倍体酵母细胞。在营养物充足时可具有如细菌一样的生长速度；可进行有性及无性繁殖，繁殖方式有出芽或裂殖两种，因酵母种类不同而异。

有的酵母具有致病性，而多数对人类有益，特别是啤酒酵母，不仅在人类食品及饮料工业上有巨大贡献，而且对酵母这种模式生物的研究对于认识真核细胞的很多关键性生命过程提供了一把钥匙，特别是奠定了真核细胞分裂周期及其调控的分子基础。细胞周期的控制系统在漫长的进化过程中是非常保守的，以致其中很多成分在酵母和人类细胞中可相互替换执行功能。如果向缺失了一个细胞分裂周期所必须之基因的突变酵母提供人类的同源细胞分裂周期基因，便可治愈这个酵母的缺陷，使之能够正常进行分裂增殖。近年，酵母双杂交技术广泛用于探索相互作用的蛋白质；酵母细胞作为基因工程表达系统所表达的重组人类蛋白质的溶解性好、可分泌至细胞外、适于工业化规模生产，且无毒性产物混杂，并可发生糖基化修饰。这些特点都优于原核细胞表达者。

（二）植物细胞

植物细胞的质膜外有细胞壁，其成分与原核细胞不同，主要成分是纤维素、果胶质、半纤维素与木质素等，对细胞执行保护与支持功能。植物细胞中存在动物细胞所没有的液泡和叶绿体。前者是植物细胞的代谢库，负责调节细胞的内环境；后者是进行光合作用的场所。

（三）动物细胞

动物细胞的结构与功能及其生命活动将在本书第二～五篇中详细介绍，此处不赘述。

四、原核细胞与真核细胞的比较

（一）原核细胞与真核细胞共有的特性

1. 在DNA分子中用相同的密码编写遗传信息

2. 相似的遗传信息转录与翻译机制，相似的核糖核蛋白体

3. 相似构造的质膜
4. 共同的能量代谢途径（糖酵解及三羧酸循环）
5. 以 ATP 形式保存和利用化学能
6. 相似构造的蛋白酶体（消化胞内蛋白质的结构）

原核细胞与真核细胞的共同特性证明它们具有共同的祖先。换言之，真核细胞是由原核细胞进化而来的。

（二）原核细胞与真核细胞的特性

真核细胞在进化上发生了质的飞跃，与原核细胞有很大的不同，二者的特性列于表 6-2。

表 6-2 原核细胞与真核细胞不同的特性

原核细胞		真核细胞
细胞大小	1 ~ 10μm	10 ~ 100μm
核	无核或有拟核，无核被膜	有真核：核被膜、核膜孔、核仁、染色质、核骨架
基因组	拷贝数不恒定，单或多拷贝	拷贝数恒定，多为双拷贝（二倍体）少数为单拷贝或更多拷贝
DNA	含量低，呈环形， 长度仅 0.25 ~ 3mm 不构成核小体	含量高，呈线形，在核内 长度 4.6mm ~数米（人类 DNA 总长 2 米） 与蛋白质相结合，构成结构复杂的核小体
内含子	无	有
细胞器	没有膜性细胞器和区室化	有膜性细胞器（内质网、高尔基体、溶酶体、胞内体、过氧化酶体等），细胞内区室化
胞内运输	直接扩散	除直接扩散外还借助于细胞骨架、膜管网及囊泡运输
骨架系统	原始、无细胞骨架系统	有发达的骨架系统（细胞质骨架与核骨架）
分裂方式	出芽或无丝分裂	体细胞为有丝分裂，生殖细胞为减数分裂
基因表达	转录、翻译同时同处进行	先在核中转录，后在细胞质中翻译
调控机制	简单 操纵子 启动子	多层次调控，包括： 转录前：基因重排、扩增、甲基化 转录水平：多种转录因子 转录后水平：RNA 拼接 翻译水平 翻译后：磷酸化、糖基化、硫酸化、酯酰化

第三节 非细胞感染体（病毒、类病毒与朊毒因子）及其与细胞的关系

病毒、类病毒与朊毒因子都属于非细胞但可复制的感染体，其复制活动必须在所寄宿的细胞内才能进行，在医学研究和应用上具有重要意义。

一、病毒（virus）

病毒的形状、大小和结构变化范围很宽，大的接近细菌如豆病毒有450nm长，而细小病毒还不到20nm长。病毒结构远比细胞简单，基因组很小，具有临床意义的病毒基因组测序几近全部完成，豆病毒约含270 000对核苷酸；而细小病毒还不到5000核苷酸。一种病毒只含有单一种类的核酸，或DNA，或RNA。核酸是病毒最重要的成分，按核酸类型可分为DNA病毒与RNA病毒（包括逆病毒，retrovirus等），二者均有双链与单链之分（图6-4）。在核酸之外具

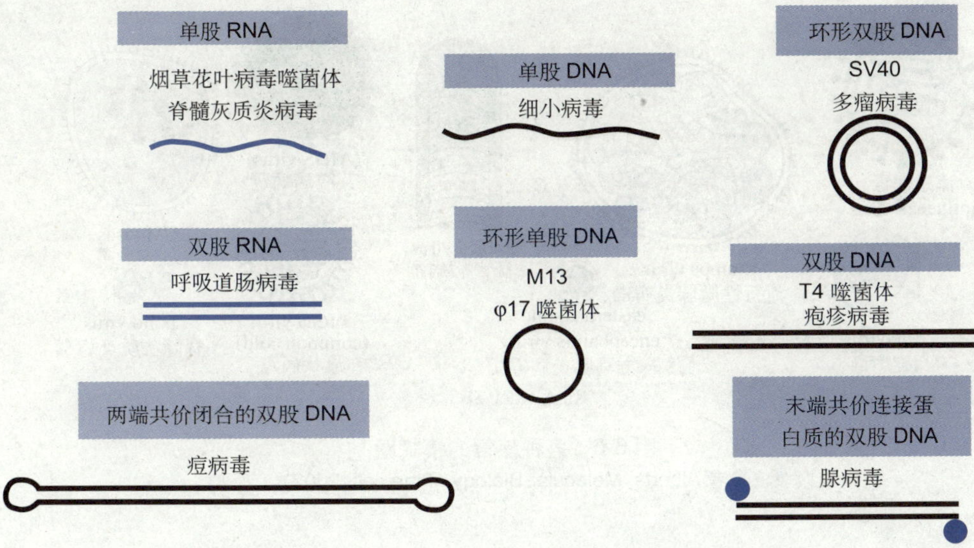

图 6-4　病毒基因组的各种类型
（参考 Albert, Molecular Biology of the cell, 2002）

有由一种或数种蛋白质构成的衣壳（capsid），负责保护核酸，并具有抗原性。衣壳包裹核酸共同构成核壳体（nucleocapsid），也称核壳。有的病毒在蛋白质衣壳外还有一层由脂质双分子层及糖蛋白构成的包膜（envelope），按有无包膜又分为裸病毒和包膜病毒。病毒包膜的脂质双分子层直接来自于宿主细胞的质膜，而其中的蛋白质由病毒基因组编码。病毒包膜糖蛋白具有识别功能，在感染宿主细胞上具有重要作用，并具有抗原性。病毒可按其寄生的宿主细胞分为动物病毒、植物病毒及细菌病毒（噬菌体）；动物病毒又可按其形态分为立体对称型和螺旋对称型。立体对称型病毒有的是没有包膜的裸病毒，如腺病毒，小DNA病毒和小RNA病毒；有的有包膜，如疱疹病毒、冠状病毒等。螺旋对称型病毒大多有包膜。图6-5示各种病毒的形态。

最小的病毒只有3或4个基因，大的可有几百个基因。无论其基因组的大小如何，所有的病毒都只能依赖于宿主细胞的酶和其他蛋白质才能进行代谢和复制。由于病毒离开了细胞便不能增殖，因而病毒不是有生命的活体、不属于有机体。换言之，病毒的复制（增殖）必须在活细胞内进行，依赖于宿主细胞的全套机构，以病毒核酸为模板进行病毒核酸的复制与转录，并翻译病毒蛋白，然后装配成新一代的病毒，最后从细胞中释放。离开细胞的病毒称为病毒颗粒（virion），只有装配完整并具有感染性的病毒才能称为病毒颗粒或成熟病毒。

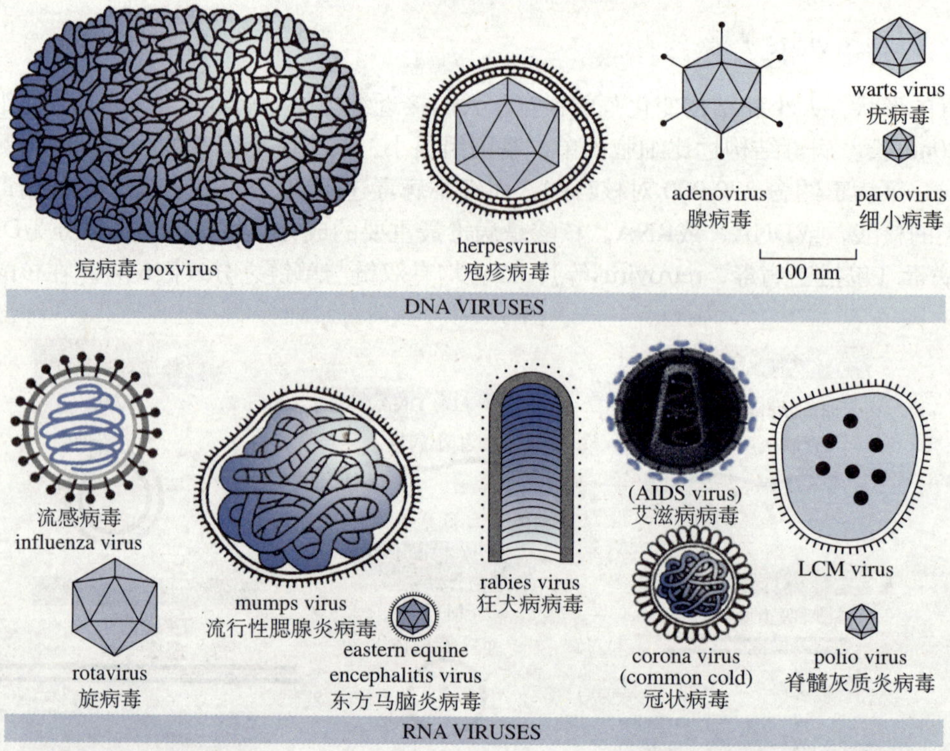

图 6-5　各种病毒的模式图

（参考 Alberts, Molecular Biology of the cell, 2002）

病毒感染可造成几十种人类疾病，如艾滋病，小儿麻痹症、流感、急性呼吸窘迫综合征(SARS)、病毒性肝炎、麻疹、感冒疱疹等，此外还有一些肿瘤（肝癌、宫颈癌、鼻咽癌等）与病毒感染相关。有的病毒有很宽的宿主范围，能够感染各种器官或不同种属的细胞，如狂犬病病毒可感染多种哺乳动物（狗、蝙蝠和人）的细胞，但多数病毒可感染的细胞一般比较局限，如感冒和流感病毒只感染人类的呼吸道上皮细胞。

每一种病毒的表面都有一种衣壳蛋白可以结合其宿主细胞表面的一种特异性成分，例如人类免疫缺陷病毒HIV表面的gp120衣壳蛋白可与某些白细胞表面的特异性蛋白质相互作用。病毒感染细胞时首先是病毒与宿主细胞表面蛋白质分子间的相互作用引起病毒与宿主细胞之间的特异性识别与粘附，然后或经受体介导的内吞而进入细胞，或通过病毒包膜与细胞质膜融合而使核壳体进入细胞。

病毒在宿主细胞中可通过各种方式进行复制。一般其复制过程可分为几个步骤：①感染病毒颗粒在宿主细胞胞质中将病毒衣壳降解，释放出病毒核酸；②复制病毒基因组；③利用宿主细胞的合成机制合成病毒蛋白质；④将病毒核酸与蛋白质装配成子代病毒颗粒。DNA病毒的核酸进入细胞核，先利用宿主细胞的机构，在病毒DNA的指导下生成“早期蛋白”。早期蛋白可关闭宿主细胞的基因调控机制，抑制宿主细胞自身的DNA复制、转录，并指导其他病毒蛋白质合成，包括合成病毒特异的DNA聚合酶，再以病毒DNA为模板复制新的病毒DNA，并指导合成病毒的结构蛋白质。RNA病毒的核酸则在细胞质中复制、转录，并指导合成病毒早期蛋白。其功能与DNA病毒者相似，可在病毒特异的RNA聚合酶的催化下复制病毒RNA。还有的RNA病毒进入宿主细胞、降解壳体后以病毒RNA为模板，在病毒所携带的反转录酶的作用下产生病毒DNA，称为原病毒，这种双链DNA可整合到宿主细胞的基因组，而后复制、装配成新的子代病毒。病毒从侵入宿主细胞到完成子代病毒颗粒的释放称为一个增殖周期，其长短因病毒而异，例如小RNA病毒只需2个多小时，疱疹病毒为10～15小时，腺病毒为14～25小时。在一个细胞内最多的可复制、装配数以万计的病毒，如腺病毒；少的也有数千个病毒，如疱疹病毒。

在宿主细胞中复制的病毒可离开宿主细胞释放出来，并可继续感染邻近的宿主细胞。病毒从宿主细胞释放的方式有两种。包膜病毒以出芽的形式突破宿主细胞的质膜而逐步释放，往往不杀死宿主细胞，可引起慢性感染，有的可引起宿主细胞恶性转化。无包膜的裸病毒则通常以裂解宿主细胞的方式释放而导致细胞死亡。

由于病毒在宿主细胞内复制时扰乱了细胞的结构及调控机制，关闭了细胞的基因调控系统，改装了宿主细胞的结构与功能，使被感染的细胞发生一系列重大变化，有的直接致死细胞；而在不死的被感染细胞，病毒基因组可整合入宿主细胞的基因组。RNA病毒的整合需经反转录成为DNA病毒。病毒基因组的整合往往导致宿主细胞基因组不稳定而易发生恶性转化，逐渐演变为肿瘤细胞。

病毒经过改造，即消除其致病性并插入目的基因，则可成为将外源基因导入真核细胞的载体，用于对基因功能的研究或对疾病的基因治疗。杀虫的病毒还可用于农业消灭病虫害。

二、类病毒（viroid）

1971年TO Diener报告，病毒不是最小的具有感染性的生命体，完全没有蛋白质而仅由一个环形RNA分子构成的类病毒可以具有感染性，可在被感染的细胞内利用宿主的RNA聚合酶II进行复制。类病毒的RNA大小在240～600核苷酸范围内，相当于小病毒的十分之一。

三、朊毒因子（prion）

朊毒因子是具有感染性的蛋白质，于1980年才发现，是疯牛病和人类CJ病的病原体。对其生命活动知之尚少，可能由于其糖链结构的异常而产生致病性。

（周柔丽）

参考文献

1. 翟中和, 王喜忠, 丁明孝. 细胞生物学. 高等教育出版社, 2000: 17-47

2. B Alberts, A Johnson, J Lewis, M Raff, K Roberts and P Walter, Molecular Biology of the Cell, 4th edition, GS Garland Science, 2002, New York

3. G Karp, Cell and Molecular Biology, 3rd edition, John Wiley & SONS, INC. 2002, New York etc

4. Lodish H., Berk A., Matsudaira P. et al., Molecular Cell Biology, 5th edition, 2004, W. H. Freeman & Company, New york

5. Bagheri S, Kashani-Sabet M. Ribozymes in the age of molecular therapeutics. Curr Mol Med, 2004, 4: 489-506

[illegible]

参考文献

[illegible]

[illegible] and R [illegible] Photovoltaic [illegible]

[illegible]

[illegible] New York [illegible]

[illegible]

第二篇 细胞的基本结构与功能

第七章　质　膜

细胞质膜（plasma membrane）的形成是生命物质从非细胞形态向细胞形态进化的重要转折，为细胞的生命活动提供了相对恒定的内环境，对细胞的生活起决定性作用。细胞质膜表面的特化是细胞生命活动所必需。

细胞质膜是细胞的支架，它有特定结构，它处于膜内外的水环境之中。质膜在电镜下显示的厚度约为 6 ~ 10 nm。它的基本结构是由脂质双分子层（lipid bilayer）及嵌镶于其中的蛋白质分子构建而成。膜脂和膜蛋白两类分子在膜的平面上做各种形式的运动，故细胞质膜呈现动态的流动结构。

细胞质膜结构中结合着各种酶蛋白分子，起代谢调节作用，质膜上嵌合着通道蛋白和载体蛋白，负责物质运输，质膜上镶嵌的受体蛋白分子，担负着信息的跨膜传递。质膜上有些起连结作用的蛋白质使质膜与细胞骨架定时接触，调节细胞骨架组装和信息传递。质膜的完整性保证了物质运输，能量转换，信息传递，兴奋传导，心肌节律性收缩，生物电现象和免疫功能以及细胞运动等生命活动，使各种细胞得以正常执行功能。质膜的结构与功能异常会导致诸多疾病的发生及细胞的衰老和死亡。

细胞质膜将细胞与外界环境分割，形成屏障，参与细胞的生命活动。质膜上的通道和泵是高度有选择性的过滤器，控制有用的物质进入细胞和废余的物质排出细胞。质膜使细胞内外环境维持一定的离子浓度差和跨膜电位。质膜是膜外化学和物理信号的感受器，使细胞应答微环境变化的刺激，在动态环境下进行正常生命活动。

近年来随着科学技术发展，质膜的研究进入分子水平，从质膜的结构与功能，膜脂与膜蛋白之间和膜蛋白之间的相互作用，质膜与外界和内在因素相互作用等方面进行了深入研究，为细胞生物学，生物物理学及生物医学等提供了重要的理论基础。

研究细胞质膜的常用技术很多，有电子显微镜技术，荧光显微术，荧光分光光度术，荧光漂白恢复技术，激光共聚焦显微术，红外和拉曼光谱术，顺磁共振和核磁共振波谱术，细胞电泳和生物电技术，放射性核素示踪术，细胞融合术，扫描隧道和原子力显微术，差示量热法和园二色测定法。

第一节　质膜的化学组成与分子结构

构成细胞质膜的主要化学成分包括脂类、蛋白质、糖类等。膜脂与膜蛋白两类分子以非共价键结合，构成膜的主体。糖类多为复合糖，它与膜脂共价结合形成糖脂，若与膜蛋白共价结合则形成糖蛋白。质膜上存在结合状态的结构水。膜上的金属离子与膜蛋白的功能相关，如钙离子在调节质膜的生物学功能中起重要作用。功能复杂的细胞质膜含蛋白质的比例较高，不同种属的细胞质膜中脂类和蛋白质的比例不同（表 7-1）。

表 7-1　细胞质膜的化学组成

质膜	蛋白质（%）	脂类（%）	糖类（%）	蛋白质 / 脂类
淋巴细胞	60	40	5 ~ 10	1.5
血小板	33 ~ 42	50 ~ 51	7.5	
HeLa 细胞	60	40	2.4	1.5
人红细胞	49	43	8	1.0
小鼠肝细胞	46	54	2 ~ 4	
大鼠肝细胞	46	42	5 ~ 10	0.9
牛视网膜杆状细胞	51	49	4	1.0
变形虫	54	42	4	1.3

一、质膜的脂类

质膜的脂类主要为磷脂（phospholipid），胆固醇（cholesterol）和糖脂（glycolipid）三类成分。

（一）磷脂

磷脂的一般结构式为

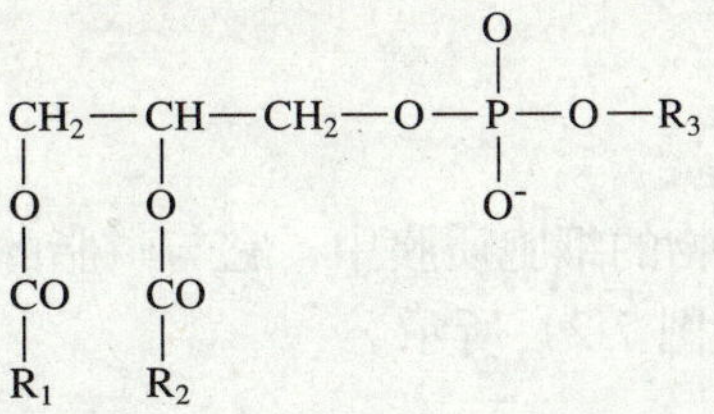

其中R_1和R_2代表脂肪酸烃链，即疏水尾部。连接在亲水头部，头部的R_3表示不同的基团以区分不同种类的磷脂。（图 7-1）

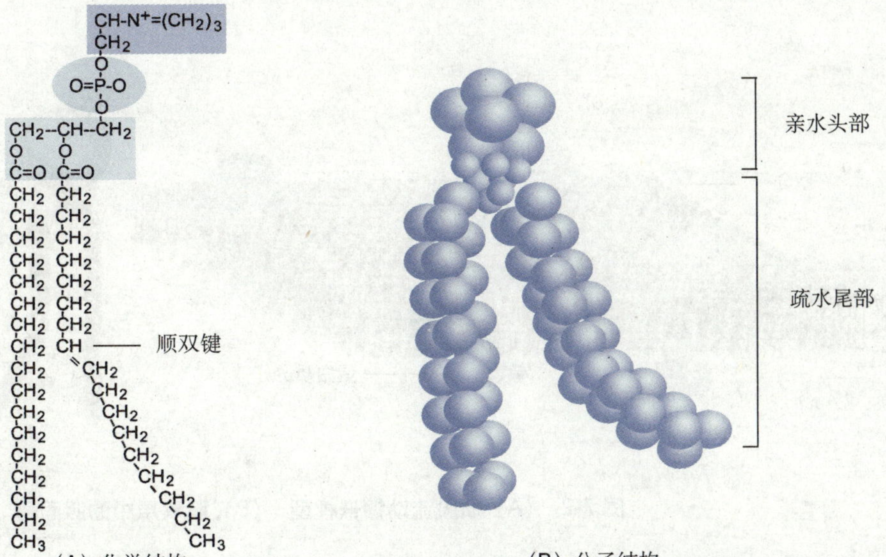

（A）化学结构　　　　（B）分子结构

图 7-1　磷脂分子：磷脂酰胆碱

磷脂酸（phosphatidic acid，PA ）的 R_3 为 $—H$

磷脂酰胆碱（phosphatidylcholine，PC）的 R_3 为 $—CH_2—CH_2—N^{+}(CH_3)_3$

磷脂酰乙醇胺（phosphatidylethanolamine，PE）的 R_3 为 $—CH_2—CH_2—N^{+}H_3$

磷脂酰丝氨酸（phosphatidylserine，PS）的 R_3 为 $—CH_2—\underset{\displaystyle COO^-}{\underset{|}{CH}}—N^{+}H_3$

磷脂酰甘油（phosphatidylglycerol，PG）的 R_3 为 $—CH_2—\underset{\displaystyle OH}{\underset{|}{CH}}—CH_2—OH$

磷脂酰肌醇（PI）的 R_3 为

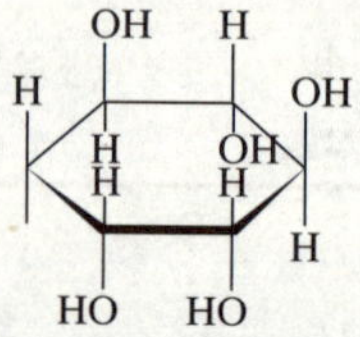

鞘磷脂（sphingomyelin，SM）的结构式为

$$HO—CH(—R_1NH^{+}—CO—R_2)—CH—CH_2—OR_3$$

其中的 R_3 为 $—\overset{\displaystyle O}{\overset{|}{\underset{\displaystyle O^-}{\underset{|}{P}}}}—OCH_2CH_2N^{+}(CH_3)_3$

（二）胆固醇

胆固醇是中性脂，分布于动物的细胞质膜中，它与磷脂的烃链相互作用，使膜脂分子之间的距离加大。其分子结构式如（图 7-2）所示。

（三）糖脂

动物细胞中的糖脂主要为鞘糖脂，它是由神经酰胺的醇基上结合糖链而成。糖脂的糖链中常含有酸性糖，如唾液酸，是质膜带负电荷的主要原因。不同生物膜的脂类含量各异（表7-2）。

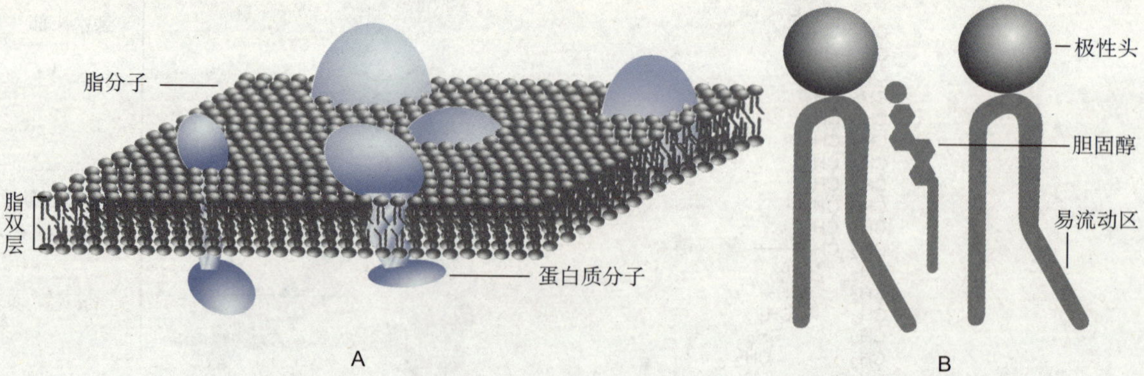

图 7-2 （A）质膜流动镶嵌模型 （B）脂双层中的胆固醇

表 7-2　不同质膜的脂含量（占总脂重量的百分数）

	肝细胞质膜	红细胞质膜	髓鞘	大肠杆菌膜
磷脂酰乙醇胺（PE）	7	18	15	70
磷脂酰丝氨酸（PS）	4	7	9	痕量
磷脂酰胆碱（PC）	24	17	10	0
鞘磷脂（SM）	19	18	8	0
胆固醇（C）	17	23	22	0
糖脂（G）	7	3	28	0
其它脂类	22	13	8	30

（四）人工膜 - 脂质体

具有亲水及疏水两性的脂类物质在水中不同条件下可形成不同的人工膜，它们可以是脂单层、脂微囊、脂双层、[即脂质体（liposome）]，以及多层脂质体（multilameller liposome）。若为两种以上的脂成分组成的双层脂质体，其脂质成分可不对称分布。这与生物膜（包括质膜）脂双层中膜脂成分分布不对称性相似，对于借助脂质体来研究生物膜的结构与功能是有意义的。

脂质体和细胞质膜都是双层脂分子构成的封闭结构，它们在形态、理化性质等方面极为相近，若在脂质体中组装上蛋白质就可与细胞质膜类似，用人工膜脂质体研究膜的通透性从而得知 CO_2 和 O_2 气体、小的不带电荷的极性分子，如酒精、H_2O 等均可渗透通过脂双层，而大的不带电荷的极性分子葡萄糖，另外一些离子如K^+，Ca^{2+}，Cl^-等都不能自由渗透过脂双层，带电荷的极性分子如氨基酸、6- 磷酸葡萄糖也不能渗透通过脂双层膜。

由于脂质体与细胞质膜相互作用时，可以相互吸附，之后脂质体与质膜两者的脂双层融合，使脂质体内的包含物与胞质混合，故脂质体可以作为药物的载体或者转基因的介质在活体内进行给药起到治疗疾病以及用于基因导入。将抗癌药物包在脂质体中进行给药已在荷瘤小鼠身上得到证明可提高治疗效果。有的小鼠细胞中缺少胸腺嘧啶核苷激酶基因，把包有此种基因的脂质体与缺少这种基因的细胞作用，两者融合后细胞表达这种基因而起到基因治疗作用。

二、质膜的蛋白质

膜蛋白主要承担和执行质膜和生物膜的各种功能，不同功能的细胞，其膜蛋白的含量和种类有显著差异。动物细胞质膜中包含催化细胞物质代谢的各种酶蛋白，运输各种物质的载体蛋白和运输各种离子的通道蛋白，这两类运输蛋白的含量占质膜总蛋白的50%，质膜中还有接受细胞外界信号和传递信息的各种受体蛋白。膜上的这些蛋白质还起着维持细胞膜结构的作用。膜蛋白分子中有 25% ～ 50% 为 α 螺旋结构（表 7-3）。

表 7-3　按不同功能分类的生物膜蛋白

功能	膜蛋白
催化代谢	酶蛋白类：参与氧化还原、转移、水解、裂解、异构化、合成等的酶
	泵：主动运输中的 K^+、Na^+-ATP 酶、Ca^{2+}-ATP 酶
物质运输	载体：运转缬氨霉素
	通道：短杆菌肽、K^+-通道、Ca^{2+}-通道、Cl^- 通道（带Ⅲ蛋白）
信息的感受与传递	化学性受体：激素受体
	物理性受体：视紫红质
	抗原、血型糖蛋白、细胞粘附分子

主要根据膜蛋白与膜脂结合方式及所处位置的不同，可分为内在蛋白（intrinsic protein）和外在蛋白（extrinsic protein），内在蛋白又名整合蛋白，亦称跨膜或镶嵌蛋白，外在蛋白也称外周蛋白。（图 7-3）

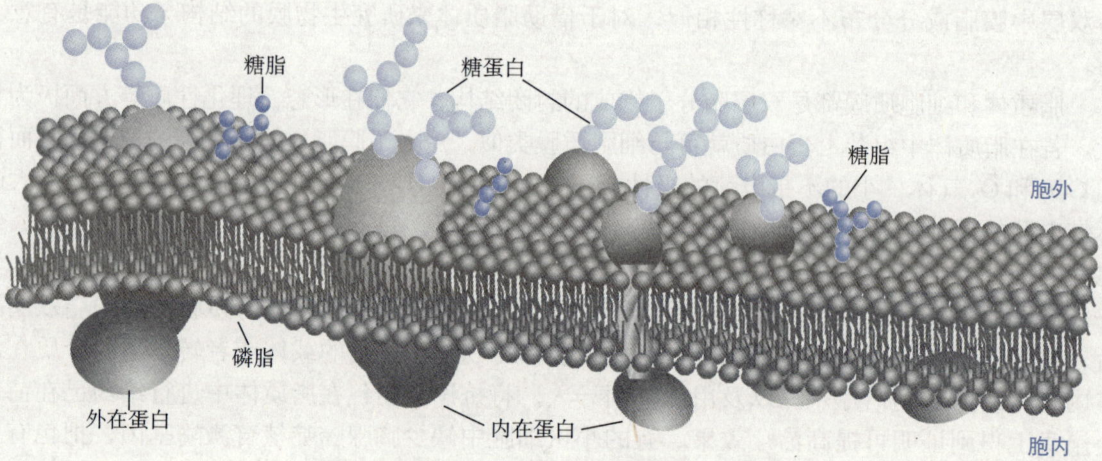

图 7-3　脂双层与内在蛋白和外在蛋白关系

（一）内在蛋白

内在蛋白贯穿或插入膜脂双层的内外两侧面，它以非极性氨基酸与脂双层分子的非极性疏水区相互作用而结合在质膜中。内在蛋白不溶于水，它占膜蛋白总量的70%～80%。红细胞膜上的血型糖蛋白和带Ⅲ蛋白均属内在蛋白。质膜上的内在蛋白若以其暴露在外表面的部分与寡糖链共价结合则为糖蛋白。质膜上的许多受体属于糖蛋白。

红细胞的内在蛋白对红细胞质膜的结构与功能起重要作用。红细胞质膜上内在蛋白有MN血型糖蛋白（glycophorin），它是在红细胞质膜外特化的糖蛋白，其蛋白质部分的分子量为 30 kDa。每个血型糖蛋白分子包含131个氨基酸残基，其氨基（N）末端暴露于质膜的外表面，含 72 个亲水性氨基酸残基，它结合着 16 条寡糖链，共包含 100 个糖残基。MN 血型糖蛋白分子携带红细胞膜外表面的绝大部分糖链，其中包括了90%以上的唾液酸，它是红细胞质膜表面负电荷的提供者。MN血型糖蛋白分子的羧基（C）末端约含36个亲水性氨基酸残基，位于质膜的内表面。MN血型糖蛋白上另外还有23个不带电荷的疏水性氨基酸残基，呈疏水的α螺旋，它横跨膜脂双层的非极性疏水区。每个红细胞质膜上约有6×10^5个MN血型糖蛋白分子，其上有MN血型的决定部位。MN血型糖蛋白是流感病毒，仙台病毒和麦胚凝集素（WGA）等蛋白质的受体（图7-4）。

带Ⅲ蛋白（band 3）是红细胞质膜上重要的内在蛋白，它的电泳位置分布于第三带，因而称带Ⅲ蛋白。其分子量为100 kDa，含800个氨基酸残基，其C末端在质膜外表面，N端在胞质面。带Ⅲ蛋白分子间有二硫键（S-S），使之形成二聚体。每个红细胞质膜上含5×10^5个带Ⅲ蛋白二聚体。其C末端带有N连接糖链1～3个。带Ⅲ蛋白以折叠构象横穿红细胞质膜14次，人红细胞质膜上的带Ⅲ蛋白在生理状态下，卷曲形成α螺旋，插入脂双层的疏水区。带Ⅲ蛋白的生理功能是通透阴离子，如Cl^-和SO^{2-}以及HCO^-等。红细胞的主要功能是从肺把O_2带到全身各组织，再由各组织将CO_2带回肺排出体外。而CO_2是以HCO^{3-}的形式与Cl^-进行交换才能经肺泡细胞排出到体外。这种交换过程是靠由带Ⅲ蛋白构成的阴离子通道来完成的，也是依赖带Ⅲ蛋白分子的构象改变而实现的（图7-4）。

（二）外在蛋白

外在蛋白分附着在质膜脂双层的内或外两侧，它通过静电作用与膜脂分子的极性头部相结合，或通过与内在蛋白相互作用而间接与膜结合。外在蛋白为水溶性的，约占膜蛋白总量的20%～30%，但它在红细胞膜中含量很多，约占50%。在红细胞质膜的胞质侧附着的血影蛋白（spectrin）和锚定蛋白（ankyrin）均属外在蛋白。

人红细胞质膜上的血影蛋白是分布在胞质面的外在蛋白，为红细胞膜所特有，属于红细胞膜下骨架成分。它是由220和240 kDa两条多肽链组成呈长纤维状的二聚体。每个红细胞膜上约有3×10^5个二聚体复合分子，占膜蛋白总量的30%，它与红细胞质膜下纤维形肌动蛋白联合组成网状结构，以维持红细胞的双凹盘形（图7-4）。

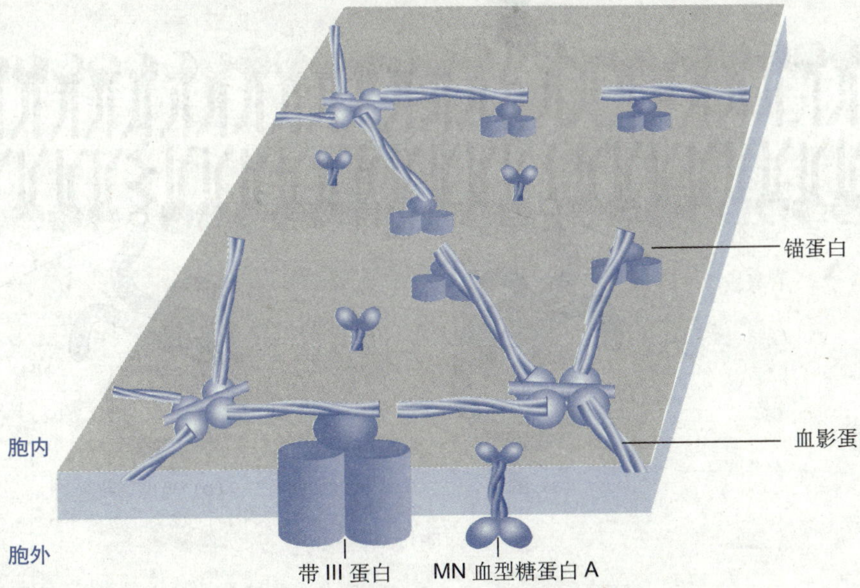

图7-4 红细胞膜上内在和外在蛋白

（三）**脂锚定膜蛋白**（lipid anchored membrane protein）

这类膜蛋白的肽链并不嵌入膜中，而以其共价连接的烃链插入于膜脂双层的外或内层。按其结构和分布的不同可分为三种：

1. 酰化（acylation）蛋白质：细胞质内的某些蛋白质可在N端的甘氨酸（Gly）残基发生酰化，连接C_{14}或C_{16}脂肪酸并以其烃链插入于质膜的内层（图7-5a）。例如病毒癌基因v-*src*编码的Src蛋白（突变的酪氨酸激酶）即通过此种酰化膜蛋白引起细胞的恶性转化。

2. 异戊烯化（prenylation）蛋白质：蛋白质C端或附近的半胱氨酸（Cys）残基的SH基与异戊二烯（C_5）形成硫酯键，所生成的不饱和farnesyl（C_{15}法呢基）或geranylgeranyl（C_{20}）烃链插入于质膜的内层（图7-5b）。例如*ras*原癌基因编码的Ras蛋白即以异戊烯及geranylgeranyl两种烃链插入于质膜的内层，发挥信号转导功能。

3. GPI（glycosylphosphotidylinositol，糖基化磷脂酰肌醇）-锚定膜蛋白：蛋白质的羧基端通过磷酸乙醇胺与GPI共价结合，并借其烃链插入于质膜的外层中（图7-5c），称为GPI-锚定蛋白，癌胚抗原（CEA）属于此种。

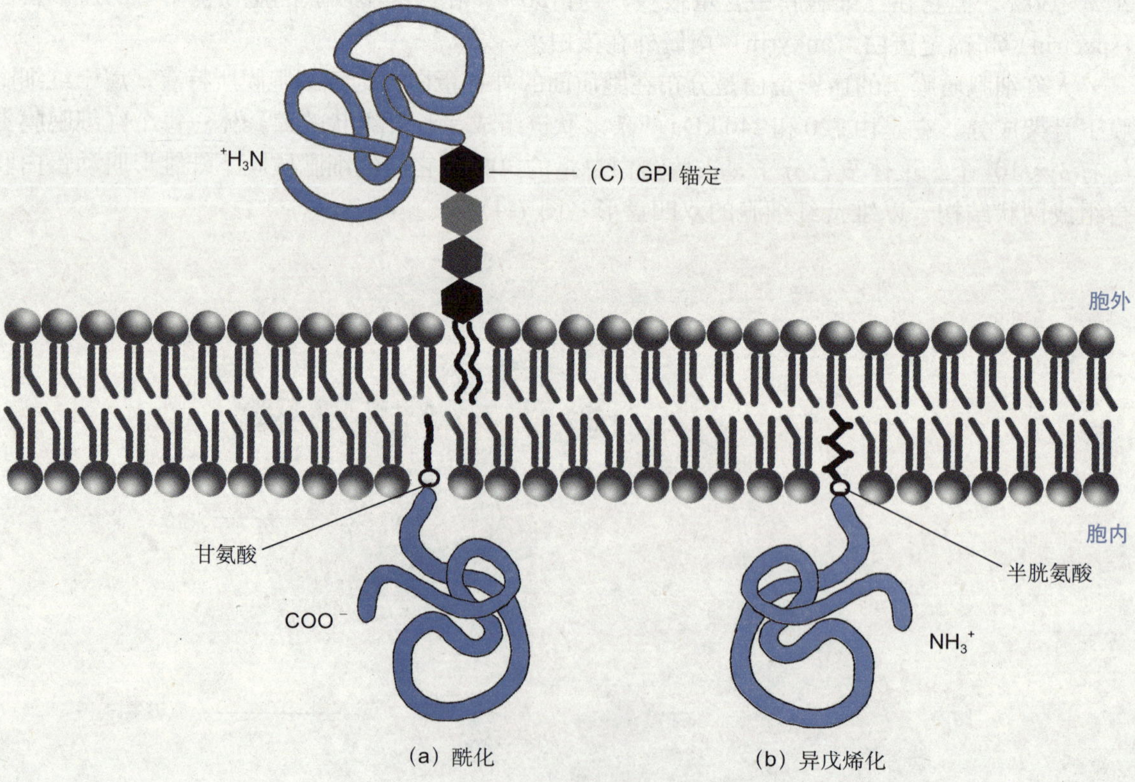

图7-5 脂锚定蛋白

三、质膜上的复合糖

质膜上的复合糖包括糖蛋白（glycoprotein，GP）、糖脂（glycolipid，GL）及蛋白聚糖（proteoglycan，PG）。

构成糖链的单糖种类不多，其结构及缩写符号见表 7-4。

表 7-4　组成糖复合物的单糖

单糖的分类及名称	英文名	缩写符号
中性糖：		
己糖：		
D- 葡萄糖	Glucose	Glc
D- 半乳糖	Galactose	Gal
D- 甘露糖	Mannose	Man
L- 岩藻糖（含 6- 脱氧甲基）	Fucose	Fuc
戊糖：		
木糖	Xylose	Xyl
阿拉伯糖（存在于植物中）	Arabinose	Ara
氨基糖：		
N- 乙酰氨基葡萄糖	N-Acetyl-glucosamine	GlcNAc
N- 乙酰氨基半乳糖	N-Acetyl-galactosamine	GalNAc
酸性糖：		
N- 乙酰神经氨酸（唾液酸）	N-acetylneuraminic acid （sialic acid）	NeuAc，SA
糖醛酸：		
葡萄糖醛酸	Glucuronic acid	GlcUA
艾杜糖醛酸	Iduronic acid	IdUA
（糖醛酸主要存在于蛋白聚糖中）		

（一）糖蛋白：为共价结合糖的蛋白质，其糖链为分支的寡糖链，可分为 N- 糖链与 O- 糖链两种（图 7-6）。

1. N连接糖链（N-glycosidic or N-linked oligosaccharide chain）：由肽链中的门冬酰胺（Asn）残基上的氮（N）原子与 GlcNAc 之间形成 β 糖苷键。通常以 GlcNAc β → Asn 表示之。N 连接糖链在肽链上的糖基化位点为三肽序列 Asn-X-Ser/Thr （N-X-S/T） 的 Asn。X 为任意氨基酸残基。N连接寡糖链的结构较为复杂，包括共同的核心结构和多变的外链结构。外链称之为“天线”，通常可有 2 ～ 4 条。N 连接糖链又分为高甘露糖型、复杂型及混合型。

共同的核心结构：

$$\begin{matrix}\mathrm{Man}\alpha_1 \searrow & \\ & {}^{3}_{6}\mathrm{Man}\beta1,4\mathrm{GlcNAc}\beta1,4\mathrm{GlcNAc}\beta1 \rightarrow \mathrm{Asn} \\ \mathrm{Man}\alpha_1 \nearrow & \end{matrix}$$

下图为常见的复杂型二天线 N- 连接糖链结构：

± NeuAcα2, 3Galβ1, 4GlcNAcβ1, 2Manα$_1$

↘

± GlcNAcβ1, $^6_3$4Manβ1, 4GlcNAcβ1, 4GlcNAcβ1 → Asn

↗

± NeuAcα2, 3Galβ1, 4GlcNAcβ1, 2Manα^1

阿拉伯数字表示糖苷键所连接的羟基位置。β1，4 连接的 GlcNAc 称为插入型或平分型（bisecting）天线。

2. O连接糖链（O-glycosidic or O-linked oligosaccharide chain）：由肽链中的丝氨酸（Ser）或苏氨酸（Thr）残基中的羟基氧（O）原子与 GalNAc 形成 α 糖苷键。通常以 GalNAc α → Ser/Thr 表示之。O 连接寡糖链的分支较少，通常为二天线，而且没有普遍的共同核心结构。

（二）蛋白聚糖：蛋白聚糖单体由核心蛋白质与一至数百条糖链共价结合构成，其糖链为无分支的直链多糖，主要由重复的二糖单位构成，由于其二糖单位中普遍含有氨基糖（GlcNAc或GalNAc）故称为氨基聚糖（glycosaminoglycan，GAG）。二糖单位中的另一个单糖为β-D-葡萄糖醛酸（glucuronic acid，GlcUA），α-L- 艾杜糖醛酸（iduronic acid，IdUA）或半乳糖（Galactose）。各种氨基聚糖一般以[GlcUAβ1，3Galβ1，3Galβ1，4Xyl（木糖）β1]四糖序列连接于核心蛋白质的Ser残基。质膜中的蛋白聚糖以其核心蛋白质整合在膜中，可作为受体（如TGFβ 的 III 型受体）参与对配体分子的识别与结合。

（三）糖脂：为共价结合糖链的脂质。高等动物的糖脂主要为鞘糖脂（glycosphingolipid，GSL）其脂质部分为神经酰胺（ceramide，Cer）。神经酰胺由神经鞘氨醇（sphigosine）与脂肪酸构成。含唾液酸的 GSL 称为神经节苷脂（ganglioside，Gg）（图 7-6）。

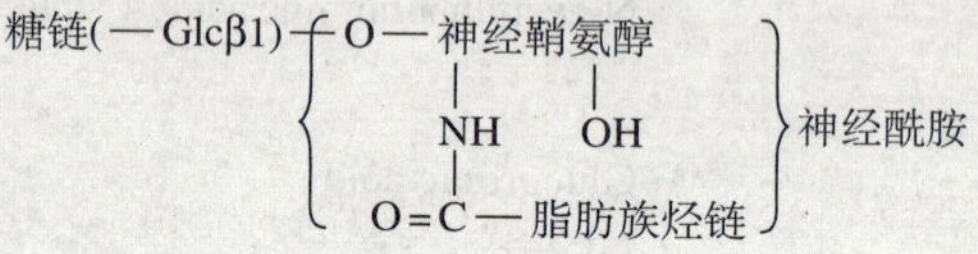

糖复合物糖链结构的变化远远多于肽链及核苷酸链，故而所携带的生物识别信息容量极大。

四、质膜的分子结构

（一）脂双分子层的结构与特性

细胞质膜是由磷脂、胆固醇和糖脂三类主要脂分子组成的脂质双分子层，在其中包埋着各种膜蛋白而构成的（图7-3）。质膜上各种脂分子具有共同的结构特点，均具有亲水的极性头部和疏水的非极性尾部而形成兼性分子（图7-1）。膜脂的这种结构特点，使脂分子在水溶液中易形成稳定的混合式脂双层（图7-7）。脂双层内的疏水环境使跨膜蛋白质分子中的疏水肽段嵌在其中维持一定的构象。脂双层作为极性化合物的屏障，保持着细胞内环境的稳定性。

用X射线衍射技术及电子显微镜冰冻裂解技术均证明细胞质膜中存在脂双层，一平方微米的脂双层内约分布有 5 × 10^6 个脂分子。

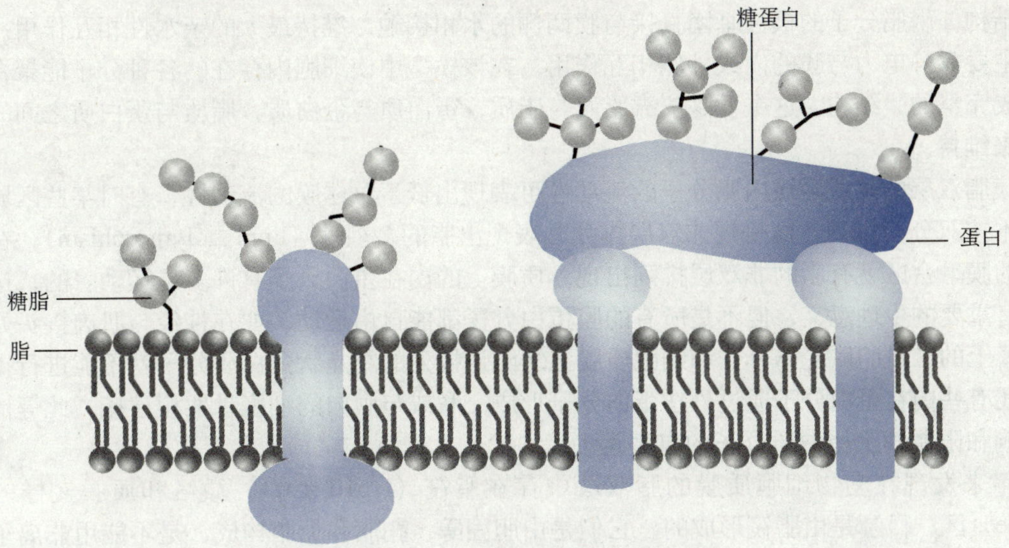

图 7-6　膜中的糖蛋白和糖脂

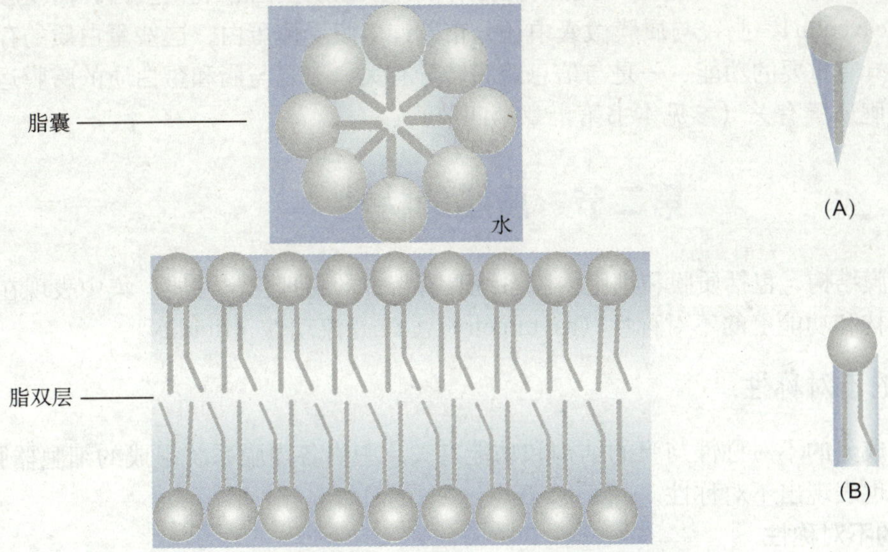

图 7-7　脂分子在水中的排列与形状
(A) 锥形　(B) 柱形

磷脂和糖脂分子在水环境中能自发地形成脂双层。质膜和其它生物膜中的脂类分子是天然形成的脂双层，而且脂双层游离的两端有自动闭合的趋势，可形成封闭的稳定结构，这对执行质膜与生物膜的功能起重要作用。利用脂类也能人工组装成脂双层。

（二）流动镶嵌模型（fluid mosaic model）

从生物大分子的热力学特性来考虑，认为以疏水性和亲水性相互作用为本，就形成了流动镶嵌的生物膜结构。膜中的脂和内在蛋白这两类分子的非极性部分与水相隔而在疏水区紧密排成镶嵌结构。磷脂分子的极性基团直接与膜两侧的水相接触，维持最大的亲水性相互作用。外在蛋白主要靠静电力与膜的内或外侧相互作用。在该模型中使细胞内存在的各种分子能聚合在一起组成完整的膜结构，这主要是依靠脂质与脂质，蛋白质与蛋白质，脂质与蛋白质之间的相互作用来维持。

在膜脂双层的某些区域内脂分子的流动性可表现出低于总体膜的流动性，有时某些区域的脂分子不按双分子排列，而呈现非双层排列，表现出脂的多型性（lipid polymorphism），在两个细胞的膜融合区就有脂的非双层排列出现。质膜上的内在蛋白分子有许多是运动着的，这种状态具有重要的生理意义，但不是所有的膜蛋白分子都能自由运动，如在神经与肌肉接头处肌细胞质膜上的乙酰胆碱受体分子和细胞质膜上缝隙连接处的结晶状蛋白质分子就不能进行扩散运动。还有些内在蛋白分子通过外在蛋白分子形成交联或与胞内的细胞骨架相连接，此等情况均可影响和限制膜上蛋白质分子的自由运动。

近年来发现在动物细胞质膜的脂双层中存在脂筏（lipid raft）微区和质膜穴样内陷(caveolae）区，微囊是由脂筏形成的，它们是由胆固醇、鞘脂和糖脂构成，是不能用非离子型去污剂提取分离的，它们作为一个单元结构在质膜的脂双层中进行流动，这对质膜的流动镶嵌模型是一个新的补充。

经研究证明脂筏结构中包含糖基—磷脂酰肌醇（GPI）锚定蛋白和酰化蛋白，而质膜微囊区含有内隔素（caveolin），脂筏与质膜微囊中还分布着许多膜受体蛋白，这些蛋白质的存在使脂筏和质膜微囊具有重要的功能，一是与信息跨膜转导有关，二是与脂和蛋白质的跨膜运输以及病毒的出入细胞质膜有关（参见本书第十章第四节）。

第二节　质膜的特性

细胞的所有膜结构，包括质膜和细胞内膜系统具有特殊的物理化学性质，集中表现在两个方面：一是在结构和功能上的不对称性（asymmetry）；二是流动性（fluidity）。

一、质膜的不对称性

质膜上各种成分的不对称性与膜的结构和功能有关，胞内各内膜系统组成的细胞器膜中，其各种成分同样也表现出不对称性。

（一）膜脂的不对称性

膜脂的不对称性表现在膜脂双分子层的内外两侧单层中分布的各种类脂的含量比例不同。各种细胞的膜脂不对称性差异很大。由于膜脂在膜的两个单层中分布的差别，而使不同膜区的功能各异。如肝实质细胞的窦面，连接面和微小胆管面等质膜上脂类分布都是不对称的，窦面和胆小管面膜脂双层的外单层中PC和PE脂成分含量多，其内单层中包含了全部PS。而连接面处外单层中以PC为多，内单层中分布着全部PE。又如红细胞膜脂双层的内外两单层中磷脂含量也是不对称的，其分布列于表7-5。

表 7-5 红细胞膜磷脂分子的不对称性

	膜内侧脂层（%）	膜外侧脂层（%）
总量	50	50
鞘磷脂（SM）	6	20
磷脂酰胆碱（PC）	9	23
磷脂酰乙醇胺（PE）	25	6
磷脂酰丝氨酸（PS）	10	0
磷脂酰肌醇（PI）	0	1

（二）膜蛋白的不对称性

膜蛋白的分布是绝对不对称性的。每种膜蛋白在膜内均有其特定的排布方向。由于它的分布不对称致使其功能也不对称。如红细胞膜上血型糖蛋白分子伸向膜内外两侧的氨基酸残基数目是不对称的。红细胞膜内侧结合着血影蛋白而其外侧面就没有这种蛋白。各种细胞膜内外两侧分布着许多种酶，它们也是不对称的，如膜外侧有 Mg^{2+} -ATP 酶，磷酸脂酶和 5′ - 核苷酸酶，而膜内侧分布的就是腺苷酸环化酶。又如细胞只在外表面伸出贯穿膜的各种受体，如肽链激素受体，生长因子受体和伴刀豆球蛋白 A 受体及层连蛋白和纤连蛋白受体等。

（三）质膜上复合糖的不对称性

糖类只分布在细胞质膜的外表面所以是不对称的。

1. 糖脂的不对称性

糖脂均分布在动物细胞质膜的外层，糖脂分子数约占膜外层总脂分子数的5%，不同种系的细胞之间和不同组织的细胞之间糖脂分子数差异很大。动物细胞质膜上的糖脂多半为鞘氨醇的衍生物，称为糖鞘脂类（glycosphingolipid)。它含一个或多个糖残基，按糖基的组分来区分糖脂。如分布在髓鞘外层的糖脂主要为半乳糖脑苷脂，它占外层脂的40%，又如分布在神经细胞质膜外层的糖脂主要为神经节苷脂，它含一个或多个唾液酸及其它糖基，它占质膜总脂的6%。

2. 糖蛋白的不对称性

糖蛋白的糖基也只分布在细胞质膜的外表面。如红细胞质膜上的血型糖蛋白，带Ⅲ蛋白，以及许多细胞质膜上的某些激素受体，它们均属糖蛋白。

（四）质膜功能的不对称性

由于膜脂、膜蛋白和膜表面的糖脂、糖蛋白在结构分布上都具有不对称性，致使质膜内外两层脂分子的流动性不同，各种物质与离子的输送具有方向性，各种信号的接受与传递也按一定方向进行，其结果就导致质膜功能的不对称性。

二、质膜的流动性

生物膜是一种动态结构，其各组分可处于运动状态，故具有膜脂的流动性（fluidity）和膜蛋白的运动性（mobility)， 这两方面总称膜的流动性，是指膜内部的分子运动而言。细胞膜脂类在生理条件下多呈液晶态，当温度下降到某一点时，它转变为晶态，在一定温度下膜脂由晶态再转变为液晶态，这种膜脂状态的改变称为相变。此转变的临界温度值称为相变温度。各种细胞质膜内脂类的组分不同，其相变温度也不一样。如脂类的碳氢链短或具有双键时，则其相变温度低，不易形成晶态，膜脂处于液晶态。

质膜的组分复杂，膜脂在生理条件下存在分相的现象，这是由于膜上的不同磷脂其相变温度各不相同，在某一温度下，有些脂分子处于液晶态，另一些脂分子处于晶态，处于不同状态的磷脂分子分别各自汇集而形成相的分离，故造成膜脂流动性大小不一的微区（micro domain）。

（一）膜脂分子的运动

膜脂分子在质膜上以各种形式进行运动（图 7-8）。

1. 膜脂分子的侧向扩散运动 膜脂分子在质膜的二维流体平面中侧向移动，使同一层中邻近的脂分子交换位置。分子扩散速度快，一秒钟内一个脂分子可扩散10^7次。膜脂分子的侧向扩散系数D为$1.8\times10^{-8}\sim0.5\times10^{-7}cm^2/sec$，扩散距离$S=(4Dt)^{1/2}$，相当于每秒钟扩散两微米。

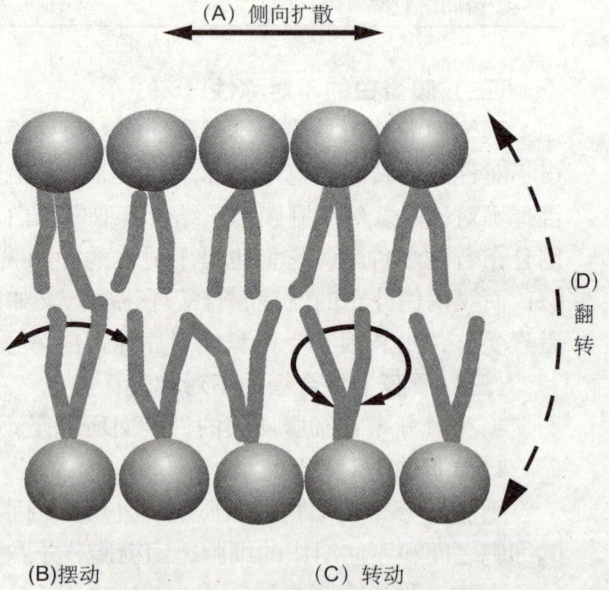

图 7-8 磷脂分子的运动

2. 膜脂分子的旋转运动 膜脂分子围绕着与膜平面相垂直的轴进行快速旋转，膜脂的碳氢链发生弯曲，在膜脂双层的中心区域，也就是靠碳氢链的尾部弯曲程度较大，脂分子旋转的平均相关时间为$10^{-8}\sim10^{-9}$秒。

3. 膜脂分子的摆动运动 膜脂分子围绕与膜平面相垂直的轴进行左右摆动。

4. 膜脂分子的伸缩振荡运动 膜脂的脂肪酰链沿着与膜平面垂直的长轴伸缩振荡运动，越靠近脂肪酰链甲基端的分子运动能力越大，显示出一种流动梯度，伸缩运动的频率小于10^{-9}秒。

5. 膜脂分子的旋转异构化运动 膜脂分子沿着其碳氢链旋转时，次甲基从反式构象向歪扭构象转变过程中形成旋转异构化作用，使脂肪酰链变短而流动性增大。变动频率约为10^{-10}秒。

6. 膜脂分子的翻转运动 膜脂分子的翻转运动是指膜脂分子从脂双层的一层翻转到另一层去的运动，运动速度极慢，分子翻转需消耗能量，并由翻转酶（flippase）催化方能进行。这对维持膜脂分子的不对称性起很大作用，这一点是非常重要的。

（二）膜蛋白分子的运动

膜蛋白分子在膜上的运动方式主要表现为侧向扩散和旋转扩散。

1. 膜蛋白分子的侧向扩散 膜中的抗原蛋白质分子在脂双层的二维平面中可以自由扩散，这种现象从细胞融合和间接免疫荧光技术所得实验结果得到证明。在小鼠细胞和人细胞进行融合时，若用发绿荧光的异硫氰荧光素FITC标记小鼠的抗体蛋白，使其与小鼠细胞质膜上的抗原相结合，用发红色荧光的罗丹明（rhodamin）标记人的抗体蛋白，使其与人细胞质膜上的抗原结合，当小鼠与人的细胞融合后，开始时在荧光显微镜下观察到，融合细胞的质膜表面上有一半区域呈绿色，另一半区域呈红色，在37℃下将此种细胞保温40分钟后，继续镜下观察，在融合细胞的质膜上则见绿色和红色的荧光点呈均匀分布。这说明鼠和人两种细胞质膜上的两种蛋白质分子在融合了的细胞质膜平面内进行了侧向扩散运动而重新进行分布。

两价抗体分子具有两个结合位点，它可以同时与两个抗原分子结合，使质膜表面抗原蛋白分子交联，抗体与抗原分子交联聚集成网络，它们在质膜表面出现成帽或成斑块的现象。外源性植物凝集素与质膜上受体结合，通过凝集素使受体交联，质膜表面也会出现成帽或成斑的现象，这是由于膜蛋白分子的侧向扩散运动所致。

用光致漂白荧光恢复法也证明了质膜蛋白质分子具有侧向扩散运动。用激光对质膜上某微区内膜蛋白分子上所标记的荧光素进行不可逆的漂白，经过一定时间后，未受激光漂白的邻近微区内标记着荧光素的质膜蛋白分子不断的侧向扩散进入已漂白的微区，显示出已漂白微区的荧光又恢复，可按荧光恢复速度计算出质膜蛋白质分子的侧向扩散系数和恢复百分率。

总之，从以上三种实验均能证明质膜蛋白质分子具有侧向扩散运动的性质。侧向扩散又可分为三种：一是自由扩散，其扩散较快，扩散系数 $D = 10^{-8} \sim 10^{-9} cm^2/s$，如青蛙的视杆外节盘状细胞质膜上的视紫红质，其D值为 $5 \times 10^{-9} cm^2/s$。二是限制性扩散，扩散速度慢，如大鼠肌细胞质膜表面乙酰胆碱受体的侧向扩散，其D值为 $10^{-9} \sim 10^{-11} cm^2/s$。三是基本不扩散，如嗜盐菌的视紫质，其D值小于 $10^{-11} cm^2/s$。从上述特点可知质膜上蛋白质分子比脂分子的侧向扩散速度慢得多。

2. 膜蛋白的旋转扩散 膜中的蛋白质分子围绕与膜平面相垂直的轴进行旋转运动。由于各种膜蛋白分子的结构不同，以及其所处的微环境方面的差异，致使各种膜蛋白分子的旋转扩散系数有很大区别，如视紫红质，Ca^{2+}-ATP酶和红细胞质膜上带Ⅲ蛋白，它们的旋转扩散系数各不同，又如视杆外节盘状细胞质膜经磷脂酶处理水解磷脂后，使膜蛋白分子的微环境改变，则其旋转扩散速度逐渐减慢。

（三）影响膜脂流动性和膜蛋白运动性的各种因素

影响膜脂流动性的因素很多，其中，如膜脂的组成成分受温度的影响，或膜脂与膜蛋白的相互作用，均可影响膜脂的流动性。影响膜蛋白运动的因素也不少，如内在蛋白与膜上其它蛋白质的相互作用，还有质膜外的药物和毒物分子的作用，同样对膜蛋白运动产生影响。

1. 胆固醇对膜脂流动性的作用 真核细胞质膜中含大量的胆固醇，它插入脂双层的磷脂分子之间，胆固醇分子的甾环区与磷脂分子的脂肪酰链相互作用，加强膜脂双层的稳定性，又增加膜脂的有序性而降低膜脂的流动性。故可以调节质膜的机械性能。

2. 脂肪酰链的不饱和程度与链长对膜脂流动性的作用 脂肪酰链上不饱和双键部位易弯曲，使链长变短则熔点变低，脂分子有序性差则流动性大，脂肪酰链的不饱和程度越高，膜脂分子的有序性越低，流动性就增加，脂肪酰链越长，其相变温度高则膜流动性降低。

3. 卵磷脂与鞘磷脂的比例对膜脂流动性的影响 哺乳类动物细胞质膜中卵磷脂和鞘磷脂的含量占膜脂总量的一半，二者在结构上差别很大，它们的流动性不同，卵磷脂所含脂肪酸的不饱和程度高，链的长度较短，相变温度低，分子的流动性大，而鞘磷脂则相反，它所含脂肪酸的饱和程度高，流动性较小。但在37℃之下两者均处于流动状态。衰老细胞的质膜中卵磷脂与鞘磷脂的比值降低，故膜脂流动性也下降。

4. 膜蛋白与膜脂分子相互作用对膜脂流动性的影响 质膜中内在蛋白与脂分子相互作用使

膜脂的微粘度增加，膜脂流动性降低。内在蛋白周围就存在一层或数层流动性较低的脂分子，这对维持质膜中酶蛋白的活性起重要作用。

5. 影响膜蛋白分子运动性的因素 质膜中内在蛋白分子聚集成群集状态时会影响膜蛋白分子的运动速度。内在蛋白与外在蛋白相互作用，或内在蛋白与质膜下的细胞骨架连接，均使膜蛋白分子的运动受到限制。质膜中作为内在蛋白的受体或抗原分子分别与膜外的配体或抗体分子相互作用以及内在蛋白与膜内外较大的药物和毒物中分子间作用均可表现出膜蛋白分子运动受阻的现象。膜蛋白之间相互作用形成的有序区域，如细胞质膜上的缝隙连接区的膜蛋白运动性亦受到很明显的限制。

质膜中外在蛋白与内在蛋白形成桥形网格结构，限制膜蛋白分子的运动性，如人红细胞质膜下的血影蛋白和锚蛋白，带4.1 蛋白和肌动蛋白短柱等以网格形式构成红细胞膜的内表面膜下网架，因为通过这个网架中的锚蛋白与质膜中的内在蛋白即带Ⅲ蛋白相连，这就限制了带Ⅲ蛋白在膜上的运动性。

（四）流动性的功能意义

细胞在正常生理条件下和适宜的环境中处于最佳的功能状态，膜脂适中的流动性和膜蛋白适度的运动性保证质膜执行功能。配体与膜受体的相互作用，外界信号引起的跨膜信息传递，物质的跨膜运输，质膜与膜下细胞骨架协调进行的吞、吐活动，膜中酶活性的保持以及红细胞质膜的变形和它穿越毛细管等这些细胞的生命活动均要求质膜具有正常的流动性。

第三节　质膜的生物学功能

质膜是由精而有序的生物分子组成的结构，在此基础上它具备特殊的生物活性和复杂的生物功能，保证细胞进行生命活动，使有机体有条不紊地应答外界的各种信息和刺激，如此细胞与机体方能生存。

一、质膜的保护和屏障作用

质膜是活细胞的边界，对细胞起保护作用，是活细胞的屏障，有选择通透性，是精密的过滤器，如使各种脂溶性和不带电荷的小分子通透，同时阻止大分子通过。但以一定方式允许脂类，氨基酸和葡萄糖等分子按需进入细胞，使代谢中间产物保留在胞内，令废物排出细胞外，它还调控胞内外物质和离子的平衡，如此维持细胞内外环境的恒定及生命的存在（图 7-9）。

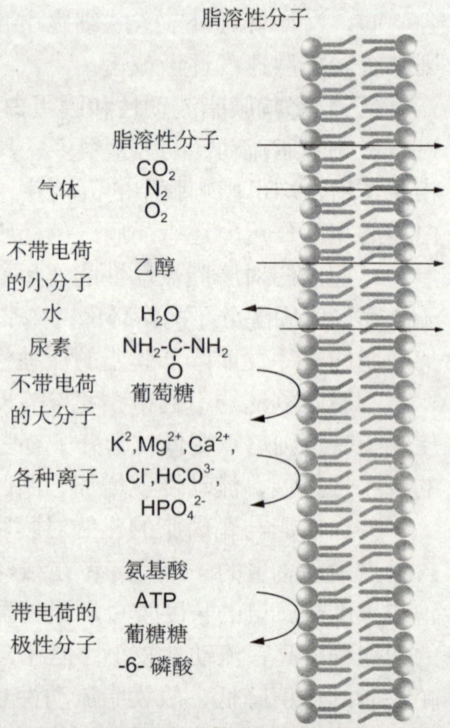

图 7-9　质膜的屏障作用

二、质膜内外物质的交换

细胞与环境之间的各种物质时刻在交流，胞内外物质的交换要通过质膜来实现。膜两侧的物质存在浓度差使物质顺浓度或逆浓度通过质膜。

被动运输：在顺浓度梯度而且不耗能的情况下，质膜能使水、脂溶性分子和非极性小分子O_2或CO_2自由通过，同样情况下，质膜上的通道蛋白和载体蛋白分别执行任务，前者使各种阳离子Na^+，K^+，Ca^{2+}，或阴离子Cl^-等通过质膜进行胞内外交换，后者若为离子载体可专门运送离子，若为分子载体可专门运输葡萄糖或其它物质。

主动运输：在逆浓度梯度时需消耗能量的情况下，就要通过质膜上的泵和专门的载体蛋白将离子、营养物和代谢物从低浓度一侧穿过质膜运送到高浓度一侧，如通过Na^+-K^+泵或Ca^{2+}泵的离子运输，还有通过Na^+泵和载体两者协同的运输等。同样情况下，另一种耗能的运输是对大分子和颗粒物质必须经过质膜的内吞或外吐向胞内、外运送此类物质（图7-10）。（详见本书第十章）

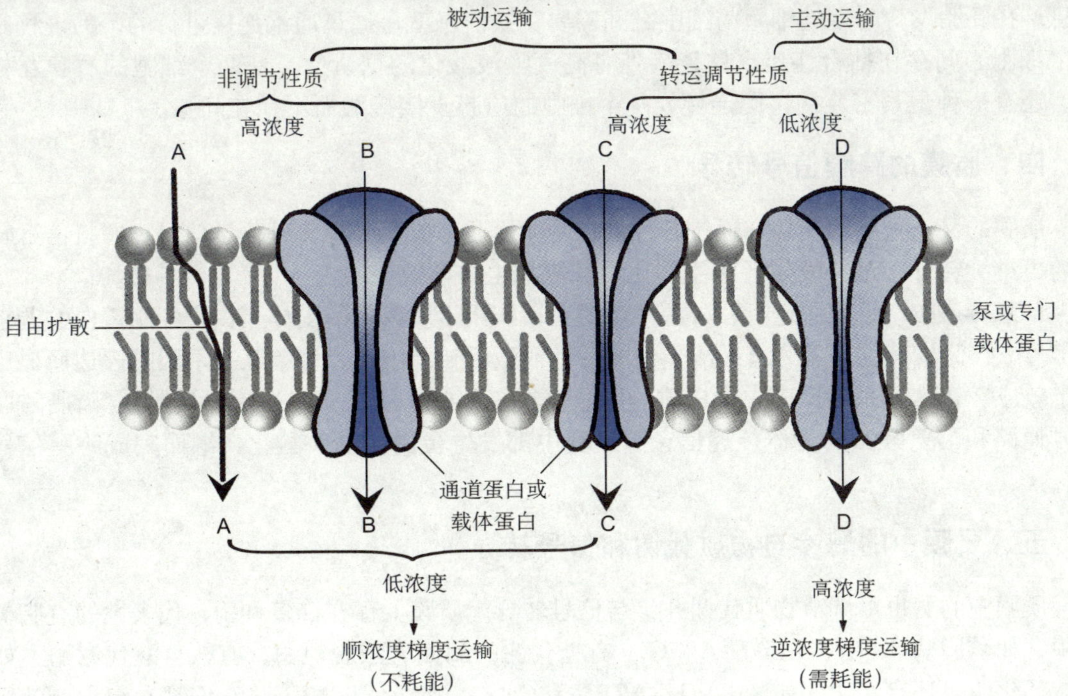

图 7-10　物质跨膜运输的分类

三、质膜与细胞的识别和粘合、连接和通讯

细胞的识别和粘合（cell recognition and adhesion）之间，细胞的连接和通讯（cell junction and communication）之间均有密切关系，细胞的这些行为是依靠质膜来实现的。活细胞具有相互识别，彼此粘合，密切连接，交往通讯等功能，使发育机体中各种细胞按类形成不同的组织器官，以完成各自的特有任务，使成体在生命过程中始终维持统一而有序的生命活动。在执行这些功能时质膜是至关重要的。

（一）质膜与细胞的识别和粘合（详见本书第十八章）

两个细胞之间通过质膜上的特定分子相互结合，显现识别与粘合作用，造成如同受精时精子和卵的识别、粘合进而融合和发育。另有是两个细胞通过其质膜与凝集因子的作用，表现识别与聚集，如细胞在胚胎发育时的识别与凝集以保证细胞的向前分化。

由于细胞质膜表面的糖蛋白，糖脂和蛋白聚糖的糖链储存着识别信息而具有识别功能，因为细胞质膜表面存在的凝集素也是一种糖蛋白，它可与另一个细胞质膜上相应的糖链结合起识别作用。还有细胞表面的糖基转移酶和它的底物可共同参与细胞识别。这些都说明细胞质膜上存在细胞识别的分子位点。

两个细胞在识别的基础上发生粘合时，由细胞粘附分子起作用，它们多数为糖蛋白，有的粘附分子要依赖 Ca^{2+} 的存在方使细胞粘合。

（二）质膜与细胞连接和通讯（详见本书第十八章）

两个细胞质膜的局部产生特化形成细胞之间的连接。一种为通讯连接，它是由管状的连接蛋白组成通道样的装置，将两个细胞串通，这种细胞间的通道可进行细胞间的通讯而互相传递信息。在胚胎发育时期的细胞与细胞之间需要交换信息就是通过通讯连接进行的。另一种是在两个细胞之间存在粘合连接，此连接处有高度唾液酸化的糖蛋白，使两个细胞的质膜互相粘连。还有一种是紧密连接，此连接处两个细胞的质膜直接接触而不存在间隙。

四、质膜的跨膜信号转导

质膜的又一重要功能是它通过各种内在受体蛋白来感受外界多种化学信号，并将信号转到胞内再继续转导，最终发生各种生物化学反应和生物学效应。

信息传递按一定规律进行，外源性刺激直接作用于质膜中的受体蛋白，经酶蛋白的调控产生信号，再激发其它一系列有关酶蛋白的活性或激活转录因子，调节某些基因的表达而显出生物学效应。在这一系列反应中蛋白质的磷酸化具有重要作用。在cAMP信号转导、磷脂酰肌醇信号通路和酪氨酸激酶受体传递信息等过程中都发生蛋白质的磷酸化，继而完成跨膜信号转导。

五、质膜中的酶参与物质代谢和信号转导

质膜中的酶也可调节物质代谢并参与信号转导。质膜上存在许多种酶，代表性的有脂类代谢酶，如磷脂酶C，有蛋白激酶A和C，有糖代谢的酶如乳酸脱氢酶，有核苷酸代谢酶，如腺苷酸环化酶，还有ATP酶如Na^+，K^+-ATP酶和Ca^{2+}，Mg^{2+}-ATP酶等，它们都参与和调节细胞的物质代谢。

当 Ca^{2+} 激活质膜上的磷脂酶 A2，产生溶血磷脂时，就使质膜受损而细胞死亡或红细胞发生溶血。

质膜中的受体酪氨酸激酶、丝氨酸激酶、磷脂酶C、腺苷酸环化酶等均参与细胞的信号转导。(详见本书第二十章)

第四节　质膜与疾病

质膜是细胞的重要组成部分，它是细胞进行生命活动与环境保持协调的必要结构，是细胞正常生存的保障，只有质膜的结构完整与功能正常，方能使细胞的生命活动正常进行。质膜的完整保证了物质跨膜运输、信息跨膜转导。

许多疾病的根本原因或结果均与细胞质膜的结构与功能异常有关。肿瘤细胞的恶性生长和

转移，老化细胞的变化均有质膜的异常发生。

一、细胞质膜与癌变

癌变细胞质膜上脂成分的改变影响电荷性质变化，也就是癌细胞发生物理性质变化。肿瘤细胞质膜中胆固醇的含量比正常质膜减少，故小鼠淋巴瘤细胞质膜的流动性比正常者增大。人白血病患者的淋巴细胞的膜脂流动性也增加。膜脂流动性是质膜的基本特性之一，它必须维持在适宜的程度方能保证质膜的正常功能，以维护细胞的正常生命过程和应答外界环境的变化。若细胞对其质膜的流动性失去自我调节的能力，则细胞产生病变或癌变。

细胞质膜表面有一种外在蛋白称为 LETS（large external transformation sensitive protein），它具有多种生理功能，控制细胞的生长和变异，控制细胞形态和细胞间的相互聚集，以及细胞与其外基质的粘附，还控制肿瘤的发生等。由于癌变细胞的蛋白水解酶活性增高，而将LETS水解，并使此蛋白质变性，故在肿瘤的恶性增长期LETS减少的很快，甚至逐渐消失，因此使细胞质膜上LETS应有的功能减退，并且细胞也因此表现异常，如成纤维细胞正常时其形态为梭形，癌变后改变为圆形，并且与培养皿粘附减弱，这就是与 LETS 的缺乏有关。

在病毒或化学致癌物导致的细胞恶性转化过程中，如果参与糖脂合成的半乳糖基转移酶的活性下降，则糖脂合成反应受阻，使一种糖脂 GM_2 堆积，使另两种糖脂 GM_1 和 $GD_{1\alpha}$ 都减少，（GM_2 是含 3 个中性糖和 1 个唾液酸的神经节苷脂，GM_1 是含 4 个中性糖和 1 个唾液酸的神经节苷脂，$GD_{1\alpha}$ 是含 4 个中性糖和 2 个唾液酸的神经节苷脂，其中 α 为唾液酸的同分异构体）。这就影响质膜上糖脂的组装，造成膜糖脂的缺乏。白血病患者，由于其细胞的糖基转移酶发生变异，癌细胞质膜上唾液酸的含量发生变化。如淋巴瘤患者，其每个淋巴细胞质膜表面含唾液酸的总量为增至18.4×10^{10}μmol，又如急性白血病患者的每个白细胞质膜表面的唾液酸总量为 6.3×10^{10}μmol 不同种的白血病其唾液酸含量发生不同变化。细胞质膜上糖脂和糖链中唾液酸的含量变化影响和改变质膜的正常功能。

癌细胞在跨膜信息传递的功能上表现为控制失调。如肿瘤对细胞表面信号的调节是失控的，尤其对抑制增殖的信号不能进行正常的接受和传递，使细胞处于失控的无限增殖状态，发展为细胞的恶性生长并具有 “不死性”，肿瘤细胞质膜下的微丝和微管减少并呈无序排列，微丝常呈编织状团块，这些结构状态使跨膜信号的转导发生紊乱，造成癌细胞的增殖失控更加严重。

致癌的原因和机理是非常复杂的，癌变过程与细胞生命活动各环节的异常改变有密切关系。以上仅涉及癌细胞质膜的组成、特性和功能的异常而已。

二、细胞质膜与衰老

衰老的红细胞质膜，其组成成分和性质均发生变化，其质膜上的胆固醇增加，膜脂易被氧化而受损，由于膜脂过氧化使谷胱甘肽过氧化物酶和谷胱甘肽还原酶的活性都降低，过氧化物丙二醛就抑制了质膜上的酶活性。衰老的红细胞质膜受氧自由基的损伤，导致质膜结构的破坏，质膜面积逐步减少，质膜上的许多受体蛋白、植物凝聚素受体、唾液酸等均随之减少。膜脂流动性和膜的变形性都降低。这些改变都直接影响红细胞的结构，使其功能衰退和寿命缩短。

衰老的神经元细胞质膜中的神经节苷脂上的唾液酸数量减少，膜上负电荷数降低。影响神经细胞的正常功能。

三、细胞质膜与其它疾病

因细胞质膜结构功能上的变化导致的疾病也不在少数，现选其重要者简述之。

1. 霍奇金　霍奇金病的病因，经研究认为是脑神经元细胞质膜上的多巴胺受体的活性下降，是为致病原因之一。

2. 家族性高胆固醇血症　家族性的高胆固醇血症，因质膜上缺少LDL受体所致，LDL受体缺少使质膜上结合的LDL数目就减少，LDL所包裹的胆固醇就不能经受体介导的内吞途径入胞，而导致血中的胆固醇含量增高，造成高胆固醇血症。

3. 矽肺　矽肺是伴有肺巨噬细胞质膜受损伤的一种疾病，威胁着患者的生命。这种疾病是由二氧化硅（石英）粉尘被吸入肺所致。肺巨噬细胞内溶酶体的酶不能消化石英粉尘，故二氧化硅的硅醇基团引发细胞质膜损伤，硅醇基氢键与膜脂分子结合使肺巨噬细胞质膜破坏，硅醇基氢键与膜蛋白质分子结合则膜蛋白的构象改变，影响质膜的结构稳定性，这两方面的损坏作用均使肺巨噬细胞质膜的结构与功能异常。

（苏雅娴）

参考文献

1. Harvey Lodish et al. Molecular Cell Biology. W. H. Freeman and Company. New York 2004 5th edition 147-196

2. Gerald Karp Cell and Molecullar Biology (Concept and Experiments) John Wiley & Sons, Inc. New York 2002 third edition 122-150

3. Bruce Alberts et al. Molecular Biology of the ell GS Garland Science Taylor &Francis Group. 2002-10 fourth edition 583-614

4. 汪堃仁. 细胞生物学. 北京: 北京师范大学出版社, 1998 第二版. 52-109

5. Bevers EM. et al. Lipid translocation across the plasma membrane of mammalian cells. Biochim. Biophys. Acta 1999: 1439, 317-330

6. Rodgers W & Glaser M. Distribution of proteins and lipids in the erythrocyte membrane Biochemistry 1993: 32. 12591-12598 (1993)

7. Christopher J. Fielding, Phoebe E. Fielding. Relationship between cholesterol trafficking and signaling in rafts and caveolae. Biochimica et Biophysica Acta 1610 (2003) 219-228

8. 周柔丽，“糖复合物及细胞粘附分子与肿瘤细胞的侵袭转移”, 吴秉诠、方伟岗主编《肿瘤转移》, 2005, 浙江科技出版社, 印刷中

第八章　细胞质

原核细胞的结构比较简单，胞内物质由细胞膜包围。真核细胞不同于原核细胞，在光学显微镜下，可将真核细胞分为细胞膜（cell membrane）、细胞质（cytoplasm）和细胞核（nucleus）三部分。细胞质是指细胞质膜以内、核以外的部分，包括细胞质基质（cytoplasmic matrix，也称胞质溶胶或细胞液cytosol）、细胞器（organelle）和内含物（inclusion）等。细胞器有多种，其中具有单层界膜的细胞器，如内质网、高尔基复合体、溶酶体、过氧化物酶体以及其他各种膜性小泡等，统称为内膜系统(endomembrance system)。这些膜性细胞器在细胞质内相互分隔，形成封闭性区室（compartment）；各个区室均具有一套独特的酶系，互不干扰地执行专一的功能。同时，内膜系统又在结构和功能上相互关连。而由双层膜包绕的细胞器，如线粒体、叶绿体（植物细胞）和细胞核并不属于内膜系统。细胞质内除上述膜性细胞器外，尚存在不具有界膜的结构，包括由微丝、微管、中等纤维构成的细胞骨架系统，核糖核蛋白体，中心体、蛋白酶体等。所有这些细胞质中的结构均由其特异的蛋白质组成，具有一定的形态结构，各执行一定的功能。细胞的各种细胞器、有形结构和内含物均分布于细胞质基质之内。各细胞器之间以及细胞器与基质间又彼此相互依存、高度协调地进行各种细胞内的代谢过程及生命活动。

内膜系统及细胞骨架系统参见本书第九章和第十二章，本章重点介绍细胞质基质、核糖核蛋白体和蛋白酶体。

第一节　细胞质基质

在研究细胞质基质的过程中，曾赋予它诸如细胞液(cell sap)、透明质(hyaloplasm)、胞质溶胶(cytosol)、可溶相（soluble phase)、细胞质基质(cytoplasmic matrix or cytomatrix）等十几个名称，其涵义也不断地更新与完善。

Cytosol 原本是生物化学家多采用的名称，它是指通过差速离心方法分离细胞匀浆中的各种有形组分，先后除去细胞核、线粒体、溶酶体、高尔基体和细胞膜等细胞器或细胞结构后，存留在上清液中的主要成分。目前细胞生物学家多用cytosol一词代表细胞质基质，即真核细胞的细胞质中除去可分辨的有形结构以外的胶状物质。

细胞质基质是细胞的重要结构成分，其体积约占细胞质体积的一半以上（表8-1)。细胞质基质是蛋白质合成和降解的场所，很多重要的中间代谢反应也发生在细胞质基质中。细胞与环境，细胞质与细胞核，以及细胞器之间的物质运输、能量交换、信息传递等都要通过细胞质基质来完成。

一、细胞质基质的化学组成

细胞质基质的主要成分包含有水、无机离子（如K^+、Na^+、Cl^-、Mg^{2+}、Ca^{2+}等）等小分子，还有脂类、糖类（葡萄糖、果糖、蔗糖等)、氨基酸、核苷酸及其衍生物等中等分子，以及蛋白质、RNA、多糖等大分子。其中包含与中间代谢有关的数千种酶类。

细胞质基质中蛋白质约占20%～30%，形成一种粘稠的胶体，多数水分子是以水合物的形式紧密地结合在蛋白质和其他大分子表面的极性部位，只有部分水分子以游离态存在，起溶剂作用（图 8-1）。

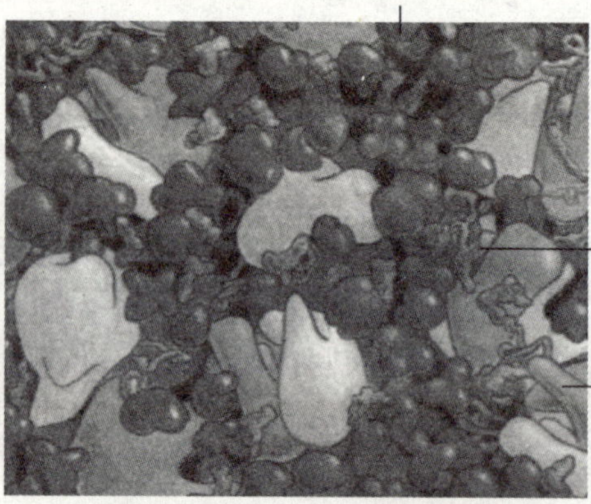

图 8-1 细胞质基质的结构示意图

（引自 Alberts 等，Molecular Biology of The Cell, 2002）

细胞质基质是一个高度有序的体系。其中细胞质骨架纤维贯穿在粘稠的蛋白质胶体中，多数的蛋白质直接或间接地与骨架结合，或与生物膜结合，从而完成特定的生物学功能。如与糖酵解有关的酶类，彼此之间可能以弱键结合在一起形成多酶复合体，定位在细胞质基质的特定部位，催化从葡萄糖至丙酮酸的一系列反应。前一个反应的产物即为下一个反应的底物，二者间的空间距离仅为几个纳米，各个反应途径之间也以类似的方式相互关联，从而有效地完成复杂的代谢过程。

二、细胞质基质的功能

细胞质基质担负着一系列重要的功能。许多中间代谢过程都在细胞质基质中进行，如糖酵解过程、磷酸戊糖途径、糖醛酸途径、糖原的合成与部分分解过程等等。

某些蛋白质的合成与脂肪酸的合成也在细胞质基质中进行。除线粒体和植物细胞叶绿体中能合成少量蛋白质外，绝大多数蛋白质均在细胞质基质中的核糖核蛋白体上开始合成，N端含有特定信号序列（signal sequence）的蛋白质于合成起始后很快就转移到内质网膜上，并插入于内质网腔，边翻译边移行。其中的分泌蛋白质以膜泡运输的方式在细胞质基质中由内质网转运至高尔基体，再移向细胞膜，最后分泌到细胞外。其他蛋白质的合成在细胞质基质中完成，并根据蛋白质自身所携带的信号，分别转运到线粒体、叶绿体、微体以及细胞核中。在细胞质基质中合成的蛋白质，半数以上将分门别类地转移到细胞核和细胞器中。也有些蛋白质则驻留在细胞质基质中，构成本身的结构成分。

除此之外，细胞质基质在蛋白质的修饰、蛋白质的选择性降解（参见本章第三节）等方面也起着重要作用。

细胞质基质另一方面的功能是与细胞质骨架相关的。细胞质骨架作为细胞质基质的主要结构成分，不仅与细胞的形态维持、细胞的运动、细胞内的物质运输及能量传递有关，而且也是细胞质基质结构体系的组织者，为细胞质基质中其他成分和细胞器提供锚定位点。有人估计一个直径为 16μm 的细胞，其细胞骨架的表面积可达 $50 \times 10^3 \sim 100 \times 10^3 \mu m^2$，而相同直径的球形细胞的表面积仅有$0.8 \times 10^3 \mu m^2$。这样大的表面积不仅限制了水分子的运动，而且把蛋白质、mRNA等生物大分子固定在特定的位点，在细胞质基质中形成了更为精细的区域，使复杂的代谢反应高效而有序地进行，其功能在某种程度上类似于细胞的内膜系统，使细胞有了细胞核与细胞质及膜围绕的各种细胞器的区分。所不同的是，在细胞质基质中不是靠生物膜来划分和把蛋白质分子限定在膜的二维平面上，而是通过与骨架蛋白分子间的选择性结合，使生物大分子锚定在细胞骨架三维空间的特定区域。

表 8-1 肝细胞中细胞质基质及细胞内主要细胞器所占体积百分比

（参考 Alberts 等，Molecular Biology of The Cell, 2002）

细胞组分	体积百分比
细胞质基质	54
线粒体	22
粗面内质网	9
滑面内质网和高尔基体	6
细胞核	6
过氧化物酶体	1
溶酶体	1
胞内体	1

第二节 核糖核蛋白体

核糖核蛋白体（ribosome）是一种颗粒状的结构，没有被膜包裹，由蛋白质与RNA组成。1953 年，Robinsin 和 Brown 用电镜观察植物细胞时发现了这种颗粒结构。1955 年 Palade 在动物细胞中也观察到类似的结构。1958 年 Roberts 建议把这种颗粒结构命名为核糖核蛋白体，简称核蛋白体或核糖体。

核糖核蛋白体广泛存在于原核细胞和真核细胞。即使最小最简单的支原体细胞，也至少含有数以百计的核糖核蛋白体。线粒体和叶绿体中也含有核糖核蛋白体。目前，仅发现在哺乳动物成熟的红细胞等极个别高度分化的细胞内没有核糖核蛋白体。因此可以说核糖核蛋白体是细胞最基本的不可缺少的结构。

核糖核蛋白体是蛋白质合成的装配机，其唯一的功能是以RNA为模板，即按照mRNA的指令，由氨基酸高效且精确地合成多肽链。

一、核糖核蛋白体的基本类型与化学组成

生物体内含有两种基本类型的核糖核蛋白体：一种是70S（S为Svedberg沉降系数单位）的核糖核蛋白体，其相对分子质量为 $2\,500 \times 10^3$，存在于原核细胞；另一种是 80S 的核糖核蛋白体，相对分子质量为 $4\,800 \times 10^3$，存在于真核细胞。此外，真核细胞线粒体与叶绿体内的核糖核蛋白体近似于70S。70S和80S的核糖核蛋白体，均由大小不同的两个亚单位（subunit）构成。

核糖核蛋白体的主要成分是蛋白质与RNA。核糖核蛋白体RNA称为rRNA，蛋白质称r蛋白，蛋白质含量约占40%，RNA约占60%。r蛋白分子主要分布在核糖核蛋白体的表面，而rRNA则位于内部，二者靠非共价键结合在一起。

通过化学方法可逐级去掉核糖核蛋白体上的蛋白质，最后得到纯化的rRNA。对核糖核蛋白体的成分分析结果显示，在70S 核糖核蛋白体中，小亚单位为30S，由 16S rRNA 和 21 种不

同的蛋白质(称 S 蛋白）组成，大亚单位为 50S，由 23S rRNA、5S rRNA 和 31 种蛋白质(称 L 蛋白）组成（图 8-2)。在 80S 的核糖核蛋白体中，小亚单位为 40S，由 18S rRNA 和 33 种蛋白质分子组成，大亚单位为 60S，由 28S rRNA、5S rRNA 和 5.8S rRNA 及 50 种蛋白质组成(图 8-2)。

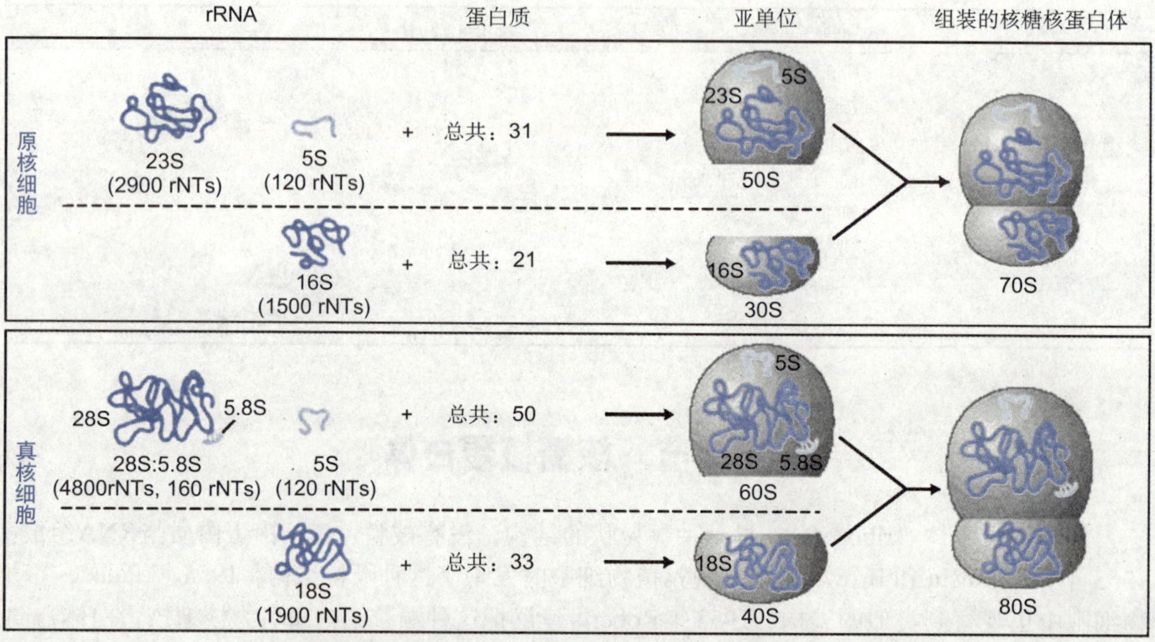

图 8-2 原核细胞与真核细胞核糖核蛋白体成分的比较

（参考 Lodish 等，Molecular Cell Biology, 2004）

在不同的真核细胞中，核糖核蛋白体也存在着差异，如动物细胞核糖核蛋白体的大亚单位内有 28S rRNA，而植物细胞、真菌细胞与原生动物细胞内，核糖核蛋白体的大亚单位中却不是28SrRNA，而是25～26 SrRNA；在低等真核生物细胞中，构成核糖核蛋白体的rRNA类型比较复杂，可能不仅限于以上几种。

核糖核蛋白体是一种动态结构，其大小亚单位在细胞内常常游离于细胞质基质中，只有在参与翻译过程时，大亚单位才与小亚单位结合形成完整的核糖核蛋白体。肽链合成终止后，大小亚单位解离，又游离存在于细胞质基质中。

二、核糖核蛋白体的形态结构

核糖核蛋白体是电子密度高的椭圆形颗粒，直径20～30nm。原核细胞中核糖核蛋白体较小，为 16nm × 18nm × 20nm，真核细胞的核糖核蛋白体宽 25nm，长 30nm。每个核糖核蛋白体由大、小两个亚单位组成。大亚单位侧面呈圆锥形，在一侧伸出三个突起，分别称为中央突、柄和嵴。小亚单位的外形像哺乳动物的胚胎，侧面观略呈弧形，可分为头部、基部和平台三部分。大、小亚单位结合时，两者凹陷的部位相互对应，形成一个空隙，mRNA从此穿过。大亚单位的中央还有一与其基底面相垂直的中央管，在蛋白质合成时，新合成的多肽链经中央管穿过，以保护多肽链不受蛋白水解酶的分解（图 8-3）。

有关rRNA在核糖核蛋白体中的空间结构以及它与组成核糖核蛋白体的蛋白质之间的相互作用极为复杂，这里不再讨论。

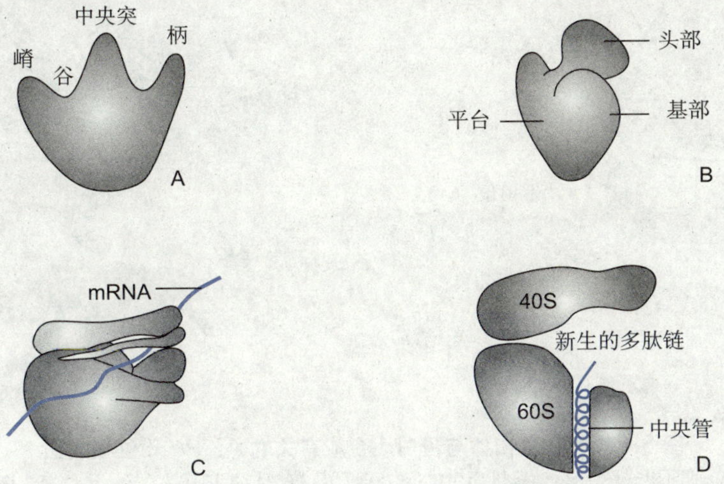

图 8-3　核糖核蛋白体结构模式图

A. 大亚单位；B. 小亚单位；C. 大、小亚单位的结合；D. 核糖核蛋白体的剖面图（引自周柔丽等，《医学细胞生物学》，1992）

三、核糖核蛋白体与蛋白质合成

在原核细胞中，核糖核蛋白体除少数附着在质膜内侧外，大部分以游离形式存在。在真核细胞中，很多核糖核蛋白体附着在内质网膜的外表面，与内质网形成复合细胞器，即粗面内质网（图9-1,9-2），还有一部分核糖核蛋白体以游离形式分布在细胞质基质内。其中呈游离状态的核糖核蛋白体称为游离核糖核蛋白体，附着在膜上的核糖核蛋白体称为附着核糖核蛋白体。两者的结构与化学组成相同，但所合成的蛋白质种类不同，游离核糖核蛋白体主要合成细胞内的某些结构性蛋白质，附着核糖核蛋白体主要合成细胞的分泌蛋白、膜蛋白和内质网腔驻留蛋白等。

核糖核蛋白体的结构决定了它在蛋白质合成中的重要作用。核糖核蛋白体上具有一系列与蛋白质合成有关的结合位点与催化位点（图 8-4）：

（1）与 mRNA 结合的位点；

（2）与新参入的氨基酰 tRNA 的结合位点 - 氨基酰位，又称 A 位(aminoacyl site）或受位（acceptor site）；

（3）与延伸中的肽酰 tRNA 的结合位点 - 肽酰位，又称P 位（peptidyl site）或给位（donor site）；

（4）与肽酰 tRNA 从 A 位转移到 P 位相关的转移酶的结合位点；

（5）肽酰转移后与即将释放的 tRNA 的结合位点 -E 位；

（6）肽酰转移酶的催化位点。

此外还有与蛋白质合成有关的其他起始因子、延伸因子和终止因子的结合位点。

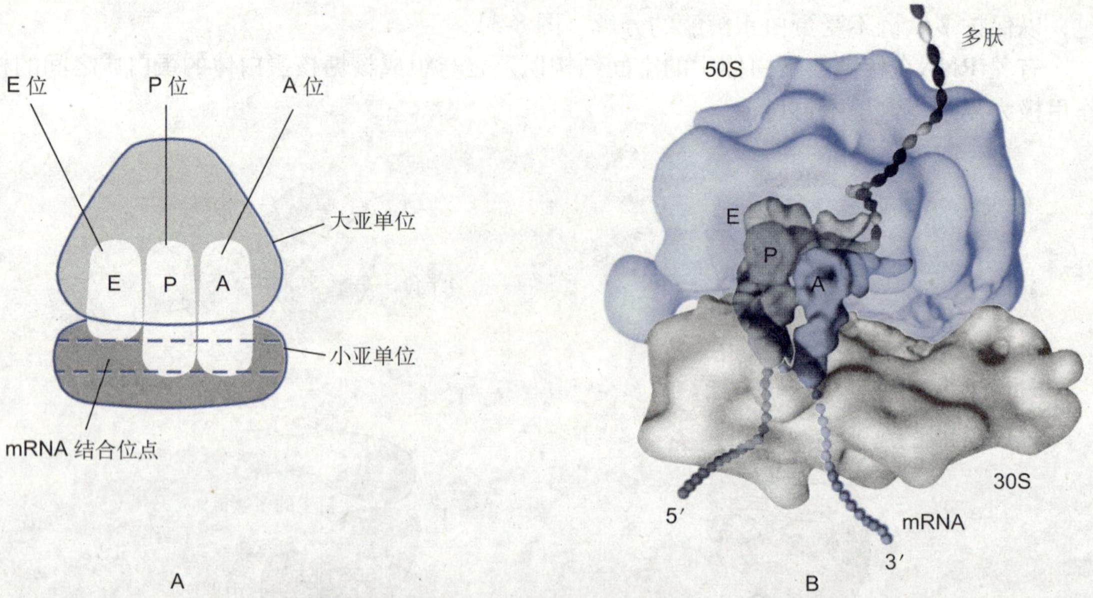

图 8-4 核糖核蛋白体与蛋白质合成有关的 A、P、E 位模式图

A. 平面模式图；B. 计算机衍生的 E. coli 70S 核糖核蛋白体 A、P、E 位模式图

（参考 Lodish 等，Molecular Cell Biology, 2004）

在细胞内合成蛋白质时，核糖核蛋白体并不是单个独立地执行功能，而是由多个甚至几十个核糖核蛋白体串连在一条 mRNA 分子上，形成蛋白质合成的功能单位，多聚核糖核蛋白体（polyribosome或polysome）（图8-5）。多聚核糖核蛋白体中的各个核糖核蛋白体可在同一时间

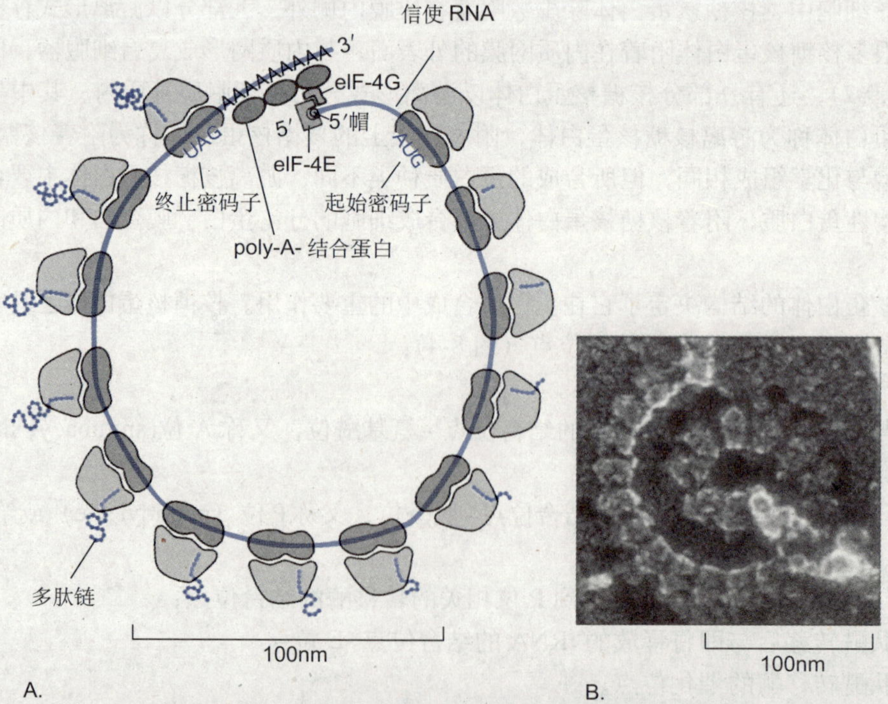

图 8-5 A. 蛋白质合成过程中的多聚核糖核蛋白体模式图；B. 电镜所示多聚核糖核蛋白体

（参考 Lodish 等，Molecular Cell Biology, 2004）

内与同一个 mRNA 相连，在一条 mRNA 上可以同时合成多条同种多肽链，大大提高了蛋白质合成的效率。核糖核蛋白体沿 mRNA5’ → 3’ 方向阅读密码子，最后形成多肽链。

在核糖核蛋白体上进行的蛋白质合成过程可分为三个阶段，即起始、延伸和终止（详见本系列教材《生物化学》第十四章）。

四、翻译水平的调节

蛋白质的合成过程是以核糖核蛋白体为基地并被其催化完成的。该过程十分复杂，涉及成分众多，如氨基酸活化酶、肽链合成起始、延长和终止因子等，因而可通过调节参与其中的各成分的作用而调控蛋白质翻译水平。目前已发现一些调节主要在起始阶段和延长阶段，尤其是起始阶段。如起始因子活性的调节、Met-tRNA^{iMe}t与小亚单位结合的调节、mRNA与小亚单位结合的调节等（详见本系列教材《生物化学》第十五章）。

第三节　蛋白酶体

细胞内蛋白质的降解是一个高度复杂、精密调控的系统，该系统控制着细胞内某些蛋白质的水平，在细胞的生命和死亡过程中起着重要作用。细胞内蛋白质的寿命长短相差悬殊，短的只要几分钟（如调控细胞周期运行的周期蛋白等），长的与机体的寿命等长（如晶体蛋白等）。蛋白质的寿命主要由其降解来控制。真核细胞中蛋白质的降解主要有两种途径，一种是不依赖ATP的过程，在溶酶体内进行，主要降解细胞外来源的蛋白质和胞内老化或有缺陷的细胞器中的蛋白质；另一种是依赖 ATP 并受泛素（ubiquitin）调节的蛋白质降解过程，即泛素-蛋白酶体途径（ubiquitin-proteasome pathway，UPP），在蛋白酶体内进行，该过程是高效的和高度选择性的，主要降解细胞内异常的和短寿命的蛋白质，如变性的、折叠不正确的、含有氧化的或其他异常结构、氨基酸残基的蛋白质。

泛素是一种进化上高度保守、普遍存在于真核细胞的小分子蛋白质，它本身并不降解蛋白质，但它像标签一样，被贴上标签的蛋白质就会被运送到细胞内的“垃圾处理厂”—蛋白酶体，在那里被降解。

蛋白质被贴上标签的过程被称为“死亡之吻”，该过程需要一个多酶系统，包括泛素活化酶（Ub-activating enzymes）(E1)、泛素耦联酶（Ub-conjugating enzymes）(E2）及泛素连接酶(Ub-ligases)(E3)。一般情况下，细胞内异常的或不需要的靶蛋白首先与泛素分子共价结合而被标记，然后又不断地在靶蛋白分子加上多个泛素分子形成泛素分子链，这种多泛素化的靶蛋白通过蛋白酶体的作用而进一步被水解。

蛋白酶体（proteasome）是一个 26S 的多亚单位蛋白酶复合体，呈中空、圆桶状，由 20S 催化亚单位和 19S 调节亚单位两大部分组成。蛋白酶体对蛋白质的降解是与其周围环境隔离的。经蛋白酶体降解的蛋白质主要包括两大类，一类是错误折叠或异常的蛋白质，另一类是需要进行数量调控的蛋白质。蛋白质在蛋白酶体中的降解是一个需要ATP的过程，由泛素分子与蛋白酶体共同完成对靶蛋白的降解，而泛素分子可循环利用。经蛋白酶体消化的产物主要为含 7 ~ 9 个氨基酸的寡肽，后者可被细胞内其他蛋白水解酶进一步降解成为单个氨基酸。

从 20 世纪 80 年代初发现泛素调节的蛋白质降解以来，人们逐渐认识到泛素-蛋白酶体途径不仅是破坏异常的或不需要的靶蛋白的重要机制之一，而且是调节多种重要生命活动，如细胞周期、基因转录、DNA修复、胚胎发生、细胞凋亡和新生蛋白质的质量控制等的关键机制。因此，2004年10月6日，瑞典皇家科学院将2004年度诺贝尔化学奖授予以色列科学家阿龙·切哈诺沃、阿弗拉姆·赫尔什科和美国科学家欧文·罗斯，以表彰他们发现了泛素调节的蛋白质降解。

一、蛋白酶体的结构

蛋白酶体组分众多，是迄今为止发现的最大、最复杂的蛋白质复合体，约占全部基因产物的1%～2%。真核细胞中蛋白酶体存在于细胞质和细胞核，是真核细胞中分解内源性蛋白质的主要酶系统。

真核细胞中蛋白酶体在密度梯度离心中的沉降系数为26S，故又称其为26S蛋白酶体。26S蛋白酶体的分子量约2.5 mDa，由一个20S核心颗粒（core particle，CP）和1～2个19S调节颗粒（regulator particle, RP）组成（图8-6）。

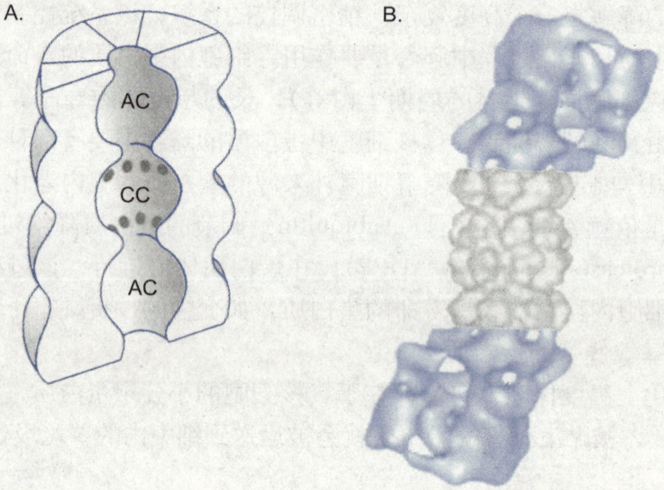

图8-6　A. 20S蛋白酶体的剖面图，圆点代表其活性位点；B. 根据电镜图像模拟的完整蛋白酶体的结构图，中间为20S蛋白酶体，两端为19S帽。（参考 Alberts，Molecular Biology of The Cell, 2002）

（一）20S蛋白酶体

26S蛋白酶体核心颗粒的沉降系数为20S，所以又称20S蛋白酶体，分子量约21～31 kDa，是26S蛋白酶体的催化核心。真核细胞中，20S蛋白酶体占细胞蛋白质总量的1%。

20S蛋白酶体是一圆桶状结构，长15nm，宽11nm，由4个环堆砌而成，每个环有7个亚单位。中间两个内环是β亚单位环，它们组成一个直径约5nm的中心腔（central cavity, CC），腔内侧是催化活性位点所在。外环是α亚单位环，形成一直径约1.3nm的入口，控制底物的进出，仅允许解折叠的多肽通过。中心腔通过一狭窄缢痕与由β亚单位和α亚单位构成的外腔（antechamber, AC）相连。真核生物中，内外环的7个α、β亚单位同源性很高但又各不相同（α1-7β1-7β1-7α1-7），而原核生物中则7个α亚单位和7个β亚单位完全相同（α7β7β7α7）。

真核生物中，β 亚单位环上各有 3 个活性位点，共 6 个活性位点。而原核生物中，因其 β 亚单位均相同，所以具有 14 个活性位点（图 8-6）。

α 亚单位控制着被降解底物和降解产物进、出蛋白酶体。20S 蛋白酶体的 α 环中央口被 α 亚单位N末端肽链所占据，这使外侧的α环完全关闭，防止细胞内不应被水解的蛋白质进入圆筒状结构内部与酶的催化部位相接触而遭到水解破坏。α3 亚单位对 α 环的关闭至关重要，因为它与所有其他 α 亚单位的 N 末端相互作用。α3 亚单位 N 末端 9 个残基缺失的突变体（α3 Δ N）可导致组成性活化的肽水解。α 环的 7 个亚单位均无催化活性，但它们可提供不同调节亚单位复合体（19S 或 11S 复合体等）的锚定位点。α 亚单位含核定位信号，可标定蛋白酶体进入核内。

真核生物中，20S 蛋白酶体的 β 环上各有 3 个活性位点（β5/k33, β2/Δ17, β1/T1），它们分别对蛋白质的疏水性、碱性、酸性氨基酸残基的羧基端进行水解，即分别具有糜蛋白酶样（chymotrypsin-like）、胰蛋白酶样（trypsin-like）和肽 - 谷氨酰 - 肽水解活性（peptidylglutamyl-peptide hydrolysing，PGPH）活性。β- 亚单位可以组成性或诱导性表达。不同生理状况下组装成具有不同水解特征的复合体。游离的β亚单位没有活性。3个活性β亚单位以前体形式存在，经自身剪切，使活性中心的苏氨酸残基暴露于成熟亚单位的N端。其他无活性的4个β亚单位的 N 端没有被切除，所以不具活性。

对于原核生物20S蛋白酶体的调控机制目前尚无充分了解。真核细胞中20S核心颗粒的肽酶活性可被不同的处理条件（如核心颗粒与调节颗粒形成26S蛋白酶体全酶时）激活，其他内源性的活化因子包括干扰素诱导的PA28/11S REG 复合体和温和的化学处理，如 SDS 处理等。

（二）19S 调节颗粒

19S 调节颗粒位于 20S 蛋白酶体的一端（26S）或两端（30S），与 20S 蛋白酶体结合后可显著提高其活性。19S 复合体的分子量为 700 kDa，又称为 PA700（proteasome activator of 700 kDa）。19S 复合体至少由 17 个不同的亚单位构成，这些亚单位又分为两部分：盖部（lid subcomplex）和基底部（base subcomplex）。

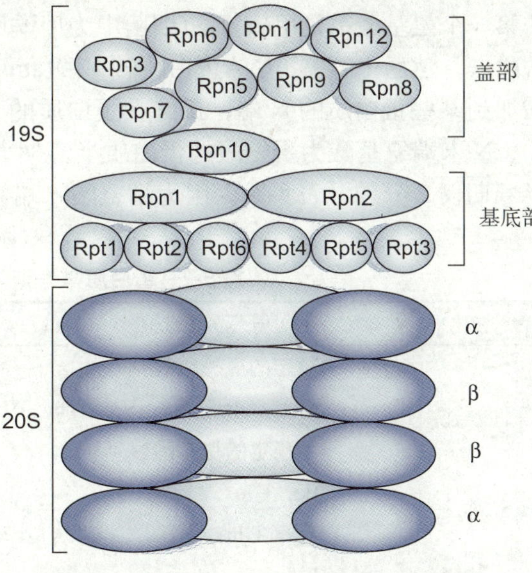

图 8-7　蛋白酶体的组成成分

（参考 Aaron Ciechanover. Nature Reviews/Molecular Cell Biology, 6:79-86，2005）

基底部位于20S核心颗粒的两侧，含有6个属于 AAA 家族的 ATPase 亚单位，Rpt 1-6（Rpt，regulatory particle ATPase）和 2 个非 ATPase 亚单位，Rpn 1、2（Rpn，regulatory particle non-ATPase）。在人类和酵母中，各 ATPase 间的同源性达 75%，而非 ATPase 间的同源性为 30% ~ 45%。Rpn2, Rpn1 是各有 900个氨基酸残基的同源蛋白质，也是19S复合体中最大的蛋白质（图 8-7）。

盖部坐落在基底部上面，是一个约 400 kDa 的复合体，由 9 个 Rpn 亚单位构成。在降解非泛素化蛋白质底物时，无盖部的蛋白酶体仍具有活性，但降解泛素化蛋白质底物时，蛋白酶体必须有盖部结构存在。最近的研究证明Rpn11亚单位具有去泛素化作用，可水解多聚泛素链，使泛素从Ub-蛋白质上释放出来。这是目前所知的盖部的唯一酶活性。Rpn10 连接基底部和盖部以及 19S 复合体中其他的亚单位（图 8-7）。

19S复合体没有水解蛋白质的功能，其重要功能之一是识别多泛素化的蛋白质。作为多泛素链的特异性受体，Rpn10、Rpt5参与靶蛋白的识别。19S复合体的第二个功能是打开α环口。19S 复合体基底部的 Rpt 亚单位直接与 20S 核心颗粒的 7 个 α 亚单位结合，可使 ATP 水解供能，有助于底物蛋白质的解折叠并发生变性，同时 α 环口打开，将底物送入蛋白酶体。

19S 复合体对 20S 蛋白酶体的活性至关重要。如无 19S 复合体，则 20S 蛋白酶体不能降解泛素化蛋白质。20S蛋白酶体自身一般只能降解小肽，有时也能降解蛋白质，但必须先被激活(如，SDS，加热等)。而26S蛋白酶体一般只降解解折叠的泛素化的蛋白质，只有少数未泛素化的蛋白质被其降解。一旦底物进入 20S 蛋白酶体，则迅速被降解成 4 ~ 24 残基的小肽。

二、泛素 - 蛋白酶体系统对蛋白质的降解

（一）泛素 - 蛋白酶体系统对靶蛋白的选择

细胞中的蛋白质处于不断地通过合成与降解来进行更新的动态过程中。细胞质基质中的蛋白质有些寿命较长，其生物活性可维持几天甚至数月，甚至与机体的寿命等长。但也有一些寿命很短，合成后几分钟就降解了，如细胞周期蛋白。是什么决定了某种蛋白质要被泛素标记然后被降解呢？目前尚没有完整的答案，但科学家们发现了一些有趣的线索，在蛋白质分子的氨基酸序列中，除了有决定蛋白质在细胞内定位的信号及与修饰作用有关的信号外，还包含一些被泛素识别的信号。这些信号有：

1. N端原则（N-end rule）：1986, Alexander Varshavsky（Science 234, 179-186）揭示了蛋白质的半寿期与N末端的氨基酸残基的关系，即所谓的N端原则。每种蛋白质开始合成时，N端的第一个氨基酸都是甲硫氨酸(细菌中为甲酰甲硫氨酸)，但合成后不久便被特异的氨基肽酶水解除去，然后由氨酰-tRNA蛋白质转移酶(aminoacyl-tRNA-protein transferase）把一个信号氨基酸加到某些蛋白质的 N 端，最终在蛋白质的 N 端留下一个不稳定的或稳定的氨基酸残基。例如，N 末端氨基酸为蛋氨酸的蛋白质半寿期大于 20 小时，而 N 末端氨基酸为精氨酸的蛋白质半寿期仅 2 分钟（表 8-2）。因为精氨酸末端易于快速泛素化，而蛋氨酸末端则不然。

表 8-2 蛋白质半寿期与 N 末端氨基酸序列的关系

N 端氨基酸残基	半寿期（t1/2）
稳定的氨基酸残基	
Met，Gly，Ala，Ser，Thr，Val	＞ 20h
不稳定的氨基酸残基	
Ile，Gln	~ 30min
Tyr，Glu	~ 10min
Pro	~ 7min
Leu，Phe，Asp，Lys	~ 3min
Arg	~ 2min

2. 某些氨基酸序列作为降解信号，如蛋白质序列中含有周期蛋白破坏框（destruction box）Arg-X-X-Leu-Gly-X-Ile-Gly-Asp/Asn（X可为任意氨基酸），或PEST序列（Pro-Glu-Ser-Thr）的蛋白质也是泛素化降解的对象，如 M 期周期蛋白和 G1 期周期蛋白等。

3. 埋藏在蛋白质疏水核心中的信号，当发生变性、非正常折叠、被氧化或其他非正常修饰时，则可暴露在分子表面，从而被泛素蛋白连接酶 E3 作为降解信号识别。

（二）靶蛋白的泛素化

在真核细胞的细胞质基质中，识别蛋白质中不稳定的氨基酸残基信号并准确的将该种蛋白质降解，是依赖于泛素的。泛素具有多种生物学功能，在蛋白质降解过程中，多个泛素分子共价结合到含有降解信号的蛋白质分子，然后 26S 蛋白酶体将靶蛋白完全水解。

1. 泛素

泛素（Ubiquitin，Ub）是一种普遍存在于真核细胞中的小分子蛋白质，由76个氨基酸残基组成，分子量约 8.5 kDa。真核细胞中，泛素分子结构高度保守。酵母和人类的泛素分子仅有 3 个氨基酸残基的差异。X 线衍射分析，泛素呈紧密的球状结构，包括 4 个 β 片层和 1 个 α 螺旋，共形成三个半转角（图 8-8）。

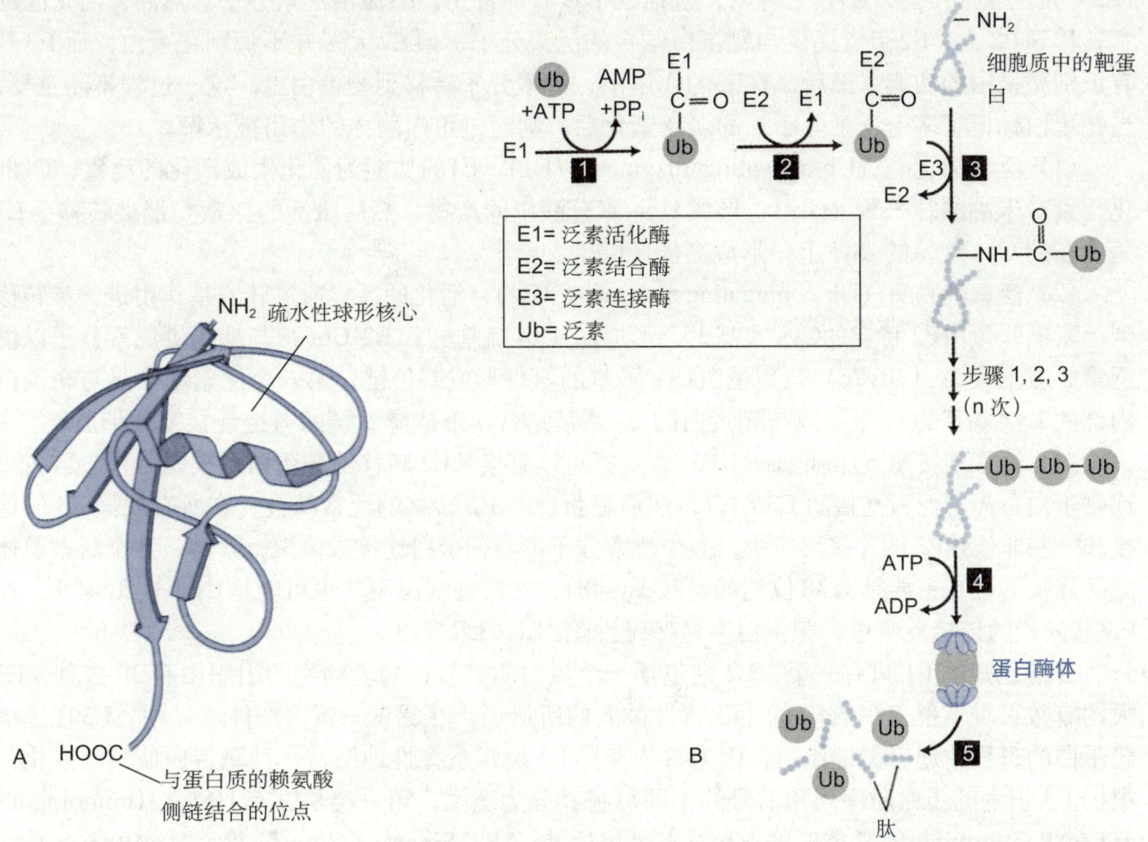

图 8-8 A. 泛素分子的结构（参考 Alberts，Molecular Biology of The Cell, 2002）；B. 靶蛋白的泛素化及降解：（1）E1的作用下，泛素活化；（2）泛素分子由E1转到E2；（3）E3将泛素转移到靶蛋白分子赖氨酸残基的-NH2侧链上；（4）通过重复步骤（1）（2）（3），使靶蛋白多聚泛素化，靶向蛋白酶体；（5）靶蛋白被降解成小的肽片段（参考Lodish等，Molecular Cell Biology, 2004）。

泛素是一种热稳定蛋白质，通过共价键与其他蛋白质相结合。此时，泛素羧基端的甘氨酸(Gly76)与蛋白质（或下一个泛素分子）之赖氨酸的ε-氨基共价连接，形成异肽键(ε-isopeptide bond)，由ATP供能。由于一个泛素分子自身有7个赖氨酸残基（K6，K11，K27，K29，K33，K48和K63)，一旦有泛素分子连接到靶蛋白上，下一个泛素分子的羧基端又可以连接到前一个泛素分子的赖氨酸残基上，形成多聚泛素链。各个泛素分子单体之间连接的位点主要是第48位的赖氨酸（lys48)，在某些情况下也可能是lys63、lys29。连接位点不同，泛素分子所发挥的作用也不同。只有 K48 型泛素链和 K29 型泛素链进入蛋白酶体降解途径，而由其他位点（如，lys63）连接而成的多聚泛素链主要参与泛素的非蛋白质降解功能。

泛素本身并不降解蛋白质，它仅作为一个标签标记需要被降解的靶蛋白。靶蛋白首先与泛素结合，然后被蛋白酶体识别、降解。单个泛素（或寡聚泛素）与蛋白质结合可调节膜蛋白的内化或蛋白质的细胞内定位；而多聚泛素链（K48位连接）的形成，可使所结合蛋白质进入蛋白酶体，进而被水解。

2. 蛋白质的泛素化（图 8-8）

蛋白质的泛素化是一个依赖 ATP 的酶促反应过程，涉及泛素活化酶（E1)、泛素耦联酶(E2）及泛素连接酶（E3）三种酶，包括三个步骤。首先，E1激活泛素分子。然后，活化的泛素转移到E2上。E2负责提供与靶蛋白结合的泛素分子，但E2大多并不识别靶蛋白，而E3具有识别靶蛋白的功能。最后，在E3的作用下，泛素分子转移到靶蛋白上。这一过程不断重复，当靶蛋白标记了多个泛素分子，即多泛素化后，则通过蛋白酶体的作用被水解。

（1）泛素活化酶（Ub-activating enzymes)（E1)，E1的功能为催化生成活化的泛素，E1催化泛素C末端的甘氨酸（Gly)，形成Ubi-腺苷酸中间产物，然后激活的泛素C端被转移至E1酶内在的Cys残基的-SH上，形成高能硫酯键。

（2）泛素耦联酶（Ub-conjugating enzymes)（E2)，活化的泛素通过转酰基作用进一步转移到泛素耦联蛋白E2特异的Cys残基上，形成E2-Ubi 巯基酯。E2-Ubi 巯基酯提供泛素分子以供泛素C-端甘氨酸（Gly76）与靶蛋白Lys残基的氨基形成共价键，第一个泛素单体是与靶蛋白内部的Lys残基的ε-氨基或与靶蛋白的α-氨基结合，形成异肽链的旁链连接或线形肽键。

（3）泛素连接酶（Ub-ligases)(E3)，泛素可以直接从E2转移给靶蛋白形成Ub-蛋白复合物，或靶蛋白首先与泛素连接酶E3结合，然后靶蛋白与E2转移的泛素结合。在所有依赖E3的连接和一些非依赖E3的连接反应中，多个泛素分子可与靶蛋白连接成多聚泛素链，各个泛素单体之间连接的位点主要是第48位的赖氨酸(Lys48)，在某些情况下，也可能是Lys63、Lys29。在E3非依赖的连接反应中，靶蛋白多是些碱性蛋白，如组蛋白。

目前已知的E1只有一个，E2则包括一个蛋白质家族，哺乳动物的组织中有30多种，E3大约有数百种，但仅少数E3的生化特性被人们所认识。在泛素—蛋白酶体途径中，E3在选择靶蛋白的过程中起着关键作用，因为每一特异E3通常选择性地结合一种靶蛋白使其泛素化。根据E3识别的蛋白质序列和信号的不同可将其分为三类，第一类是具有HECT（homologous to E6AP C-terminus）功能区的E3s，主要包括E6-AP、Smurf1、Smurf2等，其作用方式是活化的泛素先从E2转移到E3，然后再结合到靶蛋白。第二类是具有环指功能区的E3s，主要包括Mdm2、Ubr1/E3、Parkin等单体和SCF复合体（Skp1-Cdc53/Cullin-F-box Protein)、后期促进复合物(anaphase-promoting complex, APC)、VBC(pVHL-Elongins B/C-Cullin2）等复合体，它们作为骨架分子既包含与 E2 结合的环指结构域又包含与靶蛋白结合的其他结构域，如 F-box、WD40、LRR（leucine rich repeat）等，从而使泛素有效地从 E2 转移到靶蛋白上。第三类是具有 U-box 结构域的 E3s，它们主要负责泛素链的延伸。

（三）蛋白酶体对泛素化蛋白质的降解（图 8-9）

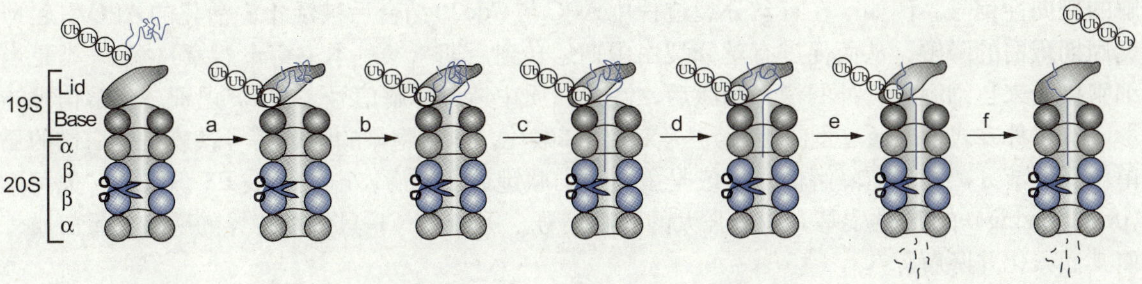

图 8-9 26S 蛋白酶体对靶蛋白的降解过程

a 26S 蛋白酶体中 19S 调节颗粒基底部的 Rpt5 等亚单位识别与靶蛋白连接的多聚泛素链。b 在 ATP 水解供能的条件下，靶蛋白变性、进入基底部。c 靶蛋白通过受基底部 Rpt2 亚单位调节的 20S 复合体的环口。d 靶蛋白在催化腔内降解，生成短肽。e 短肽穿出催化腔。f 在 19S 调节颗粒盖部 Rpn11 的作用下靶蛋白与多聚泛素链间发生去泛素化（参考 Aaron Ciechanover. Nature Reviews/Molecular Cell Biology, 6:79-86，2005）。

靶蛋白被泛素化以后作为“分解信号”主要被 26S 的蛋白酶体所识别、降解。26S 的蛋白酶体主要识别多聚泛素化的蛋白质，最少含 4 个 G76-K48 异肽键的泛素链才能被 26S 蛋白酶体识别。K63连接的泛素化蛋白质在信号转导、DNA修复等过程中发挥重要作用，但不锁定蛋白质被蛋白酶体降解。最近的研究发现蛋白酶体与泛素化靶蛋白的识别主要依靠 RP 基底部组分 S5a/Rpn10 和 S6’/Rpt5 进行。Rpn10 和 Rpt5 具有泛素结合位点。除此之外，泛素 / 蛋白酶体结合蛋白，如Rhp23/Rad23，Dph1/Dsk2，Hsp70-Bag1，VCP/Cdc48等也可介导蛋白酶体与泛素化靶蛋白的识别。然后 Rpn1 和 Rpn2 通过其 LRR（leucine-rich repeats, LRR）结构域与靶蛋白结合。在 RP 基底部 ATPase 的作用下，靶蛋白解折叠，通过 20S 的 α 环口，进入 20S 核心颗粒。

26S 蛋白酶体对底物的降解是一种 processive 方式，即没有降解中间产物的释放。降解产物一般为 3 ～ 25 个氨基酸残基，其长度的分布呈对数正态分布。太长或太短的肽丰度很低。在细胞内的环境中，蛋白酶体的肽产物是不稳定的，其绝大部分被一系列下游的蛋白酶和氨基肽酶水解，形成自由氨基酸。其中一部分肽可被MHC I类分子呈递到细胞表面诱导免疫应答。

（四）去泛素化

真核细胞中有大量去泛素化酶（deubiquitinating enzymes)，它们属于半胱氨酸蛋白酶家族，可分为至少两个结构上互不相关的基因家族：泛素C端水解酶（ubiquitin C-terminal hydrolases ,UCH）家族和泛素特异性蛋白酶家族（ubiquitin-specific processing protease, UBP）。去泛素化酶可能具有以下功能：调节泛素前体产生有功能的泛素；在26S蛋白酶体降解蛋白质的过程中分解出泛素，促进泛素再循环。去泛素化酶可以纠正被错误泛素化的蛋白质，逆转泛素化反应，或修饰异常的多聚泛素结构，促进26S蛋白酶体的蛋白降解过程正常化，所以去泛素化酶基因的缺失突变或过表达而导致去泛素化酶功能改变，可引起细胞生长和分化的异常。

（五）靶蛋白降解的调控

细胞质基质中的短寿命蛋白质有些在任何时间都会迅速降解，而有些是有条件的，在一定情况下它们处于稳定状态，而当细胞到达某一特定状态时才变得不稳定。这种具有高度选择性的蛋白质降解的调控机制，可大致归为两类（图8-10）。一类是通过特异性的激活E3分子，E3分子活化以后，可识别靶蛋白，使靶蛋白发生相应的泛素化，从而靶蛋白成为26S蛋白酶体降解的靶向性信号。例如，在有丝分裂过程中APC与Cdc20结合后被活化，活化的APC引起M期周期蛋白的降解，从而促进有丝分裂由中期运转到后期（参见本书第十八章）。另一类是当细胞接受来自细胞内、外的信号刺激后，在蛋白质中造成降解信号，被E3识别。降解信号的形成有多种方式，或通过蛋白质特异位点发生磷酸化，暴露隐藏的降解信号；或是蛋白质的亚单位受调节分离，暴露降解信号；或是蛋白质的肽键被切割后，产生可被E3识别的“失稳”(destabilizing）的N端残基，造成强大的降解信号。例如，SCF只识别特异的磷酸化蛋白质、使其泛素化并降解。

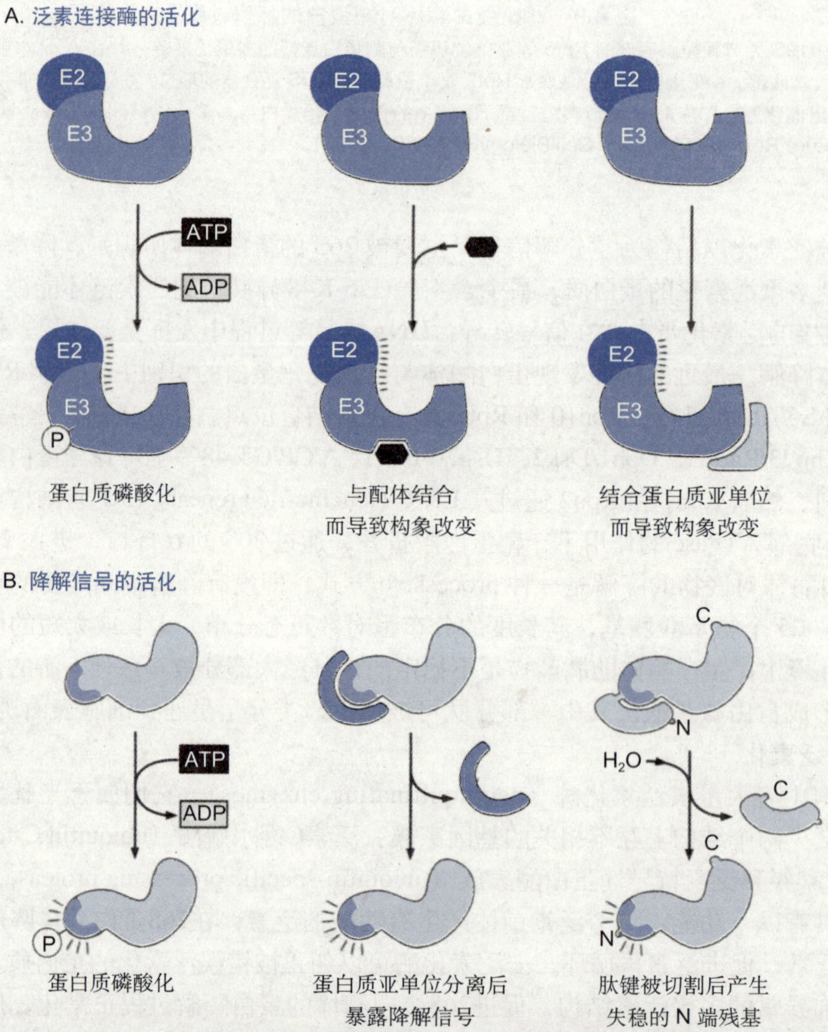

图 8-10　靶蛋白降解的两种调控机制

（参考 Alberts，Molecular Biology of The Cell, 2002）

三、泛素 - 蛋白酶体途径参与的生物学作用

前已述及，靶蛋白的泛素化需要E1、E2、E3等多种酶的参与，E3在选择靶蛋白的特异性中起关键作用。已知，E3在哺乳动物的组织中大约有数百种之多，其靶蛋白的种类广泛涉及细胞周期调节因子、转录因子、细胞骨架调节因子以及细胞表面受体等，它通过作用于靶蛋白泛素化来调节细胞周期、免疫应答、信号转导及分化进程等。

（一）蛋白酶体与 MHC-I 类抗原的加工和呈递

最近 10 年对 MHC-I 类抗原产生途径的研究有了很大进展。大量的实验依据表明泛素 - 蛋白酶体途径在 MHC-I 类抗原产生过程中起着中心作用：蛋白酶体特异抑制剂几乎可完全阻断 MHC-I 类抗原的提呈；IFN- γ诱导的蛋白酶体亚基刺激抗原的提呈。体外实验表明，20S 蛋白酶体可将合成的多肽降解，产生 CTL（cytotoxic T lymphocyte）表位，且通过 20S 蛋白酶体产生的肽类有许多共同的结构特征，可被 TAP（transporter associated with antigen processing）转运、被 MHC-I 类分子呈递。

1. 蛋白酶体对内源性抗原的加工（图 8-11）：

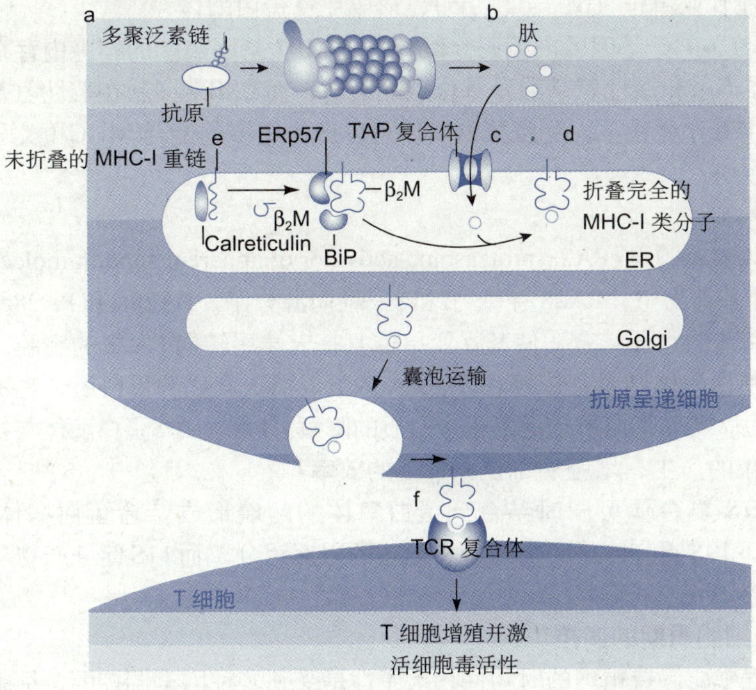

图 8-11 细胞内 MHC-I 类抗原的加工、呈递过程

a 大多数包含 MHC-I 类表位的抗原分子多聚泛素化，从而靶向 26S 蛋白酶体的降解. b 经 26S 蛋白酶体处理以后，产生 8-11 个氨基酸残基的寡肽. c 短肽通过 TAP 复合体，由细胞质转运到 ER 腔. d 在 ER 腔内，短肽与折叠完全的 MHC-I 类分子结合. e MHC-I 类分子的折叠过程需要 Calreticulin、Bip 等分子伴侣，只有折叠完全、负载肽抗原的 MHC-I 类分子才可通过 Golgi，到达细胞表面. f 只有当 T 细胞的 TCR 识别 MHC-I 类分子所呈递的抗原时，T 细胞才增殖并杀伤靶细胞（参考 Peter-M. Kloetzel. Nature Reviews/Molecular Cell Biology, 2001, 2:179-187）。

细胞质中的抗原蛋白在泛素系统E1、E2和E3的作用下被泛素化，使靶蛋白带上多聚泛素链。蛋白酶体通过调节亚单位识别并结合此链，从而将靶蛋白固定至蛋白酶体。然后在蛋白酶体中，在相关酶的作用下，通过耗能过程，使靶蛋白解折叠。线性靶蛋白穿行蛋白酶体入口，被降解成 4 ～ 14 个氨基酸残基的小肽，释放到胞质中。这些肽可从细胞质运至内质网，但机制目前还不很清楚，HSP70 可能在其中起着分子伴侣的作用，因为有实验证据显示从HSP70 的结合物中洗脱下来免疫源性肽。有些肽可能是由结合在内质网膜上的蛋白酶体产生后直接转到TAP上，从而进入内质网腔。TA P 介导的从细胞质到内质网的肽转运是ATP 依赖的，并选择性地转运 8 ～ 11 个氨基酸残基构成的肽。这种合适的肽配体对 MHC -I 类重链的最终折叠是重要的。当该肽配体进入内质网腔后，即与折叠完全的MHC-I 类分子结合，从而结束MHC-I类分子在内质网中的滞留，进而移行至细胞表面。最后，肽 -MHC 复合物被 CTL 的 TCR 识别。

2. 免疫蛋白酶体

蛋白酶体对内源性抗原的加工依赖于免疫蛋白酶体（immunoproteasome）的产生。哺乳动物中，IFN-γ、TNF-α、LPS等可诱导免疫蛋白酶体的产生。经IFN-γ等因子刺激后，可诱导新的蛋白酶体亚单位表达，即 β1i/LMP2（low molecular mass peptide），β2i/MECL-1（multi-endopeptidase complex like-1），β5i/LMP7。这 3 个亚单位组装到新组装的 20S 蛋白酶体中，替代相应的 3 个同源活性 β 亚单位（β1，β2，β5），形成免疫蛋白酶体。

LMP2、LMP7 都在 MHC 基因区内编码。LMP2、LMP7 基因敲除的细胞内存在抗原呈递缺陷。LMP7 主要加强疏水和碱性氨基酸残基位点的裂解，而LMP2 抑制在酸性氨基酸残基位点的裂解。所以，在 IFN-γ 存在下，免疫蛋白酶体可以产生更多的能与 MHC-I 类分子相结合的肽。

3. 11S 复合体

也称REG(11S REGulator）或PA28(proteasome activator of apparent subunit molecular weight 28kDa）复合体。在哺乳动物中，PA28 有α、β和γ三种同源分子。PA28α和PA28β形成α3β4复合体，与 20S 蛋白酶体的α环结合，使其α亚单位氨基末端尾转向PA28 的空腔，从而打开α环口。PA28 与 20S 蛋白酶体结合不依赖 ATP，PA28 不识别泛素化的蛋白质，也不解折叠蛋白质，促进非泛素化短肽而非蛋白质或泛素化蛋白质的降解。PA28-20S蛋白酶体与抗原的呈递有关。协助 T 细胞表位的产生，增强病毒抗原加工的效率。

11S 复合体和 19S 复合体可同时结合到蛋白酶体的两端形成杂合蛋白酶体（hybrid proteasome），该情况下19S调节体是底物结合和运输的限速组分，而11S促进产物从蛋白酶体释放出来。

（二）蛋白酶体与细胞周期的调控

细胞周期运行过程中能保持精确的时相性和次序性是受到多种因素调控的。细胞周期调控的核心成分是周期蛋白依赖性激酶（Cdks），Cdks的活性又与周期蛋白(cyclin）密切相关。Cyclin-Cdk复合物活性的调控决定着细胞周期的进程。Cyclin-Cdk复合物活性的改变主要受几种机制影响，包括 Cdk 亚单位的磷酸化、CKIs 的结合、Cyclins 的蛋白质水解等。其中，泛素 - 蛋白酶体途径介导的Cyclins和其他细胞周期调控因子的降解过程控制着细胞周期主要事件的发生。

Cyclins 和其他细胞周期调控因子的降解主要涉及两种关键性泛素连接酶 SCF 和 APC。在 G1 和 S 期，关键的酶复合物是 SCF，其作用是泛素化并降解 G1/S-cyclins 和一些调控 S 期起始的CKIs，如p27[Kip1]，转录因子E2F-1等。在M期，APC发挥关键作用，泛素化并降解M-cyclins和其他调控有丝分裂的蛋白质。这两种多亚单位复合物的调控方式不同。在细胞周期的整个过程中，SCF活性不变。SCF引起的泛素化与靶蛋白的磷酸化状态有关，SCF只能识别特异的磷酸化蛋白质、使其泛素化并降解。不同于SCF和其他泛素连接酶，APC的活性随细胞周期时相的变化而改变，受其活性亚单位Cdc20的调控（参见本书第十四章）。

（三）蛋白酶体与细胞信号转导

细胞内多种信号系统及其转导通路相互协调与作用，构成一个复杂的级联交叉网络（cross talk），共同精确地调节细胞增殖和分化等多种生理功能。前已述及，由于E3在哺乳动物的组织中存在数百种之多，其靶蛋白的种类众多，一些重要的转录因子，如P53等，以及一些信号转导通路中的关键因子β-连环蛋白（β-catenin）、I-κBα等均包括在内。因此，可以说泛素-蛋白酶体系统通过多种途径直接或间接参与调控细胞信号转导过程。下面仅以转录因子NF-κB为例进行介绍（图8-12）。

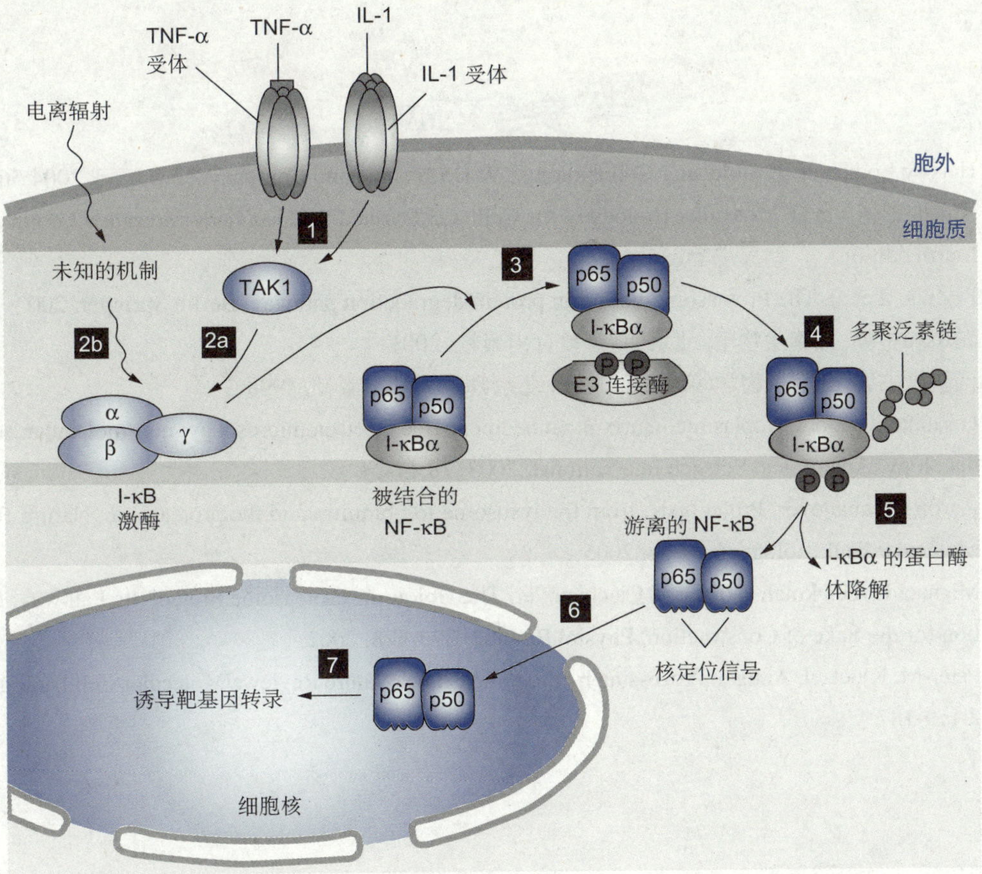

图8-12　蛋白酶体与NF-κB活化的关系：细胞在静息状态下，NF-kB以p50和p65异二聚体的形式与I-kB结合，存在于细胞质中。在TNF-α或IL-1的诱导下，TAK1激活(步骤1)，从而使三聚体的I-kB激酶活化（步骤2a），电离辐射和其它应激可由其它未知途径直接激活I-kB激酶（步骤2b）。I-kB激酶催化I-kB分子磷酸化，磷酸化后的I-kB与E3分子结合（步骤3），多聚泛素化的I-kB（步骤4），被26S蛋白酶体降解（步骤5），NF-kB的核定位信号暴露，从细胞质进入到细胞核内（步骤6），在细胞核内NF-kB启动多种靶基因的转录（步骤7）（参考Lodish等，2004）。

NF-κB是1986年由David Baltimore在B细胞中发现的结合于免疫球蛋白κ轻链增强子上的一种转录因子。以后的研究表明，NF-κB是一类结构上相关的真核细胞转录因子家族，参与细胞内多种重要基因的表达调控，因而NF-κB信号转导通路参与调节多种正常细胞的生命过程，是生物对内、外界威胁做出迅速反应的重要应急机制，如免疫和炎症反应，发育进程，细胞的生长和凋亡等。

NF-κB的非活性形式在细胞质中与I-κB结合，后者掩盖了NF-κB的核定位信号，使其驻留在胞质内。因而，胞质内I-κB的水平决定了NF-κB之功能的发挥。当细胞受到外界信号刺激后，一条信号转导级联反应通路被启动，激活蛋白激酶复合体IKKα/IKKβ/IKKγ（I-κB kinase complex）。IKK激酶催化I-κB分子中两个特定的丝氨酸磷酸化（I-κBα $Ser^{32}Ser^{36}$，I-κBβ $Ser^{19}Ser^{23}$）。磷酸化后的I-κB被$SCF^{\beta\text{-}TrCP}$识别，使其泛素化，然后被26S蛋白酶体识别，而被降解，NF-κB遂得以释放，并从细胞质进入到细胞核内，结合特定基因的κB序列，启动靶基因的转录。

（李莉）

参考文献

1. Harvey Lodish et al. Molecular Cell Biology. W.H.Freeman and Company. New York 2004 5th edition
2. Bruce Alberts et al. Molecular Biology of the Cell. GS Garland Science Taylor &Francis Group. 2002-10 fourth edition
3. P. Zwickl et al. The Proteasome-ubiquitin protein degradation pathway. Berlin Springer, 2002
4. 翟中和主编. 细胞生物学. 北京: 高等教育出版社, 2001
5. 汪堃仁主编. 细胞生物学(第二版). 北京: 北京师范大学出版社, 1998
6. Hisatake Kondo. Cytoplasmic matrix in embedment-free electron microscopy: non-molecular biological histology. Anatomical Science International, 2003, 78:17-24
7. Aaron Ciechanover. Proteolysis: from the lysosome to ubiquitin and the proteasome. Nature Reviews/Molecular Cell Biology, 6:79-86, 2005
8. Michael H. Glickman and Aaron Ciechanover. The Ubiquitin-Proteasome Proteolytic Pathway: Destruction for the Sake of Construction. Physiol Rev, 82: 373-428, 2002
9. Peter-M. Kloetzel. Antigen Processing by the proteasome. Nature Reviews/Molecular Cell Biology, 2001, 2:179-187

第九章　细胞的内膜系统

内膜系统（endomembrane system）是与细胞质膜相对而言，它是真核细胞特有的、完成细胞各种复杂生命过程所必需的结构，是细胞质基质中由结构与功能相关的膜包绕的细胞器，主要包括内质网（粗面与滑面）、高尔基体、胞内体、溶酶体、微体（过氧化物酶体）以及其他各种膜性小泡等，统称为内膜系统（图6-1）。内膜系统的出现，不仅增加了膜的表面积，有利于酶的区域性分布，而且在细胞质中形成了一些相互分隔的封闭性区室（compartment）。每个区室各具一套独特的酶系，从而使细胞的功能呈现区域化，彼此互不干扰地执行某一生理功能，因此大大地提高了细胞的各种生命活动的精确性。

第一节　内质网

1945年Porter等学者在应用电子显微镜观察培养的小鼠成纤维细胞时，发现细胞质中有一些小管和小泡状结构，相互吻合连接成网，集中分布在靠近细胞核的内质区，而不见于邻近细胞质膜的外质区，因而命名为内质网（endoplasmic reticulum，ER）。20世纪50年代，由于超薄切片技术的改进，Palay等又将内质网分为粗面和滑面两种类型。Palade等将超速离心技术与电镜观察相结合，进一步证明了微粒体（microsome）就是破碎的内质网，从而获得许多关于内质网结构、化学组成和功能等的新资料。现已证实除原核细胞和人体成熟的红细胞外，所有的真核细胞都具有内质网，其分布不仅局限于细胞质的内质区，还常常扩展到细胞质的外质区，但仍习惯沿用此名。

20世纪40～60年代对内质网的研究主要集中在形态结构上，60年代以后，由于生化技术、放射性核素标记技术、电镜细胞化学技术和免疫组化技术的发展，对其功能有了深入的了解，现在已知内质网在蛋白质、脂类的合成、胞内物质的运输等方面都起着非常重要的作用。

一、内质网的形态结构和类型

（一）内质网的形态结构

典型的动物细胞内质网膜约占细胞总膜的一半以上。内质网有小管（tubule）、小泡（vesicle）和扁平囊（cisternae）三种形态（图9-1）。管状者常有分支并相互通连吻合，管径50～100nm；泡状者由膜包裹呈球形，常以小泡形式单独存在，其大小为40～500nm；扁平囊者常为细胞旺盛合成分泌蛋白质的特征，如胰腺细胞、浆细胞内扁平囊非常丰富，常平行排列呈板层状，切面上可见扁平囊互相通连成为一个整体，囊腔宽约50nm。内质网膜与质膜相似，亦由脂质双分子层及嵌入其中的蛋白质构成，在电镜下分为三层，但不如质膜明显清晰，而且稍薄，厚约5～6nm，膜上含有对细胞代谢起催化作用的酶。常见内质网与核膜外层相连，有时亦可见与质膜相连。内质网在数量与位置分布上有很大变化，这与不同类型的细胞或同种细胞的不同生理状态有关。内质网本身不断更新，退变的内质网则由溶酶体消化分解。

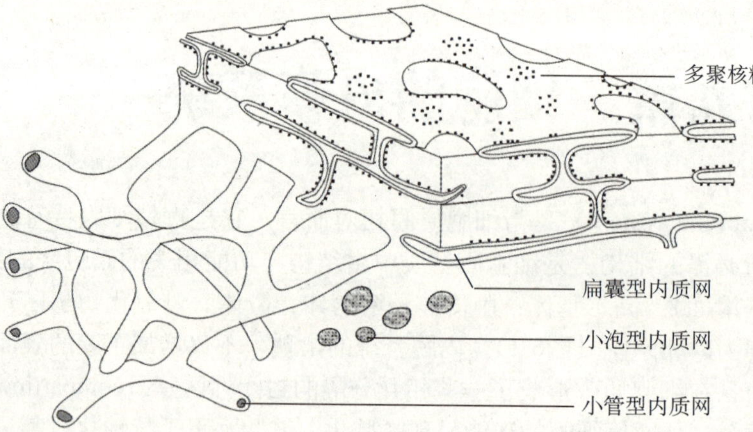

图 9-1 内质网的立体结构模式图

（二）内质网的类型：内质网依其膜表面有无核糖核蛋白体附着而区分为粗面内质网与滑面内质网。

1. 粗面内质网（rough endoplasmic reticulum，RER）又称为颗粒内质网（granular endoplasmic reticulum，GER）：为核糖核蛋白体附着在内质网膜上，由于电镜下观察其表面粗糙而得名。在形态上多为相互连通的扁平囊，少数是小管和小泡（图 9-2A）。

粗面内质网是一种有动态变化的细胞器，其形态和数量在各种细胞中有很大差异，主要与细胞的功能状态有关。在分泌活动旺盛的细胞中，粗面内质网特别丰富，如分泌消化酶的胰腺外分泌细胞、分泌抗体的浆细胞以及分泌甲状腺球蛋白的甲状腺滤泡上皮细胞等；在分化较完善的细胞，粗面内质网亦发达，而未成熟或未分化好的细胞，如干细胞、各种母细胞、胚胎细胞和培养细胞者，与相应正常成熟的细胞相比则不发达；在分化程度不同的肿瘤细胞中亦是如此，如在实验性大鼠肝癌中，凡是分化程度高、生长慢的癌细胞，其粗面内质网较发达，在分化低、生成快的癌细胞中，则偶见少数粗面内质网，因此粗面内质网的发达程度，可作为判断细胞分化和功能状态的形态指标。

附着在粗面内质网膜上的核糖核蛋白体，依功能活动和病理变化亦有不同。当制造分泌蛋白质的功能旺盛时，核糖核蛋白体以多聚体的形式附着在膜上，而且致密，反之则稀疏。当用四氯化碳引起大鼠肝细胞中毒时，粗面内质网膜上的多聚核糖核蛋白体则失去原有的规则排列，呈解聚状态，进而从膜上脱落（脱粒）。解聚和脱粒现象均说明细胞或粗面内质网本身受到损伤，其结果是输出蛋白质的合成减少。

粗面内质网的内容物一般为稀薄的、均质的蛋白质，电子密度较低，但在某种情况下粗面内质网内含物在囊中浓缩，使蛋白质形成中等或高致密度颗粒、小体或结晶，积存在囊内，有的是糖蛋白或黏蛋白，故称为蛋白质样颗粒。如浆细胞中的罗氏小体（Russell’s body），即是富有糖蛋白的结晶。此外，粗面内质网囊内还可包含脂质与病毒等。

2. 滑面内质网（smooth endoplasmic reticulum，SER）或称为无颗粒内质网（agranular endoplasmic reticulum，AER）：因膜表面没有核糖核蛋白体附着，故光滑而得名。在形态上多为分枝的小管或泡形的细网，很少扩大形成扁平囊。膜亦较薄，约4～5nm。在多数细胞中，滑面内质网较少，而且在粗面内质网的一些区域，有的有核糖核蛋白体附着，有的则无核糖核蛋白体附着，故称此区域为过渡型内质网（transitional ER），无核糖核蛋白体的区域是内质网出芽形成运输小泡的部位。

在一些细胞中滑面内质网丰富并具有特异的功能，如分泌甾类激素的细胞（图9-2B）、汗腺细胞、胃壁细胞中的滑面内质网丰富；在肌细胞中滑面内质网以肌质网的形式存在。滑面内质网与粗面内质网一样，在不同生理和病理情况下有所变化。

（三）粗面内质网与滑面内质网的关系

一般而言，细胞内粗面内质网丰富者，则滑面内质网的量少，反之亦然。如在胰腺细胞中，内质网占整个细胞体积的3/4，其中大部分是粗面内质网；而在睾丸间质细胞中，主要是滑面内质网；但肝细胞例外，两种类型的内质网都很丰富，且分区存在，有时可以相互转化。如大鼠肝细胞，出生前主要是粗面内质网的增长，出生后则以滑面内质网为主（图 9-2C）。

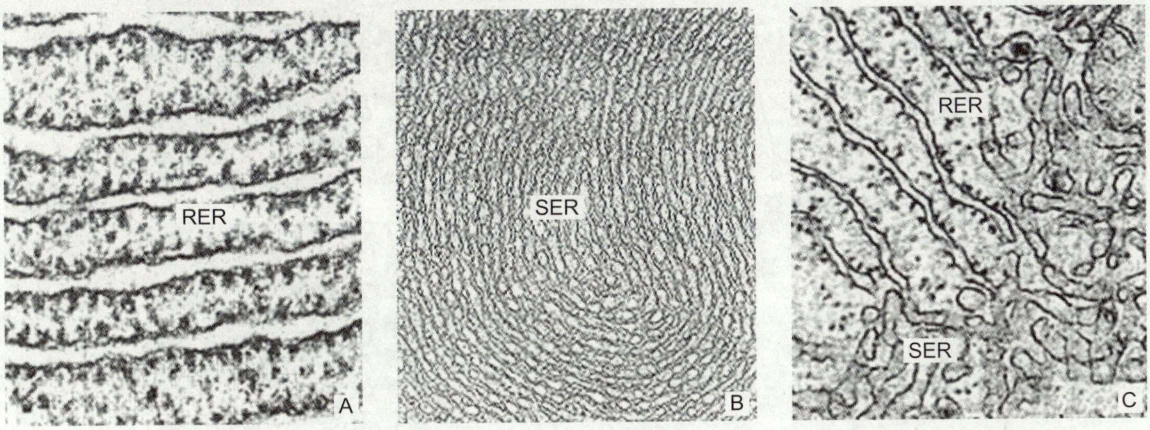

图 9-2　内质网的透射电镜照片

A. 胰腺细胞的粗面内质网；B. 睾丸间质细胞的滑面内质网；C. 肝脏细胞的粗面和滑面内质网

大量研究证明：粗面和滑面内质网有许多共有的膜蛋白，然而又有许多差别。至少有两种膜蛋白是粗面内质网膜所特有的，这两种蛋白质称为核糖核蛋白体亲和蛋白或核糖核蛋白体结合蛋白（ribophorins I 和 II），分子量分别为63kDa和65kDa，它们是膜的整合糖蛋白，其复合物形成 11nm 的颗粒，具有把核糖核蛋白体牢固地结合在内质网膜上的作用。

蛋白质的合成可在游离核糖核蛋白体或多聚核糖核蛋白体上进行。游离核糖核蛋白体主要合成胞质中的可溶性蛋白质，而结合在内质网膜上的多聚核糖核蛋白体体则主要合成分泌蛋白质及膜整合蛋白质。用冰冻蚀刻复型膜的方法，在电镜下观察可见核糖核蛋白体的印迹旁都有一个 11nm 的颗粒，即是核糖核蛋白体的亲和蛋白质。

粗面与滑面内质网的关系为长期以来研究的课题。这两种形态结构在细胞中或连续或断续。有人提出滑面内质网可能从粗面内质网衍化而来。如用苯巴比妥刺激内质网增生，首先是粗面内质网的增生，尔后才是滑面内质网的增生。这一过程分两步进行是因为滑面内质网对苯巴比妥的解毒反应，必须首先完成相应的解毒酶的合成，这些酶借核糖核蛋白体而结合到膜上，因此粗面内质网先出现，然后伴随着滑面内质网的增加。但这些实验尚不足以做出滑面内质网是由粗面内质网产生的定论。

二、内质网的化学组成

为了研究内质网的化学组成，首先要分离纯化内质网。常用的方法是蔗糖密度梯度离心法，即制备细胞匀浆，使内质网断裂成许多封闭的小泡，称之为微粒体（microsome）。微粒体的直径通常为100nm。来自粗面内质网的微粒体表面附着许多核糖核蛋白体，称为粗面微粒体（rough microsome）。粗面微粒体仍具有粗面内质网的功能，代表了粗面内质网的组分。表面光滑的微粒体称为滑面微粒体（smooth microsome），滑面微粒体的来源不易确定，一部分来自滑面内质网，一部分来自细胞质膜、胞内体和线粒体，其比例依赖于在不同组织细胞中的含量。如肝细胞中因含有大量滑面内质网，故滑面微粒体大部分来自滑面内质网（图 9-3）。

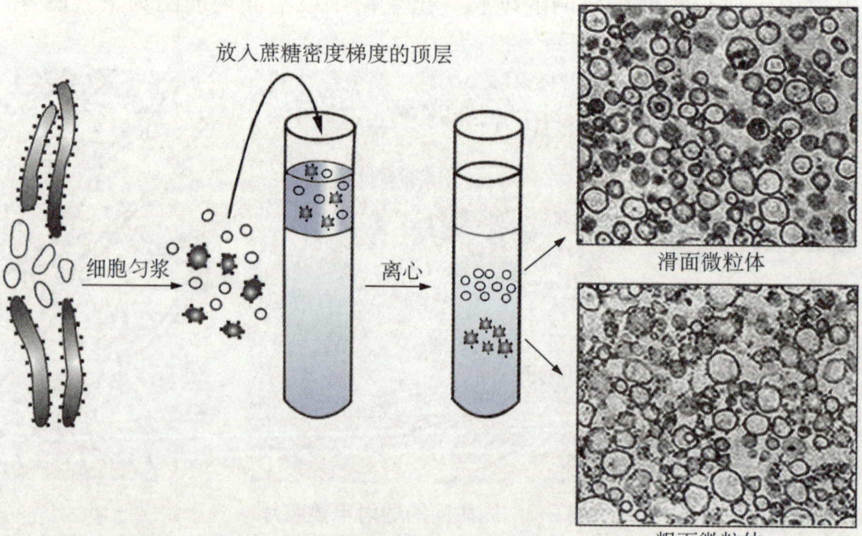

图 9-3　蔗糖密度梯度离心法分离内质网微粒体的示意图
（参考 J. A. Higgins and R. J. Barnett）

由于粗面微粒体比滑面微粒体密度大，因此通过蔗糖密度梯度离心，可将两种类型的微粒体分开。比较两者时，有关酶的活性或多肽链的组成尽管不同，但它们非常相似，粗面微粒体含有 20 多种滑面微粒体不存在的蛋白质，表明内质网的蛋白质具有不同的作用机制。

通过对微粒体（常用大鼠肝细胞）的生化分析得知其主要成分与其他生物膜相似，即由膜脂和膜蛋白构成，还含有 RNA，其中膜脂占 30% ~ 40%，膜蛋白占 60% ~ 70%。

内质网膜所含脂类主要为磷脂，各种磷脂的比例大致为：磷脂酰胆碱又称为卵磷脂（phosphatidylcholine，PC or lecithin）55%；磷脂酰乙醇胺（phosphatidyl ethanolamine，PE）20% ~ 25%；磷脂酰丝氨酸（phosphatidyl serine，PS）5% ~ 10%；磷脂酰肌醇（phosphatidyl inositol，PI）5% ~ 10%；鞘磷脂（sphingomyelin，SM）4% ~ 7%。

经聚丙烯酰胺凝胶电泳分析表明，内质网膜蛋白的含量比质膜多，如从大鼠肝细胞的内质网膜至少可观察到 33 条多肽链的电泳条带，其理化性质各不相同。内质网膜蛋白主要是酶和结构蛋白，其中葡萄糖-6磷酸酶是内质网的标志酶，分布于内质网的腔面，所有囊泡都含有这种标志酶，它参与糖的代谢。内质网膜上还含有许多其他的酶系，如细胞色素P_{450}在内质网膜上含量最为丰富，约占微粒体膜中蛋白质的10%，属于跨膜蛋白，与NADPH-细胞色素P_{450}还原酶和磷脂酰胆碱形成复合体，参与羟化反应。从表9-1可以看出，酶蛋白在膜上呈不均一的非对称分布。

表 9-1 内质网膜的各种酶的分布

酶	分布
细胞色素 P_{450}（Cytochrome P_{450}）	胞质面和腔面（是一种跨膜蛋白）
细胞色素 b_5（Cytochrome b_5）	胞质面
NADH-细胞色素 b_5 还原酶（NADH-cytochrome b_5 reductase）	胞质面
NADH-细胞色素 c 还原酶（NADH-cytochrome c reductase）	胞质面
ATP 酶（ATPase）	胞质面
5′核苷酸酶（5′-nucleotidase）	胞质面
核苷焦磷酸酶（nucleoside pyrophosphatase）	胞质面
GDP-甘露糖基转移酶（GDP-mannosyl transferase）	胞质面
核苷二磷酸酶（nucleoside diphosphatase）	腔面
葡萄糖-6-磷酸酶（glucose-6-phosphatase 标志酶）	腔面
β葡萄糖醛酸酶（β-glucuronidase）	腔面
乙酰苯胺水解脂酶（acetanilide hydrolyzing esterase）	腔面

三、内质网的功能

内质网是非常复杂的膜系统，以其本身的管网结构将细胞质基质分隔成许多小区，使细胞内一些物质代谢能在特定的环境中进行；而且由于自身的形态结构使其在有限的空间增大了膜的表面积，这非常有利于酶的分布和各种反应高效地进行。

（一）粗面内质网的功能：粗面内质网是一些重要的蛋白质和脂类（主要是磷脂）合成的基地。定位于内质网、高尔基体、溶酶体和质膜等的跨膜蛋白质都是由粗面内质网合成的；此外，粗面内质网还合成可溶性蛋白质（soluble proteins），包括驻留在内质网腔中或以囊泡形式靶向运输到高尔基体、溶酶体腔中或分泌到细胞外的蛋白质；定位于线粒体和过氧化物酶体中的膜脂亦大部分来自粗面内质网。

1. 粗面内质网与蛋白质的合成

粗面内质网合成蛋白质的种类主要有分泌蛋白质（包括消化酶类、肽类激素、抗体和细胞外基质成分等）、膜整合蛋白质以及膜限区室内的驻留蛋白质（retention proteins），如溶酶体内酶蛋白等，并负责转运。

粗面内质网的核糖核蛋白体结合于内质网膜取决于mRNA的5′端起始密码子之后的一段特殊的信号序列，此信号序列翻译出的肽段，称为信号肽（signal peptide），带有信号肽的核糖核蛋白体最终结合于内质网膜上，成为膜结合核糖核蛋白体（membrane-bound ribosomes），而不带有信号肽的核糖核蛋白体则存在于胞质溶胶中，成为游离核糖核蛋白体（free ribosomes），两种类型的核糖核蛋白体虽然在结构上和功能上相同，但合成的蛋白质种类不同。前者主要合成跨膜的结构性蛋白质及分泌蛋白质；后者主要合成胞质溶胶中的结构性蛋白质。

（1）信号序列的发现和信号肽假说

George Palade用离心技术分离到粗面微粒体之后，科学家们推测，膜结合核糖核蛋白体合成的蛋白质首先要进入内质网腔，然后通过选择性的分泌过程输出到细胞外；而游离核糖核蛋白体合成的蛋白质则滞留在胞浆内使用。为了研究膜结合核糖核蛋白体合成的蛋白质是否进入了内质网腔，Colvin Redman 和 David Sabatini用分离的粗面微粒体进行了无细胞体系蛋白质合成的研究，结果表明其合成的蛋白质进入了微粒体腔。1971 年，美国科学家 G. Blobel 等提出以下假设：分泌蛋白的 N 端含有一段特殊的信号序列（signal sequence），可将多肽链和核糖核蛋白体引导到ER膜上；多肽链通过贯穿在内质网膜中的水溶性通道进入ER腔中，并推测多肽链在合成的同时进行转移。1972 年，César Milstein 等用无细胞体系研究免疫球蛋白（IgG）轻链合成时获得了信号序列存在的直接证据，证明G. Blobel等的假设是正确的。他们用分离纯化的核糖核蛋白体在无细胞体系中用其轻链的 mRNA 指导多肽链的合成，结果发现合成的多肽链比分泌到细胞外成熟的免疫球蛋白多出一段肽链，即N端的20个氨基酸残基，推测这段肽链具有信号作用，使IgG得以通过RER并继而分泌到细胞外。G. Blobel等在上述发现的基础上用分离纯化的微粒体又进行了大量实验，进一步证实信号序列的存在及其作用。当将分泌蛋白的mRNA在无细胞体系中进行翻译时，如果不加RER小泡，获得的翻译产物比从细胞中分泌出来的蛋白质长；若添加RER小泡，翻译产物的长度与从活细胞分泌的蛋白质相同。因此推测信号序列在引导分泌蛋白质进入内质网腔后被切除，所以成熟蛋白质的N端没有信号序列（图9-4）。

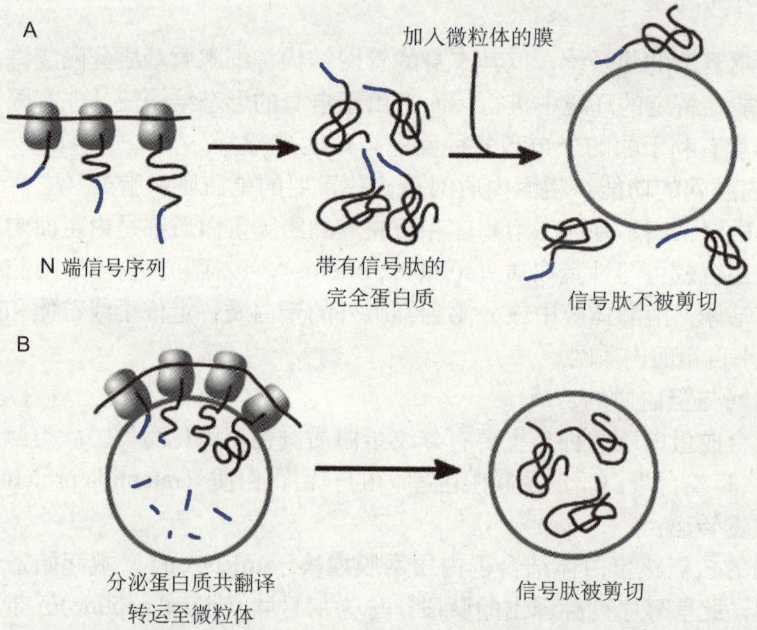

图 9-4　在无细胞体系中信号肽的作用 A：不加微粒体；B：加微粒体

（参考 Lodish Berk et al. Molecular Cell Biology）

蛋白水解酶水解实验进一步证实，在分泌蛋白质进行体外翻译的无细胞体系中（含有RER小泡）加入蛋白水解酶，其结果并不能使新生肽链水解；但同时加入去垢剂，则能使蛋白质水解。去垢剂能破坏内质网膜，使内质网腔内新合成的蛋白质暴露于蛋白水解酶而被降解。可见信号序列的主要作用是指导核糖核蛋白体结合于内质网膜，并使新生肽链插入内质网膜进入内质网腔，这是一种与翻译同时进行的转位作用，称为翻译中的转位或翻译共转位作用(cotranslational translocation)。

研究发现，各种蛋白质的信号序列相似，由15～30个氨基酸残基组成，N端含有1个或多个带正电荷的氨基酸，其后为6～12个连续的疏水性氨基酸序列，这段序列易形成α螺旋，有利于与磷脂双分子层相互作用。信号肽在肽链成熟过程中常被信号肽酶剪切，所以通常分泌到细胞外的蛋白质是不含有信号肽的（图9-5）。

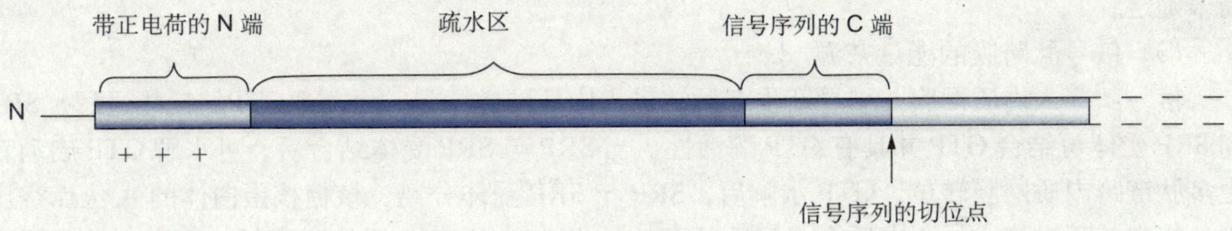

图9-5　信号序列的一般特征

1975年，G.Blobel和B.Dobberstein根据对信号序列的研究成果，正式提出了信号肽假说(signal peptide hypothesis)，其主要内容是：分泌蛋白质的合成起始于细胞质中的游离核糖核蛋白体；合成的N端信号序列露出核糖核蛋白体后，通过N端信号序列的疏水性氨基酸残基插入到内质网膜；蛋白质继续合成，并以袢环形式穿过内质网膜；如果合成的是分泌蛋白质，除了信号序列被信号肽酶剪切外，全部进入内质网腔，若是膜整合蛋白质，则由一个或多个停止转移信号序列将蛋白质锚定在内质网膜上。后来的研究证明信号序列指导核糖核蛋白体结合于内质网膜还需要其他的结构相互作用。

(2) 信号序列指导核糖核蛋白体结合于内质网膜的其他协同作用结构

信号识别颗粒（signal recognition particle，SRP）：是1981年发现的，它存在于胞质溶胶中，是一种细长形的含RNA蛋白质，由6条多肽链（分子量分别为72kDa、68 kDa、54 kDa、19 kDa、14 kDa和9 kDa）和一个7SL RNA（约300bp）组成，SRP具有信号肽识别结构域（由多个蛋氨酸残基形成的疏水性“口袋”）、核糖核蛋白体A位点结合的结构域以及与SRP受体的结合位点。它既能识别露出核糖核蛋白体之外的信号肽，又能识别内质网膜上的SRP受体，通过其“桥梁”作用使核糖核蛋白体结合于内质网膜。通常SRP与核糖核蛋白体的亲和力很低，但当游离核糖核蛋白体合成信号肽后，它便增加了与核糖核蛋白体的亲和力，并与之结合，形成SRP-核糖核蛋白体复合体，由于SRP占据了核糖核蛋白体大亚基的A位点，从而阻止了氨酰-tRNA进位，使翻译过程暂时停止，直到核糖核蛋白体结合于内质网膜，SRP才从核糖核蛋白体上释放出来，蛋白质合成才继续进行。

SRP受体（SRP receptor，SRPR）：为内质网的跨膜蛋白，又称为停泊蛋白（docking

protein)，含有 α、β 两个亚基。α 亚基含有 SRP 的结合位点，β 亚基以疏水序列锚定在内质网膜上。SRP受体能够与结合着信号序列的SRP牢牢地结合，使正在合成蛋白质的核糖核蛋白体停靠在内质网膜上，最终核糖核蛋白体以大亚基的侧面与内质网膜上的核糖核蛋白体亲和蛋白质相结合，从而加强了核糖核蛋白体与内质网膜结合的稳定性。

转位子（translocon）又称为蛋白转位器（translocator）：哺乳动物细胞的蛋白转位器又被称为Sec61复合体，是由三或四种蛋白质组成的复合体，均为跨膜蛋白，装配成“面包圈”样的结构，其作用是使新生的多肽链穿过其中充满液体的孔道进入内质网腔。当正在合成多肽链的核糖核蛋白体借助于 SRP 及 SRP 受体与内质网膜结合后，带新生肽的核糖核蛋白体便立即转位到转位子，此时核糖核蛋白体大亚基的中央管与转位子的中央孔正好相吻合（图 12-8），但中央孔并非永久开放，只有当与核糖核蛋白体-新生肽复合物结合时才打开，当核糖核蛋白体完成蛋白质合成并脱离内质网膜后，便呈关闭状态，因此中央孔是一个门控通道，其调控机制尚未确定。

（3）信号肽跨膜的能量来源

信号肽穿入内质网膜并引导新生多肽链进入内质网腔中是一个需要GTP的耗能过程。SRP和 SRP 受体可结合 GTP 并具有 GTP 酶活性，当 SRP 与 SRP 受体结合后，可水解 GTP 启动新生多肽链跨内质网膜转位。GTP 水解后，SRP 与 SRP 受体分离，核糖核蛋白体的 A 位点空出来，使先前暂时停止的蛋白质合成又重新开始。当 SRP 从 SRP 受体脱离后，可回到细胞质进入下一个循环再被利用（图 9-6）。

（4）可溶性蛋白质翻译共转位过程

粗面内质网合成的可溶性蛋白质包括分泌蛋白质和滞留在内质网腔的驻留蛋白质等，其多肽链是一边合成一边从胞质转运到内质网腔，把这种边翻译边转运的过程称为翻译共转位（cotranslational traslocation）。这些蛋白质在粗面内质网合成后，再以囊泡的形式，经高尔基体加工、修饰成熟后再分泌到细胞外。早在20世纪60年代，利用放射自显影的方法已经证明分泌蛋白质的合成部位及运输过程。当用放射性核素标记的氨基酸参入到分泌蛋白质后，标记物首先出现在粗面内质网上，然后出现在高尔基体上，最后出现在分泌颗粒上和细胞外，说明分泌蛋白质的合成部位在粗面内质网，然后经过高尔基体的加工再分泌到细胞外（图 9-6）。

（5）跨膜蛋白质在内质网的翻译共转位过程

粗面内质网合成的蛋白质主要有两类，一类是全部穿过内质网膜，进入内质网腔成为可溶性蛋白质，另一类是部分多肽链镶嵌在内质网膜中，成为跨膜蛋白质，通过小泡转运成为高尔基体膜、溶酶体膜和细胞质膜的膜蛋白。跨膜蛋白质又分为两种，即一次跨膜蛋白（single transmembrane proteins）和多次跨膜蛋白（multiple transmembrane proteins），其跨膜的信号序列取决于蛋白质的拓扑结构，包括起始肽链转位的序列和锚定在膜上的停止转移序列。一般而言，跨膜片段由 20 ~ 25 个疏水性氨基酸残基组成，以 α-helix 结构锚定在膜上。

一次跨膜蛋白：其形成跨膜蛋白质的信号序列有两种情况：

其一：新生的跨膜蛋白质肽链中含有一个N端的信号序列或称N端的信号肽和一个肽链内部的止步锚定序列（stop-transfer anchor sequence， STA），它们都是肽链中的疏水性肽段。N端的信号肽是开始转位信号，起始正在合成的肽链通过蛋白转位子进入内质网腔，然后立即被信号肽酶剪切；STA序列是停止信号，当它进入内质网膜时，肽链停止向腔内移动，形成单次

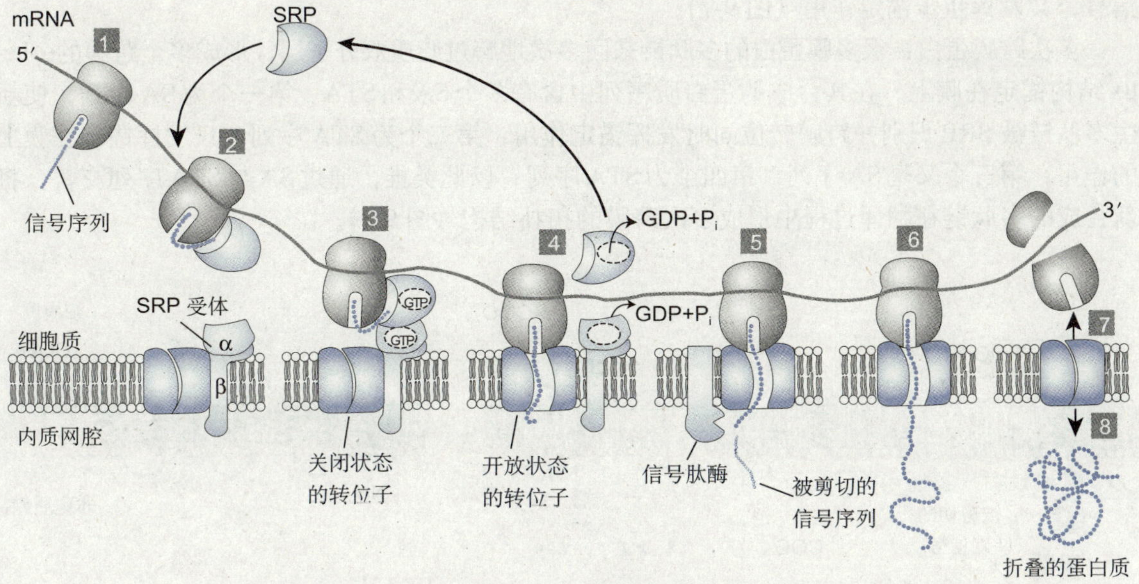

图 9-6 分泌蛋白质的合成以及跨内质网膜的共翻译转位过程

①② 信号序列一旦从核糖核蛋白体露出，便立即与带有 GDP 的 SRP 相结合，形成信号肽 - 核糖核蛋白体 -SRP 复合物。③ 复合物的形成激发了 SRP 及 SRP 受体的 GDP 释放并与 GTP 结合；GTP 的结合增强了 SRP 与 SRP 受体的相互作用；通过SRP 与SRP 受体相互识别与结合，使核糖核蛋白体结合到内质网膜上； ④ 当核糖核蛋白体与内质网膜结合后，其大亚基的中央管正好与转位子的中央孔相吻合，使转位子处于开放状态，信号肽和邻近多肽链插入其中央孔内；一旦SRP和SRP受体从转位子上解离（回到细胞质准备进入下一个循环），GTP随即发生水解，水解释放的能量则起始新生的多肽链跨内质网膜向内质网腔内转位；⑤⑥ 信号肽进入内质网腔后，迅速被信号肽酶所剪切，而新生的多肽链则继续延长。⑦⑧翻译完成后，分泌蛋白质全部进入内质网腔并进行折叠和组装；转位子则关闭起来。（参考 Lodish Berk et al. Molecular Cell Biology）

跨膜蛋白质，因此这类蛋白质 N 端常位于内质网腔面，C 端位于细胞质面（Type I，I 型膜蛋白）（图 9-7）。

其二：蛋白质的信号肽不在N端，而在多肽链的内部，称为信号锚定序列（signal-anchor sequence，SA）或内信号肽（internal signal peptide），SA 序列与 N 端信号肽功能一样，可被SRP 识别，并携带核糖核蛋白体到内质网膜上作为开始转位信号，但SA序列不被剪切，当它通过转位子时，则保留在脂质双分子层中，形成单一跨膜蛋白质。SA 序列可以两种不同的方向插入内质网膜，插入的方向取决于跨膜片段两侧翼氨基酸残基所带电荷的分布。如果SA序列之前的N端带有正电荷，C端带有负电荷，则SA序列插入的方向为N端在胞质侧，C端在非胞质侧（Type II，II 型膜蛋白）；如果 SA 序列之前的 N 端带有负电荷，C 端带有正电荷，则其插入方向正好相反，即N端位于非胞质侧，C端位于胞质侧（Type III，III型膜蛋白）（图9-7）。

III型膜蛋白在拓扑结构（topological structure）与I型相同，二者的区别在于I型膜蛋白具有N端信号肽并在其露出内质网腔后立即被切除；而III型膜蛋白则没有N端信号肽，但有SA序列，其不被切除而滞留在脂质双分子层中，因此SA序列发挥双重作用，既作为SRP识别的信号，又发挥止步锚定作用（图 9-7）。

多次跨膜蛋白：很多膜蛋白的多肽链来回多次地跨过脂质双分子层，形成多个跨膜的α-helix 结构锚定在膜上。在其合成的蛋白质序列中含有多个 SA 和 STA。第一个为 SA 序列，使新生多肽链被 SRP 识别并跨膜转位同时发挥锚定作用；第二个为 STA 序列，只发挥锚定在膜上的作用；第三个又是 SA 序列；第四个为 STA 序列；以此类推，通过 SA 与 STA 序列交替，将新合成的多肽链在翻译过程中形成多次跨膜的拓扑结构（图 9-7）。

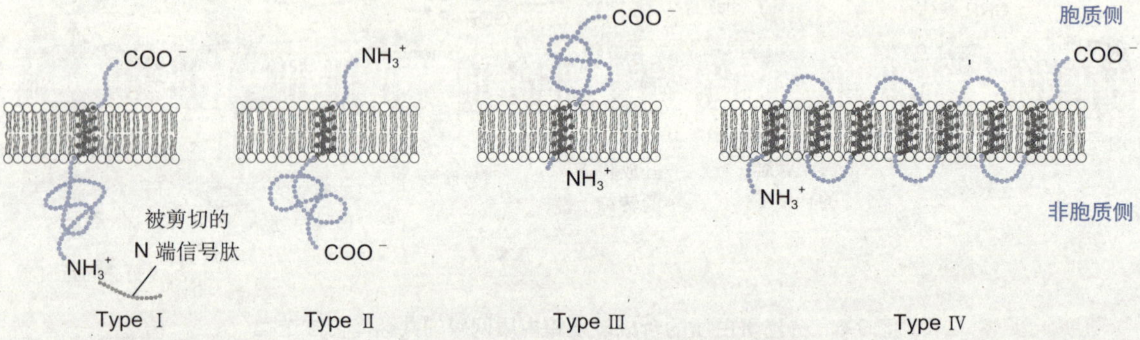

图 9-7 Ⅰ～Ⅳ 型跨膜蛋白质在内质网的共翻译转位过程

（参考 Lodish Berk et. al. molecular cell Biology）

（6）新生可溶性蛋白质的翻译后转位过程（posttranslational translocation）

翻译后转位是酵母中的一种形式。某些分泌蛋白质之多肽链的合成全部在胞质溶胶中完成，然后借内质网信号序列与转位子的相互作用引导新合成的多肽链到达内质网膜；BiP（一种分子伴侣）位于转位子附近，可保持新合成的多肽链不折叠或不全折叠；BiP具有ATP酶活性，由 BiP 水解 ATP 释放的能量将多肽链推入内质网。

2. 粗面内质网与蛋白质的糖基化修饰

粗面内质网合成的可溶性蛋白质和跨膜蛋白质，包括运输到高尔基体、溶酶体、质膜或分泌到细胞外的蛋白质大部分都需要进行糖基化修饰作用，而游离核糖核蛋白体合成的蛋白质则不需要。蛋白质的糖基化（glycosylation）是指肽链的特定氨基酸残基接受共价连接的糖基形成寡糖链的连续过程。糖蛋白中最常见的是 N 连接的糖蛋白，即蛋白质天冬酰胺残基的 $-NH_2$ 与寡糖链共价结合形成的糖蛋白（参见本书第七章质膜第一节中的复合糖），这种糖基化开始于内质网腔，完成于高尔基体。还有一些糖蛋白以其丝氨酸、苏氨酸或羟赖氨酸残基上的-OH发生连续糖基化生成 O 连接的糖链。这种糖基化的过程全部或主要在高尔基体内完成。

在粗面内质网腔中，蛋白质的糖基化最初不是直接把糖基一个一个加到多肽链上形成的，而是通过内质网膜上的一种特殊的脂质分子——多萜醇（dolichol）介导的。多萜醇是一种长脂醇，因其具有高度疏水性，可与内质网膜牢固结合，与其相连的寡糖链也被固定在内质网膜上。首先在多萜醇上逐个转移糖基进行糖基化，形成寡糖前体。前体中的糖基主要是N乙酰氨基葡萄糖（N-acetylglucosamine，GlcNAc）、甘露糖（mannose，Man）和葡萄糖（glucose，Glc），共含有 14 个糖残基，这些糖基均来自于细胞质基质。首先各种单糖在细胞质中被活化，形成

UDP-单糖或GDP-单糖形式的活化中间体，这些中间体在特异性糖基转移酶的催化下依次将单糖加到焦磷酸化的多萜醇上，当形成-(Man)$_5$-(GlcNAc)$_2$-P-P-Dolichol的寡糖链后，整个分子则从胞质侧翻转到内质网腔侧，然后继续加入活化的单糖分子进行糖基化，直到 14 个糖基全部连接为止。寡糖前体向多肽链的转移并不是随意的，当内质网腔侧的多肽链出现特定的Asn-X-Ser/Thr序列时（X表示任意氨基酸），整个预先合成好的寡糖前体经糖基转移酶的催化转移到新生多肽链的天冬酰氨残基上，形成高甘露糖型的N连接的糖链。各种糖基转移酶是位于内质网腔侧的膜蛋白，因此这种糖基化是在内质网腔侧进行的。这样就可以理解为什么游离核糖核蛋白体合成的蛋白质不发生糖基化的原因。值得注意的是，寡糖前体的糖链转移后，其末端的三个葡萄糖基和一个甘露糖基逐个被切去，然后在高尔基体中进一步加工成为成熟的复杂型糖链（图 9-8）。

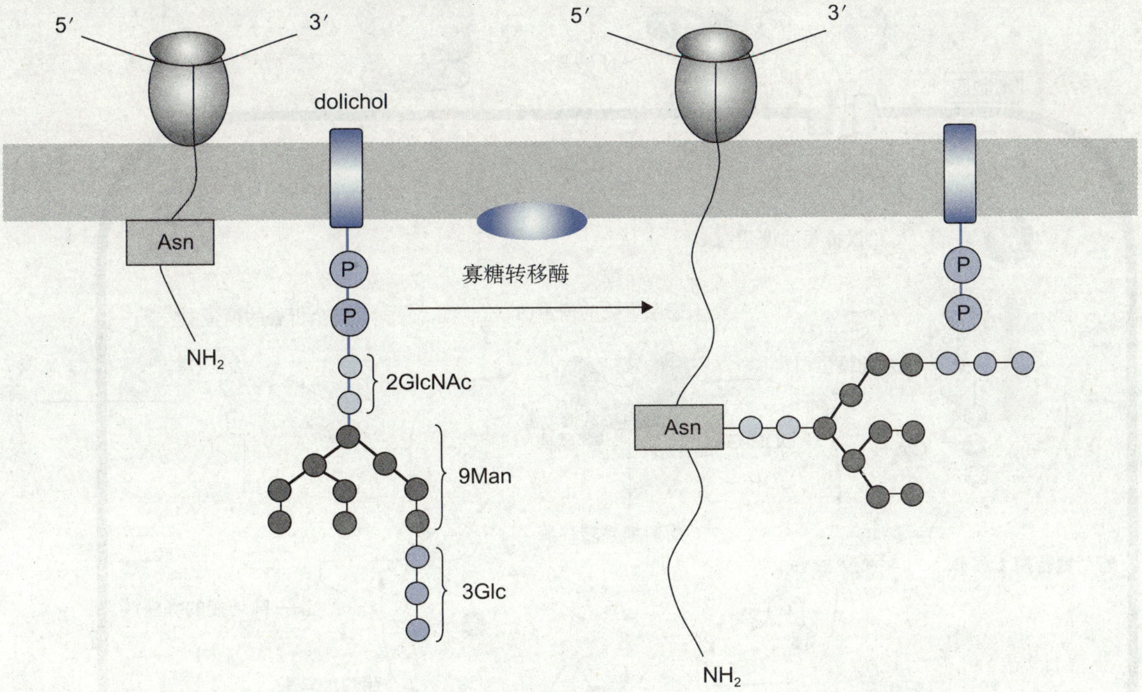

图 9-8　N 连接糖蛋白寡糖前体在内质网腔侧从多萜醇向多肽链的转移过程

3. 粗面内质网与新生多肽链折叠的控制

进入内质网腔的新生多肽链需要进一步的折叠和组装，未能正确折叠的多肽链或组装的蛋白质，一般不能进入高尔基体。分子伴侣（chaperons）在蛋白质折叠和组装过程中起着非常重要的作用。这类蛋白质能识别正在合成或部分折叠的多肽链，帮助这些多肽链进行正确的折叠和组装，但其本身并不参与最终产物的形成，只起陪伴作用，故称为分子伴侣。

研究发现，N 连接糖基化的一些蛋白质能在内质网腔内适当地折叠需要钙联结蛋白（calnexin）和肌网蛋白（calreticulin）分子伴侣发挥作用，前者为膜结合型分子伴侣，后者为可溶性分子伴侣，所起的作用类似，其激活均需要Ca^{2+}，并具有凝集素样结构域，能识别并结合未完全折叠的末端带有一个葡糖糖基的蛋白质，使其正确折叠；如果仍有未能折叠正确的蛋白质分子，则可在葡萄糖苷酶作用下将寡糖前体末端的葡萄糖基水解，然后再由葡萄糖基转移酶重新加上一个新的葡萄糖基，再次与 calnexin 结合，再一次折叠，直至折叠正确（图 9-9）。

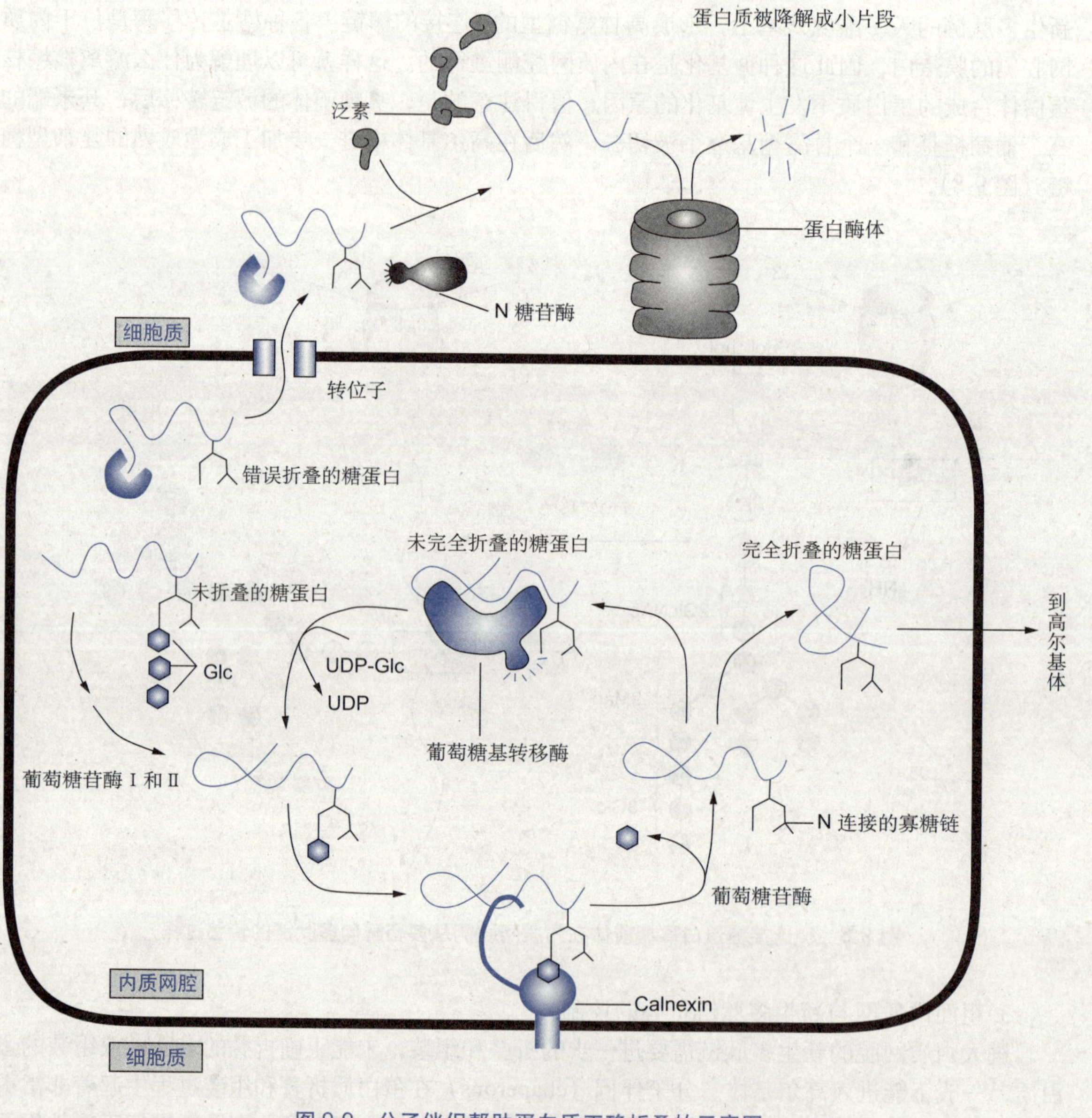

图 9-9　分子伴侣帮助蛋白质正确折叠的示意图

Calnexin能识别并结合寡糖链末端含有一个Glc基的未完全折叠的蛋白质，使其多肽链折叠；如果这种蛋白质未能正确折叠，则通过葡萄糖基转移酶和 UDP-Glc 将一个新的 Glc 转移到 N 连接的寡糖链上，使蛋白质再次得到重新折叠的机会。若仍不能正确折叠，则通过内质网上的Sec61 复合体逆向转运到细胞质，先去糖基，再泛素化，然后靶向运输到蛋白酶体中进行降解。

内质网还有一类分子伴侣，因它可与IgG重链作用，故称重链结合蛋白BiP（binding protein，BiP）。BiP可以识别不正确折叠的蛋白质或未装配好的蛋白质，并促进它们重新折叠和装配；如果Bip突变，功能丧失，尽管蛋白质合成正常，但新生多肽链可在内质网腔中凝集，抑制了多肽链进一步延长、折叠和组装。Bip属于热休克蛋白70（heat shock protein，HSP70）家族的新成员，在进化过程中高度保守。

内质网腔内是一种非还原性的环境，多肽链疏水基团之间、侧链基团之间极易形成不正确的二硫键，内质网膜上的蛋白质二硫异构酶（protein disulfide isomerase，PDI），可以切断二硫键，以帮助新合成的蛋白质重新形成二硫键并处于正确折叠的状态。若没有这种酶，新合成的蛋白质也能形成正确的二硫键，但它的存在大大加快了这一过程。

一旦这些蛋白质形成正确的构象或装配完成，便以囊泡的形式运输到高尔基体进一步加工、修饰。尽管有分子伴侣的帮助，但仍有些蛋白质分子不能正确的折叠或组装，这类蛋白质则通过Sec6l复合体从内质网腔逆向运输到细胞质，然后经泛素标记而被蛋白酶体（proteosome）所降解。泛素是1975年被分离出来的，由76个氨基酸组成，分子量为9kDa。泛素本身并不降解蛋白质，它只作为标签标记无用的或不合格的蛋白质。通常，需要降解的蛋白质在酶的作用下被标记上“一串”泛素分子，这个过程称为泛素化（ubiquitation），带有标签的蛋白质则被运送到“垃圾处理站”蛋白酶体中进行降解。2004年以色列科学家阿龙·切哈诺沃、阿夫拉姆·赫什科和美国科学家欧文·罗斯因在泛素调节蛋白质方面的杰出工作而获得了诺贝尔奖。

可见“分子伴侣”起着质量监控（quality control）的作用，使得不正确折叠的蛋白质不能运输到细胞的其他部位发挥作用。

4. 粗面内质网与膜脂的合成与转运

构成质膜和内膜系统的膜脂，包括磷脂和胆固醇等，大部分是在粗面内质网合成，其中最主要的磷脂是磷脂酰胆碱（phosphatidyl choline，PC）。PC的合成由三种酶分三步反应催化，所需的底物为脂肪酰～CoA、α-磷酸甘油和CDP-胆碱，均来自细胞质基质，所需的酶定位在内质网膜上，其活性部位朝向细胞质。首先在酰基转移酶作用下，将脂肪酰CoA和α磷酸甘油缩合成磷脂酸，磷脂酸为疏水性化合物，一经合成，便镶嵌在脂质双分子层的外层中，使膜的表面积增加；然后在磷脂酸磷酸酶的作用下，脱去末端的磷酸基团，形成二酯酰甘油；最后在磷酸胆碱转移酶的作用下，二酯酰甘油与CDP-胆碱反应生成磷脂酰胆碱（图9-10）。

由于催化上述酶反应的活性部位都存在于内质网膜的细胞质侧，所以新合成的磷脂分子最初只嵌入脂质双层的细胞质一侧，然后通过膜上一种翻转酶（flipase），使一些磷脂从细胞质侧翻转到内质网腔侧，以使脂质双层保持平衡。磷脂分子在脂质双层间的翻转是耗能过程，自然翻转需要数小时以上，但在酶的作用下，几分钟后新合成磷脂的一半即翻转到内质网腔侧。其他磷脂的合成，例如磷脂酰乙醇胺、磷脂酰丝氨酸以及磷脂酰肌醇都以类似的方式合成。

合成的磷脂由内质网膜向其他生物膜转运的方式主要有两种：一种是以出芽的方式转运到高尔基体、溶酶体和质膜上；另一种是以细胞质中的水溶性载体蛋白——磷脂交换蛋白（phospholipid exchange protein，PEP）在膜之间转运磷脂；例如，线粒体和过氧化物酶体膜上的磷脂就以这种方式转运（图9-11）。

（二）滑面内质网的功能：不同细胞的滑面内质网具有不同的功能

1. 滑面内质网与类固醇激素（甾类激素）的合成

胆固醇的代谢是滑面内质网最明显的功能。在产生类固醇激素的肾上腺皮质细胞、睾丸间质细胞和黄体细胞等，滑面内质网膜上含有合成胆固醇的全套酶系和使胆固醇转化为类固醇激素的酶系。脂肪酸氧化产生的乙酰辅酶A作为胆固醇合成的原料，然而，在不同动物的肾上腺皮质细胞的滑面内质网合成胆固醇的情况并不一样，如在豚鼠肾上腺皮质细胞中，滑面内质网很多，生成的胆固醇约占合成类固醇激素所需胆固醇量的40%。在大鼠肾上腺皮质细胞中，滑

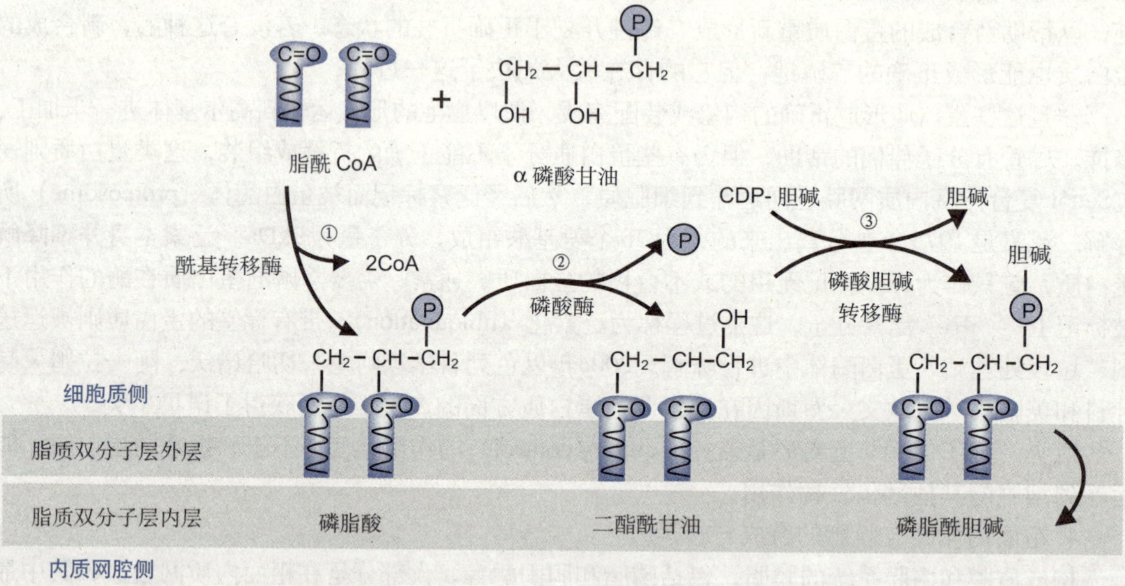

图 9-10 磷脂酰胆碱在内质网合成的示意图

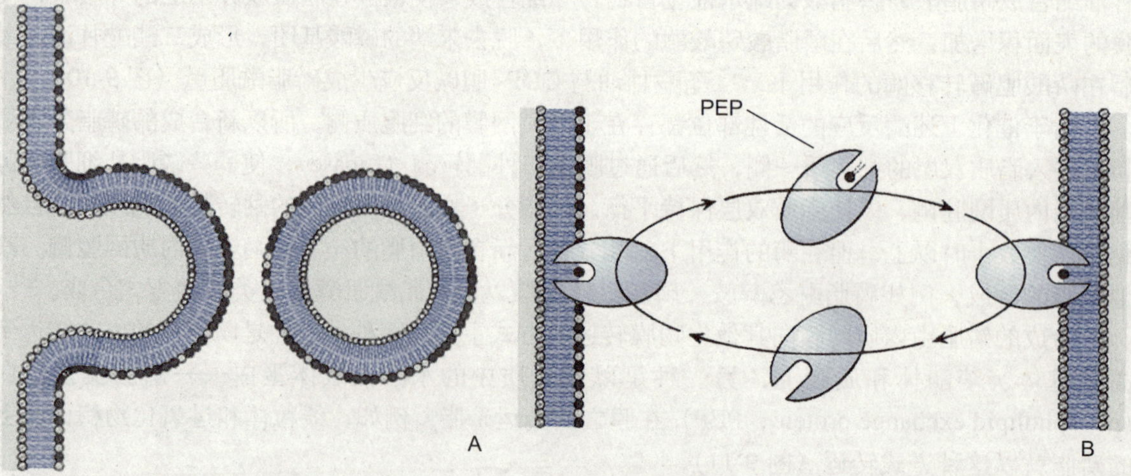

图 9-11 内质网合成磷脂后的两种主要转运方式

A. 囊泡运输方式；B. 载体运输方式（参考 Gerald Karp，Cell and Molecular Biology）

面内质网很少，合成类固醇激素所需的胆固醇来自血浆。过多的胆固醇可被酯化生成胆固醇酯，催化折椅反应的酯酰：胆固醇酰基转移酶存在于ER膜中。

2. 滑面内质网与脂肪的合成与运输

小肠上皮细胞内的滑面内质网很发达。在小肠中被脂酶分解生成的脂肪酸和甘油-酯，经上皮细胞微绒毛上的载体转运到胞质中，在滑面内质网重新合成脂肪，故可见滑面内质网的小管、小泡内充满脂滴。甘油三酯可与粗面内质网合成的磷脂及蛋白质组合成为脂蛋白，再经高尔基体转移到细胞侧壁排入细胞间隙。另外，肝细胞胞质中的滑面内质网也可将游离的脂肪酸酯化成脂肪，少量储存于胞质中，其余的与磷脂和蛋白质形成脂蛋白复合物释放到血液中。

3. 滑面内质网与糖原代谢

在肝细胞中肝糖原颗粒被围在滑面内质网内。Porter和Bruni发现在糖原丰富的肝细胞中，滑面内质网被遮蔽而不易分辨，当动物饥饿1～2天后，糖原减少则滑面内质网明显可见。因此有人认为滑面内质网与糖原的合成和分解有关。但另有实验得出与此相反的结果，如二磷酸尿苷葡萄糖(UDPG)-糖原转移酶是结合在糖原颗粒上，而不是结合在膜上。通过把UDPG加到糖原引物上而参与糖原的合成。尔后经研究证实滑面内质网与糖原的合成无关，而只是参与糖原的分解。滑面内质网膜上含有葡萄糖-6-磷酸酶，此酶可使葡萄糖-6-磷酸脱去磷酸变成葡萄糖。当机体需要化学能时，在激素的控制下，糖原被降解为葡萄糖-1-磷酸，然后在细胞质中转化为葡萄糖-6-磷酸，肝细胞葡萄糖则转移到内质网腔，最后被释放到血液中去。

4. 滑面内质网与解毒作用

由肠道吸收的外源性毒物或药物以及机体代谢自生的内源性毒物，均由肝细胞中的滑面内质网通过氧化、甲基化、结合等方式，使毒性降低或去毒排泄。如将脂溶性药物、巴比妥盐、致癌物质等注射到动物体内，则可见肝细胞中的滑面内质网显著扩大。在从滑面内质网分离出来的微粒体中，可测出有关药物代谢的酶增加。研究得知在滑面内质网上有混合功能氧化酶系统，如NADPH细胞色素C还原酶和细胞色素P_{450}，经这些酶作用后，使有害物质毒性降低。滑面内质网上的葡萄糖醛酸转移酶可使类固醇、巴比妥类药物与葡萄糖醛酸结合成为水溶性易于排出的物质。另外，肝细胞滑面内质网的酶还可使氨基酸代谢产生的氨，形成无毒的尿素经肾排出体外。

在肝细胞中还可见到滑面内质网与粗面内质网相连。这可能表明粗面内质网合成的蛋白质与滑面内质网的解毒作用是有联系的。还有—些药物。如致癌物3-甲基胆蒽和苯并芘是药物代谢酶最有效的诱导剂，使内质网合成酶的能力增强。

5. 滑面内质网与钙的储存和释放

滑面内质网通过膜中的钙泵（Ca^{2+}-ATP酶）可将细胞液中的Ca^{2+}转运到内质网腔并结合到其中的钙结合蛋白，当收到一定的信号刺激时（如胞质中IP_3升高）又可将Ca^{2+}释放到胞质中，作为第二信使参与信号转导（参见本书第二十章）。再者，骨骼肌与心肌中形成一种特化的结构称为肌质网（sarcoplasmic reticulum）。它的小管纵行在肌节和肌原纤维间，并在Z线处膨大互相吻合形成终池。两侧的终池和中间由细胞膜内陷而成的横管联成三联体。三联体与肌质网形成传导刺激的导管系统。肌质网膜上有Ca^{2+}泵，能将Ca^{2+}集中到肌质网，以调节肌质网中Ca^{2+}的浓度。当肌细胞受到刺激时出现动作电位。此电位变化则是由肌膜通过肌质网，使其中Ca^{2+}释放到肌微丝之间，Ca^{2+}激活ATP酶，使ATP转变为ADP并放能，成为肌丝滑动的动力，而引起肌肉收缩。当肌纤维松弛时Ca^{2+}又泵回到肌质网中。故滑面内质网在肌纤维中能摄取和释放 Ca^{2+} 以参与肌肉收缩的活动。

6. 水和电解质代谢

在胃底腺壁细胞的胞质中，因质膜内陷而形成细胞分泌小管。在分泌小管周围可见很多管泡状的滑面内质网。这些滑面内质网能将血浆中的Cl^-转运到细胞内分泌小管的膜上，并可与胞质中由碳酸解离生成的H^+在膜上结合而产生 HCl，排出细胞外。

7. 与胆汁生成有关

胆汁的主要成分为胆汁酸盐和胆红素。其中胆汁酸盐的来源约90%由小肠上皮重吸收，再循环入肝，另 10% 为肝细胞的滑面内质网合成。再者，游离胆红素不溶于水，它们在肝细胞内，经滑面内质网上的葡萄糖醛酸转移酶的催化，转变为水溶性的结合胆红素，从而随胆汁排出细胞外进入毛细胆管（参见本书第二十六章 肝细胞）。

四、细胞分化与癌细胞内的内质网

内质网是一种高度特化和具有许多特殊功能的细胞器。其发达程度被看作是细胞分化和功能旺盛的表征。正常机能旺盛的胰腺外分泌细胞，内质网非常发达；未成熟的细胞如胚胎细胞、干细胞和培养细胞或未分化细胞的内质网就很少，而含有大量游离的多聚核糖核蛋白体，说明这些未成熟或未分化好的细胞正在活跃地合成细胞生长和分裂所需要的内源性蛋白质。在癌细胞中粗面内质网的数量与癌细胞的生长速率、恶性程度呈反比。如艾氏腹水癌是一种生长很快、可接种的癌细胞，其粗面内质网甚是稀少，而胞质内却有极丰富的多聚核糖核蛋白体。有一些癌，特别是腺癌和分化较好的恶性肿瘤细胞中的粗面内质网也可以比较丰富，如泌乳的小鼠乳腺癌，甲状腺癌皆含丰富的粗面内质网，亦能旺盛地合成分泌蛋白质。人类的多发性骨髓瘤细胞，胞质内含有丰富的粗面内质网，并由它产生大量的免疫球蛋白。

第二节 高尔基复合体

高尔基复合体（Golgi complex）是 1898 年意大利细胞学家 Camillo Golgi 用银盐法在光镜下观察一种枭（barnowl）和猫的神经细胞时，在核周围发现的嗜银网状结构，命名为内网器（internal reticular apparatus），以后在脊椎动物的各种细胞中均发现有这种结构，遂命名为高尔基器或体（Golgi apparatus or Golgi body）。

一、高尔基体的形态结构和特征

在电镜下，高尔基体由扁平囊、大囊泡和小囊泡三部分组成。扁平囊（cisterna）又称为潴泡，是高尔基体的主体部分，一般由 3 ~ 10 个扁平囊平行排列在一起，称为高尔基堆（Golgi stack），囊腔宽 15 ~ 20nm，囊泡间距 20 ~ 30nm。囊腔内有中等电子密度的物质，各扁囊腔互相通连，有的高尔基扁平囊可出现窗孔。整个高尔基堆通常略弯曲呈盘状，横切面似弓形，其凸面称顺面（*cis* face）或形成面（forming face）或未成熟面（immature face），膜厚约6nm，常靠近细胞核或内质网；凹面称反面（*trans* face）或成熟面（mature face）或分泌面（secreting face），膜厚约8nm，常靠近质膜。膜上整合着较多的酶，促进分泌物质的加工成熟。高尔基小囊泡（Golgi vesicle）为圆形小泡，直径为 40 ~ 80nm，膜厚 6nm，数量较多，散布于扁平囊泡周围，多见于顺面。小泡有两种，一种为表面光滑小泡，较为多见；另一种是有被小泡，外面覆有绒毛样或颗粒样层，大小较一致，直径为60nm。分布在顺面的小泡其内含物比较透明，而靠近反面的小泡其内容物较为致密。一般认为小囊泡是由高尔基体附近的粗面内质网出芽而来，载有粗面内质网合成的蛋白质并运送到扁平囊中，不断补充扁平囊泡中的膜结构，故把这种小泡称为运输小泡。高尔基大囊泡直径约 100 ~ 500nm，膜厚 8nm，多见于扁平囊的反面，是由扁平囊末端膨大出芽形成；大囊泡对所含分泌物有继续浓缩的作用，故又称为浓缩泡或分泌泡。大囊泡内含物质依其性质和成熟程度而有变化，可浓可淡，可为均质亦可为颗粒状、斑点状或带状的物质。在不活动或非分泌性的细胞中，也可不出现大囊泡。在分泌细胞中，大囊泡不仅带走了分泌物，而且扁平囊泡的膜也不断地被消耗。随着分泌物被排到细胞外，大囊泡的膜又补充到质膜上。可见，内质网、小囊泡、扁平囊泡、大囊泡和质膜之间存在一种动态平衡（图 9-12）。

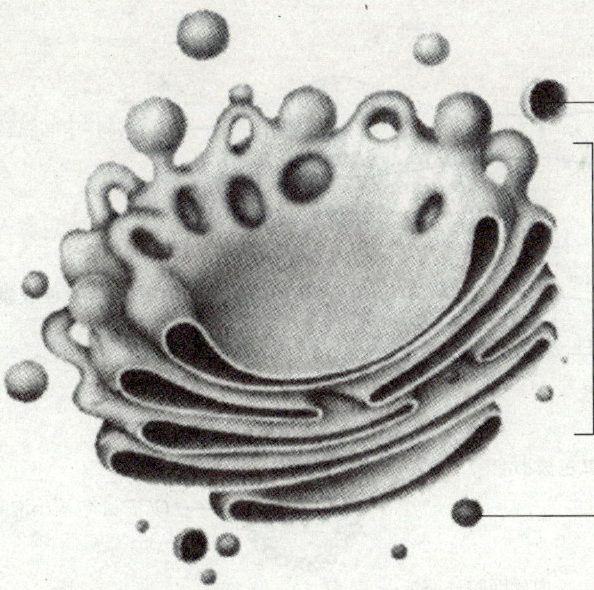

图 9-12 高尔基体的三维结构模式图（参考 Albert Johnson, Molecular Biology of The Cell）

Rambourg 等人借用超高压电镜技术对高尔基体的三维结构进行了系统的研究，结果显示高尔基体是一个十分复杂而连续的整体结构，由许多功能不同的部分组成，因此从顺面到反面，高尔基体又被精细地分为顺面的高尔基网状结构、顺面的膜囊、中间膜囊、反面膜囊和反面的高尔基网状结构（图 9-13）。

1. 顺面高尔基网（*cis*-Golgi network，CGN）：位于高尔基体顺面最外层的扁平囊，由分枝的小管组成网状结构。膜厚6nm，比其他部位略薄，但与内质网膜厚度接近。CGN具有蛋白质分选站的作用。一般认为 CGN 接受来自内质网新合成的物质并将其分类后，大部分转入高尔基体中间膜囊，小部分蛋白质再反向运回到内质网。运回内质网的蛋白质其 C 端具有 KDEL/HDEL（K-Lys，D-Asp，E-Glu，L-Leu，H-HB）信号序列，是内质网驻留蛋白质的特有信号序列（图 9-14）。

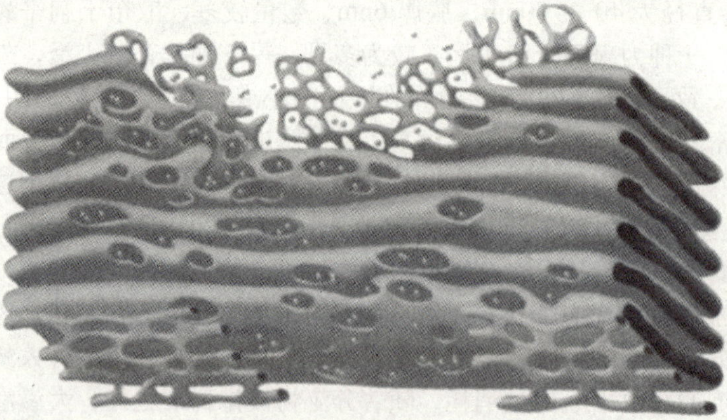

图 9-13 高尔基体的精细结构模式图

（参考 Gerald Karp，Cell and Molecular Biology）

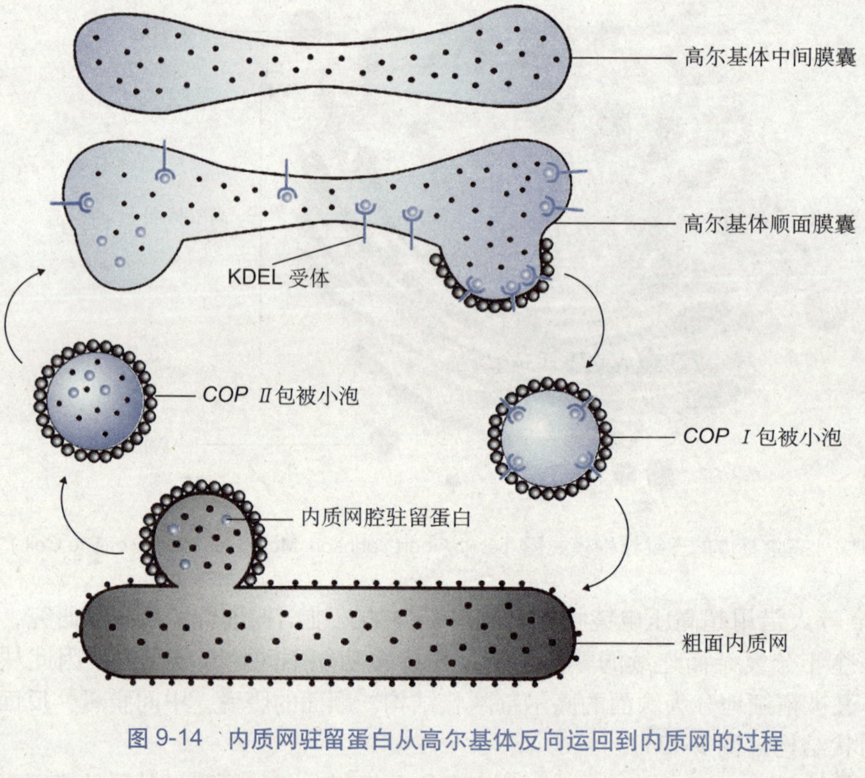

图 9-14 内质网驻留蛋白从高尔基体反向运回到内质网的过程

2. 高尔基体的顺面膜囊：含有甘露糖苷酶，具有从糖链末端剪切甘露糖基的作用。

3. 高尔基体的中间膜囊：由扁平囊与管道组成，形成不同的间隔，但功能上是连续的。主要作用是对蛋白进行糖基化修饰、糖脂的糖链形成以及多糖的合成等。

4. 高尔基体的反面膜囊：含有半乳糖基转移酶，催化半乳糖基向糖链转移，延长糖链。

5. 反面高尔基网（*trans* Golgi network，TGN）位于高尔基体反面的最外层，由小泡和分支状的小管组成网状结构。其主要功能是参与蛋白质的分类与包装，最后输出。TGN在蛋白质与脂类的转运过程中还起着“瓣膜”的作用，保证这些物质单向转运。

二、高尔基体的分布与数量

高尔基体在细胞内的分布位置主要取决于细胞的类型。如在神经细胞中常围绕在细胞核周围；在肝细胞中多位于细胞核与毛细胆管之间的区域；在极性细胞中常集中于核的顶部与游离面之间。高尔基体的数目在不同的细胞中也不同。分泌功能旺盛的细胞，如杯状细胞、胰腺外分泌细胞和唾液腺细胞等，高尔基体数目多，可见多个高尔基体围成环状或半环状，而在肌细胞和淋巴细胞内则很少。在同一类型的细胞中，高尔基体亦可随细胞的生理状态的不同而改变，在机能旺盛的细胞中大而多，衰老时小而少，甚至消失。高尔基体的发达程度与细胞的分化程度呈正相关。在未分化的干细胞（或母细胞）中，高尔基体少；而在成熟的分泌细胞中可多达几千个。

三、高尔基体的化学组成

（一）高尔基体的脂类成分

高尔基体膜的脂类成分不同于其他细胞膜。对各种细胞片段的磷脂和脂肪酸成分的分析表明：高尔基体膜脂成分介于内质网和质膜之间（表 9-2）。

表 9-2　内质网、高尔基体和质膜的脂成分

膜的类型	总磷脂	总磷脂的 %				
		神经鞘磷脂	磷脂酰胆碱（卵磷脂）	磷脂酰乙醇胺	磷脂酰丝氨酸 磷脂酰肌醇	胆固醇
粗面内质网	61%	3.40	47.8	36.8	5.60	0.12
高尔基体	45%	14.2	31.4	36.5	4.70	0.47
细胞质膜	40%	19.2	32.0	34.4	4.60	0.51

由表9-2可见按粗面内质网、高尔基体、细胞质膜的次序，所含神经鞘磷脂和胆固醇均逐渐增高，而所含磷脂酰胆碱趋向降低，其他磷脂较为恒定。粗面内质网中含有相当大量的不饱和磷脂，而胆固醇含量低；细胞质膜中含有相当高的饱和磷脂和胆固醇，因此呈一种稳定的膜；而高尔基体的膜所含饱和与不饱和磷脂、胆固醇等均介于二者之间。

（二）高尔基体的酶

在经分离而得到的高尔基体的膜上，发现酶在膜中的排列并不均一。对动物细胞的研究表明，高尔基体含有丰富的糖基转移酶，同时还含有其他酶（表9-3）。一般认为糖基转移酶为高尔基体的特征酶，如半乳糖基转移酶、唾液酸基转移酶、N乙酰氨基葡萄糖半乳糖基转移酶等，参与糖链的加工、成熟。

表 9-3 高尔基体膜上所含的不同的酶

各种酶类	举 例
参与糖蛋白生物合成的糖基转移酶	N 乙酰氨基葡萄糖半乳糖基转移酶 β 半乳糖基转移酶 唾液酸基转移酶
参与糖脂合成的磺化（硫代）和糖基转移酶	半乳糖脑苷脂转硫酶 乳糖神经酰胺唾液酸基转移酶 GM_1、GM_2 唾液酸基转移酶 GM_2 半乳糖基转移酶 GM_3 N- 乙酰氨基葡萄糖基转移酶
其他酶类	NADH- 细胞色素 C 还原酶 NADPH- 细胞色素还原酶 硫胺素焦磷酸酶 甘露糖苷酶 溶血卵磷脂酰基转移酶 磷酸甘油磷脂酰转移酶

四、高尔基体的极性及鉴定的方法

从顺面到反面，高尔基体膜囊的形态、化学组成和功能是不同的。形态上，扁平囊的顺面膜较薄，厚约6nm，近似内质网膜，囊腔小而狭，一般朝向细胞核，随着顺面向反面过渡，膜也逐渐加厚，至反面膜厚约8nm，与质膜近似，因此从发生和分化的角度看，扁平囊可看作为内质网和质膜的中间分化阶段；化学组成上，膜脂的种类和数量介于质膜和内质网膜之间；而且反面的膜较顺面的膜含有更多的酶，能促使分泌物的浓缩、成熟。例如溶酶体的酶是在反面的囊泡中浓缩的，表明溶酶体就是在此区域装配的；功能上，从顺面到反面，不同的膜囊含有不同的酶，如糖基转移酶对来自粗面内质网的蛋白质进行糖基化作用，在CGN含有磷酸转移酶，它能催化磷酸基团加到溶酶体酶的寡糖链上；顺面及中间的膜囊含有甘露糖苷酶、N乙酰氨基葡萄糖基转移酶，分别具有剪切甘露糖和加上N乙酰氨基葡萄糖的作用；反面的膜囊含有半乳糖基转移酶，具有加上半乳糖（galactose，Gal）的作用；TGN含有唾液酸基转移酶，具有加唾液酸（N-acetylneuraminic acid or sialic acid，NANA）的作用。可见，高尔基体两个面之间在结构与功能上均有差异，显示出明显的极性（图 9-15）。

一般而言，高尔基体的极性均根据凸凹面来确定，但这种鉴定方法只适合于部分细胞，如杯状细胞、胰腺细胞等；对于没有明显凸凹面，或无分泌颗粒出现在高尔基体的凸面，如中性中幼粒细胞，这种鉴定方法会造成混乱，因此，根据高尔基体各部分膜囊特有的成分，可用电镜细胞化学的方法对其结构成分作进一步分析。常用四种标志进行细胞化学反应：

1. 嗜锇反应：经锇酸浸染后，高尔基体的顺面膜囊被特异性着色，因此嗜锇反应被视为形成面的一种标志反应。

2. 焦磷酸硫胺素酶（TPP酶）细胞化学反应：可特异性显示高尔基体反面的1～2层膜囊，

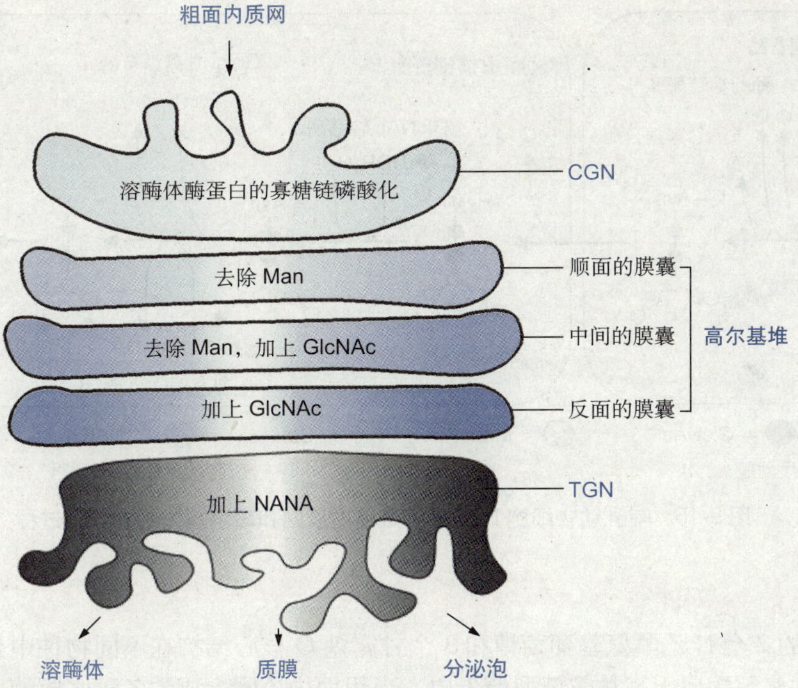

图 9-15 高尔基体不同区室之酶的分布以及功能

是高尔基体成熟面的一种标志反应。

3. 烟酰胺腺嘌呤二核苷酸磷酸酶 (NADP 酶) 的细胞化学反应：是高尔基体中间几层膜囊的标志反应。

4. 胞嘧啶单核苷酸酶 (CMP 酶) 的细胞化学反应：常可显示靠近反面的一些膜囊状和管状结构。

五、高尔基体的功能

高尔基体在细胞生命活动过程中是不可缺少的修饰中心。它不仅参加分泌物的贮存、浓缩、集聚和运输作用，而且在高尔基体内亦进行糖蛋白、糖脂、多糖之糖链的合成，以及氨基多糖的硫酸化。此外，高尔基体也参与溶酶体的形成。

（一）糖蛋白的生物合成

糖蛋白是细胞膜的主要成分之一，亦是溶酶体和分泌颗粒的主要成分，高尔基体在糖蛋白的合成及分泌过程中起着关键的作用。

糖蛋白是含有共价结合糖的蛋白质，其寡糖链如内质网一节中所述有两种类型。一种是N连接的寡糖链，另一种是O连接的寡糖链，前者糖蛋白的糖链合成开始于内质网，而完成于高尔基体；后者糖蛋白的糖链合成全部或主要在高尔基体内完成（图 9-16）。

N连接的寡糖链经高尔基体的加工修饰后，根据甘露糖的含量又分为两种，一种是高甘露糖型寡糖链，含有核心结构以外的多个甘露糖；另一种是复合型寡糖链，在核心结构以外，还含有半乳糖、唾液酸和岩藻糖（fucose， Fuc）。核心结构的共同点是：与特异三肽序列-Asn-X-

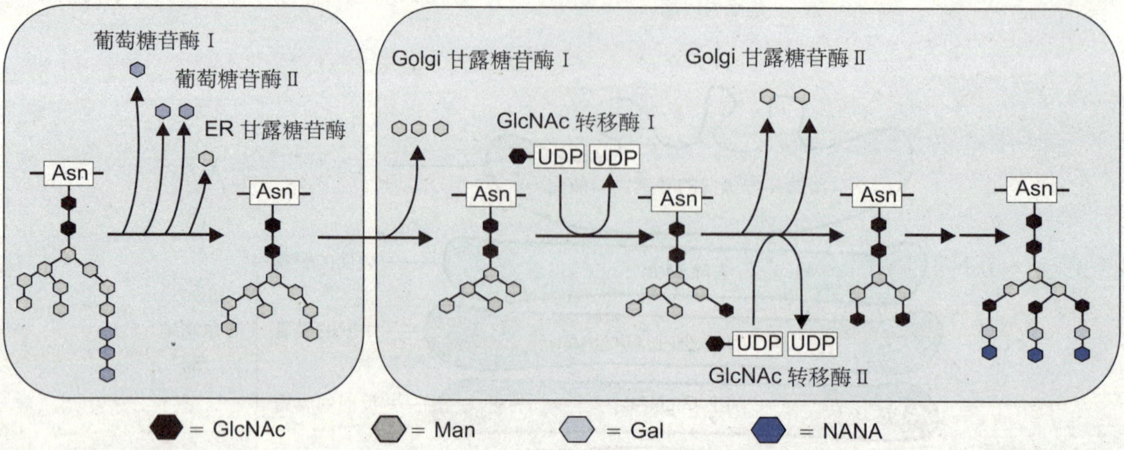

图 9-16　哺乳动物细胞 N 连接糖链在内质网和高尔基体中的加工过程

Ser/The 相连的 2 个 N 乙酰氨基葡萄糖和 3 个甘露糖 O 核心结构在不同物种中是高度保守的。溶酶体的各种水解酶属于高甘露糖型糖蛋白，当粗面内质网合成的各种水解酶以囊泡的形式运输到高尔基体进行加工时，其甘露糖被位于CGN的两个酶催化（图9-21），形成带有独特标记6-磷酸甘露糖（mannose-6-phosphate，M6P）的溶酶体酶，M6P与溶酶体膜的M6P受体（一种特异识别M6P的凝集素）结合，集中分拣形成转运小泡（初级溶酶体），磷酸化的甘露糖则不被甘露糖苷酶所剪切，因而形成了高甘露糖型糖蛋白。而分泌蛋白和膜蛋白则具有复合型寡糖链，经甘露糖苷酶Ⅰ和Ⅱ的作用，去除了大部分甘露糖基，接着由N乙酰氨基葡萄糖基转移酶Ⅰ和Ⅱ，将N乙酰氨基葡萄糖转移到存留的甘露糖基上，然后再先后经半乳糖基转移酶、唾液酸基转移酶等作用，加上半乳糖基和唾液酸基，从而完成糖蛋白糖链的合成，最后释放到高尔基体囊泡内，由大囊泡运输、分泌到细胞外或保留在质膜上发挥作用（图 9-17）。

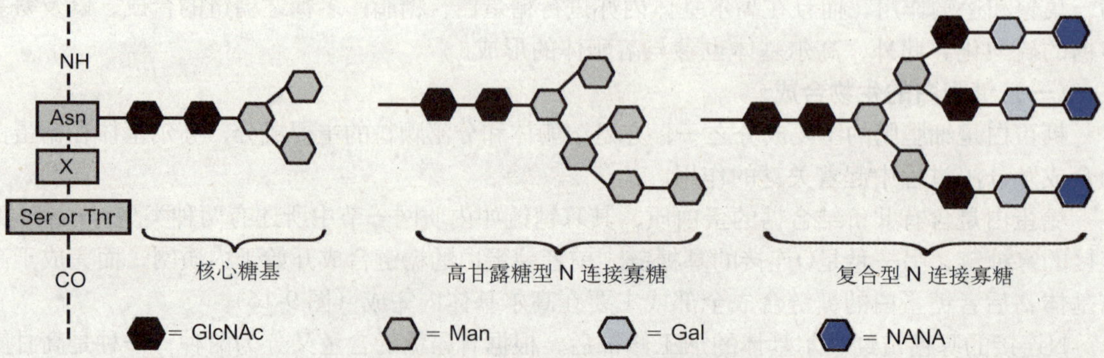

图 9-17　成熟的糖蛋白中两种类型的 N 连接寡糖链的结构模式图

（二）糖脂的生物合成

糖脂是嵌入质膜和某些细胞内膜含有共价结合糖的脂，大多数是由神经鞘脂类与糖链组成(参见第七章第一节)，其糖链主要在高尔基体合成，如脑苷脂、神经节苷脂等。生化分析表明，参与糖脂糖基化的一些糖基转移酶和磺基转移酶都存在于高尔基体，它们按一定顺序逐个转移糖基，合成寡糖链。

（三）参与膜的转变：高尔基体参与膜的转变，对膜的形成、转化、新质膜的形成具有重要作用。生化分析表明，高尔基体的化学组成介于内质网膜与细胞膜之间，放射性核素标记膜前体的参入实验也证明，膜前体是从内质网膜到高尔基体膜，最后到质膜，说明细胞内存在膜的转变过程。

（四）参与溶酶体的形成：在溶酶体形成过程中，其各种水解酶是由粗面内质网的核糖核蛋白体合成的，进入内质网腔后，以出芽的方式形成运输小泡转运至高尔基体进行加工、修饰，加工成熟的溶酶体酶在 TGN 包装成特殊的运输小泡，进而与胞质内的晚期胞内体融合而形成溶酶体。

（五）高尔基体与细胞的分泌活动：蛋白质在粗面内质网核糖核蛋白体合成后，以出芽方式形成运输小泡，与高尔基体的扁平囊融合，经过浓缩、加工，在扁囊分泌面形成分泌泡。经其膜上的酶进一步对分泌物加工、形成成熟的分泌囊泡，脱离扁囊而向细胞表面移动，最后与质膜融合，囊泡的内容物排出细胞外，囊泡的膜成为质膜的补充部分，其中的跨膜蛋白质成为质膜的整合蛋白（参见第十章）。

第三节　溶酶体

溶酶体（lysosome）是 1955 年 de Duve 等人用生化手段分析大鼠肝细胞匀浆的梯度离心组分时发现的，为单层膜包裹着高浓度的各种酸性水解酶的细胞器。其大小介于线粒体和微粒体之间。1965年de Duve和Novikoff又在电镜下观察并鉴定了这种结构，被视为细胞内的“消化器”，并正式命名为溶酶体。溶酶体广泛存在于动、植物细胞中，对细胞生理、病理过程以及细胞分化与衰老都起着重要的作用。因此对溶酶体的研究日益受到重视。

一、溶酶体的一般特征

当溶酶体没有与底物结合时，一般呈圆形或卵圆形，体积比较小，通常直径为0.25 ~ 0.5μm；当溶酶体与底物结合时，体积较大，其形态多样，具有高度的异形性。一般认为溶酶体的形态多样与其消化过程中所处的阶段有关。在大量吞噬外来物质的细胞中，溶酶体的数量很多，如白细胞和巨噬细胞等。

目前已知溶酶体中的酶多达60余种，大致可分为磷酸酶类（如酸性磷酸酶）、核酸酶类（如核糖核酸酶）、核苷酶类、蛋白酶类，脂酶及硫酸酯酶类等，可以作用于几乎所有的生物大分子。

溶酶体的酶大多为糖蛋白，并具有 M6P 标志，带负电荷。溶酶体膜的内表面亦带有负电荷，所以有助于溶酶体中的酶保持游离状态。这对行使正常功能及防止细胞的自身被消化是很重要的。溶酶体酶的反应最适合的pH在酸性范围内，为pH3.0 ~ 6.0，最佳pH为5.0。这提示在酶的催化中心有一个或多个羧基，以提供H^+来实现水解过程，酸性环境的维持来自于膜上的质子泵（proton pump），这种质子泵依赖于ATP，ATP水解释放的能量驱动了H^+泵入溶酶体内以维持其酸性环境。胞质为中性环境（pH为7.0～7.2），此环境使溶酶体酶的活性大大降低，因此即使有少量的溶酶体酶外漏到细胞质中，也不致于降解胞质成分；溶酶体膜上还存在特殊的转运蛋白质，能将溶酶体消化水解的产物运出溶酶体（图 9-18）。

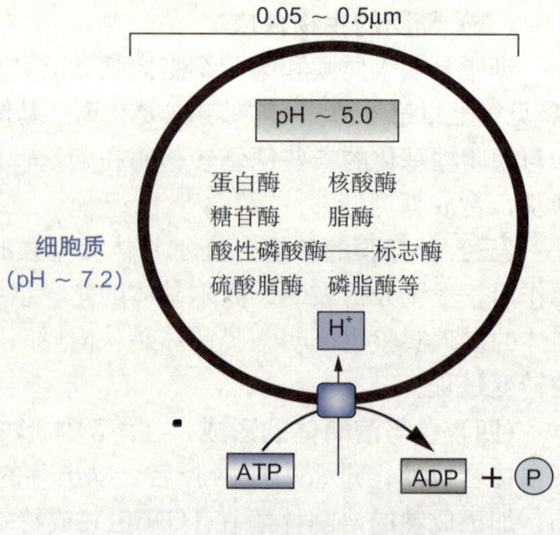

图 9-18 溶酶体的结构模式图

在不同种类的细胞内，溶酶体所含的酶大不相同，但酸性磷酸酶则是普遍存在的，故可视为溶酶体的标志酶。用组织化学法显示酸性磷酸酶，有助于识别溶酶体。

与质膜相似，溶酶体膜中也含有糖蛋白和糖脂的糖链成分，但糖链位于膜的内表面，使溶酶体的酶与其膜相对隔离，有效地保护了膜免受溶酶体酶的自身消化作用。在正常情况下，溶酶体膜是相当稳定的，只有分子量小于300的物质（如单糖，氨基酸等）可以自由通过，而不允许诸如多糖及蛋白质之类的大分子通过，但在病理状态下，溶酶体膜的通透性大为增加而造成酶的外漏。已知很多因素（如缺氧、放射线、氯丙嗪、氯苯吡胺等药物）均可降低溶酶体膜的稳定性而引起细胞的损伤。糖皮质类固醇类抗炎药（如氢化可的松、氯喹、乙酰水杨酸、消炎痛等）可提高溶酶体膜的稳定性。因此，临床上常用此类药物缓解由溶酶体膜稳定性下降而引起的类风湿性关节炎。

溶酶体的选择性融合作用是其又一特性。溶酶体可与吞噬泡或吞饮泡融合。在分泌过程中，溶酶体可与细胞质膜融合，而不会与其他细胞器的膜结构融合，其机理尚不清楚。

二、溶酶体的种类

溶酶体的分类及命名很多，归纳起来溶酶体可分为以下几种类型。

（一）初级溶酶体（primary lysosome）：初级溶酶体是在高尔基体成熟面上形成的新生溶酶体，形态上与高尔基体的小泡相似，直径为25～50nm。其内容物为不同电子密度的物质，含有水解酶而不含作用物，外被以单位膜（有的还被覆细胞外被）。

（二）次级溶酶体（secondary lysosome）：次级溶酶体除含有水解酶外，还含有相应的作用物以及消化后的产物，所以又称活动性溶酶体（active lysosome）或消化泡（digestive vacuole）。次级溶酶体的形态大小随作用物的性质和其所处的消化阶段而异。次级溶酶体的分布相当广泛，一般在各细胞中所见多属此类（图 9-19）。

根据溶酶体酶作用的来源以及消化程度的不同，次级溶酶体又分为异噬性溶酶体、自噬性溶酶体、残体以及多泡体等类型。

1. 异噬性溶酶体（heterolysosome）：其作用物为外源性物质，即外来异物、坏死组织、细菌等。这些外源性物质可经吞噬作用、胞饮作用摄入细胞内，分别形成吞噬泡和胞饮泡，吞噬

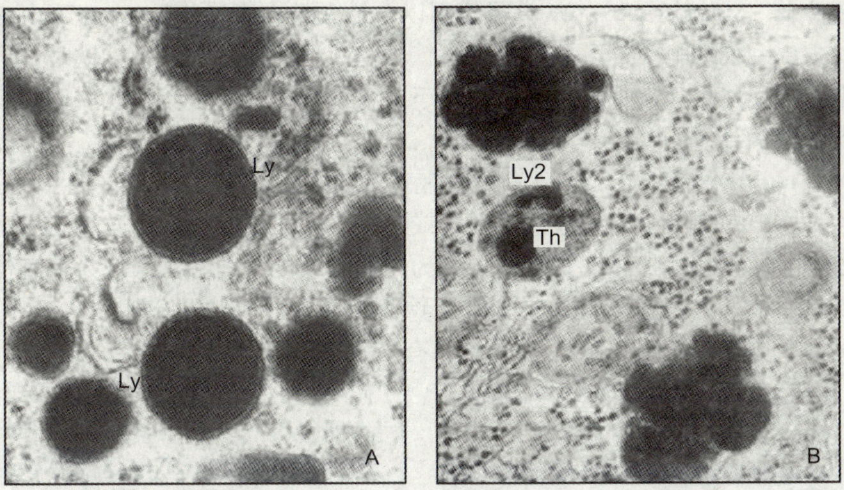

图 9-19 初级溶酶体和次级溶酶体的电镜照片

A. 人肾细胞的初级溶酶体 × 65 000；B. 狗肝细胞的次级溶酶体 × 60 000

泡或胞饮泡与初级溶酶体融合而成为异噬性溶酶体，将被吞噬或胞饮进来的物质在其中加以消化。

2. 自噬性溶酶体（autolysosome）：其作用底物为内源性，即来源于细胞本身衰老或破损的细胞器（如线粒体、内质网等）和其他内含物（如糖原、脂类等）。这些内源性的作用物常被内质网膜所包裹形成自噬泡。自噬泡与初级溶酶体融合所形成的消化泡称之为自噬性溶酶体。它存在于正常细胞中，可作为细胞器和其他结构自然退变更替的一种正常途径。但当组织遭受各种因子损害时，自噬性溶酶体数量显著增加。如机械损伤、射线、化学因子（包括药物、生物毒素等）、缺氧和感染等。

3. 残体（residual body）：次级溶酶体在消化作用的最后阶段，由于酶的活力降低或消失，残留一些不被消化、具有一定电子密度的剩余物质称为残体。有的残体通过胞吐作用，将其残渣排出细胞外，但大多数长期留在细胞内。常见的残体有脂褐素、髓样结构及含铁小体等。

（1）脂褐素（lipofusin）：属于残体中的一种，光镜下可见心、肝、脑的细胞质内积累大量的脂褐素并随年龄增长而增多。电镜下为成群的、不规则小体，围以单层膜，电子密度较高，其中可有中等密度区或透亮的脂滴，偶见未消化的膜性结构，故内容物并不均一。有人认为这是因溶酶体缺少某些脂类代谢所需要的酶而造成的。脂褐素的来源可以是退变的细胞器、糖原和脂类等。

（2）髓样结构（myeline figure）：也属于残体中的一种，为一层单位膜包绕形成的不规则小体，内容物为同心层状、板状、丝状、指纹状和网状排列成层的膜性成分，正常细胞中可见。在病毒感染、肿瘤等疾病的情况下，髓样结构显著增加。对髓样结构的形成有两种学说：一种认为它是溶酶体中一些未能代谢完全的脂类物质形成的；另一种认为，溶酶体内的膜性成分消化不全所致。如红细胞膜富含胆固醇，难以被溶酶体消化，大量沉积便形成髓样结构。又如，某些药物与细胞内膜结合或某些药物选择性地抑制溶酶体中的某些酶，致使膜性成分消化不全而形成髓样结构。

（3）含铁小体（siderosome）：以单层膜围以含铁颗粒，直径为5～6nm，内含有酸性磷酸酶。正常网状内皮系统细胞中，可见到少量含铁小体。当病理性摄入大量铁时，肝、脾等器官的吞噬细胞中可出现许多含铁小体。多数情况下，含铁小体多与脂类、线粒体等其他成分混合形成复合的次级溶酶体。

4. 多泡体（multivesicular body）；是一种特殊形式的次级溶酶体，直径 0.2 ～ 0.3μm，在单层膜包围的基质中有许多小泡。电镜下基质或透亮或混浊，取决于基质的电子密度。细胞化学显示多泡体呈酸性磷酸酶阳性，其作用物可为内源的或外源的。有人认为多泡体的小泡来自高尔基体的初级溶酶体，也有人认为是多个胞饮小泡合并而成（图 9-20）。

溶酶体的形式繁多，它们之间既有联系又有区别，所以分类不是绝对的。

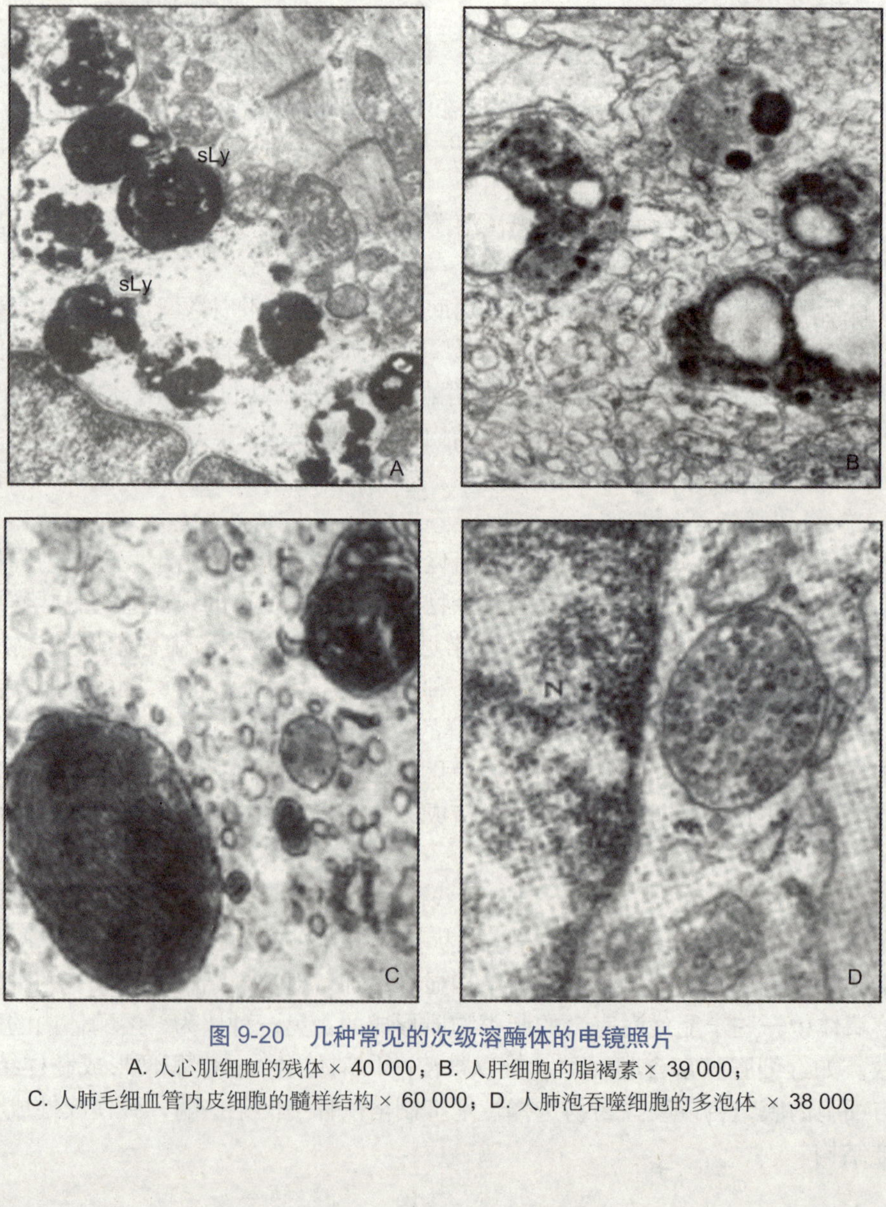

图 9-20　几种常见的次级溶酶体的电镜照片

A. 人心肌细胞的残体 × 40 000；B. 人肝细胞的脂褐素 × 39 000；
C. 人肺毛细血管内皮细胞的髓样结构 × 60 000；D. 人肺泡吞噬细胞的多泡体 × 38 000

三、溶酶体的形成

（一）溶酶体膜的形成：溶酶体膜与质膜系统的再生循环密切相关。在高尔基体成熟面，通过出芽方式形成内含溶酶体酶的小泡，即初级溶酶体，它与吞噬泡、晚期胞内体或自噬泡融合形成次级溶酶体。完成消化过程后，一部分膜又可通过出芽、形成小泡，小泡定向转运与质膜融合，返回至细胞表面；还有一部分可返回至高尔基体。

（二）溶酶体酶的形成和转运：溶酶体酶的合成与其他糖蛋白的合成过程相似，即以mRNA为模板在核糖核蛋白体中先合成一段信号肽，随后引导合成的多肽链进入内质网腔，然后信号肽被剪切，溶酶体酶的多肽链则继续延长，其酶的前体通过膜泡运输到高尔基体进一步加工、修饰，最后在高尔基体的 TGN 处浓缩并以出芽方式形成初级溶酶体。

溶酶体酶与其他糖蛋白的主要差别在于前者糖链中含有磷酸化的甘露糖即 6- 磷酸甘露糖（mannose-6-phosphate，M6P）。在高尔基体的TGN以及质膜的外表面均发现有低浓度的对M6P特异的受体。TGN 的这些受体可特异地与溶酶体酶糖链末端的 M6P 结合，引导溶酶体酶聚集在一起并出芽形成溶酶体。那么为什么只有溶酶体酶糖链上的甘露糖发生磷酸化形成特异的M6P？研究表明，每个溶酶体水解酶分子上都含有特异的信号斑（signal patch），信号斑能被CGN 的磷酸转移酶所识别并通过两步反应形成 M6P。首先在 N 乙酰氨基葡萄糖磷酸转移酶的催化下，将磷酸化的 N 乙酰葡萄糖连接在溶酶体酶前体糖链甘露糖基上，然后经磷酸二酯酶（phosphodiesterase）的作用，将乙酰氨基葡萄糖剪切并将磷酸基团留在甘露糖基上，形成带有M6P 标志的水解酶（图 9-21）。以 M6P 为标志的溶酶体酶不被甘露糖苷酶 I 和 II 剪切，因而形成了高甘露糖型的溶酶体酶。

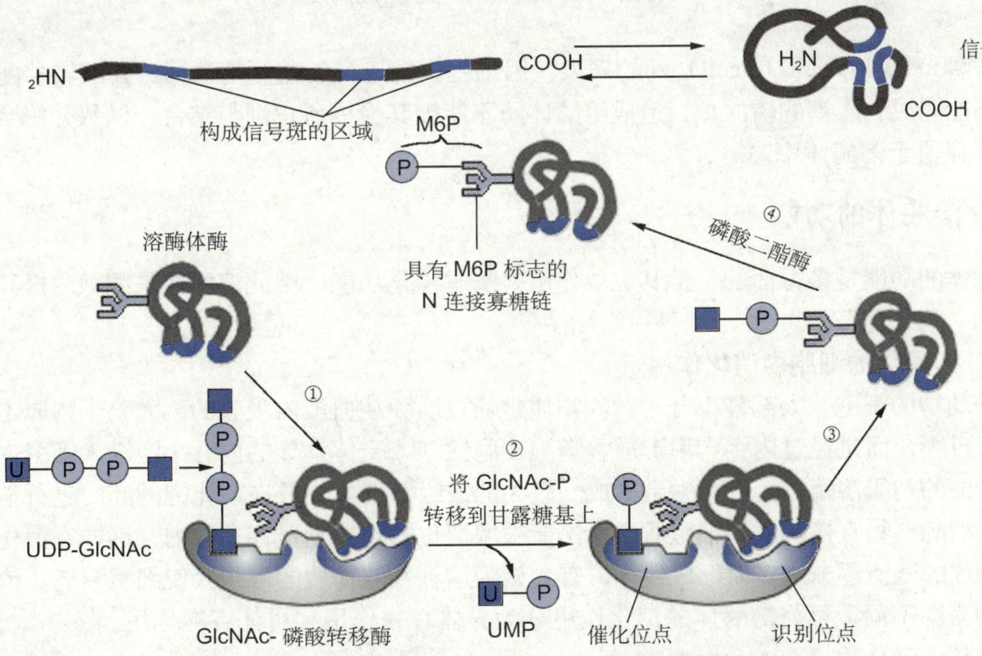

图 9-21 溶酶体酶蛋白信号斑与 GlcNAc 磷酸转移酶的相互识别作用

（参考 Albert Johnson， Molecular Biology of The Cell）

在TGN的一定部位含有M6P的受体蛋白，受体蛋白在腔面与溶酶体酶结合，在胞质面则与网格蛋白/衔接子（clathrin/AP1）相结合，从而使溶酶体酶被包含在从TGN出芽的网格蛋白包被小泡中，小泡随后与晚期胞内体（late endosome）融合。在晚期胞内体的酸性（pH 5.0～5.5）条件下，溶酶体酶与M6P受体解离，受体则可经出芽形成的受体小泡返回到TGN完成受体的再循环。酶则形成初级溶酶体（图9-22），但并不是所有具有M6P标志的酶都能到达溶酶体，有些酶分子逃逸TGN正常的包装过程，而被释放到细胞表面，一些M6P的受体也可到达质膜，捕获逸出的酶，通过受体介导的内吞作用，将其重新运回至溶酶体。

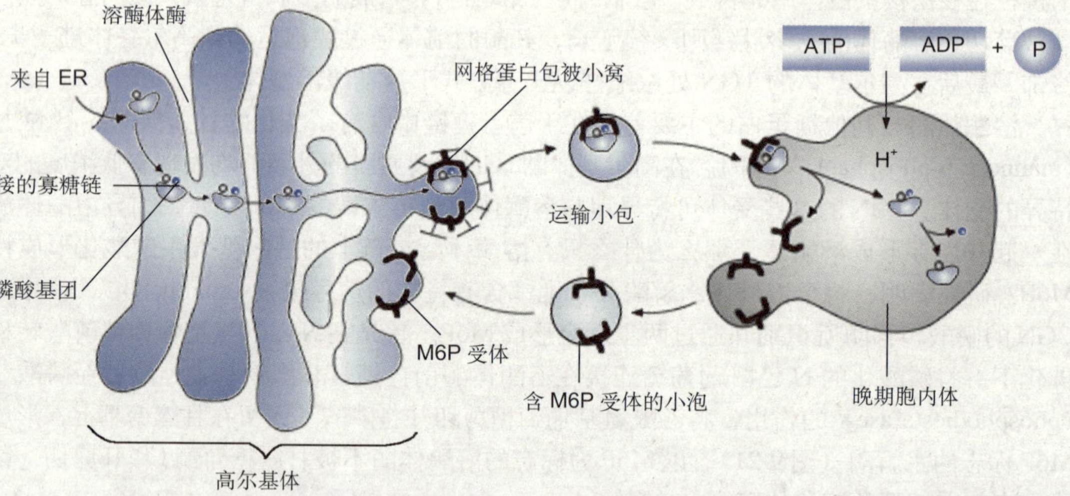

图 9-22　溶酶体酶的形成与转运过程
（参考 Albert Johnson， Molecular Biology of The Cell）

有一种inclusion cell（I-cell）病的病人，因细胞内缺乏N乙酰氨基葡萄糖磷酸转移酶，故溶酶体不能完成甘露糖的磷酸化，造成溶酶体酶不能被其受体所识别与结合，以致分泌至细胞外而不能存留于溶酶体中。

四、溶酶体的功能

溶酶体的功能是多方面的，但其主要作用是酶解消化功能，因此溶酶体是细胞内极其复杂而精致的“消化器”。

（一）溶酶体的细胞内消化作用

高等动物的细胞，大部分小分子营养物质是通过质膜从血液内吸收的。大分子物质不能通过扩散穿过膜，而是经过内吞作用形成吞噬泡、胞饮泡或受体介导的内吞小泡进入细胞内，与含有多种酶的初级溶酶体接近、融合形成一较大的次级溶酶体，并在消化泡的腔内进行消化作用。消化后的产物直接扩散到细胞质中，不能被酶消化的物质则残存在腔内，这样在消化活动中不断形成的残渣逐渐增多而形成残体，有人认为这种残渣物质的堆积会使细胞衰老。依被消化底物的来源不同，可将溶酶体的消化作用分为异体吞噬作用和自体吞噬作用。

1. 异体吞噬作用（heterophagocytosis）：

细胞外的颗粒或可溶性大分子物质进入细胞的过程称为入胞（内化）作用。较大的固体物质入胞称为吞噬作用（phagocytosis），所形成的囊泡称为吞噬体（phagosome）；可溶性大分子的入胞称为吞饮作用，形成胞饮体（pinosome），两者统称异噬体。当异噬体与溶酶体融合后，溶酶体将异源性大分子降解。这两种入泡作用都是非特异性的，此外，多数大分子借特异性受体介导的内吞作用而入泡（参见本书第十章），首先形成包被小窝，然后形成包被小泡。

近来研究表明，异噬体并非直接与溶酶体融合，而是先与早期胞内体（early endosome）融合，然后再将内吞物转移给溶酶体。胞内体没有明显的形态特征，起初在细胞质的外周，较小，直径为0.3～1.0μm，这些是早期胞内体。以后接近高尔基体、溶酶体和核周围，常聚集成稍大的球形小囊或小管形囊，这是晚期胞内体。胞内体的特点是pH为5～6，这种酸性条件具有促进内吞的配体和受体复合物分离，然后，胞内体遂被分成不同的部分，配体聚集在胞内体的球形部分，受体则以某种方式被引导至管形的凸出部分，最后管形部分脱落，形成含受体的小泡，转运至细胞表面再被利用。球形小囊部分携带着配体与初级溶酶体融合，将配体进行消化分解。

异体吞噬的功能，其一是为细胞生存提供营养物质。如通过受体介导的内吞作用摄入的胆固醇酯——LDL，进入溶酶体，在其水解酶的作用下，将LDL水解为游离的胆固醇分子，从溶酶体中释放出来，用于细胞各部分合成新膜。其二是对机体发挥防御功能。在动物体内含有一些特殊的吞噬细胞，如血液中的白细胞、结缔组织中的巨噬细胞，它们对于机体抵御细菌和其他入侵的微生物起着极其重要的作用。中性粒细胞占白细胞总数的60%，含有特殊的胞质颗粒，即嗜天青颗粒和特殊颗粒，二者均起源于高尔基体。嗜天青颗粒即为初级溶酶体，含酸性水解酶及髓过氧化物酶，后者是一种强有力的抗菌剂。特殊颗粒则含有中性水解酶。当细胞摄入细菌后，吞噬泡首先与特殊颗粒融合，形成一pH中性的消化泡，其中的溶菌酶可降解细菌壁的粘肽，尔后嗜天青颗粒再与消化泡融合，此时pH下降到4.0左右，其中酸性水解酶和髓过氧化物酶进一步降解、破坏细菌。这种酶的区室化和顺序融合过程为酶在最适宜的pH下更有效地发挥作用提供了必要的条件，最终将细菌降解。有极少的微生物，如麻风杆菌和结核杆菌，可抵御这种消化作用，并在吞噬细胞中繁殖。结核分枝杆菌可通过阻止吞噬体与溶酶体的融合，逃脱被消灭而存活。

2. 自体吞噬作用（autophagocytosis）：细胞内退变和损伤的细胞器或一部分胞质被膜包围起来，随后被溶酶体酶降解的过程称为自体吞噬作用。其意义是：

（1）是细胞新陈代谢自我更新的一种重要方式。细胞器在整个生命过程中不断更新，如肝细胞线粒体的半衰期是5～6天，核糖核蛋白体是5天，过氧化物酶体是1～2天，通过溶酶体的自噬作用可清除衰老与陈旧的细胞器，对细胞其他部分高效率的发挥生理功能起重要作用。

（2）是机体和细胞自我保护的一种方式。自体吞噬作用是细胞以低速率进行的一种生理过程，但在细胞应激状态下，自体吞噬作用大大加快。如在受损伤或快要死的细胞中常出现大量的自噬泡，这可能是细胞自我保护的一种措施，即细胞消化掉自体的一小部分，以维持整体的生存。在组织坏死时，坏死细胞的溶酶体被释放出来，对组织进行溶解消化，使坏死部位与周围正常组织分离，以利组织修复（图9-23）。

（二）溶酶体的自溶作用

是指在细胞内，溶酶体膜破裂，水解酶释放出来，导致细胞自身的溶解、死亡，这一过程

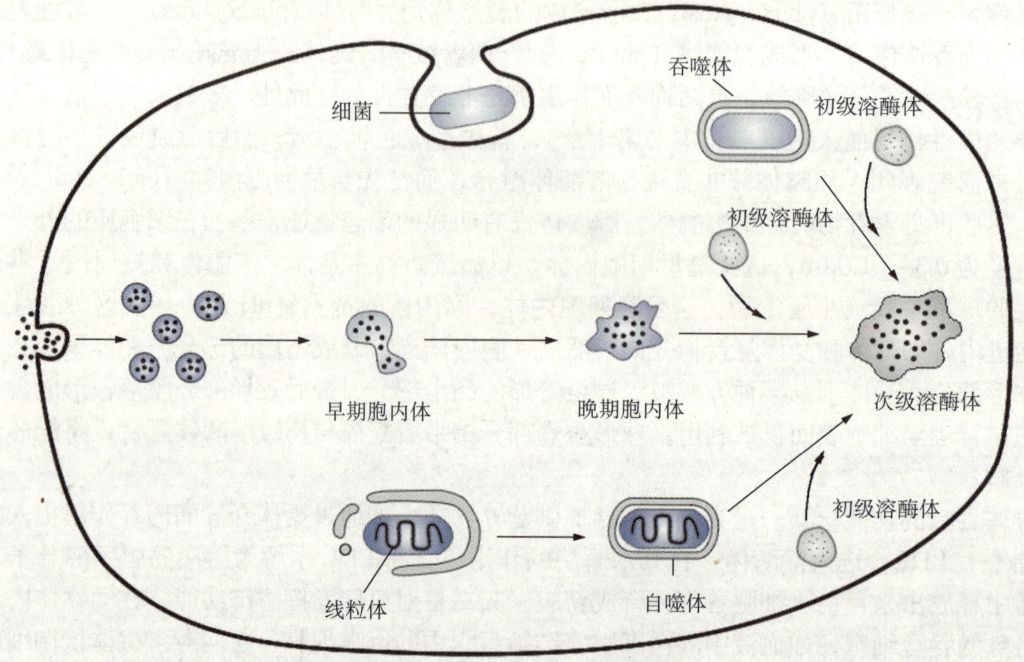

图 9-23　溶酶体消化作用的几种常见的方式
（参考 Gerald Karp，Cell and Molecular Biology）

称为自溶作用。在一定条件下，这是一种正常的生理现象。例如：两栖类在发育过程中蝌蚪尾巴的消失，是尾部细胞自溶的结果，而在开始退化时，其尾部的溶酶体显著增加；精子的受精过程也是通过精子的溶酶体自溶作用实现的。在受精过程中，精子必须穿过卵子透明带才能进入其中。精子头部有一个特殊的结构称为顶体，顶体内含有透明质酸酶、蛋白酶、酸性磷酸酶、β 葡萄糖醛酸酶、芳基硫酸酶、β 氨基葡萄糖酶及磷脂酶等，被认为是精子中的巨大、特异性溶酶体。当精子与卵子的透明带接触后，顶体膜与精子的质膜融合，造成精子头部穿孔，顶体内的各种酶便被释放到周围介质中，此现象称为顶体反应（acrosome reaction），最后精核进入卵细胞，产生受精作用（参见第二十二章 生殖细胞）。人卵巢黄体的萎缩也靠溶酶体的自溶作用。

（三）溶酶体的粒溶作用

溶酶体溶解多余分泌颗粒的作用，称为粒溶作用。如母鼠在授乳期，其垂体前叶分泌催乳素的细胞功能旺盛，形成许多分泌颗粒，母鼠一旦停止授乳，细胞内多余的分泌颗粒便与溶酶体融合，而使催乳素降解，停止刺激乳腺泌乳。类似的现象也见于促甲状腺激素分泌细胞、促生长素分泌细胞、胰岛细胞、甲状旁腺细胞等。在这些细胞中，过剩的分泌颗粒都可经粒溶作用被消化，故溶酶体还具有调节细胞分泌激素的作用。

（四）溶酶体的防御作用

外源性的有害因子（如细菌、病毒等）或内源性物质，在细胞内一般不能自由扩散，而被膜性结构包围，使其与胞质隔离，进而与溶酶体融合形成自噬泡，将其内容物降解和消化，以保护细胞免于受损。在炎症的情况下，中性粒细胞吞噬细菌后，可将其杀灭，但中性粒细胞也因之受损，这些变质的细胞的崩溃产物被膜包裹，避免了对周围组织的破坏。

五、溶酶体与疾病

（一）先天性溶酶体病

机体由于遗传缺陷使溶酶体中缺乏某种水解酶，致使相应的作用底物不能被降解而蓄积在溶酶体内，造成溶酶体过载，细胞代谢障碍而导致疾病，称为先天性溶酶体病或溶酶体累积病。目前已知这类疾病有 40 多种，典型的先天性溶酶体病有：

泰 - 萨病（Tay-Sachs disease，又称为黑矇性先天愚病）：其病因是由于溶酶体内先天性缺乏一种酶——氨基己糖酶 A，此酶可将神经节苷脂 GM_2 上糖链末端的 N 乙酰氨基半乳糖切下，进而使糖脂降解。病孩的细胞以正常速度合成神经节苷脂，而降解速度极慢，因而造成这种糖脂的集聚，致使细胞异常。这种病主要发现于东欧Jews人群中，绝大部分是儿童，出生后6～8 月出现临床症状，病情发展很快，一般在 2 ～ 6 岁内死亡。

II 型糖原累积病（glycogen storage disease type II）：其病因是由于溶酶体内缺乏 α 葡萄糖苷酶，导致糖原无法降解为葡萄糖而造成糖原在肝脏和肌肉中蓄积，此病多发于儿童，表现为肌无力、心脏增大、进行性心力衰竭，一般两周岁内死亡。

粘多糖沉积病（mucopolysaccharidosis，MPS）：是一组粘多糖进行性代谢障碍的遗传病。溶酶体内缺乏粘多糖降解酶，因而不能分解粘多糖类（氨基聚糖类），使其蓄积在次级溶酶体内。患者面容粗犷，骨骼异常，智力发育不全，内脏功能普遍受损，角膜浑浊。

多数先天性溶酶体病为常染色体隐性遗传病。

另有些先天性溶酶体病不是因为酶的生成障碍，而是由于酶的转运异常不能进入溶酶体造成的。典型例子为 I 细胞病（inclusion-cell disease）。在 I 细胞病患者细胞的溶酶体中，几乎都不存在溶酶体酶，以致底物不断地蓄积在溶酶体内形成很大的包涵体（inclusions），但是，在 I- 细胞病中，所有的溶酶体酶均出现在患者的血液中，说明编码溶酶体酶的基因是正常的，问题出现在溶酶体酶的转运与分选上。实验证明I细胞病的病因是由于基因缺欠导致N乙酰氨基葡萄糖磷酸转移酶异常，使溶酶体酶特异的转运信号M6P缺失，导致了溶酶体酶不能在高尔基体进行分选和包装，而是分泌到细胞外进入血液。I细胞病为溶酶体形成机理提供了良好的模型，目前有关溶酶体酶分选机理的资料有不少是由I细胞病的研究获得的。I细胞病也属于常染色体隐性遗传病。

（二）溶酶体与矽肺

矽肺是工业上的职业病。实验证明，矽肺的病理过程与溶酶体膜的破裂有关。当肺吸入粉尘或矽尘颗粒（SiO_2）经肺吸入后，被肺内的巨噬细胞吞噬，并聚集在溶酶体内；由于矽酸与膜之间的氢键反应，破坏了膜的稳定性，致使溶酶体膜破裂，大量溶酶体酶溢入胞质中而引起细胞自溶，导致细胞死亡。这些被释放的矽颗粒还会再次被其他巨噬细胞吞噬，致使大量巨噬细胞死亡，同时刺激成纤维细胞分泌大量胶原，出现胶原纤维大量沉积，使肺组织纤维化弹性降低，肺功能因而受到妨碍而形成矽肺。

（三）溶酶体与类风湿性关节炎

目前对类风湿性关节炎的病因尚不完全明了。但该病所表现的对关节软骨细胞的侵蚀，却被认为是由于细胞内溶酶体膜脆性增加，溶酶体酶局部释放所致。溶酶体酶被释放的原因可能是由于类风湿因子被巨噬细胞或中性粒细胞吞入后，刺激细胞内溶酶体酶发生外溢。其中的胶原酶能侵蚀软骨，导致关节的局部损伤。软骨被消化后的代谢产物，如硫酸软骨素又能导致激肽的产生，激肽可参与关节的炎症反应。因此临床上应用膜稳定剂如消炎痛及肾上腺皮质激素（cortisone）来治疗此病。

（四）溶酶体与休克

休克与溶酶体的关系比较密切，在休克发展过程中，组织缺血、缺氧，导致溶酶体膜的稳定性降低，溶酶体酶外漏，引起细胞、组织自溶，造成细胞与机体不可逆的损伤。因此测定淋巴液和血液中溶酶体酶的含量，可作为细胞损伤严重程度的指标。常以酸性磷酸酶、β葡萄糖酸酶、组织蛋白酶作为测定指标。临床上，病人休克时医生一般在改善病人微循环的同时，常应用大剂量糖皮质激素来稳定溶酶体膜，避免细胞发生不可逆损伤，对病人的预后大有好处。

（五）溶酶体与肿瘤治疗

为了使抗肿瘤药物选择性地作用于肿瘤细胞，以增强化疗的疗效和减少副作用。可以根据肿瘤细胞的内吞作用比正常细胞强得多的特点，提出新的治疗方案。即将抗肿瘤药物与载体分子结合，使之通过入胞作用而进入肿瘤细胞。在溶酶体中载体分子被水解酶分解，抗肿瘤药便可直接在肿瘤细胞内发挥作用，而提高抗肿瘤药物作用的特异性。如在动物实验中将毒性很大的抗肿瘤药阿霉素（adriamycin）与载体DNA耦联用于小鼠白血病的治疗，可使病鼠的存活期大为延长，其中60%的小鼠竟完全康复。若单独给予adriamycin，小鼠会很快中毒死亡。

（六）应用人工脂质体治疗先天溶酶体病

对因溶酶体酶缺失而引起的溶酶体累积病，可以通过人工手段外源性地补充所缺失的水解酶。由于大分子物质不能自由进入细胞，可设法将某种溶酶体酶先包在人工脂质体内作为载体，通过内吞作用使脂质体进入细胞并到达溶酶体内。脂质体被水解，而脂质体内包含的酶被释放到溶酶体中。但目前此方法还存在特异性不强等问题。

第四节　微　体

微体（microbody）是一种特殊的细胞器，为1954年瑞典Karolinsk学院的Fritzol Sjöstrant实验室的一位研究生Johannes Rhodin在小鼠肾近曲小管上皮细胞中发现的一种直径约0.5μm、由单层膜包围的、在基质内含有致密小颗粒的“小体”，遂被命名为微体。Gansler和Rouiller（1956）在大鼠肝细胞内也观察到与微体形态结构相似的小体，但基质内含有致密的结晶核心。以后De Duve（1965，1969）发现微体中含有一些氧化酶，如尿酸氧化酶，D氨基酸氧化酶和α羟基酸氧化酶等。这些酶可催化过氧化氢的生成，并且还发现有破坏过氧化氢的过氧化氢酶。Afzelius（1965）认为在含有类晶体的微体内含有尿酸氧化酶。所以目前将微体分为两种主要类型，即乙醛酸循环体（glyoxysome）和过氧化物酶体（peroxisome）。两者的结构相似而功能不同。乙醛酸循环体仅存在于植物细胞中，动物细胞为过氧化物酶体，在这里主要介绍过氧化物酶体。

一、过氧化物酶体的形态、大小和数量

是由一层单位膜包裹，呈圆形、椭圆形或哑铃形。其中含有极细的颗粒状物质，中央常含有一高电子密度的核心结晶，称为类核体（nucleoid），现已知是尿酸氧化酶的结晶。人类、鸟类等的过氧化物酶体不含尿酸氧化酶，故没有核心（图 9-24）。

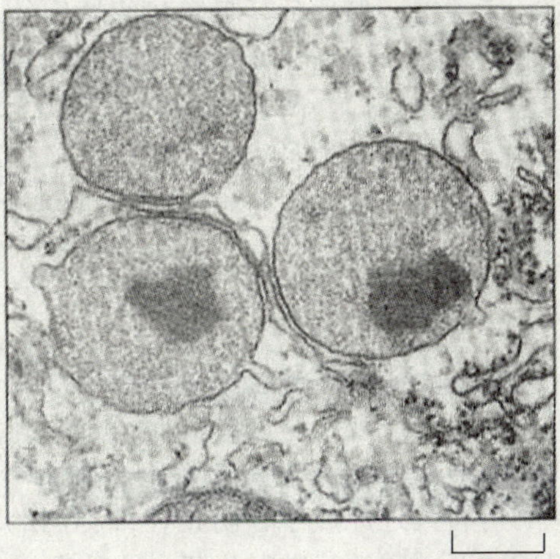

图 9-24　大鼠肝细胞中过氧化物酶体的电镜照片

在不同生物体或不同类型的组织细胞内，过氧化物酶体的形态、大小和数量有较大的差异。在肝细胞其大小变动范围为0.1～1.0μm，一般为0.5μm。每个大鼠肝细胞约含有70～100个。一般而言，哺乳动物的肝、肾过氧化物酶体的数量多且很典型，这与其功能有关，而其他组织过氧化物酶体数量少且较小，直径约0.1～0.2μm，故又称微过氧化物酶体。虽然微过氧化物酶体在形态上与过氧物化酶体有些差异，但其功能是一致的。过氧化物酶体与线粒体在形态上易于区别，因为它们在膜层上不同，但和溶酶体则形态相似，如果过氧化物酶体中有结晶状结构时也易于区别，它们与溶酶体的区别须从所含酶的性质上进行分析。

二、过氧化物酶体的酶

现在已知过氧化物酶体含有40多种酶，不同的细胞所含酶的种类不同，但没发现一种过氧化物酶体包含其全部，根据酶的作用方式把酶分为以下两种类型：

1. 氧化酶：催化底物产生过氧化氢的酶，如L氨基酸氧化酶、D氨基酸氧化酶、尿酸氧化酶、L-α-羟基氧化酶等。各种氧化酶约占总酶量的60%，不同氧化酶作用的底物不同，但共同特征是在氧化底物的同时，将氧还原生成过氧化氢。

$$RH_2+O_2 \xrightarrow{\text{氧化酶}} R+H_2O_2$$

2. 过氧化氢酶：是将氧化酶催化产生的过氧化氢还原成水的酶。约占总酶量的40%。因为过氧化氢酶存在于所有的过氧化物酶体中，故又称为标志酶。

$$H_2O_2+R'H_2 \xrightarrow{\text{过氧化氢酶}} R'+2H_2O$$

$R'H_2$可以是甲醇、乙醇、亚硝酸盐或甲酸等小分子，用于给氧提供电子，过氧化氢本身也可作为供体。

$$H_2O_2 \xrightarrow{\text{过氧化氢酶}} 2H_2O+O_2$$

在形态学上，常用DAB法（3，3-二氨基联苯胺）鉴定过氧化物酶体，其原理就是显示过氧化氢酶，在光镜和电镜下为棕色颗粒。由此可见氧化酶和过氧化氢酶合在一起的作用形成简单的呼吸链。但这种呼吸链与线粒体的不同，它不与ATP的磷酸化作用耦联，而受过氧化氢的协调。另外，过氧化物酶体还可将不能被线粒体氧化的物质如尿酸、D 氨基酸等氧化。

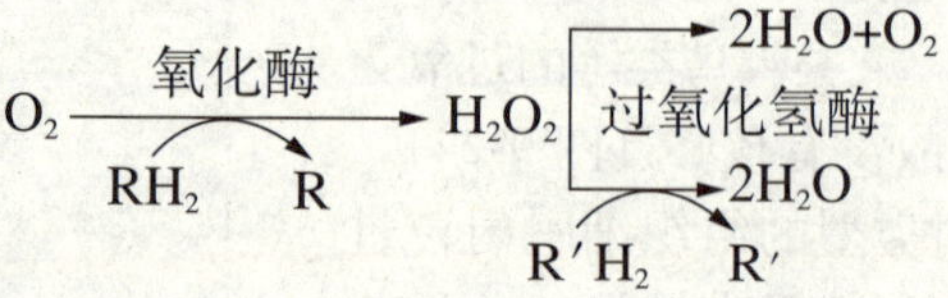

三、过氧化物酶体的功能

1. 对有毒物质的解毒作用：当过多的过氧化氢在细胞内累积时，对细胞具有毒性，过氧化氢酶可将其还原成水，防止在细胞内的堆积，起保护细胞的作用；对酚、甲醇、乙醇、甲醛、甲酸、亚硝酸盐等进行分解。这种反应主要在肝、肾细胞中进行，担负起解除血液中某些毒物的作用。

2. 对细胞氧张力的调节作用：在过氧化物酶体中氧化产生的能量以热能的方式释放出去，当细胞中氧浓度增加时，它的氧化能力随着氧的浓度增多而增强，呈正相关。因此，如果细胞中出现高浓度氧时，在过氧化物酶体的作用下，使氧的浓度降低，避免了细胞受到损伤。

3. 参与脂肪酸的分解代谢：催化脂肪酸降解为乙酰辅酶A（哺乳动物细胞脂肪酸β氧化发生在线粒体和过氧化物酶体中，在酵母和植物细胞中，这种反应仅发生在过氧化物酶体中）。

四、过氧化物酶体的发生

新的过氧化物酶体由原来的过氧化物酶体通过生长与分裂形成。过氧化物酶体的形成不同于溶酶体，其蛋白质均由核基因编码，在细胞质基质中的游离核糖核蛋白体上合成，然后转运到过氧化物酶体中。进入过氧化物酶体中的蛋白质，在C端都有一个特异的三肽序列SKL（-Ser-Lys-Leu-），带有 SKL 信号的蛋白质都能转运到过氧化物酶体中。

（刘羿男）

参考文献

1. Gerald Karp, Cell and Molecular Biology, 2002
2. Alberts Johnson et al, Molecular Biology of The Cell, 2002
3. Albert Bray et al, Essential Cell Biology
4. Lodish Berk et al, Molecular Cell Biology, 2004
5. 谭曾鲁, 周柔丽主编. 医学细胞生物学. 北京: 北京医科大学, 中国协和医科大学联合出版社, 1992
6. 翟中和, 王喜忠, 丁明孝主编. 细胞生物学(第二版). 北京: 北京高等教育出版社, 1998
7. 汪堃仁, 薛少白, 柳惠图主编. 细胞生物学. 北京: 北京师范大学出版社, 2000

第十章　细胞内外物质的跨膜运输

众所周知，细胞为了维持生存、增殖、分化等重要的生命活动，必须不断从胞外摄取水、电解质、单糖、氨基酸、蛋白质等多种营养物质供其使用。同时，细胞代谢产生的各种各样的废物还必须及时排出，这样才能保证细胞内外环境的稳定，因此营养物及代谢废物必须跨细胞质膜进行运输。此外，很多物质还需在细胞内的不同区室或细胞器之间进行跨（内）膜运输才能完成其生理功能。

第一节　物质转运的基本原则

细胞膜将膜内与膜外相对隔离开来，它们之间如要进行物质交换，就必须通过这层膜性结构。各种物质通过细胞膜进行内、外交换的过程称为跨膜转运（transport across cell membrane）。跨膜转运有两个前提条件，首先，在转运过程中质膜的结构必须保持完整无损，在转运过程中有可能造成细胞膜损害的化学物质和物理因素都不能参与跨膜转运；其次，质膜的结构必须维持双重性；一方面质膜要密闭严实，不允许胞内的物质发生“泄漏（leakout）”；另一方面，质膜还要具备一定的通透性，即允许胞外的营养物质、信息分子被细胞摄入，也允许胞内的代谢产物运出细胞。在“细胞质膜结构”一章我们得知，细胞膜脂质双层分子具有非极性特点，正是这一特点使某些极性分子，如离子、糖、氨基酸不能通过自由扩散穿细胞膜。这些与细胞生命活动息息相关的重要分子必须特定的通过跨膜转运才能完成物质交换。

一、跨膜转运的类型

物质的跨膜转运主要分为：①简单扩散（simple diffusion），胞膜内外两侧的小分子物质完全依浓度梯度进出细胞；②易化扩散（facilitated diffusion），借助于跨膜蛋白，细胞膜两侧的大分子物质从浓度高一侧向浓度低一侧转运，这类转运需由易化转运蛋白（facilitated transporter）介导；③主动转运（active transport），膜两侧的物质由浓度（电势）低一侧向浓度（电势）高一侧进行逆向转运。主动转运需跨膜蛋白的协助才能完成，并需消耗能量。④囊泡转运（vesicular transport），大分子物质通过细胞膜性结构需经一种表面包被有蛋白质的小泡（也称囊泡，vesicle）加以介导，称这种运输为囊泡转运。习惯上将前两项转运（简单扩散和易化转运）称为被动转运（passive transport），而将后两项称为主动转运。主动转运与被动运输的最主要不同点在于，主动转运是逆浓度梯度或电化学差的转运，因此需要消耗能量；而被动运输是顺着物质浓度梯度或电化学差进行转运，故不需要消耗能量。有人形象地将主动转运比喻成“上坡”（up-hill），而将被动运输比作“下坡”（down-hill），如图 10-1。

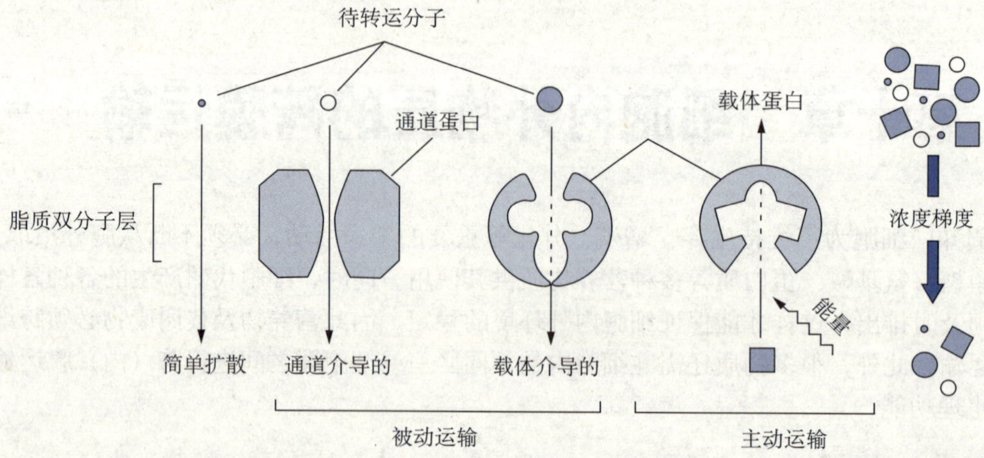

图 10-1 主动运输与被动运输
（参考 Bruce Alberts et al. Essential Cell Biology）

二、转运过程的能量变化

（一）非极性物质

非极性物质的跨摸转运遵从下列公式：

$$\Delta G = RT\ln[Ci]/[Co]$$
$$\Delta G = 2.303RT\log_{10}[Ci]/[Co]$$

其中ΔG为自由能的变化值，R是气体常数，T代表绝对温度，[Ci]/[Co]为细胞膜内外物质浓度之比。当25℃时，上述公式等于：

$$\Delta G = 1.4\text{kcal/mol} \cdot \log_{10}[Ci]/[Co]$$

如果[Ci]/[Co]比值小于1.0，则log为负值，ΔG亦为负值，从热力学角度讲有利于物质内流。比如，某一物质胞外的浓度为胞内的10倍，ΔG为－1.4kcal/mol，也就是说，维持胞内外10倍的浓度差需要1.4kcal/mol能量，如果该物质向胞内转运，浓度差就会减少，造成能量贮存随之减小。当胞内外物质浓度达到平衡时，ΔG为0。

（二）极性物质

对于极性物质而言，其跨膜转运不仅受膜内外浓度差的影响，还受所带电荷量的影响。根据电荷相互"排斥"原理，极性物质如果要向带相同电荷方向转运，其难度要比向带异性电荷方向转运相对困难，膜内外物质电荷差越大，自由能亦越大。由此可见，带电物质的跨膜转运同时受浓度差和电势差控制。将这两种差总称为电化学梯度（electrochemical gradient）。自由能ΔG等于：

$$\Delta G=RT\ln[Ci]/[Co]+ZF\Delta Em$$

Z为物质电荷电量；F为法拉第常数（23.06kcal/V · mol），ΔEm为细胞内外的电势差（V）。细胞外Na^+浓度比胞内Na^+高10倍，如果仍以按上述推算，设25℃，Na^+浓度差所产生的ΔG为-1.4kcal/mol，而膜电位差一般为-70mV，则Na^+自由能为：

$$\Delta G = -1.4\text{cal/mol} + ZF\Delta Em$$
$$\Delta G = -1.4\text{cal/mol} + (1)(23.06\text{kcal/V}\cdot\text{mol})\cdot(0.07\text{V})$$
$$= -3.1\text{kcal/mol}$$

即在上述条件下，浓度差与电势差产生的自由能基本相等。

三、膜转运蛋白

根据细胞膜结构特点，只有CO_2、O_2、N_2、苯等少数脂溶性物质能够通过简单扩散方式进出细胞；而大多数物质，如离子、糖、氨基酸等小分子必须依赖细胞膜上的转运蛋白（transporter）才能进出细胞；分子量更大的一些物质，如蛋白质、脂类、多糖、乃至病毒、细菌等更需要借助复杂的囊泡运载体系才能完成跨膜转运。膜转运蛋白可分为三类：①离子通道；②离子泵；③载体蛋白。

（一）离子通道

组成细胞膜的骨架成分是脂质，而脂质膜对极性物质无通透性，如是，作为离子的电解质，如Na^+、K^+、Ca^{2+}、Cl^-等是如何跨越细胞膜进行转运的呢？这一问题可追溯到 50 年前。1955 年美国哥伦比亚大学的 Alan Hodgkin 发现，细胞膜存在一类专供离子通过的孔道，他将这类孔道首次命名为离子通道（ion channels）。1960年，华盛顿大学的Bertil Hille 和宾西法尼亚大学的Clay Armstrong 也发现这一结构。但真正深入研究离子通道并确认其功能的学者是德国哥廷根大学马—普研究所的 Bert Sakmann 和 Erwin Nehr 博士。他们利用一种被称为“膜片钳”（patch clamp）的技术，揭示了离子通道的特点及开关调节。所谓膜片钳，实际上是插入到细胞膜某一固定区域的微电极，微电极可将神经细胞膜某一区域牢牢钳住，微电极与示波器相连，因此可以记录被膜片钳“钳住”区域膜电位变化。当细胞受到某些递质（如乙酰胆碱，Ach）刺激时，发现被钳部位细胞膜中的离子通道（如Na^+通道）可规律地开放和关闭，类似于“闸门”（gate）（图10-2）。目前认为，几乎所有离子都是通过这一类“闸门”通道进行跨膜转运。“闸门”种类有多种多样，供不同的离子通过，换言之，离子通道具有高度的选择性。Sakmann和Nehr博士利用膜片钳技术完整地阐述细胞膜离子通道的特点与本质，这一开拓性成果荣获 1991 年度诺贝尔生理学与医学奖。

离子通道既然是一种闸门，就必须有开有关。根据其开关调控机制，可分为电压控制（voltage-gated）离子通道和配体控制（ligand-gated）离子通道两种类型。

1. 电压控制的离子通道。这类通道的开关主要受膜两侧电势差，即带电离子的浓度影响。迄今，研究较为透彻的离子通道为K^+通道，该通道编码基因已被克隆。其蛋白质的结构表明，N 端与 C 端位于胞质中，肽链中段有 6 个跨膜区段（S1-S6），其中 4 个呈环状排列，中央留有微细的孔道，供K^+通过（图 10-3a）。孔道的最窄处（S5-S6）各与另一蛋白质的肽链相衬，称为 H5（或 P）。4 个呈环状排列跨膜蛋白结构组成K^+通道的闸门核心，类似于照相机“快门”（图10-3b），一般情况下，通道呈关闭状态。当电压改变时，快门开启，K^+通过“闸门”，这一过程只持续数毫秒，尔后，“闸门”失活，孔道关闭。调节闸门开启的是 S4 肽段，由于该段含有数个带正电荷的氨基酸，因此静息状态下，膜内外的负电势差抑制了S4中带正电荷氨基酸的活化。但是，当膜发生去极化时（膜两侧电势差减少），正电荷作用到S4，使其中带正电荷的氨

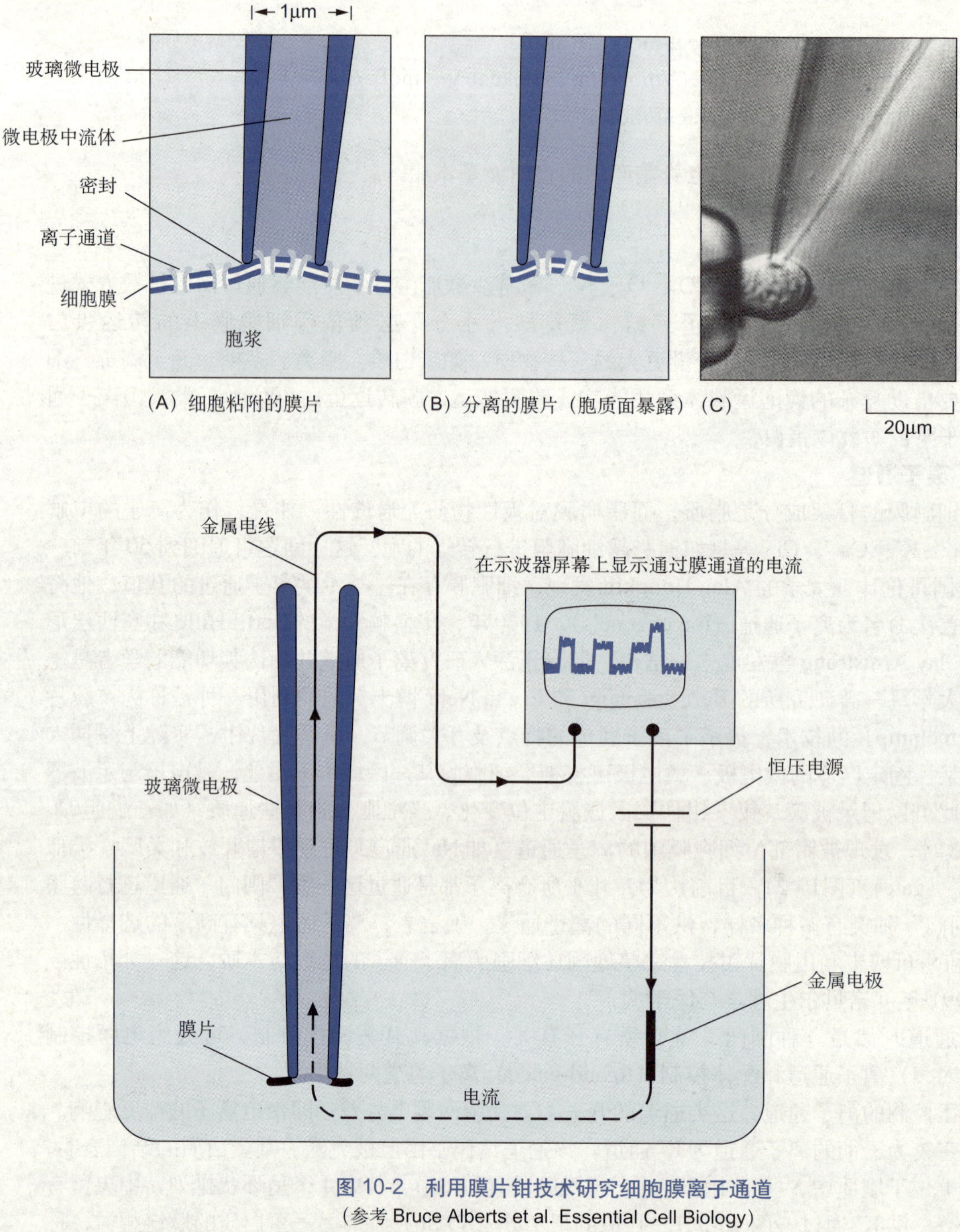

图 10-2 利用膜片钳技术研究细胞膜离子通道

（参考 Bruce Alberts et al. Essential Cell Biology）

基酸残基从胞质向胞外转位（translocation），正是这种转位导致K^+通道闸门开启，大量的K^+被转运到细胞外（因为胞内 K^+ 明显高于胞外）。因此，S4 也被称为是 K^+ 通道的 s。有关 K^+ 通道的选择性转运过程，将在第二节中加以介绍。

2. 配体控制的离子通道。这类通道的开关主要受某种与膜结合的特异分子（配体）来控制，也就是说，通道的开启需要配体与通道蛋白相结合。目前研究较多的是神经突触后膜的乙

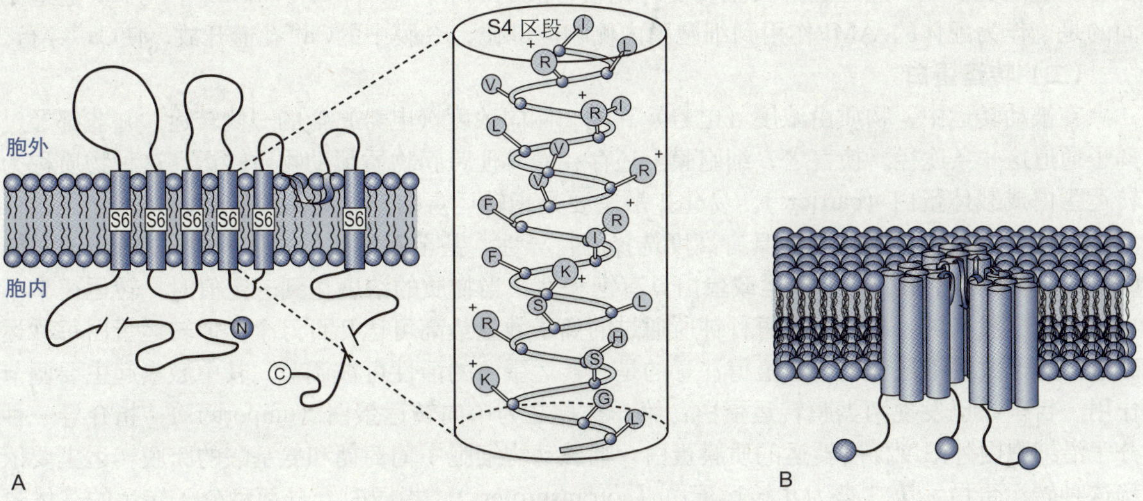

图 10-3　电压控制的钾离子通道

A. 结构模式图；B. 通道蛋白的构象

（参考 Gerald Karp Cell and Molecular Biology）

酰胆碱受体（AchR）通道（图 10-4）。电镜结果显示，AchR 呈环形，由 5 个亚单位围成，外径为 8nm，内径为 2nm。在过去的 10 年间，英国医学研究会（MRC）的 Nigel Unwin 运用数学与计算机三维拟合技术研究发现，所谓 AchR 的环状体为 5 段跨膜的α螺旋围成的微孔，倒插在脂质双层之间。在跨膜区的中央处，这5条α螺旋中的亮氨酸同时内凹，形成微孔最狭窄处，直径仅为0.7～0.8nm，以严格控制钠离子的流通。当Ach与受体结合时，这一微孔开放，Na^+得以大量进入细胞，膜电位瞬间发生改变，膜两侧电势差（膜内为负，膜外为正）迅速消失，这一个过程为去极化（depolarization）。

可以看出Na^+通道的开启受到配体Ach的严格控制。除Na^+通道外，配体控制型离子通道

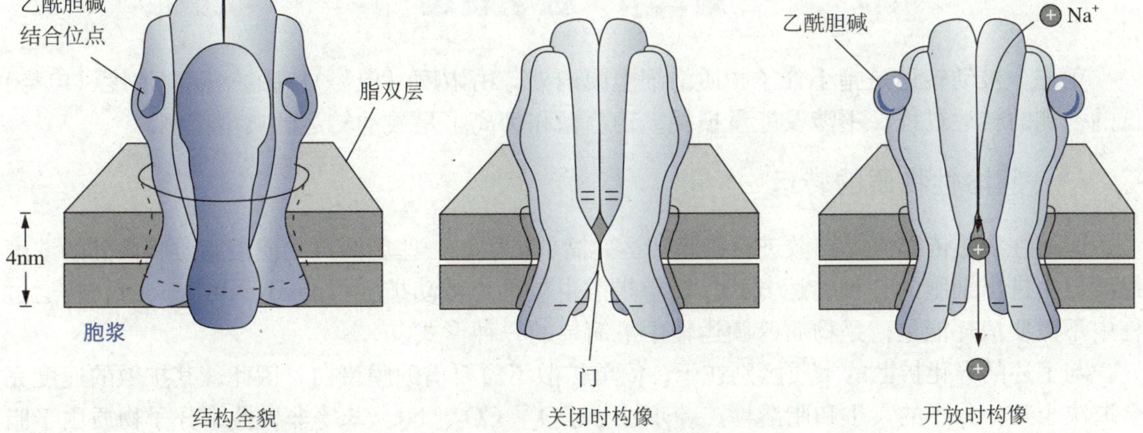

图 10-4　配体控制的乙酰胆碱受体通道电镜示意图

（参考 Bruce Alberts et al. Essential Cell Biology）

还有Ca^{2+}通道。Ca^{2+}通道的开关主要受环化核苷酸的调节，如cAMP和cGMP。与Na^{+}通道不同的是，作为配体的cAMP作用到细胞膜内侧相应部位，令膜中的Ca^{2+}孔道开放，使Ca^{2+}穿行。

（二）转运蛋白

在被动转运中，物质由浓度（电势）高的一侧向浓度（电势）低的一侧转运，并非都经过离子通道这一条途径。换言之，细胞膜上还存在着其他跨膜物质帮助物质转运，这种物质称为转运蛋白或载体蛋白（carriers）。易化扩散主要是指转运蛋白介导的跨膜转运。

转运蛋白对所运载的物质具有高度选择的特异性，甚至对物质的立体构象（左旋L或右旋D）都有严格的控制。此外，运载蛋白具有饱和性，当物质的浓度达到一定值时，转运速率不再增大。一般来讲，离子通道每秒钟所通过的离子数量最高可达几百万个，但转运蛋白每秒运载数的分子数目不足一千个。值得注意的是，转运蛋白的活性可被调节，其中激素起主要调节作用。目前，已发现两类膜转运蛋白：第一类称之为单向转运蛋白（uniporters），指介导一种分子沿细胞内外浓度梯度转运的质膜蛋白，哺乳动物细胞中葡萄糖和氨基酸的跨膜转运主要依赖这种转运蛋白。第二类为共转运蛋白（cotransproters），指同时介导两种分子转运的载体蛋白。按照分子转运的方向，该类型转运蛋白又可分为同向转运蛋白（symporters）和对向转运蛋白（antiporters）两种亚型。由于共转运涉及能量的得失，因此将其列入主动转运范畴（见本章第三节主动转运）。相反，单向转运不涉及能量的转化，属被动转运。但是与被动扩散相比，单向转运有几个显著特点。①由于有转运蛋白的介导，其所运载分子通过质膜的速率明显提高；②由于转运蛋白携带的分子不渗入质膜的双层脂质，因此其分子在质膜中的解离常数保持不变；③转运蛋白具有特异性，每一种单向转运蛋白只介导一种分子或一类结构相似的分子跨膜转运，转运蛋白K_m表示达到最大转运速率（V_{max}）一半时所需的底物浓度，反映出转运蛋白与所转运物质之间的亲和性；④被动扩散发生在每一个脂质双层分子，因此这一过程可见脂膜的任何位置，然而单向转运只呈现在拥有转运蛋白的质膜特定区域，且转运速率完全依赖于该区域内转运蛋白的数量，因此只有当质膜两侧被转运的分子浓度差值较大，且转运速率达到最大时，才能测得所转运物质的V_{max}值。

第二节　被动转运

前述，被动转运是指小分子物质沿细胞膜内外，由浓度（电势）高的一侧向浓度（电势）低的一侧的转运过程，不涉及能量损耗。葡萄糖和钾离子是被动转运的典型范例。

一、脂溶性物质的转运

脂溶性物质依靠简单扩散进行跨膜转运。简单扩散指一些脂溶性物质沿脂质膜内外的浓度梯度自由进出细胞的一种转运方式。简单扩散也被称为被动扩散（passive diffusion），转运过程中不需要消耗能量，是物质跨膜运输中最简单的一种形式。

与上述的异化扩散的本质区别在于，简单扩散不需要借助膜蛋白，因此，其扩散的速度完全取决于某一分子的大小和脂溶性。疏水性分子O_2、CO_2、N_2、苯等非极性小分子物质由于脂溶性高而能迅速通过细胞膜。相反H_2O、尿素、甘油等物质由于带有弱极性，脂溶解度低，故通过膜比较缓慢。离子虽然较小，但由于带有极性（电荷），故不能通过简单扩散方式穿越细胞膜。

某一物质的通透性以 P 来表示，P 值与物质在水和油中的分配系数 K 及扩散系数 D 呈正比，与膜的厚度呈反比。

$$P = KD/t \quad (t\ 为膜的厚度)$$

二、葡萄糖的转运

葡萄糖是体内可被利用的主要能源之一。葡萄糖的细胞转运包括主动转运和被动运输，因细胞种类而异。葡萄糖的主动转运见耦联转运，这里着重介绍被动转运。哺乳动物细胞膜上都有 GLUT 转运蛋白，专供葡萄糖转运。GLUT 共有 5 种亚型，GLUT1 ~ GLUT5，分布在不同的组织细胞。GLUT1 的分子量为 45kDa， 主要分布在红细胞膜，占细胞膜蛋白质总量的 2%，将GLUT1参入到人工合成的脂质双层膜（称为脂质体，lyposome），发现脂质体膜对某些右旋糖，如葡萄糖、果糖及半乳糖的通透性非常高，但对左旋糖分子的通透性则很低。GLUT对葡萄糖的转运机制如图 10-5 所示。GLUT1 有两种构象，A 和 B。当 GLUT1 胞外区与糖结合时，构象 A 变为构象 B，并将所结合的糖翻转到膜内。紧接着，糖分子从 GLUT1 游离下来，进入细胞质，尔后 GLUT1 膜外区可再次与糖结合，重新开始下一轮转运。需要指出的是，为什么 GLUT1 只能转运右旋糖分子？这是因为 GLUT1 对右旋糖的亲和性比左旋糖高近 2000 倍，因此，常规情况下，GLUT1对左旋糖的转运微乎其微。当葡萄糖摄入细胞后，立即被磷酸化，形成6-磷酸葡萄糖，进而进入糖代谢过程，其结果是胞内游离糖的浓度保持不变，这对于胞内外葡萄糖浓度差的稳定和持续不断地向胞内转运葡萄糖至关重要。

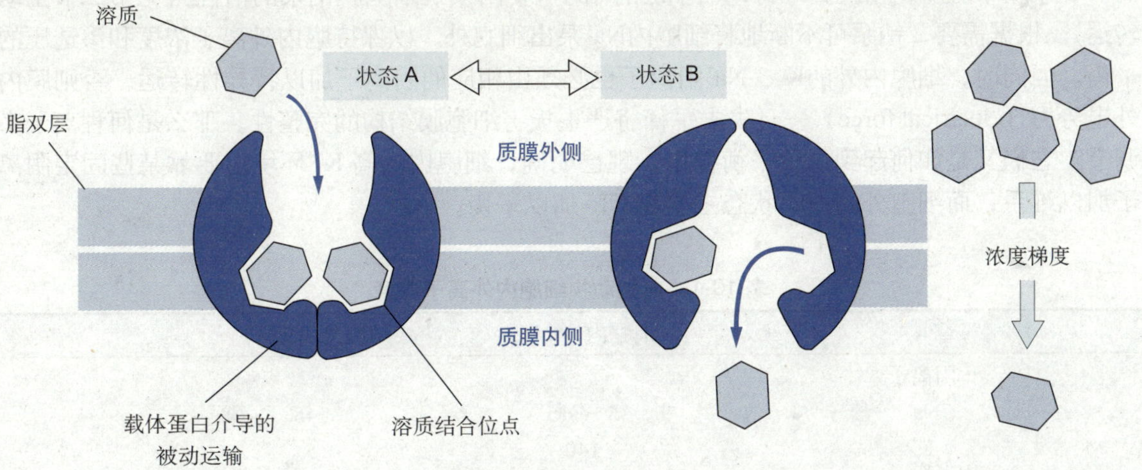

图 10-5　葡萄糖转运蛋白的构象改变与跨膜运输
（参考 Bruce Alberts et al. Essential Cell Biology）

胰岛素通过调节GLUT而稳定血糖。如图 10-6 所示，正常情况下，肌细胞的GLUT4通过内吞囊泡而贮存在细胞内。当血糖升高时，刺激胰岛细胞分泌胰岛素，胰岛素作用到靶细胞，促使含 GLUT4 的胞内囊泡迅速移至细胞表面，以提高葡萄糖摄取，从而保证血糖的稳定。

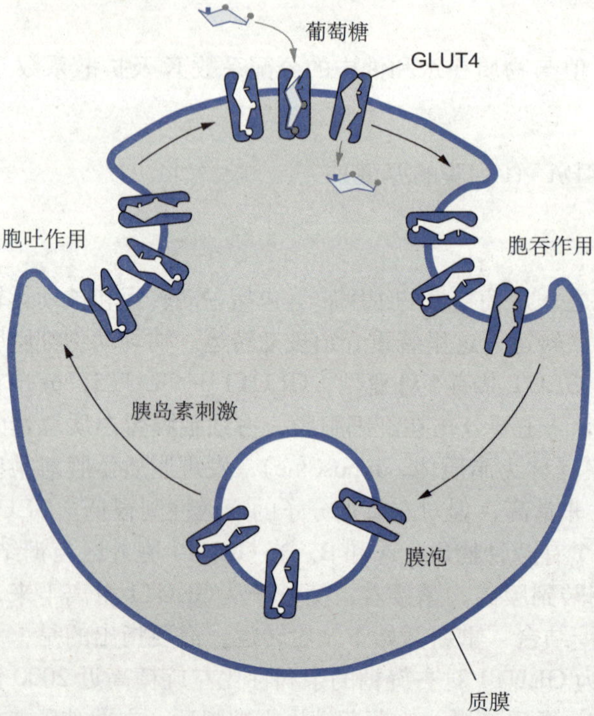

图 10-6　肌细胞摄取葡萄糖的过程
（参考 Gerald Karp Cell and Molecular Biology third edition）

三、离子的转运

表10-1显示动物细胞内外常见的离子浓度。可以看出，细胞Na^+分布呈内低外高的特点，而K^+的分布恰与Na^+相反。维持Na^+内低外高的重要因素是细胞膜钠泵的活性（见第二节主动转运）。根据需要，钠泵可不断地将细胞内Na^+泵出细胞外，以保持胞内外离子浓度和渗透压的平衡。但同时，细胞内外的K^+、Na^+阳离子也必须由相应的阴离子加以特异性转运，否则膜内外电势力（electrical force）一旦失去平衡将严重损害细胞膜结构的完整性。那么是何种离子来调节？它们又是如何起到这种平衡作用？现已明确，细胞内的高K^+环境主要靠某些固定阴离子加以维系；而细胞外高Na^+状态主要靠Cl^-加以平衡。

表 10-1　典型动物细胞内外离子浓度

	细胞内（mM）	细胞外（mM）
阳离子		
Na^+	5 ~ 15	145
K^+	140	5
Mg^{2+}	0.5	1 ~ 2
Ca^{2+}	10^{-7}	1 ~ 2
H^+	7×10^{-5}	4×10^{-5}
阴离子		
Cl^-	5 ~ 15	110
固定阴离子 *	高	0

* 固定阴离子指限制在细胞内而不能通过细胞膜的无机阴离子与有机分子总和。

在第一节中我们介绍了决定离子通道开启的两个因素：离子的电荷数和离子浓度差。仍以钾离子通道为例，该通道蛋白有三种构象，静息状态，开启状态和失活状态（图 10-7）。当通道蛋白 S4 亚单位（为电压感受器）探及膜电位改变后，会“命令”其他亚单位向外舒展，形成中间的孔道（开启态）。此后瞬间内，大量的 K^+ 通过 K^+ 通道。精确计算结果表明，K^+ 通道开启只要持续数毫秒，其 K^+ 的通透量就几乎等于膜处于完全开放状态下 K^+ 的自由扩散量。由此可见，倘若细胞膜 K^+ 通道发生病变或药物诱导 K^+ 无限开放，将会严重影响细胞的功能和存亡。因此，膜 K^+ 通道的开启时间非常短暂（一般只有几毫秒），尔后，通道“闸门”自动关闭，钾离子转运随即停止。研究发现，所谓通道失活实际上是通道蛋白某些（个）亚单位的构象发生改变。这些（个）亚单位肽链的 N 端折叠成一种摆球状结构（ball on a chain），当其中 1 只球落入离子通道口，就会堵塞通道，使 K^+ 不能再穿过，通道即呈失活状态（图 10-7）。

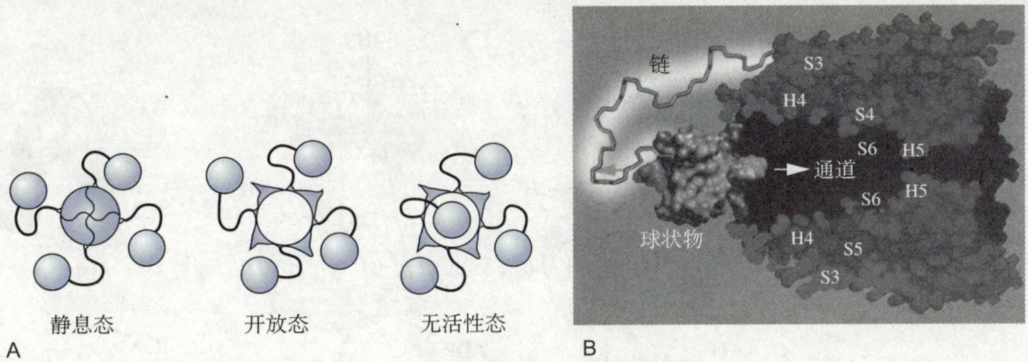

图 10-7　钾离子通道的“快门”样结构

（参考 Gerald Karp Cell and Molecular Biology third edition）

第三节　主动转运

主动转运是指膜内外的物质由低浓度（或低电势）一侧向高浓度（高电势）一侧逆向转运的过程。主动转运与上述被动具有本质上的不同，主要体现在①必须借助载体蛋白的摆渡，或需要类似于离子“泵”的逆向推进；②消耗能量。为主动转运提供能量的渠道有三条：ATP提供化学能量；耦联转运提供电势能和光提供动能（图 10-8）。

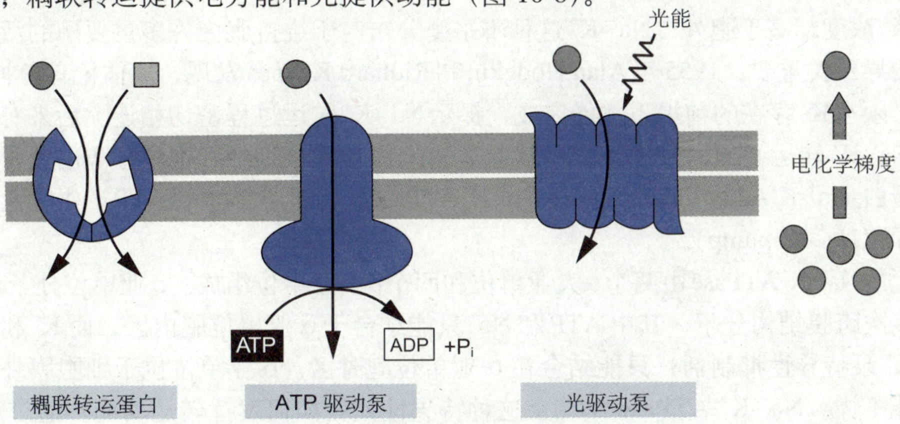

图 10-8　主动运输的能量来源

（参考 Bruce Alberts et al. Essential Cell Biology）

以ATP为能源的膜转运蛋白共分为四种类型，P类、V类、F类和ABC超家族类（图10-9）。前三类都与离子转运有关，例如，N^+-K^+泵和Ca^{2+}泵属于P类型转运蛋白（P代表phosphorylated，指α亚单位胞内区可以与ATP结合并发生磷酸化）。F和V类型转运蛋白负责转运质子（proton），故也成H^+泵，其中V类转运蛋白负责将过多的H^+从溶酶体等其他偏酸性细胞器泵出细胞，因此其主要功能与维持细胞内pH值有关。F类型转运蛋白主要见于细菌的质膜以及真核细胞线粒体，其功能是负责将胞外的H^+运进，供ATP合成之用。由于这类转运蛋白在线粒体和叶绿体ATP合成中的特殊作用，因此也常被称为ATP合酶（ATP synthase），参见本书第十一章线粒体。F和V两种类型转运蛋白结构相似，但与P类型转运结构却差异较大，也更为复杂。此外，以ATP为能源介导物质跨膜转运的蛋白还包括新近提出的ABC超家族蛋白（superfamily transporters）。以下分别介绍之。

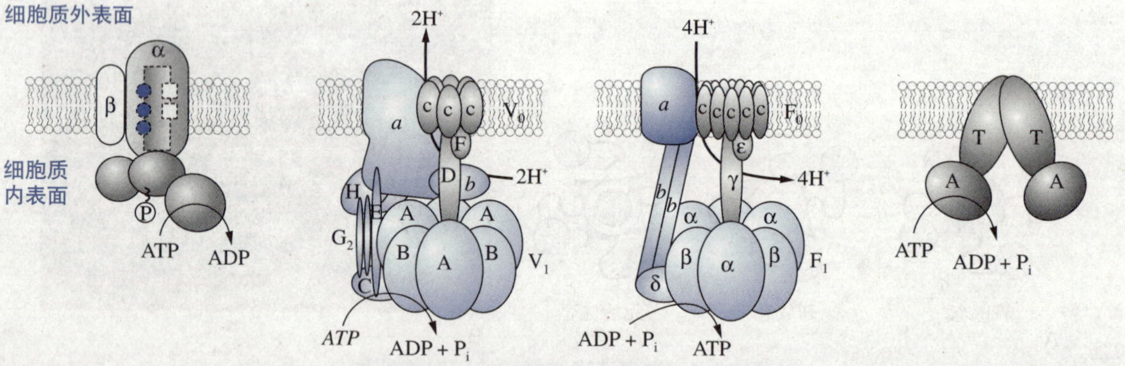

图10-9　ATP供能的4种膜转运蛋白

（参考 Harvey Lodish et al. Molecular Cell Biology）

一、ATP提供能量的离子泵转运

ATP提供能量的主动转运是物质跨膜转运中最重要的一种。ATP是高能分子，体内许多代谢过程都需要ATP提供能量，其中用于细胞跨膜转运消耗的ATP占总量的30%左右。Na^+-K^+主动转运是耗能过程，其能量来自于水解ATP提供。如表10-1所示，胞内的Na^+浓度低于胞外，而K^+浓度却高于胞外。Na^+-K^+这种不平衡分布对于维持胞内许多重要酶的活性及神经兴奋信号传导致关重要。1955年Alan Hodgkin和Ridhard Keynes发现，离体枪乌鱼神经细胞Na^+的转运必须在K^+存在的前提下才能完成，提示Na^+-K^+转运过程密切相连。后来有人在红细胞上证实Na^+-K^+转运必须同时进行。1957年，人们成功地从神经细胞膜分离出负责这两种离子转运的蛋白-Na^+-K^+ATP水解酶，称之Na^+-K^+ATPase。由于它能水解ATP产生能量，习惯上称Na^+-K^+泵（Na^+-K^+ pump）。

纯化的Na^+-K^+ATPase由两个α大亚单位和两个β小亚单位组成。α亚单位分子量为120kD，为一个多次跨膜结构分子，其中ATP和Na^+只能结合于α亚单位胞内区，而K^+和乌苯苷（一种Na^+-K^+泵特异性抑制剂）只能结合在α亚单位胞外区。β亚单位位于细胞膜外并与糖链结合，功能不详。Na^+-K^+ ATPase结构上这种特异性究竟如何发挥转运功能？通过观察Na^+-K^+ ATPase磷酸化反应人们发现Na^+-K^+ATPase的工作原理（图10-10）。当酶的位点朝向胞内侧时，迅速与3个Na^+结合，同时ATPase水解ATP。紧接着，酶的构象发生改变，Na^+结合位点转向胞外，这时，Na^+与α亚单位的亲和力消失，Na^+解离到细胞外。α亚单位随即与2个K^+结合，引发ATPase的去磷酸化（dephosphorylation，即脱去磷酸根）和构象改变，将K^+运到细胞内。Na^+-K^+ ATPase转运的三个步骤都必须由ATP提供能量，使用生物氧化抑制剂，如氰化物可使ATP供给发生障碍，造成Na^+-K^+泵工作立即停止。

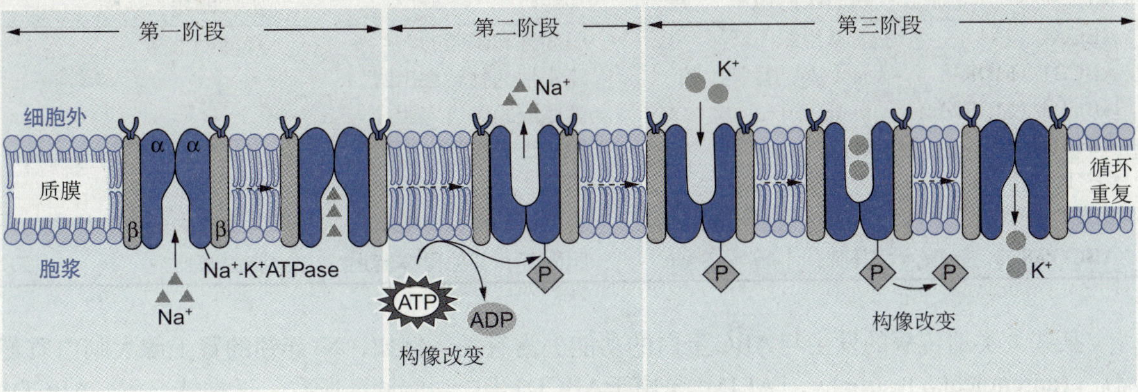

图 10-10 Na^+-K^+ ATPase 转运的步骤

（参考 kleinsmith L.J. Principles of Cell and Molecular Biology）

由ATP提供能量进行离子跨膜主动转运的另一代表是钙依赖性ATPase，简称Ca^{2+}泵。同Na^+-K^+泵结构相类似，Ca^{2+}泵的α亚单位穿膜达10次，提示这类离子泵进化的来源相同。细胞内的Ca^{2+}浓度值为10^{-7}mM，比细胞外Ca^{2+}（1～2mM）低近千万倍。如此之悬殊的浓度差主要是由ATP供能的Ca^{2+}泵负责维持。Ca2+泵的工作原理与Na^+-K^+泵一样，也是通过磷酸化和去磷酸化调节ATPase的活性。

二、ATP 提供能量的 ABC 超家族参与的转运

ABC（ATP *b*inding *c*assette）转运蛋白因其分子结构中存在着ATP结合区域而得名。ABC转运蛋白具有独特的分子结构，由四个结构域（domain）组成：两个跨膜区和两个ATP结合区（图10-11）。每一跨膜区肽链为高度疏水的单肽链且6次穿膜，因此跨膜区结构域有时甚至占整个ABC转运蛋白分子量的1/2。ATP结合区（又称卡座，cassette）负责与ATP结合，诱导两个ATP结合域发生二聚体化（dimerization）。当ATP水解成ADP时，聚集的ATP结合域重新解离。ABC转运蛋白是一个超家族，目前鉴定出在哺乳类其家族成员多达50种，多存在于参与药物代谢、物质吸收和废物排泄的肝脏、小肠和肾脏等组织器官，常见的人类ABC蛋白见表10-2。过去对细菌等原核细胞ABC转运蛋白研究较多，但自人类从培养的肿瘤细胞发现了肿瘤的耐药性，并且认为耐药性与癌细胞表达多药耐药基因有关以来，ABC转运蛋白在真核细胞中的作用引起医学界的高度重视。对于某些肿瘤而言，之所以对药物不敏感是因为癌细胞表达一种抗药基因——多药耐药（multidrug resistance, *mdr*）基因。*mdr*基因编码MDR蛋白，负责将细胞内的亲脂性小分子物质转运出细胞。由于这一过程消耗ATP，因此MDR被认为是ABC家族中的一员。众所周知，临床上经常使用化学合成的许多抗肿瘤药物多为脂溶性小分子物质，进入细胞后通过抑制细胞骨架合成、干扰胞内信号传递以及阻断细胞周期等机制，达到

抑制肿瘤细胞生长目的。作为一种ABC转运蛋白，当MDR2高表达时，进入肝癌细胞的抗癌药物很快被运出细胞，使抗癌作用丧失。对于肝癌而言，由于MDR2的高表达，因此化学抗癌药物对其疗效甚差（详见第27章肿瘤细胞生物学）。

表10-2 常见的人类ABC蛋白类型

蛋白	所表达的组织	功能	引发的相关疾病
ABCA1	所有组织	胆固醇和磷脂的转运	Tangier's 病
ABCB1（MDR1）	肾上腺，肾脏，脑	疏水性药物转运出胞	
ABCB4（MDR2）	肝脏	磷脂酰胆碱进入胆汁	
ABCB11	肝脏	胆盐进入胆汁	
CFTR	外分泌腺	Cl^-转运	囊性纤维化
ABCD1	所有过氧化体质膜	影响超长链脂肪酸氧化	肾上腺大脑白质萎缩症
ABCG5/8	肝脏、小肠	胆固醇和其他甾体转运	胆固醇血症

某些人类遗传病的发生与ABC蛋白的功能失常有关，例如，X-连锁的肾上腺大脑白质萎缩症（adrenoleukodystrophy，ALD）是由于ABCD1蛋白功能紊乱所致。正常情况下，ABCD1负责将超长链脂肪酸运入过氧化物酶体，使之进行氧化。ABCD1缺乏或功能紊乱将导致超长链脂肪酸在胞内堆积，引起细胞损伤。囊性纤维化跨膜转运调节蛋白（cystic fibrosis transmembrane regulator，CFTR）发生突变是囊性纤维化发生的分子病因。CFTR是一种Cl^-转运蛋白，常存在于肺、汗腺、胰腺等上皮细胞的顶面（apical surface）。一旦儿童CFTR功能失常，Cl^-不能被及时重吸收到汗腺，患儿皮肤可见大量的盐析现象，因此称为"盐儿（salty baby）"。

关于ABC蛋白介导物质转运的机制目前尚未完全明了，但有人提出与翻转酶（flippase）作用模式相类似。翻转酶是一种存在于质膜上的特异性转运蛋白，可将质膜双层中的脂质单分子翻转到对侧。如图10-11所示，胞内带电的疏水性底物分子向质膜双层的胞质片（cytosolic-face leaflet）移动，当靠近质膜时，底物分子与质膜即可发生整合，接着底物发生侧向运动，

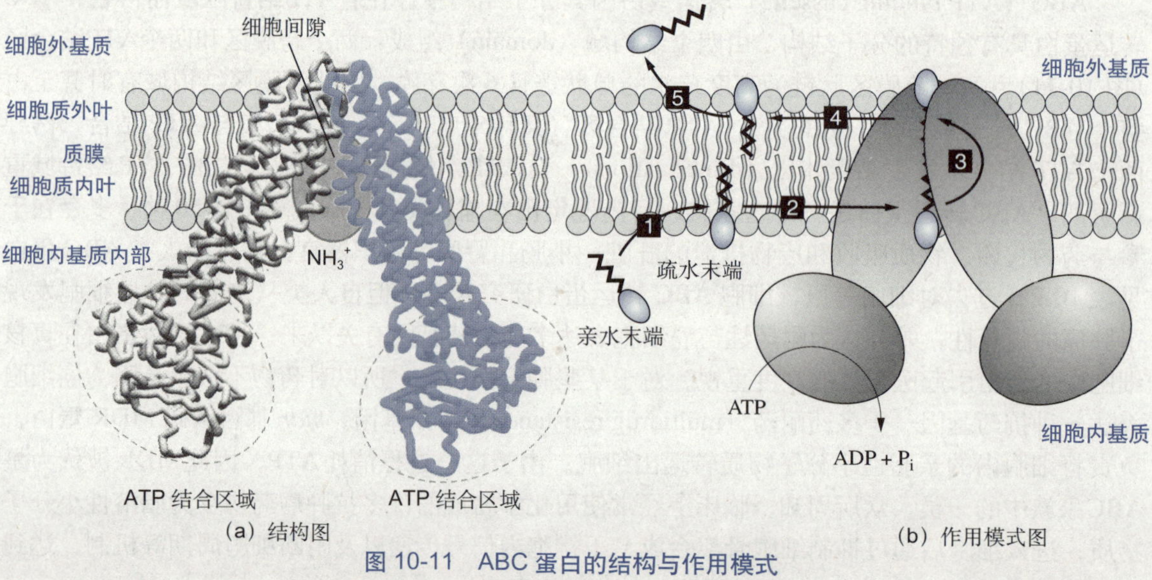

图10-11 ABC蛋白的结构与作用模式

（参考 Hatvey Lodish et al Molecular Cell Biology）

直至达到ABC蛋白处并与其结合（图中所示MDR1）。此时，MDR1将底物分子翻转到质膜的胞外片（extracellular-face leaflet），经过再次侧向运动，底物分子摆脱了脂膜而游离出细胞，转运过程即告完成。这一过程同MDR1胞内区与ATP相结合以及ATP的水解过程耦联，且消耗能量。ABC蛋白在脂质分子跨膜转运方面起着不可或缺的作用，特别对胆固醇和胆汁酸的转运尤为重要（详见第二十六章肝脏的细胞生物学）。

三、耦联转运

耦联转运（coupled-transport），也称共转运（cotransport），是指一种物质以被动运输方式产生的势能推动另一种物质进行主动转运的过程。如果两种物质运输方向一致，称为同向转运（symport）；如果方向相反，则称为对向转运（antiport）。小肠上皮和肾小管上皮细胞吸收葡萄糖和氨基酸都是同向运输的典型。在小肠上皮细胞内，葡萄糖浓度明显高于肠腔。但为了维持血糖稳定，必须持续不断地将肠腔内的糖转运到细胞内。这种逆向转运所需要的能量来自位于上皮细胞顶面中的Na^+泵。Na^+泵可以将Na^+顺电势差运抵细胞内。但在结合Na^+的同时Na^+泵构象发生改变，与葡萄糖耦联，顺势将后者携带到胞内。由于这一过程为逆葡萄糖浓度进行，故属于主动转运。在肠上皮细胞基底面（basal surface），葡萄糖与另一种转运蛋白（GLUT2）结合并转运入血（图10-12）。这一过程是顺浓度差进行，因此是被动转运。Na^+与葡萄糖同向运输具有重要的生理学意义，试想如果没有这种同向转运，就会造成餐后小肠细胞大量摄取葡萄糖，而餐间饥饿时则向肠腔“倾泻”葡萄糖这一严重后果。

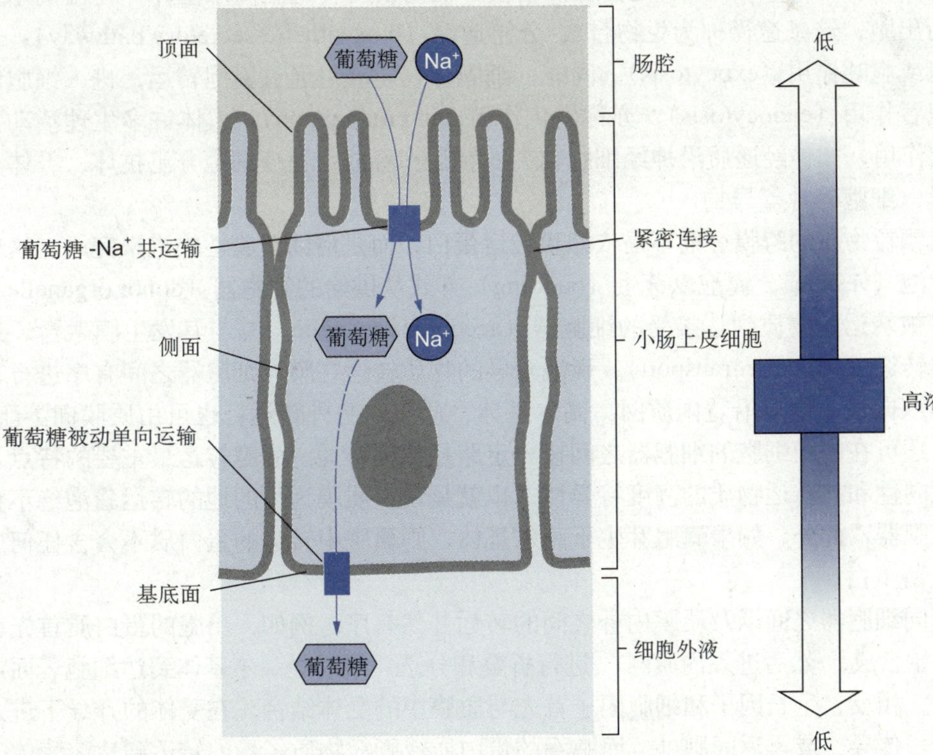

图10-12　小肠上皮Na^+与糖分子的耦联转运

（参考 Bruce Alberts etal Essential Cell Biology）

进行耦联转运的还有在小肠上皮细胞和肝细胞中发生的胆汁与Na^+的同向转运（参见本书第二十六章第二节）。

四、光能驱动的转运

除电势能和ATP之外，光能也作为细胞跨膜转运的能源，这一点在原核生物中尤为重要。噬盐菌（halophilic bacteria）是一种生存在盐碱土壤的细菌。当它们在缺氧条件时，细胞膜呈现紫色色斑沉集。以冷冻蚀刻显微镜观察发现这些紫色斑为排列有序的六面体颗粒，后者经提纯，证明含大量的细菌视紫红素（bacteriorhodopsin），占颗粒总重量的1/3。视紫红素由7个跨膜的α螺旋组成，其分子中间掺夹有视黄醛（retinal）。视黄醛能够吸收一定波长的光波，导致视紫红素构象发生变化，驱动H^+转运至胞外。细菌细胞膜没有Na^+-K^+泵，取而代之的是H^+泵。H^+泵负责维持细菌内外电化学梯度的平衡。

第四节　囊泡转运

为了维持生命，每一个活细胞必须不断地从外界吸取各类营养物质。这些营养物质除离子、单糖等小分子外，更多的是蛋白质、脂类和多糖等大分子或颗粒物质。同时，细胞还必须与外界环境发生交往、进行信号交流，以保证细胞社会性这一特征。此外，细胞内代谢产生的废物也必须及时排出胞外。我们知道，真核细胞具有完善的内膜系统（溶酶体，高尔基体，内质网等），胞内合成的蛋白质、碳水化合物、脂质等从内质网转运至高尔基体，再由高尔基体转运至质膜而出胞，这条途径称为生物合成-分泌通路（biosynthetic-secretory pathway）；也有人称之为出胞或胞吐作用（exocytosis）。同样，细胞外物质亦可通过囊泡转运，进入细胞内，称谓入胞或胞吞作用（endocytosis），亦称内化作用（internalization）。人体许多生理活动都涉及胞吞和胞吐作用，如神经递质沿神经细胞轴突的转运和释放；免疫细胞分泌抗体、补体、吞噬细菌、病毒、细胞碎片等异物。

蛋白质或颗粒物质的跨膜运输不是依靠膜转运蛋白，而是借助于膜性小泡来完成。这些膜性小泡称为囊泡（vesicle），囊泡以芽生（budding）方式从供给的细胞器（donor organelle）生成后，携带着被转运的物质到达接受的细胞器（acceptor organelle）并与其发生膜融合，这一过程称为囊泡转运（vesicular transport）。囊泡介导的物质转运在膜性细胞器之间有序进行，并具有方向性和双向性，既可沿着内质网、高尔基体、质膜向胞外转运；也可由质膜向溶酶体、细胞核转运；还可在内膜细胞的细胞器之间按一定路径相互转运。囊胞转运最重要的特点是囊胞具有高度靶向性和被转运物质的高度特异性，也就是说，质膜为目的地的转运囊泡绝不会中途停靠其他细胞器；此外，如果囊胞芽生于高尔基体，则囊胞中转运的蛋白质不会含任何属于高尔基体的驻留蛋白。

囊泡在不同细胞器之间以及质膜内外之间的转运井然有序。例如，出胞的蛋白质首先在内质网膜周边开始合成，然后进入内质网，进行折叠和分选，最后经高尔基体到达细胞表面或胞内体、溶酶体。相反，生长因子和细胞因子首先与质膜中的受体结合，在受体的介导下进入细胞，或进行信号传导，或再返回胞外。而胞吞的蛋白质或颗粒物质经囊泡转运到达溶酶体，再进行消化降解（图 10-13）。

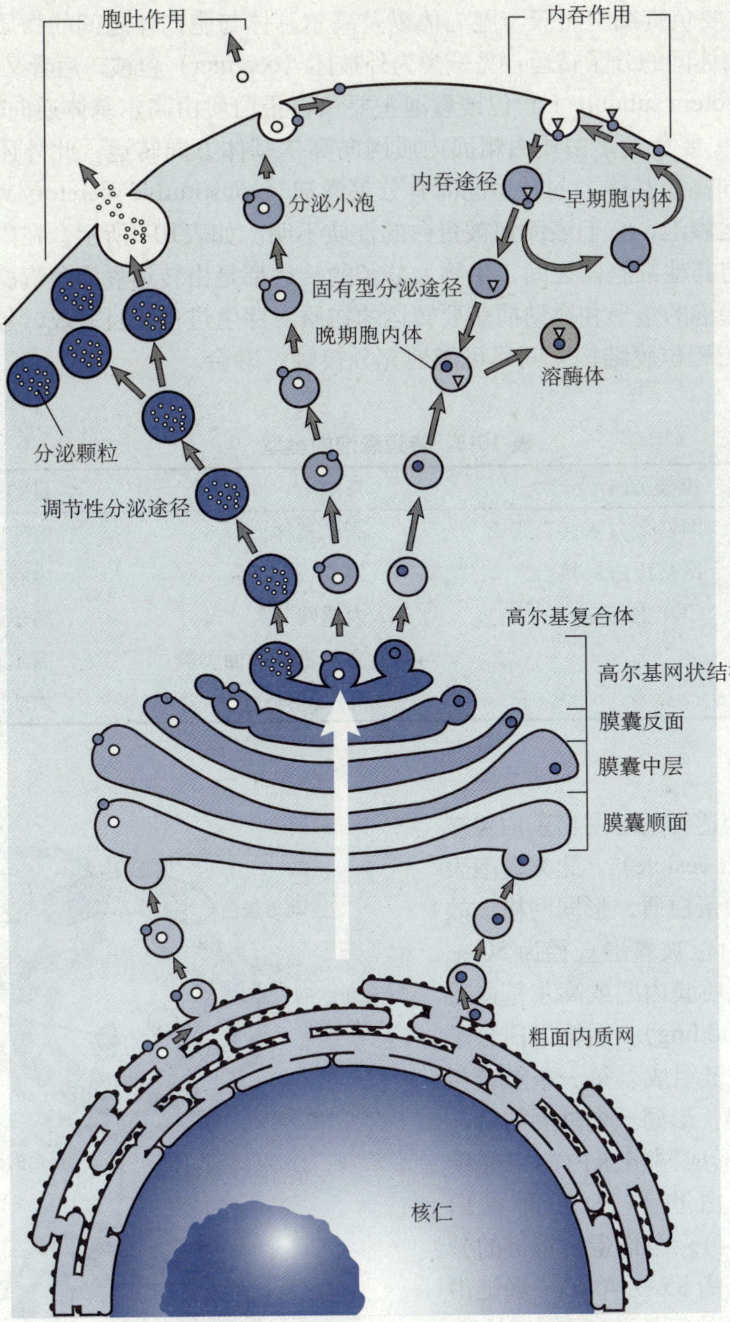

图 10-13　细胞内外及内膜系统之间的囊泡运输
（参考 Gerald Karp Cell and Molecular Biology）

一、囊泡膜的成分及其相关蛋白质

由于囊泡是由细胞的质膜或内膜外凸或内凹形成，因此囊泡膜实际上由细胞的膜分构成。囊膜自细胞膜的生成过程称为芽生。囊泡表面常被一层特异性蛋白质包被，因而也称为有被囊泡（coated vesicle）。根据包被蛋白质的不同，可将转运囊泡分为两类，一类为网格蛋白

(clathrin) 包被，主要负责细胞质膜与胞内体以及高尔基体与胞内体之间的物质转运，偶尔也见于高尔基体与溶酶体间的分子转运；另一类为外被体（coatmer）包被，后者又包括两种亚型，COP Ⅰ（coatmer-protein subunit Ⅰ）包被囊泡主要负责蛋白质由高尔基体逆向转运回内质网，COP Ⅱ包被的囊泡主要负责蛋白质由粗面内质网向高尔基体方向转运。此外还有其他一些囊泡，如从细胞质膜向高尔基体方向转运的固有分泌囊泡（constitutive secretory vesicle）和晚期胞内体向溶酶体转运囊泡，它们表面包被蛋白的性质不明。如表10-3所示，在内质网与高尔基体，以及高尔基体与其他细胞器之间，生物大分子的转运都是由转运囊泡负责。包被蛋白主要有两种功能：负责囊泡的塑形和协助捕获要转运的物质。芽生过程一旦完成，包被蛋白质便会脱落，以保证囊泡与靶位膜结构之间尽可能地充分接触、融合。

表 10-3　转运囊泡的类型

囊泡的类型	包被蛋白	来源	目的地
网格蛋白	网格蛋白 + 接合素 1	高尔基体	溶酶体（经内吞体）
网格蛋白	网格蛋白 + 接合素 2	质膜	内吞体 COP- 包被
COP 蛋白	COP 包被蛋白	内质网	高尔基体
		高尔基体顺面膜囊	高尔基体顺面膜囊
		高尔基体	内质网

（一）网格蛋白

目前研究得最为透彻的是网格蛋白包被囊泡（clathrin-coated vesicle），此类囊泡表面覆盖一层纤维丝状蛋白质，形同网格，故名。典型的网格蛋白包被囊泡直径为 50 ~ 100nm之间，由细胞质膜内凹或高尔基体反面囊膜外凸芽生（budding）。网格蛋白分子由 3 条重链和 3 条轻链组成，每一条重链与一条轻链组合在一起，形同一个外展的臂，三条臂组合起来，形成网格蛋白的空间结构，因此网格蛋白也称三条臂蛋白（triskelion）（图 10-14）。网格蛋白重链的分子量为 180kD，轻链为 35 ~ 40kD。轻链由α和β亚单位组成，虽然氨基酸序列中有65%相同，但功能各异。网格蛋白覆盖于球形转运囊泡表面，使后者张力大大提高。过去认为，网格蛋白紧贴在转运囊泡的表面，中间没有缝隙。近来采用免疫电镜观察发现，两者之间确实存在 20nm 宽度的间距，其间填充着大量的连接蛋白（adaptor protein）。以

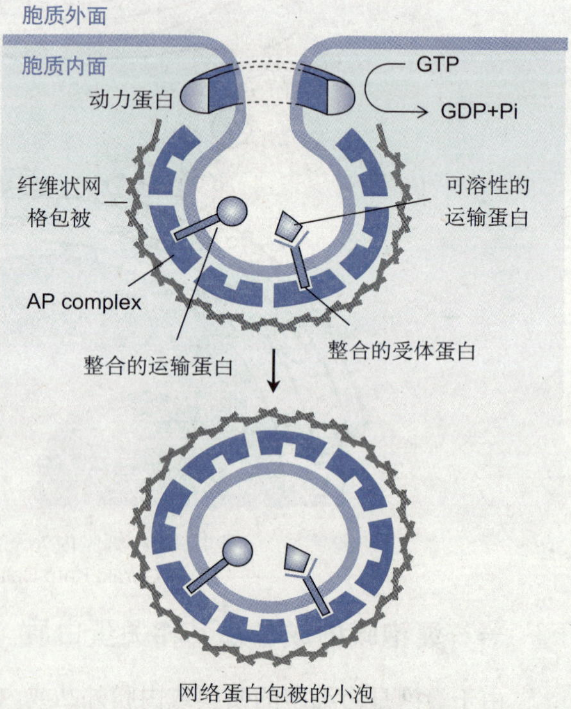

图 10-14　网格蛋白的结构示意图
（参考 Lodish H. Molecular Cell Biology）

细胞质膜芽生的囊泡为例，利用电子显微镜可以记录到包被小窝形成的动态过程。囊泡以细胞质膜内凹形成小窝（pit）开始，逐渐被纤维绒状的网格蛋白包裹，此时称为网格蛋白包被小窝(clathrin-coated pit)。随着小窝内凹不断加深，其表面被网格蛋白完全罩住，形同篮球网中的球。

（二）衔接素

网格蛋白自身不能捕获转运分子，那么网格囊泡是如何特异性捕获“货物”并加以转运的呢？研究发现，这一作用是由网格蛋白和囊泡之间的衔接蛋白来承担，将这类蛋白统称为衔接素（adaptin)，它是目前研究较为明确的另一类包被蛋白。衔接素分子的一端与网格蛋白重链结合，催化网格蛋白的聚合；另一端又与被转运的“货物”分子衔接。细胞外蛋白质先与质膜上的受体结合，接着被衔接素特异性捕获。通过这种方式，结合在受体上的转运分子便成了网格蛋白囊泡的“囊中之物”。目前已发现衔接素有4种，每种都与特定的转运囊泡结合，其中3种衔接素（AP_1，AP_2和AP_3）性质已明。另一种衔接素的性质仍在研究中。衔接素与网格蛋白一道组成囊泡转运体系，定向运载生物大分子。

（三）缢断蛋白

在网格蛋白囊泡的芽生过程中，还有缢断蛋白（dynamin）的参与。缢断蛋白是一种小分子G蛋白，由900个氨基酸残基组成。细胞质膜相近的区域向胞质侧内凹，其囊泡底端逐渐形成较狭窄的环状结构，称为囊胞颈部。此后，缢断蛋白及其结合蛋白紧紧缠绕在囊胞颈，其作用类似于“烟袋的抽绳”。随着缢断蛋白水解与其结合的GTP，“抽绳”不断收紧，然后将囊泡“缢”割下来，最后使囊泡游离，最终形成囊泡（图10-15）。实验表明，当细胞质膜与GTP替代物共育时，形成的网络蛋白包被囊泡均表现为“长颈”，这是因为囊泡不能被缢断蛋白“缢”割所致。同理，以突变的缢断蛋白与质膜共育，所形成的囊泡均呈“短颈”。

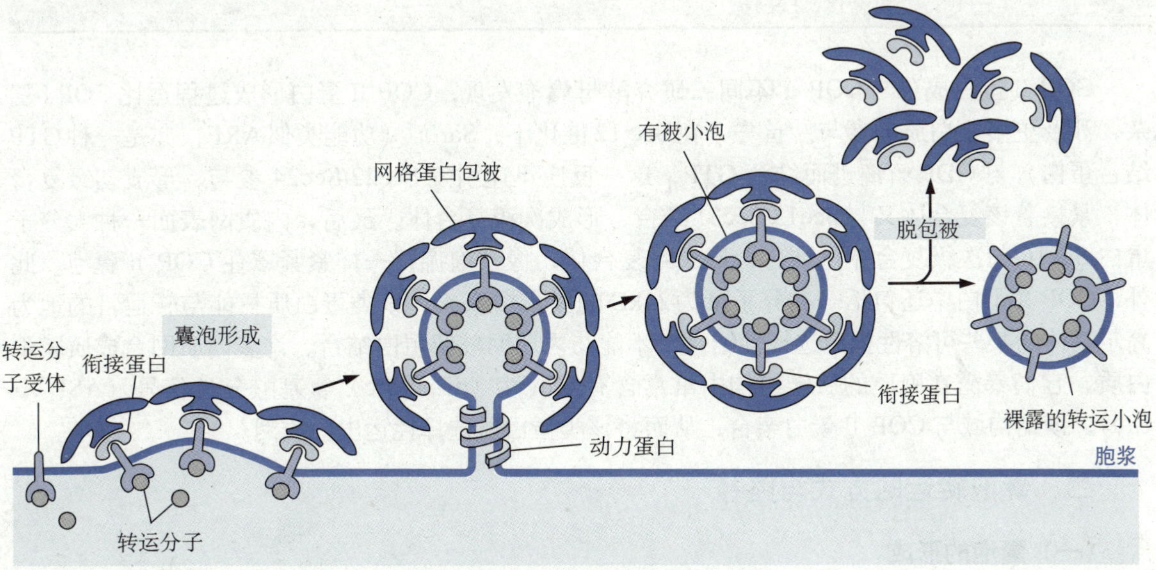

图 10-15　转运囊泡形成的模式图

（参考 Alberts B. Essential Cell Biology）

果蝇体内有一种温度敏感性基因，称为 shibere（Shi[ts]），日语的意思为瘫痪。该基因在 20 ℃时表达正常，果蝇飞行不受影响，当温度升至30℃止时，Shi基因表达下降，此刻电镜观察发现神经细胞内转运小窝均呈“长颈”，网格蛋白囊泡在神经细胞中的运输受阻，果蝇因此瘫痪。后来研究证明，Shi基因编码的蛋白质就是缢断蛋白，缺乏Shi基因的结果造成转运小窝不能被有效切割而形成囊泡。其他转运囊泡虽然表面包被的蛋白质不同，但形成方式与网格蛋白包被囊泡相似，它们在内质网、高尔基体和质膜之间转运各自独特的分子。

（四）COP 包被蛋白

COP Ⅰ包被蛋白为多个亚单位组成的多聚体，迄今已有7个亚单位相继被发现，它们是α、β、β′、γ、δ、ε、ζ（表 10-4）。COP Ⅰ多聚体蛋白覆盖在囊泡的表面，但不形成网格，因此称无网格蛋白转运囊泡。正常情况下，内质网合成的蛋白质首先被运送到高尔基体，经过分选（sorting），如果属于分泌性蛋白质，则继续行至细胞质膜，通过胞吐作用而运出细胞，如果属于内质网本身所需，则必须留在内质网，这部分蛋白质称为内质网驻留蛋白（ER resident protein）。一旦驻留蛋白发生逃逸，必须及时发现、捕捉并送回内质网，该过程称为蛋白质的逆向转运（retrograde transport）。COP Ⅰ 囊泡的主要任务是完成内质网驻留蛋白的逆向转运。

表 10-4 囊泡包被蛋白的组成和功能

囊泡	包被蛋白和转接蛋白	GTP 结合蛋白	转运方向
网格蛋白	网格蛋白重 / 轻链 AP_2	ARF	细胞膜→内体
	网格蛋白重 / 轻链 AP_1	ARF	高尔基体→内体
	网格蛋白重 / 轻链 AP_3	ARF	高尔基体→溶酶体
COP Ⅰ	COPα，β，β′，γ，δ，ε，ζ	ARF	高尔基体→ ER 高尔基体逆向转运
COP Ⅱ	Sec23/24 复合体，Sec13/31 复合体，Sec16	Sar1	ER →高尔基体

COP Ⅱ蛋白成分与COP Ⅰ不同。研究酵母囊泡发现，COP Ⅱ蛋白形成过程远比COP Ⅰ复杂，涉及更多蛋白质的参与。首先，在Sec 12催化下，Sar Ⅰ（功能类似ARF，亦是一种GTP结合蛋白）与 GDP 解离进而结合 GTP，这一反应迅速引发 Sec22/Sec24 参与，形成初级复合体，紧接着该复合体又与Sec13/Sec31结合，形成次级复合体。最后，内质网表面一种大分子蛋白 Sec16 与次级复合体再结合，形成终复合体，像“疱痂”一样紧紧罩住 COP Ⅱ囊泡。此外，COP Ⅱ蛋白中还包括一类分子量为24kD的膜蛋白家族，该类蛋白质只能与转运目的地为高尔基体的某些可溶性蛋白选择性结合，不能与内质网驻留蛋白结合。许多内质网合成质膜蛋白质，它们暴露在胞质的肽链结构中常常含有双酸性（di-acidic）氨基酸分选信号（ASP-X-Glu），该结构域与 COP Ⅱ蛋白亲合，从而将该类蛋白质选择性运出内质网。

二、囊泡转运的方式与路径

（一）囊泡的形成

囊泡自细胞质膜或细胞内膜系统芽生后，须经规定的途径才能到达靶细胞器，并卸载所转运的物质。从内质网到高尔基体之间路程较短，囊泡可通过简单弥散的方式转运。但从高尔基体到细胞质膜这段路程相对较长（如从神经细胞），这时囊泡就需要借助类似于骨骼肌纤维中运动蛋白（motor protein）才能完成转运。转运囊泡从一个细胞器芽生到抵达另一靶细胞器并卸载所转运的物质，经过识别、停靠与融合等过程。

（二）囊泡在靶细胞器的停靠

装载转运物质的囊泡到达目的地后，必须接受检查才能允许“卸载货物”，这一过程称为囊泡的停靠（dock）。只有通过停靠程序，囊泡才能与靶膜融合，卸载转运分子。囊泡转运的特异性表明，细胞内所有各类型转运囊泡的表面都有分子标记。囊泡包被蛋白及转运货物的不同，其表面标记也不同，这些标记物在到达靶细胞器膜上时（包括质膜），能被相应的互补性受体所特异性识别。有关囊泡停靠的机制尚不完全清楚，据信可能与SNAREs有关。SNAREs为一种具有ATP 酶活性的跨膜蛋白家族 SNAP（soluble NSF attachment protein）的受体（SNAP receptors，SNAREs）。研究发现，囊泡表面存在着的v-SNAREs（v表示vesicle），而在靶细胞器膜上存在着v-SNAREs 对应序列，称为 t-SNAREs（t 代表 target）。当 v-SNARE 和 t-SNARE 两条螺旋链相互识别，牢固地交织在一起，形成一种稳定的 SNARE 复合体（trans-SNARE complex），使得停靠与融合过程形同“一把钥匙开一把锁”。迄今，从动物细胞中已分离出的SNAREs多达20种，其中研究最为深入的是突触小泡与突触后神经细胞质膜之间的递质转运（图 10-16）。

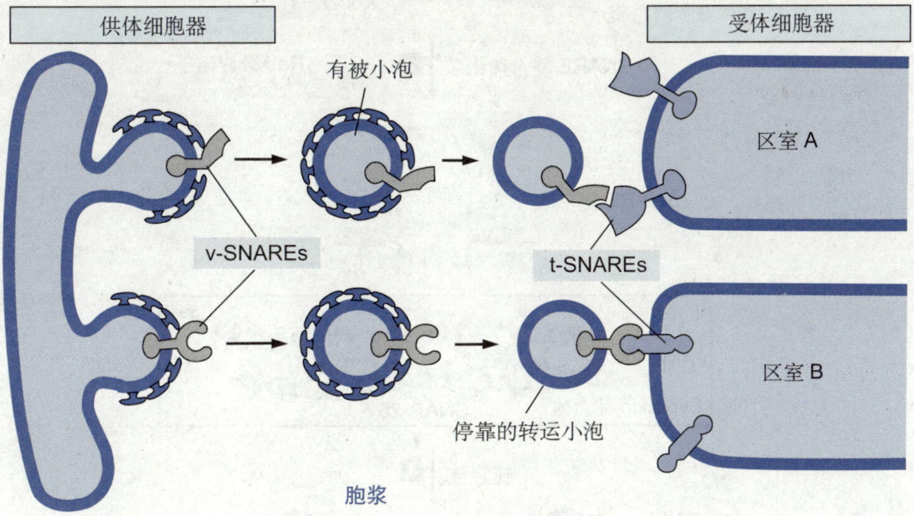

图 10-16 SNAREs 互补体相互识别的特异性停靠

（参考 Alberts B. Essential Cell Biology）

（三）囊泡与靶细胞器的融合

图10-17所示分泌性蛋白质胞吐中囊泡的融合过程。囊泡的融合至少需要3种蛋白质参与，即 VAMP（vesicle-associated membrane protein，一种 v-SNARE）、synatxin（一种 t-SNARE）和SNAP25。VAMP与synatxin为单链的跨膜蛋白质，而SNAP25则是双链α螺旋，因此trans-SNARE 复合体实际上由 4 条肽链盘聚到一起。体外研究表明，当含 v-SNAREs 脂质体与含 t-SNAREs/SNAP25 脂质体相接触时，先有停靠蛋白的结合，即 SNAP25 的两条 α 链分别与 v-SNAREs 和 t-SNAREs 结合，将对方牢牢系住。这一过程在数秒钟即可完成。真核细胞中，除

了上述3种蛋白，还有N-乙基马来酰亚胺敏感因子（N-ehtylmaleimide-sensitive factor，NSF）参与囊泡融合，NFS为等大四聚体蛋白，可催化ATP水解。此外，α-，β-，γ-SNAPs（soluble NSF attachment protein）也参加囊泡融合过程（图10-17）。神经组织中的SNAREs是某些细菌毒素的靶蛋白，人体如被破伤风杆菌、肉毒杆菌感染，细菌中的神经毒素会特异性地亲和SNAREs，并使其水解，从而阻断神经递质的突触传递，严重时可危及生命。

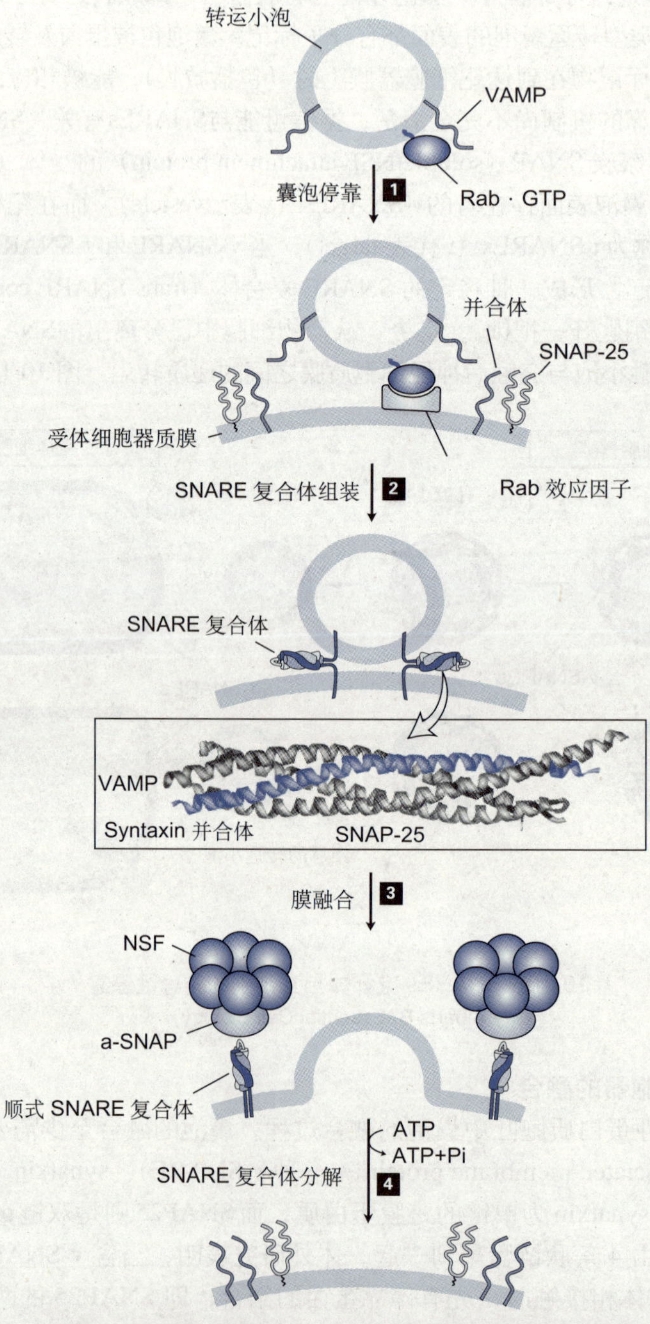

图 10-17 v-SNARE，t-SNARE 和 SNAP25 相互作用
（参考 Lodish H. Molecular Cell Biology）

除SNARE蛋白外，还有一些其他蛋白质也参与调节囊泡的停靠和融合，如Rab。Rab属单体GTP结合蛋白家族，约由200个氨基酸残基组成，不同Rab蛋白分子的氨基酸序列除C-端个别位点外，几乎一致。Rab蛋白结构和功能与Ras很相似，具有交替结合GTP与GDP的能力。当与GDP结合时，Rab无活性；而与GTP结合时Rab转为活化，参与囊泡的停靠与融合。胞质中一种称为GDI的蛋白质起着特异性催化Rab与GDP解离并与GTP结合的作用。Rab一旦与GTP结合，分子构象发生改变，迅速与囊泡包被蛋白结合。当囊泡与质膜融合后，Rab自身的GTPase活性又可将GTP水解成GDP，Rab随即变为失活状态。可以看出，Rab与GTP/GDP交替结合，在调节囊泡融合的过程中起重要作用。这一循环过程受到Rab/GTP绝对结合率的严格调节。至于是否还有其他蛋白质参与，目前尚不清楚。

实验结果显示，早期胞内体（early endosome）中含有Rab5。所谓早期胞内体实际上是网格蛋白囊泡内吞时在质膜内侧迅速形成的融合体。没有Rab5参与，胞内体就不能形成。换言之，囊泡就不能融合。在无细胞提取液中（cell-free extract）加入Rab5，可使囊泡融合加速。从这点上讲Rab可被看成是囊泡融合的“定时器（timer）”。Rab1在转运囊泡融合过程中起调节作用，例如由内质网芽生的囊泡与高尔基体融合必须有Rab1参加，如果将Rab1换成Rab5和Rab7，则囊泡不能融合。酵母Sec4基因编码的蛋白质与细胞Rab同源，如果将Sec4突变，则分泌囊泡不能与细胞融合。然而有关Rab与V-SNARE是否相互作用决定囊泡的去向，还有待阐明。表10-5展示迄今报道的9种Rab于细胞器的定位。

表10-5　某些Rab蛋白的亚细胞定位

Rab蛋白	细胞器
Rab1	ER和高尔基体
Rab2	高尔基体顺面
Rab3A	突触小泡，分泌颗粒
Rab4	早期胞内体
Rab5A	细胞质膜，网格蛋白包被囊泡
RabC	早期胞内体
Rab6	高尔基体中间囊膜及反面
Rab7	晚期胞内体
Rab8	分泌囊泡
Rab9	晚期胞内体，高尔基体反面

三、胞吐作用

前述的囊泡转运多以内质网和高尔基体为例，实际上，囊泡转运过程不仅仅限于细胞内膜，也可以发生在细胞质膜。细胞合成的大分子物质以转运囊泡的形式经内质网和高尔基体到达细胞质膜，最后被运出细胞，这一过程称作胞吐作用。以分泌性蛋白质为例，首先在内质网合成和修饰，然后经囊泡运至高尔基体并进行再修饰和分选，再经囊泡最后运送到细胞质膜。在此过程中，转运囊泡始终受到监控，只有那些组装正确和折叠无误的分泌性蛋白质才能运至细胞质膜，完成出胞过程，否则将在细胞内降解。

（一）内质网是分泌性蛋白质的“质量监理”

内质网合成的蛋白质多种多样，有些是分泌性蛋白质，有些是细胞膜蛋白质，还有些则是内质网蛋白，即内质网驻留蛋白。有些内质网驻留蛋白不慎从内质网“逃逸”到蛋白质转运的下一站——高尔基体。由于内质网驻留蛋白质都带有一条特殊标记——内质网滞留信号（ER resident signal）或内质网逆向信号，因此这些“逃逸”的蛋白质很快被识别并被捕捉回来。正是内质网滞留信号保证了属于内质网的蛋白质必须驻留在内质网中。内质网滞留信号序列位于蛋白质的羧基端，通常由 4 个氨基酸残基组成，比如 Lys-Asp-Glu-Leu（KDEL），很容易被高尔基体膜 KDEL 受体所识别，从而被 COPI 囊泡运回到内质网（图 10-18）。如果将内质网蛋白质中的 KDEL 删除，则 COPI 囊泡中的蛋白质逆向转运就不再发生。内质网合成的其他蛋白质并不具有滞留信号，因此被允许通过囊泡运出。转运囊泡以芽生的形式脱离内质网并和高尔基体融合。

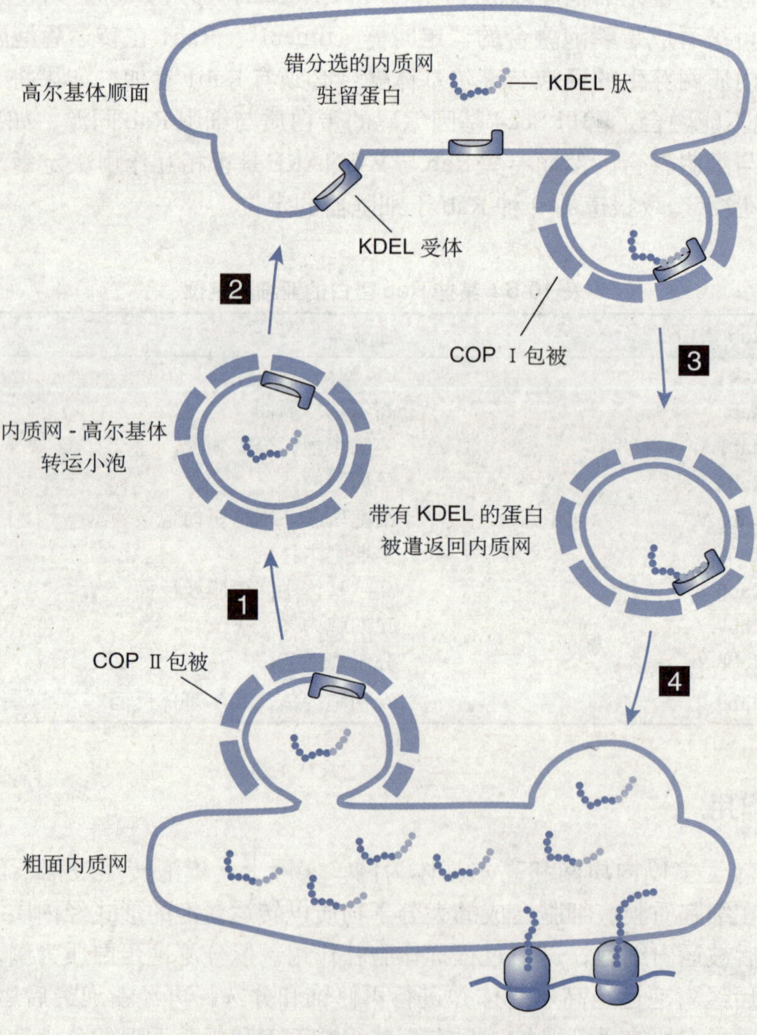

图 10-18 内质网蛋白质的逆向转运
（参考 Lodish H. Molecular Cell Biology）

然而，并不是没有KDEL信号的在内质网合成的蛋白质都能外运，换言之，是否拥有KDEL信号并非是蛋白质能否运出内质网的唯一条件。虽有些分泌性蛋白质本身不含KDEL，但如果出现不全折叠（incomplete folding）或错误折叠（misfolding），则不能被包装到囊泡中。已知IgG 抗体由 2 条重链和 2 条轻链组成，如果其中有 1 条重链因折叠不当，必须依赖于 BiP（参见本书第八章第一节）的帮助才能正确折叠，继尔才能与其他3条肽链组装成具有特异性识别功能的抗体。此时其他 3 条合成完毕的肽链必须“耐心”等候，直到所有的 4 条肽链全部正确组装才被允许离开内质网（图10-19）。从这种意义上讲BiP好比一种蛋白质折叠的分子“伴侣”，将内质网中具有帮助蛋白折叠的一类蛋白质称为伴侣蛋白（chaperone）。由于内质网对运出蛋白质的质量有着严格的管理，折叠错误的蛋白质要么自行重新折叠，要么借助于伴侣蛋白帮助折叠，总之只有正确折叠才能“离开”内质网，否则将被降解。此外，哺乳类动物细胞内质网中的分子伴侣钙联蛋白（calnexin）对 N-糖基化蛋白质具有质量控制的功能（参见本书第九章第一节）。如果糖蛋白的折叠正确则可被运出内质网，如折叠不正确，将会被蛋白酶体降解。因此内质网好比一道质量监理程序，正是这种严格的筛选程序，保证了外运蛋白质的质量。

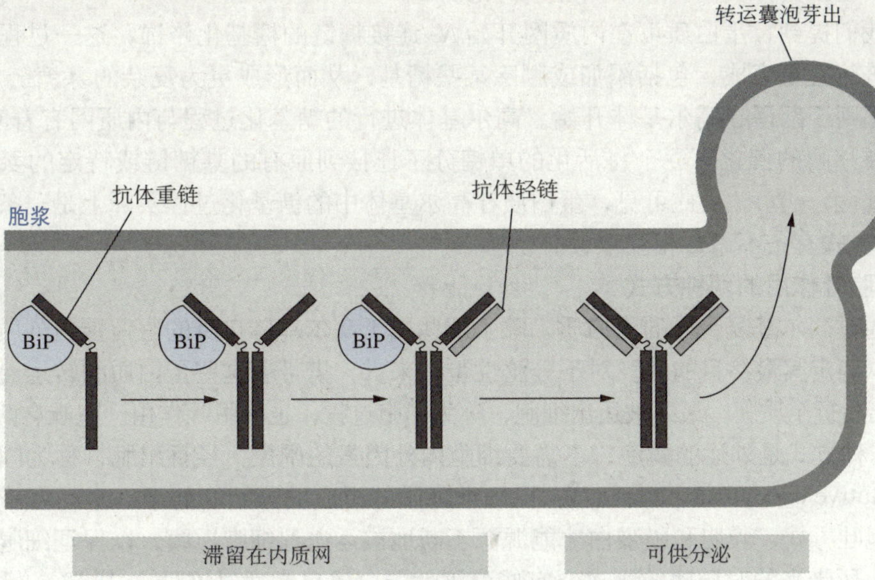

图 10-19　BiP 对 IgG 抗体重链折叠的帮助作用

（参考 Bruce Alberts Molecular Biology of the Call）

内质网对分泌蛋白质过于严格的质量控制有时也会给机体带来负面影响。囊性纤维化（cystic fibrosis）是一种显性遗传疾病，系由基因突变导致司职Cl^-通道的功能蛋白质发生轻度折叠错误所致。事实上只要这种突变蛋白质能够转运到细胞膜，其功能完全不受影响，但是由于内质网“审查”过于严格，而被“扣留”在内质网，引发细胞质膜缺乏Cl^-通道蛋白，导致严重后果。可见囊性纤维化并不是因Cl^-通道蛋白变异而失去活性，而是因为过早地被内质网“严管” 而受到“遗弃”，最终失去了发挥功能的机会。

（二）高尔基体是蛋白质进一步加工与分选的“接力器”

19 世纪末，意大利学者 Camillo Golgi 利用改良的银染方法自大脑神经细胞中发现许多网膜结构，后被命名为高尔基复合体（Golgi complex）。它是由许多扁平状囊膜（又称池，cisternae）组成，形同堆叠在一起的盘子，每组囊膜（stack）包含3～20个池（有关结构参见第八章第二节 高尔基复合体）。高尔基体的发现解决了细胞生物学领域中的一个长期争执的问题，即这一网膜结构是制备组织切片过程中的人造产物，还是活细胞的固有细胞器。Camillo Golgi 由于发现高尔基体而获得 1906 年诺贝尔医学奖。

高尔基复合体为极性细胞器，不仅表现在其自身的排列位置和方向，同时还表现在物质进出的路径。高尔基囊膜有两个不同的面：入口面（或顺面，*cis*-face）和出口面（或反面，*trans*-face）。顺面面朝内质网，而反面则朝向细胞质膜。从内质网合成的可溶性蛋白质的转运囊泡进入高尔基体顺面，通过囊泡停靠、融合、卸载等过程依次通过高尔基体三种囊池，最后从高尔基反面运出，并由转运囊泡送至细胞质膜或其他特定部位。高尔基体囊膜控制的这种物质单向转运方式有些类似于静脉血管中的瓣膜，防止转运物质“倒流”。高尔基体顺面和反面对蛋白质的转运方向是非常重要的：由顺面进入高尔基体的蛋白质可以继续经过高尔基体而运出，如果是内质网驻留蛋白质，则又返回到内质网；由反面运出高尔基体的蛋白质有两个去向：溶酶体或细胞质膜，具体实例将在下面加以讨论。

前面我们提到，蛋白质可在内质网开始 *N*- 连接糖链的糖基化修饰，这一过程会在高尔基体内继续进行直至完成，包括添加或删除某些糖基，从而形成更为复杂的寡糖链。*O*- 连接糖链的糖基化则于翻译在高尔基体开始。高尔基体进行的糖基化过程与内质网有着明显的不同，系在糖基转移酶的催化下逐个将活化的单糖分子连接到原有的寡糖链或特定的氨基酸残基上(参见第九章第一节)。由此可见，蛋白质在高尔基体中的糖基化过程实际上是一条装配的“流水线”，各步骤有条不紊，相互依赖。

（三）胞吐作用的两种方式

所有通过高尔基复合体的蛋白质，除了那些属于高尔基体自身的驻留蛋白外质，都必须进行分选，以确定其最终目的地。对于分泌性蛋白来讲，携带着这些蛋白质的转运囊泡自高尔基体反面芽出后行至质膜，最终被运出细胞，称为出胞过程，也称胞吐作用。胞吐有两种方式（图10-20），一种方式是外运的囊泡，不需要细胞内外因素的调控，径直出胞，称为固有性胞吐途径（constitutive exocytosis pathway）。已知细胞膜的组成成分始终处于一个动态平衡，正是依靠固有性胞吐方式，膜脂和膜蛋白才能源源不断地被运送到细胞质膜，以保证细胞生存及增殖过程中增大所带来的对质膜的需求。有些分泌性蛋白质也常通过这种方式“分泌”（secretion）到细胞外（见表10-6）。外泌的蛋白质或粘附在细胞表面，形成质膜的外周蛋白；或进入细胞外基质，或弥散到细胞外液中，作为营养物质或细胞信号分子。胞吐的另一种方式是调节性胞吐途径（regulated exocytosis pathway）。在某些特化细胞（如腺细胞），从高尔基体反面形成的囊泡暂不分泌而储存在细胞质中，例如某些激素、细胞因子及水解酶等。当细胞受到外界信号刺激时，囊泡与细胞膜融合并把其中的内容物释放到细胞外。胰岛素等体内多种激素多以这种胞吐方式分泌到细胞外进入外周血液循环。

表10-6列举了体内部分分泌性蛋白质的类型及胞吐方式。这些蛋白质多在高尔基体反面被分选和包装，由于蛋白质的表面具有粘附性，在高尔基体反面囊池中的高离子环境下（H^+ 和 Ca^{2+}），很容易相互聚集。聚集的蛋白质通过一种目前尚不清楚的机制被分泌囊泡识别和包装，最后脱离高尔基体。固有胞吐途径分泌的蛋白质一般不会聚集，因此它们被囊泡直接运输到细

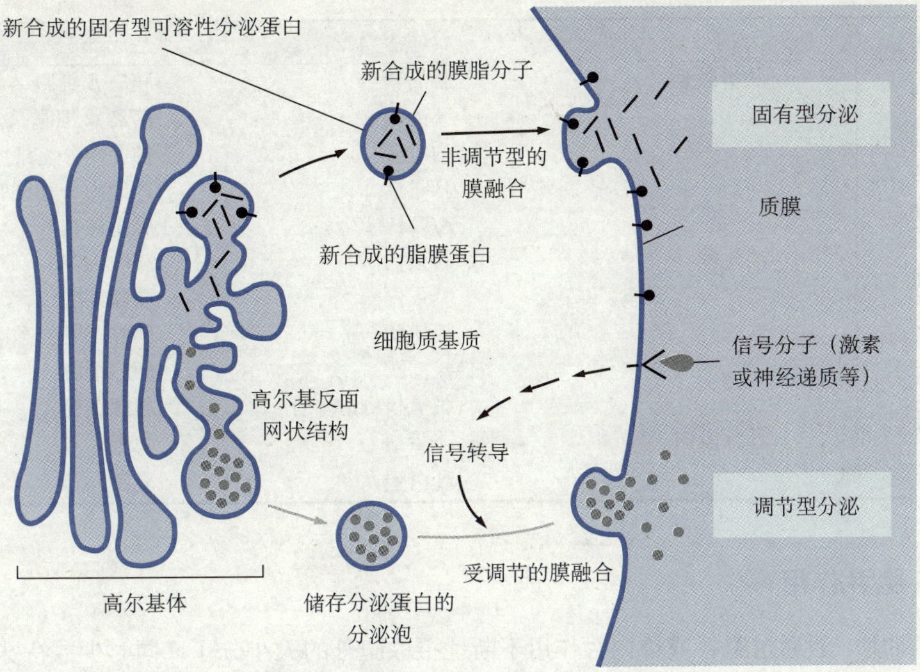

图 10-20　固有性胞吐途径和调节性胞吐途径
（参考 Lodish H. Molecular Biology of the Call）

胞膜。调节性胞吐分泌蛋白质的最大特点是分泌量大，与固有性胞吐分泌相比，调节性胞吐分泌蛋白量要高 200 倍以上，这就使得分泌细胞在受到刺激后可以迅速释放大量的蛋白质。

当分泌囊泡与质膜融合并通过胞吐作用释放其中的内容物之后，它的囊膜就变成质膜的一部分。虽然以这种方式可以明显增加质膜的表面积，但效果持续甚短，因为与此同时，其他部位质膜可能正在进行胞吞过程，膜成分相应减少，由于胞吐和胞吞所进行的数量和速度几乎是相等的，因此，胞吐造成的细胞膜增大实际上被抵消掉，细胞质膜表面增减的净值维持不变。内吞囊泡将膜脂质和某些蛋白质回送至高尔基体，在那里它们又被重新利用。

表 10-6　分泌性蛋白质的分类

蛋白类型		具体蛋白	合成部位
固有分泌途径	血清蛋白	白蛋白	肝脏
		转铁蛋白	肝脏
		脂蛋白	肝脏、小肠
		免疫球蛋白	淋巴细胞
	细胞外基质蛋白	胶原蛋白	成纤维细胞
		纤连蛋白	成纤维细胞、肝脏
		粘蛋白	成纤维细胞

续表

蛋白类型		具体蛋白	合成部位
调节分泌途径	肽类激素	胰岛素	胰岛β细胞
		胰高糖素	胰岛α细胞
		内啡肽	神经内分泌细胞
		脑啡肽	神经内分泌细胞
		ACTH	脑垂体前叶
	消化酶	胰蛋白酶	胰腺细胞
		糜蛋白酶	胰腺细胞
		淀粉酶	胰腺细胞、唾液腺
		核糖酶	胰腺细胞
		脱氧核糖酶	胰腺细胞
	乳汁蛋白	酪蛋白	乳腺
		乳白蛋白	乳腺

四、胞吞作用

真核细胞一般通过胞吞或称内吞作用不断地摄取胞外的大小分子，同时少数特殊细胞（如吞噬细胞）还可吞噬大颗粒物质甚至整个细胞。这些被内吞的物质首先被细胞质膜的一部分包裹起来，然后向细胞质内凹陷生成囊泡，并逐渐脱离细胞质膜，最后形成内吞囊泡（endocytic vesicle），最终将内吞物质送至溶酶体消化或实现胞内转运。内吞物质经溶酶体中的水解酶消化后，形成的代谢物被直接转运出溶酶体进入胞质，可为细胞所利用。根据内吞物质的大小可将内吞作用分为两大类：胞饮作用（pinocytosis）和胞噬作用（phagocytosis）。两者的首要区别是胞饮作用内化小囊泡（直径小于100nm）“吞饮”（cellular drinking）液体和一些分子，而胞噬作用通过大囊泡“吞吃”（cellular eating）大颗粒物质（直径大于500nm），如微生物和细胞碎片。真核细胞可通过胞饮作用不停地摄取胞外液体和溶解于（悬浮于）其中的各种分子，但是大颗粒则主要由吞噬细胞来内吞。胞饮与胞噬的第二点区别在于，前者通过细胞质膜形成的囊泡转运，涉及前述网格蛋白、接合素、动力素等其他囊泡运输相关蛋白质；后者则由特定的吞噬细胞进行，其囊泡形成的机制与泡饮不同，不需要网格蛋白的参与，而在肌动蛋白的参加下使质膜伸出伪足侵吞包围颗粒物，形成囊泡。需要指出的是，无论胞吞和胞吞都是紧密设计的、发生在细胞膜物质交换中的复杂现象，按照内吞物质的入胞过程中是否有介导分子，将其分为特异性胞吞和非特异性胞吞。非特异性物需质膜中分子加以辅助即可完成，而特异性胞吞（主要指受体介导）需要细胞质膜上某些特殊分子参与才能完成入胞过程。

（一）吞噬细胞的消化作用

吞噬是胞吞作用的一种特殊形式，早在一百年前就为人所观察到。单细胞生物原虫基本上以吞噬方式摄取食物，其过程是细胞表面接触的大颗粒物质（如细菌）先内凹到吞噬小泡（也称吞噬体，phagosomes），然后吞噬体与溶酶体融合，通过溶酶体酶将颗粒物质逐步消化。多细胞生物体只有少数细胞靠吞噬方式直接摄取细胞外物质，取而代之的是特异性的受体介导的内吞。

对于大多数动物的吞噬细胞而言，吞噬作用不再是为了摄取营养，而是扮演“清道夫”角色。动物体内具有这种“清道夫”作用细胞多见于免疫系统，如巨噬细胞，中性粒细胞，树突状细胞等。这些细胞能有效地执行抵御微生物入侵，清除体内“异物”的任务。吞噬细胞或白细胞摄取这些颗粒物质的基本过程是：颗粒物质首先附着在吞噬细胞表面，使细胞表面受体激活，继而被体内抗体识别。抗体包裹微生物，促使更多吞噬细胞在此聚集（趋化作用），最终将细菌吞噬。

吞噬细胞在清除死细胞、受损细胞和细胞碎片的过程中亦扮演重要角色。衰老和凋亡细胞的清除主要靠巨噬细胞来完成，例如，人体每天约有 10^{11} 个以上的衰老红细胞被巨噬细胞吞噬。吞噬细胞或白细胞摄取这些颗粒物质的基本过程是：颗粒物质首先附着在吞噬细胞表面，然后通过与一些“受体”相结合而启动吞噬过程。这些受体包括巨噬细胞和中性粒细胞表面的Fc受体（识别粘附于微生物细胞表面之抗体的Fc区），识别细菌多糖的受体以及识别凋亡细胞质膜外叶中磷脂酰丝氨酸的受体，可分别识别包被抗体或表面被有多糖的细菌和凋亡细胞（参阅本书第十七章）。受体与吞噬物结合后被活化，遂传递信号至细胞内启动吞噬反应。吞噬反应首先是肌动蛋白微丝重新组装，驱使大面积质膜形成伪足包绕被吞噬颗粒，伸出的质膜伪足最终在被吞噬物的顶端融合形成吞噬体，进入细胞后与溶酶体融合而被消化。

（二）胞饮作用摄取液体和大分子

真核细胞通过不断形成胞饮小泡以及随后又将其送回细胞表面而不停地在更新其质膜。虽然这种更新速率随细胞类型的不同而有所差异，但通常都是很惊人的。例如，一个巨噬细胞每小时胞饮相当于自身体积 1/4 的液体，这就意味着每分钟就消耗掉 3% 的细胞膜，大约半小时所有质膜就全部更新一遍。成纤维细胞入胞作用的速率相对较低，而吞噬性阿米巴原虫消化它们质膜的速度则非常快。胞饮作用所造成质膜的减少正好与胞吐所增加的质膜相抵，这样细胞总的表面积和容量保持不变。

一些胞饮作用由网格蛋白包被的囊泡来完成。当它们脱离质膜后，网格蛋白包被的囊泡迅速去掉外壳并与胞内体（endosome）融合。这样细胞外液及其中的溶质或悬浮物首先进入包被的囊泡，然后转运到胞内体。所吸收的液体通常与出胞过程中丢失的液体相平衡。

还有一些胞饮作用并非通过网格蛋白包被的囊泡，其中有一种胞饮是通过质膜中含有caveolin蛋白的脂筏（caveolae）（参见本书第七章）的内陷形成的囊泡，入胞并与胞内体样细胞器融合。这种胞饮可能有助于质膜中信号分子的内化。含caveilin的内吞小泡还可与对面的质膜融合，并将内容物释放到细胞对侧的细胞外液，这一过程称为穿行转运（transcytosis），如母乳喂养婴儿的肠道上皮细胞通过这种方式摄取和转运母乳中的抗体进入自己的体液。

（三）受体介导的胞吞作用

上述胞饮作用是没有特异性的，内吞小泡足以捕捉细胞外液中的任何分子并将之转运至细胞内。然而对大多数动物细胞而言，通过网格蛋白包被的囊泡进行的胞饮作用是细胞摄取大分子物质的主要途径。这些大分子与细胞表面的特异性受体相结合，然后局部质膜在网格蛋白的帮助下内陷，先形成包被小窝，然后进一步发展为网格蛋白包被的囊泡，以受体-转运物质复合体形式进入细胞，这一过程称作“受体介导的胞吞作用”（receptor-mediated endocytosis）。与非特异性胞饮作用相比，受体介导的胞吞由于具有较高的特异性，所摄取的细胞外分子可谓是一种选择性浓缩的过程。据报道，在不增加吞饮细胞外液的情况下，受体介导之胞吞的浓缩效率较非特异性胞饮高1000倍。

受体介导胞吞作用的一个典型例子是脂蛋白中胆固醇的摄取和转运。胆固醇作为动物细胞膜重要的组成成分之一，需要从饮食的脂肪中摄取。胆固醇不溶于水，在血液中以与蛋白质结合的脂蛋白形式存在，低密度脂蛋白（low-density lipoprotein，LDL）与细胞表面LDL受体结合，通过受体介导的胞吞作用被转运至胞内体（图10-21）。LDL受体为840个氨基酸组成的单链跨膜糖蛋白，胞外区具有LDL结合位点，当与LDL结合后，借助衔接素形成网格蛋白包被小泡。小泡转运的第一站为早期胞内体，由于胞内体囊中的pH值较胞质和细胞外液为低，在酸性环境下，LDL与其受体解离，然后受体经转运囊泡又返回到质膜并重新被利用，而LDL则经晚期胞内体被送至溶酶体。在溶酶体内LDL的蛋白质被水解酶分解，余下的胆固醇供新生质膜合成之需。细胞表面的LDL受体不断携带LDL被内吞，又不断地被运回细胞质膜完成受体再循环，而进入细胞内的LDL不能整体被循环利用。

如果编码LDL受体蛋白的基因发生遗传性紊乱，细胞摄取胆固醇发生障碍。当LDL受体发生突变，其胞内区不能与衔接素相连形成完整的内吞小泡，结果细胞摄取LDL受阻，造成

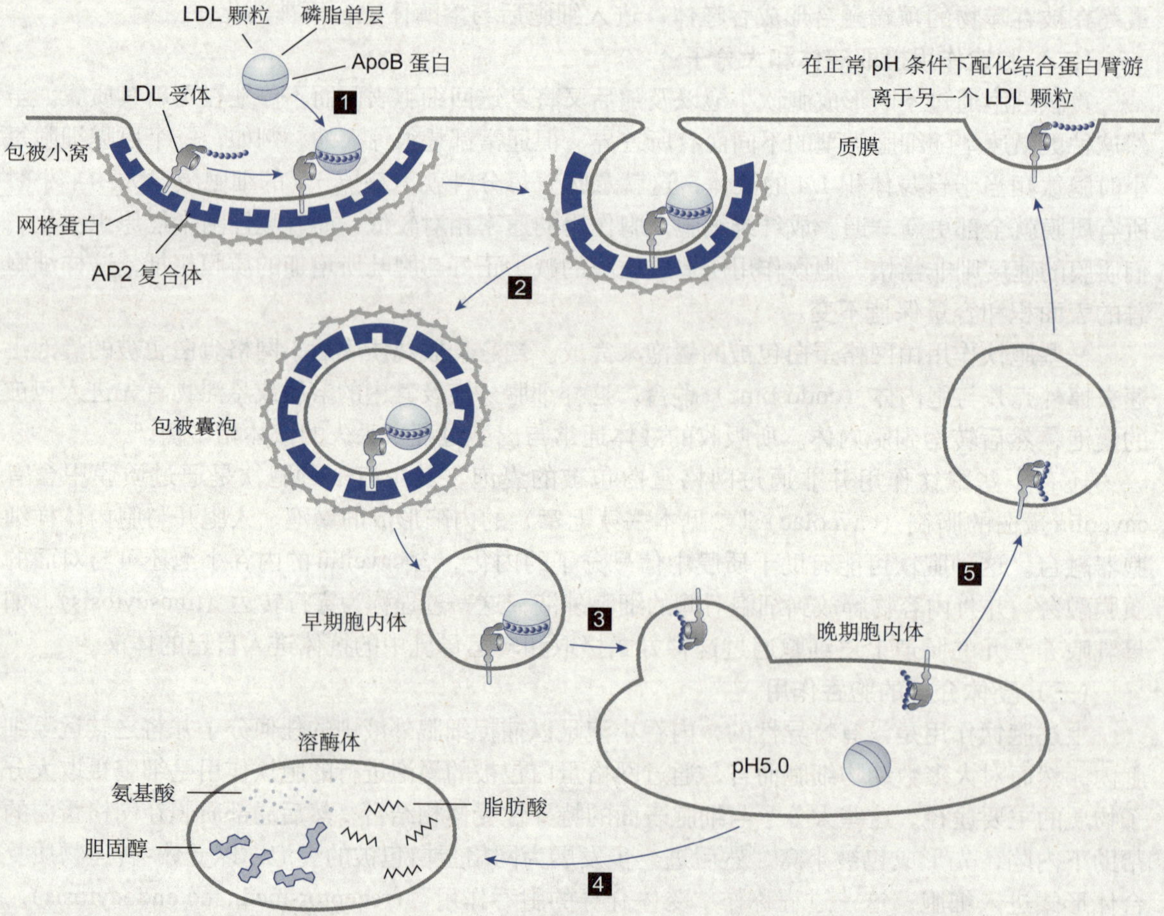

图 10-21 受体介导的 LDL 胞吞转运
（参考 Lodish H. Molecular Call Biology）

血液LDL浓度升高。流行病调查结果表明，正常人中有1/500的个体患有先天性LDL基因缺损，这一群体患动脉粥样硬化危险性明显高于正常人。无论是哪种原因，其结果都是影响细胞摄取LDL，造成血中LDL升高并沉积于动脉壁，最终发展成为动脉粥样硬化，如果冠状动脉发生硬化，将严重影响心脏的供血，危害生命。

机体对许多重要物质的摄取（如维生素B_{12}和铁离子）都有赖于受体介导的胞吞作用。维生素B_{12}和铁离子为血红蛋白（hemoglobin）合成所必需，而血红蛋白又是红细胞的主要功能蛋白质。此外，许多信号分子（如表皮生长因子，EGF）可通过结合其细胞表面受体而进入胞内，诱发信号转导，大部分被内吞的受体可运回细胞质膜得以“循环利用”，另一小部分则被送入溶酶体被彻底降解。最近研究表明，某些病毒如流感病毒和艾滋病（HIV）病毒也是通过类似的途径进入细胞。

（四）内吞大分子经胞内体进行分转

胞内体是由一系列复杂的膜性管道和大的囊泡构成，它被看成是向内运送内吞物质的主要分转站。由于经胞饮作用所摄取的物质被迅速地转运至胞内体，因此通过向细胞培养基中加入电子密度标记物（electron dense marker），就可以利用电子显微镜来观察发生内吞时胞内体的结构改变。结果显示，胞内体有两种：紧靠细胞质膜内侧的早期胞内体和位于细胞核附近的晚期胞内体（late endosome）。标记物首先进入早期胞内体，5～15分钟后即进入晚期胞内体。胞内体腔呈偏酸性（pH 5～6），因为胞内体膜上的ATP依赖性H^+泵不断将胞浆内的H^+泵入胞内体腔内。

胞内体的酸性环境在物质分转过程中起关键作用，可使内吞物质与受体解离。根据受体类型的不同，进入胞内体的物质有以下几种归宿：①“返回原籍”，大多数受体重新返回细胞膜被循环使用，如前面所介绍的LDL和EGF受体；②转运至溶酶体后被降解；③进行穿行转运，有些上皮细胞转运的物质从细胞一侧经质膜进入细胞后，以囊泡形式暂时贮藏在胞内体，然后又从另一侧分泌出去，而囊泡的完整性和内吞物质的活性不受影响，由于这一过程包括胞吞和胞吐两个过程，故称穿行转运。穿行转运常见于胎盘上皮细胞之间和血脑屏障中的物质转运。

受体介导的转运小泡到达溶酶体时，会将其运载的蛋白质卸下，目前尚不清楚内吞的蛋白质是如何从胞内体运至溶酶体的，一种可能性是通过囊泡融合而转运，但也有人认为是由胞内体逐渐演变为溶酶体。

（五）细胞内的穿行转运

在某些具有极性的上皮细胞，细胞质膜中（如顶层）的一侧受体在与相应的转运分子结合后，可以内吞形成转运囊泡，然后携带着这些分子穿过细胞质与细胞另一侧（如基底面）质膜融合而将其运出细胞，由于这种转运发生在同一个细胞的不同表面，所转运的分子中途不发生卸载，因此将这一转运过程称为穿行转运。新生动物从母乳中摄取抗体即借助于这种途径，经过肠腔上皮而吸收入血，从而保证了新生动物免疫功能的正常发挥（图10-22）。近来发现，所谓穿行转运实际上并不是由细胞的一侧径直地到达细胞的另一侧，作为过渡，中间还要经过一种细胞器——循环胞内体（cycling endosome）。循环胞内体的另一个功能是作为细胞质膜某些蛋白质的临时储存库。例如，肌细胞和脂肪细胞内拥有大量的葡萄糖转运蛋白。正常状态下，葡萄糖转运蛋白储存在特异性循环胞内体中，一旦细胞受到胰岛素刺激，大量的葡萄糖转运蛋白就会运到细胞表面，迅速参与糖的转运过程。

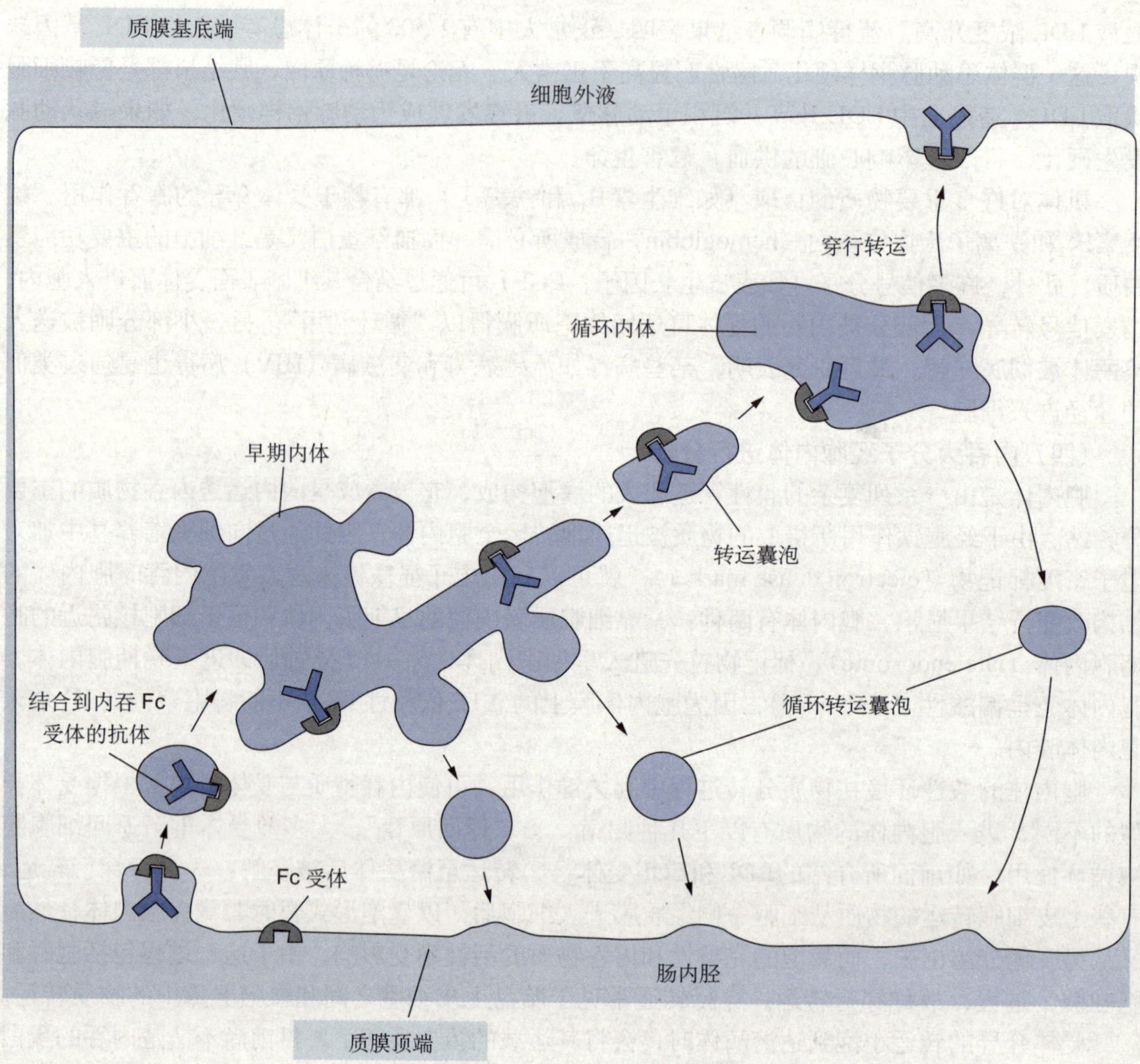

图 10-22 穿行转运运载抗体和储存葡萄糖转运蛋白

（参考 Lodish H. Molecular Biology of the Call）

（六）溶酶体是细胞内消化的主要部位

许多细胞外颗粒物质和分子是在溶酶体（lysosome）内被最终消化的。溶酶体是由许多膜性囊组成的，内含丰富的水解酶，这些酶可以精确调控内吞物和破损细胞器在细胞内的消化。迄今已发现的水解酶多达 40 种，可以降解蛋白质、核苷酸、寡糖和磷脂等多种物质。溶酶体内的酶在酸性环境下（pH5）保持最大活性，正常情况下，溶酶体膜将腔内这些消化酶与pH约为7.2的细胞浆隔离开来，即使酶有些漏出，由于它们是酸依赖性的，因此偏碱的胞浆环境也会使之失活，不会对胞浆内的其他成分造成损害。

类似于所有其他的细胞器，溶酶体不仅含有独特的消化酶类，而且也为独立的生物膜所包裹。在溶酶体膜上含有转运蛋白，它们将大分子消化产物如氨基酸、糖和核苷酸等转运至胞浆，然后或者被分泌出细胞外，或者被细胞所利用。和胞内体膜一样，溶酶体膜上也有ATP依赖性H^+泵，它可将胞浆内的H^+泵入溶酶体从而保持其内部的酸性环境。大多数溶酶体膜蛋白质是高度糖基化的，这些糖链衬托在溶酶体膜腔面，可以覆盖膜囊腔的大部分，从而保护蛋白质免受溶酶体内蛋白酶的消化。

溶酶体内所含的特殊水解酶以及膜蛋白都是在内质网合成的。在内质网和高尔基体顺面，溶酶体水解酶被添加上一种特殊的磷酸化糖基，如6-磷酸甘露糖（mannose-6-phosphate），这样当它们到达高尔基体反面时就能被6-磷酸甘露糖受体所识别，然后被转运囊泡所包裹，以出芽方式脱离高尔基体，经晚期胞内体最后将内容物送至溶酶体。

细胞内的多种囊泡最终被送至溶酶体，其内涵物被溶酶体中的多种水解酶溶解。运送至溶酶体的囊泡来源有三:①细胞外颗粒物经吞噬体摄入，然后直接与溶酶体融合；②细胞外液和大分子及其中首先经内吞小泡摄取，然后再经胞内体将其内涵物送至溶酶体。③细胞本身破损的细胞器经自噬体（autophagosome）入溶酶体。例如利用电子显微镜可以观察到肝细胞内的溶酶体消化线粒体和其他细胞器的过程：首先是内质网膜将细胞器包裹起来形成自噬体，然后再与溶酶体融合，但目前还不知道启动这一清除破损细胞器程序的识别标记。

（安威）

参考文献

1. Lodish H, Berk A, Matsudaira P, Kaiser CH, Krieger M, Scott MP, Zipursky SL, Darnell J. Molecular Cell Biology, 2004, 5th ed, New York, WH Freeman
2. Albert B, Johnson A, Lewis J, Raff M, Roberts K, Walter P. Molecular Biology of the Cell. 2002, the 4th ed, New York, Garland Science
3. Albert B, Johnson A, Lewis J, Raff M, Roberts K, Walter P. Essential Cell Biology. 1998, New York, Garland Science
4. Karp G. Cell and Molecular Biology: Concepts and Experiments. 2002, 3rd ed, New York, John Wiley & Sons
5. Kleinsmith LJ, Kish VM. Principle of Cell and Molecular Biology. 1995, 2nd ed, New York, Harper Collins
6. Goodman SR. Medical Cell Biology. 1998, 2nd ed, Philadelphia, Lippincott
7. Frohlich ED. Basic Science Review.2001, th 18th ed, Philadelphia, LWW
8. Abbas AK, Lichtman AH, Pober JS. Cellular and Molecular Immunology. 1997, 3rd ed, Philadelphia, Saunders

第十一章 线粒体

线粒体（mitochondria）是一种重要的细胞器。线粒体具有复杂的微细结构和转换能量的功能。动物体内80%以上的能力产生于线粒体，因此线粒体被称为是细胞的动力工厂。线粒体普遍存在于真核细胞中。

19世纪末，德国生物学家Altmann（1894）首先在动物细胞内发现小的杆状和颗粒状结构，称作为生命小体（bioblast），并认为这些小体在细胞内是自主生存的，对细胞的遗传和代谢产生影响。1897年Benda将这些结构命名为线粒体（希腊文：mito-线，chondrion-颗粒）。Michaelis（1900）用詹纳斯绿（Janus green）进行活细胞染色，证明了线粒体是细胞内进行氧化还原反应的主要场所。20世纪40年代末、50年代初，由于超速离心机和电子显微镜的应用，对于线粒体的生物化学分析和超微结构的研究有了很大的进展。发现了线粒体内膜上的细小颗粒是线粒体结构和功能的基本单位称之基粒（elementary particle）；线粒体内含有自己的DNA；线粒体又有独立的蛋白质合成体系；线粒体参与细胞的遗传与分化，并在细胞的程序性死亡中具有关键性作用（参见本书第十七章细胞凋亡）。随着分子生物学尤其是生物膜、生物能力学与分子遗传学的发展，对于线粒体的研究会更加广泛和深入。

第一节 线粒体的形态结构和组成

一、线粒体的形状、大小、数目和分布

光学显微镜下可看到线粒体的外形和大小。线粒体多为卵圆形或棒状。不同类型的细胞和不同生理状况下，线粒体的形状不同。线粒体是较大的细胞器，一般与杆菌的平均大小相近。大鼠肝细胞线粒体的直径为0.5～1.0μm、长度约1.5～3.0μm。成纤维细胞和胰腺腺泡细胞的线粒体是长杆状或微丝样，长度可达10μm。线粒体的数目依细胞种类不同差异很大。哺乳类心肌线粒体数量多；大鼠肝细胞含有1000～1600个线粒体；人成熟红细胞内无线粒体。肝细胞线粒体随机分布；而骨骼肌和心肌的线粒体聚集在肌原纤维周围；精子线粒体环绕在鞭毛中轴的周围，形成精子的线粒体鞘。

二、线粒体的超微结构和组成

电镜下观察线粒体的结构，它由双层膜围成两个腔隙：外膜、内膜、膜间隙和基质腔（内室），见图 11-1。四个部分的结构、组成与功能各不相同。

（一）外膜

外膜（outer membrane）是一层平滑而连续的膜，厚约6～7nm，是线粒体的边界膜。分离的线粒体外膜，用磷钨酸负染，电镜观察可见外膜有排列整齐的筒状圆柱体。其成分为孔蛋白（porin），分子量是30000；中央有孔，孔径为2nm。小孔的结构起着分子筛的作用。小于

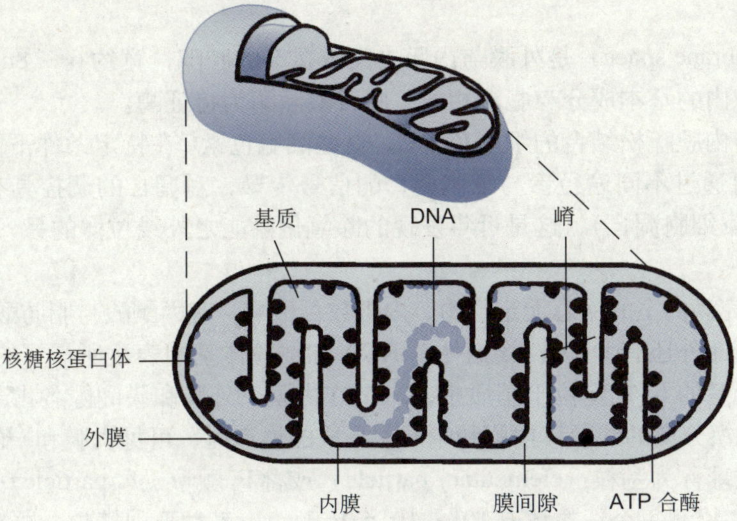

图 11-1 线粒体超微结构模式图
（参考 Karp cell & Molecular Biology, 2002）

6000的物质可透过外膜。外膜的基本成分同样是脂质双分子层、蛋白质分子嵌入其中。与内膜比，外膜富含胆固醇，磷脂总含量也比内膜多。其蛋白质含量比内膜少。外膜特征性酶是单胺氧化酶和对鱼藤酮不敏感的 NADH- 细胞色素 C 还原酶。

（二）内膜

内膜（inner membrane）贴附于外膜的内侧，厚约5nm。内膜不平、向线粒体内室弯曲突出形成皱褶称为嵴（cristae）。嵴的形成增加了内膜的表面积。内膜的表面积大于外膜，其比例因细胞类型不同而异。例如，肝细胞线粒体内膜是外膜的 5 倍，是质膜的 17 倍。心肌和骨骼肌线粒体内膜比肝细胞线粒体内膜多 3 倍，表明肌细胞 ATP 的产量更大。内膜的组成是低脂、高密度，富含蛋白质。肝线粒体内膜蛋白质为线粒体蛋白质总量的20%；而心肌内比例更高约占50%。内膜含有三类不同功能的蛋白质：①呼吸链的酶复合体，执行氧化还原反应；②ATP 合酶（ATP synthase）复合体，于线粒体基质内合成ATP；膜部为质子通道；③特异性转运蛋白质，调节代谢物进、出基质。内膜是高度特化的，它含有高比例的心磷脂（cardiolipin）约占磷脂的 20%，使内膜具有对离子不能渗透的性质。

表 11-1 线粒体膜的组成

成分	外膜		内膜	
	%	μg/mg 蛋白质	%	μg/mg 蛋白质
脂类重量百分比（固体成分）	40		20	
占线粒体蛋白质总量的百分比	5[a]		20[a]	
心磷脂（占磷脂 %）	3[b、c]		22[b]	
磷脂		900[b]		300[b]
胆固醇		30[b]		5[b]

注意：a- 大鼠肝，b- 豚鼠肝，c- 可能是内膜污染，引自 Berry 和 Halls 1992

（三）膜间隙

膜间隙（intermembrane space）是外膜与内膜之间的狭窄的腔隙，宽约 6 ～ 8nm。由于外膜的通透性大，膜间隙内的基本成分与胞液相同。腺苷酸激酶为特征酶。

在膜间隙中存在与内膜疏松结合的细胞色素C。这些细胞色素C在特定条件下可穿过外膜释放到细胞液中，并可通过不同途径参与细胞凋亡的信号传导，对凋亡的调控具有关键性作用。(参见本书第十七章细胞凋亡)。这是近年发现的除氧化供能之外线粒体的另一重要功能。

（四）基质

基质（matrix）是充满内室的液态无定形物，内含数百种酶。有丙酮酸与脂肪酸氧化的酶，三羧酸循环全部的酶。此外还有 DNA、核糖体、tRNA 和线粒体基因表达所需要的各种酶。

肝线粒体蛋白质总量的 67% 定位于基质中，21% 在内膜，外膜和膜间隙各占 6%。

用负染法、电镜观察分离的线粒体内膜和嵴断裂形成的囊泡时，可见内膜和嵴的基质面有许多微小带柄的蛋白质球称为基粒（elementary particle）或称 F_1 颗粒（F_1 particle)。小颗粒规则排列，间距为 10nm。推测每个线粒体有 10^4 ～ 10^5 个 F_1 颗粒。基粒形似棒糖，分头、柄和基部。头部为球形、直径 9nm；柄部直径 4nm，长 4 ～ 5nm。基部嵌入线粒体内膜也称膜部。头部有称 F_1，基部称为 F_0，柄部由 F_1 与 F_0 共同组成。基粒即 F_0F_1 ATP 酶或称 ATP 酶复合体。

线粒体的结构变化主要是嵴的变化。一种细胞内线粒体嵴的形状和特征是一致的，而不同类型细胞其嵴的形状和排列则不同。嵴有两种类型：板层状和管泡状。哺乳动物多数细胞是板层状嵴，如胰腺泡细胞和肾小管上皮细胞的线粒体嵴呈板层状，互相平行、并垂直于线粒体长轴排列。分泌类固醇的细胞，如肾上腺皮质细胞的线粒体嵴是小管状或管泡状，随机而不规则地分布于基质中。有些细胞则是排列规则的泡状嵴。嵴的形状与数目变化几乎是无穷的。肝细胞线粒体嵴短小而稀疏；骨骼肌和心肌线粒体嵴密而长。一般是需能多的细胞，线粒体的数目多、嵴也多；而在耗能少的细胞中则少。在病理情况下，线粒体嵴的数量减少。

第二节　呼吸链与 ATP 合酶

线粒体是细胞进行呼吸作用的主要场所。从电子传递、能量转换的功能来考虑，线粒体内膜起着主要的作用。起着传递氢和传递电子作用的酶和辅酶，它们按一定的顺序排列在内膜上组成递氢或递电子体系，称为电子传递链（electron-transport chain)。此体系进行一系列反应与细胞摄取氧的呼吸过程相关，故称呼吸链（respiratory chain)。起着催化ADP和Pi生成ATP的ATP 合酶也定位于内膜。

本世纪 60 年代，Racker 的实验证明：线粒体内膜的呼吸链具有氧化作用；基粒（ATP 合酶）是磷酸化体系。用超声波处理线粒体，去除外膜，分离出的亚线粒体颗粒（submito chondrial particle)，直径约为 100nm，是线粒体内膜和嵴断片翻转形成的囊泡；其表面附有基粒，这些囊泡具有电子传递和磷酸化的功能。如用尿素或更强的超声波处理去掉基粒，只剩光滑的内膜时，仅有电子传递的能力而不能磷酸化。当将F_1颗粒（基粒）与囊泡重组后，则重新恢复耦联磷酸化反应。

呼吸链和 ATP 合酶占线粒体内膜蛋白质的 30% ～ 40%，其中 ATP 合酶约占 15%。呼吸链包括 4 个多酶复合体、泛醌和细胞色素 C。

一、呼吸链的组分及其在内膜上的分布

组成呼吸链的主要成分是电子载体。大多数电子载体是与蛋白质结合的辅基如黄素、血红素、Fe-S 和 Cu。泛醌是唯一不与蛋白质结合的电子载体。这些成分都包埋于内膜中。

（一）呼吸链的组分

现已发现组成呼吸链的成分可分为五类。

1. 尼克酰胺腺嘌呤二核苷酸（NAD^+）或称辅酶Ⅰ（CoⅠ）

它为体内很多脱氢酶的辅酶，是连接三羧酸循环与呼吸链之间的主要媒介物。NAD^+的主要功能是接受从代谢物上脱下的 2H（$2H^+ + 2e^-$），传递给黄素蛋白（FMN）。生理条件下，尼克酰胺中的氮为五价，它接收电子而成三价氮，与氮对位的碳也能可逆的加氢还原。反应时，NAD^+中的尼克酰胺可接受一个氢原子和一个电子，有一个质子（H^+）留在介质中。

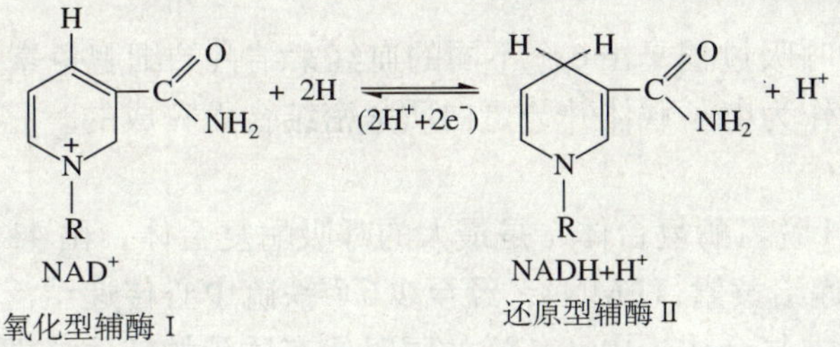

R代表NAD^+或NADH中除尼克酰胺以外的部分

2. 黄素蛋白（flavoproteins）

黄素蛋白种类很多，其辅基有两种，一种为黄素单核苷酸（FMN），另一种为黄素腺嘌呤二核苷酸（FAD）。NADH 脱氢酶以 FMN 为辅基，是呼吸链的组成成分，介于 NADH 与其它电子传递体之间。琥珀酸脱氢酶的辅基为FAD，直接从作用物转移H^+和e^-到呼吸链。脂肪酰 CoA 脱氢酶亦属于FAD 为辅基的黄素蛋白，也能将 $H^+ + e^-$从作用物传递进入呼吸链，但中间需另一电子传递体称为电子转移黄素蛋白（electron-transfering flavo protein，ETFP）其辅基也为 FAD，有其参与才能完成。

在 FAD、FMN 分子中的异咯嗪部分可以进行可逆的脱氢加氢反应。

3. 铁硫蛋白（iron-sulfur proteins，Fe-S）

又称铁硫中心，是组成呼吸链第二个电子载体体系，仅次于细胞色素体系。分子中含有非血红素的铁原子和硫原子。常见的铁硫蛋白有两种组合方式：2Fe-2S 和 4Fe-4S（图 11-2）。

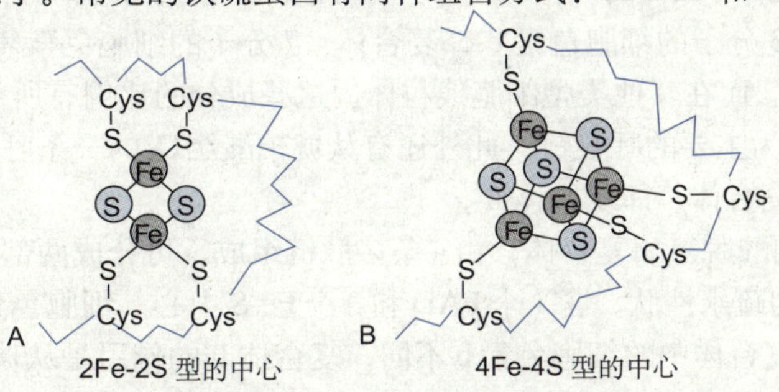

图 11-2 铁硫中心的结构

铁硫蛋白中的Fe^{3+}（氧化型）与Fe^{2+}（还原型）间的可逆变化达到传递电子的作用。每个铁硫中心一次只携带一个电子。一条呼吸链至少有6个铁硫中心。

4. 泛醌（ubiquinone），亦称辅酶Q（coenzyme Q）

它是最简单的电子载体，为小的疏水性分子，溶于脂双层中。泛醌具有三种不同的氧化还原状态：氧化型醌（Q）、还原型氢醌（QH_2）和介于两者之间的自由基半醌（QH）。辅酶Q也是氢原子的载体。

5. 细胞色素（cytochromes，cyt）

细胞色素由于含血红素辅基成为有色蛋白质体系。以血红素铁原子的氧化态Fe^{3+}与还原态Fe^{2+}互变而发挥其电子传递作用。呼吸链中的细胞色素分三类，有六种：即细胞色素a、a_3、b_{562}、b_{566}、c和c_1。细胞色素a和a_3中除含铁原子外，还含有铜原子。细胞色素a与细胞色素a_3难以分开，组成一复合体，是唯一能将电子传递给氧的细胞色素，故称细胞色素氧化酶（cytochrome oxidase）。

从NADH至O_2的呼吸过程是由6个不同的血红素结合的细胞色素，6个以上的铁硫中心、2个铜原子和1个黄素作为电子载体并与蛋白质紧密结合而完成的。它们组成呼吸链的三个大的酶复合体。

复合体Ⅰ，NADH脱氢酶复合体，是最大的呼吸酶复合体，由41个多肽链构成。其作用是从NAD接受电子传递给黄素（FMN），经至少6个铁硫中心传递至泛醌。再将电子传送到下一个呼吸酶复合体，b-c_1复合体。电子传递的同时伴有质子的转位，即从线粒体基质转移至膜间隙。

复合体Ⅲ，细胞色素b-c_1复合体或称泛醌-细胞色素c氧化还原酶，含有11个多肽链，功能状态为二聚体。每个单体含有3个细胞色素（b_{562}、b_{566}、c_1）和1个铁硫蛋白。此复合体从泛醌接受电子传递至细胞色素c。

复合体Ⅳ，细胞色素氧化酶复合体（细胞色素aa_3），是三个复合体中最有特征性的。以二聚体存在。每个单体由13个多肽链组成，包括2个细胞色素（cyt、aa_3）和2个铜原子。从细胞色素c接受电子传递至氧。

细胞色素、铁硫中心和铜原子一次只携带1个电子，每个NADH供给2个电子，而每个氧分子（O_2）必须接受4个电子才能生成2分子水。电子传递链上有许多电子收集点和电子分散点以调节电子的数量。在复合体之间携带电子的两种成分为泛醌和细胞色素c，它们在线粒体内膜平面上快速扩散。

经立体化学计量，呼吸链的各种组分是以不同的数量存在。例如，心肌线粒体，1分子NADH脱氢酶复合体，有3分子的细胞色素b-c_1复合体、7分子的细胞色素氧化酶、9分子细胞色素c和50分子的泛醌。而在其他类型细胞线粒体内这些成分的比例有所不同。

从NADH至O_2为主要的呼吸链。此外还有从琥珀酸至O_2的一条呼吸链，其起始的酶复合体是琥珀酸脱氢酶复合体，即复合体Ⅱ。

复合体Ⅱ-琥珀酸脱氢酶复合体，由4条多肽链组成。可分成两部分：琥珀酸脱氢酶和与细胞色素b_{560}结合的疏水性肽。含1个FAD和3个Fe-S中心。细胞色素b_{560}的功能尚不清楚，它与细胞色素b-c_1复合体中的细胞色素b不同。复合体Ⅱ的作用是从琥珀酸接受电子到FAD，经Fe-S中心传递到泛醌。它仅传递电子而不传氢。每对电子从琥珀酸传递至O_2的过程，由琥琥珀酸脱氢酶复合体也是经泛醌到细胞色素b-c_1复合体，通过细胞色素c再经细胞色素氧化酶将电子传递至氧。

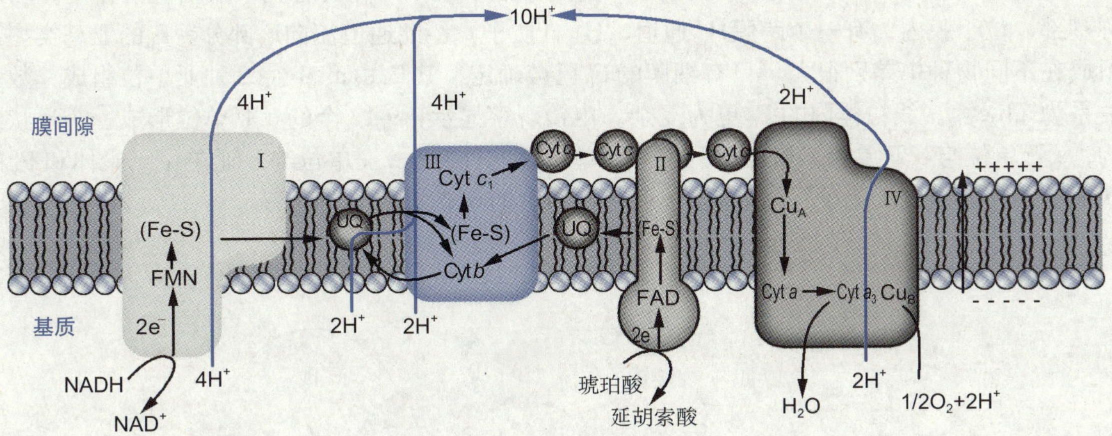

图 11-3 呼吸链各复合体在内膜上分布示意图

（参考 G. Karp 2002）

（二）呼吸链组分在内膜上的分布

以分离的完整线粒体和亚线粒体颗粒进行体外实验。有细胞色素c抗体、细胞色素氧化酶（aa_3）抗体和 ATP 合酶（F_1）抗体进行免疫反应后，分别用电镜观察和功能活性测定的方法，直接和间接地说明它们在内膜上的位置（表 11-2）。细胞色素 c 活性部位于内膜的膜间隙侧，ATP 合酶活性中心在基质侧，而细胞色素氧化酶则是跨内膜存在。

表 11-2 线粒体内膜组分抗体定位实验

抗体	测试指标	线粒体	亚线粒体
F_1 抗体	P/O	不抑制	抑制
cytc 抗体	琥珀酸氧化	抑制	不抑制
aa_3 抗体	还原型 cytc 氧化	抑制	抑制

呼吸链和 ATP 合酶在线粒体内膜上是不对称的分布。

二、ATP 合酶

ATP合酶（ATP synthase）又称F_0-F_1ATP酶（F_0-F_1ATPase）是大的跨膜复合体（图11-4），可分为两部分：F_0和F_1。每个部分又是寡聚蛋白复合体，由许多亚单位组成。F_1或称头部由5种多肽链（α、β、γ、δ、ε）以$\alpha_3\beta_3\gamma\delta\varepsilon$共9个亚基组成亲水性复合体，形成一个球形突出物，凸入内膜的基质侧。用机械方法可将其从内膜上剥落下来。当F_1脱离内膜之后，它仅能催化ATP水解，而不能合成ATP。将F_1与内膜重组即恢复合成ATP的功能。F_1的3个β亚单位都有与ATP、ADP结合位点，催化ADP和Pi合成ATP。γ与ε亚基有很强的亲和力，结合在一起形成“转子”(rotor)，位于3αβ中央，通过旋转调节3个β亚单位催化位点的开放和关闭。ε亚单位具有抑制酶水解ATP的活性，也有堵塞H^+通道和减少H^+泄漏的功能。F_1部分还有一个10kDa的多肽，称为ATP酶的抑制多肽，可能具有调节酶活性的作用。F_0又称基部，位于膜内，有一个跨膜H^+通道，H^+（质子）经此通道流向F_1部分。F_0的亚基类型和组成在不同物种中差别很大。只有细菌的F_0已被确定；其F_0由a、b、c3种亚单位组成，数量关系为$a_1b_2c_{9\text{-}12}$。线粒体内的F_0更为复杂。电镜观察显示，9-12个的c亚单位形成一个环状结构，a亚单位与b亚单位二聚体排列在c亚单位环的外侧。a亚单位与b亚单位二聚体和F_1的δ亚单位共同组成“定子”，以防止γ亚单位顶上的αβ六聚体转动。

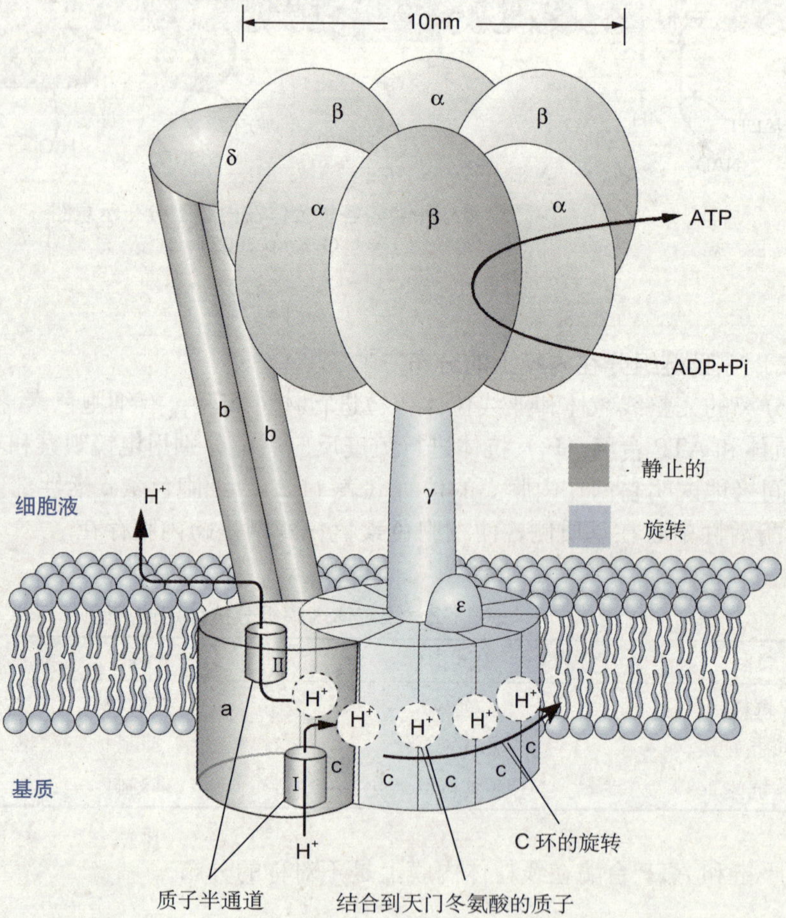

图 11-4
（参考 Lodish）

ATP合酶的功能是能降低H^+流，利用跨内膜的质子电化学梯度合成ATP；也能水解ATP，而逆电化学梯度向膜间隙泵出H^+。ATP酶复合体是一种双向可逆的耦联驱动装置；并具有质子电化学梯度与化学键之间的转换功能。

一条呼吸链的复合体Ⅰ、Ⅲ和Ⅳ各泵出一个质子，3个质子释放的自由能可合成一个ATP分子（$3H^+/ATP$）。自由能的变化为△G，质子释放自由能△G为负值，ATP合成获得能量△G为正值。例如当一个H^+运动至基质时下降一个电化学梯度，在200mV下释放-4.6kcal/mole的自由能，即$\triangle G_H{}^+ = -4.6$kcal/mole。3个质子运动释放3倍的自由能（$\triangle G_{3H}{}^+ = -13.8$kcal/mole）。如果质子动力势维持在200mV时，ATP合酶合成ATP需要13.8kcal/mole的能量。即$\triangle G_{ATP}$合成 + $\triangle G_{3H}{}^+ = 0$。

三、氧化磷酸化作用与电子传递的耦联

氧化还原的本质是电子的转移。氢原子转移的本质亦是电子转移，因为H原子可分解H^+与e^-。当电子从NADH或$FADH_2$经呼吸链传递给氧形成水时，同时伴有ADP，这一过程称为氧化磷酸化（图11-5）。氧化磷酸化是生成ATP一种主要方式，是细胞内能量转换的主要环节。

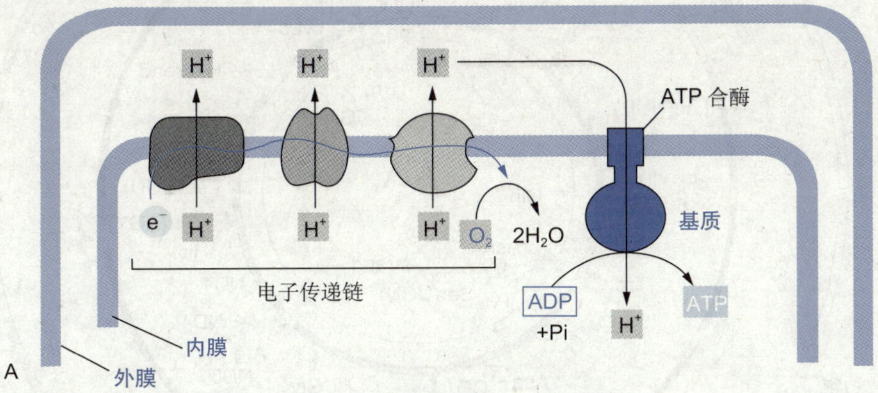

图 11-5 氧化磷酸化作用机制示意图
（参考 Alberts, 2002）

ATP是组织细胞能够利用的唯一能源，称为能的“通用货币”。每克分子葡萄糖完全氧化成CO_2和H_2O的过程中，净生成38个ATP，其中胞质中糖酵解产生2个ATP分子，而在线粒体内合成36个ATP。有关葡萄糖产生ATP的过程，生物化学课程中有详尽的介绍，在此不再赘述。

第三节 线粒体DNA与线粒体病

一、线粒体DNA的结构、功能和差异

随着细胞的生长，线粒体的体积也增加并通过自身分裂而增殖。线粒体是具有一定自主性的细胞器，它含有自己的DNA和核糖体具有独立编码、合成蛋白质的能力。

线粒体DNA（mitochondrial DNA，简称mtDNA）位于线粒体基质内，有时可见它附着于内膜。

mtDNA是一个封闭的双链环状分子（图11-6）。不同种属mtDNA的大小不同：哺乳类

mtDNA为1.66kbp；酵母类mtDNA是80kbp；植物的则非常大为200～250kbp。哺乳类mtDNA是核DNA（nDNA）大小的10^{-5}。每个线粒体有多个DNA分子。大鼠肝细胞内每个线粒体有5～10个DNA分子；每个细胞有约1000个线粒体，mtDNA为整个细胞DNA含量的1‰。mtDNA在结构上与核DNA不同，它没有组蛋白包装。酵母、蔬菜每个线粒体有2～50个mtDNA分子，每个细胞含1～50个线粒体，mtDNA为细胞DNA含量的15%。蛙卵细胞含10^7个线粒体，每个线粒体5～10个DNA分子，mtDNA是细胞DNA的99%。

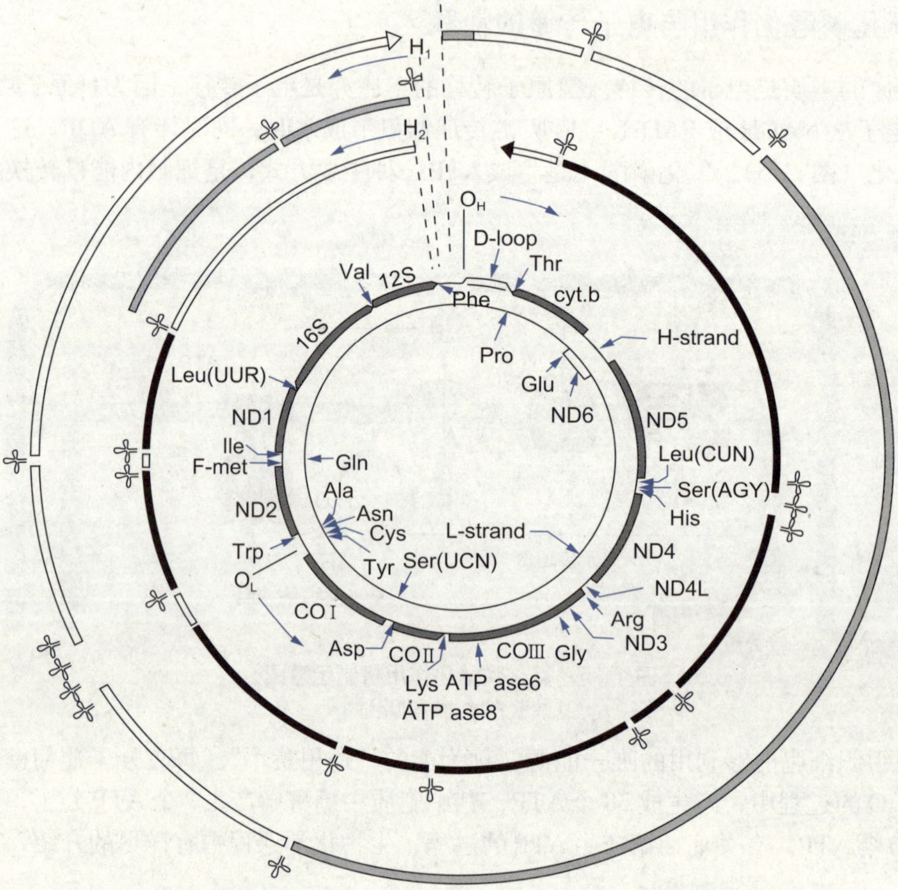

图 11-6　线粒体 DNA

（引自医学分子生物学，张迺蘅主编，1999，北京医科大学出版社）

人线粒体DNA由16569bp组成，含有37个基因：2个rRNA基因、22个tRNA基因和13个蛋白质编码序列。13种蛋白质是组成呼吸链与ATP酶复合体的成分，定位于线粒体内膜中，多为疏水性蛋白质。13种蛋白质基因具体是编码复合体Ⅰ的7个亚单位：ND1、ND2、ND3、ND4、ND4L、ND5和ND6；复合体Ⅲ的1个亚单位：cytb；复合体Ⅳ的3个亚单位：COⅠ、COⅡ和COⅢ；复合体Ⅴ的2个亚单位：ATP酶6和ATP酶8。线粒体本身编码、合成的蛋白质是呼吸链与ATP合成酶体系的一小部分，而大部分是由细胞核中的DNA（nDNA）编码、胞液核糖核蛋白体合成后输入线粒体的。复合体Ⅱ的4个亚单位全部是nDNA编码的。

表 11-3 牛呼吸链 4 个复合体的基因定位

复合体	基因数量	
	线粒体	核
Ⅰ	7	34
Ⅱ	0	4
Ⅲ	1	10
Ⅳ	3	10

人 mtDNA 的碱基组分是高度不对称的。一条重链（H 链）富含嘌呤（Gs 和 As），另一条与重链互补的称为轻链（L 链）富含嘧啶（Cs 和 Ts）。重链与轻链是由于密度梯度离心沉降速度而得名。37 个基因中 28 个是在重链，9 个在轻链；13 个 mRNA 的 12 个由重链编码，只有一种编码 ND6mRNA 的基因在轻链，8 种 tRNA 的基因定位于轻链。

人 mtDNA 的复制是不一般的。起始与原核细胞的一样，只有一个起始区。起始点分成两部分：H 链起始点（O_H）与 L 链起始点（O_L）。调控区称为置换环或 D 环（displacement loop，D-loop）。D 环是 mtDNA 链中心一小段非对称区，一小片段是双链，另一短片段是单链。D 环区含 H 链的起始点、H 链及 L 链的启动子（P_H 和 P_L）。mtDNA 合成酶（多聚酶 γ）是由核基因编码从胞液输入的。复制的全过程需要相当长的时间，大约2小时。mtDNA的合成活跃程度是不均一的，某些mtDNA分子在细胞周期中复制几次，而另一些可能不复制。动力学研究证明，mtDNA 合成的调节和 nDNA 合成的调节是各自独立的。

人 mtDNA 的转录是相当奇异的。人 nDNA 和酵母 mtDNA 的转录是每个基因有自己的启动子，分别起始转录；而哺乳类 mtDNA 只有一个启动子区。tRNA 基因定位于整个环的许多点，位于 rRNA 和 mRNA 之间。在转录过程中所需的 RNA 聚合酶也是由 nDNA 编码并在胞液中合成后输入线粒体的。人线粒体内转录的 RNA 包括：组成线粒体核糖核蛋白体的两种 rRNA、参与蛋白质合成的 22 种 tRNA 和翻译成多肽的 13 种 mRNA。

mRNA 翻译是在线粒体的核糖核蛋白体上。蛋白质合成的起始氨基酸一细菌的一样，是甲酰蛋氨酸（f-met）。放线菌酮可选择性地抑制细胞质中的蛋白质合成，但不影响线粒体中的蛋白质合成。氯霉素、红霉素和四环素可抑制线粒体中的蛋白质合成，而对细胞质中的蛋白质合成没有影响或影响很小。线粒体内mRNA翻译过程不甚清楚，其翻译产物已确定。线粒体DNA编码的蛋白质全部为疏水片段。所有这些蛋白质都留在线粒体中，组成呼吸链与 ATP 合酶的亚基（表 11-5）。

表 11-4 人 mtDNA 编码、转录与翻译产物

线粒体组成成分	线粒体基因产物
核糖核蛋白体大亚单位	16S rRNA
核糖核蛋白体小亚单位	12S rRNA
	22S tRNA
Ⅰ NADH 还原酶	ND1、ND2、ND3、ND4、ND4L、ND5、ND6
Ⅲ b-c_1 复合体	Cytb
Ⅳ Cytc 氧化酶	CO Ⅰ、CO Ⅱ、CO Ⅲ
Ⅴ ATP 合酶	ATP 合酶 6、ATP 合酶 8

表 11-5　不同种属线粒体 DNA 的大小及其表达产物

	哺乳类	酵母	真菌（脉孢菌）	植物
大小（kbp）	14 - 18	78	19 - 108	200 - 250
表达产物				
rRNA				
大亚单位	16S	21S	21S	26S
小亚单位	12S	15S	15S	18S
5S RNA	-	-	-	-
tRNA 数目	22	23-25	23-25	≈ 30
核糖体蛋白质（Var-1）	-	+	+	?
复合体 I				
亚单位数	7	0	6	6
复合体Ⅲ				
（b-c_1）复合体细胞色素 b	+	+	+	+
复合体Ⅳ				
（细胞色素 c 氧化酶）的	+	+	+	+
CO Ⅰ、CO Ⅱ、CO Ⅲ				
复合体Ⅴ（ATP 合酶）				
亚单位 6	+	+	+	+
亚单位 8	+	+	+	+
亚单位 9	-	+	-	+
F_1 的 α 亚单位	-	-	-	+
复合体 I				
（NADH 还原酶）的亚单位	7	0	6	6

线粒体 DNA 的遗传密码与细胞核 DNA 的标准密码不同（表 11-6）；哺乳类和真菌类线粒体的遗传密码都与核基因的标准密码不同；而不同种属的线粒体内遗传密码也不同。

表 11-6　线粒体内标准遗传密码的变更

密码子	标准密码		线	粒	体	
	核编码的蛋白质	哺乳类	果蝇	链孢霉	酵母	植物
UGA	终止	Trp	Trp	Trp	Trp	终止
AGA，AGG	Arg	终止	Ser	Arg	Arg	Arg
AUA	Ile	Met	Met	Ile		Ile
AUU	Ile	Met	Met	Met	Met	Ile
CUU，CUC	Leu	Leu	Leu	Leu	Leu	
CUA，CUG						

二、线粒体病

由于线粒体功能缺陷引发的疾病目前已知近百种，并仍在增加。自1962年Luft报道了线粒体肌病（mitochondrial myopathy）以来已有40多年。最初认为线粒体病主要累及骨骼肌，后发现常同时侵犯中枢神经系统，因此又称为线粒体脑肌病（mitochondrial encephalo myopathy）。此外也涉及其它需能高、线粒体多的组织和器官，如心肌、肾、肝、内分泌腺和周围神经等。在1981年测定出人mtDNA序列与1985年确定了的人mtDNA基因定位及产物的基础上，1988年，Holt等发表了"线粒体肌病人肌线粒体DNA缺失"，Wallace等同时报道了"与Leber's遗传性视神经病相关的mtDNA突变"，至此创立了线粒体DNA疾病。将线粒体肌病、脑肌病的临床研究与人mtDNA分子遗传学的研究结合在一起，以此对线粒体肌病、脑肌病的认识日益深入。

目前研究较明确的线粒体DNA病如表11-7。可分三种类型：① mtDNA缺失；② mtDNA点突变；③ nDNA异常所致mtDNA改变。

表11-7 由于线粒体DNA缺陷引发的疾病

临床综合征	遗传性	破碎的肌红纤维（RRF）	mt DNA 基因缺陷
完全型KSS	散发	+	大片段缺失或插入；多基因受累
不完全型KSS	散发	+	大片段缺失；多基因受影响
Pearson综合征	散发	+	大片段缺失或插入；多基因受影响
LHON	母系遗传	−	点突变；ND4，ND1，cytb不正常
NARP	母系遗传	−	点突变；ATP酶亚单位
MELAS	母系遗传	+	点突变；$tRNA^{Leu\ (UUR)}$
MERRF	母系遗传	+	点突变；$tRNA^{LYS}$
MMC	母系遗传	+	点突变；$tRNA^{Leu\ (UUR)}$
多片段缺失综合征	常染色体显性遗传	+	mt DNA多片段缺失；多基因受累
衰竭综合征	常染色体显性遗传	+	mt DNA数量减少；全部基因受累

表注：

KSS：Kearns-Sayre Syndrome，Kearns-Sayre综合征

LHON：Leber hereditary optic neuropathy，Leber遗传性视神经病。

NARP：neurogenic muscle weakness，ataxia and retinitis pigmentosa，神经性肌无力、运动失调和视网膜色素沉着。

MELAS：mitochondrial encephalomyopathy lactic acidosis and stroke-like episodes 线粒体脑肌病伴乳酸血症和卒中样发作。

MERRF：myoclonic epilepsy and ragged-red muscle filers 肌阵挛性癫痫伴有破碎的肌红纤维。

MMC：maternal myopathy and cardiomyopathy 母系遗传行肌病与心肌病、

（一）mtDNA大片段缺失或插入

Kearns-Sayre综合征（KSS）：1958年发现，进行将近30年的临床研究。病人发现为眼外肌瘫痪、视网膜色素变性和心脏传导阻滞三联征。

不完全型KSS：以进行性眼外肌瘫痪（progressiue ophthalmoplegia，PEO）为特征，具有三联征中的两项或一项。但必须具备 PEO，才可称为不完全型 KSS。

Holt 等（1988，1989）发现80%的KSS和90%的不完全型KSS病人的肌mtDNA有缺失。

Pearson综合征又称骨髓胰腺综合征：1979年发现的。影响骨髓和胰腺机能，发生于妊娠期胎儿，婴儿表现顽固性的高铁红细胞贫血、血小板减少、中性粒细胞减少；胰腺功能衰竭。多数病儿3岁前死亡，如能存活至儿童期则出现KSS。肌肉和血细胞mtDNA的基因损伤与KSS一致。

研究表明：mtDNA的一种突变，可有多种不同的临床表现。相同的临床表现却有不同的基因突变。

（二）mtDNA 点突变

表 11-8 mtDNA 点突变疾病

疾病	突变基因	突变位置（bp）	碱基置换	氨基酸变更
LHON	ND1	3394	T → C	Y → H
		3460	G → A	A → T
		4160	T → C	L → P
	ND2	4917	A → G	D → N
	COI	7444	G → A	Ferm → K
	ND4	11778	G → A	R → H
	ND5	13708	G → A	A → T
	ND6	14484	T → C	M → V
	cytb	15257	G → A	D → N
NARP	ATP 酶 6	8993	T → G	L → R
MELAS	$tRNA^{Leu\ (UUR)}$	3243	A → G	tRNA
MM	$tRNA^{Leu\ (UUR)}$	3250	T → C	tRNA
MMC	$tRNA^{Leu\ (UUR)}$	3260	A → G	tRNA
MELAS	$tRNA^{Leu\ (UUR)}$	3271	T → C	tRNA
MERRF	$tRNA^{Lys}$	8344	A → G	tRNA
MERRF/MELAS	$tRNA^{Lys}$	8356	T → C	tRNA

表注：MM：mitochondrial myopathy 线粒体肌病参考 Wallace D.C. 1993

表 11-7 中五种临床综合征是母系遗传，由于 mtDNA 点突变所致。

Leber遗传性视神经病（LHON）：母系遗传，通过线粒体传递。患者85%以上为年轻男性，成年期发病，表现急性或亚急性视力减退，症状似球后视神经炎。双眼中心视力出现暗点或失明。至今已发现16种点突变与LHON有关。16种LHON点突变中的5种是常见原发的，而这五种点突变引起的临床表现是从轻到重，依次为MTcytbLHON15257A，MTND6LHON14484C，MTND1LHON3460A，MTND5LHON11778A和MTND6LDYT（LHON加肌张力不全、共济失调或锥体束征）。多处点突变比单一的点突变症状要严重得多。

神经性病变（视神经萎缩、神经性聋）、共济失调、视网膜色素变性（NARP）是ATP酶亚单位6（嵌入内膜部分）基因突变。

MELAS、MERRF和MMC也都是mtDNA点突变所致，它们是tRNA基因突变。

mtDNA比nDNA突变率高5～10倍。其原因为：① mtDNA缺少组蛋白的保护；②线粒体内无修复DNA损伤的能力，细胞内约90%的氧在线粒体内消耗，大量的氧化过程可能损伤mtDNA。

mtDNA在人是仅有的核外DNA，在卵细胞受精时，精子只提供nDNA到合子中，而全部的线粒体基因，不论子代是男是女全部是母系遗传，也就是只有母亲传递mtDNA给子代。遗传特征只通过女性传递，线粒体基因之传递至儿子即终止。母系遗传为细胞质遗传不服从孟德尔规律。

遗传性（家族性）线粒体脑肌病患者肌细胞线粒体的部分mtDNA为突变型，一部分为正常的或称野生型，为异质性。部分家族成员虽表现正常，但其细胞肌线粒体mtDNA也有突变，只是突变型mtDNA比例小，一般低于40%，未发病。40%这一数值称为疾病发作的阈值。当突变mtDNA的数量比例达到临界阈值时才有病理表现。同一家族成员中临床表现的严重程度不同也是因为细胞内所含突变型和野生型mtDNA的相对数量不同

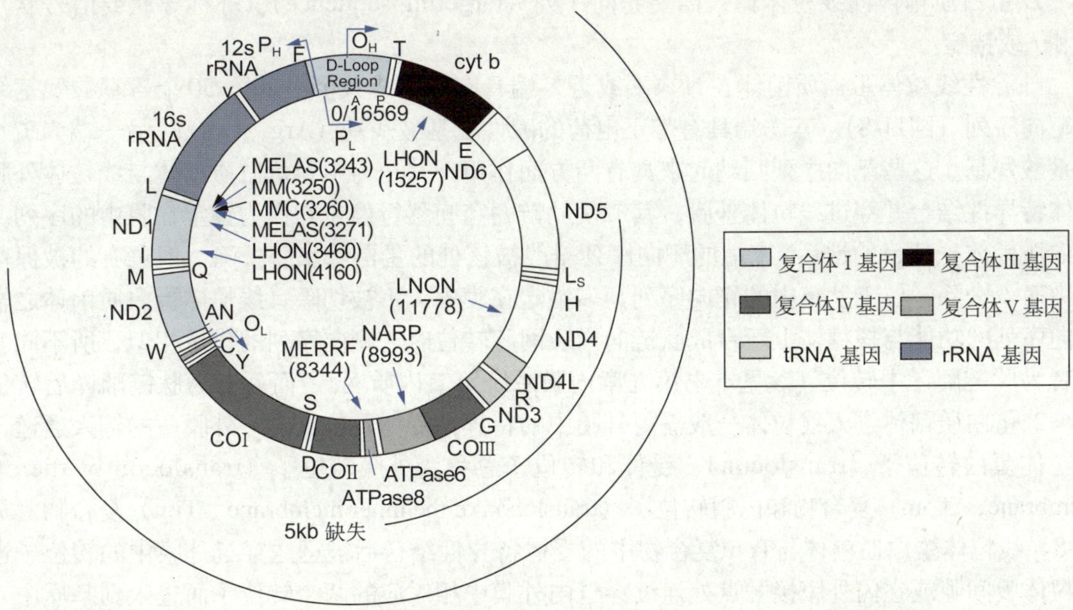

图 11-7 示人 mtDNA 病理性突变图

内环表示点突变引起的疾病及定位：中半环表示5kb(4977dp)与10.4kb(10423dp)缺失

（三）核DNA缺陷引起的线粒体DNA缺失

核DNA缺陷引起的线粒体DNA缺失或数量减少，可引发多种疾病。大多数是复杂的多处缺失。目前这方面的研究结果较少。家族性慢性眼外肌瘫痪（CPEO）是mtDNA多处缺失、常染色体显性遗传；由于nDNA与mtDNA之间相互作用紊乱，使mtDNA发生多片段缺失。呼吸链复合体Ⅰ、Ⅳ酶活性降低而引起临床表现。

（四）老年性退行性疾病

老年性退行性疾病如Parkinson病（PD）、Alzheimer病（AD）、Huntington舞蹈病（HD）、肌萎缩侧索硬化症、心肌病、动脉硬化和糖尿病。目前认为这些老年病都是由于氧自由基对mtDNA分子的损伤，以致线粒体呼吸链组分缺损，使氧化磷酸化能力降低或线粒体数量减少，致使脑内神经元死亡。少数病例是由于mtDNA突变使线粒体功能降低而致神经元死亡。在5%的AD、PD的病人死后发现mtDNA的tRNA-4336点突变。对AD、PD与mtDNA突变关系的研究近些年来日益增多。

第四节　线粒体蛋白质的输入

一、胞液中合成的蛋白质向线粒体中输入之共同特点

输入到线粒体中的蛋白质在胞液中的核糖体上完成翻译过程，合成线粒体蛋白质的前体，然后通过相似但不相同的机制输入到线粒体的基质、膜间隙、内膜或外膜中。线粒体外源性蛋白质的输入有一些共同的特性。

1. 蛋白质前体向线粒体输入需要靶向序列（targeting sequence）（亦称导肽或信号肽）引导和/或锚定

外源性线粒体蛋白质前体在N末端或近N端具有一个或数个由20～50个氨基酸残基组成的靶向序列（图11-8），其一端具有带正电荷的碱性氨基酸残基（Arg，Lys），另一端为疏水性氨基酸残基。这些靶向序列归纳起来具有两方面作用：其一为引导蛋白质前体与线粒体外膜的受体特异性结合并穿过线粒体外膜，其二使肽链的穿膜移行停止并作为锚定在膜中的序列。在蛋白质前体抵达目的地后N末端的靶向序列一般被该处的蛋白酶水解去除，但也有的被保留在膜中而不去除；位于肽链内的靶向序列则多锚定在膜中，不被切除。线粒体蛋白质前体之输入靶向序列的功能与核糖体上新合成肽链向内质网腔转位时之靶向序列的作用相似，所不同的是前者为肽链翻译中转位（参见本书第九章内膜系统第节内质网），而后者为肽链翻译后转位。

2. 蛋白质前体进入线粒体一般需要外膜中的特异性受体及位于内、外膜中的输入通道，即线粒体蛋白转位子（translocon），受体和转位子总称为外膜转位子（translocon of the outer membrane，Tom）复合物和内膜转位子（translocon of the inner membrane，Tim）复合物。见图11-8。线粒体蛋白质前体与Tom复合物中的受体特异性结合后被运送穿过外膜中的转位子进入线粒体膜间隙或在内外膜接触点处连续穿过内外膜中相对应的两个转位子而进入到基质中（图11-8-10）。

3. 蛋白质前体穿过转位子进入线粒体需要解折叠，当抵达目的地后再折叠为最后的活性构象。解折叠及再折叠分别需要胞液中及基质中的分子伴侣（Hsp70，Hsp60等）协助。

4. 线粒体蛋白质的输入需要能量，能量来自于ATP的水解，胞液中的及基质中的Hsp70兼有ATP酶活性。

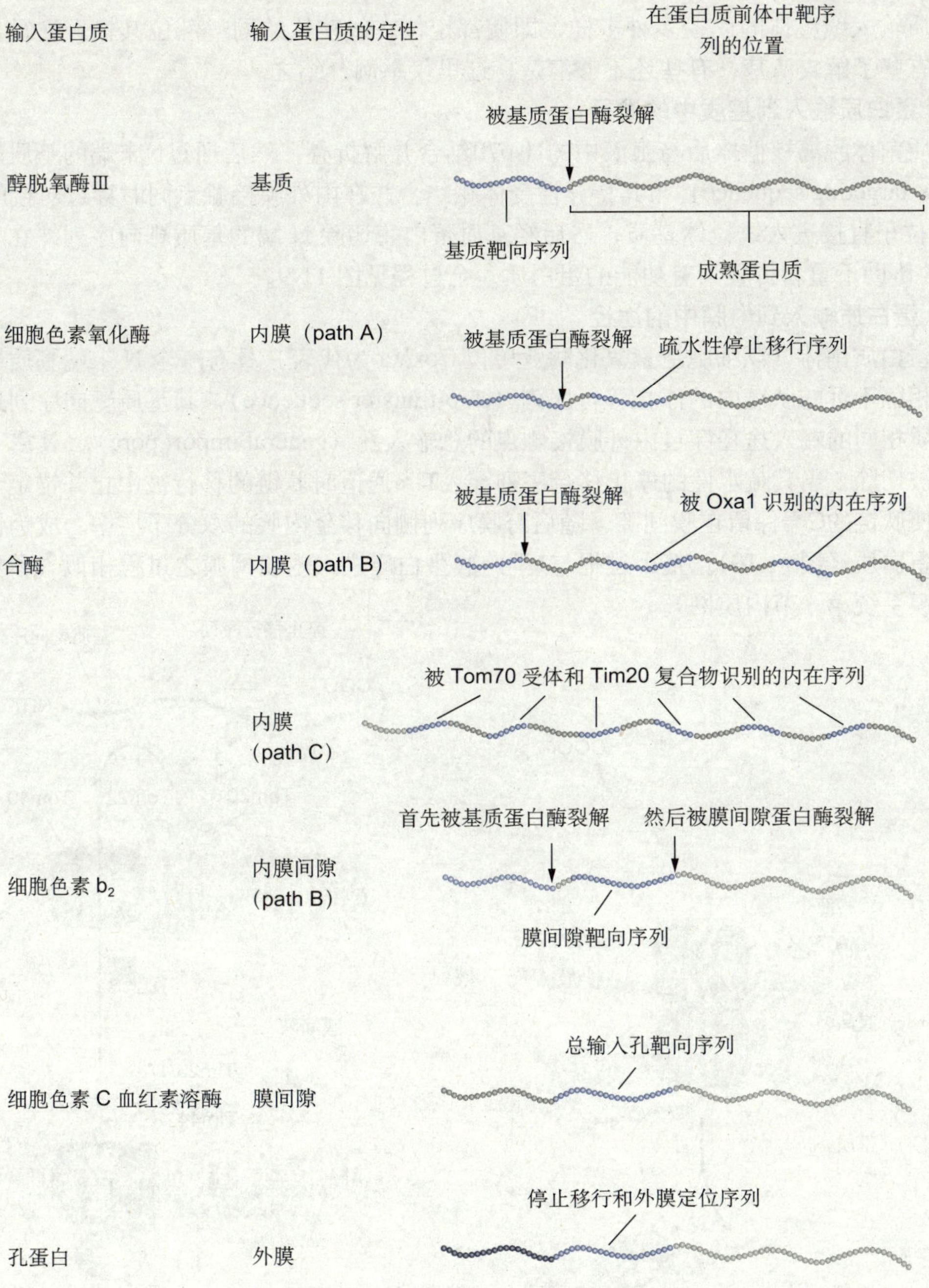

图 11-8　输入线粒体蛋白质前体的靶向序列

（参考 Lodish 等 Molecular Cell Biology, 2004, p. 688）

二、蛋白质输入线粒体的途径

蛋白质输入线粒体的途径多种多样，即使都定位在线粒体的同一部位其输入途径也不相同，其中有些了解较清楚，有些还不够清楚。这里仅举例介绍之。

（一）蛋白质输入到基质中的途径

蛋白质前体脱离核糖体后与胞液中的Hsp70结合并解折叠，然后通过N末端的基质靶向序列（matrix-targeting sequence）与其特异性受体相结合并在内外膜接触点同时穿过对接的Tom和Tim转位子直接进入线粒体基质，然后经基质蛋白酶切除N端的基质靶向序列并在基质中mHsp70的协助下重新折叠为有功能的蛋白质。全过程见图11-9。

（二）蛋白质输入到内膜中的途径

这类蛋白质前体（以细胞色素氧化酶亚单位CoxVa为代表）具有一个N末端基质靶向序列和一个相隔不远的肽链内的停止移行序列（stop-transfer sequence），其基质靶向序列通过与基质蛋白质相同的输入途径穿过内外膜接触点的总输入孔（general import pore），暴露于基质中，然后被切除；当其疏水性的停止移行序列穿入Tim通道时肽链的移行被中止并锚定于内膜中，从而使肽链的C端保留在膜间隙，随后跨膜序列侧向移至内膜的双分子层中，成为锚定于内膜中的蛋白质（图11-10）。整个过程与I型跨膜蛋白质进入内质网膜之过程相似（参见本书第九章内膜系统第一节内质网）。

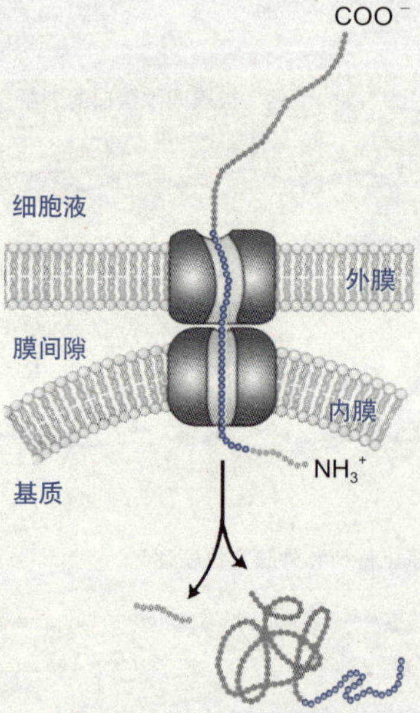

图11-9　线粒体蛋白质输入内膜的途径
（参考Lodish等Molecular Cell Biology，2004，p.687）

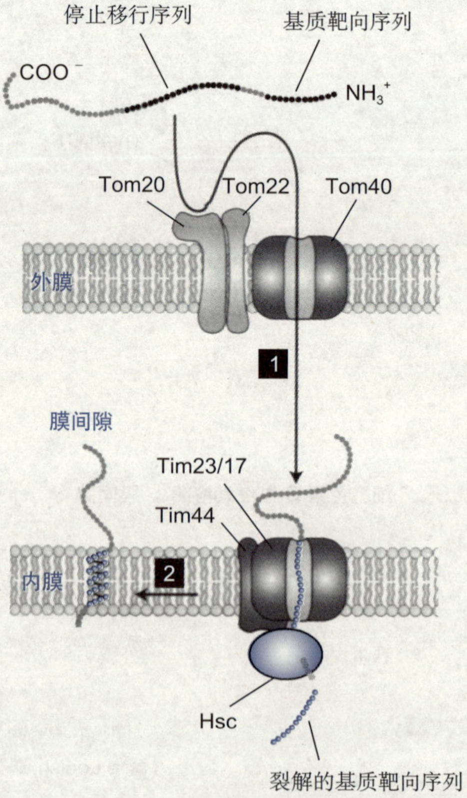

图11-10　线粒体蛋白质输入膜间隙的途径
（参考 Lodish 等 Molecular Cell Biology, 2004, p.690）

（三）蛋白质输入到膜间隙中的途径

输入到膜间隙中的蛋白质前体（以细胞色素 b2 为代表）一般也具有两个靶向序列，即一个 N 末端的基质靶向序列及一个相隔不远的位于肽链内的膜间隙靶向序列（intermembrane space-targeting sequence）。其输入途径与上述输入到内膜中的蛋白质相似，不同的是其肽链内的靶向序列被内膜中的蛋白酶在内膜的膜间隙侧切断，遂将肽链的下游部分释放到膜间隙中（图 11-11A）。此外，有的膜间隙蛋白质没有 N 末端的基质靶向序列，以另外的途径直接穿过外膜的总输入孔进入膜间隙（图 11-11B）。

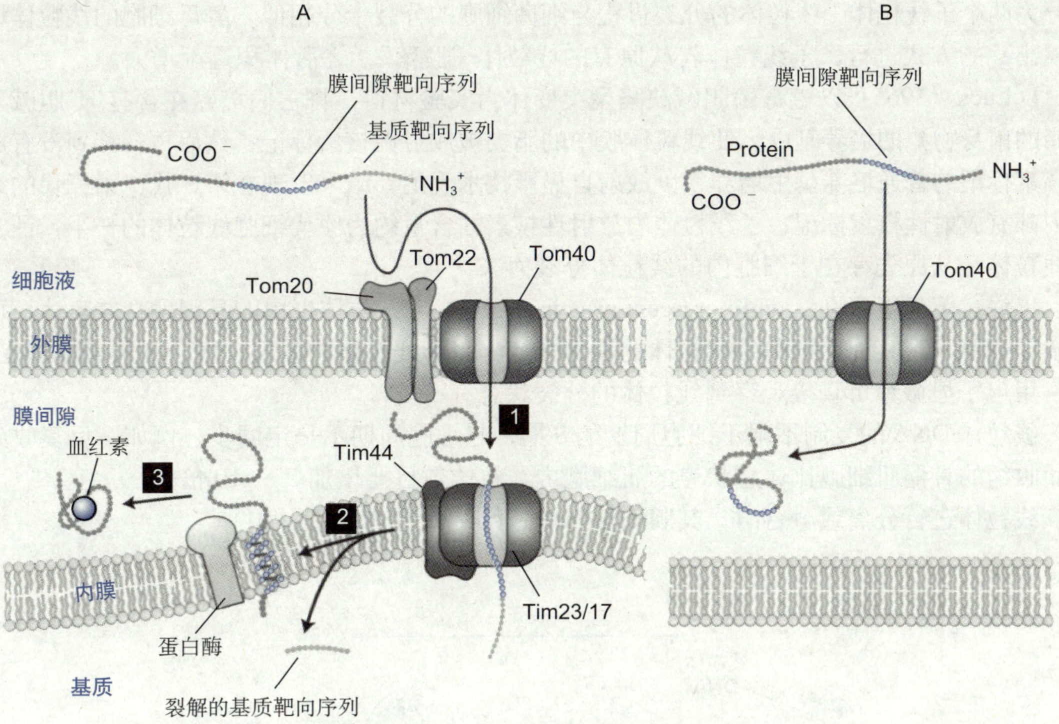

图 11-11　线粒体蛋白质输入膜间隙的途径

（参考 Lodish 等 Molecular Cell Biology, 2004, p. 690）

（四）蛋白质输入到外膜中的途径

这类蛋白质前体（以线粒体孔蛋白P70为代表）具有一个短的N末端的基质靶向序列随后接着一个长的疏水性外膜序列。后者具有停止移行和外膜锚定双重作用。这两个靶向序列均不被切除。

线粒体蛋白质输入目前仍是个研究热点，其中许多具体的机制问题尚未明确。

第五节　线粒体的增殖和起源

一、线粒体的增殖

线粒体在细胞内不断地进行增殖更新。关于细胞内线粒体的繁殖曾有两种看法：一种是线粒体在细胞质内重新形成；一是由原有的线粒体分裂或出芽而来。许多研究结果支持后一种方式。线粒体先经过一个生长阶段，线粒体DNA复制，然后线粒体中间产生隔膜或中部缢缩而一分为两个子线粒体。线粒体的分裂过程与细菌细胞的分裂十分相似。酵母细胞的线粒体增殖常以出芽的方式进行，子线粒体先从原有的线粒体“脱落”，之后体积逐渐增大。

D.Luck（1965）以链霉菌胆碱缺陷型突变体为实验材料，将它们培养在含有^{3}H-胆碱（膜磷脂的前身物）的培养基中，使线粒体膜中的脂类被放射性核素标记；然后再转移到没有放射性核素标记的普通培养基中培养，以放射自显影技术观测，结果发现在第二代、第三代的线粒体内都有放射性核素标记；子线粒体内放射性核素的含量约为原代细胞线粒体的一半；证实新的线粒体是从原先存在于细胞内的线粒体分裂而来。

以绿色荧光蛋白（green fluorescent protein，GFP）与线粒体蛋白的基因融合并表达，可在光学显微镜下观察到活细胞中线粒体的动力学变化。即线粒体的分裂、融合和形态学的变化。

用电子显微镜可直接观察到线粒体的分裂状态。

线粒体DNA的复制不限于细胞周期的S期，与细胞周期不一定同步，例如，反复收到刺激而收缩的骨骼肌细胞比休息状态的肌细胞内线粒体数目要增加5～10倍。

线粒体进行分离或融合时，其膜间隙与内室始终保持着完整。

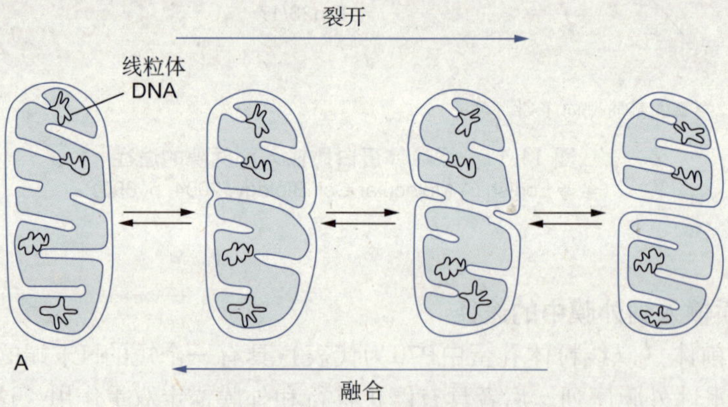

图11-12　线粒体的分裂与融合

（参考Alberts，Molecular Biology of the Cell，2002）

二、线粒体的起源

线粒体的起源有两种假说：内共生假说和分化假说。

（一）内共生假说

内共生假说认为线粒体来源于细菌，它是被厌氧的单细胞真核生物（proeucaryote）吞噬的一种革兰氏阴性需氧细菌；这种细菌与前真核生物共生，在长期的共生过程中演变成为线粒体。支持内共生假说的事实很多。首先线粒体以分裂方式进行增殖，它有一定的自主性；其次是它在许多方面与细菌相似。例如，线粒体的DNA与细菌的相似，都是环状的，没有5-甲基胞嘧啶，不与组蛋白结合，并能独立进行复制与转录。线粒体有自己完整的蛋白质合成体系，蛋白质合成机制类似于细菌，线粒体的蛋白质合成是从甲硫氨酸开始。线粒体的核糖核蛋白体比胞质中的小，线粒体的核糖核蛋白体只有5S rRNA，没有5.8S rRNA。对于蛋白质合成抑制剂的反应，线粒体亦与细菌类似，线粒体的蛋白质合成作用可被氯霉素、红霉素所抑制，而能抑制胞质核糖核蛋白体蛋白质合成的放线菌酮对它们却无抑制作用等。

线粒体的内膜和外膜在结构上和功能上有很大差别。外膜与内质网膜相似，内膜则与细菌的质膜类似。

线粒体DNA的遗传信息量非常少，构成线粒体的大部分蛋白质是靠核基因编码的。线粒体只靠自己不能繁殖。线粒体比细菌小得多，线粒体的核糖核蛋白体和细菌的差别也很大。因此线粒体起源于细菌引起怀疑。虽然有许多试验和学者支持这一假说，但也有不少人反对。

（二）分化假说

分化假说认为线粒体在进化中的发生是由于质膜的内陷。这一假说主张细胞膜内陷的能力是原核细胞分化为真核细胞的基本步骤。按Uzzell和Spolsky（1974）的模型，进化的最初阶段是基因组的复制，但不伴随细胞分裂。在靠近基因组附着点处细胞膜内陷，形成双层膜结构。每一个基因组被包在膜内，成为核和细胞器的雏形。这种模型认为开始的和细胞器的构造可能是相似的。后来在进化过程中增强了分化。核膜失去了光合和呼吸作用，而质体（如叶绿体）发展了这些活动，线粒体成了呼吸器官。细胞器的基因组失去了一些基因，而细胞核的基因组则高度发展。

分化假说在理论上可以说得通，但具体证据不多。尤其是它不能说明为什么线粒体与细菌在分子水平上有许多相似之处。

内共生假说和分化假说各有支持者和反对者。有关于线粒体起源问题有待于进一步探讨和研究。

（彭学敏）

参考文献

1. Alberts B, et al. Molecular Biology of The Cell. 3th ed. New York & London: Garland Publishing, Inc., 1994; 653 ~ 718

2. Lodish H, et al. Molecular Cell Biology of The Cell. 3thed. New York: Scientific American books, Inc., 1995, 739 ~ 777

3. 杨福愉, 线粒体. 见：郑国锠, 翟中和, 主编. 细胞生物学进展. 第三卷. 北京: 高等教育出版社, 1994; 1 ~ 27

4. Berry MN, Halls HJ. The Mitochondrai. In: Bittar EE, eds. Membranology and Subcellular Organelles.

London: JAI Press Inc., 1992: 213 ~ 282

5. Wallace DC. Mitochondrial diseases: Genotype versus phenotype. Trends in Genetics, 1993, 9:128～134
6. Darley-Usmar V, Shapira AHV. Mitochondria: DNA, proteins and diseases. London and Chapel Hill: Portland Press, 1994, 1 ~ 26, 55 ~ 80
7. Dimauro S, Wallace DC. Mitochondrial DNA in Human Pathology. New York: Raven Press. 1993: 9～26, 63 ~ 84
8. Gillham NW. Organelle Genes and Genomes. New York, Oxford: Oxford University Press, 1994: 7～15, 333 ~ 357
9. Lithgon T, Glick BS, Schatz G. The protein receptor of mitochondria. TIBS 1995; 20 (3): 98
10. Kieller M, et al. Mitochondrial protein import specific recognition and membrane translocation of preproteins. J. Membrane biol 1993; 135:191
11. Shore GC, et al. Import an dinsertion of proteins into the mitochondrial outer membranc. Eur. J. Biochem. 1995: 227: 9
12. Pfanner N, Craig EA, Meijer M. The protein import machinery of the mitochondrial inner membranc. TIBS 1994; 19: 368
13. Stuart RA, et al. Mitochondrial molecular chaperones: their role in protein translocation. TIBS 1994; 19 (2): 87
14. Ryan KR, Jensen R, Protein translocation across mitochondrial membranes: what a long, strange trip it is. Cell 1995; 83: 517

第十二章　细胞骨架及细胞运动

细胞骨架由微丝、微管、中等纤维以及功能各异的结合蛋白质组成。细胞骨架系统适应于其功能的需要，具有一些鲜明的特点，包括弥散性、整体性和变动性。细胞骨架系统是“生物结构自组织原则”研究中的一个典型范例，也是细胞中将化学能转为机械能的几乎唯一的场所。细胞是生物体的基本单位，细胞骨架提供了活细胞的支撑结构，同时支持生物体多种多样的生理活动，例如细胞形态的改变和维持、细胞内物质的运输、细胞分裂和信号传导等。因而，细胞骨架系统的缺陷和损坏可导致多种疾病的发生。

对细胞骨架研究的进展和细胞生物学的进程一样，往往依赖于研究技术的改进和突破。1924年，在光学显微镜下观察到了一些纤维，命名为应力纤维。1954年，在超薄切片的电子显微镜中首次观察到微管。但是电子显微镜研究中使用的固定方法会严重破坏细胞骨架系统，所以在1964年使用室温下戊二醛固定方法后才开始广泛研究细胞骨架。后来免疫荧光显微技术、改进的电镜技术、体外组装技术、显微注射技术、特异性药物的发现，特别是近年激光共聚焦显微镜系统，绿色荧光蛋白的应用等都大力推进了细胞骨架的研究。各种分子生物学相关技术的成熟和改进更使得对细胞骨架的研究从形态迅速推进到分子结构、功能以及调节的研究。

第一节　微　管

微管是α-微管蛋白（α-tubulin）和β-微管蛋白（β-tubulin）以及少量微管结合蛋白（microtubule associated protein，MAP）形成的挺直的柱状多聚体。微管为许多细胞成分提供支架，同时负责细胞的多种运动，主要由多种马达蛋白提供动力。微管直径为25nm，在细胞中微管长度可超过20μm，而体外则可达3mm。构成微管壁的α-和β-微管蛋白异二聚体方向一致，因此多聚体具有分子极性。在正极的伸长速度比负极快。

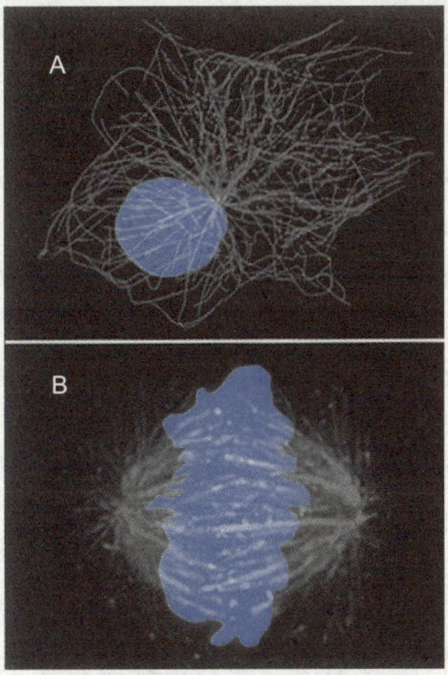

图 12-1　脊椎动物培养细胞微管结构

A. 间期细胞骨架；B. 中期细胞纺锤体

（参考 TD. Pollad, WC. Eranshaw et al. Cell Biology, 2002）

微管骨架以及微管上的运动在多数细胞类型中通常呈放射状排布。典型的就是微管正极朝向外围，而负极锚定在微管组织中心：胞质微管的组织中心是中心体（图12-1），鞭毛轴丝的组织中心是基体。大部分动物细胞中微管组织中心实际上是中心粒周围的基质，其主要活性成分是微管蛋白的异构体γ-微管蛋白及其结合蛋白。微管除了放射状排布外还有其它一些重要的排列方式：神经细胞树突中大约40%的微管以相反方向排布；柱状上皮细胞的微管组织中心更弥散，其微管起始于细胞顶部一个很宽的区域。

一、微管的主要构成成分——微管蛋白（tubulin）

微管组装的基本单位是α-微管蛋白和β-微管蛋白形成的异二聚体（图 12-2）。α- 微管蛋白和β-微管蛋白具有相同的折叠和40%同源性。微管蛋白在进化上非常保守，但其在不同物种中的功能差别却很大。每种脊椎动物一般有 6 ~ 8 个基因编码 α- 和 β- 微管蛋白，不同脊椎动物之间同源的微管蛋白差别很小，但在同一物种内的不同基因编码的β- 微管蛋白的一级结构则有大约 10% 的差异。它们在体外几乎都能共组微管，但它们却能结合不同的微管结合蛋白，并可能受到不同基因的调控。

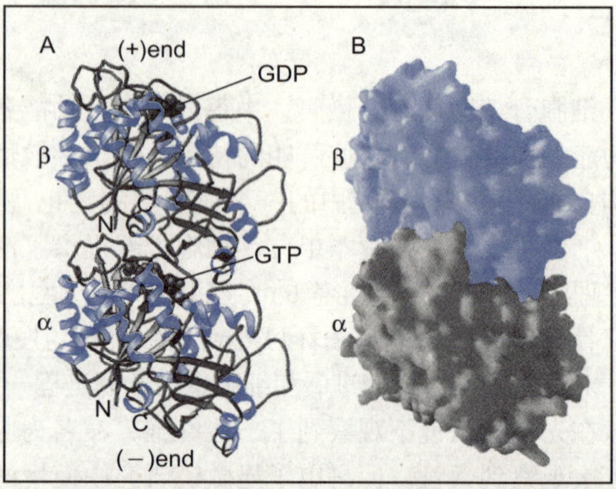

图 12-2　α- 和 β- 微管蛋白二聚体结构模式图
（参考 TD. Pillad, WC Earnshaw et al. Cell Biology, 2002）

α- 微管蛋白结合一个 GTP，不发生水解，称为N- 位点（nonexchangeable N-site）。β- 微管蛋白上结合的 GTP 可以水解，称为 E- 位点（exchangeable E-site），β- 微管蛋白上结合的 GTP 对微管的组装影响很大。

除了 α- 和 β- 微管蛋白，还有 β- 微管蛋白以及最近发现的 δ-、ε-、ζ- 和 η- 微管蛋白。这些新蛋白定位于中心粒或者基体中，对于它们的结构和功能是必需的。

二、微管结构

微管亚单位纵向单列重复排列形成原纤维(protofilament)，所有的二聚体方向相同，β-微管蛋白朝向正极。原纤维联结组成圆筒状微管（图12-3）。大部分的胞质微管具有13根原纤维，但有些细胞的微管含有11、15或者16根原纤维。除了最简单的微管单体结构外，还存在纤毛和鞭毛中的微管二联体结构（见第6节）以及中心体（见第7节）和基体中的微管三联体结构。由于微管的管状结构和相对较大的直径，使得它比其他细胞骨架成分具有更强的抗压和支持不对称结构的能力。

三、微管组装及其体外动力学

脑是显示微管体外组装最方便的材料。体外组装大致上分成成核和延伸过程：首先一些二聚体形成短的原纤维，经过在两端和侧面增加二聚体而使之扩展成片状带，当片状带加至13根原纤维时即合拢成一段微管，然后二聚体

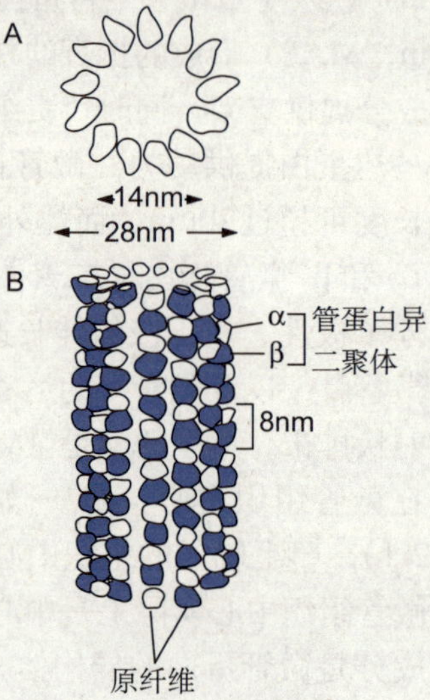

图 12-3　微管结构
A. 横切面的 13 个微管蛋白；B. 13 根微管形成的原纤维的侧面观

再不断聚合到末端上使之延伸（图12-4）。GTP微管蛋白二聚体结合到微管末端后，β-微管蛋白上的GTP会水解成GDP，GDP-微管蛋白的亲和性较弱，容易从末端解聚。GTP二聚体的聚合速度大于水解速度时，在微管末端形成一段GTP微管蛋白，称为GTP-帽（GTP-cap）。由于极性造成的正极装配速度快于负极，所以当微管浓度接近临界浓度（Critical concentration，Cc）时，容易在正极装配使微管延伸，而负极则去装配使微管缩短，形成一种“踏车运动”（tread-milling）。

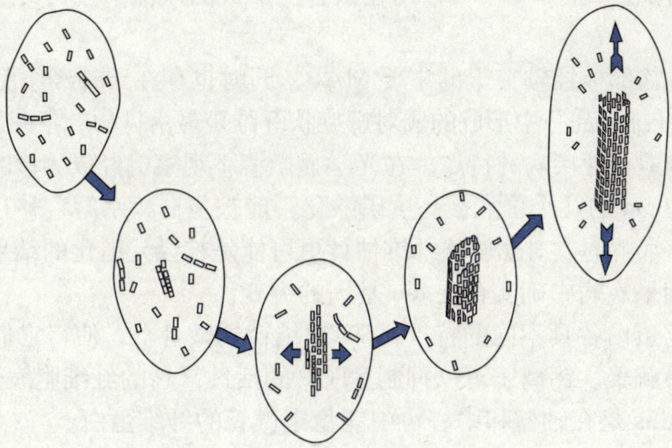

图 12-4　微管装配的成核和延长过程

微管组装动力学中一个十分重要的有趣现象是所谓的“动态不稳定性”（dynamic instability）（图12-5）。即在一定的微管蛋白浓度下，伸长和缩短的微管稳定共存，一些微管由于缩短而消失，其他一些微管则伸长。在稳定状态下，单独的微管缓慢伸长直到随机转变到迅速缩短阶段，这种转变称为灾变（catastrophe）。当微管缩短时，微管以大约每秒 1000 个二聚体的速度从末端掉下来，所以多聚体每秒缩短超过0.5μm。迅速缩短行为被另一随机事件终止，称为修复（rescue），微管又以稳定速度伸长。这种动态不稳定性主要是由结合到β-微管蛋白E-位点的GTP导致的，但实际上的机理复杂得多。

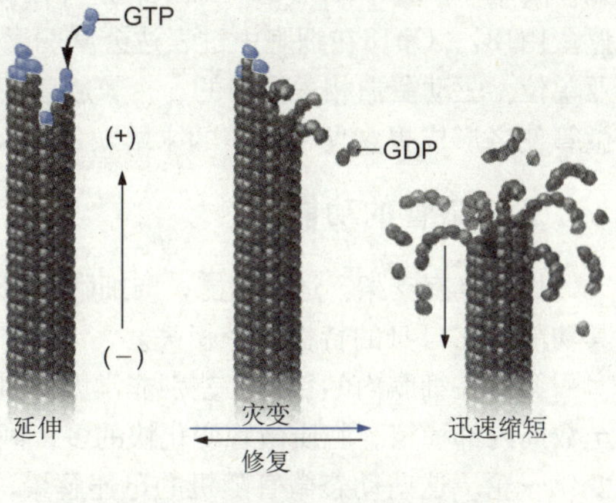

图 12-5　微管的体外动态不稳定性
（参考 TD. Pillad, WC Earnshaw et al. Cell Biology, 2002）

四、微管结合蛋白（microtubule associated protein, MAP）

越来越多的蛋白质被发现能调节微管的聚合和结构。这些蛋白质影响着微管的结构和动力学，进而影响其功能和细胞的形状。例如：同样的微管蛋白二聚体却可以形成胞质中的动态单微管和鞭毛轴丝中稳定的成组的微管，主要差异在于微管辅助蛋白。在纤毛和鞭毛轴丝中，超过100种辅助蛋白参与组成和稳定外围九对微管和中间的两根单微管。除了马达蛋白外MAPs可分成：稳定微管的MAP、破坏微管稳定性的MAP、生长中微管正极相关的MAP和连接蛋白。

（一）稳定微管的MAPs

至少有12种稳定微管的MAP。它们通常一部分嵌入微管，其余部分从微管的表面伸出，呈须状。大部分沿着微管侧面分布而不是在末端。其中Tau家族，包括MAP2和MAP4，具有明显的高温稳定的特点。同时Tau和MAP2在微管上形成的须都不会交叉结合到其他微管，但能和微丝结合。

Tau是脊椎动物脑部神经轴突里的主要MAP，同时也存在于神经细胞体和神经胶质细胞中。Tau在“神经原纤维紊乱”中形成的成对螺旋状纤维是最常见的老年痴呆症——Alzheimer's desease以及其它大脑退行性疾病的特点。在光学显微镜下观察已经成为诊断疾病严重性的一个方法。这些纤维上的tau的几个位点被高度磷酸化，能被蛋白酶水解，并且存在二硫键交联。这些高度难溶、排斥水解的成对螺旋状纤维估计更可能是神经元退化的结果而不是原因。但是一些罕见的家族性痴呆疾病中确实存在tau基因的突变。

其他的微管稳定蛋白各具不同的特性：STOP结合到微管上，使得它们在低温、稀释或者药物处理条件下不易解聚。钙离子可以抑制STOP的活性。鸟的红细胞表达syncolin，能稳定微管的边缘束。Tektins是在轴丝和中心粒中能稳定微管的纤维蛋白。

（二）破坏微管稳定性的MAP

大体上，细胞可以通过3种不同的途径破坏微管稳定。首先，细胞因子可以引发灾变，例如Op18/stathmin。许多恶性细胞表达异常高水平的Op18（因此它的名字就是oncoprotein 18，癌蛋白18）。Op18在细胞中过表达会减弱微管聚合。其次，一些因子会活跃地去除微管末端的亚单位。驱动蛋白相关蛋白的一个家族就起到这样的作用。第三，另一些因子可能活跃地切断微管使之形成更多便于解聚的末端，例如katanin。

五、微管的功能

微管具有支架、运输功能，与细胞器运动、中期染色体运动、细胞吞噬和融合等直接相关。其功能与它自身的特性紧密相关。

微管在细胞内的稳定性差别非常大。真核纤毛和鞭毛结构核心中组成轴丝的微管在数天甚至数周内都稳定。胞质微管变化快的多，间期微管在几分钟内而中期纺锤体微管则数秒内就能变化一轮。这些动态微管随机的迅速解聚，然后在几秒或几分钟内再生。此“动态不稳定性”有助于重新形成胞质中的微管网络，也有助于某些形式的运动，包括中期纺锤体的形成和有丝分裂中染色体的运动。

微管的刚性、长度和极性使得它们可以成为细胞骨架和马达蛋白的轨道。因为能抗压，因此微管比微丝和中等纤维更能维持细胞的不规则结构，包括轴丝、中期纺锤体和一些原生动物的精细表面运动结构。微管与微丝和中等纤维的相互作用加固了细胞骨架。

微管马达蛋白能为不同程度的运动提供动力，包括从中期微管上染色体的缓慢运动到纤毛和鞭毛的快速摆动等。不同的马达蛋白分别负责特异性的朝向微管的正极或负极的移动。朝负极运动的驱动蛋白驱动纤毛和鞭毛的摆动；朝正极移动的动力蛋白和驱动蛋白家族能沿着微管运输与细胞膜关联的细胞器以及包括RNA在内的其他一些成分。造成微管相互滑动的马达蛋白在组成一个大规模的微管网络中起很重要的作用。这些活跃移动在很大程度上决定了细胞器的分布和细胞的形状。

六、药物对微管的影响

微管蛋白二聚体能结合几种具治疗作用的植物碱和合成的化学物质。秋水仙素（Cochicine，来自秋番红花）和nocodazole（合成化学物）能结合到游离的微管蛋白二聚体上，降低其结合到微管末端的亲和力而抑制微管聚合。长春碱（Vinblastine来自长春属）通过倾向于形成微管蛋白的副晶格结构而使微管解聚。紫杉醇（Taxol来自西方紫杉树皮）结合到β-微管蛋白上明显增强微管的稳定性。亚化学计量浓度的长春碱和紫杉醇能应用于癌症治疗，因为它们可以干扰中期纺锤体而阻止细胞分裂。秋水仙素根据经验用来治疗尿酸结晶在关节或其他器官中聚集引起的痛风症状，但具体原理尚不清楚。

第二节　微　丝

微丝是指由肌动蛋白（actin）组成的直径约7nm的纤维。肌动蛋白与其结合蛋白相互作用，使微丝具有独特的结构和多样的功能。在所有的真核细胞中，微丝（microfilament，MF）都参与形成细胞骨架和运动系统。微丝骨架和运动系统组分的遗传缺陷会导致许多种人类疾病，包括肌营养不良、遗传性的血红细胞缺陷、遗传性的心脏病。

一、肌动蛋白（actin）

构成微丝的基本成分是肌动蛋白（图12-6），分子量为43kD，分为α-、β-和γ-肌动蛋白。肌动蛋白是真核细胞中含量最丰富的细胞内蛋白质，它们形成的结构覆盖细胞中的大部分空间。它们也是细胞中最保守的蛋白质之一，即使是在很不同的物种间肌动蛋白的氨基酸序列也存在90%以上的同源性。人肌细胞表达四种不同的α-、β-肌动蛋白，而在非肌细胞中则存在β-和γ-肌动蛋白。尽管它们的差异很小，但功能却不相同：α-肌动蛋白和收缩性的结构相关；β-肌动蛋白位于细胞的前端，正是肌动蛋白纤维聚合的地方。

肌动蛋白以球状肌动蛋白（globular actin，G-actin）单体形式和纤维状肌动蛋白（fibrous actin，F-actin）聚合体形式存在。F-actin是由G-actin亚单位组成的线性链。每个肌动蛋白分子包含一个Mg^{2+}和ATP（或ADP），其中ATP-G肌动蛋白和ADP-F肌动蛋白在细胞中占优势。在G肌动蛋白溶液中加入Mg^{2+}、K^{+}或Na^{+}会使G肌动蛋白聚合成F肌动蛋白纤维，且此过程可逆。这是肌动蛋白的一个重要特点。

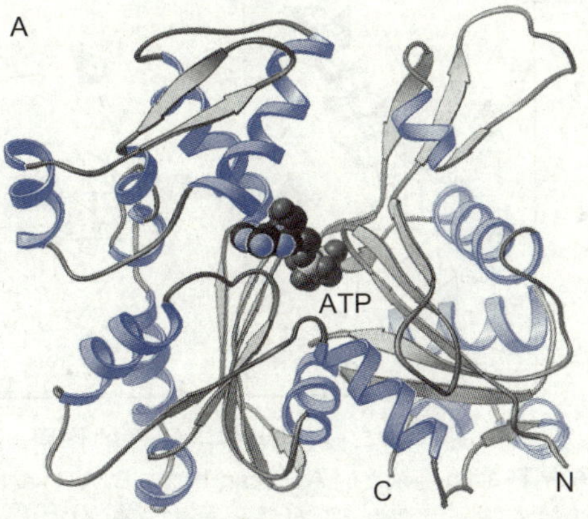

图12-6　肌动蛋白折叠以及与Mg-ATP结合模式图（参考TD. Thomas, TD Pollad et al. Cell Biology, 2002）

二、微丝结构及组装

微丝是由肌动蛋白亚单位组成的螺旋状纤维。肌动蛋白分子具有极性，头尾相连形成的微丝因之也具有极性。肌动蛋白丝的聚合经历两个阶段（图12-7）：第一阶段有一个显著的延迟期，期间G肌动蛋白先聚合成短的不稳定的寡聚体，当寡聚体达到一定的长度（3或4个亚单位）时就成了稳定的种子，或者叫核。第二阶段是G肌动蛋白在种子两端迅速聚合延伸。聚合快的一端为正极，另一端为负极。微丝两极不同的延伸速率是由不同的临界浓度引起的。

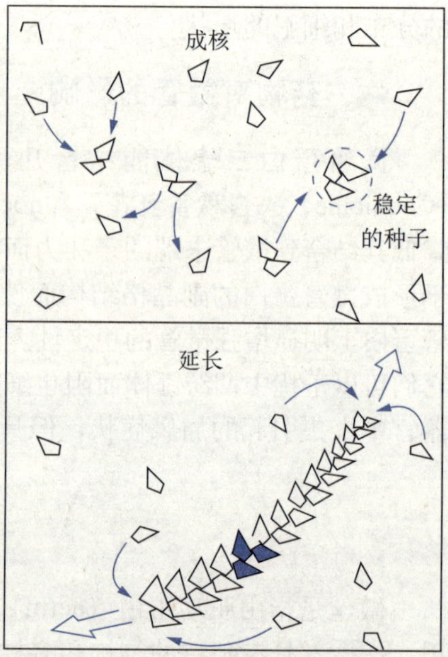

图 12-7 微丝组装的两个阶段

当ATP-肌动蛋白聚合到纤维上后ATP会水解成ADP。而ADP-肌动蛋白对纤维末端的亲和性低，容易从末端脱落。当ATP-肌动蛋白浓度高时，聚合速度高于解聚速度，容易在末端形成一连串的ATP-肌动蛋白，称为ATP帽（ATP cap）（图12-8）。ATP-肌动蛋白浓度随着消耗不断降低，聚合速度也随着下降，但ATP水解速度不变，最后暴露出ADP-肌动蛋白，开始从末端脱落，使纤维缩短。和微管类似，在一定浓度下，肌动蛋白纤维一端不断聚合伸长，另一端不断解聚缩短使其处于平衡状态，其纤维长度保持不变，称之为踏车运动（图12-9），此时整个未组装的亚单位的浓度就叫做临界浓度（Critical concentration，Cc）。但在体内，微丝末端通常被封端蛋白结合，从而阻抑了肌动蛋白单体从末端脱落，所以体内不可能出现微丝的踏车行为。

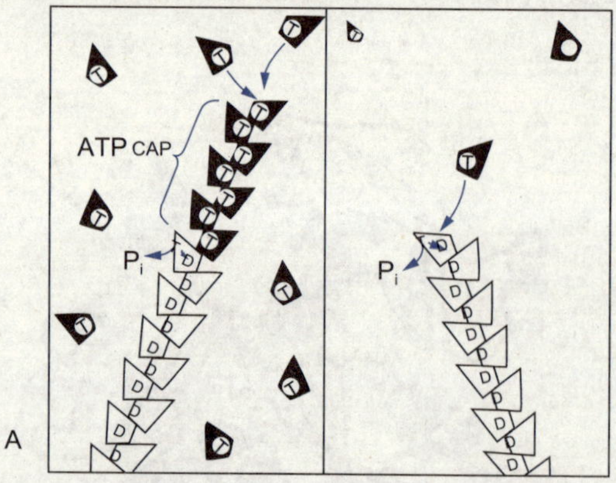

图 12-8 微丝组装中 ATP 的作用

A ATP-actin 高浓度时 ATP-cap 形成；B. ATP-actin 低浓度时 ATP-cap 消失；T 和 D 代表 ATP 和 ADP

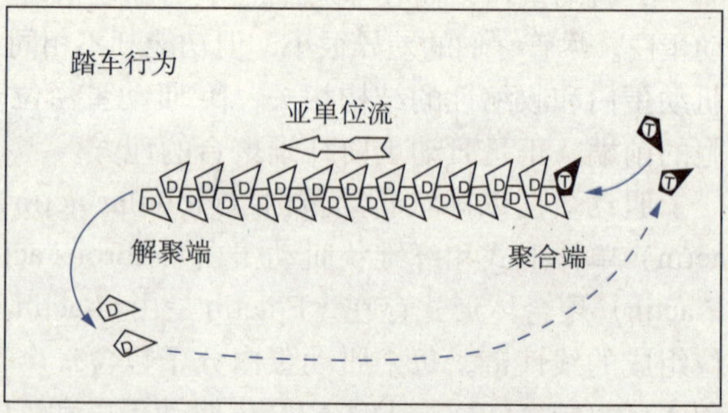

图 12-9 微丝组装的踏车模型

三、微丝结合蛋白

许多微丝结合蛋白调节细胞肌动蛋白纤维的动态和组织（图12-10）。这些蛋白可以被分为以下几组：肌动蛋白单体结合蛋白、微丝切断蛋白、微丝末端加帽蛋白、微丝交联蛋白、稳定微丝的蛋白和沿着微丝运动的蛋白。和肌动蛋白一样，肌动蛋白结合蛋白也非常保守。许多家族都存在于原生动物，粘液菌（myxomycetes），酵母，植物和脊椎动物中。

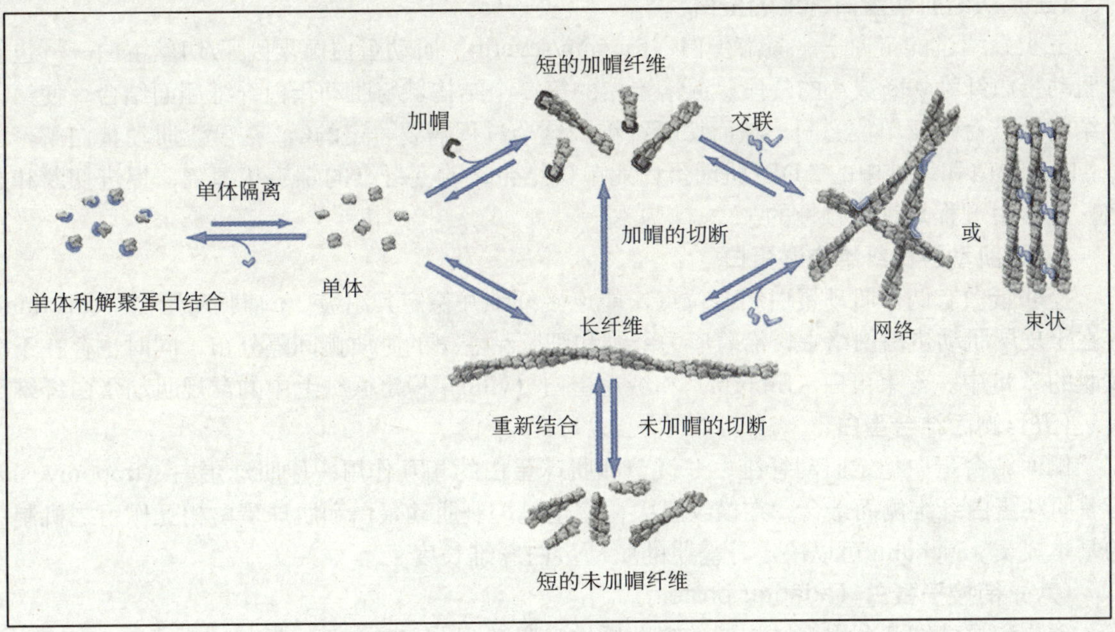

图 12-10 微丝结合蛋白。单体结合蛋白通常影响 ATP- 肌动蛋白或者 ADP- 肌动蛋白；加帽蛋白结合到纤维的倒刺端或者突出端；一些切断蛋白也能加帽；交联蛋白可以帮助形成微丝束或者网络。

（参考 TD. Pollad et al. Cell Biology, 2002）

（一）肌动蛋白单体结合蛋白

肌动蛋白单体结合蛋白控制着细胞中未聚合的肌动蛋白数量，同时也控制着结合到肌动蛋白上的核苷的转换。

B-thymosins既能抑制肌动蛋白聚合，又能抑制肌动蛋白上的核苷转换，不存在于真菌中。肌动蛋白解聚因子 / 切丝蛋白（ADF/cofilin）家族抑制核苷转换但不抑制聚合，使 ADP- 肌动蛋白纤维变得不稳定。此家族的蛋白与 ADP- 肌动蛋白单体的亲和性高于对 ATP- 肌动蛋白的亲和性。抑丝蛋白（profilin）对没带核苷的肌动蛋白单体的亲和性最高，其后依次是ATP- 肌动蛋白和ADP-肌动蛋白。它对聚合的影响具有选择性，能抑制慢速生长端（slow-growing end）的成核和延伸，但不抑制快速生长端（fast-growing end）的生长。这是因为抑丝蛋白结合到肌动蛋白亚单位的倒刺端，因此在空间上阻断了肌动蛋白的聚合，但并不影响actin- 切丝蛋白复合体与倒刺端的结合。

（二）肌动蛋白纤维加帽蛋白

加帽蛋白与肌动蛋白纤维的倒刺端或者突出端结合，阻止亚单位聚合和解离。许多这类蛋白也能刺激形成新的纤维，或者具有切断肌动蛋白纤维的功能。

凝溶蛋白（gelsolin）家族都有六个折叠相似但序列和功能不同的结构域。它们与肌动蛋白纤维的倒刺端和侧面紧密结合，捕获Ca^{2+}，从而同时阻断聚合和解聚。fragmin和severin具有三个结构域，这些结构域与凝溶蛋白前三个结构域的结构和功能类似。异二聚体加帽蛋白高亲和性的与倒刺端结合，能稳定肌动蛋白寡聚体，从而促进新的突出端的成核。

（三）切断肌动蛋白纤维的蛋白

三类介绍过的蛋白——凝溶蛋白，fragmin/severin，肌动蛋白解聚因子/切丝蛋白——也能将肌动蛋白纤维切断成小的片段。凝溶蛋白的第二个结构域与肌动蛋白纤维侧面结合，使第一个结构域结合到亚单位之间，从而切断纤维。这个过程需要一定的Ca^{2+}浓度。肌动蛋白解聚因子/切丝蛋白和纤维中的ADP-肌动蛋白亚单位结合，改变纤维的螺旋状缠绕，促进切断和解离，此作用过程是钙依赖性的。

（四）肌动蛋白纤维交联蛋白

交联蛋白有两个肌动蛋白结合位点，能连接纤维并稳定其组装。α辅肌动蛋白（α-actinin）存在于皮层肌动蛋白网络中，沿着应力纤维和细胞粘着斑的胞质侧间隔分布，同时也存在于横纹肌的Z带中。丝束蛋白（fimbrin）和绒毛蛋白（vilin）稳定微绒毛中的常规肌动蛋白纤维。

（五）侧面结合蛋白

侧面结合蛋白稳定肌动纤维，并调节和肌球蛋白的相互作用。原肌球蛋白（tropomyosin）沿着肌动蛋白纤维侧面结合。在横纹肌中，它也是控制肌动蛋白和肌球蛋白相互作用之机制中的基本成员。Nebulin可以决定骨骼肌的肌动蛋白纤维长度。

（六）衔接子蛋白（adapter protein）

动物和真菌细胞利用多结构域的蛋白质作为肌动蛋白和其它蛋白质（特别是Rho家族的小GTP结合蛋白和其它信号蛋白）的衔接子蛋白，如WASP和VASP。遗传学实验表明它们的功能是依赖于肌动蛋白的。

研究表明每个肌动蛋白结合蛋白的功能都是特异的，但是多个蛋白质功能的重合使得肌动蛋白系统变得相对的冗余。因此从突变动物中辨别单个蛋白质突变引起的表型就变得非常困难。

四、微丝的功能

微丝细胞骨架系统和微管以及中间纤维互补并且相互作用。作为细胞骨架的重要组成部分，交联的微丝网络起到抵抗形变、传递力和限制细胞器移动的作用，还与细胞运动、胞质环流、细胞内吞、外吐有关。

微丝从两个方面参与细胞运动。首先，皮质微丝网络的聚合和解聚促进了伪足的伸展、细胞的运动和吞噬作用。第二，微丝是肌球蛋白马达蛋白家族的运行轨道。微丝和肌球蛋白（myosin）纤维形成稳定的收缩器官——肌肉，以及在细胞分裂末期将两个子细胞分开的短时间存在的收缩环。

此外，肌动蛋白，肌球蛋白和附属蛋白形成微丝束，被称作应力纤维，在膜上的粘着连接之间施加张力。细胞微绒毛中的微丝呈同向束状排列，与微绒毛的维持和伸缩有关。

五、药物对微丝的影响

肌动蛋白单体-聚合体的平衡很容易被药物打破。细胞松弛素（cytochalasin，常用B和D两类）和鹅膏蕈碱（amanitin）有互补效果。细胞松弛素可以通过封闭F肌动蛋白的正极端而使肌动蛋白纤维解聚。相反，鹅膏蕈碱结合于G肌动蛋白，阻止G肌动蛋白聚合到纤维末端上而抑制微丝组装。这些药物使单体-聚合体的平衡被打乱。这些药物加入到活细胞中，肌动蛋白细胞骨架消失，并且细胞运动和细胞动力学受到抑制。

鬼笔环肽（phalloidin）对肌动蛋白有着相反的效果：它通过阻止肌动蛋白纤维解聚而毒害细胞。从伞形毒菌中分离出来的鬼笔环肽结合到F肌动蛋白亚单位界面之间并且封闭相邻的亚单位，甚至当肌动蛋白浓度稀释到低于临界浓度时，鬼笔环肽稳定后的微丝也不解聚。荧光标记的鬼笔环肽只结合于F肌动蛋白，通常用于肌动蛋白纤维染色，进行显微观察。

第三节　中等纤维

中等纤维（intermediate filaments，IF）（图12-11）是复杂庞大的复合体，它在细胞中主要起支撑作用，尤其会阻止高等生物组织中细胞的过度拉伸。分布最广泛的中等纤维——核纤层蛋白（nuclear lamin）可以加固核膜的内侧，并且在间期细胞中对染色体结构的组织有重要的作用。一些特殊的中等纤维是组成指甲和头发的主要成分。

一、中等纤维的分子结构

脊椎动物有超过50种基因来编码6种类型的IF（表12-1）。每一类型的IF都有独特的氨基酸序列，但所有的此类蛋白质都有类似杆状的结构域，两端是高度可变的头部和尾部（图12-12）。杆状区是一个平行的卷曲螺旋型α螺旋结构域，长度通常为47nm（图12-13A）。

IF首先由两个中等纤维蛋白分子形成二聚体，二聚体反相平行组成四聚体。有实验显示四聚体而非二聚体才是中等纤维组装的亚单位。四聚体首尾相连形成直径为2～3nm的原纤丝，两两配对就成了原纤维。最后，四个原纤维形成一根直径10nm的中等纤维（图12-13C）。对分离的角蛋白纤维进行负染后可以看到IF的表面光滑，其轮廓成波浪状（图12-13B）。

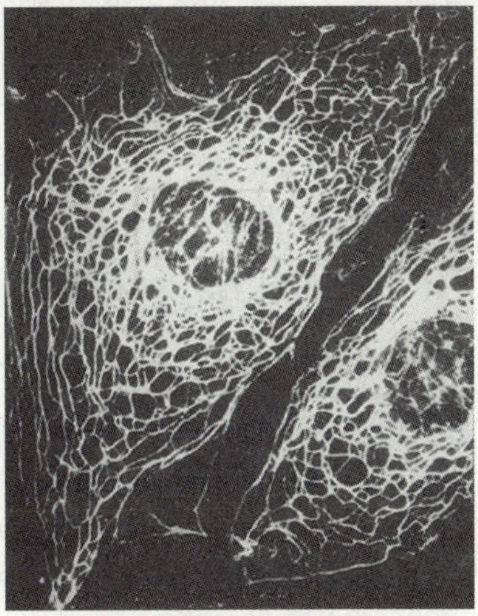

图12-11　上皮细胞中的角质纤维

二、中等纤维的类型

根据IF蛋白分子序列的相似性，可以分为六类。

酸性和碱性角蛋白（keratin）（Ⅰ型和Ⅱ型）在表皮细胞中特异表达。它们按1∶1形成异二聚体，再组装成异聚角蛋白纤维。角蛋白是IF中变化最大的类型，有大量的异构体。结蛋白

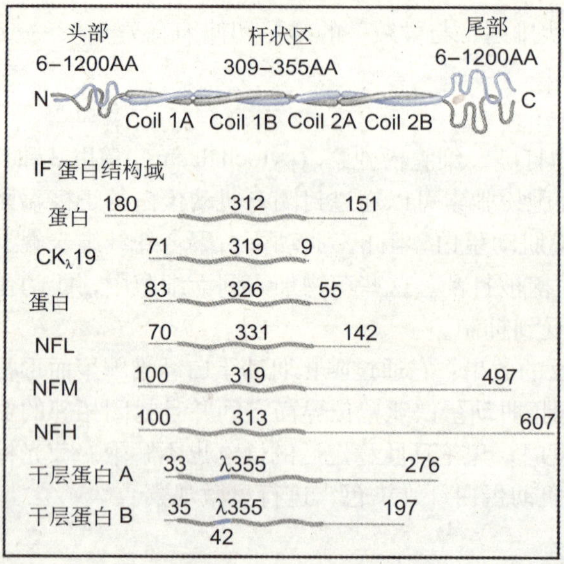

图 12-12　中等纤维蛋白有位于中间的杆状结构域和长度不同的头部和尾部。杆状结构域长度为46.5nm，由310个卷曲螺旋残基组成。核纤层蛋白的杆状区有额外的42个残基。两端的结构域其序列和长度都是不同的。

（参考 TD. Pollad et al. Cell Biology, 2002）

(desmin)、胶质纤维酸性蛋白（GFAP)、周边蛋白（peripherin)、联丝蛋白（synemin)、波形蛋白（vimentin）这五种蛋白质属Ⅲ型IF蛋白。与角蛋白不同，Ⅲ型IF蛋白能形成同聚和异聚 IF。神经纤维是神经轴突和树突的主要结构组分，其每个异聚体都包括了三种Ⅳ型多聚肽——NFL，NFM 和NFH。与其它四种IF蛋白在细胞定位不同，第五种蛋白——核纤层蛋白只存在于核中。巢蛋白（nestin）是第六种 IF 蛋白，存在于神经干细胞中。

三、中等纤维的组装和动态

在体外生理条件下，解离的IF 亚单位会自发的在几分钟内组装成 IF。组装需要亚单位浓度严格达到一个最低值。亚单位会同时添加到多聚体的末端和两侧，这与只从末端生长的微丝和微管有所不同。目前，中等纤维在细胞中的组装细节尚不清楚。

有些IF 蛋白会在没有任何末端结构域的情况下在体外和体内组装成正常的 IF。但是人们还未检测这种纤维能否承受体内组织中应力。现在普遍的看法是，N-端结构域在大

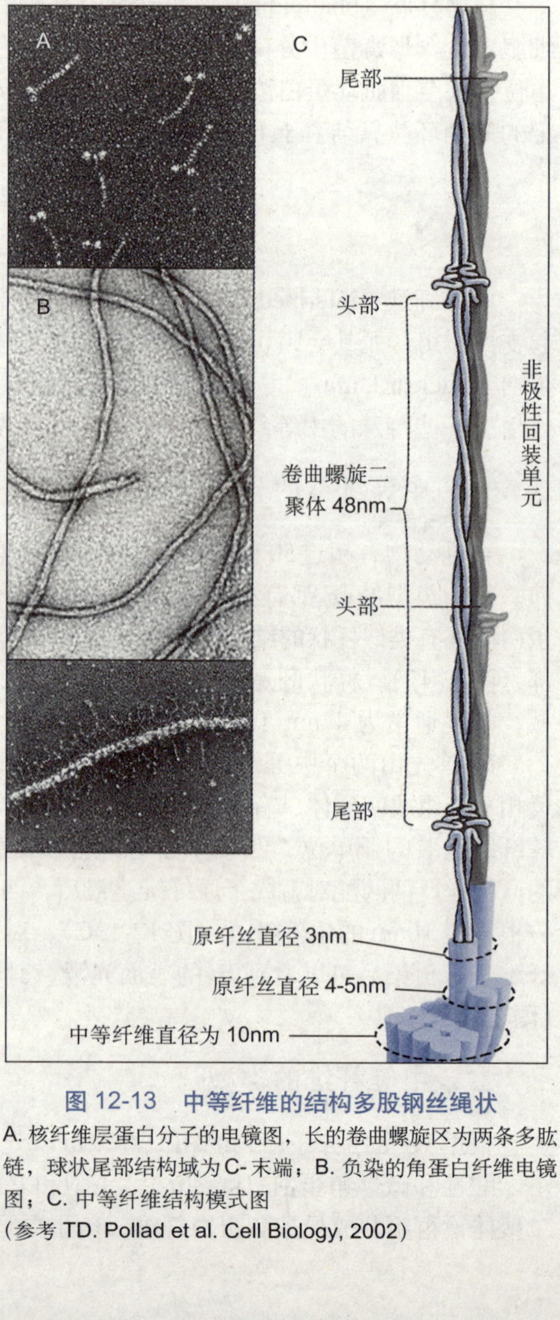

图 12-13　中等纤维的结构多股钢丝绳状

A. 核纤维层蛋白分子的电镜图，长的卷曲螺旋区为两条多肽链，球状尾部结构域为C- 末端；B. 负染的角蛋白纤维电镜图；C. 中等纤维结构模式图

（参考 TD. Pollad et al. Cell Biology, 2002）

多数的 IF 组装中都起着重要的作用。尽管 C- 端结构域在 IF 组装中是可有可无的，但是它能影响纤维的稳定性。

表 12-1 中等纤维蛋白的分类

类型	名称	多肽数	分子质量（kD）	分布	相关疾病
Ⅰ	酸性角蛋白（keratin）	>15	40-65	上皮细胞	皮肤出现水疱，角膜营养不良，食管退化，头发变脆弱，肝硬化，结肠肥大
Ⅱ	碱性角蛋白（keratin）	>15	51-68	上皮细胞	症状同Ⅰ型
Ⅲ	结蛋白（desmin）	1	53	肌细胞	肌肉疾病
	胶质纤维酸性蛋白（GFAP）	1	50	神经胶质细胞	Mouse null viable
	周边蛋白（peripherin）	1	57	外周和中枢神经元	
	联丝蛋白（synemin）	1	190	肌细胞	
	波形蛋白（vimentin）	1	54	间充质细胞	Mouse null viable
Ⅳ	神经纤维				
	NFL	1	与 NFM，NFH 形成异聚体	神经元	Mouse null viable
	NFM	1	与 NFL，NFH 形成异聚体	神经元	
	NFH	1	与 NFL，NFM 形成异聚体	神经元	肌萎缩侧索硬化
	α- 介连蛋白（α-internexin）	1	55	胚胎神经元	
Ⅴ	核纤层蛋白	4	62-72	真核细胞	心肌病，Emery-Dreifuss 型肌营养不良症
Ⅵ	巢蛋白（nestin）	1	230	胚胎神经元，肌肉及其它细胞	

IF蛋白的化学组成非常稳定，可以抵抗极端温度、高盐和去垢剂的溶解作用。但在有些细胞中，间期时的IF会在几分钟到几个小时内交换其亚单位。实验表明，用荧光标记的波形蛋白掺入到胞质纤维中，再用激光照射使发光纤维上的某个区域发生“漂白”，几分钟后，这个区域的荧光会再次出现。这表明纤维中的亚单位与非聚合状态下的分子发生了交换。

IF蛋白亚单位的磷酸化会对多聚体的组装和动态变化产生很大的影响。因为每一类型的IF蛋白都有很多的磷酸化位点，并且许多蛋白激酶会磷酸化这些位点，所以磷酸化对IF蛋白产生的影响很复杂，目前尚不完全了解。这种磷酸化产生的影响主要依赖于对一些特别的残基的修饰作用。如Cdk1（有丝分裂cyclinB激酶）会磷酸化核纤层蛋白和波形蛋白杆状区末端的丝氨酸残基，诱导蛋白质解聚，从而使核纤层发生崩解。

磷酸化并非都使IF蛋白稳定性下降，稳定性最高的神经纤维蛋白，其C-端结构域会发生较强的磷酸化作用，而非聚合分子不发生磷酸化。由此可见，含有磷酸化位点的末端结构域对组装并不都是重要的，因此或许磷酸化还会影响IF蛋白的其它功能。

四、中等纤维在特殊细胞中的表达

不同细胞的胞质中IF蛋白是不同的（表12-1）。可能每一异构体都有适应各自细胞的特征。大多数的细胞都是主要表达某一型IF蛋白。例如，上皮细胞表达角蛋白而肌肉表达结蛋白。

像皮肤和脑这类组织，在细胞成熟和分化的过程中，细胞会连续表达IF蛋白异构体。人的表皮和附属物（头发和腺管）在分化的时候会表达12种不同的波形蛋白异构体。在表皮基底膜处，正在分裂的细胞主要表达角蛋白K5和K14，而分化终末的细胞表达角蛋白K1和K10。

肿瘤细胞失去了正常的形态，所以它们的起源不能通过它们的形态来鉴定。然而，肿瘤细胞还是保留了许多它们所来源细胞的分化特征，包括表达特异的IF蛋白。这对某些肿瘤的诊断和治疗有一定的帮助。例如，肌肉的肿瘤细胞会表达结蛋白，而不像上皮细胞表达角蛋白，或者像间充质细胞表达波形蛋白。

五、中等纤维相关蛋白

很多蛋白质可与IF结合并将它们与细胞膜和其它细胞骨架组分相连接（表12-2）。三个整合膜蛋白会把核纤层蛋白连接在核膜上。网蛋白（plectin）和大疱性类天疱疮抗原1（BPAG1）的剪接异构体BPAG1e连接IF和半桥粒，桥粒斑蛋白（desmoplakin）连接角蛋白和桥粒。丝聚蛋白（filaggrin）会帮助角蛋白纤维聚集在皮肤的上皮层。神经元中BPAG1的剪接异构体BPAG1n，含有与微丝结合的α辅肌动蛋白同源结构域，它会使神经IF与微丝纤维发生交联。

表12-2 中等纤维结合蛋白

名称	多肽数	分子量（kD）	分布	相关疾病
大疱性类天疱疮抗原（BPAG1）	1			老鼠皮肤出现水疱，神经产生问题
BPAG1e	1	230	复层上皮	
BPAG1n	1	280	神经元	感觉神经轴突退化
丝聚蛋白（filaggrin）	1	37	角质化上皮	
核纤层相关蛋白（lamin-associated）	1		动物细胞核	
LAP1	1	57-70		
LAP2	1	50		
LBR	1	73		
Emerin	1	34	动物细胞	Emery-Dreifuss型肌营养不良症
网蛋白（plectin）	1	>500	动物细胞	人和老鼠皮肤都会出现水疱

网蛋白（plectin）是一个含有长度为 170nm 的卷曲螺旋区和球状结构域末端的大分子蛋白质，会与相当数量的细胞骨架配体相连。它会使 IF 彼此交联，并使 IF 与质膜、微管和微丝相连。人网蛋白的隐性突变会引起一种罕见的与皮肤水疱关联的肌肉营养不良症。

六、中等纤维的分布和功能

从细胞水平看，IF在细胞内形成一个完整的网络支撑系统。器官和皮肤的表皮细胞依靠专门的桥粒和半桥粒连接在一起。中等纤维网络从核膜延伸到桥粒和半桥粒处，通过桥粒直接与相邻细胞的 IF 连接，或通过半桥粒与胞外基质连接。由于中等纤维和这些细胞连接之间的联系，使张力可从一个细胞层的局域散布到整个表皮细胞，为整个表皮提供了力量和刚性。

在肌肉中，结蛋白在维持肌肉的完整性上发挥了作用。肌小节的外面包围着由结蛋白组成的网格。结蛋白纤维环绕Z盘并通过包括平行蛋白和锚蛋白的几种IF结合蛋白与细胞膜交联。这些网格也通过与肌球蛋白粗丝作用而与肌小节相连，这可能是通过H区的骨架蛋白实现的。

角蛋白是皮肤中最主要的蛋白质，在皮肤中角蛋白与大量的桥粒和半桥粒相连形成密集的网状结构，从而稳定上皮细胞。不管是这种连接还是角蛋白丢失，细胞都会分离或裂解，使皮肤出现水疱。靠近角蛋白杆状区末端的点突变引发一些特别严重的皮肤遗传病，比如单纯性大疱性表皮松懈症（epidermolysis bullosa simplex）。不同角蛋白的缺失对上皮组织性状产生的影响不同。例如，角蛋白 K14 或 K5 杆状区结构域的突变会导致上皮基底细胞的离解，而角蛋白 K12 或 K3 的突变会引起眼角膜的疼痛。

在有一个正常角蛋白基因的杂合子中表达突变的角蛋白会引起疾病，这叫做显性失活突变（dominant negative mutation）。缺失的角蛋白亚单位不会与正常的亚单位完美组装，这会破坏纤维结构的完整性和强度。受到影响的细胞可以生长、分裂，甚至可以和周边细胞形成桥粒，但剪切力出现时，细胞会撕裂，这将影响到皮肤在正常生命活动中的作用。与角蛋白的显性失活突变相比，IF 蛋白的完全缺失对生命活动造成的影响反而要小一些。如老鼠和人因角蛋白 K14 的缺失而引发的水疱症状，要比由显性失活点突变引起的症状轻微。

神经纤维还有一个功能，其重要性等同于其机械性功能。当神经细胞形成突触时，就会大量表达神经纤维填充入轴突，扩展它的直径。这样会加强神经系统的电信号传递。

原来认为核纤层蛋白仅仅是对核膜的网络结构起支持的作用，但现在发现还有其它的重要功能。细胞中核纤层蛋白毒性片断的表达会使核纤层的组装发生紊乱，从而影响DNA的复制。这也许反映了间期细胞核中核纤层蛋白对染色体结构的组织作用。核纤层蛋白A基因的突变会引起 Emery-Dreifuss 型肌营养不良症，这已经在实验室中通过小鼠基因打靶实验得到证实。

第四节　马达蛋白

马达蛋白（motor protein）为胞内组分的运动提供动力，使它们能够沿着肌动蛋白纤维和微管朝向其两极运动。迄今为止，还没有发现存在能沿非极性的中等纤维运动的马达蛋白。马达蛋白能在细胞骨架的局部产生力的作用，通过骨架网络这些力可以改变细胞的形状，以及为细胞运动提供动力。

迄今只发现三种马达蛋白家族：肌球蛋白（myosin），驱动蛋白（kinesin）和动力蛋白（dynein）。大多数的肌球蛋白沿着肌动蛋白纤维向倒刺端运动，大多数动力蛋白沿着微管向负极运动而大多数驱动蛋白沿着微管向正极运动。

这些马达蛋白均为酶类，存储于ATP中的化学能，供给能量使分子能够沿交联的细胞骨架运动（图12-14）。在细胞中存在三种形式：①马达蛋白是锚定的，聚合体移动；②聚合体是锚定的，马达蛋白分子及与其结合的载体移动，③两者均被锚定，分子内的一些具弹性的组分瞬间受力但没有发生移动，能量以热的方式散失。

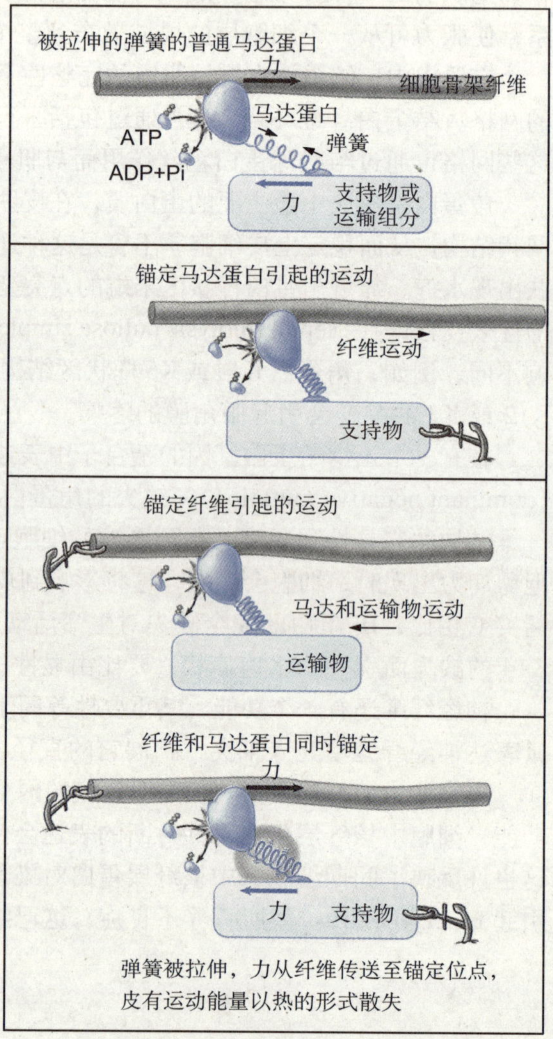

图 12-14　ATP 酶马达蛋白的普遍特征。
与支持物或是其运输稳定结合的马达蛋白能迅速与细胞骨架纤维结合（肌动蛋白纤维或者微管）。由 ATP 水解释放的能量所产生的力拉伸了处在被运输物和细胞骨架纤维之间的弹性物质。最终的效果取决于弹簧上的力与纤维或者被运输物上拮抗力大小的比较。
（参考 TD. Pollad et al. Cell Biology, 2002）

肌球蛋白与驱动蛋白似乎与 Ras 家族 GTP 酶在进化上具有相同的起源，而动力蛋白是另一个ATP酶家族的成员。基因复制和变异产生了多种多样的肌球蛋白、动力蛋白和驱动蛋白，各自执行特定的功能。

一、肌球蛋白（myosin）

肌球蛋白是目前唯一已知的一个沿着肌动蛋白纤维进行运动的马达蛋白。现在已鉴定了肌球蛋白的18个家族，这些家族是依据它们马达域的氨基酸序列进行分类的。它们具有一个普遍的结构单元，即肌动蛋白“头部”，正是这一结构在肌动蛋白纤维上产生力的作用（图12-15）。不同肌球蛋白的尾部差异很大，但每一家族中各肌球蛋白的尾部又是高度同源的。

肌球蛋白头部由至少两个肽段构成：一条约850个残基的重链以及一个或多个少于250个残基构成的轻链（图12-15）。重链N端的710个残基折叠成一个球状的催化域，形成了肌动蛋白和ATP的结合位点。肌球蛋白头部的1到6个轻链包裹在由重链形成的α螺旋周围（图12-15）。

肌球蛋白头部在缺乏ATP的情况下能与肌动蛋白纤维紧密结合，这称之为僵直复合物（rigor complex）。肌球蛋白头部以一定角度缠绕在肌动蛋白周围，它们的方向决定了倒刺的方向以及肌动蛋白纤维的指向。几乎所有的肌球蛋白都是朝向纤维的倒刺端运动，但肌球蛋白VI是一个例外，它沿纤维的突出端移动。

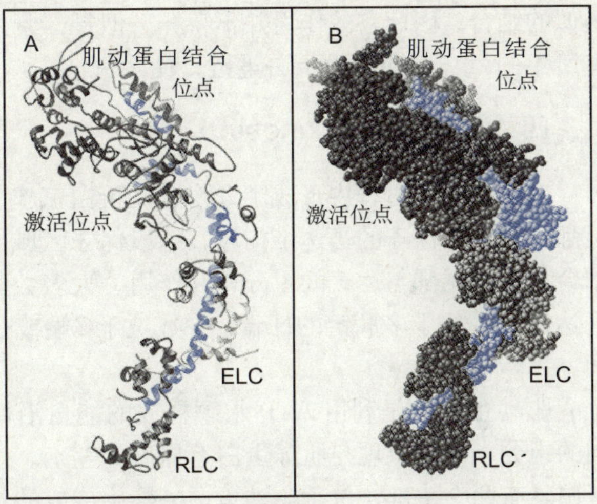

图12-15 肌球蛋白头部的原子结构

A. 肽段主链的带状图；B. 空间结构模型；ELC为结构轻链，RLC为调节轻链。

（参考 TD. Pollad et al. Cell Biology, 2002）

二、肌球蛋白－肌动蛋白ATP酶化学循环

肌球蛋白利用ATP水解释放的能量使肌动蛋白纤维运动，肌球蛋白和肌动蛋白结合与否，其水解ATP的情况有所不同：在缺乏肌动蛋白纤维的情况下，ATP迅速与肌球蛋白结合和分离，ATP水解的能量以热的形式散失；当肌球蛋白与肌动蛋白纤维结合的时候，其ATP酶活性大大提高，ATP的水解成为限速步骤。肌动蛋白的这个影响被称为“肌动蛋白活化肌球蛋白ATP酶”。

肌肉的力学实验表明，每一个ATP水解循环引起肌动蛋白纤维相对于肌球蛋白移动5～10nm，最近，通过光学显微镜观察的结果是5～15nm。

三、微管马达（motor）

分子马达中的驱动蛋白和动力蛋白家族负责细胞中沿微管的所有运动。动力蛋白为真核细胞中沿鞭毛和纤毛的弯曲运动，以及胞质中各种组分运输提供动力。驱动蛋白为这些组分的其它运输形式提供动力。

体外运动实验已经证明纯化的动力蛋白和驱动蛋白可以沿微管运动。微管马达蛋白也有头部和尾部。头部具有ATP酶活性，尾部能够作为连接体连接与微管马达结合的各种细胞结构。

少数几个选择性药理学试剂可以抑制马达蛋白。来自海绵的驱动蛋白抑制剂adociasulfate-2通过阻断与微管的结合来抑制驱动蛋白。当把adociasulfate-2注入活细胞中时，会扰乱依赖于驱动蛋白的细胞活动。一种名为nomasterol的小分子可抑制中期驱动蛋白，从而导致形成单极纺锤体。另一种小分子BDM（2，3-butanedione 2 monoxime）可抑制肌动蛋白激活的肌球蛋白ATP酶，并能在体外抑制肌动蛋白纤维沿着肌球蛋白的滑动。此外，BDM会阻断L型钙通道和间隙连接，还会改变蛋白质的磷酸化状态，以及从滑面内质网中去除Ca^{2+}。Vanadate和紫外线能使驱动蛋白失活。Vanadate与动力蛋白-ADP的γ磷酸化位点结合，也与其它ATP酶有

类似的结合，因此它的作用并不特异。但是，紫外线对动力蛋白-ADP-vanadate复合体的作用则有所不同：它切断动力蛋白重链，使之失活。

四、驱动蛋白（kinesin）

在生物进化过程中形成了九个驱动蛋白家族，各家族成员都具有一个保守的马达结构域，这段保守区域与多种尾部结合，通过尾部与运载的组分相互作用。大多数驱动蛋白的马达结构域位于多肽链的N端，少数位于C端或是多肽链中间。

驱动蛋白也是利用ATP水解释放的能量沿微管运输不同的组分，但其机理与肌球蛋白有显著的差别。一般的驱动蛋白具有两个头部，位于驱动蛋白α-螺旋构成的卷曲螺旋的N端（图12-16）。每一个头部包括大约340个残基，是与微管相结合的动力区域，能够催化ATP水解使微管移动。

大部分驱动蛋白沿微管向正极运动，但是，马达结构域在C末端的驱动蛋白向微管负极运动，比如ncd，而马达域在中部的驱动蛋白则不移动。马达结构域不论是定位在驱动蛋白的N末端还是C末端，它们的结构都是相似的，连接驱动蛋白头部和尾部的多肽链序列决定了驱动蛋白在微管上移动的方向。

驱动蛋白沿微管的运动具有两个重要特征：首先，单个具两个头部的驱动蛋白分子能够以0.5μm/秒的速度沿微管运动很长的距离。其次，驱动蛋白的运动并不连续，每一“步”8nm，这正是微管中相邻二聚体之间的间距。

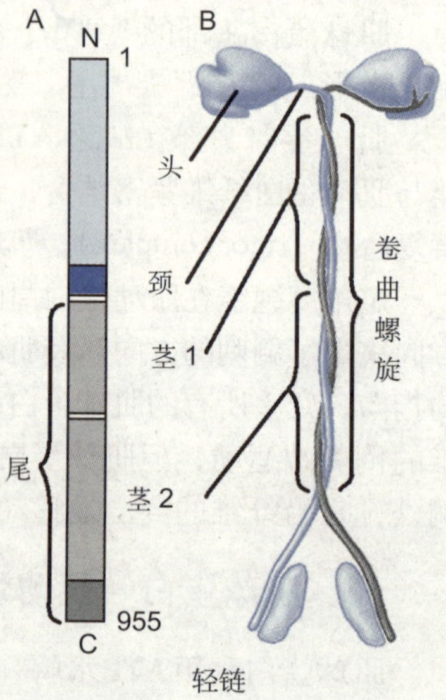

图 12-16 驱动蛋白的结构

A. 典型的驱动蛋白重多肽序列的结构域构成；B. 典型的驱动蛋白有两个头部和卷曲螺旋尾部，轻链结合在远端。

（参考TD. Pollad et al. Cell Biology, 2002）

如果ATP的浓度高于ADP，ATP将结合到与微管相连的头部的开放位点上，这样能促使另一个微弱结合ADP的头部也结合到微管上，同时ATP水解成为ADP和Pi，这种转换与水解相伴随，使得头部交替向前移动。

五、动力蛋白（dynein）

动力蛋白的起源与肌球蛋白和驱动蛋白完全不同。动力蛋白是ATP酶的AAA家族成员，由巨大的约380kD的重链和多种小肽段构成（图12-17）。动力蛋白N端1800个残基构成的尾部可以与其它的附属链以及它所运载的组分相结合。C端的2350个残基形成6个AAA模块，其中第1到第4模块与ATP结合，但是与微管相互作用产生运动时只有第1模块水解ATP。6个AAA模块构成的环状结构形成了动力蛋白的球状的头部。在第4个和第5个AAA模块之间，动力蛋白的重链形成一个棒状的环，在环的末端有一个ATP敏感的微管结合位点。动力蛋白重链、中间链、轻链的各种异构体构成了一大类动力蛋白，它们具有很多共性，同时也具有特异的功能。轴丝、动粒和细胞器的膜系统等结构可以在特定动力蛋白的协助下沿着微管移动。

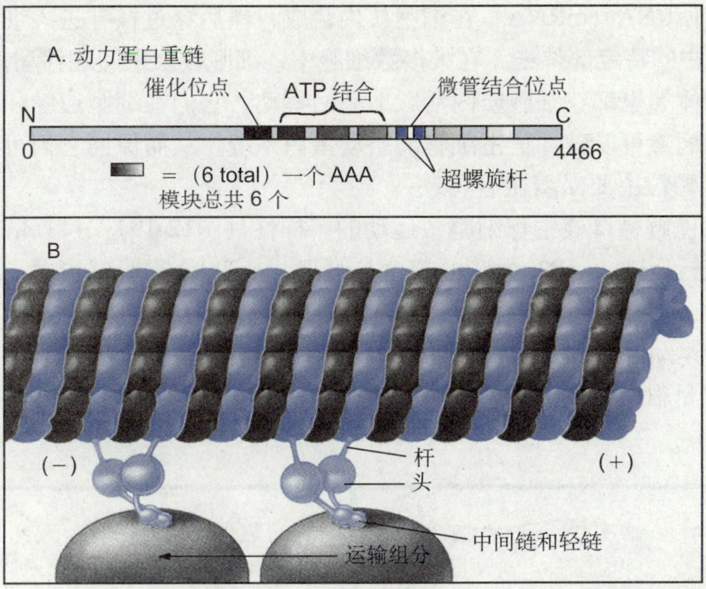

图 12-17　动力蛋白结构

A. 一条动力蛋白重链的线形示意图。显示六个 AAA 模块的位置以及两段可能会与一个连接环中 ATP 敏感的微管结合位点一起形成一个反向平行螺旋状卷曲的序列。第一个模块形成催化位点，2，3，4模块结合ATP但不进行水解，5，6模块不与ATP结合。B. 具有两个头部的胞质动力蛋白的模型。轻链和中间链结合运输组分，而10nm的杆将球状的头部与微管连接起来。（参考 TD. Pollad et al. Cell Biology, 2002）

动力蛋白的ATP酶循环类似于肌动球蛋白的ATP酶机制，但在重要的细节，尤其是限速步骤上有很大不同（图12-18）。与ATP结合时，动力蛋白在很大程度上与微管解离。中间产物动力蛋白-ADP＋Pi与微管的结合很微弱，在无机磷酸盐迅速解离后，动力蛋白-ADP复合体与微管重新结合。与微管结合可以以10倍的速率促使ADP从动力蛋白上的解离，原因是与微管的结合加速了一个限速的构象转变步骤。

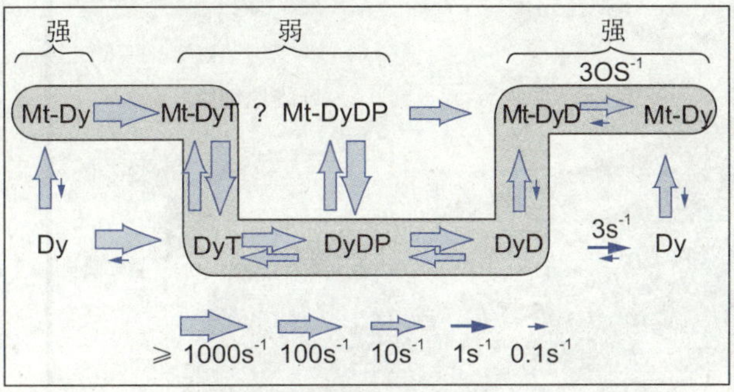

图 12-18　动力蛋白－微管 ATP 酶机制

箭头与反应速率成正比，反应进行的方向取决于反应物的浓度高低。图中以米色的线标注了反应的主线。Dy代表动力蛋白，Mt代表微管，T 代表 ATP，D 代表 ADP，P 代表无机磷酸盐。（参考 TD. Pollad et al. Cell Biology, 2002）

第五节　细胞内运动

事实上，活细胞内的每个组分都具有一定程度的运动性，只是这种运动的范围和速度因细胞类型而异。例如，藻类的细胞质以及巨型阿米巴的运动速度可以达到每秒钟十多微米；而另一方面，小分子和大分子在细胞质内的扩散运动却几乎无法感知到。由于细胞骨架构成的网络的孔径大约只有50nm，所以，直径大于50nm的颗粒必须依靠主动运输才能在细胞骨架网络之间穿梭。例如，信使RNA（mRNA）在细胞核内合成，然后穿过核孔进入细胞质中，而且还有可能被运输到细胞中的特定部位去。在大多数细胞中，细胞核会来回地移动。溶酶体、线粒体、分泌囊泡以及胞内体等也都在细胞质内活跃地来回移动，它们在细胞边缘和中心体之间的移动尤为频繁。细菌和病毒可以破坏宿主细胞的肌动蛋白系统，从而保证它们可以自由地穿梭于宿主细胞质中。病毒颗粒主要沿着微管移动。

有四个假说可以解释真核生物细胞中运动的多样性（图12-19）：（1）依靠驱动蛋白和动力蛋白，沿着微管进行运输；（2）微管的聚合与解聚；（3）依靠肌球蛋白，沿着微丝进行运输（当被运输的是其它微丝时，就产生了肌肉的收缩）；以及（4）微丝的聚合和解聚。在动物细胞中，沿着微管的运动是受到最多关注的一个领域，但是，在整个生物学领域中，还有许多其它的相关机制也都是很重要的。

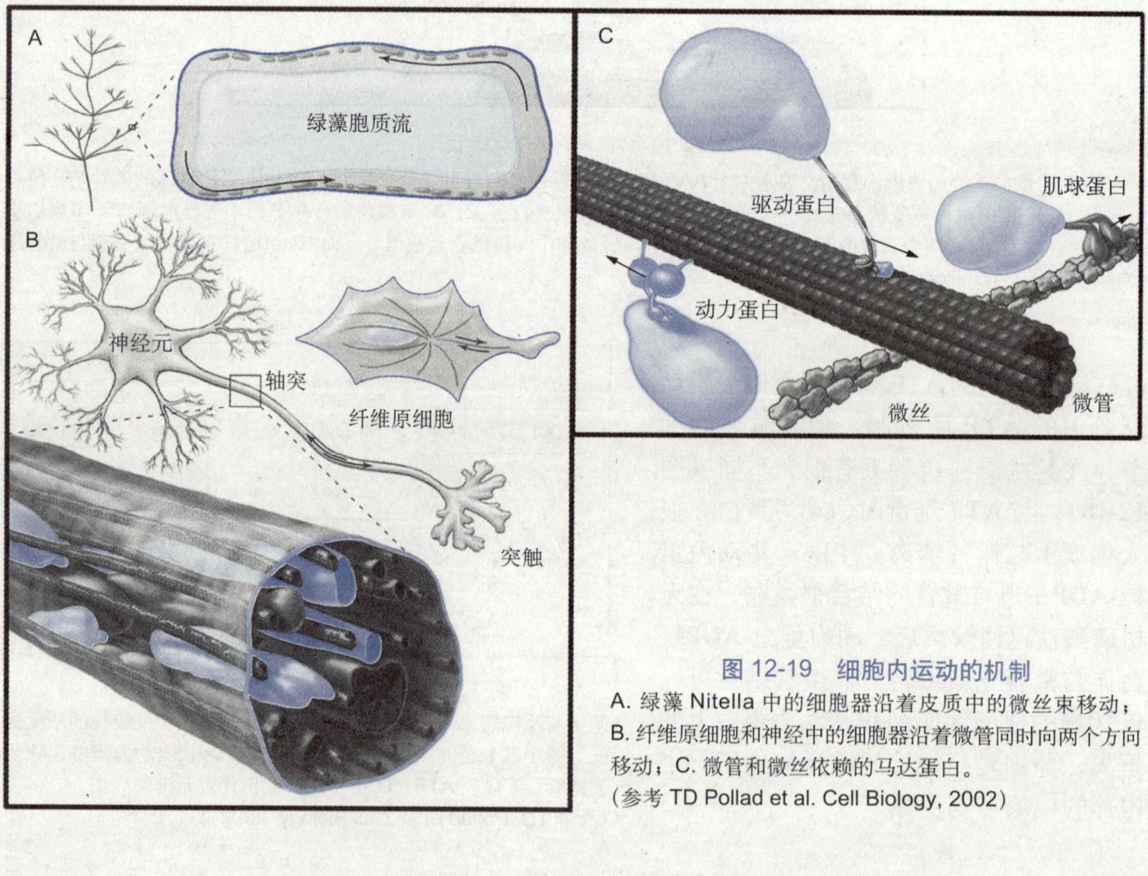

图 12-19 细胞内运动的机制

A. 绿藻 Nitella 中的细胞器沿着皮质中的微丝束移动；B. 纤维原细胞和神经中的细胞器沿着微管同时向两个方向移动；C. 微管和微丝依赖的马达蛋白。

（参考 TD Pollad et al. Cell Biology, 2002）

一、沿着微管的快速移动

活细胞突触的显微观察发现，许多膜相关的细胞器要么稳定地向着突触末端移动（顺行），要么稳定地背着突触末端移动（逆行）（图 12-20）。逆行运动（2.5μm/s）要比顺行运动（0.5μm/s）快。

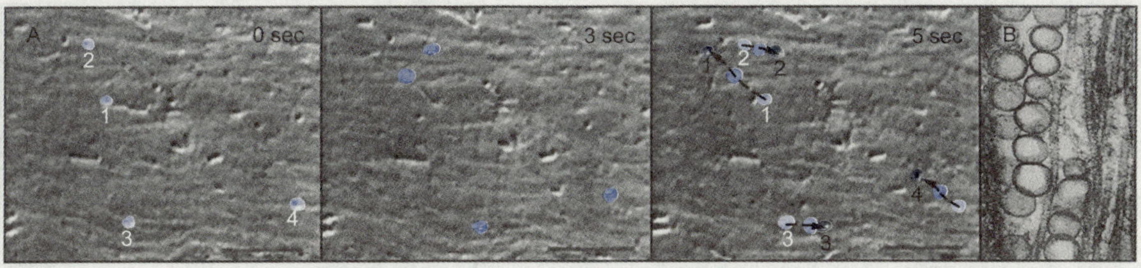

图 12-20 细胞质中的快速运输

A. 微分干涉相差显微镜摄影中截取的三帧图像，从图中可以看出，细胞器可以被顺行或逆行运输。数字标明了四个较大的细胞器，他们的运动方向如箭头所示，从白色数字所示的位置被运输到黑色数字所示的位置（S. Brady, University of Texas Southwestern Medical School, Dallas）；B. 轴索浆超薄切片的电子显微镜图片，可见与微管相连的囊泡。

（参考 TD Pollad et al. Cell Biology, 2002）

微管相关的马达蛋白与细胞器的结合是快速轴突运输的动力，正端指向的驱动蛋白负责顺行运动，把组分运至神经末梢；负端指向的动力蛋白则负责逆行运动。疱疹病毒和狂犬病病毒也是依靠动力蛋白，沿着微管，从感觉神经细胞末梢远距离运输到胞体的，然后病毒DNA就在胞体完成复制。在微管上移动的囊泡可以转移到微丝上并沿着微丝移动，所以，肌球蛋白可能负责囊泡在神经末梢和轴突皮质中的运动。

在其他细胞中，细胞器在细胞质中的移动也采用上述的分子机制。

二、微管聚合驱动的细胞内运动

近年来科学家们才发现，微管的聚合和解聚过程也可以介导细胞器的移动。体外实验（图12-21）证明，染色体能与微管末端相连，而且在微管解聚的时候，这种结合仍不会被破坏，即使不存在ATP和GTP的情况下亦如此。对这一现象的可能解释是，染色体与微管末端表面一些微弱的结合可以快速地重组，使得染色体能始终与微管保持结合，即使是在微管蛋白从微管上解聚下来的时候，染色体也不会从微管蛋白上脱落下来。

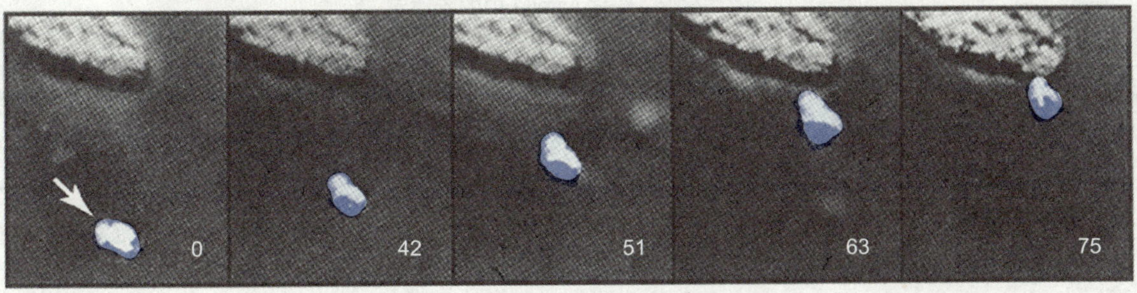

图 12-21 微管可以在体外运输染色体

提供足够的管蛋白，微管可以生长，此时再加入分离纯化的染色体（箭头所示）作为微管运输的货物，则它很快就可以被微管末端所捕获。当微管蛋白浓度降低时，微管缩短，直至染色体移位到微管的顶端，这一过程不需要ATP和GTP的参与。

（参考 TD Pollad et al. Cell Biology, 2002）

三、肌动蛋白和肌球蛋白驱动的胞质运动

在植物细胞中常见胞质的大幅度运动，这种胞质流动是由于内质网沿着与细胞皮层结合的方向一致的微丝束移动（图 12-22）引起的。一种专门的肌球蛋白负责介导内质网沿着皮质肌动蛋白的移动。

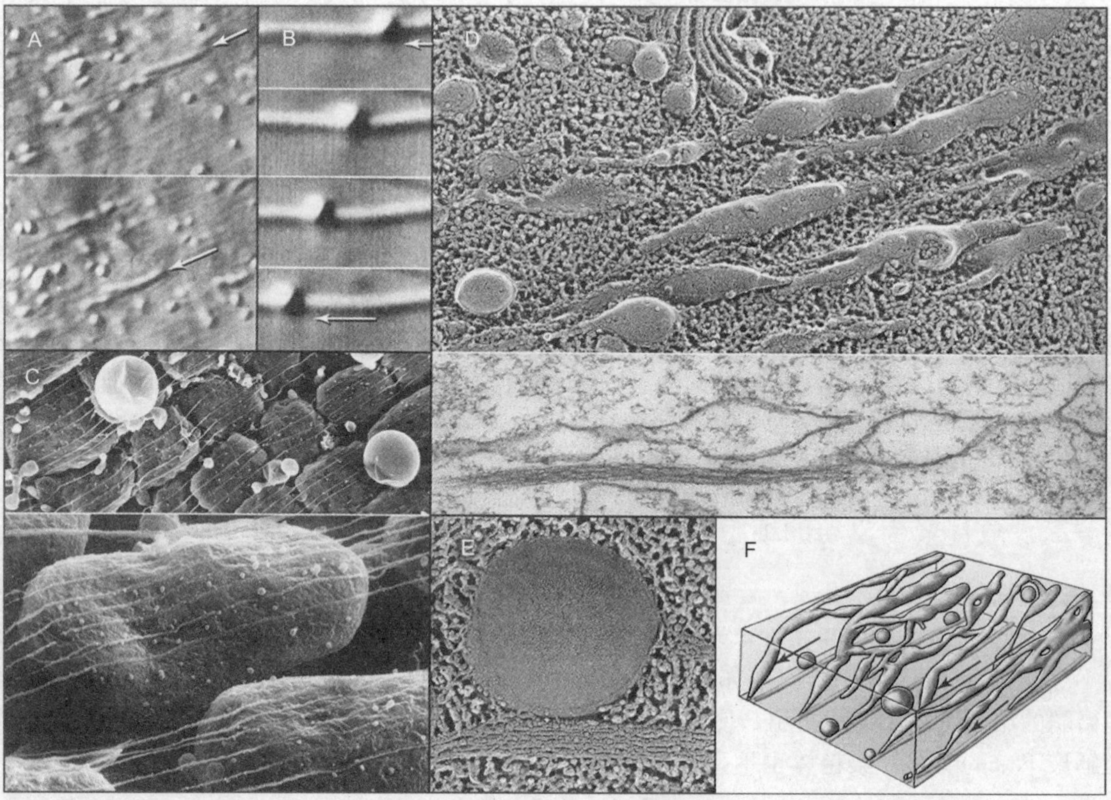

图 12-22　绿藻 Nitella 中的胞质流

A. 微分干涉相差显微图片，显示细胞在细胞质中的运动，箭头所示为内质网；B. 不同时间点的微分干涉相差显微图片，显示绿藻 Nitella 来源的囊泡沿着微丝束的移动；C. 绿藻 Nitella 皮质的扫描电镜图片，可见与叶绿体相连的微丝束；D. 冷冻断裂（上）和超薄切片（下）扫描电镜图片，可见内质网和微丝束相连；E. 冷冻断裂扫描电镜图片，显示与微丝束相连的囊泡；F 内质网在大量胞质带动下沿着微丝束移动的手绘模型。
（参考 TD Pollad et al. Cell Biology, 2002）

出芽酵母中的囊泡也是沿着微丝束从母细胞被运输到芽体中的，所不同的是，出芽酵母中的这种囊泡运动并不会引起胞质流。肌球蛋白 V 是这一运动所需的马达蛋白，同时也负责某些 mRNA 向芽体的运输。

此外，神经细胞来源的囊泡既可以沿着微管移动，也可以沿着微丝移动。动物细胞中微丝较短，所以微丝介导的运动的广度小一些，因此这种运动比微管介导的长距离运动更难检测到，但是，许多细胞中微丝的组织很巧妙，能尽量减少分泌囊泡运输到质膜所花的时间。

四、肌动蛋白聚合介导的胞质的运动

包括 Listeria 和 Sbigella 在内的一些致病细菌沿着微丝以大约 0.5μm/s 的速度穿过细胞质。不对称的定位于细菌表面的蛋白质，例如 Arp2/3 复合体以及 VASP（血管舒张激活的磷蛋白，vasodilator-stimulated phosphoprotein），可以激活微丝只在细菌的某一端聚合，这造成了不对称性，从而驱动细菌向前移动。它们的作用机制应该是相似的，但有一个例外，在细菌组成型肌动蛋白的组装过程中并不需要胞质肌动蛋白组装时所需的小GTP酶。在某些情况下，胞质中胞内体会像 Listeria 一样沿着微丝而不是微管移动。

五、轴突中细胞骨架多聚体及其相关蛋白的慢速运输

神经细胞的许多蛋白质都是在胞体中合成，然后再被慢慢地运输到轴突或树突末端的。根据其运动速度的不同，可以将沿着轴突进行慢速运动的蛋白质分成两组。管蛋白、中间纤维蛋白以及血影蛋白组成了“慢速组分 a”，它们移动的速度非常慢，每天大约只能移动 0.1 ~ 1 微米（相当于每秒钟 1 ~ 10 纳米）。“慢速组分 b”的移动速度比“慢速组分 a”快大约10倍，而且其成员个数也大约是“慢速组分a”的10倍，包括网格蛋白、糖酵解酶以及肌动蛋白等许多不同种类的蛋白。关于这种慢速运输的机制，目前还存在争议。

随着实验技术的发展，对活体神经细胞轴突中荧光标记的单根中等纤维的记录表明，在大部分时间里（达到99%），神经细胞中的这些纤维都是固定的，但有时候它们会快速（0.2～2μm/s）地移动20μm，它们的运动大多是朝着远离胞体的方向。这种间歇性的快速运动依赖于微管，而且可能还需要马达蛋白的参与。

第六节　细胞运动

细胞运动速度通常是从 10^{-2}μm/ 秒到 10^{2}μm/ 秒。纤毛虫和精子能在水里快速游动。许多细胞，包括人白细胞、神经生长锥和成纤维细胞，以中等的速度运动。

一、伪足伸展引起的运动

能够在固体表面或者细胞外基质爬行是许多细胞的基本能力。例如，神经细胞轴突生长锥缓慢移动，建立起人的神经系统中的所有连接，此系统有数十亿个神经元和大约一百万英里长的细胞突起；白细胞从血液循环中运动到炎症部位，靠吞噬作用吞入微生物；上皮细胞的游走在创伤愈合中起作用。

这类细胞运动需要3个不同事件的协作：细胞必须延伸其前缘，然后粘附到基质上，并且（如果整个细胞都要移动）将尾部从附着物上缩回（图12-23）。在大多数细胞中肌动蛋白和其结合蛋白为此运动提供了分子基础。引导细胞迁移的伪足富含肌动蛋白纤维，因此伪足的延伸对于扰乱肌动蛋白纤维的细胞松弛素敏感。同时研究者也发现肌球蛋白Ⅰ和Ⅱ在细胞迁移中起着作用。

各种外在刺激（例如生长因子和趋化因子）和一个内在的 Ca^{2+} 梯度调节细胞骨架的组装和排列。外在刺激会引发细胞内信号传导通路，而 Ca^{2+} 梯度的标志是在细胞前沿有一个低的 Ca^{2+} 水平，而在后部有一个高的 Ca^{2+} 水平。

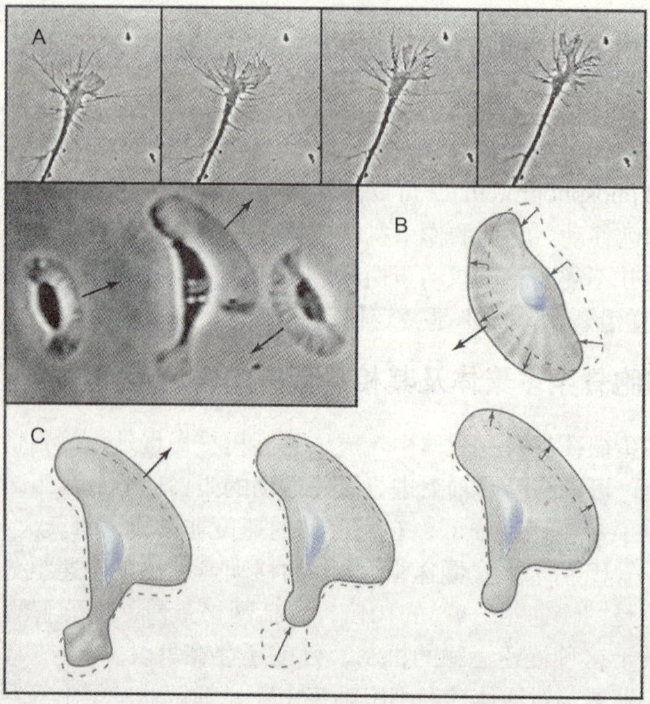

图 12-23　伪足伸展引起的细胞运动
（参考 TD Pollad et al. Cell Biology, 2002）

二、收缩引起细胞形状改变

细胞形状的改变可由局部或定向的胞质收缩引起。肌肉收缩（见第8节）和胞质分裂就是最好的例子。在有丝分裂末期，两个即将分离的子细胞之间产生一个收缩环，并逐渐收紧，两个子细胞被分开，完成胞质分裂。收缩环是由大量平行排列但具有不同极性的微丝形成的。收紧的动力来自于纤维束中肌动蛋白和肌球蛋白的相对滑动、或者说是由肌球蛋白介导的，相反极性微丝之间的滑动。

三、纤毛和鞭毛的运动

纤毛和鞭毛是细胞表面的特化结构，通常将少而长的称鞭毛，多而短的称纤毛。它们都能推进细胞向前运动，每秒钟可摆动高达100次。许多纤毛的协同运动能够使大的细胞运动。运动力方向的反转使细胞能够来回泳动。或者，如果细胞是静止的，比如呼吸道的上皮细胞，纤毛的协同摆动推动流质和固体颗粒从其表面流过。

多数纤毛和鞭毛由轴芯（axoneme）组成，轴芯由被质膜包裹的以9＋2形式排列的微管构成（图 12-24）。9条外侧二联管中，每条有一个完全的A管和一个不完全的B管，A管和B管分别由 13 和 10 条原纤维构成。中央管则是典型的 13 条原纤维微管结构。有 200 多种附加蛋白质增强了9＋2微管，使得轴线既坚固又富有弹性。环状连接将外侧二联管彼此连接起来。中间的两条微管之间有桥连接。放射辐条从中央鞘伸向外侧二联管，由17条不同的多肽组成。但是对于其它少量的附加蛋白质目前还知之甚少。鞭毛和纤毛的根部称为基体（basal body），

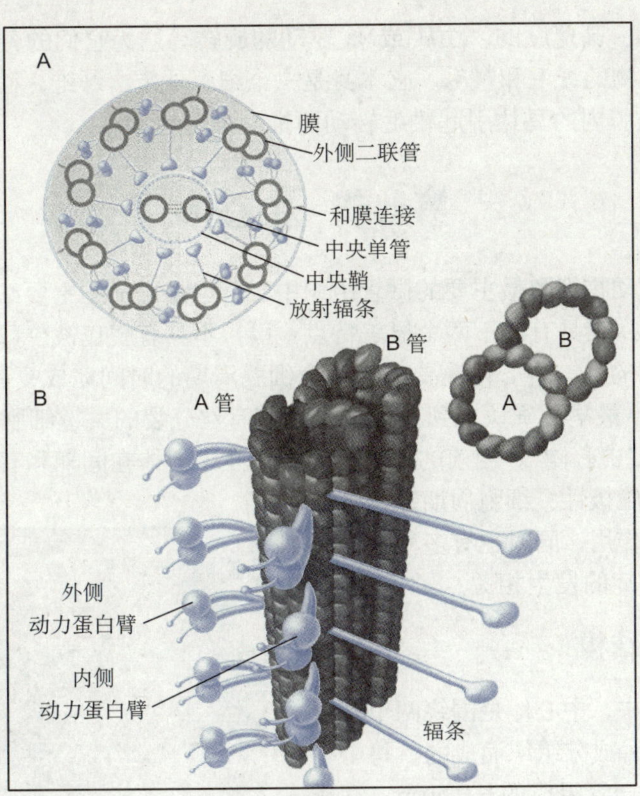

图 12-24 轴线的结构和组成

A. 轴线横切面；B. 外侧二联管，内、外动力蛋白臂和放射轴条

（参考 TD Pollad et al. Cell Biology, 2002）

它把轴线锚定在细胞皮层。轴线的 9 条外侧二联管直接由基体的外侧三联管延伸形成。

A管上有内外两组动力蛋白（dynein）臂，组成它们的动力蛋白是一种高分子ATP酶，提供运动所需的能量。外侧二联管之间通过动力蛋白产生相对滑动，使得轴线中的一半微管向一个方向运动，另一半向相反方向运动，进而引起鞭毛和纤毛的弯曲。研究表明，外侧动力蛋白臂加速二联管的滑动，而内侧动力蛋白臂负责将滑动的力转变为弯曲。

虽然轴线的摆动是自主的，但仍能被信号转导通路所调控。钙和cAMP依赖的外侧臂动力蛋白的磷酸化都能够改变摆动的频率或波形。

Kartagener综合征病人缺乏可见的动力蛋白臂，他们的精子和纤毛无法运动。因此，男性病人不能生育，并且男性和女性病人都有严重的呼吸系统疾病，无法有效清除肺部的细菌和其它外来物质。轴线动力蛋白对身体发育也有重要影响。Kartagener综合征病人和缺失一个动力蛋白重链的小鼠的内脏器官，如心脏和肝脏，可能在正常的一侧，也可能在相反的一侧，两种情况的机会相等，这叫做体位倒转（situs inversus）。纤毛是在胚胎发育中影响组织建成不对称性的关键因素，没有纤毛的运动，器官的位置就会随机分布。

四、其它运动系统

尽管肌动蛋白和微管负责大部分真核细胞的运动，也存在着一些十分不同的运动系统。如细菌利用一种可逆的、高速度的、由H^+或Na^+驱动的旋转马达为它们的鞭毛提供动力。细菌鞭毛完全不同于真核生物的纤毛和鞭毛。它本身是一个细胞外蛋白纤维，而不是像轴线那样的细胞骨架结构。嵌入质膜内的马达引起鞭毛转动而推动细菌运动。

第七节 中心体

中心体是大多数动物细胞最主要的微管组织中心，也是已知的主要细胞器中最小而且存有大量未解之谜的一个。它具有以下两个显著特点：(1) 不具有膜包被。(2) 以半保留形式进行复制，而且值得注意的是，中心体需要超过一个细胞周期的时间完成复制。

19 世纪末 Boveri 最早正确认识到中心体是调节有丝分裂的关键细胞器，细胞的"动态中心"，并且命名它为"中心体"。当前的研究主要集中在中心体在间期和有丝分裂期中组织微管网络的作用和它在细胞极性、细胞周期进程以及胞质分裂中所发挥的作用，同时也有多种证据提示中心体的异常与癌症的发生相关。

一、中心体的结构

在绝大多数细胞中，中心体是围绕两个垂直排列的中心粒，由多种成分组织而成的。每个中心粒是由九个三联体微管组成的长0.5μm，直径0.2μm 的圆柱体（图12-25）。中心粒组织特定的蛋白质形成中心粒周围物质（PCM）。中心粒周围物质将一对中心粒联系起来，并与γ-微管蛋白环状复合物（γ-tublin ring complexes）相结合。中心粒周围物质与它的环绕物质共同形成中心球(centrosphere)，其成分随细胞周期的变化而变化。

最近的研究表明，中心体所包含的一对中心粒在形态和生化成分上并不是等同的（图 12-26）。在G_1期时，每个中心体含有由蛋白质纤维联系的母中心粒和子中心粒.母中心粒，常称之为M^{old}，在至少两个细胞周期以前组装完毕，而子中心粒是在前次S期进行时组装形成的。它们结构上的不同点在于M^{old}在它远离子中心粒的一端具有远端和次远端附着物（distal and subdistal appendage）。在新一轮的中心粒复制过程中，子中心粒成为新的母中心粒 M^{new}。但M^{new}与新复制的子中心粒一样没有远端和次远端附着物，直到G_2/M 时才在形态上和生化成分上与 M^{old} 相当。

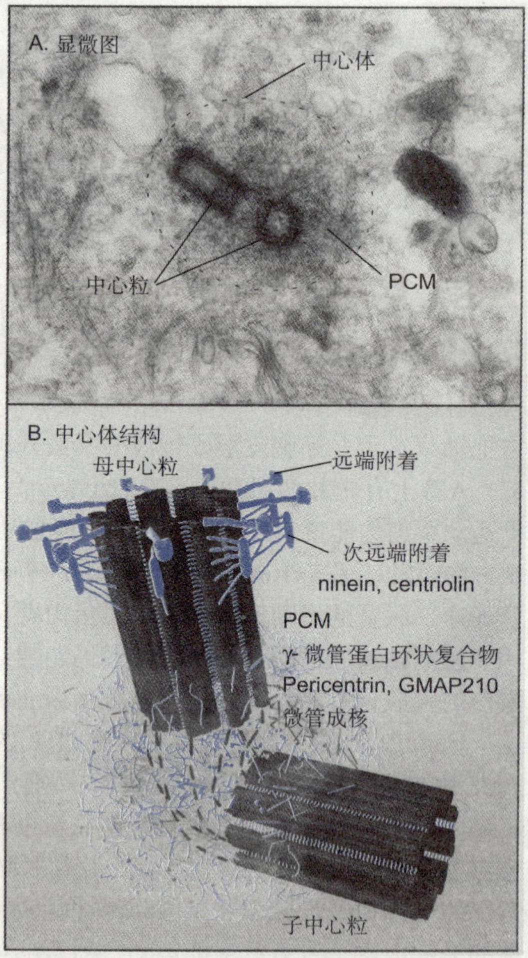

图 12-25 中心粒结构

A. PtK1 细胞末期被 PCM 包围的成对中心粒；B. 中心粒结构。图中标明了一些相关蛋白的位置

(参考 TD Pollad et al. Cell Biology, 2002)

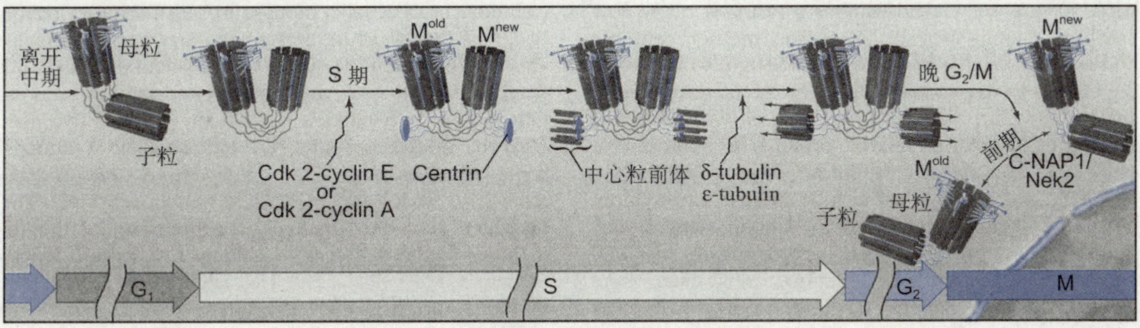

图 12-26 中心粒复制和细胞周期相关
（参考 TD Pollad et al. Cell Biology, 2002）

二、中心体的一些重要蛋白质组成

中心粒由很多种蛋白质构成，其中最重要的是 α，β，δ，ε 微管蛋白。中心粒还包括两种以上异构体centrin，它们是具有EF-hand的和钙调素类似的钙结合蛋白。另外一些蛋白质参与形成具有重要功能的中心粒结构，例如，ninenin，centrolin 以及其它一些蛋白质参与形成母中心粒的次远端附着物。

中心粒周围物质富含 γ 微管蛋白环状复合物和大量基质蛋白（pericentrin/kendrin，C-NAP1，GMAP210 以及其它蛋白质），而这些基质蛋白质大多数具有 α 超螺旋（a-helix coiled-coil）结构。γ 微管蛋白环状复合物在高等真核生物中主要发挥以正确数目（13）的原纤维丝起始微管成核的作用。很多由γ微管蛋白环状复合物起始的微管复合物可能在katanin切割下与起始复合物解离，随后被母中心粒及其周围物质再次捕获。

三、中心体的复制

中心体半保留复制的周期和细胞周期紧密联系（见图12-26）。在S期，新的子中心粒在M^{new}和M^{old}的近端呈垂直方向形成。子中心粒的产生起始于包含有centrin的盘状结构，该盘状结构起始形成九条微管形成的环-前中心粒，接着前中心粒转化成九个三联管。在细胞周期的余下阶段，子中心粒逐渐伸长，在晚 G_2/M 期时达到成熟长度。复制后的中心体在有丝分裂的前期分离，沿着细胞核的表面迁移并建立有丝分裂纺锤体的两极。

四、中心体与癌症

在癌细胞中普遍存在中心体异常的现象重新引起了人们对中心体研究的兴趣。恶性细胞中的中心体异常包括大的尺寸（是正常细胞的5～10倍），非正常的形状，数目的增多或中心粒的消失。Aurora-A蛋白激酶的过量表达可以导致中心体异常。在一些癌症细胞中发现Aurora-A基因的扩增实验表明这种激酶在组织培养细胞中过量表达时可以起到原癌基因的作用，导致这些细胞失去正常的生长控制，并且当把这些细胞注射入老鼠体内时可以形成肿瘤。

经显微手术去除中心体的细胞仍能进入有丝分裂期，组装成基本上正常的双极有丝分裂纺锤体。经过一段长时间的延迟后，大约40%的细胞可以完成胞质分裂。令人惊讶的是完成了细胞有丝分裂后，这些细胞不能再复制它们的DNA或者进入下一个有丝分裂周期。因此，中心体显然是跨越G_1检验点进入S期所必要的，这个关键控制点的缺陷在很多种肿瘤中是普遍的。

有人提出癌细胞可以在一个细胞周期中完成多轮中心体复制。然而最近的证据显示，多例癌症中心体的异常是由于细胞未能完成分裂，产生四倍体细胞，它们具有两倍的DNA含量和两倍数目的中心体。正常情况下，一个p53蛋白依赖性的细胞检验点会阻断这样的四倍体子细胞的周期运行。该检验点的作用途径尚不清楚，但p53可以与Aurora结合并使其失活，可能是这个过程中的一部分。来自p53缺失的小鼠的细胞系往往具有多个中心体。很多癌细胞仍能形成双极纺锤体，但每一极具有一簇中心体。在癌症中，中心体异常的原因和后果是最近的一个活跃的研究领域。

第八节　肌细胞及其运动

脊椎动物有三种特化的收缩细胞：骨骼肌、心肌和平滑肌细胞（图12-27），这些细胞利用肌动蛋白和肌球蛋白产生有力的单向运动。肌肉可看作是一种特定的富含细胞骨架的非常高效的能量转换装置，能够直接将化学能转化为机械能。迄今为止，任何人造机器都尚未达到这种特性。肌肉收缩需要的能量来源于 ATP 分解。

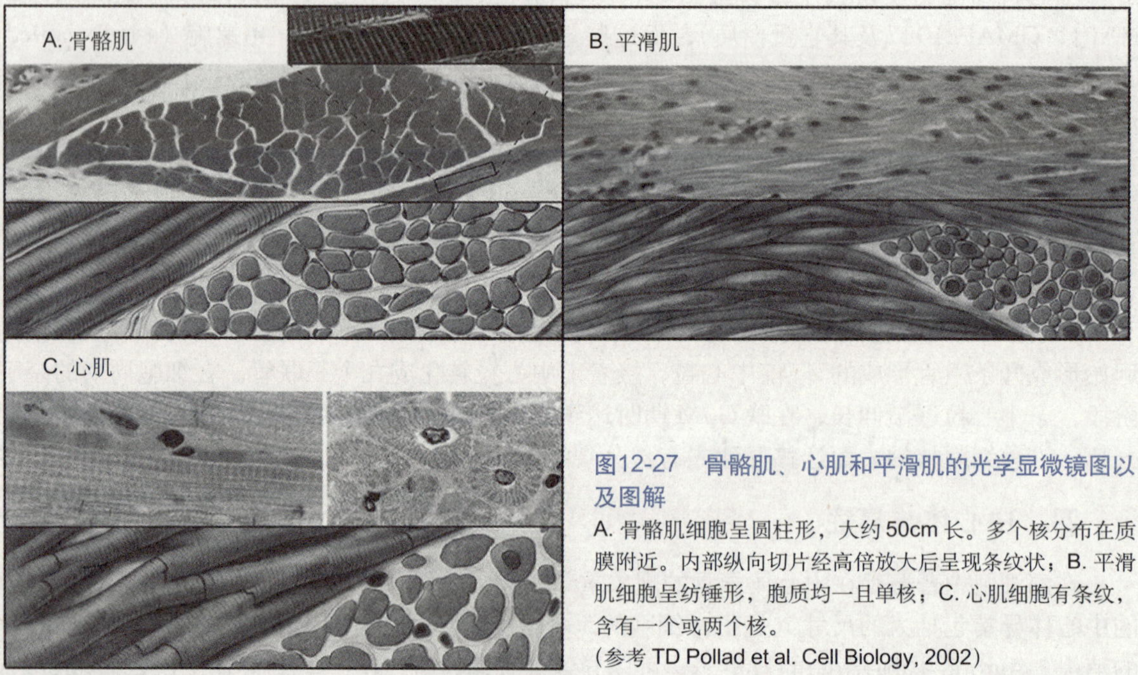

图12-27　骨骼肌、心肌和平滑肌的光学显微镜图以及图解

A. 骨骼肌细胞呈圆柱形，大约 50cm 长。多个核分布在质膜附近。内部纵向切片经高倍放大后呈现条纹状；B. 平滑肌细胞呈纺锤形，胞质均一且单核；C. 心肌细胞有条纹，含有一个或两个核。

（参考 TD Pollad et al. Cell Biology, 2002）

一、骨骼肌细胞

（一）骨骼肌的结构与组成

骨骼肌细胞（也称为肌纤维）是脊椎动物中最大的细胞之一。在发育过程中，通过原始的单核成肌细胞融合，形成几厘米长的肌细胞。成熟细胞含有多个核，沿着纵向分布。

骨骼肌细胞只有两种状态：失活（松弛）和活化（收缩），含有大量的由肌动蛋白、肌球蛋白和结合蛋白质所组成的高度有序的收缩单元（图12-28）。肌动蛋白丝和肌球蛋白丝组成肌节，半晶体阵列使细胞在显微镜下呈斑纹状，因而被称作横纹肌。以肌动蛋白为基础的细肌丝在肌球蛋白组成的粗肌丝上滑过，从而产生收缩。ATP提供能量，肌球蛋白产生动力，通过连接一系列的肌节而产生速度。强度取决于平行收缩的肌节的数目。

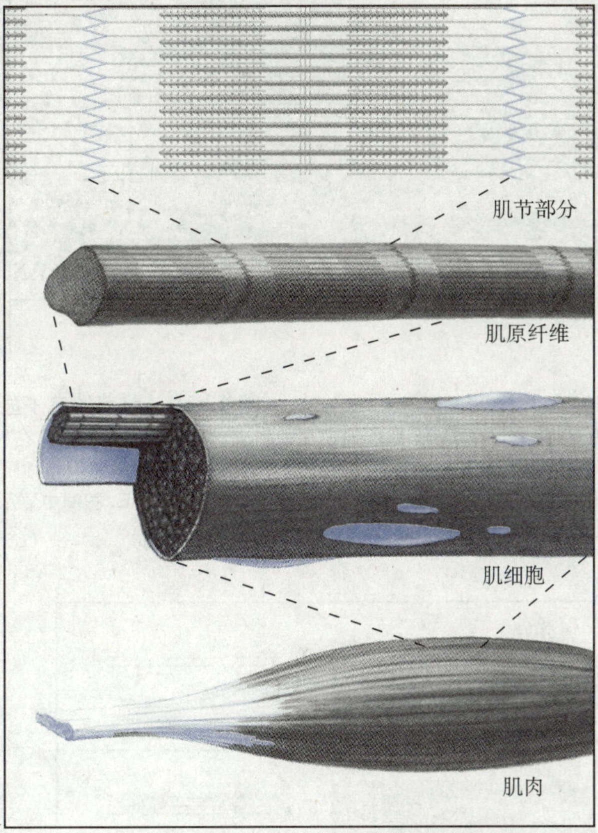

图 12-28　横纹肌细胞的收缩装置

收缩单元是肌节（一条由粗肌丝和细肌丝交错形成的阵列）。肌节首尾相连形成长棒状的肌原纤维，贯穿于整个细胞。

肌小节头尾相接形成长的圆柱形结构，称作肌原纤维。它与肌肉长轴平行，是骨骼肌收缩的基本结构单位。光学显微镜下，可见每条肌原纤维由几百个较宽的暗带（A带）和较宽的明带（I带）交替组成；每段I带都被一个薄的Z盘（Z disk）所平分，横切片显示出一个较暗的Z线，两个Z线之间的单位称作肌节（sacromere）。在A带中央也有一薄的中膜称为M线，M线的两边还有狭窄的明带成为H盘（H-disk）（图 12-29）。

（二）骨骼肌收缩的分子基础——肌丝滑动机制

肌节（肌肉）收缩的时候（图12-30），粗细肌丝长度保持不变并且发生相对滑动。横桥（现在认为是肌球蛋白头部）能够连接肌动蛋白丝和肌球蛋白丝，并且在收缩时产生的张力可以使肌动蛋白丝和肌球蛋白丝发生一定程度的重叠。

收缩肌肉中的大多数肌球蛋白头部含有ATP或者ADP-Pi。在某些肌球蛋白-ADP-Pi与肌动蛋白的瞬时相互作用过程中，磷酸基团从肌球蛋白上脱离，轻链迅速改变方向，拉伸横桥上的弹性部分。在几毫秒内，拉伸时产生的能量被用来相对于横桥转移肌动蛋白丝，收缩肌肉。当ADP从肌动蛋白-肌球蛋白-ADP中间物上脱离，ATP迅速与肌动蛋白-肌球蛋白复合物结合，使横桥分离，并且开始新的一轮ATP酶循环。

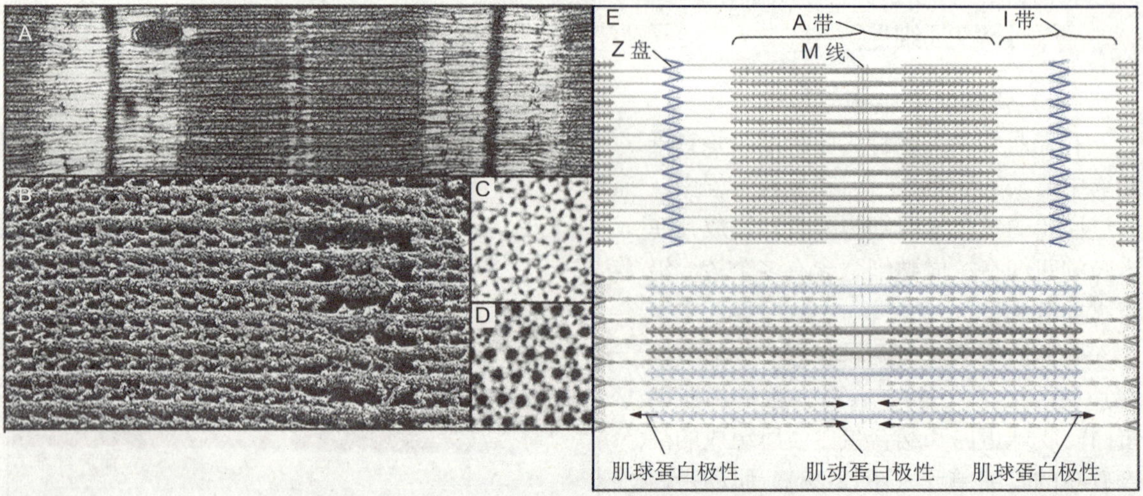

图 12-29　肌节的电子显微图片以及模式图

A. 纵向薄切片显示细肌丝锚定在 Z 盘上，并且与双极粗肌丝在 M 线的中部交叉重叠；B. 纵向冷冻破裂蚀刻阴影化的肌节显示肌球蛋白连接桥在肌节的中部（右）接受裸露的区域与细肌丝结合；C、D. 昆虫飞行肌肉和脊椎动物骨骼肌的横截面显示粗肌丝和细肌丝之间形成了双六边形的阵列；E. 图例中显示了粗细肌丝的极性

（参考 TD Pollad et al. Cell Biology, 2002）

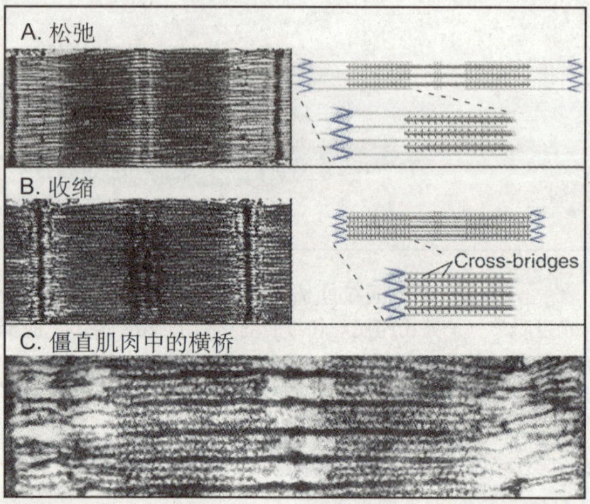

图 12-30　滑动的肌丝

松弛的肌肉（A）和收缩的骨骼肌（B）的纵切面的电子显微镜图和图解。肌节缩短的时候粗细肌丝的长度保持不变，说明在收缩过程中肌丝之间发生了相对滑动；C. 僵直肌肉中粗细肌丝之间的横桥。

（参考 TD Pollad et al. Cell Biology, 2002）

（三）骨骼肌收缩的调节

神经刺激通过两种途径到达骨骼肌。具备发育完善的中枢神经系统的有机体中，大多数由意识产生并到达骨骼肌的神经信号可以自如的控制骨骼肌。其它由反射产生的信号应答感觉神经的刺激。肌肉细胞受运动和感官神经共同支配。

每个运动神经元轴突的末梢分支在肌细胞表面形成突起，称作运动终板或者神经肌肉连接。这些神经末梢充满了含有神经递质乙酰胆碱的突触小泡。当动作电位到达神经末梢，刺激突触小泡与神经质膜的融合，释放乙酰胆碱到神经与肌肉的间隙中。不到 1 毫秒时间内，乙酰胆碱迅速散播到胞外间隙，并且与附近肌细胞质膜上的乙酰胆碱受体结合，打开受体阳离子通道，进而激起新的动作电位散播到肌细胞质膜上并且进入 T 小管中（图 12-31）。T 小管上的动作电位使滑面内质网中的 Ca^{2+} 释放到胞质中。

静止状态时，与肌动蛋白共同组成细肌丝，肌钙蛋白-原肌球蛋白复合物会部分地封闭肌动蛋白上的肌球蛋白头部结合位点。这就阻止了活化位点上弱亲和力的肌球蛋白中间物（ATP 或者 ADP-Pi）与细肌丝结合。当钙离子被释放到胞质中，钙离子与肌钙蛋白 C 结合，引起细肌丝上原肌球蛋白位置的轻微改变。这种改变增加了肌球蛋白-ADP-Pi与细肌丝结合的可能性，释放Pi基团和能量，启动肌肉的收缩。

二、心肌细胞

为了维持血液循环，特定的起搏细胞按一定时间间隔产生动作电位，刺激心肌产生重复的、不知疲倦的收缩。间隙连接使动作电位能够从一个细胞传递到下一个细胞。心肌细胞（图12-27）肌节的粗细肌丝类似于骨骼肌细胞，但是它们含有更多的线粒体，T小管更大，滑面内质网较少。心肌细胞的核位于中央，临近的细胞通过闰盘相互连接。闰盘具有粘连连接（结合肌动蛋白丝）和细胞桥粒（结合中间纤维）两种特性。相邻细胞的质膜通过钙依赖的钙粘素粘合在一起。

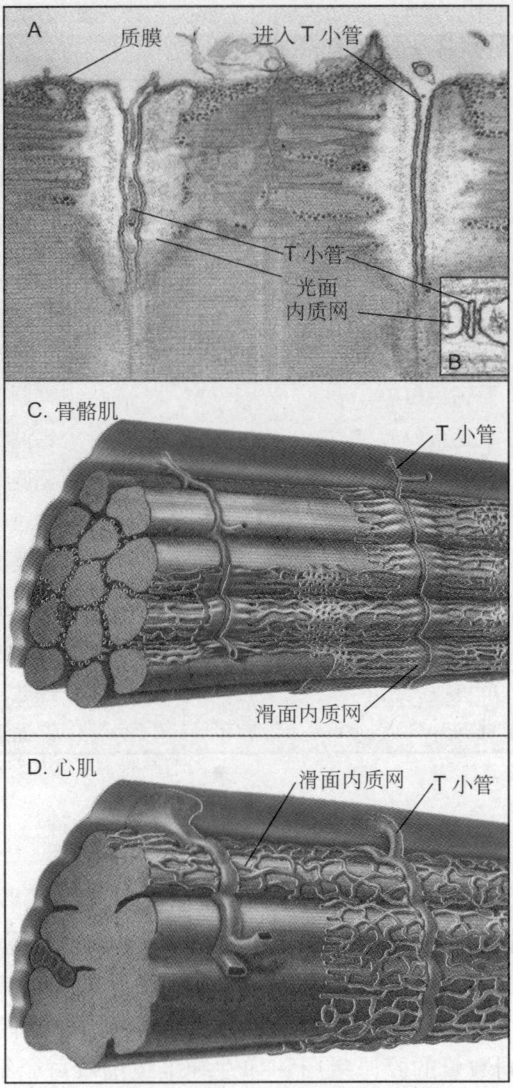

图12-31　横纹肌质膜特征

A、B：鱼骨骼肌切片的电子显微镜的显示质膜的内褶，称作T小管，贯穿于整个肌细胞，并且与滑面内质网紧密结合。一个T小管与两侧的滑面内质网组成的复合物称作三联体；C、D：骨骼肌和心肌中的T小管和滑面内质网的模式图。（参考Thomas D. Pollad, William C. Earnshaw, Cell Biology, 2002）

由于心脏对于生命活动至关重要，所以尽管只是单个分子的缺陷（可能在实验动物体中检测不到），但是对于人体来说确实不可忽视。大约500个人中就有一个会携带一种可能危及到心脏的基因突变（表12-3）。心脏试图通过增大体积来补偿收缩能力的缺陷，但是经过长时间积累，肥厚的心壁会影响心肌的放松，而且使整个心室充满血液。更严重的是，心脏肥大会最终导致不能激活和异常的节律，这些都是致命的。这种肥厚型心肌病的进展程度取决于突变的类型。肌球蛋白C蛋白缺陷的个体在50岁左右出现心脏肥大，能够达到正常的寿命。如果是肌钙蛋白T缺陷，则在十几岁的时候就会受到影响，一般在20多岁死于心律不齐。有半数看上去很健康的年轻运动员的死亡就是由这些严重的心肌收缩蛋白的突变造成的。肌球蛋白的突变属于中等程度的危害。肌动蛋白和dystrophin的突变会引起另一种类型的疾病：个体细胞肥大，但大多数细胞会死亡或者被结缔组织代替，这样会导致心壁变薄和收缩缺陷。

表 12-3　心脏病的遗传缺陷

基因 / 蛋白	正常功能	病理特征
肌动蛋白	细肌丝	扩张型心肌病，心力衰竭
Titin	被动弹性	扩张型心肌病，心力衰竭
Dystrophin	稳定膜	扩张型心肌病，心力衰竭
β- 肌球蛋白重链	粗肌丝运动	肥厚型心肌病，心律不齐
肌球蛋白基本轻链	肌球蛋白运动	肥厚型心肌病，心律不齐
肌球蛋白调节轻链	肌球蛋白运动	肥厚型心肌病，心律不齐
肌球蛋白 C 蛋白	粗肌丝结构	肥厚型心肌病，心律不齐
肌钙蛋白 T	钙调节	肥厚型心肌病，心律不齐
肌钙蛋白 I	钙调节	肥厚型心肌病，心律不齐
原肌球蛋白	钙调节	肥厚型心肌病，心律不齐
NKX2-5	转录因子	先天性 atrioseptal 缺陷
TBX5	转录因子	心室多种先天性缺陷
HERG	钾通道	长 QT 综合征，心律不齐
KVLQT1	钾通道	长 QT 综合征，心律不齐
minK	钾通道	长 QT 综合征，心律不齐
SCN5A	钠通道	长 QT 综合征，心律不齐

三、平滑肌细胞

平滑肌细胞适于缓慢、有力而高效的收缩，受不自主的机制控制。平滑肌细胞通常位于内脏器官中，例如血管（调节血压），胃与肠的管道（沿着肠道移动食物）和呼吸系统（如果过度收缩会引起哮喘和其它的过敏反应）。纺锤形的平滑肌细胞（图12-27）的胞质在光学显微镜下看上去是均匀的，因为其收缩蛋白并不像骨骼肌和心肌中那样有规律地排列。一个基片、不同数量的胶原蛋白和弹性纤维包围着每个细胞。

（何大澄）

参考文献

1. Bornens M: Centrosome composition and microtubule anchoring mechanisms. Curr Opion Cell Biol, 2002, 14: 25-34

2. Bray D: Cell Movements, 2nd ed., 2000, New York: Garland Publishing

3. Brown SS: Cooperation between microtubule- and actin- based motor proteins. Annu Rev Cell Dev Biol, 1999, 15: 63-80

4. Desai A, Mitchison TJ: Microtubule polymerization dynamics, Annu Rev Cell Dev Biol, 1998, 13: 83-118

5. Fuchs E, Cleveland DW: A structural scaffolding of intermediate filaments in health and disease. Science, 1998, 279: 514-519

6. Goldman RD, Chou YH, Prohlad V, Yoon M: Intermediate filaments: Dynamic processed regulating their assembly motility and interactions with other cytoskeletal systems. FASEB J[Suppl], 1999, 2: S261-S265
7. Hirokawa N: Kinesin and dynein superfamily proteins and the mechanism of organelle transport. Science, 1998, 279: 519-526
8. Kreis T,Vale R,eds.: Guide Book to the Cytoskeletal and Motor Protein, 2nd ed., 1999, New York: Oxford University Press
9. Mandelkow E, Johnson KA: The structural and mechanochemical cycle of kinesin. Trends Biochem Sci, 1998, 23: 429-433
10. Marshall WF: Centrioles take center stage. Curr Biol, 2001, 11: R487-R496
11. McLaughlin Pj, Weeds AG: Actin-Binding protein complexes at atomic resolution. Annu Rev Biophys Biomolec Struc, 1995, 24: 643-675
12. Milisav I: Dynein and dynein-related genes. Cell Motil Cytoskel, 1998, 39: 261-272
13. Nogales E, Whittaker M, Milligan RA, Downing KH: High resolution model of the microtubule. Cell, 1999, 96: 79-88
14. Schafer DA, Schroer TA: Actin-related proteins. Annu Rev Cell Dev Biol, 1999, 15: 341-365
15. Schroer TA: Microtubules don and doff their caps: Dynamic attachments at plus and minus ends. Curr Opin Cell Biol, 2001, 13:92-96
16. Severs NJ: The cardiac muscle cell. Bioessays, 2000, 22: 188-199
17. Walczak CE: Microtubule dynamics and tubulin interacting proteins. Curr Opion Cell Biol, 2000, 12: 52-56
18. Pollad TD, Earnshaw WC., Cell Biology, Elsevier Science (USA), Inc. 2002, revised reprint, 2004, printed in China.

第十三章　细胞核与遗传信息的转录调控

细胞核是真核细胞特有的细胞器，其中包含着携带细胞几乎全部基因组的染色体。由于绝大多数遗传信息贮存在细胞核中，DNA复制、RNA转录都在细胞核中进行，因此，它成为细胞生命活动的控制中心。

对于真核细胞中细胞核的产生，推测其原因主要有：①真核细胞有精细的骨架系统，它由微管和微丝以及中等纤维构成，细胞骨架能使细胞核保持在一定的区域，并且支撑它与其他细胞器间的联系。②原核细胞中，RNA的合成与蛋白质的合成是同时进行的，这样RNA在翻译成蛋白质之前就很少有机会改变其转录与翻译的方式，而在真核细胞中，转录与翻译在不同区域进行，RNA分子在翻译成蛋白质之前经历一个较长的阶段，前体要进行剪接，剪接中某些序列被切除，只有剪接好的mRNA才会运到胞质中，指导蛋白质合成。RNA剪接是真核细胞基因组信息传递的重要一步，使同一基因由于剪接方式的不同而最终产生不同的蛋白质，而这种剪接又不会受到核糖体的干扰。③真核细胞中DNA量是比较大的，由于有核膜的存在，使得长长的DNA分子避免因胞质中纤丝产生的机械力而受到损伤。

一般来说，大多数细胞是单核的，但也有些细胞具有多个核。此外，在某些成熟的细胞中，不再存在细胞核，如哺乳动物成熟的红细胞，植物韧皮部中的筛管细胞。不过失去核的细胞存活时间通常是不长久的。细胞核的大小在不同生物细胞中有明显差异，高等动物细胞核的直径一般为5～10μm，高等植物细胞核的直径一般为5～20μm，低等植物细胞核的直径一般为1～4μm。核的形态一般为圆球形或椭球形，但也有其他形状，如粒性白细胞的核为多叶形，蚕的丝腺细胞核为分枝形。

细胞核主要由核被膜、染色质、核仁及核基质组成（图13-1）。

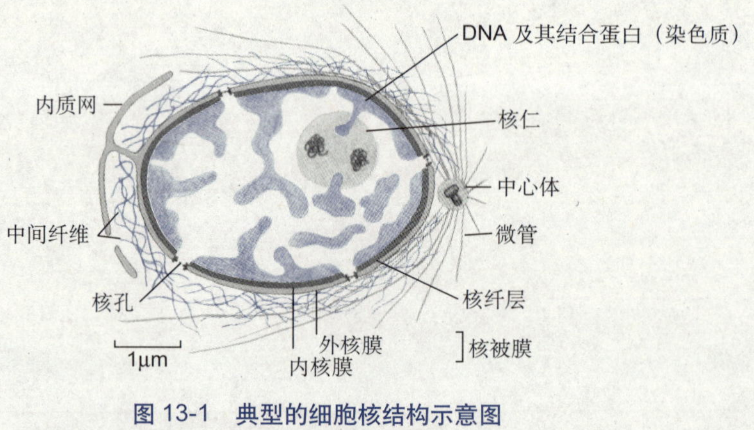

图 13-1　典型的细胞核结构示意图
（参考 B. Albers, 2002）

第一节　细胞核被膜与核孔复合体

在原核细胞中有一团含核样物质的核区，核区周围没有核膜，DNA 裸露在细胞质中，这样，DNA的复制、RNA的转录、蛋白质的翻译都是在同一区间中连续进行。真核细胞中的DNA由核被膜包围，胞核通过双层核被膜与胞质的其他部分相隔离，核被膜上有许多孔，它们选择性地将有关分子在细胞核与细胞质之间进行转运，细胞核的体积约占整个细胞体积的 10%。

一、核被膜的结构与核孔复合体模型

（一）核被膜的结构组成

核被膜（nuclear envelope）是细胞核的界膜，它由内、外两层平行的单位膜组成，每层膜的厚度为 70 ～ 80nm，在内、外膜之间有宽约 20 ～ 40nm 的间隙，称为核周间隙（perinuclear space）或膜腔。在双层核膜中，面向胞质的一层膜为外膜，其外表面附有大量的核糖核蛋白体颗粒，有些部位与内质网相连，核周间隙与内质网腔相通，由此可将核外膜看作是内质网膜的一个特化区域。内膜面向核质，其表面光滑没有核糖体颗粒附着，但内膜上有一些与核纤层相关的特异蛋白，如核纤层蛋白 B 受体，通过这些蛋白质核纤层可紧密结合在内膜上。核的内、外膜在一些位点融合形成环状开口，称为核孔（nuclear pores）。核孔是沟通核质与胞质物质交流的渠道，选择性的转运核内外的各种分子，因而对细胞的活动起重要的调控作用。

核孔的直径约为 80 ～ 120nm，每个核孔不是一个简单的通道，它包含有一个复杂而精细的结构体系，即核孔复合体（nuclear pore complex，NPC）。大量的研究结果表明，所有真核细胞的核膜上都普遍有核孔复合体，但因细胞类型的不同和细胞生长阶段的不同，核孔数目有较大的差异。

（二）核孔复合体模型

1950年，H.G.Callan等人通过电子显微镜观察，首先在两栖类卵母细胞的核膜上发现了核孔，随后大量的实验证明，核孔普遍存在于真核细胞的核膜上（图 13-2），并发现核孔是由许多蛋白质构成的复杂结构，对进出核孔的物质具有严格的调控作用。1959 年，M.L.Watson 将这种结构命名为核孔复合体。目前，认为核孔复合体由100多种蛋白质组成。随着分离纯化技术的不断改进，现在已经在酵母中鉴定出 30 多种核孔复合体相关蛋白，在脊椎动物中鉴定出10几种核孔复合体相关蛋白，其中了解得比较清楚的有 gp210 和 p62。现已在多种生物的核孔复合体中证实这两种蛋白质的存在，并且在不同的物种中具有很强的同源性。这也说明组成核孔复合体的成分在进化上是很保守的。gp210是第一个被鉴定出的核孔复合体蛋白，分子量为210kDa，在粗面内质网合成，它是位于核孔处的跨膜蛋白质，主要起锚定核孔复合体结构的作用，它能介导核孔复合体结构蛋白质在核孔处的组装，并且在内外核膜融合形成核孔的过程中起重要作用。此外，它还与核物质经由核膜的转运相关。p62 属核孔复合体中的功能蛋白质，带有O- 连接的N- 乙酰氨基葡萄糖寡糖链，在物质通过核孔复合体的转运过程中发挥重要的作用。

核孔复合体的结构由于受到种种研究条件的限制，至今仍有很多不清楚的地方，但已有多种模型被提出来，其中影响较大的是Goldberg 等人提出的模型（图 13-3）。他们认为核孔复合

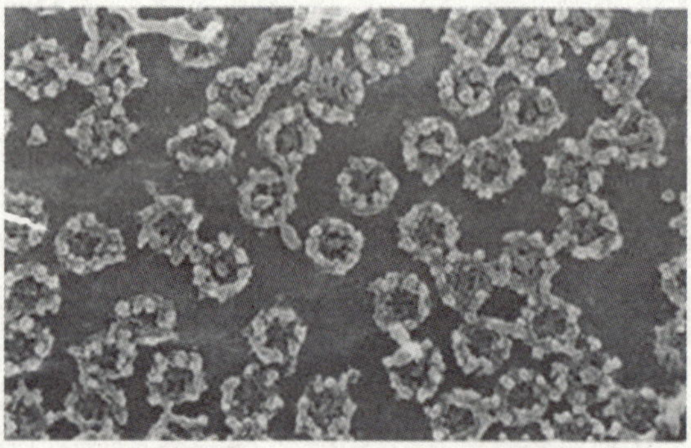

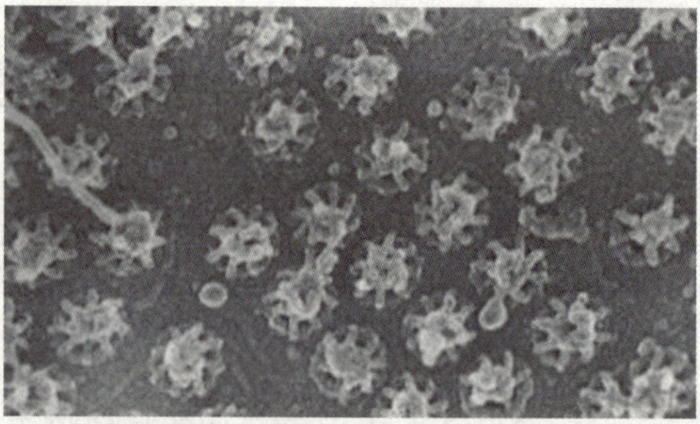

图 13-2　细胞核孔复合体结构电镜图

a. 细胞核被膜的胞质面；b. 细胞核被膜的核质面（参考 G.Karp，2002）

体主要由以下几部分组成：①胞质环，位于核孔胞质面一侧的整个边缘，从环上向胞质伸出8条呈对称分布的短纤维；②核质环，位于核孔核质面一侧的整个边缘，从环上向核质伸出8条呈对称分布的长纤维，并且在纤维的末端形成一个直径为60nm 的小环，使整个核质环的结构类似“捕鱼笼”（fish-trap）的形状，还有人称其为核篮（nuclear basket）或核笼（nuclear cage）结构；③辐，由核孔边缘伸向核孔中心的结构，呈辐射状八重对称分布，此结构又包括几个部分，其主要部分位于孔道的边缘，与胞质环和核质环相连接，起到支撑核孔的作用，被称为柱状亚单位，在柱状亚单位之外为腔内亚单位，它们是大的跨膜糖蛋白，其作用是将核孔复合体锚定在核膜上，在柱状亚单位之内为环带亚单位，由8个颗粒状结构环绕在孔道内；④中心栓，又称中心颗粒，位于核孔的中心，推测它在胞核与胞质的物质交换中起转运作用。对于中心栓是否是核孔复合体的固有组成部分，尚未完全确定，有人提出在电镜下观察到的这一结构，可能是正在通过核孔转运的物质。整个核孔复合体的结构是相对稳定的，保证了核内外的物质交流，同时它又是一个可调控的物质运输通道。

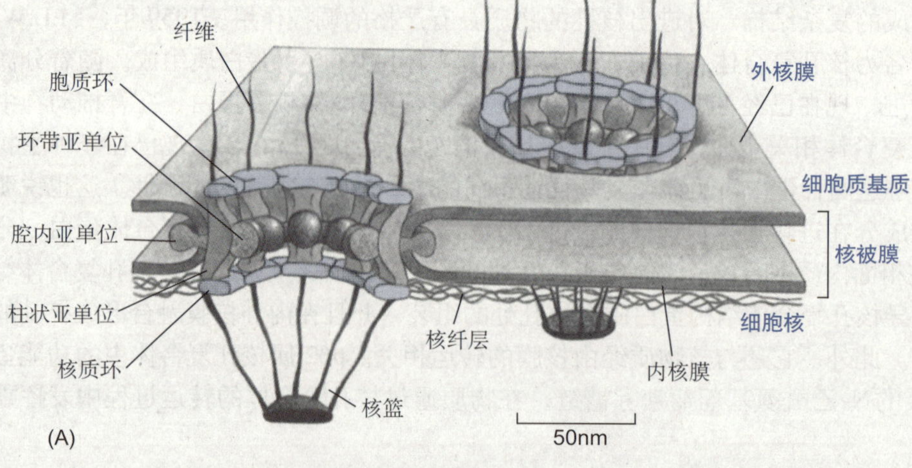

图 13-3　核孔复合体结构模式图

（参考 B. Alberts, 2002）

二、细胞核与细胞质间的物质运输

（一）小分子的转运

每个核孔复合体都是核质与胞质之间进行物质交流的通道，可以把这看成是一个特殊的跨膜蛋白质的复合体，它构成的是核-质间双向运输的一个亲水性通道。通过核孔进行物质转运已由一些经典的实验证实，例如，将聚乙烯吡咯烷酮包被的胶体金颗粒显微注射到变形虫细胞质中，然后在电镜下观察金颗粒的分布，结果发现它们通过核孔复合体进入到细胞核中。对于核孔大小的确定，主要是检测不同标记分子能否进出胞核以及转运的速率。实验中观察到，小分子（小于5kDa）扩散非常快，核孔复合体对它们没有明显的限制，17kDa的蛋白质穿越核孔需2分钟，44kDa的蛋白质需30分钟，大于60kDa的球形蛋白质就很难穿过核孔复合体。研究结果表明，核孔复合体中有一个充满水溶液的圆筒状通道，直径约9nm，长约15nm，这个通道只占整个核孔的一小部分。在穿过核孔复合体的物质运输中，小分子可通过自由扩散和协助扩散的方式进行转运。

由于许多蛋白质或复合物分子非常大，不能依靠扩散穿过核孔，如核糖核蛋白体，其直径约30nm，比9nm的孔径大很多，细胞核如何转运这些大分子呢？其主要方式是通过与特定蛋白质相结合，来协助运转大分子物资。

（二）大分子的转运

各种亲核蛋白，例如组蛋白、非组蛋白、核纤层蛋白等，在细胞质中合成后，均需通过核孔转运到细胞核内发挥作用。通常，核中转录越活跃的细胞，核膜上的核孔复合体就越多。典型的哺乳动物细胞核膜上含有3000～4000个核孔复合体，如果细胞正在合成DNA，它每3分钟需要从胞质中输入约10^6个组蛋白分子，以将DNA包装成染色质，即每个核孔复合体平均每分钟需转运100个组蛋白分子。如果一个细胞正处于迅速生长状态，每个核孔复合体每分钟需从核中转运6个新组装的大、小核糖体亚基，这些亚基在核中组装后转运至胞质中负责蛋白质的合成。除此之外，还有大量的其他蛋白质在胞核与胞质间转运。

如果将细胞核中的蛋白质提取出来，并显微注射到胞质中，即使分子量非常大也能在核中重新聚集，这种核蛋白的选择性转运，依靠的是其氨基酸序列中特有的核定位信号。这一特点通过一个经典的实验得到证明（图13-4），在非洲爪蟾的卵母细胞核中，含有丰富的核质蛋白质，其相对分子质量为165kDa。用蛋白水解酶对它进行有限水解，可以得到其头部片段和尾部片段。将完整的核质蛋白质，以及核质蛋白质的头部片段和尾部片段分别进行放射性标记，然后将它们分别注射到卵母细胞的细胞质中。结果显示，完整的核质蛋白质及其尾部片段能迅速的转运到细胞核中，而头部片段则停留在细胞质中。这说明核质蛋白质的尾部片段中存在核定位信号。利用胶体金进行的电镜观察实验进一步证明了这一点，将核质蛋白质的尾部片段包裹在胶体金颗粒上，然后注射到卵母细胞的细胞质中，电镜下观察，发现颗粒能在细胞核中聚集。大分子就是通过这种定位信号介导的方式进行跨膜运输的。

利用重组DNA技术已确定了许多核蛋白质的定位信号区域，它们可以存在于氨基酸序列的任何一个部位，通常只包含一个很短的序列，约含4～8个氨基酸残基。序列在不同蛋白质中有所变化，但都位于富含带正荷的氨基酸（赖氨酸，精氨酸，组氨酸）残基区域，在许多核蛋白质中这一序列被分割成两段，每段含2～4氨基酸残基，中间约隔有10个氨基酸残基，

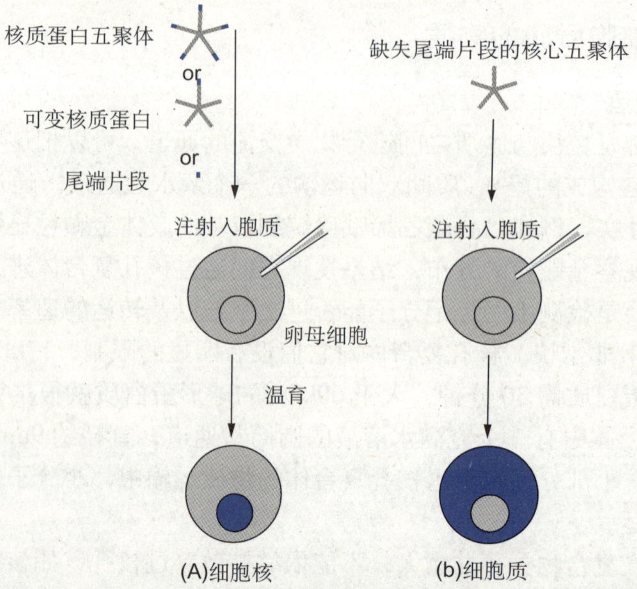

图 13-4 核孔复合体对具有核定位信号的蛋白质的选择性转运实验示意图

（参考 H. Lodish，2004）

这一信号在蛋白质表面形成特定结构域。

第一个被确定的是 SV40 的大 T 抗原上的核定位序列，T 抗原是 SV40 病毒在宿主细胞核中复制自身DNA 所必需的，它在胞质中合成后迅速通过核孔聚集在核中。大 T 抗原的核定位序列是由 7 个氨基酸残基构成的，其序列为 Pro-Lys-Lys-Lys-Arg-Lys-Val。此后又在其他的核定位蛋白质上发现核定位序列。蛋白质上作为核定位信号的序列有严格的要求，单一氨基酸的变异就会使其失去功能，例如，野生型SV40 大 T 抗原上的核定位信号中，如果第三个 Lys 突变成 Thr，则大 T 抗原即不能由细胞质转入细胞核中。如果将一个核定位信号序列连接到一个非亲核蛋白质上，如血清白蛋白，并注射到细胞质中，经如此修饰的蛋白质将会穿过核膜，在胞核中聚集。由此可见核质蛋白质通过核孔转运决定于蛋白质上的核定位信号。

亲核蛋白质通过核孔复合体的运输是一个复杂的过程，不仅需带核定位信号，还需要相关蛋白质的协助，如 importin α /importin β 、Ran 和 NTF2 等。亲核蛋白质的整个转运过程可以划分成几个步骤（图13-5）。首先，亲核蛋白质通过核定位信号与作为受体的协助蛋白importin α /importin β 异二聚体相互识别，并结合成转运复合物，该复合物在importin β 的介导下与核孔复合体的胞质纤维结合；随之转入到核孔复合体中，核孔复合体的构象发生改变，将转运复合体从胞质面转移到核质面，转运复合体在核质面与核质中存在的一种 GTP 结合蛋白 Ran 相互作用，由于 Ran 蛋白与作为受体的 importin α /importin β 异二聚体的结合而导致复合体解离，亲核蛋白质释放出来进入核质中。受体与亲核蛋白解离后与结合其上的Ran蛋白一起返回胞质，在胞质中 Ran 上的 GTP 水解成 GDP，并与受体亚基解离。结合 GDP 的 Ran 蛋白返回到胞核内，并转换为 GTP 结合的 Ran 蛋白。这样，受体蛋白和 Ran 蛋白可重新被利用。由于在转运过程中需要消耗GTP，所以亲核蛋白质的转运是需要消耗能量的。此外，在核蛋白质的转

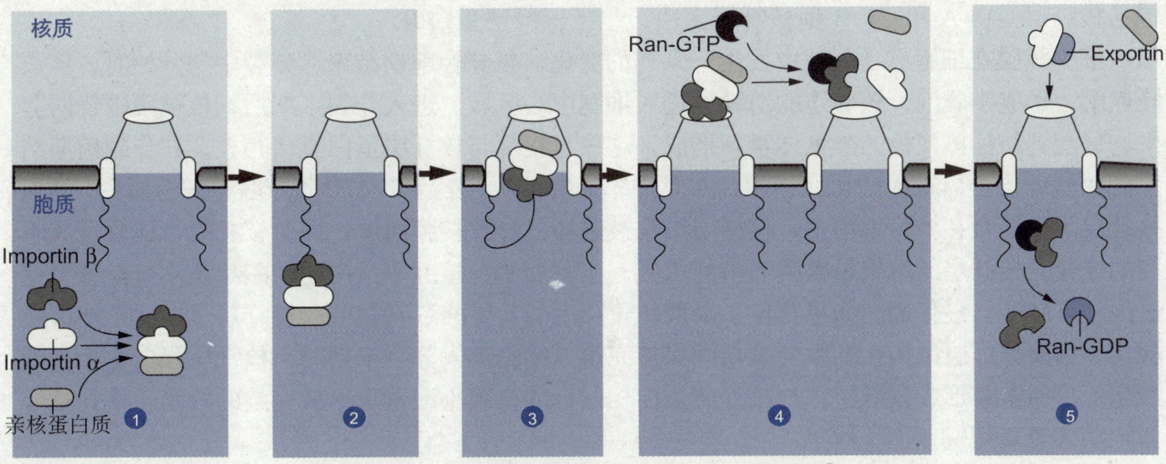

图 13-5 亲核蛋白质从细胞质向细胞核转运的过程示意图
(参考 G. Karp, 2002)

运过程中，核孔复合体通道的直径可发生变化。

大分子通过核孔的转运机制与蛋白质通过其他细胞器膜的转运不同，由核孔复合体转运的分子是通过一个大的、受到调控的亲水性的孔，而不是通过镶嵌在脂分子层中的转运蛋白；通过核孔转运的蛋白质是完全折叠的，较为紧密，如刚刚形成的核糖核蛋白体亚基，相反，蛋白质在其他细胞器中转运不需折叠。

核孔复合体对于大分子的转运是双向的，同一核孔复合体既能将物质运进也能将物质运出。在核中合成并加工成熟的mRNA，各种tRNA以及rRNA与核糖体蛋白形成的核糖核蛋白颗粒等物质，均需通过核孔复合体由胞核运至胞质。细胞核中的这些成分的转运过程也是一个具有高选择性的信号引导过程。实验表明，将tRNA或5SrRNA包裹的20nm胶体金颗粒显微注射到蛙的卵母细胞核中，这些颗粒可迅速通过核孔复合体进入胞质，如果将它们注入到蛙的卵母细胞质中，它们就会停留在胞质内，这说明了核内物资向胞质的转运是特异性的。目前认为mRNA 5' 端的m7-G帽子结构对于其出核转运是一个关键信号。这也能有效防止mRNA前体物的错误转运。此外，核中各种蛋白质的转运仍需相关蛋白质的协助，并需消耗能量。RNA的出核转运实际上是RNA-蛋白质复合体的转运，相关蛋白质上带有决定转运物由胞核进入胞质的核输出信号，核孔复合体能够识别这些信号。

三、核纤层（nuclear lamina）的结构与功能

紧靠细胞核内膜处存在着一层由纤维组成的网络结构，称为核纤层。核纤层普遍存在于间期细胞核中，其厚度约为10～20nm。核纤层由1～3种核纤层蛋白（Lamin）组成，它与中等纤维、核骨架相互连接，参与形成贯穿于细胞核与细胞质的骨架体系。核纤层纤维的直径约为10nm，纵横排列整齐，呈正交状编织成网络，分布于核内膜与染色体之间。核纤层蛋白是核纤层的基本结构成分，其相对分子质量为60～80kDa。它们是一个蛋白质家族，在哺乳动物中，存在3种核纤层蛋白，即核纤层蛋白A、核纤层蛋白B、核纤层蛋白C。由于核纤层蛋白A与C是同一基因的不同加工产物，因此又将核纤层蛋白分为两类，即A型核纤层蛋白，

包括核纤层蛋白 A 和 C，B 型核纤层蛋白，包括核纤层蛋白 B。

细胞核膜在细胞有丝分裂中发生一系列的变化，在分裂前期结束、分裂中期开始时，核被膜崩解，形成小囊泡，核周边的纺锤体进入细胞中心区域。进入分裂末期后，核被膜围绕两套平均分配到纺锤体两极的染色体重新形成，这些过程都与核纤层蛋白直接相关。在分裂前期结束时，核纤层蛋白被磷酸化而解聚。A型核纤层蛋白以可溶性单体形式分散于细胞质中，B型核纤层蛋白结合在核膜小泡上，核纤层结构被破坏，导致核膜崩解；同时核孔复合体解聚成不同的成分。核纤层的解聚是核膜崩解的前提。实验表明，核纤层蛋白的磷酸化是由有丝分裂促进因子（MPF）催化的。如果将位于磷酸化位点上的丝氨酸残基突变，核纤层蛋白就不能被磷酸化，因而核纤层结构在细胞分裂期间保持完整。细胞进入分裂末期时，核纤层蛋白由于去磷酸化而重新聚集形成核纤层，与核纤层蛋白相结合的核膜小泡重新形成完整的核膜，核孔复合体也随之重新组成（图 13-6）。

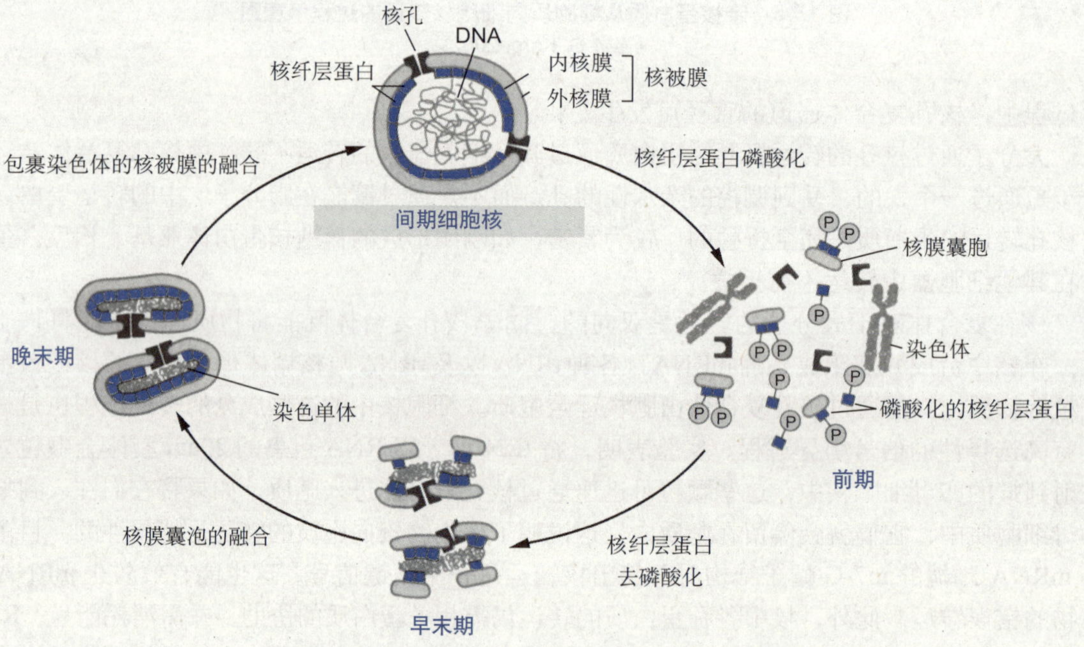

图 13-6　有丝分裂过程中核被膜崩解与重建示意图

（参考 B. Alberts，2002）

重新形成的核膜来自原核膜破裂后形成的小泡，而不是其他膜结构，对于这一点已有直接的证据。用含有 ^{3}H- 胆碱的培养基培养变形虫，^{3}H- 胆碱参与磷脂酰胆碱的合成，作为膜的主要成分，带有 ^{3}H 标记的磷脂酰胆碱出现在细胞核膜中。然后将带 ^{3}H 标记的细胞核取出，移入到未经标记并去除核的变形虫中，观察细胞在一个周期中的变化，即由一个细胞分裂成两个细胞后，标记的磷脂酰胆碱在膜中的分布，发现子代细胞中 ^{3}H 标记物全部平均分配到子细胞的核被膜中，这说明原核膜组成部分完全加入到新形成的核膜中。

核纤层网络结构维持着核膜的完整和稳定，同时，核孔复合体和核内膜被锚定在核纤层上，染色质也与核纤层有直接的作用，即核纤层为DNA与核膜在结构上的连接点。由于新形成的核膜紧贴着染色体，几乎不包括任何其他蛋白质，大量的蛋白质要在细胞间期从胞质运往核中。核定位信号在核蛋白转入核中后也不会被切除，每次细胞分裂之后，核蛋白质会依赖它们再次转入核中。与此不同的是，转入其它细胞器之蛋白质的信号肽，常常在转送后被切除（参见本书第九章内膜系统）。

第二节 染色质与染色体

真核细胞染色体中的DNA通常是和质量较为均衡的蛋白质一起以复合物的形式存在，形成高度有序的核蛋白物质，最初由于能被碱性染料染色，故称为染色质（chromatin），它与染色体（chromosome）是在细胞周期不同阶段相互转变的形态结构。染色质指间期细胞内由DNA、组蛋白、非组蛋白及少量RNA组成的线性复合结构，是间期细胞遗传物质的存在形式。染色体是指细胞在有丝分裂或减数分裂过程中，由染色质凝聚而成的棒状结构。二者之间的区别不是在化学组成上，而是在构象上，反映出它们处于细胞周期的不同阶段。

一、染色质的主要组成成分

在染色质的主要成分中，DNA和组蛋白是稳定存在的，组蛋白与DNA之比约为1∶1。非组蛋白与RNA的含量则随着细胞生理状态的不同而变化，非组蛋白与DNA含量之比为0.2～0.8∶1，RNA与DNA含量之比为0.1∶1。通常细胞代谢活动越旺盛，非组蛋白和RNA的含量就越高。

（一）染色质DNA

细胞里的DNA绝大部分存在于染色质中，并且其含量十分稳定。这包括同一物种的各类细胞中的DNA含量是相同的，细胞不会由于分化而使每条染色质DNA增加或减少。但是，如果染色体数目发生变化，DNA的量也就会随之改变。一个DNA分子是一条相当长的、没有分叉的核苷酸多聚体，所含核苷酸数量巨大，例如，人的每条DNA链平均约含10^8个核苷酸。遗传信息就贮存在DNA的序列中。

根据DNA序列重复的频率可将它分为三类：①单一序列DNA，这类DNA序列在基因组中只出现一次或若干次，除组蛋白外，细胞内许多蛋白质都是由单一序列DNA编码的。②中等重复序列DNA，其核苷酸序列在基因组中重复的频率从几十次到几千次，多数为不编码序列，现在认为这种序列在基因调控中起作用。但它也含一些编码基因，如编码五种组蛋白的基因，在DNA分子中这几个基因构成一个基本单位，许多这样的单位串联在一起，构成组蛋白基因簇。另外，中度重复序列构成的编码基因还有γ RNA、5SRNA和tRNA基因，这些基因在基因组中一般有数百个拷贝，它们往往串联排列，形成基因簇。③高度重复DNA，其长度约为2～10碱基，重复频率可达10^7，它们一般分布于染色体的着丝粒区和端粒区。

在维持染色体的稳定与功能方面，DNA有三种关键序列（图13-7）：①DNA复制起始序列，这一序列最初是在酵母DNA中发现的。有的研究者利用DNA重组技术将酵母DNA裂解产生不同片段，分别重组到大肠杆菌的质粒中，并转化酵母细胞。结果发现，带有酵母DNA某些片段的质粒，在酵母细胞中能复制，说明这些片段与DNA起始复制相关，被称为复制起始序列，也称自主复制序列（ARS）。随后的研究证实，大部分真核细胞染色体中都具有许多DNA复制起始序列，使DNA的复制能从多点开始。对不同来源的复制起始序列进行分析，发现它们都具有一段11～14bp同源性很强的富含AT的序列，此序列以及上游约200bp的区域，起着复制起始位点的作用。②着丝粒DNA序列，这一序列也是通过对酵母染色体进行分析而确定的。将酵母DNA的不同片段，整合到能在酵母细胞中复制的质粒中，发现某些整合质粒能像染色体一样分离，由此证明着丝粒区域的DNA序列是特异的，它对于着丝粒的形成是必不可少的。③端粒DNA序列，这一序列位于每条染色体的线性末端。如果将一个带有复制起始序列和着丝粒序列的环状质粒在单一位点切开，产生两个游离末端，它仍然可复制并在有丝分裂时与纺锤体相连，但这个线性质粒最终会从子细胞中丢失。其原因是它的两个游离端没有端粒序列，缺乏稳定性。有关端粒特点在随后的相关部分做较详细的介绍。

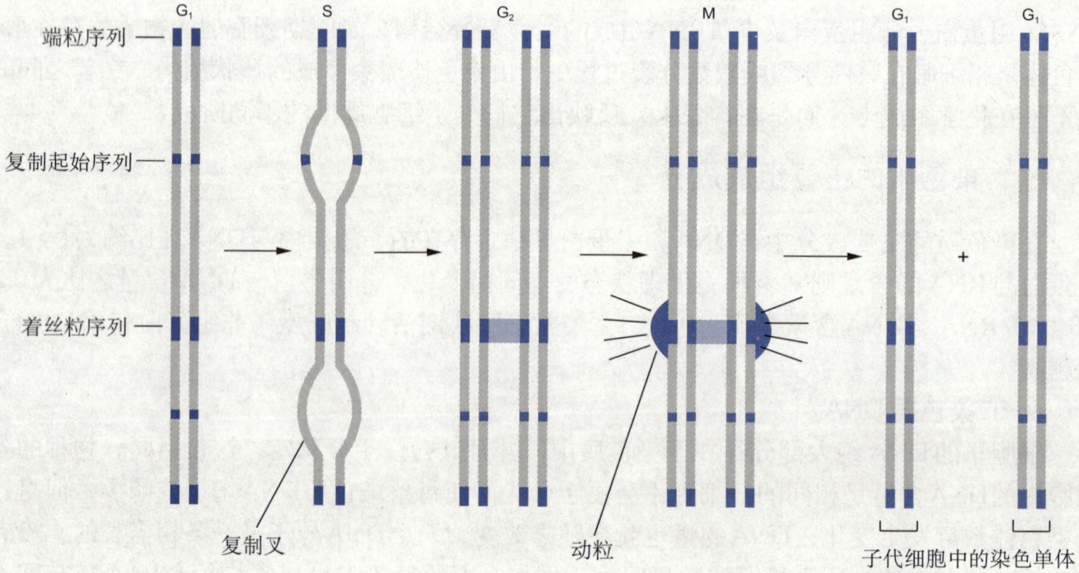

图 13-7　真核细胞染色体 3 种 DNA 序列基本结构成分及其功能示意图
（参考 B.Alberts, 2002）

真核生物基因组中的重复序列，根据其在基因组中的分布方式可以分为两类，一类是重复单元呈串联状，首尾相连排在一起，称为串联重复序列。另一类是重复序列分散于基因组中。卫星，小卫星和微卫星DNA是串联重复序列中最常见的三种类型。将真核生物基因组DNA切成数百个碱基对的片段，然后进行CsCl密度梯度离心，产生不同区带，它们的密度各不相同。第一条带密度为1.70，此带的DNA含量较高，称为主带。在主带的附近有三条小带，密度分别为1.692、1.688、1.671。这些带是由一些AT含量很高的高度重复序列DNA组成的，称为卫星带。经过分离测序后，发现它们的组成单位是很短的碱基重复序列。重复单位的碱基对数量变化很大，有的长5～10 bp，有的长100 bp，其拷贝数变化较小，数目相对稳定。原位杂交分析表明，卫星序列位于染色体的异染色质区，如着丝粒，端粒附近和Y染色体等等。小卫星序列的重复单位一般在15bp范围内，分布于染色体的常染色质区，重复单位的拷贝数在体内存在很大差异，探针杂交图谱具有极强的个体特异性，称为DNA指纹图谱，利用这种图谱可以进行法医鉴定。微卫星序列的重复单位仅为2～5bp，它均匀分布在基因组中，是重复序列中的重要组成部分之一。微卫星序列拷贝数在个体内呈现高度变异，因而具有高度多态性，已成为真核生物基因组绘制遗传图的重要分子标志。

在分散的重复序列中，含有少量的转座元件，根据其大小的不同，可分为短散布元件和长散布元件。比较典型的短散布元件是人的Alu重复序列家族，Alu重复序列家族成员众多，大约有几十万个，平均大约每6kb就有一个，每个长度约300bp，在其序列中有ACCT序列，可被限制性内切酶AluI切割。Alu家族的各个成员之间有很大的同源性，从Alu家族序列的长度和重复频率上看，Alu序列都很像高度重复序列，但是它们不同于高度重复序列的串联集中分布，而是广泛的分布于非重复序列之间。

（二）染色质蛋白质

染色体蛋白质与DNA分子遗传信息的组织、复制和阅读密切相关。它包括两类蛋白质，一类是组蛋白，可与DNA非特异性结合；另一类是非组蛋白，与DNA特异性结合。

组蛋白是真核细胞染色体的基本结构蛋白质，大部分的真核细胞中包含有五种不同的组蛋白，即H1、H2A、H2B、H3、H4。组蛋白的量在细胞中是相对稳定的，并且与细胞中DNA的量的相对应。在组蛋白中，至少有20%的氨基酸残基是精氨酸或赖氨酸，并且在pH值为中性时明显带有正电荷。带正电荷的组蛋白可以与带负电荷的DNA紧密结合，而且一般不要求特殊的核苷酸序列。用聚丙烯酰氨凝胶电泳可区分出组蛋白的五种组分，这五种组蛋白的分子量从大到小依次为H1、H3、H2A、H2B和H4。大部分的组蛋白在生物进化中都是较保守的，不同生物的组蛋白在序列上差异很小，其中最典型的是H4，牛的组蛋白H4和豌豆的组蛋白H4相比较，在102个氨基酸残基中只相差2个。换句话说，在牛与豌豆这两种亲缘关系上相差如此之大的生物种类之间，在从同一祖先分支后的漫长进化过程中，组蛋白H4只有2个氨基酸残基发生了变化。H2A、H2B、和H3的保守程度虽然比不上H4，但都属于保守性强的蛋白质。几种组蛋白比较起来，H3与H4保守性最强，H2A与H2B次之，H1的保守性最弱。组蛋白H1在不同生物中的差异比较大，即使在同一物种中，组蛋白H1也存在着一定的变化，例如在小鼠中至少有6种组蛋白H1。此外，在鸟类、鱼类、两栖类和爬行类动物中，还有一种富含赖氨酸的组蛋白，它是由H1变异而来，但由于它与H1的差异很大，所以将其称为H5。组蛋白在细胞中可发生各种修饰，最常见的修饰为乙酰化，一般发生在N-末端的组氨酸和赖氨酸残基上，其他的修饰有甲基化和磷酸化。组蛋白的这些修饰可对染色体的结构和功能产生影响。组蛋白在维持染色质结构和功能的完整性上起着关键性作用。

在真核细胞的染色质中，除了参与形成核小体的组蛋白以外，还有很多种特异性地结合在染色体上的非组蛋白。在间期核中的非组蛋白主要是指染色质上与特异DNA序列相结合的蛋白质，称为序列特异DNA结合蛋白。非组蛋白是一大类非常不均一的蛋白质，目前，对于非组蛋白的认识远不如组蛋白，主要原因是非组蛋白的种类繁多，而且分子量小，每一种非组蛋白含量很低，难以分离鉴定。此外，非组蛋白在不同组织细胞中的种类和数量各不相同，具有种属和组织特异性，其含量在活动的染色质中比不活动的染色质中要高。非组蛋白在整个细胞周期中都进行合成，代谢周转快。在染色质中非组蛋白与特异的DNA序列相结合，它们能帮助DNA分子折叠，以形成不同的结构域，还能启动DNA复制以及控制基因转录等。非组蛋白包括多种参与核酸代谢与修饰的酶类，如高迁移率族（HMG）蛋白，染色体骨架蛋白，肌动蛋白，基因表达调控蛋白等。此外，非组蛋白还可被磷酸化，这与基因表达的调控有关。

随着分子生物学技术的应用，对于非组蛋白特别是与特异DNA结合的蛋白质的了解越来越深入。通过对多种DNA结合蛋白的分析，可将其分为不同的结合蛋白质家族，分别以不同的模式与DNA序列结合或先以某种模式形成二聚体，再与DNA序列结合。在基因调节蛋白中主要有α螺旋-转角-α螺旋模式，锌指结构模式，亮氨酸拉链模式，螺旋-环-螺旋模式。这些蛋白质识别的位点一般是在DNA双螺旋的大沟处，识别和结合是通过氢键和离子键。被蛋白质所识别的特异DNA序列在进化上很保守。非组蛋白的功能是多方面的，据推测每个真核细胞中与DNA特异结合的蛋白质只占细胞总蛋白质的极少部分，但这些分子涉及DNA分子的折叠、染色质包装、DNA复制、RNA转录、基因表达调控以及DNA损伤修复等诸多方面。

二、染色质结构的基本单位——核小体

在20世纪70年代之前，虽然人们已经知道真核细胞的染色质中DNA是与组蛋白相结合的，但对于具体的结合方式知之甚少。此后，这一领域的研究取得了很大的进展。Kornberg在1974年发现，用化学方法在溶液中可以将H3和H4或者H2A和H2B相耦合，H3和H4在溶液中以（H3-H4）$_2$的形式存在，还发现H1在染色质中的含量是其他组蛋白的含量的一半。最终他利用组蛋白和DNA重建了染色体，并且证实了重建染色体的X-射线衍射图与天然染色体的相同。随后在染色体基本结构的研究中，取得了一系列的研究结果：染色体用非特异性微球菌核酸酶酶切后，再经琼脂糖凝胶电泳分析，发现电泳片段的大小均为200bp的倍数。这是由于核小体与核小体之间的连接部分易被核酸酶结合和作用，这样DNA就以一个核小体占据的DNA长度为基本单位进行断裂，说明每个核小体应包含200bp的DNA片段。用胰蛋白酶和高盐缓冲液将H1选择性的从染色体中除去后，在电镜下观察染色体，发现了染色体呈现串珠状结构（图13-8）。通过X-射线衍射分析和中子散射分析表明，在核小体中，组蛋白呈球状位于

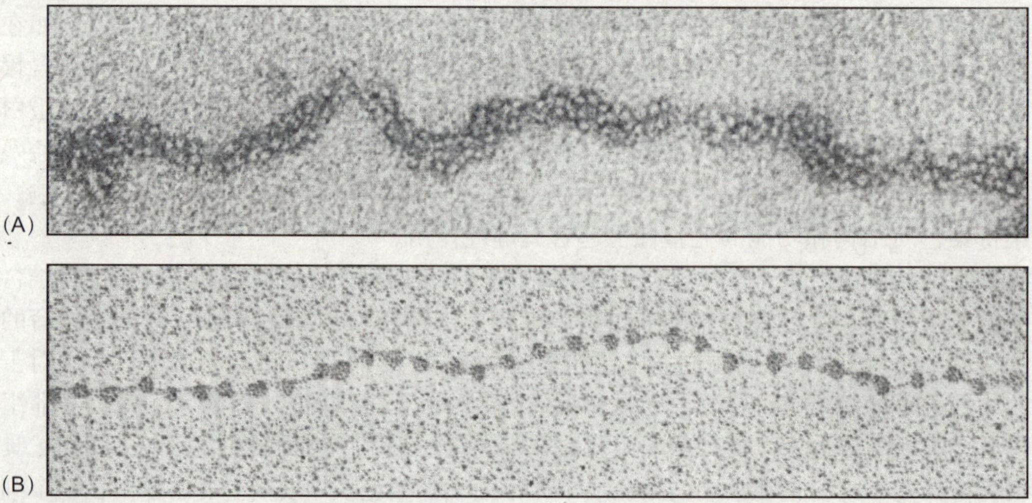

图13-8 盐溶液处理前后染色质丝的电镜图

（A）自然结构：30nm的纤丝（参考G. Karp, 2002）；（B）解聚的串珠状结构（参考G. Karp, 2002）

中心，DNA 缠绕其上，并根据 H1 很容易被除去的特点，提出 H1 位于核小体的外部。组蛋白形成的球状结构是一个八聚体，其中心为 $(H3\text{-}H4)_2$ 四聚体，有两个（H2A-H2B）和它相连（图 13-9）。

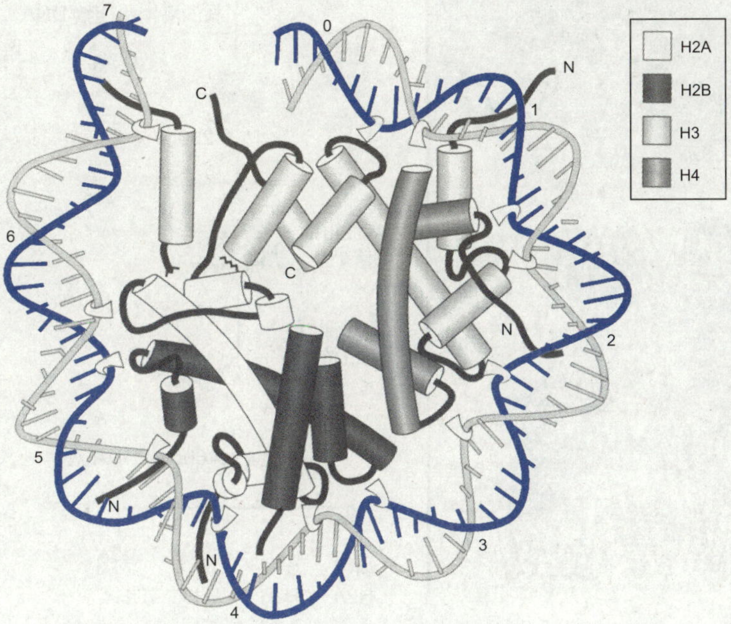

图 13-9　核小体结构模式图
（参考 H. Lodish, 2002）

目前对核小体（nucleosome）的结构已有较清楚的认识，概括起来其要点如下（图13-10）：①每个核小体包括200bp左右的DNA链、组蛋白形成的八聚体和一分子的组蛋白H1；②DNA超螺旋链缠绕在组蛋白八聚体的外面1.75圈，长度为146bp，组蛋白H1在八聚体外结合于DNA上，占据20bp，由此锁住核小体DNA的进出端，起稳定核小体的作用；③作为核心结构的组蛋白八聚体由 4 个二聚体组成，即为两个 H2A-H2B 和两个 H3-H4， 后者位于八聚体核心结构的中心，两侧与两个H2A-H2B二聚体结合，直径约10nm；④两个核小体之间相连部分的DNA长度约为 60bp，但不同生物的核小体其长度有一定的变化，其变化范围为 0 ～ 80bp，如低等真核生物中可能为零，海胆精子为80bp；⑤八聚体表面的凹槽，为DNA的缠绕提供了一条左手螺旋的路径。核小体这样的结构形式适合于染色质的复制以及在细胞周期运行中松散和凝缩状态的变化，同时也适合于 DNA 的转录。

采用X射线、中子衍射和电镜三维重建技术，研究染色质结晶颗粒，获得了核小体核心颗粒的图像，经分析得知核小体核心颗粒是圆盘形的，直径为 11nm，高 6nm。核心颗粒中的每个异二聚体通过离子键和轻键结合约 30bp 的 DNA。每个异二聚体结合点之间存在一定的空间。还有一些可与DNA紧密结合的蛋白质与DNA结合后，可阻碍核小体的形成，因此，DNA的一些区域缺乏核小体，长度可达几百bp。这些区域一般属于基因调控区，转录因子可与之结合，活性染色质中包含着这样的区域。

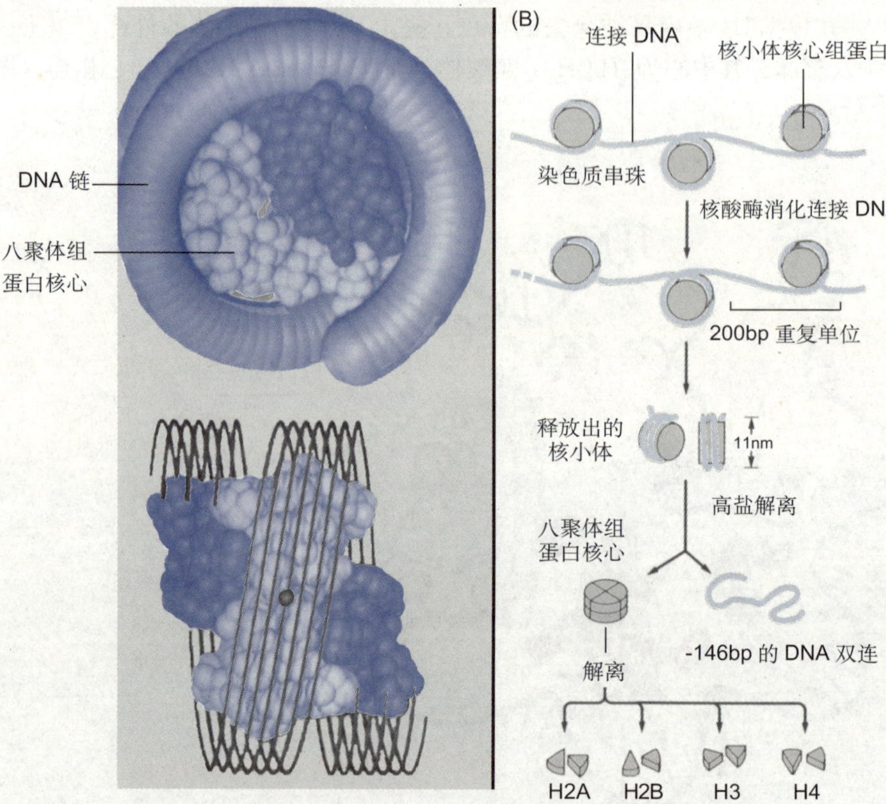

图 13-10　核小体的性质及结构要点示意图
（参考 B.Alberts，2002）

三、染色体包装的结构模型

如果人体内每一个体细胞的DNA伸展开来，长度可以达到2米，平均每条染色体所含的DNA的长度约为5厘米，而如此长的DNA分子位于直径仅为10μm甚至更小的细胞核中，其凝集的程度是非常高的。

染色体是染色质在分裂期紧密卷曲凝缩的结构形式。染色体的多极螺旋模型是一种较早提出来的解释染色体包装的结构模型。在此模型提出后，又有一些新的模型被提出，主要是对染色体高级结构提出新的解释，其中较有影响的为放射环结构模型。根据这一模型的解释，由DNA与组蛋白包装成核小体，在组蛋白H1的作用下核小体彼此连接形成直径约为10nm的核小体串珠结构，这是染色质包装的一级结构。核小体链形成后，可通过螺旋形成直径为30nm的纤维，这一纤维是由核小体排列呈螺旋管状的结构。螺旋管中每一个螺圈所包含的核小体数约为6个，螺旋管外径30nm，内径10nm，螺距11nm。组蛋白H1对核小体链包装成直径30nm螺旋起着重要作用（图13-11）。在体外如果将Mg^{2+}加入有H1和10nm纤维的样品中，可形成直径30nm纤维，若样品中缺少H1，30nm的纤维就不能形成。已知哺乳动物细胞中，H1有6个密切相关的亚型，它们负责将核小体聚在一起，形成30nm纤维，每个H1分子结合到核小体专一位点，其臂伸展接触到邻近核小体组蛋白核心的其他位点上，这样核小体被拉到一起，形成有序排列的30nm纤维。30nm螺旋管进一步折叠形成DNA复制环，每18个复制环呈现放射状平面排列，结合在核基质上形成微带，微带作为染色体高级结构的基本单位，沿纵轴排列构建成染色单体（图13-12）。

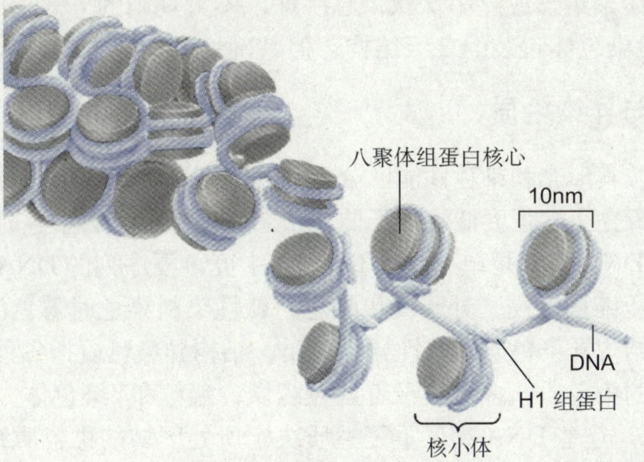

图 13-11　核小体串珠结构如何包装成 30nm 直径的螺旋管的图解

（参考 B.Alberts，2002）

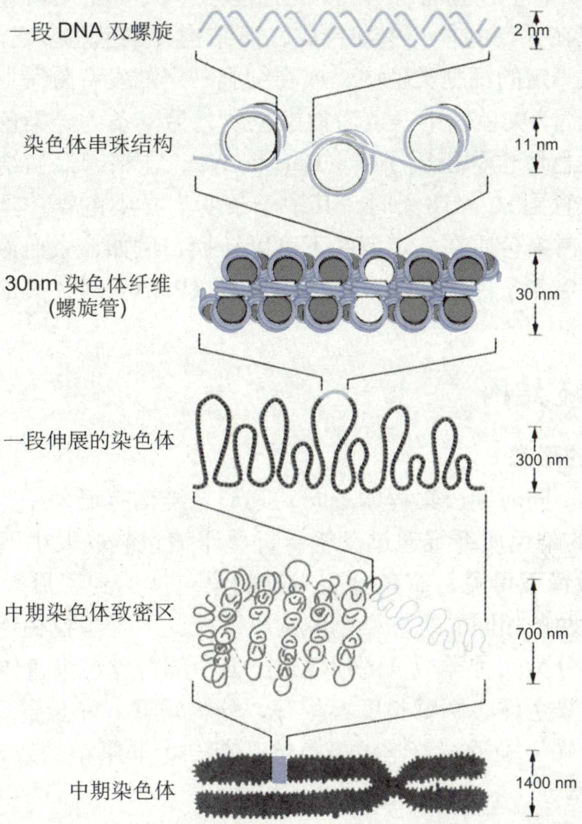

图 13-12　染色体包装的不同组织水平

（参考 B. Alberts，2002）

由于连接区域DNA的长度不同以及存在无核小体序列，纤维的直径不完全一致。间期中染色质的不同区域呈不同的包装状态，有些区域紧凑，有些区域较为伸展。一般来说，正在转录的区域伸展松散，呈约直径10nm纤维状。不过有研究者认为这一纤维不是螺线管状而是超串珠状，若干个核小体聚集形成超串珠状，超串珠以不太规则的方式形成30nm的纤维。这种30nm的纤维被认为是染色体包装的二级结构，但其确切的构成方式还有争议。

四、常染色质与异染色质

间期染色质可以按其形态和染色性能区分为两种类型：常染色质和异染色质。常染色质是指间期核内染色质丝折叠压缩程度低，处于伸展状态，用碱性染料染色时，着色浅的那些染色质。构成常染色质的DNA主要是单一序列DNA和中度重复序列的DNA。异染色质是指间期核中，染色质丝折叠压缩程度高，处于凝集状态，碱性染料染色时着色深的那些染色质。

异染色质又分为结构异染色质和兼性异染色质。结构异染色质指各种类型细胞在整个细胞周期内处于凝集状态的染色质，多定位于着丝粒区域，端粒和Y染色体。这些区域含有中度或高度重复序列的DNA。这些DNA高度重复性质决定所处区域的染色质结构，这部分DNA也被称为卫星DNA。实验表明，将蝾螈染色质DNA在氯化铯介质中离心，可分离出2%的卫星DNA，密度高达1.728，核苷酸重复次数达10^7，G-C碱基所占比例为68%。以卫星DNA为模板，可合成带标记的探针，利用这种探针与染色质杂交，可确定结构异染色质的区域。在DNA的复制中，常染色质多在S期的早、中期合成，而结构异染色质多在S期的晚期合成。

兼性异染色质只在一定的细胞类型中，或在细胞一定的发育阶段形成。最典型的例子是哺乳动物雌性个体中的一对X染色体中一条为常染色质，另一条为异染色质，后者在间期凝集并在染色时深染，这条染色体也称巴氏小体（Barr body）。在精卵最初结合时，两条X染色体均为常染色质，当胚胎发育到16～18天时，其中一条变为异染色质。异染色质在转录上是不活跃的。兼性异染色质与常染色质在一定条件下可以转换，例如，人血液中的淋巴细胞，核中大多为异染色质，在体外培养条件下并加入植物凝集素（PHA）时，大部分异染色质可转化为常染色质。

五、染色体的形态结构

（一）中期染色体的形态

染色体在细胞周期不同时期凝集程度不同，其形态结构有很大差异。有丝分裂时，染色质由间期核内直径30nm的染色质纤维通过盘绕、折叠压缩包装成大小不等、形态各异的短棒状的染色体。在光学显微镜下可见，有丝分裂中期的染色体达到了最大的紧缩程度，形态最典型，且比较稳定。它由两条相同的姐妹染色体构成，彼此以着丝粒相连。根据着丝粒在染色体上的位置，可将染色体分为四种类型（图13-13）：①中部着丝粒染色体，其两臂长度相等或大致相等；②近中着丝粒染色体，两臂长度不相等，分为短臂p和长臂q；③端着丝粒染色体，着丝粒位于染色体的一端；④近端着丝粒染色体，有一个非常小的或难以察觉的短臂。

（二）染色体的结构

细胞有丝分裂中期是染色体凝集程度最高的时期，每条中期染色体呈现出特定的形态结构。

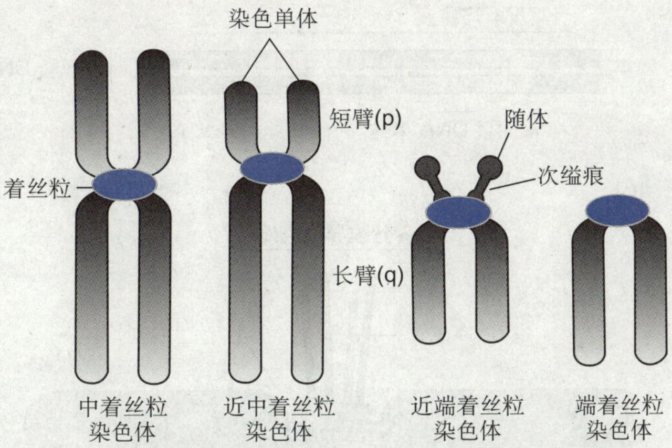

图 13-13 根据着丝粒位置进行的染色体分类图

（参考 De Robertis）

1. 着丝粒：着丝粒连接着两条染色单体，由于染色体在着丝粒部位内缢，所以将此部位称为主缢痕（primary constriction）。着丝粒还有另外一个名称，即动粒（kinetochore），着丝粒和动粒这两术语曾经作为同义语使用。进一步的研究发现，主缢痕两侧为一对三层结构的特化部位，它们是由多种蛋白质构成的盘状或球状结构，这一结构被广泛称为动粒。动粒在有丝分裂时与纺锤丝相连，即为纺锤丝与染色体的连接点，所以也有人将此部位称为着丝点。由于这种连接使染色体在纺锤丝的拉动下，移向两极。但是并非所有真核细胞的染色体都具有动粒，如酵母就没有明显的动粒，微管直接插入染色体中，又如鸟类的大染色体上有动粒结构，而小染色体上没有，同时不同种属生物的细胞其动粒结构也存在差异。由于着丝粒与动粒长期地作为同义词使用，即使将它们分别定义在结构和功能上也是不可分割的统一体，所以现在多将哺乳动物细胞染色体主缢痕区域称为着丝粒/动粒复合体。

Plata提出了着丝粒/动粒复合体模型（图13-14），将其分为3个结构域，从内而外为配对结构域，中心结构域，动粒结构域。配对结构域代表中期姐妹染色单体相互作用点，位于此结构域的蛋白质已发现两种，一种是内部着丝粒蛋白（INCENP），另一种是染色单体连接蛋白(clips)。这两种蛋白质参与染色单体在着丝粒处的结合。中心结构域是着丝粒区的主体，包含串联重复的卫星DNA，这段重复序列具有物种专一性，在人的染色体着丝粒中此区域DNA由α卫星DNA组成，一个重复单位为171bp，重复次数为2000～3000，其总长度可达250kb～400kb。中央结构域的DNA序列中具有着丝粒B框（CENP-Bbox），它是一段长度为17bp的DNA序列：5‘CTTCGTTGGAAACGGGA3’，此序列能与动粒蛋白CENP-B结合。动粒结构域又可分为三个区域：与着丝粒中央结构域相连接的内板；电子密度比较低的中间间隙，呈半透明状，电子密度较高的外板。在动粒微管与动粒结合时，外板上覆盖着一层称为纤维冠的结构，由微管蛋白组成。

组成着丝粒的蛋白质在细胞中的含量非常少，这为研究它们的组成与功能带来了很大的困难。然而，在某些自身免疫性疾病的病人血清中发现了抗动粒的抗体后，为这方面的研究带来

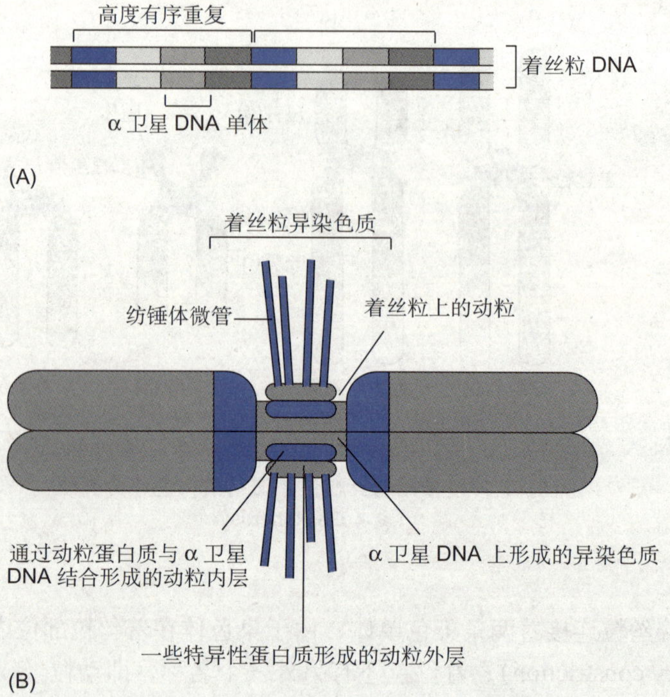

图 13-14 着丝粒的结构域组织

（A）着丝粒区异染色质中 α 卫星 DNA 重复单位的组成；（B）通过动粒蛋白与着丝粒 α 卫星 DNA 结合装配成的动粒结构（参考 B. Alberts，2002）

了希望。这种抗体被称为自身免疫着丝粒抗体（autoimmune centromere antibody ACA），含ACA的血清被称为ACA血清。通过免疫荧光技术，可在间期及分裂期细胞中显示出动粒/着丝粒复合体的位置，并能显示染色体是否完成复制。利用不同病人的 ACA 血清，经过多年的研究，现已发现多种动粒 / 着丝粒蛋白（CENP）。

2. 次缢痕（sencondary constriction）：次缢痕为除主缢痕外染色体上的缢缩部位。由于此部分 DNA 松懈、变细出现缢痕，形成核仁组织区。它的数目、位置和大小是某些染色体所特有的形态特征，因此可作为鉴定染色体的标记。每种生物染色体组中至少有一条或一对染色体上有次缢痕。

3. 核仁组织区（nucleolus organizer region）：位于染色体的次缢痕部位。在大多数生物中核仁在细胞分裂期的前期结束时消失，在末期又形成。最初形成时为小的球形颗粒，逐渐增大，融合成一个或数个核仁，电镜下观察发现核仁组织区主要是一些由次缢痕部位伸出的DNA袢，它们是 18S、28S 和 5.8S rRNA 基因（rDNA）所处的部位，5S rRNA 的基因不在核仁组织区。

4. 随体（trabant）：指染色体末端部分的圆形或圆柱形染色体节段，通过次缢痕区与染色体的主要部分相连，它是鉴别染色体的一个重要标志，每种生物的染色体组中，次缢痕及随体的形态和大小是一定的。

5. 端粒（telomere）：指染色体端部的特化结构，其生物学作用在于维持染色体的稳定，保证DNA的完全复制及参与染色体在核内空间的排布。如果用X射线将染色体打断，断裂端不具有端粒，成为粘性末端，这些粘性末端可相互连接起来，而有端粒的端点不能相连接。没有端粒的染色体仍可复制，并在有丝分裂时，两个子染色体分向两极，但这种染色体最终会丢失。端粒是由高度重复的短序列核苷酸与蛋白质组成。在DNA的复制中，在端粒处的核苷酸序列有可能每复制一次即减少几十个bp，这样端粒就会不断变短，在短到一定程度时便不能维持染色体的正常功能，细胞就会出现衰老以致凋亡。为解决这个问题，在某些细胞中表达一种特殊的酶，即端粒酶。端粒酶实际上是一种酶与RNA的复合体。在后随链上，端粒酶可辨认端粒的DNA序列，然后以自身携带的RNA作为模板，合成出端粒重复序列，新合成的序列作为RNA引物的模板，由DNA聚合酶催化合成与端粒序列互补的新链，这种机制可防止每次复制导致DNA缩短（图13-15）。作为含环状染色体的细菌就不存在末端复制问题。

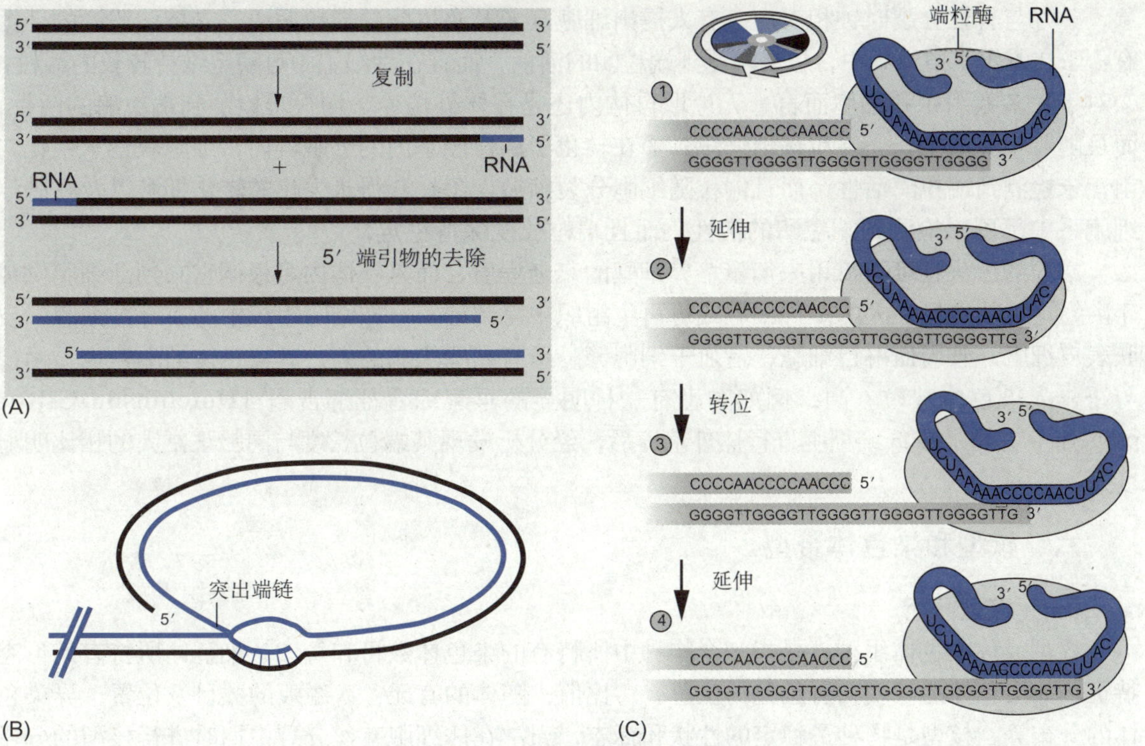

图13-15 染色体末端复制的问题与端粒酶的作用

（A）染色体DNA复制时新合成链的5′端包含一段作为引物的RNA链，一旦这段RNA被去除，DNA末端就会较原模板链短一段；（B）染色体末端的环状结构；（C）端粒酶的作用机制（参考G. Karp, 2002）

端粒一词最早是由果蝇遗传学家Hermann J.Muller提出来的，但在早期端粒的结构和功能没有引起相关研究者的足够重视。在近20年的时间里，端粒成了一个研究热点。端粒的分子生物学研究首先是由Blackbum等人进行的，他们用生化的方法测定出四膜虫的端粒序列，证实四膜虫具有六聚体的重复结构序列CCCCAA，此外还揭示了四膜虫端粒重复序列中的CCCCAA链具有不连续性。随后经过大量的研究工作鉴定、克隆和确定了许多生物体的端粒序列，人类端粒的重复序列为 TTAGGG。

端粒作为染色体末端结构，实际上是DNA与蛋白质的复合物。最初当端粒DNA序列被测定出来时，人们更注重研究DNA组成上的特点，然而单从DNA序列的角度去认识端粒的功能是不够的，还必须了解它的蛋白质组成。目前在这方面也取得了一定的研究成果。端粒蛋白质能与端粒DNA上的特异序列相结合。它们可以为染色体末端加帽，防止DNA降解和染色体末端间相结合，从而保证染色体的稳定性。端粒蛋白质还可以影响端粒 DNA 与端粒酶相结合，以及参与染色体定位和调控端粒附近的基因表达等。端粒蛋白质主要包括能与端粒末端富含G的单链 DNA 发生特异性结合的蛋白质和能与端粒双链区进行特异性结合作用的蛋白质。

作为稳定真核细胞线性染色体的端粒，与细胞衰老有密切的关系。大部分的细胞在经历了一定次数的分裂以后，就不能对正常的生长刺激作出反应，而停止分裂。据此，推测存在着控制细胞分裂次数的有丝分裂时钟。而DNA每复制一次，其端粒区DNA就会缩短一定长度的现象，正好与有丝分裂时钟相对应。有人提出细胞衰老及永生化的端粒假说，支持此假说的证据有：①在雌雄生殖组织中，极易检测到端粒酶的活性，而且在性细胞中可稳定维持较长的端粒；②对于大多数组织和细胞而言，无论取自体内还是在体外培养，均很难检测到端粒酶的活性，而且随着年龄的增长，端粒逐渐缩短；③在转化了病毒癌基因的细胞群内，细胞获得永生化之前，未检测到端粒酶活性，而且端粒随细胞分裂缩短；④在获得永生化的转化细胞以及在肿瘤细胞系中都可以检测到端粒酶的活性，而且端粒长度保持稳定。

端粒的丢失程度可以用来衡量培养细胞的衰老程度，而且在体内可根据它来判断细胞供体年龄，这种功能已在人的多种细胞或可再生组织中得到证实，如结缔组织中的成纤维细胞，皮肤表皮细胞，外周血淋巴细胞，造血干细胞等。患有某些疾病的人，其染色体的端粒也显示出与正常人染色体端粒不同。例如对患有一种明显的早衰综合征郝吉病（Hutchinson-Gilfod progeria）儿童的成纤维细胞进行体外培养后，经分析发现其端粒长度与同龄正常人的相比明显变短。

六、核型和染色体带型

（一）核型分析

核型或称染色体组型，是指一个物种中所特有的染色体数目和每一条染色体所特有的形态特征，如染色体的长度，着丝粒的位置、臂比值、随体的有无、次缢痕的数目及位置、异染色体的分布等。核型是物种最稳定的性状和标志，通常在体细胞有丝分裂中期时进行核型的分析鉴定。核型分析方法是通过显微摄影把生物体细胞内整套染色体拍摄下来，按照它们相对恒定的特征排列起来进行分析。将一个染色体组的全部染色体逐个按其特征绘制出来，再按长短、形态特征排列起来的图像称为核型模式图（图13-16）。核型分析的常用方法有：①常规的形态分析，即用染色体特有的形态特征作为指标，如染色体长度、着丝粒位置、次缢痕及随体有无、着丝粒指数、臂比值、相对长度等。②带型分析，采用各种显带技术使染色体显现不同的带型，根据染色体带型的差异可以更细微的识别每条染色体的特征。③定量化学分析，由于染色体大小不同，因而DNA 含量也不同。将染色体进行化学处理和定量染色后，经光度扫描，把染色结果转化为光密度结果，从而综合成不同的参数关系，来描述染色体的细微结构、大小的差异，进而区分染色体。

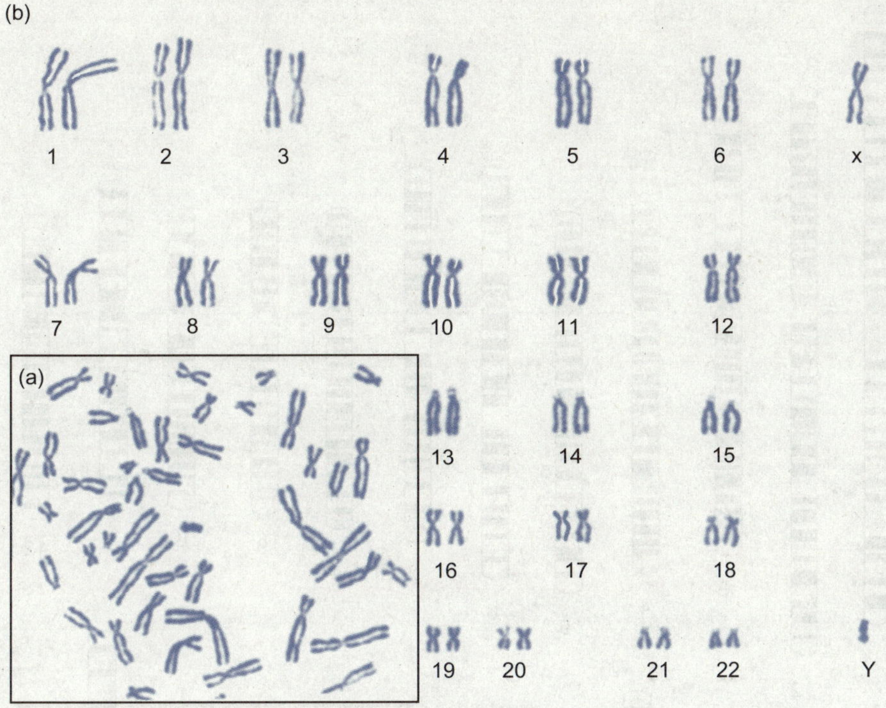

图 13-16　人染色体的核型分析

染色体在细胞分裂中期达到最大限度的浓缩，呈现出染色体的典型特征，这时的染色体较之 DNA 双螺旋结构压缩了约 10000 倍。因而这样的染色体可以通过光学显微镜观察到。不仅如此，染色体经过一定处理可以获得一系列沿染色体长轴横向排列的重复条带，这样染色体组中的每一条染色体都可分别加以识别。此外，由缺失、倒位，转位等染色体重排引起的染色体带型异常可以与特定的遗传疾病相联系。

（二）染色体带型分析

许多染料在对中期染色体进行染色时，显示出染色体为均质结构，然后经过某些特定染料的染色，可显示出染色体的特异性横纹条带。条带的出现是由于染色体结构以结构域的形式存在。染色体显带技术能增强染色体结构的固有图形，并可通过光学显微镜观察到（图 13-17）。

染色体显带技术有的以染料为基础，有的以功能为基础，这里仅作简要介绍基于染料的显带技术。此类技术有的比较简单，不需要任何预处理，直接用染料进行染色，有的比较复杂，染色前需要对染色体进行预处理，并需要混合使用染料。最常用的基于染料的染色体显带技术包括 C 显带技术、Q 显带技术、G 显带技术、R 显带技术。这些技术均可用于哺乳动物染色体的显带。但每一种技术对不同动物种属来说，又有其局限性。严格来说，只有呈现较强染色反应的染色体带才能成为阳性带，相反弱染色或未染色者成为阴性带。

最初研究人员希望通过将中期染色体染色来区分不同的染色体，但采用的常规的染色技术所能区别的染色体有限，有许多染色体的形态与大小十分相近，染色后难以区分。由此才发明了染色体分带技术。Q显带技术是最先报道用于人类和植物染色体显带的技术。此技术采用的

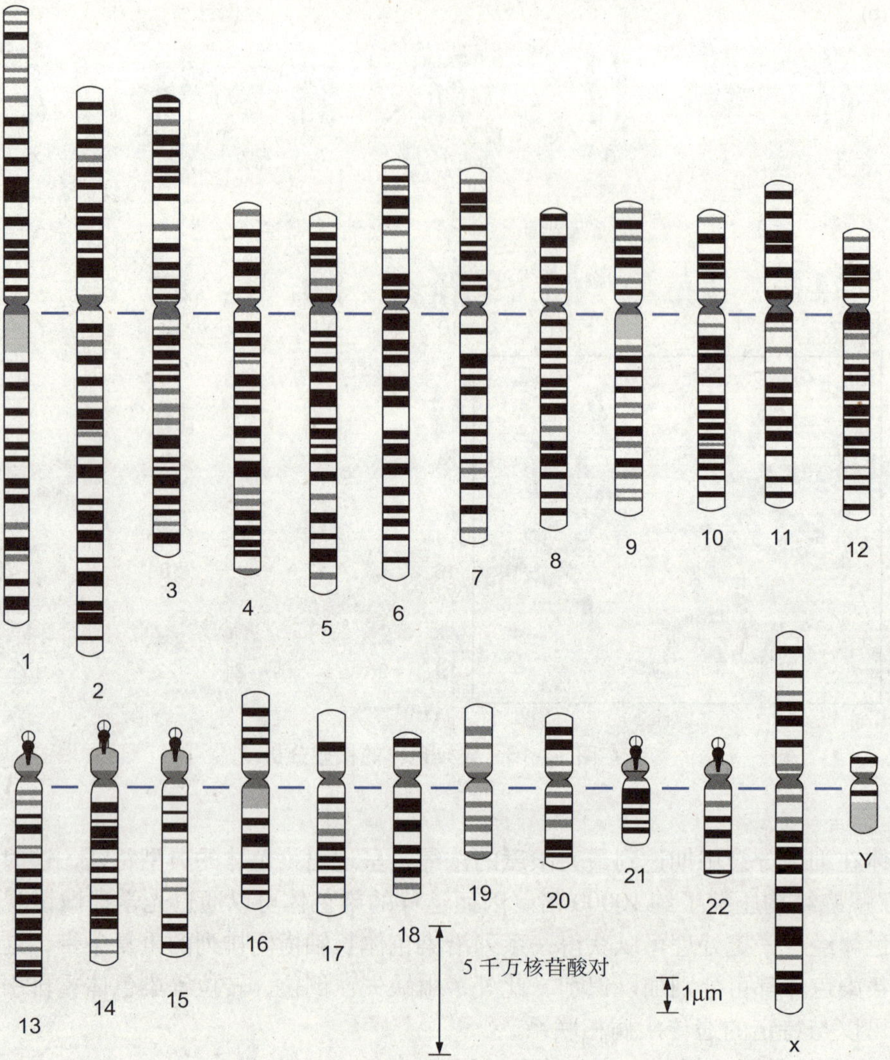

图 13-17 正常男人显带核型模式图

(引自 U. Franke)

奎亚因或奎亚因芥子荧光染料，这些染料与某些碱基发生特异性作用。奎亚因分子在嵌入染色体DNA时无序列选择性，但在富含AT的DNA区发出的荧光更加亮一些。因为鸟嘌呤的分布使奎亚因的荧光减弱。通常Q阳性带在G显带中也呈现阳性，但Q显带技术在个体发育中的应用较G显带技术更为广泛。采用该技术已完成了对人类全套染色体的核型分析，由此可对23对染色体进行分辨与鉴别。1968年，Casperson等人首先发现了蚕豆等植物染色体经过DNA烷化剂芥子奎亚因染色，染色体上出现明暗相间的荧光带。随后此技术用于人染色体的分带技术，并于1974年第4次人类染色体标准化会议上定名为Q带。Q显带技术的发明和应用推动了染色体分带技术的发展。

目前除了Q带显带技术之外，还有G带、C带、R带、F带等显带法，为染色体的鉴别提供了有力的手段。Q带显带技术使用芥子奎亚因（QM）或盐酸奎亚因染色，在紫外光照射下呈现出荧光亮带和暗带。一般富含AT碱基的区域为亮带，富含GC的区域为暗带。

C带技术是显示染色体上的异染色质，即着丝粒区和次缢痕区，较稳定的方法。染色体经Ba（OH）$_2$、生理盐水和Giemsa处理以后，其两臂上的染色质大部分被去除，而着丝粒、次缢痕等异染色质区，因含有大量的重复的DNA序列，同与其相结合的蛋白质一起被保留下来，经Giemsa染色显出深的C带。不经过预处理，Giemsa可使哺乳动物中期染色体染成均匀的紫色。C带的显色还表明异染色质中的DNA与蛋白质间的相互作用与常染色质相比存在很大的差异。C带区不仅在酸碱处理中得以保存，还能避免DNase I的消化作用。

G显带技术是将染色体经过胰酶或者碱，加热，尿素，5'溴脱氧尿嘧啶处理，从染色体上抽取蛋白质的特定成分，再用Giemsa染色，这是目前应用最广泛的染色体分带技术之一，通常可获得良好而稳定的分带类型。Giemsa染料由不同的噻嗪染料混合物和曙红组成，染色首先取决于两个噻嗪分子同DNA结合，在此基础上，它们结合一个曙红分子，形成2∶1噻嗪-曙红沉淀物。其次决定于一个有利于染色沉淀物积累的疏水环境。具有高密度疏水性蛋白质的染色体区域，有利于噻嗪-曙红沉淀物的形成。通过一系列处理，一些区域的疏水蛋白被去除，而一些区域的疏水蛋白质仍然被保留，这样，显带反应就会出现阴性带和阳性带，即有些区域不能着色，而有些区域可着色。

R显带技术相对G显带技术来说称为相反显带技术，也是一种常见的染色体显带技术。最常用的程序是先将染色体在预热的酸性盐溶液中变性处理，再用Giemsa染色。一般认为，此方法是优先使富含AT的DNA变性，随后将富含GC的DNA区着色。R显带技术的应用中，还可以采用吖啶橙替代Giemsa染料，产生绿/黄色荧光的R带和橙/红色的G带。吖啶橙以两种方式与DNA结合，一种是嵌入结合，产生绿色荧光，这种结合仅发生在DNA双链区域，另一种是外部结合，作用在DNA的磷酸骨架上，产生红色荧光，发生在DNA单链区域。R带与G带的不同是两带在DNA碱基组成上的差异所至。R显带技术和G显带技术产生的染色体带型呈互补性，说明这两种显带技术揭示了染色体上同一基本现象的相互关联的两个方面。

七、巨型染色体

在某些生物的细胞中，特别是在它们生活周期的某些阶段中，可以观察到一些特殊的染色体。它们的特点是体积巨大，相应的细胞核及整个细胞的容积也随之增大，此种染色体称之为巨大染色体，主要包括多线染色体和灯刷染色体。

（一）多线染色体

100多年前意大利细胞学家Balbiani首先发现了多线染色体。多线染色体存在于双翅且昆虫的幼虫组织内，如唾液腺、气管、肠和马尔比基管。此外在植物细胞中，如胚珠细胞，也发现了多线染色体。

多线染色体要比有丝分裂及减数分裂的染色体大得多，如果蝇的唾腺细胞多线染色体要比同种的有丝分裂染色体长200倍以上。由于它们的体积大，易于观察，成为研究染色体结构与功能的好材料。

1. 多线染色体的形成

多线染色体最初起源于正常体细胞染色体，核内DNA多次复制产生的子染色体并行排列，并且同源染色体发生配对，即体细胞同源染色体配对，这样阻止了染色质纤维的螺旋与凝缩，形成多线染色体。这些染色体持久地保持间期状态。在果蝇唾液腺细胞中染色体进行10次DNA复制，而不进行胞核及胞质的分裂，因而形成2^{10}=1024条DNA纤维，此时的染色体比同种有丝分裂染色体长200多倍。同时所含的4对同源染色体两两配对紧密结合一起，它们的全长可达 2mm。

2. 多线染色体的带及间带

多线染色体不仅长，而且沿着它的纵向分化成深浅相间的带纹，深者称带，浅者称间带。每条带和间带代表了1024个拷贝并行排列的染色质纤维的环状结构域（也称袢环区）彼此对应包装的结果。电镜下观察到带与间带的染色质包装是明显不同的，带的部分染色质包装较紧密，间带的部分染色质包装较疏松。在果蝇总基因组中，约有5000条带和5000条间带。多线染色体上带的数目，形态、大小及分布位置都很稳定。每条带能根据它的宽窄及间隔予以识别，并给每条带标定一个编号，从而得到一个多线染色体的标定图。

3. 多线染色体与基因活性

在果蝇个体发育的某个阶段，多线染色体的某些带区变得疏松膨大而形成胀泡（Puff)。最大的胀泡称为裴氏环（Balbiani ring)，出现胀泡的区域是此处的DNA变得更为疏松所致。实验证明，胀泡是基因活跃转录的形态学标志。在果蝇幼虫不同的发育阶段就有不同部位的带形成胀泡，而另一些胀泡消失，胀泡处于动态变化之中。早期根据遗传研究结果，推测果蝇多线染色体一条带代表一个基因，一个基因编码一种蛋白质。随后Bossy等人在果蝇基因组中克隆出一段315kb的连续DNA序列，并以此DNA为探针，检测该段DNA所转录的mRNA，结果发现mRNA的种类是带纹数的3倍，说明每条带可能含有几个基因。此外，研究结果还证实，多线染色体的带和间带都含有基因。

（二）灯刷染色体

灯刷染色体是一类形态特殊的巨大染色体。它最早是在1882年，Flemming于美西螈卵巢组织细胞中发现的，后来在鲨鱼的卵母细胞中观察到了灯刷染色体的全貌，由于其形态类似当时用于清刷煤油灯罩的灯刷，因而命名为灯刷染色体。现已知道，灯刷染色普遍存在于动物界的卵母细胞中，研究得最普遍最深入的是两栖类动物的灯刷染色体。

1. 灯刷染色体的超微结构：灯刷染色体是未成熟的卵母细胞进行第一次减数分裂时，停留在双线期的染色体，它是一个二价体，即同源染色体已经配对。一个灯刷染色体包含有4条染色单体，但此时同源染色体尚未完全解除联会，因此可见到几处交叉。由于此时染色体仍然有很高的RNA合成活性，从而形成许多的染色质环结构。新合成的RNA与蛋白质形成RNA-蛋白质复合物，并包被在这些伸展环上，这样在显微镜下能清楚看到灯刷染色体。

灯刷染色体轴由染色体粒轴丝构成，每条染色体轴长约400μm。从染色粒向两侧伸出二个相类似的环，每个环相当于一个环状结构域，一个平均大小的环约含 100kbDNA。

灯刷染色体呈典型双线期交叉结构二价体状态，其上有排列不规则的呈串珠状的染色粒，解螺旋染色体环沿轴心向外伸出，进行着活跃的转录，染色粒由两侧的高螺旋化的非转录区域构成，沿染色体轴心在相邻染色粒之间存在着既未螺旋化，又无转录活性的较短的染色质连接区。经比较分析发现，不同物种染色质上伸出的环，有其特有的伸展方式和数量。这说明环的形式和数量具有物种特异性，可作为染色体编号的标志之一。

2. 灯刷染色体的转录功能：灯刷染色体大部分 DNA 以染色粒形式存在，没有转录活性，而侧环是 RNA 活跃转录的区域，一个侧环往往是一个大的转录单位，有的是由几个转录单位组合构成的。转录的 RNA 链 3' 端借助 RNA 聚合酶固定在侧环染色质轴丝上，游离的 5' 端与核糖核蛋白体形成复合物，组成环上的基质，环的粗细变化表示基质的厚薄和转录 RNA 的长短。转录启始点的RNA链较短，然后逐渐延长，到终点处RNA链最长。在卵母细胞阶段，细胞处于双线期时，需转录大量 mRNA，以满足早期胚胎发育的需要。

第三节 核 仁

核仁（nucleosome）是真核细胞间期核中最明显的结构。核仁的大小、形状和数目随生物的种类、细胞类型和细胞代谢状态的不同而变化。核仁是从核仁组织区部位产生的，同时与这部分紧密相连，具有组织区的染色体称为核仁染色体。一般来说，核仁染色体位于染色体次缢痕处，在人的染色体中有 5 对染色体上存在核仁组织区，但由于核仁形成后，常常发生融合，所以看到的核仁并没有那么多，一般只有 1 ~ 2 个。

一、核仁的结构

在光镜下看到的核仁为一均匀的球体，在电镜下核仁的超微结构是由三种基本结构组分所组成（图 13-18）。

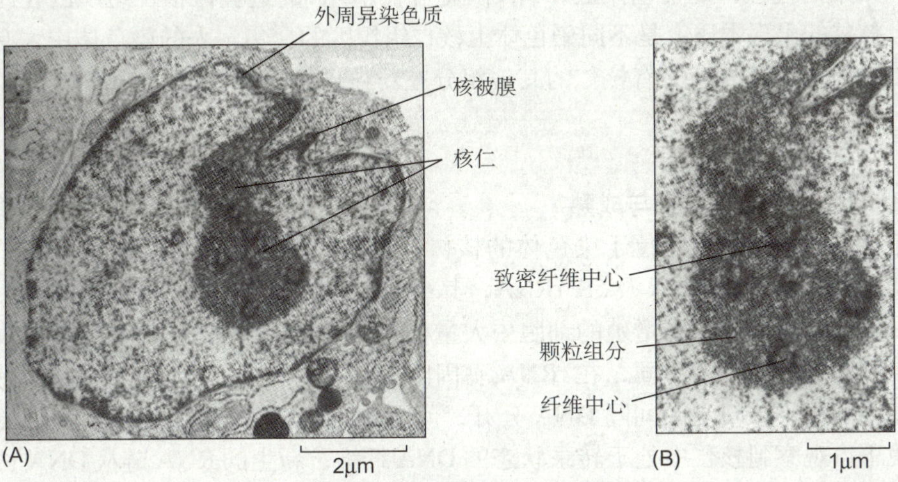

图 13-18 细胞核仁的电镜图

（参考 B. Alberts, 2002）

（一）纤维中心

纤维中心是包括在颗粒组分内部一个或几个浅染的低电子密度的圆形结构体，在纤维中心存在 DNA，这种 DNA 具有 rRNA 基因的性质。此部位还存在 RNA 聚合酶核结合因子。有证据表明，纤维中心的染色质不形成核小体结构，也不含组蛋白，但存在嗜银蛋白，这种蛋白与 rRNA 结合，参与调节核仁中染色质的结构。

（二）致密纤维组分

在电镜下，致密纤维组分是核仁超微结构中电子密度最高的部分，由致密的纤维构成，通常看不到颗粒，它们呈环形或半月形包围纤维中心，通过放射性的RNA前体物的脉冲标记和电镜放射自显影观察，rRNA以很高的密度出现在这个区域，此外还存在一些特异性结合蛋白质，推测此区域是转录合成rRNA的区域。

（三）颗粒组分

颗粒组分是核仁的主要结构，由直径15～20nm的核糖核蛋白颗粒构成，可被蛋白酶和RNA酶消化，间期核中核仁的大小差异主要是由颗粒组分数量的差异造成的。推测这些颗粒是正在加工、成熟的核糖体亚单位的前体。此外，核仁区含有一些无定形物质，称核仁基质。纤维中心、致密纤维组分和颗粒组分存在于核仁基质中。简言之，纤维中心是rRNA基因，即rDNA存在的区域，转录发生在纤维中心与致密纤维组分交界处，这样rRNA前体转录出来后，首先在致密纤维组分处开始加工，同时有些加工过程可能在颗粒组分处进行，rRNA加工完成后，在颗粒组分处与核糖体蛋白装配成核糖体亚单位。总之，核仁的三种基本组分组合在一起，共同完成核仁的功能。

核仁的形态结构以及功能在细胞分裂过程中随着整个细胞核发生明显的变化。当细胞进入有丝分裂前期时，随着染色体的不断凝集，核仁会变形，整个体积逐渐减小，rRNA的合成暂时停止，当有丝分裂中期和后期完成进入末期时，随着染色体的去凝集，核仁重新出现。在刚刚形成的子细胞核中，核仁体积较小，并且数量较多。随后小的核仁会聚集成大的核仁。核仁重新出现和聚集的过程，是染色体上rDNA恢复合成rRNA的过程，核仁组织区在此过程中起主导作用，核仁的出现本质上是不同染色体上核仁组织区的聚集。人的染色体中，有五对染色体存在核仁组织区。此外，原有核仁的其他组分在新核仁的形成中也是必需的。

二、核仁的功能

（一）rRNA的合成、加工与成熟

实验证明，rRNA基因定位于染色体的核仁组织区。真核细胞含有四种rRNA，即5.8S rRNA、18S rRNA、28S rRNA及5S rRNA，其中前三种的基因组成一个转录单位。rRNA是核糖核蛋白体的组成成分，在增殖的细胞中大量核糖体的形成，需要rRNA高度有效地转录合成。在真核细胞中随物种的不同，在rRNA基因区域有100～5000个rRNA基因拷贝串联而成。每个基因间由不被转录的间隔DNA分开，间隔DNA的长度和序列随生物种类的不同而异。在电镜下可观察到核仁中处于转录状态的DNA纤维，新生的RNA链从DNA长轴两侧垂直伸展出来，而且从一端到另一端有规律的增长，构成箭头状，每个箭头状结构就是一个rRNA基因转录单位，箭头状结构之间的区域为不被转录的间隔DNA。这些rRNA基因是由专一性的RNA聚合酶Ⅰ进行转录的，一般情况下，这些rRNA基因拷贝数量是不变的，调控主要依赖于转录起始的速率。

rRNA初始的转录产物为rRNA前体，不同生物的rRNA前体大小不同，如哺乳类为45S、果蝇为38S，主要参与rRNA前体加工的酶是RNase Ⅲ。人的45S rRNA前体经过复杂的加工过程产生18S、5.8S和28S rRNA。45S rRNA合成后很快会在约10个位点上甲基化，主要甲基化的位置在核糖2'-羟基上，而且真核生物rRNA甲基化程度要比原核生物rRNA高。rRNA

甲基化之后被切割成中间产物，分割为41S、32S和20S。20S组分很快裂解为18S rRNA，并由胞核转运到胞质中。32S组分被切割为28S和5.8S rRNA。真核细胞核糖核蛋白体中的5S rRNA的编码基因，不存在于核仁区的rDNA区域，而是位于染色体的其他区域，如在非洲爪蟾中，5S rRNA基因定位在大多数染色体的端粒区。5S rRNA也串联重复排列，基因间被一段不转录的DNA片段相隔。5S rRNA的转录也不是由RNA聚合酶Ⅰ催化的，而是由RNA聚合酶Ⅲ催化的，合成后转运至核仁处参与核糖核蛋白体大亚基的组装。

已知，真核生物rRNA前体的甲基化和切割是由核仁小RNA（small nucleolar RNA，snoRNA）指导的，真核细胞核仁中存着多种snoRNA。SnoRNA可借助互补序列识别rRNA前体中进行甲基化和切割的位点。rRNA的合成与加工在核仁中分区域进行，rRNA前体合成后首先出现在致密纤维组分，加工剪切后的中间产物出现在颗粒组分区域。在人类的45S rRNA前体上有110多个甲基化位点，这些甲基化的核苷酸序列全部进入加工后成熟的rRNA分子中。

实验表明，缺失核仁组织区（即核仁）的非洲爪蟾纯合突变型是致死的，这些纯合突变型在胚胎发育一个星期后死亡，因为它们不能合成18S、28S、5.8S γ RNA，也就不能形成核糖核蛋白体。果蝇突变型的试验也得到了类似的结果。

（二）核糖核蛋白体亚单位的组装

45S rRNA前体转录以后很快与蛋白质相结合，形成80S的核糖核蛋白体颗粒，这样rRNA不是在游离状态下被加工，而是与蛋白质形成核糖核蛋白体后再进行加工。45S rRNA前体首先被包装成核糖核蛋白复合体，除5S rRNA分子以外，结合的蛋白质包括70种核糖体蛋白的大部分，还有核仁内其他RNA结合蛋白质以及某些小的核糖核蛋白颗粒。在加工过程中，45S核糖核蛋白复合体将失去一些RNA和蛋白质，然后形成两种大小不同的核糖核蛋白体亚单位前体，5S rRNA合成后转运至核仁参与核糖核蛋白体大亚基的组装。核糖核蛋白体亚单位分别由细胞核转运到细胞质。核糖核蛋白体的成熟发生在其亚单位转移到细胞质以后，据推测，这有利于阻止有功能的核糖核蛋白体与核内未成熟的hnRNA分子相结合。

三、核仁周期

在细胞周期运行中，核仁的形态结构与功能将随着周期的进行而发生很大的变化。当细胞进入有丝分裂时，随着染色质的凝聚，核仁变形和变小，rRNA合成停止，核膜随之破裂，分裂进入中期，核仁完全消失。有丝分裂进入末期时，核仁组织区DNA逐渐解聚，rRNA合成重新开始，一些小的核仁重新出现在染色质核仁组织区附近，这是由于参与rRNA合成的聚合酶、底物、相关因子等核仁组成物重新聚集在有活性的rRNA模板周围。所以说核仁的重新出现与一些染色质上含有rRNA基因的核仁组织区密切相关。人的染色体组中有5对染色体上含有核仁组织区，分裂末期首先在这些区域形成小的核仁，随后小的核仁可融合成大的核仁（图13-19），即不同染色质上的核仁组织区聚集在一起，这样可提高rRNA的合成效率。实验表明，采用向细胞内注射RNA聚合酶Ⅰ抗体的方法，人为的阻断rRNA的合成，对核仁的结构可产生非常大的影响。在间期注射可使已形成的核仁解体，在有丝分裂中期注射可阻止核仁的重新形成。

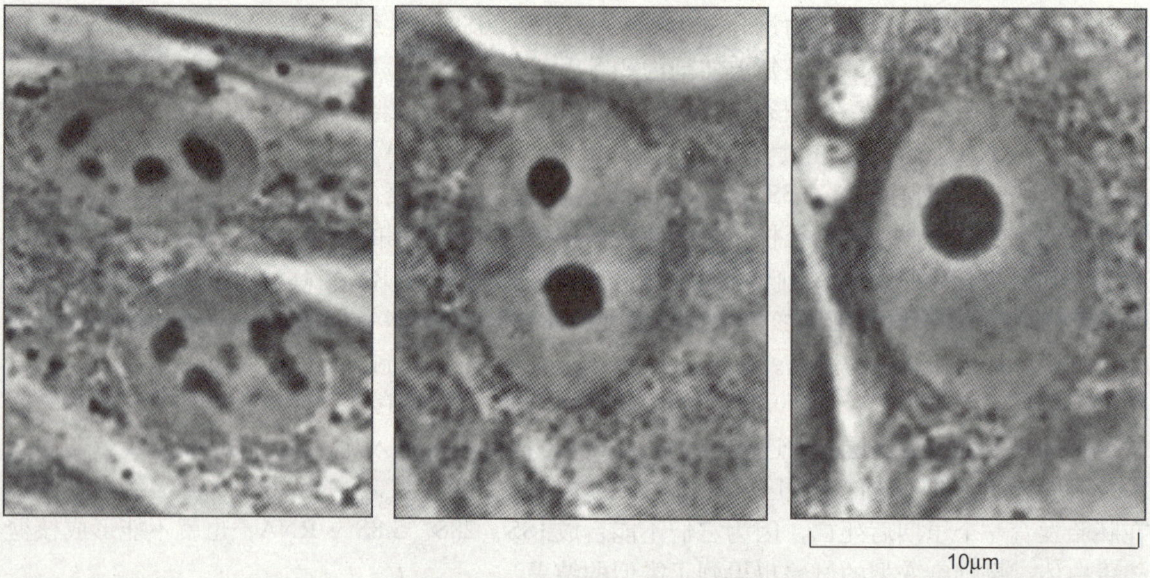

图 13-19 细胞核仁的融合过程
（引自 B. Alberts, 2002）

第四节 核骨架

真核细胞的核内除了核膜、染色质、核仁以外，还有一个以蛋白质成分为主的网架结构体系（图13-20），称为核骨架，并曾长期被人们所忽视，直到70年代中期才首次将核骨架作为独立结构体系进行研究。研究者采用核酸酶与高盐溶液对细胞核进行处理，将染色质抽提后，发现核内仍残留有纤维形蛋白质，将其称为核基质（nuclear matrix）。由于它的基本形态与细胞骨架相似，所以有人将其称为核骨架（nuclear skeleton），在形态结构上为一种精细的三维网络结构。

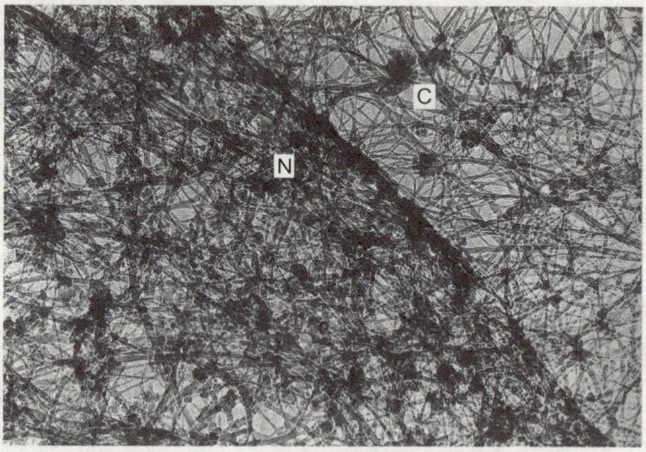

图 13-20 细胞核骨架电镜图
（引自 G. Karp, 2002）

各种真核细胞的核中都有核骨架的存在，这种结构与DNA复制，RNA转录加工、染色体包装及病毒复制等一些重要的生命活动有关。在对核骨架的理解上，目前还没有一个统一的概念，广义的核骨架除了核中的网络结构外，还包括核孔复合体、核纤层、核仁等，狭义的核骨架仅指以纤维形蛋白质成分为主的纤维网架体系。

一、核骨架的形态结构与化学组成

细胞核内物质密度较大，并且有大量染色质纤维，直接在原位研究核骨架的形态结构及成分相当困难。采用去垢剂、核酸酶与高盐缓冲液，基本除去核膜、组蛋白、非组蛋白、DNA与脂质成分，得到一个纤维网架结构，这个网架结构基本上与原核的外形、大小相同。然后通过特殊的制片，可在电镜下观察到这一结构。

所观察到的网络结构分布于整个核中，其中包括位于核内膜下的核纤层，核仁与染色质存在于核骨架纤维网络中，它们构成统一的核骨架网络。组成网架的纤维的粗细不一样，直径在3～30nm之间，估计单丝直径约3～4nm，粗纤维可能是单纤维的复合体。核骨架的成分比较复杂，加之所用的细胞材料与制备方法的不同，得出的结果有一定差异，但其主要化学成分是一致的，即蛋白质与少量的RNA。RNA虽然含量很少，但它对于维持核骨架三维网络结构的完整性是必要的。因为去掉这些RNA会使网络结构发生很大变化，分离的核骨架中还常含有少量DNA，一般认为它不是核骨架的固定成分，而是一种功能性结合。核骨架不同于胞质骨架，并非由专一的蛋白质成分组成。不同类型细胞的核骨架成分可有较大差别，目前已测定的核骨架蛋白质有近百种，这些蛋白质可分为两类，一类是各种细胞共有的，另一类则与细胞类型及分化程度有关。

二、核骨架的功能

（一）核骨架与 DNA 复制

原核细胞DNA的复制是结合在细胞膜上进行的，因此早期有人提出真核细胞DNA复制也是通过DNA结合在核膜上进行的。但经大量的研究并未在核膜上找到DNA的结合位点。同时还有实验表明，DNA在完全可溶性系统中的复制效率是非常低的，并且复制错误多，这说明DNA复制时需要一个支架结构。核骨架的发现为这一问题找到了答案。

实验表明DNA合成的起始部位不是随机的，往往是那些与核骨架相结合的DNA首先开始复制，由此推测核骨架不仅为DNA解决了支撑的问题，还可能结合着与DNA合成相关的酶，这些酶更容易协调一致、高效率地合成DNA。还有实验表明，DNA放射环以其根部结合在骨架纤维上，结合部位的核苷酸序列被称为基质锚定序列。

（二）核骨架与基因表达

Jakson等人用^{3}H尿嘧啶核苷（UdR）脉冲标记Hela细胞（2、5分钟），发现95%以上新合成的RNA结合于核骨架上，说明DNA上的转录位点，即基因的转录序列是与骨架相联系的，换言之RNA的转录在骨架上进行。D’Malley等人用雌激素刺激鸡输卵管细胞中卵清蛋白基因的表达。然后用常规方法分离出核基质，得到与核基质相连的DNA，将其与鸡卵清蛋白基因和鸡β珠蛋白基因杂交，发现与核骨架结合的DNA中有卵清蛋白基因。由于雌激素的刺激只能使输卵管细胞中卵清蛋白基因表达，β珠蛋白基因是不会表达的，因此说明基因的表达是在核骨架上进行的。具有转录活性的基因序列能选择性地结合在核骨架上，不转录的基因序列则不能结合。Hentzen等人通过实验也证实了成红细胞中正在转录的珠蛋白基因结合于核骨架上，RNA聚合酶也可能与核骨架存在结合位点。此外，前体RNA的加工也是在核骨架上进行的。

（三）核骨架与染色体的构建

大量的研究表明DNA放射环是真核细胞DNA高级结构的基本单位，Pienta和Coffey等人在此基础上提出了DNA复制环与核骨架共同构建染色体的模型。他们认为首先是2nm的双螺旋DNA缠绕组蛋白8聚体，形成直径为10nm的念珠状结构，以6个核小体为单位盘绕为直径30nm的螺旋管，由螺旋管形成复制环，并锚定在核骨架的纤维上，每18个放射环呈平面排列形成微带。微带是染色体结构的高级单位，大约10^6个微带沿着由核骨架形成的轴心支架构成染色单体。这个模型说明核骨架参与了DNA按照一定规律形成超级结构的过程，并对染色质高级结构的维系和支撑起重要的作用。

第五节 真核细胞基因与基因组

众所周知，每个生物都具有由基因组成的基因组，携带着构成和维持该生物体生命形式所必需的所有生物信息。这里简要介绍基因及基因组的基本概念和特点，详细内容可参阅遗传学相关教材。

一、基因的基本概念

基因是遗传的基本单位，亦即含有完成一条肽链或一个功能RNA之遗传信息的DNA单位。作为控制生物体各种性状的基因通常是稳定的，在繁殖后代的过程中遗传给下一代。当受到某些因素影响时，基因也可能发生可遗传的变异，即基因突变，突变后的基因以新的形式稳定遗传。携带正常基因的生物体称为野生型，携带突变基因的生物体称为突变体。生物体的基因型是指控制其表型的所有遗传因子，而生物体的表型是指可见的或可检测的外在性质。在组成生物体表型的各种性状中，一些性状是由单基因决定的，而另一些性状是由多基因决定的。生物体的表型在很大程度上是通过产生众多种类的蛋白质来实现的，而蛋白质的结构和活性首先是由其氨基酸序列决定。氨基酸的序列是由基因所包含的DNA序列通过遗传密码决定的。遗传密码以三个核苷酸为一组进行阅读，每三个核苷酸序列称为一个密码子，代表一个氨基酸。基因包括一系列从固定的起始位点读起并在固定的终止位点终止的密码子。对于任何一个确定的基因，DNA双链中只有一条可编码蛋白质。在DNA序列上发生的变化相应的也导致蛋白质氨基酸序列的改变，使蛋白质的生物功能产生变化。DNA上的任何碱基对都可能发生突变，一个碱基对发生变化就可能导致突变密码子所对应的氨基酸发生改变。由于DNA上的密码子是从一定的起点，按特定的可读框阅读的，插入或缺失一个核苷酸都会造成移位突变，导致突变位点后的氨基酸序列全部发生变化。如果一个基因的突变导致一个蛋白质变化，就可以推论该基因编码这个蛋白质。

对于真核生物来说，基因组中特定基因的序列并不直接与所编码的蛋白质氨基酸序列相对应，这是由于DNA上的密码不能直接翻译出蛋白质，DNA首先转录并加工成mRNA，mRNA中包含对应于蛋白质中氨基酸序列的一段核苷酸序列，这部分序列称为编码区。在mRNA的每个末端还有额外序列。有时这些非编码区中不编码蛋白质的序列发生突变也能阻碍基因的功能，表明这些区域是遗传单位的有机组成部分。此外在基因序列中还存在着内含子，在最初转录出的mRNA前体中含有这些序列，而在加工成熟过程中会被剪切掉。

真核生物的基因除外显子和内含子外还有不编码的转录调控区，即可被复制、转录、翻译过程的调控分子识别的序列。当这些与蛋白质结合的DNA序列发生突变时，调控蛋白质（如转录因子）不能识别DNA，以致所调控的基因不能表达。所以，外显子、内含子和调控序列共同构成了基因。

基因中还有一部分序列不编码蛋白质，其最终产物就是RNA，如tRNA、rRNA、nsRNA等。由此可以认为基因是具有一定生物学功能的DNA序列。此外，真核细胞的某些细胞器，如线粒体和叶绿体中还存在有基因，通常将染色体外的DNA称为染色体外遗传物质。

二、真核生物的基因结构

大多数真核生物的基因的编码序列在DNA分子上不是连续排列的，而是被不编码的序列所隔开。这一发现对传统的基因概念是一个挑战，推动了基因概念的发展。真核生物DNA分子中的编码序列称为外显子，外显子是基因中对应于mRNA序列的区域；不编码的序列称为内含子，这些区域不出现在剪接成熟的mRNA中。即基因由一系列交替存在的外显子和内含子构成，不同基因的内含子大小和数量有很大差别。内含子的最初证据是通过比较真核细胞DNA和相应的mRNA结构获得的：如果将DNA与mRNA进行分子杂交，所形成的RNA-DNA杂交双链的某一部位就会出现不能配对的单链环，说明基因中含有内含子，而其对应的mRNA中没有相应的序列。用这种方法可确定内含子在基因中的位置和大小。

由于有内含子的存在，真核生物基因表达的过程不同于原核生物。原核生物mRNA转录出来后，可直接指导蛋白质合成，而真核生物首先转录出一个mRNA的前体，需经过一个剪接的过程除去内含子，拼接成一个由外显子构成的mRNA。而且，所有外显子按其在DNA上有相同的顺序连接在同一个RNA分子上。剪接是一个分子内的反应，来源于不同RNA分子的外显子不能连接到一起。由剪接后的mRNA指导蛋白质的合成。除了编码蛋白质的核基因以外，编码rRNA的核基因以及编码tRNA的核基因也存在基因编码序列中断的现象。只是rRNA和tRNA的成熟方式较为简单。

三、基因大小

一个完整基因的大小比实际编码蛋白质的序列要大很多，这是因为与整个基因相比，编码蛋白质的外显子要小的多。有许多基因包含很长的DNA序列，但这并不能表明其编码产物就很长，而是其含有较长的内含子，不同的生物体其内含子的大小差异很大，酵母中mRNA的长度与其相对应的基因大小相比相差较小，而哺乳动物中的mRNA的长度远小于相应的基因。所以基因的大小取决于它所包含的内含子的长度。某些基因的内含子特别长，例如哺乳动物的二氢叶酸还原酶含六个外显子，其mRNA长度为2000bp，此基因所包含的内含子极长，使其整个长度达到25 ~ 31kb，而且不同内含子的长度相差很大，其变化范围从200bp ~ 10000bp。

同源基因通常存在于不同进化水平的生物中，其组织形式是相似的，甚至其内含子在基因中的位置也是保守的，它们之间基因长度的变化主要取决于内含子长度的变化。例如，在所有已知的珠蛋白基因中，基因断裂都发生在相同的位置，第一个内含子位于30与31位氨基酸密码子之间，第2个内含子位于104与105位氨基酸密码子之间。第一个内含子常常较短，第2个内含子较长，但不同物种间内含子的具体长度是有差异的。至于外显子长度的不同在物种间差异很小。基因的大小还与它所包含的内含子数目相关。在不同基因中，内含子数目变化很大，有些基因含有一个或很少几个内含子，有些基因含有较多的内含子。

内含子只在真核生物中出现，在低等真核生物酿酒酵母中，大多数基因是没有内含子的，即使有内含子，其所含内含子数目也非常少，很少有酵母基因超过4个内含子，而且长度较短。真菌基因的内含子也较少，而且它们的长度也很短。在高等真核生物中，如哺乳动物中，只有极少量基因不含内含子，而且一般内含子数目较多，可多达几十个。由于基因的大小取决于内含子长度和数目，导致酵母与高等真核生物的基因大小有很大不同。大多数酵母基因小于2kb，通常不会超过 5kb。在高等真核生物中，基因长度明显增加，哺乳动物基因很少小于 2kb，大多数长度在5 ~ 100kb之间，不过对高等真核生物来说，基因的大小及内含子的数目与生物体的复杂性或进化程度之间没有必然的联系。

四、重叠基因（overlaping gene）与嵌套基因（nested gene）

重叠基因指调控上具有独立性但部分地使用共同序列的基因，在原核生物中比较普遍，在人类中亦有存在。在某些基因中内含子和外显子的定义是相对的，选择性的基因表达模式导致外显子连接方式的转变。一个特定的外显子可选择性的与不同的外显子连接形成mRNA。这种选择性形式产生的两种蛋白质中，一部分相同而其他部分不同。参与细胞周期负调控的蛋白质因子 p19 和 p16 就是利用同一座位的不同启动子，第 1 个外显子各不相同，但共享第 2 和第 3 个外显子，产生两个不同读码框的mRNA。此外，重叠基因还可表现为一段区域以一种途径表达时作为外显子，而以另一种途径表达时作为内含子。这样同一段DNA序列在以不同的形式表达时具有不同的性质，不是简单的固定为内含子或外显子。例如，大鼠的肌钙蛋白T基因就是采用这种方式产生α、β两种产物。在其表达时分别使用了α、β两种外显子。

在真核生物中发现一个小基因可以嵌套在一个大基因的内含子中，称为嵌套基因，常为单外显子基因，进化上保守性较高，表达常具有组织特异性。

五、真核生物的基因组

一个真核生物体或细胞所有 DNA（包括单倍染色体 DNA 及线粒体 DNA 和叶绿体 DNA）的总和，或其所有 DNA 中所携带的遗传信息的总和称为基因组。

一个单倍体基因组的全部DNA含量在同一物种中总是恒定的，这是物种DNA的一个基本特性，通常称为该物种的C值。不同物种的C值差异很大，最小的支原体只有106bp。一般来说，随着生物的进化，生物体的结构和功能越来越复杂，其C值就越大。然而，这又不是完全相对应的，生物进化到某一程度后，生物体的复杂性与DNA 含量之间的对应关系就不那么强了。一些物种基因组大小的变化范围很窄。鸟、爬行动物、哺乳动物各门内基因组大小的范围只有两倍的变化。但大多数昆虫、两栖类动物和植物的情况则不同，在结构、功能很相似的同一类生物中，甚至在亲缘关系十分接近的物种之间，C 值可以相差数十倍甚至上百倍。

对于一个物种的整个基因组来说，其中一部分基因关系到物种的生存，这些基因一旦发生突变，生物体就会停止生长或产生致死效应，这部分基因通常被称为必需基因。通过在酵母中确定必需基因比例的实验发现，当在基因组中随机插入突变时，只有12%是致死的，有14%为阻碍生长，大多数插入未产生明显效应。由于插入序列携带了转录终止信号，它们应该阻碍所插入基因的表达。

人类基因组由两类不同的组分构成：①核基因组，由大约30亿个碱基对组成，核基因组分为23个线性DNA分子，最短的55Mb，最长的250Mb，每个分子包含在不同的染色体中。23条染色体中有22条常染色体，一条性染色体。②线粒体基因组，参见本书第十一章线粒体。

六、单核苷酸多态性

单核苷酸多态性（Single nucleotide polymorphism，SNP）主要是指在基因组水平上由单个核苷酸变异所引起的DNA序列多态性。它是人类可遗传的变异中最常见的一种。据估计，人类基因组中位于基因内部的SNP超过20万，基因外部的点突变是基因内部的10倍，甚至更多，这样SNP总数约300万。SNP所表现的多态性只涉及单个碱基的变异，这种变异可由单个碱基的转换或颠换所引起，也可由碱基的插入或缺失所致，但通常所说的SNP不包括碱基的插入和缺失。理论上每个核苷酸位置最多只有4种形式，即A、T、C和G，SNP既可能是二等位多态性，也可能是3个或4个等位多态性，但实际上，后两者非常少见。因此，通常所说的SNP都是二等位多态性的。具有转换型变异的SNP约占全部SNP的60%，其他几种变异的发生几率相似。SNP在CpG序列上出现最为频繁，成为优先选择突变位点的CpG二核苷酸占全部SNP的29%，而且多发生C/ T转换，原因是CpG中C常甲基化，它能自发的脱氨基从而替换为胸腺嘧啶。

虽然位于编码区内的SNP（codingSNP，cSNP）比较少，但它在遗传性疾病研究中具有重要意义。从对生物的遗传性状的影响来看，cSNP可分为两种：一种是同义cSNP，即SNP所致的编码序列改变并不影响其所翻译的蛋白质的氨基酸序列，突变碱基与未突变碱基的含义相同；另一种是非同义cSNP，指碱基序列的改变可使其编码蛋白质的氨基酸序列发生改变，从而影响蛋白质的功能。这种变异常常成为导致生物性状改变的直接原因。

通过测序和基因突变研究技术的应用，已经获得了大量的SNP数据，并建立了共用的数据库。随着高效SNP分析技术的发展，使研究范围从与特定疾病相关的少量变异，扩展到对应于多个基因内多种变异类型的遗传标记研究。SNP分析技术按其研究对象主要分为两大类：①对未知的SNP进行分析，即找寻未知的SNP或确定某一未知SNP与某遗传病的关系；②对已知的SNP进行分析，即对不同人群的SNP遗传多样性检测或在临床上对已知致病基因的遗传病进行基因诊断。在实际应用中许多检测未知SNP的方法也可用来对已知SNP进行检测，而对已知SNP检测的方法也可用于对未知SNP的粗筛，筛选后再用测序方法确定SNP突变类型及其位置。

SNP在疾病基因定位克隆中所发挥的作用主要包括两个方面：①在疾病定位区域中寻找到致病SNP，这种SNP的出现可能直接导致了基因转录水平上和翻译水平上的变化，即基因表达量的变化或者基因表达产物蛋白质的组成结构变化，从而导致某种疾病或表型。②SNP作为一个与疾病或表型紧密连锁的遗传标记。SNP作为新的遗传标记，具有数量多、密度大、分布广、突变率低等特点，使其能够在基因组范围内，通过大量搜寻SNP，绘制高密度的基因组图谱，在疾病基因的定位与克隆中能发挥重要作用。

通过对基因组的研究，已知大多数人类疾病都有一定的遗传因素参与，在一定程度上都具有遗传倾向。而以前的检验医学在对疾病的诊断中，因为无法直接鉴定与疾病相关基因的异常或缺陷，只能通过变异基因的表达所导致的表型症状对疾病做出诊断，即所谓表型诊断。遗传标记的确立使检验医学从表型诊断向基因型诊断发展。此外，在使用某种药物之前，进行个体基因型的分析，将成为预防药物副作用，提高疗效的关键，这种以基因分型为基础的医疗将随着功能基因组时代的到来而得以实现。总之，SNP在疾病的早期风险性评估、早期诊断、预防和治疗等各方面都具有重要功能和应用价值。

第六节　真核细胞基因的转录调节

真核细胞基因表达调控是当前生物学中最重要的研究领域之一。在细胞的生长、分裂、分化及凋亡过程中，始终存在特定基因的表达与关闭，或基因表达强度的增加与下降，即基因的表达直接控制着细胞的生存状态和生命活动。虽然人们很早就关注真核基因表达的问题，却直至20世纪80年代初，将一些新的生物学技术，特别是分子克隆（又称DNA克隆）技术引入到此领域的研究之后，才真正取得较快进展。利用分子克隆技术可将一个基因从细胞中分离出来，分析它的编码区和上下游侧翼序列在基因表达调控中的作用。分析、鉴定调控序列的基本策略是将待鉴定序列制作成一系列5'或3'删除突变体（或点突变体），并将其与一定的报告基因融合，构建成真核基因表达载体，转入细胞进行表达，根据报告基因表达情况判断待鉴定序列的转录激活能力，找出可调控基因表达的序列，还可利用一些特定的技术，分离出相关的调控因子。

真核基因的表达调控可发生在不同的阶段，但通常基因转录起始的调节是关键的步骤，一个基因表达与否及表达强弱在很大程度上决定于这一步。真核基因转录调节，包括两个方面的主要因素，一方面为顺式作用元件，即启动子、增强子及其他DNA调控序列，另一方面为反式作用因子，即具有调控作用的蛋白质因子。通过这两方面的相互作用，调控着真核基因转录的起始（图13-21）。

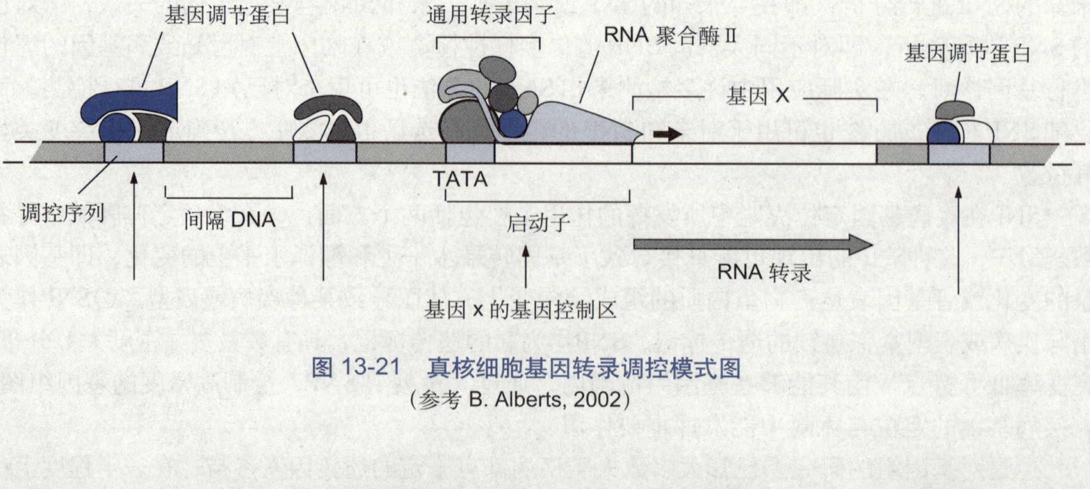

图 13-21　真核细胞基因转录调控模式图

（参考 B. Alberts, 2002）

一、启动子与增强子

（一）启动子

启动子（promoter）是真核细胞基因转录起始时，能与RNA聚合酶和相应转录因子结合的特异性DNA序列，它是基因准确和有效转录所必需的结构。无论是原核生物还是真核生物，启动子都是控制转录起始的关键性序列，并决定着基因的表达强度。启动子序列本身就可以提供特定信号，而转录区域的DNA序列要转变成RNA或蛋白质才能显现出其储存的信息。基因的启动子区域最初是由Pribnow在噬菌体和大肠杆菌中发现的。他将RNA聚合酶与模板DNA结合后，用DNase水解DNA。然后用酚抽提，沉淀纯化DNase作用过的DNA，得到一个被RNA聚合酶保护的DNA片段，约有41～44bp。序列分析的结果表明，在被保护区内含有一个由5个核苷酸组成的共有序列TATAA，这个共有序列称为Pribnow区，它是与RNA聚合酶紧密结合的位点。真核细胞中由DNA转录出的RNA，包括三种类型，即mRNA、rRNA和tRNA。细胞中的蛋白质是由mRNA编码的，rRNA与核糖核蛋白体蛋白质组成核糖核蛋白体，tRNA在蛋白质合成中参与活化氨基酸的转运。在转录这三类RNA时所需的RNA聚合酶是不同的，其基因的启动子也各自具有不同的特点。

1. RNA聚合酶Ⅱ启动子：RNA聚合酶Ⅱ负责mRNA和部分核小RNA的转录，鉴于编码蛋白质的基因数量巨大，种类繁多，它们的启动子结构也很复杂，且类型多样。不同基因的启动子有着明显差异，主要是所包含的元件（短序列）的种类、数目及元件所处的具体位置是不同的。这些元件位于转录起始位点的上游，分散在一定的区域内（图13-22）。

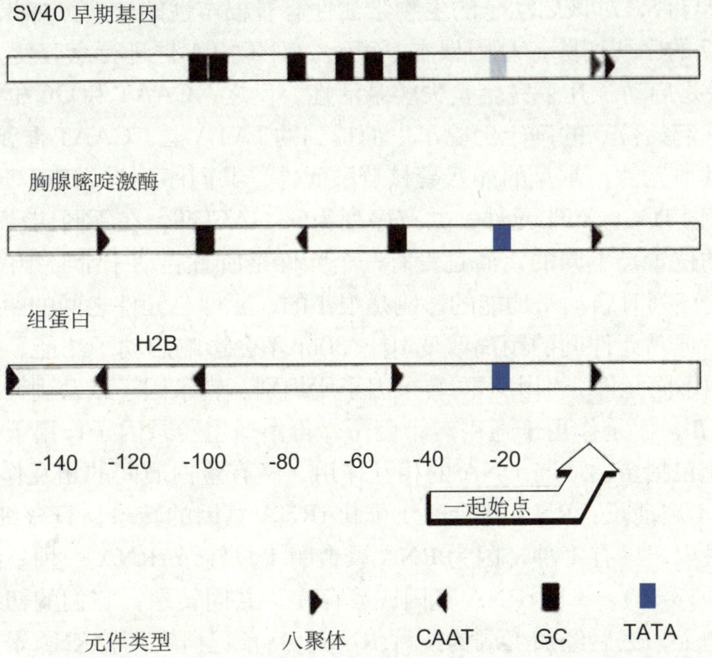

图13-22　启动子包含TATA box, CAAT box, GC box及其他元件的不同组合

(参考H. Lodish, 2004)

虽然不同启动子具有各自的结构特点，但大多数启动子具有一个高度保守的TATA框结构，通过分析100多个启动子序列，得知TATA框的共有序列为TATAAAA。此序列中只要有个别碱基发生突变，就严重影响启动子的活性，可见启动子中每个元件的序列是很精确的。TATA框位于转录起始点上游-30bp附近，它是真核细胞启动子中唯一与转录起始位点有着相对固定距离的元件，也是最靠近起始点的元件。少数不含TATA框的启动子称为无TATA框启动子。

一个启动子要达到足够的转录效率和特异性，除了TATA框外，还要靠其上游更远处的短序列，它们位于起始位点上游约-100bp范围内，当转录因子与这些序列相结合后，可在转录起始复合体的不同阶段发挥效应。

通过逐个改变起始位点上游的碱基，可检测出上游元件对启动子转录效率的影响。例如：采用β-珠蛋白的启动子，定点改变其序列中的碱基，并构建到载体上转入HeLa细胞，检测基因的转录效率。结果显示，从起点到-100bp的范围内，虽然大部分碱基的改变不影响此启动子的转录效率，但在3个短序列区域内碱基的突变，可使转录效率下降，它们分别集中于-30bp、-75bp和-90bp处，据此可推测这三个元件构成了β-珠蛋白基因启动子中的关键序列。通过进一步的分析得知，集中在-30bp区的序列为TATA框，集中在-75bp区的序列称CAAT框，此框也代表着一个具有普遍性的元件序列，其共有序列为GGCCAATCT。集中在-90bp区的序列称为GC框，其共有序列为GGGCGG，以上共有序列的书写都是按编码链上的序列由5’向3’书写的。

对于TATA框来说，它必须在编码链上，如果在模板链上则无正常功能。对于CAAT框和GC框来说，其共有序列在编码链上和模板链上同样有效。通过研究SV40晚期基因启动子发现，TATA框的存在与否，对该启动子的生物学活性有着根本性的影响。如果将包括TATA框的5’上游-21～-27的序列切除，基因根本不表达。对TATA框进行点突变，用G或A代替第三个碱基T，结果是启动子几乎完全丧失转录活性。反之，CAAT和GC框主要控制转录起始频率，基本不参加起始位点的确定。除了上面提到的TATA框，CAAT框和GC框外，在启动子中还发现一些其他元件，常见的如八聚核苷酸元件，共同序列为ATTTGCAT，KB元件，共有序列为GGGACTTTCC，ATF元件，共有序列为GTGACGT。在不同启动子中这些元件的种类、数量与所处的位置是不同的，而且没有一个元件是所有启动子都必须的。

上游元件之间的序列对启动子功能的影响是很小的，元件与元件之间的距离也可改变，但这种改变也有限度，通常元件间的距离改变10～30bp不会影响启动子功能。启动子上的元件常相距较远，这表明不同元件分别由不同转录因子所识别。转录因子结合到元件上后，不直接作用于RNA聚合酶Ⅱ，而是作用于通用转录因子，再由通用转录因子作用于RNA聚合酶Ⅱ，这样在转录调控中既包括蛋白质与DNA的相互作用，又有蛋白质间的相互作用。

2. RNA聚合酶Ⅰ启动子：RNA聚合酶Ⅰ催化rRNA基因的转录，真核细胞中RNA聚合酶Ⅰ的启动子样式最少，只有1种，因为RNA聚合酶Ⅰ只转录rRNA一种基因，包括5.8S、18S、28S rRNA（图13-23）。3种rRNA基因成簇存在，共同转录，它们的初级转录产物共同存在于一个转录产物上，然后经加工成为三种rRNA。目前已研究清楚RNA聚合酶Ⅰ启动子由转录起始位点上游区域中的两个序列组成，即核心元件（core element）与上游调控元件（upstream control element，UCE），核心启动子在起始位点周围（－45－＋20），它足以启动

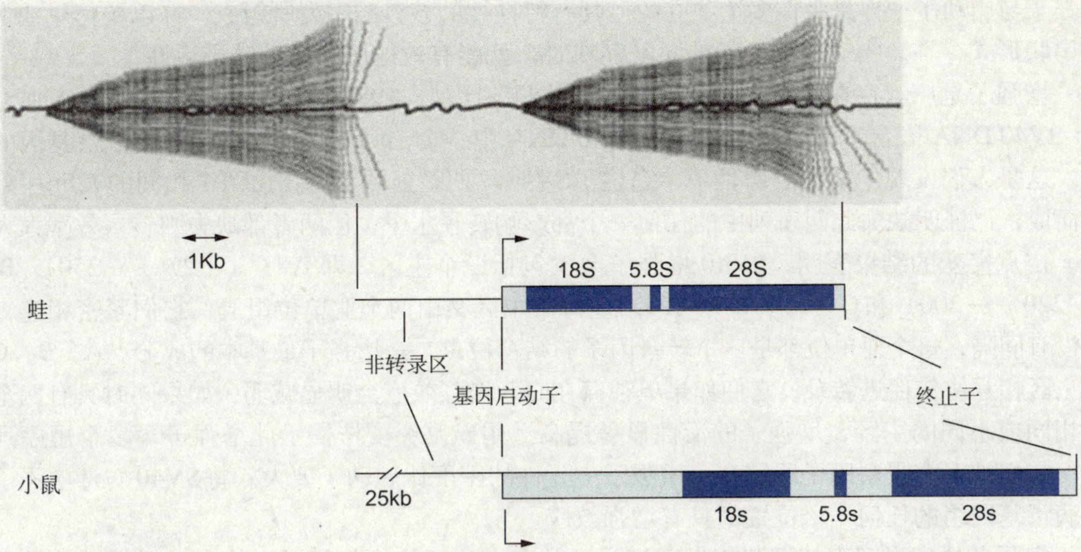

图 13-23　真核细胞 rRNA 基因的结构模式图
(参考 H. Lodish, 2002)

转录，但其效率的提高依赖位于上游－180～－107 区域的 UCE。

3. RNA聚合酶Ⅲ启动子：RNA聚合酶Ⅲ负责tRNA，5srRNA和核内小RNA（small nuclear RNA，snRNA）的转录，这三种基因的结构是不同的， tRNA 和 5srRNA 的启动子位于起始位点的下游，即基因内部，称为内部启动子，核内小 RNA 启动子位于起始点上游。内部启动子最早是从非洲爪蟾的 5s rRNA 基因中发现的。在研究 5s rRNA 基因启动子时，最初只在转录起始点的上游寻找启动子，但始终未发现具有启动子功能的序列。在缺失实验中，即使将转录起始点上游大段序列缺失，转录仍然能起始。因此便开始对转录起始点下游的序列进行缺失试验，在＋55bp 以前，序列出现缺失转录仍然能起始，只不过合成的RNA 比正常的 5s rRNA 短些。当缺失至＋55bp 以后，转录便不能起始。如果从 5s rRNA 基因的另一端开始进行缺失试验，当缺失超过＋80bp 时，转录也不能起始。由此说明＋55bp～＋80bp 这段序列与转录起始有关，即5s rRNA基因的启动子位于基因内部，该启动子可使RNA聚合酶Ⅲ在其上游的55bp处起始转录。内部启动子包括两种类型，第一类内部启动子含 C 框，属 5s rRNA 基因的启动子。第二类内部启动子含 A 框和 B 框，属 tRNA 基因的启动子。RNA 聚合酶Ⅲ的第三类启动子位于转录起始点的上游，含三个短序列，分别为TATA框、近端序列元件（Proximal sequence element，PSE）和八聚核苷酸元件（octanucleotide，OCT）。部分 snRNA 的基因的启动子就属于此类。RNA聚合酶Ⅲ的上游启动子仅有TATA元件时，也能启动转录，但效率较低，PSE和OCT 元件的存在可大大提高转录效率，结合在这些元件上的因子是协同作用的。另有一部分 snRNA 的基因由 RNA 聚合酶Ⅱ转录，它们的启动子具有相似的结构，三个元件也具有相似的功能。这样，有两种 RNA 聚合酶在转录时与 TATA 框发生作用。

（二）增强子

增强子（enhancer）是真核细胞中通过启动子来增强转录水平的一种远端DNA调控序列。

增强子与启动子一样是由许多个独立的，具有特征性的核苷酸序列所组成，并以单拷贝或多拷贝串联形式存在。当 2 ～ 3 个元件同时存在时，就能有效地协同促进转录活性。

增强子是广泛存在于生物体基因中的一种调节序列，1981 年 Benerji 在研究兔的 β 血红蛋白 -SV40 DNA 嵌合基因表达时发现，SV40 DNA 中一个 140bp 序列能增强这种嵌合基因的表达。这是人们发现的第一个增强子，它位于SV40早期基因的上游，由两个相同的72bp序列串联而成，已证明缺失此两序列中的任何一个都影响转录水平，但两者都缺失则转录效率大大降低。定点突变的结果表明，SV40 增强子至少包括三个主区，即 A 区（－27 ～－250）、B 区（－220 ～－200）和C区（－248 ~ 232）。每个主区又由两个亚单位组成，它们紧密相连，中间没有间隔，每个亚单位都是一个转录因子的结合位点，是增强子最基本的成分。A、B、C三个主区相互协作促进转录。它们如果单独存在时，增强效应会明显减弱，如果同时具有两个以上相同或不同的主区，增强子的活性显著提高。用碱基突变法揭示此增强子含多个短序列元件，它们被多个蛋白因子所结合。增强子中元件的密度比启动子要大。将SV40病毒增强子移至病毒基因组的任何一个位置都具有增强效应。

实际上从病毒到真核细胞均发现增强子的存在。真核细胞基因中的启动子并不总是单独发挥作用的，在某些情况下，启动子的活性被增强子大大提高。现已发现增强子有如下特征：①大多数增强子的功能与启动子的相对位置无关，可在距转录起始位点很远的位置发挥作用，并且这种距离是可以改变的；②与启动子取向无关，它可位于基因的上游、下游，甚至基因的内部，都能发挥增强作用；③增强子的生物学效应需特定的转录因子参与；④大多数增强子具有决定基因组织和发育阶段特异性表达的能力，并能对异源启动子发挥作用，如：SV40 增强子的组织特异性可能由一类仅识别特定增强子的因子所决定，这些因子在不同类型或不同种属，或在细胞分化的不同阶段，其表达水平存在差异。⑤增强子序列无论位于编码链或模板链上都能发挥作用。

增强子具有组织或种属特异性已得到实验证明。免疫球蛋白基因的增强子仅在B淋巴细胞中有效，从而使这一基因只在B淋巴细胞中表达。此方面了解的比较清楚的还有调控糖皮质激素基因的增强子，当糖皮质激素进入细胞后，首先与胞液中的相应受体结合，形成的激素-受体复合物进入胞核，与特定基因增强子结合，提高这些基因的表达水平。据推测病毒寄主范围有局限性的原因之一，就是由于它们含有的增强子具有组织特异性和种属特异性。从这一点来看，基因表达的组织特异性和种属特异性，不仅与启动子和转录因子有关，增强子也是重要的决定因素。

二、转录因子

（一）与 RNA 聚合酶Ⅱ相关的转录因子

RNA 聚合酶Ⅱ不能直接识别启动子上的元件而相互结合，而是由多种转录因子（transcription factor）分别特异性识别相应元件并与之结合后，才能诱导RNA聚合酶Ⅱ的结合，并启动转录。协助RNA聚合酶Ⅱ起作用的转录因子是很多的，根据其作用性质可分为三大类。

1. 通用转录因子（general transcription factor， GTF）

通用转录因子，也称基础因子，这类因子是所有编码蛋白质的基因启动子在启动 RNA 转录时都必须的，它们形成一个围绕在起始位点周围的复合体，并与RNA 聚合酶Ⅱ结合，决定着转录的起始位点（图 13-24）。

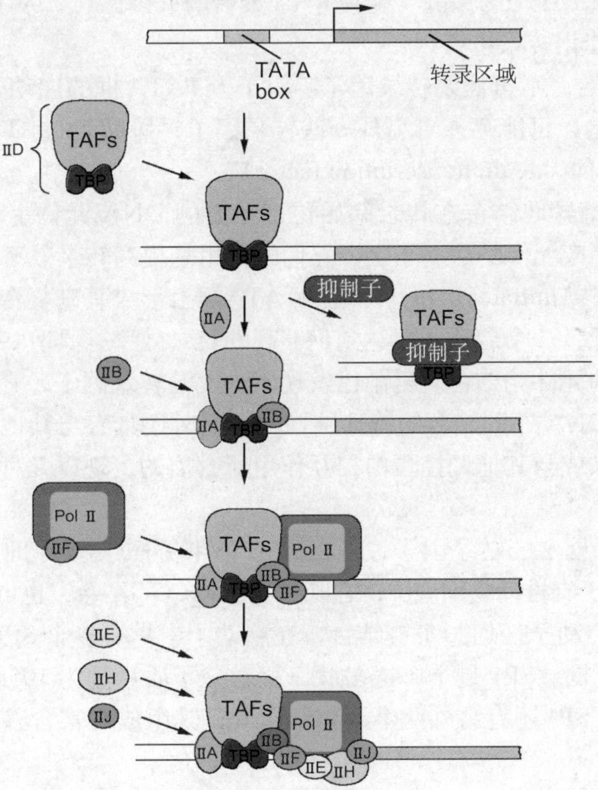

图 13-24 在含 TATA box 的启动子上 RNA 聚合酶Ⅱ启动复合物组装模型
（参考 J. Darnell）

通用转录因子包括多个成员，如 TFⅡA、TFⅡB、TFⅡD、TFⅡF、TFⅡE、TFⅡH和TFⅡJ等。根据这些因子和RNA 聚合酶Ⅱ结合上去的次序以及被它们覆盖的DNA区域，推测出复合体形成的过程。首先结合到启动子上的通用转录因子是TFⅡD，它的一个亚单位特异性结合在启动子的 TATA 框，所以称为 TATA 框结合蛋白（TATA box banding protein，TBP），已知TBP的分子质量约为30kDa，它的一个独特性质是结合在DNA的小沟处，而其他DNA结合蛋白都是结合在大沟处。TBP与DNA结合区域的氨基酸序列在不同种间是高度保守的，TBP 的 N 端暴露在外，与其他蛋白质相互作用。TBP 是唯一与 TATA 框序列结合的通用转录因子。TFⅡD 的其余亚单位称为 TATA 框结合蛋白相关因子（TBP-associated facter，TAF），TAF 有不同的种类，它们使 TFⅡD 结合于不同基因的启动子。

接着是TFⅡA的结合，它的结合可使TFⅡD释放出一个TAF，而使TBP活化，随后TFⅡB 结合，TFⅡB 所覆盖的区域从－10 到 +10，即在转录起始位点附近提供 RNA 聚合酶的结合位点。下一步是 TFⅡF 与 RNA 聚合酶复合物结合到上述的复合物上。TFⅡF 由两个亚基组成，较大的亚基具有解旋酶活性，较小的亚基负责与RNA聚合酶Ⅱ结合，实际上TFⅡF将RNA 聚合酶Ⅱ带到了启动子上，并在转录时起解旋的作用。紧接着的是 TFⅡE、TFⅡH

和TFⅡJ的结合。TFⅡH具有9个亚单位，其中3个具有酶活性，这3个有酶活性的亚单位中，2个为DNA解旋酶，1个为激酶，能使RNA聚合酶Ⅱ磷酸化。从而使RNA聚合酶Ⅱ与转录因子相分离，开始催化转录进行。

RNA链合成开始后，不再需要转录因子。对于无TATA框的启动子，TFⅡD是如何结合上去的，至今尚不清楚，可能存在着另外一些转录因子，协助TFⅡD的结合。

2. 上游转录因子（upstream transcription factor）

上游因子识别并特异地结合在转录起始位点上游的DNA元件上，是普遍存在的转录因子，可分别结合到有相应元件的启动子上，它们的作用是提高转录效率。RNA聚合酶Ⅱ和通用转录因子结合在起始子（initiator）和其附近的TATA框上形成基础复合体时，就能够使转录进行，但转录效率非常低。一个启动子要达到足够高的转录效率并具有特异性，必须依靠上游因子与距起始位点较远的元件相结合。目前已发现多种上游转录因子，它们一般都是转录的激活物，分子上有一个与DNA序列结合的特殊结构域，同时还具有与其他蛋白质结合的结构域，这些结构域是活化转录或与其他调控蛋白相互作用所必需的。现以几种不同的转录因子为例加以说明。

SP1是结合到GC框上的转录因子，是在研究SV40病毒启动子时发现的，后来的研究结果表明，SP1普遍存在于脊椎动物细胞中，它既可与GGGCGG结合，也可与其互补序列CCGCCC结合，可见SP1能与启动子任何一条链结合，在启动子中常有多个SP1结合位点，例如SV40的启动子中有5个GC框。SP1是个单链多肽，相对分子质量约为105kDa，它与DNA结合的结构域在C末端附近。SP1还有另外两个活化结构域，其组成中富含谷氨酰胺，但作用机制还不清楚。

CTF家族是能识别并结合到CAAT框上的转录因子，这类因子是由同一个基因编码，转录后通过不同的剪接方式产生的。CTF家族的各个成员对CAAT框的亲和性是相同的。已知CTF1的分子质量约为5.5kDa，其DNA结合结构域的特点尚不清楚，活性结构域富含脯氨酸。

通常情况下，一个共有序列只被一种相应的转录因子所识别，但有些情况下，同一序列可被不同的转录因子识别，还有一种情况是一种特定的蛋白质能识别多个序列。

3. 诱导型转录因子（inducible transcription factor）

诱导型转录因子的作用与上游转录因子相同，但它们是受到特定调控的，属于受特定调控的上游因子。它们在特定时间，特定的条件或特定组织中合成或被活化，调控基因在不同时间、条件或不同组织中表达。它们所结合的元件称为应答元件。

（二）与RNA聚合酶Ⅰ相关的转录因子

RNA聚合酶Ⅰ需两个辅助因子，一个是上游结合因子（upstream binding facror1，UBF1），另一个是选择性因子（selectivity factor 1，SL1）。UBF1能结合到核心启动子和UCE上，SL1不能直接结合到启动子上，当UBF1结合到启动子上后，SL1便可协同地结合到附近区域。一旦两个因子都结合，RNA聚合酶Ⅰ便能结合到核心启动子上，启动转录的进行（图13-25）。这两个辅助因子与RNA 聚合酶Ⅰ有着直接的相互作用。

UBF1是种单链多肽，它和RNA聚合酶Ⅰ能与异源模板DNA发生作用，例如，小鼠的UBF1因子和聚合酶Ⅰ能识别人的基因。SL1因子则具有种属特异性，小鼠的SL1不能在人的模板上启动转录。SL1由4个亚基组成，其中一个亚基为TBP，它也是RNA聚合酶Ⅱ和Ⅲ的启动转

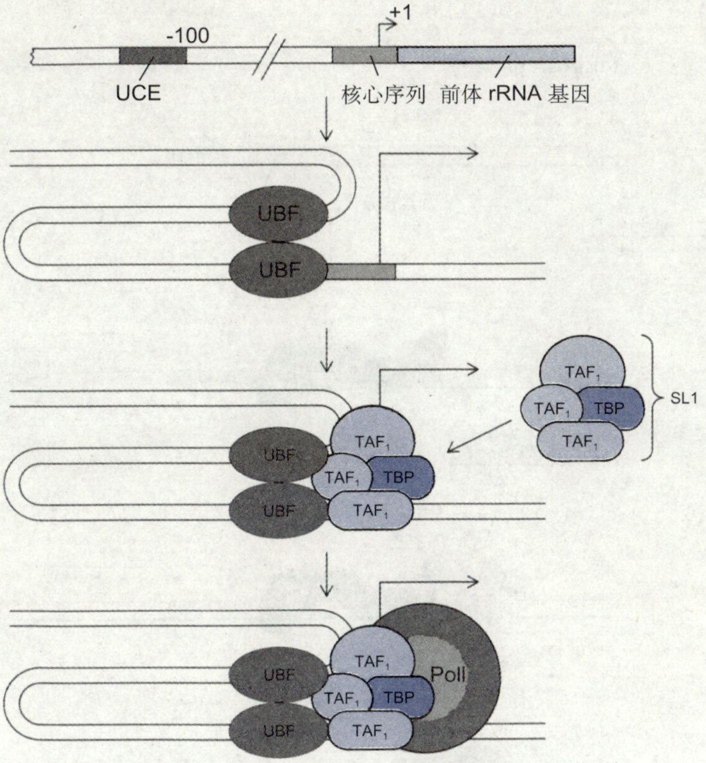

图 13-25 RNA 聚合酶 I 启动转录示意图
（参考 J. Darnell, 2004）

录所需的一个因子。而TBP不决定种属的特异性，也不与富含GC的序列相结合，因而，SL1与DNA结合的种属特异性是由与TBP结合的其他亚基来决定的。

（三）与 RNA 聚合酶Ⅲ相关的转录因子

在RNA聚合酶Ⅲ启动转录的过程中，有三个辅助因子参与，即TFⅢA、TFⅢB和TFⅢC。5s rRNA基因转录时，TFⅢA首先结合在含有C框的序列上，以此为基础可使TFⅢC结合在其下游，而TFⅢC的结合又使TFⅢB能结合到起始位点周围，最后引导RNA聚合酶Ⅲ结合在起始位点，以启动转录。在tRNA基因转录时，TFⅢC不以TFⅢA的结合为条件，而是直接结合到B框和A框处，然后TFⅢB结合上去，同时引导RNA聚合酶Ⅲ的结合，启动转录（图 13-26）。

体外实验表明，当TFⅢA、TFⅢC和TFⅢB结合到启动子上后，将TFⅢA和TFⅢC去除，TFⅢB仍能结合在起始位点附近，不会与结合区域相脱离。而且只要有TFⅢB存在，RNA聚合酶Ⅲ就能结合到起始位点，由此可知TFⅢB是RNA聚合酶Ⅲ结合到启动子上的最直接的转录因子。当然没有TFⅢA和TFⅢC的结合，TFⅢB就不能结合到正确的DNA位点上。所以TFⅢA和TFⅢC被认为是组装因子，TFⅢB是使RNA聚合酶Ⅲ正确定位的定位因子。TFⅢB的作用类似于RNA聚合酶Ⅰ启动时的SL1，而且在TFⅢB中也含有TBP。需要结合到TATA框上的TBP与TFⅢB和SL1中的TBP是相似的，只是除此因子外，还需

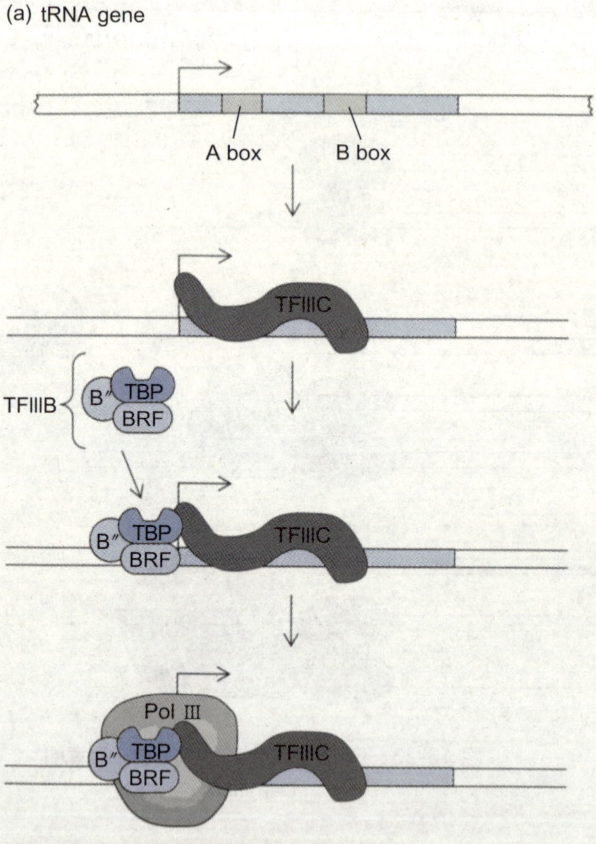

图 13-26 酵母中 RNA 聚合酶Ⅲ转录 tRNA 起始复合物组装模型
（参考 J. Darnell, 2004）

另外一些特异性因子的参与。

三、调控蛋白质与 DNA 结合的方式

基因表达的调控方式包括调控蛋白质因子和基因调控元件的特异性结合，以及调控蛋白质因子间的特异性结合，在真核细胞和原核细胞中都如此。在调节蛋白因子与 DNA 的结合中，决定于蛋白分子上的结合结构域和 DNA 元件的特定序列两个方面。

通过鉴定分析蛋白质与DNA相结合的结构，表明一个蛋白质识别碱基对的方式是多种多样的，不存在简单的密码，现在还不能用测定结合DNA的蛋白质的结构来推断该蛋白质所结合的 DNA 序列。

调控蛋白质中结合DNA的结构域是比较小的，一般为60～90个氨基酸残基。真正与DNA接触的是这些结构域中的一小部分氨基酸残基，蛋白质中的这些氨基酸残基存在区域的结构是不能改变的，否则，会失去功能。现已发现调控蛋白质中有两种结构模式（motif）在与DNA结合中起主要作用，即锌指结构模式和螺旋 - 转角 - 螺旋结构模式。

（一）锌指结构基序（zinc finger motif）

锌指结构首先是在RNA 聚合酶Ⅲ功能时所需的转录因子TFⅢA中发现的，此后在与RNA聚合酶Ⅱ相关的转录因子中，也发现有些因子具有此类结构（图13-27）。锌指结构中，一组保守的氨基酸与一个Zn^{2+}结合起来，形成蛋白质中一个相对独立的结构域。单个锌指结构的共有序列为半胱 -X（Z-4）- 半胱 -X3- 苯丙 -X5- 亮 -X2 一组 -X3 一组。把这种结构叫做锌指是因为由Zn^{2+}与特定氨基酸残基结合，形成一个如同手指状的环，转录因子的锌指又称为半胱2/组2锌指。锌指本身由约 23 个氨基酸残基组成，锌指间的联结区域通常是 7 ~ 8 个氨基酸残基。

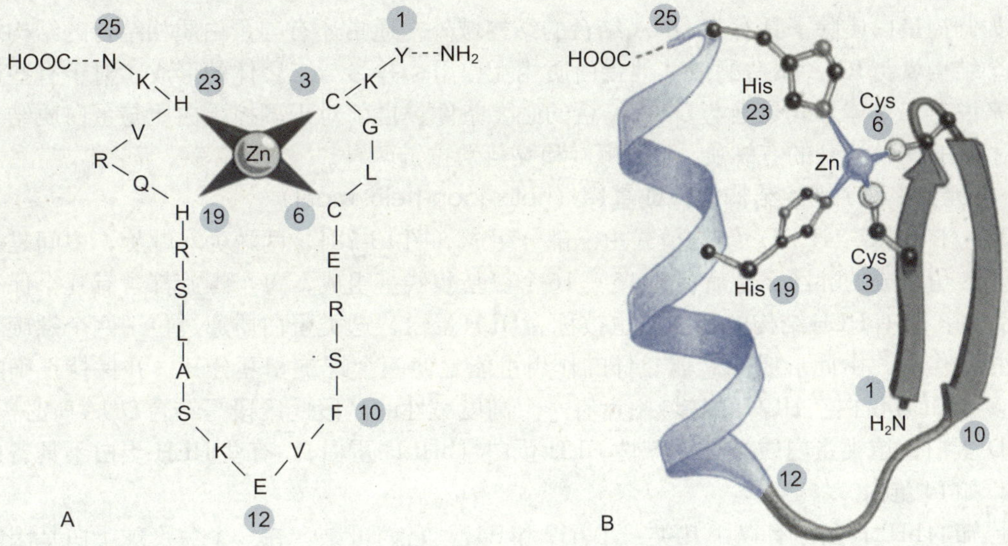

图 13-27 蛋白质锌指结构模式图

（参考 H. Lodish）

锌指通常形成一个串联重复的样式，不同锌指蛋白质的锌指数目各不相同，在TFⅢA中锌指的数目是9个，在转录因子 SP1 中锌指数目是 3 个。锌指的尖端可进入DNA的大沟和小沟，以识别特异的DNA序列并与之结合。每个锌指结合的DNA范围约为5bp，相当于双螺旋的半转。TF Ⅲ A 分子中的 9 个锌指共结合 45bp，与 5SrRNA 基因的内部启动子的长度相近。

在RNA 聚合酶Ⅲ转录时，TFⅢA仍然结合在基因上，由于TFⅢA有较多的锌指，当RNA聚合酶Ⅲ通过时，TFⅢA中的一些锌指可将DNA的模板链释放出来，而其余锌指仍结合在双螺旋上，或结合在编码链上。

另一类锌指蛋白是类固醇受体，由于这类受体的锌指是由两对半胱氨酸残基与Zn^{2+}形成的，所以也叫做半胱2/半胱2锌指。糖皮质激素和雌激素受体都有两个锌指。类固醇激素受体是以二聚体形式发挥转录调控作用的，它们的两个锌指功能不同，第1个锌指是控制与DNA结合的，第2个锌指是控制形成二聚体的。如果使雌激素受体的第1个锌指缺失，并用糖皮质激素受体的第1个锌指取代，则受体蛋白将识别糖皮质激素的靶位点（GRE序列），而不会识别雌激素受体的靶位点（ERE 序列）。这说明第一个锌指决定受体靶点的特异性。

（二）螺旋 - 转角 - 螺旋结构基序（helix-turn-helix motif）

这种结构模式是DNA结合蛋白中最为简单与普遍的1种，首先是在细菌蛋白质中发现的，目前已发现在原核和真核生物中具有这种结构模式的DNA结合蛋白100多种。螺旋-转角-螺旋结构模式的基本组成是两个α螺旋被一个β转角隔开。两个α螺旋中近羧基端的α螺旋起识别作用，它通常含有多个与DNA相互作用的氨基酸残基，负责识别DNA大沟中的碱基信息。另一个α螺旋与DNA磷酸戊糖骨架链相接触。

四、调控蛋白质与蛋白质的结合方式

作为调控蛋白质除了具有与DNA结合的结构域外，通常还有与蛋白质相结合的结构域，通过这个结构域与RNA聚合酶或其他蛋白质相互作用，并参与二聚体的形成。对于有些调控蛋白质来说，二聚体形式是其与DNA结合的必要条件。目前对于调控蛋白质与蛋白质结合的结构域了解的比较清楚的有螺旋 - 环 - 螺旋和亮氨酸拉链两种。

（一）螺旋 - 环 - 螺旋结构模体或基序（helix-loop-helix motif）

螺旋-环-螺旋（HLH）结构模式由三部分组成（图13-28），两端为α螺旋，中间是一个或几个β转角组成的环区。螺旋区为15～16个氨基酸残基组成，每个螺旋都含有几个保守的氨基酸残基。含有HLH结构的蛋白质也被称为HLH蛋白，这类蛋白质通过位于两个螺旋上的疏水基相互作用，由此形成二聚体。环的作用可能是使两个螺旋相互分开，并保持正确的构象。大多数HLH蛋白在HLH结构域附近有一个高度碱性的区段此区段是结合DNA所必需的，如MyoD蛋白，这类蛋白质被称为碱性HLH蛋白（bHLH蛋白）。有些HLH蛋白不具备此碱性区段，如Id蛋白。

现已知的bHLH蛋白有以下几类：① E12和E47，它们可结合在一个免疫球蛋白基因的增强子上；② MyoD，肌细胞生成素，它们是参与肌细胞生成的转录因子；③ myc基因类产物，它们参与细胞增殖的调节。

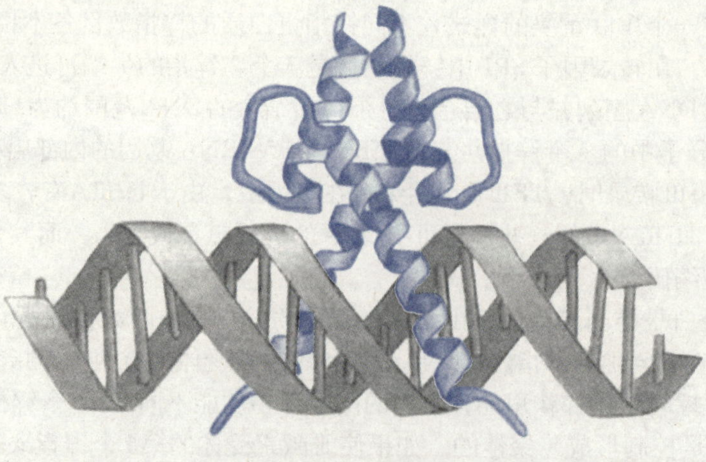

图 13-28 蛋白质螺旋－环－螺旋结构模式图

（参考 B. Alberts）

bHLH蛋白按其表达情况可分为两类：一类是在各种组织中广泛表达的蛋白，如E12、E47，另一类是组织特异性表达的蛋白，如 MyoD。

bHLH 蛋白是以二聚体的形式与 DNA 结合并发挥作用的，可形成同二聚体也可形成异二聚体，一个同二聚体或一个异二聚体的两个亚基只有在都具备碱性区时，才能与 DNA 结合。但是，由不同 bHLH 蛋白形成的二聚体与 DNA 结合的能力有所不同，例如 E47 的同二聚体，E12-E47 的异二聚体和 MyoD-E47 的异二聚体都能有效地形成，并有较强的与 DNA 结合的能力。E12 的同二聚体也能有效地形成，但与 DNA 的结合能力很差，而 MyoD 的同二聚体不易形成。E12 同二聚体与 DNA 结合力差，是因为 E12 的碱性区附近有抑制区，它抑制 E12 二聚体与 DNA 结合。Id 蛋白没有碱性区，此类蛋白与另一类蛋白结合成的二聚体不能与 DNA 结合，无论另一类蛋白质是否带有碱性区都是如此。这些都表明HLH蛋白与DNA结合能力的不同是由 HLH 结构域内部或其附近区域的性质所决定的，在不同条件下形成不同的二聚体是调控基因表达的重要方式。

（二）亮氨酸拉链结构基序（leucine zipper motif）

此结构模式的特点是在蛋白质α螺旋的一个侧面上集中了许多疏水性氨基酸，两个蛋白分子的这种疏水侧面相互作用形成二聚体。在形成疏水侧面的氨基酸残基中，主要为亮氨酸，这是由于在α螺旋中不仅频繁出现亮氨酸，而且基本上是每7个氨基酸残基出现一次，这样使亮氨酸总是位于α螺旋的某一侧面，呈直线排列。当两个蛋白质的疏水侧面相互作用时，其上的亮氨酸残基两两对应排列相互作用（图 13-29）。

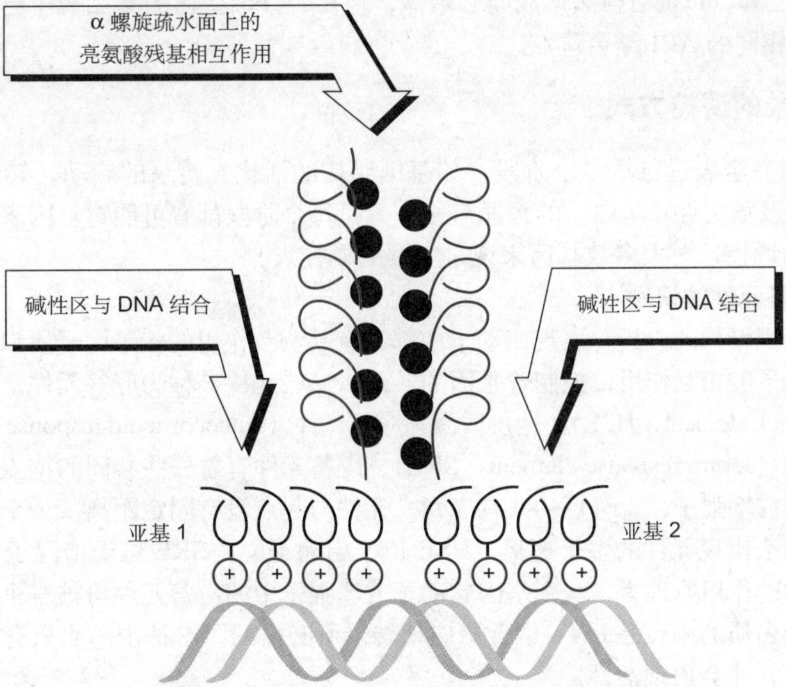

图 13-29　蛋白质亮氨酸拉链结构模式图

含亮氨酸拉链的蛋白质在序列上的另一个特点是，在拉链区的氨基端有约30个残基的碱性区，此区域富含赖氨酸和精氨酸。其作用是与DNA结合，也形成α螺旋。亮氨酸拉链区的作用是使两个与DNA结合的蛋白形成二聚体，共同结合到两个相邻的DNA序列上。二聚体形成时，整个形状呈Y字型，拉链区组成Y字的干，碱性区组成Y字的臂。碱性区可发生一定的弯曲结合在DNA的大沟中。

酵母中的GCN4是一种亮氨酸拉链蛋白，它是酵母细胞在对氨基酸饥饿发生应答时合成的。GCN4可同步活化40个多个基因的转录，这些基因都编码氨基酸合成所需的酶。GCN4二聚体激活物结合在9bp的一个回文序列上，此序列位于基因的上游。GCN4除亮氨酸拉链区和碱性区以外，还有一个酸性的转录活化结构域，当GCN4结合到DNA上时，此结构域与TATA框处的TFⅡD相互作用而启动转录。

真核细胞中，在由cAMP信号通路产生的效应中，涉及亮氨酸拉链蛋白，在对cAMP信号通路作出反应的基因中，都含有特定的应答元件，它是一个8bp的DNA回文序列（5′TGACGTCA3′）。与此元件结合的蛋白质称为cAMP应答元件结合蛋白（cAMP response element binding protein，CREB），细胞中由受体激活的G蛋白将腺苷酸环化酶激活，由此胞内cAMP浓度上升，达到一定阈值后，将蛋白激酶A激活，此酶可将CREB磷酸化，这促进了CREB以亮氨酸拉链形式形成二聚体，随后结合到由回文序列组成的应答元件上，从而启动相应基因的转录。

上述的GCN4和CREB都是形成同二聚体，哺乳动物转录因子AP1（激活物蛋白1）则是由c-Jun和c-Fos形成的异二聚体。它们分别是原癌基因c-jun和c-fos的表达产物。Fos蛋白不能形成同二聚体，Jun蛋白虽然形成同二聚体，但Jun与Fos蛋白的异二聚体更稳定，而它们都识别DNA上相同的AP1结合位点。

五、转录的调控方式

一个基因完全表达包括多个阶段，如基因结构的活化，转录的启动，转录产物的加工，mRNA的转运及稳定性，蛋白质的翻译与修饰等，每个阶段都有可能对基因表达进行调控，但转录水平上的调控，对大多数基因来说是主要的调控点。

（一）应答元件的识别

通过对基因结构的分析，发现启动子中都具有起调节作用的转录因子所识别的元件，这些元件与转录因子的相互作用，控制着基因的转录，这些元件被称为应答元件。例如热休克应答元件（heat shock element，HSE），糖皮质激素应答元件（glucocorticoid response element，GRE），血清应答元件（serum response element，SRE）。应答元件有着一些共同的特点，它们都是启动子的上游元件或增强子，含有短的共有序列，元件与起点没有固定距离。一个元件就能作出调节应答，但也会出现元件的多个拷贝。HSE位于启动子中，GRE位于增强子中。

应答元件的作用原理为，一个基因启动子或增强子中的应答元件可被一个特异蛋白质所识别，而这个蛋白质的结合是RNA聚合酶启动转录所必需的。这种蛋白质只有在相关基因需要表达的情况下，才会出现活性。

热休克应答是多个基因受单一因子调控的例子，当温度升高到某一程度时，一些基因会关闭，而热休克蛋白基因则被转录。在真核细胞中，热休克蛋白基因都有一个共有序列，只是在不同基因中，它与转录起始点距离存在一定的差异，它们被转录因子HSTF所识别，此因子的活化使在启动子中含有 HSE 的基因起始转录。果蝇的热休克蛋白基因都含有多拷贝的 HSE，HSTF 结合在应答元件上，活化基因的转录。

金属硫蛋白基因上游调控序列中，有多种调控元件，并受到多种调控因子的作用，控制着基因的转录。金属硫蛋白可使细胞具有抵抗重金属损伤的作用，其方式是与金属结合，并将其从细胞中运出。通常此基因在基本水平表达，但在重金属离子或糖皮质激素的诱导下将出现较高水平的表达。

在基因转录起始位点附近有TATA框和GC框，这是两个组成型启动子元件，但若要进行基础水平的表达，还需要两个基础水平元件（basic level element，BLE），它们属于增强子。在BLE中有增强子常见的共有序列，AP1能与其结合。在调控区域有多个金属应答元件，它们负责对金属诱导的应答，一个MRE就能对重金属诱导发生应答作用，但高水平的诱导则需要多个元件的存在。

对类固醇激素的应答是由GRE控制的，它位于转录起点上游250bp处，其性质为增强子，缺失此区域不影响基础水平表达，也不影响金属诱导的表达水平，但会丧失对类固醇的应答（图 13-30）。

以上例子说明，位于启动子或增强子中的几种不同元件中，任意一个都能活化基因，一种模式的活化作用所需元件不存在时，不影响其他模式的活化作用，调节元件具有多样性和独立性的特点，并且它们的位置也是可以改变的。结合到元件上的因子通过蛋白质与蛋白质的相互作用，以及对起始复合体的辅助作用，可独立地提高基础转录装置启动的转录效率。

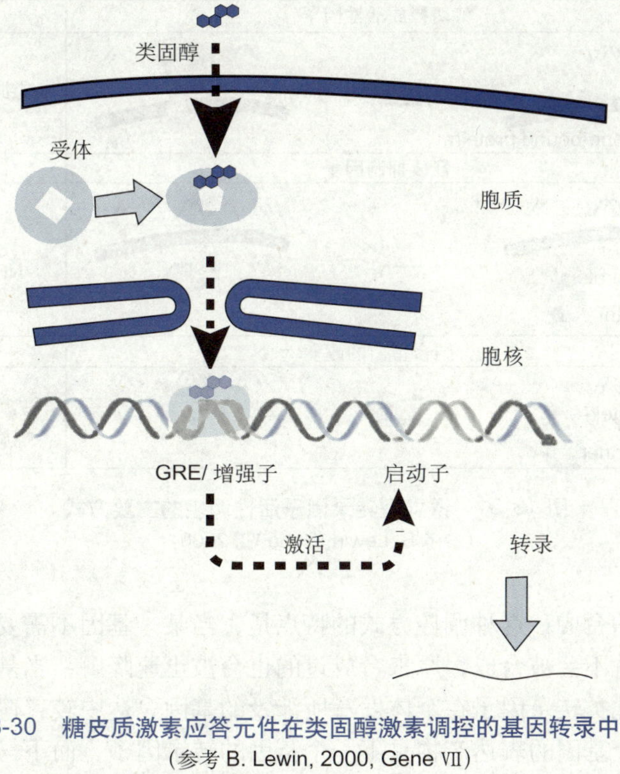

图 13-30　糖皮质激素应答元件在类固醇激素调控的基因转录中的作用
（参考 B. Lewin, 2000, Gene Ⅶ）

（二）诱导型转录因子活性的调控

基因的特异性表达，不仅是具有应答元件，而且需要被特异的诱导型转录因子相识别并结合上去，这样才能启动转录。因此，在转录水平上表达一个基因，就需要有特异的具有活性的转录因子出现，当基因不需要表达时，转录因子就立即灭活。因此，诱导型转录因子活性的调控是基因表达调控的关键一步。关于诱导型转录因子活性调控的方式，目前已发现以下几种（图 13-31）。

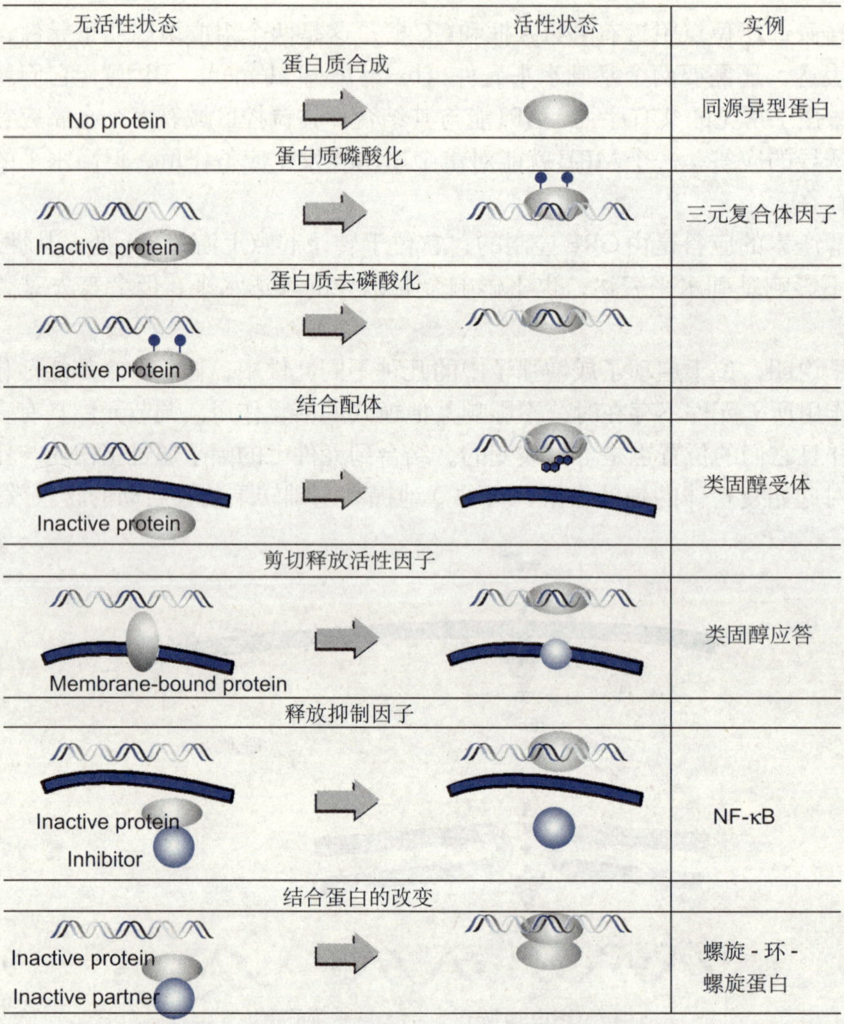

图 13-31 诱导型转录因子活性调控的主要方式

（参考 B. Lewin, Gene Ⅶ, 2000）

1. 调控转录因子的合成：这种调控方式的特点是，当某一基因不需要表达时，特异启动该基因转录的转录因子就不会被合成，原来合成过的也会被迅速降解；当基因需要表达时则相应转录因子迅速合成，此类转录因子在个体发育所涉及的基因表达中较普遍的存在。这是一种基因的级联反应，即一个基因的表达产物是下一个基因的转录因子，而下一个基因的表达产物又是其下游一个基因的转录因子。

2. 通过化学修饰改变转录因子的活性：有些转录因子的活性是通过化学修饰来控制的，最常见的化学修饰方式是磷酸化和脱磷酸化。已知酵母的HSTF磷酸化后，才有活性，在酵母热休克时，HSTF被磷酸化，从而使热休克基因表达。AP1是通过脱磷酸化而被活化的转录因子，前已述及AP1由Fos和Jun组成，这两个亚基组成二聚体后，如果Jun被磷酸化，则此二聚体不具活性，只有当Jun上的磷酸被去除后，才有活性。

3. 由配体结合活化的转录因子：有些转录因子本身无活性，当配体与之结合后便出现活性，对于这种调控方式知道最清楚的是糖皮质激素受体。糖皮质激素类（属类固醇）以简单扩散的方式穿过细胞膜而进入细胞，在细胞中糖皮质激素结合在其受体上，这时受体便转变成一个有活性的转录因子，它可识别一个特异的共有序列，即糖皮质激素应答元件（GRE）。GRE位于增强子中，此增强子与应答糖皮质激素的基因邻近，因此，当激素-受体复合体结合到增强子上时，启动了一套基因的表达，其结果便表现出糖皮质激素的生理效应。

用克隆受体cDNA的方法，推测出它们的氨基酸序列，已分析出各种类固醇激素，甲状腺素和视黄酸受体的结构，表明它们代表着一个新的基因调节物超家族，即配体应答转录因子家族。它们都有活化结构域，DNA结合结构域和激素结合结构域。受体的中心是结合DNA的结构域，C端是与激素结合的结构域，活化结构域还不完全确定。当C末端缺失时，受体不需激素结合也能激活转录。糖皮质激素受体以同二聚体的形式与DNA上的应答元件相结合。

4. 抑制因子的解除：某些转录因子被一个抑制蛋白结合可失去转录活性，当抑制因子被去除后，转录因子具有活性。例如，NFκB，在B淋巴细胞中，它是活化免疫球蛋白κ基因的转录因子，而NFκB虽然也存在于其他细胞中但往往没有转录活性，这是因为抑制因子I-κB与NFκB相结合，而使NFκB失去活性，在B细胞中，NFκB可从I-κB中释放出来。

另一个较清楚的例子是可启动半乳糖代谢相关酶基因的转录的GAL4。当没有半乳糖存在时，GAL4和GAL80结合，使GAL4失去启动转录的活性，当半乳糖存在时，半乳糖可促使GAL4-GAL80复合体解离，分离出的GAL4便具有活性，启动有关酶类基因的转录，这也是一个反馈控制的例子，实际上是半乳糖自己诱导产生代谢它的酶类。

5. 二聚体伙伴的改变：有些转录因子亚基形成的二聚体有转录活性，有些亚基形成的二聚体没有活性，对于没有活性的二聚体来说，其中一个亚基被变换，新的二聚体就会具备活性。这种方式的调控可用螺旋-环-螺旋蛋白作为例子，HLH蛋白有碱性和非碱性两类，在一个二聚体中，如果两个亚基都是bHLH蛋白，则可以与DNA结合，如果两个亚基中有一个是非碱性HLH蛋白，二聚体就不能与DNA结合，如果这个二聚体分离，bHLH蛋白与另一个bHLH蛋白结合，从而具备活性。

下面举例说明，在果蝇中，基因emc对于成体感觉器官的正常形成是必须的，它作用的方式是其表达产物与另几个基因的表达产物相结合形成二聚体。emc的表达产物是非碱性的HLH，而它所结合的蛋白属bHLH，这样它阻止了一些bHLH形成有活性的二聚体，而如果这些bHLH形成二聚体的话，它们所诱导的转录就会使一些不应形成感觉器官的细胞向感觉器官方向分化，从而干扰感觉器官的正常形成。

肌细胞的特点是细胞中大量合成肌动蛋白、肌球蛋白等肌肉特异性蛋白质，而这些蛋白质基因转录的启动，依赖于几种bHLH蛋白，其中包括MyoD。MyoD是生肌细胞中特异产生的，它达到一定量时，可与E12或E47形成异二聚体，启动相应基因的转录。但是在生肌作用开始之前，一个非碱性HLH蛋白Id与MyoD或E12、E47结合，所形成的异二聚体由于不能与DNA结合而不具有转录活性。Id与E12和E47结合的能力比MyoD强，所以可起到抑制MyoD启动的肌细胞分化的作用。

一般来说，真核细胞RNA聚合酶对其启动子只有很小或没有特异的亲和性，转录的启动常常依靠一个或几个活性转录因子的作用。虽然真核的调控蛋白质在某些条件下，可作为激活物或阻遏物形式发挥作用，但最常见的是正调控。真核基因的表达普遍采用正调控的原因，首先是真核基因组比原核的大很多，因而调控蛋白质在DNA上的非特异结合，便成为一个很大的问题，随着基因组的加大，阻抑蛋白质结合的某些元件就有可能出现在不应有的位置，阻抑蛋白质结合其上就会影响基因转录，若要保证调控基因的特异性的表达，就必须使用多个调控蛋白质共同作用来启动转录，几个与不同调控蛋白质特异性结合的DNA序列，即几个不同元件，随机出现并按照有功能的方式排列，其可能性是非常小的，然而用多种蛋白质调控一个基因的表达，就需采取正调控的方式。采用正调控方式时需几种调控蛋白质都结合到DNA特异序列上，形成复合体才能启动转录。而通过阻抑物进行负调控时，只要结合上一个阻抑蛋白质就有可能封阻RNA聚合酶的作用。第二个原因是真核细胞含基因数较多，已分化的细胞只需要表达一小部分基因，如果是负调控方式，每个基因都需一个阻抑蛋白质，而且它们的浓度还必须达到足以结合到位点上，而采用正调控，由于每个细胞大部分基因通常不表达，因此每种细胞仅合成它需要的一小套激活物蛋白质就可达到准确调控的目的，这大大减轻了细胞合成蛋白质的负担，使基因的调控准确而高效。

六、染色质结构变化与基因调控

真核细胞的染色质具有高度紧密的组织结构，当转录进行时，发生转录的区域需转变为松弛状态，使RNA聚合酶等能结合到DNA上启动转录过程。

（一）染色质去凝集与核小体结构松弛

根据染色质凝集的程度，可分为常染色质和异染色质，常染色质的结构相对松弛，异染色质的结构相对凝集，通常需转录的基因位于常染色质部分，因此基因转录的一个重要条件就是转录区域呈疏松态，这样才能允许转录因子与DNA顺式元件依次结合与组装。此外，在启动子区域，核小体的存在将抑制转录的起始。由于与组蛋白结合，真核细胞的染色质从整体上被限制在非活性状态，只有解除对转录模板的这种抑制，使其基因所处区域染色质活化，RNA聚合酶才能行使其功能，启动转录的进行（图13-32）。

核小体结构除了与转录起始关系密切外，还直接关系到转录的过程。RNA聚合酶沿模板转录过程中，核小体结构不可避免发生改变。在某些情况下，活跃转录的基因，例如两栖类卵子发生过程中，rRNA基因几乎全部失去核小体结构。但是大多数情况下，转录中染色质的DNA基本保持着同组蛋白相结合，只是随着转录的进行相应核小体结构出现一系列的变化，对于核小体结构的变化程度有着不同的推测。有证据表明，转录前后核小体的位置发生变化，这种变化可能来自组蛋白八聚体的置换，即转录到某个核小体时，组蛋白八聚体与DNA分离，转录完成后重新形成核小体。还有一种假设认为转录过程不一定伴随核小体的消失，而是随着RNA聚合酶沿DNA模板转录的进行，组蛋白八聚体也沿DNA链顺式滑动，或者核小体发生部分解体，例如两个 H2A-H2B 二聚体暂时离开正在转录的核小体，待转录后再聚合上去。

在核小体结构发生变化的过程中，涉及组蛋白的修饰，主要是某些氨基酸残基上发生乙酰化、甲基化或磷酸化等反应。组蛋白的修饰可促使染色质结构发生变化，这有利于转录因子与DNA 上调控元件的结合（图 13-33）。

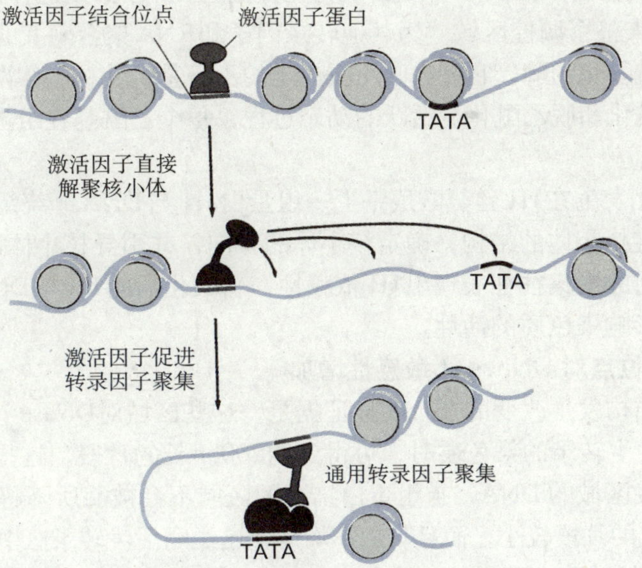

图 13-32　真核生物基因转录起始过程中核小体移位模型示意图

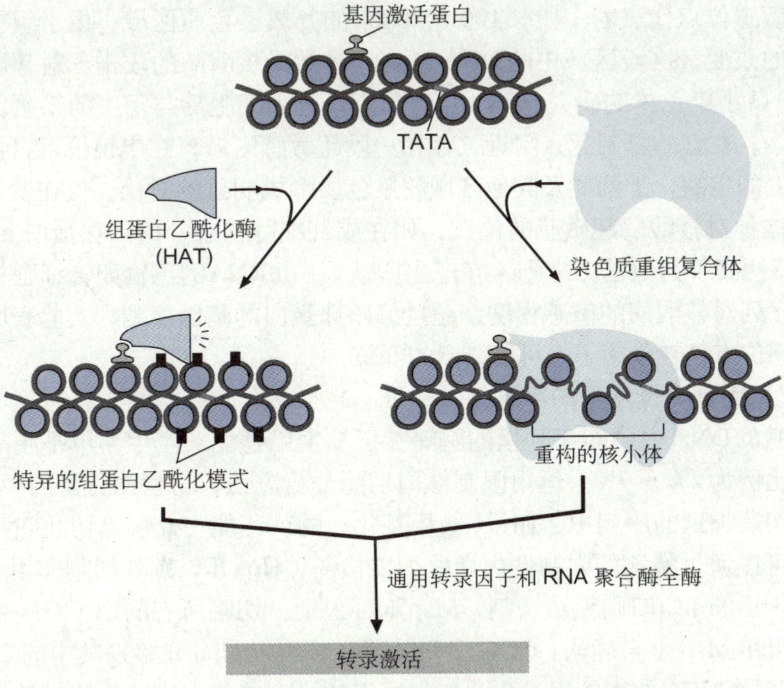

图 13-33　真核细胞基因转录激活中染色体的变化

（参考 B. Lewin, Gene Ⅶ, 2000）

组蛋白的乙酰基化主要发生在赖氨酸残基上，使赖氨酸侧链不再带有正电荷，并因此失去结合DNA等能力。乙酰化是在组蛋白乙酰基转移酶催化下，将乙酰CoA上的乙酰基转移到组蛋白的赖氨酸残基上。这里的组蛋白乙酰基转移酶也称为辅助激活因子，在某些激素受体激酶的基因转录中（如糖皮质激素受体），被激活的激素受体作为转为转录因子与DNA上的调控元件结合，并同时捕获辅助激活因子，此因子将元件附近区域内的组蛋白乙酰化，使组蛋白与DNA分离，暴露出来整个调控区域，为其他转录因子和RNA聚合酶Ⅱ的结合提供了条件。细胞核中还存在去乙酰基化的酶，它能去除组蛋白上的乙酰基，使核小体恢复原有的结构，基因转录随之关闭。乙酰化和脱乙酰化是活跃的动态过程，每个乙酰基在组蛋白上只停留较短一段时间。

组蛋白的磷酸化发生在H1丝氨酸残基上。组蛋白H1与DNA缠绕组蛋白八聚体时进出的区域相结合，可稳定核小体的结构，确定核小体的方向，并引导核小体进一步组装成螺旋管。由于核小体和染色质的凝集往往表现出H1依赖性，磷酸化后的H1与DNA亲和力下降，造成染色质疏松，直接影响染色质的活性。

（二）转录活性位点对DNase Ⅰ敏感性增加

转录活性区域结构发生改变的一个明显证据是，这些区域对DNase Ⅰ的敏感性增加了。当用DNase Ⅰ消化未发生转录的染色质时，可得到约200bp长的片段，这是由于DNase Ⅰ仅能作用于核小体间的连接区域的DNA，与组蛋白结合的区域不会被酶所降解。当用DNase Ⅰ作用活跃转录区时，形成的片段较小，而且长短不均一，这说明活泼转录区中，DNA与组蛋白相分离，裸露的DNA对核酸酶高度敏感。这些区域的作用位点也被称为超敏感位点。

DNase Ⅰ超敏感位点的存在是活性染色质的重要特征，具有组织特异性，并同基因的表达密切相关。超敏感位点代表着一段长100～200bp的开放染色质区域，由于组蛋白八聚体的解离或缠绕方式的改变，这段区域中的DNA暴露，易遭受核酸酶的攻击。对超敏感位点的最初认识来自SV40微小染色体的研究。SV40病毒DNA进入细胞后与宿主的组蛋白结合，形成串珠状微小染色体。在它的复制起点附近，存在一段超敏感区域，在电镜下可直接观察到该区域在核小体组装上的空缺，于两侧及其他区域的染色质形成明显的对比。仅在发生基因转录的细胞中才能发现这种对核酸酶超敏感的位点。如在成红细胞核中，编码珠蛋白mRNA的序列对DNase Ⅰ的敏感性高于其他基因序列，在产生卵清蛋白mRNA的鸡输卵管细胞核中，编码卵清蛋白mRNA的序列对核酸酶的敏感程度，超过编码珠蛋白的基因序列，实验表明，许多活化基因核酸酶超敏感位点是转录因子最可能结合的部位。

（三）活化基因具有低水平的甲基化

在真核细胞的DNA中CpG序列里的胞嘧啶可发生甲基化，产生5-甲基脱氧胞嘧啶核苷酸(m5C)，所占比例为2%～7%。运用限制性内切酶分析方法，可检测特定的甲基基团的存在，即在限制性内切酶识别的序列中，如果C被甲基化，酶就不能在此位点切断DNA。这样，CpG位点的甲基化可以通过特殊的限制性内切酶加以检测，Hpa Ⅱ识别并切割非甲基化的CCGG序列，但对甲基化后的mCpG则无法切割，Msp Ⅰ可识别、切割所有的CCGG序列，不受甲基化影响。因此，可用Msp Ⅰ来确认CCGG序列的存在，再以Hpa Ⅱ鉴别其中的CpG是否发生甲基化。基因中多数CCGG位点的甲基化状态是恒定的，有些位点在所检测过的组织中均被甲基化，有些则不被甲基化。基因在处于沉默状态的组织中被甲基化，但在活跃表达时不被甲基化。一般来说，非活跃转录基因的甲基化程度普遍高于活跃转录的基因。在有转录活性的基因DNA分子上，其甲基化程度比不转录的基因DNA要低。如珠蛋白，卵清蛋白基因进行转录时，发现活化基因的特定位点上（如启动子）甲基化作用降低或减少，如果该位点被甲基化，就将使基因处于非活化状态。通过药物实验表明DNA去甲基化能导致钝化的基因重新被活化。不过DNA甲基化与基因活性的关系并不是绝对的，果蝇等双翅目昆虫细胞中就不存在甲基化修饰。

（桑建利）

参考文献

1. Karp G. 2002. Cell and Molecular Biology, concepts and Experiments, 3rd ed. New York, John Wiley & Sons, Inc
2. Alberts B, Bray D, Johnson A. et al. 1998. Essential Cell Biology, An introduction to the Molecular Biology of the Cell. New York & London. Garland Publishing, Inc
3. Alberts B, Johnson A, Lewis J et al. 2002. Molecular Biology of the Cell, 4rd ed. New York, Garland Science. Inc
4. Lewin B. 2004. Gene Ⅷ. arrangement with the original publisher, Pearson Education, Inc
5. Lodish H, et al. 2004. Molecular Cell Biology, 5th ed. New York. W.H. Freeman and Company
6. Cooper GM. 2000. The Cell, a Molecular Approach. Washington. Sinauer Associates, Inc
7. Bickmore W, Craig J. 1997. Chromosome Bands: Patterns In The Genome. Heidelberg, Springer-Verlag
8. Turner PC, Mclennan AG, Bates AD et al. 1997. Instant Notes in Molecular Biology, UK, BIOS Scientific Publishers Limited
9. Lewin B. 2000. Gene Ⅶ. New York. Oxford University Press Inc
10. Nelson DL, Cox MM. 2000. Lehninger Principles of Biochemistry, 3rd. New York. Worth Publishers

[illegible]

参考文献

1. Karp G. 2002. Cell and Molecular Biology: concepts and experiments. 3rd ed. New York: John Wiley & Sons, Inc.
2. Alberts B, Bray D, Johnson A, et al. 1998. Essential Cell Biology: An Introduction to the Molecular Biology of the Cell. New York & London: Garland Publishing, Inc.
3. Alberts B, Johnson A, Lewis J, et al. 2002. Molecular Biology of the Cell. 4th ed. New York: Garland Science Inc.
4. [illegible] Cell [illegible] with the [illegible] Publishing. Pearson Education. [illegible]
5. Lodish H, et al. 2000. Molecular Cell Biology. 4th ed. New York: W. H. Freeman and Company.
6. Cooper GM. 2000. The Cell: A Molecular Approach. Washington: Sinauer Associates, Inc.
7. [illegible] 1993. Chromosome [illegible] Patterns [illegible] Springer-Verlag
8. [illegible] 1997. [illegible] Biology [illegible] Publishers [illegible]
9. Lewin B. 2004. Genes VIII. New York: Oxford University Press Inc.
10. Nelson DL, Cox MM. 2004. Lehninger Principles of Biochemistry. 4th ed. New York: Worth Publishers.

第三篇 细胞的基本生命活动

第十四章　细胞增殖及调控

细胞增殖（cell proliferation）是生命的重要特征。是生物体的共同特性。细胞通过分裂进行增殖，并依靠增殖维持其存在和繁衍后代；如果丧失了增殖能力或长时期剥夺其生长能力，就会引起细胞的死亡。细胞增殖是通过细胞周期实现的。

第一节　细胞周期

一、细胞周期概述

细胞周期（cell cycle）是指连续分裂的细胞从一次分裂结束到下一次有丝分裂完成所经历的整个连续过程。在早期人们就已在光学显微镜下观察到形态明显变化的有丝分裂现象。由于科学发展之局限，当时仅将有丝分裂认为是细胞增殖的主要活动期，因此将细胞活动分为分裂期和静止期（即间期）。后来，在20世纪50年代初通过用^{32}P的磷酸盐浸泡蚕豆实生苗，并在不同时间取根尖进行放射自显影的研究，揭示了遗传物质DNA的复制发生在静止期中的一段时间，这一段时间与有丝分裂期前后各存在一个时间间隙，从而明确提出细胞周期的概念，并将细胞周期划分为4个时期：S期（DNA合成期）、M期（有丝分裂期）、G_1期（M期结束至S期间的间隙）、G_2期（S期结束至M期间的间隙）。在正常情况下，细胞周期沿着$G_1 \rightarrow S \rightarrow G_2 \rightarrow M$运转，通过M期分裂为两个子细胞，完成增殖。在这一过程中，细胞遗传物质（DNA）复制，细胞中各种物质积累与加倍，并被平均分配到两个子细胞中。（图14-1）在该过程中，不仅是物质的积累而且也包含了装备、修饰、形成具有功能状态的结构。继之通过实验又进一步证明了在动植物细胞中细胞周期存在的普遍性，从而为细胞增殖的研究开创了新方向。因此细胞周期的揭示成为20世纪50年代细胞生物学研究中的重大发现之一。经研究证实不同生物细胞周期时间有差异，即使同一个体中的不同细胞，细胞周期时间长短也表现出差异。一般说，G_1期时间变化较大，$S+G_2+M$的时间变化相对恒定。有的细胞如胚胎细胞可能缺乏G_1期，在一些特定的细胞中，如V79-8细胞缺少G_1期和G_2期。细胞周期时间分别以t_{G_1}、t_S、t_{G_2}和t_M表示，整个细胞周期时间为t_C，测定细胞

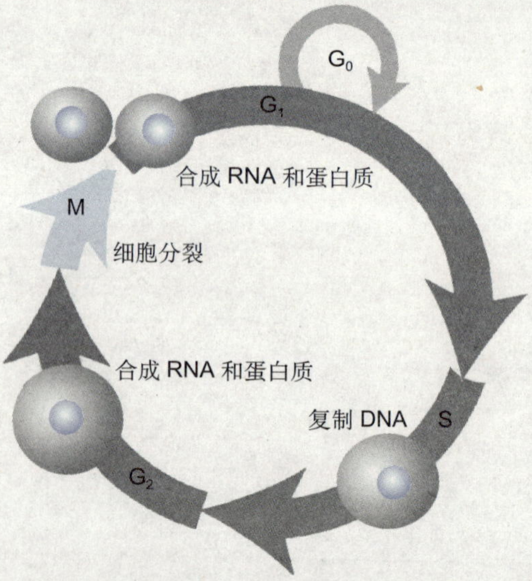

图 14-1　真核生物细胞周期图解

（参考 H. Lodish 等，2004）

周期及各个时相时间的方法最经典的有标记有丝分裂百分数法（PCM 法）和连续标记法等。

高等动物有机体可以看作是由一个受精卵发展而来的细胞社会，在胚胎发育过程中，细胞进行了机能分工，并且在增殖行为方面也发生了差异。从增殖的角度，细胞可分为3类：即连续分裂细胞、休眠细胞和终端分化细胞。连续分裂细胞又被称为周期细胞（cycling cell），因为它们是在细胞周期中连续运转的细胞，如小肠绒毛上皮隐窝细胞，表皮基底层细胞，部分骨髓造血细胞等。这些处于增殖状态的细胞，可补充体内一些细胞的死亡、丢失。如小肠上皮细胞不断由小肠绒毛顶端脱落；表皮细胞的不断死亡、磨损、脱落和造血系统中红、白细胞的死亡、丢失等。休眠细胞也被称为 G_0 期细胞或静止期细胞（quiescent cell），这些细胞暂时脱离细胞周期，停止分裂，但在适当的刺激下可重新进入细胞周期，恢复增殖。如某些免疫淋巴细胞、肝细胞等。在成年动物中，大部分肝细胞处于G_0期，仅有非常少的细胞处于增殖状态，但当肝脏被部分切除，剩下的肝细胞可进行细胞分裂，使肝脏恢复到接近原先的大小（参见本书第二十六章肝细胞第三节）。体外培养的细胞在外界环境营养物质缺乏时，细胞会脱离细胞周期进入G_0期，细胞保持生存状态但不能分裂，当补充营养物质（如血清或生长因子）后，细胞可重新进入细胞周期和进行分裂。不仅在成体动物中存在G_0期细胞，在肿瘤中也存在一部分暂时不增殖转入 G_0 期的细胞，在肿瘤治疗（如化疗、放疗过程）中，这部分对化疗等不敏感的处于G_0期的癌细胞则可逃避杀伤，并在适宜条件下重新进入周期进行分裂，恢复增殖，产生“肿瘤复发”现象，严重地威胁人类健康。终端分化细胞是指不可逆地脱离细胞周期、丧失分裂能力并具有一定生理机能的细胞如神经、肌肉细胞、血液多形核白细胞、某些黏膜的角质化细胞等。已知在胚胎发育早期（卵裂期）所有细胞均为周期性细胞，在发育成熟过程中，一些细胞进入 G_0 期，一些细胞分化后丧失增殖能力，因此到成体时，仅少数细胞处于增殖状态。正如前述，它们可作为体内一些细胞死亡丢失的补充等。

近年来，一些学者提出了G_0/G_1期的转换可能在肿瘤发生中具有作用。不仅如此，G_0期细胞的存在也与肿瘤的治疗密切相关。鉴于在肿瘤的治疗中放疗或化疗往往对正常细胞产生杀伤作用，针对这一问题，可通过扩大化疗药物对肿瘤细胞和正常增殖细胞的区别性杀伤作用，减少对正常细胞的伤害，即用某些药物使正常细胞受到干扰进入静止状态（G_0期），而癌细胞不受干扰处于周期运转，则可用中毒剂量化疗药物大量杀伤癌细胞，而正常细胞受到保护，从而提高肿瘤治疗效果。因此不难看出对G_0期细胞的研究不仅关系到细胞增殖和分化的调控机理而且对肿瘤的发生和治疗及药物治疗的选择等方面也具有重要的意义。

综合上述可见细胞周期及增殖与胚胎发育、细胞分化、造血、组织更新与再生、免疫反应、创伤愈合等重大生理活动密切相关。而癌细胞则是一类增殖失控的细胞，因此细胞周期与增殖及其调控的研究不仅在阐明生命现象方面具有重要的理论意义，而且对临床一些疾病（如肿瘤等）的治疗与征服具有重要的实践意义。

二、细胞周期时相及其主要事件

（一）细胞同步化

绝大多数增殖细胞群体在周期中是非同步的，被称为随机细胞群体，在该群体中，存在各个不同周期时相的细胞，这些细胞在形态学和生化特点均有所不同，对外界刺激如辐射、药物、病毒感染等的敏感性也不相同，为了阐明生命活动的基本规律和对外界刺激的反应及调控机制，探讨不同周期时相细胞生命活动规律及其对外界刺激反应的调控机理就成为一个重要的研究课题。因此导致了各种同步化方法的相继产生与发展。这不仅有力地促进了细胞周期与增殖等领域的基础理论研究，而且在医学上对一些疾病如在治疗肿瘤中抗癌药物的设计和筛选等方面均具有重要的实践意义。细胞同步化（synchronization of cells）是指在生理过程中自然发生的或经人为处理造成的使细胞处于同一细胞周期时相的方法。前者称为自然同步化，后者被称为人工同步化。

1. 自然同步化

在自然界中，某些生物发育的一定阶段中存在细胞同步化现象，见之于动、植物及粘菌中，如大量水生动物海胆卵可以同时受精，其最初的三次分裂同步化极好，形成数量可观的同步化细胞群体，可大量地分离出有丝分裂器进行研究。

此外，细菌、霉菌休眠孢子移入营养环境，它们一起发芽，进行同步分裂等。上述的自然同步化的材料被用于多种研究工作中。与人工同步化相比，自然同步化方法的优点是未经任何理化因素的干扰。

2. 人工同步化

人工同步化常用于体外培养细胞。可分为选择同步化、诱导同步化或两者结合。

①选择同步化是指利用细胞物理特性的差别在随机细胞群体中选择细胞周期某个特定时相。其中主要有：1）有丝分裂选择法：在单层培养细胞中，间期细胞一般较铺展并贴壁牢固。M期细胞则呈圆球状隆起，贴壁附着力减弱，如稍加振荡，M期细胞会脱离器皿壁悬浮于培养液中，离心收集M期细胞。同时可继续培养进行多次收集并贮于4℃中保存备用。该法的优点是细胞不受药物等的伤害，同步化程度高；缺点是M期细胞收率较低。2）活细胞离心淘洗法：该法是细胞沉降分离法的一种。已知处于细胞周期不同时相的细胞体积不同，而细胞沉降速度与细胞体积、密度和形状有关，故可用沉降法进行分离。进行该法需要有专门的淘洗设备如淘洗转子、整套淘洗装置等 。利用该法最后可依次淘洗出体积不同的处于不同周期时相（G_1，S，G_2+M期）的细胞。该法已广泛用于分离细菌、酵母培养细胞、血细胞、骨髓细胞、实体瘤细胞等。其优点是能选择性地同时获得大量的处于不同周期时相的同步化细胞群体（10^7～10^9细胞），且分离速度快，时间短（1～1.5小时）、对细胞活性的影响也最小。是一种较理想的选择同步化方法，但必须有专门装备、价格比较昂贵。

②诱导同步化

细胞通过药物等处理后诱导为同步化的细胞群体。目前应用较广泛的主要有两种，即DNA合成阻断法和有丝分裂中期阻断法。

1）DNA合成阻断法：选用DNA合成抑制剂可逆地抑制DNA合成但不影响其他周期细胞的周期运转，最终将细胞阻抑在G_1/S交界处，并经释放获得S期细胞。过量的胸腺嘧啶核苷（TdR）、5-氟脱氧尿嘧啶、羟基脲等均可通过抑制DNA合成将细胞同步在G_1/S期交界处，但其中以过量的TdR对S期细胞的毒性较小，阻断效果较好，特别是TdR双阻断法是目前被广泛采用的方法。具体过程如下：将过量TdR（2mmol/L或更高一些，视细胞种类而异）加入细胞中，由于DNA合成被抑制，S期细胞不能前进，而其他细胞沿细胞周期运转，最后停止在G_1/S交界处（第一次阻断），通过洗涤去除TdR，再加入新鲜培养液，进行释放，细胞进行周期运转，当释放时间大于t_S（S期时间）时，使所有被积累在G_1/S期和停留在S期的细胞都通过S期，此时第二次给予过量的TdR（第二次阻断），细胞群体再通过G_2+M+G_1期的运转，最终被阻断在G_1/S交界处。再按照上述方法将被阻断的全部细胞释放，就能得到较高同步化的S期细胞。这种方法仅适用于$t_{G_1}+t_{G_2}+t_M>t_S$的细胞。该法的优点是同步化程度高，且适用于所有体外培养细胞体系；其缺点是诱导过程造成细胞非均衡生长，可能会导致所得的同步化细胞群体在细胞周期上表现出一定的差异和改变，并有时会出现有丝分裂和染色体的异常。

2）有丝分裂中期阻断法：目前最常使用的两种方法：一是N_2O（氧化亚氮）阻断法，N_2O气体是一种有效的有丝分裂中期细胞阻断剂。具体操作过程如下：将对数生长的贴壁细胞的培养皿放入一个不锈钢高压罐中，通入N_2O后将罐放入恒温箱中（37℃），经约十几小时后，细胞被大量阻断在有丝分裂中期，通过振荡收集M期细胞。其作用原理可能与N_2O暂时干扰了M期细胞纺锤体的功能从而使细胞阻断在M期有关。该法的优点是同步化效率高，且对细胞的生理效应影响小，获取的M期细胞能正常地向G_1期前进；缺点是该法用于上皮型细胞效果好，但对于非上皮细胞同步效果欠佳。另一是通过一些药物（如秋水仙素，秋水仙酰胺，nocodazole等），可抑制微管的聚合，因而能有效地抑制有丝分裂装置的形成，将细胞阻断在有丝分裂中期。该法的优点是操作简便，同步效率较高。缺点是这些药物的毒性较大，故该阻断法的可逆性较差，当阻断时间较长时，释放后不少细胞常常不能恢复正常的细胞周期运转和进行异常分裂。

在实际工作中，上述药物诱导同步化方法可相互配合使用以期取得更好效果。如有丝分裂中期阻断法可与TdR阻断法结合，将细胞先经一次TdR阻断，洗脱后再放置入N_2O中，则可收获更多的有丝分裂中期细胞，同步化效果更佳。

（二）G_1期

在细胞周期进程中，G_1期是细胞生长和DNA合成准备时期，当细胞进入G_1期后开始合成细胞生长所需要的RNA、蛋白质、糖类、脂质等，细胞体积增大。因此在G_1期细胞中物质代谢处于活跃状态。如分别运用RNA和蛋白质合成抑制剂（低剂量放线菌素D和嘌呤霉素等）均可抑制细胞从G_1期向S期的前进。已知在G_1期中合成的一些重要蛋白质对于G_1期细胞进入S期是必须的，如G_1期周期蛋白、钙调素及与DNA合成起始和进行有关的酶蛋白等。研究资料表明，在早G_1期和晚G_1期之间存在一个特定的调控点，即检验点（checkpoint），如存在于酵母细胞中DNA合成开始前的启动点（start）和高等真核生物中的限制点或R点（restriction point）。一般认为R点之存在，使细胞生长的特性分为早G_1期的生长因子依赖性阶段和晚G_1期的生长因子非依赖性阶段（图14-2）。不难看出，生长因子信号在很大程度上决定了早G_1期细胞的命运，即或者通过R点完成最终的细胞分裂或者由于信号不足使细胞离开周期进入G_0

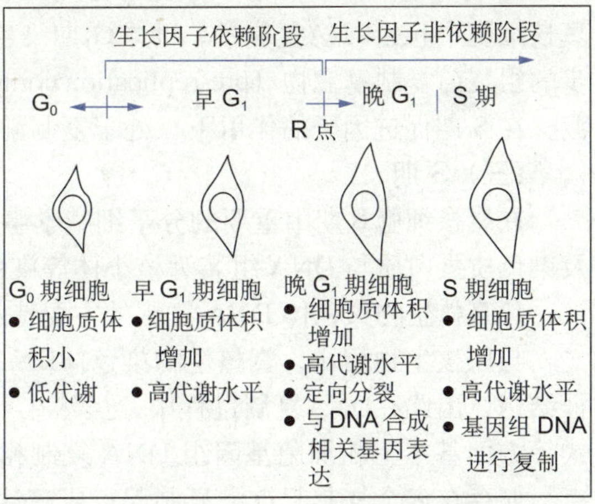

图14-2 G_1期R点与生长因子依赖性和非依赖性阶段示意图

在生长因子刺激下，G_0期细胞进入G_1期，明显增加了代谢水平和细胞体积。在早G_1期过程中，细胞周期进程是生长因子依赖性的，在继续生长过程中，早G_1期细胞不可逆地通过R点进入生长非依赖性的晚G_1期，并定向进行DNA复制和有丝分裂。（参考H. Alan and F. D. steven, 2002）

期。但如果在限制点之后缺少生长因子则有不少细胞表现出可以进入S期进行DNA复制。除生长因子外，不应忽视的是与细胞分裂周期相关的cdc（cell division cycle）基因等内在因素的变化，这也是一个关键影响因子。

近年来的研究表明在真核生物细胞周期运转中周期蛋白（cyclin）和周期蛋白依赖性激酶（cyclin-dependent kinase, CdK）家族发挥着重要的调控作用。CdK与周期蛋白相结合，形成异二聚体复合物，并具有蛋白激酶活性，它们被称为细胞周期引擎（engine）分子。每种CdK激酶结合不同类型的周期蛋白，分别在细胞周期不同时相中发挥作用。（详见本章细胞增殖调控）。通过对低等真核生物酵母温度敏感突变株的研究表明，在芽殖酵母（S. cerevisiae）中cdc28基因的突变，使细胞不能通过启动点和进入S期，该基因编码的蛋白产物具有蛋白激酶活性。在裂殖酵母（S. pombe）中与cdc28基因高度同源的cdc2基因及其蛋白产物具有与cdc28类似的性质与功能。研究资料表明，Cdc28与Cdc2激酶均表现出对周期蛋白的依赖性，它们可分别作用于G_1/S和G_2/M之过渡。通过温度敏感突变株、基因克隆等实验，在芽殖酵母中已发现三种G_1期周期蛋白即Cln1、Cln2和Cln3，这三种G_1期周期蛋白与Cdc28蛋白结合形成具有蛋白激酶活性的复合物被称为S期促进因子，也可称为S期活化因子（S phase-promoting factor, SPF），作用于G_1-S期的进程。实验表明，上述三种G_1期周期蛋白基因被敲除后，细胞不能通过G_1期而最终导致死亡。随着研究工作之深入，近十多年来相继在高等真核细胞，特别是在哺乳动物和人类细胞中发现与鉴定出G_1期周期蛋白如周期蛋白C、D、E等。大量的研究资料表明周期蛋白D、E分别与CdK4/6和CdK2等结合形成具有蛋白激酶活性的复合物，通过磷酸化pRb蛋白，进一步作用于与S期启动相关的基因转录，促使细胞从G_1期向S期推进。（详见“细胞增殖调控”）。

G_1期细胞中物质代谢，特别是与DNA合成启动有关的代谢活跃。近年来通过研究发现在真核细胞中起始DNA复制前，要求G_1期染色质处于复制前感受（competent）状态，即通过逐步的组装前复制复合物（pre-replication complex, pre-RC）至复制起点上，随着G_1期向S期过渡，在S期促进因子的作用下，处于复制前感受状态的染色质起始DNA复制，进入S期。

（三）S期

在真核细胞S期中重要的分子细胞学事件是DNA的复制和组蛋白等染色质蛋白质的合成及染色质蛋白质与DNA组装为核小体等染色质结构。

1. 真核生物染色体DNA复制的主要特点：

与原核生物相比，真核生物染色体DNA分子不仅大得多，而且与组蛋白构成核小体的特征结构，因此在DNA复制过程中，虽然在半保留复制方式、冈崎片段复制及复制叉的生长方式等方面基本上和细菌基因组DNA复制相似，但是在复制的时间与空间上均具有自身的特点，如存在多个复制起点和复制起点成簇活化，并组成复制单位（replication unit）等。在复制单位中复制起点的间隔距离在不同类型的细胞和不同个体的不同发育阶段中表现出不同，可从30000至300000核苷酸对。实验表明，DNA链上存在的多个复制起点在S期中不同时间启动，反映出S期DNA复制的不同步特性。一般认为，大多数具有转录活性的常染色质复制较早，而异染色质的复制则可能在晚S期。研究资料表明，S期不同时间复制的DNA在碱基组分上也表现出差异，如早S期合成的DNA GC（鸟嘌呤和胞嘧啶）含量较高，晚S期复制的DNA AT（腺嘌呤和胸腺嘧啶）含量较高。

2. 染色体末端的特殊结构——端粒的复制特性：

已知真核细胞在有丝分裂过程中存在“末端复制”问题（end-replicating problem），即当复制叉前进至染色体末端，由于该末端DNA后随链的合成问题，将可能导致子代DNA分子的渐进缩短。但是在真核生物染色体末端存在的特殊结构巧妙地解决了末端复制问题。已知端粒位于真核生物染色体末端，它是一个由重复DNA序列和蛋白质结合形成的复合物结构。端粒重复序列富含GT，在人类为GGGTTA的串连重复，而染色体端粒重复序列的合成与长度是被一个特殊的装置——端粒酶（telomerase）完成的。端粒酶是一种核糖核蛋白，是一个蛋白质——RNA复合物。在后随链上该酶辨认存在于端粒上G-丰富的重复序列，它以自身组分之一的RNA作为模板，进行反转录，合成端粒重复序列新的拷贝，使它们从5′→3′延伸，然后，再以延伸序列作为模板，保证和完成后随链的合成。（图14-3）因此通过端粒酶的作用，防止了复制过程中后随链的渐进缩短，保证了后随链合成的正常进行，从而维持了染色体端粒序列的长度。

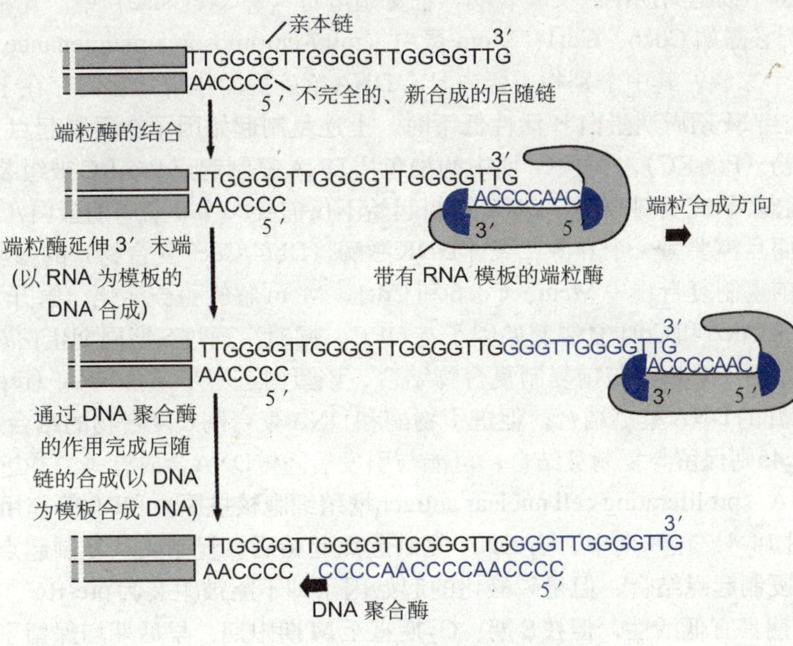

图 14-3 染色体端粒的复制作用

图示染色体末端（端粒）合成重复G-丰富序列的反应。端粒酶（telomerase）是蛋白质—RNA复合物，携带有合成G-丰富的端粒DNA序列的RNA模板，在该酶作用下，合成端粒重复序列的拷贝，从5′→3′延伸，然后在DNA聚合酶作用下合成其互补序列。（参考B. Alberts, 2002）

近年来关于端粒和端粒酶的研究引起生物学家的高度重视。实验表明端粒酶活性与端粒长度和细胞增殖、衰老及癌症存在密切相关性，端粒功能的缺失会影响染色体的完整性，造成严重的遗传不稳定性，并能导致细胞生活力与更新能力的丧失。衰老过程中，端粒酶活性变化和端粒的缩短是重要的调控因素。在患有早衰症的病人体内，常发现细胞的端粒异常。如将早衰综合征患者的成纤维细胞进行体外培养后发现，其端粒长度比同龄对照细胞明显缩短。在另一种早老样综合征即唐氏综合征中，在患者的外周血淋巴细胞中发现，其端粒的丢失速度是正常细胞的三倍。实验表明在永生化的细胞中抑制端粒酶活性，则会导致端粒的持续缩短和细胞的死亡。端粒酶与癌症密切相关，研究资料表明，在90%的恶性肿瘤组织中端粒酶活性广泛存在，而大多数良性肿瘤组织和正常人体组织则缺乏端粒酶。在癌细胞的恶性转化过程中，端粒酶的激活是一个重要步骤。目前端粒酶已被认为可能是临床诊断中的一个广谱的恶性肿瘤标记物，因此端粒和端粒酶的研究已成为探索细胞衰老和癌变过程中的重要领域之一。（参见本书第十六章细胞衰老和第二十七章肿瘤细胞）。

3. 前复制复合物（pre-replication complex, Pre-RC）在细胞周期DNA合成中的调节作用

前已叙及，只有处于感受状态的G_1期染色质在S期促进因子的作用下才能起始DNA复制，随着研究工作的深入，近年来特别是通过对酵母细胞的研究，对上述现象的分子调控机理有了进一步的阐明。

已有研究资料表明，在真核细胞中存在一个与DNA复制起始密切相关的复制起点识别复合物（origin recognition complex, ORC），它是一个多亚基的蛋白质复合物。ORC与复制起点的结合贯穿于整个细胞周期中。实验表明，在芽殖酵母（S. cerevisiae）中，几种复制起始因子为DNA合成所必需如Cdc6、Cdt1、Mcm蛋白（mini-chromosome maintenance proteins）等。Mcm蛋白是一个家族，其中个别相关蛋白具有DNA解旋酶的作用，它们存在于所有真核细胞中。在G_1期，当M期周期蛋白B活性低下时，上述复制起始因子在复制起点上与ORC组装为前复制复合物（Pre-RC），一旦G_1期中的染色质DNA复制起点Pre-RC被组装，就表示染色质处于感受状态。研究资料表明，DNA复制起始不仅需要一个S期周期蛋白/Cdk激酶复合物活性的升高，而且需要另一个异源二聚体DDK激酶（Dbf4/Cdc7复合物）的参与。在S期中上述激酶磷酸化前复制复合物中Mcm、Cdc6和Cdt1，Mcm解旋酶被活化，解开DNA双链，并释放被磷酸化的Cdc6和Cdt1复制起始因子与ORC。同时，通过S期周期蛋白/Cdk活化作用，另一个复制起始因子Cdc45与前复制复合物结合，该蛋白进一步结合RPA（replication protein A），RPA与解开的DNA单链结合，促进引物酶和DNA聚合酶α复合物的结合，起始DNA子链的合成。Cdc45则保留与复制叉结合，可能与引发后随链DNA合成有关。并进一步通过DNA聚合酶δ、PCNA（proliferating cell nuclear antigen增殖细胞核抗原）和Rfc等作用使合成的DNA子链延伸。（图14-4）在S期中，当DNA复制起点起始后，复制叉从复制起点向前推进时，ORC能立即与复制起点结合，但是磷酸化的起始因子却不能被组装为pre-RC。已知M期周期蛋白B虽在G_1期具有低活性，但在S期、G_2期直至M期中期、早后期均保留了高活性，从而进一步维持了复制起始因子处于磷酸化状态，并贯穿于S、G_2期直至M期早后期。正如前述，磷酸化的起始因子不能重新组装为前复制复合物，因此，在S期中一旦DNA复制起始后，便阻碍了任何进一步的前复制复合物的形成。只有当细胞进入有丝分裂后期末和末期时，M期周期蛋白B被APC（anaphase-promoting complex，后期促进复合物）——一种泛素连接酶一降解时并在磷酸酶作用下使上述复制起始因子发生去磷酸化作用。从而才能引起复制起始因子在下一个G_1期中与ORC结合，在复制起点上重新组装为前复制复合物，使G_1期染色质重新获得了"感受"状态，开始了下一个细胞周期中的DNA复制。通过上述作用机制，保证了真核细胞中在一个细胞周期中DNA复制起点只能被利用一次。

4. 组蛋白的合成与核小体的组装

组蛋白合成主要在S期。在S期中，核内合成DNA，细胞质中合成组蛋白。实验表明，

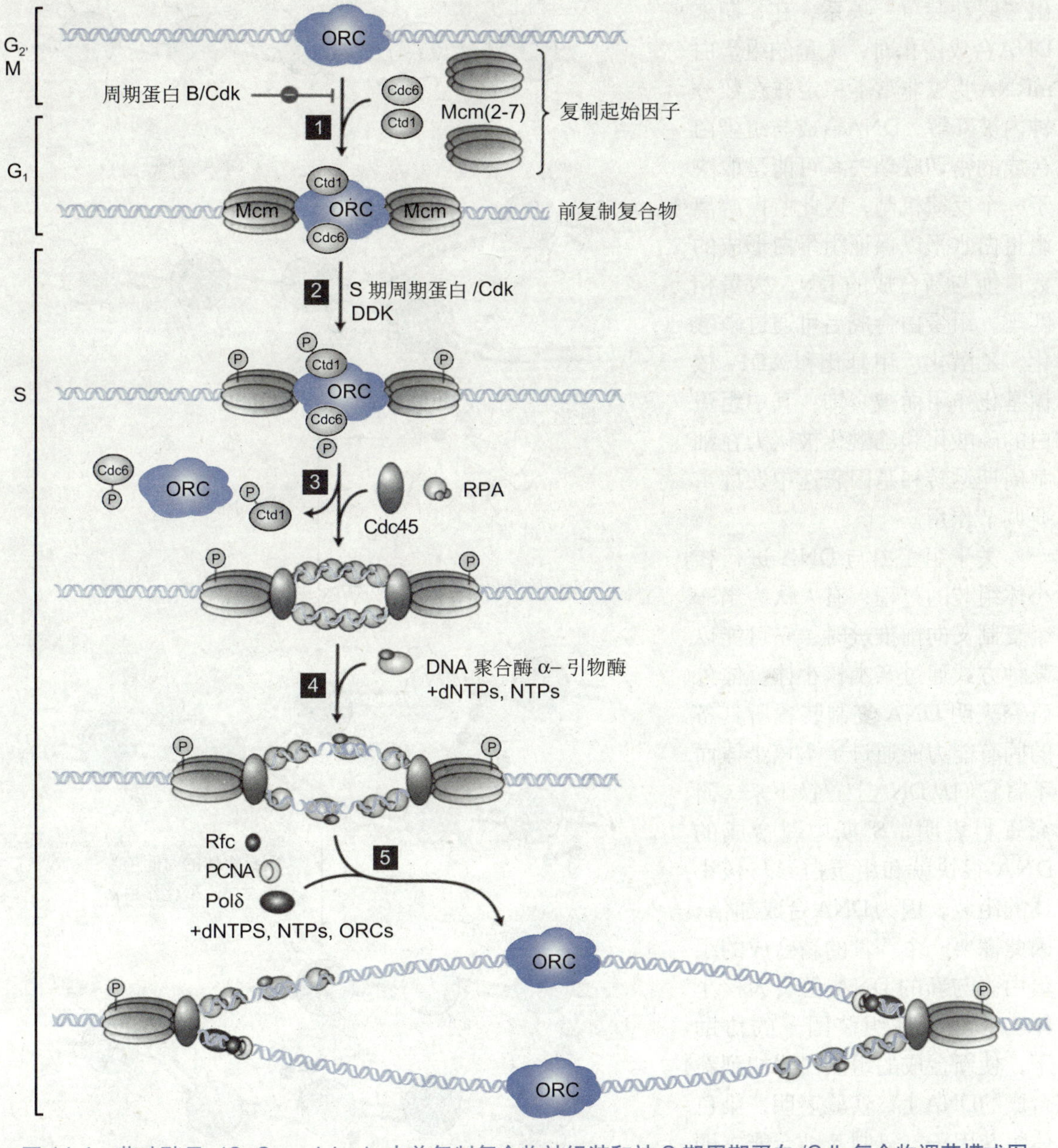

图 14-4 芽殖酵母（S. Cerevisiae）中前复制复合物被组装和被 S 期周期蛋白 /Cdk 复合物调节模式图

阶段 1：在早 G_1 期，未被磷酸化的复制起始因子（Cdc6，Ctd1，Mcm）在复制起点上与 ORC 组装为前复制复合物，阶段 2：在 S 期，S 期周期蛋白 /Cdk 复合物和 DDK 磷酸化前复制复合物组分，阶段 3：进一步与另一起始因子 Cdc45 结合，Mcm 解旋酶的活化，解开亲本 DNA 双链和释放磷酸化的 Cdc6 和 Ctd1 起始因子，RPA 结合到单连 DNA。阶段 4：一个 DNA 聚合酶 α 和引物酶的复合物起始子链 DNA 合成。阶段 5：DNA 聚合酶 δ 加上它的附加因子 PCNA 和 Rfc 延伸子链。在子代 DNA 双链上 ORC 结合复制起点序列，但是磷酸化的复制起始因子不能在复制起点上组装入前复制复合物。M 期周期蛋白 B/Cdk 维持起始因子在磷酸化状态，贯穿于 S. G_2 和 M 期早后期。因此直至 M 期晚后期在周期蛋白 B 被降解前，这些复制起始因子不能组装为新的前复制复合物。（主要参考：H. Lodish 等，2004）

组蛋白的合成与DNA合成表现出“联动装置”关系，在S期末DNA合成停止时，大量的组蛋白mRNA变成非常不稳定并在数分钟内被降解。DNA合成与组蛋白合成的密切联动关系可能是取决于一个反馈机制，以此监控游离组蛋白水平以保证组蛋白形成的数量能与新合成的DNA数量相匹配。组蛋白合成后可通过磷酸化、乙酰化、甲基化和ADP-核糖基化作用而被修饰。其中组蛋白的磷酸化和乙酰化被认为在细胞周期运转和基因表达中发挥重要调节作用。

关于组蛋白与DNA进行核小体组装的过程，有人认为当一个复制叉向前推进时，它可能以某种方式通过亲本核小体。体外研究表明DNA复制装置所具备的固有能力能通过亲本核小体而不将它们从DNA上置换下来，研究资料表明，S期中新合成的DNA很快就和组蛋白参与核小体的组装。因为DNA合成加倍，因此需要一个等量的新合成的组蛋白去与新的DNA包装为核小体。在染色体组装因子的协助下，使新合成的组蛋白附加到新合成的DNA上。实验表明，染色体组装因子与复制叉结合能立即将新合成的DNA进行包装。新合成的组蛋白 H_3 和 H_4 在它们的N端快速乙酰化，一旦组装入染色质后，这些乙酰基在酶的作用下被去除（图 14-5）。

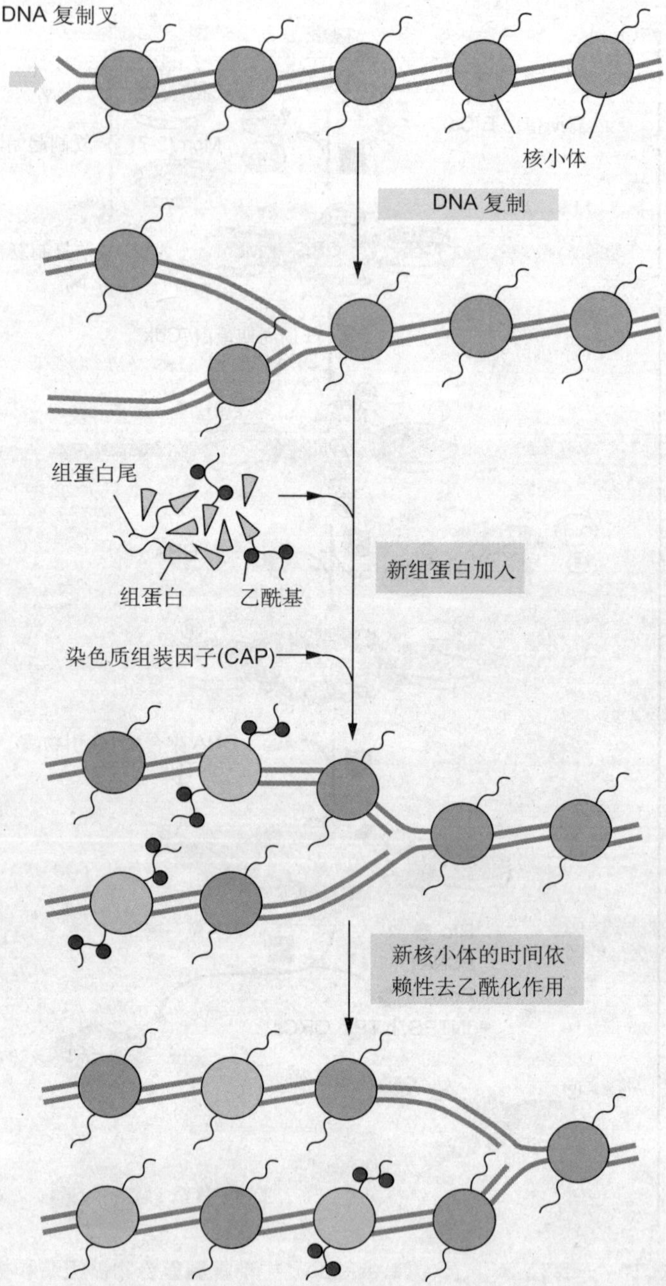

图 14-5 在复制叉后新组蛋白加至 DNA 上进行新核小体的组装

一些组成新核小体的组蛋白在N端被快速乙酰化，在组装入染色质后，这些乙酰基被去除（参考 B. Alberts, 2002）

（四）G_2 期

G_2 期主要为细胞进入M期进行准备，如合成M期组装纺锤体所需的微管蛋白等，特别重要的是，在G_2期中一些重要的细胞周期调节因素如成熟促进因子（maturation promoting factor, MPF）逐渐形成并从非活化状态逐步转变为活化状态。已知M期周期蛋白B是MPF组成分之一，在哺乳动物中，它在G_2期继续合成与积累，并与Cdk1激酶结合，在相关蛋白激酶与磷酸酶作用下，最终形成活化的MPF，调节细胞进入M期（详见“细胞增殖调控”）。此外，在G_2期中存在G_2/M期检验点。当细胞DNA复制不完全或在外界因子作用下造成DNA损伤等均可通过G_2/M期检验点的作用，使细胞停止在G_2期不能进入M期，以保证遗传物质的稳定和准确忠实地分配至子细胞中。

（五）M期

M期是细胞分裂期。通过细胞分裂将染色体遗传物质平均分配到两个子细胞中。已知在M期存在纺锤体组装检验点。通过该检验点的作用，进一步保证了复制后的染色体DNA能准确地分配至两个子细胞中。（见“细胞周期检验点与细胞增殖调控”）

第二节　细胞分裂

真核细胞的细胞分裂主要包括有丝分裂（mitosis）和减数分裂（meiosis）两种方式。减数分裂是细胞有丝分裂的一种特殊形式。有丝分裂一般在体细胞中进行，减数分裂则发生在成熟过程中的生殖细胞。细胞分裂包含核分裂和胞质分裂过程。高等真核生物中核分裂主要以有丝分裂方式进行。通常也将胞质分裂划分在完成有丝分裂的过程中，但也可将胞质分裂分出作为一个独立的阶段。有丝分裂是细胞分裂的一系列事件连续发生和发展的过程。根据形态学特征通常人为地将动物细胞有丝分裂划分为6个时期：①前期（prophase），②前中期（prometaphase），③中期（metaphase），④后期（anaphase），⑤末期（telophase），⑥胞质分裂（cytokinesis）（图14-6）。

一、有丝分裂

（一）前期：

该期主要特征是复制的染色质凝集和有丝分裂纺锤体（spindle）开始在核外组装（图14-6A）。在前期开始时，染色质凝集，折叠、染色质缩短变粗，已能观察到每条染色体含有两条染色单体的结构，并出现主缢痕（primary constriction），着丝粒位于主缢痕处，着丝粒DNA（centromere DNA）为重复序列的DNA，两条染色单体的DNA在此处联系在一起。动粒（kinetochore）又名着丝点，附着在主缢痕着丝粒上，动粒和着丝粒紧密相连，动粒有三层结构，是动粒微管附着的部位（详见本书第十三章“细胞核与染色体”）。在前期中，纺锤体在核外开始组装，纺锤体与细胞分裂和染色体运动及其分离直接相关，在有丝分裂中起重要作用，它主要由微管及其结合蛋白组成。在动物细胞中由3类微管参与形成纺锤体，即星体微管（astral microtubles），动粒微管（kinetochore microtubles）和极微管也称为迭盖微管（polar microtubles, overlap microtubles）（图14-7）。其中，极微管在纺锤体中由一极通向另一极，一端与中心体相连，为微管的负极（负端），另一端游离，为微管的正极（正端）。从两极发出的极微管在赤道板处互相搭桥，搭桥处由微管结合蛋白发挥连接作用。动粒微管的一端与中心体相连，另一端结合至动粒（着丝点）上，前期中纺锤体开始组装，微管在中心体（centrosome）周围开始大

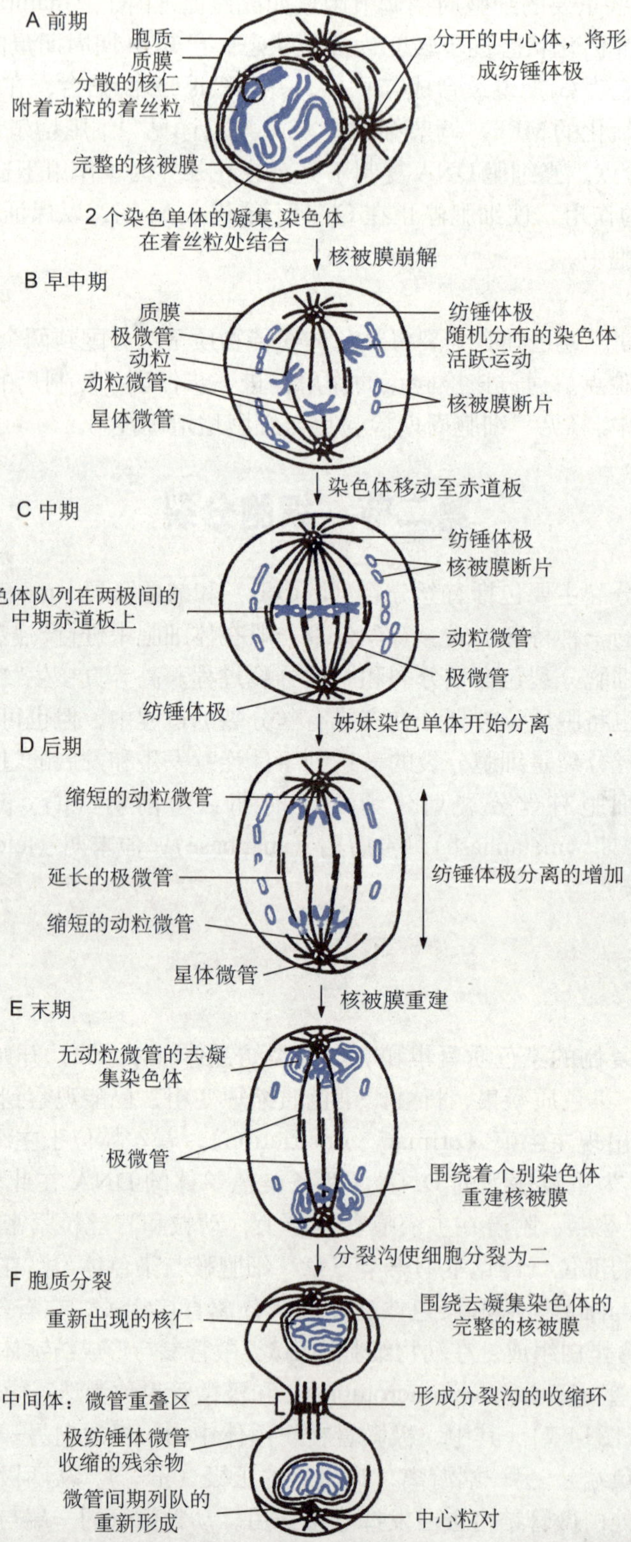

图 14-6　动物细胞有丝分裂过程 6 个阶段示意图（引自 B. Alberts, 1994）

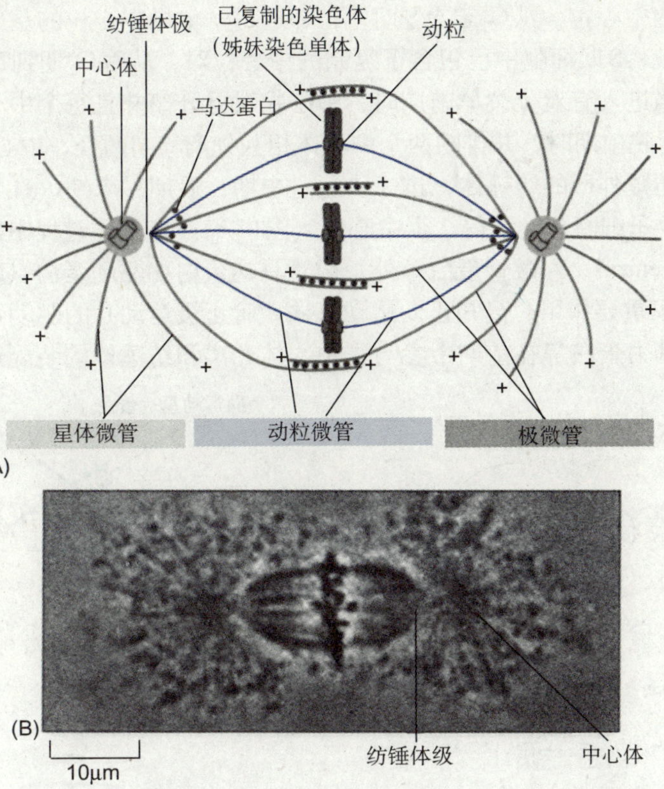

图 14-7　动物细胞中形成有丝分裂纺锤体的三类微管示意图

A. 图示一个附着染色体的纺锤体。可见星体微管、动粒微管、极微管 3 种类型（注：事实上染色体要比图片大得多）；B. 像差显微照片。图示中期有丝分裂纺锤体，可见染色体排列在赤道板上。（参考 B. Alberts, 2002）

量装配，似星光向四周辐射。向外辐射排列的呈星状的微管结构称为星体（aster）。星体参与了纺锤体装配过程。人们将围绕中心粒的星体、有丝分裂纺锤体和包埋纺锤体纤维的基质总称为有丝分裂器（mitotic apparatus）它们在维持染色体平衡、运动和分配等方面发挥重要的作用。典型的哺乳动物中心体是由一对相互垂直的中心粒（centrioles）及中心粒周围物质（pericentriolar material, PCM）组成。在动物细胞中，中心粒通常是一对互相成直角排列的圆筒状小体，圆筒体的壁由九组纵行三联微管有规律的排列围成。（参见本书第十一章“细胞骨架”）在一对中心粒的周围是一团透明的、不定型的中心粒周围物质即 PCM，也称为中心体基质。实验表明，PCM具有微管组织中心（microtubule organizing center, MTOC）的作用，它含有一套中心体特异性蛋白质，可能是中心体最关键的部分。间期时以 PCM 为核心向胞质发出微管并延伸至细胞边缘。中心体含有多种蛋白质，如γ-tubulin，pericentrin，centrin等。已知其中一些蛋白质的功能如 centrin 在中心粒的复制和分离等过程中发挥了重要作用。γ-tubulin 是微管成核必需因子，并且它可能直接与 α 和 β tubulin 异二聚体相互作用，为中心体组装提供起始核心。Precentrin可能是中心体微管组织活性的必需成分等。研究资料表明， 中心体要经过一系列发育过程方能达到成熟并具有MTOC的作用，称为中心体周期（centrosome cycle），即指在间期中中心体的复制至有丝分裂开始时两个新的中心体分离的过程。一般说，G_1期细胞中存在两个相互垂直的中心粒，从G_1末至S期，在邻近每一个母中心粒的基部与其成直角方向复制出另一个子中心粒，S期细胞中已包含了复制的中心粒对，从晚G_2期到M期，子中心粒不断长大并逐渐分离，当进入有丝分裂早前期时，中心粒对已分离并且每个中心粒成为一个生长辐射状微管的核心。至晚前期时，并排的两个中心体相互分离移向两极，中心体间的极微管伸长，组成了带有两极呈纺锤外形的纺锤体，进一步通过中期、后期、末期，直至细胞分裂结束，两个子细胞分离，每个子细胞分别获得一个中心体（图14-8）。在上述过程中需要一些蛋白质参与作用，除了前述的centrin，γ-微管蛋白等外，微管马达蛋白如驱动蛋白（kinesin）和动力蛋白（dynein）等也发挥了重要作用。已知正向运动（向微管正极运动）的驱动蛋白和负向运动（向微管负极运动）的动力蛋白等在前期中参与了中心体分离和纺锤体的装配过程（图14-9）。

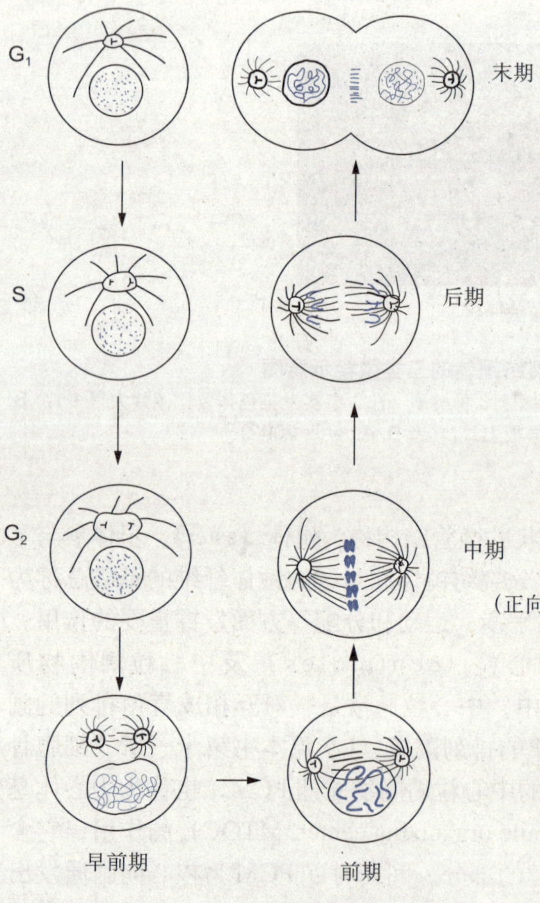

图14-8 中心体周期示意图

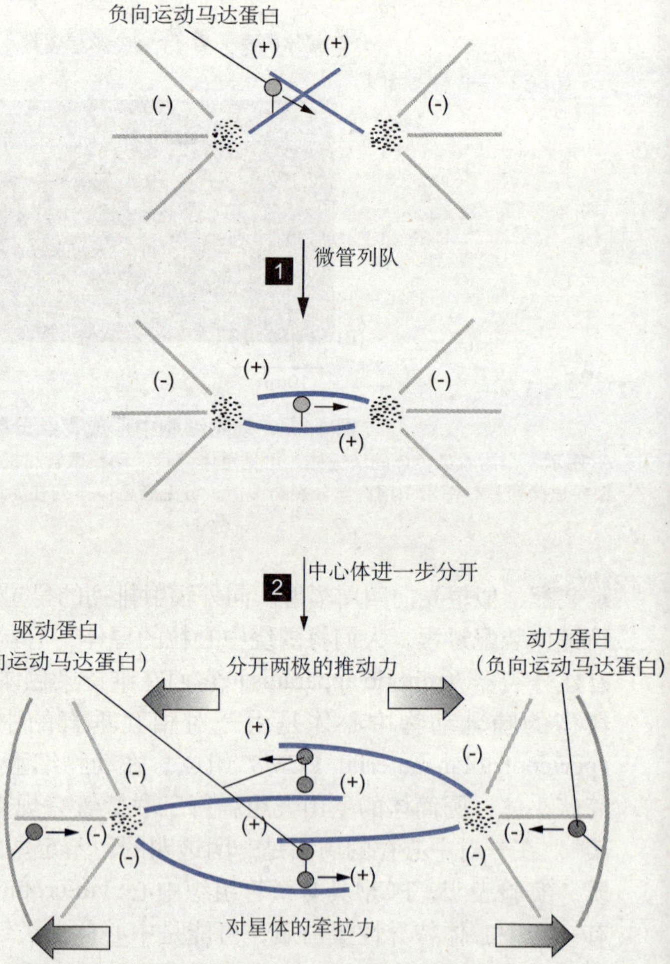

图14-9 前期中微管马达蛋白参与中心体移动与分离模式图

（1）前期中，从相对两极随机生长的纺锤体微管，通过负向运动的微管马达蛋白向负极运动，将被结合的微管拉在一起，微管被列队，（2）列队后，通过微管马达蛋白（驱动蛋白）的向正极运动的作用产生推动力，拉开两极，同时通过锚定在细胞质膜上的动力蛋白的负向运动的作用对星体形成的牵拉力，进一步将星体拉向两极。（参考Lodish. H. 等，2004）

综上所述，在动物细胞中中心体起着组装微管的作用，为纺锤体装配所必需。已知两极纺锤体的形成是染色体平均分配的前提，因此异常的中心体增殖会造成染色体不均等分配。目前众多研究表明，中心体的缺陷可使染色体在分离时发生错误，可能进一步导致人类恶性肿瘤的产生。因此中心体功能的研究，特别是与癌症的相关性已成为细胞生物学研究的另一个热点，受到细胞生物学家们的重视。与动物细胞不同，植物细胞缺少中心体，而是由许多微极（minipoles）组织纺锤体。

当细胞进入前期末时，核仁消失，核纤层蛋白（lamins）磷酸化引起核纤层（nuclear lamina）与核膜开始崩解。

（二）早中期

该期的主要事件与特征是核被膜崩解，核纤层解聚，纺锤体进一步装配和纺锤体微管与染色体接触并与其结合（图14-6B）。核膜崩解标志着早中期开始。破裂的核膜形成小囊泡分散至细胞质中，核纤层也解聚为其组成成分——核纤层蛋白。在该期中纺锤体进一步装配，纺锤体微管进入细胞中心区域。一些纺锤体微管形成了纺锤体极微管，一部分纺锤体微管自由端结合到染色体动粒上，形成动粒微管。该期中，染色体剧烈地活动与旋转，纺锤体微管去“捕获”这些染色体，一些纺锤体微管与染色体一侧的动粒结合，而由另一极发出的微管则迅速与染色体另一侧的动粒相联结。实验表明，动粒微管的自由端去“捕获”染色体上不同侧面的动粒过程是随机进行的，通过动粒微管将染色体连接至纺锤体上。染色体逐渐向细胞的赤道板（equatorial plate）移动，但此时与一条染色体上的两个动粒连结的动粒微管并不等长，因此染色体的排列并不整齐，也不完全分布于赤道板。在该期中，大量微管与动粒连接，其数目随细胞种类不同而异，如在人类细胞中，每个动粒可结合20~40根微管，但在芽殖酵母的两个姊妹染色单体动粒分别仅结合一根微管。

（三）中期

该期的主要事件与特征是染色体排列在有丝分裂纺锤体中心赤道板上（图 14-6C）。该期中，位于染色体两侧的动粒微管长度相等，并且来自两侧方向的作用力均衡，形成了有丝分裂中期纺锤体（图14-7B）。实验表明，中期纺锤体的微管处于动态平衡状态，极微管与动粒微管均表现出“极监护流动”（poleward flux）的特性，即在微管的正端进行微管蛋白的组装，以求与其在负端微管蛋白之丢失相平衡，从而产生微管蛋白亚单位衡定极性流动。实验表明，当将微管蛋白注入有丝分裂中期细胞时，发现它们不断组装到极微管与动粒微管的正端，同时在上述微管的负端进行去组装（图 14-10）。如果当微管蛋白加入时，在秋水仙素（破坏微管）的作用下，则会发生微管的去组装，从而引起整个纺锤体去组装和导致纺锤体消失。

有关染色体排列在赤道板的机制有多种解释，其中有牵拉假说（pull hypothesis）和外推假说(push hypothesis)。牵拉假说认为染色体向赤道板方向移动与动粒微管之延伸所产生的牵拉有关，牵拉力与动粒微管长度成比例，一旦来自两极动粒微管的牵拉力相等时，染色体就被稳定在赤道板上。外推假说认为染色体向赤道板方向移动与星体通过对染色体的外推所产生的排斥力有关，该排斥力随染色体与星体距离的增加而降低，当来自两极由于外推所产生的排斥力相等时，染色体被稳定在赤道板上。现认为这两种假说并不相互排斥，可能是相互协调作用共同操作，使染色体排列在赤道板上。

此外，近年来通过研究表明，在M中期，染色体列队至赤道板可能与动粒上的一些蛋白质的作用密切相关。如Mad蛋白和Bub蛋白，它们定位在前期和早中期染色体动粒上，与染色体装配至纺锤体有关。免疫荧光实验观察到染色体被微管“捕获”时，位于动粒上的Mad 2蛋白和Bub 1蛋白消失，而不被微管“捕获”的染色体动粒存在上述两类蛋白。当所有染色体的动粒被微管“捕获”后，动粒上Mad 2蛋白和Bub 1蛋白消失，染色体也被列队在赤道板上。

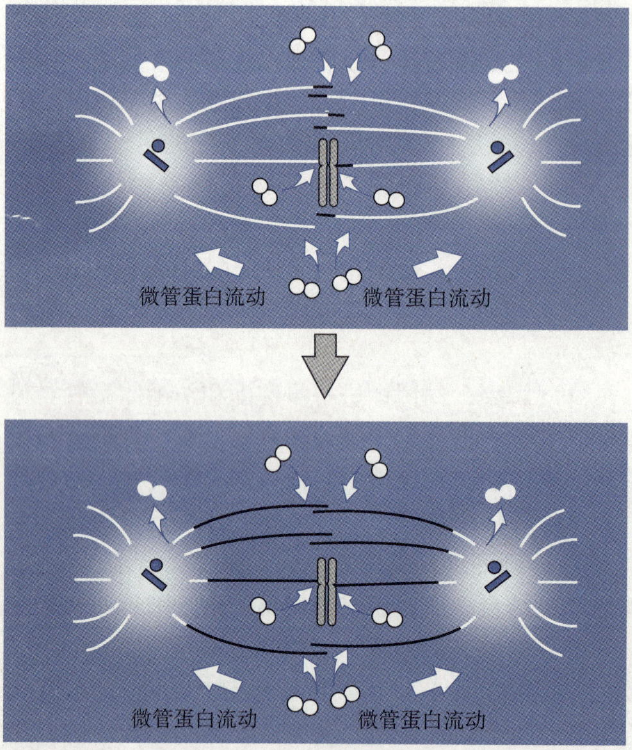

图 14-10　M 中期有丝分裂纺锤体微管蛋白动态变化图解

通过荧光标记微管蛋白亚单位实验，表明组成纺锤体微管处于动态平衡状态，亚单位优先掺入至动粒微管面向动粒端（即正端）和极微管的游离端（正端），微管蛋白亚单位从微管的负端丢失。微管蛋白亚单位在纺锤体微管上的移动率约为1μm/分。（参考G. Karp, 2002）

（四）后期

该期中主要的事件与特征是已复制的两个姊妹染色单体同时被分开，纺锤体缩短牵拉它们分别移至细胞相对的两极（图14-6D），已知中期染色体的姊妹染色单体通过着丝粒联系在一起。近年来通过对酵母的研究表明在染色体的多个位点上存在一些粘连蛋白复合物（cohesin complex），其组成分包括Smc 1，Smc 3，Scc 1，Scc 2等，它们能将染色单体连接在一起，并且在非洲爪蟾中也已发现存在Scc 1的同源物。这些蛋白的降解与染色单体分离有关，现已知它们通过APC通路被降解。因此，后期促进复合物APC的激活被认为与后期的起始，染色单体的分离及向两极移动密切相关。有关分子机理详见本章第三节“细胞增殖调控”。后期中染色单体分离向两极移动包含两个连续而又独立的过程，即后期A和后期B。在后期A，动粒微管主要靠动粒处（即正端）微管蛋白不断去组装与缩短，导致附着的染色体向极移动（图 14-11）。上述微管的解聚作用与定位在动粒部位的马达蛋白有关，即这些马达蛋白沿动粒微管向极部运动的结果。已知动粒微管的正端插入动粒的外层，微管蛋白分子在此端可以组装与去组装，微管蛋白和动粒蛋白有亲和性，结合在动粒上的微管马达蛋白通过ATP水解提供的能量沿动粒微管向极部运动，并带动动粒和染色体向极运动，而动粒微管的末端也随之被降解和缩短（图 14-12A）。另一种看法认为在不需要 ATP 存在的情况下，染色体的运动被微管的去组装所驱动，当动粒端的微管去组装时，动粒也倾向于向极滑动以恢复动粒与微管的结合而牵拉染色体向极部运动（图14-12B）。通过免疫电镜胶体金标记实验，也观察到染色体向极运动与动粒微管去组装密切相关。如在M中期细胞中，将胶体金颗粒标记在动粒部位的微管上，当染色体向两极运动时，动粒端标记的微管缩短并最后消失。

在后期B（图14-11），极微管游离端（正端）进行微管蛋白的组装，使极微管加长；同时

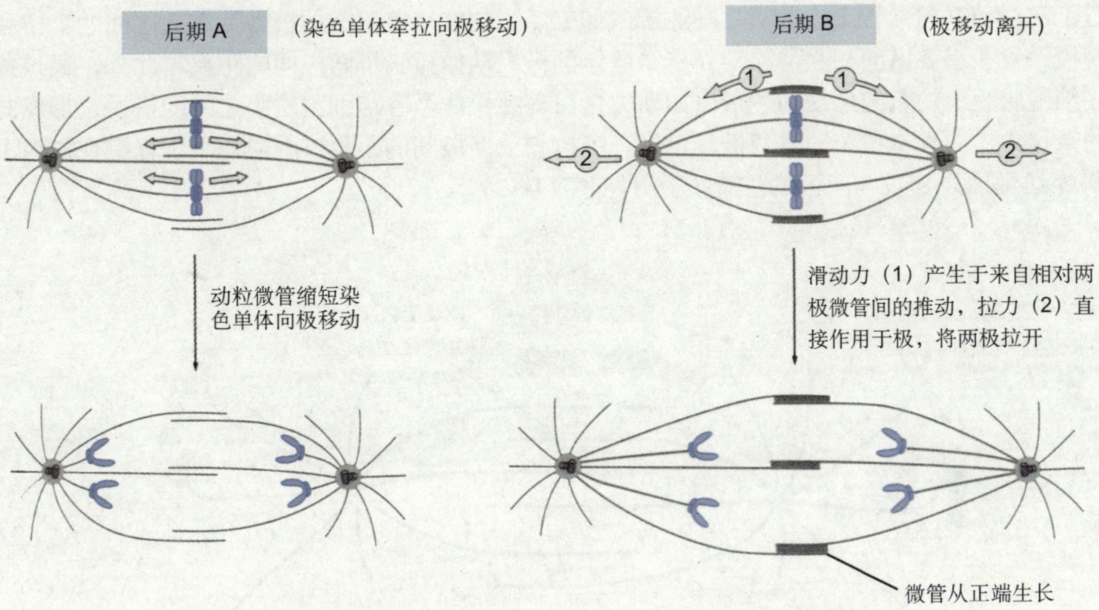

图 14-11　后期染色单体分离的两个过程示意图

后期 A：动粒微管靠动粒端解聚，染色单体向两极移动；后期 B：两种力作用于两个纺锤体极的分开①极微管的延伸与滑动推动两个极分开②在每个纺锤体极上，通过星体微管等形成的牵拉力推动两极进一步分开。

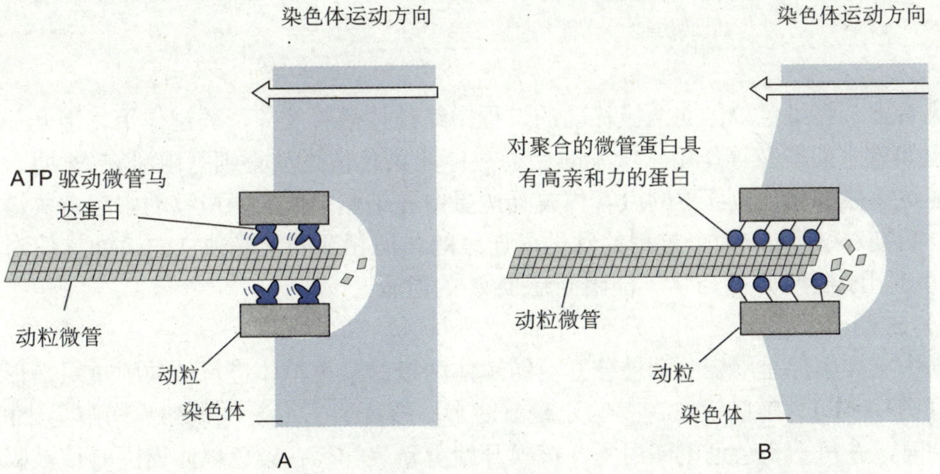

图 14-12　后期 A 中染色体向极移动的两种不同模型图解

A. 作为动粒部分的马达蛋白利用 ATP 水解的能量推动染色体沿着与它们结合的微管向极部移动，驱动微管去组装，B. 染色体运动被微管去组装而驱动，当微管蛋白亚单位去组装时，为了恢复与微管的结合，动粒倾向于向极部滑动，拉着染色体向极部运动（参考 B. Alberts, 2002）

通过正向运动（向微管正极运动）马达蛋白如驱动蛋白在来自两极的极微管重叠区间的搭桥和促使极微管在重叠区间相互滑动，外推纺锤体两极，从而拉长了两极间的距离；此外，通过锚定在细胞质膜上的负向运动马达蛋白如动力蛋白等在星体微管与细胞质膜之间的搭桥，形成向外的牵拉力，向外牵拉纺锤体两极，也进一步拉长了两极间的距离。上述几个过程综合作用于后期 B 纺锤体之延长与两极的进一步分开（图 14-13）。

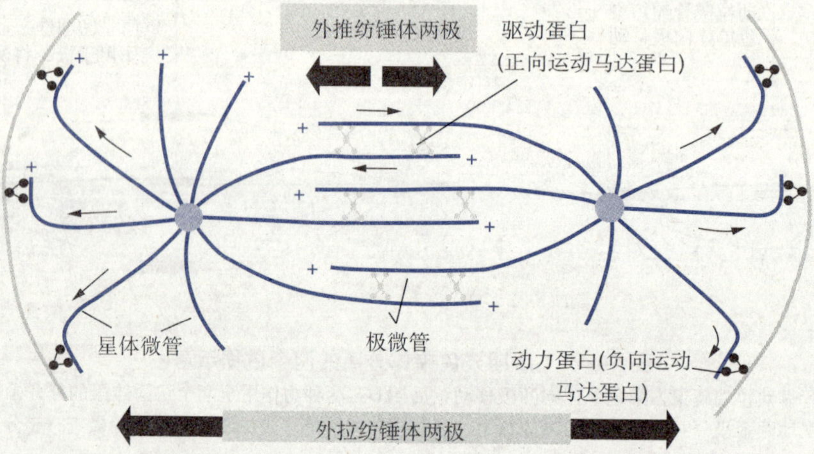

图 14-13　后期 B 中纺锤体延长与向两极移动模式图

极微管正端进行微管蛋白组装，使极微管加长；正向运动马达蛋白如驱动蛋白与极微管重叠区的微管结合，在其作用下使来自两极的极微管在重叠区相互滑动，外推纺锤体两极，拉长两极距离。同时，负向运动蛋白如动力蛋白等在星体微管和细胞质膜间的搭桥，通过向外的牵拉力，进一步拉长了两极间的距离。→示微管移动方向（参考 Alberts 等，2002）

不难看出，在染色单体向两极移动的过程中纺锤体微管发挥了关键作用，因此一些破坏微管的药物如秋水仙酰胺等作用于细胞时会通过停止染色体运动将细胞阻滞在 M 期。同时也表明定位在纺锤体极和动粒部位的微管相关马达蛋白在染色单体向两极移动中起着关键作用。实验表明，后期A和后期B两个过程的发生是连续的，但相互间又是独立的，如它们对药物的敏感性不同，阻断后期 B 的药物不能阻断后期 A 的过程。

（五）末期

该期中主要事件是围绕两套被分开至纺锤体两极的染色单体进行核被膜重组，形成两个子间期核（图14-6E）。前已叙及在有丝分裂前期末，核纤层去组装，核被膜崩解为小的膜囊泡。进入末期时，在每一个杂色单体周围，核膜开始重新装配，在染色单体周围的核被膜囊泡结合到染色单体表面并相互融合，逐步形成较大的双层核被膜片段，最后融合形成完整的核被膜。最终分别形成两个子细胞核。在核膜形成过程中，核孔复合物被组装在核被膜上，同时，通过在前期中被磷酸化的核纤层蛋白的去磷酸化作用，重新构成核纤层。核被膜重组后，染色单体去浓集，染色质分散在子核中，核仁也开始重新装配（图 14-14）。

（六）胞质分裂

胞质分裂是细胞分裂的最后阶段，它是一个精确的调节过程（图14-6F），通常情况下，核

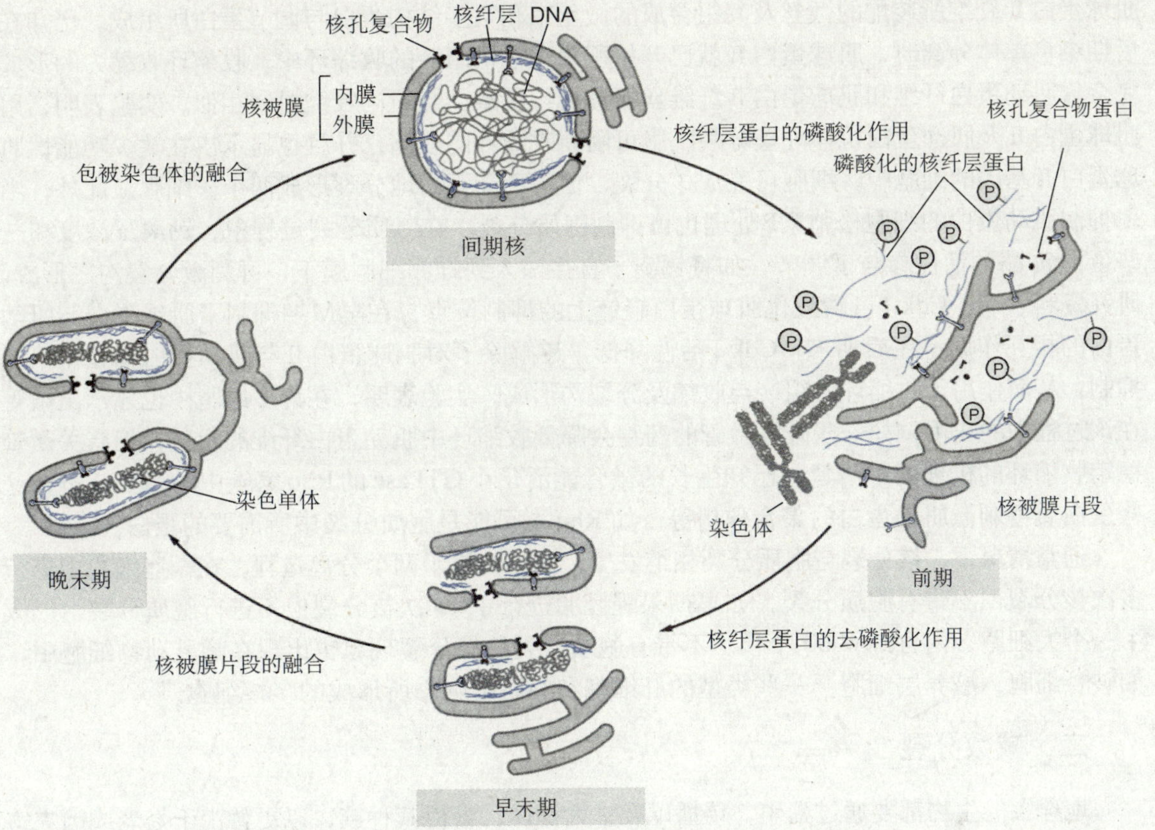

图 14-14　有丝分裂过程中核被膜崩解和重建示意图

在有丝分裂前期末，核纤层蛋白的磷酸化作用使核纤层去组装，核被膜崩解形成囊泡，在末期，核纤层蛋白的去磷酸化作用导致核纤层的重组与核被膜的重建（参考 Alberts 等，1998）

分裂和胞质分裂是相继发生的，可能存在细胞核周期和胞质分裂的信号耦联。如果只有核分裂但未能启动胞质分裂就会出现双核或多核细胞。胞质分裂开始在有丝分裂后期，完成于有丝分裂末期直至形成两个子细胞。研究资料表明，胞质分裂过程可被归纳为4个主要步骤：分裂沟的出现与定位、肌动蛋白与肌球蛋白的聚集和收缩环的形成、收缩环收缩和随后发生的细胞膜融合与两个子细胞形成。在动物细胞中，胞质分裂开始时，通常在赤道板周围处细胞表面下陷形成分裂沟（cleavage-furrow）。分裂沟的定位与纺锤体的位置有关，可能星体微管、极微管参与了分裂沟的形成。在分裂沟处质膜下方形成了环绕细胞一周的环状缢缩——收缩环（contractile ring）（图 14-6F）。随着收缩环收缩，分裂沟逐渐加深，细胞形状也从圆形至哑铃状，直至最终分离为二个子细胞。同时，在胞质分裂过程中，通过细胞内囊泡的融合所形成的新膜被插入至邻近收缩环的质膜中，以满足胞质分裂时增加细胞表面积之所需。此外，在胞质分裂进行过程中，位于赤道板附近的分裂沟变窄，在该处形成了一个环形致密结构，它由纺锤体微管残余并掺杂有致密物质和囊泡状物所组成，内含多种蛋白质，这一结构被称为中间体（midbody）。该结构可一直持续至两个子细胞完全分离。实验表明，收缩环是由肌动蛋白纤维、肌球蛋白Ⅱ纤维所装配的微丝及其组合成的微丝束和很多结构蛋白与调节蛋白所组成。已知在后期染色单体分离时，肌球蛋白Ⅱ就已开始积累在很快组装的收缩环中。收缩环收缩力的形成完全靠肌动蛋白纤维和肌球蛋白Ⅱ纤维丝相互滑行所致，与肌肉收缩机制相似。实验表明，用肌球蛋白Ⅱ及肌动蛋白抗体处理分裂细胞可阻断收缩环的收缩，并且也显示出在缺少功能性肌球蛋白Ⅱ基因的细胞中，细胞可完成核分裂，但是不能正常地分裂形成两个子细胞。此外，当用抑制肌动蛋白的细胞松弛素B处理也可抑制胞质分裂。在胞质分裂过程中，钙离子浓度和一些蛋白激 酶的活性参与了调节，如将钙离子直接注入到蛙卵细胞膜下，可刺激分裂沟之形成。研究资料表明，Cdk 1可磷酸化肌球蛋白轻链上的抑制位点，在早M期抑制了肌球蛋白与肌动蛋白的相互作用，在后期末，Cdk 1活性降低，遂解除了对肌球蛋白Ⅱ与肌动蛋白相互作用的抑制，从而作用于收缩环的组装与收缩及分裂沟形成。实验表明，在许多细胞中也显示出微管在该过程中的作用，如一些破坏微管的药物会降低收缩环中肌动蛋白纤维的组装，但有关微管稳定收缩环的机理尚不清楚，已知生长的微管能活化小GTPase的Rho家族中的一些成员，这些蛋白质可刺激肌动蛋白的聚合作用等。如Rho A可能是胞质分裂中所需要的蛋白。

通常情况下，核分裂与胞质分裂相继发生，但它们属于两个分离过程。在一些细胞中进行多次核分裂但不带有胞质分裂，如早期果蝇胚胎进行了13次核分裂但不进行胞质分裂，形成了一个大细胞，内含约6000个核。不带有胞质分裂的核分裂现象也出现在哺乳动物细胞中，如破骨细胞、滋养层细胞、一些类型的肝细胞和心肌细胞中所形成的多核细胞。

二、减数分裂

地球上的生物都要通过繁殖，传播以及扩大群体，繁衍其种族，以更替由于衰老或因灾害而消亡的个体。他们既要通过染色体上携带的基因保持遗传的稳定性，同时又因环境变化的胁迫而产生基因突变，通过自然选择而产生新的变异以适应变迁的环境。随着生物由原核生物到初级真核生物，再进化到高级真核生物，在基因水平上不断进化，调节机制也变得更为复杂，以适应千变万化的环境。

许多无脊椎动物，包括海绵动物、扁形动物、环节动物等，它们可通过无性生殖繁殖后代，如水螅以出芽方式；扁形动物，身体切成几节，每一节可通过细胞分裂、分化成为一个新的完整个体，其基因组与其来源亲体一致（除了发生变异之外）。一些营固定生活的动物，由于种群密度的降低，不易找到配偶时，也可以无性生殖方式繁衍后代。

有性生殖是通过其产生的雌雄配子（卵子和精子）的融合，产生合子，由合子在体内或体外发育成为个体。精子提供父方特征，卵子提供母方特征，合子则包括父母双方的特征，但又不完全与父母相同，就是因为精卵融合中，通过了复杂的结构和功能行为的组合过程。无性生殖是以简单、节能、迅速有效的方式产生后代，而有性生殖则比较复杂，耗时耗能，但它更具稳定性和适应性。人们已经知道染色体是基因的携带者，因而不论卵子比精子要大出千、万倍，但基因量是相等的，因而遗传的染色体学说成功的解释了长久以来难以解释的疑团。这一发现提示生殖细胞必须是经过特殊的核分裂，即减数分裂，以严格保证染色体减少一半，使二倍体变为单倍体，通过细胞学和遗传学家艰苦的研究，在20世纪30年代初才确立了减数分裂的本质特征。

除了性染色体（sex chromosome）之外的二倍体核的染色体都由两条彼此十分相似的常染

色体（euchromosome）组成，一条来自父方，一条来自母方，这两套拷贝称之为同源染色体(homologous, chromosome)，绝大多数细胞中，它们保持作为完全独立分离存在的染色体，当每条染色体 DNA 完全复制之后，最初二者保持密切的连接，称之为姐妹染色单体（sister chromotids），当有丝分裂中期时，它们排列在纺锤体的赤道面部位，染色体的动粒(kinetochores）上连接着动粒牵丝，面向相对的极部。后期时，姐妹染色单体才彼此分开，拉向两极，成为两条染色体。按有丝分裂方式形成的两个子细胞都继承了父母双方各一套染色体的拷贝，故称之为二倍体，即2n。与此相反，由二倍体细胞通过减数分裂形成了单倍体的配子，称之为 n。减数分裂实际上是一种特殊的有丝分裂，其主要特征有以下四点：

1.减数分裂包括二次细胞核和细胞质分裂，结果产生四个细胞

2.尽管两次连续分裂，但在第一次减数分裂前的间期 DNA 和染色体其他组成仅复制一次

3.减数分裂所产生的四个细胞的每一个都只包括一套每一同源染色体对中的一个代表

4.在减数分裂中来自双亲的遗传信息是混合的，因而每一个单倍体细胞实际上具有独特的基因组合。

通常，高等生物都具有两套染色体，每套染色体的数目和形态都有种的特异性。以人为例，人的体细胞为 2n，46 条染色体，性染色体为 x、y，精子、卵子为单倍体 n，含 23 条染色体，精子和卵子融合后成为合子（zygote），又恢复2n。通过有丝分裂及分化成为2n的胚，如果一个细胞有多于二倍的染色体数，称之为多倍体或异倍体。多倍体在动物中很少，但在植物中却很普通，有花植物中80%为多倍体，多倍体植物较同类体的二倍体成员形态要大，也较强健，经济植物如麦和棉花都是多倍体，为了简便起见，一般只介绍 n 及 2n（图 14-15）。

由于以上的特点，因而减数分裂要比有丝分裂复杂得多，必须有一套特殊机构，完成这种特殊的分裂，如同源染色体之间的基因交换，要求它们能互相识别，在其排列到纺锤体赤道面上之前在物理结构上要完成配对。父母双方染色体的拷贝可以配对在减数分裂中是十分特殊的，而其正确的识别机理尚不清楚。而且配对的同源染色体各为一对姐妹染色单体，它们是连在一起的，作为一个单位而行动，只是在第二次减数分裂时，两个姐妹染色单体才分开，此种结构称之为二价体(bialent)，有利于同源染色体间之基因片断的交换。

（一）减数分裂前间期

精原细胞是生殖细胞的干细胞（stem cell），人类 90 岁男性仍保持精子干细胞的活力。精原细胞不断进行有丝分裂，部分细胞保持干细胞的特性，部分变为初级精母细胞进行减数分裂，减数分裂前起码要经过一次区别于一般细胞周期的间期，称之为减数分裂前间期(premeiosis interphase)，其机理尚不清楚，认为与减数分裂的启动有密切关系。减数分裂前间期也分为 G1、S、G2 期。不同的是 S 期特别长，如蝾螈的 S 期由原来的 12 小时，增长到 10 天。此种现象在其他动物中也很普遍，此种 S 期延长现象是由于每单位长度 DNA 中复制单位的启动数量减少所致。

（二）减数分裂过程

1. 第一次减数分裂

典型的减数分裂包括两次核分裂和胞质分裂，称之为第一次减数分裂及第二次减数分裂，简称之为减数分裂Ⅰ及减数分裂Ⅱ。每次分裂都包含有前期、中期、后期和末期。减数分裂Ⅰ时，同源染色体的一对成员，首先要移行，结合在一起，然后分离，后期时移动到两个子核中

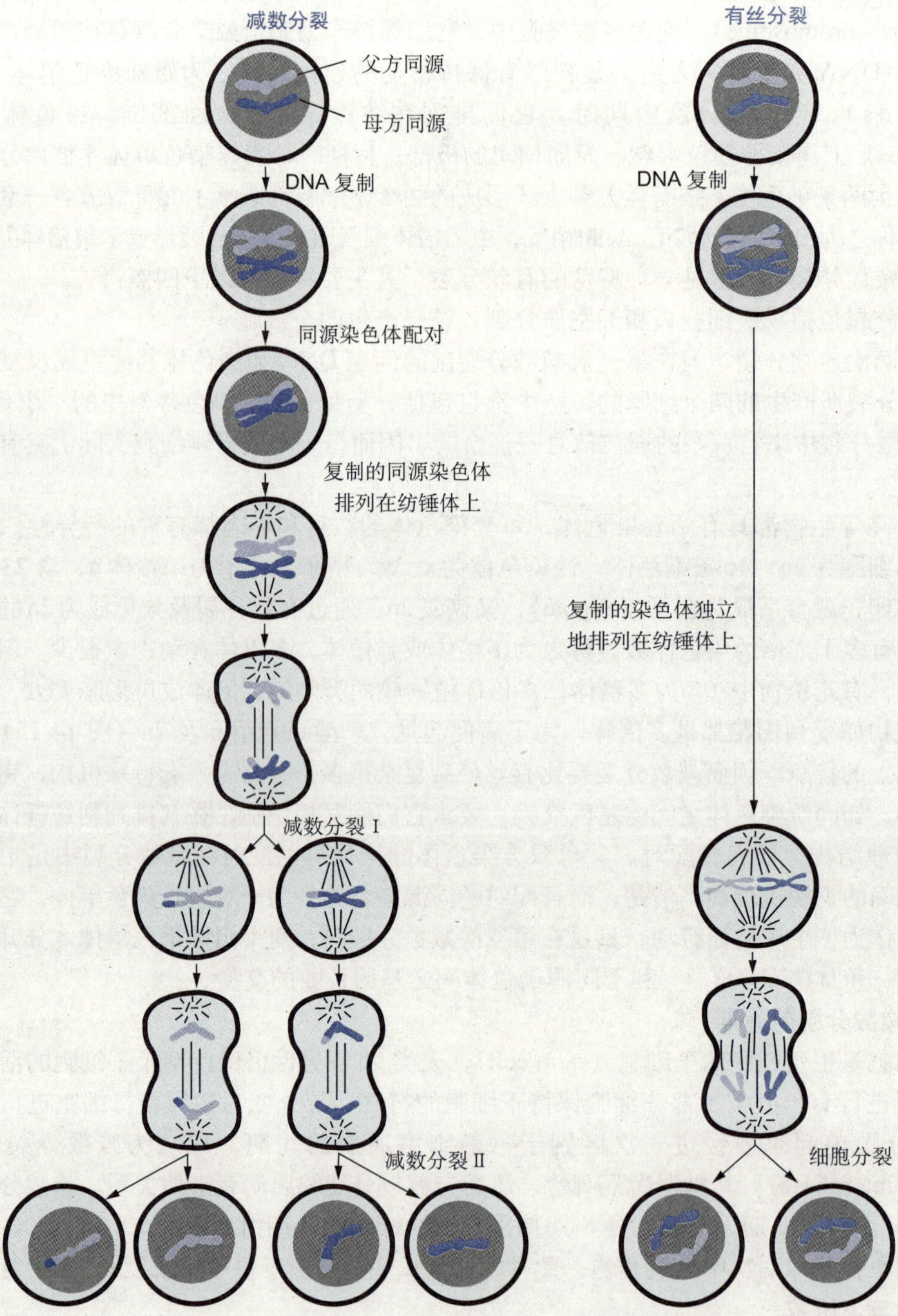

图 14-15 减数分裂与有丝分裂的比较

减数分裂在 DNA 合成后接着进行两次细胞核及细胞质分裂产生四个单倍体配子，而有丝分裂 DNA 合成后 1 个二倍体细胞产生两个二倍体子细胞。（参考 Albert, 2002）

去，因而可保证一对同源染色体不会移动到一个核中。在减数分裂Ⅱ时，组成每条染色体的两个姐妹染色单体分离，移到两个子细胞核中，因DNA只合成一次，分裂前DNA含量为4C，最后每个细胞DNA含量为1C，即由二倍体（2n）的合子变成为单倍体的配子。以下以动物细胞为例，表述减数分裂的过程（图14-16）。

前期Ⅰ（prophase Ⅰ）

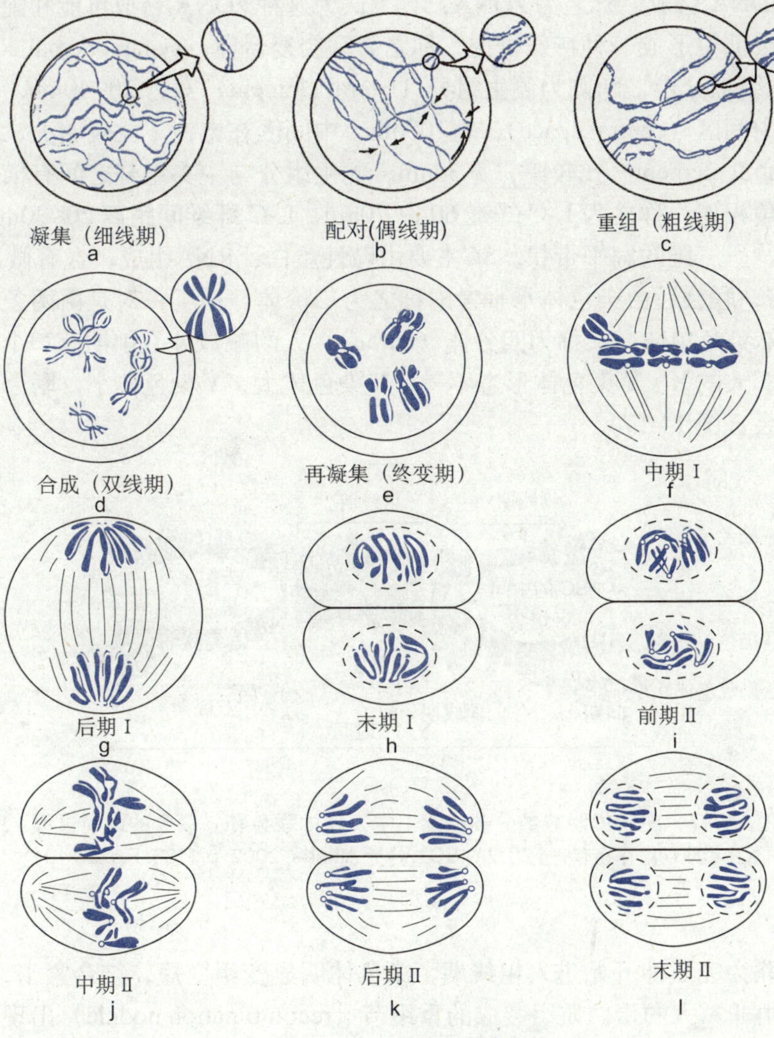

图14-16 减数分裂图解

（参考Wolfe）

前期Ⅰ变化最为复杂，延续时间也最长，可达几周，几月甚至几年，几十年。前期Ⅰ传统上可分为五个期，即细线期（leptotene stage），偶线期（zygotene stage），粗线期（pachytene stage），双线期（diplotene stage）和终变期（diakinesis stage）。

细线期：染色质凝集，因已经过DNA复制，此时已包括有两条姐妹染色单体，但是两条DNA双链的单线细，而且紧密结合在一起，在光镜下还看不出成双的结构。染色线上有成对的膨大的染色粒（chromomere），有人推测其相当于复制单位，或相当于 1 个基因，但仍缺乏证据。此期核体积增大，核仁也较大。

偶线期：又称为配对期，在配对期之前，一对同源染色体在核中是随机分布的，有时两者间有相当的距离，但是到偶线期，同源染色体和核膜相连的一端移位到一起，此种识别有人认为与异染色质有关，或者有几点识别处相结合。两者侧面紧密相贴进行配对，称之为联会（synapsis）。联会时像拉链锁合一样，向端部发展，两对同源染色体迅速锁合（图14-17），这时期有残余的 0.3%DNA 合成，称之为 zDNA，有人认为这种 zDNA 合成可能和配对机制有关。联会形成时在联会部位形成一种特殊机构，称之为联会复合体（synaptonemal complex, SC）。SC 沿同源染色体纵轴分布，两侧为侧生组分（lateral element）宽为 20~40nm，电子密度高，两侧生组分间为中间区（central space），宽100nm，中间区在电镜下比较明亮，中间区的中央为中央组分（central element）比较暗，宽30nm。侧生组分与中央组分之间有横向排列的纤维相连，大致成直角相连，称之为 L-C 纤维 60 ~ 70nm，L-C 纤维间距离 20~30nm，因而使 SC 结构像一架梯子，呈三维的扁平带状。SC主要由碱性蛋白、RNA组成，含有微量DNA。偶线期因 DNA 已加倍，联会后由染色体水平考虑称之为二价体，由于每对是由两条同源染色体组成，存在四条姐妹染色单体，又称为四分体（tetrad），人的减数分裂前期有23个四分体，共92条姐妹染色单体。人的 X、Y 染色体形态不一，X 染色体大，Y 染色体小，联会时只有一小部分同源序列有联会（图 14-17）。

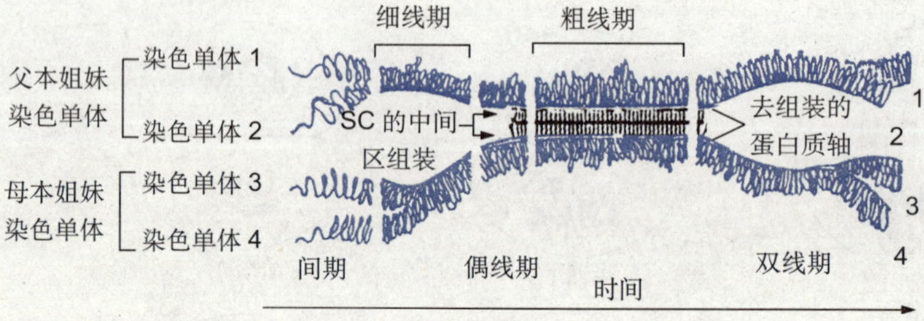

图 14-17 图解说明减数分裂前期 I 中染色体联会和去联会的时间过程
注意在粗线期中存在有完全组成的 SC（参考 Alberts, 2002, p.1136. Fig. 20-12）

粗线期：当联会完成即开始进入粗线期，染色体明显变粗变短，结合紧密。此时，在 SC 梯状结构之前有由非常大的蛋白质组装成的重组节（recombination nodule）出现，一个重组节的直径约为90nm，横跨SC的中央组分，如篮球状、椭圆形或棒状，它起着一种大的多酶性组分构成的“重组机”的作用，它稀疏地分布于SC之间，与DNA重组有关（图14-17，14-18）。同源染色体某些位点松解，伸出攀环沿 L-C 纤维达中央组分，通过重组节酶切断 DNA 分子，使同源染色体之间产生片段交换（crossover），发生基因重组（recombination），即新的等位基因的组合，SC 成为DNA 重组的支架，在此期间可检测出有DNA 和组蛋白的合成，DNA 合成发生在许多染色体上。有的种类是在编码rDNA 的染色体上，称为rDNA 的扩增，合成过剩的 rDNA 拷贝，形成附加的核仁，以后在前期中进行活跃的 rDNA 的合成。这时期合成减数分裂的一些特异重组蛋白，可能在重组机制中起作用。DNA合成主要用于DNA链修补、连接，称之为P-DNA。粗线期同源染色体紧密配对，一直保持与核膜接触，核仁大，含有大量RNA。（图14-16）

双线期：当双线期开始时，组成SC的蛋白质梯形格即分解，同源染色体分开，但它们之间有几点相连，这时第一次看到四分体，染色体与核被膜分离；同源染色体之间的接触，称之为交叉（chiasmata），这是从形态学角度上提出双线期阶段同源染色体之间发生DNA片段交换的证据（图14-19）。

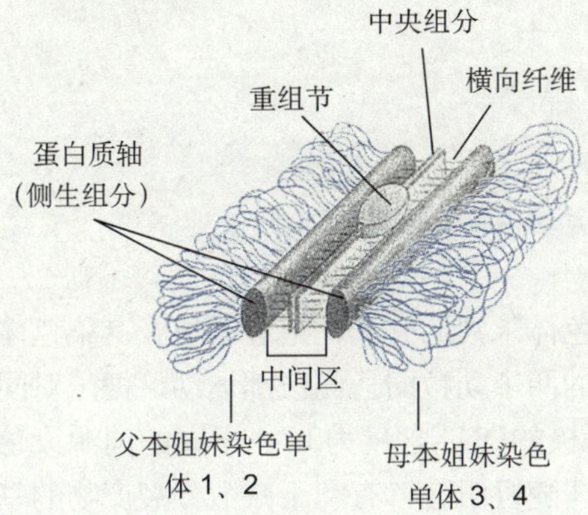

图14-18　一个成熟的联会复合体图解

显示中间区、中央组分、侧生组分及重组节，仅显示长的梯状复合体的一小段（参考Albert, 2002, P1137）

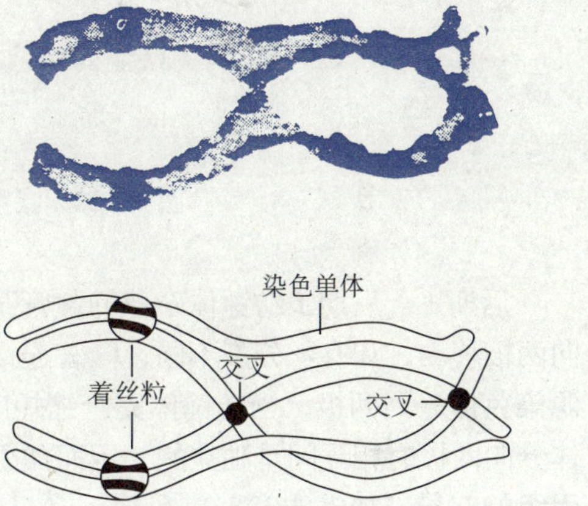

图14-19　上：蝾螈精母细胞双线期阶段一个2价体的照片；下：照片的图解

4条染色单体很明显，可见有2个交叉，着丝粒位置，2个姐妹着丝粒并排存在（参考De Robertis）

在双线期染色体的各段呈现程度不同的DNA去凝集状态，有些种类的RNA合成限于此时期。鲨鱼、爬行动物、两栖类和鸟类卵母细胞可形成灯刷染色体（lamp brush chromosome），其上伸出许多DNA袢环，mRNA和rRNA合成活跃，核仁明显变大，数量可达上千个。在两栖类的卵母细胞，此期可达一年之久；人类胚胎卵巢中的卵母细胞，5个月即可达此阶段。

终变期：染色体又凝集紧密，RNA转录停止，大多数种类核仁消失，四分体较均匀地分布在核中，随着发展，交叉向染色体臂末端移行，称之为端化（terminalization），最后，四分体只靠端部交叉使其结合在一起，姐妹染色单体靠着丝粒（centromere）结合在一起。终变期的完成标志着减数分裂期Ⅰ的结束，其结果发生了染色体重组，合成了卵母细胞早期胚胎发育所需的全部或大部分RNA、蛋白质及碳水化合物，染色体凝成棒状（图14-16e）。

当前期即将结束时，卵母细胞中心粒已经加倍（如有的话）向两极迁移，形成纺锤体，十分像有丝分裂，卵母细胞中心粒在发育过程中消失，纺锤体的形态类似植物细胞。

中期Ⅰ　核膜崩解为前期Ⅰ结束进入中期Ⅰ的标志，像有丝分裂一样形成纺锤体，仅有端化交叉维持同源染色体的结合。纺锤体侵入核区，分散与核中的四分体移向纺锤体的中部，不同于有丝分裂的是四分体上有四个动粒，一侧纺锤体只和一个同源染色体的两个动粒相连，每一同源染色体还是以一个单位行动，这一点不同于有丝分裂。同源染色体随机地面向任何一极排列。最后，染色体排列在赤道面上称之为中期Ⅰ（图14-20）。

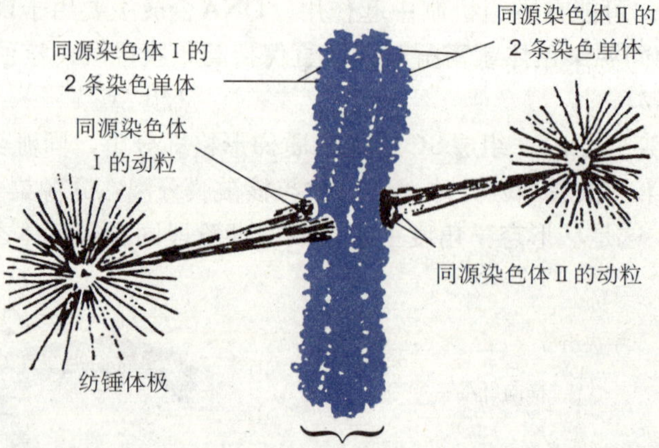

图 14-20 减数分裂中期纺锤体与动粒相连的图解

后期Ⅰ 后期Ⅰ纺锤体牵丝的微管开始缩短，拉开染色体末端的交叉，拖着动粒及其染色体向两极移动，和有丝分裂不同，微管连接同源染色体一侧的两个动粒向一侧极部运动，把一对同源染色体分到两极，当纺锤体完全缩短时后期即完成，每极的DNA含量为2C。不同的同源染色体分向两极时相互间是独立的，因而父方母方来源的染色体随机组合，有利于减数分裂产物的基因组的变异。如人的23对染色体，父母双方以2^{23}的可能方式组合，加之还有父母双方同源染色体的重组，因而，除同卵孪生（identical twins）以外几乎不可能得到遗传上完全相同的后代。

末期Ⅰ及间期 在自然界中末期Ⅰ及间期类型有两种，一种为没有明显可见的染色体去凝集，另一种为完全逆转到间期的状态，后者围绕子核重新组成的核被膜，由于在子核中每一条染色体在减数分裂Ⅰ之前已经包含有两条姐妹染色单体并被一个共同的着丝粒结合在一起，但重要的是两条姐妹染色单体不再是相同的，因为前期发生了同源染色体间的DNA交换。在间期Ⅰ的最后有胞质分裂，也可以没有。在经过一个或长或短的间期后，进入第二次减数分裂。

2.第二次减数分裂

第一次减数分裂后经过一个短的间期，没有DNA合成，即开始了第二次减数分裂。减数分裂Ⅱ和有丝分裂相似，连续相继发生前期Ⅱ，中期Ⅱ，后期Ⅱ及末期Ⅱ。最终形成四个配子，为单倍体，其DNA含量为1C，相当于进入减数分裂期的原G2期细胞DNA 4C含量的1/4。但形成的4个单倍体配子，在不同动植物种类中命运也有所不同。如雄性动物形成的4个细胞，经过分化变态最后形成4个精子（图14-21）。雌性动物的卵母细胞由于胞质不均匀分裂，形成第一，第二两个极体，胞质很少，无功能而退化，最终形成一个大的卵细胞，有丰富的胞质，可以受精，形成合子（图14-22）。X，Y染色体为性染色体。大多数动物和少数植物，雌性细胞为XX，雄性细胞为XY或XO。X，Y染色体配对时有部分结合重组。后期Ⅰ，X和Y染色体分别分配到4个子细胞中。若一个细胞为XO时，后期Ⅱ的4个细胞性染色体分配为X，X，O，O。

减数分裂远比有丝分裂复杂，卵母细胞前期的经历时间长，如人类可以长达50年之久，而实际上因为虽然有染色体的复杂变化，但核被膜并未崩解，故也可说是它经过漫长的G2期。减数分裂中同源染色体的识别与配对十分重要，保证了同源染色体之间的DNA的交换使细胞的后裔有较强的适应环境的能力，也保证同源染色体分配到不同的配子中去，否则将造成胚胎

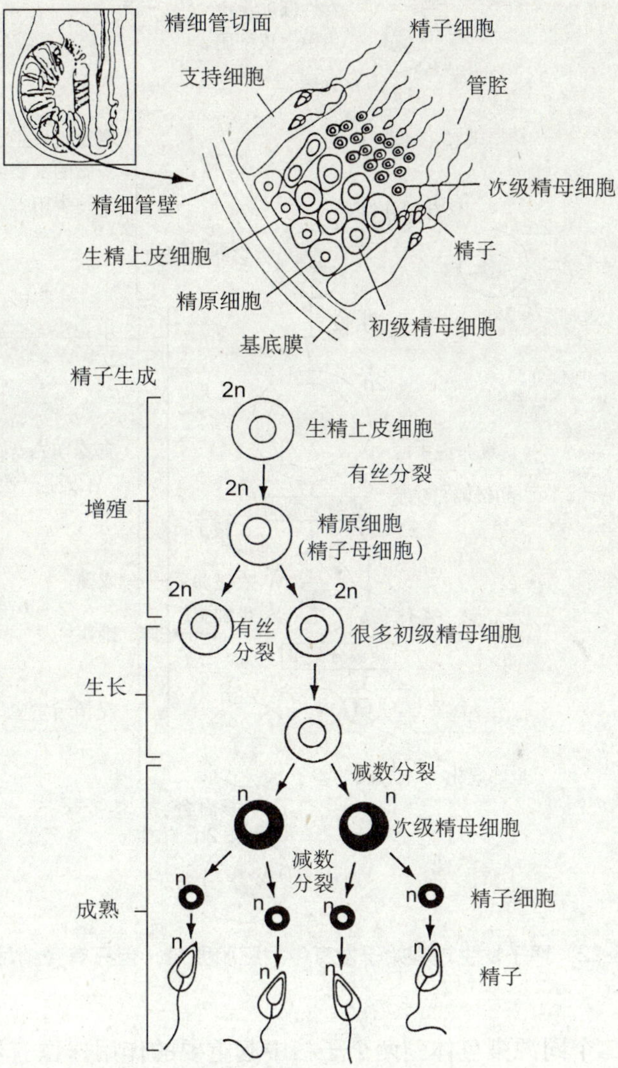

图 14-21 精子生成过程

精子细胞通过精细管外壁向腔内发育成精子

的死亡或者成体的疾病，如人的21号染色体，若不能分开则产生21三体后期，结果造成唐氏综合征。DNA重组中重组节起到关键作用，它是大的蛋白酶的组装体，直径约90nm，已知大的球蛋白分子量为400 000，其直径为10nm。重组节的功能现在只有间接证据。(1) 重组节的总数目相当于晚前期见到的总交叉数。(2) 重组节在SC上的分布和DNA交换的分布相对应。如在SC结合异染色质的部位没有重组节，也无DNA交换，从细胞学核遗传学的角度测定，表明一处的DNA交换可以阻止邻近的染色体位点的再交换。重组节的分布也是间隔相当距离的。(3) 某些果蝇突变引起沿染色体DNA交换点分布的异常，重组大大减少，相应的重组节也降低。(4) 遗传重组认为在交换处只有微量DNA的合成，电子显微镜放射自显影也证明放射性DNA前体优先参入粗线期有重组节处的部位。但有关其机制尚待阐明。交叉在减数

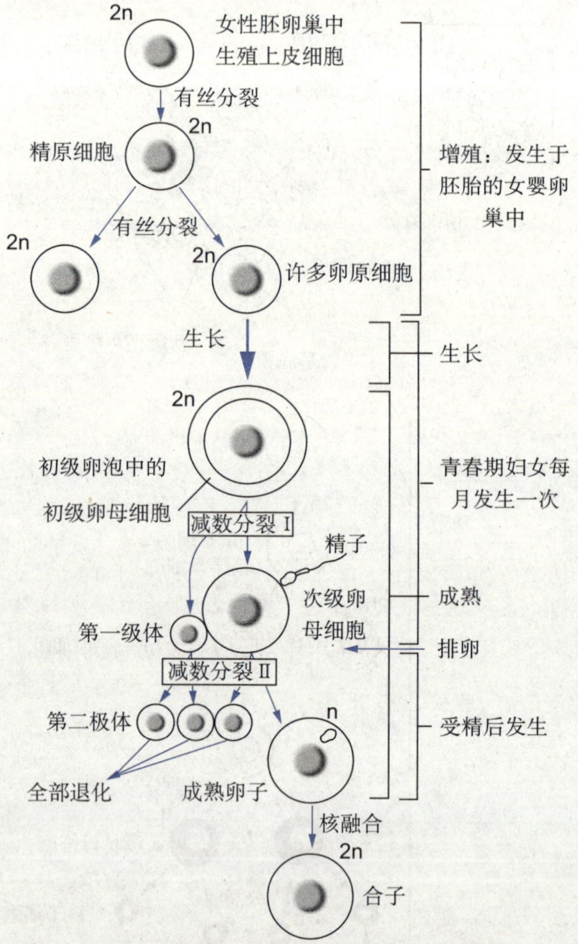

图 14-22 卵子发生过程始于发育中的胚胎卵巢，但只有受精后才能完成其发育

分裂中正确分离二个同源染色体到两个子核中起重要的作用，像有丝分裂中的着丝粒一样，它能维持父母双方同源染色体在纺锤体上结合在一起，一直到后期Ⅰ。在突变的机体发现，减数分裂中DNA交换频率减少；同时，染色体上交叉也缺乏，可能使配对不能正常分离，以致形成的配子染色体过多或过少，这是不分离的一个例子。

第三节 细胞增殖调控

细胞增殖是细胞生命活动的重要特征之一，它是个多阶段、多因子参与的精确、有序的调控过程。增殖调控的紊乱将引起细胞增殖、分化异常，发生癌变，甚至死亡。因此细胞增殖调控是整个生命活动的最基本保证之一。该领域的研究热点主要有细胞增殖和细胞周期相关基因及其产物（如细胞周期引擎分子、细胞周期调控蛋白等）在细胞增殖调控中的作用；细胞增殖调控的信号转导（signal transduction）机制及为了确保增殖过程有条不紊进行，细胞内存在的一系列严密的调控机制等。

一、周期蛋白依赖性激酶和周期蛋白与细胞增殖调控

已知细胞增殖是通过细胞周期实现的。长期以来通过生物学家们的研究，在细胞增殖特别是细胞周期调控领域取得了不少突破性成果，其中周期蛋白依赖性激酶（cyclin-dependent kinase, Cdk）和周期蛋白（cyclin）的研究发展突飞猛进，最令人注目，它是近年来细胞生物学发展迅速的研究领域之一。

（一）MPF 的发现及其组成

Cdk 与周期蛋白的研究最早来源于与细胞进入 M 期有关的对 MPF 的研究。在 20 世纪 70 年代初，Johnson 和 Rao 将处于间期不同周期时相的 HeLa 细胞与 M 期 HeLa 细胞融合，可引起间期细胞核染色质凝集，此种现象称为早熟染色体凝集（premature chromosome condensation, PCC）。PCC 的形态学反映了间期细胞融合时所处的细胞周期时相，同时 PCC 现象也提示了在 M 期细胞中可能存在一种诱导染色质凝集的因子。

Masui（1971年）等用孕酮处理未成熟非洲爪蟾卵母细胞诱导其成熟后，将成熟卵母细胞胞质显微注入于另一个未成熟的卵母细胞中，结果可诱导其成熟和进行减数分裂。它们将此种活性因子称为成熟促进因子（maturation promoting factor, MPF）。通过进一步实验发现MPF具有高度保守性。从酵母到人，在所有真核细胞分裂期的细胞中均有MPF活性之存在。因此MPF的分子特性引起了生物学家高度关注，许多学者致力于MPF的提纯和对其性质与功能的研究。

与此同时，科学家们为了探讨细胞周期调节的分子机理，阐明细胞周期调节基因，以 L. Hartwell等为代表的生物学家建立了多种酵母细胞分裂周期温度敏感突变株，分离了大量的cdc（cell division cycle）基因，其中最令人注目的是裂殖酵母中的 cdc2 基因和芽殖酵母中的 cdc28 基因。这两种基因具有较高同源性，可作用于细胞G_1/S与G_2/M的前进，它们均编码一种34kDa的丝氨酸/苏氨酸蛋白激酶，它们的功能可以交换。至 20 世纪 80 年代末，通过基因工程方法已从人 cDNA 文库中分离出人 cdc2 基因，并且该基因编码的产物也是一个约 34kDa 的丝氨酸/苏氨酸蛋白激酶。

在 20 世纪 80 年代初，科学家们在研究海胆等海洋无脊椎动物发育早期卵裂蛋白的合成中，发现了细胞周期调控的另一个重要的调控因子——周期蛋白。通过实验发现在卵裂过程中，有一种蛋白质的水平随细胞周期剧烈振荡，间期开始合成，G_2/M 时达高峰，M 期结束后突然下降，下一轮间期又重新合成、积累、再下降。如此反复进行周期性合成与降解。因此将其命名为周期蛋白（cyclin）。实验结果启示了该蛋白与细胞进入M期有关。进一步研究表明，在非洲爪蟾卵提取液体外实验中，在特定条件下，将 M 期周期蛋白 mRNA 加入时可驱使细胞进入M期，同时MPF也被活化。显示出该蛋白与细胞进入M期及MPF的活化密切相关。1988 年 Lohka 等将 MPF 进行了高度纯化，通过实验表明 MPF 由 32kDa 和 45kDa 两种蛋白组成。进一步证明 MPF 中的 45kDa 蛋白是周期蛋白，而另一个 32kDa 蛋白则是细胞周期 cdc2 基因产物。因此，MPF 是 $p34^{cdc2}$ 和 M 期周期蛋白（周期蛋白 B）的复合物，它具有 ser/thr 激酶活性，其中 $p34^{cdc2}$ 是催化亚基，周期蛋白 B 是调节亚基，可激活 $p34^{cdc2}$。当周期蛋白 B 和 $p34^{cdc2}$ 结合并经进一步活化形成活化的 MPF 后，细胞才能从 G_2 期进入 M 期。其作用机理和 MPF 磷酸化与 M 期的启动及进行相关的蛋白质有关（详见后文）。

（二）Cdk 激酶和周期蛋白在细胞周期进程中的作用

随研究工作之进展，生物学家相继在高等真核生物中发现与克隆了愈益增多的周期蛋白依赖性激酶，经研究表明该类蛋白激酶与周期蛋白相结合，且在结合后才能表现出活性。该类蛋白激酶家族成员中含有一段类似的 Cdk 激酶结构域（Cdk kinase domain），在该结构域中有一段保守序列，即 PSTAIRE 序列，有人认为，该序列可与周期蛋白框结合。在 Cdk 蛋白中还存在一些序列可被磷酸化修饰或与相关蛋白质相结合。迄今为止，已知该家族成员有 Cdk1（即 Cdc2）、Cdk2、Cdk3、Cdk4、Cdk5、Cdk6、Cdk7、Cdk8、Cdk9 等。

自 80 年代初发现 M 期周期蛋白后，陆续在真核生物中又克隆和分离了其他的周期蛋白。实验表明，周期蛋白也是一个家族，如在酵母中有 Cln1，Cln2，Cln3，Clb1 ~ Clbb 等，前三种蛋白主要在 G_1 期发挥作用，而后六种周期蛋白与细胞通过 S 期和进入 G_2/M 期密切相关。在高等真核生物中有周期蛋白A，B，C，D，E，F，G，H，T等。这些周期蛋白分别在不同周期时相中表达和发挥作用，根据它们在不同周期时相中的作用又常将它们分别归类为G_1期周期蛋白如周期蛋白 C，D，E 等。M 期周期蛋白如周期蛋白 B,A 等（周期蛋白 A 也作用于 S 期的起始与进行）。

已知各个周期蛋白间具有一些共同的分子结构特点，如它们含有一段相当保守的氨基酸序列（约 100 个氨基酸残基），被称为周期蛋白框（cyclin box），该框的作用可能与周期蛋白和 CDK 相结合有关。但不同的周期蛋白也表现出在结构上的不同，如 M 期周期蛋白（周期蛋白 B，A 等）N 端结构域包含一个保守的 9 个氨基酸序列（RXXLGXIXN）的破坏框（destruction box, D-box），该结构与这些蛋白质的泛素化，进而被泛素——蛋白酶体通路降解有关。G_1 期周期蛋白如周期蛋白 D、E 等不含有破坏框，但这些蛋白的 C 端含有一段特殊的 PEST 序列，有人认为该序列可能与 G_1 期周期蛋白的降解有关。前已叙及，周期蛋白与 Cdk 结合形成复合物推动细胞周期的前进，故它们又被称为细胞周期引擎分子。各个周期蛋白结合不同类型的 Cdk，作用于不同的周期时相，如周期蛋白 C、D、E 分别与 Cdk8，Cdk4/6，Cdk2 相结合推动 G_1 期的进程与 G_1/S 期的转换；周期蛋白 A 与 Cdk2 结合，作用于 G_1/S 转换与 S 期前进；周期蛋白 B/A 分别与 Cdk1（Cdc2）结合，在 G_2/M 转换中发挥关键作用；而周期蛋白 H 与 Cdk7 是 Cdk 激活激酶 CAK（Cdk-activating kinase）的组成分。CAK 可通过磷酸化和活化绝大多数 Cdk 激酶，在多个细胞周期时相的转换与前进中发挥调控作用。

近年来的研究资料表明，周期蛋白/Cdk复合物不仅在细胞周期前进中具有调节作用，而且还具有其他重要的生理功能，如周期蛋白H/Cdk7作为通用转录因子TF11H的组成分，与TF11H的激酶活性相关，通过磷酸化 RNA 聚合酶Ⅱ，参与了 RNA 聚合酶Ⅱ功能和基因转录之调节。此外，在细胞中周期蛋白C/Cdk8也可调节RNA聚合酶Ⅱ的功能。与上述结果类似，近年来发现周期蛋白 T/Cdk9 复合物是 TAK（tak-associated kinase）的亚基成分，已知 TAK 可通过磷酸化 RNA 聚合酶Ⅱ促进艾滋病毒 HIV-2 等的基因表达（表 14-1）。

从表 14-1 可见各个周期蛋白与不同的 Cdk 结合形成的复合物在细胞周期的进程中发挥重要的调控作用，使细胞完成从 $G_1 \rightarrow S \rightarrow G_2 \rightarrow M$ 的运转。

表 14-1　哺乳动物中周期蛋白和 Cdk 家族蛋白功能与活性调节

周期蛋白和 Cdk	调节的细胞周期时相	蛋白功能	活性的调节
A	G_1/S，S 期的起始与进行	活化 Cdk2	转录水平调节与泛素降解
	G_2/M	活化 Cdk1	
B_1	G_2/M	活化 Cdk1	转录水平调节与泛素降解
B_2	G_2/M	?	泛素降解
C	G_1	活化 Cdk8	?
D_1	G_1	活化 Cdk4/Cdk6	转录水平和 PEST 触发的蛋白水解
D_2	G_1	活化 Cdk4/Cdk6	
D_3	G_1	活化 Cdk4/Cdk6	
E	G_1/S	活化 Cdk2	转录水平和 PEST 触发的蛋白水解
F	G_2 或 G_2/M	类似 Cdk4 的泛素化作用	转录水平的活化
G	广泛？	DNA 修复	?
H	广泛	活化 Cdk7	?
T		活化 Cdk9	
Cdk1（Cdc2）	G_2/M	磷酸化组蛋白 H_1 和核纤层蛋白等	被周期蛋白 A 和 B 活化
Cdk2	G_1/S，S	磷酸化 pRb 及相关 DNA 复制装置	被周期蛋白 A 和 E 活化
Cdk3	G_1 或通过 start	调节 E2F 活性	?
Cdk4	G_1	磷酸化 pRb	被周期蛋白D1，D2，D3活化
Cdk5	G_0	磷酸化脑神经	
		纤维蛋白和 tau 等蛋白	被周期蛋白 D 活化
Cdk6	G_1	磷酸化 pRb	被周期蛋白 D1, D2, D3, 活化
Cdk7	广泛	活化 Cdks，与磷酸化 RNA 聚合酶Ⅱ有关，参与基因表达调节	被周期蛋白 H 活化
Cdk8	G_1?	可调节 RNA 聚合酶Ⅱ功能	被周期蛋白 C 活化
Cdk9		可磷酸化 RNA 聚合酶Ⅱ参与基因表达调节	被周期蛋白 T 活化

（参考引自 P，L，purl 等 1999）

正如前述，在哺乳动物细胞中，存在数种G_1期周期蛋白，如周期蛋白D，E等，它们分别与Cdk4/Cdkb和Cdk2结合形成具有激酶活性的复合物，通过使pkb磷酸化，释放被结合的转录因子E2F，导致与S期启动和进行有关的基因转录。研究资料表明，转录因子E2F也是一个家族，包括E2F1～E2F6。其中E2F1，2，3主要与pRb相互作用，E2F4与E2F5则分别与pRb相关蛋白p107和p130相互作用。当E2F与pRb等结合时，E2F处于非活性状态，只有在pRb被磷酸化后，E2F被释放而被激活。近年来研究表明E2F与另一类蛋白DP结合形成二聚体发挥其转录因子的作用，它可激活一些与DNA合成相关的酶蛋白，如胸腺嘧啶核苷激酶、胸苷酸合成酶、DNA聚合酶α、二氢叶酸还原酶、PCNA等；同时E2F也可通过激活周期蛋白E、A等的基因转录进一步激活Cdk，Cdk活性的升高则可通过使Cdk抑制因子磷酸化，促进这些抑制因子的降解。此外，E2F也可激活自身基因的表达，因此形成了几条途径的正反馈调节，促进了细胞通过R点和从G_1期向S期的转换（图14-23）。

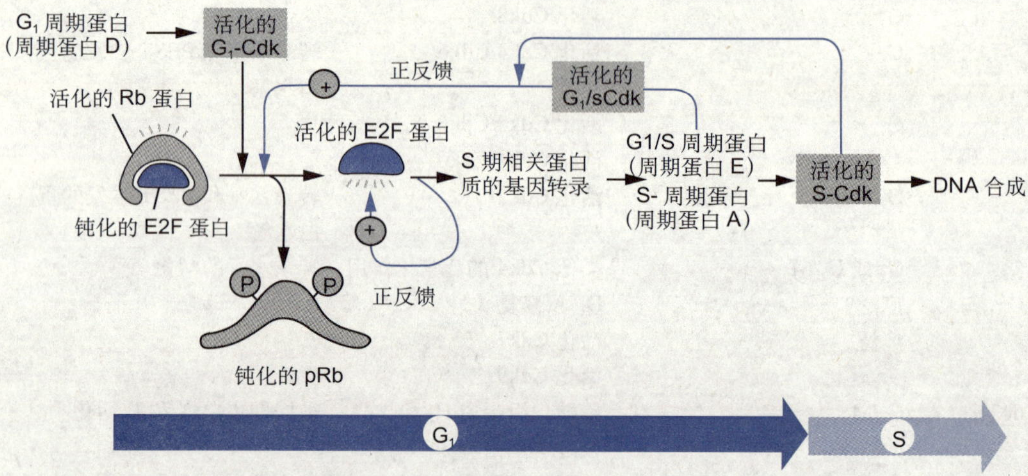

图14-23 哺乳动物中S期起始调控的分子机理示意图

G_1期周期蛋白D/Cdk4和周期蛋白E/Cdk2作用于pRb，催化其磷酸化，释放转录因子E2F，活化与S期进入和进行相关的基因表达，同时通过活化周期蛋白E，A导致Cdk4，Cdk2之被激活，从而进一步提高pRb蛋白的磷酸化形成正反馈。E2F也可激活自身基因的表达形成另一个正反馈调节，导致细胞从G_1期向S期转换。（主要引自B. Alberts，2002）

已知周期蛋白D也是一个家族，其主要成员有周期蛋白D1，D2，D3等，它们在不同细胞中表达有差异。不少研究工作报道周期蛋白D1对细胞通过R点是必须的，它可能是一些生长因子作用于细胞周期发挥增殖等生理效应的中介者。特别令人关注的是，愈益增多的资料表明周期蛋白D1，D2在肿瘤发生中的作用，在人类多种肿瘤中都发现了它们表达的异常，它们可能是原癌基因。如在人乳腺癌和头颈部癌中均发现位于染色体11q13上的周期蛋白D1基因扩增等。周期蛋白D2与D3也分别在白血病、淋巴瘤、乳腺癌等肿瘤中表现出异常（表14-2）。

表14-2 在肿瘤组织中D型周期蛋白调节紊乱可能的分子机理

作用机理	周期蛋白D	肿瘤
基因扩增（11q13）或（12p13）	D1或D2	乳腺癌，肝癌，头颈部癌等
染色体易位（11，14）（q13；q32）	D1	淋巴瘤等
染色体倒置（inversion）	D1	甲状旁腺瘤
病毒插入	D1，D2	白血病，淋巴瘤
扩增非依赖性过表达	D1，(D3)	乳腺癌，结肠癌等
蛋白质异常高表达	D1，D2，D3	软组织肉瘤，乳腺癌
mRNA稳定的突变作用	D1	乳腺癌

（参考J. Bartkova等1997）

在表14-2中前5种D型周期蛋白表现出的异常不仅存在于肿瘤细胞系中，而且也见之于临床肿瘤标本中。近年来通过转基因动物的研究也发现在上皮组织中周期蛋白D1的高表达也可引起增殖异常或肿瘤形成。周期蛋白E是G_1期周期蛋白家族中的另一个成员。它与Cdk2结合形成具有激酶活性的复合物，其作用晚于周期蛋白D，在G_1/S交界处周期蛋白E/Cdk2活性达最高值。与周期蛋白D/Cdk4类似，通过磷酸化pRb后，释放转录因子E2F并进一步作用于与S期起始相关的酶或蛋白质的基因转录，推进G_1/S的转换（图14-23）。不少报道提及周期蛋白E可能也是一个原癌基因如在胃癌细胞中可见周期蛋白E基因扩增，在乳腺癌细胞、前列腺癌、急性淋巴细胞白血病中均可见到周期蛋白E之高表达。通过实验表明在大鼠食管癌发生早期就已出现周期蛋白E和D1过表达现象。另一个与G_1/S转换有关的周期蛋白是周期蛋白A，它在细胞周期中作用较广泛，周期蛋白A与Cdk2结合形成的激酶复合物不仅与S期启动，而且与S期进行有关，并且它还可通过与Cdk1结合作用于G_2/M转换。实验表明，将反义周期蛋白AcDNA或其抗体注入培养的G_1期细胞中，则抑制细胞进入S期。同时也观察到过表达周期蛋白A可促进细胞G_1/S期进程。其作用机理一方面通过磷酸化pRb，释放转录因子E2F，作用于S期起始与进行，此外它也可能通过磷酸化复制因子A（RF-A）亚基，在DNA复制中发挥作用。有人提出周期蛋白A的作用也可能包含在细胞转化的多阶段作用过程中。

前已叙及，M期周期蛋白（B，A）和Cdk1的复合物（即MPF）在G_2/M转换中发挥重要调节作用。其作用机理与MPF磷酸化多种与M期启动有关的蛋白质有关；如MPF可通过对与染色体凝集有关的condensin复合物中亚基的磷酸化作用于染色体凝集，通过磷酸化核孔蛋白（nucleoporin）和核纤层蛋白，前者作用于核孔复合物的解离，后者促使核纤层结构解体、细胞核膜崩解等（图14-14）。又如通过磷酸化微管结合蛋白，影响细胞周期纺锤体微管的动力学变化，作用于纺锤体组装。并且通过磷酸化核仁素（nucleolin）进一步作用于M期核仁的分解等。

（三）Cdk激酶和周期蛋白活性的调节

Cdk激酶活性不仅与周期蛋白水平有关，而且还受控于磷酸化和去磷酸化等多种因素的调控。

1.磷酸化和去磷酸化作用

已知Cdk1激酶在G_2/M转换过程中发挥关键作用。在其作用过程中除受控于M期周期蛋白外，该激酶的活化状态与磷酸化和去磷酸化作用密切相关。Cdk1在活化过程中，首先与M期周期蛋白B（A）结合，导致Cdk1构象变化，同时进行两种磷酸化作用：一是在tyr15和thr14残基上的磷酸化，分别由wee Ⅰ激酶和Myt1激酶完成。该磷酸化作用对Cdk活性呈负调节作用，它可能与Cdk1不能结合ATP有关。另一个是在Cdk1蛋白thr161残基上（Cdk2是thr160残基）的磷酸化，由CAK完成。该位点的磷酸化对Cdk1活性起正调作用。已知CAK可作用于绝大多数Cdk活性的调节。而CAK需要在其组成分Cdk7thr170残基上被磷酸化后才能被激活。但是通过上述不同氨基酸残基被磷酸化的Cdk1仍处于非活性状态，它必须在磷酸酶$p80^{cdc25}$（Cdc25）的作用下，使已磷酸化的tyr15和thr14残基发生去磷酸化，Cdk1才能最终被激活，形成具有活性的周期蛋白B/Cdk1，使细胞从G_2期进入M期（图14-24）。在上述过程中磷酸酶Cdc25B和Cdc25C发挥了对周期蛋白B/Cdk1活性的正调作用（详见后）。已知磷酸化与去磷酸化对Cdk活性的调节作用广泛存在于Cdk家族蛋白中。前已叙及CAK激酶可磷酸化并激活绝大多数Cdk，而磷酸酶Cdc25也同样具有对Cdk调节作用的普遍性。它不仅通过作用于Cdk1

正调细胞从 G_2 期进入 M 期，而且也同时作用于其他 Cdk 和正调其他周期时相之转换与前进。磷酸酶cdc25是一个家族，迄今已知有cdc25A，cdc25B和cdc25C 3种亚类，cdc25A作用于 G_1/S 转换，在哺乳动物中通过显微注入 cdc25A 抗体和过表达 cdc25A 等实验均显示出 cdc25A 在 G_1/S过渡中的正调作用。cdc25A通过去磷酸化作用正调Cdk2活性，加速G_1/S转换作用。cdc25B和 cdc25C 主要作用于 G_2/M 期之过渡。cdc25B 在 S 期被活化后通过对周期蛋白 B/Cdk1 的激活作用，使后者进一步磷酸化并活化 cdc25C，继之，通过 cdc25C 对靶酶 Cdk1 的去磷酸化和发挥正反馈调节作用，正调于 G_2/M 之过渡（图 14-24）。

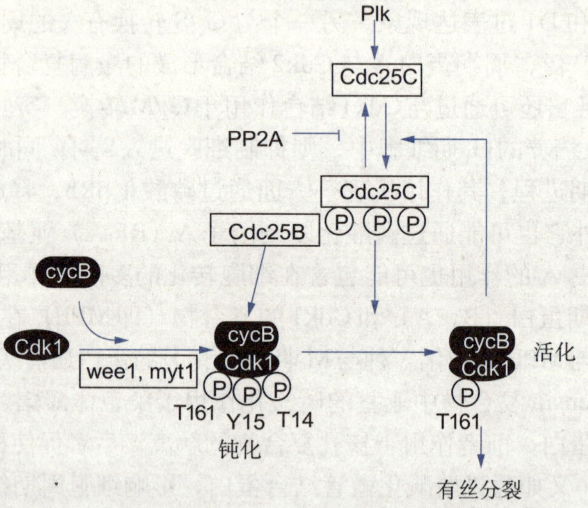

图 14-24 真核细胞中 Cdk1 活性调节和 G_2/M 转换示意图

cdc 25B 触发 Cdk1/ 周期蛋白 B 的起始活化，活化的 Cdk1/ 周期蛋白 B 磷酸化和激活 cdc25C，进而导致 Cdk1 活性的进一步加强，使细胞从 G_2 期进入 M 期。一种类似 polo 激酶的家族成员可能直接通过磷酸化并激活 cdc25C 起始了正反馈调节机制。在相关磷酸酶作用下，可抑制cdc25C的活性如pp2A。p1k: polo-like kinase, cycB: 周期蛋白 B （参考 I. Nilsson, 2000）

近年来的研究表明在哺乳动物中存在一种类似 polo 的激酶家族（polo-like kinase, PIK），该类激酶是细胞周期调节激酶，这类激酶可磷酸化 cdc25 并激活其磷酸酶的活性。

据报道 cdc25A、B 可能是原癌基因的候选者，如 cdc25A 可与癌基因 ras 协同作用促使细胞在软琼脂中生长和在裸鼠中长出肿瘤等。实验表明，cdc25B、A 可能是原癌基因c-myc 产物的作用靶物。这可能也是上述两种cdc25亚类在细胞增殖调控中的作用机理之一。此外，cdc25也参与了细胞周期检验点的调节作用，如 DNA 损伤检验点、DNA 复制检验点等。（见本节二细胞周期检验点与增殖调控）

2. 蛋白质水解作用

前已叙及，为了确保细胞周期的正常运转，细胞周期引擎分子，如不同种类的周期蛋白需要在不同周期时相中迅速降解，又如Cdk激酶的抑制因子也需要通过本身之降解，使Cdk等细胞周期引擎分子发挥作用，促使细胞周期正常进行。实验表明，泛素——蛋白酶体通路参与了多种周期蛋白降解过程的调节。该通路通过高效快速并高度选择地降解特定的蛋白质，发挥其在细胞周期进程调控中的重要作用（参见本书第八章）。

已知在M期周期蛋白泛素化降解过程中存在一个具有E_3活性的复合物，该复合物被称为cyclosome，后又被称为后期促进复合物（anaphase-promoting complex, APC），它可使已负荷E_2的泛素和含有D-box的底物相结合，并经蛋白酶体降解。现已从非洲爪蟾 中分离出APC。它至少由8个亚基组成。分别称为APC1~APC8。APC为降解M期周期蛋白所必需，APC使M期周期蛋白进行多聚泛素化作用后，周期蛋白被蛋白酶体降解（14-25），MPF活性也很快降低，触发了末期之起始。此外，特别是在M中期向后期推进、染色单体分离时也必须有APC的参与。

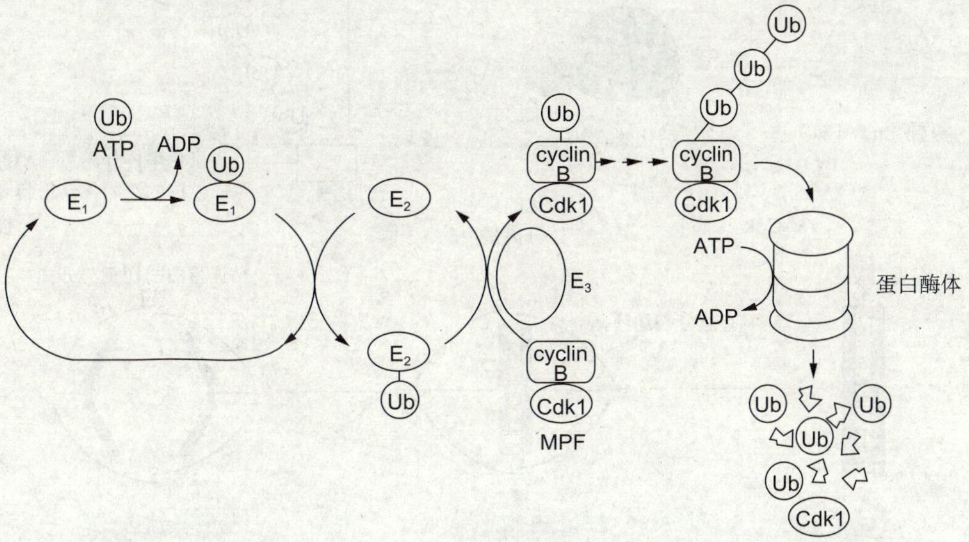

图 14-25　M期周期蛋白（cyclinB）通过泛素——蛋白酶体通路降解示意图

Ub：泛素；E_1：泛素活化酶；E_2：泛素耦联酶；E_3：泛素连接酶

已知一个在染色单体连接中发挥重要作用的蛋白Securin（染色单体分离蛋白酶抑制蛋白）是APC的靶物，在后期前该蛋白与一种作用于染色单体分离的蛋白酶Separase（染色单体分离蛋白酶）结合并抑制其活性，但在M中期即将结束时，Securin被活化的APC降解，同时释放出Separase，后者通过作用于粘连蛋白复合物如SCCI等亚基，使其降解从而导致染色单体的分离与进入后期（图14-26）。

研究资料表明，APC活性受到多种因素调节，如M期Cdk可通过磷酸化作用使其激活。此外，主要位于染色体动粒上的cdc20蛋白也是APC的一个正调节因子。不仅如此，APC活性也受到纺锤体组装检验点的调控，当纺锤体装配不完全时，APC就不能被激活，位于动粒上的Mad2通过与cdc20结合抑制cdc20的活性，APC活性也处于抑制状态，只有当纺锤体装配正常完成后，染色体动粒全部被动粒微管捕获，才能解除Mad2对cdc20的抑制作用，继而活化APC。通过上述机制调控染色单体的分离和后期的启动与进行。

泛素——蛋白酶体通路也作用于G_1期向S期的推进。研究资料表明，真核细胞从G_1期向S期转换时需要S期Cdk激酶抑制因子降解，如酵母中的p40^{sicl}，哺乳动物细胞中的CKIp27等（见后）。只有这类抑制因子被降解后，S期Cdk才能显示出活性和作用于G_1/S的转换。现已知泛素连接酶SCF在泛素活化酶E_1和泛素偶连酶E_2的共同作用下，通过识别磷酸化的CKI（Cdk

激酶的抑制因子)，并使之降解，从而使S期Cdk激酶表现出活性，作用于G_1/S的转换（图14-27)。

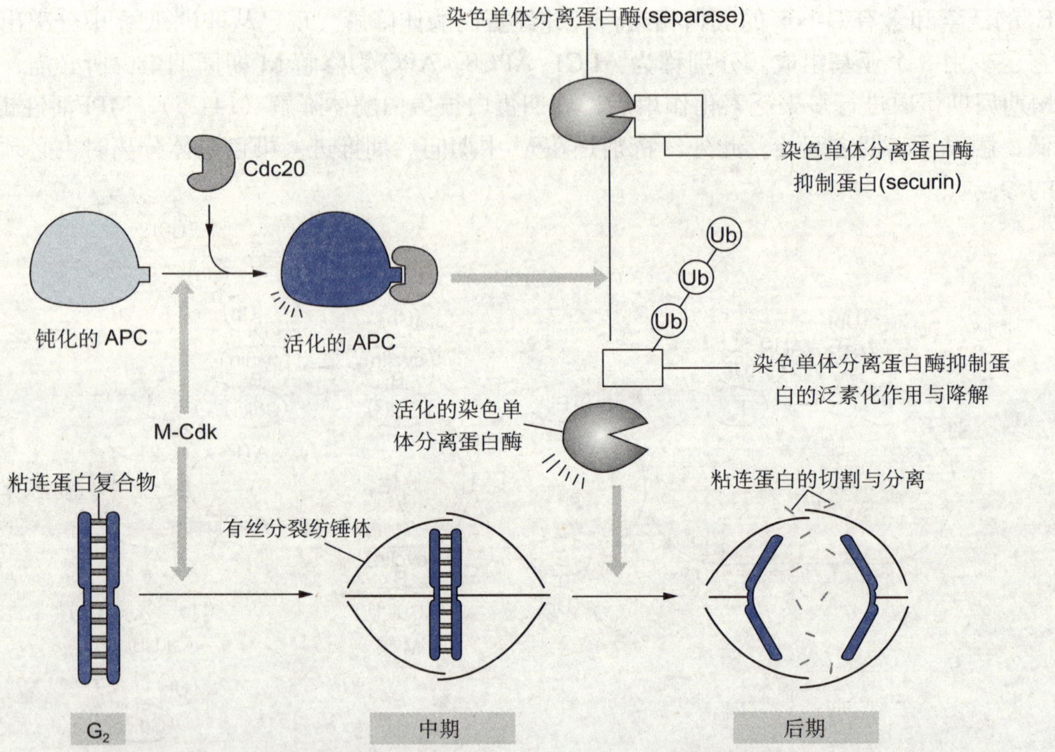

图 14-26　后期促进复合物（APC）作用于染色单体分离示意图

APC被cdc20活化，作用于securin的泛素化水解，使蛋白酶Separase释放，后者通过对粘连蛋白复合物的切割作用，导致染色单体分离并进入后期。(主要参考 Albents 等，2002)

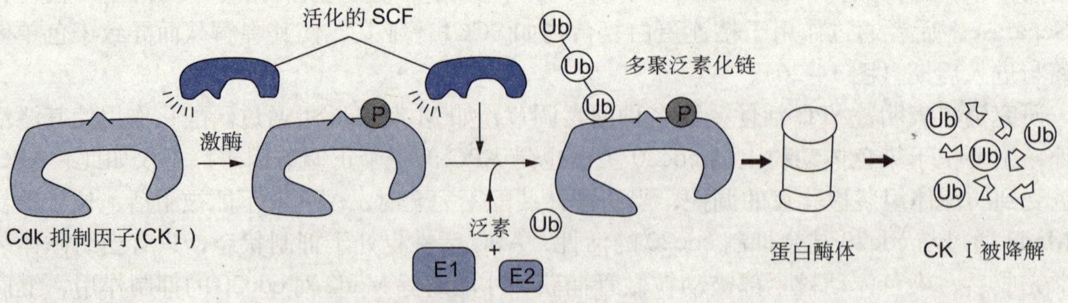

图 14-27　G_1/S 进程中，泛素连接酶 SCF 通过泛素—蛋白酶体通路作用示意图

磷酸化的靶蛋白（CKI）被 SCF 辨认，在 E_1，E_2 共同作用下，泛素连接酶 SCF 使靶蛋白 CKI 泛素化，最终被蛋白酶体识别与解降。实验表明，只有处于磷酸化状态的靶蛋白才能被SCF识别，进行泛素化，并最终被降解。SCF中含有与辨认特定靶蛋白氨基酸序列有关的结合位点。在细胞周期中，SCF活性相对恒定。Ub：泛素；E1：泛素活化酶；E2：泛素偶连酶（主要参考 Alberts,2002）

不难看出，与APC不同，SCF发挥作用通常要求靶蛋白处于磷酸化状态，因此在SCF通路中蛋白质的泛素化降解过程，活化的G_1期周期蛋白/Cdk激酶的活性是必需的。

G_1期周期蛋白的降解也是通过上述泛素化途径，该类蛋白中含有的PEST序列，可能对降解起着促进作用。

综合上述可见泛素——蛋白酶体通路推动了细胞周期的运转与前进。该作用与上述的磷酸化和去磷酸化作用相互协调，共同操作，在细胞周期运转的调节过程中发挥了重要作用。

3. Cdk抑制因子(Cdk inhibitor, CKI)在细胞周期进程中的调节作用。

CKIs是细胞内存在的另一大类对Cdk激酶起负调作用的周期调节蛋白。近年来通过基因工程等生化及分子生物学技术，先后在真核细胞中发现了多种Cdk的抑制因子(CKIs)。已知在哺乳动物中，根据CKI结构和功能的不同，被归类为两个家族，即CIP/KIP家族和INK4家族。前者包含$p21^{cipl}$、$p27^{kipl}$和$p57^{kip2}$，后者包含$p16^{INK4a}$、$p15^{INK4b}$、$p18^{INK4c}$、19^{INK4d}等（表14-3）。鉴于在人类肿瘤中，一部分CKI基因缺失频率较高及表现出的抑瘤效应，故也被称为抑癌基因如$p16^{INK4a}$等。

表14-3 哺乳动物中主要的CdK抑制因子（CKIs）及其主要特性与功能

抑制因子	染色体定位	作用的Cdk	调节机制	主要功能
$p21^{cipl}$	6p21	多种Cdks与cyclin、Cdk和PCNA形成四聚体复合物	被p53诱导	p53蛋白周期调节作用的中介者，抑制DNA复制与细胞周期过程，参与细胞增殖、分化和衰老的调节
$p27^{kipl}$	12p13	Cdk2, Cdk4等	被接触抑制、TGFβ上调	介导生长因子TGFβ负调信号反应，主要阻抑G_1/S转换
$p57^{kip2}$	11p15.5	Cdk2,3,4		抑制周期蛋白E/Cdk2和周期蛋白A/Cdk2的活性，参与细胞增殖、分化和衰老的调节。
$p16^{INK4a}$	9p21	Cdk4,Cdk6	被pRb下调	与周期蛋白D竞争结合Cdk4/6，通过影响R点主要阻抑G_1/S转换
$p15^{INK4b}$	9p21	Cdk4, Cdk6	被TGFβ上调	介导生长因子TGFβ负调信号反应，抑制Cdk4/6活性，主要阻抑G_1/S转换
$p18^{INK4c}$	1p32	Cdk4, Cdk6		抑制周期蛋白D2/Cdk6的活性，阻抑Cdk6磷酸化与被CAK活化
$p19^{INK4d}$	19p13	Cdk4, Cdk6		抑制周期蛋白D/Cdk4激酶活性

CKIp21为WAF1/CIP1基因所编码。是作用较广泛的CKI。在正常人类细胞中，p21可与多种Cdk激酶、周期蛋白、PCNA形成稳定的四元复合物，或与Cdk激酶、周期蛋白形成三元复合物，在细胞增殖、分化和衰老调控中发挥重要作用。实验表明，在上述复合物中含有多个p21分子时，可通过抑制Cdk激酶，影响pRb的磷酸化和转录因子E2F的释放，从而使细胞不能从G_1期进入S期。不少研究资料表明，p21蛋白参与了细胞周期DNA损伤检验点的调控，通常认为它是p53蛋白在细胞周期DNA损伤检验点发挥作用的中介者。作为转录因子的p53，它可与编码p21蛋白的*WAF1/CIP1*基因的启动子结合并刺激其基因表达。被激活的p21蛋白一

方面通过抑制Cdk激酶的活性，另一方面则通过与PCNA的结合，抑制DNA的复制过程。此外，CKI p21不仅在细胞周期调控中发挥重要作用，而且参与了细胞终末分化和衰老的调节。$p27^{kipl}$是cip/kip家族中另一成员，$p27^{kipl}$与$p21^{cipl}$有较高同源性。它与多种周期蛋白/Cdk结合并抑制它们的活性，如周期蛋白E/Cdk2，周期蛋白A/Cdk2，周期蛋白D/Cdk4等。p27主要作用于G_1期与G_1/S的转换。此外，p27在G_0期细胞中的高表达也表明它们对维持静止态的成纤维细胞是必须的。通常认为$p27^{kipl}$是生长抑制信号与细胞周期阻断的中介者。在$p27^{kipl}$作用下，Cdk激酶活性的抑制导致pRb蛋白的磷酸化和E2F的释放被抑制，从而将细胞阻滞在G_1期。近年来，$p27^{kipl}$在肿瘤发生中的作用受到了人们的重视。通过实验观察到在乳腺癌、膀胱癌，胃癌，肺癌，结肠癌等肿瘤细胞中p27表达水平降低，并发现$p27^{kipl}$表达下降与上述癌症的发生与癌患者较低的存活率密切相关。此外，在一些恶性肿瘤细胞中分化表型的丧失也是与p27的丢失密切相关的。

INK4类蛋白是CKI家族中的另一大类，在该类蛋白质中有$p16^{INK4a}$、$p15^{INK4b}$、$p18^{INK4c}$和$p19^{INK4d}$等。$p16^{INK4a}$首先被发现，它由MTS1基因（multiple tumor suppressor gene 1)所编码，该基因定位在人染色体9p21，该区域在许多人类恶性肿瘤和转化细胞中存在缺失和突变。在细胞周期进行中，它是一个负调节因子。与$p21^{cipl}$和$p27^{kipl}$不同，$p16^{INK4a}$只特异性结合并抑制Cdk4/Cdk6活性，通过抑制pRb蛋白的磷酸化，进而使转录因子E2F不能被释放与激活，导致细胞被阻滞在G_1期。通常认为$p16^{INK4a}$对细胞周期的调控点在R点附近，它通过与周期蛋白D竞争性结合并抑制Cdk4/Cdk6的活性，发挥其在G_1期至S期进程中的负调节作用。鉴于周期蛋白D在不少肿瘤细胞中高表达并导致细胞的异常增殖，因此$p16^{INK4a}$对Cdk4/Cdk6激酶活性的下调起着细胞周期异常运转的“刹车”作用。这可能是$p16^{INK4a}$抑制肿瘤细胞增殖和$p16^{INK4a}$缺失作用于细胞转化和出现恶性表型的分子机理之一。$p16^{INK4a}$既是细胞周期固有的调节者，又是抑制肿瘤生长的关键成分。当$p16^{INK4a}$功能丧失时会引起细胞生长失控，并导致癌变。p16在许多恶性肿瘤细胞中缺失频率很高如黑色素瘤、骨肉瘤、急性淋巴细胞白血病、肺癌、膀胱癌、乳腺癌等，因此被认为是新的抑癌基因。此外，$p16^{INK4a}$与正常细胞的衰老进程有关，并且参与了细胞凋亡过程。

近年来，在研究$p16^{INK4a}$基因结构时发现*INK4/CDKN2A*位座上存在两个互相重叠的基因，它们具有各自独立的启动子，阅读不同的编码框，因而编码两种不同的蛋白质，一个编码$p16^{INK4a}$，另一个编码增殖抑制蛋白$p14^{ARF}$（人）/$p19^{ARF}$（鼠）(ARF:alternative reading frame)。$p16^{INK4a}$由外显子 1α，2和3编码，$p14^{ARF}$/$p19^{ARF}$由外显子1β（位于外显子1α的上游，相距约15-20kb处），2和3编码（图14-28）。

$p14^{ARF}$/$p19^{ARF}$是一种重要的肿瘤抑制因子和细胞生长负调因子。它可将细胞阻抑在G_1期和G_2期。在许多人类肿瘤细胞中，如肺癌细胞、白血病细胞、黑色素瘤细胞等发现$p14^{ARF}$基因失活。ARF位点的失活，导致其对肿瘤抑制功能的丧失与诱发肿瘤的形成。已知ARF可参与细胞增殖、转化、衰老与凋亡的调节。但其作用机理与$p16^{INK4a}$不同，它不与Cdk激酶结合，主要与诱导

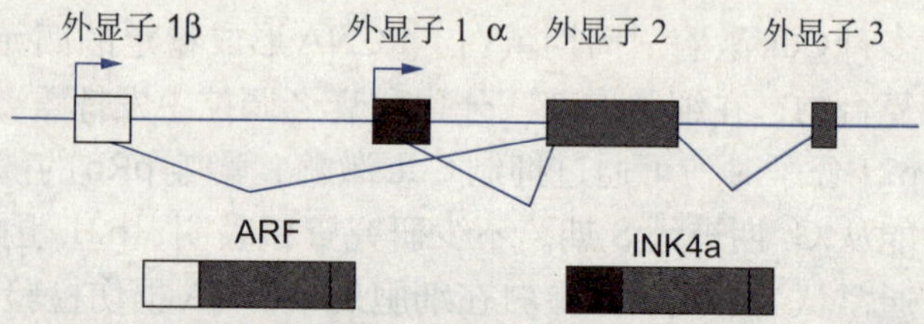

图14-28 INK4a/ARF重叠基因图解

p53作用途径有关。已知原癌基因产物MDM2（murine double minute2）能与p53结合并抑制其活性（见“肿瘤细胞”）。ARF蛋白可通过介导MDM2从核质向核仁转移使p53在核质中积累导致p53的稳定性加强并被激活，从而引起细胞周期之阻抑和细胞凋亡以及抑制肿瘤的生长。

$p15^{INK4b}$是INK4家族中另一重要成员，$p15^{INK4b}$基因也定位在9p21区，与$p16^{INK4a}$基因串联排列，它和$p16^{INK4a}$具有较高同源性。其作用与p16相似，可特异性与Cdk4/Cdk6激酶结合并抑制它们的活性，进一步通过抑制pRb蛋白的磷酸化而将细胞阻抑在G_1期。已知染色体9p21区域易发生缺失、突变，近年来有不少研究资料表明$p16^{INK4a}$与$p15^{INK4b}$基因的缺失与细胞癌变密切相关。

综上所述，可见细胞周期引擎分子的活性是受控于多因子、多步骤的网络调节，它们与细胞周期相关蛋白彼此相互作用，共同操作。通过相关的信号转导途径与细胞周期检验点的调节，使细胞周期正常运转与完成增殖功能，一旦增殖失控就可能导致增殖分化异常，细胞发生癌变甚至死亡。

由于细胞周期调控因子在生命过程中具有关键性调节作用及在治疗癌症新途径方面具有的深远的实践意义，因此发现细胞周期运转调控关键基因的L.H. Hartwell和发现Cdk激酶的p. Nurse及发现周期蛋白的T. Hunt三位科学家获得了2001年诺贝尔生理学或医学奖。

二、细胞周期检验点与细胞增殖调控

前已叙及，细胞周期是高度有组织和精确的时序调控过程。该过程一方面依赖于细胞内部的时序调控过程，即由Cdk激酶和周期蛋白为中心的引擎分子周期变化而诱发的一系列事件的顺序发生，使细胞周期严格地沿着$G_1 \rightarrow S \rightarrow G_2 \rightarrow M$顺序循环运转；另一方面当细胞周期正常事件受到影响或干扰时，则采取有效和补救措施通过激活检验点的反馈调节机制作用于细胞周期转换时序的调控通路，从而保证细胞周期中的关键事件高度准确地完成。已知细胞周期检验点（cell cycle checkpoint）受控于一系列特异或非特异环境信号的影响，是以一些相关基因及其产物对外界信号的反应为基础的。根据上述特点，细胞周期检验点通路被认为也是信号转导通路，它包括起始信号（signal）、检验异常事件发生的感受因子（sensor），对异常信号转导的转导因子（transducer）和效应因子（effector）。细胞周期检验点普遍存在于酵母和高等真核生物中，如存在于酵母DNA合成开始前的启动点和高等真核生物G_1期中的R点或限制点、DNA损伤检验点（DNA damage checkpoint）、DNA复制检验点（DNA replication checkpoint）、G_2/M检验点、纺锤体组装检验点（spindle assembly checkpoint）等（图14-29）。在这些检验点的作用下监视和调控细胞周期高度准确地正常运转并按严格顺序进行。

（一）DNA损伤检验点

在X射线与UV辐射或药物影响下细胞DNA受到损伤时，可通过影响多条信号通路激活DNA损伤检验点，对损伤作出反应，将细胞分别阻断在G_1期和G_2期，致使损伤的DNA能在复制前获得修复时间，保证了细胞在DNA损伤未修复前不能从G_1期进入S期和从G_2期进入M期，从而也就防止了由于受损碱基的拷贝所引起的基因突变和损伤DNA的复制所引起的染色体变异，避免了具有缺陷染色体的细胞进一步分裂。

DNA损伤检验点的调节不仅阻断细胞周期停止在G_1期和G_2期，而且也诱导基因转录促进

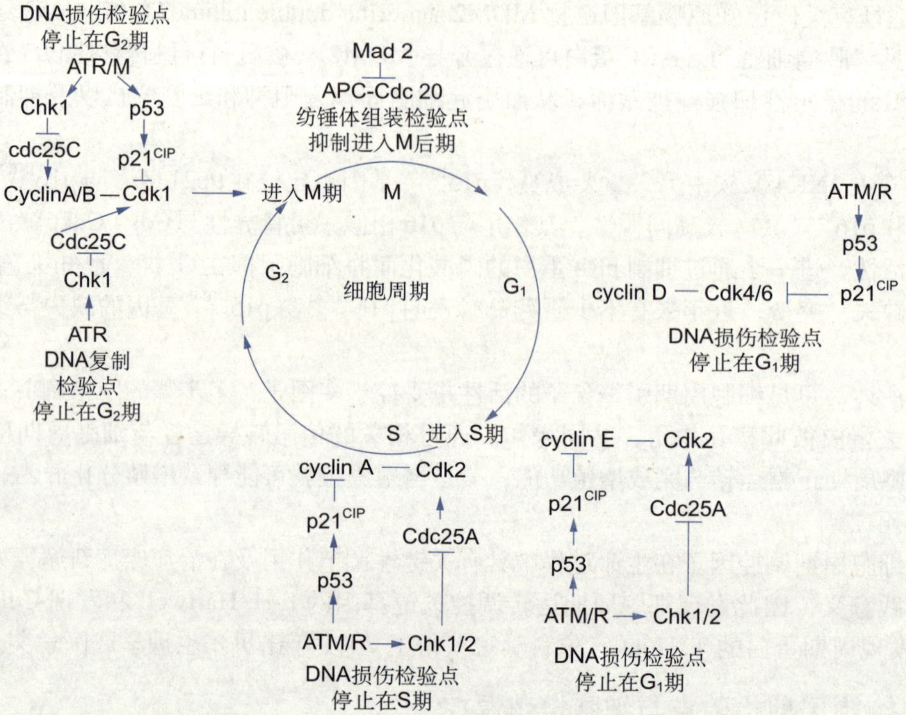

图 14-29 细胞周期检验点调控机理示意图（详见正文）

（主要参考 Lodish. H 等 2004）

DNA修复及启动细胞凋亡程序以清除那些带有病变倾向的细胞，减少对机体的危害等。近年来的研究表明DNA损伤检验点调节通路是一个信号转导通路，该检验点从低等真核生物到人是高度保守的。该检验点的信号转导通路主要由四类保守的蛋白质分子组成：一类是ATM（Ataxia telangiectasia mutated）蛋白激酶和ATR（Ataxia-and Rad-related）蛋白激酶；第二类是与增殖细胞核抗原（PCNA）同源的蛋白质，也被称为感受因子。第三类和第四类蛋白则分别是两个丝氨酸/苏氨酸激酶和它们的衔接器蛋白（adaptors）。第一类，ATM和ATR蛋白激酶可与损伤的DNA结合，并起始信号；而类似PCNA的蛋白是3种蛋白质的复合物，可直接装载在DNA损伤的位点，这个复合物可能帮助募集底物到上述的激酶上。两个丝氨酸/苏氨酸激酶即Chk1（Checkpoint Kinase 1）和Chk2（Checkpoint Kinase 2），它们被ATM或ATR激酶活化并磷酸化检验点的靶分子，它们也被称为效应激酶（effector kinase），在上述几类损伤检验点蛋白中，ATM等蛋白激酶是DNA损伤检验点中起始诸多通路的主导激酶（图14-29）。ATM蛋白激酶在电离辐射造成的DNA双链断裂等损伤的早期起关键作用，已证实ATM可与p53直接作用，它可通过磷酸化p53，从而降低了p53与Mdm2的结合和提高了p53的稳定性，并且ATM也可通过磷酸化并激活Chk2等，后者也参与了p53磷酸化与激活的过程。作为转录因子的p53则通过激活CKI p21蛋白基因*WAF1/CIP1*启动子与加强了p21抑制Cdk/周期蛋白的活性，导致细胞不能从G_1进入S期。研究资料表明，在辐射条件下引起DNA损伤时，也可通过活化ATM或ATR蛋白激酶，分别使Chk2和Chk1磷酸化并被激活，而Chk1/2则进一步使cdc25A磷酸化与进行多聚泛素化，导致cdc25A被降解和功能被抑制。通过阻抑相关Cdk/周期蛋白活性将

细胞阻抑在 G_1 期或 S 期。实验表明，在辐射条件下，DNA 被损伤时，细胞也被阻抑在 G_2 期。已知在上述条件下，ATR 通过激活 Chk1 使 cdc25C 磷酸化，并抑制其活性，从而导致 Cdk1 活性被阻抑，细胞不能从 G_2 期进入 M 期。此外，也可通过 p53 作用途径，正如前述，DNA 损伤时，ATM/R 提高了 p53 的稳定性，从而加强了 p53 通过激活 CKIp21 并进一步抑制周期蛋白 B/Cdk1 活性的作用。也导致 G_2/M 转换的被阻抑（图 14-29）。在一些情况下，DNA 损伤检验点也可通过 p53 途径启动细胞凋亡程序，清除带有病变的细胞。

不难看出，细胞通过复杂的损伤监测网络及细胞周期检验点和损伤修复系统的协同作用，共同维持细胞基因组的稳定性和防止细胞恶化，上述功能的紊乱或缺失，就会导致细胞癌变。据调查具有 ATM 缺失的杂合子的人群中表现出对电离辐射极度敏感和诱发癌症的高度危险性。并且通过调查，人类肿瘤中存在的高频率的 p53 和 ATM 突变的现象也显示出 DNA 损伤检验点的调控在阻抑肿瘤发生中所发挥的重要作用。

（二）纺锤体组装检验点

在细胞周期进程中，当 S 期细胞完成了 DNA 复制后，复制染色体的正常分离需要有丝分裂期各个步骤和事件正确完成后才能进行，如纺锤体的正确组装、染色体通过动粒与纺锤体微管的正确连接及染色体列队在赤道板上等。在上述事件不能正常有序进行时则通过纺锤体组装检验点的调节作用保证事件的正确完成才能起始后期和完成有丝分裂。从而确保了通过有丝分裂和减数分裂能忠实、准确地将染色体分配至两个子细胞中。已知纺锤体组装过程涉及多种事件，其中任一事件均可成为检验点的检测信号，如微管组织中心MTOC的活性，游离微管蛋白的水平，动粒与微管的连接及所产生的张力等。上述任一过程中产生的损伤及缺陷均可作为信号作用于纺锤体组装检验点。现已知在酵母及高等真核生物中该检验点蛋白质的组成，包括 Mad1、Mad2、Mad3/BubR1、Bub1、Bub2、Bub3 和 Mps1 等蛋白（表 14-4）。

表 14-4　纺锤体组装检验点的主要分子组成

脊椎动物	芽殖酵母 (S.cerevisiae)	裂殖酵母 (S. pombe)	动粒定位	相互作用与功能
Mad1	Mad1	Mad1	是	与 Mad2 结合，募集 Mad2 至动粒，体外被 Mps1 和 Bub1 磷酸化
Mad2	Mad2	Mad2	是	与Cdc20结合，抑制APC。与Mad1结合。
BubR1	Mad3	Mad3	是	结合 Bub3 和 Cdc20，体外可抑制 APC 与有丝分裂马达蛋白 CENP-E 结合
Bub1	Bub1	Bub1	是	结合 Bub3，在芽殖酵母中结合 Mad1 和 Cdc20，体外磷酸化 Mad1
Bub3	Bub3	Bub3	是	结合 Bub1 和 BubR1
Mps1	Mps1	mph1	是	在芽殖酵母中磷酸化 Mad1
AuroraB	lpl1	ark1	是	促进纺锤体双向分离
zw10	–	–	是	结合 Rod
Rod	–	–	是	结合 Zw10
Cdc20	Cdc20	sipl	是	结合 Mad2，BubR1（Mad3），APC，活化 APC，在哺乳动物中被 Cdk1 磷酸化

（参考 Hongtao yu，2002）

上述检验点蛋白可形成一个复杂的细胞内信号网络去抑制APC-Cdc20的作用。实验表明，纺锤体组装检验点通路是个信号转导通路，它由三个基本组分形成，即感受因子，信号转导分子和靶分子（或效应器）。APC-Cdc20是该检验点的关键靶分子，Mad和Bub等蛋白则存在于该系统的信号转导通路中。正如前述，APC被Cdc20活化可作用于染色单体的分离和后期之启动，当纺锤体组装过程发生异常时，检验点被活化，通过检验点蛋白质形成的信号网络，抑制APC-Cdc20的作用，进而稳定染色单体分离蛋白酶抑制蛋白（securin）的活性，导致了染色单体分离被阻抑，直至上述纺锤体组装事件能正确进行与完成为止。

除上述检验点调控外，前已叙及在G_1期中存在起始点和R点，它们监视细胞的内外条件是否达到能满足G_1期进入S期的条件，如细胞的大小，营养的供给，DNA合成的准备等。只有上述条件满足后细胞才能启动DNA合成进入S期。又如在DNA复制检验点和G_2/M检验点监控下，当细胞未完成DNA复制，则可通过一个ATR-Chk1蛋白激酶级联反应的活化作用磷酸化cdc25C并抑制其活性，从而进一步阻抑了cdc25C对Cdk1的正调节作用，使细胞不能进入M期等。综合上述细胞周期检验点及调控机理见图14-29，不难看出，细胞周期检验点是一种反馈调节机制，当异常事件发生时，检验点被激活，通过信号转导及一系列细胞分子生物学事件，及时进行阻断并调整，使细胞周期按严格顺序进行和发挥正常生理功能，从而保证了遗传物质的精确分配，产生具有正常遗传性能的子细胞。如果细胞周期检验点功能丧失，就会导致基因突变，使细胞增殖、分化异常，最终发生癌变甚至导致机体死亡。

三、生长因子、癌基因、抑癌基因与细胞增殖调控

（一）生长因子

生长因子是一类通过与特异的、高亲和性的细胞质膜上的受体相结合，并通过信号辅导通路最终刺激细胞增殖和其他细胞生物学效应的多肽类物质。是细胞增殖调控的重要因素。生长因子受体普遍存在于各种细胞，其中不少具有蛋白激酶活性。

血小板衍生生长因子（platelet-derived growth factor, PDGF）是一类较强的促有丝分裂因子，可作用于成纤维细胞等多种类型的细胞，特别是在刺激静止细胞（G_0期）进行增殖过程中发挥重要作用。PDGF发挥作用必须通过与细胞膜上特异的具有酪氨酸蛋白激酶活性的受体相结合，并将信息传递至细胞内，通过一系列作用才能产生应答反应，如可通过激活MAPK信号通路（见本书第二十章“细胞通讯与细胞的信号转导”）上调周期蛋白D1基因启动子活性，导致周期蛋白D1水平升高，作用于细胞周期前进。同时，也可通过MAPK信号通路与Src依赖的信号通路分别刺激与增殖相关的原癌基因c-fos、c-jun的表达和c-myc转录水平的升高等。

表皮生长因子（epidermal growth factor, EGF）是一个作用广泛、具有多功能效应的生长因子。在体内EGF可促进皮肤细胞、角膜上皮、肺上皮细胞等的增殖；体外可刺激成纤维细胞、成骨细胞等的增殖。它可刺激DNA合成和G_0期细胞进入S期，并可通过激活S6激酶，使S6蛋白磷酸化，促进核糖体40S亚基与mRNA结合，在蛋白质合成的调节中发挥作用等。EGF与细胞转化也密切相关，如它可增强甲基胆蒽的致癌作用。实验表明，在EGF受体（EGFR）高水平表达时，在配体存在的情况下表现出对NIH3T3细胞转化表型的诱导作用等。EGF对细胞的作用也是通过和细胞表面专一的受体相结合而实现的。与PDGF类似，当受体酪氨酸蛋白激酶活性被激活后，通过结合与活化细胞质中的信号蛋白，激活Ras-MAPK和磷脂酰肌醇等信

号通路上调与增殖相关基因的表达。如周期蛋白D1、c-myc、c-fos等，（见本书第二十章“细胞通讯与细胞的信号转导”），影响细胞的增殖与转化。在一些肺癌细胞系中，EGF也可通过JNK信号通路影响细胞增殖。

成纤维细胞生长因子（fibroblast growth factor, FGF）是一个家族，其主要成员有酸性成纤维细胞生长因子(acidic fibroblast growth factor, aFGF)和碱性成纤维细胞生长因子（basic fibroblast growth factor, bFGF）。FGF对多种类型细胞如成纤维细胞、血管内皮细胞、软骨细胞、神经胶质细胞、成骨细胞均有明显促增殖效应。与PDGF、EGF受体类似，FGF受体具有酪氨酸蛋白激酶活性，FGF与细胞表面FGF受体结合后，通过激活磷脂酰肌醇和Ras-MAPK等信号通路（见第二十章“细胞通讯与细胞的信号转导”），经过一系列激酶级联反应将信号传递至细胞核内，刺激与增殖相关的基因表达。研究资料表明，FGF在体内有广泛的生物学功能，如bFGF可促进肉芽组织的形成和伤口愈合；具有神经营养作用，参与神经系统的分化和维持及参与免疫系统功能的调节等，具有重要的临床应用价值与实践意义。

转化生长因子β（transforming growth factor-β，TGF-β）家族由一类结构、功能相关的多肽生长因子亚家族组成。包含有TGF-β，活化素（activin），骨形态发生蛋白（BMP），生长分化因子（GDF）等。TGF-β是该家族中的重要成员，它是一类具有多功能效应的多肽类物质，至少包含有5种TGF-β（TGF-β_1-TGF-β_5），它广泛存在于正常与癌变的细胞及多种组织中，不仅影响细胞增殖、分化并在胚胎发育、细胞外基质形成、骨骼和器官形成、创伤愈合、免疫调节等生理活动中发挥重要作用。TGF-β对多种细胞类型如肿瘤细胞、上皮细胞、造血细胞、内皮细胞等具有显著的增殖抑制效应，是生长负调节因子。但在少数细胞，如间质来源的细胞中，表现出刺激生长效应。研究资料表明，TGF-β能有效将细胞阻抑在G_1期，其分子机理与抑制增殖相关的细胞周期蛋白和癌基因的表达及活性密切相关（图14-30）。已知TGF-β可快速诱导CKIp15^{INK4b}基因表达和蛋白水平的提高，后者可通过抑制周期蛋白D/Cdk4/6激酶活性将细胞阻滞在G_1期；同时，在p15^{INK4b}水平明显提高的情况下，它可通过结合周期蛋白D/Cdk4/6而导致已与Cdk4/6结合的p27^{kipl}的释放，从而增加了p27^{kipl}与周期蛋白E/Cdk2的结合和对该激酶活性的抑制作用。实验表明，TGF-β也能诱导CKIp21^{cipl}的表达。因此，在p15、p21和p27的协同作用下，进一步增强了TGF-β抑制细胞G_1/S前进的效应。此外，TGF-β在不少细胞中可下调c-Myc和cdc25A水平，使G_1期Cdk激酶活性下降，也导致细胞被阻抑在G_1期（图14-30）。

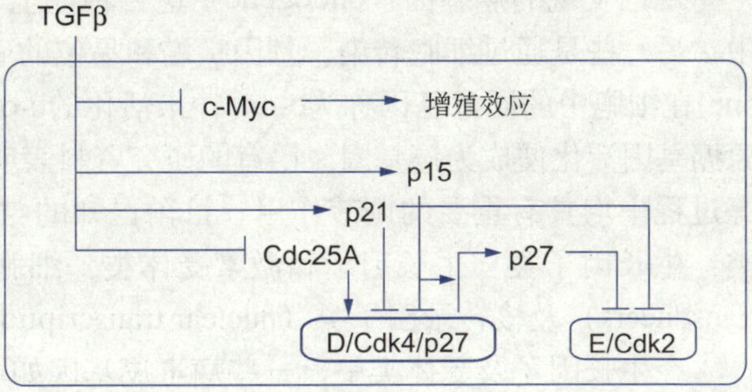

图14-30 TGF-β抑制细胞周期G_1→S前进作用机理示意图（详见正文）

TGF-β的作用需要通过与细胞表面TGF-β受体结合。已知在TGF-β受体的信号转导通路中需要Ⅰ型和Ⅱ型受体的异二聚体复合物，这两种类型的受体均为跨膜的丝氨酸/苏氨酸蛋白激酶。实验表明TGF-β首先与Ⅱ型受体结合。然后吸收Ⅰ型受体，在细胞膜上形成了一个异源复合物，Ⅰ型受体被Ⅱ型受体激酶磷酸化并被激活后，通过磷酸化细胞质中R-Smad类的信号蛋白如Smad2，3等，并与Smad4结合，将信号从细胞质传递至细胞核中（见第二十章“细胞通讯与细胞内信号转导”）。实验表明，当Smad类信号蛋白将信息传递至细胞核后，在相关活化因子和DNA结合辅助因子等的协同作用下激活特定基因转录，引起细胞增殖、分化等多种生理效应。

除上述生长因子外，在细胞增殖中发挥重要作用的还有神经生长因子（NGF），它能促进轴突延伸，在正常神经系统发育、分化及维持神经元特殊功能中发挥重要作用（见本书第二十四章“神经细胞”）。此外，一些细胞因子，如白细胞介素－2（IL-2），在刺激活化T细胞增殖与刺激B细胞增殖中发挥重要的调控作用。

综上所述，可见对生长因子及其受体功能的研究不仅对阐明细胞增殖、分化、发育等重大生命活动具有重要理论意义，而且鉴于生长因子由体内细胞分泌，不具有药物的毒性，现已有不少用于临床，因此，对临床疾病治疗与应用也具有重要实践意义。

（二）癌基因和抑癌基因与细胞增殖调控

逆转录病毒癌基因（v-onc）、细胞癌基因（c-onc）及抑癌基因（tumor suppressor gene）的发现，为正常细胞和肿瘤细胞增殖及其调控开拓了重要的研究途径。癌基因和抑癌基因及其编码的蛋白质产物在细胞增殖、分化、发育过程中发挥重要作用，它们表达水平的异常导致细胞增殖调控的紊乱与发生癌变（参见本书第二十七章“肿瘤细胞”）。

1. 癌基因与细胞增殖调控

现已发现的癌基因（oncogene）达百种以上，一部分存在于致癌逆转录 病毒和动物细胞中，另一些是通过细胞转染、基因扩增和易位的研究从细胞中发现的。通常将病毒癌基因（v-onc)在细胞中的同源基因称为c-onc，未活化的c-onc称为原癌基因（proto-oncogene)。换言之，原癌基因活化便成为癌基因。已有的研究资料表明癌基因和原癌基因在细胞增殖、分化及转化等过程中均具有重要的调节作用。目前已知的与增殖有关的原癌基因与癌基因主要有下列4类：生长因子类、生长因子和激素受体类、细胞内信号转导（换）子（intracellular signal transducers）及核转录因子类（nuclear transcription factors）等。

在生长因子及受体类中，一些病毒癌基因如v-sis编码的产物$p28^{v\text{-}sis}$与PDGF B链的氨基酸序列具有很高的同源性，$p28^{v\text{-}sis}$可模拟PDGF，与膜上PDGF受体结合，引起SSV转化细胞以自分泌（autocrine）方式失控生长。由于癌基因产物具有生长因子的功能，故在转化细胞中表现出不依赖于外源生长因子能自主性生长的特性。

在生长因子受体类的癌基因与原癌基因中，如由鸟类成红细胞增多症病毒（AEV）所携带的癌基因v-erb-B编码的蛋白是一个截顶的EGF受体，根据结构特性，它可模拟已结合配体的生长因子受体，在无外源性生长因子时也能不断提供生长信号，导致增殖失控。通过上述实验可见癌基因可通过编码生长因子或生长因子受体影响细胞增殖及引起调控异常，导致癌变。此外，一些原癌基因c-fms、erb-A可分别编码集落刺激因子（CSF-1）的受体和甲状腺激素的受体在增殖等方面的生理效应中发挥作用。

研究资料表明，一些癌基因与原癌基因编码的产物能将从受体接受的信号传递至细胞内相关的靶产物，在信号转导中发挥作用。根据蛋白质的性质与功能可将该类癌基因与原癌基因分为酪氨酸蛋白激酶类、丝氨酸/苏氨酸蛋白激酶类和ras家族等。属于酪氨酸蛋白激酶类的有src、abl、fes等。已知src编码的蛋白激酶，能磷酸化细胞骨架蛋白，当表达异常时会引起细胞出现转化表型等。在丝氨酸/苏氨酸蛋白激酶类中有raf、mos等原癌基因，前已叙及，Raf蛋白激酶是受体酪氨酸蛋白激酶信号途径中进行信号转导的重要中介者。通过Ras信号通路被激活和作用于MAPK信号通路，最终刺激与增殖相关的基因转录，参与细胞增殖调控。mos原癌基因产物与减数分裂的进行密切相关，通过激活MAPK信号通路在细胞增殖调控中发挥作用。ras基因家族（Ki-ras，Ha-ras，N-ras等）普遍存在于各种细胞，在进化上表现出高度保守性。Ras蛋白在刺激细胞增殖或诱发肿瘤等效应中是多种信号转导通路的重要中介者。

近年来很多研究资料表明ras基因的表达与细胞周期前进密切有关。在PDGF等生长因子作用下，通过Raf/MEK/MAPK信号通路，Ras正调节G_0/G_1与G_1/S的转换，向细胞内显微注入Ras蛋白可诱导G_0期细胞进行DNA合成。其作用机理可能与Ras通过激活Raf/MEK/MAPK信号通路诱导并激活一些转录因子如AP-1等有关。此外，Ras可通过与Rac，PI-3激酶信号通路协同作用，在G_1期前进中下调CKIp27的表达水平参与细胞增殖的调节，已有研究资料表明，ras在细胞癌变中发挥重要作用（见第二十七章“肿瘤细胞”）。在核转录因子类中，有c-myc、c-jun、c-fos等原癌基因。该类原癌基因编码的蛋白质可与核内特定的DNA调节序列结合，接受外界刺激信号，作用于基因的转录与表达，参与细胞增殖、分化和转化的调节。

*c-myc*广泛存在于从酵母到人的基因组中，是哺乳动物细胞增殖、分化的中心调节因子之一。研究资料表明，在生长因子PDGF、EGF刺激下，通过信号转导途径，c-Myc可作用于G_1期前进和G_0/G_1与G_1/S的转换。已知c-Myc正调节细胞周期前进的分子机理与作用于细胞周期调节蛋白有关。c-Myc蛋白是转录因子，它与另一个Max蛋白共同作用，分别使周期蛋白D和Cdc25A，E2F等基因转录水平升高，同时通过提高泛素连接酶SCF组成分子基因的表达水平，促进了$CKIp27^{kip1}$的降解。通过上述作用途径，提高了周期蛋白D1/Cdk4/6和周期蛋白E/Cdk2等的活性，进一步通过磷酸化pRb，释放E2F，刺激G_1/S前进。（图14-31）。c-Myc基因与癌变也密切相关。（见第二十七章“肿瘤细胞”）。此外，c-Myc也参与了对白血病细胞分化和凋亡的调节。与*c-myc*类似，*c-jun*和*c-fos*原癌基因编码的蛋白质均定位在细胞核中，它们均参与了细胞增殖、分化等的调节作用。当静止细胞被有丝分裂原刺激时，这类基因被迅速诱导转录，故也被称为“快速早期效应基因”。c-Jun蛋白同源二聚体或c-Jun与c-Fos蛋白异二聚体是转录因子AP-1的组成物。已知AP-1可接受多种信号通路的刺激，通过与多种基因的启动子相结合，刺激相关基因的转录作用，参与细胞增殖等多种生理效应调控过程。此外，c-Fos也与细胞分化有关，如在一些单核细胞分化过程的晚期阶段，*c-fos*转录水平明显增强。

综上所述，不难看出原癌基因的正常表达是细胞增殖、分化和发育等调控系统中的重要组成部分与调节要素。当原癌基因被异常活化，导致基因结构或表达异常，将会引起细胞增殖失控，甚至癌变（见第二十七章“肿瘤细胞”）。

2.抑癌基因与细胞增殖调控

抑癌基因也称抗癌基因（antioncogene）是一类存在于正常细胞中能抑制细胞增殖与癌变，并当其两个等位基因均缺失、突变或功能失活时可导致细胞恶性转化、发生肿瘤的基因。自20世纪80年代人类第一个抑癌基因Rb被克隆、鉴定后，已有20种以上的抑癌基因相继被克隆与鉴定，如*p53*、*MTS1*、*WT1*、*NF1*、*APC*、*BRCA1*等。这些基因编码的蛋白质在细胞中广泛分布，参与细胞增殖、分化和凋亡等的调节，当这类基因发生突变或缺失时，使细胞增殖失控，并进一步可能导致癌变。

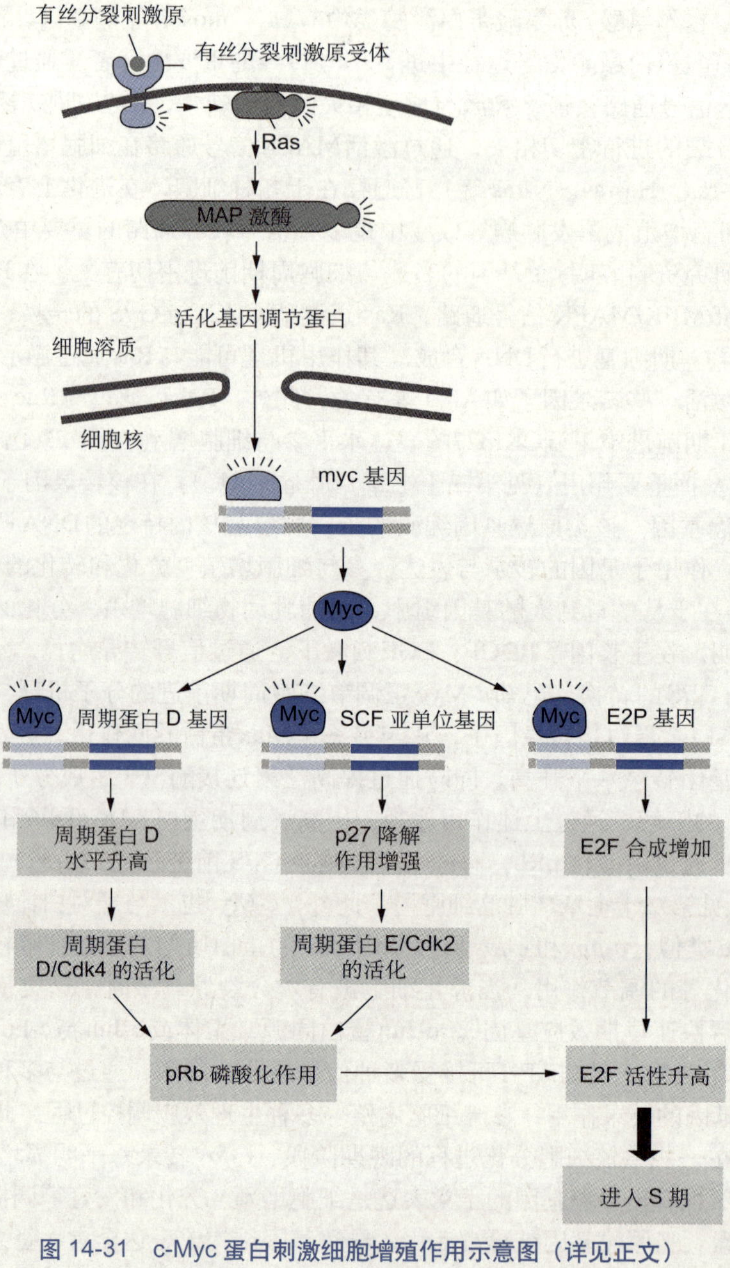

图 14-31 c-Myc 蛋白刺激细胞增殖作用示意图（详见正文）

人视网膜母细胞瘤（retinoblastoma，Rb）基因——*Rb* 基因是第一个被分离和克隆出的抑癌基因，它定位在人染色体 13q14 上，pRb 广泛存在于不同组织中，当 *Rb* 两个等位基因丢失或失活时将导致细胞癌变。pRb是一个细胞生长负调节因子，参与细胞增殖和转化的调节。如在*Rb*基因转染的人骨肉瘤细胞中，细胞增殖和恶性表型均受到抑制。实验表明，磷酸化是pRb功能的重要调节因素，正如前述，低（或去）磷酸化的 pRb 可与转录因子 E2F 等结合并抑制其活性，导致细胞周期前进与增殖被阻抑，当 pRb 被磷酸化后则可通过释放与其结合的 E2F，刺激与细胞周期前进相关的基因转录，作用于细胞增殖（图14-23）。此外，低磷酸化的pRb可通过抑制3种RNA聚合酶（pol Ⅰ、pol Ⅱ、pol Ⅲ）影响细胞内的生物合成，并可通过与MyoD作用，参与细胞终末分化的调节等。实验表明，Rb等位基因之失活不仅存在于人视网膜母细胞瘤，也存在于其他肿瘤如骨肉瘤、软组织肉瘤、小细胞肺癌、乳腺癌等。

野生型p53基因是另一个在细胞增殖调控中起重要作用的抑癌基因。该基因定位在人染色体17p13，p53是多功能蛋白，它不仅能抑制细胞增殖，而且也参与了细胞凋亡、衰老和分化的调节。前已述及，p53在细胞周期检验点特别是在DNA损伤检验点中发挥重要调控作用，如可通过激活CKIp21^{cip1}蛋白的基因*WAF1/CIP1*的转录作用，使细胞被阻抑在G_1期。此外，也有报道，p53也可激活*Gadd*（growth arrest and DNA damage，生长阻断和DNA损伤）基因的表达，通过Gadd与PCNA的结合，进一步作用于G_1期的阻滞。同时，前已叙及，p53也可通过激活CKIp21的途径，抑制G2/M转换。因此，在p53的参与下，能赢得时间使损伤的DNA得以修复，防止了损伤DNA的拷贝和基因组的重排及突变的积累。保证了子代细胞遗传性能的稳定。p53也可通过激活凋亡因子Apaf-1、Bax基因转录和抑制Bc1-2抗凋亡作用诱导细胞凋亡（见本书第十七章“细胞凋亡”）。但是如果两个p53等位基因发生突变则上述调控过程不能进行，通过损伤DNA的复制和基因发生突变等，可能导致细胞癌变。前已叙及，p53水平与功能的调节与一类癌基因*mdm2*产物MDM2作用有关，MDM2可与p53蛋白结合并使之失活，表现出对p53的负调节作用。但是当*p53*表达水平增高时也能刺激MDM2的表达，表现出协同调节作用。

野生型p53基因突变率较高，当野生型p53突变后不仅使其抑癌活性丢失，而且本身具有癌基因的功能，表现出诱导恶性转化的特征。已知p53基因突变出现在肺癌、乳腺癌、肝癌、胃癌等多种恶性肿瘤中。

综上所述，可见细胞周期引擎分子Cdk/周期蛋白、CKI、原癌基因、抑癌基因等多种细胞周期调节蛋白在生长因子及其相关的信号转导途径的作用下，形成了一个相互协调、共同操作的调控网络，维持了细胞周期的正常运转和完成了细胞的增殖功能。

（柳惠图　王永潮）

第十五章　细胞分化及其调控

细胞分化（Cell differentiation）是指同一来源的细胞通过分裂逐渐产生结构和功能上稳定性差异的过程。所有高等生物体都是由一种同一来源的细胞即受精卵发育而成的。在发育过程中，通过细胞增殖增加细胞的数目，通过细胞分化形成不同类型的细胞。细胞分裂后未定型的子细胞，在形态和生化组成上向专一性或特异性方向分化，或由原来较简单具有可塑性状态向异样化稳定状态进行分化的过程。机体一切组织细胞分化时的主要特征是细胞出现不同的形态结构和合成组织特异性的蛋白质，从而演变为特定表型的细胞类型。不同类型的细胞分别构成不同组织、器官乃至系统。在多细胞生物中，细胞适应于功能的变化而逐渐在形态上发生相应的改变，如神经细胞的形态是在适应对外界刺激发生反应，并将信息从机体一部位传至其它部位的过程中逐渐转变形成的。从狭义上讲，这种功能和形态上逐渐特化的过程，就是细胞分化。个体发育过程中细胞不断特化的结果产生多种不同而稳定的细胞类型，故分化实质上是个体产生稳定性组织差异的过程。

细胞分化发生于生物体的整个生命过程中，但在胚胎期达到最大限度，成为最重要的过程之一。不同类型细胞并非含有不同的基因，从分子意义上看，细胞分化意味着某些特异性蛋白质的优先合成，如成肌细胞合成肌球蛋白和肌动蛋白，表皮细胞合成角蛋白，胰岛细胞合成胰岛素等。这是由于在特定细胞中某些基因选择性表达的结果。近年来，虽然发育生物学已发展到细胞和分子水平，但从一个简单的受精卵如何转变成具有高度复杂性和结构性的胚胎，各种不同类型细胞的分化过程并未完全研究清楚。本章将围绕细胞学基础和细胞分化的基因调节来叙述特化细胞的发育。

第一节　胚胎发育的普遍特征

一、胚胎发育所依赖的细胞活动

（一）胚胎发育依赖于四种基本细胞活动

胚胎发育依赖于细胞增殖、细胞特化、细胞间相互作用和细胞运动等四种基本细胞活动过程：①细胞增殖；通过受精卵分裂产生的子细胞及其后代细胞的增殖产生大量的胚胎细胞。②细胞特化；通过细胞特化，产生具有不同形态结构，表达特异性蛋白质，执行特殊功能的各种不同类型的分化细胞，如具有梭形的肌细胞含有肌动蛋白和肌球蛋白，可进行收缩等。③细胞间相互作用；包括相同和不同细胞间的相互作用，通过细胞间相互作用可诱导细胞分化或抑制分化，以协调相邻细胞的行为。④细胞运动；包括细胞收缩、伸展、重排及迁移等，如当外胚层形成神经板后，卷成神经管时，发生细胞伸展、粘附和收缩等运动。各种类型细胞迁移到胚胎特定位置后，经过重排，构成相应的组织器官。这些细胞活动过程不仅在胚胎发育中，在整个生物体的生命过程中均存在，但在胚胎期表现最为显著。

（二）胚胎发育中细胞活动的特征

上述细胞活动过程在胚胎不同部位常以多种方式相互协调地同时进行，现以两栖类原肠胚的形成为例来说明，原肠形成（gastrulation）期是胚胎早期发育的一个重要阶段，虽然各种动物的原肠胚形态不同，但产生内、中、外三胚层是许多动物所共同的，这三个细胞层分别代表三种不同的组织类型，统称为原生胚层（primordial germ layer）。从不同胚层及不同胚层间的相互作用（即细胞间相互作用，如外胚层形成神经组织便受到位于其下方的中胚层细胞的诱导），早期胚胎的各器官预定区便显现出来，各器官预定区最终分化发育成各种组织器官（表15-1）。

表 15-1　脊椎动物三种原生胚层的分化

胚胎成分	细胞定位、迁移及其相互作用	最终分化细胞及组织
外胚层		
覆盖在整个胚胎外面		表皮及其附属物（毛囊、汗腺、油脂腺）眼晶体
神经板及神经管		中枢神经系统（脑、脊髓）
神经嵴细胞	细胞在整个胚胎中迁移	感觉器官、植物性神经、神经节、肾上腺髓质、色素细胞（包括视网膜）
中胚层	整个胚胎的表皮下层	真皮
脊索	脊索动物呈原始的轴状柱，脊椎动物细胞聚集形成脊椎骨	肌肉、骨骼系统及结缔组织（腱弹性组织）
体节	发育成的中央体腔扩大成腹腔及胸腔，细胞迁移形成肌肉	心脏、血管、血细胞、泌尿系统、脂肪细胞
间充质	细胞迁移参加形成中胚层组织，在器官形成中与内、外胚层相互作用	
内胚层		
原肠	从消化道突出并与间充质相互作用形成附属结构	消化道及其附属器官、唾液腺、胰、肝及肺

在原肠胚形成中，细胞发生迁移运动是其主要特征，两栖类开始在植物极形成胚孔，大部分中胚层来自胚孔背唇细胞，这部分细胞进入囊胚腔，随着细胞的内陷及中胚层的卷入，内胚层同时被拉入，在内陷的腔内，一部分细胞与内胚层分离，迁移到内外胚层间，这些细胞的集合成为体节，属中胚层。同时，动物极的上皮层细胞重排、铺展、延伸变薄、最后，当原肠胚形成时，这部分细胞覆盖在整个胚胎外表面。当原肠胚形成开始时，胚孔附近细胞由于微丝收缩，使一端变狭，形似瓶状，称为瓶状细胞（Bottle cells）。它们像楔子一样，使上皮层发生弯曲，内陷形成一内褶，一旦内褶形成，细胞便连续地向内陷入形成原肠，此外，中胚层细胞沿纤连蛋白（纤维粘连蛋白，fibronectin. FN）基质迁移时，帮助内陷的细胞向内拉动（图15-1）。

两栖类原肠胚形成过程中，胚孔背唇细胞的内陷活动起主导作用。若在开始时，将处于早期原肠胚的背唇细胞切割下来，移植到相同发育期的另一胚胎的不同位置，则宿主胚胎除在原背唇处发生细胞内陷外，在移植处产生一新的内陷位置，结果引起双胎发育，形成双胚幼体，说明由胚孔背唇细胞内陷引导至三胚层的细胞运动及排布，对原肠胚形成起组织者的作用，称为施皮曼组织者（Spemann's organizer）（图 15-2）。

鸟类、哺乳类包括人类胚胎在原肠胚形成期的原条相当于两栖类的胚孔。

此外，胚孔背唇处还是一种信号中心的位置，胚孔背唇细胞分泌一种称为脊蛋白（chordin）的因子，其浓度向胚胎腹部递减，这种信号浓度梯度分布，不仅对协调原肠胚形成的细胞运动起重要作用，而且在按胚胎背腹轴方向对组织细胞的分化发育也起重要的调节作用。

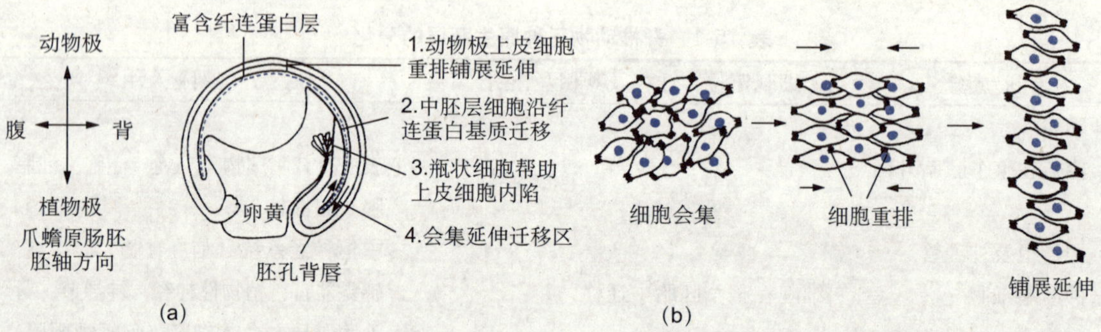

图 15-1 爪蟾胚胎原肠形成时的细胞运动

（a）原肠形成时的细胞运动示意图 （b）细胞会集延伸时的行为模式图

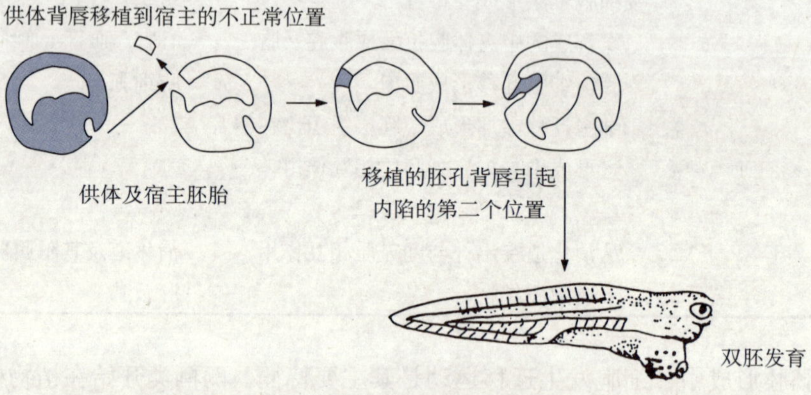

图 15-2 胚孔背唇对原肠形成的启动

图示为蝾螈实验程序，非洲爪蟾的实验结果相同（参考 saxén 和 Toivonen1962）

二、细胞分化与基因调节

细胞分化的最终标志表现在具有一定的形态结构并能执行其特殊的细胞功能，这主要是由于各种类型细胞选择性基因表达，产生各种不同特异性蛋白质的结果。如红细胞含有血红蛋白，可与 O_2 结合，并将 O_2 输送给各种组织等。

（一）细胞分化的稳定性

组成生物机体的各种不同类型细胞，如肌细胞、红细胞、神经细胞等，其分化特征在子代细胞中仍能继续保持，这主要依赖于细胞记忆，即尽管经过多次细胞分裂，当初诱导祖先细胞分化的信号所起的作用在子代细胞中仍能保持其记录。

（二）细胞分化调节的保守性

对不同动物的基因及其所表达的蛋白质产物的广泛研究结果显示，根据基因的DNA序列分析可推断相应的蛋白质产物的氨基酸顺序，不同动物间的同源蛋白，特别是其中的基因调节蛋白，不仅在结构上，在功能即生化反应上具有一定的相似性，以致可用实验方法，人为地在不同动物间进行互换，并观察到能正确地执行对细胞分化发育的调节作用。如将编码控制小鼠小脑发育的基因调节蛋白Engrailed-1的基因敲除，则引起小鼠缺乏小脑，若以果蝇的同源蛋白Engrailed代替小鼠的Engrailed-1蛋白，则小鼠的小脑同样能正常地发育。显示不同动物间许多类型细胞的分化发育调控具有相当的相似性，表明在长期进化过程中虽经过遗传学修饰和进化选择，使各种动物的细胞分化调节得到不断完善与精确以适应外界环境，但各种动物间在细胞分化的基因调控上表现出一定的相似性，说明在动物界细胞分化的基因调节上仍然存在进化上的一定保守性。

（三）细胞分化调节的特征

细胞分化是基因选择性表达的结果，这种表达具有时空特征，即各种不同类型的细胞，其特异性基因是在生物体（包括其胚胎）内的一定部位和一定时间内才表达，这时由某种信号引发各种分化发育事件的协调作用，导致特异性基因的表达，最终形成各种类型的分化细胞。这种特征提示，弄清在什么条件下，何种信号，通过什么途径和方式启动特异性基因的表达是研究细胞分化的核心问题。

第二节 细胞决定及其调节

一、细胞决定

细胞分化意味着某些特异性蛋白质的优先合成，以适应某种生理功能，另一方面，从形态上看，大多数细胞适应于特化的功能，在形态上发生相应的改变。这种在结构与功能上逐渐特化的结果，使机体细胞之间产生了稳定性差异，出现了执行不同生理功能的各种组织的分化细胞。而在许多情况下，在能识别一个细胞的分化以前，就有了一个预先保证细胞怎样变化的时期，这一阶段通称为细胞决定（cell determination）。细胞在这种称为被决定的状态下，沿着特定类型分化的能力已稳定下来。

（一）细胞分化的潜能与决定

从受精卵发育成整个生物机体的各种组织和器官，因而，在发生潜能上受精卵属于“全能”细胞（totipotent cell），哺乳类在桑椹期的8细胞前，细胞均为全能的，两栖类受精卵通过活跃的细胞分裂直至形成囊胚前，只有数量上的增加，而无组织分化。但从原肠胚形成后，随着细胞空间关系的改变和微环境的差异，三胚层衍生的未来组织器官的轮廓即开始决定下来，这些细胞在发生潜能上已开始出现一定的局限性，各胚层细胞只倾向于发育为本胚层的组织器官。在以后的发育过程中，逐渐出现了各器官预定区，进一步局限其分化的潜能，具有演变为一定范围内的多种表型的能力，这种细胞称为“多能”细胞（pluripotent cell）。发育过程中，这种逐渐由“全能”局限为“多能”和最后趋向于“专能”细胞（monopotent cell）稳定型的分化趋势，是细胞分化过程中一个普遍的规律。因此，从某种意义上讲，细胞决定是发育潜能逐渐限制的过程，即选择基因表达的过渡阶段，此时细胞虽尚无可分辨的分化特征，但已具备了向某一特定方向分化的能力。一个典型的例子是果蝇幼虫期的成虫盘（imaginal disc），所含的细胞虽未分化，但随时间的推移，不同成虫盘分别发育成腿、翅、触角和躯体其它部分。若把一个成虫盘移植到另一幼虫上，这些被移植的细胞不会失去它们的“决定”，仍然能产生成虫的相应部分。由于细胞分化前如何选择基因表达是个非常重要的问题，因此，细胞分化前的“决定”阶段就成为研究细胞分化机理的理想材料。动物胚胎发育的决定时间可用胚胎移植方法来确定，以两栖类为例，如将原肠胚早期预定将发育成表皮的细胞，移植到另一宿主胚胎预定发育为脑组织的区域，被移植的细胞在宿主胚胎中便发育成脑组织，而到原肠胚晚期阶段移植，则发育成表皮，说明两栖类早期胚胎发育在早原肠胚和晚原肠胚之间的某个时期开始了细胞决定。

（二）细胞决定的稳定性和遗传性

一旦细胞决定后，沿着特定类型分化的能力是很稳定的和可遗传的。果蝇的成虫盘是这方面的一个典型例子，成虫盘是幼虫体内处于未分化状态的细胞团、变态后由成虫盘产生相应的腿、翅、触角等成体的不同结构，它们是预先向某种特定类型分化的已决定的细胞团。若将成虫盘移植到成体果蝇腹腔中，可一直保持未分化状态，不断地进行增殖，甚至经多次在果蝇腹腔中移植，取出移植到幼虫体内，当幼虫变态时，被移植的成虫盘细胞便发育成相应的成体结构。如当初移植到成体果蝇腹腔中的是翅成虫盘，则长成的便是翅，说明成虫盘细胞的决定是很稳定并可遗传的，这种稳定性和遗传性并不受增殖多代的影响。

细胞决定是指细胞在接受某种指令或信号分子作用后，在发育中该细胞及其子代细胞便能区别于其它细胞分化成某种特定类型的细胞，即在形态、结构与功能等分化特征尚未显现之前便已确定其不同的分化前途。正如上述果蝇成虫盘细胞决定的移植实验所显示的那样，这种能力是很稳定的和可遗传的。信号分子的作用虽是短暂的，但细胞可将这种短暂的作用记录并储存下来，从而产生长时间的记忆。细胞记忆可将信号分子的作用以某些特定基因的激活或抑制表现出持久不变的稳定状态的方式印记在基因组中。因此，细胞决定与细胞记忆密切相关，也正是具备细胞记忆才能保证细胞决定的稳定性和遗传性。

二、细胞决定的调节

（一）卵细胞质在早期胚胎细胞决定中的影响

细胞核和细胞质彼此互相依赖，以履行细胞的生理功能，一方面是核内染色体上排列的基因控制着细胞质中的成分及其代谢活动，另一方面细胞质对基因的表达也起调节作用，二者共同构成生命活动中矛盾统一的整体。核质相互关系体现在整个细胞分化过程中，其中细胞质对细胞决定的作用，可以卵细胞质的作用来说明。

在不同动物的胚胎发育过程中，细胞决定的时间是不同的，这与卵细胞质中物质分布的不均一性有密切关系。受精卵每次卵裂，细胞核物质包括基因组（genome）都均匀地分配到子细胞中，它们都是等能的，但受精卵的细胞质物质分布及其在子细胞中的分配并不是十分均匀的，有的物质在细胞中有一定的区域分布。这种不均匀性，对胚胎的早期发育有很大影响，在一定程度上决定了细胞的早期分化。这些特殊物质称为决定子（determinant），它们在受精卵中的特殊定位及卵裂时在对各子细胞中分配的不均匀性，称为细胞质定域（cytoplasm locolization）。

动物生殖细胞的决定是在胚胎发育很早期发生的，果蝇生殖细胞的决定是以在卵的一特殊部位为其特征。像其它许多昆虫一样，受精卵的卵裂只有核分裂而胞质不分裂，结果在一个卵细胞质中含有数千个细胞核，这时的胚胎叫合胞体胚盘（syncytial blastoderm）。在胚盘后端的细胞质区域叫极质（polar plasm），和其它部分细胞质的区别是极质中含有一些特殊颗粒叫极粒（polar granules），这种颗粒含有蛋白质和RNA，极质对生殖细胞的决定具有直接的影响。在极质区域形成的细胞，其体积比其它细胞大，叫极细胞（pole cells），它们就是生殖细胞的原基细胞，在以后的发育过程中，极细胞迁移到生殖腺，在那里发育成卵细胞和精细胞。类似于极粒能最终影响生殖细胞分化的物质，即为生殖细胞的决定子，这种影响细胞分化的现象普遍存在于动物界。

若用紫外线照射卵子后部，破坏极质，则发育成的果蝇将是不育的，如将未照射的极质注射到照射后卵子的后部，则发育成的果蝇由于接受了新极质的补充而变得可育，此实验证明极质影响生殖细胞的决定（图 15-3）。

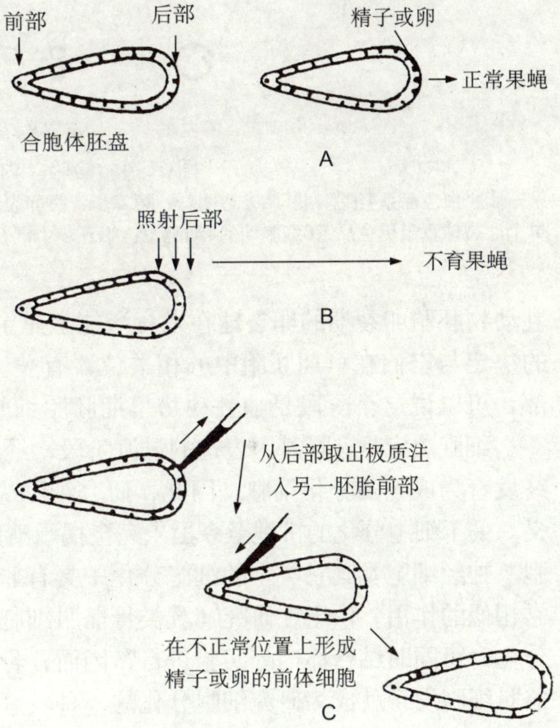

图 15-3 极质在果蝇生殖细胞形成中的作用
（参考 M.Okada，等）

果蝇胚盘前部的细胞核在正常情况下发育为其它体细胞，不能形成极细胞，但在图 15-3c 的实验中，在极质影响下却能形成极细胞，这说明昆虫早期胚胎细胞核的发育是多潜能的（multipotential），细胞质对其分化发育具有一定影响。

（二）早期胚胎细胞决定与细胞位置的相关性

哺乳动物早期胚胎细胞的决定表现为细胞分化为滋养层和内细胞团，滋养层细胞将来发育成胚胎的附属结构，只有内细胞团才发育成胎儿。大量的资料证明胚胎在 8 细胞前细胞发育是全能性的，如将小鼠或兔 8 细胞胚胎分离后获得的任何一个卵裂球，均能培养发育成一个正常的胚泡（blastocyst），将此胚泡植入假孕母体的子宫内，以激素处理后，最后能发育成正常动物。

哺乳动物胚胎早期细胞决定可能与细胞在胚胎内所在位置有关，如图15-4所示，将白色品系鼠相当于8细胞期胚胎的一个卵裂球置于黑色品系鼠8细胞期胚胎分离的4个卵裂球的中央位置，形成一个嵌合体，培养到胚泡期时移植到假母子宫内，结果出生的子代表现为明显的白色品系。可肯定这是由内部细胞（即白色品系）形成的胚胎本体发育成的。实验结果表明，哺

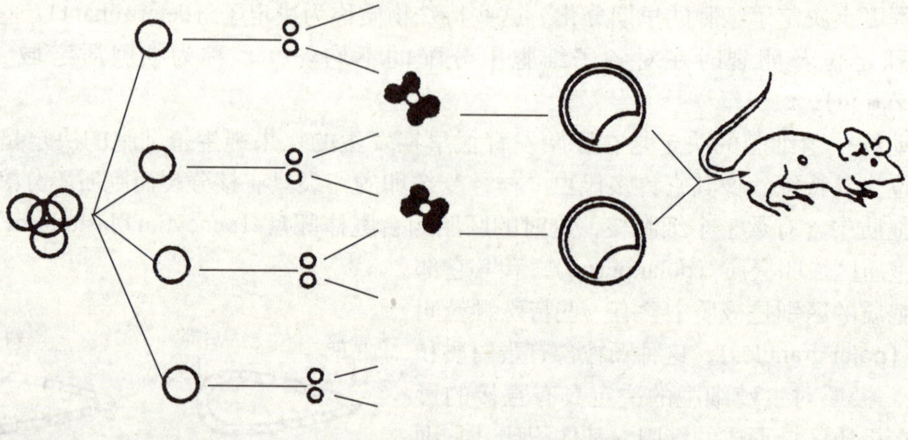

图 15-4　检验“内层－外层”假说的实验

第一步：白色品系4细胞期胚胎去透明带；第二步：将卵裂球分离；第三步：卵裂球再分裂一次，第四步：分离的白色品系单个卵裂球置于黑色品系8细胞期的4细胞中；第五步：混合胚胎培养至胚泡期，植入假母子宫中（参考Browder，仿Kelly）

乳动物胚胎卵裂期的卵裂球在发育潜能上是全能性的。这时发育的命运尚未被确定，它们发育的决定与它们在早期胚胎中的相关位置有关。而胚胎从 16 细胞期开始，有些细胞被包围在内部，可以说这个阶段是哺乳动物早期胚胎细胞决定的时间。

细胞决定是选择基因表达的过渡阶段，经过此阶段，细胞的发育潜能才能逐渐受到限制，最终发育为成熟的分化细胞。因此，研究细胞决定的基因调控对了解细胞分化具有十分重要的意义。关于细胞分化的机理至今虽未完全揭示清楚，但近来发现某些家族的相关蛋白质在骨骼肌细胞、神经细胞及其它类型的细胞分化中具有非常相似的作用。由于在研究哺乳类骨骼肌细胞分化时可同时结合体内外实验进行，因而，骨骼肌细胞发育就成为研究细胞分化的一种较好模型，同时与神经细胞分化进行比较，对细胞决定过程中的基因调控可作进一步的了解。

（三）哺乳类成肌细胞的决定

哺乳类骨骼肌细胞的分化经历三个阶段：首先是从周围组织发出的信号使体节中部分间充质细胞获得决定，发育为成肌细胞(myoblast）并刺激细胞内产生一系列维持细胞分化进程的因子；第二阶段，此时成肌细胞保持增殖能力，其中部分细胞迁移至肢芽，最后成肌细胞停止增殖并融合成多核的合胞体(syncytium)，这种多核细胞又称为肌管(myotube)，最终分化为骨骼肌细胞（图 15-5）。

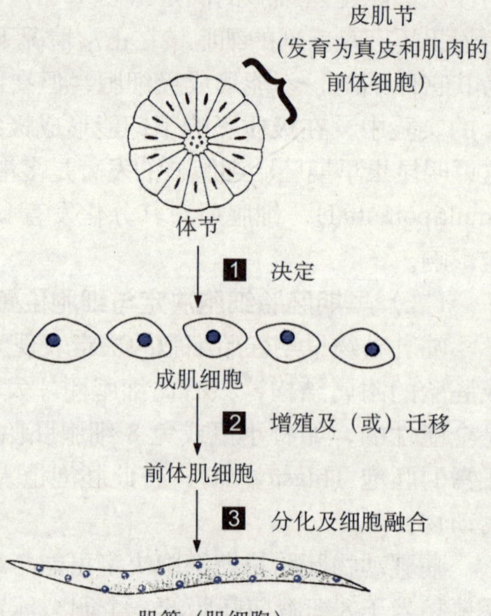

图 15-5　骨骼肌发育程序图

（参考 J.Darnell 等 2004）

从神经管及侧面外胚层周围组织发出的特异性细胞外信号对体节中一部分细胞决定形成成肌细胞具有重要作用。这种信号能激活细胞内与肌细胞发育有关的因子。这些因子包括4种具有bHLH结构的蛋白质，分别是myoD(myogenic determination geneD), myf5, myogenin及mrf4，统称为myoD家族蛋白。这些蛋白质可与目的基因上游增强子中ANNTG序列（Ebox）相结合，刺激肌肉特异性基因的表达。因此，这些蛋白质都是转录调控因子，统称为肌肉调节因子(muscle regulatory factors, MRFs)。

另有2种相关蛋白质可增强MRFs的作用，一种是E2A蛋白，也属bHLH蛋白，一般MRFs的同源二聚体对DNA的亲和性较低，但与E2A结合成的异二聚体则与DNA的亲和性显著增强。另一种是肌肉增强子结合因子(muscle enhancer binding factors, MEFs)，MEFs单独不能诱导肌细胞的分化，但与MRF-E2A异二聚体结合后可增强MRFs对肌细胞分化的作用。

用基因敲除技术所进行的研究结果列于表15-2中，如表所示，若myoD或myf5单独缺失，不影响小鼠骨骼肌细胞的分化，若两者同时缺失，小鼠出生后很快死亡，不仅缺失骨骼肌，且成肌细胞也不存在。

若缺失myogenin，虽没有成熟的骨骼肌细胞，却存在成肌细胞的堆积，说明myogenin对成肌细胞的决定不起作用，而是从成肌细胞分化为骨骼肌细胞时所必需的。myoD和myf5是细胞决定形成成肌细胞所要求的，myoD和myf5两者作用相似，且可互相代偿，但两者同时存在，可能起功能叠加作用，使骨骼肌细胞的分化更加稳定。小鼠表达多种MEFs，而果蝇仅表达一种MEF，在带有功能缺失的MEF基因的果蝇中，虽有正常的成肌细胞形成，但缺乏分化的肌细胞，表明从成肌细胞分化为肌细胞时需MEFs，但对细胞决定无影响。myf4在发育中表达较晚，对肌细胞的维持起作用。上述情况可在用5-氮胞苷(5-azacytidine)体外处理成纤维细胞诱导分化为肌细胞的实验中得到验证，观察到myoD和myf5在细胞融合前表达，而myogenin只在细胞融合后才表达，且受myoD和myf5表达的诱导。根据体内外实验结果，上述各种因子在肌肉细胞分化不同阶段中的作用可概括在图15-5和表15-2中，如图所示，外部信号使体节中一部分细胞选择性地表达myoD和myf5，使细胞处于决定状态，形成成肌细胞，被决定的成肌细胞在myogenin、MEFs等因子作用下分化为肌细胞。

表 15-2　MRFs 家族基因敲除的影响

基因	表型			myo D 家族
敲除	存活	成肌细胞	肌细胞	蛋白功能
myo D	能	+	+	?
myf 5	能	+	+	?
myo D+myf 5	否	–	–	成肌细胞的形成所必需
myogenin	否	+	–	成肌细胞分化至肌细胞所必需

（参考 J. Darnell 等，1995）

一般在正常情况下，被决定的细胞继续进入分化阶段，最终发育为成熟的分化细胞，但在某些情况下，被决定的细胞维持在决定状态，使分化受到抑制。就肌细胞而言，大体上有两种因素影响决定状态，其一是Id蛋白 (inhibitor of DNA binding)，Id蛋白可与myoD或E2A结合成复合物，从而使myoD与E2A不能形成复合物，抑制其与肌细胞特异性基因启动子中结合位点相结合，使成肌细胞维持在决定状态。当除去含有生长因子的血清，使其处于饥饿状态时，成肌细胞便停止增殖，开始进入分化阶段，此时Id浓度迅速下降，myoD-E2A便可形成异二聚体，并与靶基因的启动子相结合，激活靶基因的表达，驱动成肌细胞分化。结果显示，MRFs等转录因子可通过与不同配偶的结合以改变其对DNA特异性位点的结合亲和性，从而调节靶基因的表达，以控制细胞分化的进程（图15-6），其二是许多类型细胞分化的启动与其在细胞周期中运行的停止相联系，一般停止在G_1期。因此细胞周期蛋白特别是调节G_1期的cyclins及cdks(参见第十四章）对细胞从决定状态转换至分化状态具有重要影响。实验表明，某些cyclin-cdk蛋白激酶抑制剂可显著促进肌细胞的分化。相反，若对培养的成肌细胞用编码cyclinD_1的DNA进行转染，由于cyclinD_1调节$G_1 \rightarrow S$期cyclinD_1的大量表达，使成肌细胞的分化受到抑制。上述实验结果表明，对G_1期的正负调控对肌细胞的分化起重要作用。

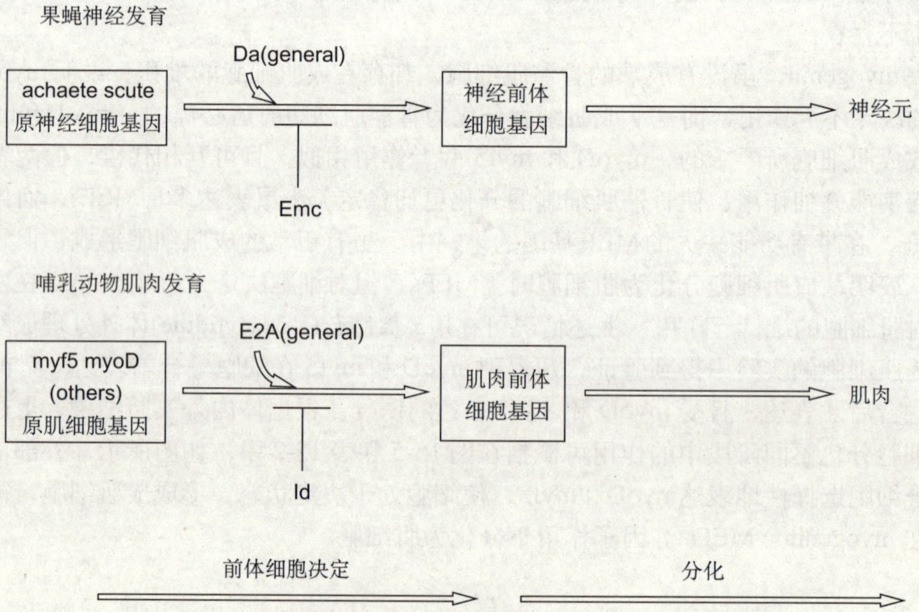

图 15-6 调节果蝇神经细胞和哺乳类肌细胞发育的基因功能比较
（参考 Y.N.Jan 和 L.Y.Jan.1993）

（四）神经前体细胞的决定

调节果蝇神经细胞分化的也是4种bHLH蛋白，其结构与功能非常类似于脊椎动物肌细胞分化中的4种bHLH蛋白。编码这4种蛋白质的基因分别为achaete (ac)、scute (sc)，lethal of scute (l'sc)和asense (as)，功能缺失突变实验表明，ac及sc蛋白参与神经前体细胞的决定，而as蛋白则为从神经前体细胞分化为神经细胞所必需的。可从图15-6的与哺乳类肌细胞分化的比较中了解这些蛋白质在神经细胞分化中的作用。

现已从脊椎动物鉴定出相对于果蝇ac及sc的bHLH家族蛋白质，其中之一称为neurogenin已从大鼠小鼠及蛙中分离出。原位杂交显示neurogenin在神经系统发育早期表达并可诱导另一bHLH蛋白——NeuroD的表达。研究显示neurogenin类似果蝇的ac及sc蛋白，其功能在于神经前体细胞的决定，而NeuroD蛋白的功能与果蝇的as蛋白相似，是从神经前体细胞分化为神经细胞所必需的。

从脊椎动物神经细胞分化中的调节因子在结构与功能上与无脊椎动物的相似性可看出在进化上的保守性，因而揭示低等动物的一些生命活动规律对探索高级动物甚至人类的一些相关问题也具有一定的启迪。

三、细胞选择决定的机制

胚胎发育中，在同一细胞群体中，即使所有细胞均含有相同的基因组，却往往会向不同的发育方向转变，分化为不同的细胞类型。细胞如何选择向不同发育方向的决定，以及选择决定是由什么机制所控制的？根据对发育过程的分析，基本上可归纳为由以下几方面进行决定的选择。

（一）细胞不对称分裂

细胞进行不对称分裂，使子细胞间出现明显差异，主要表现在由于不均等分配，使子细胞胞质中含有不同的生物分子。这些生物分子作为决定子，直接或间接地改变基因表达，从而使子细胞获得不同发育方向的决定，分化成不同的细胞类型（图 15-7）。这种不对称分裂在受精卵发育初期比较多见，但在后期，如在神经细胞发育中也发生。

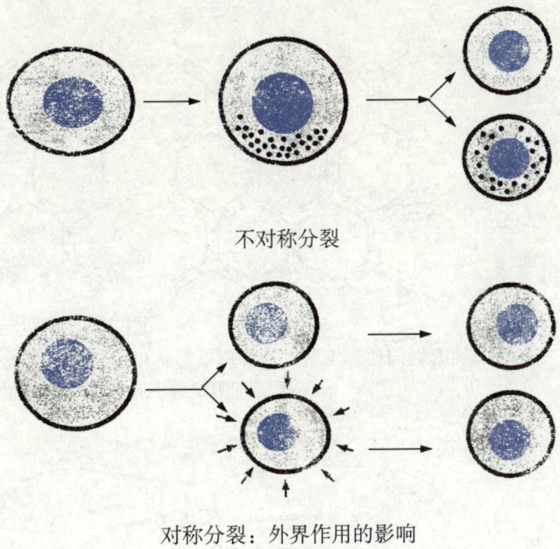

图 15-7　产生不同细胞的两种途径

（参考 B.Alberts 等 2002）

不对称分裂的结果，产生一个干细胞和一个祖细胞（即将分化的细胞），祖细胞的分化潜能相对于干细胞受到明显限制，只具有单潜能或双潜能分化的能力。如祖细胞 O-2A (oligodendrocyte-2 and astrocyte)，只能分化为星形胶质细胞和少突胶质细胞。这样，不对称分裂既能维持干细胞的自我更新，保持干细胞池的相对稳定，又能不断产生祖细胞以补充分化细胞。

（二）细胞间相互作用产生的侧向抑制(lateral inhibition)

使细胞间产生差异而发育为不同类型细胞的最普遍途径是细胞接受不同环境的刺激。在胚胎中，这种不同的环境刺激主要表现为从相邻细胞发出的信号，但这种信号对相邻细胞具有抑制性作用。在一群相同的细胞中，每个细胞均具有获得决定向某一特定类型细胞分化的可能，每个细胞均发出抑制信号影响周围相邻细胞，使彼此处于相互竞争的态势。在此竞争过程中，一旦其中某个细胞获得优势，即可发出更强的抑制信号去抑制周围相邻细胞，使周围相邻细胞逐渐处于劣势。结果这个优势细胞最终便获得决定向某一特定类型的细胞分化，而周围细胞便失去获得决定的能力，不可能分化成该特定类型的细胞，这就是细胞间侧向抑制作用的结果（图 15-8）。

侧向抑制是通过 Notch 信号通路介导的，所有细胞均表达两种跨膜蛋白 Notch 及 Delta，Notch 是受体，Delta 是其配体。如图 15-9 所示，右侧细胞 ac(achaete)基因表达产物 ac 可促进 Delta基因表达，当右侧细胞占优势时，其ac活性增强，促使表达更多的Delta，通过受体Notch向左侧细胞发出更强的信号。在 Delta 与 Notch 相互作用下，Notch 的活性提高，使左侧细胞 Notch 的膜内蛋白质片段水解断裂，释放入胞质并向核内转移，与一 DNA 结合蛋白 Su(H)(supressor of Hairless)(转录因子)结合成一复合物，刺激下游基因E(spl)表达。E(spl)基因所编码的蛋白质也属于bHLH 蛋白，可特异地结合到 achaete(ac)基因上游，抑制其表达，从而使左侧细胞的Delta基因表达下降。结果使左侧细胞通过Delta向右侧细胞发出的抑制信号减弱，使右侧细胞在相互竞争中得到加强。在如此反复的相互作用下，右侧细胞的强势不断提高，最终获得向某一特异性类型细胞方向分化的决定，被决定的细胞在正常情况下发育为成熟的分化细胞，其它细胞则向另外方向发育成其它类型的细胞。如体节中一部分细胞获得决定后发育为肌肉细胞，其它细胞则分别发育为骨骼和皮肤结缔组织。

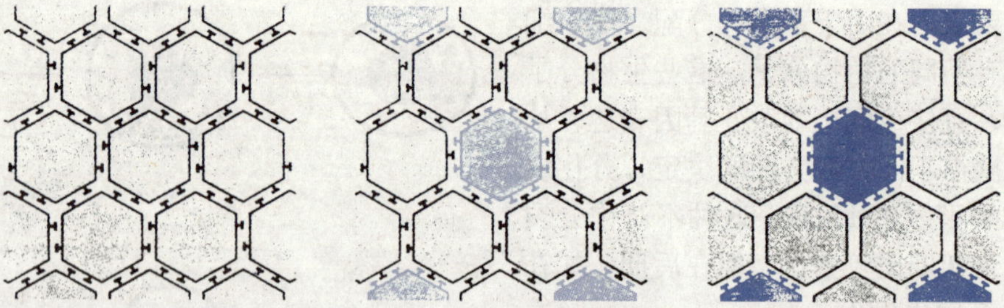

图 15-8　侧向抑制与细胞分化

左：每个细胞均向相邻细胞发送抑制信号；中：中央一细胞在竞争中获优势并向相邻细胞发送更强的抑制信号；右：中央优势细胞最终获决定向某一方向分化（参考 B. Alberts 等 2002）

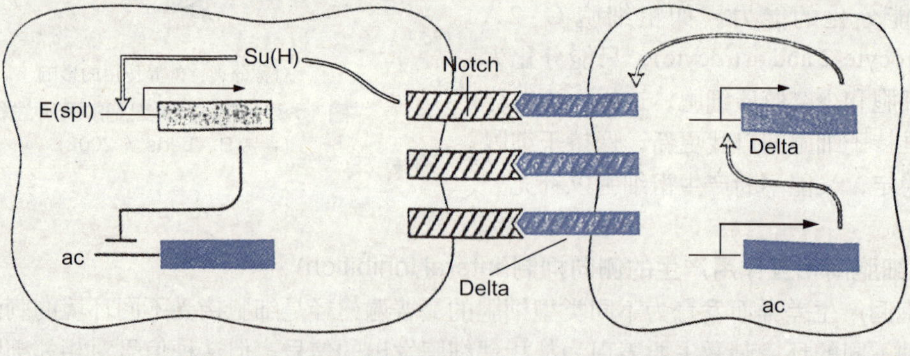

图 15-9　Notch 信号通路介导的细胞间侧向抑制作用

（参考 J. Darnell 等 2000）

（三）细胞相互作用与不对称分裂相结合调控细胞决定

线虫受精卵不对称分裂的结果，在早期胚胎细胞间便出现了差异，在四细胞期，除了不对称分裂外，细胞间的相互作用也同时参与对细胞决定的调控。如图 15-10 所示，p_2 细胞表达的 Delta 同源体，通过相邻的 ABp 细胞表面的 Notch 同源体，发出 Notch 信号作用于 ABp 细胞，使之与Aba细胞产生差异，从而影响以后线虫背——腹部细胞的不同分化。同时，P_2细胞还表达另一种信号分子——Wnt蛋白，通过相邻的EMS细胞表面受体——卷曲蛋白(Frizzled)发出Wnt信号作用于EMS细胞，调节其有丝分裂纺锤体位置的方向，分裂后的子细胞E细胞和MS细胞间产生了差异，以后分别发育为消化道和肌肉以及躯体其它部分的器官组织。

在果蝇由感觉母细胞发育为感觉鬃（一种机械感觉器官）过程中，细胞决定也是通过不对称分裂结合侧向抑制进行调节的。除感觉鬃的发育外，其中央神经系统的发育也是如此进行调节的。而且不仅对无脊椎动物，对脊椎动物中央神经系统发育过程中的细胞决定也以此模式进行调节，同样表现了进化上的保守性。

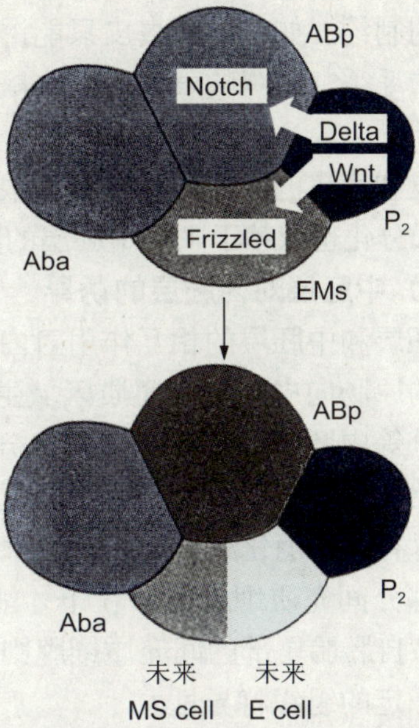

图 15-10　线虫早期胚胎通过不同信号通路的调节确定细胞的不同特征（参考 B. Alberts 等 2002）

第三节　器官组织建成中细胞分化的调节

一、胚胎诱导对细胞分化的作用

特异性蛋白质合成的启始导致不同类型细胞的分化，与不同胚层细胞间的相互作用有密切关系。这种相互作用表现为一部分细胞对邻近的另一部分细胞产生影响，并决定其分化方向，这种作用，叫胚胎诱导 (embryonic induction)。一般发生在内胚层和中胚层或外胚层和中胚层之间，从诱导的层次上看，可分为初级诱导、次级诱导和三级诱导。如脊索中胚层诱导其表面覆盖的外胚层发育为神经板，为初级诱导；神经板卷成神经管后，前端膨大成原脑，其两侧突出的视杯再去诱导覆盖在上面的外胚层形成眼晶状体，为次级诱导；次级诱导的产物晶状体又诱导覆盖在表面的外胚层形成角膜，为三级诱导。不同胚层细胞间相互作用的结果，导致不同组织细胞的分化。

（一）中胚层对外胚层的诱导

皮肤由表皮及其下方的真皮组成，表皮和真皮分别由外胚层和中胚层演发而成，皮肤一些区域一般可鉴别的特征，如羽毛、鳞片、毛发等衍生物或外表的角质层都是表皮细胞分裂及合成特异性蛋白质——角蛋白的结果。

表皮不同衍生物的形成是受位于其下方的真皮所控制的，如鸡腿部和翅部的羽毛是不相同的，而在足部则为鳞片。如从腿部取出真皮细胞，移植到胚胎翅原基的表皮下，则从这部分表皮诱导形成腿部类型的羽毛，而不是翅部类型的。若将腿部表皮移植到足部，则不在足部产生羽毛，而是在移植的表皮上形成鳞片，说明同一区域的表皮能发育形成不同的衍生物，至于形成什么样的衍生物，决定于位于下方的真皮（中胚层）。

虽然真皮对表皮衍生物的诱导具有决定作用，但在异种移植的情况下，表皮的反应受种属遗传性的制约。如小鼠的真皮只能诱导培养的鸡表皮细胞形成羽毛原基，而不形成具有小鼠皮肤特征的毛须，因鸡的表皮对于小鼠中胚层的诱导反应决定于鸡本身的遗传性，即产生羽毛而不是毛须。

真皮和表皮的相互作用并不局限于胚胎期，成体动物由外胚层发育成的许多组织器官的维持和生长分化也依赖于来自中胚层的间充质细胞的作用，它们接受并加工从中胚层发出的信号。

（二）中胚层对内胚层的诱导

内胚层和中胚层的相互作用对内部组织器官的形成具有重要作用。消化道的形成开始于从内胚层的原肠向中胚层间充质区域生长，通过两胚层细胞间的相互作用，诱导唾液腺、胰腺、肺、肝脏等内胚层细胞向上皮细胞分化。

胚胎任何部分间充质细胞都能促进来源于内胚层的胰腺前体细胞分化为胰腺腺泡细胞，这种细胞含有胰腺消化酶。而内胚层来源的唾液腺或肝脏前体细胞的分化，只有在能与之相互作用的那部分间充质细胞的存在下才能进行。这种间充质细胞只有来源于胚胎中部心区的才有效，而来自胚胎尾部的间充质细胞则不能诱导肝细胞的分化，表明间充质细胞在诱导肝细胞分化中有一定的组织特异性。

（三）胚胎诱导的机理

在研究胚胎诱导分化的机制时，问题集中在不同胚层细胞间相互作用的信息是什么样的物质，这些诱导物是以什么方式对靶细胞进行诱导分化的。近年来所积累的实验资料表明，这些诱导物实际上是一些携带有关信息的信号分子，可通过细胞间的作用，使不同位置的细胞采取不同的模式发生变化，以确定其分化方向，这些信号分子统称为形态发生素(morphogen)。许多形态发生素按细胞位置的不同呈浓度梯度分布，细胞对不同浓度的信号分子的反应即对其特化过程具有重要作用，其作用方式表现在以下几方面：

1. 信号浓度梯度对细胞诱导分化的作用

刺猬信号*(Hedge hog. Hh)可控制鸡神经管腹部四种细胞的分化发育，发现这些细胞沿胚胎背腹轴，由腹部至背部分布在不同位置上。如图15-11所示，从腹部至背部分别为底板细胞、

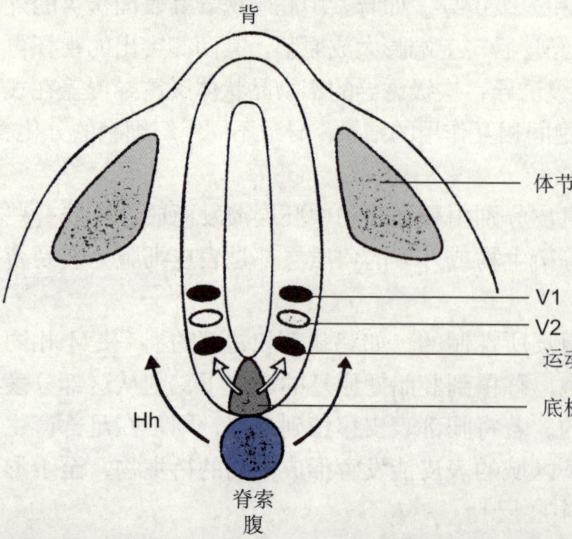

图15-11 在脊髓腹部Hh不同浓度诱导不同类型神经元的分化

（参考 J. Ericson 等，1997）

* 刺猬基因表达的一种分泌蛋白，最初在果蝇中发现，若该基因突变，将产生一种带有钉状刺的幼虫，形似刺猬，故称刺猬基因。

运动神经元、V_2中间神经元和V_1中间神经元的分布。位于神经管腹部下方的底板细胞与脊索直接接触，在发育过程中，Hh最初在脊索中高表达，并诱导底板细胞也表达Hh，在那儿形成一信号中心，依次向背部逐级诱导上述不同类型细胞的分化。若以Hh蛋白抗体处理，则阻断这些类型细胞的诱导分化。这种现象与小鼠中的同源基因——声刺猬基因(Sonic Hedgehog, SHh)的突变结果相同，说明小鼠神经管腹部上述类型细胞的分化是受SHh基因所控制的。

不同神经管细胞由于与Hh信号中心的位置不同，离信号中心位置越远，信号浓度越低，因此，不同类型细胞的诱导分化与Hh的不同浓度有关。如用不同浓度的Hh处理鸡胚神经管，可观察到没有Hh时，各种类型细胞不出现。在最高浓度时，形成底板细胞，浓度稍低时，形成运动神经元，当Hh浓度减低到2倍时，形成V_2中间神经元，若再依次减低2倍时，仅有V_1中间神经元形成。结果说明胚胎神经管不同类型细胞的分化是受从腹部至背部Hh信号浓度梯度分布所调控的。

2. 细胞对信号分子耦联受体的识别能力

细胞对不同浓度的信号分子耦联的受体数目所产生的不同诱导反应可认为是信号分子浓度梯度调节的分子机理之一。以TGFβ家族成员——活化素(activin)不同浓度诱导爪蟾早期胚胎不同中胚层细胞分化发育的实验研究来说明。在低浓度时，整个早期中胚层表达爪蟾brachyury(xbra)基因，而在高浓度下，在斯皮曼组织者处表达爪蟾goosecoid(xgsc)基因。

用S^{35}标记的activin（活化素）可显示爪蟾囊胚期每个细胞大约可表达5000个Ⅱ型受体。同时，还显示在一种浓度下，约仅有其中的100个受体与其发生耦联时，Xbra的表达达最大值。而在另一种浓度下，在约有300个受体耦联时，Xgsc的表达高，而Xbra的表达低，结果显示，其中仅有少数受体与activin发生耦联时，细胞对该信号就能作出反应。同时，还显示activin受体的结合表现出两个不同activin浓度阈值，在不同的浓度阈值下，细胞作出不同的反应，但activin与其受体耦联的差别导致诱导不同的细胞反应的机理尚有待进一步研究。

3. 靶基因以上游的不同调控区对信号作出不同反应

在早期果蝇胚胎中可观察到一种叫Toll蛋白的受体沿胚胎背腹轴的梯度活化可促进一种转录因子背蛋白(Dorsal)在细胞核内的梯度分布（从胚胎腹部至背部浓度由高到低的分布）。由于靶基因上游的顺式调控序列中含有对Dorsal高亲和性和低亲和性结合位点及其它转录因子或转录抑制因子的结合位点，Dorsal与这些因子间的相互协同作用，对靶基因的转录可起不同的调控作用。如对胚胎腹部的Tolloid，Sog及Zerknult3种基因的转录起抑制作用，而对腹部的twist、snail、single minded及rhomboid基因的转录则起激活作用。如图15-12所示，虽然twist基因上游含有3个Dorsal低亲和性结合位点，但由于腹部细胞含有高浓度的Dorsal，所以，Dorsal可在这3个位点上结合，能促进twist的转录。Snail基因上游有4个Dorsal低亲和性结合位点，也由于Dorsal的浓度高，不妨碍对这4个位点的结合。此外，在Dorsal结合位点下游有2个twist的结合位点，twist蛋白对snail基因和rhomboid基因都是转录因子，因此，在Dorsal和twist协同作用下可促进snail基因的转录。而在背部和侧部由于Dorsal浓度低，以致不能在这两种基因上游调控区结合，因而，对在背部和侧部区域的twist和snail基因的转录，Dorsal不起作用。rhomboid基因上游调控区有3个Dorsal高亲和性结合位点，其中2个位于E-box序列旁，在E-box上bHLH蛋白因子与其结合。此外，还有一个twist结合位点，这些因子的结合和协同作用虽可促进其转录，但由于同时在rhomboid基因上游还有4个Snail结合位点，而Snail

蛋白对rhomboid基因是转录抑制因子，由于在腹部snail基因具有转录活性，其产物snail蛋白结合在rhomboid基因上游后，最终阻断rhomboid基因的转录。而在侧部snail基因没有转录活性，因此，在侧部不存在snail对rhomboid基因转录的抑制作用。同时，侧部的twist基因也没有转录活性，不存在twist在rhomboid基因上游的结合。这时Dorsal和bHLH蛋白在其上游的结合和它们间的协同作用足以促进侧部rhomboid基因的转录。

总之，形态发生素的浓度梯度分布，无论是其作为信号分子的浓度，还是其与不同数目受体的结合或通过某些转录因子的不同浓度分布，对不同位置细胞靶基因表达的调控对细胞分化发育的调节都具有十分重要的作用。

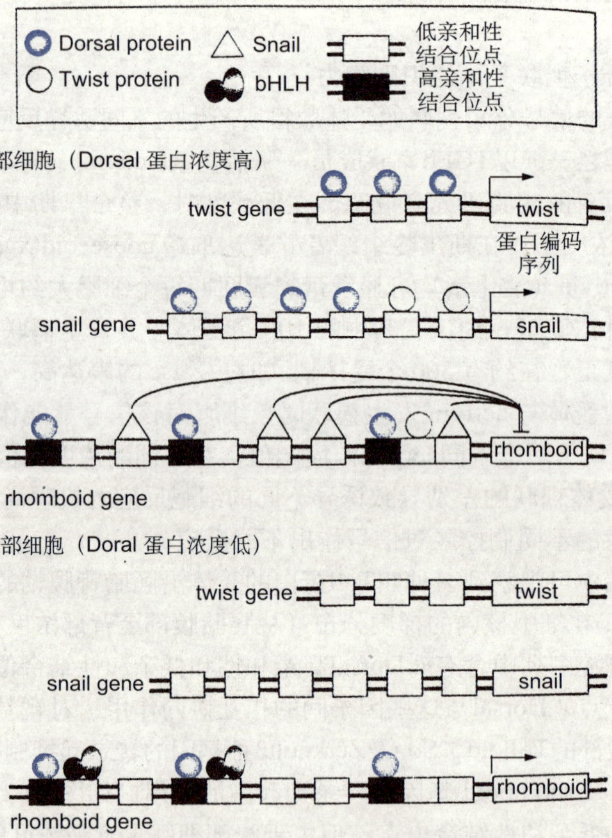

图 15-12　不同浓度 Dorsal 对基因转录的作用

（参考 A. M. Huang 等，1977）

二、中胚层与外胚层相互作用对肢体发育的影响

脊椎动物的肢体是成对的复杂器官，它是从肢体的原基——肢芽(limb bud)发育成的。肢芽是肢体形成区向外侧伸出的突起，由肢芽中胚层和肢芽外胚层构成，肢芽外胚层明显加厚的部位称顶端外胚层脊(apical ectoderm ridge, AER)，简称顶脊。

（一）中胚层在肢体发育中的决定性作用

肢芽中胚层和外胚层在肢体发育中的作用是研究肢体生长与分化的焦点。实验表明，如将肢芽中胚层完全切除，保留预定肢外胚层，肢体不能发育。将该处的预定肢外胚层移植到新的部位，肢体仍不能发育。将预定肢中胚层转移到其它部位的外胚层之下，便能刺激该部位出现肢体的发育。如将鸡的外胚层和中胚层分别从前肢芽和后肢芽分离，然后交叉重组并移植到其它胚胎的侧腹部，那么这些组合所形成的肢体在性质上反应中胚层的来源，即前肢芽中胚层刺激形成翅，后肢芽中胚层刺激形成腿。说明中胚层在肢芽发育中起决定性作用，即中胚层能决定肢体的形态类型是前肢或后肢(图 15-13)。

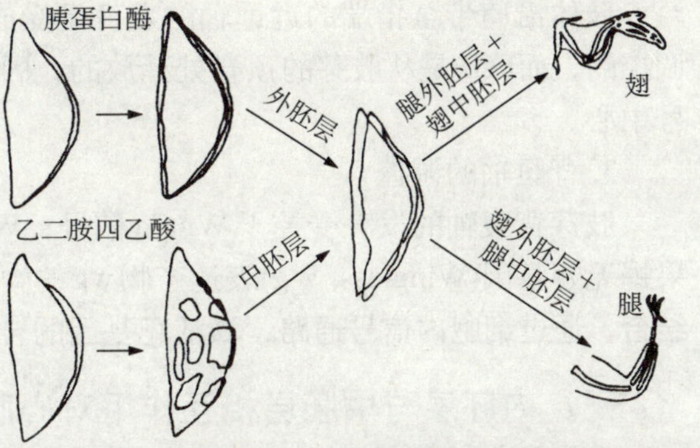

图15-13　鸡胚肢芽中胚层和外胚层的分离和重组实验

翅芽和腿芽分别用胰蛋白酶溶液处理除去间充质保留表皮，并用乙二胺四乙酸（versene）溶液处理除去表皮保留间充质。分离后进行交叉重组，腿芽外胚层与翅芽中胚层组合发生翅，翅芽外胚层与腿芽中胚层结合发生腿（参考Balinsky，1975）

顶脊作为肢芽外胚层的一种特殊结构，其作用也不容忽视，若在鸡前肢芽发育的任何时期切除顶脊，翅的远端均不能发育。其远端结构的损失数量随发育期长短而定，如在鸡胚早期切除顶脊，缺少前臂和掌。在稍晚时切除，则只缺指。若将顶脊上下两部分的外胚层切除，只保留顶脊时，仍可发育成正常的翅。这些实验表明顶脊对肢体远端结构具有诱导分化作用，说明肢芽的生长与分化是在肢芽中胚层与外胚层相互作用下进行的。

（二）肢芽发育的轴向控制

脊椎动物肢芽的发育是沿三个肢轴进行的，即近远轴（从肩带到指端）前后轴（从拇指到小指侧）和背腹轴（与背腹面垂直）（图15-14）。

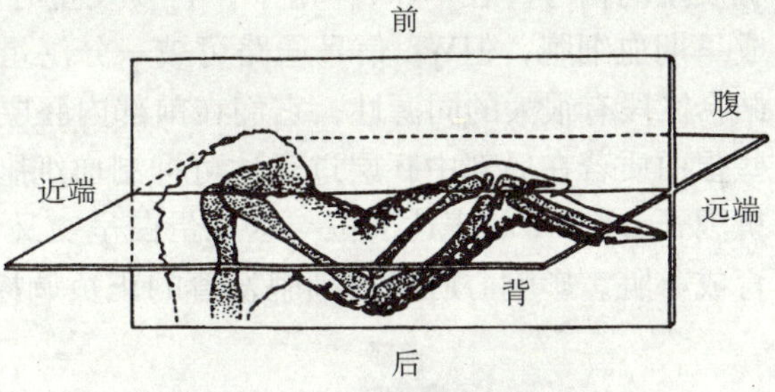

图 15-14　鸡胚右翅背面观

示三个轴及其不对称性（参考 Ham 等，1980）

1. 前后轴的调控

在肢体的方位形成中，位于肢芽与胚体间相连处后部附近的肢芽中胚层区起关键作用，此区称为极化活性带(zone of polarizing activity, ZPA)如将一肢芽的 ZPA 移植至另一肢芽的前缘，如此带有两个ZPA肢芽的发育结果，形成一个带有两个大体相同呈镜面对称分布的指部结构（第Ⅱ趾未复制），说明 ZPA 实际上对前后轴的发育起组织者或调控中心的作用。

近来已从鸡中分离出果蝇刺猬基因的同源基因——声刺猬基因 (Sonic Hedgehog gene, SHh)，并发现该基因就在 ZPA 中表达。如将体外培养的含有重组 SHh 基因的逆转录病毒感染的鸡成纤维细胞团埋入抗病毒鸡胚肢芽的前部，结果在翅的远端可见呈镜面对称排布的各个指的两套复制。从而证明ZPA 作为前后轴发育的组织者的作用机制在于 SHh 基因表达产物 SHh 蛋白作为一种信号分子的调节作用，即 ZPA 是肢芽前后轴生长与分化调节的信号中心。

2. 近远轴的调控

肢体沿肩带至指端的近远轴的发育是受成纤维细胞生长因子(fibroblast grown factor, FGF)调控的，而FGF是从肢芽的顶脊处释放的，因此，顶脊是肢芽近远轴生长与分化的组织者和信号中心。

3. 背腹轴的调控

肢芽背腹轴的发育受控于Wnt7a信号，Wnt7a是一种分泌蛋白，是Wnts的一种，Wnts是果蝇无翅基因(Wingless, Wg)表达产物wg的脊椎动物的同源体。Wnt与其受体（卷曲蛋白）相结合，通过细胞内信号通路，激活靶基因的转录，以达到对背腹轴生长与分化的调节。

三、内胚层与中胚层相互作用对心脏及血细胞发生的影响

（一）内胚层对心脏发生的决定性作用

脊椎动物胚胎在原肠期形成后，在靠近内胚层的前部中胚层开始心脏的发育，而血细胞则在后部中胚层发育。如将前部内胚层切除，则心脏不能发育。体外实验还显示，如将后部中胚层与前部内胚层联结在一起，原来形成血细胞的后部中胚层，此时却转为形成心脏，说明前部内胚层对心脏的发育具有诱导作用。

（二）心脏发育的正负因子调控

诱导心脏发育的信号分子主要是骨形态发生蛋白家族（bone monphogenetic proteins, BMPs）成员 BMP_2 及 BMP_4、BMPs 的表达部位在胚胎前后轴侧部内胚层。而心脏的发育在前部中胚层，提示尚有其它部位的正负调控因子参与心脏发育的调节。神经管和脊索是抑制心脏发生的信号来源处，脊索产生的分泌蛋白 noggin（头蛋白）和 chordin（脊蛋白）拮抗 BMPs 的作用，对心脏的发育起抑制作用。神经管表达的 Wnt 家族因子成员 wnt3a 及 wnt8 则是另一类抑制心脏发生的信号。在 Wnts 作用下，将要发生心脏的部位，其心脏发生的诱导作用被抑制，却形成早期血细胞，但Wnt信号通路可被一分泌蛋白家族所阻断。这些蛋白与Wnt受体的胞外配体结合区段有很大的同源性，它们在前部内胚层呈半月体状表达，可促进心脏的发育，并发现这些蛋白质若在后部中胚层过表达可抑制血细胞形成，诱导心肌细胞分化。另一个Wnt信号的拮抗因子 DKK-1 的表达部位与这些蛋白呈交叉，也能诱导后部中胚层细胞分化为心肌细胞并发育成心脏。影响心脏及血细胞发育的正负调控因子及其表达部位可概括于下图（图 15-15）。

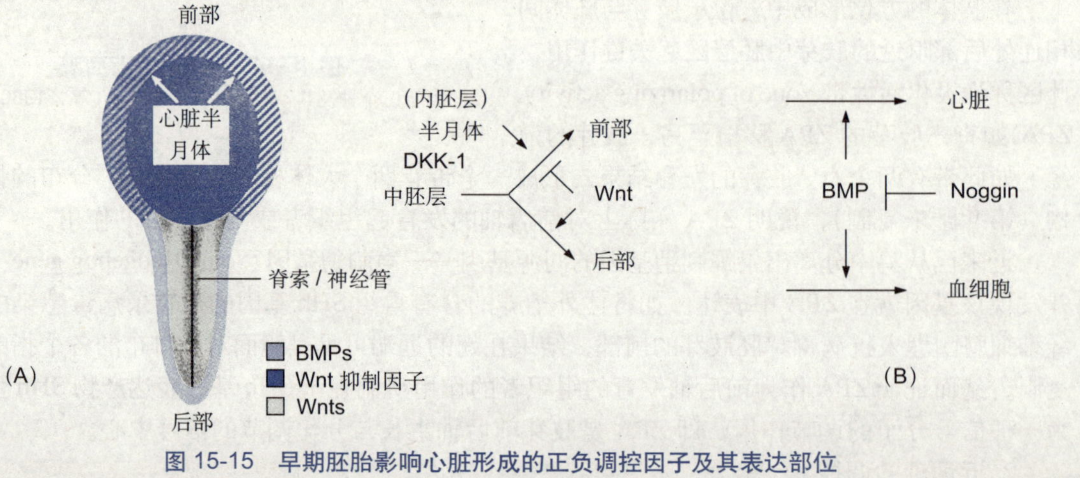

图 15-15 早期胚胎影响心脏形成的正负调控因子及其表达部位

（参考 E. N. Olson, 2001）

一个中胚层前体细胞如何选择决定分化为心肌细胞还是血细胞，固然要依赖于前体细胞本身及其所处的环境，但最终确定受BMPs和wnts信号调节的选择细胞分化发育命运的关键因子是今后研究的焦点，心肌细胞衰竭是心血管病中的一个主要问题，因此，这方面的研究对了解从非心肌细胞重新特化为心肌细胞的心肌再生或修复具有十分重要的意义。

四、细胞间相互作用方式对器官组织分化发育的影响

细胞间相互作用包括单向和双向相互作用，单向是指一个细胞或一个细胞群体向不同的邻近细胞发出信号（信号细胞），由接受信号的细胞（反应细胞）作出反应，以不同模式进行分化发育。然而更多的是双相相互作用、相互诱导，许多内部器官的发育就是通过这种方式进行的。一种组织的细胞（信号细胞）表达并向另一组织细胞（反应细胞）发送信号，反应细胞作出反应后也表达并向信号细胞发出另一组新的信号，此时，原信号细胞变成反应细胞，原反应细胞则成为信号细胞，不同组织细胞间如此相互发送信号进行相互作用的结果，诱导某些组织细胞以某种模式进行分化以构建成相应的器官组织。单向和双向相互诱导发生在不同的细胞群体间，而在发育上相同细胞之间，则常以侧向相互作用方式改变分化方向。这里将重点叙述细胞间相互诱导作用和侧向诱导作用对器官组织细胞分化发育的影响。

（一）上皮细胞－间充质细胞间相互作用对肺发育的调节

脊椎动物个体大，体内有大量的结缔组织，为了营养物质的分泌、吸收和气体交换，要求有大量的各种特异类型的上皮表面。在分支形态发生中产生了由上皮形成的管状结构，并在分支发生过程中，上皮不断向结缔组织侵入，复合组成器官。肺的发育就是一个典型的例子。肺上皮起源于胚胎的前消化道底部属于内胚层的衬细胞，上皮芽形成后，不断向邻近的间充质侵入，并不断分支形成一支气管树状系统。同样，间充质也被血管衬里的内皮细胞侵入，从而产生了紧密而合适的气管与血管系统，以便在肺中进行气体交换。肺的发育依赖于上皮芽与间充质间的双相信号交换，在彼此相互作用下进行。

1. FGF 信号

果蝇及线虫只有一种FGF基因，而哺乳动物具有约20种不同的FGF基因，对肺的发育而言，最重要的是在靠近上皮芽顶端的间充质细胞中表达的FGF_{10}，而其受体则在上皮芽细胞中表达（图 15-16）。如将 FGF_{10} 基因或其受体基因敲除，结果使肺上皮芽不能向间充质内生长，同时，也不发生分支，从而不能形成一个支气管树状系统。但若将浸过FGF_{10}的小珠放在体外培养的肺上皮附近时，可看到从肺上皮向外生长出芽。显然，上皮向间充质的侵入是由于间充质向上皮芽发送 FGF_{10} 信号所诱导的结果。

2. SHh 信号

上皮芽侵入间充质并引起不断地重复分支，这种现象还依赖于从芽顶上皮细胞向间充质细胞发送的SHh信号（声刺猬信号）。在缺乏SHh表达的小鼠中，肺上皮虽能生长和分化，但不能分支，导致支气管树状分支系统被一囊状物所代替。正常情况下，表达FGF_{10}的间充质在上皮芽对侧形成一个小而突出的细胞团，正对着上皮芽顶，作为上皮芽生长方向的信标，通过间充质细胞向上皮芽顶发送 FGF_{10} 信号，引导上皮芽生长的方向。但在缺乏 SHh 表达的小鼠中，这种突出于上皮芽顶端的间充质细胞便消失，而代之以一种边缘平滑可广泛表达FGF_{10}的间充质对着上皮芽，从而使上皮芽失去生长方向的信标，最终由于上皮芽失去向外突出生长的方

向，无法进行分支，以致形成一囊状物代替正常发育下形成的支气管树状系统。这种现象说明SHh信号不仅可暂时阻断正对着生长中的上皮芽顶端的间充质细胞中FGF_{10}的表达，而且将其撕裂成两半，形成两个分开的突出的间充质细胞团，作为两个新的上皮芽生长方向的信标对着上皮芽发送FGF_{10}，引导上皮芽顶端向两种不同方向突出生长，如此反复使上皮芽生长分支，最终形成支气管树状分支系统（图 15-16）。

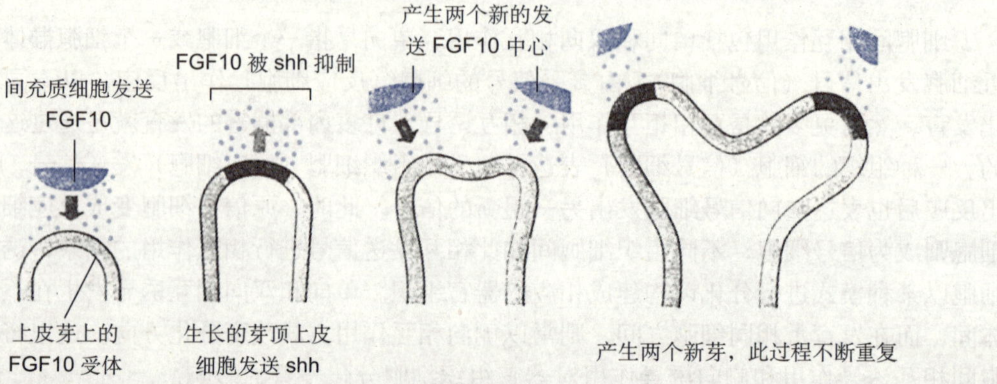

图 15-16　肺分支的形态发生

（参考 B. Alberts 等，2002）

（二）基膜对上皮细胞分化的作用

许多动物组织中的上皮细胞与间充质细胞间隔着一层薄的由层连蛋白（laminin）、Ⅳ型胶原蛋白（type Ⅳ collagen）、巢蛋白（nidogen）及一种蛋白聚糖—— perlacan 等细胞外基质成分组成的基膜，通过在上皮细胞上的一跨膜蛋白——整连蛋白（integrin）与基膜中的一些组分的结合将上皮细胞粘附在细胞外基质上，基膜通过包括胶原蛋白（Ⅰ、Ⅲ型）和纤连蛋白（fibronectin）在内的细胞外组分形成的交错网络与间充质细胞连结。

许多上皮细胞的分化依赖于包括基膜在内的细胞间相互作用，现已证明基膜也参与唾腺的发育。唾腺上皮细胞来源于内胚层，在基膜内侧生长形成团块，最后分化发育为成熟的腺体分泌细胞（图15-17）。若用显微手术将带有基膜的上皮细胞团与间充质细胞分离，当这种上皮细胞单独培养时，不能进一步生长，但当与间充质细胞混合培养时，便可生长，并连续地分化为唾腺组织。若将带有基膜的上皮细胞团以透明质酸酶和胶原酶处理破坏基膜后再与

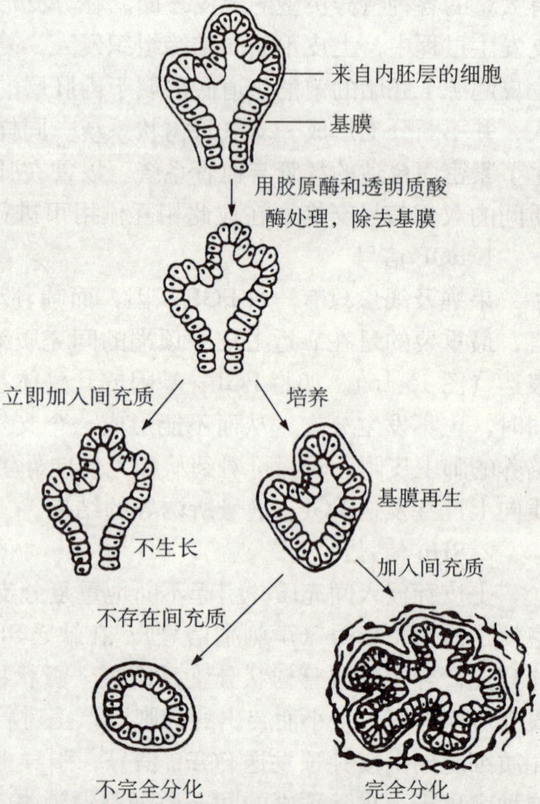

图 15-17　基膜在唾腺分化中的作用

（参考 N. K. Wessels）

间充质细胞混合，上皮细胞便不能生长与分化，直至基膜再形成为止。

以上事实表明内胚层细胞分化为唾腺成熟的分泌细胞对上皮和间充质不同细胞通过基膜相互作用的依赖性。其中细胞外基质与整连蛋白在细胞通讯中可能起某种作用，在上皮细胞与间充质细胞相互作用中虽然也看到了细胞外基质的变化，但这些变化对发育事件的作用尚不清楚，有待今后的研究来阐明。

（三）侧向相互作用（侧向抑制）对细胞分化的影响

相对于不同细胞间的相互作用，侧向相互作用则是在相同细胞间进行的，这种相互作用的结果使两个相同细胞选择不同的分化方向，分化成不同的细胞，侧向相互作用是通过高度保守的 Notch 信号通路所介导的，前已叙述。

值得指出的是依赖于Notch信号通路的细胞间侧向抑制作用不仅与细胞的多样化即许多不同类型的分化细胞的产生具有密切关系，而且对维持不同类型细胞间的平衡也具有重要作用。若Notch信号通路发生突变，不仅破坏中枢神经系统中神经元与非神经元细胞间的平衡，而且也破坏消化道黏膜不同类型细胞间、胰腺内分泌与外分泌细胞间、耳中感觉细胞与支持细胞间等的平衡。

许多组织是由不同类型的分化细胞混合组成的，而Notch信号通路则提供一种方式，使一些细胞表达一组基因，通过侧向抑制作用于相邻细胞，使之表达另一组基因，从而产生不同类型的细胞，组成具有特异性结构与功能的组织器官。

五、激素对细胞分化的调节

胚胎发育早期，相邻细胞间的相互作用可诱导细胞分化，这是一种短距离的作用。发育晚期，细胞分化还受到激素的调节。激素由血液循环输送到不同部位，影响细胞分化，所以，远距离的作用主要依靠激素。

由于激素必须通过细胞的受体才起作用，因此，不同激素作用的靶细胞是不同的。根据激素的化学性质，可分为多肽类和甾类，两类激素通过不同方式作用于细胞，发挥其效应。

多肽类激素如促肾上腺素、促甲状腺素等的受体分布在细胞表面，激素与受体结合后，激活与膜相结合的腺苷环化酶，使ATP转变为cAMP，提高细胞内cAMP水平，cAMP激活激酶，使靶蛋白磷酸化产生效应。

甾类激素的受体在细胞质内，由于甾类是脂溶性的，它可通过扩散进入细胞内，与受体结合，形成复合物，进入核内与染色质相结合，有选择地激活某些基因转录。

激素对基因活性的作用，常以输卵管合成卵白蛋白及昆虫的蜕皮和变态实验来进行研究。未成熟小鸡的输卵管覆盖着一层未分化的上皮细胞，若给小鸡以甾类雌激素（oestrogen）逐日注射，开始诱导上皮细胞分裂，经过 4 天，分化形成管状腺细胞，并开始合成卵白蛋白(ovalbumin)。到第10天，上皮细胞分化成杯状细胞，合成抗生物素蛋白（avidin）和与细胞运动有关的纤毛细胞。10天后停止注射雌激素，卵白蛋白合成便停止，但管状腺细胞仍保留，一旦恢复注射激素，卵白蛋白便又重新合成（图15-18）。这些变化是在转录水平上进行的，由于染色质模板转录活性和内源性RNA聚合酶的增加，使核内RNA合成增加，mRNA的增加出现在大量卵白蛋白合成之前。若雌激素停止注射，输卵管的RNA合成即减退，卵白蛋白 mRNA 逐渐消失。这时若再注射雌激素，则卵白蛋白 mRNA 在 1 小时内即可产生。

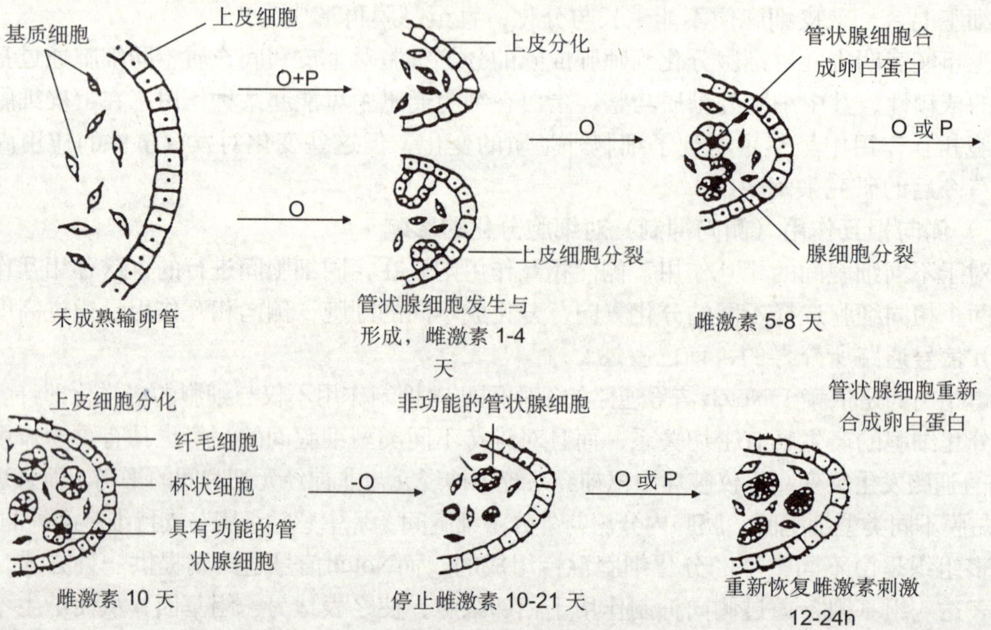

图 15-18　雌激素、孕酮对鸡输卵管管状腺细胞发育和功能的影响

O：雌激素；P：孕酮（参考 T. Oka，等）

第四节　成体结构形成的基因分析

一、控制体节分化的基因

果蝇成体结构的发育在空间位置上受到精细的调节，根据对胚胎发育程序的时间先后和对胚胎图式的影响方式，控制果蝇体节分化的基因可分为 5 类：母体效应基因（maternal effect genes），体节缺口基因（gap genes），体节成对基因（pair rule genes），体节极性基因（segment polarity genes）和同源异型基因（homeotic selector genes, HOM genes），后4类基因的转录发生在合子以后，又称为合子效应基因（zygotic effect genes）。

现以同源异型基因来说明，同源异型基因是表达较晚的一类基因，受精后 3 小时开始表达，但一直延续到成虫期，是最后控制各体节形态特征的基因。此类基因按前后体轴顺序分为两种基因群，分别称为触角足复合物（Antennapedia Comples, Antp-c）和胸腹复合物（Bithorax Complex, Bx-c）。Antp-c 含有 Labial（Lab），proboscipedia (Pb)，Deformed (Dfd)，sex Combx reduced (Scr) 和 Antennapedia (Antp) 5 种基因。Bx-c 含有 ultrabithorax (ubx)，abdominal A (abd-A) 和 Abdominal B (Abd-B) 3 种基因。Antp-c 控制头部和前胸部成体结构的发育，Bx-c 控制后胸和腹部体节的发育。

二、同源框基因复合物的结构同系物在调节细胞分化中的共性

（一）同源框序列编码的蛋白质

同源异型基因所含的各种基因在染色体（第3号染色体）上的定位顺序与它们沿体轴前后

的表达顺序相一致。许多同源异型基因都含有一个很保守的DNA片段，这个共同的DNA片段称为同源框(homeobox)，同源框具有180bp，它编码一个含有60个氨基酸的蛋白质。

现已查明，除了果蝇，其它无脊椎动物，如甲虫和蠕虫及脊椎动物如小鼠和人也具有同源框序列。通过分子克隆研究，从人和小鼠已鉴定出4类具有同源框序列的基因，统称为Hox复合物（Hox complex, Hox-c）在小鼠命名为Hoxa，Hoxb，Hoxc和Hoxd，在人类命名为HOXA，HOXB，HOXC和HOXD。在比较各种动物的同源框序列所编码的蛋白质氨基酸序列后，发现这些蛋白质的氨基酸序列有60%～80%是相同的。尤其令人惊奇的是蛙XIHboX2基因与果蝇Antp基因中同源框序列所编码的60个氨基酸中，有59个完全相同，仅第37位的氨基酸残基不同（蛙为缬氨酸，果蝇为丙氨酸），说明这种蛋白质具有很强的保守性，这种保守性在长期的进化中保留了下来，表明其生物学意义是很重要的。

这种蛋白质富含碱性氨基酸，在第42至50位氨基酸序列相同的片段中，富含精氨酸和赖氨酸，这9个氨基酸片段被认为是与DNA相结合的区域，现已查明同源框序列所编码的蛋白质具有螺旋—环—螺旋(HLH)结构域，表明HOM或HOX基因产物也是可与DNA相结合的转录因子。说明这种保守的蛋白质可能通过直接与DNA结合的方式调节基因表达，从而对胚胎发育进行调控。

（二）HOM基因和HOX基因间的结构同系物的共同特征

HOX-c基因在染色体上的前后排列顺序相应于早期胚胎体轴的头尾顺序，这种特征与果蝇的HOM基因极其相似（图15-19）。根据基因表达模式和基因表达产物同源区氨基酸序列的相似性，可定出HOM基因与HOX基因间的结构同系物（同源基因）。即HOM基因的Lab、Pb、Dfd和Abd-B分别为HOX基因的1、2、4和9的结构同系物，HOM基因的Scr、Antp、Ubx和abd-A分别为HOX基因的5、6、7和8的结构同系物。

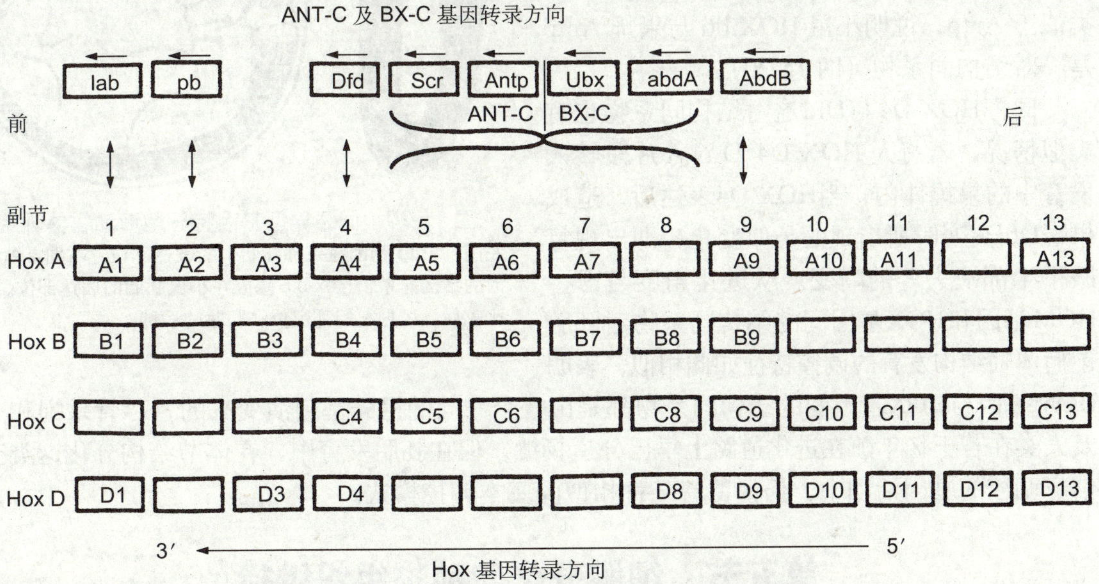

图 15-19　人类Hox复合物与果蝇HOM复合物的比较

空白方框表示基因尚未鉴定出，不同Hox基因族中的相应同源基因构成一个平行组，Hox基因包括13个平行组，分别含有2～4个基因，由3′至5′依次用数字1～13表示（参考 M. P. Scott, 1992）

小鼠HOX a1和HOX a3基因控制鼠胚胎前区一些结构的正常发育，若HOX a3突变，将导致包括内耳和外耳骨骼变形及缺乏胸腺在内的头和颈部的畸变，这种畸变类似于人类的Di-George综合征先天性疾病，因此，HOM和HOX基因的研究有可能为阐明某些人类新生儿发育不健全的疾病带来希望。

小鼠HOX b4基因控制第2颈椎的发育，若HOX b4突变，导致第2颈椎形态变成第1颈椎形态结构的同源异型突变，结果使HOX b4突变小鼠的第2颈椎也具有第1颈椎的椎弓和腹隆起的结构特征。这种现象与果蝇同样，若某一基因突变，就会引起该基因控制的成体结构形态向相邻的前部成体结构形态转变，说明小鼠HOX基因在调节前后体轴结构的发育中，具有与果蝇HOM基因非常相似的调控模式。

哺乳动物HOX-c基因与果蝇HOM-c基因的结构同系物不仅在其蛋白质同源区的60个氨基酸序列上具有高度的同源性，而且在胚胎发育中，在前后体轴上的表达和调节部位及其功能上也具有惊人的相似性。如果蝇Antp蛋白同源区60个氨基酸序列与小鼠HOX b6蛋白相比，仅有4个氨基酸残基的差别，若将HOX b6 DNA片段转入发育中的果蝇细胞核中，结果由于HOX b6的表达，引起果蝇成虫的触角转变成胸腿，与Antp突变造成的同源异型突变非常相似。HOM基因和HOX基因产物的同源区能与DNA相结合，Antp蛋白与HOX b6蛋白同源区氨基酸序列的同源性很高，表明这两种蛋白质对其它基因调控区可能有相同的结合位点，但同源区以外其它区域氨基酸序列的差别很大，这可能是HOX b6表达后造成类似Antp突变的一个原因。由于小鼠HOX b6所产生的突变特征与果蝇Antp突变非常相似，表明HOX b6在胚胎前后体轴上的表达、调节部位及其功能类似于Antp，说明小鼠HOX b6与果蝇Antp是一对结构同系物（图15-20）。

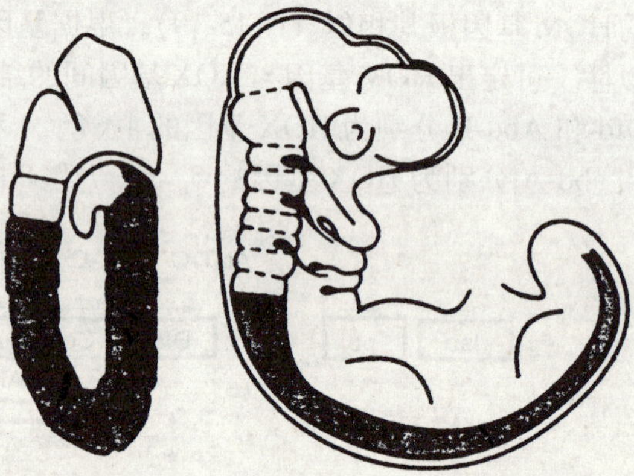

图15-20　同源异型基因特异地沿动物体轴定位

左图：Antp基因在果蝇胚胎中的表达部位；右图：Antp基因的结构同系物Hox b 6基因在小鼠胚胎的表达部位。两者比较后，可见它们都定位在胚胎的后部

同样HOX D4与Dfd这对结构同系物也有类似情况，若将人HOX D4 DNA片段转入发育中的果蝇体内，当HOX D4表达后，造成果蝇Dfd突变时所出现的类似变化，即出现复眼下半部缺失等的畸变。从进化角度考虑，HOM基因和HOX基因间的结构同系物对胚胎前后体轴结构发育的调控特征如此相似，表明HOM基因与HOX基因间的结构同系物都是由一个共同的祖先基因演变来的，尽管果蝇和小鼠及人类在若干亿年前在进化道路上早已分道扬镳，但在胚胎发育中，在体节结构分化这类空间信息调控的基因活动中，仍保留着某种相似的基本调控模式。

第五节　细胞分化与动物组织维持

在成体脊椎动物中，一些组织如皮肤、血液及小肠上皮组织的细胞寿命较短，需要有新生细胞不断代替死亡细胞。在细胞更新过程中，仍然存在像早期胚胎时干细胞（未分化细胞）那样的增殖和分化，其中包括干细胞群体大小的维持以及分化方向已决定的细胞在完成最终分化前分裂次数的调节等，以保持这些组织总的细胞群体的恒定和各种生理功能。

几乎每种组织都是由许多不同类型的细胞所组成的，这些细胞都处在相同的环境中，但彼此仍保留其各自的特征，而且在差不多所有成熟的组织中，细胞连续不断地死亡，由新生的细胞替换，通过细胞的置换和组织更新，使组织结构得以维持，欲达此状态，必须考虑以下3种因素。

其一是细胞通讯

每种特化的细胞总是不断地接受从其它细胞发出的如生长因子等信号，以判断其所处环境的变化，相应地调节其细胞增殖和细胞特性。事实上，许多细胞依赖于这种社会性信号才得以生存，这种细胞通讯保证了新细胞按需要在何时何地产生。

其二是选择性的细胞粘着

因为不同类型的细胞在其质膜上具有不同的钙粘素（cadherin）和其它粘附分子，它们以亲和结合方式选择性地与同类型的其它细胞发生粘合，但也能与一定的其它类型的细胞或特异的细胞外基质成分选择性地粘附。这种选择性粘附防止了一种组织中不同细胞类型间发生混乱关系。

其三是细胞记忆

在胚胎发育过程中产生的信号所引发的基因特异性表达类型，在以后能稳定地一直保持着，那么细胞便能自动地保持其本身的独特特征，并能传给其子代细胞。成纤维细胞分裂产生更多的成纤维细胞，内皮细胞分裂则产生更多的内皮细胞等等，以此来保持组织中不同细胞类型的多样性。

一、干细胞的增殖与分化

按分化水平，干细胞可分为多能干细胞和专能干细胞，所谓专能干细胞，是它的子细胞分化为单一类型的分化细胞，而多能干细胞可以产生2种以上不同类型的分化细胞。位于表皮基层的干细胞属于专能性干细胞，它最终分化成角质化细胞。位于基底层的干细胞和由它分裂而来的周围子细胞共有9个细胞组成柱状细胞群，称为表皮增殖单位（epidermal proliferative unit）（图15-21）。边缘子细胞脱离基底膜后向上迁移，经过棘细胞层和颗粒细胞层，最后形成角质化无核细胞，这层细胞不断死亡、脱落，由新生的细胞不断补充，在人体不同部位皮肤更新速度约为2～4周。在迁移过程中，角质化伴随着分化过程，经分析发现不同层次细胞的角蛋白成分是不同的，说明角蛋白基因是个大家族，细胞在分化过程中选择其家族中的不同成员进行表达。是什么机制使子细胞进入分化状态，目前尚不十分清楚，有人认为这与是否和基底膜保持接触有关，如分离的成纤维细胞在体外培养中，若保持与培养器基底的基质层接触，便保持其增殖状态，若使其脱离基质，呈悬浮状态，便能促进其分化。虽然这种设想过于简单，但不可否认表皮细胞的分化与是否接触基膜具有一定的关系。

身体不同部位的皮肤基底层细胞分裂速度不同，这决定于角质化细胞层的厚度（细胞数），如足底部角质化层要比眼睑表皮的厚许多倍，其基底层细胞的分裂速度就比较高。总之，基底层细胞分裂速度要与表皮细胞成熟及脱落保持平衡。

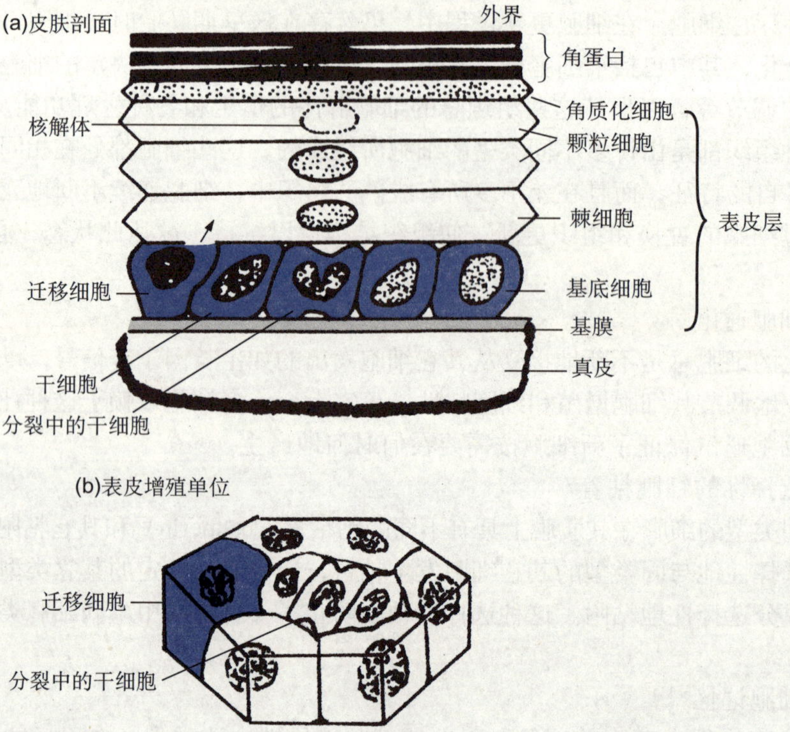

图 15-21 哺乳动物表皮剖面图

骨髓造血干细胞属于多能性干细胞，如图15-22所示，它至少产生12种类型的血细胞，造血干细胞分化上的多能性可用脾结节实验证明，将健康小鼠骨髓细胞注入经γ- 或 X- 射线处理后的宿主小鼠，2周后宿主小鼠血液中含有大量供体小鼠的血细胞，并在脾脏表面生长出脾结节。每个结节含有一个细胞克隆，每个细胞克隆均由一个供体造血干细胞增殖而成，所以，脾结节数与供体小鼠输入的造血干细胞数成正比。用细胞学方法可鉴别出每个克隆中所含的处于分化中的红系与粒系血细胞，由它们再分化为红细胞及各种白细胞，释放入周围血液循环，所以，造血干细胞的发育潜能是多能性的。

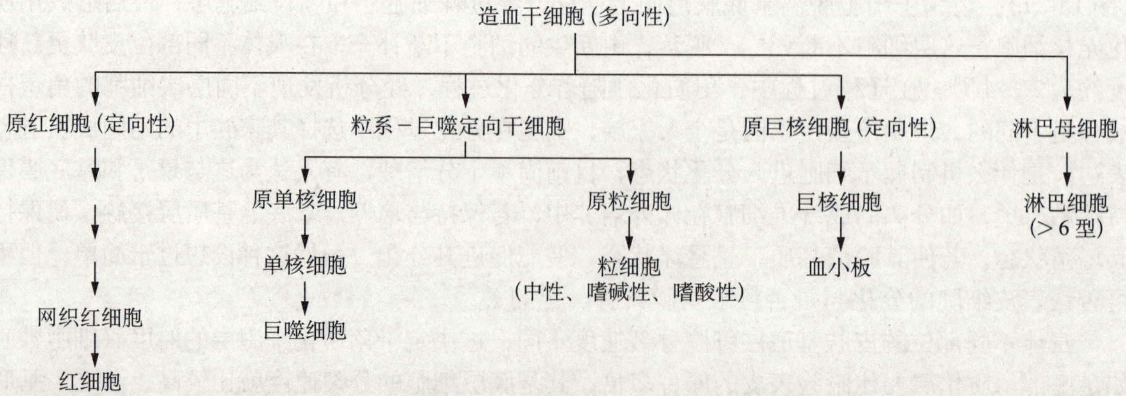

图 15-22 造血干细胞分化示意图

在造血干细胞分化过程中，一些特异性蛋白质因子如红细胞生成素、T细胞生长因子，粒细胞刺激因子等对各系造血干细胞的生长及生长速度进行调节。这些因子与局部环境的相互作用，对每种最终分化的血细胞相对数量的调节起重要作用。如在骨髓中，红细胞与白细胞的比例为 1∶1，而在脾脏内为 3∶1，这说明脾脏环境更适于红细胞生长，但在外周血中其比例却为1000∶1。当然这还与各种血细胞的寿命不同也有关，如红细胞平均寿命为120天，而白细胞仅为1天左右，多能造血干细胞和定向干细胞共同组成造血干细胞库，以维持体内血细胞的数量。

小肠绒毛上皮细胞的更新是从隐窝底部干细胞分裂开始的，分裂后的一个子细胞保持增殖能力，回到增殖池，另一子细胞向上迁移，随着迁移失去增殖能力，分化为上皮细胞，至绒毛顶部死亡脱落，整个过程在小鼠为 3 ~ 5 天（图 15-23）。

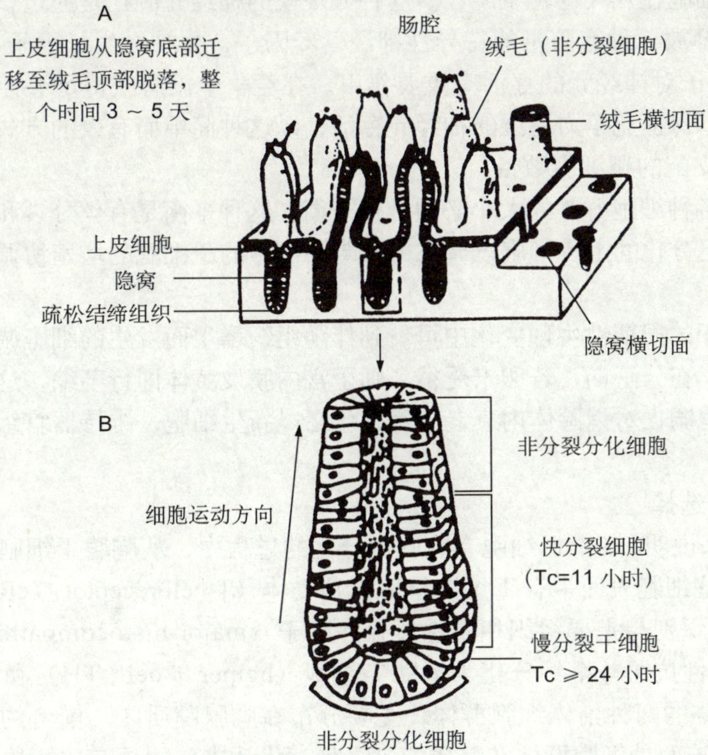

图 15-23　小鼠小肠上皮细胞更新示意图

A. 隐窝底部干细胞的增殖分化；B. 绒毛纵切面放大（参考 B. Alberts 等，2002）

二、细胞凋亡在胚胎发育及组织维持中的作用

细胞凋亡无论在胚胎发育还是组织的维持中，都具有重要作用。一个成熟的秀丽隐杆线虫有 959 个细胞，而在其个体发育中，共产生 1090 个体细胞，其中 131 个细胞在发育过程中发生凋亡（apoptosis）。

（一）个体发育中某些器官组织的退化

蝌蚪在变态期，以凋亡使尾部细胞退化并转变为成体蛙，尾部的退化受甲状腺素的控制，当蝌蚪发育至一定时期，甲状腺素分泌增加，发出凋亡信号，细胞凋亡后，被巨噬细胞吞噬清除。此外，变态期蝌蚪外鳃的退化也是以细胞凋亡方式完成的。在昆虫个体发育的变态期，也发生细胞凋亡。

在人的个体发育中，一些组织也发生退化，如肾上腺在胚胎发生时期，其皮质来源于中胚层，分为胎儿皮质和永久皮质。其中胎儿皮质发育得很大，以致胎儿期肾上腺几乎与肾同样大，在胎儿出生后，胎儿皮质很快退化，约在一周岁后全部消失，胎儿皮质的退化即以细胞凋亡来完成。

（二）组织中细胞群体大小的调节

在中央及外周神经系统的发育中，许多类型的神经元增殖产生大量过剩的细胞，在神经元接触到靶细胞后，约有一半或一半以上的细胞凋亡，如运动神经元伸出的轴突，在接触到骨骼肌细胞后，约有一半细胞在几天内发生凋亡。这种大规模的神经元凋亡是通过一种竞争机制发生的，各种靶细胞能释放一种有限量的特异性神经营养因子，如神经生长因子（nerve growth factor, NGF），这种因子对神经元的存活有重要作用。在竞争中没有获得足够神经营养因子的神经元便发生凋亡，以保证竞争力更强的神经元存活，以这种简单而有效的方式调节神经元的数目，以对应于被其支配的靶细胞数目。

在正常组织中，各种细胞群体的大小必须维持平衡，这种平衡是有丝分裂和细胞凋亡相互协调进行的，如小肠已分化的上皮细胞以凋亡方式与隐窝中的干细胞的增殖协调以维持细胞数量的平衡。

此外，在一些组织的周期性生理变化中可看到伴随组织增生而发生的细胞凋亡，如在灵长类和人的月经周期中，在分泌期，若卵未受精，则子宫内膜及黄体即行萎缩，这种萎缩有赖于细胞凋亡，因此，细胞凋亡对消除体内衰老细胞，代之以新生细胞，维持器官组织的正常大小具有重要作用。

（三）细胞类型的选择

以T细胞的分化来说明，T淋巴细胞在胸腺内分化的过程中，从胸腺干细胞分化成不同的细胞群体，但只有那些细胞表面带有T细胞抗原识别受体（T-cell receptor, TcR）的细胞群体才能存活（此TcR能识别与主要组织相容性复合体分子（major histocompatibility complex, MHC）相结合的外源性抗原并继续分化为辅助T细胞（helper T cell, TH）和细胞毒T细胞（cytotoxic T cell, TC）的两种前体细胞群体，主要分布在胸腺髓质区，前者约占胸腺细胞的10%，后者约占5%，这两种细胞群体在髓质内进一步分化为成熟的具有功能的TH和TC，然后由胸腺迁移至周围淋巴组织。而从胸腺干细胞分化来的其余占胸腺细胞80%～85%的细胞群体，主要分布在胸腺皮质区，这种细胞群体所带的TcR只能识别与MHC分子相结合的内源性抗原，无免疫功能，不能分化成熟，最终发生细胞凋亡，被胸腺中的巨噬细胞吞噬清除，对防止自身免疫病的发生具有重要意义。

（四）发育器官的“雕凿”成形

在某些器官的发生中，所以能呈现一定的形态，是由于有些部位细胞发生凋亡，这是某些器官形态发生中不可或缺的重要环节。如在手足发生中，构成指（趾）间蹼的细胞要发生凋亡，指（趾）才能分开（图15-24）。

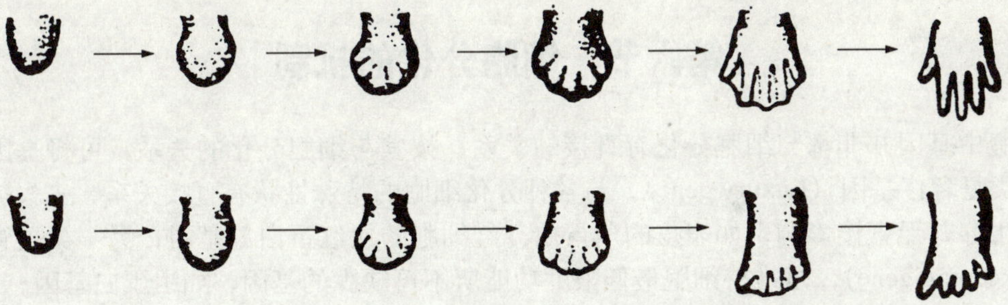

图 15-24　人胚胎手、足发生的形态变化

在鸡胚前肢（翅）的形态发生中，肢芽不同部位部分细胞到一定时间就要凋亡，若将鸡胚前肢芽中将来发育到第 24 期要凋亡的细胞，在第 17 期时取下，在体外培养，当时间到达相当于第 24 期时，这些体外培养的细胞也会凋亡，说明在胚胎发育中，细胞凋亡存在时间上的控制。若把这种细胞在第 17 期取下后，移植于肢芽的背侧，则到第 24 期后可免于凋亡，但这些细胞若在第 22 期取下，即使把它移植到肢芽的背侧，到第 24 期时，也不能免于凋亡，这说明在第 17 期取下的细胞，外表看来和正常的一样，但已启动了凋亡的程序，若移植到肢芽背侧，还可抑制凋亡程序的启动，但到22期后，即使移植到肢芽背侧也不能起抑制作用。说明某些细胞发生凋亡是在一定环境中形成的，改变环境可阻止其发生，提示细胞凋亡的发生与细胞间相互作用亦有关。细胞凋亡不仅出现于四肢的发生，在脊髓、内耳、腭等的形态发生中也都出现。

细胞凋亡参与胚胎发育过程，但如在不正常部位或不恰当时间发生，或细胞凋亡过度，或不充分，或凋亡时间不正常的延续或提前结束，结果会造成畸胎发生，如可出现短尾或无尾小鼠，缺翅的鸡，人类蹼状指（趾）等畸形。这种畸形的发生往往亦与环境的影响有关，如化学致畸剂，病毒感染或辐射影响都可造成畸胎，但环境的影响则要通过细胞凋亡的失控才能造成畸胎的产生。

一般各组织器官大小的维持主要依赖于其中各细胞群体大小的控制，如上述，细胞群体大小的控制主要通过细胞增殖和凋亡平衡的调节。因此，一般维持组织器官大小的有两种体系，即正调和负调体系，这些调节体系都是细胞外信号蛋白，如有丝分裂、生长和存活等因子属正调，属负调的了解较多的抑制信号蛋白主要是一些TGF-β家族成员。如上述胚胎发育中趾间组织细胞的凋亡，在小鼠中已发现是由骨形态发生蛋白协助启动其凋亡进程的；另一类TGF-β成员的作用在于抑制细胞增殖和控制细胞体积，如近来发现的肌抑素（myostatin）的主要作用是抑制成肌细胞增殖和控制骨骼肌细胞大小。该基因仅在骨骼肌特异表达，作为肌肉生长的负调因子，目前在家畜家禽等经济动物中已发现普遍存在。由于该基因为单一开关基因，其缺失即导致肌肉量增加。同时，该基因天然敲除的良种牛，其肌肉组织加倍，说明这种基因缺失不会扰乱其它生长调控系统而带来不正常的病理变化，因而myostatin基因是提高肉用肌肉产量的理想靶基因，将小鼠胚胎干细胞（Embryonic stem cells, ES cells）中myostatin基因敲除成功获得了“超级鼠”，这为利用基因打靶和动物克隆技术定点突变myostatin基因进行经济动物定向育种奠定了基础，目前该项工作正成为动物基因工程研究的新热点。

在正常人体中myostatin含量甚微，但发现艾滋病患者体内该蛋白含量明显增加，以致造成病人骨骼肌萎缩。

第六节 细胞分化的机制

细胞中基因并非都与细胞分化有直接的关系，按其与细胞分化的关系，可将基因分为两类：一类是奢侈基因（Luxury gene），与各种分化细胞的特殊性状有直接关系，丧失这些基因对细胞生存并无直接影响，如表皮的角蛋白、红细胞的血红蛋白等基因；另一类是管家基因(house keeping gene)，是维持细胞最低限度功能所不可缺少的基因，如组蛋白基因。

细胞分化主要是奢侈基因中某种（或某些）特定基因有选择地表达的结果，导致产生一种类型的分化细胞，而另一种或几种奢侈基因表达的结果出现另一类型的分化细胞。关于细胞中基因如何有选择地表达的问题，首先是该基因是否存在，其次是它必须能转录成mRNA，最后由mRNA翻译成蛋白质。在研究细胞分化过程中基因表达的调控机制时，必须阐明这种调节是在那个层次上实现的。

一、细胞分化与基因组变化

关于细胞分化的原因，有人曾提出，受精卵头几次有丝分裂将受精卵分为背腹两部分分裂球，从遗传学角度来说，这两部分分裂球是不相等的，从而分化成不同类型的细胞，或者是由于细胞中某些基因丢失或永久地失活，因而不能表达，而能表达的是没有丢失或仍保持其活性的基因，从而形成不同类型的分化细胞。即不同类型的分化细胞是由于含有不同基因或其细胞核的不等能性所造成的，但这些看法已为许多实验所否定。

细胞核若经孚尔根染色后测定其DNA含量，证明不管来自何种组织的二倍体细胞，其DNA含量都是恒定的。用小鼠胚胎细胞DNA与成体分化细胞DNA进行杂交实验也证明分化细胞基因组的恒定性，说明分化细胞中仍然保留着整套染色体组的全部基因。

Gurdon在这方面做了大量的系统研究工作，从一种成体蛙皮肤细胞中取出细胞核，移入未受精蛙卵中，这个未受精卵中的核事先用紫外线照射加以破坏，在这种“受精”卵中，有少数可发育至蝌蚪甚至成体蛙（图15-25）。这个实验证明即使已分化的细胞（皮肤细胞）核中仍然保持着整套基因，因此才能分化出成体蛙的各种组织细胞，说明细胞分化不是由于基因丢失或永久性地失活或发生不可逆的改变所造成的。尤其是1997年有人将羊的乳腺细

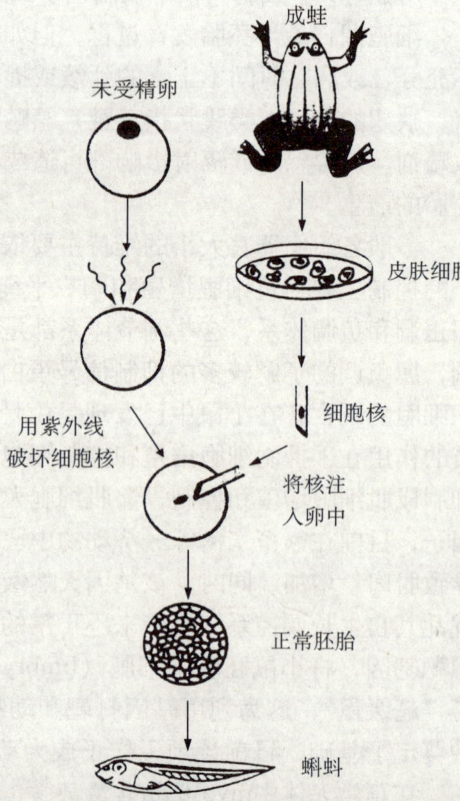

图15-25 蛙的核移植实验（参考J. B. Gurdon）

胞的细胞核移植入去核的羊卵细胞中，成功地克隆出“多莉”羊，进一步证明了即使终末分化的细胞，其细胞核同样也具有整套的遗传信息，即具有发育的全能性。

有些学者认为细胞分化与基因扩增有关，基因扩增现象确实存在，如非洲爪蟾卵母细胞产生 18S、28S rRNA 的 rDNA，与二倍体细胞相比，在成熟过程中扩增了 1000 倍。另外，在某些昆虫唾腺的多线染色体的膨泡 DNA 复制时也有扩增现象。但这些情况只在生活史的某一段时间暂时出现，并不存在于细胞分化过程中。在昆虫变态中唾腺细胞将要死亡，而卵母细胞中 rDNA的扩增只表现在卵成熟期，在受精后和胚胎发育中是不存在的。因此，基因扩增并不是普遍现象。

虽然一些分化细胞的某些基因能表达大量的蛋白质，如网织红细胞的血红蛋白占细胞总蛋白质的 90%。但这并非由于血红蛋白基因扩增的结果，因为用核酸杂交实验证明在成红细胞中，血红蛋白基因并没有扩增，仍然是 4 个基因（2 个基因编码 2 条 α 肽链，另 2 个基因编码 2 条 β 肽链）。这说明当血红蛋白基因充分被激活后，就足以产生一个红细胞所需要的全部血红蛋白。因此，基因扩增并不能解释为是细胞分化的原因。

B 淋巴细胞在分化过程中编码抗体分子的基因有重排现象，抗体分子是由 2 条重链和 2 条轻链组成，其氨基酸排列序列有两个区域，一个是恒定区（constant region），一个是可变区（variable region）。分别由 C 基因（constant gene）和 V 基因(variable gene)编码。在胚胎发育过程中，未分化的 B 淋巴细胞，在 V 基因和 C 基因间存在一些 DNA 片段将其隔开，而在分化时，由一些酶将部分 V 基因片段，非编码的内含子及部分 J 片段（连接片段）切除，再由酶连接起来，组成产生抗体 mRNA 的 DNA 序列。重链和 Kappa 轻链都有几百个 V 基因片段，因此，可选择不同的 V 基因片段与 C 基因片段组合成多种 DNA 序列，从而产生多种多样的抗体分子，以适应复杂的抗原抗体反应。因而 B 淋巴细胞的分化是由于编码抗体的基因 DNA 序列重排的结果（图 15-26）。

在其它类型细胞的分化中是否也存在基因重排现象？有人对其它一些特异性蛋白质如血红蛋白、卵白蛋白基因的 DNA 序列进行内切酶分析，结果表明，不管其组织来源如何，序列都是相同的。同样，从果蝇胚胎及其它组织提取的 DNA 的内切酶酶切片段进行分析，其碱基对序列也无差别。因此，除B淋巴细胞外，基因重排在细胞分化中并不是普遍现象，因而尚不能用来解释细胞分化的主要原因。

在研究分化发育时，常以特异性蛋白质的合成及其变化作为观察基因表达变化的一种标志，如随肌细胞的发育可看到，在原肠胚形成时，整个胚胎细胞都能合成肌球蛋白，但在原肠期以后，随着器官发生，逐渐分化成各种有功能的组织时，肌球蛋白的合成便发生变化，合成肌球蛋白的细胞仅局限于心区。这时编码肌球蛋白的基因在心区细胞呈激活状态，而在其它部位的细胞则缄默。在较晚时，随着肌肉收缩纤维的形成，肌细胞便加强了肌球蛋白的合成。

从上述事实及其它大量研究资料可看出，动物细胞的分化，是由于各自表达不同基因的结果。一些胚胎细胞按其遗传潜能来说都是“全能”的，即含有整套的遗传信息。然而它所携带的遗传信息在发育过程中并不都能表达，而是按严格的时空顺序，有选择地表达其中的一部分。事实上，分化细胞中 90% 以上的基因被抑制，而只是有选择地表达其特异的基因，DNA/RNA分子杂交实验结果表明基因组的转录只在其中一小部分进行，因此，细胞分化事实上是不同特异性基因选择性表达的结果。

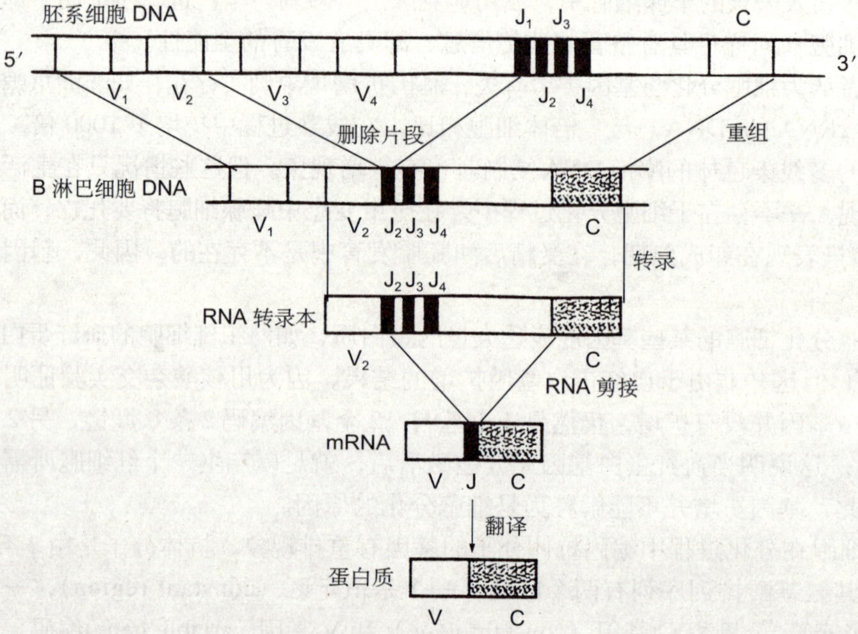

图 15-26 小鼠 B 淋巴细胞分化过程中抗体 kappa 轻链基因 DNA 重排
（参考 S. Tonegawa）

二、细胞分化与特异性蛋白质基因表达的调节

基因表达是通过转录和转录后过程完成的，而转录水平上的调节通常起主要作用，反映基因表达的调节在转录水平上进行的最明显的直接证据是在果蝇和其它双翅目昆虫的唾腺染色体上膨泡（puff）的形成。这种膨泡是基因的活化区，即正在转录mRNA的区域，多线染色体上的带是否膨胀成膨泡，即那 些带变为膨泡依组织而异，同一种细胞在不同发育时期也有很大变化。如果蝇的3号多线染色体左臂，在幼虫期和前蛹期的膨泡位置是不同的（图15-27），它清楚地表明在细胞分化过程中，染色体上基因的转录是按一定顺序先后进行的。

（一）特异性蛋白质基因表达的发育阶段特征

许多特异性蛋白质基因在发育过程中常表现出时空顺序表达及组织特异性和发育阶段专一性特征。脊椎动物不同发育阶段基因表达的变化研究得较多的是珠蛋白基因（globin gene），所有脊椎动物珠蛋白是由4条肽链形成的四聚体。成体动物珠蛋白肽链有两对，一对是α链，一对是β链，即$\alpha_2\beta_2$，但在胚胎发育中前后共产生5种β样（β-like）肽链，即β、δ、γ^A、γ^G及ε，这些肽链分别由相应的结构基因编码。因此，β样珠蛋白基因实际上是一个基因家族。这些肽链的氨基酸序列基本相同，但有差别，如β与δ间和β与γ^G间分别有90%和80%以上的氨基酸序列是相同的。

随着胚胎发育，珠蛋白四聚体出现的情况有所不同，胚胎型ε珠蛋白基因首先在胚胎卵黄囊血岛中表达，随后，ε珠蛋白基因关闭。主要由胎儿型γ珠蛋白基因在胎儿肝脏中表达，到胎儿出生前后，γ珠蛋白基因表达逐渐下降。同时，成年型β珠蛋白基因表达逐渐升高，至出生约12～18周后，主要是β珠蛋白基因表达，仅有少量γ和δ珠蛋白基因表达。在哺乳动物

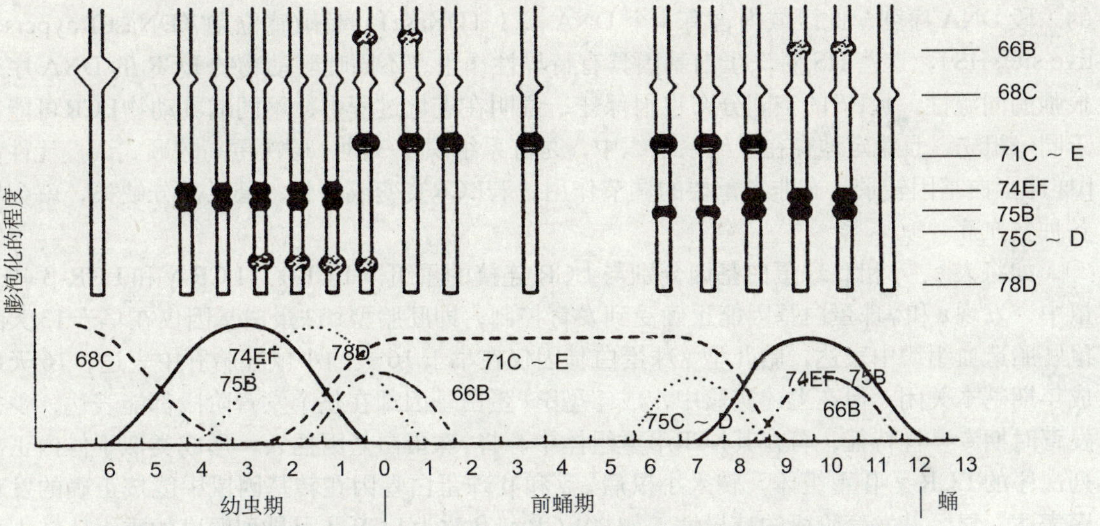

图 15-27 果蝇唾腺多线染色体（第 3 号）左臂上膨泡化（基因活化区）的变化

0 时为蛹化开始时间，数字表示其前后的时间（参考 H. J. Becker）

早期胚胎中四聚体的组成为$\gamma_2\varepsilon_2$，然后随着胚胎发育改变为$\alpha_2\gamma_2$，出生后主要为$\alpha_2\beta_2$，正常成人的血液中还含有少量珠蛋白A_2，A_2由$\alpha_2\delta_2$组成（图 15-28）。

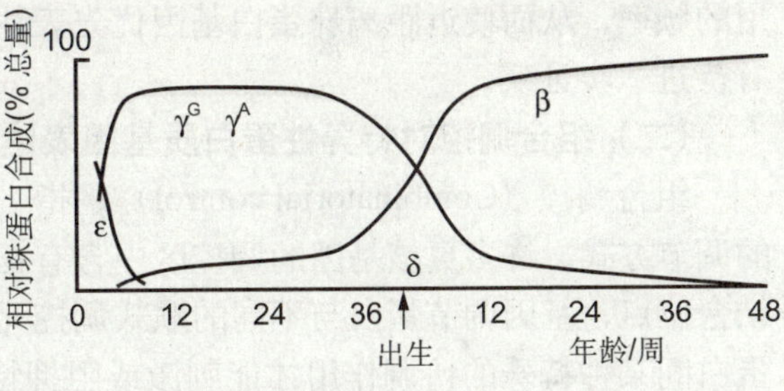

图 15-28 人出生前后红血细胞β样珠蛋白基因表达的变化（参考 W. F. Anderson）

处于决定状态的前体细胞（precursor cell）（即被决定向原成红细胞方向分化的细胞），尚未产生珠蛋白，若用^{32}P-磷酸盐分别参入前体细胞和原成红细胞，用克隆的胚胎型β样珠蛋白基因DNA与之杂交，结果只有在原成红细胞中有杂交反应，而前体细胞中的RNA不与之杂交。说明前体细胞中的胚胎型珠蛋白基因在转录上处于休止状态，直至发育到原成红细胞时其基因才被活化，表明人体β样珠蛋白基因表达具有严格的红系组织特异性和发育阶段专一性特点。基因的时空顺序表达是细胞分化中的一个核心问题，而人类β样珠蛋白基因家族是个很好的研究体系。

人类β样珠蛋白基因家族定位于 11 号染色体短臂上，主要由5 个结构基因组成，如图 15-29 所示，ε、γ^G、γ^A、δ和β基因按 5′ 至 3′ 方向依次排列，全长约60kb，每种珠蛋白结构基因均含有3个外显子和2个内含子。在珠蛋白基因调控区有一段DNA序列，称为座位控制区域（Locus control region, LCR），是位于人ε珠蛋白基因5’上游远侧端6-21kb间

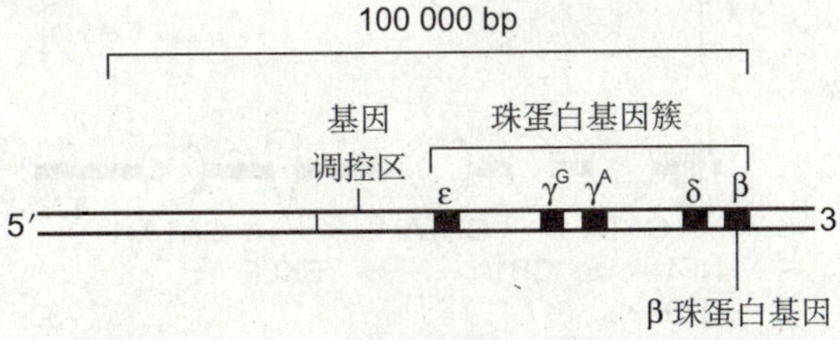

图 15-29 人β样珠蛋白基因家族结构图

（参考 F. Grosveld 等，1987）

的一段DNA序列，此区域内含有4个DNA酶1（DNase1）超敏感位点（DNase1 hypersensitive site, HS），这些HS对珠蛋白基因具有特异性作用。不同哺乳动物的LCR的DNA序列有很强的同源性，且HS的空间分布也很保守，说明在进化过程中，不同哺乳动物LCR可能来源于同一祖先，且稳定地存在于红系组织中，是红系组织专一的，层次更高的顺式调控元件，对β样珠蛋白基因转录具有非常重要的调节作用，若LCR突变或缺失，甚至部分缺失，就会导致各种贫血症。

如将人ε、γ和β珠蛋白基因分别与LCR连接的重组体LCR-ε、LCR-γ和LCR-β转入小鼠中，发现ε和γ珠蛋白基因能正确受到发育控制，即胚胎型ε珠蛋白基因仅在早于13天的小鼠胚胎造血组织中表达，胎儿型γ珠蛋白基因仅在早于16天的小鼠胚胎肝中表达，16天后至成年期基本关闭。但在上述实验中，成年型β珠蛋白基因却在整个发育阶段都能表达，丧失了发育时期专一性特征，若在其LCR-β重组体中，将γ珠蛋白基因插入，形成类似于体内正常排列次序的LCR-γ-β重组体，转入小鼠后，γ和β珠蛋白基因在转基因鼠中能按正确的发育程序表达，显示其发育阶段的特异性。如将LCR-γ-β改为LCR-β-γ排列顺序的重组体转入小鼠后，发现β珠蛋白基因在小鼠胚胎早期卵黄囊细胞中就开始表达，结果又丧失其发育阶段性特征。说明不同珠蛋白基因在染色体上排列的位置对保持发育阶段的顺序性表达至关重要。同时提示，不同珠蛋白基因的位置与LCR相对距离的差异，可能影响不同珠蛋白基因LCR相互作用的频率，从而使近距离珠蛋白基因优先表达，远距离的则在较后阶段被激活，但这种推测尚有待进一步证实。

（二）组合调控对特异性蛋白质基因表达的调节

组合调控（Combinatorial control）是指一组基因调节蛋白共同协调地决定对某一基因表达的调节方式。许多真核基因的调控区中含有正调及负调的基因调节蛋白的结合位点，通过这些结合位点，基因调节蛋白与不同的顺式调控元件发生相互作用，但这种作用必需通过基因调节蛋白间某种特殊的协调作用才能刺激或阻抑特异性蛋白基因的表达。上述β珠蛋白基因的表达即受到这种组合调控的调节，图15-30显示红细胞发育过程中一些基因调节蛋白对β珠蛋白基

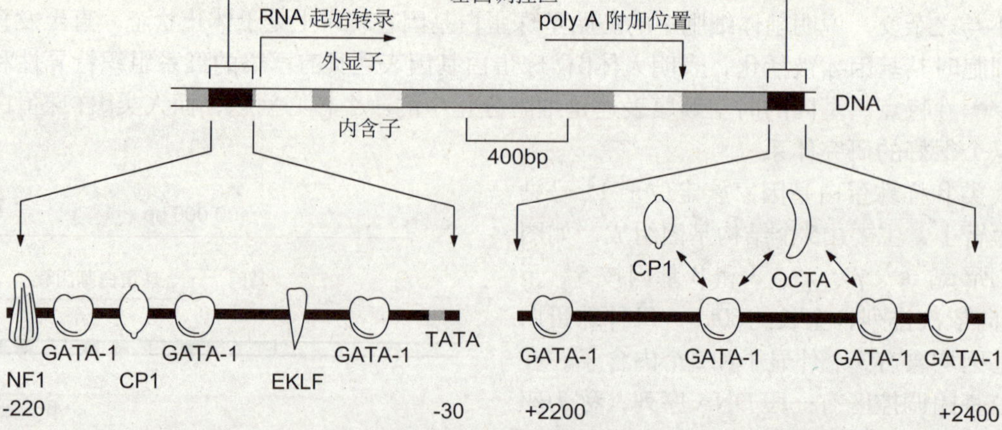

图15-30 人β珠蛋白基因表达的调控模式
（参考B. Emerson,1993）

因表达的调控模式。其中有些调节蛋白如CP1在多种细胞类型中都存在，而有些如GATA-1则是红系组织特异性的，它存在于红细胞的前体细胞中。图中双向箭头表示一些结合位点是GATA-1与其它基因调节蛋白所共有，当GATA-1在这些位点结合后，便排斥其它蛋白的结合。GATA-1在β珠蛋白基因表达的红系细胞特异性方面具有非常重要的作用，因而，在引发细胞分化的各种调节蛋白组合中，往往只有一两种调节蛋白起决定性作用。

在组合调控中某种调节蛋白之所以具有决定性作用，就在于这种蛋白质可将不同的调节蛋白完成某种特殊的组合，而这种组合是某种基因的细胞类型特异性表达所必需的。如此，这种起决定性作用的某种基因调节蛋白就有可能启动整个细胞分化过程。这方面最突出的例子是将在肌细胞分化中具有关键性作用的 MyoD 基因引入取自鸡胚皮肤的体外培养的成纤维细胞中后，成纤维细胞开始出现成肌细胞的特征，并能融合成多核的肌肉样细胞，能大量表达肌动蛋白和肌球蛋白，并组成收缩装置，在质膜上产生受体蛋白及离子通道蛋白，从而能接受来自神经的刺激。但如将MyoD基因引入非成纤维细胞，这种细胞并不能转变为肌肉样细胞，说明在成纤维细胞中已积累了其它必需的基因调节蛋白，一旦加入MyoD蛋白后，便能完成特异的基因调节蛋白的组合，从而启动肌细胞的分化，因此，MyoD在此种组合调控中便成为一种起决定性作用的基因调节蛋白。通过对肌细胞分化的研究，已发现编码肌细胞特异性蛋白的基因调控区中具有包括MyoD在内的基因调节蛋白的结合位点，通过这些调节蛋白的组合调控激活这些特异性蛋白基因的转录。

这种调控原则在研究果蝇、小鼠和人眼发育中得到延伸，即组合调控不仅在将一种细胞类型转换成另一种类型中起作用，而且在某一器官的发育中也起调节作用。在眼的发育中，一种关键性基因调节蛋白（果蝇称为EY，脊椎动物称为pax-6）能决定眼的发育。若将EY基因人为地引入将要发育成腿的果蝇细胞中，最后，在腿部那些表达EY蛋白的细胞便发育成果蝇眼（图 15-31）。虽然 EY 蛋白在眼发育过程中，如何协调诱导各种不同类型的细胞分化仍不甚清

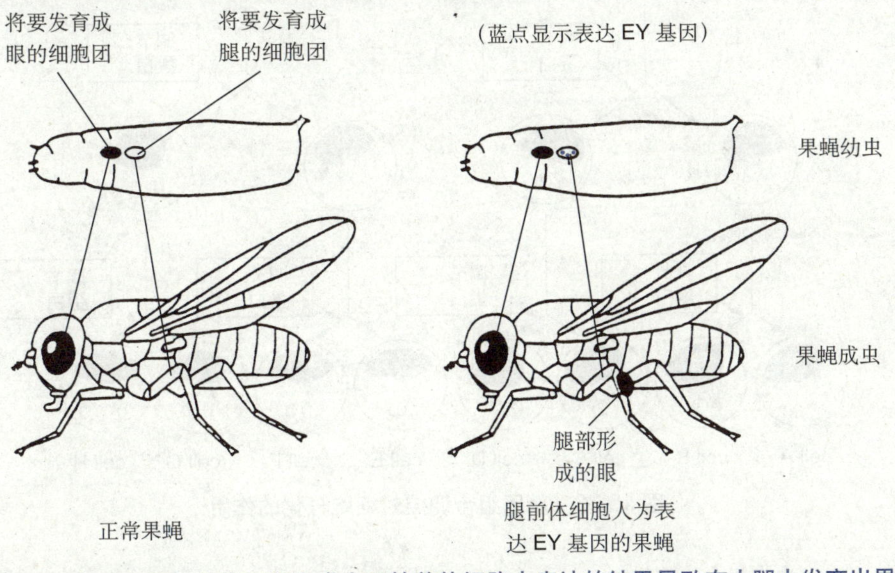

图 15-31 果蝇 EY 基因在将要发育成大腿的前体细胞中表达的结果导致在大腿上发育出果蝇眼
（参考 B. Alberts 等，2002）

楚，但EY与一些基因调控区的结合位点相结合后，便能通过组合调控直接调节这些基因的表达。这些基因的表达产物本身又成为其它基因的调节蛋白，这种由EY一种调节蛋白的作用所产生的更多调节蛋白的级联反应，其结果就能形成由多种不同类型细胞构成的具有三维结构的眼器官。

依靠一两种关键性基因调节蛋白，通过特定的调节蛋白组合引发产生其它调节蛋白的级联反应，不断地启动细胞分化。这种原则的反复运用，一点一点地通过形态建成，完成复杂有机体的发育，如此，一个复杂的有机体，虽有多种不同类型的细胞，实际上仅需相对较少的基因调节蛋白便可启动为数众多的不同细胞类型的分化。其机制就是通过基因调节蛋白的组合调控，而在启动细胞分化的各种调节蛋白的组合中，往往只有一两种调节蛋白起决定性作用，如此，单一基因调节蛋白就有可能启动整个细胞分化过程。图15-32示意3种基因调节蛋白通过不同的调节蛋白组合可引发出8种不同类型的分化细胞。对基因调节蛋白组合调控机理的研究必将使细胞分化机制得到逐步阐明，这在理论和实践上都具有重大意义。

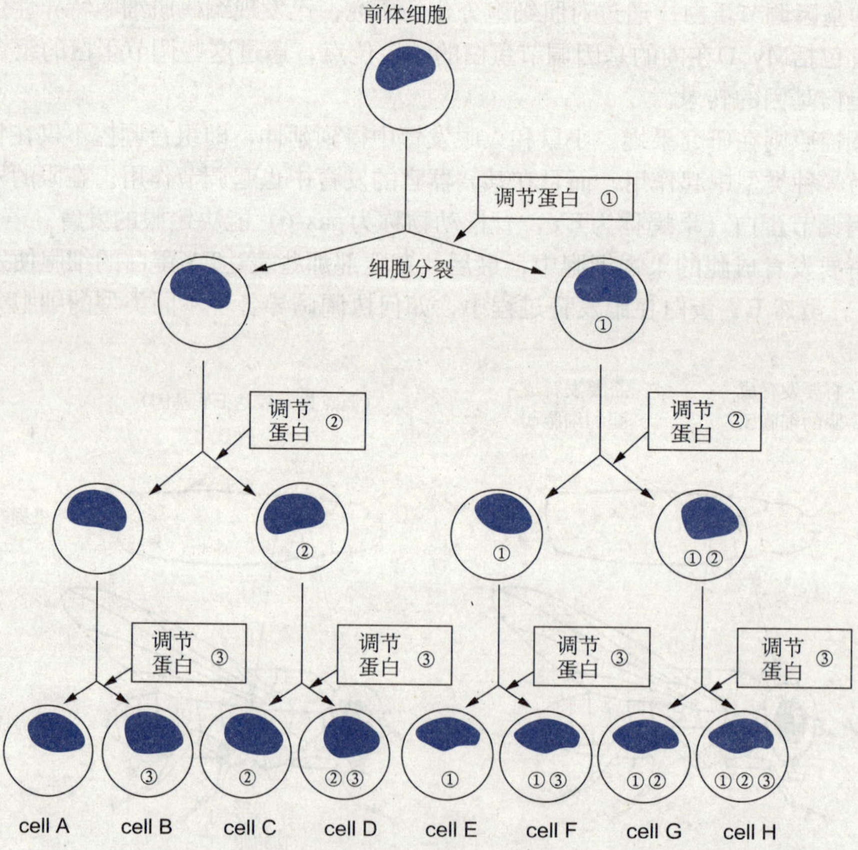

图15-32 基因组合调控对细胞分化的作用

（王端顺）

参考资料

1. 谭曾鲁、周柔丽主编. 医学细胞生物学. 北京: 北京医科大学, 中国协和医科大学联合出版社, 1992

2. 汪堃仁、薛绍白、柳惠图主编. 细胞生物学. 第二版. 北京: 北京师范大学出版社. 1998

3. 刘凌云、薛绍白、柳惠图主编. 细胞生物学. 北京: 高等教育出版社. 2002

4. 丁汉波、全允栩、黄浙主编. 发育生物学. 北京: 高等教育出版社. 1987

5. 梁旭方. 肌肉抑制素基因及在食用肉类生产中的应用前景. 生物化学与生物物理进展. 1999. vol. 26 (1). 7-8

6. Lodish H. Baltimore D. Berk A. Zipursky SD. Matsudaira P. Darnell J. Molecular Cell Biology (Fouth Edition). New York: Scientific American Books. 2000

7. Lodish H. Baltimore D. Berk A. Zipursky SD. Matsudaira P. Darnell J. Molecular Cell Biology (Fifth Edition). New York: Scientific American Books. 2004

8. Alberts B. Bray D. Lewis J. Raff M. Roberts K. Watson JD. Biology of the Cell (Fouth Edition). New York & London: Garland Publishing. Inc. 2002

9. Eric N. Olson. The path to the heart and the road not taken. Science. 2001. vol. 291. No. 5512: 2327～2328

10. 庄立岩、郭应禄、张志文. Wnt基因与生物发育和肿瘤发生. 生物化学与生物物理进展. 1999. vol. 26 (2).117-121

第十六章 细胞衰老

生物有机体的衰老（senescence）和死亡是基本生命现象之一，通常人们将衰老分为生理性衰老和病理性衰老两类。生理性衰老是指生物体自成熟期开始，机体的形态结构与生理功能随增龄而发生不可逆的退行性变化，表现出具有遗传性、普遍性、累积性、持续渐进性和危害生命的过程。病理性衰老是指由于疾病或异常因素，所导致衰老的加速，也称异常衰老。随着细胞生物学、分子遗传学的发展，对人类衰老过程的本质及延缓衰老的研究逐渐深入，已从整体水平、种群水平、个体水平及细胞水平发展到了基因水平时代。近年对衰老机制的研究已作为生物学、老年医学研究的前沿课题，当前研究调控衰老进程的“长寿基因”（longevity genes）与“衰老基因”（geronto genes）的分离和新的衰老相关基因的克隆，对这些基因功能、调控和影响因素的研究是当前国际上探索的热点，同时也是分子细胞生物学领域的研究热点之一。

人类的衰老原因复杂，衰老的表现多种多样。个体随着增龄出现衰老，一般形态与功能的特征易于察觉，如老年人皮肤出现老年斑、皱褶、毛发稀少、记忆减退、视力与听力降低、免疫力减弱以及易于发生各种老年疾病等。衰老不仅与个体的增龄有关，而且还受到各种与衰老有关因素的影响，例如，遗传、社会、环境、心理和精神因素，并且存在着生理与病理过程。近年来人们对衰老原因的揭密大致归结以下十大方面：

1. 慢性炎症：随着增龄人体发炎的器官随之增多。如骨关节炎等。

2. 基因突变：许多自然的和人为的因素引发基因损伤。随年龄的增长，细胞的修复机制越来越不健全，最终引起基因永久性基因突变。

3. 细胞能量枯竭：细胞的“电站”—— 线粒体提供一定的化学能量来保证细胞的活力。衰老的线粒体“充电”过程减弱，导致肌肉组织衰退、慢性疲劳、神经性疾病等也会随之发展。

4. 激素失衡：机体里亿万个细胞要靠激素的调节，才能准确地协调同步工作。然而随着衰老，这种平衡变得不规则，引发各种疾病的发生，如抑郁症、骨质疏松、冠状动脉硬化等。

5. 钙化作用：机体的衰老，引起钙离子进出细胞的通道遭到破坏，导致脑细胞、心瓣膜、血管壁等积聚过多的钙。

6. 脂肪酸不平衡：为了提供能量机体需要氧化脂肪酸来供给。随着增龄，脂肪酸氧化所依赖的酶开始不足，结果导致心律不齐、关节退化容易疲劳、皮肤发干等。

7. 非消化酶不平衡：细胞内经常进行多种同步的酶促反应，机体的衰老使这些反应渐渐失去平衡，首先发生在脑部和肝脏，同时也是造成神经性疾病或中毒性组织损伤的原因之一。

8. 消化酶不足：胰腺渐渐枯萎，无法产生足够的酶，结果引起消化系统慢性机能不全。

9. 血液循环衰竭：衰老机体的毛细血管渗透性屡次遭到了不可修复的破坏，包括大脑、眼睛和皮肤。因此将引发大、小中风，视力减退等。

10. 氧化应激反应：自由基原本对任何年龄的机体带来不少的麻烦，但给已过中年的人带来的麻烦更加增多。其将不仅影响机体组织生理功能，而且还将引发出各种疾病的发生。

目前尚没有适当的定量参数作为衡量衰老的指标，很难为衰老下一个确切的定义。如在患早老症（progeria）和 Werener 综合征患者，常染色体异常属隐性遗传，患有早老症者9～10 岁就已表现出 70 多岁老人的一系列特征，全身动脉硬化、色素沉积、毛发灰白、表情及行为都像老年人，表现出明显的衰老特征。Werener 综合征患者临床表现为矮小、易患白内障、糖尿病、动脉硬化、骨质疏松，容易发生肿瘤。（图 16-1）

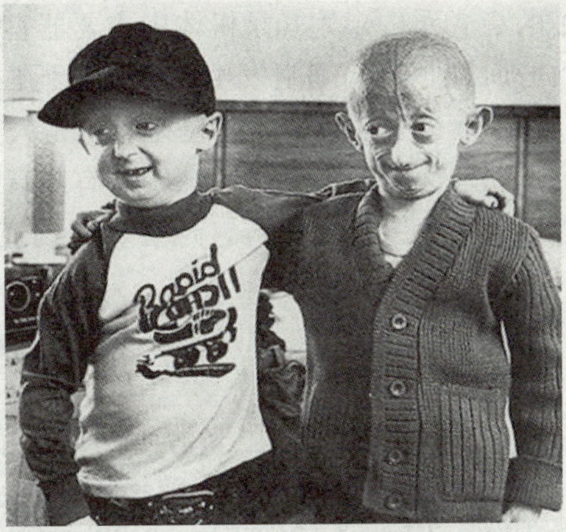

图 16-1　9 岁正常人与 8 岁患有早老症者照片
（参考绍兴文理学院生物科学系参考 http://www. nejm. org on）

有机体任何细胞都要经历其自身的生长、分化、成熟、衰老直至死亡等不同阶段，这是生命发展的普遍规律，无一例外。对单细胞生物来讲，细胞的衰老死亡和机体的衰老死亡概念是统一的。而对多细胞生物而言两者的概念不同，机体的衰老并不等于所有细胞的衰老，如生精细胞在 70 岁老人还可活跃地发生；在漫长的生命历程中，机体内每分钟都有数千万个细胞发生衰老死亡，无论年幼或年长者都是如此，相当多的细胞类型，如血液中的白细胞、红细胞及各种上皮细胞等经历着无数次的新老细胞更替。从某种意义上讲，细胞是生物体基本组成单位，细胞总体的衰老是机体衰老的结果。细胞衰老（cell aging）是细胞对环境变化的适应能力和维持细胞内环境稳定的能力降低，并以形态结构、化学成分与生物化学及生理功能改变为基础的变化。（图 16-2）不仅体内细胞存在衰老的现象，体外培养的细胞也有一定的寿命。

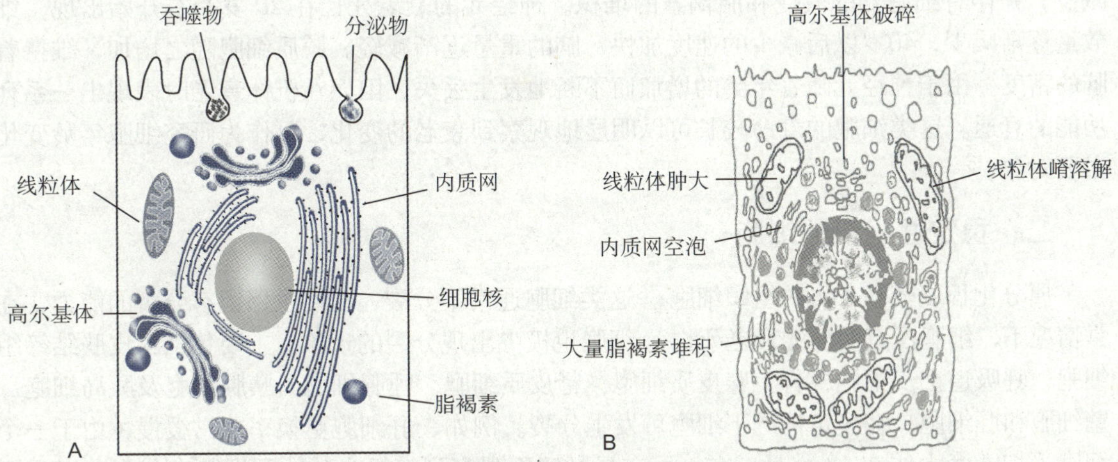

图 16-2　正常细胞与衰老细胞超微结构对比模式图
A. 正常细胞；B. 衰老细胞

细胞的衰老死亡，尤其是机体中主要器官的细胞衰老死亡是导致机体衰老死亡的直接因素。例如，心肌细胞、脑细胞发生大批衰老死亡对机体是致命性的。

细胞衰老是生物衰老的基础，也是人类老年病发病的共同基础。随着老年学（gerontology）研究不断地深入，人们试图探明所有与衰老有关的基因，相关基因的表达调控，老年病的发病机理以及老年人的保健等，这些领域的进展将使人类普遍长寿不再是梦想。

第一节　细胞的寿命

同一体内的所有细胞来源于同一受精卵，这应该说所有细胞的实际年龄（chronological age）是相同的，但它们的生理年龄（physiological age）却不相同。不同器官组织的细胞以不同的速率、不同时间和不同方式发生衰老。机体内各类细胞本身的寿命不同，其寿命又与细胞分化程度、增殖能力以及生存时间与机体衰老密切相关。能够保持继续分裂能力的细胞不易衰老；但分化程度高，又不分裂的细胞寿命却是有限的，最终会发生衰老死亡。根据上述特点对机体组织细胞进行动态分类。

一、恒久性组织的细胞

属高度分化一类的细胞。一般认为，这类细胞在出生后便失去分裂和增殖能力，其细胞的寿命接近机体的寿命。这类组织细胞随机体衰老的进程，出现两个十分显著的特点：其一细胞数量减少；其二细胞内部结构发生变化，表现出组织重量的减轻和功能的减退。主要包括：心肌、骨骼肌、骨细胞、肾上腺髓质细胞、肾髓质细胞、脂肪细胞、胃酶原细胞、神经元（近年的研究发现，在中枢神经系统中，有部分细胞出生后仍留有自我更新及分化产生成熟脑细胞的能力，这些细胞称为神经干细胞。）等。这些细胞一般在机体出生后便失去了分裂能力成为有丝分裂休止细胞（G_0期细胞），细胞数量不再增加，随着机体的生长，细胞体积逐渐增大；尔后随着机体的衰老，体积逐渐变小，直至细胞死亡。例如，拥有140亿个的脑神经细胞，出生后神经细胞不再分裂，基本上神经元的寿命与机体寿命大致相同。其细胞的数目随增龄而逐渐减少，并伴有细胞器的改变和脂褐素的堆积。神经元的衰老死亡在20岁左右开始出现，细胞数量逐渐减少，40岁以后减少的速度加快，脑的重量逐渐减轻。胶质细胞随之增加，维持着大脑的密度。由于神经元随着年龄的增加而不断地发生丢失，因而在机体衰老时表现出一系列脑功能的衰退。这类细胞的寿命较长可以明显地观察到衰老的变化，可作为研究细胞年龄变化的主要对象。

二、稳定性组织的细胞

属分化程度较高一类的组织细胞，这类细胞通常不分裂，但终生保留有分裂的能力，在正常情况下，细胞没有明显的衰老死亡，细胞也极少出现分裂的现象。主要包括：皮肤结缔组织细胞、呼吸道上皮细胞、肾上腺皮质细胞、肾皮质细胞、唾腺细胞、胰腺细胞及胰岛细胞、胃壁细胞和肝细胞。在一定情况下细胞可发生分裂。例如，肝细胞更换率非常缓慢，由于一个肝细胞平均寿命大约在18个月左右，可在显微镜下观察到有极少数的肝细胞在分裂。当受到损伤的肝细胞数量较多时，便引起肝细胞加速分裂；倘若2/3肝组织被切除后，保留下来的1/3肝组织细胞通过旺盛的分裂，14天内便可补充所失去的细胞。这一类细胞最后也会发生细胞衰老和死亡。

三、更新性组织的细胞

这类细胞也可称为功能细胞，是指不能继续分裂、高度特化的细胞，在执行特定功能后，由于细胞或前体细胞增殖、分化成熟所取代，直至个体生命的结束，细胞才停止了更新。主要包括：皮肤的表皮、毛囊细胞、角膜上皮、口腔黏膜、胃肠道上皮、精原细胞、红细胞和白细胞等。不同类型的组织其更新速度各不相同。例如，小肠上皮约需要2～5天更新一次，表皮细胞约需要1～2月；同时上皮细胞更新速度还将受到季节、温度、营养以及激素水平等因素的影响。这类细胞寿命短，不具有普遍意义的衰老现象。

四、可耗尽的组织细胞

这类细胞在个体一生的某一阶段逐渐消耗减少，而不能得到补充，最后消耗殆尽。例如，卵巢由成熟期平均重量为9～10g，随着增龄逐渐减重，约在60～70岁后仅为4g，最后萎缩成为一小片结缔组织，卵实质细胞消失。

机体内各类细胞的寿命虽不相同，但互相分工协作组成统一的整体。一般情况下，有些细胞出现大量死亡时不至于使机体寿命终止，但与机体休戚相关的细胞，如神经细胞、心肌细胞死亡数量较多时，将对生命构成一定的威胁。

综上所述，机体细胞根据各类细胞其分化程度和增殖潜能，大体上归纳为两大类：

（一）干细胞（stem cells）：处于相对未分化的状态，在个体一生中一直保持分裂能力，通过不对称的分裂，不断补充耗损的细胞。如表皮生发层细胞、造血干细胞、肠隐窝干细胞等，因而这类细胞衰老缓慢。有人称干细胞为机体“不会死亡”的细胞群。干细胞通常分裂较慢，细胞周期长，有较长的G_1期，可进行充分的DNA损伤修复，干细胞DNA一旦修复失败，可演变为肿瘤细胞，由于肿瘤细胞进行无休止的持续分裂增殖，也属不死的细胞群。干细胞和肿瘤细胞的“不死特性”为长寿与肿瘤的研究提供了很好的模式。

（二）功能细胞：不具有分裂能力，细胞在执行高度分工的专业功能活动后被清除，如成熟的红细胞等。

五、细胞在体外培养条件下的寿命

离体（in vitro）细胞同在体（in vivo）细胞一样也有一定的寿命。1961年Hayflick等人发表了细胞寿命的实验报告，结果证明，体外培养的正常成纤维细胞的生命是有限的。当成纤维细胞从人体皮肤内取出进行体外培养时，大多数培养细胞只能维持一定的时间生长，之后生长停滞并逐渐衰老死亡；即使为之提供所需的最适培养条件，但细胞仍无法逃离死亡的命运。培养过程中出现的这种细胞增殖极限称为“Hayflick极限”。

成纤维细胞的有限生长能力，目前已作为模型广泛地被用在细胞和分子水平上的研究。成纤维细胞在体外传代培养条件下，将细胞数以1∶2的比率（即一瓶细胞分为两瓶细胞）连续进行传代（群体倍增），细胞在最初期的分裂增殖能力活跃之后，逐渐地出现分裂能力减弱，退化和死亡的过程（表16-1）。

表 16-1 不同年龄的人成纤维细胞可分裂代数的比较

供者年龄	群体分裂代数	平均群体分裂代数
人胚胎	40 ~ 60	48
出生后至 15 岁	20 ~ 40	
15 岁以上	14 ~ 30	26
早老症（progeria）患者	2 ~ 10	

此外，物种寿命与体外培养的成纤维细胞寿命之间密切相关，不同种属的生物有着不同的寿命界限，其寿命的长短与物种长期进化所形成的各自遗传特性有密切关系，即由遗传基因控制。至今为止，还不能通过改变外界环境与营养因素使不同种类生物体的平均寿命有任何显著的升高。值得注意的是，体外培养细胞寿命的长短不仅取决于供体的种属以及在同一种属内所培养组织的个体年龄（表 16-2），还取决于细胞内部的生长环境。但与细胞培养的天数无关。

关于体外培养的二倍体细胞衰老表现的控制机理，Hayfliek 等人用细胞松弛素 B 作用于细胞后，经离心去除细胞核，所得到的细胞质(cytoplast)，再与完整的细胞（年轻和衰老的细胞）进行融合，观察融合后杂种细胞衰老的表现。当年轻细胞的细胞质与衰老的细胞融合后，其杂交细胞不能分裂；而衰老细胞的细胞质与年轻的细胞融合后，则杂种细胞的分裂能力与年轻细胞几乎相同；Wilmut 利用了 6 岁母羊乳腺细胞核，通过移核技术培养出的克隆羊"Dolly"与同龄羊进行比较，Dolly 不但提前出现衰老现象，而且还过早地结束了生命。这些结果说明，细胞核决定细胞衰老的表现。至此，Hayflick极限所提出的细胞增殖能力和寿命是有限的这一观点，已被人们所公认并已应用在其他类型细胞上。概括来说，物种寿命与培养细胞的寿命之间存在着正相关的关系，即物种寿命愈长，其培养细胞的传代次数愈多；反之，其培养细胞的传代次数愈少。

表 16-2 不同种属成纤维细胞分裂代数及平均最长寿命

种类	培养细胞分裂代数	平均最长寿命（年）
海龟（Galapagos tortoise）	90 ~ 125	175（？）
人	40 ~ 60	110 ~ 120
水豹	30 ~ 34	10
鸡	15 ~ 35	30（？）
小鼠（mouse）	14 ~ 28	3.5

（参考童坦君、张宗玉主编医学老年学衰老与长寿第三章组织与细胞衰老）

在体外培养的细胞中发现，细胞的衰老与细胞增殖参数的改变有关。例如，在培养的人成纤维细胞中加入 ^{3}H-TdR，24 小时后 DNA 标记指数从第 25 代（生长期）的 83% 下降到第 50 代（衰老期）的37%。从上述两代培养细胞中选出分裂期的细胞进行传代，发现生长期的细胞与衰老期细胞的分裂期时间相似，而衰老期细胞G_1期时间延长；这一结果提示，细胞周期停滞是细胞衰老的一个关键特征。衰老细胞主要含有 G_1 期的 DNA 含量，衰老细胞增殖速度下降，细胞集落形成率随之下降，当体外传代培养细胞达到最大寿命时，细胞便停止了分裂，细胞停滞在G_1期，不能顺利进入S期。患早老症患者的成纤维细胞在体外仅能分裂2代，其DNA合成较少；从Werener综合征患者的皮肤中所得到的成纤维细胞在体外培养的寿命与同龄对照细胞的寿命相比显著的缩短；此外，糖尿病患者体外培养细胞的分裂代数也存在减少的现象。由此可见，体外培养细胞增殖传代的能力可反映出细胞在体内的衰老状况。因此，对培养细胞的衰老研究无疑对了解生物体衰老的本质是十分重要的。

六、细胞衰老与生物体衰老的关系

衰老理论（aging theories）一方面可以解释机体内部细胞丢失的普遍性，另一方面也解释了保留在机体内部一些细胞的内环境稳定性的降低，从而导致细胞结构不正常，细胞生理功能的衰退、数目减少之间的关系。细胞的衰老最终必将导致细胞死亡。值得注意的是，动物在发育过程中出现的细胞衰老死亡与机体衰老是不同的过程；例如，蝌蚪的尾巴、鸡胚的肢芽等都有局部细胞的衰老死亡；在性发育成熟前所发生的细胞衰老和死亡决不代表发育过程有机体的衰老，恰恰正是由于这些细胞的死亡从而唤醒了活跃的、生气勃勃、具备生殖力的有机体。据统计，一个成年人每天从消化道死亡脱落的上皮细胞就达200克之多，小鼠胃的上皮细胞每三天更新一次，小肠上皮5～6天更新一次。一般说来，在器官完全发育成熟并具有功能之后所发生的细胞衰老、死亡意味着机体衰老的开始。

第二节　衰老在整体、组织器官和细胞水平的变化

一、整体和组织器官水平的变化

机体的生长、发育、成熟、繁殖、衰老、死亡是生命活动不可抗拒的自然规律。机体的衰老是各个细胞和器官的功能出现不可逆转的、全面的、逐渐地丧失；表明成熟机体的形态和生理功能随着年龄增加而发生进行性的老化既可为整体衰老。表现为不借助显微镜易于察觉，如老年期出现须发变白、牙齿松动脱落、肌肉萎缩、手背皮松捏起的皱褶短时不落、曝晒机会多的皮肤出现黑褐色斑痣、血管硬化、角膜出现“老人环”、感觉迟钝、代谢功能下降等。此外，进入老年期后老年人除身高与体重都有所下降外，还出现肌力下降、肢弯背驼和听力及记忆力衰退等等，逐渐达到“老态龙钟”的地步。

组织器官水平上的衰老带来功能与行为的变化。目前认为“胶原交联学说”（也称为老化架桥学说）得到大多数人的认可。该学说认为结缔组织架桥的形成是机体老化的重要原因之一，集中主要表现在以下两个方面：

其一，结缔组织对机体具有构成骨、软骨、皮肤、肌腱、血管壁等组织，同时还组成心、肝、肌肉等全身所有器官的支架或包膜的作用。其主要包括胶原，弹性蛋白，糖蛋白及蛋白聚糖等，其中胶原是决定结缔组织理化性质的最重要因素。结缔组织发生变化与年龄的增加有着直接的关系。一般来说，机体成熟时结缔组织变硬且结实，一旦老化便失去弹性和柔软性。胶原分子间的架桥联结的形成是其主要因素。胶原分子间形成的架桥数目随增龄而逐渐增多，结果导致纤维结构变硬，逐渐失去弹性及柔软性。结缔组织所发生的变化不仅与高血压，关节硬化及皮肤皱纹等的形成密切相关，还将妨碍细胞与血管间的物质交换，削弱细胞的正常功能引

发机体进一步的衰老。

其二，结缔组织中含量最高的氨基聚糖及蛋白聚糖将随衰老的进程含量显著降低；其中氨基聚糖在胚胎早期由透明质酸和硫酸软骨素组成，但随胚胎发育的过程，胶原纤维逐渐形成，随之由硫酸皮肤素所取代。当机体进入衰老的阶段，胶原纤维周围的氨基聚糖含量显著降低，而硫酸皮肤素所占的比重却显著增多。蛋白聚糖也将伴随衰老出现质与量的改变：表现为蛋白聚糖的总量逐渐减少、硫酸角质素逐渐地取代了硫酸软骨素、糖链所占比重下降、而肽链所占比重却相对增加，导致组织的保水能力及弹性减弱。因此，氨基聚糖及蛋白聚糖与机体器官的老化有着重要关系。

人类组织的整体衰老变化还包括发生萎缩。老年性萎缩的特点萎始自一些出生后即停止分裂的细胞所组成的器官和系统，即心脏、脑以后是肌肉等。尤其心脏和脑的衰老变化起初比较隐匿，当出现了明显的功能变化（即有症状出现）时，全身各器官和系统也都有了明显的变化，已经形成一个整体的衰老状态。

二、细胞水平的衰老变化

细胞水平的衰老目前得到了两种理论的支持， 对衰老进行了解释。“误差理论”认为：细胞成分如DNA、RNA、蛋白质和脂类由于各种环境因素引起的损伤与修复缺陷的积累导致细胞衰老死亡；“程序理论”认为：衰老是主动的遗传程序化过程。这两种理论并不相互排斥，因为细胞中存在的异常蛋白质也能影响基因的表达，衰老的细胞可直接或间接地影响所属组织器官的衰老。下面从几个方面归纳其主要变化及其部分机制。

（一）原生质和水分的改变

细胞内生活物质伴随着细胞衰老而逐渐减少，细胞脱水导致原生质浓缩或粘稠度增加，不溶性蛋白质增加，细胞形状发生改变，体积变小，细胞失去正常形态；此外，也有的衰老细胞（如衰老的心肌、肝细胞）由于出现溶酶体破裂，细胞内分子发生自我降解，离子积累，渗透压增高导致细胞体积出现膨胀的现象。

（二）膜体系及细胞表面化学成分与功能的改变

生物膜是细胞的基本结构，在生命过程中起着非常重要的作用，构成生物膜的脂类和蛋白质由于不停地运动使生物膜保持了一定的流动性。一旦膜脂成分、膜蛋白构象及膜流动性发生变化时必将影响膜功能并引起细胞功能的降低。因此生物膜的变化可累及许多疾病的发生和机体的衰老。在细胞衰老与时俱进的过程中，生物膜结构发生了一系列的改变，其中作为膜基本成分的脂类、蛋白质以及与膜结构相联系的细胞骨架发生变化尤为显著；一方面主要表现在磷脂含量降低，使膜中的胆固醇与磷脂的比值随衰老的进程呈上升的趋势，但是磷脂中不饱和脂肪酸含量及磷脂酰胆碱与鞘磷脂的比值却随之降低。这些变化使得膜由液晶态（liquid crystal）变为凝胶态或固相，膜脂层逐渐变得粘滞，膜流动性降低；同时镶嵌在脂双分子层的蛋白质的运动受到限制，在某些机械刺激或压迫下，膜出现裂痕、通透性降低、渗漏引起外钙大量进入到细胞质基质内，钙离子与钙调蛋白结合产生一系列生化反应，引起磷脂降解，细胞膜崩解，干扰膜蛋白的正常结构和功能，造成与生理活动有关的膜扩散功能的迟缓。在成熟的红细胞中，由于膜成分仅具有质膜，而无其它的细胞器，同时红细胞一旦成熟，膜蛋白不会再有嵌入新合成的蛋白质，因此，哺乳动物的红细胞是研究衰老过程中膜蛋白变化的一种良好模型。从

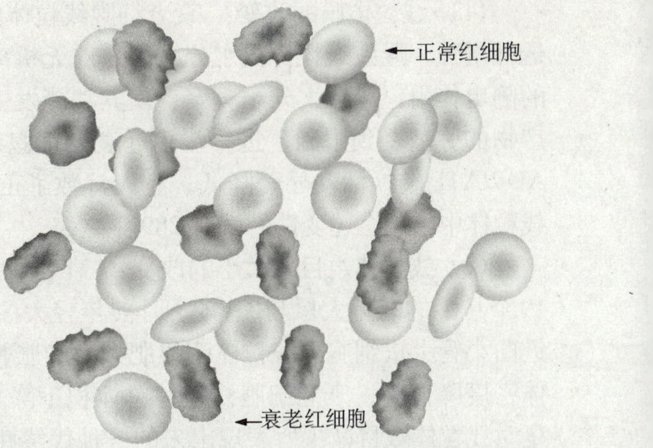

图 16-3 正常红细胞结构与衰老红细胞外形的比较

密度梯度离心法对不同年龄的红细胞进行分离所得到的结果，证实衰老红细胞不但血红蛋白的浓度显著的大于年轻红细胞的血红蛋白浓度，而且红细胞的体积随年龄增大和衰老的持续渐进出现了进行性减小（图 16-3）。

另一方面，随着衰老细胞膜上受体与配体结合形成复合物的效能逐渐降低，也是进一步造成膜流动性范围减少和减慢的原因之一。同时，衰老细胞膜易发生脂质过氧化反应，造成膜流动性进一步减慢，引起细胞的兴奋性降低，离子转运的效率下降以及对内源性和外源性刺激的反应性也随之下降。膜衰老达到某种严重程度以前能保存适当的膜流动性。如何能阻断衰老进程、防止或恢复与机能状态密切相关的膜硬化等都有待于进一步深入研究。

在扫描电镜下观察体外培养衰退期的成纤维细胞表面，大量的微绒毛从细胞表面伸出，数量增加；同样在衰老期的肾小球足细胞表面也出现了类似的现象；提示衰老细胞出现的微细突起指数(microprojection index)与衰老不断演变的进程呈正相关关系。对微绒毛表面积的增加，有研究者认为，细胞与细胞之间存在着相互识别、相互作用借以进行信息传递、细胞粘附和移动等功能；由于细胞在衰老时细胞间的联系能力减弱，为了补偿这种衰退，细胞表面微绒毛的数量增加起到细胞衰老的代偿作用。

此外，由于膜蛋白具有分布不对称性，用冰冻裂解技术在电镜下可见在年轻细胞的生物膜上蛋白颗粒数目不同（PF为胞质面，EF为胞外面）。正常细胞EF蛋白颗粒少，PF蛋白颗粒多。而在衰老细胞中却出现细胞膜内（PF）颗粒明显减少，而膜外（EF）颗粒相对地增加，但总颗粒数目的变化不明显。这种变化表明衰老细胞膜蛋白在膜平面上进行侧向扩散运动的能力降低。

（三）细胞骨架体系的改变

细胞骨架参与细胞的生命活动，随着细胞衰老的进程，尤其与增殖和分化调节密切相关的微丝体系的结构、成分发生变化，G-肌动蛋白含量呈下降趋势，微丝数量减少，这不仅引起微丝分布与膜蛋白的分布位置密切对应的关系减弱，还可引发由微丝对膜蛋白的运动作用失衡后，对受体介导的与微丝相关的信号转导系统发生改变，造成从质膜向细胞核的跨膜信息减弱，影响细胞表面生物大分子的表达和核内的转录，（参见本书第二十章细胞的信号转导）造成细胞活力的减弱；例如，在T细胞中已检测到与衰老有关的早期激活分子表达的缺失以及c-myc 基因转录的缺失。T 细胞的早期变化影响了 T 细胞的进一步分化及其免疫系统的衰老。

（四）细胞器的改变

1. 线粒体的老化：线粒体的老化是细胞衰老的重要原因之一， 这一点无论在昆虫、动物及人类的线粒体随增龄而出现的结构与功能异常上都极为显著。线粒体功能的改变可能在衰老过程中起主要作用， 线粒体DNA、电子传递体系及ATP酶随增龄而活性降低，线粒体能量代谢发生障碍伴有形态结构出现一系列变化。

（1）线粒体膜的改变：衰老细胞线粒体内膜在分子组成上发生的改变尤为显著；表现出通透性增强，导致线粒体内水分丢失，对无机离子（主要是钾离子）渗透能力降低，改变了分子的静电作用，导致大分子凝聚，使其功能发生空间障碍。水分丢失导致衰老细胞线粒体内代谢产物的弥散受到限制，进一步引起衰老细胞线粒体内膜（腺嘌呤核苷酸载体）形态发生变化，ADP/ATP 转换活动显著降低。有人计数了正常人 70 ~ 98 岁老年人大脑皮质神经细胞 1200 个线粒体中出现上述变性的就有 289 个之多。

（2）线粒体数目及大小的改变：衰老细胞内线粒体平均体积及总体积改变。例如，对18~19个月龄的老年大鼠与3 ~ 4个月龄年轻大鼠肾的线粒体在电镜下进行观察，发现老年大鼠的近曲小管上皮细胞内线粒体明显肥大、肿胀并出现巨大的线粒体，而数量显著减少、线粒体的体密度降低等。衰老细胞线粒体总体积下降与线粒体数量减少有关；线粒体的平均体积增大，是对线粒体数目减少所表现出来的一种代偿性改变。

（3）线粒体结构的改变：在 18 ~ 19 个月龄的老年大鼠与 3 ~ 4 个月龄年轻大鼠肾的线粒体相比，线粒体嵴排列紊乱，表现出菱形嵴、纵形嵴和嵴溶解等现象。在其它的衰老细胞（如心脏、肝脏、大脑等）中也发现了类似的现象。由此可见，随增龄线粒体数目减少及嵴排列的紊乱可能与衰老细胞线粒体内蛋白质合成衰退，尤其是与线粒体内膜蛋白质生物合成的衰退有直接关系。

（4）线粒体基质的变化：衰老细胞线粒体的基质内变得不透明、含有颗粒或电子致密包含物；在横切面上，基质空间被有序排列的管状结构所分隔，出现有带致密小体及圆形包含物，其性质可能为脂质。

此外，在体外培养的人成纤维细胞中，出现两种不同类型的线粒体：I 型固缩紧密，II 型大而稀疏，通常每个细胞只含一种类型的线粒体；随着细胞群体倍增次数的增加，细胞的 I 型线粒体越来越多。

（5）线粒体老化的机制：线粒体DNA（mtDNA）损伤是近几年国际上研究衰老的分子热点。一般认为，细胞能量代谢的降低是生物衰老的特征之一。线粒体是衰老的生物钟，随着年龄的增长，线粒体 DNA 片段丢失现象越来越严重，线粒体氧化磷酸化出现了下降趋势，有人在衰老细胞的线粒体中发现了“衰老DNA”。衰老DNA抑制线粒体DNA的复制，从而导致线粒体结构与功能的破坏，引起细胞衰老与死亡。在近年的研究中，人们发现线粒体不是衰老的起动者，而是细胞在衰老过程中mtDNA的突变与氧自由基有关。引起mtDNA突变的原因主要来自两个方面：

外部因素：环境及食物中化学因素导致核苷酸烷基化，高强度紫外线照射、离子辐射可使 DNA 链断裂，X 射线与化学性致癌剂引发 DNA 双螺旋交联。

内部因素：线粒体中的 r-DNA 聚合酶缺乏特异性序列，易出现 DNA 聚合酶的错误参入；mtDNA内在的热不稳定性而引起自发的化学变化，如脱氨基、脱嘌呤、甲基化及水解等；mtDNA损伤修复酶的缺乏；氧化应激，在正常情况下呼吸链是体内氧自由基的主要来源，每天每个线粒体可产生 10^7 分子氧自由基，与此同时可通过超氧化物歧化酶（SOD）等清除之，还可通过氧自由基一边产生一边与氢质子结合生成水而被清除。随着增龄机体内SOD、过氧化氢酶的水平下降，致使自由基增多。加之线粒体 DNA 本身处于产生高氧自由基的线粒体内膜下，又裸露着无组蛋白的保护。因此极易受到氧自由基的侵袭而被氧化损伤，损伤后不能像细胞核那样具有一整套修复系统对损伤的DNA进行修复，线粒体突变率为细胞核的10～100倍。此外，mtDNA基因排列紧密、利用率高，也是造成突变发生率高的原因之一；mtDNA序列的进化速度大约是细胞的核DNA的10～20倍，造成有害突变出现频率高；当突变mtDNA达到某一阈值时，可引起细胞功能异常。一方面由于线粒体本身结构的定位，另一方面本身缺乏修复能力，就决定了易被自由基损伤。当呼吸链出现缺陷时，氧自由基就会积累，极易出现点突变，片段丢失及DNA断裂。同时呼吸链的缺陷还使得氧化磷酸化的反应受阻，引起ATP生成减少。细胞所需要的能量供应不足，影响机体各器官组织的功能减退。近年有研究者用聚合酶链反应（PCR）法已经证实心、脑组织线粒体DNA随年龄的增加DNA片段缺失程度呈递增的趋势，但胎儿线粒体DNA却无此现象。

总之，mtDNA主要功能是与氧化磷酸化有关，由于它处于高氧自由基环境又缺乏保护及修复功能，易受氧化损害发生突变，突变率伴随增龄机体衰老的加快呈显著增高。自由基对线粒体DNA损伤的不断积累，受损DNA分子和无活性的氧化磷酸化有关酶复合物日渐增多，呼吸链功能减退并逐渐丧失。线粒体数量的减少，每一线粒体的ATP产量及总产量显著下降，导致细胞所需能量缺陷及程序性死亡，引起机体组织器官功能减退，而成为生物衰老的重要原因。研究还发现，果蝇中线粒体DNA转录产物在衰老过程中逐渐减少，尤其是16SRNA含量的减少，将影响线粒体蛋白质和酶的合成，使细胞代谢功能受到影响。

2. 内质网、高尔基体及溶酶体的改变

随着细胞功能的衰退，一些原来具有丰富核糖核蛋白体的内质网，失去了典型的结构，核糖核蛋白体颗粒从内质网上脱落，内质网的数量减少、不规则、肿胀呈现出空泡状，弥散在细胞质中。

高尔基体囊泡肿胀、破碎、膜结构断裂崩解，网状消失的现象，以致高尔基体加工、分泌及运输功能衰退，在神经细胞内高尔基体的位置发生位移现象；心肌细胞表现为萎缩，高尔基体数量明显增多。

细胞衰老时由于溶酶体内的蛋白水解酶活性下降，造成在细胞内消化废物的功能降低，不能将摄入到细胞内的大分子物质分解成可溶性分子而及时处理，因而沉积在细胞内形成残余小体。此小体不易与脂褐素小体分开，故有人提出了脂褐素来源于溶酶体。脂褐素的蓄积可引起溶酶体膜的损伤并影响细胞内物质的转运、扩散等正常功能。

3. 细胞核的改变

（1）细胞核形态变化：细胞核是遗传物质的核心，控制细胞的代谢及生命活动。细胞衰老过程中，细胞核的改变主要表现为：由于细胞内原生质刚性增加与水分的减少，导致细胞核膜发生不同程度的内陷、固缩化、核结构不清、异染色质凝集、皱缩、破碎，细胞总面积与胞核面积减少（如表16-3所示），最终导致核膜崩解。有些细胞的细胞核几乎不见，如脂肪细胞。

表16-3 不同年龄人中性粒细胞形态立体计量分析

组别	细胞总面积 μm^2	细胞核面积 μm^2
年轻组	141.40 ± 23.84	54.84 ± 10.90
中年组	125.41 ± 25.93	52.27 ± 7.69
老年组	97.53 ± 22.37	47.36 ± 7.92

（参考窦肇华等. 长寿老人外周血中性粒细胞形态血图像分析系统研究. 中华老年医学杂志 1994）

（2）衰老细胞产生DNA合成抑制物：细胞衰老不一定是器官死亡的直接原因，然而细胞衰老时增殖能力的下降，可能是器官衰老的一种基本过程。大量实验证明，DNA合成是细胞增殖的物质基础，细胞最终的寿命取决于群体倍增次数。细胞随着群体倍增次数的增加，DNA合成能力逐渐下降，细胞便失去分裂能力，意味着细胞分裂停止，这一过程是由细胞自身所决定的。例如，将衰老的人二倍体成纤维细胞与有增殖能力的年轻成纤维细胞进行融合后所产生的异核体（heterkargons），经^{3}H-脱氧胸苷（^{3}H-TdR）示踪实验显示，在24～72小时内，异核体的细胞不能合成DNA；然而，年轻细胞进行相互融合所形成的异核体细胞，其细胞核DNA的合成却不受影响。为了进一步研究年轻细胞核在异核体中DNA合成的能力，以细胞松弛素B作用于衰老细胞后去除细胞核，将衰老细胞的细胞质与年轻细胞融合，^{3}H-TdR参入显示融合后的细胞，50%DNA合成受到抑制；但如果在融合前先将衰老细胞质用胰蛋白酶处理，然后再与年轻细胞融合，所显示出的结果则表明解除了对年轻细胞核DNA合成的抑制作用。通过上述体外实验证明，在衰老细胞内可产生抑制DNA合成的物质，该物质的抑制活性存在于细胞质中；表明衰老细胞所产生的DNA合成抑制物，可以穿过细胞核膜，而影响正常年轻细胞DNA的合成。

关于衰老细胞DNA合成受到抑制的机制，1980年，Smith对细胞DNA合成受抑制提出基因调节假说。认为二倍体细胞存在着一种抑制DNA合成基因，但细胞在达到其分裂增殖界限以前，该基因处于被阻遏的状态。在二倍体细胞中，同样也拥有另一种遗传密码，不断产生一种物质（阻遏蛋白）以阻遏DNA合成抑制物基因的表达。因此，细胞的有限增殖能力与阻遏物的浓度有关，与阻遏物基因的拷贝数呈正相关性，细胞每分裂一次，这种阻遏物基因的拷贝数就少一份，阻遏蛋白的浓度也随之下降。当阻遏物基因拷贝数耗竭时，阻遏蛋白的浓度便不足以阻遏DNA合成抑制物基因的表达，细胞就会产生DNA合成抑制蛋白，DNA合成受阻，影响细胞从增殖状态进入非增殖状态，细胞分裂停止而衰老死亡。总之，细胞衰老是一个主动过程。细胞在生命末期能产生一种抑制DNA合成的物质，继之使细胞进入衰老。

（3）衰老细胞的端粒长度丢失：1930～1940年间Müller等人在用X线照射真核细胞时，发现染色体出现断裂的现象，但已经断裂产生的染色体片段却可以相互连接；而引人注意的是，染色体末端不能与其它片段发生连接，说明染色体末端的结构与染色体内部的结构不同，存在着某种结构将染色体末端封住，使之不能与其它断裂片段相连，这种结构被称之为端粒(telomere)。

端粒长度在不同种类的组织中不同，分化程度越高的细胞，其端粒DNA长度越短。例如，人胚肺细胞端粒平均长度为10kb，人精子细胞为15kb，而在一般正常的体细胞中仅有4kb，这本身就提供了端粒DNA随年龄和细胞分裂次数的增加而变短的一个因素。在胚细胞中，端粒序列由端粒酶催化加到染色体末端，随着分化和发育过程的进行，已分化的体细胞中端粒酶活力逐渐丧失殆尽，使端粒DNA越来越短，累积的端粒缩短造成染色体不稳定，最终细胞分裂停止并衰老死亡。例如，人血细胞端粒损失速率每年约为33bp，人们能否在分化的体细胞中保留端粒酶的活性从而得到长寿的基因，这种设想还有待研究。

端粒的长度伴随着细胞分裂次数的增加而缩短。细胞的复制期限被认为由最终导致衰老的两个机制决定，一个是累积的DNA损伤，另外一个是端粒的进行性缩短。例如，利用端粒长度仅有4kb的正常人体的成纤维细胞进行体外培养观察到，细胞每分裂一次，大约丢失50～

200个端粒核苷酸序列，至衰老前大约丢失4000个核苷酸。这是由于DNA的复制中存在一个所谓的“末端复制问题”，即DNA聚合酶不能从头（de novo）合成DNA，必须由引物（通常为RNA引导）从5′→3′方向合成，引物降解后，新合成的DNA链的5′端留下一段无法填补的缺口，使后随链的端粒序列随着复制而缩短（图16-4）。当端粒长度缩短达到一定阈值时，细胞进入危机期（crisis M1）触发某种信号，使细胞周期在检测点（check point）处受阻，细胞退出细胞周期并出现衰老。

端粒DNA序列高度保守，靠一种核糖核蛋白逆转录酶-端粒酶合成，对维持端粒的长期稳定存在起重要作用。端粒酶是核糖核蛋白酶，(参见本书第十二细胞核）由于人类正常体细胞端粒较短，端粒酶活性低，随着细胞分裂次数的增多，出现部分端粒序列丢失、长度缩短，当缩短到一定长度时，促发某种信号，细胞不再分裂而进入衰老阶段。从而端粒酶活力对于维持端粒的长度及细胞长期生存起到重要的作用。

Weinberg等人在2003年报道细胞生命的期限与端粒悬垂结构长度的缩短有关。实验研究证明，端粒的特殊悬垂结构在衰老过程中起重要作用。悬垂结构在富含C的末端之外还有一个由几百个核苷酸组成的富含G的结构。用端粒寡核苷酸链接方法（telomere-oligonucleotide ligation assay, T-OLA)对悬垂结构中的核苷酸进行互补的链接反应，并对其进行放射性的选择性标记。这种方法可以对悬垂结构的长度进行检测。利用T-OLA方法对体外培养的成纤维细胞系的端粒悬垂结构进行检测。发现经过多次分裂后进入衰老期的细胞端粒悬垂有384个核苷酸，而早期的细胞则有624个核苷酸。在另外一个成纤维细胞系中也发现了同样的实验结果。

端粒酶的表达已知能够抑制衰老，而Weinberg认为端粒酶的作用主要在于延长了端粒悬垂的长度。Weinberg等人又利用p53和RB基因失活避免细胞衰老后，检测到细胞端粒悬垂结构的长度，发现在这些细胞中端粒悬垂的缩短与衰老细胞的端粒缩短结果一致。实验表明，由于细胞的多次分裂，导致了端粒悬垂结构的丧失。研究者认为端粒悬垂结构的丧失可能影响到了某些重要端粒结构，如T环结构发生变化，从而导致了细胞发生衰老。

哺乳动物端粒平均长度随年龄增长而变短 。端粒总长度和重复单元序列，在同类组织中也存在着差异。例如，用端粒重复序列扩增法（telomere repeat amplification protocol，TRAP）

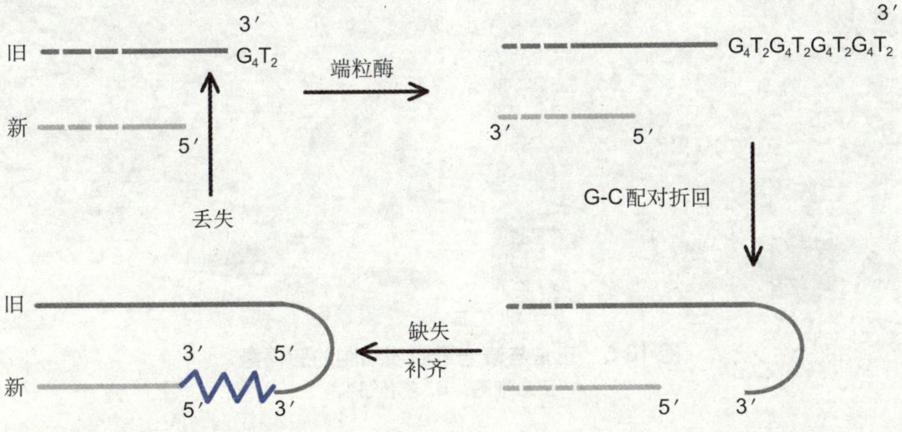

图16-4　端粒序列随着复制而缩短但在端粒酶的作用下合成端粒模式图

检测体外培养不同年龄（新生儿、24岁、71岁和91岁）的成纤维细胞染色体末端限制片段的长度。结果发现，细胞在衰老过程中染色体末端片段的长度逐渐减少，每倍增一次平均丢失48±21个碱基对。实验还发现（1998年），鼠成纤维细胞的端粒则无增龄的变化；因此推测端粒长度可能是人类种属特异性的衰老生物学标志。端粒的不断丢失可促进动脉硬化、骨关节炎、骨质疏松症和糖尿病的发生。

三、其他变化

（一）脂褐素的生成

脂褐素（lipofuscin）随年龄增长在各种组织细胞内的含量增加，是目前公认的衰老指标之一。细胞内色素的生成与年龄增长成正比。脂褐素在体内分布甚广，如在大脑、脊髓神经节、心脏、血管、肝脏、横纹肌、子宫和睾丸等均被发现。尤其在神经、心肌、骨骼肌等不分裂的细胞中脂褐素更易堆积。脂褐素在人和大鼠的脑皮层和海马中的沉积是细胞衰老最常见的特征之一，并可能是引起神经元减少的原因。用密度离心法从某些器官中分离出脂褐素，其主要化学成分为脂类、蛋白质和抗水解有色物质（脂类为50%、蛋白质为30%，抗水解有色物质为20%）。根据其化学性质，经过各种溶剂处理后，细胞内脂褐素仍然存在，说明脂褐素不易溶于酸、碱及有机溶剂，而且它的形态也不易受机体死后组织细胞自溶的影响。在电镜下是由单位膜包裹的不规则小体，电子密度较高，其中可有中等密度区或透亮的脂滴，可见到膜结构，含有不均匀一致的内容物。（图16-5）。光镜下可见到1～3μm棕色颗粒；在荧光镜下为淡黄至橙红色的自发荧光（激发光谱360nm，发射光谱450nm）物质。脂褐素的大小和形态随着人和动物的年龄以及所在的部位不同而异，如老化的心肌内出现自发的黄色色素，而年轻健康人的心肌却极少见到，表明脂褐素随年龄的增长在细胞内密集并有增加的趋势。

关于脂褐素的生成，目前发现与多种因素有关。如维生素E的缺乏、缺氧、自由基的产生

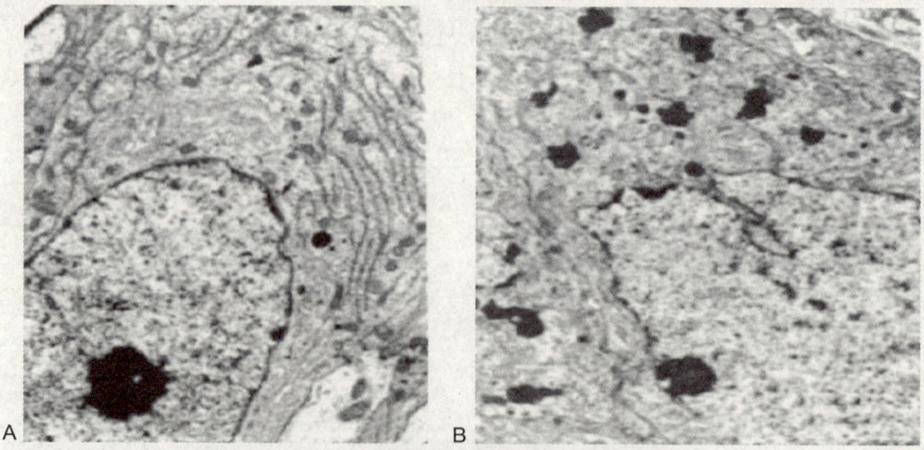

图 16-5　正常与衰老肾髓质细胞的脂褐素

A. 正常细胞；B. 衰老细胞

及某些病理条件都能使脂褐素的沉积增加。维生素E缺乏时，使体内的脂质过氧化物增多损伤细胞膜；加之自由基产生脂类过氧化物，这种过氧化物在分解时产生醛基，特别是丙烯醛。体外实验已经证明丙稀醛与蛋白质、磷脂或核酸交联形成的化合物与脂褐素具有相似的荧光特性。引起细胞器过氧化，所形成的化合物也有与脂褐素相似的荧光光谱。表明脂褐素与脂质过氧化物可能通过同一的生化途径生成。在具有膜性结构的细胞器中，都含有大量的不饱和脂肪酸的单位膜，这些膜的脂类成分可因自由基反应而发生过氧化，产生醛基或羰基，导致大分子交联形成不溶性的脂褐素。根据脂褐素分别存在于溶酶体、高尔基体、内质网和线粒体中。尤其线粒体在衰老的细胞内容易变性，其内膜上进行氧化磷酸化作用的呼吸链内有许多潜在的有害自由基，加之脂褐素的分布靠近线粒体，认为线粒体的脂类可能是提供脂褐素生成的材料。在脂褐素的产生过程中来自溶酶体、高尔基体囊泡及过氧化物酶体以各种方式将有关的酶类融入到自噬小泡（参见第九章），在自噬小泡内进行前述的一系列脂类过氧化、蛋白质水解、大分子交联的等的反应，最终形成脂褐素。

脂褐素在细胞内的堆积引起细胞质结构成比例的改变。脂褐素占据了细胞质空间改变了扩散渠道，挤开一些亚微结构，细胞核和细胞器受压变形。早期对细胞的正常活动可能影响不大，脂褐素持续地积累则影响细胞的代谢，最终会造成细胞出现萎缩死亡。随着年龄的增长脂褐素越来越多地沉积在细胞质内并在病理条件下大量出现，表明脂褐素是一种有害的代谢产物，迫使人们研究如何减少脂褐素，发现维生素E、乳清酸镁、氯酯醒（Centrophenoxin）等有一定效果。氯酯醒被认为是一种抗氧化剂，其主要作用是对机体中的一些氧化酶活性具有抑制作用。一些具有调节免疫功能的中药如黄芪、人参、灵芝的多糖成分也都具有抗衰老和抑制脂褐素的作用。

（二）细胞内的生化改变

蛋白质和酶：衰老细胞内氨基酸和蛋白质合成发生改变。近年来的研究表明，在细胞衰老过程中，细胞内一些特殊蛋白质的含量降低，有些则增加或没有变化。但随着年龄的增长其总蛋白质合成下降可达70%，其降解能力也随之相应降低。最近还在体外实验中发现，导致蛋白质合成速度随着细胞衰老的进程而下降的主要原因与下列因素有关：mRNA向蛋白质翻译过程中出现核糖体的效率和准确性降低，mRNA的聚集程度下降；蛋白质合成中肽链延长因子数量和活性降低；但rRNA和tRNA的水平却升高。这种差错首先出现在基因的转录方面，随后出现在蛋白质的合成方面直至造成细胞的衰老与死亡。

随着细胞的衰老，不仅DNA复制能力下降，还易发生核酸、蛋白质、酶等大分子的合成差错，这种差错日积月累最终导致细胞功能降低。例如，随着机体衰老白发的增加，是与头发基部黑色素细胞产生的酪氨酸酶活性下降有关。衰老的本质是蛋白质硬化，在细胞衰老过程中出现蛋白质与核酸的交联，形成不易溶解的大分子，导致细胞功能下降。

衰老细胞内酶的活性和含量也有改变。例如，在体外培养不同代龄的人胚肺成纤维细胞中，随代龄的增加细胞内酶的活性出现变化，有些酶活性降低，一些酶升高或无显著变化（见表16-4）。从表16-4可以看出，酶含量随细胞增龄而发生变化，在细胞衰老过程中，虽然某些代谢的水平增加，但糖的利用、生物氧化、脂类及核酸等代谢的水平下降，这些变化贯穿于衰老的发生、发展、直至生命终结的全过程。

表 16-4 人胚肺成纤维细胞内酶含量在不同代龄的比较

酶的名称	20-25 代龄	30-35 代龄	40-45 代龄
酸性磷酸酶（ACP）	高	无变化	无变化
碱性磷酸酶（AKP）	高	略降低	显著降低
乳酸脱氢酶（LDH）	高	略降低	显著降低
三磷酸腺苷酶（ATPase）	高	略降低	显著降低
葡萄糖 -6- 磷酸酶（G6Pase）	低	上升趋势	显著增高
单胺氧化酶（MAO）	低	上升趋势	显著增高

第三节 细胞衰老的机制

导致衰老的因素非常复杂。近几十年来就有关细胞衰老的机制，随着对衰老研究的深入，老年学家从不同的角度，提出了多种学说，各执一词，人们曾先后提出多种细胞衰老的学说，例如，线粒体DNA损伤、生物大分子交联、自由基、错误成灾、遗传程序程序、糖皮质激素受体论、神经免疫网络和细胞程序性死亡等等。这些学说从不同侧面和深度探索细胞衰老的原因，各自学说之间相互重叠，相互补充，虽都有一定的科学根据，但大都不能解释衰老的全部机制，所以迄今为止，还很难从生物医学角度正确地回答这一问题。细胞衰老的原因是由多种因素所引起，所表现出来的衰老现象也多种多样，同时人类的衰老还受社会、情绪、环境等因素的影响，所以提出的多种有关细胞衰老的理论，可能是还没有真正揭示细胞衰老的机制。“一切生物学关键问题必须在细胞中寻找”已是当前生物学家的共识。下面所介绍的仅是目前比较认可的部分学说。

一、遗传学说

（一）基因组水平

衰老是遗传控制的主动过程。细胞核内的遗传“生物钟”把生命的全过程已由受精卵形成、生长、发育、繁殖、衰老及死亡等程序早已安排好。尤其是近代分子生物学分析方法的建立，人们从基因水平研究细胞生命周期及其遗传控制，在正常情况下，细胞的各组成成分按照指定的程序进行着有条不紊的生命活动，由DNA复制和染色体纵裂形成的细胞周期性增殖，使分裂后产生的子细胞获得亲代细胞的遗传信息，从而维持种系的稳定性。在生物种类上，各有着独立而限定的最大寿命。如人类寿命大约为115～120年；而小白鼠的寿命仅仅约为2～3年。这一事实说明了，寿命的长短与物种长期进化所形成的各自遗传特性有着密切的关系，即由遗传基因来控制。在长寿者的后代中，出现长寿者的几率比一般后代要多出4倍。人的遗传异常对衰老起到促进作用，在常染色体隐性方式遗传的早老症（Hutchnison-Guiford综合征）中，患者在出生时生长是正常的，但很快地停长生长并出现皮下与体内脂肪逐渐消失，关节周围纤维化和全身进行性动脉粥样硬化等各种衰老表现。将患者的成纤维细胞在体外进行培养仅能传2～4代而后则DNA合成甚少，细胞的寿命比同龄对照明显地减少。

衰老是一种多基因的复合调控过程，表现为染色体端粒长度的改变、DNA损伤（包括单链和双链的断裂）、DNA的甲基化和细胞的氧化损害等。这些因素的综合作用，造成了寿命的长或短。

（二）“衰老基因”

发育生物学家认为：正常情况下，控制生长发育的基因在各个发育时期都是有序地开启和关闭的。细胞中可能存在特殊的“衰老基因”或称为细胞停止分裂基因，它的作用是靠人体内生物钟的调节定时。如前节所述，Harlay（1990年，1991年）提出随着年龄的增长，正常体细胞的端粒不论何时进行细胞分裂总要有5～20个碱基对片段的丢失，染色体逐渐缩短，端粒记录着细胞的年龄并预示细胞死亡的时限。有人将端粒的缩短比作是调节细胞寿命的生物钟，起到了细胞分裂定时器的作用。当遗传物质不断译码到达一定阶段时便触发衰老基因，在生命的后期开启调控着机体衰老的进程，便引发了一系列衰老现象的出现。

近年来研究者已从多个物种中找到与衰老有关的基因，当前中国科学家已初步揭开人类细胞衰老之谜。研究发现，主导人类细胞衰老的抑癌基因*p16*。该基因是细胞衰老遗传控制程序中的重要环节，可影响细胞寿命与端粒长度，抑制*p16*基因表达，不仅细胞寿命延长，衰老程度减轻，而且端粒长度的缩短也在减缓；反之，增强*p16*基因表达，不仅细胞寿命缩短，衰老程度加重，而且端粒长度缩短明显加快。

*p16*基因存在一个序列为GAAGGT的负调控元件。此负调控元件相当于*p16*基因的刹车装置。这一刹车装置为蛋白质因子，分子量约为24000。在年轻细胞中的此蛋白质因子可与负调控元件结合，抑制p*16*基因表达，而衰老的细胞由于缺乏此因子，所以*p16*基因高表达。

P16蛋白表达与RB蛋白等密切相关。当*Rb*基因功能下调时，*p16*基因表达呈高水平。这是由于pRB、p16、cyclin D和CDK共同组成一负反馈调节系统，当CDK被激活时，使RB蛋白磷酸化而失活，以致RB的抑制作用减弱，使*p16*基因的表达代偿性增加，cyclin D的活性下降，而*p16*基因的激活与cyclin D的下调又抑制了CDK的活性（参见本书第十四章细胞增殖的调控）。

（三）“长寿基因”

人的基因组存在一个基因与所有基因的平衡制约关系，通过基因的调控—抑制衰老基因促进长寿，人类可能能活150岁甚至以上。但这仅仅是推论，现实中基因不能完全决定人类的衰老与长寿。人的寿命主要是通过内外两大因素实现的。内在因素是基因，外在因素是环境（包括自然的和来自社会的因素）。研究发现，在真菌、昆虫、哺乳类动物中有长寿基因的存在，例如，在真菌中，衰老的啤酒酵母中存在Lag-1基因，该基因在衰老细胞中表达活跃，可使酵母寿命延长1/3；而在年轻细胞中基因却不表达。关于Lag-1基因产物和仅仅在衰老细胞中表达所起到的作用机制，目前还不十分清楚。Bcl-2基因能抑制正常细胞的凋亡，有人认为Bcl-2基因含有着“长寿基因”的作用；在研究中发现，百岁老人体内存在的E-2基因，具有促进长寿作用；还发现17%的人存在一种发生于线粒体DNA的被称为C150T转换的特殊基因变异，并且这种变异是其他人的5倍；此外，一种变异老鼠比正常老鼠寿命长1/3，原因在于这种老鼠体内有一种变异的基因p66shc（含SH2蛋白），它能抵抗体内细胞和组织的氧化反应，因而能促使老鼠也同样包括人的长寿。郭葆玉等人发现，仅中国人外周血白细胞系细胞中克隆出本身有中国人特征的胸腺素A原（prothymosin A， PTMA A） 的cDNA， 其序列同已发表的白种人的胸腺素A原(PTMA A) cDNA 的同源性达8614%。这一发现意义在于：①中国人的PTMA A基因的序列不同于白种人， 为研究基因多态性同基因功能间的关系提供实验材料；②在研究并弄清所克隆的基因的生物学功能以后，不仅促进人类长寿，更有利于研制出更适合于中国人群的抗肿瘤药物。

（四）基因表达与细胞衰老

体外培养的二倍体成纤维细胞达到极限时细胞停滞在G_1期，衰老过程中的生长调控基因表达及其调控的变化主要有：

1. 细胞分裂相关基因与各期细胞周期蛋白基因表达

细胞分裂基因与各期细胞周期蛋白基因的表达普遍下降。例如，cdk2、M期周期蛋白A和B、G_1期细胞周期蛋白D和E在衰老过程中的表达与活性均显著地降低。癌基因中与细胞增殖有关的c-fos活性下降。

2. 自身基因调控

细胞衰老这一主动过程是自身基因调控的结果。许多科学家认为，在衰老细胞内许多基因的表达出现改变，大部分基因可能是伴随细胞衰老而发生改变，而不是引起细胞衰老的原因。在原癌基因中与细胞增殖关系密切的基因，如c-myc、c-jun、c-H-ras、Src、erbB等可以正常的诱导表达，而c-fos基因的表达却受到抑制。衰老的成纤维细胞经生长因子（如EGF、IGF）作用后，其受体在细胞膜上的数量与年青细胞无显著的差别；然而，血清却不能诱导c-fos基因的转录，表明了c-fos基因受到特异的抑制。这种抑制发生在转录水平。如果用c-fos基因的表达质粒转染衰老细胞，也仅有1%的细胞可以合成DNA。说明c-fos基因的表达对细胞合成DNA是必需的原癌基因。c-fos基因是在生长因子刺激的早期，细胞由G_0期向G_1期转变的过程中被诱导表达的，产物为一种核蛋白，该核蛋白与c-jun基因表达产物相结合，即Fos与Jun通过亮氨酸拉链结合成为转录因子AP_1，AP_1与DNA结合，具有反式激活作用，调节着许多基因的转录。Riabowol(1992年)提出了衰老细胞中转录因子AP_1与DNA结合量及促转录活性均显著降低。并还发现衰老细胞中AP_1复合物的组成由正常的Fos-Jun二聚体改变为Jun-Jun二聚体。这可能由于衰老细胞中c-fos基因表达量的减少和Fos蛋白的修饰变化所致。AP_1是许多基因的重要转录因子，细胞增殖能力开始下降时，就出现了AP_1活性的降低，表明AP_1活性下降与衰老过程关系密切。如果c-fos基因单独转染用衰老细胞，仍不能使衰老的细胞启动DNA的合成，表明衰老细胞内还存在着除c-fos基因抑制以外的其它机制。

3. *Rb*与*p53*抑癌基因

细胞最大寿限与抑癌基因*Rb*和*p53*有关。SV40是一种双股环状DNA肿瘤病毒，其致瘤作用主要是通过其早期区域基因编码产物大T抗原(Tag)及小T抗原(tag)共同作用而实现，其中Tag起到主要作用。当SV40大T抗原与成纤维细胞作用后，使其寿命延长了20代，由于大T抗原是与Rb及p53结合的，因而间接的证明衰老的成纤维细胞与RB及p53蛋白有关。Rb基因产物为分子量10.5kD的蛋白质RB（或称P105）。pRb与细胞生长调控有密切关系。该蛋白以磷酸化和非磷酸化形式存在，其非磷酸化形式为活性形式，具有负调节作用，可以抑制细胞周期的进行。在衰老的成纤维细胞中Rb的表达正常，但RB蛋白不发生周期性的非磷酸化二磷酸化转变，而以非磷酸化形式存在，非磷酸化RB蛋白能抑制c-fos的表达而抑制细胞的增殖。

近年来还发现，某些肿瘤病毒的癌蛋白，如SV_{40}病毒大T抗原与非磷酸化形式RB和p53结合，使RB及p53蛋白失活，失去促细胞增殖的能力。衰老细胞中除RB磷酸化程度降低以外，生长停滞蛋白（statin），SDI-1等其它生长抑制基因（或称衰老基因）在衰老的细胞内表达增强。

4. DNA 甲基化

基因表达的程度与DNA甲基化数量呈反比例关系。DNA甲基化在阻遏基因表达方面起着重要的调节作用，主要是影响蛋白质-DNA的相互作用。不表达的基因可发生甲基化。5甲基胞嘧啶(5-MC)是真核细胞DNA唯一被修饰的碱基，在哺乳动物DNA中大约有2%～7%的胞嘧啶以5-MC的形式存在。DNA复制合成之后，可在DNA甲基转移酶的催化下将S-腺苷蛋氨酸(SAM)的甲基转移到DNA分子中胞嘧啶的第五位碳原子上，生成5-MC。DNA甲基化的模式在细胞水平可以遗传。DNA甲基化水平在一生中有显著变化，在受精卵进行胚胎发育过程急剧降低，而在发育成熟过程又逐渐升高。随着年龄的增长DNA甲基化水平再度降低。Wilson等在不同类型及不同年龄小鼠的肝、脑、小肠黏膜组织中发现随着年龄的增长基因组DNA 5-甲基脱氧胞苷(5-mdC)水平逐渐下降，甲基丢失的速率与动物的最大寿命呈负相关。同时，在连续传代培养的正常人支气管细胞中也观察到了同样的现象。基因组DNA 5-MC的丢失与发生在甲基化程度比较高的DNA重复序列有关。在衰老过程中，一些DNA重复序列5-MC明显减少。另一方面，化学致癌物质也可直接抑制DNA5-mdC的形成。当5-mdC位点大量损失时，细胞内基因的表达紊乱，致癌基因被激活促使癌的发生，可能为老年人发生癌变率高的原因之一。

二、自由基学说

细胞的代谢过程需要氧的存在才可进行，生物氧化过程是细胞获得能量的主要来源，然而在生物氧化过程的同时会产生一些高活性的带自由基化合物。实验证明，这些高活性的带自由基化合物与细胞衰老直接相关，它们能导致细胞结构和功能的改变，甚至导致细胞的变性死亡，这就是所谓细胞衰老的自由基理论。自由基又称游离基，是外层电子轨道中含有不成对电子的原子、离子，原子团或分子，它们都带有未配对的自由电子，这些自由电子使这些物质具有高反应活性。

自由基分为3类：超氧自由基、羟自由基和H_2O_2。它们是在细胞的各种活动过程中，如酶促反应，蛋白质、脂类和低分子化合物的生物氧化代谢过程中产生出来的物质。此外，空气污染、辐射、某些化学物质等都可引起细胞内自由基的增加，引发不饱和脂肪酸进行脂质过氧化反应，对蛋白质或DNA等产生氧化反应。

细胞内清除自由基的途径主要有三种：

其一利用细胞内自身的区室化使所产生的带自由基物质与细胞其他组分分开。例如，线粒体是进行生物氧化的代谢场所，由于线粒体独立存在于细胞质内，从而防止了产生的自由基危害细胞其他组分。

其二机体内存在着清除自由基的系统，如超氧物歧化酶（SOD）、过氧化氢酶(catalase)、谷胱甘肽（GSH）及谷胱甘肽过氧化物酶（GSH_PX）等。

第三种是机体内存在着抗氧化分子；如维生素E和维生素C，它们都是自由基反应的有效终止剂。

随着研究的进展陆续发现，机体衰老的发生、发展取决于过氧化物产生的量及抗氧化防御水平的高低。随着年龄的增长，细胞的代谢率逐渐降低，对活性氧的利用随之减弱，高度活化的带自由基分子与其它物质反应时，力图得到电子，而对细胞及组织产生有害的生物效应，诱发膜系统发生脂质过氧化反应。例如，在生物膜中的磷脂酰乙醇胺（PE），极易发生过氧化反应。其主要因素为磷脂酰乙醇胺中含有花生四烯酸和22碳六烯酸，两者都有多个双键而成为多不饱和脂肪酸。不饱和脂肪酸在自由基的作用下可形成有害物质。由于细胞在衰老过程中，生物膜的脂类含量与成分不断地发生改变，造成生物膜上的磷脂酰乙醇胺含量减少，而磷脂酰胆碱（PC）含量却不断地增加，易引起生物膜中的不饱和脂肪酸发生脂质过氧化反应，造成膜流动性降低，脂质双分子层发生断裂、膜内酶活性破坏、膜脆性增加、通透性增高、膜结构发生改变，膜的运输功能紊乱以至丧失，同时溶酶体的破坏可引起细胞内各种有机物质发生自我溶解。细胞内粗面内质网呈弥散破裂，核糖体失去支架，新合成的蛋白质运输受到阻滞；在线粒体中内膜电子传递系统失灵，影响三羧酸循环，破坏氧化磷酸化反应，影响细胞的呼吸率。细胞内脂质过氧化可以使蛋白质变性；蛋白质中巯基的氧化造成蛋白质发生交联变性；细胞中的酶失活，核酸和染色体被破坏；诱导DNA链断裂、DNA和RNA交联、碱基羟基化、碱基切除等对DNA造成损伤，DNA聚合酶和DNA修复酶的活性受到了抑制，使DNA修复和复制过程中产生错误，导致DNA发生突变引起细胞转化，易导致老年人肿瘤的发生。脂质过氧化产物中的醛类化合物对细胞有毒性作用，如丙二醛与免疫细胞膜上受体发生交联，对免疫细胞产生封闭效应，从而抑制机体的免疫功能。丙二醛还可与蛋白质、核酸、磷脂酰乙醇胺及含氮的其它化合物发生交联反应，影响细胞的正常生理功能。自由基一系列效应的积累导致了人体的衰老。有人提出，自由基是衰老的根源，在衰老的原因中，99%是由自由基造成的。这一理论的依据是人体血清中自由基的数量随年龄而增多。随着细胞的衰老清除自由基的防御机能却逐渐下降，自由基对细胞损害的累积导致了衰老的发生。此外，神经、心肌、肝、肾上腺等重要器官细胞内所含的脂褐素也随年龄而增加，从而在皮肤上形成老年斑。这些物质出现的根本原因是过多的自由基对细胞组分造成的损伤。

三、神经内分泌免疫调节学说

有机体的细胞活动和生存主要取决于神经内分泌、免疫系统以及细胞的信号转导系统所提供的细胞内环境自稳和整合机制。机体内环境自稳“指挥”细胞的基因组表达，决定机体衰老变化将在何时发生 。该理论提出，机体中各种不同细胞内基因的启动与关闭是受神经系统和内分泌系统调节的。其任何一个系统受损都将影响遗传物质决定的靶细胞衰老过程。大脑是控制机体衰老的“生物钟”，它是神经、内分泌两大系统的主宰者。以神经系统和内分泌系统为网络、通过电子、化学物质作为信息，调控人体所有细胞和器官生命力的衰退。如垂体与下视丘互相联系，分泌各种激素调节着机体生长、发育、衰老的过程；下丘脑的衰老是导致神经内分泌器官衰老的中心环节。由于下丘脑-垂体-内分泌系统机能的衰退，使机体表现出一系列内分泌机能的下降，如生殖与性功能的衰退。此外，下丘脑的衰老使免疫功能也随之下降，如新生儿时期胸腺约为15～20克，青春期为30～40克，随年龄增长胸腺体积缩小、重量减轻，组织实质由脂肪组织所代替，功能基本丧失。胸腺所分泌的胸腺素、胸腺增生素等激素的水平下降，T细胞数量也明显地减少。如儿童时期T细胞数为1890个/mm^3，而老年人仅有780个/mm^3。因之免疫系统功能下降，识别和消灭变异细胞的功能减弱，导致老年人易患肿瘤。

生物老年医学是一个相当新的领域，尽管在研究中遇到许多困难，如选择实验动物模型、区别病理变化与内生数量的变化、继发变化与原发变化以及对待特殊老年衰老中的问题。在未来的研究中，尚需注重在大分子、亚细胞水平、细胞组织水平和器官水平进行研究。人们希望能有一个完善、正确的理论能指导人类延年益寿，为人类的幸福做出更多的贡献。

（肖军军）

参考文献

1. H. S. Micklem: The Haematopoietic system and its use in the study of cellular Ageing. In I.Davies and D. C.Siggee. Cell Ageing and Cell Death. Cambridge University Press, 1984: 41 ~ 53
2. 谭曾鲁, 周柔丽主编. 医学细胞生物学. 北京: 北京医科大学中国协和医科大学联合出版社, 1992. 294 ~ 302
3. 翟中和, 王喜忠, 丁明孝主编. 细胞生物学. 北京: 高等教育出版社, 2000. 444 ~ 469
4. Leonard Hayflick: The Biology of Human Ageing 见: Carmia Borek, et al. In Ageing, Cancer and Membranes, Gerog Thieme Verlag Stuttgart. New York, 1980. 80 ~ 99
5. 杨抚华, 胡以平主编. 医学细胞生物学. 北京: 科学技术出版社, 2002. 295 ~ 306
6. 凌诒萍主编. 医学细胞生物学. 北京: 人民卫生出版社, 2001. 238 ~ 242
7. 牛富文主编. 医用分子细胞生物学. 郑州: 河南医科大学出版社, 1997. 246 ~ 358
8. 童坦君, 张宗玉主编. 医学老年学 - 衰老与长寿. 北京: 人民卫生出版社, 1995. 100 ~ 118
9. B. Johnson: Molecular biology of aging, In D.A.Sinclair and L. Guarente, et al. Cell, 96: 291 ~ 302 1999
10. Imre Semsei. On the nature of aging, In Mechanisms of Aging and Development.117: 2000. 93 ~ 108
11. Stewart, S. A. et al. Erosion of the telomeric single-strand overhang at replicative senescence. Nature Genet. March 24. 2003
12. 窦肇华等人, 长寿老人外周血中性粒细胞形态血图像分析系统研究. 中华老年医学杂志. Vol.13 No.1 34 ~ 36, 1994
13. 刘平, 葛迎春, 人胚肺成纤维细胞内酶含量的随龄变化. 中华老年医学杂志. Vol.12 No.3 135 ~ 137, 1993

第十七章 细胞凋亡及其调控

死亡意味着生命的终止，是生物界普遍的现象。细胞的死亡，顾名思义，是指细胞生命的结束。细胞生物学和发育生物学研究的焦点是生与死的问题，生即关于细胞的增殖、分化和成熟，至今已有百余年的研究历史，目前已发展到在分子水平上研究相关基因的表达调控。但长期以来，人们一直忽视了对细胞死亡规律的研究。1990年以来，生命科学家逐渐认识到细胞凋亡（apoptosis）或程序性细胞死亡（programmed cell death，PCD）有其特殊的生物学意义，引起了发育生物学、细胞生物学、免疫学、神经生物学、分子生物学、肿瘤学和老年学研究工作者的广泛兴趣，形成了一个新的研究热潮。

在多细胞生物中，细胞的死亡有两种不同的形式。一种是坏死性或意外性死亡（necrosis或accidental cell death），它是由于某些外界的因素，比如局部缺血、高热、物理化学损伤和生物的侵袭等，造成细胞急速死亡而结束其生命。另一种是细胞凋亡或程序性细胞死亡，是指在一定的生理或病理条件下，细胞遵循自身的程序，自己结束其生命的过程。细胞凋亡的诱发因素很多，包括体外因素，如：射线、药物和病毒感染等；体内因素，如：肿瘤、自身免疫病及退行性病变等疾病的发生。从严格的词学意义上来说，细胞凋亡和程序性细胞死亡不是指的同一现象，前者是形态学的概念，后者是功能性的概念。发育生物学家常常使用程序性细胞死亡的概念描述多细胞生物发育过程中正常生理信号诱导的、以时空上可以预料的方式失去细胞的现象，例如：蝌蚪变成青蛙的变态过程中尾巴的消失、高等哺乳类动物指间蹼的消失、颚融合、视网膜发育以及免疫系统的正常发育过程等，都伴随着程序性细胞死亡。免疫学家则用程序性细胞死亡来描述依赖于新的基因表达而引起的细胞死亡，与刺激物的性质无关，如γ射线、特异抗体和糖皮质醇激素等引起的细胞死亡。大多数程序性细胞死亡呈现细胞凋亡的形态学特征，也有一些程序性细胞死亡表现非细胞凋亡的形态学特征，如烟草幼鹰蛾蜕变时，其幼虫体节间的肌肉细胞由于某些激素的作用而死亡，使幼虫变成蛾。与其他程序性细胞死亡类似，这些肌肉细胞的丢失需要新的基因表达，但这些细胞死亡时不产生膜泡、染色质浓缩和DNA降解等细胞凋亡的共同特征，这一类细胞死亡称为非凋亡的程序性细胞死亡（non-apoptotic programmed cell death）。目前，人们一般认为细胞凋亡与程序性细胞死亡这两个名词可以互用，具有同等意义。下面我们使用“细胞凋亡”一词来学习相关的知识。

早在1896年，约翰·贝尔德（John Beard）就在鱼类神经元的发育过程中观察到细胞凋亡现象。巴比瑞（Barbieri）、科林（Collin）和恩斯特（Eranst）等分别于1905年、1906年和1926年在两栖类和鸟类的发育中相继观察到发育细胞的退化和凋亡现象。但是，当时学术界密切关注的是细胞发育过程的形态学变化，对细胞凋亡没有引起注意，加之细胞染色技术的限制，导致细胞凋亡的研究被忽视了近50年。直到1965年，洛克辛（Lockshin）和威廉姆斯（Williams）在蝶类的变态研究中，提出了成虫的出现是其幼虫在发育过程中某些细胞死亡的结果，他们称这种现象为发育调节性死亡（development regulated death）。第一次明确地提出了细胞有两种死亡方式的全新概念：即坏死和发育调节性死亡。坏死类似于社会生活中的谋杀事件，是细胞在遭受各种损伤条件下发生的、被动的和非自主性的死亡。发育调节性死亡则属于自杀性行为，是主动的和受控制的细胞死亡模式。同年，澳大利亚科学家也观察到鼠肝组织中有些散在的、细胞死亡的特殊形态，如细胞收缩和染色质凝集等，但溶酶体完整，这些死亡细胞脱离周围组织后能被附近具有吞噬功能的细胞吞噬，并不出现炎症反应。然而，洛克辛等人提出的“自杀”概念被大多数人斥之为荒唐之说，也引起一些科学家的认真思考。

在稍后几年里，英国阿伯丁（Aberdeen）大学的病理学家科尔（Kerr）在小鼠肝脏中也发现了与坏死完全不同的细胞死亡方式，并称为渐进性坏死（necrobiosis）。在另一位同事安德鲁·维利（Andrew H. Wyllie）的协作下，他们对这种生理性死亡（physiological cell death）进行了长达7年的全面细致的观察，详实地描述了死亡过程中细胞的形态变化。1972年，科尔根据大量的观察和研究结果指出，非坏死性细胞死亡是自发的或应答已知的生理性刺激，在组织细胞的数量调节中扮演重要角色。鉴于当时几乎所有的标准教科书中，都将这种特别的死亡方式描述为凝集性坏死（coagulative necrosis），科尔认为应该给出一个更为合适的命名。同在阿伯丁大学的希腊语系教授考马克（Cormack）听说后，向科尔建议使用apoptosis这个词。Apoptosis源于希腊语，apo 意为 from，而 ptosis 意为落下，在希腊语中，这个词用于描述花儿凋谢、树叶落下的景色。1980年，维利等在糖皮质激素诱导胸腺细胞死亡的实验中，观察到内源性核酸内切酶活化及引起一系列形态学和生物化学方面的变化，提出了程序性细胞死亡的概念。目前，这两种提法均被科学界广泛接受。

20世纪60年代后，细胞凋亡的研究深入到基因水平，起始于秀丽隐杆线虫（Caenorhabditis elegans）的研究为揭示细胞凋亡调控机制做出重要贡献。线虫身长约1毫米，虫体透明，便于在显微镜下观察其细胞分裂和生长。在线虫的发育过程中，共产生 1 090 个细胞，其中 131 个细胞发生凋亡。每一个线虫细胞都有 6 对染色体，包括将近 19 000 个基因。令人吃惊的是远比线虫复杂的人类也不过只有 30 000 多个基因，而且线虫中三分之一以上的基因都能在人体中找到。

第一个以线虫作为研究对象的科学家是美国加州伯克莱分子科学研究所的悉尼·布伦纳(Sydney Brenner)。早在 20 世纪 60 年代，布伦纳就开始在显微镜下观察线虫的细胞分裂、分化及器官的发育，并进行遗传学分析。1972～1974年，布伦纳率先利用乙基甲烷磺酸盐（ethyl methane sulphonate）诱导线虫染色体基因变异，发现不同的基因突变会影响不同器官的发育。1969 年，英国剑桥桑格（Sanger）中心的约翰·萨尔斯顿（John E. Sulston）加入了布伦纳的研究团队，系统地研究了线虫从受精卵到成虫的整个发育过程中的细胞分裂和分化。1976年他们发现所有线虫都遵照完全相同的固定模式生长、发育和成熟，并绘制了线虫细胞定位图，确定了线虫细胞谱系（cell lineage）中哪些细胞在成长过程中走向程序性死亡。他们还利用基因突变技术，发现了死亡相关基因 *nuc*-1，证明活化的Nuc-1 蛋白能裂解细胞染色体 DNA。经过 15 年的努力，于 1998 年完成了线虫基因组的测序工作。

20 世纪 70 ～ 80 年代期间，美国麻省理工学院的罗伯特·霍维茨（Robert H. Horvitz）利用最新分子生物学技术，研究了线虫细胞凋亡过程中的基因调控机制。他先后发现了死亡基因(death genes) *ced*-3、*ced*-4 和 *ced*-9，证明了 *ced*-3 和 *ced*-4 是促进细胞凋亡的基因，*ced*-9 是抗细胞凋亡的基因，并预言人类染色体中也应含有类似功能的基因。其后的实验研究证明，线虫体内发现的所有凋亡调控基因，都可以在人体中找到与其功能类似的基因。由于悉尼·布伦纳、约翰·萨尔斯顿和罗伯特·霍维茨对细胞凋亡基因调控的研究和人类生物医学发展的贡献，他们共同获得了 2002 年生理和医学诺贝尔奖。

自从 20 世纪 80 年代以来，有关细胞凋亡分子和细胞生物学的研究如雨后春笋般迅速发展，并已取得了三个方面的研究进展：（1）证明细胞凋亡是基因调控的主动过程；（2）发现肿瘤坏死因子受体（TNFR）超家族在细胞凋亡中起重要作用，胱天蛋白酶（caspase，cysteinyl aspartate-specific proteinases），是该受体家族介导细胞凋亡过程的关键信号传递体；（3）阐明许多重大疾病的发生与细胞凋亡调控密切相关。

第一节　凋亡细胞的特征及细胞凋亡的生理意义

细胞凋亡是为了维持内环境稳定和适应生存而采取的主动死亡过程，该过程涉及一系列基因表达调控以及蛋白水解酶的激活与信号传递。细胞凋亡与细胞坏死不同，在形态学和生物化学方面均具有显著特征。

一、细胞凋亡的形态学特征

细胞凋亡的形态学特征是细胞首先变圆，随即与邻周细胞脱离，失去微绒毛，胞质浓缩，内质网扩张呈泡状并与细胞膜融合，线粒体无大变化，核染色质密度增高呈半月形，并凝聚在核膜周边，核仁裂解，进而细胞膜内陷将细胞分割为多个由细胞质膜包裹的细胞凋亡小体(apoptotic body)。由于这种死亡过程不导致溶酶体膜及细胞质膜破裂，没有细胞内涵物外泄，故不引起炎症反应和次级损伤。它是单个细胞的丢失，其结局是被吞噬细胞或邻周细胞所识别、吞噬或自然脱落而离开生物体（图 17-1），这一过程大约经历 30 ～ 60 分钟。

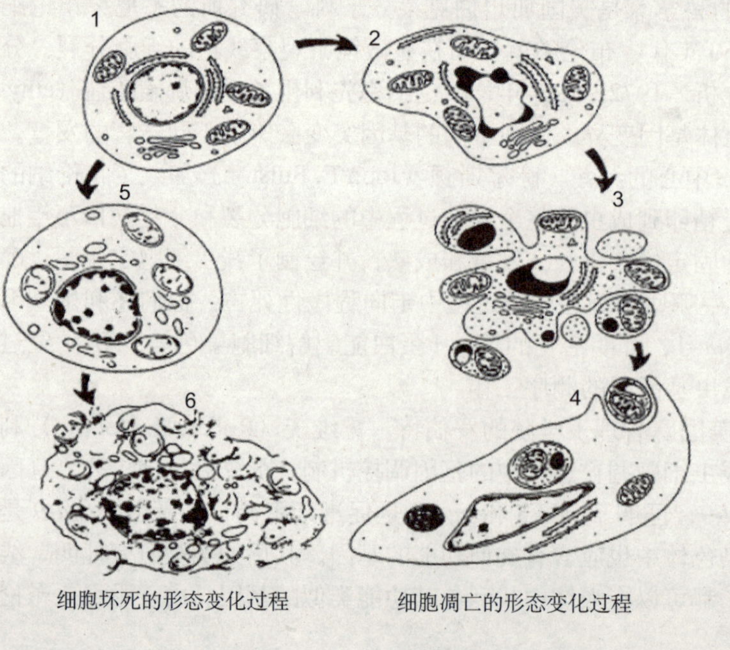

图 17-1　细胞凋亡与细胞坏死过程中细胞形态变化示意图

（1）正常细胞有稀疏的异核染色质；（2）细胞体积变小，细胞器聚集，染色质凝集成月牙状、周边化；（3）细胞呈现沸腾运动，核裂解为小球，细胞膜发泡；（4）细胞裂解为凋亡小体后，被巨噬细胞吞噬，凋亡小体在溶酶体内降解或进一步成为致密的残体；（5）细胞坏死，细胞质膜及核膜开始裂解；（6）核及其它细胞器裂解，细胞彻底解体。

而坏死性死亡的细胞形态学特征首先是膜通透性增加，细胞外形发生不规则变化，内质网扩张，核染色质不规则地位移，进而线粒体及核肿胀，溶酶体被破坏，细胞膜破裂，胞浆外溢，引起严重的炎症反应。坏死的细胞常常是成群的细胞一起丢失，并最终被巨噬细胞所吞噬（表17-1）。

表 17-1　细胞凋亡与坏死在形态学上的差别

细胞凋亡	细胞坏死
单个细胞丢失	细胞成群丢失
细胞膜发泡但仍完整	细胞膜不完整
细胞膜内陷将细胞分割成凋亡小体	细胞肿胀、溶解
不发生炎症反应	发生严重炎症反应
被邻近正常细胞或吞噬细胞所吞噬	被巨噬细胞所吞噬
溶酶体完整	溶酶体裂解
染色质均一凝集	染色质聚集成块、不均一

二、细胞凋亡的生物化学特征

在细胞凋亡发生的早期，细胞膜上往往出现一些标志性生物化学变化（信号），以利于邻近细胞或巨噬细胞识别和吞噬。首先是凋亡细胞膜上的磷脂酰丝氨酸（phosphatidylserine）由膜内侧外翻到膜外表面。其次是诱导胞质内蛋白酶的级联反应（cascade），并伴随能量消耗、新的基因转录或蛋白质合成。在细胞凋亡的后期，细胞核内染色质 DNA 被核酸内切酶降解，产生若干 180～200 个碱基对整数倍的寡核苷酸片段，这个长度是核小体重复单位的大小，表明染色质DNA的降解发生在核小体单位之间。从凋亡细胞中提取的DNA在琼脂糖凝胶电泳中呈梯状 DNA 图谱（DNA ladder）。但是，也有些细胞发生凋亡时，染色质DNA 并不降解，表明 DNA 降解并不是细胞凋亡的唯一标志（表 17-2）。

表 17-2　细胞凋亡与细胞坏死在生物化学上的区别

细胞凋亡	细胞坏死
生理因素诱导	非生理因素造成的意外损伤
膜上磷脂酰丝氨酸外翻	膜上磷脂酰丝氨酸不外翻
受大分子合成和激活过程的调控	离子稳态调节丧失
需要能量	不需要能量
有新基因转录	没有新基因转录
染色质 DNA 非随机性降解为 DNA ladder	染色质 DNA 被随机性降解

坏死性细胞死亡的过程主要是非生理因素引起的意外损伤和离子稳态调节丧失的过程，因而在细胞坏死过程中，检测不到磷脂酰丝氨酸的外翻现象，不需要新的基因表达和蛋白质合成，也不需要消耗能量，染色质DNA被随机降解为任意长度的片段，在琼脂糖凝胶电泳中呈现弥散性（smear）的 DNA 图谱。

三、细胞凋亡的生理意义

细胞凋亡是多细胞生物自胚胎起即存在的细胞死亡方式，也是维持细胞增殖与死亡平衡的重要方式，因此，细胞凋亡是从原虫到人类各种生物发育中细胞数量调控的基本方式，在机体发生、发育和死亡过程中具有重要的生理和病理意义。

多细胞生物的诞生、发育、成长、存活以及死亡是天然的、有规律的程序化过程，细胞凋亡是生物藉以存活的需要，因而贯穿于全部生命周期中。

从胚胎到婴儿、儿童到青年，是人体发育成熟之前的阶段，总体来说细胞诞生的多，死亡的少，所以身体才能发育。在胚胎发育过程中，细胞凋亡涉及的范围广泛，包括个体正常发育特定时期内器官和指趾的形成以及胚胎期种系痕迹的退化等。例如某些昆虫从卵到成虫，中间要经过几个蜕变期，每个时期组织结构以及外形都要发生改变，在这些过程中均有赖于新旧细胞的生死交替。死亡的细胞是在完成了它的使命之后而被淘汰消失的，天然而有序。蝌蚪变为成蛙时，尾巴自然消失，这种消失的机制是细胞有序凋亡的过程。多种动物的趾和人的指之形成，是肢柄端某几部分细胞有序凋亡而被吞噬消除的结果。细胞凋亡的规律一旦失常，个体即不能正常发育，或发生畸形，或不能存活。皮肤的表皮和趾（指）甲的形成，是细胞从有生命向无生命的转化，也属于细胞凋亡的过程。无此过程，动物即无鳞、无皮、无爪，失去了保护和防御机体的结构。早期的哺乳类和鸟类，所有个体中都存在苗氏管，其后它在雌性个体中发育成子宫和输卵管，在雄性个体中则凋亡消失，以完成两性分化的过程。

一个成年人体内每天都有上万亿细胞诞生，同时又有上万亿细胞发生生理性、主动性的“自杀行为”，体内细胞的诞生和死亡处于动态平衡，通过凋亡消除衰老的细胞，代之以新生细胞，从而维持机体组织器官中细胞数量的稳定。在健康的机体中，细胞的生生死死总是处于良性动态平衡中，如果这种平衡被破坏，人就会患病。如果该死亡的细胞没有死亡，就可能导致细胞恶性增长，形成肿瘤。如果不该死的细胞过多的死亡，比如受艾滋病病毒的感染后，体内CD4 阳性 T 淋巴细胞就会大批死亡，破坏人体的免疫力，导致艾滋病发作。

细胞凋亡过程失调不仅可使生物体失去机体的稳定性，还是许多人类严重疾病的根源。人类免疫系统是最有代表性的例子，在淋巴细胞发育分化成熟过程中，始终伴随着细胞凋亡。成熟的淋巴细胞，也包括其他成熟的白细胞寿命只有一天，死一批，再生一批，互相交替，非常严格有序。若细胞凋亡发生障碍，只生不死，就会出现白细胞堆积，发生白血病。该死的不死，还会发生自身免疫病，可见这一程序失常可能是血癌和自身免疫病的病因之一。

因此，细胞凋亡的生理意义主要是：（1）清除对机体无用的细胞。如小鸡背根神经元发育到一定阶段，有近一半细胞死亡；人脑神经元在发育过程中有约95%的细胞凋亡；（2）清除发育不正常的细胞。最典型的例子就是大鼠视觉系统的发育，视丘需要精确的空间结构，如果视神经的神经轴突出现错误连接，就会诱发其凋亡（参见第24章神经细胞）。（3）清除机体不再需要的细胞。一些细胞在发育过程中的作用很短暂，之后很快死亡。如变态时，蝌蚪变成蛙，其尾部有大量细胞死亡；哺乳类动物子宫内膜上皮细胞在增殖期很少有细胞死亡，而在月经期则大多数上皮细胞死亡，以利于开始新的生殖周期。（4）清除对机体有害的细胞。表达不成熟的T淋巴细胞抗原受体的胸腺细胞可能会识别并攻击自身组织，如果这些细胞发育成熟则会严重损害机体，导致自身免疫病，因此，这些细胞需在离开胸腺之前通过细胞凋亡的程序而消除（参见第25章免疫细胞）。总而言之，细胞凋亡保证了机体正常发育和维持正常生理功能的需要。

第二节　细胞凋亡的信号转导途径

细胞凋亡信号是通过多种信号途径来完成的复杂的级联过程，换言之，细胞凋亡是在凋亡信号的刺激下启动一系列连续的生物化学反应（即生物大分子的顺序激活）并与细胞凋亡效应相耦联的过程。

一、细胞凋亡信号

细胞凋亡信号可来自于细胞外，也可来自于细胞内。外部的凋亡信号包括细胞微环境中的某些细胞因子（如肿瘤坏死因子TNFα等）、免疫细胞（活化的NK细胞和细胞毒T淋巴细胞）表面的Fas配体（FasL）和存活因子的去除等；内部的凋亡信号包括DNA的损伤、活性氧和化学药物的作用等。

二、细胞凋亡受体

细胞因子和FasL等是通过与细胞表面相应的受体结合而启动细胞凋亡信号传递的，这类受体统称为细胞凋亡受体或死亡受体（death receptor）。最早发现的细胞凋亡受体属于肿瘤坏死因子受体（tumor necrosis factor receptor，TNFR）/神经生长因子受体（nerve growth factor receptor，NGFR）家族，该家族包括12个成员，其中TNFR-1、Fas（又称APO-1或CD95）和TNF相关凋亡诱导配体（TNF-related apoptosis inducing ligand，TRAIL）是目前研究最多的3个细胞凋亡受体。凋亡受体胞外区均有多个富含半胱氨酸残基的保守序列，胞内区均有一段由约70个氨基酸残基组成的模体（motif），即特殊的死亡结构域（death domain，DD）。DD不像有些受体那样具有酶活性，但可与具有死亡结构域同源序列的蛋白质或酶结合，在细胞凋亡信号的传递中起至关重要的作用（图17-2）。

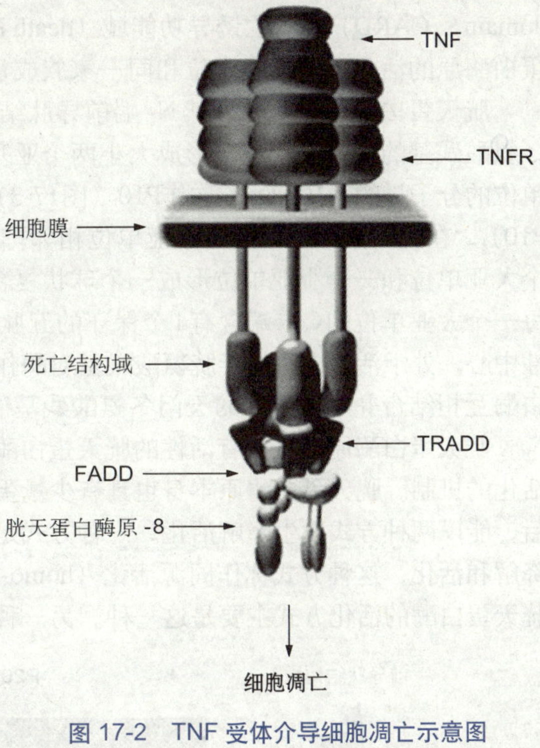

图17-2　TNF受体介导细胞凋亡示意图

当TNF与跨膜的三聚TNF受体（TNFR1）结合，使TNFR1的胞内死亡结构域的构象改变并与具有相似死亡结构域的TRADD结合，TRADD进一步招募FADD，FADD可招募，结合胱天蛋白酶原-8分子，并形成诱导死亡信号复合物（DISC），遂使其构象发生变化，导致胱天蛋白酶原-8的水解和活化，从而激活胱天蛋白酶的级联反应，最终引起细胞凋亡。

三、细胞凋亡的信号转导途径

目前，已经发现至少存在两条细胞凋亡信号传到途径，即依赖于胱天蛋白酶（cyctein aspartic acid specific protease，caspase）的信号传导途径和不依赖于胱天蛋白酶的信号传导途径。

（一）依赖于胱天蛋白酶的信号传导途径

这是一条重要的细胞凋亡信号传导途径，用广谱的胱天蛋白酶抑制剂可以阻止该途径引起的细胞凋亡。

自从第一个胱天蛋白酶分子被发现以来，在哺乳动物中已经发现了15种同源分子，组成了胱天蛋白酶家族，其中7种（胱天蛋白酶-2、-3、-6、-7、-8、-9和-10）参与了细胞凋亡过程。根据其在细胞凋亡信号传递中的作用，胱天蛋白酶家族成员又可分为起始酶（initiators）和效应酶（effectors）。起始酶包括胱天蛋白酶-8、-9和-10等，对细胞凋亡的刺激信号发生反应，启动细胞凋亡过程；效应酶包括胱天蛋白酶-3、-6和-7等，是细胞凋亡执行者，完成对特定蛋白底物的水解。胱天蛋白酶的活性部位均含有半胱氨酸残基，其切割位点为底物的天门冬氨酸残基的羧基端。

胱天蛋白酶在细胞内以酶原（zymogen）的形式合成，呈低水平组成性表达。这些酶原主要由两部分组成，前导肽结构域（prodomain）和酶活性区域。前导肽结构域位于氨基端，是一段长短不一的肽段，较长的肽段中往往含有功能域，如参与胱天蛋白酶分子之间相互作用的死亡效应功能域（death effector domain，DED）、胱天蛋白酶招募功能域（caspase recruitment domain，CARD）和死亡诱导功能域（death inducing domain，DID）等。这些功能域参与胱天蛋白酶原的活化、亚细胞定位和同一家族成员间的相互作用。

胱天蛋白酶原活化时，其N-端前导肽结构域首先被蛋白酶水解切除，剩余部分在其天门冬氨酸残基的羧基端断裂，形成大小两个亚基。大亚基的分子量约为20 kDa，称作P20。小亚单位的分子量约为10 kDa，称作P10（图17-3）。大小各两个亚基组成有活性的异四聚体（P20/P10)$_2$，在此四聚体中，两个小亚单位相邻排列，两个大亚单位围绕在小亚单位的周围。每一个大亚单位和一个小亚单位形成一个球状复合体，两个复合体之间依赖小亚单位相连。此外，每一个大亚单位的C末端含有1个保守的五肽结构Gln-Ala-Cys-Arg-Gly，是胱天蛋白酶的酶活性中心。处于活性中心的半胱氨酸残基对酶作用底物具有亲核基团的功能，诱导活化的胱天蛋白酶互相结合并水解底物的天门冬氨酸残基羧基端的肽键。

胱天蛋白酶原活化成有活性的胱天蛋白酶遵循着一种细胞内广泛存在的寡聚化而使酶蛋白活化的机制。胱天蛋白酶原本身也具有少量蛋白水解酶的活性，当它们集合在一起形成复合体后，能以两种方式发生降解活化。一种方式是与来源于同一前体的胱天蛋白酶原之间发生互相降解和活化，这种方式称作同源活化（homo-activation）或自身活化（self-activation）。起始型胱天蛋白酶的活化方式主要是这一种。另一种方式是上游的胱天蛋白酶原激活后，催化下游的

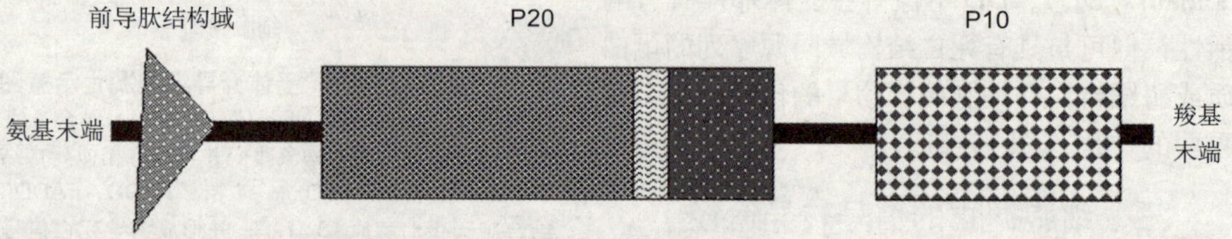

图 17-3 胱天蛋白酶家族的结构特征。

胱天蛋白酶原在被激活时，其N-端的前导肽结构域首先被其它活化的胱天蛋白酶切除，继之在剩余部分之保守序列的天冬氨酸残基的羧基端被剪切，形成大（P20）小（P10）两个亚单位，P20含有酶的活性中心，P10含有死亡结构域。

其它胱天蛋白酶原裂解成为有活性的胱天蛋白酶，这种方式称作异源活化（hetero-activation），是胱天蛋白酶原家族成员活化的主要方式（图 17-4）。

依赖于胱天蛋白酶的信号传导途径又可分为细胞凋亡的外在（extrinsic）途径和内在（intrinsic）途径。

1. 细胞凋亡的外在途径: 由死亡受体接受外环境中的死亡信号并迅速激活胞内胱天蛋白酶级联反应，使凋亡信号放大并传遍整个细胞，引起凋亡效应。具体步骤如下：首先，死亡受体诱导的起始型胱天蛋白酶原降解为胱天蛋白酶后，可迅速激活胞内胱天蛋白酶的级联（cascade）活化反应（图17-4），使凋亡信号放大并传遍整个细胞。因此，胱天蛋白酶的级联反应是推动细胞凋亡程序的核心事件。死亡受体激活起始型胱天蛋白酶-8后，直接激活其下游的效应型胱天蛋白酶原-3、-6和-7，激活的效应胱天蛋白酶进一步水解其底物，引起细胞凋亡（图 17-5）。

2. 细胞凋亡的内在途径：是指射线、化学物质等造成的 DNA 损伤以及药物和活性氧等的直接作用，通过活化凋亡调节蛋白直接地或间接地影响线粒体膜的通透性，而使线粒体释放一些细胞凋亡相关分子，并启动细胞凋亡的级联反应，引起细胞凋亡的过程。具体步骤如下：活化的胱天蛋白酶-8催化胞质中Bcl-2（B-cell leukemia 2）家族成员 Bid 蛋白（Bcl-2 inhibitory BH3-domain-containing protein），使之降解为有活性的 tBid （truncated Bid）而进入线粒体，引起线粒体损伤，导致线粒体内、外膜之间的通透性转换孔（permeability transition pore，PTP）开放、内膜通透性（mitochondrial membrane permeability，MMP）增加、跨膜电位（$\Delta\psi m$）下降和能量合成减弱等，并使存在于线粒体内、外膜之间的细胞色素 C（Cyt c）释放进入胞质中。在脱氧三磷酸腺苷存在的条件下，进入胞质的细胞色素C与细胞凋亡蛋白

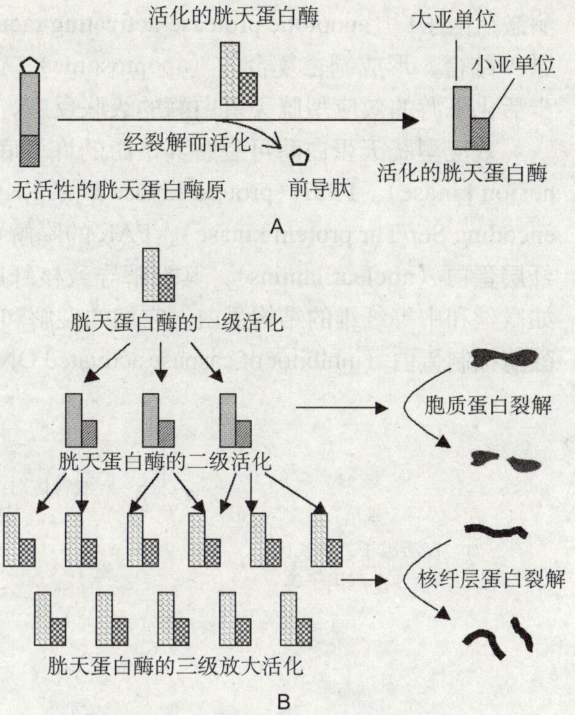

图17-4　细胞凋亡过程中胱天蛋白酶家族活化的级联放大

A：胱天蛋白酶原的活化：胱天蛋白酶以无活性的酶原形式存在，可被其他蛋白酶水解活化而形成互相结合在一起的大、小两个亚单位。B：胱天蛋白酶活化的级联：一个活化的胱天蛋白酶分子可以使许多胱天蛋白酶原分子活化，进而使更多的胱天蛋白酶原分子活化，这样，少量起始性胱天蛋白酶可以激活、放大活化大量胱天蛋白酶。有的胱天蛋白酶可降解胞质蛋白质，有的可降解核纤层蛋白或DNA修复酶，从而控制细胞凋亡。

（参考B. Alberts mokcular Biology of the cell, 4th ed. 2002）

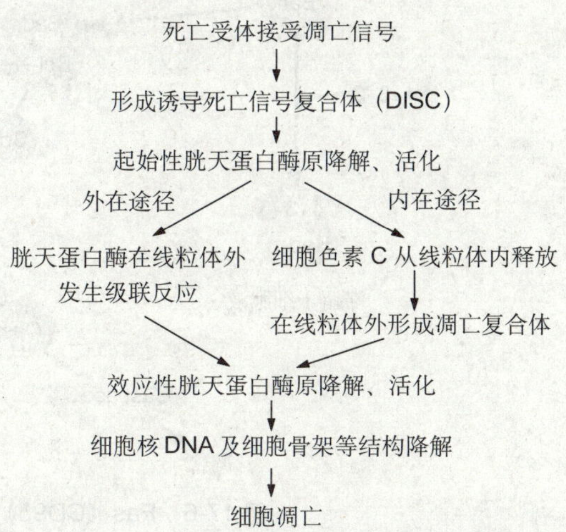

图 17-5　细胞凋亡信号转导途径示意图

酶激活因子1（apoptotic protease-activating factor 1，Apaf-1）、脱氧三磷酸腺苷以及胱天蛋白酶原-9结合，形成凋亡复合体（apoptosome），使胱天蛋白酶原-9活化为胱天蛋白酶-9，再进一步活化下游的效应型胱天蛋白酶的级联反应，并水解相应的底物，引起细胞凋亡（图17-6）。

效应型胱天蛋白酶可裂解其下游的许多底物，包括：①多种蛋白激酶，如FAK（focal adhesion kinase）、PKB（protein kinase B）、PKC（protein kinase C）及Raf-1（a protooncogene encoding Ser/Thr protein kinase）。FAK的降解可使细胞丧失粘附能力，形成游离的细胞。②核纤层蛋白（nuclear lamins），其裂解导致核纤层的解组装和核的皱缩。③细胞骨架结构蛋白，如微丝和中等纤维的结构蛋白，它们的裂解和失活导致细胞形状改变。④胱天蛋白酶活化的核酸酶抑制蛋白（inhibitor of caspase activated DNase/DNA fragmentation factor 45，ICAD/DFF45），

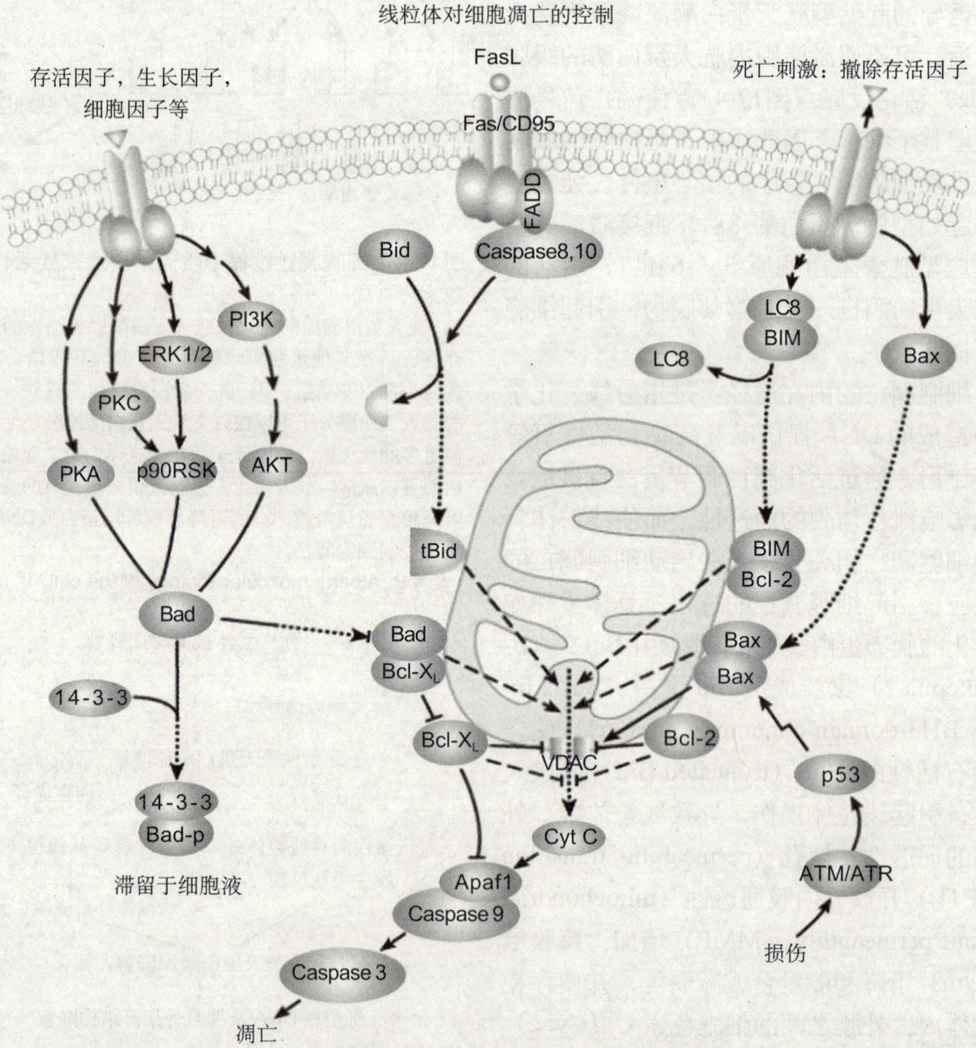

图 17-6 Fas（CD95）介导的细胞凋亡信号传递途径

（参考 Ashkenazi A and Dixit VM, Science, 1998; 281 (5381):1305-8）

其裂解使ICAD/DFF45活化，并从胞质转位到核，在核中将DNA降解成为碎片。⑤DNA修复酶，如多聚（ADP-核糖）聚合酶[poly（ADP-ribose）polymerase，PARP]，此酶的降解失活使细胞染色质DNA遭到破坏，并降解成长度为200bp和其整倍数的片段，使细胞失去保持稳态的能力而发生凋亡。

图17-7是以Fas及其配体（FasL）为例说明受体介导的细胞传递途径。凋亡的启动始自3个FasL分子与预先组装的三聚Fas受体结合，使Fas受体胞内的死亡功能区相聚成簇，吸引胞质中具有相似死亡结构域的接头（adaptor）蛋白FADD（Fas-associated death domain）与其结合。FADD含有2个功能结构域：一个是位于其羧基端，可与Fas受体死亡功能区结合的死亡结构域；另一个是位于其氨基端的死亡效应结构域（DED），可与胱天蛋白酶原-8分子中的胱天蛋白酶招募功能域CARD（caspase recruitment domain）发生同嗜性交联，形成Fas受体-FADD-胱天蛋白酶原-8组成的复合物，即死亡诱导信号复合物DISC（death-inducing signaling complex），进一步引起胱天蛋白酶原-8发生自我切割，而转变成有活性的胱天蛋白酶-8，并引起其后的级联反应。

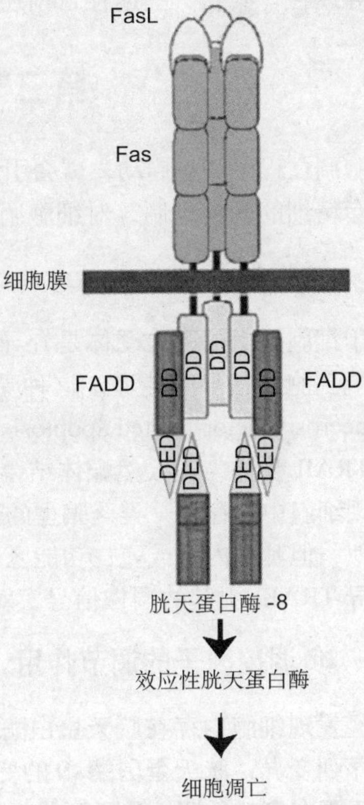

图17-7 Bcl-2家族成员及其分子结构示意图
（参考Nature Reviews Cancer, 2002, 2: 647-656）

（二）不依赖于胱天蛋白酶的信号传导途径：在有些情况下，如淋巴细胞的阴性选择和TNF介导的肝损伤等，胱天蛋白酶的抑制剂不能保护细胞免于凋亡，说明还存在胱天蛋白酶不依赖的凋亡通路。已有的研究证明，凋亡诱导因子（apoptosis-inducing factor，AIF）从线粒体释放，移位至细胞核，在不依赖于胱天蛋白酶的条件下可使染色体断裂成约50kb的片段，使细胞发生凋亡；基因敲除（knock out）的研究证明AIF在个体发育早期的细胞程序化死亡调控中发挥重要作用。此外，线粒体释放的核酸内切酶G和溶酶体（lysosome）释放的组织蛋白酶（cathepsin）也可在不依赖于胱天蛋白酶的情况下引起细胞发生凋亡形态学的变化。

再者，溶酶体（lysosome）释放的组织蛋白酶（cathepsin），包括半胱氨酸组织蛋白酶B和L以及天门冬酰组织蛋白酶D，参与胱天蛋白依赖和不依赖的、由TNFR家族死亡受体、B细胞受体、P53蛋白、胆汁酸盐和维甲酸等诱导的程序性细胞死亡。从溶酶体释放的组织蛋白酶可转位到胞质溶胶（细胞液）和细胞核，并具有与效应性胱天蛋白酶相同的作用底物，故可在不依赖于胱天蛋白酶的情况下引起细胞程序性死亡。此外内质网在应激状态下释放到细胞液中的Ca^{2+}也可启动calpain介导的程序性细胞死亡，细胞具有凋亡的形态学改变。

总之，细胞凋亡的信号途径可能有很多种，但目前研究得最充分的是依赖于胱天蛋白酶的信号转导途径，其它一些途径目前还所知不多，有待进一步研究。

第三节　细胞凋亡的调控

细胞凋亡程序一旦启动，就会引起胞内信号分子瀑布式的活化，难以再发生逆转。细胞内存在一套精细的调控机制，对细胞凋亡程序进行严格而有效的调节。

一、诱骗型受体（decoy receptor）的调节作用

位于细胞膜上的死亡受体是介导凋亡信号进入细胞的第一道“关卡”，受体的数量和活性直接影响到胞内信号的传递。这种受体调节作用首先发现于肿瘤坏死因子相关凋亡诱导配体（tumor necrosis factor-related apoptosis-inducing ligand，TRAIL）的受体家族。在正常细胞中，功能型TRAIL受体与其天然配体结合后，可激活胱天蛋白酶级联活化途径，使细胞发生凋亡。后来发现细胞中还存在一类诱骗型的TARIL受体，这类诱骗型受体的胞外区序列与功能型受体高度相似，但其胞内区或死亡功能区不完整或缺乏，因此，诱骗型受体虽能与TRAIL结合，但不能传导 TRAIL 引起的凋亡信号，对细胞凋亡起负调节作用。

二、负调控因子的调节作用

已经发现细胞内存在胱天蛋白酶的变异体，如胱天蛋白酶-8有8种变异体，主要是其N端缺失或序列变异；胱天蛋白酶 -9 的变异体的活性区缺失，是内源性胱天蛋白酶 -9 的负调控因子。胱天蛋白酶的负调控分子还包括一些凋亡抑制因子，这类因子对细胞凋亡起抑制作用，其突变形式则可促进细胞凋亡。如胱天蛋白酶 -8 抑制蛋白（FLICE-inhibitory proteins，FLIPs），此类蛋白由 β 型疱疹病毒基因编码，有多种变异体，其 N- 端的前功能区完全相同，C 端长短不一。这些突变分子中含有两个死亡结构域，分别与FADD和胱天蛋白酶-8或-10结合，如果阻断它们之间的相互作用，抑制凋亡诱导复合体（DISC）的形成，则可导致凋亡信号传递不能起始。又如 IAP（inhibitors of apoptosis protein，IAPs）超家族蛋白，最早发现于某些昆虫病毒，它能抑制杆状病毒引起的昆虫细胞凋亡。随后在哺乳动物、两栖动物和酵母中都发现了它的同源蛋白。IAP家族成员较多，如c-IAP1、c-IAP2、XIAP、NIAP、survivin和livin等。活化的 IAP 之结构特征是其氨基端存在 1 ～ 3 个杆状病毒凋亡抑制蛋白重复单位（baculoviral IAP repeat，BIR）的功能区，BIR功能区具有泛素化蛋白连接酶的作用，能特异地识别并降解胱天蛋白酶 -3、-7 和 -9，进而抑制细胞凋亡。在哺乳动物细胞中，IAPs 能通过两条途径抑制细胞凋亡，与胱天蛋白酶原结合，使其不能被水解成有活性的胱天蛋白酶。或者与活化的胱天蛋白酶结合，抑制其激活其它蛋白酶的活性。存活因子（survivin）是 IAP 家族中分子量最小的成员，由 142 个氨基酸残基组成，只有 1 个 BIR 功能区，在胎儿组织和癌组织中高表达，在分化成熟的正常细胞中表达很少，能直接抑制胱天蛋白酶 -3 和 -7 的酶原的活化或酶催化活性，对细胞凋亡起负调节作用。

转录后修饰也是调控胱天蛋白酶活性的一种方式。如胱天蛋白酶原-9第196位上丝氨酸发生磷酸化，胱天蛋白酶原 -3 活性中心的半胱氨酸发生亚硝基化，均可抑制胱天蛋白酶原 -9 或 -3 的活化，抑制细胞凋亡。

三、Bcl-2家族蛋白对细胞凋亡的调节

Bcl-2（B cell leukemia 2）最早是从小鼠B细胞白血病或淋巴瘤中分离出来的，编码分子量为26 kDa的膜蛋白。Bcl-2家族有众多成员，均为跨膜蛋白，主要定位在线粒体外膜上。Bcl-2蛋白的羧基端含有一个由19个氨基酸残基组成的疏水跨膜结构，作为锚定信号插入线粒体外膜，氨基端的大部分肽链伸入胞质，可与胞质蛋白或同时锚定在线粒体外膜的该家族的其它蛋白相互作用。Bcl-2家族的多数成员有两个相同的保守结构域：Bcl-2同源区1（Bcl-2 homologue 1，BH1）和2（Bcl-2 homologue 2，BH2）。这两个结构域通过控制Bcl-2家族成员之间形成同二聚体或异二聚体来调控细胞凋亡（图 17-8）。

Bcl-2仅在成熟的细胞中表达，不在不成熟的或正在凋亡的细胞中表达。Bcl-2的生理功能是抑制多种因素诱导的细胞凋亡，维持细胞存活。根据对细胞凋亡调节功能的不同，可将Bcl-2家族成员分为两类：一类是抗凋亡的负调节因子，主要有Bcl-2、Bcl-X_L、Bcl-W、Mcl-1、A1和Ced9 等，当细胞受到外界刺激时能保护细胞免于凋亡；另一类是促进细胞凋亡的正调节因子，主要包括 Bax、Bak、Bcl-Xs、Bad、Bik 和 Bid 等，能促进细胞凋亡。

在Bcl-2家族蛋白中，Bcl-2/Bax/Bcl-X_L和Bax/Bad/Bcl-Xs两个系统在细胞凋亡中起重要调控作用。

1. Bcl-2/Bax/Bcl-X_L 调控系统抑制细胞凋亡

Bcl-2/Bax Bax 由 192 个氨基酸残基组成，分子量为 21kDa。与 Bcl-2 的同源性为 21%，有一个跨膜结构域。在各种组织中广泛表达，包括在正常发育过程中发生细胞凋亡的许多部位

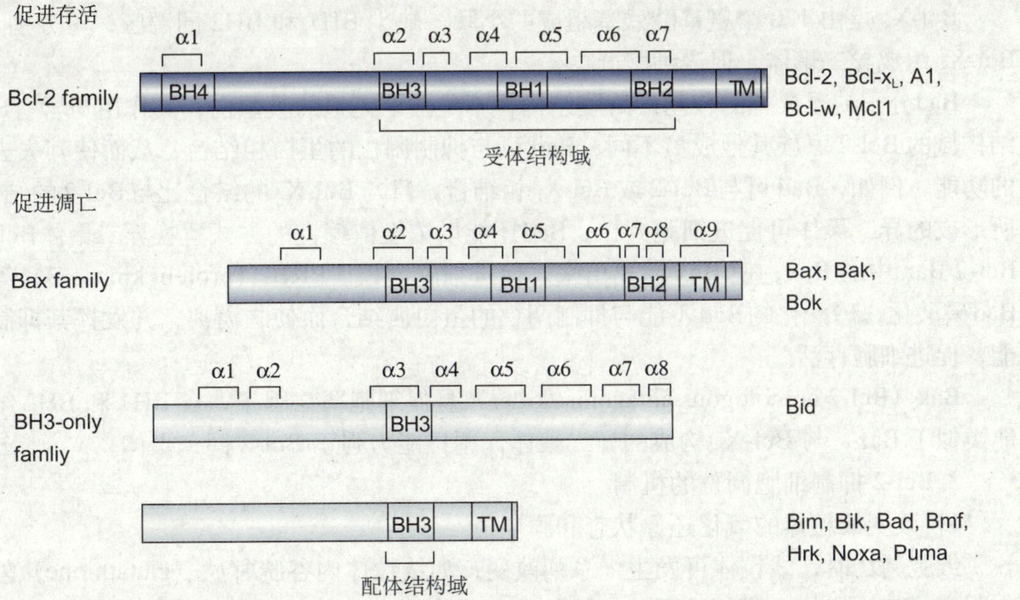

图 17-8 Bcl-2 家族成员通过改变线粒体氧化还原状态、膜电位和膜通透性调节细胞凋亡。VDAC（voltage-dependent anion channel）：电压依赖的阴离子通道。

表达。在体内，Bcl-2和Bax可以形成异二聚体。Bax自身形成的同源二聚体Bax/Bax在体内过量表达时，可促进细胞凋亡。细胞中Bcl-2与Bax的表达量决定细胞中异二聚体（Bcl-2/Bax）与同二聚体（Bax/Bax）含量的比值，该比值对细胞凋亡的敏感性具有关键作用。当细胞内的所有异二聚体（Bcl-X_L/Bax和Bcl-2/Bax）的含量≥50%时，细胞则抵抗凋亡；当细胞内Bax同二聚体的含量>80%时，并在适当信号诱导下，细胞则发生凋亡（表17-3）。

表17-3 Bcl-2家族成员各种二聚体的功能

	Bcl-2	Bcl-X_L	Bcl-X_S	同二聚体
Bax	A	A	?	A
Bad	S	A	X	X
Bak	X	A	X	X
同二聚体	S	S	S	

注：表中单个字母代表二聚体形式的不同功能，A：细胞凋亡；S：细胞生存；X：二聚体不能形成；？：能否形成二聚体尚不确定。

Bax/Bcl-X_L Bcl-X由241个氨基酸残基组成，与人Bcl-2的基因同源性达74%。Bcl-X可以在许多组织和细胞特别是中枢神经系统和胸腺中表达，由于其mRNA剪切方式不同，可产生两种大小不同的分子，大分子为Bcl-X_L，小分子为Bcl-X_s。Bcl-X_L由233个氨基酸残基组成，含两个高度保守的结构域BH1和BH2，其功能与Bcl-2相似，在哺乳动物细胞中，Bcl-X_L能与Bax组成异二聚体，抑制细胞凋亡。

2. Bax/Bad/Bcl-X_s调控系统促进细胞凋亡

Bcl-Xs是由170个氨基酸残基组成的小肽，缺少BH1和BH2同源区，可分别与Bcl-2和Bcl-X_L组成异二聚体，促进细胞凋亡。

Bad分子缺乏典型的羧基端跨膜结构，不是一个完整的膜蛋白，其作用与含有BH1和BH2结构域的Bcl-2家族其他成员不同，Bad可与抑制凋亡的蛋白相结合，从而使其失去抑制凋亡的功能，例如，Bad可与Bcl-2或Bcl-X_L相结合，且与Bcl-X_L的结合比与Bcl-2的结合能力强，所形成的异二聚体可促进细胞凋亡。Bad还能以浓度依赖性的方式置换异二聚体Bcl-X_L/Bax或Bcl-2/Bax中的Bax，使Bax游离出来，促进细胞凋亡。PKB（protein kinase B）等激酶可使Bad磷酸化，磷酸化的Bad不能与抑制凋亡的蛋白质结合而使之游离，并发挥其抑制凋亡的功能，促进细胞存活。

Bak（Bcl-2 homologous antagonist/killer）是促细胞凋亡因子，含BH1和BH2结构域，功能类似于Bax，与Bcl-X_L构成的异二聚体促凋亡能力强于Bcl-2同二聚体。

3. Bcl-2抑制细胞凋亡的机制

1）改变线粒体的氧化还原状态和膜电位

细胞凋亡时，线粒体可发生一系列改变，如线粒体内谷胱甘肽（glutathione）外流、过氧化阴离子产物增加、膜间孔开放、线粒体跨膜电位（mitochondrial transmembrane potential, MTP）降低、外膜通透性增加等，从而使膜间隙中的可溶性蛋白质，包括凋亡诱导因子AIF和细胞色素C穿过线粒体膜，进入细胞质，激活胱天蛋白酶级联反应，最终引起细胞凋亡。Bcl-

2通过抑制谷胱甘肽外流、改变线粒体内氧化还原状态、降低其氧化还原电位（△ψm）而抑制细胞凋亡。Bcl-2还可清除在内质网、线粒体外膜及核膜产生的活性氧（reactive oxygen species，ROS），从而抑制超氧阴离子自由基的产生，调节线粒体内膜上的腺嘌呤核苷酸转位酶（adenine nucleotide translocase，ANT）的功能，封闭位于线粒体内外膜之间的转运孔道，调节膜电位上升，降低膜通透性，阻止小分子的凋亡诱导因子释放，抑制细胞凋亡（图 17-6）。

2）调节线粒体膜的通透性

Bcl-2是线粒体膜转运孔道的组成成分，它只在高pH的条件下才能形成离子通道。而Bcl-2家族中的促凋亡蛋白Bax能在较广泛的pH范围内形成离子通道，允许一些离子和小分子（如细胞色素 C 等）穿过线粒体膜，进入细胞质，引起细胞凋亡。Bcl-2 能与 Bax 形成异二聚体，抑制 Bax 离子通道的形成，使一些小分子不能自由通过，从而保护细胞不发生凋亡。

3）与凋亡蛋白酶激活因子-1（apoptotic protease activating factor-1，Apaf-1）结合，抑制胱天蛋白酶的活性

Apaf-1含有与胱天蛋白酶结合的特异功能区，二者结合可激活胱天蛋白酶，引起细胞凋亡（图 17-6）。

四、原癌基因对细胞凋亡的调节

在细胞凋亡调控过程中，有些原癌基因包括 *c-myc*、*p53*、*c-fos*、*E1A* 和 *E1B* 等对细胞凋亡起调节作用。

c-myc是调控细胞周期的主要基因。Myc蛋白是一种转录因子，其氨基端具有反式激活功能区，其羧基端具有碱性螺旋 - 环 - 螺旋亮氨酸拉链功能区（basic helix-loop-helix leucine zipper motif，bHLH-ZIP）的典型结构，介导聚合和与特异的DNA序列结合。研究发现c-Myc蛋白可以诱导免疫细胞凋亡，而*bcl-2*与*c-myc*基因共表达可抑制这一细胞凋亡过程。在许多情况下，*c-myc*诱导程序化细胞死亡需要去除生长因子，也就是说只要在环境中有足够的生长因子存在，即使*c-myc*表达，细胞仍呈增殖状态；只有生长因子缺乏并同时表达Myc蛋白时，才会出现细胞凋亡。在以大鼠成纤维细胞株进行的研究表明，当有某些因素（低浓度血清、抑制细胞周期因子和抗癌基因表达等）存在时，Myc蛋白的表达促进细胞凋亡，提示Myc与另外某些因素共同存在时，可以调节细胞增殖、分化及凋亡。总之，*myc*基因表达与其它致癌因素同在时为增殖作用，与其它抑癌条件共存时，就反过来导致细胞走向凋亡。目前，对于c-Myc调节细胞增殖和死亡两个截然相反过程的机制还不太清楚。

*p53*是抑癌基因，分为野生型（*WTp53*）和突变型（*MTp53*）。WTp53具有促进细胞凋亡作用，机制可能是：①降低细胞内源性Bcl-2蛋白表达和抑制其功能；②提高细胞内Bax蛋白表达，使Bcl-2/Bax蛋白比例失调，促进细胞凋亡。WTp53在细胞生长过程中起“分子警察”的作用，若DNA受损，P53蛋白水平升高，抑制细胞增殖，使细胞DNA损伤获得修复。如DNA损伤无法修复，则P53蛋白持续升高，阻断DNA复制和修复，引起细胞凋亡；③促进野生型P53活化成分（wide type p53 activated fragment 1，Waf1）的基因表达，Waf1蛋白是CDK（cyclin-dependent kinase）抑制蛋白家族成员，可以通过抑制 CDK 的活性，使细胞停滞在 G1 期而发生凋亡。

腺病毒 *E1A* 基因既是原癌基因，又是细胞凋亡的诱导物，编码与 Myc 类似的高度进化的

多功能肽。腺病毒为了使宿主细胞持续增殖而不死亡，使腺病毒获得自我复制的便利条件，产生了两个由 *E1B* 基因编码抗细胞凋亡蛋白。其中 p55E1B 蛋白可以灭活 *p53*，而 p19E1B 蛋白的功能与Bcl-2相似，抑制细胞凋亡。另一个在细胞生长和凋亡中具有双功能作用的癌基因是嵌合同源盒癌基因E2A-PBX1，它是儿童白血病患者在t（1;19）染色体转位期间产生的。转基因鼠淋巴细胞中持续表达E2A-PBX1蛋白时，其淋巴瘤的发生率很高，体现了其作为癌基因的特点。但在癌前期，出现了大量的淋巴细胞凋亡。

c-fos 对细胞凋亡也具有调控作用，在转基因小鼠胚胎形成的研究中发现，*c-fos* 持续表达的区域与出现细胞凋亡的区域一致。

第四节　细胞凋亡与疾病

综上所述，细胞凋亡是多细胞生物生命现象的一个重要属性，细胞凋亡对机体的正常发育、生命的存在和正常生理功能的维持具有不可或缺的生理意义。细胞凋亡规律一旦失常，该死的细胞不死，或者不该死的细胞死了，就会产生各种各样的疾病。

一、细胞凋亡与肿瘤

在肿瘤的治疗与研究中，人们一直在试图阐明肿瘤细胞是如何在异常的增殖信号作用下而得以无限增殖的，至今已取得了不少进展，如发现了一系列癌基因和抗癌基因等。80 年代以来，人们越来越认识到，很多肿瘤不仅由于其细胞增殖率很高，而且由于其细胞凋亡速度很低，即细胞增殖与死亡平衡失调造成的。在肿瘤组织中，通常可以看到两种细胞死亡形式，即坏死性细胞死亡和细胞凋亡。肿瘤细胞的增殖率与死亡速率决定肿瘤的生长速率。因此，在肿瘤发生、发展过程中如何实现人为地调控细胞凋亡的速率是肿瘤治疗研究的重要方向。

细胞凋亡参与了肿瘤的起始过程，并对肿瘤的发生起负调控作用。癌前病灶中细胞凋亡率比周围正常组织高出约8倍，提示由于转化后细胞分裂周期变短，机体需要通过细胞凋亡机制及时地加以清除。一方面，肿瘤细胞增殖过程中可能产生了一些表型近乎正常的细胞，需要通过程序化机制清除快速增殖的细胞，从而维持肿瘤细胞群的高增殖率。另一方面，有些间接的证据表明，正常肝细胞癌变过程中，癌前细胞对细胞凋亡更为敏感，容易被清除，这是机体自我保护功能的表现。

传统的治疗肿瘤的细胞毒疗法（化疗和放疗）是针对肿瘤细胞的增殖失控所设计的，由于缺乏特异性针对肿瘤细胞的选择作用，治疗过程中会产生严重的毒副作用。随着对肿瘤形成机制的研究不断深入，人们逐渐认识到肿瘤细胞对细胞凋亡的敏感性是决定化疗效果的关键因素。选择性地诱导肿瘤细胞凋亡而不影响周围健康细胞以减少化疗副作用的策略，是未来肿瘤治疗研究的发展趋势。此外，大多数抗癌药物，如拓扑异构酶抑制剂、烷化剂、抗代谢物和激素拮抗剂等，都可在不同类型的肿瘤细胞中诱导细胞凋亡。抗癌药物的疗效不仅取决于这些药物与各自特异靶细胞的相互作用，也取决于这些药物诱导细胞凋亡的能力。因此，如何在治疗中增加特异性诱导肿瘤细胞凋亡并抑制增殖已成为化疗的新目标和筛选抗癌新药的标准。

二、细胞凋亡与自身免疫性疾病

自身免疫性疾病是机体内正常免疫耐受功能受损所导致的免疫细胞（自身反应性T淋巴细胞及产生自身抗体的B淋巴细胞）及其成分对自身组织结构和功能的破坏，并出现一定临床症状的一类疾病。自身免疫性疾病种类多达 40 余种，累及全身各个系统，大多为慢性疾病。自身免疫疾病包括类风湿关节炎（rheumatoid arthritis， RA）、系统性红斑狼疮（systemic lupus erythematosus， SLE）、自身免疫性淋巴细胞增生综合征（autoimmune lymphoproliferative syndromes， ALPS）、免疫调节的肾小球性肾炎（immune-mediated glomerulonephritis）、自身免疫性糖尿病（autoimmune diabetes）、进行性系统性硬化症（progressive systemic sclerosis）、重症肌无力（Myasthenia Gravis）、自身免疫性溶血性贫血（autoimmune hemolytic anemia， AIHA）等。诱发自身免疫性疾病的因素较多，其中细胞凋亡缺陷是一个重要因素。正常情况下，免疫细胞的活化是一个极为复杂的过程。在自身抗原的刺激作用下，识别自身抗原的免疫细胞活化后，可通过细胞凋亡的机制加以清除。在靶抗原含量较多的微环境中，常常可以看到被清除的凋亡细胞表面上聚集成簇的抗原，它们或被蛋白酶降解或被磷酸化。但如果这种正常的凋亡机制发生障碍，就不能及时清除凋亡细胞及其相关成分，必将引起自身免疫反应，导致自身免疫性疾病的发生。

红斑狼疮是一种比较常见的系统性自身免疫病，临床表现主要有发热、皮损（如面部蝶形红斑）及关节、肾、肝、心等组织的质膜受损，以及全血细胞减少。多见于年轻妇女，男女患者比例为1∶6～9，病程迁延反复，预后差。该病患者体内有多种自身抗体，95%以上病人抗核抗体阳性，包括抗DNA（双股、单股）、抗组蛋白、抗RNA-非组蛋白、抗核糖核蛋白（主要为Smith抗原）、抗粒细胞、抗血小板、抗平滑肌等抗体。自身抗体产生的原因与红斑狼疮病人淋巴细胞凋亡机制的紊乱有关。患有红斑狼疮的病人机体中的吞噬细胞功能低下，不能及时并迅速吞噬外周血中由凋亡细胞形成的凋亡小体，凋亡小体膜破裂，核小体释放入血，就会刺激机体产生抗 DNA 抗体和抗组蛋白抗体等众多的自身抗体。这些抗体本身并没有细胞毒性，但能攻击变性的或者胞膜受损的粒细胞，一旦它与细胞核接触，即可使胞核肿胀，呈一片均质状，并被排出胞外，形成狼疮小体。狼疮小体对中性粒细胞和巨噬细胞有趋化性，在补体存在时可促进细胞的吞噬作用。吞噬了狼疮小体的细胞为狼疮细胞，即可引起红斑狼疮的发生或加重疾病的发展。

三、细胞凋亡与心血管系统疾病

目前的研究已经证实，在一些心血管的病理情况下存在心肌细胞凋亡的现象。该现象是一个早期的重要因素，还是末期心肌受损及心功能减退的一个机制，目前尚无一致的结论。但可以肯定的是，细胞凋亡的程度与多种心血管疾病的发生发展过程密切相关。

心力衰竭是复杂严重的临床综合征，是各种心血管疾病（如高血压、心肌梗死、慢性心肌缺血、瓣膜病等）的终末阶段，进行性左室功能恶化是心力衰竭的一个特征。心肌细胞在衰老时数量减少，可导致心力衰竭，而其衰老过程与细胞凋亡密切相关。在持续超负荷的心脏中，生理状态下抑制细胞凋亡的营养因子的数量减少，亦可诱发心肌细胞的凋亡。通过冠脉内微栓造成犬慢性心衰模型的研究发现，在陈旧梗死的边缘区出现明显的心肌细胞凋亡增多现象，心衰时心肌细胞数量的减少有部分是细胞凋亡所致。实验证实小鼠心脏在压力负荷过大时引起心肌细胞肥大，并伴随心肌细胞数量的减少。尤其在压力超负荷的早期，细胞数量的减少主要是由于细胞凋亡。

心肌梗死患者的尸检表明，凋亡的心肌细胞主要位于梗死中心区。在梗死周围区的心肌细胞中，凋亡调节蛋白 Bax 和 Bcl-2 的表达水平被上调。缺血及缺血 / 再灌注的数小时内，免疫组化显示心肌细胞中表达Fas受体的阳性心肌细胞数（>50%）远远高于正常心肌细胞（<1%），心肌细胞对内源性Fas配体的敏感性增加，推测缺血再灌注是引起心肌细胞大量凋亡的一个重要因素。

动脉粥样硬化是常见病，动脉内膜损伤和血管平滑肌细胞增生是其主要病理学特征。从47例再次行冠脉搭桥术的患者所取出的 80 段已狭窄或闭塞的大隐静脉移植片段，以免疫组化的方法加以研究，发现81%的移植片段的狭窄和闭塞是由于平滑肌层增厚，而肌层增厚是由于平滑肌细胞凋亡后的纤维化所致。在动脉粥样硬化的病变区中可以检测到细胞凋亡的发生，凋亡细胞多数是平滑肌细胞和巨噬细胞。病变斑块中可以检测到胱天蛋白酶表达增高和Bcl-2表达降低，提示动脉粥样硬化病变中细胞凋亡的发生可能与胱天蛋白酶的表达增加有关。

四、细胞凋亡与退行性疾病

神经系统退行性疾病对老年人的生活质量甚至生命带来严重危害，如老年痴呆症（Alzheimer’s disease，AD）、小脑退化症（cerebellar degeneration）、帕金森氏症（Parkinson’s disease）、Wilson 病和多发性硬化症（multiple sclerosis，MS）等与神经细胞凋亡有关。

AD是引起老年人痴呆的最常见原因。该病以伴有情感和行为障碍的认知能力渐进性丧失为特征，常见症状有近期记忆障碍、常常伴有语言、视觉空间和注意力障碍。在确诊患有该病后，平均生存时间约 8 年，是社会进入老年化后高死亡率的一类重大老年性疾病。AD 的神经病理特征是在脑皮层有广泛的轴索细胞缺失、大量老年斑和神经纤维缠结的堆积。目前知道，AD的病因之一是神经元细胞过度凋亡，属于一种不可逆的退行性神经系统疾病。淀粉样前体蛋白（amyloid precursor protein，APP）、早老蛋白 -1 （presenilin-1，PS1）和早老蛋白 -2（presenilin-2，PS2）的突变导致家族性 AD。PS 参与了神经细胞凋亡的调控，PS1 和 PS2 的过表达能增强神经细胞对凋亡信号的敏感性。

五、细胞凋亡与病毒感染性疾病

获得性免疫缺陷综合征（acquired immunodeficiency syndrome，AIDS）即艾滋病是由于人类免疫缺陷病毒（human immunodeficiency virus，HIV）感染所引起的，其主要的病理特征是 HIV 感染后特异性地导致大量 $CD4^+$ T 淋巴细胞凋亡，从而造成机体免疫功能缺陷，使大多数艾滋病人死于免疫系统的全面崩溃。

有证据表明，细胞凋亡机制参与病毒感染性疾病的病理效应。HIV颗粒表面表达一种特殊的蛋白质分子，称作 gp120，该分子特异性的识别和结合 $CD4^+$ T 淋巴细胞表面的 CD4 分子，二者的相互作用是 HIV 感染细胞过程的关键事件。但是实际上，因为病毒感染而直接引起的 $CD4^+$ T淋巴细胞死亡仅占死亡细胞中的少数。大量的$CD4^+$ T淋巴细胞的死亡与凋亡诱导机制有关，即 HIV 的 gp120 蛋白与 $CD4^+$ T 淋巴细胞的 CD4 分子结合，诱导 $CD4^+$ T 淋巴细胞表面的Fas/Apo-1死亡受体过表达，进而导致凋亡信号途径激活，使细胞走向凋亡。用抗Fas单克隆抗体处理可选择性地诱导病毒感染细胞凋亡。细胞凋亡的发生，不仅导致被感染细胞的清除，也可因凋亡细胞中染色体DNA的全部降解，有效地中止了病毒基因的大量复制和扩增，间接的起到阻止病毒扩散的目的，这一发现为艾滋病的治疗指明了一个重要研究方向。

疱疹病毒、痘病毒和腺病毒等病毒感染之细胞的凋亡均可被病毒基因编码的蛋白质（可高过病毒蛋白质总量的2/3）抑制，使病毒得以在被感染的活细胞中继续不断的繁殖。

阐明病毒感染相关疾病的分子机制，可以针对性地设计调控细胞凋亡的药物，控制病毒感染细胞的凋亡，为机体清除病毒感染赢得时间，并最终治愈病毒感染相关的疾病。因此，无论是抑制还是激活细胞凋亡的药物都有重大医疗价值。

六、细胞凋亡与其他疾病

细胞凋亡过渡还可引起心肌梗死、脑卒中和肾小管肾炎等缺血性损伤以及髓发育不全综合征、恶性贫血、I型糖尿病、Hashimoto甲状腺炎和溃疡性结肠炎等。

根据细胞凋亡规律探索和防治细胞凋亡相关疾病，还需要依赖以下几个领域的研究进步：（1）根据不同疾病细胞凋亡过程设计治疗方案；（2）发明调控细胞凋亡的药物；（3）基因治疗和胱天蛋白酶家族蛋白质的应用；（4）细胞凋亡相关疾病的诊断，关键是了解不同胱天蛋白酶活化及其上、下游各辅助因子在细胞凋亡中的作用。

目前，在细胞凋亡的研究中，还有许多问题尚未解决，这些问题主要是：（1）在细胞发育过程中，细胞凋亡究竟是何时和如何开始的？即机体是如何决定一个细胞将要走向凋亡的？（2）在有丝分裂和分化成熟之间有无能激活细胞凋亡程序的开关点基因（switch point gene）存在？（3）机体内有无真正的杀手（killer）基因存在？作为真正的杀手基因，其表达产物自身即可诱导各种细胞走向凋亡，至今还未发现一个基因符合这样的标准；（4）细胞凋亡与衰老的关系如何？（5）人们如何利用调控细胞凋亡的策略治疗细胞凋亡相关疾病？

（刘彦信　郑德先）

参考文献

1. Bruce A et al., Molecular biology of the cell, 4th ed., New York, Published by Garland Science, 2002
2. Bursch W et al., The biochemistry of cell death by apoptosis, Biochem Cell Biol, 1990, 68（9):1071-1074
3. Reed JC, Bcl-2 family proteins, Oncogene, 1998, 17:3225-3236
4. Amenta JS & Baccino FM, Proteolysis and cell death, Rev Biol Cell, 1989, 21:401-422
5. Salvesen GS & Duckett CS, IAP proteins: blocking the road to death's door, Mol Cell Biol, 2002, 3:401-410
6. Hatakeyama M & Weinberg RA, The role of RB in cell cycle control, Prog Cell Cycle Res, 1995, 1:9-19
7. Buda RC, Death receptors couple to both cell proliferation and apoptosis, J Clin Invest, 2002, 109:437-442
8. Johnson GL & Lapadat R, Mitogen- activated protein kinase pathways mediated by ERK, JNK, and p38 protein kinases, Science, 2002, 298（5600):1911-1912
9. Schwartz GK, CDK inhibitors: cell cycle arrest versus apoptosis, Cell Cycle, 2002, 1（2):122-123

10. van Blitterswijk WJ et al., Ceramide: second messenger or modulator of membrane structure and dynamics? Biochem J., 2003, 369（Pt 2):199-211

11. Gartel AL & Tyner AL, The role of the cyclin-dependent kinase inhibitor p21 in apoptosis, Mol Cancer Ther, 2002, 1（8):639-649

12. Denault JB & Salvesen, Caspases: keys in the ignition of cell death, Chem Rev, 2002, 102（12):4489-4500

13.Lodish H et al., Molecular Cell Biology, 5th ed., 2004, FREEMAN Co., New York

第四篇 细胞的社会性

第十八章　细胞表面、细胞连接和细胞极性

第一节　细胞表面的概念和一般结构

一、细胞表面的概念

细胞表面（cell surface）是细胞与其外界环境进行物质、能量和信息交换的必经场所和中界面，也是维持细胞内环境稳定所必不可少的构造。以Singer和Nicolson的流动镶嵌模型为基础的细胞膜概念对于理解细胞表面的结构和功能具有重要作用。然而，仅仅按照流动镶嵌模型描述膜蛋白和脂质双分子层构成的质膜本身，并不能完整地反映出细胞内—外环境交界面的完整构造和活动规律。为此宜用细胞表面这一比质膜具有更广泛内涵的概念，更全面地表述涉及细胞内、外环境交界面的结构和过程。

细胞表面是细胞上一个复合的结构与功能体系，由细胞外被（cell coat）或糖萼(glycocalyx)、质膜、这三个密切联系的层次组成。细胞表面整合了细胞的多种重要活动，包括：细胞的自我保护、防御和内环境稳定；细胞内外物质运输、能量转换和作用力的传递；细胞识别与通讯；细胞自身形态和极性的维持；细胞与其它细胞或细胞外基质的连接，以及由此实现的组织与器官构建；细胞迁移与运动；对细胞增殖周期和生物节律、细胞分化、细胞衰老与死亡的调控等。在细胞的社会性活动中，细胞表面接受外界信息刺激、启动信号转导，进而再向细胞外发放信息和对外界刺激进行反应。

细胞表面的上述三层结构普遍存在于所有人体细胞上。而在一个细胞表面的局部区域，可以有规律地出现在电镜甚至光镜下可见的特定形态结构，此即细胞表面的特化结构。除了微绒毛、纤毛等独立存在于一个细胞上的特化结构以外，细胞表面尚存在一大类称为细胞连接（cell junctions）的特化结构。细胞连接总是存在于两个细胞之间或细胞与细胞外基质的接触面上。

二、细胞外被或糖萼

（一）概念

细胞外被（cell coat）是位于质膜外表面的覆盖物，因其富含糖类，又被形象地称为糖萼(glycocalyx)。糖萼普遍存在于包括原核和真核细胞在内的所有类型细胞的质膜外表面上，是细胞与外环境相接触的第一个层次，因而在细胞的识别与通讯过程中有至关重要的作用。

（二）细菌、真菌和植物细胞的糖萼

对于细菌、真菌和植物细胞，位于质膜外侧的细胞壁（cell wall）、以及细胞壁外侧的附属结构层次实质上均属于广义的糖萼范畴；但习惯上常常独立使用细胞壁的概念，而将糖萼限定为狭义的概念、亦即仅指细胞壁外侧的附属结构层次。例如，有的教科书将细菌糖萼定义为有荚膜细菌细胞壁外侧的荚膜（capsule）或无荚膜细菌细胞壁外侧的粘质层（slime layer）——

其中荚膜较为致密，易被观察到，而粘质层则呈现疏松和无定型的状态。一般而言，细菌细胞壁、荚膜和粘质层的主要成分均为多糖。在革兰染色阴性菌，其细胞壁的主要成分为脂糖类（lipopolysaccharides）；而在阳性菌则主要为肽聚糖（peptidoglycans）。荚膜和粘质层的多糖类型则有很大变化。近年来菌生膜（biofilm）的概念受到很大关注（见第二十一章）。多糖是菌生膜的主要组成物质，因此亦有学者倾向于将细菌糖萼限定为菌生膜多糖。病原菌的上述各层多糖成分与其致病性密切相关，而共生菌的多糖则往往对宿主产生有益的影响，二者均有重要的医学意义。植物细胞的细胞壁主要由纤维素和果胶等多糖组成。现已证明植物的细胞壁多糖不仅仅是重要的结构物质，而且参与植物细胞的识别与通讯。

（三）动物细胞的糖萼

相对而言，动物细胞的糖萼则比较疏松和柔软，其主要成分为糖缀合物（glycoconjugates，或称糖复合物），它是由糖类与其它非糖分子（即苷元，aglycone）通过糖苷键（glycosidic linkage）共价结合而成的生物分子。动物细胞糖萼中的糖缀合物主要为糖蛋白、蛋白聚糖、糖脂。糖蛋白和蛋白聚糖既可按整合膜糖蛋白的形式、也可按非共价的形式（相当于质膜的外在蛋白）紧密结合在质膜外表面。整合膜糖蛋白位于质膜外表面的结构域普遍存在糖基化，其上的糖链有 *N*- 连接寡糖（*N*-linked oligosaccharides, or *N*-glycans）、*O*- 连接寡糖（*O*-linked oligosaccharides, or *O*-glycans）、糖基磷脂酰肌醇锚（glycosylphosphatidylinositol anchors, or GPI anchors）、氨基聚糖（glycosaminoglycans, or GAGs）这四大类型（见第七章第一节）。

在各类糖缀合物中，粘蛋白（mucin，即含有密集的*O*-连接寡糖链的糖蛋白）和蛋白聚糖携带着大量糖残基，是糖萼的重要结构成分。粘蛋白和蛋白聚糖具有巨大的分子量，并以线性伸展和交叉成网的形式存在，完全伸展后其线性长度可达0.5μm以上。故糖萼的厚度可超过脂质双分子层者（约7nm）20倍以上，即至少达140nm。位于血细胞上的糖萼和上皮细胞游离面（即顶面）上的糖萼可以通过钌红或铁蛋白染色法，以及深度蚀刻技术，在电镜照片中清晰地显示出来（图 18-1）。而位于上皮细胞基底面的糖萼和肌细胞上的糖萼则与基膜（basement

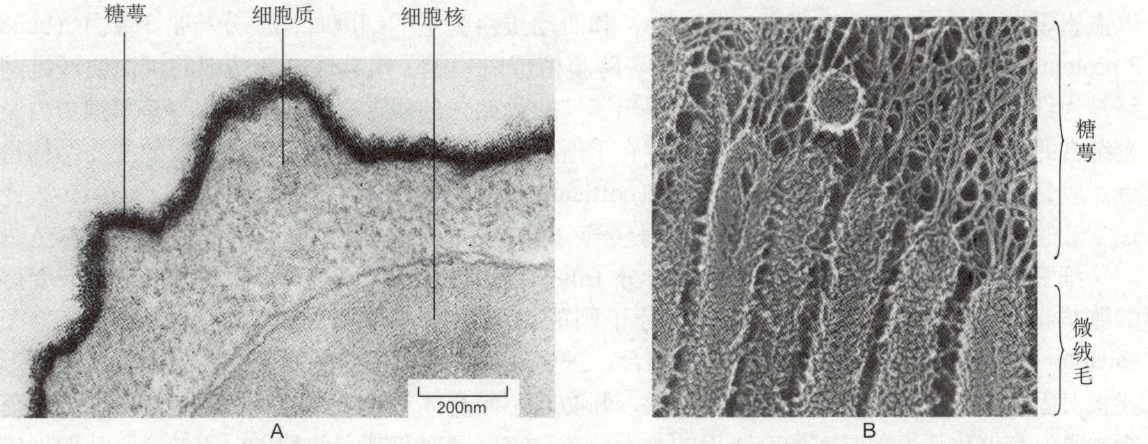

图 18-1　糖萼的电镜图像

A. 钌红染色法显示的动物细胞糖萼（参考Alberts. et al. Molecular biology of the cell. New York: Garland Publishing, 4th ed., 2002. p612）。B. 深度蚀刻法显示的小肠上皮细胞微绒毛及其上的糖萼（参考 Lodish et al. Molecular Cell Biology New York: W. H. FREEMAN. 4th ed, 2000） membrane）相延续（见第十九章第二节）。

除了糖缀合物以外，动物细胞的糖萼中尚含有一种独特的、不与蛋白质共价结合的多糖：透明质酸（hyaluronan, or hyaluronic acid, HA）（另见第十九章第一节）。HA的合成不同于真核细胞的所有其它糖链的合成，而是与细菌糖萼中的糖链合成过程相似，即在质膜的胞质侧合成后直接插入和泵出质膜。这表明 HA 可能由原始真核细胞从其所起源的祖先古细菌继承而来，是动物细胞糖萼的最原始组分。透明质酸合酶（hyaluronan synthase）存在于质膜上，具有双重催化活性（即交替添加 GlcNAc 和 GlcA 糖残基），能够以每秒钟 100 个糖残基的极高速度合成 HA 链。新生的 HA 链通过多药耐药转运蛋白 -5（multidrug resistance transporter-5, MRP5）泵出细胞。成熟 HA 链分子量高达数百万乃至上千万，通过与跨膜蛋白 CD44 紧密结合而固定在质膜上，并向细胞外空间伸展到数微米之远，从而构成糖萼的重要组分。HA亦可从质膜脱落进入细胞外基质。

人体细胞糖萼中的糖链可由多种单糖构成，形成直链或分枝状结构，并富含带负电荷的基团，包括唾液酸（为一类酸性糖）、糖醛酸和硫酸化的糖类等。糖萼中的糖链可以编码容量巨大的生物信息，介导自身细胞之间，或宿主细胞与病毒、细菌和其它生物体细胞之间的相互作用。Majno 和 Joris 在《Cells, tissues, and disease: principles of general pathology》一书中指出："糖萼所携带的密码可能和遗传密码一样重要，因为它负责着细胞赖以生存的无数种识别功能"。

三、细胞皮质

（一）概念和分子组成

细胞皮质（cell cortex）是与质膜的原生质面（protoplasmic surface，即 PS 面）紧密结合的一层凝胶状物质，其中含有较高浓度并互相结合成网状的蛋白质。细胞皮质厚约0.2μm，远远超过脂质双分子层的厚度。细胞皮质富含以下三类蛋白质和某些特定的 mRNA 分子：

1. 细胞骨架系统的多种结构和调控蛋白

在研究人红细胞为什么会呈现双凹盘状这一问题时，人们发现在红细胞质膜的原生质面，以血影蛋白（spectrin）、锚蛋白（ankyrin）和肌动蛋白为主的细胞骨架成分与带 3 蛋白（band 3 protein）和血型糖蛋白（glycophorin）等跨膜糖蛋白一起，组装成一套精细的蛋白质纤维网络，为红细胞膜提供了结构支架。据此提出了"膜骨架"的概念。现已证明，与跨膜糖蛋白紧密结合的蛋白质纤维网络或膜骨架普遍存在于所有细胞的质膜下方，是细胞皮质的主要结构特点。膜骨架亦可被特称为皮质细胞骨架（cortical cytoskeleton）。

2. 膜受体和细胞粘附分子的下游信号转导分子

细胞皮质具有募集细胞质中信号转导分子的作用。许多信号转导分子可以和活化的膜受体的胞内区直接结合；另一些信号转导分子则能够和细胞皮质中的骨架蛋白或者衔接分子（adaptor molecules，亦称适配分子）相结合，进而间接性地与特定的膜受体或细胞粘附分子形成相对固定的联系，保证信号通路的畅通，并防止不同受体下游通路的互相干扰。衔接分子泛指本身没有催化活性但具有中介作用的小蛋白质，它可同时与其它两种蛋白质结合，从而形成包括衔接分子在内的三元复合体。

3. 调控质膜拓扑学变化的蛋白质或酶类

这类分子可介导质膜的重塑，包括凸起、凹陷、膜融合、膜脂分子的插入和翻转等过程。

其中具有代表性者为发动蛋白（dynamin），它是一种单体G蛋白，可以在质膜下形成多聚体，诱导质膜出现管状的膜内褶（invaginations），进而参与质膜的多种拓扑学重塑过程，如入胞作用等。而以epsin为代表的某些ENTH结构域（Epsin N-terminal homology domain）超家族成员则通过ENTH结构域对质膜内片上PtdIns(4, 5)P_2（磷脂酰肌醇4, 5-二磷酸）的特异性结合插入到质膜内片，引起质膜弯曲和受体介导的内吞作用（见第二十一章）。

4. 细胞皮质mRNA

细胞皮质可选择性地富集某些种类的mRNA分子，这些mRNA分子的3'UTR（3' untranslated region，即3'非翻译区）含有不同的细胞皮质定位信号，可以分别将mRNA定位在顶面膜域和底侧面膜域，导致局域化的蛋白质合成，进而与细胞极性相关联（参见本章第四节）。

（二）皮质细胞骨架的结构特点

皮质细胞骨架的主要结构成分和组装方式在动物、植物和真菌细胞中有很大差异。对于动物细胞，习惯上仅将肌动蛋白（或微丝）作为细胞皮质（或皮质细胞骨架）的固有成分；微管和中间纤维虽然能够抵达动物细胞皮质并与其中的多种蛋白质紧密结合，但一般并不将它们归属于细胞皮质的固有成分。然而，在某些细胞表面特化结构如纤毛和桥粒中，微管和中间纤维显然分别起着最重要的结构支架作用。相反，微管是植物细胞皮质最重要的固有成分。

1. 肌动蛋白微丝及其关联蛋白质

动物细胞皮质的一个显著特点是含有大量的纤维形肌动蛋白（F-actin，亦即微丝），并与种类庞大的微丝关联蛋白质（microfilament-associated proteins, MAPs）一起组装成肌动蛋白凝胶（actin gel）。真菌和植物的细胞皮质内亦含有肌动蛋白。MAPs通常具有微丝结合结构域（actin-binding domains），所属代表性超家族有血影蛋白超家族和锚蛋白超家族，二者分别具有特征性的spectrin repeat和ankyrin repeat结构域，这两种结构域在人类基因组中有非常庞大的数目（见第二十一章）。除了spectrin repeat以外，血影蛋白超家族成员还同时或分别携带着calponin homology domain（即CH domain，为一种微丝结合结构域）、EF-hand domain（为一种钙结合结构域）等多种其它调控微丝系统活性的结构域；锚蛋白超家族成员亦如此。在动物细胞表面的非特化部位，细胞皮质中的F-actin在桥联蛋白（bridging proteins，属于一类MAPs）的作用下构成彼此交叉并与质膜平行的微丝网，并通过衔接分子与受体、粘附分子等跨膜蛋白结合，保证了细胞皮质与质膜在结构和功能上的整合。在信号转导系统的调控下，微丝网可以快速组装和拆卸，在细胞皮质局部实现凝胶和溶胶状态的互变；微丝网还可以改变为密集和平行排列的微丝束，从而构成有关细胞表面特化结构的支架。细胞表面的许多重要功能，如细胞形态与细胞极性的形成和维持、细胞运动、胞质分裂等，均与细胞皮质中微丝系统的组装与去组装、以及在肌球蛋白作用下的收缩过程有关。

2. 微管及其关联蛋白质

植物细胞皮质以质膜下方平行排列的微管为其结构特点，这些皮质微管具有控制细胞壁纤维素的合成方向和参与胞质分裂的功能。而在动物细胞，以正极末端抵达细胞皮质的微管与质膜平面相垂直。微管的正极末端在包括被统称为端蛋白（tip proteins）和桥联蛋白的一系列中介蛋白质作用下，既可以与跨膜蛋白质直接结合，也可以先与细胞皮质中的微丝结合，再与跨膜蛋白质间接结合。端蛋白因其具有不断向延伸中的正极末端集中的特点，亦可称为正端巡轨蛋白（plus-end tracking proteins，+TIPs）。而位于细胞皮质的桥联蛋白和某些跨膜蛋白质等成分，因其具有与覆盖着+TIPs的微管正极末端相结合的活性，并能将动态伸缩的微管捕获和固定在细胞皮质区，故又可统称为微管捕获蛋白（见本章第四节）。

3. 中间纤维及其关联蛋白质

动物细胞的中间纤维既可通过末端、又可通过中部袢环的形式与细胞皮质结合。中间纤维除了为细胞表面的特化结构提供机械支持以外，还能够通过影响膜受体的密度和细胞皮质内信号分子的结合与解离，参与信号转导。中间纤维在细胞表面的上述功能需要其关联蛋白质的中介。

4. 原核细胞质膜下的肌动蛋白和微管蛋白类似物

细胞皮质普遍存在于真核细胞。原核细胞是否具有细胞皮质过去一直无人探讨。但最近发现，原核细胞普遍表达在三维结构和功能上与肌动蛋白非常相似的蛋白质，包括MreB、Mbl（即MreB like)、ParM等；同时也表达微管蛋白的类似物FtsZ。以上分子分别在细菌内形成与真核细胞特有的微丝和微管相似的细胞骨架纤维。更重要的是，这些蛋白质与细菌质膜有紧密联系，与真核细胞皮质细胞骨架的相互作用方式和功能在多个方面均非常相似。例如，MreB在质膜下组装成螺旋形的纤维，在细菌细胞壁的合成过程中指导新生的肽多糖呈螺旋状插入到细胞壁中，从而控制杆菌的形态发生。在细菌分裂时，MreB通过与细菌染色体的相互作用确保新复制染色体的分离；FtsZ则在菌体中部的质膜下组装成环状纤维，导致分裂细菌出现形态学上的Z环（Z-ring)，并引起Z环收缩。FtsZ组装成微管样纤维，表明细菌分裂与植物细胞的胞质分裂有类似之处，而有异于动物和真菌者。总之，在原核细胞的质膜下，也存在与真核细胞皮质有相似性质的物质层次。甚至可以推测，现代真核细胞的细胞骨架系统很可能是从原核细胞的质膜支架系统进化而来的。以上发现为寻找高效低毒抗菌药物提供了新的线索。

四、细胞表面与质膜损伤防御和修复

（一）质膜损伤防御和修复的普遍性及其生物学意义

传统观念认为，质膜一旦破缺，细胞的内容物便会流泄出来，致使细胞死亡。令人吃惊的是，一种海洋藻类即管藻在细胞壁和质膜破损后，流出的细胞器可以自动聚集成无质膜的小团块，团块的外侧由多糖类物质构成的胶状外被包裹。这种无质膜的原生质团能够继续存活，并能再生和组装出新的质膜与细胞壁。这一现象启发人们注意到质膜破缺不一定必然导致细胞死亡，只要细胞能够及时修复和重新组装破缺的质膜。

动物细胞不具备坚固的细胞壁，但却要经常性地承受内源性或外源性运动对细胞表面施加的作用力，其质膜破缺是不可避免的。相应地，动物细胞发展了一套具有普遍生理和病理意义的质膜损伤防御和修复机制。在迁移的成纤维细胞或其它迁移细胞的后方，可以经常看到有小团的原生质遗留在细胞所经过的基质表面，这是因为原生质团所在细胞表面与基质形成了紧密的粘合，这种粘合在细胞迁移时未能及时拆除，使其在运动张力的作用下从胞体上完全撕裂脱离。在伤口愈合过程中，成纤维细胞能够施加外力使伤口处的胶原纤维收缩，此过程也导致成纤维细胞的质膜频频出现破缺。在神经细胞的生长锥（growth cone）延伸和探索建立突触联系的过程中，也经常出现原生质团的撕裂脱离。但这类撕裂是生理性的，完全不会危及细胞存活。在创伤等事件造成更严重的质膜破缺，如肌纤维和神经纤维的断裂、组织器官的细胞撕裂等情况下，细胞常常依然能够避免死亡并修复损伤。

动物细胞表面的构建方式提供了一种卓越的质膜损伤防御和修复平台。动物细胞外被上的糖链网络能够有效地缓阻质膜小范围破损后内容物的流泄，其效果类似于上述无质膜藻类细胞者。从破损区溢出的动物内源性细胞质凝集素，如半乳糖凝集素（galectins）等，亦可与细胞外被或细胞外基质上的糖链交联成大分子网络，进一步封堵破损区域。细胞皮质除了为细胞表面提供了机械加固支架以外，还可以为细胞表面提供动态抗张力强度，亦即在外力的作用下细胞表面发生变形时，细胞皮质中的肌动蛋白—肌球蛋白微丝体系通过重新组装和收缩，能够产生主动性的反作用力，抵消外力的影响。通过激光钳这一新技术，可以定量地研究细胞皮质对细胞表面生物力学行为的影响。这类研究揭示了细胞皮质在细胞表面的变形、运动和抵抗外力等方面均有重要作用，并受细胞信号转导系统的严格调控；而细胞表面生物力学行为异常则与多种疾病有关。动脉血管壁的内皮细胞需要不停地承受血流的机械冲击力，一旦其细胞表面对冲击力的感受和主动拮抗系统出现障碍，便会因内皮细胞质膜损伤引发一系列病生理反应；血管平滑肌细胞同样也会累受质膜损伤。在加重质膜损伤并妨碍损伤修复的因素（高血压、高血脂、糖尿病、感染与炎症等）的长期作用下，将导致动脉硬化和心脑血管疾病。

（二）质膜损伤防御和修复的分子机制

1. 肌细胞的质膜损伤防御和修复

对于细胞如何防御质膜损伤并及时重新组装和修补破缺的质膜，近年来的研究已经取得了重要突破。骨骼肌和心肌的质膜在机体内所受机械张力最大最频繁，因此其损伤防御和修复机制也最复杂最完善，涉及几十种基因编码产物的作用。这些基因的突变均可能导致先天性肌萎缩症或肌营养不良（muscular dystrophies）。按作用方式可将这些基因分为两类：

（1）负责加固细胞表面的基因

引起先天性肌萎缩的第一大类基因突变表现为肌细胞对细胞表面机械性损伤的易感性增加，以迪歇纳氏肌萎缩（Duchenne muscular dystrophy）为代表，该病是由 *DMD*（Duchenne muscular dystrophy）基因缺陷引起的。*DMD* 是人类最大的基因，长达 2300kb，含至少 79 个外显子，其转录耗时 24 小时，编码的肌营养不良蛋白（dystrophin）含有 3685 个氨基酸残基。Dystrophin是位于肌细胞皮质的一个巨大的纤维形蛋白质，为血影蛋白超家族成员，它一方面与皮质微丝网络相连，另一方面在肌细胞外被上的蛋白聚糖（包括dystroglycans和sarcoglycans等）的中介下，与细胞外基质即肌膜中的糖蛋白如层连蛋白（laminin, LN）形成多分子复合体，即 dystrophin-glycoprotein complex (DGC)。DGC 复合体将肌纤维的细胞皮质、质膜、细胞外被、细胞外基质连接成一个整体，极大地增强了质膜抵抗机械张力的能力（图18-2）。DGC复合体蛋白本身的突变、或负责 DGC 组装、转运与糖基化修饰的蛋白质如某些糖基转移酶的突变，均可引起肌萎缩症。

（2）负责修复破缺质膜的基因

引起先天性肌萎缩的第二大类基因、即负责质膜破缺修复的基因的发现及其功能研究，揭示了质膜破缺修复是一种随时都会发生的生理性过程。其代表性基因为dysferlin，可引起以肢带肌萎缩（limb-girdle muscular dystrophy, LGMD）为代表的dysferlin相关性肌萎缩症。Dysferlin普遍表达于骨骼肌、心肌、胎盘、肾、肺、脑等组织，含有一个跨膜结构域（transmembrane domain, TM domain）和 6 个 C2 结构域（C2 domain），分布在质膜和细胞质囊泡膜上。目前已发现 4 种与 dysferlin 同源的蛋白质，构成 ferlin 家族；该家族与另一类含有 13 个成员的突触结合蛋白（synaptotagmins）家族有结构相似性，后者亦含有C2结构域，并参与囊泡运输、突触

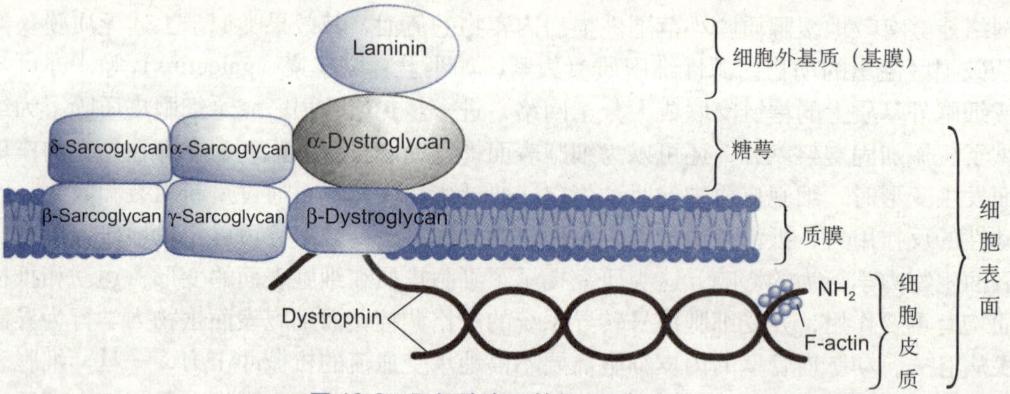

图 18-2 肌细胞表面的 DGC 复合体

（参考 Jorde, L. B., Carey, J.C., Bamshad, M. J., White, R. L.: Medical Genetics 2nd ed., 1999, Mosby, Inc, St. Louis.）

小泡与质膜的融合以及质膜修复等过程。C2 结构域的原型是 PKC 上的第二个恒定序列，能够在钙离子的介导下与带负电荷的膜脂如磷脂酰丝氨酸（PS）结合。当质膜破缺后，细胞外的大量钙离子从缺口涌入，使 dysferlin 活化后通过 C2 结构域与膜脂结合；dysferlin 的这一活化过程可激发缺口附近带有 dysferlin 的囊泡彼此融合并与质膜融合，从而将破缺修复（图 18-3）。当dysferlin基因经突变丧失功能后，会造成质膜损伤无法及时修复；在这种情况下，最早受累的是经常受力因而也经常出现质膜损伤的肌肉，即骨盆带和肩带肌肉，故表现为 LGMD。

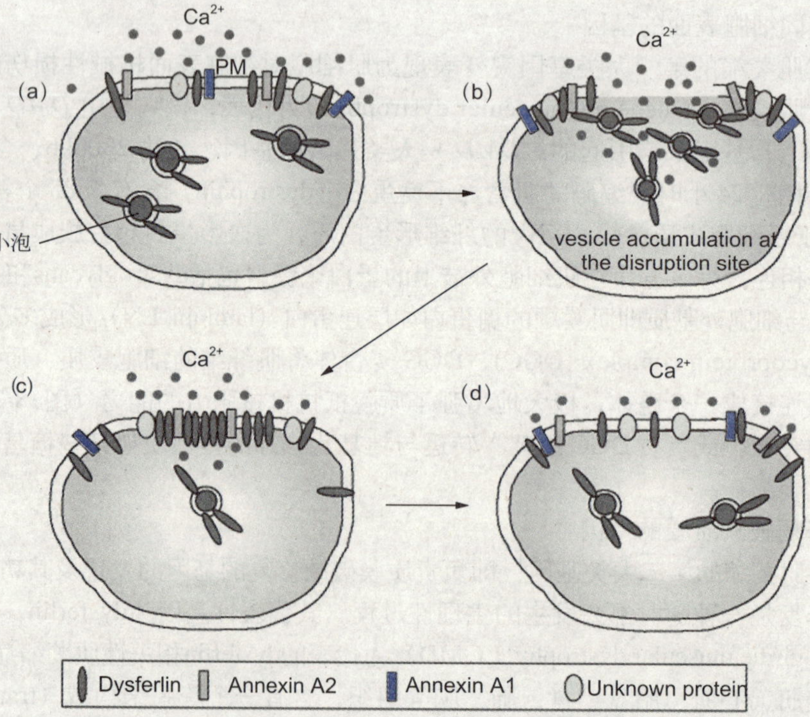

图 18-3 Dysferlin 介导的质膜损伤修复模型

(a) 正常肌纤维；(b) 质膜破损后在破损部位形成高钙区，吸引包被着dysferlin的囊泡（即修复小泡）向高钙区聚集；(c) 囊泡在 dysferlin 的介导下与质膜融合；(d) 质膜缺损得以修复（参考 Dimple Bansal and Kevin P. Campbell: Dysferlin and the plasma membrane repair in muscular dystrophy. Trends in Cell Biol Vol.14 No.4 April 2004, 206-213. 出版者：Elsevier Ltd.）

2. 溶酶体与质膜的融合

最近进一步发现，质膜损伤可以触发多种上皮细胞和成纤维细胞质膜下方的溶酶体与质膜融合，该过程是钙离子依赖性的，并依赖于溶酶体膜上的synaptotagminVII和溶酶体的特有蛋白LAMP-1，可在几秒钟内将缺损的质膜修复。溶酶体与质膜的融合不仅弥补了质膜缺失，而且导致溶酶体酶的释放，这对感染防御、损伤组织的清除和再生修复均有重要作用。然而，该过程的过度反应也可能导致炎症、休克、恶病质（cachexia）等病症。但这也提示我们通过寻找能够特异缓阻质膜破损或阻断溶酶体与质膜融合的药物，有可能在抗炎和抗休克等领域取得新的突破。这类药物将不仅对上述危重病症有积极的治疗意义，而且可望对诸如腰肌劳损、疲劳综合征等常见而棘手的慢性疾病带来更可靠的疗法。

3. 质膜损伤修复相关机制的普遍性

与C2结构域的功能有关的ferlin家族和synaptotagmins家族的普遍存在和涉及的广泛生物学作用表明，质膜损伤修复是动物细胞的一项基本生命活动；而其它一些重要过程，如突触小泡的释放、受精卵的顶体反应等，可能均是由原始的质膜损伤修复机制演化而来的。由质膜损伤所致细胞因子、内源性凝集素和形态发生素等物质的泄溢，在胚胎发育和器官再生等过程中亦具有不可忽视的生理和病理意义（见第四节）。

第二节 细胞连接

一、概述

在细胞表面的特化结构中，细胞连接（cell junctions）是细胞社会性相互作用的直接体现者，在多细胞生物由细胞构建组织器官的模式中发挥着多重功能，具有不可替代的作用。除了游离的血细胞以外，在人体的各类细胞表面上都存在着细胞连接。人类基因组中有大量基因负责编码细胞连接的结构蛋白，这些基因的表达在细胞分化和细胞生理活动过程中受到严格的调控，表明细胞连接在发育、器官形成和器官功能维持中的关键作用。上皮细胞具有多种类型的发达的细胞连接，是保证上皮组织结构和功能完整性的前提（图18-4）。

细胞连接按连接对象的不同可分为细胞与细胞之间的连接和细胞与细胞外基质的连接两大类；若按特征和功能则可分为四大类，即：闭锁连接（occluding junctions）、锚定连接（anchoring junctions）、通讯连接（communicating junctions）、胞间桥（表18-1）。突触（synapse）一词的希腊文原意即为“连接”，一般所说的突触即为神经突触。近年来免疫突触、糖突触等新概念也开始频繁出现。这些突触的本质都是介导细胞—细胞之间通讯的细胞表面特化区域，可统称为突触连接（synaptic junctions），并归属于通讯连接的范畴。

一般地说，各类细胞连接在细胞表面的三个层次上均有特定的构建规律：在质膜上，有特定的跨膜糖蛋白负责产生连接力并完成某种连接的特定功能，是细胞连接的标志性分子。除了缝隙连接以外，各类连接的标志性分子均为细胞粘附分子（cell adhesion molecules, CAM，见第二十一章）。对于同一种连接，其标志性分子常由多种同源基因编码，形成蛋白质家族。家族内的不同成员选择性地表达于不同类型的细胞上，使得细胞连接受到细胞分化的精细调节。在糖萼层次上，细胞连接处常常富集一些有别于它处的糖链结构，对于维持连接的完整性和稳

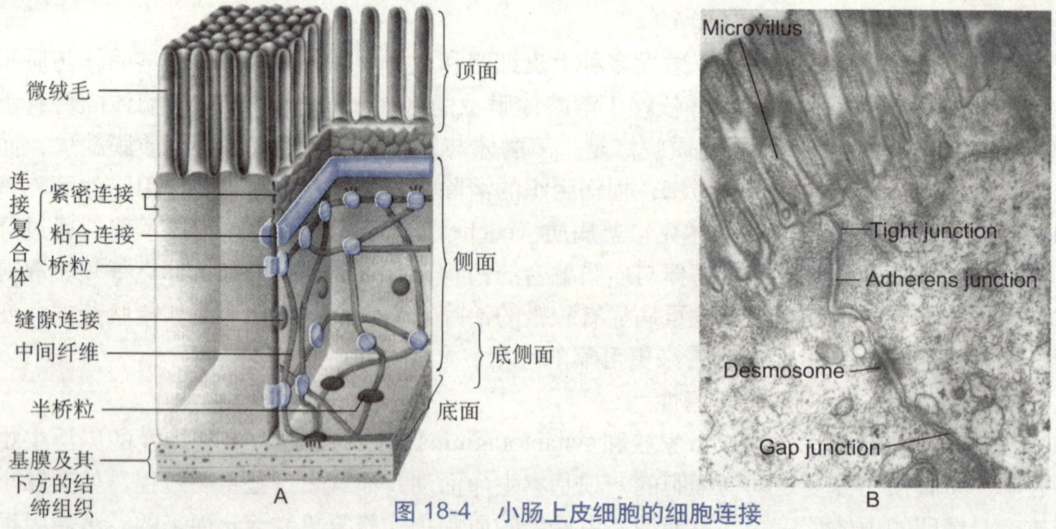

图 18-4 小肠上皮细胞的细胞连接

A. 模式图；B. 透射电镜图像（参考 Lodish, et al., Molecular Cell Biology, 5[th]ed., W.H. Freeman and Company. New York, 2003. Chaper 6, Fig16-5, p203）

定性有重要作用。在细胞皮质层次，特定的衔接分子将微丝或中间纤维等细胞骨架纤维固定在细胞粘附分子的胞质区上，为细胞连接提供结构支架并实现连接力的传递。以上构建规律在电镜上表现为细胞表面特化的形态特征，包括连接处质膜加厚、质膜两侧分布有电子密度高的物质、胞质侧有成束和密集排列的纤维等。利用针对细胞连接标志性膜蛋白的特异性抗体和免疫荧光技术，以及标志蛋白与绿色荧光蛋白（green fluorescent protein, GFP）的融合表达技术，可对细胞连接进行鉴定并研究其动态变化。

表 18-1 人体内细胞连接的主要类型

连接分类	英文名称	形成连接的主要跨膜蛋白	相连的细胞骨架	连接对象
1, 闭锁连接（或称封闭连接）	occluding junctions or sealing junctions			
1.1, 紧密连接（或称闭锁带）	tight junctions or *zonula occludens*	claudins & occludin	微丝	细胞－细胞
1.2, 隔膜连接（及节旁连接）	septate junctions and paranodal junctions	节旁连接为 claudins-11 等	微丝	细胞－细胞
1.3, 裂隙膜复合体	slit diaphragm complex	nephrin & P-cadherin	微丝	细胞－细胞
2, 锚定连接	anchoring junctions			
2.1, 粘合连接（包括粘合带和粘合点等）	adherens junctions (*zonula adherens* & *puncta adherenta*, etc.)	粘合带为 classical cadherins，粘合点还包括 protocadherins	微丝	细胞－细胞
2.2, 桥粒	desmosomes	desmosomal cadherins	中间纤维	细胞－细胞
2.3, 半桥粒	hemidesmosomes	integrins	中间纤维	细胞－细胞外基质

续表

连接分类	英文名称	形成连接的主要跨膜蛋白	相连的细胞骨架	连接对象
2.4, 粘着斑	adhesion plaques or focal adhesions	integrins	微丝	细胞－细胞外基质
3, 通讯连接	communicating junctions			
3.1, 缝隙连接	gap junctions	connexins	未详	细胞－细胞
3.2, 突触连接	synaptic junctions	cadherins 等多种分子	微丝	细胞－细胞
4, 胞间桥	intercellular bridge	未详	微丝等	细胞－细胞

二、闭锁连接

闭锁连接（occluding junctions）又称封闭连接（sealing junctions），存在于上皮细胞等多种细胞之间，因其能够阻止物质从细胞间隙通过，故名。然而，近年来的分子细胞生物学研究揭示了闭锁连接对细胞间隙的封闭作用是不完全的，能够选择性地允许某些物质通过。封闭作用并不能很好地概括闭锁连接的特性；相反，在许多情况下，选择性通透作用能够更好地反映其生物学功能。闭锁连接普遍存在于多细胞动物中，传统上认为包括紧密连接和隔膜连接两大类型，前者存在于脊椎动物，后者的分布则以无脊椎动物为主。位于肾小球足细胞间的裂隙膜复合体由于起源于紧密连接，并且其主要生理功能是形成选择性的细胞间通透屏障，故此处亦将其归属于闭锁连接。

（一）紧密连接

1. 概念、形态与分布特征

紧密连接（tight junctions，缩写为TJ）分布于相邻上皮细胞的接触面上。上皮细胞是有明显极性的细胞，其细胞表面分为顶面（apical surface）和底侧面（basolateral surface）（详见第四节）。在上皮细胞的侧面按一定顺序分布着数种细胞连接，称为连接复合体（junctional complex）。连接复合体包括紧密连接、粘合带、桥粒。紧密连接位于最上方，其下为粘合带，再下方则为桥粒（图18-4）。由于连接复合体起始于上皮细胞侧面的顶端，所以又称顶端连接复合体（apical-junctional complex, AJC）。在紧密连接区域，两个相邻细胞的质膜外片紧密接触，形成绳索状的封闭索（sealing strands）。封闭索宽10nm，具有连续性，多条封闭索连成网络，使整个紧密连接区域呈现为100～800nm宽的条带，环绕在每个上皮细胞接近顶部的侧面，故此紧密连接又称闭锁带（*zonula occludens*, ZO）。封闭索的胞质侧质膜下方富含以复合体形式存在的蛋白质，故电子密度较高，称为胞质斑（cytoplasmic plaque），或特称为紧密连接斑（TJ plaque），该处有密集的微丝附着。

封闭索是紧密连接的特征性形态标志，不同上皮细胞间的紧密连接由层数不等的封闭索构成，层数越多，封闭作用越强。封闭索可在电镜冰冻断裂复型图像（Freeze-fracture replica image）上清晰地显示出来。封闭索在质膜的原生质小叶断裂面（protoplasmic fracture face, PF面，或称P-face）上通常表现为凸出的索条，而在细胞外小叶断裂面（extracellular fracture face,

EF 面，或称 E-face）上则表现为互补沟（图 18-5）。

紧密连接普遍存在于脊椎动物各类上皮细胞上，包括各种腔道和腺体的上皮细胞、内皮细胞，以及表皮的颗粒细胞之间等。骨髓基质细胞与造血干细胞之间的紧密连接对于确保干细胞处于适宜的微龛（niche，见第二十一章）之内具有关键作用。在神经元的胞体和轴突上均不存在紧密连接，但在髓鞘上具有紧密连接，能够封闭髓鞘间隙。在胚胎发育的早期，伴随着胚紧贴（compaction）之后细胞极性的建立和粘合带的形成，紧密连接开始组装，并在囊胚腔出现以前组装完毕，保证了囊胚的形成。

2. 分子构成

在紧密连接的封闭索所在部位的质膜上，密集排列着两类分别称为壳牢素（claudins）和闭锁素（occludin）的细胞粘附分子。壳牢素和闭锁素均为4次跨膜的膜整合蛋白质，它们的胞外区以同亲性相互作用的方式，分别与相邻细胞质膜上的壳牢素和闭锁素结合，产生维持紧密连接结构的粘合力。Ca^{2+}是形成紧密连接所必需的。闭锁素基因只有一个，而壳牢素则属于一个很大的分子家族，在人类至少有 20 个成员，依次表示为 claudin-1、claudin-2 等等。壳牢素不同成员的表达有严格的组织细胞特异性，由此可以产生具有不同通透特性的紧密连接。

紧密连接斑内含有壳牢素和闭锁素的胞内结构域，其上结合着多种蛋白质分子，较重要的有属于MAGUK（membrane-associated guanylate kinase）家族并带有PDZ结构域的ZO-1、ZO-2、ZO-3三种蛋白，属于免疫球蛋白超家族的几种连接粘附分子（junctional adhesion molecules，JAMs），以及α-连环蛋白（α-catenin）、血影蛋白（spectrin）、带4.1蛋白（protein 4.1）、PAR3-PAR6-aPKC复合体等分子。在这些分子的中介下，封闭索中的壳牢素和闭锁素得以和微丝骨架连成一体（图 18-6）。微丝既能加固紧密连接，又能调节紧密连接的通透性，并可进一步参与由紧密连接介导的信号转导过程，调控细胞周期和细胞极性。

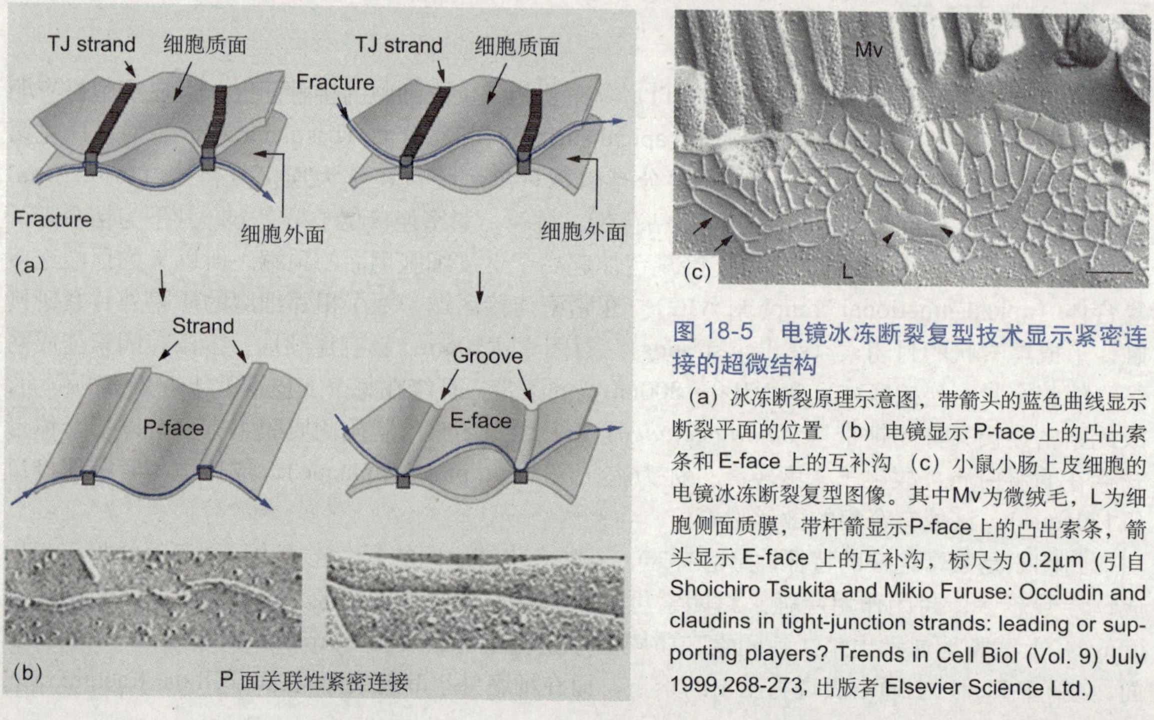

图 18-5　电镜冰冻断裂复型技术显示紧密连接的超微结构

（a）冰冻断裂原理示意图，带箭头的蓝色曲线显示断裂平面的位置（b）电镜显示 P-face 上的凸出索条和 E-face 上的互补沟（c）小鼠小肠上皮细胞的电镜冰冻断裂复型图像。其中Mv为微绒毛，L为细胞侧面质膜，带杆箭显示P-face上的凸出索条，箭头显示 E-face 上的互补沟，标尺为 0.2μm（引自 Shoichiro Tsukita and Mikio Furuse: Occludin and claudins in tight-junction strands: leading or supporting players? Trends in Cell Biol (Vol. 9) July 1999,268-273, 出版者 Elsevier Science Ltd.）

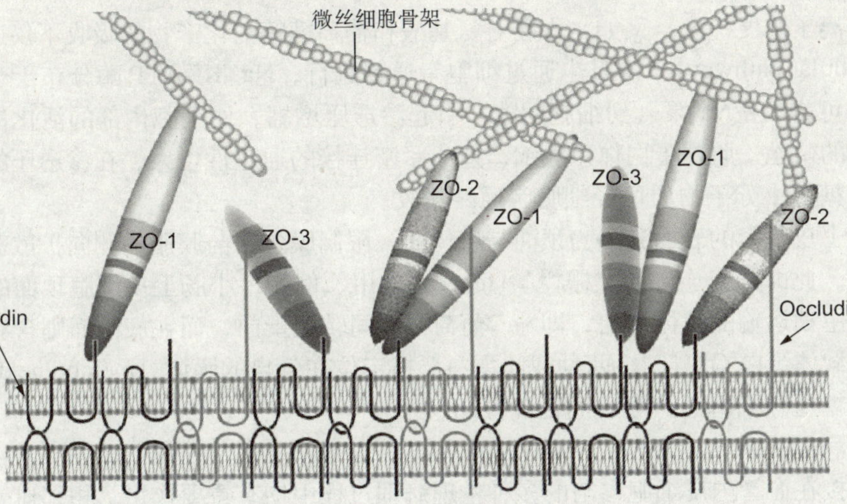

图 18-6 紧密连接的分子构成示意图

（参考Daisuke Tsuruta, et al.: The barrier function of skin: how to keep a tight lid on water loss. Trends in Cell Biology Vol. 12 No.8 August 2002. 355-357, 出版者 Elsevier Science Ltd.）

3. 功能

（1）连接相邻细胞，加固组织。在紧密连接与锚定连接的协同作用下，上皮组织中的细胞得以和其周围的细胞连接成完整的片层，并维持细胞的正常形态。

（2）封闭和调控细胞间隙的通透性，保证机体内环境的稳定和物质的选择性吸收。紧密连接对蛋白质等大分子一般不通透，是保证机体内环境稳定的重要屏障。例如，血脑屏障最重要的结构基础是脑血管内皮细胞之间的紧密连接，其通透性远远低于其它器官血管内皮细胞之间者，现认为与脑血管内皮细胞选择性表达低通透性的claudin-5和claudin-12有关。因组织器官的不同，紧密连接对小分子、离子和水具有可调控的通透性，此即紧密连接的“闸门”（gate）作用。物质经由紧密连接穿过相邻上皮或内皮细胞之间的空隙实现的物质运输称为细胞旁通路（paracellular pathway）（图 18-7）。例如，肾小管髓袢的 Henle 管粗升支对 Mg^{2+} 的重吸收依赖于 claudin-16 对 Mg^{2+} 的高通透性，claudin-16 基因突变可引起遗传性肾性低镁血症。相反，远曲小管上皮细胞上由claudin-8构成的紧密连接对于阳离子的通透性则很低，有利于在此部位维

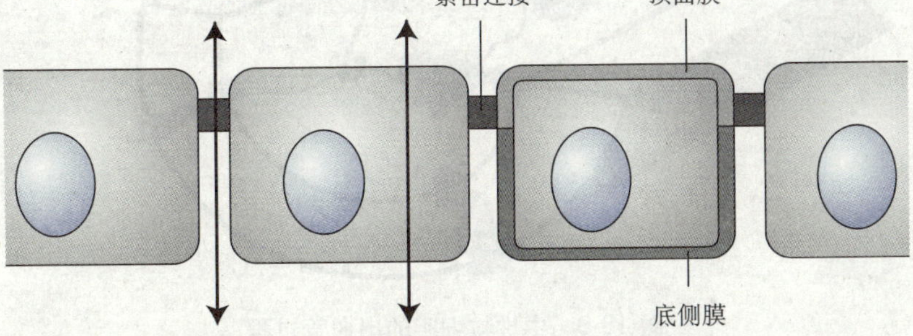

图 18-7 物质穿上皮运输的细胞旁通路和穿细胞通路

（参考 Lodigh, et al., Molecular Cell Biology, 5th ed., W. H. FREEMAN. NewYork, 2003 Chaper 6, Fig16-11, p208）

持很高的阳离子浓度梯度。又如，小肠对氨基酸和葡萄糖等消化产物的吸收不仅通过穿细胞通路（transcellular pathway）、而且也通过细胞旁通路进行。Na^+-K^+-ATP 酶分布于小肠上皮细胞的底侧面，可将大量Na^+泵入到细胞间隙，引起渗透压增高。而细胞内部的活化信号又使与紧密连接相连的微丝—肌球蛋白体系收缩，造成紧密连接的通透性增大。在渗透压的作用下，氨基酸和葡萄糖等小分子物质可经细胞旁通路吸收。

(3) 将上皮细胞的表面分隔为顶面与底侧面，限制膜蛋白与膜脂的侧向扩散范围，从而维持细胞极性。此即紧密连接的“栅栏”（fence）作用。例如，小肠上皮细胞顶面的微绒毛上有负责葡萄糖主动运输的载体蛋白，即Na^+-葡萄糖协同转运蛋白，而在底侧面则含有负责葡萄糖易化扩散的载体蛋白 GLUT2，两种载体蛋白严格定位在各自的膜域（membrane domain）中，保证了葡萄糖经穿细胞通路吸收的正确方向。

4. 与疾病的关系

紧密连接在血管内皮细胞参与的多种生理病理过程中均有重要作用。相邻血管内皮细胞之间的交界面上存在内皮间隙（interendothelial clefts），其中含有由紧密连接、粘合带、缝隙连接构成的连接复合体。血细胞通过未破损血管的内皮间隙向血管外迁移的过程称为血细胞渗出(diapedesis)。由于紧密连接的存在，在正常情况下血细胞渗出不会发生。而在三个相邻血管内皮细胞的交界面，紧密连接中断，在交界细胞的外侧面形成一个0.25～2μm的孔道，即三细胞孔角（tricellular corner)。在炎症因子的刺激下，白细胞通过选凝素（selectins，又译选择素）介导的细胞粘附作用，沿着内皮间隙滚动；当它找到三细胞孔角之后，便通过变形运动挤进孔角；血管内皮细胞受到白细胞的刺激，紧密连接和粘合带中的微丝系统发生收缩，使三细胞孔角扩大，最终使白细胞从孔角处完成渗出过程（图 18-8)。在炎症和白细胞的局部刺激下，内皮间隙中的紧密连接也可以短暂开放，使血细胞能够不经过三细胞孔角而直接渗出。

紧密连接屏障功能障碍与多种疾病密切相关。中枢神经系统的许多疾病均与紧密连接受损

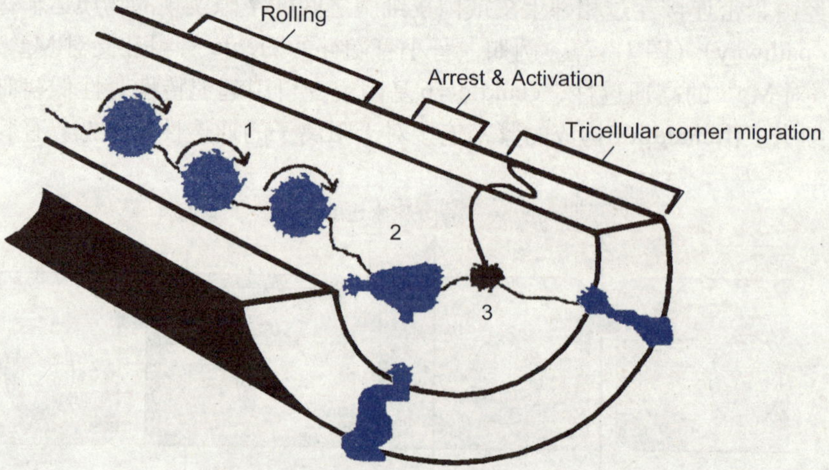

图 18-8 中性粒细胞的出血管过程

1. 中性粒细胞沿着炎症活化的血管内皮细胞的相邻细胞交界面即内皮间隙滚动；2. 中性粒细胞的滞留和活化；3. 中性粒细胞通过缺乏紧密连接的三细胞孔角迁移出血管（参考Cereijido M & Anderson J: Tight junctions. 2nd ed. CRC Press, 2001, New York.）

所致血脑屏障功能损害有关，例如，在多发性硬化（multiple sclerosis）出现临床可见的脱髓鞘症状之前，脑血管内皮细胞紧密连接通透性就已大幅度增加。不但如此，许多多发性硬化患者存在消化道炎症，肠道上皮细胞紧密连接的通透性亦大大增加，其后果是导致食物中的过敏原经过细胞旁通路进入体内，引起自身免疫反应。除多发性硬化以外，多种其它自身免疫性疾病均与肠道上皮细胞紧密连接屏障功能损害密切相关，具有普遍的临床意义。有关疾病包括I型糖尿病、IgA肾病、强直性脊柱炎、节段性回肠炎（Crohn disease，克罗恩病）、溃疡性结肠炎等。而造成肠道上皮细胞紧密连接损害的因素有多种，包括遗传缺陷、细菌毒素、炎症因子的作用等。传统中医有关调理脾胃的学说在治疗包括自身免疫性疾病在内的多种急、慢性疾病方面，早已取得了扎实的临床实践成果。以上发现为此提供了现代科学依据，并为中医药现代化向更高层次发展提供了有益的启示。

人为地贯通紧密连接屏障也可以用于疾病治疗上。利用高渗溶液短暂切断血脑屏障部位的紧密连接，可以向脑内肿瘤灌注放、化疗和生物治疗药物。环糊精和EDTA可以断开粘膜上皮细胞间的紧密连接，与重组蛋白配伍，可使后者通过黏膜给药途径吸收。但以上方法均有特异性低、副作用大的缺点。如果能够找到更好的手段，高选择性地开启被紧密连接封闭的细胞旁通路，将会为多种疾病提供更理想的治疗方案。例如，现已证明霍乱弧菌能够产生一种被称为闭锁带毒素（zonula occludens toxin, Zot）的蛋白质，它能够特异而可逆地开放小肠上皮细胞之间的紧密连接，极大地增加细胞旁通路的通透性。Zot开放紧密连接的活性极强，可以在对机体没有任何毒性的极低浓度下使用，从而大大促进口服胰岛素或IgG的吸收。将Zot与破伤风毒素（tetanus toxin）合用还可以制成经鼻粘膜免疫的高效破伤风疫苗。

（二）隔膜连接与节旁连接

隔膜连接（septate junctions）是存在于某些无脊椎动物包括果蝇中的一种闭锁连接。在隔膜连接处，相邻质膜之间的间隙较宽，其中含有按等间距出现的、垂直于质膜平面的高电子密度物质，故名。与紧密连接不同的是，无脊椎动物的隔膜连接位于上皮细胞粘合带的下方。近年来发现脊椎动物的节旁连接（paranodal junctions）实际上是从隔膜连接演变而来的。节旁连接存在于有髓鞘神经纤维的郎飞节（the node of Ranvier）与轴突系膜（mesaxon）部位，是神经元的轴突与神经胶质细胞之间的一种连接。除了claudin-11分子以外，尚有多种特殊的粘附分子负责节旁连接的形成。节旁连接能够防止轴突去极化时K^+流出髓鞘形成短路电流，从而确保神经冲动沿着朗飞节的跳跃性快速传播。

（三）裂隙膜复合体

裂隙膜复合体（slit diaphragm complex）位于肾小球足细胞（podocyte）相邻的次级突起之间，与其下方的基膜和有窗孔的血管内皮细胞一起，构成肾小球的滤过膜。裂隙膜复合体的超微结构特点是相邻次级突起之间存在宽25nm、中央含有丝状物的裂隙。由于相邻的两个足细胞伸出的次级突起是以指状交叉的形式排列的，所以裂隙膜复合体存在于两个相邻足细胞之间，而非同一个细胞的不同次级突起之间。该复合体是经由紧密连接发育和变形而成的，其特点是细胞旁通路的通透性极度增大，确保了肾小球的正常滤过功能，同时又能防止血细胞和血浆蛋白渗漏。在裂隙膜复合体的形成过程中，壳牢素和闭锁素不再表达，而是代之以nephrin（肾蛋白）和P-cadherin。Nephrin是属于免疫球蛋白超家族的细胞粘附分子，胞外区通过同亲性相互作用产生粘合力，同时在胞外区之间形成内衬负电荷的孔道，构成细胞旁通路。这种内衬负电荷有助于防止普遍携带着负电荷的血浆蛋白的滤过，却有助于带正电荷的物质滤过。裂隙膜复合体所在部位的细胞皮质中存在ZO-1和α、β、γ-catenin（连环蛋白），进而与微丝相连。

三、锚定连接

锚定连接（anchoring junctions）存在于相互接触的细胞之间或细胞与细胞外基质之间，其主要作用是形成能够抵抗机械张力的牢固粘合。锚定连接普遍存在于各种上皮细胞，以及非上皮细胞如心肌、平滑肌细胞、成纤维细胞等细胞上。锚定连接在易受机械力作用的组织中尤其丰富，其数量和大小受作用力强度的调控。锚定连接并非静止和被动地传递作用力，而是与细胞信号转导系统动态整合，参与组织器官形态和功能的维持，参与细胞的迁移运动，以及发育和分化等多种过程。

典型的锚定连接有四种类型，分为两组：与肌动蛋白纤维相连者为粘合带（或泛称为粘合连接）和粘着斑，与中间纤维相连者为桥粒和半桥粒。粘合带、桥粒、半桥粒主要存在于上皮细胞上，粘着斑主要存在于间质细胞上。某些细胞具有特殊形式的锚定连接，例如，骨骼肌纤维上有肌—腱连接、平滑肌细胞上有密斑、心肌上有闰盘和肋斑、神经细胞的突触连接外侧有粘合点等。现分述如下。

（一）粘合带或粘合连接

1. 概念、形态与分布特征

粘合带（*zonula adherens*, ZA）是上皮细胞之间由钙粘素（cadherins）介导的、在质膜下方有肌动蛋白纤维附着的细胞连接。粘合带普遍存在于上皮细胞上，位于紧密连接的下方，与紧密连接相似，在接近顶部的细胞侧面呈带状环绕一圈，故名（图18-4）。粘合带的一个近义词为粘合连接（adherens junctions, AJ）。近年来adherens junctions一词的使用较*zonula adherens*更为普遍，因为人们发现与*zonula adheren*在本质上有相同分子构成的连接并不局限于上皮细胞，形态上也不局限于带状（见后述“粘合点”）。因此adherens junctions可以泛指任何细胞与细胞之间由钙粘素分子介导的、以微丝为胞内支架的连接。但在一般情况下*zonula adherens*和adherens junctions常作为同义词使用。粘合带的另一个同义词为中间连接（intermediate junction），现在已经较少使用。

在粘合带部位，相邻细胞的质膜间有15～30nm的间隙，内含细丝状物，为来自两个相邻细胞的钙粘素之胞外部分。钙粘素通过同亲性相互作用产生粘合力，因其粘合作用依赖于钙离子，故名。粘合带所在质膜的胞质侧有一层致密的胞质斑（cytoplasmic plaque），是微丝附着的部位，其中有多种蛋白质，形成复杂的多分子复合体，一方面将肌动蛋白纤维间接固定在钙粘素的胞质结构域上，另一方面以多种方式启动信号转导。微丝在粘合带部位排列成与质膜平行的纤维束，并可在肌球蛋白的作用下收缩。

2. 分子构成

参与粘合带形成的钙粘素分子属于钙粘素超家族中的经典钙粘素亚族，后者在人类有至少22个成员，其基因分别用*CDH1*、*CDH2*...*CDH22*表示（见第二十一章）。经典钙粘素（classical cadherins）为单跨膜的糖蛋白，胞外区具有5个钙粘素家族成员特有的、具有钙离子结合位点的EC结构域（EC domain）。经典钙粘素中较著名的成员有E-cadherin、N-cadherin、P-cadherin、

VE-cadherin，分别发现于胚胎、神经、胎盘和血管内皮细胞上，它们对应的基因分别为*CDH1*、*CDH2*、*CDH3*、*CDH5*。在一般上皮细胞，粘合带胞质斑部位的钙粘素分子复合体按以下顺序实现与微丝的联系：

classical cadherin — β-catenin — α-catenin — vinculin & α-actinin — F-actin

在上皮细胞，存在于紧密连接胞质斑中的ZO-1蛋白并不存在于粘合带胞质斑；而在非上皮细胞，两种连接的胞质斑均有ZO-1。ZO-1可作为α-catenin与F-actin结合的中介分子。纽蛋白（vinculin）和α-辅肌动蛋白（α-actinin）是介导微丝与跨膜蛋白相连接的重要衔接分子。此外，属于犰甲蛋白（armadillo）家族（见本章第四节）的p120-catenin亚族分子（包括p120、δ-catenin等）能够通过与经典钙粘素结合，延长后者在质膜上的停留时间，并通过p120与kinesin的结合将高尔基体合成的钙粘素沿微管运输到质膜（图18-9）。

在血管内皮细胞，由VE-cadherin胞内区参与形成的分子复合体既能与微丝相连，又能与中间纤维（intermediate filament, IF）相连（此处为波形纤维，即vimentin IF），表明血管内皮细胞的粘合带兼有桥粒的特性，这一特点亦见于心肌细胞的闰盘中（见下文）。血管内皮细胞的粘合带所涉及的分子结合顺序如下：

VE-cadherin — β-catenin — α-catenin — vinculin & α-actinin — F-actin

或 VE-cadherin — PG (plakoglobin)— desmoplakin (DP)— vimentin IF

3. 功能及其与疾病的关系

粘合带具有维持细胞形态和组织器官的完整性、建立细胞极性、参与信号转导等功能，并参与形态发生和细胞分化。粘合带的组成分子处于不断的更新和调整之中，有利于执行信号转导功能。经测定，在培养的上皮细胞，E-cadherin的半寿期只有5小时。在胚胎发育阶段，粘合带内微丝束的收缩可使上皮细胞顶面缩小，胞体由柱状变为锥状，使得上皮内卷，形成管状结构。例如，神经管的形成即与粘合带收缩有关；此过程还伴随着细胞的分化，其标志是原外胚层上皮细胞粘合带中的E-cadherin被神经管中的N-cadherin所替代。E-cadherin也是多种成

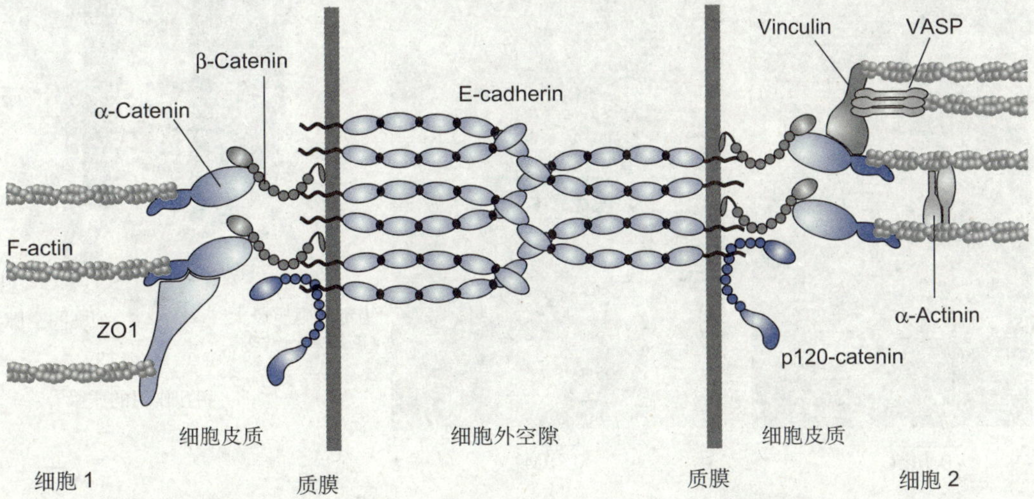

图 18-9 粘合带的分子结构模式图

（参考 Lodigh, et. al., Molecular Cell Biology, 5th ed., W. H. FREEMAN, New York, 2003, Fig16-7, p204）

体上皮组织的重要标志性分子，其基因 *CDH1* 的表达下调或功能丧失性突变（loss-of-function mutations）与多种癌症有关。出现在生殖系细胞的 *CDH1* 突变基因如果以杂合子的形式遗传，则引起家族性胃癌，表明 *CDH1* 是一个抑癌基因。

（二）桥粒

1. 形态与分布特征、功能

桥粒（desmosome）存在于上皮细胞粘合带的下方，呈圆盘状。桥粒处相邻细胞质膜之间存在约30～50nm宽的间隙。与粘合带相似，间隙中含有丝状物，并相互交织形成不连续的致密间线，为钙粘素分子的胞外区相互重叠并牢固结合而成。桥粒所在质膜的胞质侧亦有一层致密的胞质斑，即桥粒斑（desmosomal plaque）。桥粒斑中含有大分子复合体，将中间纤维以反折成绊环的形式在其上锚定（图18-10）。多束中间纤维通过与每一个桥粒紧密相连，形成布满整个细胞的网络，并通过桥粒将作用力传递到相邻细胞的中间纤维网上，维持了细胞自身的形态和细胞所在组织的结构完整性，防止在张力作用下发生撕裂。皮肤细胞之间均有发达的桥粒，其数目可随受力的增大而上调。由于角蛋白（keratin）是上皮细胞中间纤维的特有组成蛋白，所以与上皮细胞的桥粒相连的中间纤维即为角蛋白纤维（keratin IF），有人又将其特称为张力纤维（tonofilament）。

2. 分子构成

参与桥粒形成的钙粘素分子属于钙粘素超家族中的桥粒钙粘素（desmosomal cadherins）亚

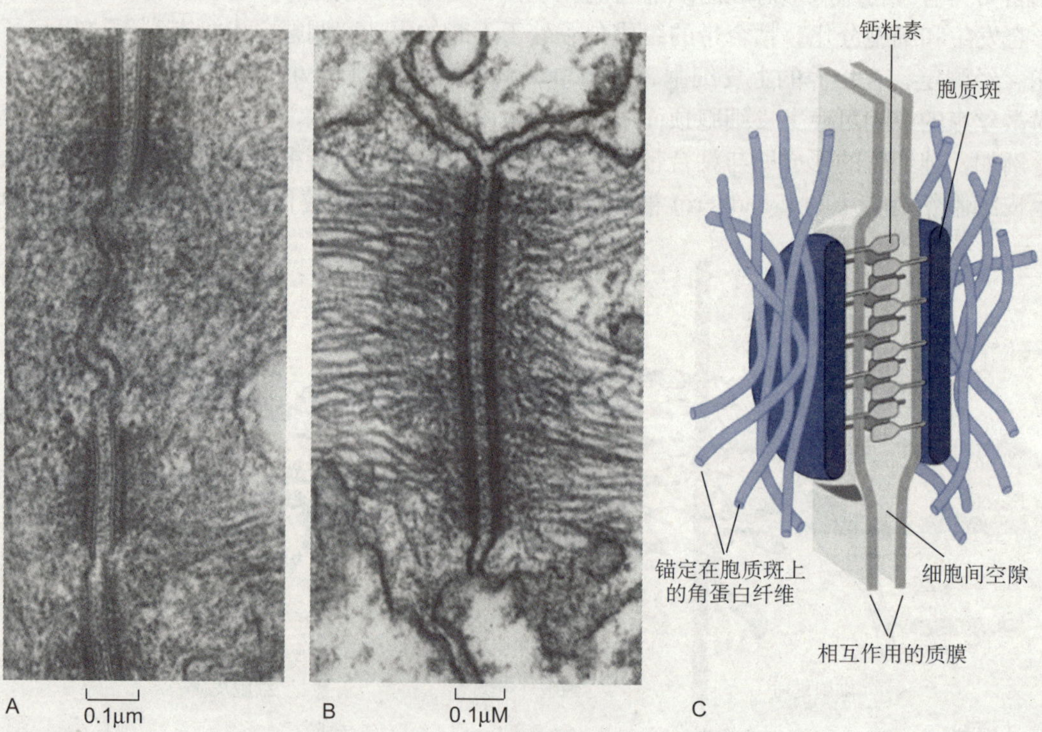

图 18-10　桥粒的超微结构

A、B 为电镜图像；C 为模式图

（参考 Alberts. et al. Molecular biology of the cell. New York: Garland Publishing. 4th ed., 2002. p1073）

族，为单跨膜的糖蛋白，胞外区有4个钙粘素EC结构域，在人类目前已发现了分属于两组的6个亚族成员：一组为桥胶蛋白（desmocollins），包括*DSC1*、*DSC2*、*DSC3*三个基因；另一组为桥粘蛋白（desmogleins），包括*DSG1*、*DSG2*、*DSG3*三个基因。与桥粒钙粘素的胞内区相结合的蛋白质集中在桥粒斑中（图18-11），包括桥粒斑球蛋白（plakoglobin, PG，即γ-catenin）、亲斑素（plakophilin, PP）、桥粒斑素（desmoplakin, DP）等蛋白质，按以下顺序将角蛋白纤维固定在桥粒钙粘素的胞内区上：

desmosomal cadherins — PG or PP — DP — keratin IF

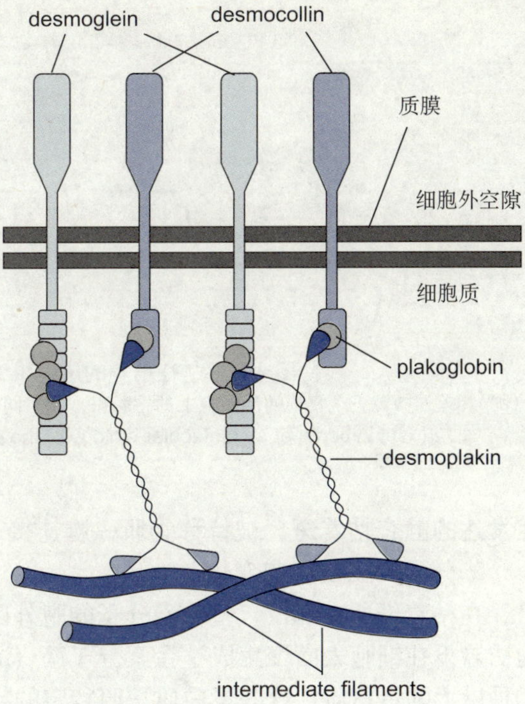

图 18-11 桥粒的分子结构示意图
（参考 Alberts. et al. Molecular biology of the cell. New York: Garland Publishing. 4th ed., 2002. p1073）

3. 与疾病的关系

一些皮肤病与桥粒病变有关。抗桥粒钙粘素的自身抗体可引起寻常天疱疮（*pemphigus vulgaris*），严重者可危及生命。桥粒钙粘素基因缺陷亦可导致皮肤病。金黄色葡萄球菌产生的毒素可以水解桥粒钙粘素，引起表皮剥脱起泡。

（三）半桥粒

半桥粒（hemidesmosome）是在与基膜接触的上皮细胞底面出现的、以整合素（integrin，又译为整联蛋白）为粘附分子、并以角蛋白中间纤维为胞内支架的锚定连接，其结构类似于半个桥粒，故名。半桥粒在细胞外侧通过α6β4整合素与基膜中的层连蛋白结合，在胞质侧通过一些中介分子将整合素胞内区与中间纤维相连。半桥粒的主要作用是将上皮细胞锚定在基膜上，防止机械力造成上皮与其下方的组织剥离。抗半桥粒的自身抗体可导致多见于老年人的大疱性类天疱疮（*bullous pemphigoid*）。层连蛋白和α6β4整合素基因的突变均可引起大疱性表皮松解症（*epidermolysis bullosa*）。

（四）粘着斑

1. 概念、形态与分布特征、功能

粘着斑（adhesion plaque，or focal adhesion）是在某些细胞与细胞外基质的接触面上形成的、呈散在斑点状分布的锚定连接（图18-12），它以α5β1整合素为粘附分子，后者在胞外与细胞外基质大分子如纤连蛋白（fibronectin, FN）相结合，在胞内介导微丝骨架的组装并参与信号转导。在形态上，粘着斑所在部位的质膜与其下方的基质表面紧密接触，间隙仅为10～15nm，明显窄于非特异的粘合部位。粘着斑主要存在于成纤维细胞等结缔组织细胞上，是一种不断组装与去组装的动态连接，其动态变化是细胞铺展与迁移的前提。而平滑肌细胞上的则为静态的粘着斑，可为内部的微丝束提供在肌膜上的附着点。骨骼肌纤维与肌腱的结合部位亦存

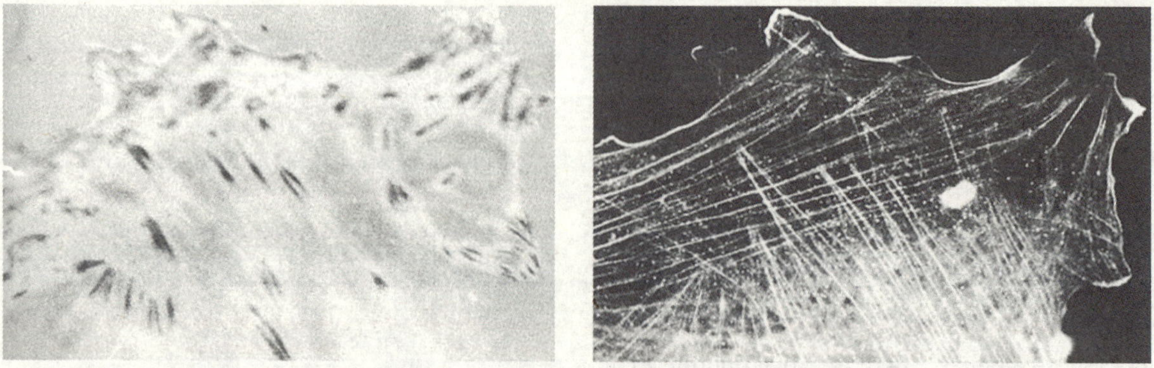

图 18-12 在培养的成纤维细胞上观察到的粘着斑与应力纤维

（a）相差显微镜下观察到的活细胞上的粘着斑。（b）同一个细胞经固定后用抗肌动蛋白体免疫荧光法显示的应力纤维

（参考 Alberts. et al. Molecular biology of the cell. New York: Garland Publishing. 4th ed., 2002）

在发达的静态粘着斑，被特称为肌—腱连接（myotendinous junction）。

2. 分子构成及动态变化

在粘着斑所在部位，整合素分子的胞外区与细胞外基质成分如纤连蛋白相结合，并在后者的诱导下在细胞表面聚集成整合素分子簇（integrin clusters）；胞内区则在细胞皮质部位募集了50种以上的蛋白质。这些蛋白质按照特定的空间和时间顺序，组装成细胞骨架复合体和信号转导复合体，两类复合体互相融汇并协同作用（图18-13）。有关主要分子结合与活化顺序如下：

ECM molecules — integrin clusters
- talin — paxillin — vinculin — F-actin ←细胞骨架复合体
- FAK — Src
  - Rho-GEF — Rho
  - Ras — ERK/MAPK

（Rho-GEF — Rho 与 Ras — ERK/MAPK）信号转导复合体

在上述分子中，talin（踝蛋白）、paxillin（桩蛋白）、vinculin（纽蛋白）是介导微丝与质膜相连接的重要衔接分子；Rho 是包含 20 多个成员的 Rho 家族小 GTP 酶中的代表性分子，是一种 G 蛋白类信号转导分子开关，在 Rho 的鸟苷酸交换因子 Rho-GEF （即 p190Rho-GEF）的作用下发生 GDP 和 GTP 的交换，由静止状态的 Rho-GDP 形式转变成活化的 Rho-GTP 形式。在结缔组织细胞，整合素在启动细胞骨架重塑以前，先与细胞外基质相互作用形成整合素分子簇，进而组装成斑灶复合体（focal complex）。斑灶复合体按上述分子结合与活化顺序引发细胞骨架重塑，将F-actin组装成应力纤维（stress fiber），后者的出现标志着粘着斑的成熟。应力纤维是由许多彼此之间反平行排列的微丝组成的密集纤维束，它以粘着斑为细胞表面附着点并向细胞内部延伸，这种结构形式使之能够承担很强的外力并产生主动性的收缩力，故名（图 18-12）。粘着斑内信号转导复合体的成员组成和活性不断变化，涉及一系列蛋白质磷酸化与去磷酸化、蛋白质结合与解离、蛋白质水解失活与水解活化等过程，使粘着斑在短到数分钟的时间内即可经历“组装—成熟—拆卸”的周期，保障了细胞迁移运动的快速进程。

（五）闰盘和肋斑

闰盘（intercalated disc）和肋斑（costamere）位于心肌细胞上，前者存在于细胞和细胞之

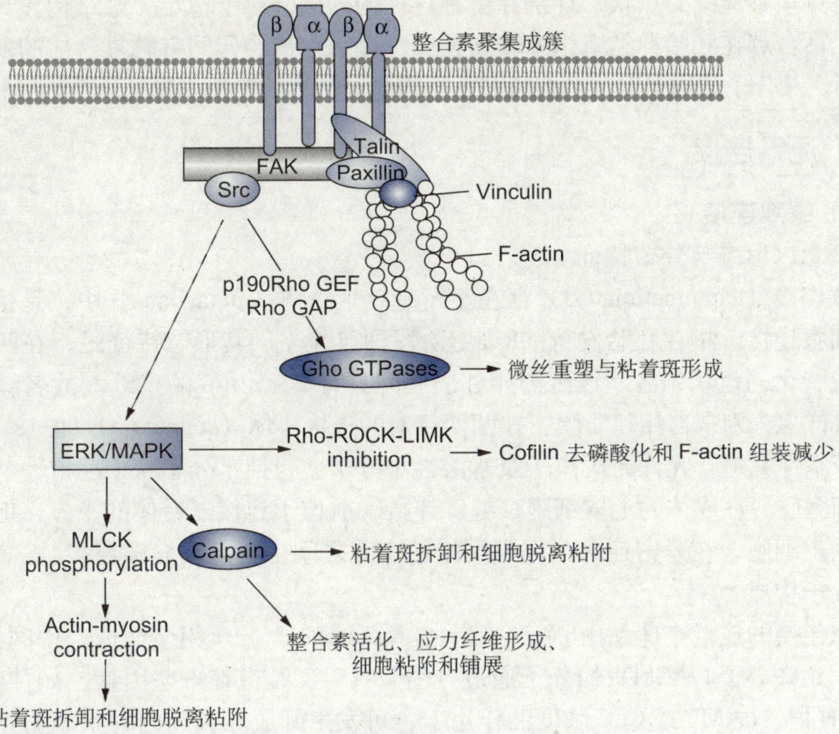

图 18-13　粘着斑的细胞骨架网络与信号转导网络

（参考Neil O. Carragher and Margaret C. Frame: Focal adhesion and actin dynamics: a place where kinases and proteases meet to promote invasion. Trends in Cell Biol Vol.14 No.5 May 2004, 241-249. 出版者 Elsevier Ltd）

间，后者存在于心肌纤维外侧与细胞外基质相接触之处。闰盘因相邻细胞表面呈现交错性的指状突起与凹陷，故名。闰盘是由粘合带、桥粒、缝隙连接组成的连接复合体，其中构成细胞连接的分子复合体有四种形式：

（1）经典钙粘素（N-cadherin）— catenin — F-actin 复合体，位于闰盘的粘合连接部。

（2）整合素— vinculin — N-RAP 复合体，亦位于粘合连接部，其中 N-RAP 为 nebulin-related protein（雾影蛋白相关蛋白）。

（3）桥胶蛋白2（DSC2）、桥粘蛋白2（DSG2）、结蛋白（desmin）等分子组成的复合体，位于闰盘的桥粒部。

（4）连接蛋白与连接小体，位于闰盘的缝隙连接部。

肋斑相当于一种特殊形式的粘着斑。肋斑内的分子复合体有两种形式：

（1）整合素—粘着斑激酶（FAK）— talin — vinculin — F-actin 复合体

（2）带 3 蛋白—锚蛋白（ankyrin）—血影蛋白（spectrin）复合体

闰盘和肋斑中的分子复合体最终均与肌节（sarcomere）两端的Z盘（Z-disc）相连，将肌节固定在心肌细胞表面，实现收缩力的输出。

（六）粘合点

粘合点（*puncta adherenta*, PA）是存在于某些神经元之间的、由经典钙粘素介导的细胞连接。粘合点呈不连续的点状，环绕在突触连接的外侧，对于稳定突触结构、封闭突触间隙有一定作用。粘合点在胚胎神经组织中较为普遍，提示在神经元间突触复合体的发育成熟过程中有重要作用。从分子结构上看，粘合点与粘合带是同源性的连接（参见下文的“神经突触”部分）。

四、通讯连接

（一）缝隙连接

1. 概念、形态与分布特征

缝隙连接（gap junction, GJ）存在于所有后生动物（metazoans）中，是机体细胞间最普遍的一种细胞连接，早在胚胎发育的8细胞阶段即已建立。其形态特征是，在两个相邻细胞的质膜间形成特化的盘状领区，该区内相邻质膜间具有 2～ 4 nm 的狭缝，故名缝隙连接。盘状领区内含有许多分别来自相邻质膜、并两两相对的连接小体（connexon）（图18-14）。连接小体中心具有亲水性孔道，允许无机离子及水溶性小分子、包括水分子从中通过，从而连通两个相邻细胞的细胞质。在成体的上皮细胞，缝隙连接一般位于连接复合体的下方，但在血管内皮细胞和胚胎上皮细胞，在紧密连接封闭锁网络的空隙之间也会出现缝隙连接。

2. 分子构成

缝隙连接的连接小体系由6个连接蛋白（connexin）分子组装而成，中间具有直径约1.5nm的孔道，允许小于1～2kDa的分子通过（图18-15）。孔道在一些因素，如神经递质、膜电位、细胞内 pH 值、cAMP 或 Ca^{2+} 浓度的作用下，可发生开放和关闭两种状态的互变。连接蛋白有

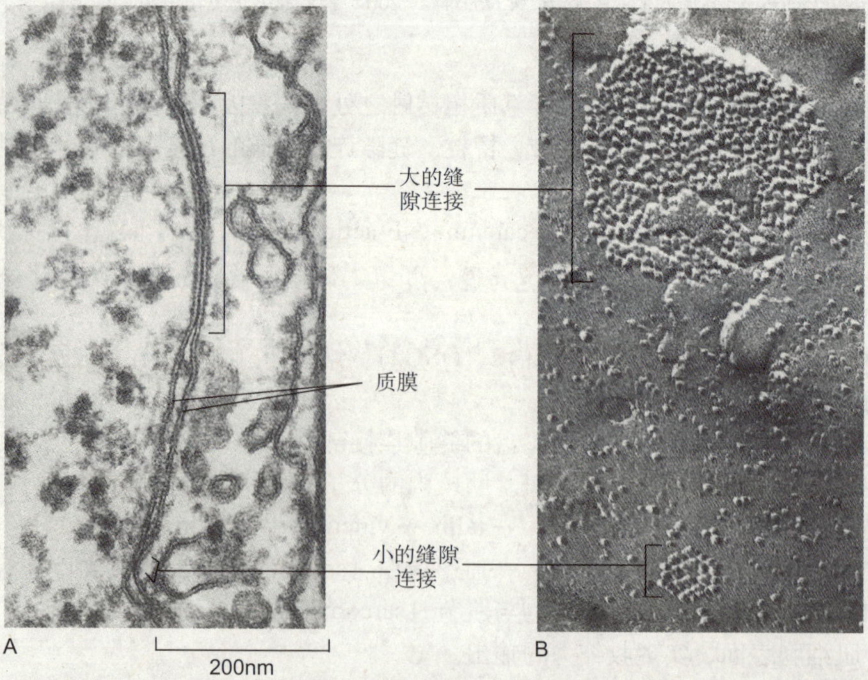

图 18-14　缝隙连接的电镜图

A 超薄切片图；B 冰冻断裂复型图。

（参考 Alberts. et al. Molecular biology of the cell. New York: Garland Publishing. 4th ed., 2002. p1076）

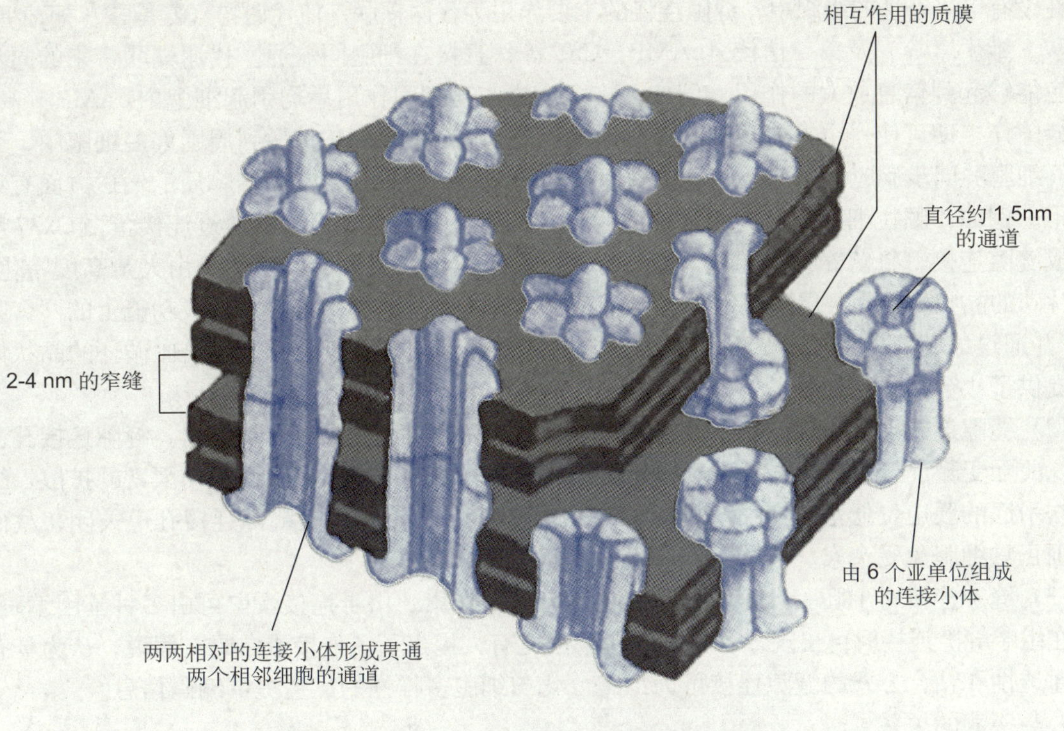

图 18-15　缝隙连接的分子结构模式图

（参考 Alberts. et al. Molecular biology of the cell. New York: Garland publishing. 4th ed., 2002）

4 个跨膜区，属于一个由多个同源基因编码的家族。目前已发现人类至少有 13 种连接蛋白基因，这些基因的表达有明显的组织器官特异性。许多种类的细胞表达不止一种连接蛋白。不同连接蛋白的命名以分子量大小为依据，例如 Cx26、Cx32、Cx46 依次表示分子量为 26、32、46kDa的连接蛋白。在相邻质膜上的一对连接小体上，连接蛋白可以是均一性的同一种类，也可以由不同种类者混合组装而成。

连接蛋白既有通道蛋白的特点，又有细胞粘附分子的特点。在同一个细胞上，连接蛋白通过侧面的相互作用形成类似于通道蛋白的六聚体，即连接小体。在相邻细胞，连接蛋白外表面之间的相互作用为缝隙连接的形成提供了粘合力。最近研究表明，连接小体可以独立出现在缝隙连接之外并暴露在细胞外环境中。这类连接小体或“连接蛋白半通道”具有调控细胞体积的功能，其通道的开关受细胞外钙离子浓度的影响。

3. 功能

（1）缝隙连接具有建立细胞间的离子耦联和代谢耦联的作用，即在两个相邻细胞的细胞质之间，通过连接小体的孔道实现离子和小分子化合物的交换。离子耦联亦称电耦联，存在于某些具有电兴奋性的细胞之间。存在于少数神经细胞之间的缝隙连接即为电突触，可使动作电位在神经细胞之间迅速传播，而没有化学突触传递信息时出现的时间延迟。心肌细胞的缝隙连接出现于闰盘内，能保证心肌细胞的同步收缩和舒张。在心脏浦肯野传导系统，电耦联非常发达，是通过选择性表达Cx40和Cx45实现的。一些脏器的平滑肌细胞之间也通过由缝隙连接介导的电耦联实现同步收缩。

在没有电兴奋性的组织中，缝隙连接的主要作用为代谢耦联，使代谢物（氨基酸、葡萄糖、核苷酸、维生素等）及第二信使（cAMP、Ca^{2+}等）直接在细胞间流通。代谢耦联带来的同步化效应能够起到信息放大的作用。例如，许多激素与靶细胞作用后均引起细胞内cAMP升高。通过缝隙连接便可使一个首先受到激素刺激的细胞所产生的cAMP扩散到周围许多细胞中，引起一群细胞的同步反应。对于某些离血循环较远的细胞，缝隙连接在营养物质的输送方面有重要作用。例如，颗粒细胞伸出突起穿越透明带，抵达卵母细胞表面，并通过连接蛋白Cx37与之形成缝隙连接，将营养物质递送给卵母细胞（图18-16）。又如，晶状体是由大量高度特化、呈薄片状的晶状体细胞层层垒叠而成，各个细胞之间有密集的缝隙连接，形成功能上的“合胞体”，并通过缝隙连接形成了从晶状体表面向内部循环流动的胞浆流，为远离血循环的晶状体细胞提供了小分子物质运输通道。

（2）缝隙连接孔道的调控能够影响细胞的生理活动并对细胞具有保护作用。缝隙连接孔道的开—关互变除了与细胞的正常活动有关以外，在某些条件下也能够限制损伤因素的扩散。细胞损伤引起的膜电位低落、pH值下降、Ca^{2+}浓度升高等，均可引起缝隙连接孔道关闭，从而使周围正常细胞免受牵累。

（3）缝隙连接对于胚胎发育及细胞分化具有重要作用。由于连接蛋白可由多种基因编码，并且在组装缝隙连接时可出现多种排列组合，因此有人提出了“连接蛋白码”假说，认为具有不同通透性和粘合方式的缝隙连接可为细胞分化与细胞多样性的产生提供编码信息。

4. 与疾病的关系

连接蛋白由多种基因编码，这些基因的突变均可能导致表型不同或相同的遗传病。同一种

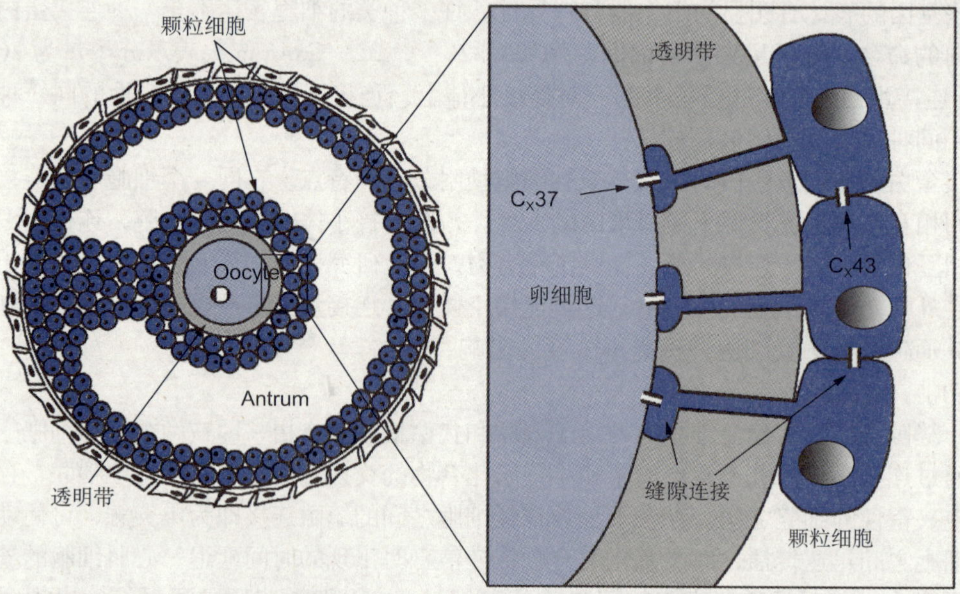

图 18-16　卵泡内颗粒细胞之间、以及颗粒细胞与卵母细胞之间的缝隙连接

（参考 Alexander M. Simon and Daniel A. Goodenough: Diverse functions of vertebrate gap junctions. Trends in Cell Biol 1998(8), 477-483. 出版者 Elsevier Science）

连接蛋白基因的不同突变形式也可引起完全不同的疾病表型。因此，与缝隙连接有关的遗传病复杂多样，其中最常见者为先天性耳聋和遗传性皮肤病。内耳毛细胞对声波的响应依赖于内耳淋巴液中的高K^+离子浓度，后者又依赖于贯穿内耳多种细胞之间的K^+循环，亦即进入毛细胞的K^+离子必须途经多种不同的连接蛋白孔道才能返回内耳淋巴液。参与上述过程的任何一种连接蛋白的基因缺陷，如Cx26、Cx30、Cx31、Cx32的突变，均可导致先天性耳聋，亦即具有典型的致病基因的基因座异质性（locus heterogeneity）。而Cx30.3突变以及Cx26、Cx30、Cx31的另一些突变形式则与遗传性皮肤病和脱发有关。Cx32 突变还可以引起外周神经退行性变。Cx37突变可导致女性不孕症。Cx46、Cx50的突变又与遗传性白内障有关。Cx40和Cx45突变则可能导致心脏传导系统功能障碍。此外，在多种癌细胞之间、以及癌细胞与癌旁细胞之间，缝隙连接明显减少或通透性降低，这不仅与癌细胞的恶性行为有关，而且有碍于化疗药向癌组织渗透，是实体瘤（solid tumors）产生耐药性的重要原因之一。

（二）突触连接

1. 神经突触

（1）突触复合体与突触连接

神经元之间的细胞通讯主要通过神经元间突触复合体（interneuronal synaptic complex）实现。突触复合体由呈球状膨大的突出前成分、即突触前小结（presynaptic bounton），以及与之紧密接触的突触后成分构成（图 18-17）。突触连接（synaptic junctions, SJ）是该复合体结构与功能的核心。突触连接一般即指化学突触，是高等动物的主要突触类型，由突触前膜（presynaptic mambrane）、突触后膜（postsynaptic mambrane）和突触间隙（synaptic cleft）构成（另一种突触类型为电突触，其本质为缝隙连接，在人类很少见）。突触间隙宽约20nm，与粘合带的膜间距相近。与粘合带不同的是，突触连接属于不对称性连接，其表现为：一方面，在一片称为活性带（active zone）的突触前膜上，停泊着大量携带神经递质并准备释放的突触小泡（synaptic vesicles）；另一方面，在活性带对面的突触后膜上有一片明显增厚的突触后高密度区（postsynaptic density）。在突触前膜和突触后膜下方均有以微丝及其关联蛋白质为主的皮质细胞骨架。突触小泡通过与突触前小结中的微丝结合得以保持局部空间定

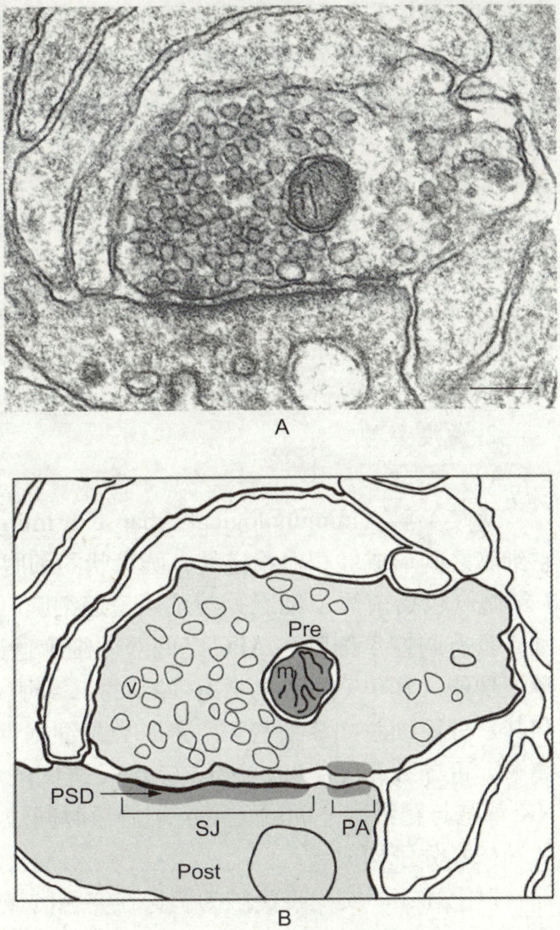

图 18-17 突触复合体的结构

A. 透射电镜图像；B. 上述电镜图像的标注图。Pre为突触前小结，Post 为突触后成分，SJ 为突触连接，PA 为粘合点，PSD为突触后高密度区，v为突触小泡，m为线粒体，标尺为250nm （参考Juan L Brusés: Cadherin-mediated adhesion at the interneuronal synapse. Current Opinion in Cell Biology 2000, 12:593-597. 出版者 Elsevier Science Ltd.）

位。神经递质的受体一般位于突触后膜上，通常为通道耦联受体（channel-coupled receptors），由此决定了信息主要由突触前膜传递到突触后膜，此即功能上的不对称性。然而，突触后膜对突触前膜也存在多种形式的反向信息传递。突触的活性带内含有钙粘素超家族中所属原钙粘素（protocadherins）家族的钙粘素相关神经元受体（cadherin-related neuronal receptors, CNRs）亚族分子，对于突触的形成和功能调节均有重要作用（见第二十一章）。

（2）突触连接周围的其它连接形式

除突触连接以外，在突触复合体中常常存在粘合连接，即在一些神经细胞中具有粘合点（*puncta adherenta*, PA），而在另一些神经细胞则有粘合带样连接，其中以粘合点的分布更为普遍。粘合点和粘合带均位于突触连接的外围，在形态上均是对称性的连接，这一特征使二者得以和突触连接相互区分（图18-17）。突触连接周围的粘合连接兼具粘合与封闭作用，这主要由经典钙粘素介导。但有些突触复合体中既无粘合点、也无粘合带，而是由散在分布的钙粘素及其它粘附分子提供粘合力和封闭作用。

虽然人们已经在突触复合体部位发现了包括钙粘素超家族、免疫球蛋白超家族、整合素超家族在内的各类细胞粘附分子以及丰富的蛋白聚糖分子，但这些分子是分布在突触连接内部，还是仅仅分布在其周围的粘合点、粘合带或非特化区域中？这些分子又是如何有序排列并在彼此之间产生粘合力的？这些疑问仍待进一步探讨。

（3）神经肌肉连接

骨骼肌神经肌肉连接（neuromuscular junction, NMJ）亦可称为突触连接，其特点是突触的间隙较宽，达 50nm，并且在间隙中隔有一层基膜。与此相反，神经元之间的突触间隙中不存在基膜。

2. 免疫突触

（1）概念

免疫突触（immunological synapse or immune synapse）是免疫细胞之间、或免疫细胞与其它细胞之间形成的相对稳定的、圆盘状的细胞表面接触区域。免疫突触主要有两类：第一类是 T 细胞（包括前体 T 细胞）与抗原呈递细胞（antigen-presenting cell, APC）之间形成的免疫突触，具有调控 T 细胞和 APC 之间双向细胞通讯的作用，导致 T 细胞的活化、增殖、并发挥其免疫功能。其中T细胞主要为$CD4^+$的T_H细胞；APC则包括胸腺基质细胞、树突状细胞（DC）和其它外周细胞如B细胞等。第二类是细胞毒T细胞（CTL）或NK细胞与靶细胞之间的免疫突触，可导致靶细胞凋亡。T_H与 APC 之间的免疫突触持续时间长达 12～24 小时；而 CTL 或 NK 细胞与靶细胞之间的免疫突触持续时间短，仅数分钟至十几分钟即可触发靶细胞凋亡。

（2）分子构成

以上述第一类免疫突触为例，在突触区域一系列免疫分子有规律地组装成超分子活化复合体（supra-molecular activation complexes, SMACs）。SMACs 以同心圆的形式从内向外排列成三层结构（图 18-18）：第一层为中心 SMAC、即 cSMAC，位于免疫突触的中央，是免疫突触的主要功能执行区域。cSMAC 以 T 细胞受体（TCR）及其所识别的 MHC- 抗原肽复合分子为核心，也包括辅助分子 CD3 等，以及下游信号转导分子如 PKC-θ、PI3K 等。第二层为外周 SMAC、即pSMAC，围绕在cSMAC的外侧，主要为细胞粘附分子和凝集素，包括T细胞上的淋巴细胞功能关联抗原 1（leukocyte function-associated antigen 1，LFA1）及其在 APC 上的配体即胞间粘附分子 1（intercellular adhesion molecule 1, ICAM1）、T 细胞上的 CD2 及其在 APC 上的配体CD48/CD59等。位于pSMAC区的细胞表面分子除了发挥细胞粘附作用以外，还通过与细胞骨架系统的相互作用，传递细胞通讯信息，并动态调控免疫突触中的分子排列和作用过程。第三层为远端SMAC、即dSMAC，围绕在pSMAC的外侧，由庞大的粘蛋白样分子构成，包括CD43、CD44、CD45 等。这些分子含有密集的糖链，能够像栅栏一样，屏蔽和保护免疫突触的 cSMAC 和 pSMAC 区域。

（3）中心体迁移与免疫突触的组装和功能运作

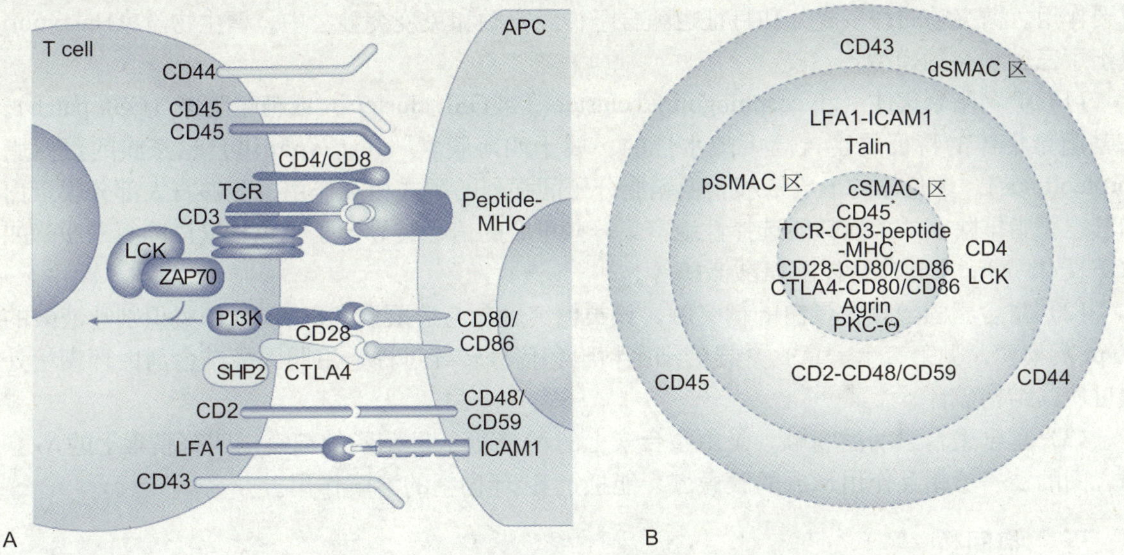

图 18-18　T 细胞与 APC 之间的免疫突触模式图

A. 侧面观；B. 正面观（参考 Johannes B. Huppa and Mark M. Davis: T-cell-antigen recognition and the immunological synapse. Nature Reviews Immunology, Vol 3, Dec 2003, 973-983. 出版者：Nature Publishing Group）

在免疫突触的形成过程中总是伴随着T细胞内中心体的迁移，即从随机的分布位置迁移到紧邻免疫突触的细胞表面下方。中心体的迁移导致微管系统的重排，使T细胞或NK细胞发生极化（详见本章第四节）。中心体的迁移和相关细胞极化过程一方面使原本均匀分布的细胞表面分子向免疫突触所在区域汇集，另一方面将储存于细胞内部膜限区室（membrane-bound compartments）上的细胞表面分子通过沿着微管的定向运输过程输送到免疫突触，从而完成SMACs的组装。迁移到免疫突触邻近部位的中心体对于免疫突触的功能活动同样有重要作用。对于T_H与APC之间的免疫突触，迁移到位的中心体可以指导双向细胞通讯，包括指导T细胞将多种免疫因子如IL-2等定向释放到免疫突触所圈定的突触间隙内；而对于CTL和NK细胞，迁移到位的中心体指导溶细胞颗粒（lytic granules，为一类特化的溶酶体）向着免疫突触的cSMAC区迁移并定向释放，释放出的颗粒酶（granzymes）和穿孔蛋白（perforin）引发靶细胞凋亡。

3. 糖突触

细胞外被的糖链由于所携带的大量羟基和负电荷，往往在细胞之间产生非特异性的疏离作用。但在特定条件下，糖链也能通过糖—蛋白质和糖—糖之间的特异亲和性相互作用，实现细胞—细胞间的粘附与信息通讯（见第二十一章）。糖链参与的亲和性相互作用包括两个细胞上的糖链参与的反式作用（trans-interaction）和同一个细胞上的糖链参与的顺式作用（sis-interaction），后者可造成膜蛋白和膜脂的选择性募集，这一效应类似于脂筏（lipid raft）的形成，亦即出现了有别于它处的膜微域（membrane microdomain）。因此，糖突触（glycosynapse）可以泛指由富含糖缀合物的膜微域所介导的细胞与细胞之间的通讯连接。糖突触在膜的性质上属于低密度膜微域，但其分子组成与同属低密度膜微域的内陷素（caveolin）膜域（见本章第三节）又有区别。糖突触在细胞的识别与通讯、迁移与分化、以及肿瘤细胞的转移等过程中均有重要作用。糖突触的许多成分和特征也蕴含于神经突触和免疫突触之中。糖生物学家Hakomori提出了三种糖突触模型：

（1）糖鞘脂聚集体（glycosphingolipid clusters，或GSL clusters）或糖鞘脂斑（GSL patch）。糖鞘脂聚集体的特征是富含高度疏水性的、属于四跨膜素（tetraspanin）超家族的蛋白脂（proteolipids）。聚集体的形成依赖于糖鞘脂分子间强烈的顺式相互作用，能够将大部分膜蛋白和其它膜脂排除在外；但却能选择性地富集一些重要的信号转导分子，包括受体酪氨酸激酶如EGF 受体、Src 家族非受体酪氨酸激酶等。

（2）富含胆固醇和粘蛋白的糖突触。该类糖突触参与选凝素和Siglec（一类识别唾液酸的I-type凝集素，见第二十一章）介导的细胞粘附和信号转导过程，用胆固醇结合剂β-环糊精处理可使其结构破环。

（3）富含整合素的糖突触。是由整合素上的*N*-寡糖、糖鞘脂的糖链、四跨膜素上的*N*-寡糖之间的糖—糖相互作用形成的膜微域，能抵抗 β- 环糊精的溶解作用。

五、胞间桥

胞间桥（intercellular bridge）是两个细胞之间直接连通细胞质的狭窄区域，它产生于胞质分裂末期，并在一些特定机制的作用下，使子细胞稳定在彼此未完全分开的状态。在一般细胞连接，每个细胞的质膜都是完整和独立的，而在胞间桥处，相邻细胞的质膜互相融合过渡。经胞间桥相连的各个细胞构成一种不完全的合胞体（syncytium，复数 syncytia）。

胞间桥在植物细胞之间以胞质连丝（plasmodesmata）的形式普遍存在。在动物界，生殖系细胞（germline cells）的发育过程中亦普遍存在胞间桥。哺乳动物的卵原细胞（oogonia）、精母细胞（spermatocytes）、精子细胞（spermatids）之间均有直径为1～1.5μm的胞间桥，能够保证相连生殖系细胞的同步生长和分裂。精母细胞之间的胞间桥是靠微丝维持的。当精母细胞经减数分裂进入单倍体阶段、即形成精子细胞后，不同细胞分别继承了来自于父本或母本的不同等位基因。胞间桥使得来自不同亲本的单倍体基因组的转录产物彼此混合，弥补了单倍体基因组的潜在遗传缺陷。哺乳动物体细胞的胞间桥很少见，主要存在于促性腺激素释放激素（GnRH）神经元之间，能够保证 GnRH 释放的同步化和脉冲化。

第三节 细胞表面的其它特化结构

一、以微丝为支架的特化结构

以微丝为支架的细胞表面特化结构有凸起型和凹陷型两类（图18-19）。凸起型又分为指状凸起型和片状凸起型等类型，前者如微绒毛、微棘、指状膜外褶等，后者如伪足、膜皱襞、片状膜外褶等。足状体则呈略微突起的圆盘状。凹陷型可统称为膜内褶。上述结构根据其稳定性的差异又可以分为静态和动态结构两类。前者有微绒毛、膜外褶和膜内褶，其形态相对恒定（内部分子过程仍是动态的）；后者有伪足、足状体、微棘、膜皱襞等，其形态不断发生快速的动态变化。

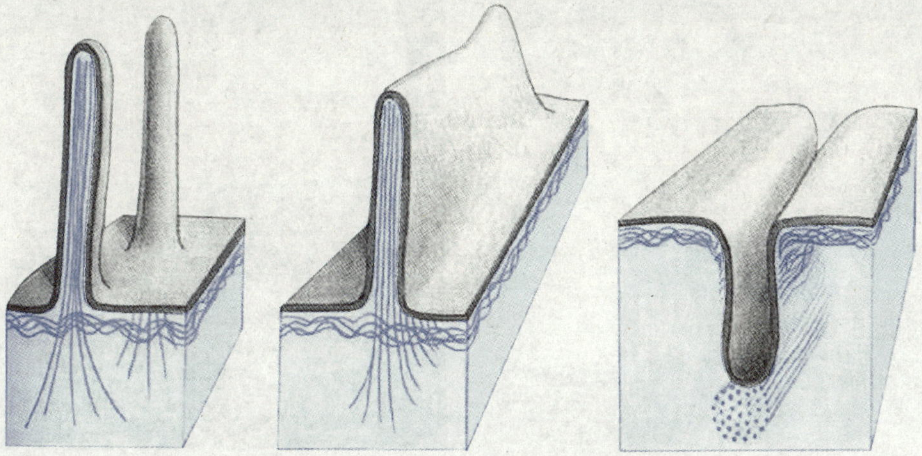

图 18-19 以微丝为支架的细胞表面特化结构

(a) 指状凸起型，包括微绒毛、微棘、指状膜外褶等。(b) 片状凸起型，包括伪足、膜皱襞、片状膜外褶等。(c) 凹陷型，即膜内褶（参考 Alberts. et al. Molecular biology of the cell. New York: Garland Publishing. 3rd ed., 1994）。

（一）微绒毛

1. 典型的上皮细胞微绒毛

微绒毛（microvilli）是呈指状突出于细胞表面的、以微丝为支架并在形态上相对恒定的细胞表面特化结构。典型的微绒毛排列密集，其分布仅限于上皮细胞的顶面，具有明显的极性，长约 1μm，直径约 80nm，其外表面具有发达的糖萼，其内部的微丝纤维往往有固定的数目，在20～50根之间（图18-20）。微绒毛在上皮组织腔体内外的物质跨膜运输中发挥着关键作用。

2. 听毛

在耳蜗的考替氏器（Corti's organ）中的内耳毛细胞上具有 30～ 300 根异常粗大的特化微绒毛即听毛（stereocilia），其长度可达5～10μm，并平行排列成内高外低的弧形。声波在耳蜗内转换成盖膜的振动，使其下方的听毛倾斜，牵动了听毛上的应力活化的 K^+ 通道，引起毛细胞去极化，产生听觉信号。发育成熟的耳蜗中的毛细胞在生理条件下是不能再生的。药物、毒素、过强噪音的刺激均可造成毛细胞死亡，引起听力减退直至永久性耳聋。在2005年的《Nature Medicine》上报道了 Izumikawa 和 Raphael 等人的一项突破性的实验：将一种启动毛细胞分化的关键转录因子基因Atoh1装载到腺病毒载体上并注射到经卡那霉素处理杀死了全部毛细胞的豚鼠耳蜗内，结果诱导了毛细胞的再生。再生的毛细胞长着正常的听毛，并使豚鼠恢复了听力。文章认为 Atoh1 的表达使内耳的其它细胞发生了向毛细胞的转分化（图 18-21)。

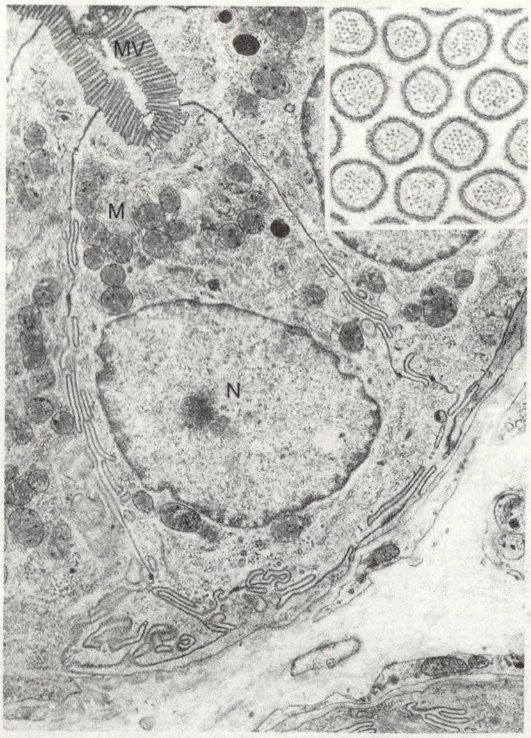

图 18-20 小肠上皮细胞的微绒毛和膜内褶 MV 为微绒毛，M为线粒体，N为细胞核。右上角的插图为微绒毛的横截面，其中可见大量点状的微丝断面。在小肠上皮细胞的侧面和底面可见到许多膜内褶（参考 Junqueira&Carneiro: Basic histology, 4thed. LANGE Medical Publications, Los Altos, 1983）

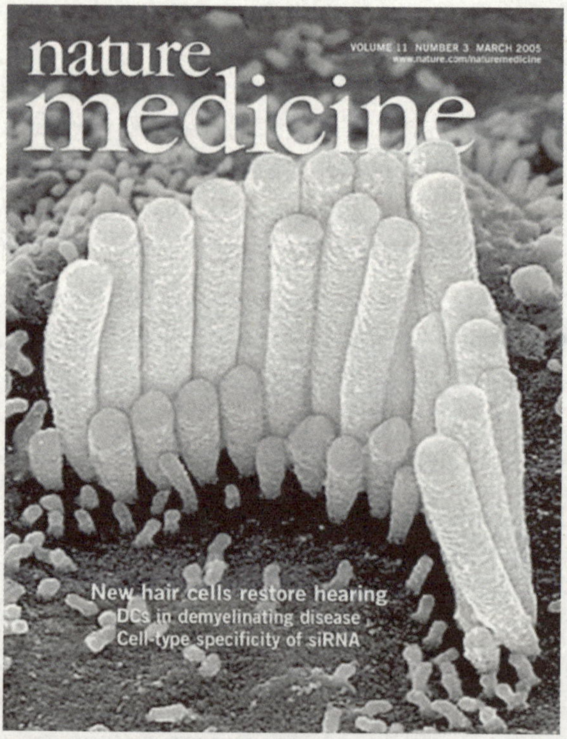

图 18-21 内耳毛细胞上的听毛（参考2005年11卷第3期《Nature Medicine》的封面。该期的一篇文章报道了用转基因技术使内耳毛细胞再生并恢复听力的实验）

3. 微绒毛样突起

在间质细胞上往往也会出现许多微绒毛样的指状突起，亦可泛称为广义的微绒毛，但也有人亦称其为下文所述的微棘。与上皮细胞上的微绒毛不同的是，这类突起物较为疏散弯曲，在分布上也没有明显的极性。值得注意的是，癌细胞在其演进过程中会发生上皮—间质变迁(epithelial-mesenchymal transition, EMT)，其中一个显著的表型改变是，原先有显著极性的上皮细胞微绒毛转变为紊乱分布的微绒毛样突起，使癌细胞的外观类似于间质细胞。

（二）膜内褶与膜外褶

1. 膜内褶

膜内褶（invaginations）是伸向细胞内部的片状或管状细胞表面反折，分布于上皮细胞的底面和侧面，其形态靠内褶深部下方平行排列的微丝束维持。膜内褶的出现大大增加了质膜的表面积，常见于分泌或吸收功能旺盛的细胞，如唾液腺细胞、小肠上皮细胞等（图18-20)。位于细胞底面的相邻膜内褶之间充填着许多线粒体，为跨膜运输提供能量。骨骼肌细胞的 T 管

(transverse tubules, or T tubules)为特化的膜内褶。光感受器细胞上的受光膜盘（photoreceptive membrane discs）由膜内褶发育而成。

2. 膜外褶

膜外褶（evaginations）即为向外伸出的细胞表面片状或指状突起。位于细胞侧面的膜内褶与膜外褶常呈犬牙交错状态，即一侧细胞质膜的凹进伴随着相邻细胞质膜的凸入。膜外褶上膜泡的出芽和脱落可能与细胞的非经典分泌途径有关（见第四节）。膜外褶与微绒毛样突起、伪足或膜皱襞等概念常常不易明确界定，因此也有人用膜外褶泛指包括后述各类概念在内的各种突起物。例如，大肠上皮细胞除了具有位于细胞顶面的典型微绒毛之外，在相邻细胞的侧面和连接复合体的下方，细胞间隙极度扩张，呈小池状，其中充满微绒毛样突起，这类突起即可泛称为膜外褶。

（三）伪足、微棘与膜皱襞

1. 伪足

伪足（pseudopodia）包括片状伪足（lamellipodia）和丝状伪足（pilopodia），其功能为参与细胞的迁移和运动，以及参与吞噬作用。伪足通过细胞皮质微丝的组装与去组装产生的推动力，以及肌球蛋白在微丝上的滑动产生的收缩力，不断改变形状。片状伪足在细胞外基质上的运动涉及位于其表面的粘着斑的组装与去组装。片状伪足的形成依赖于Rac的活化，而丝状伪足的形成则依赖于的 Cdc42 活化。Rac 和 Cdc42 均属于 Rho 家族小 GTP 酶。

一般认为，成纤维细胞、白细胞和某些胚胎细胞等具有迁移和吞噬能力的细胞才能形成伪足。近来发现上皮组织中的增殖性细胞普遍具有丝状伪足，并且在伪足的前端表达 cadherin-catenin复合体。这些伪足像触手一样探索着细胞周围的微龛环境，当其与合适的细胞接触后，可诱导细胞的极化和细胞连接的形成。这一过程在上皮组织的胚胎发育、更新与再生、以及损伤修复等过程中均有重要作用。丝状伪足与癌细胞增殖和转移的关系已经受到国际学术界的重视。

2. 微棘与膜皱襞

微棘（microspikes）与膜皱襞（membrane ruffles）是正在迁移运动或进行吞噬过程中的细胞（如成纤维细胞和吞噬细胞）在其表面上出现的不断动态变化的突起物，前者呈刺状，后者呈翻卷的片状，二者均以微丝为支架。与丝状伪足或片状伪足不同的是，微棘与膜皱襞游离于细胞上方，而非与细胞底部所附着的介质相接触。静止的巨噬细胞表面布满微绒毛，活化后转变为大片的膜皱襞。微棘与膜皱襞增加了膜表面积，有利于细胞识别。突起的膜表面前侧与后侧的方向差异，可能有助于细胞区分趋化因子浓度梯度的微小差别。

（四）足状体

1. 概念、形态与分布特征、功能

足状体（podosome）是一种新发现的、与细胞的迁移和运动密切相关的细胞表面特化结构，它位于细胞与细胞外基质相接触的底面，呈略微突起的圆盘状。圆盘的直径约为 0.5μm，其外周有一个由整合素（主要为含β2和β3亚单位者）、vinculin（纽蛋白）、talin（踝蛋白）等成分围成的圆环（ring），圆环内有一个富含微丝的核心（core）。核心的直径为0.3μm，厚度为0.5μm。核心处的质膜高度富集 β1 整合素和基质金属蛋白酶（matrix metalloproteinases, MMPs）。足状体常成簇出现，在微管的参与下各个足状体彼此之间按一定间隔有序排列。

足状体存在于有迁移能力和能够跨越两种组织之间边界的细胞上，包括造血细胞、单核/

巨噬细胞、破骨细胞、NK细胞、未成熟的树突状细胞等（图 18-22）。在心肌和平滑肌细胞，以及转化细胞和多种肿瘤细胞上亦存在足状体。在破骨细胞的成熟与活化过程中，足状体经历了一系列变化：最初由成簇的足状体排列成一些玫瑰花环状的结构，随后玫瑰花环融合并移动到破骨细胞与骨基质相接触的边沿，形成一圈连续的足状体带，带内含有大量单个的足状体。足状体带进一步发育为封闭带（sealing zone），即一圈以微丝为支架的、出现在破骨细胞与骨基质之间的特殊粘合连接。这时破骨细胞开始向封闭带围拢的区域内分泌水解酶和质子，行使骨的重吸收和重塑功能。

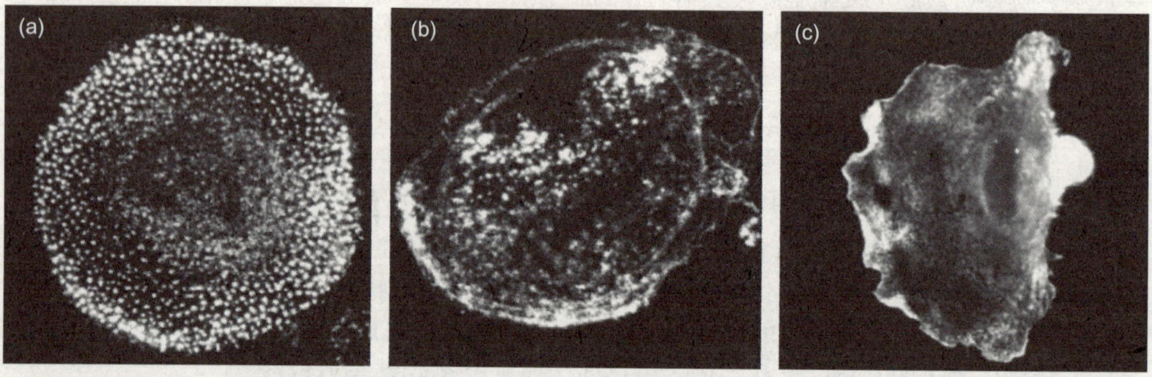

图 18-22 正常人和 WAS 综合征患者巨噬细胞上的足状体

激光扫描共焦显微镜显示出在巨噬细胞与基质接触面的内侧，荧光标记的微丝分布状况。(a) 正常人的巨噬细胞，接触面密布大量的足状体，每一个亮点代表一个足状体的富含微丝的核心。(b) 某症状较轻的WAS综合征病人的巨噬细胞，其足状体数量大大减少。(c) 某重症 WAS 综合征病人的巨噬细胞，其足状体完全消失。(参考 Stefan Linder and Martin Aepfelbacher: Podosomes: adhesion hot-spots of invasive cells. Trends in Cell Biol Vol.13 No.7 July 2003, 376-385. 出版者 Elsevier Ltd)

2. 分子构成及动态变化

与粘着斑相似，足状体亦是一种高度动态变化的结构，其半寿期只有2～12分钟。足状体的分子构成和动态调控过程与粘着斑也有许多相似之处。但除了形态上的差异以外，足状体尚有两个与粘着斑迥异的特点：第一，足状体对与其接触的细胞外基质有强烈的溶解和重塑作用，这与MMPs在其局部的高度表达有关；而粘着斑则以粘附作用为主。第二，足状体的组装和分布依赖于微管；相反，微管的聚合却能阻止粘着斑的组装。足状体的快速组装与去组装涉及复杂的信号转导过程，其中与微丝组装有关的通路如下：

ECM molecules — integrin clusters — Src — Pyk2 or FAK — Cdc42 — WASP or N-WASP — Arp2/3 complex — F-actin 长出分枝和形成微丝网。

上述Pyk2（proline-rich tyrosine kinase 2）是只在血液细胞表达的FAK同源物（FAK普遍存在于多种细胞）。WASP 和 N-WASP 为 WAS 综合征蛋白（Wiscott-Aldrich syndrome protein, WASP）家族成员，前者只存在于血液细胞，后者广泛存在。WASP带有特征性的WH1（WASP homology 1）结构域，后者与 PH 结构域同源，构成 WH1 结构域超家族。WASP 或 N-WASP 活化后诱导 Arp2 与 Arp3 形成复合体，该复合体具有微丝成核作用并能与微丝的中段侧面结合，从而导致F-actin长出分枝并形成微丝网。Arp是actin-related proteins（肌动蛋白相关蛋白）的缩写，对于调控微丝组装具有核心作用，主要包括 Arp1、Arp2、Arp3 三类分子，三类 Arp

均与actin高度同源，同属于actin-like ATPase超家族，并均存在于所有真核生物（见第二十一章）。Arp1是动力蛋白激活蛋白（dynactin）的主要成分之一，dynactin是由包括Arp1和β-actin等在内的10种多肽组成的庞大复合体，参与由动力蛋白推动的微管运动或沿微管进行的运输、以及细胞极性的形成和细胞不对称分裂（见本章第四节）。Arp1 或 dynactin 可能与微管对足状体组装和分布的调控有关。

3. 与疾病的关系

WASP 基因突变导致单核/巨噬细胞和树突状细胞上的足状体消失（图 18-22），致使这些细胞丧失了趋化性迁移能力，在患者中出现免疫缺损、湿疹、淋巴瘤等病征，是为WAS综合征。破骨细胞足状体缺陷可导致骨硬化病（osteopetrosis）。转化细胞和肿瘤细胞常常出现大量足状体，与这些细胞的浸袭和转移能力密切相关。

二、以微管为支架的特化结构

（一）概述

人体细胞表面以微管为支架的特化结构主要有鞭毛、纤毛、原纤毛、结纤毛，以及纤毛的变形结构（表 18-2）。由于这些结构的形态特征和功能均十分独特，所以也常被称为细胞器。鞭毛和纤毛是真核细胞中非常古老的运动装置，据认为所有真核生物均起源于原鞭毛虫（protoflagellate），而后生动物（即多细胞动物）则起源于领鞭毛虫（choanoflagellida）。所有后生动物均有一些细胞保留了纤毛或鞭毛。过去认为人体中的大多数细胞纤毛或鞭毛均已退化消失，但最近对原纤毛的重新认识彻底推翻了这一观念。

表 18-2　人体细胞上以微管为支架的细胞表面特化结构

类型	分布	每个细胞上的数目	轴芯结构	轴芯动力蛋白	运动方式	基部生发中心
纤毛	少数纤毛上皮细胞（呼吸道粘膜、室管膜、输卵管上皮和子宫内膜、输精管和曲细精管上皮）	几十至几百根	9×2+2	有	抽打运动	从头组装而成的基体（9×3+0）
鞭毛	精子	1 根	9×2+2	有	波浪运动	来自一对中心粒之一的基体（9×3+0）
原纤毛	大多数 G_0 期有核细胞	1 根	9×2+0	无	静止	一对中心粒之一（9×3+0）
结纤毛	胚结	1 根	9×2+0	有	螺旋运动	/
负责嗅觉的感觉纤毛	嗅觉神经元	6 至 8 根	近端为 9×2+2 远端为 9×2+2	无	静止	/
连接纤毛（亦属感觉纤毛）	光感受器细胞	1 根	9×2+0	无	静止	一对中心粒之一（9×3+0）
动迁纤毛	内耳毛细胞	1 根	/	无	静止	/

鞭毛和各类纤毛虽然在外观上具有恒定的长度，但内部的微管体系却不断进行着组装和去组装，即存在踏车现象（treadmilling）。正是组装与去组装速率的平衡决定了纤毛和鞭毛的长度。上述动态过程依赖于沿着微管双向进行的、被统称为鞭毛内运输（intraflagellar transport, IFT）的大分子转运途径，所用运载工具为鞭毛内运输颗粒（IFT颗粒），后者由至少16种多肽亚单位组装而成。IFT颗粒的一端与鞭毛/纤毛膜的胞质面结合，另一端通过胞质动力蛋白-2/1b（cytoplasmic dynein-2 or 1b）或驱动蛋白-Ⅱ（kinesin-Ⅱ）附着于双联管中的B管上，并分别在B管表面向近端或远端滑行。每根鞭毛/纤毛内有多个IFT颗粒，它们常常排列成串珠状（图18-23）。鞭毛/纤毛膜上有多种独特的膜蛋白，这些蛋白的选择性定位亦依赖于鞭毛内运输。需要明确的是，鞭毛内运输并非局限于鞭毛，而是普遍存在于包括变形与特化纤毛在内的各种纤毛中。

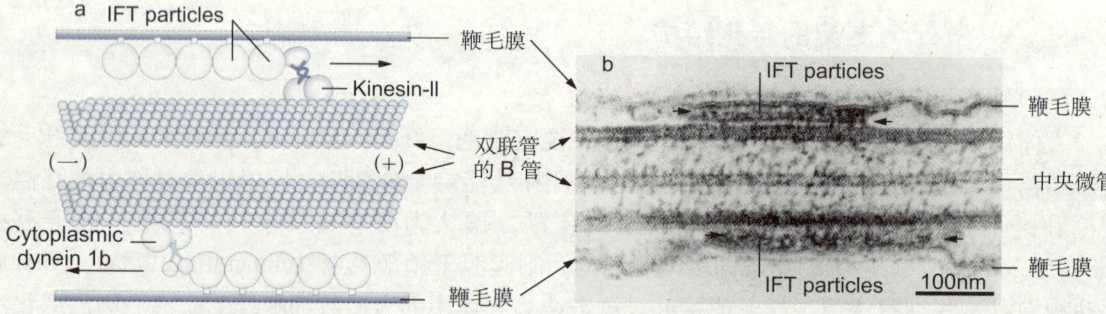

图 18-23 鞭毛内运输（IFT）

（a）IFT模式图（b）衣藻鞭毛的电镜图，箭头所指为IFT颗粒（参考Joel L. Rosenbaum and George B.Witman: Intraflagellar Transport. Nature Reviews Molecular Cell Biology, Volume 3, November 2002, 813-825. 出版者：Nature Publishing Group）

（二）纤毛和鞭毛

常规意义上的纤毛（cilium）是指纤毛杆部含有一个“9×2+2”轴芯（axoneme）的动纤毛（motile cilium）。“9×2+2”轴芯是指外周的一圈9组双联微管和中央的两根单微管组成的结构。轴芯上所有微管的正极均位于纤毛的尖顶部。动纤毛的运动由径向排列在双联管和中央单微管之间的轴芯动力蛋白（axonemal dyneins）提供动力。只有少数上皮细胞的顶面具有动纤毛，这类细胞被称为纤毛上皮细胞（图18-24）。在人体，纤毛上皮细胞仅存在于呼吸道粘膜、室管膜、输卵管上皮和子宫内膜、输精管和曲细精管上皮。纤毛的定向抽打运动能够推动上述组织腔面的液体流动。动纤毛长度一般为5～10μm，直径为0.25μm，在每个细胞上分布有多根。鞭毛（flagellum）仅

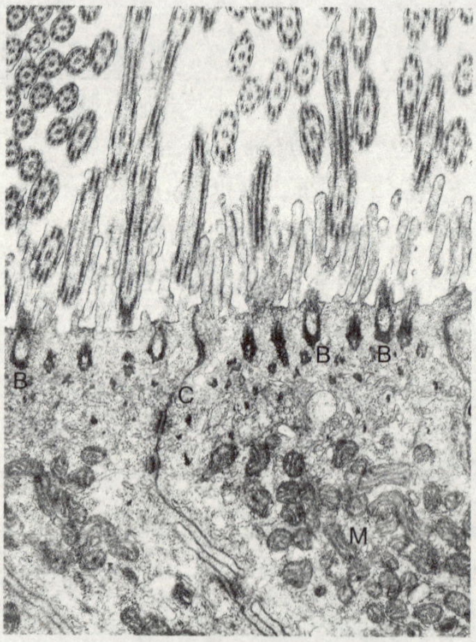

图 18-24 纤毛上皮细胞的电镜图

B为基体，C为连接复合体，从上到下依次可见紧密连接、粘合带、桥粒。M为线粒体（参考 Junqueira & Carneiro: Basic histology, 4th ed. LANGE Medical Publications, Los Altos, 1983）。

存在于精子上，也具有“9×3+2”轴芯，所不同的是鞭毛更长，可达50～60μm，并以波浪状摇摆的方式运动（表17-2）。

每根纤毛或鞭毛的根部均有一个由9组三联管（9×3+0）构成的基体（basal body，亦称基粒），从基体三联管中靠内侧的两根微管上直接延伸和过渡成纤毛或鞭毛的二联管，并形成轴芯的“9×2+2”模式。纤毛上皮细胞的多个基体是直接在顶面膜域的细胞皮质内从头组装的（*de novo* assembly）。鞭毛的基体是从中心体中的一对中心粒之一迁移而来。在鞭毛/纤毛根部与杆部的过渡区，有9组花瓣状的过渡纤维（transition fibres），从轴芯外周向外辐射排列并抵达质膜，将质膜分割出性质独特的鞭毛/纤毛膜域。花瓣状的过渡纤维构成鞭毛孔复合体（flagellar pore complex），其功能类似于核孔复合体，能够选择性地控制鞭毛/纤毛内部与胞体之间的双向物质运输，发送和停泊IFT颗粒。

（三）原纤毛

原纤毛（primary cilium）是一种具有“9×2+0”轴芯的静止纤毛（immotile cilium），普遍存在于脊椎动物的大多数有核细胞上，每个细胞只有一根原纤毛。原纤毛早在1898年就已被Zimmerman所描述，但长期以来却被当作一种退化的痕迹细胞器而受到普遍忽视，直到最近其重要生物学意义才被揭示，证明原纤毛实际上是细胞的触角或感受器，既能感受化学刺激，又能感受机械刺激。

人体细胞上的原纤毛长约5μm，位于上皮细胞的顶面并暴露在上皮的腔道中（图18-25），在某些其它类型的细胞亦可埋藏于膜内褶之中。原纤毛的生发以中心粒（centriole）为模板，产生于G_1期。进入G_0期的细胞100%具有原纤毛。在一对由9组三联管（9×3+0）构成的中心粒中，只有旧有的“母中心粒”能够生发原纤毛，另一个在细胞周期中后组装的“子中心粒”不产生原纤毛，提示其生发过程具有内在不对称性，与细胞极化过程密切相关。

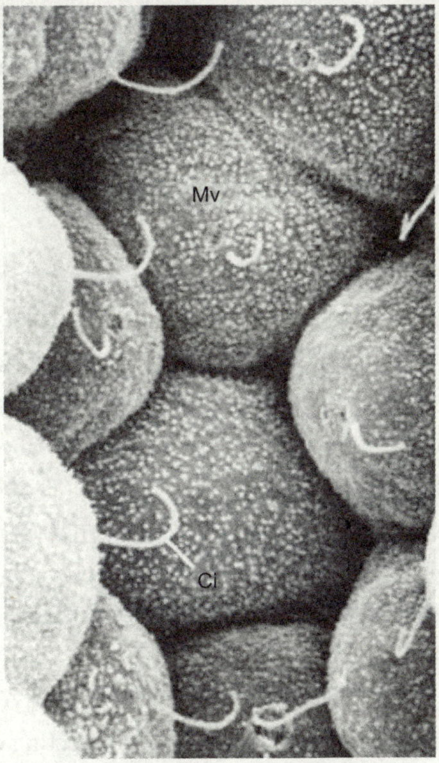

图18-25 肾集合管上皮细胞的扫描电镜图

Ci为原纤毛，Mv为微绒毛（参考Junmin Pan, Qian Wang and William J Snell: Cilium-generated signaling and cilia-related disorders. Laboratory Investigation (2005) 85, 452-463 出版者：USCAP, Inc）

原纤毛的质膜上高度选择性地表达一些受体和通道蛋白，其中主要有G蛋白耦联受体（GPCR）成员和钙离子通道等。当相应的配体分子作用于原纤毛上的受体、或机械力如管腔中液体的流动引起原纤毛弯曲时，相关信号转导途径的活化使细胞内钙离子浓度迅速增高，引发一系列下游生理效应。原纤毛上的受体由于具有高度的组织细胞特异性，所以使其适合于在不同细胞上行使不同类型的感受器功能。此外，原纤毛还与细胞周期和细胞分化的调控有关，可将环境信息传递到中心体上，从而防止细胞的过度增殖。原纤毛丧失是否与肿瘤发生有关，有待深入研究。原纤毛与细胞极性的关系更是引人入胜的新课题（见本章第四节）。

对多囊肾的研究揭示了原纤毛的重要医学意义。人类多数常染色体显性多囊肾疾病（polycystic kidney disease, PKD）是由于 *PKD1* 或 *PKD2* 基因的显性突变引起的，在全球人群中的发病率超过千分之一。这两个基因分别编码多囊素1（polycystin-1）和多囊素2（polycystin-2），前者为膜受体、后者为一种钙离子通道，二者形成复合体并定位在伸入腔面的肾上皮细胞原纤毛上，可感知腔面液体的流动。另一类常染色体隐性多囊肾疾病则是由其它基因突变引起的，其中突变后导致肾单位废损（nephronophthisis, NPHP）的4种基因*NPHP1*、*NPHP2/INVS*、*NPHP3*、*NPHP4*均与原纤毛有关，分别编码nephrocystin、inversin、nephrocystin-3和nephrocystin-4。总之，多囊肾起因于肾细胞上原纤毛的功能障碍，导致肾细胞过度增殖和分化受阻，产生多囊化表型。此外，胆管和胰腺导管上皮细胞原纤毛缺陷亦可导致肝和胰的多囊化。

（四）结纤毛

在哺乳动物原肠胚的腹侧表面一过性地出现一个呈三角形凹陷的区域，称为胚结（embryonic node）。每个胚结细胞特异性地组装1根结纤毛（nodal cilium）。结纤毛有“9×2+0”轴芯，属于一类特殊的原纤毛，它虽然没有中央单微管，但却具有轴芯动力蛋白，因此是动纤毛。结纤毛能够做独特的顺时针螺旋运动，使得体液围绕胚结流动，进而引发了胚胎发育的左右不对称性（left-right asymmetry）。该机制普遍存在于脊椎动物中。基因突变导致的结纤毛消失或功能障碍可产生内脏左右转位（*situs inversus*），在人类已证实的这类突变基因有动力蛋白重链基因*DNAH5* 等。完全的内脏左右转位并不影响健康，但部分转位却可产生多种类型的脏器缺陷，包括先天性心脏病等。

（五）变形与特化的纤毛

1. 感觉纤毛

在嗅觉神经元（olfactory neuron）和视网膜的光感受器细胞（photoreceptor cell）上具有变异形态的感觉纤毛（sensory cilia）。在嗅觉神经元上有数根粗大、弯曲、静止的变形纤毛；其轴芯在近端是以9组双联管为基础的9×2+2 结构；远端则过渡成以单管为基础的9×1+2 结构，并且其外围的单管数目可以少于 9 根。嗅觉感受器纤毛上布满气味分子受体（odorant receptor）。Richard Axel and Linda B. Buck 因对人类气味分子受体和嗅觉系统组织方式的研究而荣获了 2004 年的诺贝尔医学和生理学奖。他们的工作揭示了气味分子受体基因共同组成了一个包括假基因在内的、总计超过 1000 个成员的超大基因家族，而这一家族又隶属于 G 蛋白耦联受体（G protein-coupled receptors, GPCRs）超家族（见第二十一章）。有趣的是，每一个嗅觉神经元只选择性地表达数百种气味分子受体之中的一种，并且与大脑的嗅觉处理区高度选择性地形成突触联系。

光感受器细胞的外节由原纤毛远端变形而成。在内节与外节之间保留了一段很短的纤毛轴芯，该部位特称为连接纤毛（connecting cilium）。在连接纤毛的远端，纤毛膜内陷并发育成大量紧密垒叠的受光膜盘。实际上整个外节和连接纤毛所在部位构成了一根特化的感觉纤毛。

2. 动迁纤毛

内耳毛细胞上虽然有多根在本质上属于微绒毛的听毛，却只有1根真正的纤毛，即动迁纤毛（kinocilium）。动迁纤毛起初位居于毛细胞顶面的中心，当围绕在其周围的听毛阵列开始发育后，它便定向迁移到顶面的一侧边沿，一方面带动听毛阵列随之迁移，另一方面诱导与之接近的听毛保持更长的生长时间，从而导致听毛阵列沿特定方向排列成中间高两侧低的弧形。以上过程即为动迁纤毛对听毛的平面极化作用（见第四节）。肌球蛋白（myosin）VIIa 基因突变可造成动迁纤毛和听毛按随机方向紊乱排列，导致先天性耳聋。除了负责听毛的形态发生以外，动迁纤毛本身可能也参与听觉感受，因为其上密布着与听觉有关的离子通道。

（六）纤毛功能障碍与疾病

由于纤毛分为动纤毛、原纤毛、变形的感受器细胞纤毛这三大类型，相应地，各类纤毛的功能障碍均可表现为特定的先天性疾病。又由于许多基因同时参与不同类型纤毛的功能活动，其突变常常以涉及多器官病变的综合征形式出现，其中又以多种形式的畸形为特征，表明细胞极性严重失常。随着对原纤毛研究的重大进展，人们已经意识到许多表面上不相关的疾病，如癌症、肥胖、糖尿病、高血压、神经系统疾病等，均可能与纤毛功能障碍有关。这方面的突破将对有关疾病的防治带来全新的策略。此处仅就先天性纤毛功能障碍简述如下：

1. 单纯性特定细胞的纤毛功能障碍

如前所述，单纯性的原纤毛和结纤毛功能障碍可分别引起脏器多囊化和内脏左右转位；感受器细胞纤毛功能障碍可分别引起失嗅、失明和失聪等。

2. 鞭毛内运输障碍

由于鞭毛内运输（IFT）系统涉及各类纤毛/鞭毛的结构组装和功能活动，并由多种基因编码，其功能障碍发病率高，并常以数种病征并存的综合征形式出现。有关病征包括脏器多囊化、内脏左右转位、多指畸形、视网膜退行性变乃至失明、失嗅、肝纤维化、脑积水、认知障碍等多种，表明动纤毛、原纤毛、感受器细胞纤毛可同时受累。已证明小鼠某些IFT基因敲除后的纯合子具有胚胎致死性，杂合子则出现多囊肾等病变。

3. 原发性纤毛失动综合征

原发性纤毛失动综合征（primary ciliary dyskinesia syndrome, PCD）是由于动纤毛丧失运动能力而引起的先天性疾病，表现为纤毛、鞭毛、结纤毛同时受累，病征包括内脏左右转位或发育缺陷（结纤毛功能障碍）、呼吸道反复感染如鼻窦炎和支气管炎（呼吸道纤毛上皮细胞失动）、男性不育（精子失动）、女性不育（输卵管上皮细胞纤毛失动）、脑积水（室管膜上皮细胞纤毛失动）等，即同一个病人常常出现许多表面上截然不同的疾病表型，表明一个致病基因突变可同时使多种脏器中不同种类的细胞受累，具有典型的基因多效性（pleiotropy）。另一方面，导致 PCD 的突变基因并非一种，因此 PCD 还具有基因座的异质性。在各种病征组合中，较常见的是鼻窦炎、支气管炎、内脏转位三联征，此即卡塔金纳综合征（Kartagener syndrome）。

4. 纤毛基体异常

最近对一种罕见遗传病即 BBS 综合征（Bardet-Biedl syndrome, BBS）的研究取得了多项重要进展。BBS综合征的特点是同时并发肥胖、多指、肾脏畸形、内脏左右转位、视网膜萎缩、失嗅等多种病征，并常伴发高血压和糖尿病。目前发现至少有 8 种基因的突变（分别命名为 *BBS1～8*）与该病有关。已证明多数BBS基因的编码产物定位于基体。由于原纤毛的基体本身就是中心粒之一，BBS基因突变不仅影响各种纤毛的功能，而且影响细胞增殖过程，因此其疾病表型异常复杂。

三、其它特化结构

（一）有被小窝

有被小窝（coated pit）是在质膜内片包裹着网格蛋白（clathrin）衣被的细胞表面凹陷。有被小窝的主要功能是参与受体介导的入胞途径（receptor-mediated endocytic pathway）或内化作用（internalization），这是细胞通过特异性膜受体摄取胞外特定大分子物质的一种方式（参见本书第十三章）。在有被小窝内富集着不同于质膜它处的膜蛋白和膜脂成分，构成了网格蛋白微域。微域内富含特异性膜受体，受体的胞内区通过衔接素（adaptin）与网格蛋白相连；某些膜受体亦可以分布于有被小窝的外侧，但结合了配体以后便向有被小窝内迁移。当有被小窝内积累了足够数量的被配体饱和的膜受体后，小GTP酶dynamin（发动蛋白）活化，使有被小窝进一步内陷，并产生质膜箍断作用，形成有被小泡，进入细胞质中。有被小泡与胞内体融合，在胞内体的酸性条件下，配体与受体解离，并发生分拣作用：配体经出芽和小泡运输过程，进入溶酶体被消化；受体则返回质膜，形成受体的再循环。

（二）穴样内陷（质膜陷窝）

穴样内陷或内陷瓶（caveolae，单数为caveola）是上皮细胞和内皮细胞上呈圆底小瓶状的特化结构，其瓶口向外，瓶身陷入细胞内部。穴样内陷常有一个膨大的瓶肚，也可以由数个膨大部串联成葫芦形。穴样内陷所在质膜的下方有内陷素（陷窝蛋白caveolin）等分子聚合成纤维支架，电镜形态类似于包绕在小瓶外侧的线团（图18-26）。上皮细胞的穴样内陷分布于顶面，内皮细胞则在腔面和基底面均有分布。现认为一些血浆蛋白可以通过血管内皮细胞腔面的穴样内陷进入胞体，再通过基底面的穴样内陷离开细胞，该过程属于一种穿细胞转运（transcytosis）。

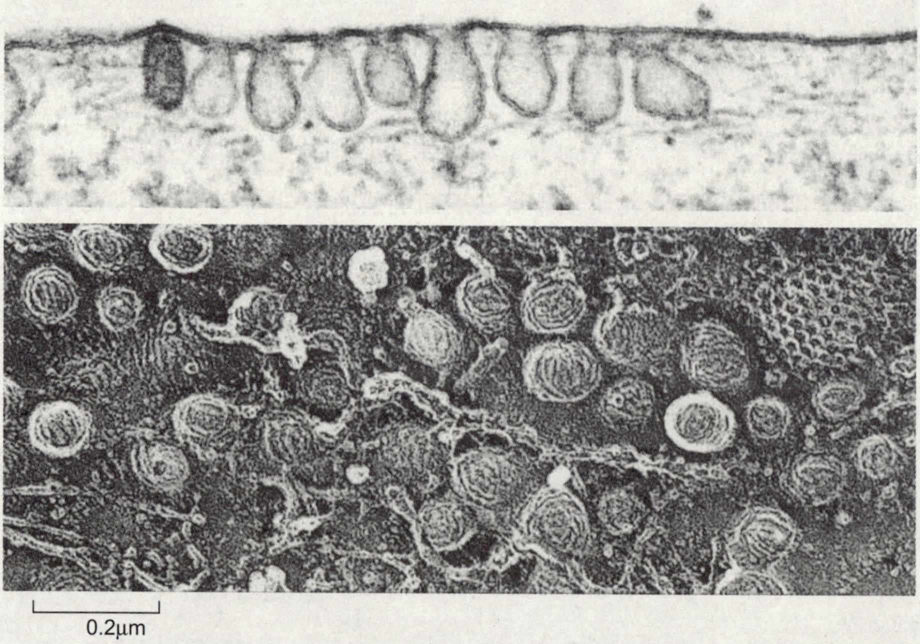

图 18-26　穴样内陷的电镜图

穴样内陷既能介导有别于有被小窝参与的入胞途径，也能介导信号转导。内陷素属于含有至少28个成员的四次穿膜蛋白质（tetraspanin，或tetraspan或TM4SF）超家族。内陷素能够通过与膜脂和多种膜蛋白相互作用，形成内陷素微域；亦即穴样内陷上的膜蛋白和膜脂成分与质膜其它部位者有明显的不同。因此，有人将穴样内陷作为脂筏的一种形式，称之为内陷素膜域。然而，由于穴样内陷有稳定的超微结构特征，将其归属于细胞表面特化结构或一种细胞器更为合理。内陷素的一个重要作用是能够结合整合素家族分子和受体酪氨酸激酶（RTK），从而使穴样内陷成为多条信号途径的交汇区。

（三）窗孔

窗孔（fenestrae，单数为fenestra）是内皮细胞位于腔面的质膜与位于底面的质膜发生融合而形成的穿越胞体的小孔，可使管腔直接与内皮细胞下方的基膜接触，有利于物质交换。窗孔常见于肝血窦的内皮细胞和肾小球毛细血管内皮细胞等部位，在每个内皮细胞上密布着众多直径约几十至几百纳米的窗孔。脑内的血管内皮细胞不具备窗孔，对于形成血脑屏障是必要的。一些炎症因子和细胞因子如血管内皮生长因子（VEGF）可以刺激血管内皮细胞出现临时性的窗孔，其直径可达1μm，白细胞和淋巴细胞可以经此窗孔迁移到血管外。此途径即为血细胞出血管的穿细胞途径（transcytotic pathway）。实际上淋巴细胞在正常情况下主要是经穿细胞途径出入血管的。

第四节　细胞极性

一、细胞极性的概念

细胞极性（cell polarity）是指细胞的形态结构、分子过程和功能活动在空间上的方向性和不对称性。细胞建立极性的过程称为极化（polarization）。细胞极性在多细胞生物的发育和分化过程中，以及在组织器官行使生理活动和进行细胞更新与再生等过程中，均有重大生物学意义。细胞极性表现为三种模式：静态间期细胞的稳定极性、迁移和运动中的间期细胞的动态极性、分裂期细胞的不对称分裂。人体中的大多数细胞均是有极性的细胞，只有少数在功能上处于静止状态的细胞，如静止的淋巴细胞、成纤维细胞、某些干细胞或前体细胞等，属于尚未极化的细胞；而这些细胞一旦活化，便常常伴随极化程序的启动。然而，多数体外培养的已建系细胞和恶性肿瘤细胞却丧失了正常的细胞极性。

在从酵母到人类的所有真核生物中，形成细胞极性的分子与细胞机制高度保守，表明细胞极性与细胞周期一样，同属细胞本身固有的最基本生命活动特征。细胞增殖周期和细胞生物节律体现了细胞在时间上的生命活动规律，细胞极性则体现了细胞在空间上的生命活动规律。细胞极性与细胞周期在分子水平的整合奠定了细胞分化的基础。细胞表面分子结构的不对称性及其与中心体的关系是细胞极性得以建立的本质。

二、细胞极性的模式

（一）静态间期细胞的稳定极性

1. 顶—底极性和平面极性

以成熟的上皮细胞、内皮细胞、神经细胞、肌细胞为代表的静态间期细胞，无论在形态上还是在功能上，细胞极性都非常显著和稳定。上皮细胞的极性包括顶—底极性（apical-basal polarity）和平面极性（planar polarity）两类。顶—底极性是指细胞在从上皮的腔面到基底面这一“上下”或“内外”方向上体现的不对称性，存在于所有上皮细胞。平面极性则是指细胞沿所在上皮平面或球面出现的“前后”、“左右”或“经纬”不对称性。因为这种平面不对称性是体现在每一个细胞上的、而非仅仅表现为整个组织器官的平面不对称，所以常更明确地称作平面细胞极性（planar cell polarity, PCP）。纤毛上皮细胞与胚结细胞、以及内耳毛细胞具有典型的平面极性，分别表现为纤毛的定向运动和听毛的定向排列。多数其它上皮细胞虽然在形态上没有明显的平面极性，但在生长和分化过程中内部分子活动却普遍存在平面极性，并在组织器官的形态发生、细胞更新与再生等过程中发挥着重要作用，这是因为平面极性在理论上能够为器官提供向何方生长和应该长到何种尺寸等关键参数。

2. 上皮细胞顶—底极性的特征

上皮细胞的顶—底极性表现为细胞器和细胞内部活动沿顶—底方向的有序排列，以及细胞表面沿顶—底方向的区域化；前者主要表现为从底部向顶部依次排列着细胞核、中心体、高尔基体、胞内体 / 溶酶体 / 分泌囊泡；后者表现为细胞表面分隔成两大膜域：顶面膜域（apical domain）和底侧面膜域（basolateral domain）。与顶面膜域相平行的概念还有顶面（apical surface）和顶膜（apical membrane）等（底侧面膜域亦同）。紧密连接确立了两大膜域的分界线（参见图 18-4）。在两大膜域内又进一步分隔出多种局域化的微域，如位于顶面膜域的微绒毛膜域和穴样内陷膜域等。膜域的确立不仅依赖于各种细胞连接的有序分布，而且依赖于针对不同膜域的特异性膜蛋白分拣与投递系统。

3. 其它间期细胞的极性特征

内皮细胞的极性与上皮细胞非常相似。肌细胞的极性则表现为肌动蛋白纤维和肌球蛋白纤维排列与滑动的方向性。神经细胞同样具有明显的极性。轴突向外输送信息，相当于上皮细胞的顶面；树突和胞体相当于上皮细胞的底侧面，具有接收信息的作用。上皮细胞与神经细胞内部的分子分拣与投递系统是按同样的机制运作的，例如，从反面高尔基网出芽形成的分泌小泡经轴突运输过程运送到神经突触处，这与上皮细胞向顶面分泌物质的方向是一致的。

（二）迁移和运动细胞的动态极性

这类细胞极性模式表现为运动的方向性。主要涉及成纤维细胞、免疫细胞、神经胶质细胞、胚胎细胞、某些干细胞或前体细胞等具有迁移性的细胞。当这些细胞通过趋化因子受体接受了趋化因子（chemoattractants, or chemokines）的刺激后，启动一系列正反馈与负反馈信号转导途径，引起磷脂酰肌醇 3- 激酶（phosphatidylinositol 3-kinase, PI3K）和 Rho 家族小 GTP 酶（Rho, Rac, Cdc42）等分子的活化，导致 $PI(3, 4, 5)P_3$ 等 PI3K 催化产物累积于趋化因子浓度梯度较高的细胞前沿（leading edge），并致使前沿下方的细胞皮质中出现微丝的大量募集和组装，趋化因子受体本身也向着细胞前沿集中（图18-27）。在以上过程中PI3K启动正反馈通路：PI3K在细胞未受刺激时均匀分布在胞浆内，在受刺激后募集到细胞前沿处的细胞皮质内；而导致$PI(3, 4, 5)P_3$水解为$PI(4, 5)P_2$的PTEN（phosphatase and tensin homolog on chromosome ten，10 号染色体上的磷酸酶和张力蛋白同源物）则启动负反馈通路：PTEN在未受刺激时均匀分布在整个细胞表面，受刺激后则向位于细胞侧面和后部的细胞皮质内迁移。PI3K和PTEN的共同作

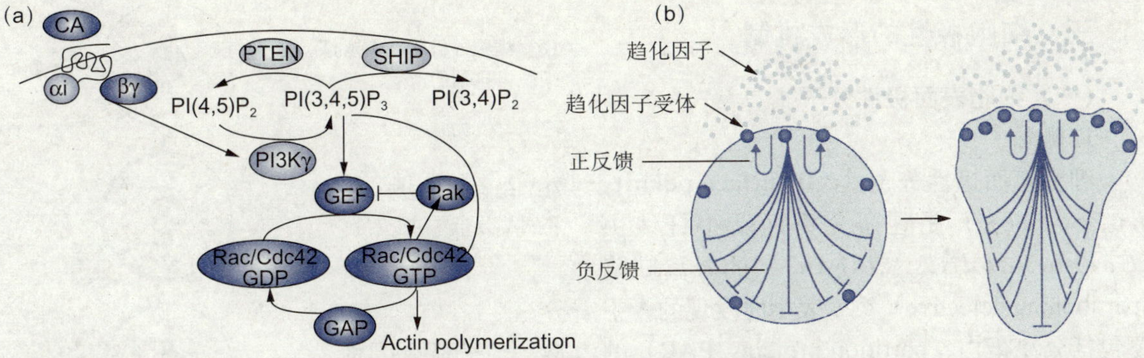

图 18-27　趋化因子诱导的迁移细胞的极化过程

(a) 趋化因子（chemoattractant, CA）与细胞膜上的 G 蛋白耦联趋化因子受体结合，活化 PI3K，进而活化 Rac/Cdc42 通路。(b) 极化过程中正反馈和负反馈通路的协同作用导致趋化因子受体向细胞前沿集中。（参考 Orion D Weiner: Regulation of cell polarity during eukaryotic chemotaxis: the chemotactic compass. Current Opinion in Cell Biol. 2002, 14:196-202. 出版者 Elsevier Science Ltd）

用导致 PIP_3 高度富集于细胞前沿。

上述过程同时引发中心体的迁移和重新定位，并带动细胞核也发生迁移和重新定位。当动态极性建立以后，沿着运动方向从后向前依次排列着细胞核、中心体、高尔基体、胞内体/溶酶体/分泌囊泡，与上皮细胞中从底部向顶部的细胞器排列顺序一致。沿着微管进行的囊泡和颗粒运输，以及随后发生的膜融合与细胞皮质重塑过程，使细胞表面前后方向的不对称性进一步加强，保证了细胞的定向迁移。

动态细胞极性亦能引发受到动态调控的定向分泌作用。例如，细胞毒T细胞（CTL）在与靶细胞紧密粘合并形成免疫突触的过程中，微管系统发生重排，将中心体拉近粘合面下的细胞皮质，高尔基体及其产生的分泌颗粒也随之导向免疫突触，产生定向杀伤效应。

（三）不对称细胞分裂

不对称细胞分裂（asymmetric cell division）是指细胞分裂时两个子细胞不均等地继承了分裂前母细胞内的物质或母细胞与其所在微龛环境的关系，从而使两个子细胞获得了不同的分化命运。不对称分裂存在于从单细胞的酵母到人类的所有真核生物类群中。在多细胞生物，它是胚胎发育与细胞分化的核心过程之一，能够确保细胞的命运决定子（fate determinants）在子细胞的分化表型完全建立之前就能够被分配到不同的子细胞之中。卵母细胞减数分裂时极体（polar bodies）的形成是不对称分裂的极端形式。包括哺乳动物在内的受精卵的卵裂过程也具有显著的不对称性，为随后进行的原始生殖系细胞（primordial germline cells, PGCs）与体细胞、以及胚胎组织细胞与胚外组织细胞的分化奠定了基础。不对称分裂是使得干细胞既能保持自我更新能力，又能不断分化成其它细胞的机制之一。

不对称分裂的模式可以表现为两个新产生的子细胞在大小上、或者在某种标志分子的多寡上有明显区别，也可以表现为沿着特定方向进行的分裂使两个子细胞进入到明显不同的微龛环境中。无论何种模式，纺锤体的旋转、迁移和空间定位都起着决定性的作用，因为纺锤体轴的方向决定了与之垂直的胞质分裂平面的方向；而纺锤体向分裂期细胞某一极的偏移，则导致两个子细胞的体积出现差异。纺锤体轴的空间定位普遍存在于上皮组织和神经组织的形态发生和细胞更新过程中（图 18-28）。

三、细胞极性的形成机制

（一）细胞表面极性分子

1. 概念

细胞表面极性分子（cell surface polarity molecules）是在研究秀丽新小杆线虫（*Caenorhabditis elegans*）的分离缺陷（partitioning defective）突变表型时发现的，主要包括分离蛋白（partition proteins, PAR）的6个成员即PAR1～6、非典型蛋白激酶C（atypical PKCs，aPKCs）、Rho家族小GTP酶Cdc42等，这些分子能够被募集在细胞皮质内，并常常特异和非对称地定位于某一膜域（图18-29）。*PAR1～6*、*aPKC*、*Cdc42*中任何一个基因的突变均可引起分离缺陷表型，即表现为受精卵的不对称分裂障碍，胚胎的极性遭到破坏。现已证明上述极性分子普遍存在于多细胞生物中，在不对称细胞分裂、细胞趋化与定向迁移、上皮和神经细胞顶—底极性形成等各类细胞极性的建立中均起着核心作用。此外，犰甲蛋白（armadillo）家族的一系列分子

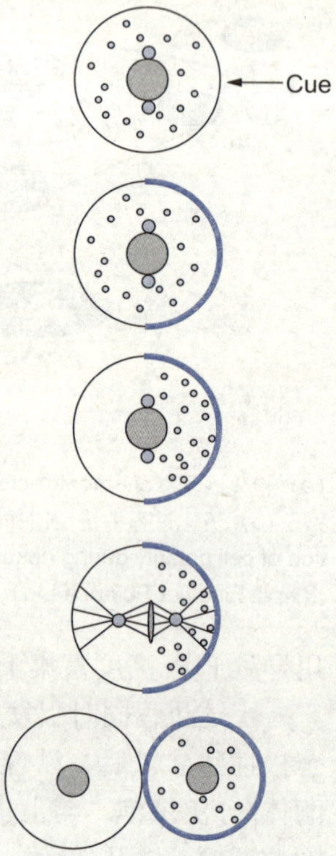

图 18-28 细胞极化与不对称分裂的形成过程

（参考Ahringer J: Control of cell polarity and mitotic spindle positioning in animal cell. Current Opinion in Cell Biol. 2003, 15: 73-81. 出版者 Elsevier Science Ltd）

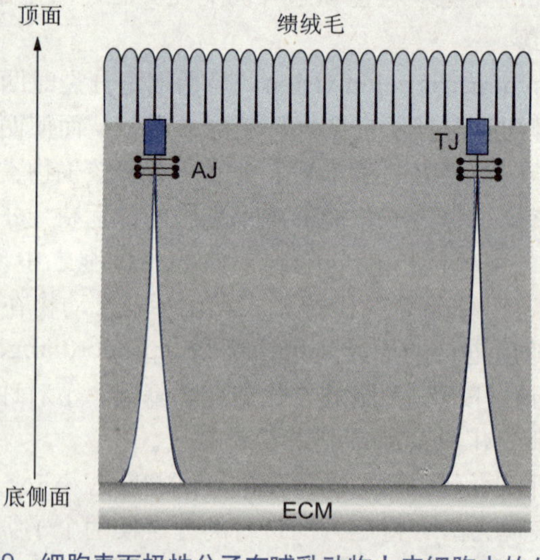

图 18-29 细胞表面极性分子在哺乳动物上皮细胞中的分布

深蓝色方块为PAR6-PAR3-aPKC复合物所在部位，该复合物在连接粘合分子JAM的介导下与紧密连接区（TJ）重合。蓝色线为PAR1所在部位。AJ为粘合连接，ECM为细胞外基质（参考下述文献改绘：Annette F. Baas, Linda Smit and Hans Clevers: LKB1 tumor suppressor protein: PARtaker in cell polarity. Trends in Cell Biology Vol.14 No.6 June 2004, 312-319. 出版者 Elsevier Science Ltd）

亦属于细胞表面极性分子（见下文）。

2. PAR3 和 PAR6

哺乳动物的 PAR3 和 PAR6 均为带有 PDZ 结构域的蛋白质，前者有 PAR3/ASIP 和 PAR3β 两种类型，后者有PAR6A、B、C、D四种类型。PAR3和PAR6通过与aPKC（在人类包括PKCξ 和 PKCγ）在细胞皮质的特定部位形成复合体，调控细胞极化。该复合体的形成依赖于 Cdc42 的活化，Cdc42 本身能够与 PAR6 结合。位于上皮细胞侧面近顶部的 PAR3-PAR6-aPKC 复合体通过与连接粘附分子 JAM（junctional adhesion molecule）的胞内区相结合而锚定在细胞表面，能够在极化过程中促进紧密连接的形成，并定位在成熟的紧密连接部位（图18-29）。另外两个有 PAR6 参与的极性分子复合体 Crumbs-PALS-PATJ-PAR6 和 Lgl-PAR6-aPKC 在脊椎动物上皮细胞极化过程中亦有重要作用。PAR3-PAR6-aPKC 复合体既可通过 Rho 家族小 GTP 酶 Cdc42 和 Rac 调控微丝的组装，又可通过多种途径调控微管的活性。

PAR3-PAR6-aPKC复合体对于神经元轴突（axon）的形成亦有关键作用。在神经细胞分化的早期，从胞体上伸出许多彼此无区别的神经突（neurites），此时的神经细胞是没有极性的。神经细胞的极化过程即是其轴突形成过程，此过程始于Cdc42-PAR6-PAR3-aPKC复合体选择性地在其中一个神经突的尖顶部位组装。该复合体一方面启动微管系统的活动；另一方面通过活化Rac，启动微丝系统的活动。在尖顶部Cdc42-PAR6-PAR3-aPKC复合体的指导下，该神经突迅速延长并长出生长锥（growth cone），探索与其它神经细胞的联系，进而演变成轴突。而其它不具备 Cdc42-PAR6-PAR3-aPKC 复合体的神经突均演变为树突（dendrites）。

在迁移细胞，Cdc42-PAR6-aPKC复合体集中在运动方向前沿处的细胞皮质，并将动力蛋白（dynein）募集于此；动力蛋白牵引抵达细胞皮质的微管，导致中心体迁移和定位于面向运动方向的细胞核前方（图 18-30）。

上述机制在不对称细胞分裂过程中同样有着核心作用，亦即：集中于分裂细胞某一侧细胞皮质的 PAR3-PAR6-aPKC 复合体所募集的动力蛋白—动力蛋白激活蛋白复合体（dynein-dynactin complex）牵引纺锤体的一极，引起纺锤体旋转并确定纺锤体轴和细胞分裂平面的空间

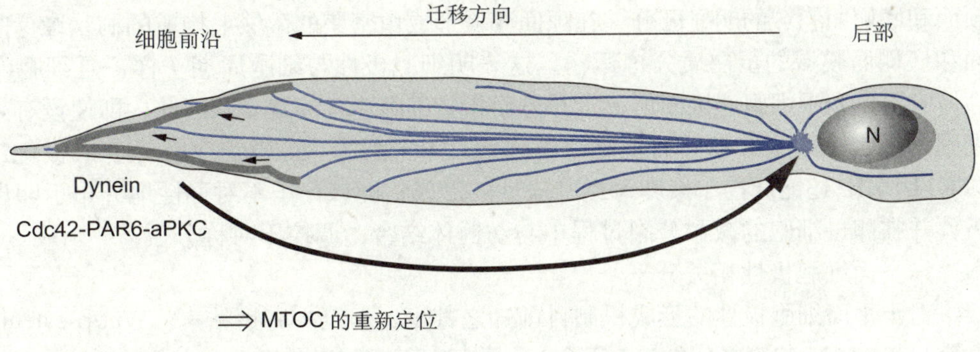

图 18-30 迁移中的星形胶质细胞的极化机制

（参考 Etienne-Manneville S and Hall A: Cell polarity: Par6, aPKC and cytoskeletal crosstalk. Current Opinion in Cell Biol. 2003, 15: 67-72. 出版者 Elsevier Science Ltd）

定位，从而启动了不对称分裂（图 18-31）。

3. PAR1 和 PAR5

哺乳动物的 PAR1 同源分子有 MARK1-4（microtubule-affinity regulating kinase 1～4），其中 MARK1、2、3 即为 PAR1C、PAR1B、PAR1A。由此可知，PAR1可直接调控微管的活性。PAR1/MARK1～4为蛋白质丝/苏氨酸激酶，属于 AMPK（5'-AMP-activated protein kinases）家族成员，位于上皮细胞的侧面膜域（图18-29）。PAR1能够磷酸化PAR3。哺乳动物的 PAR5 即为 14-3-3ξ 蛋白，能够结合磷酸化的 PAR3，从而与 PAR3 共定位。在脊椎动物中尚未发现 PAR2 的同源分子。

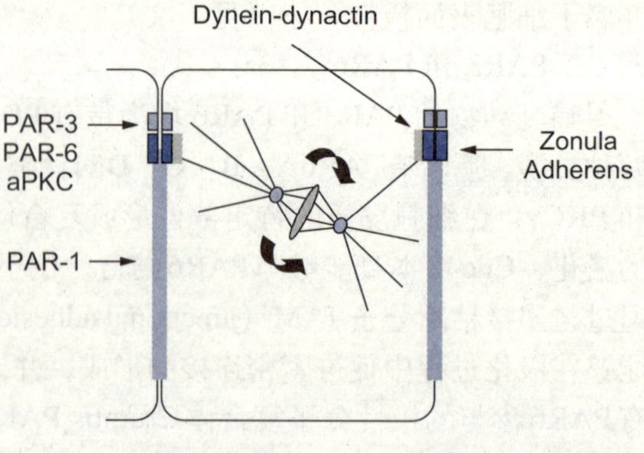

图 18-31　细胞表面极性分子与纺锤体的空间定位

（参考Ahringer J: Control of cell polarity and mitotic spindle positioning in animal cell. Current Opinion in Cell Biol. 2003, 15: 73-81. 出版者 Elsevier Science Ltd）

4. PAR4/STK11/LKB1/PJS

哺乳动物*PAR4*同源基因*STK11*（亦即*LKB1*或*PJS*）的发现和功能研究极大地深化了人们对细胞极性重要生物学意义的认识。*STK11/LKB1/PJS* 是一个直至 1998 年才被克隆的抑癌基因，其突变引起常染色体遗传性癌综合征，表现为皮肤和粘膜色素沉着，以及胃肠道的多发错构瘤（hamartoma）和癌症，即黑斑—息肉综合征（Peutz-Jeghers syndrome, PJS）。错构瘤亦称局灶性畸形，是一种典型的细胞极性紊乱所致的疾病，表现为组织器官中局灶性细胞排列和组成比例紊乱，但细胞本身并未过度增生和癌变。

PAR4/STK11/LKB1/PJS是细胞极性形成的主导分子。STK11即丝/苏氨酸激酶11（serine/threonine kinase 11, STK11），存在于非极化细胞的细胞核内。在未知信号的作用下，STRAD 和 MO25 这两种调节分子与 STK11 结合，形成 STK11-STRAD-MO25 复合体，导致 STK11 的激酶活性活化，并使 STK11 从细胞核移位进入细胞质。细胞质中的 STK11 通过磷酸化 PAR1/MARK1～4 等途径启动极化过程。新近研究表明，仅仅通过诱导 STRAD 表达而使 STK11 激活的方式，就可使非极化的、未汇合的单个培养中的肠上皮细胞迅速启动全部极化程序，产生顶面和底侧面膜域的明显区分，在顶面膜域形成由密集的微绒毛构成的刷状缘，并出现针对顶面和底侧面膜域的蛋白质分拣运输。这表明细胞极性与细胞周期一样，是细胞内部的固有属性，它可以先于细胞连接而形成，并进而指导细胞连接的建立。因此，即使没有来自于细胞—细胞或细胞—细胞外基质的直接诱导因素，单个细胞也能够自主性地完成极化过程。PAR4/STK11/LKB1还能调控小鼠卵母细胞极性的形成，即该分子不对称性地分布于卵母细胞的动物极，并在卵母细胞的减数分裂过程中与纺锤体结合，调控不对称分裂。

5. 平面细胞极性相关分子

对于平面细胞极性的形成机制目前知之甚少，但至少有钙粘素、Wnt/β-catenin通路（见本章第四节）、Cdc42等成分参与。因含Arm重复区而同属于犰甲蛋白（armadillo）家族的β-catenin/armadillo、plakoglobin/γ-catenin、腺瘤样结肠息肉蛋白（adenomatous polyposis coli, APC）、plakophilin、p120/δ-catenin等分子是PAR蛋白以外的另一大类细胞表面极性分子，其中β-catenin的同源分子armadillo是著名的果蝇体节极性形成分子。有证据表明，这些分子及其介导的信号通路在顶—底极性和平面极性中均有重要作用。除了上述极性分子以外，犰甲蛋白家族还包括importin-α，它通过与核定位信号（nuclear localization signal，NLS）结合，介导亲核蛋白核输入。

已证明Wnt信号通路在脊椎动物胚胎发育中的重要作用即与平面细胞极性和不对称细胞分裂有关。最近发现，先天性神经管缺陷如无脑畸形、脊柱裂等均与参与平面细胞极性形成的基因突变所致神经管闭合障碍有关。此外，内耳毛细胞上动迁纤毛对听毛的平面极化作用的发现，为揭示平面极性的形成机制提供了线索。动迁纤毛在本质上属于原纤毛，提示存在于各类细胞上的原纤毛很可能在平面极化过程中扮演着具有普遍意义的角色，原纤毛功能障碍所致先天性脏器发育缺陷的产生机制可能即与此有关。

（二）中心体和中心体微管的不对称定位

1. 中心体是细胞的中心

细胞表面极性分子为细胞极性的形成提供了参照坐标和指示方向。而在细胞内部，细胞极性向细胞两极不对称展开的轴心则定位于中心体。中心体是细胞的中心，在间期细胞内只有一个中心体，只能位居细胞核的一侧，这使得从中心体的微管组织中心（microtubule organizing center, MTOC）放射出的微管系统（即中心体微管，centrosomal microtubules）具有固有的不对称性，进而使细胞从内部出现了“上下”或“前后”之分（图 18-32）。

2. 中心体微管的不对称定位

中心体微管的极性、长度、伸展方向、动态组装与去组装速率对细胞形态和细胞运动有重要影响。细胞内囊泡和颗粒物质的定向运输、以及多种细胞器的不对称性空间定位均与中心体微管在细胞内的不对称定位有关。在中心体微管上，远离中心体的末端为正极；其中远离细胞核方向的某些微管正极通过细胞皮质中的微管捕获蛋白与细胞膜结合；而朝向细胞核的某些微管正极则与核被膜上的微管捕获蛋白结合，使中心体保持在离核被膜很近的位置（图 18-32）。微管捕获蛋白在核被膜上的分子成分尚不明确，而在细胞皮质中则为PAR3-PAR6-aPKC复合体等极性分子。Rho 和 Cdc42 的活化在细胞皮质捕获微管的过程中具有枢纽性作用。

微管捕获蛋白一般先与微管正极的端蛋白即微管正端巡轨蛋白（plus-end tracking proteins, +TIPs）相互作用，通过 +TIPs 的中介，确保了中心体微管与细胞表面和核被膜的连接。+TIPs 包括 adenomatous polyposis coli（APC）、EB1（end-binding protein 1，即末端结合蛋白 1）、CLIPs、CLASPs 等多种分子，它们在细胞极化过程中均有重要作用。EB1是calponin 超家族中的 EB-type 家族成员，具有能与微管结合的CH结构域，并能与APC结合（见第二十一章）。与+TIPs相互作用的蛋白有动力蛋白（dynein）、驱动蛋白（kinesin）、动力蛋白激活蛋白（dynactin）等，在它们以及细胞皮质微丝的共同作用下，可在细胞皮质和

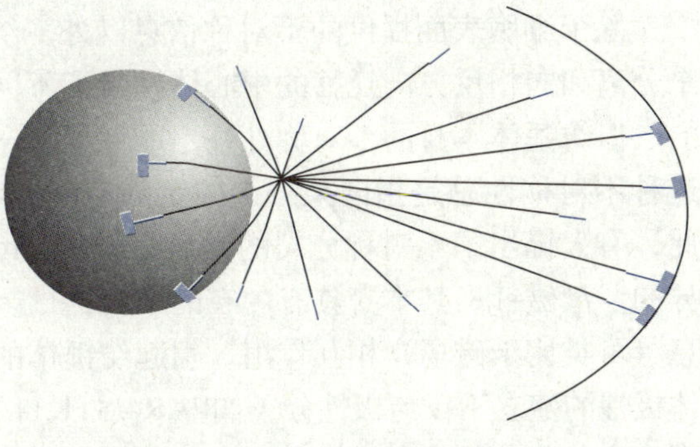

图 18-32　中心体和中心体微管的不对称定位

微管正极端的蓝色区表示其上结合着+TIPs，蓝色长方块表示在细胞表面和核被膜上的微管捕获蛋白（参考下述文献改绘：Morris NR: Nuclear positioning: the means is at the ends. Current Opinion in Cell Biol. 2003, 15: 54-59. 出版者 Elsevier Science Ltd）

中心体微管之间产生牵引力，调控多种极化过程。

（三）中心体与高尔基体的联合

中心体的位置决定了高尔基体的位置和方向，而高尔基体所固有的不对称性与微管介导的定向运输耦合，则共同决定了整个内膜系统和囊泡运输的方向，从而实现朝向顶面膜域或底侧面膜域的特异性分拣投递等多种不对称性细胞活动。高尔基体和内质网出口位点（ER exit sites，即内质网上出芽和向高尔基体输送囊泡的位点）均定位在中心体附近。在中心体附近有许多短小和弯曲的稳定微管，互相交叉缠绕成松散的鸟巢状，高尔基体的顺面扁囊即坐落在其上。这些与高尔基体相互作用的微管可能是从中心体上脱落而来，也可能是直接在高尔基体的顺面膜囊外侧组装而成的。高尔基体膜上富集着多种与微管相互作用的蛋白质，包括许多中心体蛋白，如γ-微管蛋白等。有证据显示高尔基体本身也具有微管成核活性。这样，中心体与高尔基体联合组成了一个位于细胞中心的功能单位，这种联合加强了细胞的内在不对称性。

中心体—高尔基体联合单位不仅是胞内物质运输的集散中心，也是细胞核之外信号转导与调控的集散中心，在这两个细胞器上同时进行着向心式和离心式的物质和信息传输。现已发现中心体—高尔基体上同时表达AKAP450，即一种能够募集多种信号分子的庞大支架蛋白。许多细胞极性和细胞周期的重要调控分子，如 Rho 家族小 GTP 酶（Rho, Rac, Cdc42）等分子，均可以在 AKAP450 的介导下集中于中心体—高尔基体联合单位处发挥作用。

（四）细胞表面和纺锤体在不对称分裂中的作用

实现不对称分裂的前提是分裂细胞具有细胞极性，并且纺锤体轴需要与细胞极性轴平行。从纺锤体两极发出的星体微管必须与分裂细胞两端的细胞皮质相连并产生牵引力，才能完成分裂过程。因此，星体微管如何扫描和探测到细胞皮质上的特定位点，并与之相连，是实现纺锤体定位和不对称分裂的关键。在不对称分裂时，常常发生纺锤体的定向旋转，直到纺锤体轴找到正确的方向。细胞表面极性分子PAR1～6、aPKC、Cdc42 正是为纺锤体提供方向坐标的分子（图18-31）。实际上，线虫的分离缺陷表型就是起因于上述分子的突变，致使生殖系细胞命运决定子（germline determinants）即 P 颗粒（P granules）不能正确地分配到第一和第二次卵裂产生的子细胞中。

除了细胞表面提供的不对称信息以外，纺锤体的两极本身也能产生不对称性，这是由于两个分离和向相反方向迁移的中心体携带了不同的物质或者有关蛋白质发生了不均等活化所造成的。但纺锤体本身的不对称性并不能保证某一个特定子细胞能够继承所需的命运决定子，除非这种不对称性总是指向某一个固定的空间方向；而后者仍然需要细胞表面提供参考坐标。因此，有人提出了不对称分裂的罗盘模型（compass model），亦即纺锤体如同具有南北极磁性差异的罗盘磁针，其本身具有内在的不对称性。极化的纺锤体与细胞表面上不对称分布的极化信息（可类比于磁场）相互作用，引起纺锤体的定向旋转，从而确立细胞分裂平面的方位。纺锤体极性的建立不仅与极性分子如PAR4/STK11/LKB1、Cdc42、APC、β-catenin等有关（β-catenin直接定位于分裂期的中心体上），也与细胞周期调控蛋白密切相关。Cdk1/Cdc28、Cdc2等分子均定位于中心体/纺锤体上，可使位于纺锤体两极的下游靶蛋白出现不均等磷酸化，这表明细胞极性和细胞周期存在固有的密切联系。

（五）间质对实质细胞的极化诱导作用

1. 有关概念

间质与实质细胞的相互作用一直是发育和分化研究的重点领域。近年来一些新技术，如细胞和组织在三维（3-D）细胞外基质环境中的培养、微重力培养等，为揭示间质与实质细胞的相互作用规律提供了突破口，预示着在器官重建和肿瘤发生与演进机理等重大医学领域将会取得显著进展。实质（parenchyma）泛指由器官中行使功能的细胞所构成的组织。例如，上皮细胞（epithelial cells）、肌细胞、神经细胞等分别构成相应组织的实质。间质（mesenchyme，即间充质）主要由间质细胞（mesenchymal cells）和细胞外基质（extracellular matrix, ECM）构成，在概念上与结缔组织有较大交叉。大量实验表明，间质对实质细胞的极化过程有强烈的诱导作用，有关分子机制的研究是非常有前景课题。

2. 形态发生与形态发生素

形态发生素（morphogens）的定义是：按特定方向不对称分布于细胞周围，并以浓度梯度依赖性方式诱导细胞分化和形态发生（morphogenesis）的分子。在生理条件下形态发生素具有浓度梯度，并且其梯度变化方向是确定的，这样才能够对细胞保持特定的极化诱导方向，从而为实质细胞提供了细胞外微龛环境的重要极化信息。这类外在的极化信息与细胞内固有的极化机制相互作用，使得在正常组织中细胞的极性按预定的方向排列，而非随机分布。间质对实质细胞的极化诱导作用亦可用罗盘模型表述：每个实质细胞都相当于一个具有内在极性的小罗盘；而间质中呈梯度分布的形态发生素则相当于磁场，能够为各个小罗盘提供统一的排布方向。

目前受到高度重视的两个形态发生素HGF/SF和Syntaxin-2/epimorphin在管腔和腺体的形态发生过程中发挥着核心作用。这两个分子均通过在间质中的分布状态调控细胞的极化过程和极化方向，从而参与管道和腺体的形态发生，如调控管道的分枝密度、改变管道与腺体的比例等。HGF即为肝细胞生长因子（hepatocyte growth factor），是由间质细胞产生的，最初发现它能使体外常规二维培养细胞呈现出无结构的分散状态，故又称为分散因子（scatter factor, SF）。但随后在3-D培养中，HGF/SF却能诱导实质细胞形成类似于活体组织的三维结构。HGF/SF不仅对肝细胞的增殖与分化有重要作用，而且普遍作用于多种实质细胞。

Syntaxin-2/epimorphin是一种胞浆蛋白，不具备信号肽，是通过机制未明的非经典途径（non-classical secretory pathways）分泌到细胞外的（经典分泌途径即ER—高尔基体—囊泡分泌途径，经由经典途径所分泌的蛋白质其前体必须具有信号肽）。许多小蛋白质是通过非经典途径出胞的，其中包括bFGF、IL-1、硫氧还蛋白、磷酸己糖异构酶/自分泌运动因子、组织转谷氨酰胺酶、半乳糖凝集素家族分子等。非经典分泌分子在细胞内外具有截然不同的功能。Syntaxin-2/epimorphin在细胞内介导突触囊泡与质膜的膜融合过程，故称为突触融合蛋白-2（syntaxin-2）；而在细胞外则参与形态发生，故又称为上皮形态发生素（epimorphin）。有趣的是，以极性和非极性的方式作用在细胞表面的上皮形态发生素对组织三维结构的形成具有截然不同的效应，分别形成分枝管和空心囊状结构（图18-33）。在生理条件下，上皮形态发生素的特定浓度梯度将使管道的分枝状生长和腺体囊腔的扩张保持平衡。

3. 形态发生素梯度的形成和维持机制

在三维的活体组织中，如何形成和维持形态发生素的浓度梯度是揭示间质对实质细胞的极化诱导机理的关键环节。形态发生素常常通过非经典途径释放到细胞外，其释放机制尚不明确。然而，只有定点、定时和定量释放才能有助于梯度的形成。我们认为，质膜破损释放可作

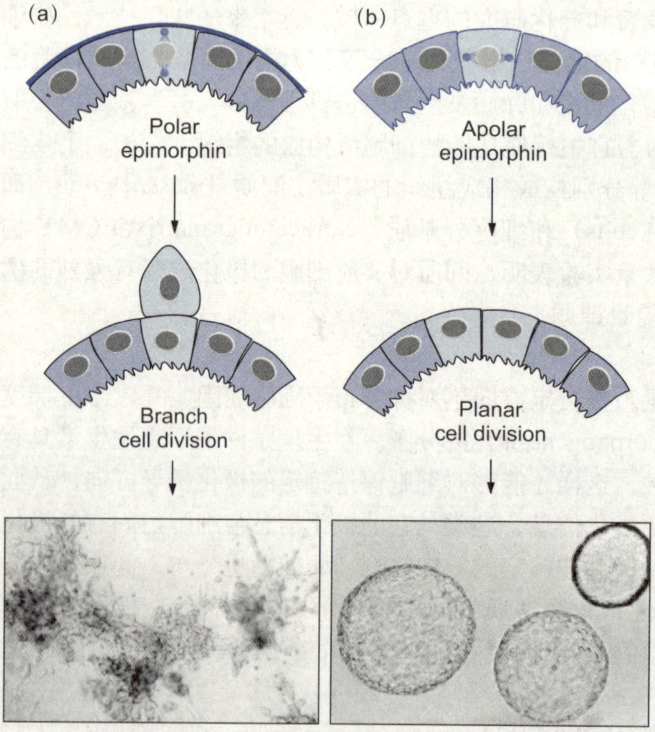

图18-33 上皮形态发生素对3-D胶原培养中的乳腺上皮细胞的不同效应

(a) 以极性的方式作用在细胞基底面上的上皮形态发生素，使得细胞长成具有大量分支的管状结构。(b) 以非极性的方式均匀作用在整个细胞表面的上皮形态发生素则使细胞长成空心囊。这两种不同效应可能与上皮形态发生素对细胞分裂平面方向的诱导作用差异有关。(参考下述文献改绘：Derek C. Radisky, Yohei Hirai and Mina J. Bissell:Delivering the message: epimorphin and mammary epithelial morphogenesis. TRENDS in Cell Biology Vol.13 No.8 August 2003. 426-234. 出版者 Elsevier Science Ltd)

为一种常见的机制而发挥作用，其原因为：形态发生素往往属于胞浆蛋白、或可以在细胞质与细胞核之间穿梭的转录因子，一旦质膜破损便可释放到细胞外，从而对周围其它细胞施加影响。在形态发生过程中通常发生大规模的细胞迁移和运动，此过程常不可避免地导致迁移细胞的质膜破损。而在受损器官再生完毕之前，更直接涉及到大量细胞的质膜破损。因此，质膜损伤所致的形态发生素释放可能具有广泛的生理和病理意义。业已证明，质膜损伤导致HGF/SF的分泌，后者参与受损器官的生理性修复与再生。

释放到间质中的形态发生素并非仅仅以游离的形式存在，因为无论是外界环境的干扰还是机体和细胞本身的运动，均随时有可能扰乱游离分子的浓度梯度。对此机体发展了多种有利于梯度形成和维持的机制：

(1) 通过“源—运道—汇”(source-pipeline-sink) 机制的定向流动，维持动态的形态发生素梯度。“源”即不断释放形态发生素的细胞。“汇”即某种不断清除和降解形态发生素的细胞或组织，它可以是靶细胞本身，也可以是靶细胞周围的其它细胞。“运道”是指某种兼具泵的推动力和管道的定向输送性质的体系，它既可保证梯度的稳定性，又可增加信息递送的特异性，并使递送过程受到严格调控。它可以借用已经发育的循环系统，或经轴突运输实现长距离递送；也可以由特殊的局部细胞运动实现，如结纤毛的螺旋运动。细胞表面物质运输系统引起的渗透压变化，可使形态发生素在由细胞旁通路或缝隙连接等环节构成的“运道”中形成梯度。穿细胞转运途径亦可成为“运道”：“源”细胞释放的形态发生素经由多个中介细胞协同的入胞和出胞作用，以“接力棒”式的主动传递过程，呈递给靶细胞。

(2) 形态发生素以多分子复合体构成的纳米微粒或纳米囊泡的形式在间质中扩散。现已发现由脂质双分子层包裹的小囊泡可以出现在细胞外并传递形态发生信息，有人将其命名为舶运小体（argosomes）。这类小囊泡可以从膜外褶或微绒毛样突起上出芽和脱落而产生，此即非经典分泌途径之一；也可以由多泡胞内体（multivesicular endosomes, MVEs）与质膜融合后释放出来。多泡胞内体即为多泡体（multivesicular bodies, MVBs），内含大量腔内小囊泡（intraluminal vesicles, ILVs），后者释放到细胞外即成为胞外体（exosomes）。胞外体直径 50～90nm，可携带多种重要的信息分子，除了具有舶运小体的作用以外，在抗原呈递和免疫应答方面亦有重要作用。此外，一些糖链较大的糖脂分子也可以自发从质膜上脱落，并与其它分子形成多分子复合体，传递形态发生信息。

（3）形态发生素与间质或细胞外基质中丰富的、呈凝胶状的糖类物质结合，构成固相化的浓度梯度。一方面，许多参与形态发生的细胞因子、生长因子、糖蛋白激素等，均具备与糖链特异结合的凝集素样活性。另一方面，许多经典的动物内源性凝集素本身亦具有形态发生素活性。通过非经典途径（膜外褶上膜泡的出芽和脱落）分泌到细胞外的半乳糖凝集素（galectins）家族分子即属此例。半乳糖凝集素是一类小蛋白质，能够特异结合β-半乳糖苷，在人类至少有19个成员。它们能够穿梭于细胞核、细胞质和细胞外环境中，并发挥异常广泛的生物学作用，例如，在细胞外能够调控细胞的增殖和分化，在细胞内则具有信号转导分子和转录因子活性，并直接参与细胞凋亡的调控。

总之，从三维的角度阐明间质内多种错综复杂的极化信息如何作用在实质细胞表面，诱导后者的极化，是解开形态发生与器官再生等重大悬而未决的生命之谜的钥匙。

四、上皮—间质变迁和间质—上皮变迁

（一）概念

上皮—间质变迁（epithelial-mesenchymal transition, EMT，简称间变）最早用来描述胚胎发育阶段间质细胞从上皮组织演变而来的现象，中胚层的形成及神经嵴细胞的迁移分化即与EMT有关。近年的细胞生物学研究表明，EMT有着高度保守的分子机制，它不仅仅局限于个别发育阶段与个别类型的胚胎细胞，而是具有更为广泛的细胞基础和生理病理意义。EMT是细胞转分化的一种方式，表现为上皮细胞的极性特征消失，包括细胞与细胞之间的连接丧失，细胞骨架和细胞器的分布状态发生改变等；细胞表达间质细胞特有的某些标志分子如波形蛋白（vimentin），而上皮细胞的标志分子如E-cadherin则消失；细胞出现迁移和运动能力，常常脱离原有的上皮细胞层面，并以离散的单个细胞形式迁移到它处，该过程称为离层（delamination）。这些离层的细胞可以出现成纤维细胞或肌成纤维细胞样的表型。在一定条件下，这些细胞又可以重新转变为具有完全分化表型的上皮细胞，即发生 EMT 的逆过程 MET（mesenchyme-to-epithelium transition，间质—上皮变迁）。

（二）分子机制

EMT的核心过程是细胞极性模式的变迁，即上皮细胞的稳定极性模式消失，代之以间质细胞的动态极性模式。因此，两类极性模式所涉分子事件的更替是 EMT 发生的分子基础。由于对 EMT 的逆过程 MET 研究甚少，现仅就目前已知的与 EMT 有关的分子机制叙述如下：

1. 钙粘素 cadherin

在EMT过程中，E-cadherin表达下调和Wnt/β-catenin通路的活化具有关键作用。E-cadherin

基因*CDH1*的表达受启动子区甲基化和多种转录因子如Snail、Slug、E12/E47、SIP1等的负调控。另一方面，与迁移细胞的动态极性相关的重要分子PI3K和Rho家族小GTP酶（Rho, Rac, Cdc42）均被激活，从而赋予经EMT变迁而来的细胞以迁移能力。E-cadherin被N-cadherin替代也是某些细胞发生EMT的标志性事件，因为N-cadherin特异表达于神经细胞、血管内皮细胞和成纤维细胞上。N-cadherin可以按顺式相互作用的方式与同一个细胞上的FGFR-1（成纤维细胞生长因子受体）结合并激活MAPK-ERK通路，引起MMP-9等细胞外基质降解酶的表达，参与细胞的迁移和运动。

2. 生长因子

许多生长因子如EGF（表皮细胞生长因子）、HGF（肝细胞生长因子）、FGF（成纤维细胞生长因子）等亦参与EMT。这些生长因子可通过活化相应的受体酪氨酸激酶（RTK），引起β-catenin的酪氨酸磷酸化，使其从E-cadherin上脱离并导致粘合带的拆卸；RTK的活化又可以通过Ras/MAPK通路活化Snail/Slug等转录因子，下调E-cadherin的表达。但在完整的上皮组织，生长因子未必能接触到RTK，因为通常情况下RTK恰恰位于粘合带区域，不易与外界接触。因此，生长因子可能并非EMT的第一启动因素。

3. β连环蛋白（β-catenin)及Wnt/β-catenin通路

β-catenin是在所有细胞中高度表达的管家基因。E-cadherin表达下调或粘合带的拆卸均可使固定在粘合带部位的β-catenin释放出来并进入细胞核。核内的β-catenin与LEF/TCF家族蛋白（lymphoid enhancer factor / T cell factor）形成转录因子复合体，启动一系列EMT相关基因的转录，这些基因有*Cyclin D1*、*MYC*、纤连蛋白基因、基质金属蛋白酶基因等。胞质内β-catenin的上调与入核也可以通过Wnt通路实现，过程如下（图18-34）：细胞外的Wnt（Wnt为果蝇无翅蛋白wingless的脊椎动物同源分子，包括8个成员）作用于其膜受体卷曲蛋白（frizzled, Frz）上，使其上结合的散乱蛋白（disheveled，或Dsh）释放，Dsh能够阻断糖原合酶激酶（glycogen synthase kinase, GSK）对β-catenin的磷酸化所引发的β-catenin降解（参见本书第二十七章第四节）。

4. adenomatous polyposis coli（APC）

APC表达下调亦与EMT有关。突变引起家族性多发性腺瘤样结肠息肉的APC蛋白是一种重要的细胞极性分子，它在细胞极性的建立和调控上有三个方面的作用：（1）作为+TIPs，调控中心体微管的空间定位；（2）作为细胞皮质蛋白，结合于上皮细胞的顶面膜域或迁移细胞的细胞前沿，并调控细胞连接的组装；（3）促进细胞质游离β-catenin的降解：在Wnt通路静止的条件下，APC、Axin、β-catenin、GSK四者形成复合体，使得GSK能够磷酸化β-catenin的丝/苏氨酸残基；被GSK磷酸化的β-catenin通过泛素—蛋白酶体系统（ubiquitin-proteasome system, UPS）被降解清除（图18-34）。

（三）与疾病的关系

1. 上皮—间质变迁

EMT在胚胎发育、器官的细胞更新和再生，以及某些多能干细胞的分化等过程中均有重要的生理作用。然而，病理性EMT却与多种疾病的转归有密切关系，其中最主要的疾病有脏器纤维化和癌症。

（1）脏器纤维化

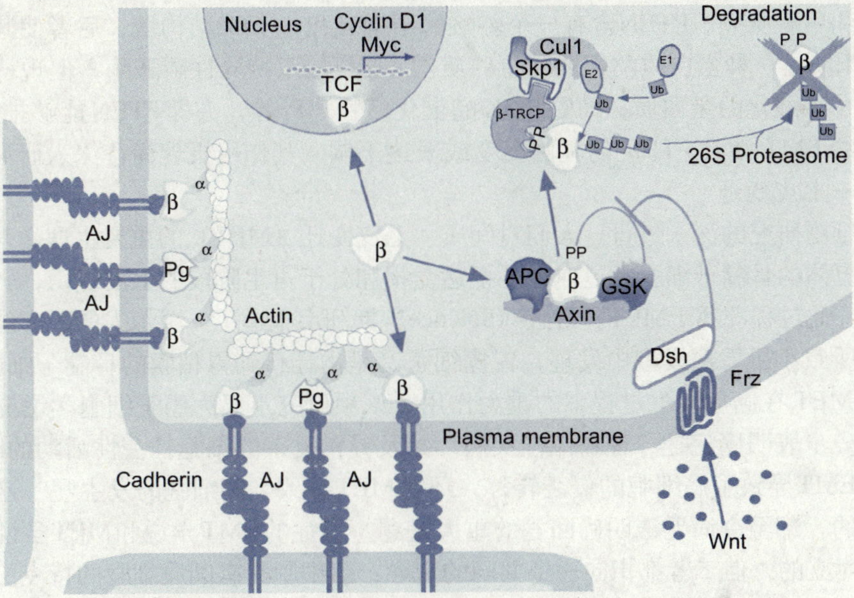

图 18-34 β-catenin 在细胞连接和 Wnt 通路中的双重作用

其中 α 为 α-catenin，β 为 β-catenin，Pg 为 plakoglobin，AJ 为粘合带（参考 Maralice Conacci-Sorrell, Jacob Zhurinsky, and Avri Ben-Ze'ev: The cadherin-catenin adhesion system in signaling and cancer. J. Clin. Invest. 109:987-991, 2002）

肾脏纤维化及其引发的肾衰是多种肾脏疾病的共同终末途经。目前认为与纤维化直接相关的肾间质成纤维细胞绝大多数由肾上皮细胞经EMT变迁而来。EMT在肝和肺的纤维化中可能同样起着重要作用。某些类型的白内障也与EMT有关，亦即晶状体上皮细胞离层和变迁为肌成纤维细胞，引发相应的病变。

（2）上皮—间质变迁与癌细胞演进

癌症的传统定义是上皮组织的恶性细胞病变。起源于上皮组织的癌细胞从原发上皮细胞的稳定极性模式演进为少数具有迁移能力的细胞才具有的动态极性模式，从而获得了侵袭和转移能力，此即癌细胞演进的EMT学说。原位癌中的癌细胞突破基膜形成进展期癌甚至转移癌的过程，与EMT涉及的细胞离层过程有非常类似的分子机制。在正常的发育分化或器官再生过程中，离层的细胞能够找到空缺的位置并实现正常的增殖分化。但离层的癌细胞面对的是成熟的正常组织，没有任何有待填补的空缺位置，所以只能发展成占位性病变。

已证明多种抑癌基因的功能丧失性突变或表达下调与细胞极性缺陷和EMT有关，这类抑癌基因有*APC*、*CDH1*、plakoglobin（即γ-catenin）基因等。对钙粘素超家族分子的深入研究使人们认识到不单E-cadherin在癌变和EMT中有关键作用，其它钙粘素的作用同样不可忽视。例如，管腔上皮上的H-cadherin基因突变或表达下调与多种组织癌症的发生和侵袭转移相关，其基因*CDH13*亦属抑癌基因；上皮细胞原本不存在的N-cadherin和cadherin-11的高表达，使肿瘤细胞能与表达这两种钙粘素的结缔组织细胞和血管内皮细胞相互作用，促进肿瘤转移。

另一个著名的抑癌基因*PTEN*在癌细胞的EMT中同样有重要作用。生殖系细胞*PTEN*基因的功能丧失性突变（loss-of-function mutations）引起Cowden Syndrome，即一种常染色体显性遗传性癌综合征（inherited cancer syndrome），其特点为多发性错构瘤（hamartoma）伴发遗传性乳腺癌和甲状腺癌。PTEN含有一个磷酸酶结构域和一个C2结构域，后者使其定位在细胞皮质内。PTEN 是一种蛋白质酪氨酸和蛋白质丝 / 苏氨酸双特异性磷酸酶，但现认为其主要的生理底物并非磷酸化的蛋白质，而是PI3K的催化产物PIP_3等，亦即PTEN能够拮抗PI3K的作用。癌细胞的 EMT 涉及 PTEN 的基因突变或表达下调，其作用机理尚待深入研究。

2. 间质—上皮变迁

随着干细胞研究的深入进行，人们对间质—上皮变迁（MET）的重要生理病理意义也有了新的认识。自体的骨髓干细胞经过血循环抵达受损和处于再生阶段的上皮组织，转分化为相应的上皮细胞，此过程即属于MET。最近《Science》期刊上报道了一项惊人的研究结果，在幽门螺杆菌感染所致小鼠胃癌模型中发现，胃癌细胞乃是由迁移到胃粘膜的骨髓干细胞演变而来，首次明确了 MET 在癌症发生过程中的重大作用。该项研究不仅为癌干细胞学说提供了有力证据，而且进一步表明癌症是一种整体性疾病，涉及异常复杂的细胞社会性活动的障碍和失衡。

究竟是EMT导致了癌细胞的侵袭转移，还是MET导致了癌细胞的发生呢？这是一个关系到癌症本质的、却至今尚无法明确回答的重大谜题。癌症的EMT学说和MET学说虽然在表面上看是互相对立的，但二者都指向一个共同的观念：癌细胞具有间质细胞的特点。由于正常间质细胞本身常常保留着强大的增殖潜力和迁移运动、水解细胞外基质的能力，所以癌细胞在分子过程和细胞行为上均出现间质细胞样特点是并非偶然的。然而，与EMT学说相反，MET学说认为癌细胞的间质细胞样特点是其本身固有的。癌细胞既然能够从骨髓干细胞演变而来，就很可能依旧携带着血细胞特有的谱系标记。如果 MET 学说能够在多种癌症的发生过程中得到证实，那么对于癌症的诊断和治疗将会有一个革命性的飞跃。最近，北京大学基础医学院邱晓彦教授等人发现，包括肺癌、乳腺癌、肝癌、胃癌、大肠癌、宫颈癌在内的多种人类癌细胞均能够大量表达免疫球蛋白（immunoglobulin, Ig）分子，并证明癌细胞中的免疫球蛋白基因发生了独特的、与 B 细胞中不同的 VDJ 重排，所表达的 Ig 分子是单克隆或寡克隆性的。这一成果突破了几十年来公认的、只有 B 细胞才能表达 Ig 分子的定论，在国际上引起了强烈反响。这同时也提醒我们有必要重新思考癌症的本质和起源，并用更为精细的实验加以验证。

不仅癌细胞有可能起源于骨髓，骨髓同样可以成为癌细胞的最大和最隐秘的藏身地。对此有人提出了癌蛰伏（cancer dormancy）的概念。大量基础和临床研究证实，在远离原发灶的组织器官如骨髓和淋巴结中常常存在大量单播散肿瘤细胞（single disseminated tumor cell），这些细胞长期处于静止状态或仅仅发生缓慢的细胞分裂。当肿瘤病人的原发灶被成功地清除，并经标准检验方法证明癌症已经临床治愈后，这些长期潜伏的癌细胞却能够在治愈数年甚至数十年之后形成临床可见的转移癌。这种单播散肿瘤细胞的存在状态被称为最小残余病（minimal residual disease, MRD）；而上述从原发癌被清除到转移癌复发的长期潜伏阶段被称为癌蛰伏。癌蛰伏标志着单播散肿瘤细胞是由EMT转变而来？还是显示出这些肿瘤细胞来自于MET？这同样是一个因果关系未明的重大困惑。甚至“原发癌”的概念也开始受到质疑，因为如果MET学说普遍成立，那么骨髓中的单播散肿瘤细胞很可能是真正的“原发癌”。换句话说，发生于成年人的“原发癌”，其恶性细胞甚至可能早在胚胎发育或婴幼儿阶段，就已经以突变的干细胞形式，广泛蛰伏在机体的其它部位了。当致癌因素引起局部上皮组织微龛环境破坏以后，这些异常的干细胞便可迁移进来，产生表观上的“原发癌”。

五、细胞极性与疾病的关系及展望

细胞极性研究是在最近几年才取得显著突破并引起国际学术界高度重视的重大课题，它与人类疾病的关系仍属含有大量悬而未决谜题的领域。然而，从现有进展可以概括地说，大部分人类重要疾病均涉及到细胞极性的异常变化和由此引起的功能障碍。参与细胞极性形成的多种基因突变均可导致发育缺陷甚至胚胎致死。所有成体器官的生理活动均表现出空间上的方向性，这有赖于其组成细胞对各自的细胞极性模式随时进行维护和调整。在具有细胞增殖能力的组织器官，细胞极性与细胞周期通过信号转导系统高度整合，确保了组织器官中细胞的生理性更新、以及病理状态下的损伤修复和再生能力。细胞极性紊乱及其与细胞周期正常协调关系的丧失，与非典型增生、息肉、错构瘤、化生等病变均有直接关系。良性肿瘤在本质上可以看作是细胞极性和细胞周期紊乱、但尚未完全失控的疾病。而恶性肿瘤的细胞极性和细胞周期均完全失控。*APC*、*CDH1*、*PAR4/STK11/LKB1/PJS*、*PTEN*、plakoglobin/γ-catenin等抑癌基因均是调控细胞极性的关键基因。这类基因的突变不仅导致恶性肿瘤完全丧失了其原发正常组织的结构特征和功能，而且切断了细胞极性对细胞周期的反馈调控。

在癌症的发生和演进过程中，EMT和/或MET固然具有重要作用，但不对称分裂调控机制的障碍可能对于癌症的发生和演进具有更为深刻的影响。目前在人们对癌症本质的认识中受到高度关注的理论一致认为，基因组的不稳定性是癌细胞最具本质性的特征。基因组的不稳定性存在DNA分子不稳定性和染色体不稳定性两个层次，后者的意义在受到多年忽视后近年来重又得到了高度关注。几乎所有人类实体恶性肿瘤均存在染色体畸变和非整倍体核型，是癌细胞基因组不稳定性在染色体层次的体现。有人据此先后提出了癌症发生和演进的“早期不稳定性理论”和“全异倍体理论”，二者均认为有丝分裂异常是大多数实体癌发生的最早事件。可以认为，不对称分裂的精确调控体系是所有正常细胞固有的，对称分裂只是这一体系的特例。不对称分裂的调控远比对称分裂复杂，其中任何一个环节的紊乱均可能导致有丝分裂差错和异常核型的出现，从而引起细胞的癌变。从细胞极性模式变迁和不对称分裂的角度探讨癌细胞的起源并研究癌症预防、诊断和治疗的新策略，将有望带来重大医学进步。

揭示细胞极性在组织的损伤修复、乃至器官再生和器官重建过程中的重大意义，同样具有巨大的医学进步潜力。正常上皮组织有一套能够感受上皮细胞极性完整性的信号转导系统，在完整性未遭损害的情况下，该系统处于静止状态。上皮组织在感染或机械损伤情况下最易发生的细胞病变是连接复合体破坏所致的细胞极性缺陷。连接复合体破坏的直接效应是细胞旁通路通透屏障的破坏，后者将激活细胞内能够感受细胞极性完整性的自检系统，启动细胞增殖程序，使受损上皮得到修复。现已发现EGFR样受体ErbB介导的信号转导体系即属于这种极性自检系统。在人类呼吸道上皮细胞，ErbB受体家族成员之一ErbB2定位于紧密连接下方的侧面膜域，而其配体heregulin则被分泌到顶面膜域以外。在正常情况下，heregulin无法与ErbB2接触；而当上皮细胞极性受损后，heregulin经细胞旁通路结合并活化ErbB2，启动细胞增殖和损伤修复过程。通过极性自检系统产生的趋化信息也可吸引循环血中的干细胞进入受损上皮，填补微龛中因损伤而缺失的细胞。然而，该自检系统的过度反应亦可引起严重病变。幽门螺杆菌感染引起的胃粘膜损伤、非典型增生、甚至癌变即属此例。许多性质迥异的致癌因素，如病毒和细菌感染、化学致癌物、辐射、体内异物、慢性机械刺激和瘢痕等，一个共同点是都能够破坏细胞极性，表明这与癌症的发生机理有着密切的关系。总之，掌握细胞极性建立和维护的规律，不仅有助于预防和治疗多种疾病，而且有望实现人工诱导的组织器官再生。

（张页　张丽君）

参考文献

1. Alberts. et al. Molecular biology of the cell. New York: Garland Publishing. 4th ed., 2002.
2. Majno G. and Joris I. Cells, tussues, and disease: principles of general pathology. Cambridge: Blackwell Science, Inc., 1996.
3. Gall J.G. & Mclntosh J. R. ed. Landmark papers in cell biology. Cold Spring Harbor: Cold Spring Harbor Laboratory Press, 2001.
4. Cereijido M. & Anderson J. ed. Tight junctions. 2nd ed. New York: CRC Press, 2001.
5. Hakomori S. The glycosynapse. PNAS. 2002, vol. 99(1): 225-232.
6, Huppa JB and Davis MarkM. T-cell-antigen recognition and the immunological synapse. Nature reviews Immunology 2003, 3: 973-983.
7. Pazour G.J. & Witman G. B. The vertebrate primary cilium is a sensory organelle. Current Opinion Cell Biol. 2003, 15: 105-110.
8. Baas. A.F. et al. Complete polarization of single intestinal epithelial cells upon activation of LKB1 by STRAD. Cell. 2004, 116: 457-466.
9. Roegiers F. & Jan Y. N. Asymmetric cell division. Current Opinion Cell Biol. 2004, 16: 195-205.
10. Houghton J et al. Gastric cancer originating from bone marrow-derived cells. Science. 2004, 306: 1568-1571.
11. Xiaoyan Qiu(邱晓彦), Xiaohui Zhu, Liang Zhang, Yuntao Mao, Jian Zhang, Peng Hao, Guohui Li, Peng Lv, Zhixin Li, Xin Sun, Lemeng Wu, Jie Zheng, Yuqing Deng, Chunmei Hou, Peixian Tang, Shuren Zhang and Youhui Zhang. Human Epithelial Cancers Secrete Immunoglobulin G with Unidentified Specificity to Promote Growth and Survival of Tumor Cells. Cancer Research, 2003(63): 6488-6495.

第十九章　细胞外基质及其与细胞的相互作用

细胞外基质（extracellular matrix，ECM）普遍存在于生物界。即使是单细胞生物也常借助于细胞外物质而联结为群落。在进化过程中随着多细胞生物的出现，细胞外基质演化成机体的固有成分。

在多细胞生物中，细胞固然是结构与功能的基本单位，然而机体并非单由细胞堆集而成，细胞外间隙占据着组织相当大的体积。在细胞外间隙中充满由多种不溶性大分子精密组装起来的错综复杂的网架，即细胞外基质。某些生物活性分子（如细胞因子、生长因子）可附着于其上，某些小分子物质（水、离子、营养物、代谢物及各种生物活性分子）可在其间自由通过。细胞外基质成分主要包括胶原、非胶原糖蛋白、弹性蛋白以及氨基聚糖和蛋白聚糖。每一类细胞外基质都包括多种成分。细胞外基质的成分、各成分的含量及组装形式具有组织器官特异性，并与组织器官的发育阶段及功能状态相适应。结缔组织中细胞外基质的含量最多，少量细胞分散在其中。各种结缔组织的细胞外基质变化多样，有的坚硬如岩石（如骨、牙）；有的坚韧如绳索具有高度耐张力强度（如肌腱、韧带）；有的则透明而柔软（如眼中的玻璃体）。脑、上皮和肌肉组织的细胞外基质则含量很少。上皮组织和肌肉组织的细胞外基质特化为基膜(basement membrane，BM)。

尽管细胞外基质具有上述的多样性，但其生物学作用却是基本相似的：它们不仅将细胞整合在一起并决定其物理性质，而且对细胞的存活、形态、代谢、功能、增殖、分化、迁移、死亡等各种生物学行为加以调节。细胞外基质实现这些复杂的生物学作用必须通过位于细胞表面的各种特异性受体及一定的信号转导系统来调节一定基因的表达或某些蛋白质的活性，或者影响细胞的内部结构，如细胞骨架的组装。因而细胞外基质绝不是静态地仅仅发挥支持、连接、保水及保护等物理学作用的成分，而是动态地对细胞产生全方位影响与控制的具有重要生物学作用的成分。细胞外基质的固有结构（包括基膜及间隙基质）对于组织和器官发挥正常的功能是不可缺少的。细胞与细胞外基质是相辅相成的。细胞外基质的成分、结构及其所启动的信号转导途径的异常与多种疾病相关，例如肾病、肝病、肺病、骨关节病等都具有细胞外基质的异常，肿瘤细胞的侵袭和转移更是与细胞外基质密切相关。因此，在医学上细胞外基质与细胞同样具有重要意义。

本章介绍高等脊椎动物细胞外基质的分子组成、生物学作用、受体及其所启动的信号转导途径，细胞与细胞外基质的相互作用，以及细胞外基质与某些临床疾病的关系。近年来，在概念上细胞外基质成分被正视为信号分子；在作用上揭示出其生物学功能的重要性、复杂性及多样性。故而，这一领域吸引着越来越多人的兴趣，取得了飞速的发展，成为细胞生物学科的一个新的生长点和研究热点。

第一节　细胞外基质的分子组成

不同组织器官的细胞外基质尽管其组成成分不尽相同，但均由四大类物质构成，即胶原、非胶原糖蛋白、弹性蛋白、氨基聚糖及蛋白聚糖。每类物质又包括多种成分。

一、胶原

胶原（collagen）是细胞外基质中的骨架结构。其化学本质为糖蛋白，属于不溶性纤维形蛋白质。胶原是动物体内含量最丰富、分布最广泛的蛋白质，占人体蛋白质总量的25%以上，遍布于体内各种器官和组织。表 19-1 列出胶原在一些组织中的含量。

表 19-1　一些组织中胶原的含量

组织	胶原的含量（克 /100 克干重）
脱盐骨	88.0
跟腱	86.0
皮肤	71.9
角膜	68.1
软骨	46 ~ 63
韧带	17.0
主动脉	12 ~ 24
肺	10
肝	4

不同组织器官中的胶原多形成胶原纤维，其含量、类型及排布方式不同，这些差别与组织器官的功能相适应。例如，结缔组织中的胶原主要是I、II、III型胶原，它们都是纤维形胶原。胶原纤维由更细的胶原原纤维（直径10～30nm）构成，经负染可在电镜下显示明暗相间的条纹（图 19-1）。胶原原纤维在细胞外基质中按组织需要以不同形式组装，其排布方式由合成并分泌胶原的细胞决定。

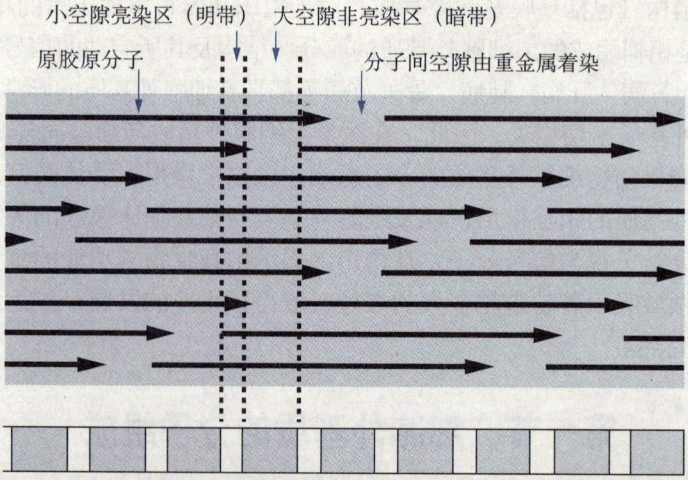

图 19-1　负染的胶原原纤维其电镜图像成因的分子排列示意图

（一）胶原的类型

目前已发现的胶原有20余种类型（表19-2），按其结构特性大致可分为若干组：即形成长的原纤维（fibril）并具有67nm间隔横纹的胶原、具有间断三股螺旋并与原纤维相关的胶原、基膜胶原、形成网络的胶原、跨膜胶原及其他尚未详尽了解的胶原。各型胶原具有不同的化学结构及不同的免疫学特性，由不同的结构基因编码。

Ⅰ、Ⅱ、Ⅲ、Ⅴ及Ⅺ型胶原属于形成原纤维的胶原，分子长而挺拔，为细胞间质的主要成分。Ⅰ、Ⅱ、Ⅲ型胶原在组织中含量最丰富，以相似的结构形成细纤维束——原纤维，为结缔组织提供抗张强度。Ⅰ、Ⅲ型胶原常共分布于皮肤、血管等处，不过皮肤中以Ⅰ型胶原为主，越年幼的皮肤组织含Ⅲ型胶原的比例越高，而血管则以Ⅲ型胶原为主。Ⅱ型胶原为软骨中的主要胶原成分，并与Ⅸ、Ⅹ、Ⅺ型等微量胶原联合形成胶原纤维。Ⅸ、Ⅻ及XIV型胶原属于与原纤维相关的胶原，其三股螺旋结构不连续，插入了1～2个短的非螺旋结构域，彼此不能聚合为原纤维，并在两端保留前肽；此类胶原周期性地有序结合在胶原原纤维的表面，例如，Ⅸ型胶原结合在Ⅱ型胶原的表面，使Ⅱ型胶原与蛋白聚糖分子交联；Ⅻ型胶原结合在Ⅰ型胶原的表面。Ⅳ、ⅩⅤ及ⅩⅧ型胶原也不形成原纤维，而交联成以Ⅳ型胶原为主的三维网络，主要存在于各种基膜；Ⅷ型胶原也以片层样结构存在于角膜的Descemet膜。Ⅶ型胶原为定着原纤维的主要成分，将复层上皮、基膜、基膜下结缔组织牢固地锚定在一起。Ⅶ型胶原与ⅩⅣ型胶原可与多种细胞外基质成分（如硫酸乙酰肝素蛋白聚糖、硫酸皮肤素、Ⅵ型胶原等）直接作用，介导纤维形胶原原纤维与基质大分子的相互作用，从而调节细胞外基质的变形性。ⅩⅧ型胶原为同三聚体，由紧密折叠的肽链构成球形，其一面富于Arg（带正电荷），是与肝素（带负电荷）结合的表位。由于ⅩⅧ型胶原的酶解产物具有抗血管生成活性（详见本章第三节胶原的降解一段）而于近年倍受重视。Ⅷ型至ⅩⅩ型胶原是新近发现的，已经克隆并测序，其分布及功能尚不完全清楚。

总之，每种类型胶原的结构特性均与其特定的功能相适应。同一组织常含有几种不同类型的胶原，但常以某一种为主。胶原常与细胞外基质中的其他成分相结合构成结构与功能的统一体。

表19-2　胶原的主要类型及其主要特性

类型　亚单位组成	聚合形式	主要分布组织
形成长的原纤维并具有67nm间隔横纹的胶原		
Ⅰ [α_1（Ⅰ)]2[α_2（Ⅰ)] [α_1（Ⅰ)]3	300nm；67nm横纹的原纤维	皮肤、肌腱、韧带、骨、牙、角膜、胎儿皮肤、其他间隙组织
Ⅱ [α_1（Ⅱ)]3	300nm；67nm横纹的细小原纤维	软骨、玻璃体、椎间盘髓核、脊索
Ⅲ [α_1（Ⅲ)]3	300nm；67nm横纹的原纤维	胎儿皮肤、肌肉、血管、内脏。常与Ⅰ型胶原共分布，主要存在于伸展性大的组织（如肺、子宫、心、肝等）。
Ⅴ [α_1（Ⅴ)]3 [α_1（Ⅴ)]2[α_2（Ⅴ)]	390nm；N端为球形结构域	胎儿组织、胎膜、皮肤、骨、胎盘、多数间隙组织及培养的细胞

续表

类型　亚单位组成	聚合形式	主要分布组织
[α_1（Ⅴ）][α_2（Ⅴ）][α_3（Ⅴ）]		
Ⅺ [α_1（Ⅺ）][α_2（Ⅺ）][α_3（Ⅺ）]	300nm 的细小原纤维	软骨，周期性结合于 II 型胶原表面
具有间断三股螺旋并与原纤维相关的胶原		
Ⅸ [α_1（Ⅸ）][α_2（Ⅸ）][α_3（Ⅸ）]	200nm；N 端为球形结构域；	软骨，与 II 及 XI 型胶原构成网状结构，具有 GAG 糖链。
Ⅻ [α_2（Ⅻ）]3	具有 N 端大结构域的十字形分子	肌腱、韧带、软骨周围，及真皮等致密结缔组织，与某些 I 型胶原侧向结合。
ⅩⅣ [α_1（ⅩⅣ）]3	具有 N 端大结构域的十字形分子	胚胎组织、肺、心、胃、皮肤、肌肉、肌腱、毛囊。
ⅩⅥ		
基膜胶原		
Ⅳ [α_1（Ⅳ）]2[α_2（Ⅳ）] [α1（IV）]3 或[α2（IV）]3 [α_3（Ⅳ）][α_4（Ⅳ）][α_5（Ⅳ）]	三维交联网络	所有基膜
ⅩⅤ		某些基膜（血管、肠、肾、肌细胞及胎盘等）
XVIII [α1（XVIII）]3	折迭为球形	血管内皮及某些上皮（如角膜）的基膜、Descement 膜及肝脏
形成片层的胶原		
Ⅵ [α1（VI）][α2（VI）][α3（VI）]	150nm；两端为球形结构域，每 100nm 可见横纹的微原纤维。	皮肤、软骨；神经、脉管及脂肪细胞的基膜，结合于 I 型胶原原纤维的侧面。
Ⅷ 由[α_1（Ⅷ）][α_2（Ⅷ）]构成	规则的三角形网络及片层	内皮细胞；Descement's 膜上皮细胞与基膜分隔。
Ⅹ [α_1（Ⅹ）]3	150nm；C 端为球形结构域 形成锚定原纤维的胶原	基膜及钙化的软骨区
Ⅶ [α_1（Ⅶ）]3	450nm；两端为球形结构域 形成二聚体	复层鳞状上皮（锚定皮肤基膜于结缔组织基质中）
跨膜胶原		
ⅩⅦ [α_1（XVII）]3	含跨膜结构域	半桥粒（将上皮细胞锚定于基膜）
其他尚未详尽了解的胶原		
ⅩⅢ 未知	未知	内皮细胞
ⅩⅨ 未知	含有 5 个呈三股螺旋状的结构域	培养的皮肤成纤维细胞和肿瘤细胞微量表达
ⅩⅩ		

参照 M.Vander Rest 和 R.Gorrone（1991）；John F. Bateman（1996），并加以增改。

（二）胶原的分子结构

胶原分子的结构独特，并具有多形性，但其基本结构是由三条多肽链紧绕而成的三股超螺旋结构（图 19-2），这也是最典型的胶原分子结构。

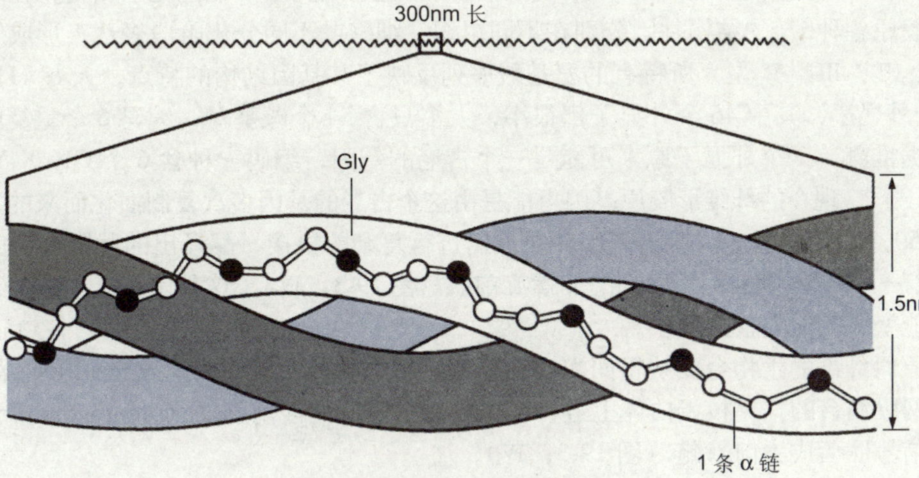

图 19-2 胶原的三股超螺旋结构示意图

（参考 Bruce Alberts 等人，1983 年）

胶原的每一条多肽链称为 α 链。α 链是胶原的基本亚单位，可以被共价修饰，例如，羟化、糖基化、氧化及交联等。不仅不同类型的胶原其α链不同，而且，同一类型的胶原其α链也常有α_1、α_2和α_3之分。由三条相同或不同的α链分别构成同聚体或异聚体胶原分子。例如，I型胶原为典型的三股超螺旋结构，有两种亚类，一类由两条α_1（Ⅰ）链及一条α_2（I）链构成，以$[\alpha_1(I)]_2\alpha_2(I)$表示之；另一类由三条$\alpha_1$（Ⅰ）构成，以$[\alpha_1(I)]_3$表示之。其每条α链含1050个氨基酸残基，在一级结构上以重复的 Gly-X-Y 序列为特点。其中， X位和Y位多为Pro和Hypro，少数情况为Lys和Hylys，某些Hylys位点可进一步被糖基化。Gly由于其极小的侧链，而使其成为唯一可隐藏于三股超螺旋中心的氨基酸残基。重复的 Gly-X-Y 序列使 α 链卷曲为每圈含3个氨基酸残基的左手螺旋，而与一般蛋白质多肽链的右手α螺旋不同，后者每圈包含 3.6 个氨基酸残基。三股这样的左手螺旋再相互盘绕形成右手超螺旋，螺旋直径 1.5nm，长约300nm。这种结构的形成系由Gly及Pro的有序重复出现所决定，是胶原的典型结构。Hypro或Hylys的羟基可形成链间氢键，有助于三股超螺旋结构的稳固。然而，近年发现类似于胶原的结构也存在于一些非胶原蛋白质分子中。

除三股超螺旋结构外，有些胶原分子以非螺旋区插入于螺旋区之间，赋予其柔曲性；而两端的球形结构域参与胶原分子的组装。成熟的Ⅰ、Ⅱ、Ⅲ、Ⅴ型胶原分子几乎全部由三股超螺旋构成，而Ⅳ型胶原的 α 链在很多区段不存在 Gly-X-Y 重复序列，因而三股超螺旋结构不连贯，其他类型胶原也常在三股超螺旋结构的两端或中间存在长短及数量不等的非螺旋结构。

（三）胶原的生物合成与降解

产生胶原的细胞主要是间质细胞，在不同的组织有所不同。例如，在皮肤、肌腱及其他结缔组织为成纤维细胞（fibroblast）；在骨组织和软骨组织分别为成骨细胞（osteoblast）和成软骨细胞 （chondroblast）。这些细胞不仅产生胶原，也合成其他细胞外基质成分。某些上皮细胞也可合成并分泌自己所特有的胶原。所产生胶原的类型与数量因细胞种类及其生理和病理状态而异。各型胶原是一定种类细胞的分化产物。

各型胶原的前α链分别由一个结构基因编码，这些结构基因在进化上相关，在结构上各具特点。胶原各种α链的结构基因分别在不同组织、细胞或不同分化阶段表达。形成原纤维的胶原（Ⅰ、Ⅱ、Ⅲ、Ⅴ型）所特有的氨基酸序列反映了其基因结构的特点。人α（I）链的基因含51个外显子，其中46个外显子都很小，大多只含54个碱基对，编码6个重复的Gly-X-Y序列。据推测，一个外显子原来可能是一个古老的基因，编码一种含6个Gly-X-Y序列的古老胶原分子。现今的纤维形胶原基因可能是由这个古老的基因多次复制演化而来的。由于胶原基因含50个以上内含子，因而基因转录后需进行复杂的拼接。翻译出的肽链称为前α链，其两端各有一段不含Gly-X-Y序列的非螺旋前肽（图19-3，Ⅳ）。这种前α链还必须经过复杂的修饰才能变成功能完善的分子。

胶原原纤维的生物合成从粗面内质网开始，在细胞外完成，其前α链mRNA的翻译在粗面内质网膜结合的核糖核蛋白体上进行，生成带信号肽的前前胶原（preprocollagen）。前前胶原去除信号肽后成为前α链（图19-3，Ⅳ）。

前α链在内质网进行翻译中及翻译后的修饰。首先由内质网内的混合功能氧化酶催化进行Pro及Lys残基的羟化，分别生成Hypro及Hylys残基。脯氨酸残基的羟化反应是在膜结合的脯氨酰4羟化酶及脯氨酰3羟化酶的催化下进行的。维生素C是这两种脯氨酰羟化酶所必需的辅助因子。若体内缺乏维生素C，则正常体温下前胶原的羟化不足，因而不能形成稳定的三股超螺旋结构，非羟化的前α链则在细胞内被降解；同时，基质及血管中原先存在的正常胶原也会逐渐丢失，以致组织脆性增加；牙齿也变得松动。膳食中缺乏维生素C所导致的坏血病出现血管、肌腱、皮肤变脆、易出血等症状即与其所致胶原结构的异常有关。（早期的英国海员出海时就常带着一种富含维生素C的叫“lime”的柠檬，以预防坏血病，后来人们便称他们为“limeys”。）此外，羟化过程还需要α酮戊二酸、Fe^{2+}及O_2等辅助因子。

胶原属于糖蛋白，其赖氨酸残基的羟化和糖基化修饰发生在内质网，是由独特的多催化活性酶，即赖氨酰羟化酶（lysyl hydroxylase，LH）合成的。在人类已发现了三种LH的同功酶，即LH1、LH2和LH3。LH催化胶原的赖氨酸残基生成羟赖氨酸残基的反应依赖于Fe^{2+}、α－酮戊二酸、O_2和维生素C。令人惊异的是，人类LH3能够催化三种生化反应：（1）将赖氨酸残基氧化成羟赖氨酸残基；（2）向羟赖氨酸残基上连接一个半乳糖；（3）进一步在半乳糖上连接一个葡萄糖。以上反应均在内质网中进行。胶原的糖链很短，只有1～2个糖残基（Gal→Hylys或Glc→Gal→Hylys），其糖与肽之间由半乳糖（Gal）与Hylys羟基间形成O-糖苷键。在Ⅰ、Ⅱ型胶原前α链的C端前肽具有Asn上的N-连接的较大的高甘露糖型寡糖链。胶原的糖基化程度因胶原类型和组织来源而异，例如，Ⅰ、Ⅱ型胶原糖基化程度较低，而Ⅳ、Ⅴ型胶原糖基化程度较高。体外实验证明，糖基化程度可调控原胶原纤维的直径，糖基化程度高的不易生成粗大纤维束。经过羟化及糖基化修饰的三条前α链的C端前肽借-S-S-键形成链间交联，从而得以“对齐”排列。这样三条多肽链从C端向N端自发聚合形成三股超螺旋结构，而前肽部分则保持非螺旋卷曲，形成以三股超螺旋为主体的前胶原（procollagen）（图19-3，Ⅴ）。然后，Hsp47与前胶原结合以避免前胶原成熟前聚合。随后，前胶原在高尔基复合体的反面被包装入大囊泡分泌至细胞外。三条α链的“对齐”排列对于三股超螺旋的形成至关重要。胶原变性后之所以不能自然复性形成三股超螺旋结构即因其缺乏C端前肽引导的“对齐”排列。

水溶性的前胶原在细胞外被两种特异性蛋白酶（前胶原肽酶）分别水解去除N端及C端前肽而成为水不溶的原胶原（tropocollagen）（图19-3，Ⅵ）。N端前肽及C端前肽通常构成前胶原球区，存在于三股超螺旋主体结构的两端。这些球形结构域可阻碍纤维束的形成，并可增强前胶原的水溶性，便于运输。此外，N端前肽及C端前肽对细胞外基质的生成还具有反馈调节作用，与炎症后的组织修复、创伤后的组织愈合有关。

原胶原分子在细胞外进一步形成多聚体。Ⅰ、Ⅱ、Ⅲ、Ⅺ型前胶原的两个球区均被水解，其原胶原分子呈有序的阶梯式平行排列（图19-1），并发生侧向共价交联而聚合成直径10～300nm，长150nm至数微米的胶原原纤维（collagen fibril）。原纤维在电镜下可见相隔67nm的横纹。原纤维中的交联键一般并非-S-S-键，而是由侧向相邻的赖氨酸（Lys）及羟赖氨酸（Hylys）残基的氨基在细胞外的赖氨酰氧化酶（Lysyl oxidase，LOX）催化下氧化成醛基，然后，两个醛基之间或醛基与其他赖氨酸或羟赖氨酸残基的氨基间缩合而成交联键。这种交联大多存在于胶原分子两端的非螺旋短片段之间。胶原原纤维共价交联后成为具有很强抗张强度的不溶性的巨大胶原纤维（collagen fiber）（光镜下可见）。Ⅰ型胶原纤维的抗张力强度超过钢材。交联键越多则抗张力强度越大。跟腱是体内最强的腱，交联度最高。随年龄增长，交联键日益增多，胶原纤维亦越发紧密，从而导致皮肤、血管及各种组织变得僵硬，成为老化的一个重要

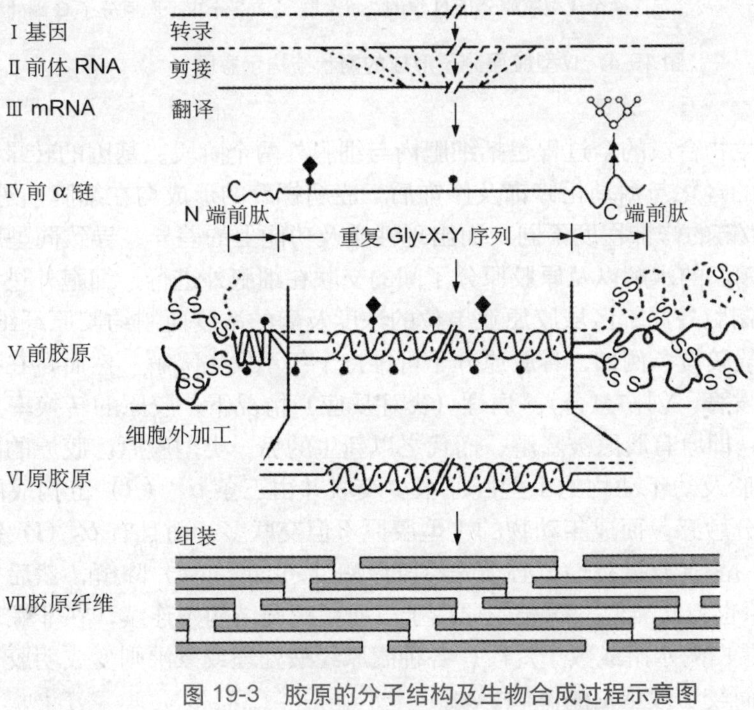

图19-3 胶原的分子结构及生物合成过程示意图

S-S为二硫键 ●为半乳糖基 ◆为葡萄糖基

方面。胚胎及新生儿的胶原较少分子间的交联故而易从组织中抽提。如果交联受到抑制，则胶原纤维的抗张强度大大降低，皮肤、肌腱及血管变脆，易于撕裂。

有些类型胶原的三股超螺旋结构不连续，由一些非胶原序列（NC）插入。不同类型胶原分子在结构上的区别主要不在于三股超螺旋结构本身，而是由插入于三股超螺旋结构之间的肽片段的结构特点所决定的。

另有一些类型胶原的N端或C端前肽被全部或部分保留。例如，Ⅳ型胶原的前胶原不经过蛋白水解酶作用，于分泌后直接参入到基膜中。其C端球形结构域端对端两两非共价结合；四个胶原分子的N端彼此以二硫键交联，从而形成网状结构（图19-4）。前肽被不同程度保留的胶原通常不聚合成束，而成为各式的网状结构。

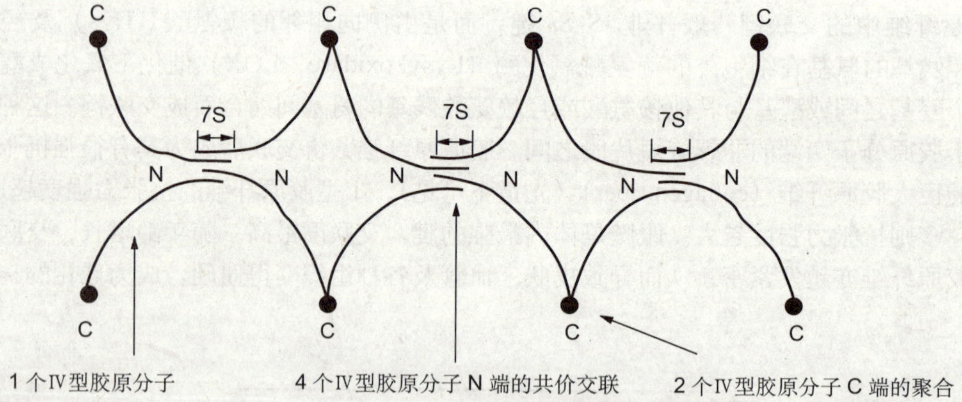

图19-4　Ⅳ型胶原分子形成的网状结构示意图

综上可见，胶原生物合成的全过程包括细胞内与细胞外两个阶段。基因的转录、mRNA的成熟、翻译、前α链的羟化与糖基化修饰及修饰后三股超螺旋的形成均在细胞内进行（图19-3，Ⅰ－Ⅴ）。同一种α链的修饰程度不同，而出现性质及功能上的差异，导致同型胶原的多形性。前胶原分泌后，前肽的水解以及原胶原分子间的交联在细胞外进行。细胞外过程仍受细胞控制，细胞可通过控制胞外局部区域胶原亚单位的浓度及酶的浓度而制约胶原纤维的形成。

胶原的转换率一般较慢，例如，骨胶原分子可维持十年不发生降解。然而，在某些局部区域或特殊生理（胚胎发育、创伤愈合）、病理（炎症反应）情况下，胶原的转换率加快，并常伴有胶原类型的改变，即原有胶原被降解，而代之以新生的另一类型胶原。胶原的降解与一般蛋白质有所不同。胚胎及幼年动物的Ⅰ型胶原很少交联并由三条α_1（Ⅰ）链构成同三聚体，对组织蛋白酶降解十分敏感，而成年动物的Ⅰ型胶原不但交联多，而且有α_2（Ⅰ）链参加构成异三聚体，对组织蛋白酶具有抵抗性，必须先经胶原酶（collagenase）降解，然后才能被组织蛋白酶水解。Ⅴ型胶原也与此类似。Ⅳ型胶原由于三股超螺旋结构不连续，在非螺旋区或非典型的弱螺旋区可被胃蛋白酶水解成数个片段。各种胶原经酸处理或煮沸则变成明胶，由于其三股超螺旋结构被破坏而较易被蛋白酶降解。

胶原酶在组织及血液中分布广泛，普遍存在于脊椎动物的细胞内及分泌物中，其作用机制相同。不过，组织来源不同的胶原酶对不同类型胶原的水解能力强弱不等。各种动物组织产生并释放的胶原酶通常以无活性的形式存在，经蛋白酶（如纤溶酶及激肽释放酶）作用后可变为有活性的胶原酶。另外，组织中也存在着胶原酶抑制剂，由前胶原水解下来的前肽可能对胶原酶也有抑制作用，还有一些激素也可影响胶原降解速度。总之，胶原酶的活化与抑制，对于调节胶原的转换率具有重要作用，从而在一些生理及病理过程中有重要意义。

胶原的降解产物往往具有一定的生物学活性。例如，近年发现，基膜胶原的蛋白酶降解产物均对血管生成（angiogenesis）具有显著的抑制活性。由于这些降解片段可以抑制血管内皮细胞的增殖、迁移以及肿瘤的生长而具有重要的医学价值。其中研究最多的是XⅧ型胶原的降解产物endostatin。Endostatin来自于XⅧ胶原的C端非胶原样结构域（NC1），分子量22kDa，含185aa残基，其N端可与Zn^{2+}结合。Endostatin可通过与人内皮细胞表面整合素α_5及α_v结合而发挥其效应。固相化的endostatin可促进内皮细胞依赖于整合素的存活及迁移；而可溶性的endostatin则可抑制依赖于整合素的内皮细胞存活及迁移。向体内输入endostatin可使荷瘤小鼠的肿瘤显著缩小，甚至在肉眼观察下消失，而只能在显微镜下找到肿瘤细胞。故而endostatin具有令人鼓舞的抗肿瘤作用，已进行临床实验治疗。然而，停止给予endostatin则肿瘤再度长大；再给予endostatin肿瘤还可缩小，这是与化疗药的不同之处。在创伤愈合时给予endostatin虽不影响整个愈合过程，但可影响血管的成熟：减少功能血管的数量和颗粒组织的基质密度。组织缺氧时endostatin的表达下调，生成减少。这对于缺氧驱动下的血管生成具有积极的作用。XV型胶原C端的NC10酶解片段，restin （related to endostatin），也可抑制由血管生成因子bFGF及VEGF诱导的血管生成，但只抑制内皮细胞迁移而不抑制增殖；不与肝素及Zn^{2+}结合，在脉管及基膜中的分布也有不同。Ⅳ型胶原的α链已发现6种，呈组织特异性分布。其中α_2、α_3及α_6的酶解片段arresten可抑制内皮细胞增殖、迁移及管状结构生成。全身给予arresten对血管生成及肿瘤生长具有很强的抑制作用。动物实验表明，肾癌及前列腺癌细胞系PC-3的移植瘤可被arresten抑制，并伴有内皮细胞凋亡。细胞表面的$\alpha_1\beta_1$整合素及蛋白聚糖参与其生物学作用。多种蛋白水解酶，如基质金属蛋白酶（matrix metalloproteinase，MMP），cathepsin，elastase及matrilysin等均可使各种基膜胶原释放抗血管生成因子（ anti-angiogenesis factor）。

二、非胶原糖蛋白

细胞外基质中的非胶原糖蛋白（non-collagenous glycoprotein）都是由多个结构域构成的多功能的大分子。它们既可与细胞相结合，又可与细胞外基质其他大分子相结合，从而介导细胞与细胞外基质其他成分的粘着。它们不但是必要的结构成分，而且也是实现细胞外基质生物学作用的重要成分，对细胞的存活、形状、代谢、迁移、增殖、分化、死亡有直接影响。现已发现数十种，此处着重介绍其中几种主要成员。

（一）纤连蛋白

是发现最早的、分布最广泛的细胞外基质非胶原糖蛋白。

1. 纤连蛋白的分布

纤连蛋白普遍存在于动物界，体内的分布亦十分广泛，有三种存在形式：

（1）可溶性纤连蛋白为二聚体，存在于血浆及其他体液中，总称为血浆FN。参与血凝和创伤愈合，并具有调理素样作用，可增强巨噬细胞吞噬能力。正常人血浆中纤连蛋白的浓度约为0.3mg/ml，男人和老人的水平略高，妇女在经期及妊娠后升高，直至分娩达到最高峰。血浆纤连蛋白主要来自于肝实质细胞，可能少量来自于血管内皮细胞。其含量的测定对于某些疾病具有一定的临床意义。例如，爆发性肝损伤者血浆纤连蛋白含量急剧下降；某些癌患者血浆纤连蛋白含量升高；腹水中的纤连蛋白浓度可协助鉴别肿瘤性腹水与非肿瘤性腹水（肿瘤性腹水中的纤连蛋白浓度显著高于非肿瘤者，两者相差 10 倍左右）。

（2）细胞表面纤连蛋白为附着在细胞表面的不溶性寡聚体。在成纤维细胞表面呈纤维束，与胞内肌动蛋白微丝的走行一致，二者在组装上相互制约。体外培养的细胞常在粘着斑或其附近发现纤连蛋白。纤连蛋白在细胞表面的存在，不但与细胞种类有关，而且与细胞的分化阶段有关。例如，当原始间质细胞分化为特定的细胞（如羊膜、牙胚及软骨细胞）后，细胞表面的纤连蛋白常消失。恶性转化细胞表面的纤连蛋白明显减少，分子结构与正常者有所不同，尤其是糖链结构不同。

（3）基质纤连蛋白为高度难溶的纤维形多聚体，存在于细胞外基质中，包括细胞间质及某些基膜中。基质纤连蛋白与细胞表面纤连蛋白被总称为细胞FN。细胞FN主要由间质细胞，如成纤维细胞、内皮细胞、软骨细胞及巨噬细胞产生，此外，乳腺上皮细胞也可合成 FN。

2. 纤连蛋白的分子结构特点

各种 FN 均由相似的亚单位（MW220kDa 左右）组成。血浆 FN（450kDa）是由二条相似的肽链在 C 端借二硫键交联形成的 V 字形二聚体（图 19-5），每条链长约 60 ~ 70nm，直径约 2 ~ 3nm。细胞 FN 为二聚体交联后形成的聚合体。在人体中目前已鉴定的 FN 亚单位就有 20 种以上。不同组织来源的纤连蛋白其亚单位结构不尽相同，但相似。它们都是由同一基因编码的产物。转录后由于拼接方式不同而形成多种异型分子。每条FN肽链由2450个左右氨基酸残基组成，构成5～7个有特定功能的结构域。各球形结构域可分别与细胞或不同的大分子结合，

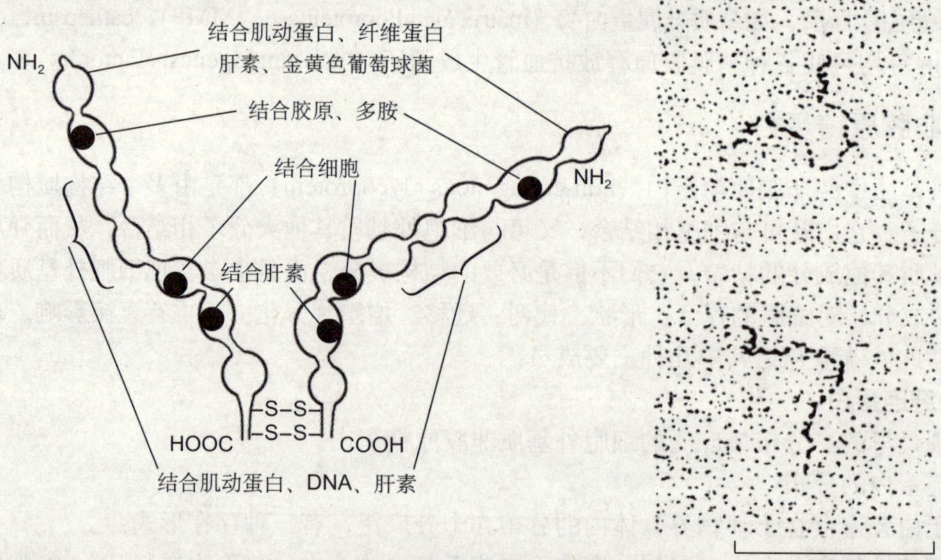

图 19-5　二聚体纤连蛋白分子结构

左：结构示意图　右：旋转投影电镜图(参考 Bruce Alberts 等人，1989 年)

从而使纤连蛋白成为多功能大分子。各结构域之间由对蛋白酶敏感的肽段连接。整个肽链由三种类型（I、II、III）的模块（module）重复排列构成（图19-6）。每条肽链含12个I型模块，2个II型模块，15～17个III型模块。I型模块分三组重复排列，其中两组构成与纤维蛋白、硫酸乙酰肝素（弱）结合的结构域，另一组与II型模块共同构成与胶原及明胶结合的结构域。III型模块较大，其组成氨基酸残基数约为I、II型者的两倍，重复排列分别构成与细胞表面整合素、DNA及硫酸乙酰肝素（强）结合的结构域。与III型模块相似的重复结构也存在于多种其他细胞外基质蛋白质分子中。同型模块的氨基酸序列相似。I、II型模块各由一个外显子编码，III型模块由2个外显子编码。转录后拼接的差异主要在与细胞结合的III型模块编码区，尤其是IIICS区及ED-A（ED-1）和ED-B（ED-2）区。在这些区域发生的拼接变化导致人FN亚单位有20种不同的异型结构。血浆FN没有ED-A及ED-B区。在FN分子出现拼接变化最多的是胚胎细胞及恶性细胞。

FN肽链中的一些短肽序列为细胞表面的各种FN受体识别与结合的最小结构单位。例如，在肽链中央的与细胞相结合的模块中存在RGD（Arg-Gly-Asp）三肽序列，为与细胞表面某些整合素族受体（如$\alpha_3\beta_1$、$\alpha_5\beta_1$、$\alpha_v\beta_1$）识别与结合的部位。化学合成的RGD三肽可抑制细胞在FN基质上粘附；也可将某些整合素（如$\alpha_5\beta_1$）从FN亲和柱上洗脱；用其制成固相化基质后细胞可在其上粘附。然而，RGD三肽与细胞表面受体的亲和性远小于整个FN分子与细胞表面受体的亲和性。因此，除RGD外，还需要另外的协同序列参与才能达到稳定的较高亲和性的结合。这个协同序列位于第9个III型重复模块中，为PHSRN五肽，它在一级结构上距RGD序列有一定距离，而在空间结构上可能比较接近。再者，IIICS域中的LDV及REDV序列可被$\alpha_4\beta_1$整合素识别并结合。

FN分子的异型性还表现在糖基化修饰上。FN分子含糖4.5%～9.5%。糖链结构依组织细胞来源及分化状态而异。人血浆FN有6条典型的N连接复杂型二天线糖链，2条O连接糖链。未分化细胞产生的FN，其糖链的分支多，唾液酸化程度也高。关于FN糖链的生物学作用，目前尚不很明了。

细胞表面及细胞外基质中的FN分子间通过二硫键及转谷氨酰胺酶参与下形成的交联键而相互交联，组装成纤维。然而，与胶原不同，FN不能自发组装成纤维，而是通过细胞表面整

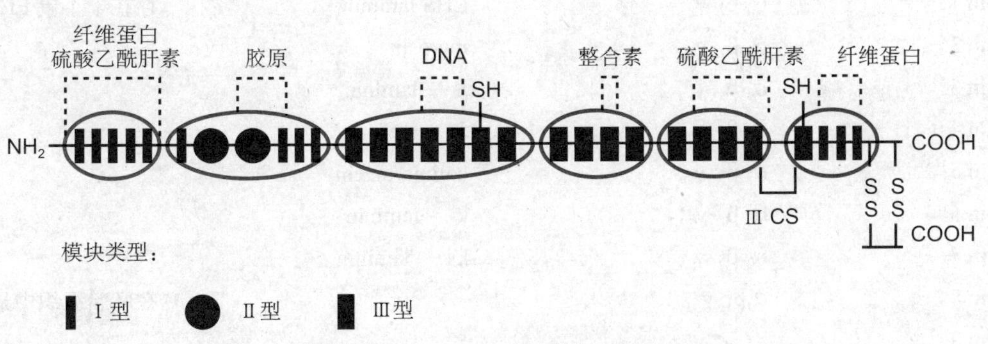

* 空间上相互靠近的几个模块构成一个结构域（图中以蓝色椭圆形示意）

图19-6 纤粘蛋白亚单位肽链结构示意图

合素族受体指导下进行的。或许纤维中还含有其他成分。转化细胞及肿瘤细胞表面由于FN受体异常，以致FN纤维减少或缺失。

3. 纤连蛋白的来源及生物合成特点

纤连蛋白可由多种细胞产生。血浆纤连蛋白主要来自于肝实质细胞，可能少量来自于血管内皮细胞，细胞表面和细胞外基质纤连蛋白主要由间质细胞产生。此外，还有一些上皮细胞亦可合成纤连蛋白。

与胶原不同，纤连蛋白的异型分子（isoforms）并非来自于不同的结构基因。各种异型分子均由同一结构基因编码，该基因约有50个外显子。转录后的mRNA前体以不同方式剪接，产生不同的mRNA，导致肽链的不同。此外，翻译后糖基化修饰的不同导致糖链的差异。

（二）层连蛋白

1. 层连蛋白的分布

层连蛋白（laminin，LN）是存在于各种基膜中的主要功能成分，是胚胎发育中最早出现的细胞外基质成分。在成体，它存在于上皮下和内皮下紧靠细胞基底，还存在于肌细胞、脂肪细胞和神经髓鞘的周围；在正常血液及组织液中的浓度极低；正常成人肝脏基质中少见LN，而再生肝及肝癌基质中的LN明显增多并支持细胞的增殖。

2. 层连蛋白的命名法及其分子结构特点

在不同种属及组织先后发现了多种层连蛋白异型分子。它们均由α、β、γ三个亚单位组成。现已确定的有11种LN分子，并以其发现的先后顺序，用阿拉伯数字（laminin 1-11）来命名（表19-3）。例如，第一个被发现的来自小鼠EHS瘤的LN称为laminin 1。其三条肽链分别称为α_1、β_1及γ_1。第二个被发现的是人胎盘中的merosin，称为laminin 2。Laminin 8存在于血管、心肌及骨骼肌基膜，尤其在胚胎时期高表达，其促进细胞迁移的活性特别强，在血管生成、胚胎发育、创伤愈合中发挥重要作用。Laminin 10是成体中最丰富的存在形式。它们分别由10种亚单位（α_1、α_2、α_3、α_4、α_5、β_1、β_2、β_3、γ_1、γ_2）中之三种以不同的组合方式而构成α、β、γ异三聚体。

表19-3 层连蛋白的异型分子

系统名	组成亚单位	原 名	特 性
laminin 1	$\alpha_1\beta_1\gamma_1$	EHS laminin	存在于小鼠EHS瘤
laminin 2	$\alpha_2\beta_1\gamma_1$	merosin	
laminin 3	$\alpha_1\beta_2\gamma_1$	S — laminin	
laminin 4	$\alpha_2\beta_2\gamma_1$	S — merosin	
laminin 5	$\alpha_3\beta_3\gamma_1$	kalinin/nicein	
laminin 6	$\alpha_3\beta_1\gamma_1$	k — laminin	
laminin 7	$\alpha_3\beta_2\gamma_1$	ks — laminin	
laminin 8	$\alpha_4\beta_1\gamma_1$		在胚胎组织中最丰富
laminin 9			
laminin 10	$\alpha_5\beta_1\gamma_1$		在成体基膜中最丰富
laminin 11	$\alpha_5\beta_2\gamma_1$		

引自Timpl，R & Brown，JC.1994，Matrix BIol. 14: 275-281，并加以补充。

LN分子由三条肽链借二硫键交联成不对称的十字形分子（图19-7），分子量大，约820～900kDa，其长度相当于基膜的厚度。经过还原反应产生一条重链（α链）及两条轻链（β、γ链）。例如，LN-1是分子量近900kDa（α_1 440kDa、β_1 230kDa、γ_1 220kDa）的糖蛋白。

十字形LN分子的三条短臂各由三条肽链的N端序列构成。三条短臂中α_1短臂（48±4nm）比另两条（34±4nm）长许多。每一短臂包括二（β、γ链）或三（α链）个球区及二（β、γ链）或三（α链）个短杆区，后者中存在EGF同源序列及借二硫键维系的富含Cys的序列。LN-1的长臂如同一根柔韧的杆，由长杆区及球区构成：α链的中段序列及β链和γ链的近C端序列为α螺旋，三条α螺旋相互盘旋共同构成杆区，整个LN分子的组装即由此开始。体外实验证明，β_1和γ_1链可在缺乏α_1链的情况下首先组装成二聚体，然后再加入α_1链。α_1链的加入成为整个分子组装的限速步骤。α链C端序列卷曲而成整个分子长臂末端的五个分叶的大球形结构域（G1-5域，图19-7），称为LG结构域。该结构域能与肝素及某些细胞相结合，并且介导依赖于Ca^{2+}的LN与某些细胞表面分子（如syndecan和dystroglycan）的特异糖链的识别和结合。很多蛋白质都有LG结构域，该结构域除了可识别结合糖链外，还可结合类固醇和蛋白质。例如，LNα链中的LG结构域可介导LN识别结合整合素（如上皮细胞质膜上的$\alpha_6\beta_4$）。在γ链的近十字交叉区存在与另一种基膜蛋白质entactin / nidogen（nidogen为entactin的一个片断，属非胶原糖蛋白）牢固结合的部位。Entactin与LN形成1:1紧密结合的复合物。Entactin是一种哑铃形的分子，具有三个球区。其G3区与LN结合，G2区与Ⅳ型胶原结合。此外，entactin的G2区还可与perlecan（一种硫酸乙酰肝素蛋白聚糖）的核心蛋白质结合。故实际上LN并不直接与Ⅳ型胶原及perlecan结合，而是通过entactin与Ⅳ型胶原及perlecan间接结合。这对于基膜的构成具有重要意义，因为绝大多数基膜是由层连蛋白、entactin、Ⅳ型胶原和

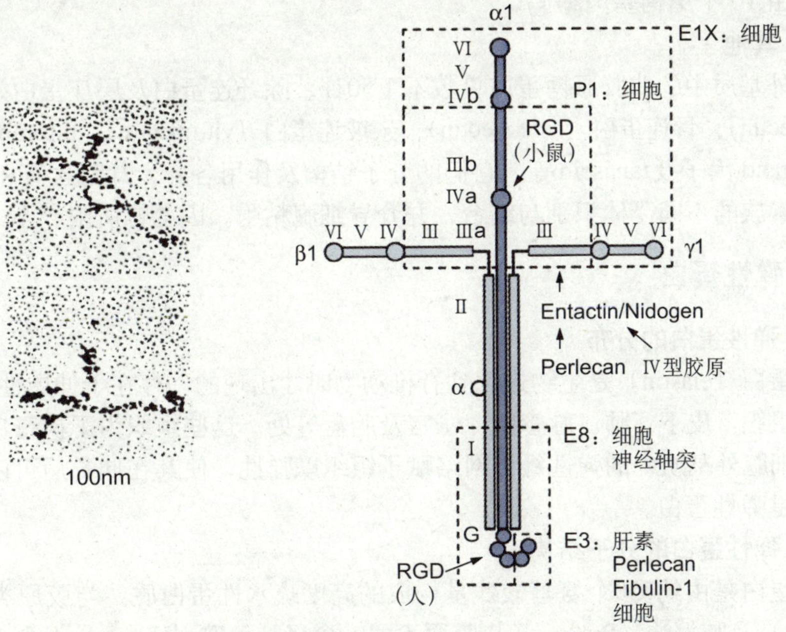

图19-7 层粘连蛋白分子结构

左：旋转投影电镜图（参考Bruce Alberts等人，1989年）右：分子结构示意图

perlecan等分子有序地结合而构成的。LN分子中至少存在8个与细胞相结合的位点。例如，在长臂靠近球区的α链上有IKVAV五肽序列可与神经细胞和肿瘤细胞相结合，并促进神经生长。某些整合素（integrins）是层粘连蛋白的受体，其中一些以RGD三肽序列为识别的最小结构单位。人LN α 链C端的G3有RGD序列；鼠LN α1 链短臂上的RGD序列，可与 $\alpha_v\beta_3$ 整合素结合。β链短臂杆区有YIGSR及PDSGR五肽序列可分别与不同的细胞结合。LN分子的长臂和短臂还具有不止一个与原核细胞结合的部位。例如，化脓性链球菌可与易感组织的层连蛋白结合，而与致病菌感染有关。

LN是含糖量很高（占25% ~ 30%）的糖蛋白，具有50条左右N连接的糖链，是迄今所知糖链结构最复杂的糖蛋白。LN的多种受体均可识别与结合其糖链结构，因此，LN的糖链直接参与其生物学功能。层连蛋白总糖肽及某些寡糖可以不同程度地阻断LN与其受体的相互作用。

层连蛋白可在体外通过各臂末端之间的相互作用自我装配成毡样板，因而可将细胞种植在层粘连蛋白包被的基质上在体外研究其对细胞表型的影响。

层连蛋白的重要生物学作用通过抗体封阻、突变及基因敲除等技术已得到充分的证明。例如，敲除编码 γ_1 链的基因可导致小鼠在胚胎期死亡，并可见神经肌肉接头和肾小球细胞分化不良。此外，α_2、β_1 或 β_2 基因的突变或缺失可导致肌营养不良症。LN-5结构基因的突变或缺失可引起表皮松解性水疱病。

3. 层连蛋白的来源及生物合成特点

生成层连蛋白的细胞主要是坐落在基膜上的上皮细胞和内皮细胞，以及被基膜包绕的肌细胞。此外，垂体细胞也可合成之。

LN的生物合成特点与FN相似，同样存在分子的异型性。但与FN不同的是，其10种亚单位分别由10个结构基因编码。

（三）其他

细胞外基质中的非胶原糖蛋白总数不下50种。除纤连蛋白及层连蛋白外，还有软骨连蛋白（chondronectin）、骨连蛋白（osteonectin）、亲玻连蛋白（vitronectin）、thrombospondin、epinectin、vonWillebrand因子及tanascin等。它们的分子结构及作用各异，却都含有RGD序列。其中有些可被整合素族的不同受体识别与结合，并介导细胞粘附。因篇幅所限，不一一介绍。

三、弹性蛋白

（一）弹性蛋白的分布

弹性蛋白（elastin）是生物进化到脊椎动物时才出现的，存在于伸展性大的组织中，例如，疏松结缔组织、皮下、肺、脉管壁、子宫及胎盘等处。这些组织为了执行功能既需要强度也需要弹性。细胞外基质中的弹性纤维网络赋予组织以弹性，使其在伸长后可以回弹。弹性纤维的主要成分是弹性蛋白。

（二）弹性蛋白的分子结构

弹性蛋白是由约750个氨基酸残基构成的高度疏水性蛋白质。与胶原类似，含有丰富的甘氨酸（Gly）及脯氨酸（Pro）；又与胶原不同，含羟脯氨酸（Hypro）很少，完全没有羟赖氨酸

(Hylys)，亦没有糖基化修饰。由于没有胶原的 Gly-X-Y 重复序列，不形成规则的螺旋结构，而呈无规则卷曲。

弹性蛋白的肽链由两种片段交替排列结合而成。一种片段是疏水性片段，赋予分子以弹性；另一种片段是富含丙氨酸和赖氨酸的α螺旋，负责在相邻分子间形成交联。每个片段由一个外显子编码。弹性蛋白以可溶性的前体原弹性蛋白（tropoelastin）的形式分泌至细胞外，然后在靠近质膜处形成丝状或片层，并通过赖氨酸（Lys）残基间的交联键而形成富于弹性的网状结构（图 19-8）。弹性蛋白分子间的交联比胶原更复杂。由于弹性蛋白的无规则卷曲及高度交联，使弹性纤维网可以像橡皮条一样地伸长与回缩（图 19-8）。不过，弹性纤维的伸展性比同样横截面积的橡皮条至少大5倍。没有弹性的细长胶原纤维与弹性纤维相互交织，以限制其伸展程度，防止组织撕裂。

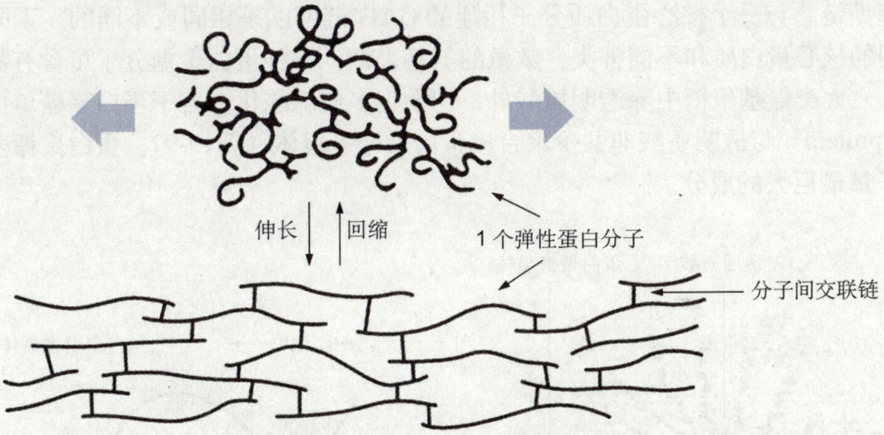

图 19-8　弹性蛋白分子结构示意图
(参考 Bruce Alberts 等人，1983 年)

弹性蛋白并非弹性纤维的唯一成分，在弹性蛋白纤维的外围包绕着一层由7种糖蛋白构成的微原纤维壳。其中一种较大的糖蛋白是 fibrillin，为保持弹性纤维的完整性所必需的成分。当它的基因发生突变时则发生一种较为常见的人类遗传性疾病，称为 Marfan's 综合征，累及富含弹性纤维的结缔组织。严重者有主动脉破裂倾向。在发育中的弹性组织内，糖蛋白微原纤维常先于弹性蛋白出现，似乎是弹性蛋白附着的框架，对于弹性蛋白分子组装成弹性纤维具有组织作用。在弹性蛋白沉积之后，这些微原纤维则退居到弹性纤维的周围。

弹性蛋白是动脉中含量最高的细胞外基质蛋白质，可占主动脉干重的50%。弹性蛋白基因的突变可致动脉壁平滑肌细胞的过度增殖而引起动脉狭窄。

（三）弹性蛋白的生成与降解

关于弹性蛋白的生物合成及加工还了解不多，其降解主要由弹性蛋白酶（elastase）催化。近年报告，一种67kDa的弹性蛋白受体（EBP）可与原弹性蛋白（tropoelastin）结合，作为监护分子协助其进行胞内转运及胞外组装。

老化组织中，弹性蛋白的生成减慢，降解加快，导致组织失去弹性。

四、氨基聚糖与蛋白聚糖

（一）氨基聚糖与蛋白聚糖的定义及分布

氨基聚糖（glycosaminoglycan，GAG）是由重复的二糖单位构成的无分支直链多糖，过去称为酸性粘多糖（acid mucopolysaccharide）。其二糖单位的组成之一是氨基己糖（N-乙酰氨基葡萄糖或N-乙酰氨基半乳糖），故得名氨基聚糖或糖胺聚糖。氨基聚糖二糖单位的另一个糖基多为糖醛酸（葡萄糖醛酸或艾杜糖醛酸）。只有硫酸角质素例外，以半乳糖代替糖醛酸。根据二糖单位的组成、结构、糖－肽连接方式及硫酸化的数量和位置的不同，氨基聚糖可分为透明质酸、硫酸软骨素、硫酸皮肤素、肝素、硫酸乙酰肝素及硫酸角质素六大类。蛋白聚糖（proteoglycan，PG）是由氨基聚糖与蛋白质构成的共价结合物。构成蛋白聚糖单体的蛋白质称为核心蛋白质（core protein），为单链多肽。一条核心蛋白质多肽链可以共价结合一至数百条氨基聚糖糖链。与一个核心蛋白质分子相连的GAG链可以是相同或不同的。不同的蛋白聚糖具有不同的核心蛋白质和不同种类、数量的氨基聚糖。一种蛋白聚糖分子可含有数种不同的氨基聚糖。六大类氨基聚糖中除透明质酸外，均发生多位硫酸化。若干蛋白聚糖单体借连接蛋白质（link protein）与透明质酸非共价聚合成蛋白聚糖多聚体（图19-9）。蛋白聚糖多聚体是动物体内分子量最巨大的成分。

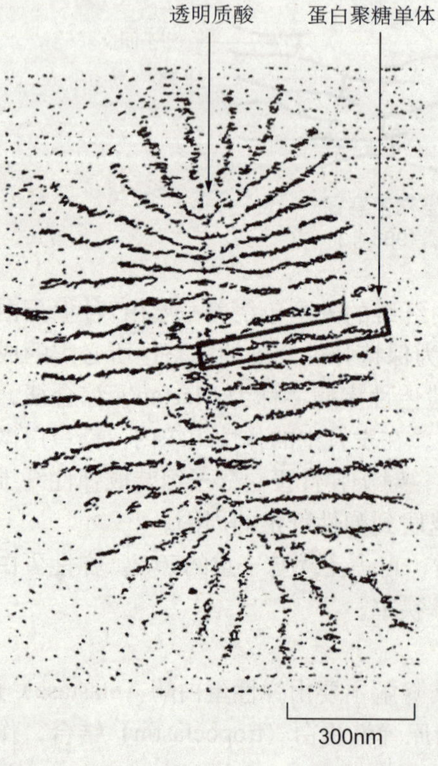

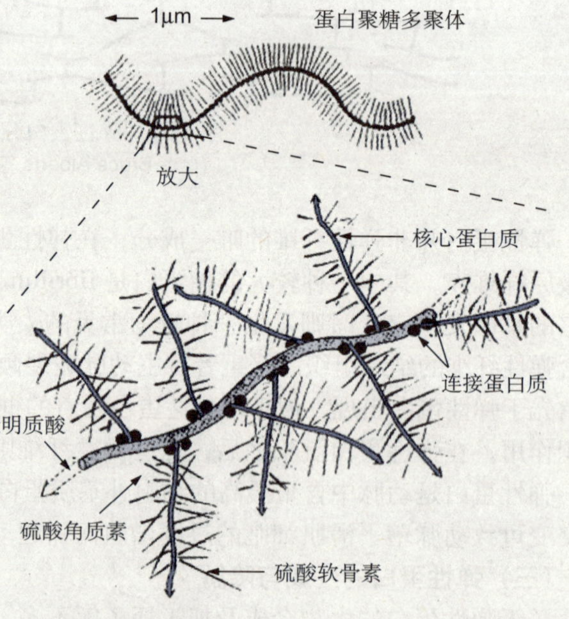

图 19-9 软骨中的蛋白聚糖分子结构

左：蛋白聚糖的电镜照片 右：蛋白聚糖的模式图（左参考 James Darnell 等人，1990 年，右参考 Bruce Alberts 等人，1983 年）

氨基聚糖及蛋白聚糖在结缔组织中含量最高。像胶原一样，不同组织的细胞外基质含有不同类型、不同含量的氨基聚糖和蛋白聚糖，并与其功能相适应。哺乳动物组织中氨基聚糖的种类与含量还随生长、发育及年龄而变动。

此外，有一些蛋白聚糖（如硫酸乙酰肝素蛋白聚糖）并非仅作为细胞外基质成分，它们还可作为受体或辅助受体存在于细胞表面，或通过其核心蛋白质整合入膜，或与质膜中的糖基化磷脂酰肌醇结合，参与细胞与细胞外基质的结合及启动细胞对某些胞外信号蛋白质的反应。例如，syndecans 是通过核心蛋白而穿膜的蛋白聚糖，存在于成纤维细胞及上皮细胞表面，作为基质蛋白质（胶原及纤粘连蛋白等）的辅助受体，其胞外部分连接三条 硫酸软骨素（CS）及硫酸乙酰肝素（HS）糖链；其胞质部分可与质膜下的细胞骨架成分或信号传导分子作用。再者，beta-glycan也是细胞表面的蛋白聚糖，可结合TGFβ并将其递呈给TGFβ受体，其 GAG 链为硫酸软骨素及硫酸皮肤素。Fibroglycan 亦为穿膜的硫酸乙酰肝素蛋白聚糖（HS-PG），有三条HS链。脑组织中的HS-PG主要存在于神经元及胶质细胞的表面，可增强细胞与细胞及细胞与 ECM 间的相互作用和神经轴突的生长。还有一些蛋白聚糖，如 serglycin，为细胞内分泌囊泡的膜成分，协助包装及储存分泌分子。有的蛋白聚糖也存在于细胞核中，其功能有待于进一步研究。

（二）物理特性

氨基聚糖及蛋白聚糖具有独特的物理性质，例如高度亲水性、酸性、抗压性、粘弹性及润滑性等，并在体内占据相对巨大的体积，形成高度水化的多孔凝胶样基质，允许细胞在其间迁移及营养物、代谢物、激素和细胞因子等在血液和组织细胞之间迅速扩散（孔径的大小和电荷密度可调节细胞外基质对分子及细胞的通透性），而且赋予组织以抗压性。细胞外基质的其他成分包埋于氨基聚糖及蛋白聚糖之中。这些物理特性是由其结构特点决定的。氨基聚糖糖链中的氨基糖多发生不同程度的硫酸化。氨基糖的硫酸基及糖醛酸的羧基在生理性pH下均行解离，因而氨基聚糖带有密集的负电荷。这样的长链分子由于同种电荷的相斥作用而呈高度伸展状态，因而蛋白聚糖单体形似试管刷状，占据较大空间（图 19-9，右）。氨基聚糖即使在低浓度下亦形成凝胶，其结合水分子的能力除来自糖基的亲水性外，高度密集的负电荷还可吸引Na^+云集在其周围，Na^+具有渗透压效应，导致大量的水浸渍于细胞外基质中。这种高度亲水的结构伸展的大分子不但占据很大体积，而且可以缓冲机械力，减轻冲撞所造成的损伤。组织的抗压性亦与氨基聚糖的多负电荷特性有关，因为在外界压力作用下体积的缩小必使其负电荷相互靠近，同种电荷间的排斥力产生膨胀压抵抗压缩并在压力去除后反弹，在弹性蛋白的协同作用下可回复组织原有的体积。这种抗压性与胶原产生的抗张性及弹性蛋白提供的弹性是相辅相成的。

（三）氨基聚糖的种类与结构

根据二糖单位的组成、结构、糖－肽连接方式及硫酸化的数量和位置的不同，可将氨基聚糖大致分为六大类（表 19-4）：透明质酸（hyaluronan or hyaluronic acid，HA）、硫酸软骨素（chondroitin sulfate，CS）、硫酸皮肤素（dermatan sulfate，DS）、肝素（heparin，HEP）和硫酸乙酰肝素或称硫酸类肝素（heparan sulfate，HS）以及硫酸角质素（keratan sulfate， KS）。

表 19-4 氨基聚糖的分子特性及组织分布

氨基聚糖	重复二糖（A-B）$_n$ 单糖 A	单糖 B	每个二糖单位中的硫酸根	与蛋白质共价连接	所含其他糖成分	分布
透明质酸	D- 葡萄糖醛酸	N- 乙酰氨基葡萄糖	0	–	0	各种结缔组织、皮肤、玻璃体、软骨、滑液
4- 硫酸软骨素	D- 葡萄糖醛酸	N- 乙酰氨基半乳糖	0.2 ~ 1.0	+	D- 半乳糖 D- 木糖	软骨、角膜、皮肤、动脉、骨
6- 硫酸软骨素	D- 葡萄糖醛酸	N- 乙酰氨基半乳糖	0.2 ~ 2.3	+	D- 半乳糖 D- 木糖	角膜、皮肤、动脉、骨
硫酸皮肤素	D- 葡萄糖醛酸 L- 艾杜糖醛酸 *	N- 乙酰氨基半乳糖	1.0 ~ 2.0	+	D- 半乳糖 D- 木糖	皮肤、血管、心、心瓣膜
硫酸乙酰肝素	D- 葡萄糖醛酸 L- 艾杜糖醛酸 *	N- 乙酰氨基葡萄糖	0.2 ~ 3.0	+	D- 半乳糖 D- 木糖	肺、动脉、细胞表面
肝素	D- 葡萄糖醛酸 L- 艾杜糖醛酸 *	N- 乙酰氨基葡萄糖	2.0 ~ 3.0	+	D- 半乳糖 D- 木糖	肺、肝、皮肤、肥大细胞
硫酸角质素	D- 半乳糖	N- 乙酰氨基葡萄糖	0.9 ~ 1.8	+	D- 氨基半乳糖 D- 甘露糖 L- 岩藻糖 唾液酸	软骨、角膜、椎间盘

*L —艾杜糖醛酸是由差向异构酶催化糖链中的 D- 葡萄糖醛酸进行差向异构化而生成的

（引自 Bruce Alberts 等，1983 年）

透明质酸的糖链特别长，可含10万个糖基，而其他氨基聚糖一般由不到300个糖基组成。在溶液中HA分子呈无规则卷曲状态。如果强行伸长，其分子长度可达20μm。HA整个分子全部由葡萄糖醛酸及乙酰氨基葡萄糖二糖单位（GlcUAβ1-4GlcNAc）重复排列构成。因而是结构最简单的GAG，从进化的角度看，可能是细胞外基质中GAG的最原始形式。HA是唯一不发生硫酸化修饰的氨基聚糖，亦不与蛋白质共价结合，因而不构成蛋白聚糖单体。但可与蛋白聚糖单体的核心蛋白质非共价结合，作为多聚蛋白聚糖的聚合轴线，其聚合作用借连接蛋白质加固（图 19-9，右）。在软骨基质中尤其如此。在早期胚胎及创伤后愈合中的组织 HA 含量特别丰富。HA在上皮的基侧面合成，分泌至细胞外，可在细胞周围建立一个空间，有利于细胞的迁移，在胚胎发育时期的心脏、角膜等器官形成过程中发挥重要作用。

除HA及肝素外，表19-4中所列的其他几种氨基聚糖均不游离存在，而与核心蛋白质共价结合构成蛋白聚糖的单体。

硫酸软骨素是哺乳动物体内最丰富的氨基聚糖。硫酸皮肤素由于其结构与硫酸软骨素接近而曾被称为硫酸软骨素 B。

肝素与硫酸乙酰肝素虽列为同一类，但分布、结构及功能颇具差异。肝素由紧靠血管的肥大细胞产生，并贮存于肥大细胞的颗粒中，在一定的刺激下释放入血，可激活天然的凝血抑制因子抗凝血酶Ⅲ，因而具有抗凝作用。硫酸乙酰肝素则普遍存在于各种细胞的表面，参与膜结构以及细胞之间和细胞与基质之间的相互作用。硫酸乙酰肝素与肝素相比，硫酸化程度较低，而乙酰化程度较高。

硫酸角质素有两种不同的类型，即硫酸角质素Ⅰ和硫酸角质素Ⅱ。硫酸角质素的二糖单位不含糖醛酸，而代之以半乳糖，这是与其他氨基聚糖不同的。

软骨素、皮肤素及角质素的硫酸化程度皆随年龄的增长而增加。

（四）蛋白聚糖的结构

蛋白聚糖的结构由于核心蛋白质的不同以及氨基聚糖糖链在种类、数量及组合方式上的不同而千变万化。

许多蛋白聚糖单体常以非共价键与透明质酸共聚成为多聚体（图19-9，右）。核心蛋白质的N端序列与透明质酸的二糖单位有很高的亲和性。换言之，核心蛋白质的N端序列与HA受体（CD44）分子中和透明质酸相结合的结构域具有同源性，故亦属透明质酸粘素（hyaladherin）家族的成员。另外，蛋白聚糖单体与透明质酸的结合由连接蛋白质增强。蛋白聚糖多聚体的分子量可达10^6 kDa以上。其体积可超过细菌。软骨中的蛋白聚糖由于含量高、易分离及与关节炎有关而对其结构研究得最充分。组成软骨蛋白聚糖的氨基聚糖，包括80 ~ 100条硫酸软骨素和50条硫酸角质素多糖链，另外还有一些寡糖链。核心蛋白质占分子总量的5% ~ 10%。肽链大致可分为三个区段（图19-9，右）：近N端的一段长序列为硫酸软骨素结合区，中段为硫酸角质素结合区，近C端的序列为透明质酸结合区。透明质酸的糖链越长，结合的蛋白聚糖单体越多，聚合体的分子量亦越大。透明质酸与蛋白聚糖单体的结合借连接蛋白质而稳固。连接蛋白质为糖蛋白，其肽链疏水性很强，可同时与核心蛋白质和透明质酸非共价结合。Aggrecan即是这类蛋白聚糖多聚体的代表，它是软骨中的主要成分，分子量为3×10^6 kD，具有百余条糖链，其GAG主要是硫酸软骨素，此外还有硫酸角质素。其含量不足或代谢障碍可引起长骨发育不良，四肢短小。

Perlecan是基膜中最丰富的蛋白聚糖之一，也存在于大多数细胞外基质中。Perlecan包含一个巨大的多结构域的核心蛋白质（≈ 400kDa），其分子的N端形成5 ~ 7个球形结构域，因而在电镜下似串珠。其糖链主要为硫酸乙酰肝素，有2 ~ 15条；此外还可有硫酸皮肤素。这些糖链连接在核心蛋白质的N端，可与胶原、层连蛋白、纤连蛋白等结合，共同构成基膜的网络结构，发挥筛板作用。此外，Perlecan还能与细胞表面的某些分子结合。肾小球基膜中的perlecan对于原尿的生成即具有筛滤作用。Bamacan是一种基膜中的硫酸软骨素蛋白聚糖。

Sydecan在上皮细胞等许多类型细胞的表面表达，其胞外区可与胶原和非胶原糖蛋白（如纤连蛋白）结合。因此，sydecan可将细胞锚定在细胞外基质上。如同许多膜整合蛋白，sydecan也可通过其胞质段与肌动蛋白丝相互作用，有时也可与细胞内的一些信号调节蛋白相互作用。此外，细胞表面的蛋白聚糖还能结合许多蛋白质生长因子和其他一些胞外信号分子，以此来调节细胞的代谢及功能。例如，下丘脑区的sydecan能调节对剥夺食物（禁食状态）所致的取食行为。其作用机制为参与抗饱肽（antisatiety peptides）与其细胞表面受体的结合。已知抗饱肽与其受体的结合可控制取食行为。在可取食状态下，带有硫酸乙酰肝素聚糖链的sydecan的胞外段能通过蛋白水解酶的作用而被释放出来，从而抑制抗饱肽的活性及取食行为。在通过基因工程使下丘脑区及其他组织中过表达 sydecan-1 的小鼠由于抗饱肽对取食的正常控制作用受到破坏，而过量取食导致肥胖。

另外，还有一些小分子蛋白聚糖，分子量比 aggrecan 小得多，糖链数目为 1 ～ 10 条（表 19-5）。例如，成纤维细胞分泌的蛋白聚糖 decorin 只有 1 条 GAG 链，广泛存在于富于 I 型及 II 型胶原的结缔组织中（血管、真皮、骨、软骨等），调节胶原纤维生成的速度及胶原的结构。Biglycan 有两条糖链（CS/DS），一般由不表达 decorin 的细胞（如分化的上皮细胞）表达。

表 19-5　某些蛋白聚糖的结构与特性

蛋白聚糖	核心蛋白质分子量（Da）	氨基聚糖类型	氨基聚糖糖链数	定位	功能
aggrecan	210,000	硫酸软骨素及硫酸角质素	130	软骨	与透明质酸形成大的聚合物，起支持、抗压作用
perlecan	600,000	硫酸乙酰肝素	2-15	基膜	结构及滤过作用
decorin	40,000	硫酸软骨素 / 硫酸皮肤素	1	结缔组织	与 I 型胶原及 TGFβ 结合
betaglycan	36,000	硫酸软骨素 / 硫酸皮肤素	1	细胞表面胞外基质	与 TGFβ 结合，作为辅助受体
syndecan-1	32,000	硫酸软骨素及硫酸乙酰肝素	1-3	上皮细胞表面	上皮细胞粘合及结合 FGF 等
fibroglycan		硫酸乙酰肝素	3	成纤维细胞表面	纤连蛋白的辅助受体
serglycin	20,000	硫酸软骨素 / 硫酸皮肤素	10-15	白细胞的分泌囊泡	协助包装及贮存分泌分子

（五）蛋白聚糖的生成与降解

蛋白聚糖的合成包括肽链的合成与肽链的糖基化。核心蛋白质肽链的合成是在粗面内质网进行的，其过程与一般分泌蛋白质者相同。肽链的糖基化主要在高尔基复合体进行。核心蛋白质的丝氨酸残基（常有Ser-Gly-X-Gly序列）可在高尔基复合体中装配上氨基聚糖（GAG）链。氨基聚糖糖链的合成过程与糖蛋白及糖脂者类似，亦由一系列糖基转移酶（glycotransferase）催化，逐个将活化单糖的糖基转移到肽链的氨基酸残基（大多为丝氨酸）及未完成的糖链上，使糖链逐渐延长。但此糖基化过程与糖蛋白也有所不同：首先合成一个由四糖组成的连接桥（Xyl- Gal-Gal-GlcUA），然后再通过逐个转移糖基来延长糖链。在糖链延长过程中，已连接到糖链上的某些糖基按顺序发生硫酸化及差向异构化修饰。硫酸化反应由硫酸基转移酶（sulfotransferase）催化，由磷酸腺苷磷酸硫酸（phosphoadenosine phosphosulfate，PAPS）提供活化硫酸基。差向异构化反应是在差向异构酶（5-epimerase）催化下，使糖链中的葡萄糖醛酸发生旋光异构化转变成为艾杜糖醛酸。氨基聚糖的生物学作用非常重要，如果体内合成硫酸皮肤素所必需的一种酶存在基因缺陷，则患者的骨骼、关节和肌肉会出现异常，表现出身材矮小及皮肤多皱等早衰体征。

蛋白聚糖可阻止、促进或引导细胞在细胞外基质中的迁移。蛋白聚糖在某些组织（包括神经组织）的表达具有明显的时空调节。例如，某些蛋白聚糖在神经元及胶质细胞的表达与神经细胞的迁移、神经生长与定位、突触连接的形成与稳定有关。

在正常的胚胎发育过程，复杂的信号转导通路决定了时间及空间意义的细胞分化。对突变的果蝇、蛔虫及小鼠的相关研究结果表明，蛋白聚糖作为信号通路至关重要的调节因子，在胚胎发育过程中发挥着重要作用。

细胞外基质中的某些蛋白聚糖可作为组织中的储存库，除储存水和离子外，还可结合生长因子及细胞因子等。蛋白聚糖与生长因子及细胞因子等生物活性分子的结合可增强或抑制其活性。例如，syndecan蛋白聚糖中的HS可与成纤维细胞生长因子（FGF）牢固结合，并将结合的FGF递呈给FGF受体，从而引起细胞的增殖反应。游离的FGF不能直接与FGF受体作用，因而不能合成HS-PG的细胞便不能接受FGF的作用发生增殖反应。另外有些PG的作用则相反，如decorin的核心蛋白质可与TGF-β结合，并抑制其活性。此外，有些蛋白聚糖还可与蛋白酶或蛋白酶抑制物结合，从而控制其活性。蛋白聚糖与生物活性分子相结合具有以下功能：(1) 贮存或防止生物活性分子被酶降解，延长其作用时间。(2) 固定生物活性分子，使其靠近所生成的部位，限制其作用范围。(3) 为其活性提供空间位阻而抑制其活性。(4) 作为辅助受体将生物活性分子集中，有效地递呈至其细胞表面受体。总之，蛋白聚糖可通过以上多种方式调节生物活性分子的作用。在炎症反应时，炎症部位脉管内皮细胞表面的HS-PG通过结合趋化因子（chemokine）而使白细胞从血流中向内皮细胞靠近，参与其移出脉管的过程。

细胞外基质中的GAG和PG可与纤维形基质蛋白质，如胶原、非胶原糖蛋白等结合，形成精密而复杂的网络结构。

蛋白聚糖的降解可在一系列细胞外酶或溶酶体中细胞内酶的催化下进行。降解糖链的酶分为内切糖苷酶及外切糖苷酶，分别在糖链中间及糖链非还原末端水解糖苷键。氨基聚糖中的硫酸基由硫酸酯酶（sulfatase）催化水解脱硫酸。脱硫酸常为氨基聚糖糖链降解的限速步骤。至于核心蛋白质和连接蛋白质的降解过程与一般蛋白质相同。

此外，细胞外氨基聚糖与蛋白聚糖还可被某些细胞内吞，内吞小泡与初级溶酶体融合，然后被溶酶体中相应的水解酶降解。

第二节　细胞外基质的结构与基膜

一、细胞外基质的结构

细胞外基质中的大分子成分种类繁多，它们并非随机地堆砌在一起，而是以高度的组织状态存在。氨基聚糖及蛋白聚糖形成高度水化的多孔凝胶样基质，允许细胞在其间迁移及营养物、代谢物、激素和细胞因子等在血液和组织细胞之间迅速扩散，而且赋予组织以抗压性。细胞外基质的其他成分则有序包埋于氨基聚糖及蛋白聚糖之中。胶原纤维提供张力强度，并作为细胞外基质的骨架结构，选择性地与其他成分结合（表19-6），构成结构与功能的统一体。弹性纤维似橡皮条样赋予组织以回弹性。非胶原糖蛋白参与细胞之间的粘合以及细胞在基质上的粘着，并调节细胞的形态与行为。不同组织器官的细胞外基质的组成成分及各种组成成分的含量之比各有不同，以适应其功能。

表 19-6　细胞外基质成分的选择性亲和作用

胶原类型	非胶原糖蛋白	蛋白聚糖类别	细胞类型
Ⅰ	纤连蛋白	DS-PG、CS-PG	成纤维细胞
Ⅱ	软骨连蛋白	CS-PG	软骨细胞
Ⅲ	纤连蛋白	HS-PG	网织细胞、成纤维细胞
Ⅳ	层连蛋白	HS-PG	上皮细胞、内皮细胞
Ⅴ	层连蛋白	HS-PG	肌细胞

二、基膜

基膜（basement membrane，BM）是特化的细胞外基质，为一薄而坚韧的网膜，一般厚60～120nm。

（一）基膜的分布

基膜存在于板状或管状上皮或者内皮下。换言之，基膜是各种上皮细胞及内皮细胞坐落的铺垫，也包绕在肌细胞、神经鞘细胞（Schwann cell）及脂肪细胞周围，并使坐落在其上的细胞具有极性。

（二）基膜的组成成分及结构

绝大多数的基膜成分由坐落在基膜上的细胞或被基膜包绕的细胞合成并分泌。不同组织器官的基膜甚至同一基膜的不同区域，其组成成分也有所不同。但各种基膜都含有Ⅳ型胶原、层连蛋白、entactin（nidogen）及perlecan（一种硫酸乙酰肝素蛋白聚糖）。这些成分通过特定的相互作用组装成结构精致的基膜（图 19-7，右）。

大多数基膜不含纤连蛋白，只有某些基膜中含有，例如，脉管内皮下基膜、胚胎组织中的基膜及创伤组织中的基膜。在胚胎发育早期的基膜中没有或极少有Ⅳ型胶原，而主要由层粘连蛋白构成。基膜中的胶原包括Ⅳ、ⅩⅤ及ⅩⅧ型胶原，而以Ⅳ型胶原为主，存在于各种基膜，构成基膜的框架结构。Ⅳ型胶原分子的400nm长的三股螺旋结构被非螺旋片段隔断24次。非螺旋区为Ⅳ型胶原分子提供柔韧性。各Ⅳ型胶原分子通过C端球区之间的非共价相互作用及N端之间的共价交联而形成二维网络（图 19-4），为基膜提供造型及刚性。ⅩⅤ型胶原存在于某些基膜，包括肠上皮、肾、血管内皮、肌细胞及胎盘的基膜。肌细胞周围基膜中的ⅩⅤ型胶原对于肌细胞与周围基质的稳定连接具有重要作用，其α_1链发生突变的裸鼠在心肌及骨骼肌的发育上出现异常。ⅩⅧ型胶原主要存在于毛细血管壁、角膜、Descement 膜及肝脏。

常规方法固定、染色后，在电镜下可见大多数基膜由两层构成，即电子透明层（紧靠坐落于基膜上的上皮细胞质膜）及电子致密层。在某些情况下可见含有胶原纤维的第三层（网织层），借以连接基膜与其下的结缔组织（图19-10）。其中，电子透明层和电子致密层构成Basal Lamina（BL），Basal Lamina和网织层构成基膜。在上皮组织中，Basal Lamina的一侧通过其中的层粘连蛋白与上皮细胞质膜上的$\alpha_6\beta_4$整合素等粘附受体识别、结合而成为上皮细胞坐落的结构网架；另一侧则通过嵌于蛋白聚糖基质中的胶原纤维层而锚定在与之相邻的结缔组织中。

（三）基膜的生物学功能

基膜不仅是一层结构膜，而且具有多方面的复杂功能。

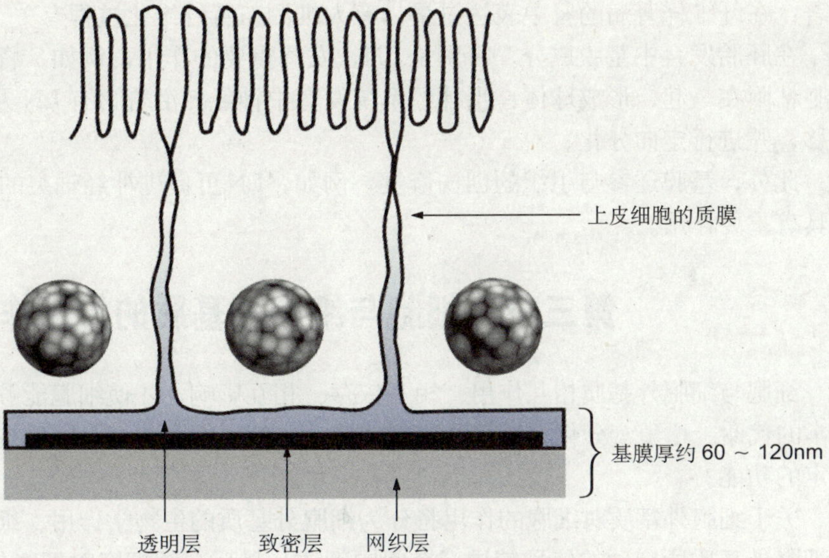

图 19-10　上皮细胞层下面的基膜(电镜下的模式图)

基膜对细胞及分子的通透具有高度选择性。例如，肾小球具有格外厚（330nm）的基膜，在尿形成中调节大分子的通透性。肾小球基膜厚而紧密，含两层Basal Lamina，可分为内透明层（贴近内皮细胞）、致密层及外透明层（贴近上皮细胞），为原尿形成时阻挡循环血中细胞及蛋白质通透的滤膜。肾小球基膜在发育时期由内皮基膜及上皮基膜融合而形成，因而两面均与细胞接触。由于内透明层上的肾小球内皮细胞的胞体上布满窗孔，因而肾小球基膜的内透明层直接暴露于血浆。这种组织结构有助于原尿形成时的滤过作用，但亦使其易于受到毒素及免疫损伤。肾小球基膜的致密层由细丝网构成。这些纤细丝向透明层延伸并直达两侧的细胞。若用特异的酶去除肾小球基膜中硫酸乙酰肝素蛋白聚糖的氨基聚糖，则基膜受损伤，通透性增加。若通过突变改变Ⅳ型胶原 α 链的球形结构域，则会导致肾功能受损，同时听觉和视觉也会受损。此外，肺泡处的基膜也有类似的滤过作用。Goodpasture综合征是一种罕见的自身免疫性疾病，在患者的肾小球基膜和肺泡处的基膜中，Ⅳ胶原的α_3链被抗体结合，由此产生的免疫反应会损伤细胞，而逐渐导致肾衰及肺出血。

基膜作为细胞的选择性通过屏障，通常阻止结缔组织细胞与基膜上的上皮细胞接触。但单核巨噬细胞、淋巴细胞或神经突起则不受基膜限制，在炎症、免疫反应或神经分布过程中可穿过基膜。此外，转移潜能高的癌瘤细胞在其侵袭、转移过程中亦可穿过基膜。基膜对于肿瘤的发展具有特别重要的意义。早期的原位癌尚未突破基膜，因而不发生转移。在癌细胞转移过程中，至少需突破基膜三次（穿过原发上皮基膜，穿入和穿出脉管时突破脉管基膜）。而血管的新生过程也必然伴有内皮细胞下基膜的破坏和重建。血管的长入不仅极大地加速了肿瘤的生长，而且也使血行转移增强。

除滤过功能外，基膜还决定细胞的形态与极性，影响细胞的代谢，调控质膜上蛋白质的排布，维持细胞存活，促进细胞增殖或分化，调控细胞迁移。此外，在损伤后的组织再生过程中，基膜也发挥着重要作用。当肌肉、神经及上皮受损时，基膜为再生细胞提供迁移的“脚手架”，这样，原来的组织构筑很容易重建起来。XV型胶原在发育不成熟的肾小球及远曲肾小管表达显著；在纤维样肾病的肾中表达过量，有人推测与肾纤维化过程有关。

在胚胎发育中基膜成分，特别是LN，发挥重要的作用，例如，将4和8细胞阶段的胚胎细胞粘附在一起，形成球体；当神经系统发育中神经元沿着含有LN及其他成分的ECM途径迁移，并进行定向分化。

此外，基膜还参与组织的创伤修复，例如，LN可促进神经轴突的生长，在神经损伤修复中具有重要作用。

第三节 细胞与细胞外基质的相互作用

细胞与细胞外基质相互作用、相互依存、相互影响，才使细胞能够维持正常的形态，进行正常的代谢、增殖、分化、迁移及信息传递，并使由细胞与细胞间质构成的组织器官能够发挥特定的功能。

关于细胞外基质对细胞的作用将分为细胞外基质的生物学作用、细胞外基质的特异性受体和细胞外基质所启动的信号转导三个问题阐述。最后介绍细胞对细胞外基质的控制作用。

一、细胞外基质的生物学作用

（一）细胞外基质维持组织结构的整合性

前两节已经述及。细胞外基质连接、支持组织中的细胞，保持组织的完整性，赋予组织保水性、粘弹性、抗张性及抗压性。

（二）细胞外基质影响细胞的形态与极性

同一细胞在不同的环境中具有不同的形态。体外实验表明，几乎所有的组织细胞在脱离了组织，处于单个悬浮状态时皆呈球形，而且细胞表面有许多微绒毛及膜皱襞。除血液循环中成熟的血细胞外，几乎所有的组织细胞都可在一定的基质上粘着和铺展。同一种细胞在不同的细胞外基质上粘附后发生铺展，可表现出不同的形态。例如，在适当的基质上，上皮细胞呈现极性，基底平整；成纤维细胞呈扁平多突状，细胞表面微绒毛及膜皱襞较少。用鸟类胚胎角膜上皮细胞进行的体外实验表明，当把上皮细胞坐落的基膜成分用酶破坏后，细胞即从基底生出许多突起，同时胞质中的肌动蛋白丝亦解聚；当使基底重新接触到胶原、纤连蛋白及层连蛋白后几小时内基底突起即回缩，重新形成平整的基底表面，微丝的分布亦恢复正常；而若用其他蛋白质代替上述细胞外基质成分，则无复原效果。

细胞外基质决定细胞的形态这一作用是通过其受体影响细胞骨架的组装而实现的，即细胞的形态是细胞骨架组装的综合表现，并与其生命活动（增殖、分化、迁移等）相关。换言之，不同的细胞外基质成分通过不同的受体而介导细胞骨架的不同组装状况，从而表现出不同的形态；细胞几何形状的改变还可能通过变更核基质的构象而直接影响基因的表达。

（三）细胞外基质影响细胞的存活与死亡

细胞外基质对于细胞的存活与死亡也具有很关键的作用。例如，当上皮细胞或内皮细胞脱离细胞外基质后，则走向凋亡，此现象称为失巢凋亡（anoikis）；若在细胞脱离其基质后，另加入人工基膜胶（Matrigel），细胞则可继续生长，而避免死亡。再者，神经细胞在光秃的玻璃面上不能生长，而在敷有胶原或层连蛋白的玻璃板上则能生长，且能长出轴突。

正常真核细胞，除成熟血细胞外，大多须粘附于一定的细胞外基质上才能抑制凋亡而存活；但并非粘附于任何基质成分均可维持细胞的存活。例如，乳腺上皮细胞粘附于人工基膜（Matrigel）可防止凋亡，而粘附于FN或I型胶原基质上则不能。乳腺上皮细胞粘附于Matrigel上抑制凋亡的机制为诱导凋亡的白介素1β转化酶（interleukin-1 βconverting enzyme，ICE）的表达受到抑制。成纤维细胞粘附于多聚赖氨酸基质上也不能防止细胞的凋亡。只有通过一定的细胞外基质受体粘附于一定的细胞外基质上才能维持细胞的存活。不同的细胞依赖于不同的受体和不同的细胞外基质而存活。

（四）细胞外基质调节细胞的增殖

细胞的形态影响细胞的增殖。大多数正常真核细胞在球形悬浮状态下不能增殖，只有在一定的细胞外基质上粘附并铺展才能使细胞周期运行。这种现象称为定着依赖性生长（anchorage dependent growth）。脱离了基质的正常细胞很快止于 G_1 期或进入 G_0 期。不少体外实验证明，细胞只有粘附并铺展在一定的细胞外基质上才能接受生长因子或细胞因子的刺激，从G_1期进入S 期；在非粘附与铺展状态下，即使存在有效浓度的生长因子细胞周期仍然不能运行。

实验证明，大多数正常真核细胞只有粘着于适当的基质才能合成蛋白质及RNA，只有在铺展状态下才能复制DNA。有人置小鼠胚胎的单个细胞在面积大小不等的一系列基质岛上，使其粘着和铺展。结果，基质岛的面积越大细胞铺展越好，出现 ^{3}H-TdR 参入的细胞也越多。这表明基质的表面积与DNA的合成量之间存在正相关关系。当岛面积减少时，进行DNA合成的细胞比率亦降低。这些实验说明，当细胞铺展受到限制时，细胞增殖受到抑制，反之亦然。这可能是细胞的生长存在密度依赖性抑制的重要原因之一。转化细胞与肿瘤细胞虽然和正常细胞不同，可以在软胶中半悬浮生长，但铺展在层连蛋白基质上者的生长速度仍大于悬浮状态者。

不同的细胞外基质成分选择性地促进不同类型的细胞生长。例如，纤连蛋白可促进成纤维细胞的增殖，对上皮细胞的增殖则具有抑制作用；而层连蛋白却与纤连蛋白的作用相反，它可促进上皮细胞的增殖，而抑制成纤维细胞的增殖。创伤愈合时组织中层连蛋白与纤连蛋白的相对比值可能对于维持实质细胞与间质细胞在增殖上的平衡有一定的作用。若纤粘连蛋白过多，则可在创伤愈合时形成斑痕疙瘩。

肿瘤细胞的增殖丧失了定着依赖性，可在半悬浮状态（软胶中）增殖。可见，细胞外基质可以产生一定的信号使正常细胞的细胞周期在生长因子的作用下顺利运行；而这种信号在肿瘤细胞则可能处于不依赖于生长因子的持续活化状态。肝癌组织中往往异常地表达成年肝窦组织已停止表达的LN，肝癌细胞表面也高度表达 $\alpha_6\beta_1$ 整合素受体；肝癌组织中 LN 及 $\alpha_6\beta_1$ 受体的高表达与共分布与患者的不良预后相关。体外实验证明，LN 可显著促进肝癌细胞等肿瘤细胞的粘附、铺展及增殖；通过抗体阻断或下调细胞表面的$\alpha_6\beta_1$受体均可消除LN对细胞增殖的促进作用。

此外，在一些细胞外基质成分的分子结构中存在某些生长因子的同源序列（如LN-1的短臂杆区存在着EGF同源序列）；还有一些细胞外基质成分可结合生长因子。这些也都可能对细胞增殖产生直接或间接的作用。

（五）细胞外基质控制细胞的分化

相当多的实验证明，某些类型的细胞通过与特定的细胞外基质成分作用而撤出细胞周期，进行形态与功能的分化，影响细胞的表型。例如，成肌细胞在纤连蛋白基质上增殖并保持未分化的表型；而在层连蛋白基质上则停止增殖，进行分化，融合为肌管。然而，纤连蛋白对于成红细胞则不刺激增殖，而促进分化。脉管内皮细胞的行为与成肌细胞类似，在纤连蛋白和I或III型胶原基质上培养时，增殖并形成铺满基质的单层；而在富含层连蛋白的Matrigel上培养时，则细胞停止分裂而进行分化，形成有腔的毛细管样结构。若在上述培养体系中加入层连蛋白的抗体或层连蛋白受体的抗体、微丝或微管的破坏剂或蛋白激酶的抑制剂，皆可分别防止有腔毛细管样结构的形成。这说明基膜中的成分通过其细胞表面的受体、细胞骨架及信号转导系统控制细胞的分化。同样，乳腺上皮细胞及肝细胞也只有在适当的细胞外基质上才具有分化的表型。乳腺上皮细胞在Matrigel上培养时，不但具有腺管样形态，而且分泌酪蛋白等乳汁成分。酪蛋白基因的表达是由于层粘连蛋白与细胞表面的$\alpha_3\beta_1$整合素作用后，活化了一定的信号转导系统而启动的。在酪蛋白基因的启动子中已经发现了一个ECM反应元件。此外，乳腺上皮细胞酪蛋白基因表达的调节除需要来自整合素的信号外，还要有特定激素的存在。肝细胞在Matrigel上培养时可合成白蛋白及细胞色素P_{450}，但若脱离基膜成分或置于纤维形胶原基质上，编码肝特异性蛋白质的mRNA则停止翻译。再如，滑液中的成纤维细胞粘附于一定结构的FN时可刺激基质金属蛋白酶（matrix metalloproteinase，MMP）的表达。这一作用是通过成纤维细胞的$\alpha_5\beta_1$整合素受体与FN的RGD序列相结合所启动的信号来介导的；但若其$\alpha_4\beta_1$整合素受体与FN的CS1区结合而启动另一条信号途径，则基质金属蛋白酶的表达受到抑制。可见，$\alpha_5\beta_1$与$\alpha_4\beta_1$所启动的信号途径在调节成纤维细胞的MMP基因的表达上起着相反的作用。这是一种精密的调节机制，具有重要的生物学意义。在正常情况下，成纤维细胞的$\alpha_5\beta_1$及$\alpha_4\beta_1$分别与完整的FN分子的RGD序列及CS1区作用，不会引起MMP的表达；而在炎症及创伤时可能由于蛋白酶的作用而致FN的降解，细胞通过$\alpha_5\beta_1$粘附于含RGD的FN碎片上，从而活化MMP基因的转录，引起关节的损伤。此外，$\alpha_5\beta_1$对胶原酶表达的调节还需要c-fos表达的诱导及胶原酶基因启动子中AP1和PEA3反应元件的存在。

肿瘤细胞的侵袭性和转移性使肿瘤细胞体现出去分化及异常分化的表型，例如高转移潜能的肿瘤细胞获得了胚胎细胞的活跃迁移性、胚胎滋养层细胞的侵袭性及白细胞出脉管的转移性（与活化的脉管内皮细胞的粘附性和对基膜蛋白质的水解破坏性）等等。细胞外基质及其细胞表面受体可显著影响肿瘤细胞的分化表型。人肝癌组织细胞外基质成分中LN的过量失衡及细胞表面α_6的过表达，在促进细胞增殖的同时，还显著增强肝癌细胞的去分化及异常分化表型。实验证明，LN可促进甲胎蛋白（AFP）的分泌（去分化表型）和各种MMP的分泌（异常分化表型）；而通过基因操作下调细胞表面$\alpha_6\beta_1$受体或用特异性针对α_6亚单位胞外域的单克隆抗体阻断LN与肝癌细胞表面$\alpha_6\beta_1$整合素受体的相互作用，皆可显著抑制肝癌细胞的AFP分泌和几乎完全抑制多种MMP的分泌，即逆转肝癌细胞的去分化及异常分化表型，从而可降低癌细胞的转移潜能。

胶原的质与量通常也有变更。例如，在两栖类的肢体再生过程中，首先在残端出现胶原酶来清除基质中原有的胶原，随后从残留的骨、软骨及肌肉组织释放出具有间质细胞特性的干细胞，并迅速增殖形成肢芽，然后再分化形成新的肢体。骨创伤后软骨细胞增殖并去分化，在这种情况下不表达Ⅱ型胶原而代之以Ⅰ型胶原，直至再分化时才恢复合成Ⅱ型胶原。在胚胎发育和形态发生过程中，Ⅰ型和Ⅲ型胶原的表达亦有显著改变。胚胎组织中Ⅲ型胶原丰富，随着牙、眼和皮肤的发育成熟，Ⅲ型胶原逐渐被Ⅰ型胶原取代，至分化完全时则以Ⅰ型胶原为主。

在创伤愈合与炎症反应的初期，皮肤胶原的表达向胚胎方向转变。

细胞外基质对细胞分化的诱导作用还可以决定干细胞的分化方向。例如，干细胞在Ⅳ型胶原和层连蛋白基质上演变为呈片层的极性排列的上皮细胞；在Ⅰ型胶原和纤连蛋白基质上可成为成纤维细胞；在Ⅱ型胶原及软骨连蛋白或骨粉制成的基质上则成为软骨细胞。

（六）细胞外基质控制细胞的迁移

细胞的迁移在胚胎发育和组织再生、修复时十分活跃。细胞外基质可以控制细胞迁移的速度与方向，并为细胞迁移提供“脚手架”。细胞的趋化性与趋触性迁移皆依赖于细胞外基质。这在胚胎发育及创伤愈合中具有重要意义。

在胚胎发育过程的组织器官形态发生之早期阶段，透明质酸是细胞外基质中普遍而主要的成分。透明质酸与透明质酸酶的消长与形态发生过程密切相关，一旦透明质酸含量降低，则细胞迁移和增殖逐渐停止。在再生、重建及创伤愈合组织中，透明质酸围绕着增殖、迁移的细胞，并促进细胞增殖和迁移。再者，神经嵴细胞可多向分化，其分化方向与迁移途径有关。沿着富于纤连蛋白的基质进行迁移的神经嵴细胞最终分化为肾上腺素能神经元。当迁移停止时，纤连蛋白消失，而代之以神经细胞粘合分子（N－CAM）。此外，层连蛋白尚可促进某些细胞的趋触性和趋化性迁移。例如，体外实验证明神经鞘细胞、某些神经嵴细胞及多种癌瘤细胞在层连蛋白基质上的迁移速度加快。

细胞的迁移依赖于细胞的粘附与去粘附以及细胞骨架的组装与去组装。细胞粘附于一定的细胞外基质时诱导粘着斑（见本节三）的形成。粘着斑是由多种蛋白质构成的动态复合物，是联系细胞外基质与细胞骨架的“桥梁”结构。

（七）细胞外基质促进创伤的修复

参见本章第二节中基膜的生物学功能。

鉴于细胞外基质对细胞的形状、结构、功能、存活、增殖、分化、迁移等各种生命现象具有全方位的影响，因而，无论在胚胎发育的形态发生、器官形成过程中，或在维持成体结构与功能完善（包括免疫应答及创伤修复等）的一切生理活动中，或在特定的病理状态下均具有不可忽视的重要作用。

二、细胞表面的细胞外基质特异性受体

细胞外基质具有上述多种生物学作用，其功能的发挥必须通过位于细胞表面的细胞外基质成分的特异性受体。这些受体大多是质膜中的整合型糖蛋白。某些糖脂及跨膜蛋白聚糖可作为辅助受体。

细胞外基质的受体具有以下三个特点：（1）每一种细胞外基质成分一般具有多种受体，每一种受体又可以有两种以上的细胞外基质成分作为其配体，这为细胞外基质复杂的生物学作用的调节提供了结构基础；（2）一些细胞外基质受体的活性受到细胞内信号的调节（胞内信号外传，inside-out signaling）；（3）细胞外基质受体的表达常与细胞分化及组织发育有关，有的是阶段性的。

细胞外基质的受体可分为两大类，即整合素（整联蛋白）族（integrins）和非整合素（非整联蛋白）族（non-integrins）：

1. 整合素是细胞表面的一个受体家族，属于细胞粘附分子，它们可介导细胞粘附于细胞

外基质网络，并进行信号转导。整合素是由α和β亚单位构成的异二聚体，其作用依赖于Ca^{2+}。迄今已发现18种α亚单位和9种β亚单位。在哺乳动物细胞，它们按不同的组合构成20余种整合素。α亚单位和β亚单位均具有较大的胞外配体结合区、单跨膜区和较小的可结合细胞骨架及信号分子的胞内区。其中含β_1亚单位的各种整合素是多种细胞外基质成分的受体，此类整合素也称为VLA（very late antigen）。此外，β_4，β_5，β_6及β_7等也可与一定的α亚单位构成某些细胞外基质成分的受体。$\alpha_1\beta_1$（VLA-1）及$\alpha_2\beta_1$（VLA-2）为胶原及层连蛋白的受体；$\alpha_3\beta_1$（VLA-3）为胶原、层连蛋白及纤连蛋白的受体，而以与胶原的亲和性最高；$\alpha_4\beta_1$（VLA-4）为纤连蛋白及VCAM-1的受体；而$\alpha_5\beta_1$为纤连蛋白的单特异性受体。$\alpha_6\beta_1$及$\alpha_6\beta_4$是层连蛋白的单特异性受体，前者介导上皮细胞、内皮细胞及肌细胞与基膜中层粘连蛋白的相互作用，后者参与上皮细胞半桥粒的结构。不同的组织或同一组织在不同的发育阶段所表达的整合素不同，因而可与不同的细胞外基质成分作用，产生不同的生物学效应。一般来说，整合素族的细胞外基质受体与其配体结合的亲和性不是很高，而在细胞表面的数量较多。这样有利于细胞调节其与细胞外基质成分结合的牢度与可逆性。细胞可通过这类受体与细胞外基质成分结合、分离、再结合、再分离……，从而进行迁移。整合素介导双向信号转导：细胞可以通过细胞内的信号来调节整合素族受体与其配体结合的活性，此为胞内信号外传 （inside out signaling）；整合素与细胞外基质蛋白质结合后也可启动细胞内的信号传导，此为胞外信号内传 （outside in signaling）。因而整合素在质膜这一界面上担负着细胞内、外信号交流的“桥梁”作用。

$\alpha_6\beta_1$整合素在一些肿瘤细胞的表达上调，并与肿瘤患者的预后相关。研究证明，无论是通过基因工程使$\alpha_6\beta_1$表达下调或是应用针对α_6胞外区的单克隆抗体，只要是削弱肿瘤细胞通过$\alpha_6\beta_1$受体与层连蛋白的相互作用，便可抑制肿瘤细胞的恶性表型。例如，通过用缺失胞质功能域的β_4 cDNA转染人肝癌细胞，借助于β_4与α_6的高亲和性生成无功能的$\alpha_6\beta_4$受体而使$\alpha_6\beta_1$的表达减少、功能降低，结果被转染的肝癌细胞在层连蛋白基质上的增殖减慢，AFP分泌减少，基质金属蛋白酶MMP的分泌减少，细胞迁移及侵袭减弱。再者，将针对α_6胞外区的单克隆抗体与肝癌细胞保温以封闭细胞表面的$\alpha_6\beta_1$受体，阻断肝癌细胞与层粘连蛋白的相互作用，同样可以降低肝癌细胞在无血清条件下的存活及增殖，减少了AFP的分泌和MMP的生成。AFP和MMP分别是肝癌细胞去分化和异常分化的标志。综上可知，阻断肝癌细胞与层粘连蛋白的相互作用可以抑制细胞增殖和去分化、异常分化的表型，以及抑制侵袭、转移相关行为。

2. 除整合素族外，还有许多非整合素族的细胞外基质受体。例如，胶原的受体除整合素之外，还有discoidin domain受体和glycoprotein VI受体。属于非整合素族的层连蛋白受体有十余种。67kD受体（67kD LN-R）是研究较久和较为重要的一种。它可结合层连蛋白、弹性蛋白及Ⅳ型和Ⅴ型胶原。然而，虽然经过十余年的研究，67kD LN-R的分子结构仍有许多疑点。似乎存在两种分子结构不同的67kD层连蛋白受体。一种与弹性蛋白的67kD受体（LBP）相同，是一种β半乳糖苷酶基因转录后的变更拼接产物。可能在拼接时保留了与半乳糖结合的序列，并以结合细胞外基质成分的序列取代了半乳糖苷酶的催化序列，因而其虽可结合半乳糖，但无半乳糖苷酶活性。它可能通过另外两种蛋白质与质膜相结合。当其与半乳糖结合后，可能引起分子构象发生改变，从而丧失了与配体及质膜结合的能力，成为可溶性分子游离于细胞外。因而必须在无半乳糖、乳糖及其系列物存在的条件下才能发挥其受体功能。半乳糖、乳糖及其系列物可抑制该受体所介导的细胞粘附，调节细胞与细胞外基质成分之间的相互作用。这种受体可识别并结合配体分子中的疏水短序列：如层连蛋白β链的LGTIPG，弹性蛋白的VGVAPG。另一种67kD LN-R以一种37kD的肽为前体。它可能通过同二聚体或异二聚体构成67kD LN-R，而以后者的可能性更大。参与异二聚体构成的可能是一种识别并结合β半乳糖的凝集素，因而可能识别并结合层连蛋白糖链结构中的β半乳糖及乳糖残基。37kD前体的基因已在17个种属中发现，属于管家基因。其表达产物的氨基酸序列非常保守，在不同种属间的同源性极高，并与核糖体相关蛋白p40相同。这说明其具有对细胞不可缺少的基本的生物学功能。作为细胞外基质成分的受体，它可与整合素在胞内形成复合物一同转运至细胞表面，并通过与配体分子的不同部位相结合而稳定并加固受体与配体间的相互作用。它不但在单核炎性细胞、巨噬细胞及内皮细胞表达，而且在多种肿瘤细胞表达增强，并与患者的预后相关，因而引起人们的重视。其他层连蛋白的非整合素族受体不在此一一赘述。

跨膜的蛋白聚糖可作为细胞粘附的辅助受体，其与细胞外基质分子或细胞粘附分子相结合的部位邻近整合素的结合部位。可能蛋白聚糖与整合素共同调节受体与配体的亲和性。

细胞表面的透明质酸受体为CD44及其同源分子，属于透明质酸粘素家族。所有能结合透明质酸的分子都具有在序列及空间结构上相似的结构域。

综上可知，细胞外基质成分的受体比可溶性信号分子（如细胞因子、生长因子等）的受体更为多样和复杂，而它的调节则越发精细。细胞通过调节细胞外基质受体的表达及其与配体结合的亲和性而控制细胞的表型。

三、细胞外基质与信号转导

无论单细胞生物或多细胞生物，无论在个体发生、发育或成体生命活动中，每个细胞的生存、增殖、分化、迁移、死亡或功能的发挥都必须在一定的微环境下或特定的组织中才能进行。每个细胞作为整个机体的一个基本生命活动单位，必须不断接受细胞外的各种信息才能生存、增殖、分化、迁移、死亡或发挥功能。细胞所接收的各种信息可直接来自于与其邻接的其他细胞，也可以信息分子为媒介而间接来自于其他细胞。细胞因子、生长调节因子、分化因子、迁移因子、激素等可溶性信息分子已为大家所熟悉，而细胞外基质成分作为不溶性信息分子是近年才确立的新概念。

细胞外基质受体不仅介导细胞粘附于细胞外基质，而且可将信号传入细胞内（胞外信号内传），活化一定的细胞信号转导途径，从而调节细胞骨架的组装及一定基因的表达或一些蛋白质分子的活化/失活，最终体现其生物学作用，引起细胞发生相应的反应，包括形态变化、粘附、铺展、迁移、增殖、分化及存活等（图19-11）。这是近年分子细胞生物学的一个研究热点。然而，至今还有许多问题尚未明了。在信号转导过程中，胞内信号外传与胞外信号内传是相辅相成、互相反馈和相互制约的，细胞外基质受体在其中起着“桥梁”作用。目前了解最多的是整合素族受体介导的信号转导途径。

细胞表面的整合素处于基态时，它们与细胞外基质之间的亲和性很低，处于未活化形式。一些正向促进因子（如生长因子、细胞因子等）可通过激活位于质膜上的相应受体，而活化细胞内的一些信号（例如生长因子受体的活化导致Ras途径的活化），从而引发胞内信号外传，即引起整合素的胞质结构域发生构象改变，并传导至其胞外结构域引发构象改变而被活化，使整合素与其配体的亲和性增高，整合素遂与配体结合，细胞粘附于细胞外基质。随后引起整合素的丛集（在细胞表面聚集成簇），并启动粘着斑（focal adhesion）的组装。粘着斑组装又可进一步启动胞外信号内传，导致细胞对胞外信号发生一定的后续反应。（图 19-12）

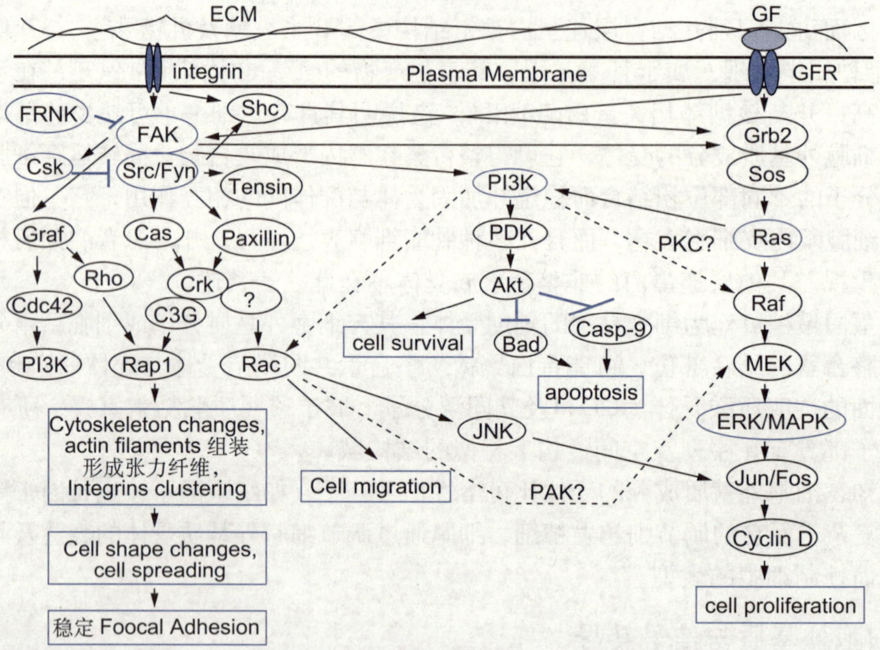

图19-11 细胞外基质整合素族受体介导的信号转导途径与生长因子受体介导的信号转导途径及其可能的连通网络

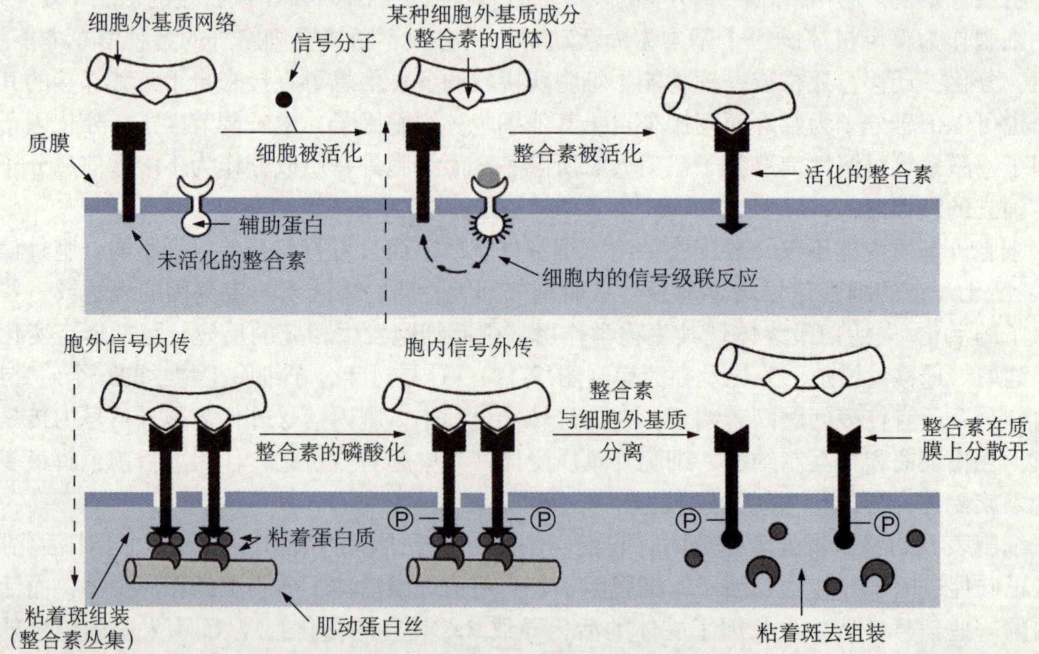

图 19-12 细胞外基质与其整合素族受体的结合

整合素与其配体间的亲和力较小，但可通过以下两个方面来加固：（1）尼龙搭扣效应（velcro principle），即整合素与其配体结合后聚集成簇，以形成稳定而牢固的粘合；（2）整合素与其配体结合后，通过粘着斑中的微丝结合蛋白而间接与肌动蛋白丝相连，从而使细胞骨架成为整合素与其配体相结合的有力的稳固因素。

粘着斑是粘合连接的一种形式。粘着斑实际上是由很多种蛋白质分子有序地聚集在一起并相互作用形成的动态复合物。在过去十几年中，许多位于粘着斑处的蛋白质不断被发现，包括整合素、粘着斑激酶（focal adhesion kinase，FAK）、踝蛋白（talin）、桩蛋白（paxilin）、张力蛋白（tensin）、纽蛋白（vinculin）、α-辅肌动蛋白（α-actinin）、Src族激酶、Grb2（guanine release factor binding protein）、Crk及Cas（c-Crk associated substrate）等。FAK是粘着斑复合物形成的枢纽。粘着斑与细胞骨架微丝体系紧密相连、相互制约，目前认为，其中可能存在多种调节机制。此外，粘着斑的组装也可活化一定的信号转导途径。

Talin是粘着斑主要的结构元件之一，它是第一个被发现的直接与整合素胞质区相结合的细胞骨架蛋白。Talin可直接连接整合素与肌动蛋白微丝。此外，一种肌动蛋白之间的交联蛋白α-actinin也能与整合素β亚单位的胞质区尾部结合。实验结果证实，单靠α-actinin还不足以将肌动蛋白微丝召集到整合素聚集处，要实现整合素与肌动蛋白微丝的相连还需要talin与整合素胞质区的结合。

Vinculin是粘着斑处最丰富的一种蛋白质，它能连接talin和α-actinin，并能与肌动蛋白微丝直接结合。Vinculin分子的头尾可相互结合，而talin的结合位点正好位于vinculin的头部，α-actinin的结合位点又正好位于vinculin的尾部，因此，当vinculin分子的头尾相互结合时，便掩盖了talin及α-actinin与vinculin的结合位点。实验结果证实，vinculin头尾结合位点的暴露是粘着斑组装过程中十分重要的一步。酸性磷脂及PIP_2能直接地结合于vinculin头尾结构域之间的铰链区，从而有效地使vinculin头尾分离，而依赖于Rho（GTPase家族中的一个小分子）的由整合素介导的细胞粘附可以引起胞内PIP_2的升高。

Burridge等人于1994年提出了一种粘着斑组装模式。他们认为，整合素分子的丛集过程是在细胞骨架（微丝）的参与下完成的。最初在沉寂的细胞中，结合了配体的整合素通过talin或α-actinin等蛋白质与肌动蛋白微丝结合。然而此时，这些整合素并未发生丛集，肌球蛋白也未被活化，因此，与这些整合素相联系的肌动蛋白微丝收缩性很低或根本就无收缩性。而当这些细胞受到一些血清成分（如溶血磷脂酸）的刺激后，胞质内的Rho即被激活。活化的Rho继而引起肌球蛋白轻链的磷酸化，组装好的肌球蛋白丝遂与肌动蛋白微丝结合，随即产生收缩性，并将收缩性传递给质膜上的整合素，导致整合素的丛集。同时，活化的Rho还能升高细胞内PIP_2的水平，进而使vinculin头尾分离，推进粘着斑的组装。此外，PIP_2还能使肌动蛋白的两种结合蛋白，即前纤维蛋白（profilin）和溶胶素（gelsolin）与肌动蛋白分离，从而促进肌动蛋白聚合成丝。整合素与细胞外基质成分结合后发生的丛集是粘着斑组装的基础。如果整合素的丛集被阻止，粘着斑的组装则会随之受阻。换言之，整合素的丛集启动了粘着斑的组装。

同时，整合素的丛集对于其所介导的信号转导也至关重要。迄今已证明，胞内的许多信号分子都与发生丛集的整合素相联系，而且，这些信号分子在粘着斑处的组装依赖于Tyr的磷酸化。20世纪80年代初，在粘着斑处发现了癌基因产物Src这种酪氨酸激酶，从而使人们意识到，粘着斑的组装可能主要通过酪氨酸激酶来调节。通过免疫荧光技术得到的实验结果也显示，粘着斑处的确富含Tyr磷酸化的蛋白质。同时在几种不同的细胞中也发现，整合素与细胞外基质成分结合并发生丛集之后，会迅速导致细胞内一些蛋白质的Tyr磷酸化。由于整合素本身不具有酶活性，所以提示，粘着斑处肯定存在能够由整合素激活的酪氨酸激酶。事实上，于1992年就有人报道，在粘着斑存在着一种胞质酪氨酸激酶，现已将该酶命名为。并且实验结果证实，当整合素与细胞外基质成分结合并发生丛集之后，会产生FAK的Tyr磷酸化并激活其酪氨酸激酶活性。FAK 的发现极大地促进了整合素信号转导领域的进展。

事实上，粘着斑的组装是一步一步进行的，其过程相当复杂。在粘着斑组装过程中，召集上述多种蛋白质聚集在一起。通过这些蛋白质之间的特定相互作用而形成粘着斑复合物。其中，FAK 在粘着斑的组装中发挥中心作用。再者，FAK 活化后还可以级联的方式引起其下游一系列信号分子的活化，从而进一步调节细胞骨架的组装或将信号传导至胞核内调节某些基因的表达和/或影响胞质内某些信号蛋白质的磷酸化水平。细胞骨架组装的改变可影响细胞的形态、铺展及迁移；基因表达的调节及信号蛋白质的磷酸化水平则可控制细胞的存活、增殖及分化。

FAK广泛存在于各种脊椎动物的几乎所有组织，是一种与粘附作用相耦联的非受体蛋白激酶，具有酪氨酸激酶结构域（Tyr kinase domain），分子量为 125kDa，无跨膜序列。与胞质中的其他蛋白质酪氨酸激酶（PTK）不同，FAK不含SH2结构域（特异性识别并结合含有磷酸化Tyr 的序列）及 SH3 结构域（特异性识别结合富含脯氨酸残基的序列，如 PXXP）。FAK 在进化上高度保守，整个分子可分为三个结构域（图 19-13）。

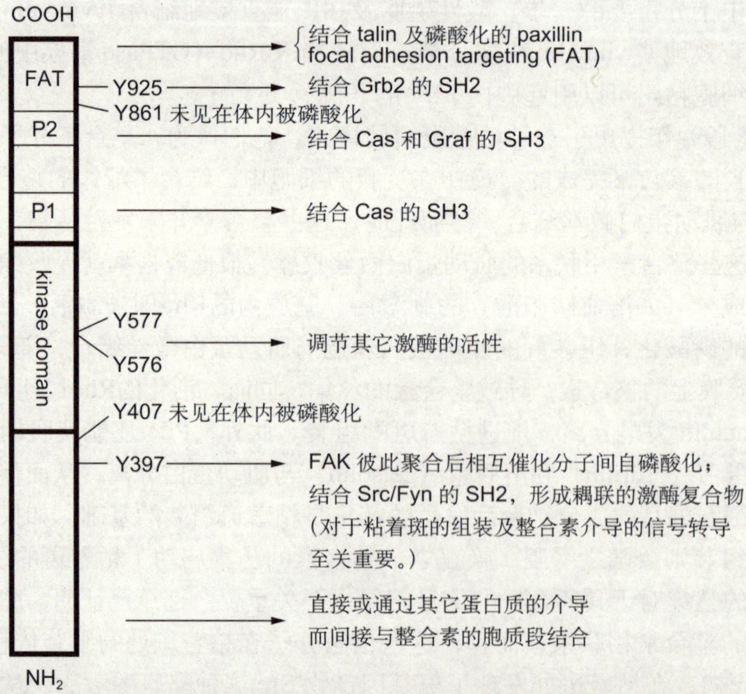

图 19-13 FAK 分子的结构示意图

每个结构域大约含有400个氨基酸残基。其分子的中心部分为激酶结构域，两侧翼的N端与C端结构域较大，含有与相关蛋白质结合的位点。例如，其N端可直接或通过其他蛋白质的介导而间接与整合素的胞质段结合，且与PDGF受体有重要联系；N端侧翼近激酶结构域有与Src/Fyn之SH2结构域结合的位点。C端侧翼含有与Cas、Graf、Grb2及PI-3K调节亚单位（p85）结合的位点；C末端可与talin及磷酸化的paxillin相结合。实验结果表明，仅结合了talin的FAK不能被召集到粘着斑处，而C端被标记的未结合paxillin的FAK却依然能出现于粘着斑处；整合素的简单丛集便足以引起FAK聚集，但不能引起talin与paxillin的聚集。所以目前还不确定，talin与paxillin是否在召集FAK到粘着斑的过程中起着很重要的作用。此外，非常有趣的是，一些细胞还能表达FRNK（FAK-related non-kinase），FRNK与FAK的C端结构域一致，但缺乏激酶结构域，因此无催化活性。FRNK的过表达能抑制内源性FAK的生物学效应，因而可作为很有价值的研究工具，用于检测FAK在细胞内信号转导中的作用。

FAK能与一些胞内信号蛋白质相结合。这些蛋白质与FAK的结合依赖于FAK的磷酸化。FAK整个分子有6个酪氨酸磷酸化位点：Tyr-397及Tyr-407在N端侧翼，Tyr-576及Tyr-577在催化结构域，Tyr-861及Tyr-925在C端侧翼。但是在体内，只发现Tyr-397、Tyr-576、Tyr-577及Tyr-925被磷酸化，而且这些Tyr残基磷酸化方式是不同的，包括分子间自磷酸化、分子内自磷酸化或被其他PTK催化磷酸化。磷酸化后的酪氨酸残基具有各自的结合功能。例如，整合素与其配体（细胞外基质成分）的结合引起FAK分子的聚合，并相互催化Tyr-397发生磷酸化（此为FAK分子间的自磷酸化）。Tyr-397磷酸化后可与Src族酪氨酸激酶（如c-Src、Fyn或Src族其他PTK）的SH2结构域相互结合，形成耦联的激酶复合物。这一耦联复合物的形成对于粘着斑的组装及整合素介导的信号转导都是关键性的。在正常细胞，c-Src的PTK活性通常由于其分子内相互作用而自我抑制，即其近C端的磷酸化Tyr-527与其自身SH2结构域相结合而使整个分子处于抑制构象；FAK的Tyr-397磷酸化后与c-Src的SH2结构域亲和性增高，遂取代c-Src C端的磷酸化Tyr-527而与c-Src的SH2结构域结合，从而改变了分子的构象使其激酶活性部位暴露，显出c-Src的PTK活性。随后由一种磷酸酪氨酸磷酸酶（phosphotyrosine phosphatase， PTP）催化c-Src C端的磷酸化Tyr-527脱磷酸，以稳定c-Src族激酶与FAK的结合。可见FAK Tyr-397发生磷酸化的功能在于召集c-Src族PTK分子与FAK结合并活化c-Src的激酶活性。活化的c-Src则可进一步催化FAK的其他Tyr发生磷酸化，也可催化Cas、paxillin、tensin以及下游信号分子的磷酸化。c-Src族PTK催化FAK磷酸化的主要部位为FAK激酶结构域的Tyr-576及Tyr-577。Tyr-576及Tyr-577磷酸化后，FAK激酶结构域的构象发生改变，从而充分活化了FAK催化自身（分子内自磷酸化）及其他底物磷酸化的激酶活性。Src也可磷酸化FAK C端的Tyr-925，从而建立了与Grb2 adaptor蛋白质SH2区相结合的部位，并通过Grb2来结合GDP/GTP交换蛋白Sos，从而活化Ras -MAPK信号途径。然而，目前尚不清楚FAK Tyr-407和Tyr-861位点的生物学意义。此外，自磷酸化的FAK还可结合并可能激活磷脂酰肌醇3'激酶（PI3-K）和Csk（Src家族的负调控因子）。有实验证实，Crk通过SH2结构域与SFK（Src family tyrosin kinase）结合，由SFK催化FAK的Tyr397发生分子间自磷酸化，磷酸化的Tyr397则结合并活化PI3K的p85调节亚基；同时，Crk还通过SH3结构域与Sos结合，继而由Sos激活Ras，Ras则结合并活化PI3K的p110催化亚基。PI3-K及其下游的一种Ser/Thr激酶Akt能提供使细胞存活的信号，避免细胞凋亡。实验证实，由整合素介导的细胞粘附能激活

PI3-K和Akt。因此，FAK可能通过激活PI3-K/Akt信号通路而使细胞存活。值得注意的是，有实验证实，活化的PDGF受体可召集PI3K到细胞表面，由此推测，细胞存活可能是由不同的信号途径协同调节的。

FAK的C端侧翼有两个富含脯氨酸的区域，P1及P2。Cas（一种停泊蛋白，无酶活性）的SH3区及Graf（GTPase regulator associated with FAK）的SH3区可与之结合形成稳定的复合物。Graf可激活Cdc42和Rho的GTP酶活性，但不能激活Rac。Graf可能在整合素信号转导中调节Cdc42-Rac-Rho信号级联反应。而Cas可能是FAK活化后的一个靶分子，并可进一步将来自FAK的信号向下游传递。事实上，小GTP酶超家族的Rho、Rac及Cdc42对于调节粘着斑和细胞骨架的组装以及细胞迁移具有重要作用。Rho似乎可作用于FAK的上游或下游。Rho的活化（可由G蛋白耦联受体途径介导）引起整合素的丛集，进而召集并活化FAK。FAK的活化及其引起的Cas磷酸化又可召集Graf，并通过它引起Rho的活化及肌动蛋白微丝的组装，形成张力纤维，导致细胞铺展。后者对于稳定粘着斑结构是必要的。

FAK的N端可直接或通过其他蛋白质的介导而间接与整合素的胞质段结合。然而有实验证实，在体外，FAK与整合素β亚单位的胞质区结合对于启动FAK的磷酸化既不是必要的也不是充分的条件。目前，对于FAK与整合素β亚单位的胞质区结合的真正意义尚不清楚。

近年发现FAK族的第二个成员PYK2（proline-rich tyrosine kinese 2）或称CAK（cell adhesion kinase），其序列与FAK相似，但组织分布较局限，在脑的表达水平高，而在肝、肾、脾及肺的表达水平较低。

在粘着斑中，tensin、paxillin和Cas都是作为停泊蛋白，通过它们的Tyr磷酸化而结合具有SH2结构域的分子，介导它们之间形成复合物。事实上，Tyr磷酸化的paxillin和Cas可以结合adaptor蛋白Crk（Crk具有SH2和SH3结构域），而Crk的SH3结构域又可结合Ras家族的GDP/GTP交换蛋白Sos和C3G。C3G能激活Rap1（一种与Ras密切相关的GTP酶），活化的Rap1参与肌动蛋白的聚合，可能与细胞形态的变化及细胞铺展有关。

事实上，细胞内的许多信号通路并不是孤立的，它们形成了一个错综复杂的庞大网络。例如，整合素介导的信号通路与生长因子受体介导的信号通路就有很多交汇点。很多生长因子，如EGF、PDGF、bombesin及endothelin皆可刺激FAK发生Tyr磷酸化。众所周知，生长因子受体（受体酪氨酸激酶）介导的信号通路主要是激活Ras-MAPK通路，然而，很多种整合素也可活化Ras-MAPK信号途径，并伴有PDGF受体的Tyr磷酸化。实现整合素介导的信号通路与生长因子受体介导的信号通路的连通有多条途径。整合素与ECM相结合后也可不通过FAK或仅通过FAK的协助，而主要通过Shc活化Ras-MAPK途径。Shc也是一种含有SH2结构域的蛋白质，并可能由c-Src催化其Tyr磷酸化。磷酸化的Shc也可与Grb2-Sos复合物结合，从而活化Ras-Raf-MAPK途径。$\alpha_1\beta_1$，$\alpha_5\beta_1$，$\alpha_v\beta_3$及$\alpha_6\beta_4$整合素均可与Shc结合，并通过Shc而活化Ras-MAPK途径。β_4胞质区的磷酸化Tyr可直接与Shc结合，至于含β_1及α_3的整合素则通过其α亚单位与caveolin作用而间接与Shc结合。然而，$\alpha_2\beta_1$，$\alpha_3\beta_1$及$\alpha_6\beta_1$整合素则不能通过Shc活化Ras-MAPK途径。MAPK的活化（包括其磷酸化、激酶活性的提高及向核内转运）导致细胞周期促进基因（如cyclin D）的转录，引起细胞增殖。这种复杂的细胞内信号通路的“联网”（cross-talk），阐明了为何正常细胞必须在粘附于一定细胞外基质的情况下才能接受可溶性生长刺激信号分子（生长因子，细胞因子等）的作用，使细胞周期运转，即正常细胞的定着依赖性生长特性。换言之，在正常细胞，只有当Ras同时受到来自生长因子受体及整合素两方面的刺激时，才能使MAPK的活化达到引起c-fos转录所需要的阈值水平，以促进细胞从G1期进入S期。而在一些转化细胞中，发现FAK过表达或持续活化，这可能与其丧失定着依赖性生长特性有关。不同的整合素对细胞周期具有不同的正或负调节作用。当细胞通过那些不能与Shc相结合的整合素粘附于ECM时，往往不活化Ras-MAPK信号通路，从而使细胞撤出细胞周期（进入G_0）。从细胞周期撤出是细胞分化的前提，亦即细胞接受分化因子的刺激而进行分化的必要条件。例如，内皮细胞通过可与Shc相结合的$\alpha_5\beta_1$粘附于纤粘连蛋白基质时，则与生长因子受体信号途径协同促进细胞的增殖；而通过不能与Shc相结合的$\alpha_2\beta_1$粘附于层粘连蛋白基质时，内皮细胞则撤出细胞周期，接受分化信号形成毛细管样结构。再如，成肌细胞通过$\alpha_5\beta_1$粘附于纤粘连蛋白基质时，细胞增殖；而通过$\alpha_6\beta_1$粘附于层粘连蛋白基质时，则分化为肌管。这似乎可以解释为何某些细胞必须粘附于一定的ECM才能进行分化。当然，细胞增殖与分化的调节远非如此简单。细胞在不同的生理与病理状态下，细胞表面的整合素具有不同的“配置”及不同的活性；同一整合素可结合一至数个配体；而且同一整合素与配体结合后，又可通过不同的途径转导信号。可以想像，其调节必然是十分复杂的，然而也正是通过这种复杂的调节才能完成复杂的生物学功能。关于一个细胞上的一种整合素在何种情况下通过FAK活化MAPK，何种情况下通过Shc或者其他途径来活化MAPK或其他信号传导分子，以及细胞增殖与分化的具体调节途径，都有待进一步研究。

此外，FAK和Src可能协同调节粘着斑处的蛋白质Tyr磷酸化。FAK通过Tyr-397自磷酸化召集Src家族到粘着斑处，然后，Src家族催化paxillin和Cas的Tyr磷酸化。FAK-Src复合物能调控细胞的铺展和迁移。实验结果表明，$Src^{-/-}$小鼠的成纤维细胞在纤粘连蛋白上铺展的速度比对照组要慢很多；而HeLa细胞过表达Csk（Src的负调控因子）则同样会抑制其铺展。此外，FRNK过表达也会抑制细胞的铺展，提示FAK也参与了细胞铺展的调控。FAK很可能作为可开关的adaptor（switchable adaptor），召集Src和paxillin，促进细胞的铺展。$FAK^{-/-}$的胚胎细胞外观呈圆球形，并且迁移速度大大降低；Tyr-397突变后的FAK过表达的细胞则不能迁移；FAK基因被剔除（knock out）的小鼠夭折于早期胚胎时期，而来源于这种小鼠的细胞，其迁移有缺陷，这些结果表明FAK是很重要的调控细胞骨架的因素，同时对于细胞迁移也非常重要。很多实验结果提示，FAK信号对于粘着斑的组装不是必要的，但是粘着斑的组装对于细胞迁移却是必不可少的。FAK过表达能促进CHO细胞的迁移；迁移快的细胞及侵袭能力强的细胞，其FAK的表达量都是增高的。这些结果都表明，FAK的确能参与粘着斑的动态调控。此外，值得注意的是，细胞的迁移也需要生长因子受体及粘附受体信号途径的协同活化，例如，用低浓度的PDGF刺激Swiss 3T3细胞及脉管平滑肌细胞，可促进细胞的迁移及FAK的Tyr磷酸化。再者，过表达FAK羧基端结构域的成纤维细胞的迁移减慢，而Src的过表达可以恢复其迁移能力。这些结果表明，Src可能是生长因子受体信号途径及粘附受体信号途径通过协同作用来调节细胞迁移的一个重要枢纽。近几年的一些实验结果进一步提示，Cas可能是FAK在调控细胞迁移过程中的一个下游分子。例如，经过突变不能与Cas结合的FAK则不能促进细胞的迁移。Cas与adaptor蛋白Crk的结合如同开启了一个分子开关，启动细胞的迁移，而GDP/GTP交换蛋白Rac则是Cas-Crk复合物下游的一个必不可少的信号分子。

综上可知，细胞外基质受体所介导的信号转导途径错综复杂。不同的整合素在同一细胞，或同一整合素在不同的细胞或不同的生理、病理条件下，可以活化不同的信号转导途径，从而引起不同的反应。近年这一研究领域颇为活跃，进展十分迅速，然而很多细节仍不清楚。

属于非整合素族细胞外基质受体的67kD LN-R/LBP与配体结合后所启动的信号转导途径为活化G蛋白-磷脂酶C-蛋白激酶C，并伴有胞内Ca^{2+}的瞬时增高。

总之，在机体的整体水平，存在着复杂的神经-内分泌-免疫调节网络；在细胞水平，存在着错综复杂的信号转导网络。机体内的细胞无时不在通过各种网络对来自细胞外的可溶性与不溶性信号分子的作用进行反应。目前，对细胞的网络系统及其运作调控所知甚少。随着这一研究领域的进展，无疑将会揭开很多生命现象的奥秘。

四、细胞对细胞外基质具有控制作用

前已述及，细胞外基质通过细胞表面的特异性受体可对细胞发挥多种生物学作用，调节细胞的各种生命活动。而另一方面，细胞外基质中的各种成分又是由细胞的基因型及基因的表达所控制的；细胞外基质分子的组装与降解也是在细胞的严密控制下进行的。可见，细胞与细胞外基质之间的作用是双向的。这种相互作用的定势与平衡是生物体结构完整性与功能多样性的保障，对于细胞的各种生命活动至关重要。细胞与细胞外基质间相互作用的紊乱与多种疾病相关。

各种细胞外基质成分是由局部细胞产生的。器官中的实质细胞及间质细胞均可产生细胞外基质。不同的组织中、同一组织的不同发育阶段或不同的功能状态下，细胞外基质的成分与结构存在差异。例如，软骨中的成软骨细胞产生的细胞外基质以II型胶原、软骨连蛋白及aggrecan蛋白聚糖为主；成年结缔组织中的成纤维细胞产生的细胞外基质以I型胶原、纤连蛋白及decorin蛋白聚糖为主；而胚胎结缔组织的细胞外基质则以III型胶原、纤连蛋白、透明质酸及弹性蛋白为主。

细胞不仅产生并分泌细胞外基质成分，而且指导所在区域细胞外基质成分的组装和方向。例如，细胞在其分泌出的胶原上爬行、拖拉，使其成为片层或索条。各部位结缔组织细胞决定其胶原原纤维的大小及排列，通过引导胶原纤维的形成来调节胶原分子分泌后的沉积；胶原原纤维的空间组装也会影响其与基质中其他分子的相互作用，细胞可通过与其纤维形胶原共同作用而组织基质中其他大分子的种类和数量。此外，细胞内微丝的方向决定了细胞表面纤连蛋白纤维的装配。用破坏微丝的细胞松弛素（cytochalasin）处理成纤维细胞，则纤连蛋白纤维从细胞表面分离。这种现象与有丝分裂时由于微丝解聚、细胞变圆所发生的细胞纤连蛋白纤维脱离的情况相似。

细胞外基质蛋白质的降解是在细胞的严密控制下进行的。细胞外基质中的蛋白质成分主要由基质金属蛋白酶家族和丝氨酸蛋白酶家族的联合作用来催化肽链降解；而糖链部分则主要由各种糖苷酶催化降解。

MMP是一族依赖于Zn^{2+}的内肽酶，具有广泛的降解胶原的活性。迄今已发现17种成员，大致可分为五种亚型：胶原酶（collagenase）、明胶酶（gelatinase）、基质溶解酶（stromelysin）、弹性蛋白酶（elastase）以及跨膜的膜型基质金属蛋白酶（membrane type matrix metalloproteinase，MT-MMP）（表19-7）。胶原酶的活性是高度特异的，只水解特定蛋白质的少数位点，因而基质的完整性可以基本保留，这就为细胞的迁移开辟了通道。其他MMP的特异性较低，但是很多细胞表面存在结合蛋白酶的受体。例如，尿激酶型纤维蛋白溶酶原活化因子（urokinase plasminogen activator， uPA）（见后）可被结合在迁移中的细胞的前沿和生长中的神经轴突的末梢。由于蛋白酶被结合在细胞表面的受体上，因而只能在所需要的部位发挥作用。

表 19-7　基质金属蛋白酶的主要亚型及特性

亚型	系统名	分子量（kDa）	分泌形式	主要作用物
胶原酶类				
基质胶原酶	MMP1	52.57	酶原	纤维形胶原（III 型>I 型）
粒细胞胶原酶	MMP8	75	酶原	纤维形胶原（I 型>III 型）
胶原酶 3	MMP13	54	酶原	纤维形胶原
明胶酶类				
明胶酶 A	MMP2	72	酶原	明胶，IV、V 型胶原，纤连蛋白
明胶酶 B	MMP9	92	酶原	明胶，IV、V型胶原
基质溶酶类				
基质溶酶 1	MMP3	52.58	酶原	层连蛋白，纤连蛋白
基质溶酶 2	MMP10	58	酶原	层连蛋白，纤连蛋白
基质溶酶 3	MMP11	29	活性酶	α_1 抗胰蛋白酶
间质溶酶	MMP7	28	酶原	层连蛋白，纤连蛋白
弹性蛋白酶	MMP12	53	弹性蛋白	
膜型基质金属蛋白酶（MT － MMPs）				
MT － MMP1	MMP14	66	明胶酶原 A	纤维形胶原
MT － MMP2	MMP15	76	明胶酶原 A	纤维形胶原
MT － MMP3	MMP16	70	明胶酶原 A	
MT － MMP4	MMP17	未知	未知	

基质金属蛋白酶在体内受到多种调节，主要包括转录水平的调节、酶原的活化和抑制物的拮抗。MMP 通常以无活性的酶原形式分泌，必要时可被局部细胞所产生并分泌的丝氨酸蛋白酶活化。例如，MMP 在 ECM 中可通过纤维蛋白溶解酶（纤溶酶，plasmin）的作用去掉 N 端一段序列而被活化。纤维蛋白溶酶也是以酶原的形式生成并分泌的。激活纤维蛋白溶酶原（plasminogen）的是纤维蛋白溶酶原活化因子（plasminogen activitor， PA），主要包括尿激酶型纤维蛋白溶酶原活化因子（urokinase plasminogen activator，uPA）及组织纤维蛋白溶酶原活化因子（tissue plasminogen activator， tPA）。血液中存在丰富的纤维蛋白溶酶原，活化后可溶解血栓。临床上广泛采用 tPA 及时治疗心、脑梗死取得良好效果。再者，MMP 活性可被组织金属蛋白酶抑制物（tissue inhibitor of metalloproteinase， TIMP）抑制。迄今已发现四种。它们广泛存在于各种组织，可与活化的 MMP 以 1:1 的比例相结合，形成无活性的复合物，从而调节 MMP 的活性。丝氨酸蛋白酶也有抑制物，称为 serpins。特别有趣的是，蛋白酶抑制物被细胞分泌在蛋白质降解活跃区域的边缘，从而避免了不必要的基质降解，同时也保护了细胞表面为

细胞粘附及迁移所需要的蛋白质不被降解。此外，由局部细胞产生的蛋白酶作用于前胶原释放的前肽也可能对胶原酶有抑制作用。还有一些激素也影响胶原降解的速度，如糖皮质激素可诱导胶原酶合成，雌二醇和孕酮抑制子宫胶原降解，甲状旁腺素增高骨骺端胶原酶的活性。总之，细胞外基质降解酶的活化与抑制对于调节基质蛋白质的转换率具有重要作用。MMP 活性在体内除受到酶原活化和抑制物拮抗的调节外，还有转录水平的调节。MMP活性及TIMP的表达均受细胞因子及生长因子（bFGF及TGF-β）等调节。在创伤组织及分娩后的子宫中，胶原酶活性显著增高。在恶性肿瘤中，正常调节机制紊乱，MMP/TIMP比率失调，MMPs过表达或过度活化，同时TIMP低表达，从而导致组织的破坏与肿瘤细胞的侵袭和转移。在新生血管形成过程中，内皮细胞需突破其基底膜，故也需要胶原的降解。因而，胶原的降解参与代偿性侧支循环的形成及肿瘤细胞的转移。

肿瘤组织中的蛋白酶不仅来自于肿瘤细胞，也可来自于基质细胞。在肿瘤细胞及基质细胞均可见MMP-9及MMP-2的表达升高。肿瘤基质中的某些蛋白酶存在于肿瘤侵袭的前沿，并常与质膜中的受体结合。其含量可作为预后的指标。阻断基质的降解已成为抗肿瘤的策略之一。多种肿瘤细胞的转移潜能可通过导入TIMP的cDNA而削弱。MMP的抑制剂Batimastat可抑制人类肿瘤的生长及在裸鼠中播散。其口服剂 Marimastat 已进入临床试验。

综上可知，正常生理情况下，MMP的活性是在细胞的严密的控制之下的。细胞对细胞外基质成分降解作用的精细调节在创伤修复、组织重构及肿瘤细胞的侵袭转移过程中具有重要作用。

肿瘤组织中的细胞外基质成分常常发生比率失调。例如，人肝癌组织中层连蛋白及其受体的过表达可增强癌细胞的恶性表型；再者，癌细胞分泌的蛋白水解酶破坏其周围的细胞外基质后，可引起细胞外基质成分的重组。这又可以促进某些细胞外基质成分的生成，从而引起恶性循环。

第四节 细胞外基质与疾病

细胞外基质与多种疾病或病理过程有关，这里举例介绍胶原、纤连蛋白、层连蛋白及蛋白聚糖与某些疾病的关系。

一、胶原与疾病

因胶原的含量、结构或类型异常而导致的疾病颇为多见，不单种类多，而且累及的范围广，这些疾病统称为“胶原病”(collagen diseases)。病变的部位可发生在间隙胶原或基膜胶原。胶原病可为遗传性的或获得性的（表 19-8）。

表 19-8 胶原疾病

病变部位	疾病种类
间隙胶原	遗传性胶原病
	成骨不全（osteogenesis imperfecta）
	Ehler's-Danlos 综合征

续表

病变部位	疾病种类
	纤维增生性疾病
	硬皮病（scleroderma）
	肝硬化（liver cirrhosis）
	肺纤维化（lung fibrosis）
	纤维变性疾病
	骨关节病（osteoarthrosis）
	类风湿性关节炎（rheumatoid arthritis）
	老化（aging）
基膜胶原	过量基膜沉积
	糖尿病血管病（diabetic angiopathy）
	肾小球硬化（glomerular sclerosis）
	基膜破损
	牛皮癣（psoriasis）
	细胞周基膜胶原沉积
	动脉硬化性平滑肌斑块（atheroslerotic smooth muscle plaque）

导致胶原异常的机制大致可分为四个方面：（1）胶原在体内合成与降解的平衡发生紊乱；（2）胶原分子的结构异常；（3）组织中各种类型胶原的特定比率失常；（4）胶原分子在组织中组装成胶原纤维发生障碍或胶原与基质中其他大分子间的交联发生异常。以上四方面的异常可以综合出现。例如，肝、肺的病理性纤维化都不单是胶原的合成过旺，而在胶原纤维的分布及各型胶原的比例上亦有改变，即Ⅲ型胶原减少，Ⅰ型胶原增多，同时间隙胶原分子中赖氨酸残基的羟化程度降低。

胶原亦同样存在免疫性疾病，天然的与变性的胶原分子，乃至胶原与前胶原的α链，都可引起体液免疫及细胞免疫反应。人体若丧失对自身胶原组织结构的免疫耐受即可产生自家免疫性胶原损伤，例如类风湿性关节炎及慢性肾炎等。免疫性胶原病还可因免疫复合物在胶原组织中沉积所致。

胶原基因的突变往往引起胶原的异常。例如，I型胶原的突变可引起骨生成缺陷，其特征为骨脆弱，易骨折；II型胶原的突变引起软骨发育异常，其特征为软骨异常，导致骨、关节畸形；III型胶原的突变引起Ehlers-Danlos综合征，其特征为皮肤、血管脆弱，关节活动度过大。

二、纤连蛋白与疾病

近年一些动物实验表明，肾小球肾炎的发生与血浆及组织中的纤连蛋白有关。在肾小球基膜中含有大量纤连蛋白。DNA、金黄色葡萄球菌、链球菌、胶原及纤维蛋白的降解产物，均可直接地或以免疫复合物的形式，通过与纤连蛋白结合而沉积于肾小球，引起肾小球肾炎。血浆中的纤连蛋白则可与上述各种抗原结合而阻止其与肾小球纤连蛋白结合。同时，血浆纤连蛋白与胶原结合的复合物可被肝Kupffer细胞和脾巨噬细胞表面的纤连蛋白受体识别、结合，引起内吞，加速胶原的清除。血浆纤连蛋白浓度降低，则失去对肾的保护作用。

在纤维增生的组织中，一般伴有纤连蛋白含量升高。在创伤愈合过程中，组织局部的纤连蛋白含量过高，则可导致瘢痕形成过度。在类风湿性关节炎的滑液中纤连蛋白含量亦升高。有报道称，患急性淋巴母细胞性白血病儿童脑脊液中的纤连蛋白浓度可及时反映出中枢神经系统的损害。

三、层连蛋白与疾病

糖尿病具有广泛的基膜改变，肾小球基膜中层连蛋白的含量降低，而血清中出现基膜的降解产物，如层粘连蛋白 P_1 片段及来自Ⅳ型胶原的 7S 胶原片段。

层连蛋白在癌瘤细胞转移中的作用早已引起人们的关注，并已有不少研究成果。癌瘤细胞在转移过程中至少要穿过基膜三次（原位癌突破基膜侵袭正常组织，穿入及穿出脉管）。作为其中主要成分的层连蛋白可以介导癌瘤细胞粘着于基膜并铺展。这一方面可以促进蛋白水解酶（特别是胶原酶）的表达和分泌，促进癌瘤细胞的迁移与侵袭；另一方面可以促进癌细胞的增殖，还可促进血管内皮细胞增生及血管生成。

四、蛋白聚糖与疾病

动脉粥样硬化的形成与含胆固醇高的低密度脂蛋白（LDL）及钙在动脉壁的沉积有关。造成这种沉积的内在因素是动脉壁中的氨基聚糖和蛋白聚糖。动脉壁中的氨基聚糖随年龄的增加而改变，例如，硫酸软骨素（CS）的含量降低，硫酸皮肤素（DS）的含量增高。此外，在动脉粥样硬化患者的主动脉组织中或用膳食诱发猴动脉粥样硬化的病变部位，以及动脉粥样硬化高发区人群或易感动物的胸主动脉壁内膜中均出现硫酸皮肤素（DS）绝对或相对含量增加的趋势。在动脉壁所含的各种氨基聚糖中，只有硫酸皮肤素（DS）可在生理性pH和离子强度下与 LDL 结合。可见，脂类的沉积继发于动脉壁基质的变化。

肿瘤组织的细胞外基质中，蛋白聚糖及氨基聚糖也往往发生改变。例如，结肠癌组织中的 decorin（一种可以调节细胞增殖的蛋白聚糖）含量显著增多。还有一些肿瘤组织中透明质酸的含量增加。透明质酸可以促进细胞的增殖，还可使细胞间隙变得疏松，有助于肿瘤细胞的迁移与侵袭。蛋白聚糖与肿瘤的发生与转移有着密切的关系。体外实验证明，从肝或肝质膜分离的硫酸乙酰肝素（HS）可抑制肝癌细胞的生长，而在人肝癌、小鼠骨髓瘤、自发性乳腺癌及腹水型肝癌中却均见硫酸乙酰肝素（HS）的硫酸化程度降低。这不仅可影响其抑制细胞增殖的功能，而且可导致其与纤粘连蛋白、层粘连蛋白及胶原的亲和性减弱，以致癌瘤细胞周围的基质结构松散，为癌瘤细胞脱离癌瘤组织创造了条件，有助于肿瘤的侵袭和转移。

先天性缺乏降解氨基聚糖的酶（如糖苷酶或硫酸酯酶）可导致氨基聚糖、蛋白聚糖或其降解中间产物在体内一定部位堆积，而造成各种“粘多糖累积病”（mucopolysaccharidoses）。

参考文献

1. Bruce Alberts, Alexander Johnson, Julian Lewis et al. Molecular Biology of The Cell, 4th ed. Published by Garland Science, New York, 2002, 1099-1118

2. Harvey Lodish, Arnold Berk, S Lawrence Zipursky, et al. Molecular Cell Biology. 4th ed. AM Inprint of

W.H.freeman and Con. New York, 2000, pp. 976-992

3. Harvey Lodish, Arnold Berk, S Lawrence Zipursky, et al. Molecular Cell Biology. 5th ed. AM Inprint of W. H. freeman and Con. New York, 2004, pp. 209-229
4. Wayne D. Comper, Extracellular Matrix. Volume 2, Molecular Components and Interactions. Copyright by Overseas Publishers Association Amsterdam B.V. Published in The Netherlands by Harwood Academic Publishers GmbH. 1996
5. James Darnell, et al. Molecular Cell Biology. 2nd ed. Scientific American Books, Inc. 1990
6. K. Vuori, Integrin Signaling: Tyrosine Phosphorylation Events in Focal Adhesions, J. Membrane Biol. 1998, 165: 191-199
7. Filippo G. Giancotti, Erkki Ruoslahti, Integrin Signaling, Science, 1999, 285: 1028-1032
8. Marneros AG, Olsen BR., The role of collagen-derived proteolytic fragments in angiogenesis, Matrix Biol. 2001, 20 (5-6): 337-45
9. Lu YY. Zhou RL. Zhang S. et al., The Cellular and molecular mechanism of laminin-glycopeptides on anti-metastasis, Chinese Medical J, 2000, 113: 466-470
10. Jiang Xin Nong, Rou-Li Zhou and Zhang Sha, Effects of Laminin Glycopeptides on Metastasis-related behavious of Cancer Cells, Cell Research, 1998, 8: 231-240
11. Hanks, SK & Polte,TR. Signaling through focal adhesion kinase. BioEssays , 1997, 19: 137-145
12. Parsons, JT & Parsons,S. Src familay protein tyrosin kinases: cooperating with growth factor and adhesion signaling pathways. Current Opinion in Cell Biology, 1997, 9: 187-192
13. Clark, EA & Brugge, JS., Integrins and signal transduction pathways: The road taken. Science, 1995, 268: 233-239
14. 张迺蘅, 童坦君主编. 医学分子生物学, 北京: 北京医科大学, 中国协和医科大学联合出版社, 1999. 282-307
15. 汪堃仁, 薛绍白, 柳惠图主编. 细胞生物学 (第二版). 北京: 北京师范大学出版社, 1998. 374-408
16. 谭曾鲁, 周柔丽主编. 医学细胞生物学, 北京: 北京医科大学, 中国协和医科大学联合出版社, 1992. 83-109
17. 路艳艳, 周柔丽. 整合素 α6β1 增强人肝癌细胞侵袭性机制的探讨, 中华肿瘤杂志, 2000, 22: 287-289

（张静　周柔丽）

第二十章 细胞通讯与信号转导

概 述

英国诗人John Donne 用诗句“No man is an island”表示人的社会性，细胞也是如此，“No cell lives in isolation”。在多细胞生物这样一个繁忙而有序的细胞社会中，社会性的维持不仅依赖于细胞的物质代谢与能量代谢，还有赖于细胞识别与信号转导，从而以不同方式协调它们的行为，诸如细胞生长、分裂、分化、死亡及其各种生理功能。

一、细胞通讯

细胞通讯（cell communication）是指一个细胞发出的信息通过介质传递到另外一个细胞产生相应反应的过程。细胞间的通讯对于多细胞生物体的发生和组织构建，细胞功能的协调，细胞生长和分裂的控制是必需的。

根据作用方式的不同，细胞间的通讯可分为以下 3 种类型（如图 20-1）。

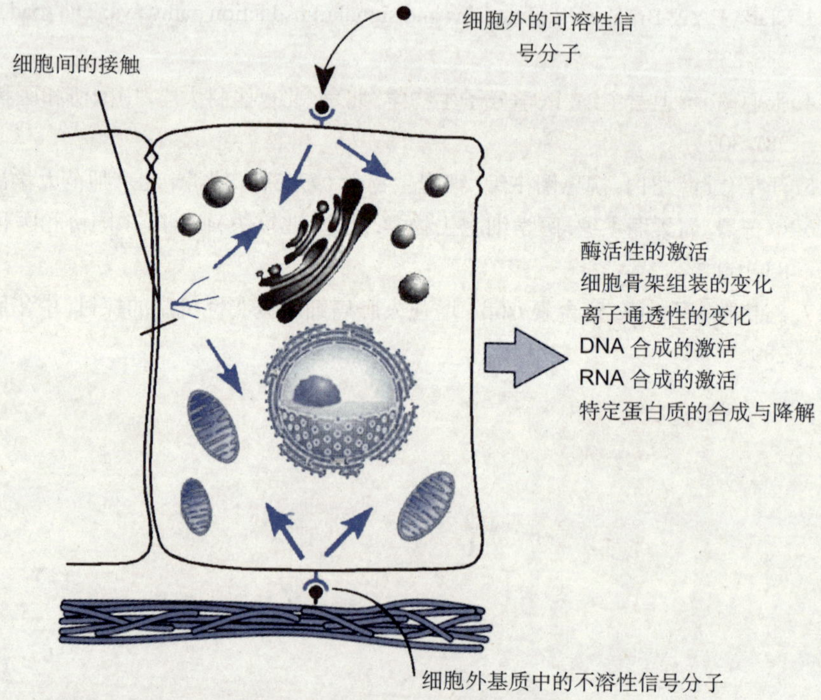

图 20-1 细胞通讯的启动方式及所引起的某些反应
（参考 G. Karp, Cell and Molecular Biology 3rd ed, 2002）

（一）细胞通过分泌信号分子进行相互通讯

多细胞生物包括动植物最普遍采用的通讯方式是通过分泌信号分子进行相互通讯。根据细胞分泌信号分子的作用方式可分为：①内分泌（endocrine），细胞分泌激素到血液中，通过血液循环运送到体内各个部位，作用于靶细胞。这种通讯方式的距离最远，是生物体内广泛存在的一种通讯方式。②旁分泌（paracrine），细胞分泌局部化学介质到细胞外，只作用于邻近靶细胞，通讯距离很短，只有几毫米，如调节细胞生长与分裂的生长因子，控制免疫系统细胞发育和行为的淋巴因子。③通过化学突触（chemical synapse）传递神经信号，如神经元之间或神经元与效应器（如肌肉或腺体）之间相互作用的方式。这一方式的特点是作用速度快，部位精确，维持时间短。④自分泌（autocrine），细胞对自身分泌的物质产生反应，常见于病理条件下，如肿瘤细胞。

（二）细胞间接触依赖性的通讯

细胞间接触依赖性的通讯方式包括两种：一种是细胞间直接接触，以质膜上信号分子与其接触的靶细胞质膜上的受体分子相结合而影响相邻的细胞，不需要信号分子的释放。细胞间直接接触的通讯方式在胚胎发育过程中具有至关重要的作用。例如在胚胎发育过程中，神经系统来源于胚胎上皮细胞层。将发育为神经系统的上皮细胞层，最初相邻细胞之间是彼此相同的，在发育过程中，将要分化形成神经元的细胞通过其膜结合的抑制信号分子Delta蛋白与其相接触的相邻细胞的膜表面受体蛋白（Notch）相结合，从而阻止相邻的细胞也分化为神经元（图20-2）（参见本书第十五章第二节内容）。另一种是细胞间形成间隙连接，使相邻细胞的细胞质互相沟通，通过交换小分子来实现代谢耦联或电耦联的通讯方式（见第十八章有关间隙连接部分）。

（三）细胞外基质中不溶性的信号分子介导的细胞通讯

细胞外基质中不溶性的成分也可作为信号分子参与细胞通讯，细胞与细胞外基质之间通过粘着斑进行的通讯方式属于此类（参见本书第十九章）。

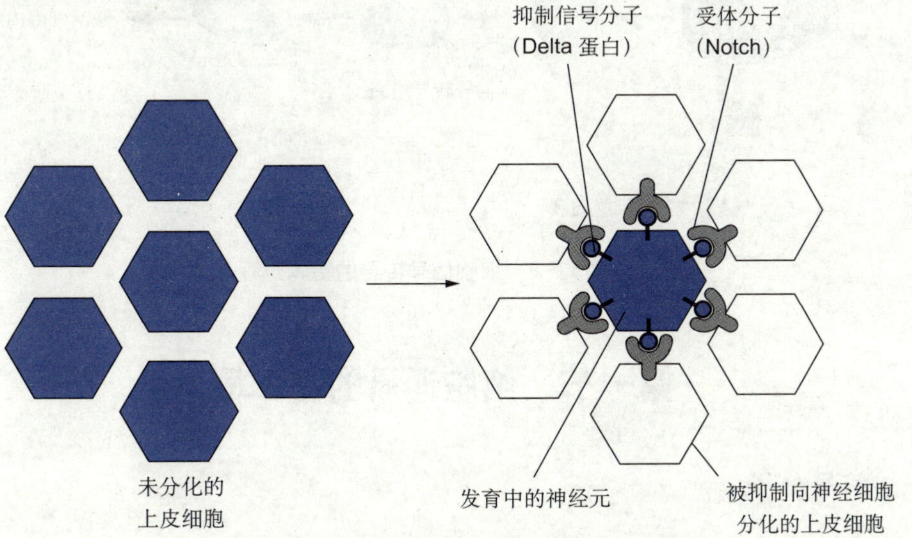

图 20-2　直接接触通讯方式调控神经元的分化
（参考 B. Alberts, Molecular Biology of the Cell, 4th ed, 2002）

二、细胞识别与信号通路

细胞识别是细胞通讯的一个重要环节（参见本书第二十章第三节二），细胞利用其特异性受体选择性地接受外界信号，然后通过一整套特定的机制，将胞外信号转导为胞内信号，最终调节特定基因的表达，引起细胞的应答反应，这一整套反应体系称为细胞信号通路（signaling pathways）。

细胞的信号通路包括多个环节，①发出信号的细胞（signaling cell）产生一种信号分子，即合成信号分子并释放到周围的环境中。②信号分子通过一定方式传递给靶细胞（target cell）。③靶细胞通过其受体蛋白识别信号分子。④靶细胞对细胞外信号进行跨膜转导，产生细胞内信号。⑤信号在细胞内传导，进行逐步放大的级联反应，启动细胞的应答反应，包括细胞代谢、生长或基因表达等的一系列变化。⑥细胞完成信号应答后，通过对信号分子的修饰、水解或结合等方式降低信号分子的水平和浓度，从而终止反应（图 20-3）。

在细胞通讯中有两个基本概念容易混淆，即细胞信号传导（cell signaling）和信号转导（signal transduction），前者强调信号的产生以及信号在细胞间和细胞内的传递，包括信号的合成、分泌与传递；后者强调细胞接受信号以及与接收后的信号转换方式和结果，即细胞通过一定机制将细胞外信号转换为细胞内信号，并引起细胞反应的过程，包括信号识别、信号转换和发生一定的细胞反应（图 20-3）。

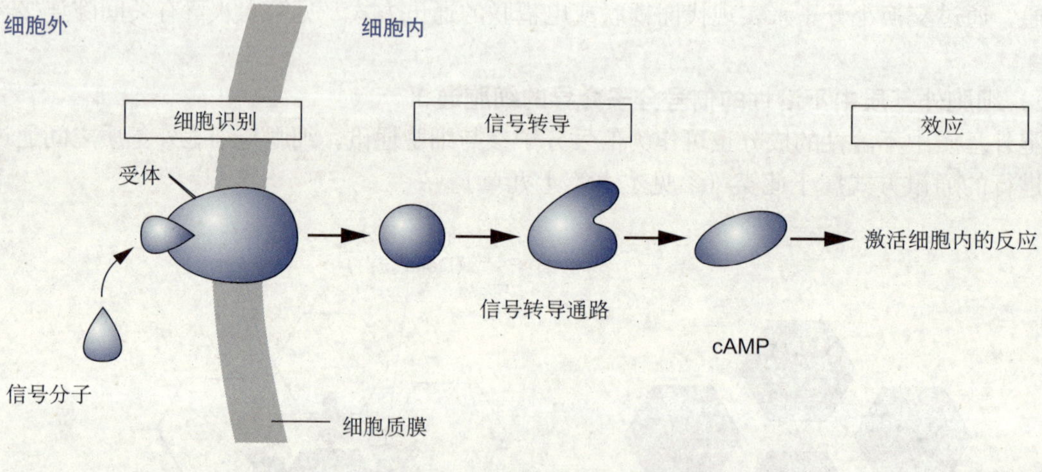

图 20-3　细胞信号转导的基本过程

第一节　细胞通讯的基本概念

一、信号分子

细胞的信息多数是通过信号分子（signal molecular）传递的。信号分子一般是指生物体内用于细胞间和细胞内传递信息的化学分子，这些分子既非营养物，又非能源物质和结构物质，也不是酶，它们的唯一功能是与细胞的受体相结合并传递信息。多细胞生物体中有几百种不同的信号分子，包括激素、生长因子、细胞因子、神经递质、细胞外基质及可溶解的气体分子等，其特性及生物学作用见表 20-1。

根据溶解性的不同，通常可将信号分子分为亲脂性和亲水性两类。①亲脂性信号分子，其特点是分子量小、疏水性强、可自由穿过细胞膜进入细胞，与细胞质或细胞核中的受体相结合，调节基因表达。其主要代表是甾类激素和甲状腺素。②亲水性信号分子，这类分子不能穿过靶细胞质膜的脂双层分子，只能通过与靶细胞表面受体相结合，经过信号转导机制，在细胞内产生第二信使、激活蛋白激酶或蛋白磷酸酶的活性，引起细胞的应答反应。此外，一氧化氮（nitric oxide，NO）是 20 世纪 80 年代后期发现并证实的第一个气体信号分子，它能进入细胞直接激活效应酶，参与体内众多的生理病理过程。由于发现 NO 在心血管系统中的信号作用，Robert F. Furchgott，Louis J. Ignarro 和 Ferid Murad 三位科学家共同分享了 1998 年度诺贝尔医学和生理学奖。

表 20-1　信号分子的特征及生物学作用

信号分子	产生部位	化学性质	生物学作用
激素			
肾上腺素	肾上腺	酪氨酸衍生物	血压升高、心率加快、代谢增加
皮质激素	肾上腺	类固醇	影响大多数组织糖、脂肪、蛋白质代谢
雌激素	卵巢	类固醇	诱导和保持女性第二性征
胰岛素	胰岛 β 细胞	肽类	肌细胞、肝细胞摄取血糖，合成糖原、蛋白质和脂质
甲状腺素	甲状腺	酪氨酸衍生物	刺激多种细胞代谢
局部介质			
表皮生长因子	多种细胞	蛋白质	刺激上皮细胞和多种细胞的增殖
血小板衍生生长因子	多种细胞及血小板	蛋白质	刺激多种细胞增殖
神经生长因子	多种神经支配组织	蛋白质	促进某类神经元的存活，促进神经元轴突的生长
一氧化氮	神经细胞、血管内皮细胞	可溶性气体	引起平滑肌细胞松弛，调节神经细胞活性
神经递质			
乙酰胆碱	神经终末	胆碱衍生物	作为神经 - 肌肉突触和中枢神经系统的兴奋性递质
γ- 氨基丁酸	神经终末	谷氨酸衍生物	中枢神经系统抑制性递质
细胞外基质			
层连蛋白	上皮细胞	糖蛋白	上皮细胞的存活、增殖和迁移等
纤连蛋白	成纤维细胞等	糖蛋白	成纤维的细胞存活、增殖和迁移等

二、受体

对多细胞生物而言，一个细胞经常暴露于环境中以不同状态存在的上百种不同的信号分子，细胞对这些信号分子的反应能力取决于是否具有相应的特异性受体（receptor）。受体的作用是特异性识别和选择性地结合某种信号分子，随后通过信号转导机制将细胞外的信号转换为细胞内的化学或物理信号，从而启动一系列反应过程，最终表现为生物学效应。与受体结合的信号分子称为配体（ligand）。

（一）受体的类型

根据靶细胞上受体存在的部位，可将受体分为细胞表面受体（cell-surface receptor）和细胞内受体（intracellular receptor）（图 20-4）。

1. 细胞表面受体，又称为膜受体，主要为镶嵌在细胞质膜上的糖蛋白，通常由与配体相互结合的细胞外区域、嵌入质膜中的跨膜区域和传递信号的细胞内区域三部分组成。其配体主要为一些亲水性的、不能直接穿越质膜脂质双分子层的肽类激素、生长因子和神经递质等。

根据信号转导机制和受体蛋白质类型的不同，目前已发现的细胞表面受体类型有：离子通道耦联受体（ion-channel-linked receptor）、G蛋白耦联受体（G protein-coupled receptor， GPCR）、受体酪氨酸激酶（receptor tyrosine kinase， RTK）、细胞因子受体 （cytokine receptor）、TGF β 受体、Hedgehog 受体、Wnt 受体和 Notch 受体（图 20-5）。

离子通道耦联受体：是具有离子通道特性的细胞表面受体，多为由数个亚单位组成的寡聚体蛋白质，本身既有信号结合位点，又是离子通道，信号转导无须中间步骤。这类受体既对配体具有特异性的选择，也对所运输的离子有一定的选择性。离子通道耦联受体主要参与神经细胞或其他可兴奋细胞间的突触信号传递，产生电效应。神经递质与受体结合后，受体构象发生改变，导致离子通道的开启或关闭，改变质膜的离子通透性，在千分之一秒内将细胞外化学信号转换为电信号，继而改变突触后细胞的兴奋性。例如：烟碱型乙酰胆碱受体是典型的离子通道耦联受体。

其它几种细胞表面受体的特性将在本章第二节的信号转导通路中一并介绍。

2. 细胞内受体，存在于细胞质和细胞核内，通常是由 400 ~ 1000 个氨基酸残基组成的单

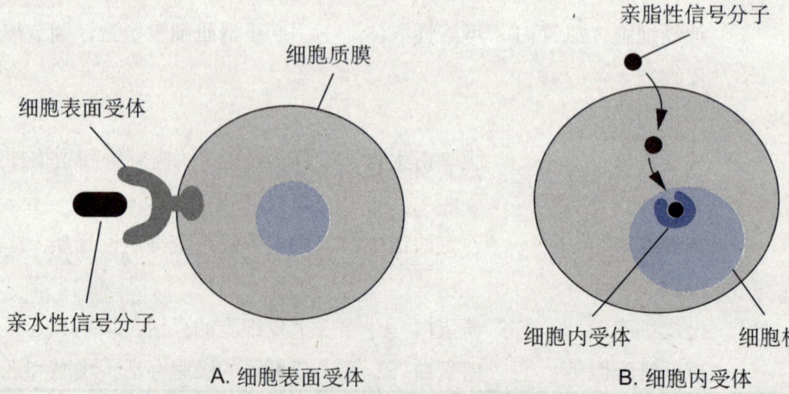

图 20-4 胞外信号分子或者与表面受体结合或者与细胞内受体结合
（参考 B. Alberts, Essential Cell Biology, 2nd ed, 2003）

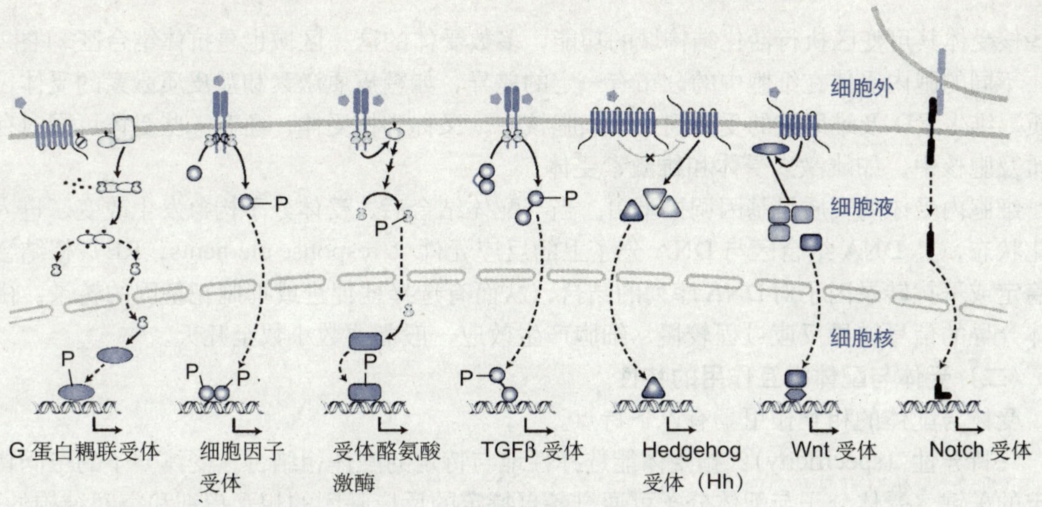

图 20-5　细胞表面受体的类型及所介导的信号转导机制示意图

（参考 H. Lodish, Molecular Cell Biology, 5th ed, 2004）

体蛋白。细胞内受体能识别和结合穿过细胞质膜进入胞内的小的脂溶性信号分子（配体），如类固醇激素、维生素D以及视黄酸等。细胞内受体的基本结构非常相似，因此又称为细胞内受体超家族（intracellular receptor superfamily）。目前研究较多的胞内受体是存在于细胞核中的核受体超家族（nuclear-receptor superfamily）。

细胞内受体一般都具有三个结构域：一是位于 C 端的配体结合结构域（ligand-binding domain，LBD），由200多个氨基酸残基组成，不同受体间同源性较低，为配体依赖性的活化结构域，在某些核受体于缺乏配体时作为抑制结构域；二是位于中部的DNA结合结构域（DNA-binding domain，DBD），富含半胱氨酸残基，具有两个 C4 锌指结构（zinc finger），由 66～68 个氨基酸残基组成，在不同的受体间有较高的同源性；三是位于 N 端的转录激活结构域（activation domain，AD），氨基酸序列高度可变并且独特，由100～500个氨基酸残基组成，在

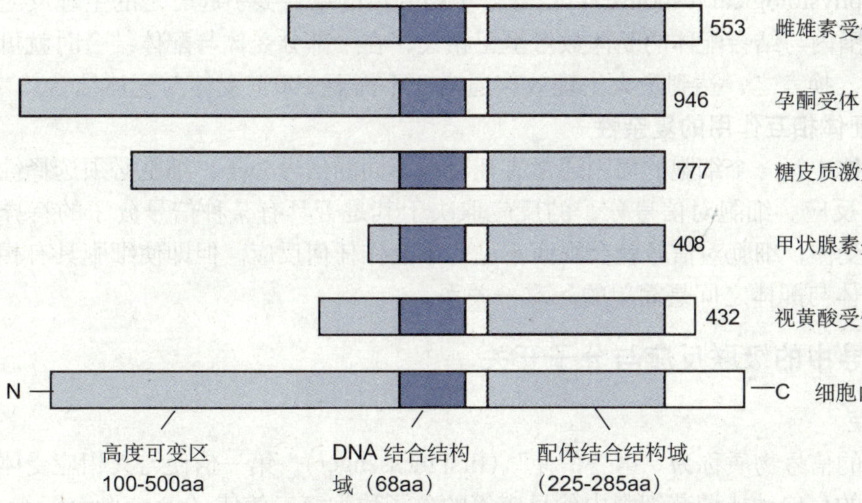

图 20-6　细胞内受体蛋白超家族结构示意图

（参考 H. Lodish, Molecular Cell Biology, 5th ed, 2004）

某些核受体其可变区执行活化结构域的功能，多数受体的这一区域也是抗体结合区（图20-6）。

不同的胞内受体在细胞中的分布有一定的差异，如糖皮质激素和盐皮质激素的受体位于细胞质，维生素D_3及维甲酸的受体则位于细胞核中，又称为核受体，还有一些受体可同时存在于胞质及胞核中，如雌激素受体和雄激素受体。

细胞内受体的实质是基因调控蛋白。当与配体结合后，受体分子构象发生改变，进入功能活化状态，其DNA结合区与DNA分子上的反应元件（response elements，RE）相结合，通过稳定或干扰转录因子对DNA序列的结合，从而有选择地促进或抑制靶基因的转录。由胞内受体介导的信号转导反应过程较慢，细胞产生效应一般需要数小数至几天。

（二）受体与配体相互作用的特性

受体与配体的相互作用具有以下特点。

1. 特异性（specificity）：指受体能选择性地与特定的配体相结合。受体分子的空间构象是决定的关键，受体分子与配体分子可通过各自特定的反应基团的相互识别和空间结构的互补，准确并特异性地结合。

2. 高亲和性（high affinity）：受体与配体的亲和性甚强。亲和性越强，表示受体越容易被占据。受体亲和性的大小常用受体-配体复合物的解离常数（Kd）值来表示，Kd值代表细胞表面受体达到50%被占据时所需的配体分子浓度，受体的Kd值通常在10^{-9}mol/L左右。Kd值越大，表明受体的亲和性越小；反之，Kd值越小，说明受体的亲和性越大。

3. 饱和性（saturation）：由于细胞所含的受体分子数量有限，在一定范围内提高配体分子的浓度，可使细胞的受体逐渐增加直至全部地被配体所占据，此时的受体处于饱和状态，即使再增加配体的浓度也不会进一步增加配体与受体的结合，因此受体与配体的结合具有饱和性。

4. 可逆性（reversibility）：受体与配体的结合系非共价键相互作用，如氢键、离子键和范德华力，其结合的动力学规律遵循质量作用定律的单分子可逆性结合反应，配体与受体结合引起生物学效应后，配体-受体复合物迅即解离，受体恢复到原来的状态，并能与配体再结合。受体与配体结合的可逆性有利于信号的快速解除，避免受体一直处于激活状态。

5. 生理效应（physiological response）：信号分子与受体的结合会引起一定的生理反应，反应的强弱在一定范围内与结合配体的受体数量呈正相关，在一部分受体与配体结合时就可以达到最大的生理效应。换言之，达到最大生理效应通常并不需要100%受体与配体结合。

（三）受体与配体相互作用的复杂性

在多细胞生物体中，一个细胞的周围通常有几百种不同的信号分子，细胞必须选择性地对这些信号分子做出反应。细胞对信号分子的反应取决于其是否具有某种信号分子的特异性受体，如果没有相应受体，细胞对信号就会视而不见，不会作任何反应。但即使细胞具有相应受体，也不意味着受体与配体之间是简单的一对一关系。

三、信号转导中的级联反应与分子开关

（一）第二信使

一般将细胞外的信号物质称为"第一信使"（first messenger）。第一信使与其相应受体作用后在胞内最早产生的、启动或调节细胞内信号应答的分子称为第二信使（second messenger）。目前公认的第二信使有，cAMP、cGMP、二脂酰甘油（diacylglycerol，DAG）、三磷酸肌醇（inositol

1，4，5-trisphosphate，IP_3）和三磷酸磷脂酰肌醇（phosphatidylinositol 3，4，5-triphosphate，PIP_3）等。

第二信使在细胞信号转导中起重要作用，它们能够激活级联系统中蛋白质的活性。细胞内第二信使的浓度受第一信使调节，正常情况下，第二信使在细胞内的浓度被严格控制，如cAMP $\leqslant 10^{-7}$mol/L。当信号出现时，胞内第二信使的浓度可以瞬间升高，如胞内cAMP的水平在1秒钟内可增加20倍，并且能够快速降低，以此来调节细胞内相关蛋白质系统的活性，控制细胞的生命活动，如葡萄糖的摄取和利用、脂肪的储存和移动以及细胞产物的分泌等。

（二）信号转导中的级联反应

从细胞表面受体接受外部信号到最后做出综合性应答，是由一系列蛋白质组成的链式结构完成的，信息在蛋白质间的系列传递反应，称为级联反应（signaling cascade）。级联反应在信号转导中具有非常重要的作用。

1. 信号转换：将信号分子转换成更适合于传递或激发细胞应答的分子。

2. 信号传递：将信号从一个部位（接受点）传递到另一部位（发生应答的部位）。

3. 在大多数情况下，级联反应同时起到信号放大的作用，使细胞外较弱的信号变得更强、更具激发作用，足以引起细胞内较大的反应。

4. 级联反应也可将信号分散开，同时影响多种生化途径。级联反应的任何步骤均可以转换作用方向而作用于细胞内的不同靶点，产生一个分支信息，从而引起细胞内更为复杂的反应，这一现象称为信号的分散作用。

5. 级联反应的任何步骤均受到一些因子，包括外部信号的调节，因此级联反应的最终效应还是由细胞内、外的条件决定（图 20-7）。

（三）分子开关

信号转导通路的另一个特征是，细胞内的某些信号蛋白质可作为信号转导级联反应的开关，称为“分子开关（molecular switches）”。分子开关有两种状态：“开”（功能激活）和“关”（功能失活）。当分子开关被活化后，可刺激级联反应链下游靶分子的活化。通常保持活化状态的时间很短（分或秒），很快即通过其它信号的作用以不同的方式重新回到无活性状态。

蛋白质作为分子开关依作用机制的不同有如下类型：

1. GTP 酶超家族（GTPase superfamily）：此类开关的蛋白质均可与鸟苷酸相结合，并具有 GTP 酶的活性。当其与 GTP 结合时处于激活状态（“开”），其GTP酶活性可将结合的GTP水解为 GDP，其与 GDP 结合时则处于失活状态，（“关”）；再活化时，结合的 GDP 被置换

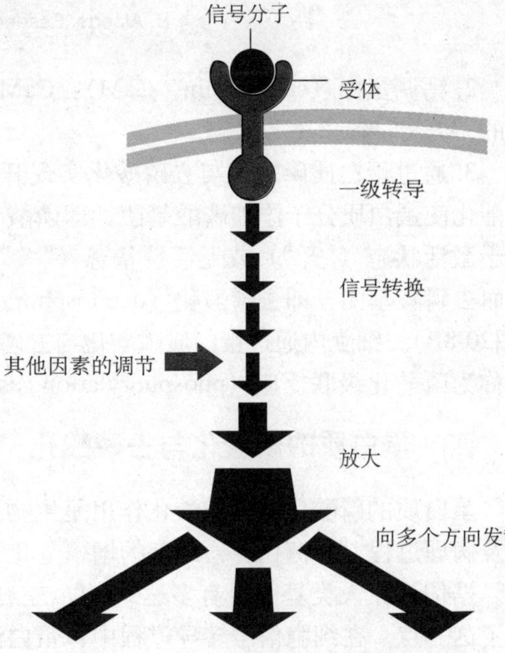

图 20-7　细胞信号转导中的级联反应
（参考 B. Alberts, Essential Cell Biology, 2nd ed, 2003）

为GTP，常需要其他蛋白质（如鸟苷酸交换因子）的协助，见图20-8A。GTP酶超家族分子开关参与细胞的多种生命活动，包括蛋白质合成、蛋白质在细胞核与细胞质之间的转运、有被小泡的形成及其靶膜的融合、微丝骨架的重排以及信号转导等。参与信号转导的GTP酶超家族成员称为鸟苷酸结合蛋白（guanine nucleotide-binding protein），简称 G 蛋白（G-protein）。G 蛋白分子开关包括两类：大的三聚体G蛋白的α亚单位和小的单体G蛋白（包括Ras、Rab、Rac、Rho 和 Ran 等）。G 蛋白在许多信号通路中发挥重要作用，参见本章第二节。

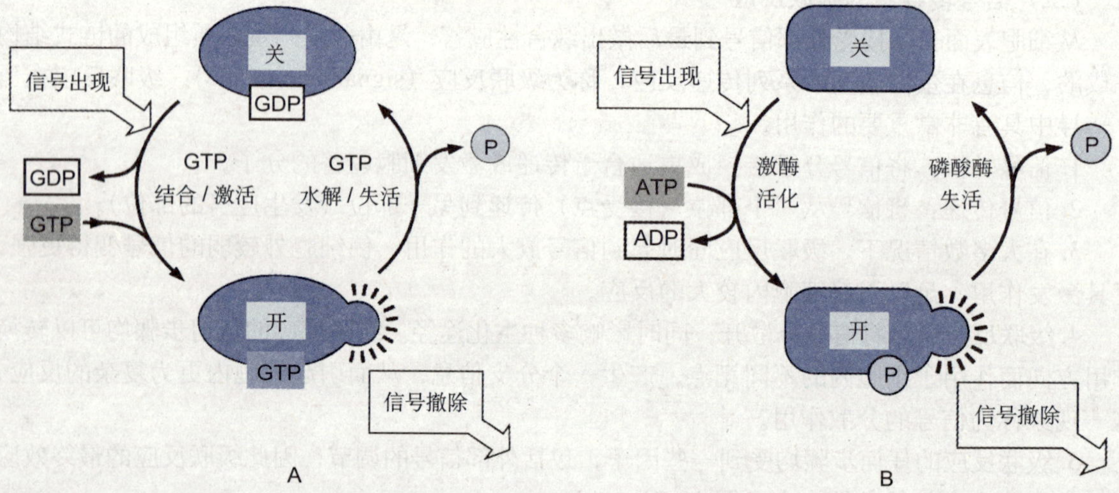

图 20-8 信号转导中的分子开关

（参考 B. Alberts, Essential Cell Biology, 2nd ed, 2003）

2. 钙调蛋白（calmodulin，CaM）：CaM 可通过与 Ca^{2+} 的结合与解离而分别处于活化与失活的“开”与“关”状态。

3. 通过蛋白质磷酸化与去磷酸化实现开、关状态的转换。通过蛋白激酶（protein kinase）的催化使蛋白质分子添加磷酸基团，即磷酸化（phosphorylation），依蛋白质种类的不同可使其处于激活状态（“开”）或无活性状态（“关”）；通过蛋白质磷酸酶（protein phosphatase）的催化而去磷酸基团，即去磷酸化（dephosphorylation），从而使蛋白质恢复无活性状态或激活状态（图20-8B）。细胞内通过蛋白质磷酸化与去磷酸化“开”与“关”所调控的信号转导途径很多，通称为磷酸化级联反应（phosphorylation cascades）。

四、蛋白质的磷酸化与去磷酸化

蛋白质的磷酸化与去磷酸化作用是生物体内普遍存在的一种调节方式，几乎涉及所有的生理及病理过程，如糖代谢、细胞的增殖分化、基因表达、神经递质的合成与释放，甚至癌变等等。据估计，人类基因组有多达2000个左右蛋白激酶基因和1000左右蛋白磷酸酶基因，也佐证了这一点。在细胞信号转导过程中，蛋白激酶和蛋白磷酸酶催化的蛋白质的磷酸化与去磷酸化反应同样占有极其重要的位置，而对这一过程的研究是目前细胞信号转导研究领域中非常重要的课题之一。

1. 蛋白质磷酸化与去磷酸化

磷酸化反应是泛指把磷酸基团通过酶促反应从三磷酸核苷转移到其它化合物的过程，如NAD转化成NADP。蛋白质的磷酸化则是指由蛋白激酶催化把ATP或GTP γ位的磷酸基转移到底物蛋白质氨基酸残基上的过程，其逆过程是由蛋白磷酸酶催化的，称为蛋白质的去磷酸化。被磷酸化的蛋白质发生构象和电荷的变化，从而改变其活性状态；而去磷酸化则逆转磷酸化的效应。一般来讲，蛋白质上有一个或几个特异氨基酸残基（主要是丝氨酸、苏氨酸和酪氨酸）可被1个或几个激酶所磷酸化，而被磷酸化位点上的磷酸基团又可被相应的磷酸酶所除去。

2. 蛋白激酶与蛋白磷酸酶

蛋白激酶是一个非常大的家族，根据底物蛋白质被磷酸化的氨基酸残基的种类可以将蛋白激酶分为：丝氨酸／苏氨酸蛋白激酶，这类蛋白激酶使底物蛋白质的丝氨酸或苏氨酸残基磷酸化；酪氨酸蛋白激酶，催化磷酸化的是底物的酪氨酸残基；双重底物特异性蛋白激酶，既可使丝氨酸和苏氨酸残基磷酸化，又可使酪氨酸残基磷酸化，如丝裂原活化的蛋白激酶（mitogen activated protein kinase，MAPK）信号途径中的MEK。

自磷酸化作用（autophosphorylation），即某种蛋白激酶可以催化其自身蛋白质的磷酸化作用。这种作用可以发生在相同的酶分子之间，即两个酶分子之间可以互相磷酸化；也可以发生在同一分子之内，即一个酶分子的催化部位可磷酸化同一分子的其它部位（如图20-16）。自磷酸化作用是蛋白激酶调节其活性的一种重要方式。

蛋白磷酸酶的分类也同蛋白激酶一样，主要根据底物的磷酸化氨基酸残基而分类，丝氨酸／苏氨酸蛋白磷酸酶；酪氨酸蛋白磷酸酶；双重底物特异性蛋白磷酸酶。有的蛋白磷酸酶整合于质膜中，作为受体或粘附分子；有的则存在于细胞质中。

3. 磷酸化与去磷酸化在信号转导中的作用

蛋白质的磷酸化与去磷酸化在细胞通过控制信号传递途径中其它酶类或蛋白质的活性，使细胞对外界信号做出相应的反应。

（1）这种方式在胞内应答胞外信号时具有专一性，能比较专一地催化与外界刺激有关的生化反应，使细胞对胞外信号做出准确的应答。

（2）磷酸化与去磷酸化可以控制细胞内已存在酶的“活性酶量”，使应答反应更有效。一个典型的例子就是糖分解代谢中糖原磷酸化酶活性的调节（如图20-12），被磷酸化的酶具有活性，去磷酸化的酶无活性，这种共价修饰使得胞内已存在酶的活性被“激活”或“冻结”，从而调节了“活性酶的含量”。与酶的重新合成与分解相比，这种方式使细胞更有效地对外界刺激做出迅速反应。

（3）蛋白质磷酸化在信号传递中一个最重要的特点是对外界信号具有级联放大作用，因为它是以酶调节反应为基础的。胞外即使有很微弱的信号也可以通过一系列连锁反应得到充分的放大。

如图20-7所示，细胞外只要有微量激素就可以引起胞内信号水平显著增高，通过磷酸化的级联放大，使无活性的磷酸化酶转化成有活性的酶。在这一系列反应中，前一反应的产物是后一反应的催化剂，每次反应就产生一次放大作用，而这种放大作用可高达成千上万倍。

（4）蛋白质磷酸化与去磷酸化几乎涉及所有的生理过程，功能具有多样性。主要功能包括调节酶的活性、细胞的存活／凋亡、增殖／分化、基因表达甚至癌变等。其调节的对象包括酶类、功能蛋白、结构蛋白和各种受体。

（5）磷酸化与去磷酸化在细胞对外界信号的持续反应中具有重要作用。在信号引起的细胞效应中，许多是相当持久的，如细胞分裂、分化过程。虽然胞内信号分子的寿命可以很短，但蛋白激酶一旦被激活，其活性可通过某些方式（如自磷酸化作用）维持较长时间；更重要的是，被磷酸化所调节的蛋白质或酶类，其效应可能维持更长的时间，直到被蛋白磷酸酶脱去磷酸根为止。

第二节　细胞表面受体介导的信号转导

亲水性信号分子（如多肽激素、神经递质和生长因子）一般不能直接进入细胞，而是通过与细胞表面特异性受体的结合，进行信号跨膜转导，继而在靶细胞内引起效应。根据受体蛋白的类型及信号途径的不同，细胞表面受体介导的信号转导主要可归纳为如下几种类型：①G蛋白耦联受体介导的信号通路；②具有酶活性或与酶连接的膜受体介导的信号通路；③磷酸肌醇脂参与的信号通路；④蛋白质水解过程介入的信号通路。

一、G 蛋白耦联受体介导的信号通路

（一）G 蛋白耦联受体与 G 蛋白

1. G蛋白耦联受体（G protein-coupled receptor，GPCR）：GPCR是细胞表面受体中最大的家族，均为单条肽链7次跨膜糖蛋白（图20-9），其N端暴露于细胞外，C端在细胞内。GPCR需要通过与G蛋白直接耦联而活化效应蛋白（酶或离子通道蛋白），再由效应蛋白酶引起细胞内产生第二信使，从而将细胞外信号跨膜转导至细胞内，引起细胞应答。

G蛋白耦联受体的分布相当广泛，几乎存在于所有的哺乳动物细胞，包括多种激素（如蛋白质或肽类、氨基酸衍生物或脂肪酸衍生物）的受体、神经递质受体以及视觉杆状细胞中的光

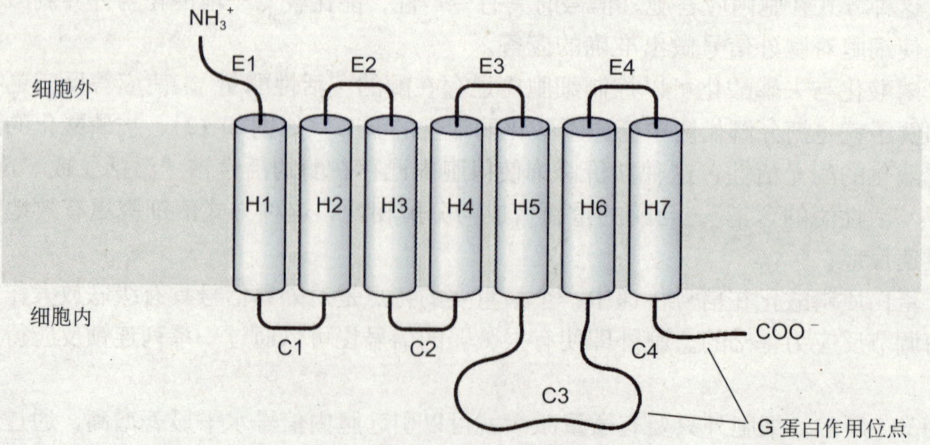

图 20-9　G 蛋白耦联受体的结构示意图

所有此类受体均含有 7 个跨膜的 α 螺旋区（H1-H7）；4 个细胞外结构域（E1-E4），其中 E2-E4 为袢；4 个为胞质结构域（C1-C4），其中 C3 袢和 C 末端的 C4，在某些受体还有 C2 袢参和 G 蛋白的相互作用。

（参考 H. Lodish, Molecular Cell Biology, 5th ed, 2004）

活化受体（视紫红质，rhodopsins）和上千种的嗅觉受体和味觉受体。这类受体在进化上相当保守，所有真核生物从单细胞酵母到多细胞哺乳类都具有相似的 7 次跨膜结构。

G蛋白耦联受体因其在信号转导中所发挥作用的不同而分为刺激性受体（Rs）和抑制性受体（Ri）。

2. G蛋白：参与G蛋白耦联受体介导的信号通路的是由α、β、γ3个亚单位组成的三聚体G蛋白，其分子量分别为39～53kD，35～35kD和6～10kD。此类G蛋白也是一个家族，包括多种类型，不同种G蛋白具有不同的α亚单位，但其β、γ亚单位却相同或相似。表20-2列出目前发现的哺乳动物内存在的G蛋白的主要类型及效应分子。每种G蛋白与一定的G蛋白耦联受体和效应蛋白特异性地结合。例如，Gs和Gi分别与刺激性受体（Rs）和抑制性受体（Ri）相结合，引起刺激或抑制效应（详见后述）；视觉与嗅觉受体也分别具有其相应的Gα。Gα与Gγ亚单位均借助于其脂酰化修饰所生成的疏水链而插入于质膜外片（图20-10，并参见本书第七章第一节二）。Gα亚单位上具有GTP酶（GTPase）活性结构域，并有鸟苷酸相结合的位点，通过与GDP或GTP结合的转换而分别处于静息或活化状态（图20-10）。

在静息状态，G蛋白以三聚体的形式存在，并与GDP相结合；G蛋白通过与活化的GPCR直接结合而引起Gα与Gβγ分离，并使α亚单位的构象发生改变，以致其所结合的GDP与Gα分离（此与小G蛋白Ras不同，不需要另外的鸟苷酸交换因子来协助），随后细胞质中相对高浓度的GTP与Gα相结合而使之处于活化状态（也与Ras不同，因Gα分子中含有类似于GAP的功能结构域，故不需要GAP来增强其GTP酶活性）。活化的Gα可与其效应蛋白相结合并活化之。G蛋白的活化是瞬间的，通常仅数秒。活化的Gα通过其GTP酶活性使所结合的GTP水解为GDP，结合GDP的Gα重新与Gβγ相结合回复到三聚体的静息状态。可

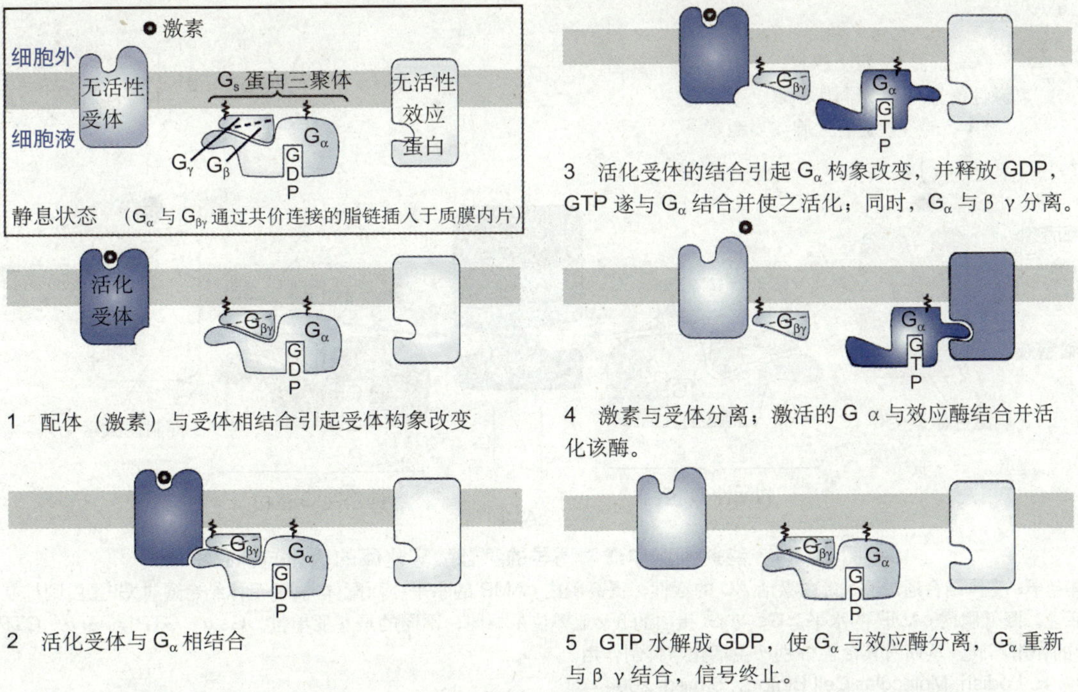

1 配体（激素）与受体相结合引起受体构象改变

2 活化受体与G_α相结合

3 活化受体的结合引起G_α构象改变，并释放GDP，GTP遂与G_α结合并使之活化；同时，G_α与βγ分离。

4 激素与受体分离，激活的Gα与效应酶结合并活化该酶。

5 GTP水解成GDP，使G_α与效应酶分离，G_α重新与βγ结合，信号终止。

图20-10 配体（信号分子）引起G蛋白耦联受体相关的效应蛋白质活化示意图

（参考H. Lodish, Molecular Cell Biology, 5th ed, 2004）

见G蛋白在信号转导中发挥“分子开关”作用。在某些信号途径中，效应蛋白也可被游离的βγ亚单位活化。G蛋白的效应蛋白主要有腺苷酸环化酶（adenylyl cyclase，AC）、磷脂酶C（phospholipase C，PLC）和离子通道蛋白。以下分别介绍这三条信号途径。

表 20-2 哺乳动物 G 蛋白的主要类型及效应分子

G α	效应分子	第二信使	受体举例
Gs α	腺苷酸环化酶	cAMP（增加）	β 肾上腺素能受体
Gi α	腺苷酸环化酶	cAMP（降低）	α 1- 肾上腺素能受体
Golf α	腺苷酸环化酶	cAMP（增加）	鼻内的嗅觉受体
Gq α	磷脂酶 C	IP3，DAG（增加）	α 2- 肾上腺素能受体
Go α	磷脂酶 C	IP3，DAG（增加）	内皮细胞上的乙酰胆碱受体
Gt α	cGMP 磷酸二酯酶	cGMP（增加）	视紫红质

（二）腺苷酸环化酶 – cAMP 信号通路

细胞外信号分子（如激素）与其相应的GPCR受体结合后，通过G蛋白活化腺苷酸环化酶导致细胞内第二信使cAMP的水平变化而引起cAMP相关信号通路的活化。调节胞内cAMP水平是真核细胞中激素作用的主要机制。cAMP是由腺苷酸环化酶催化ATP环化而生成的。

cAMP的生成受质膜上相关的5种成分调控（图20-11），①刺激性激素的受体（receptor for stimulatory hormone，Rs）；②抑制性激素的受体（receptor for inhibitory hormone，Ri）；③刺激性G蛋白（stimulatory G protein complex，Gs）；④抑制性G蛋白（inhibitory G protein complex，Gi）；⑤腺苷酸环化酶（AC）。

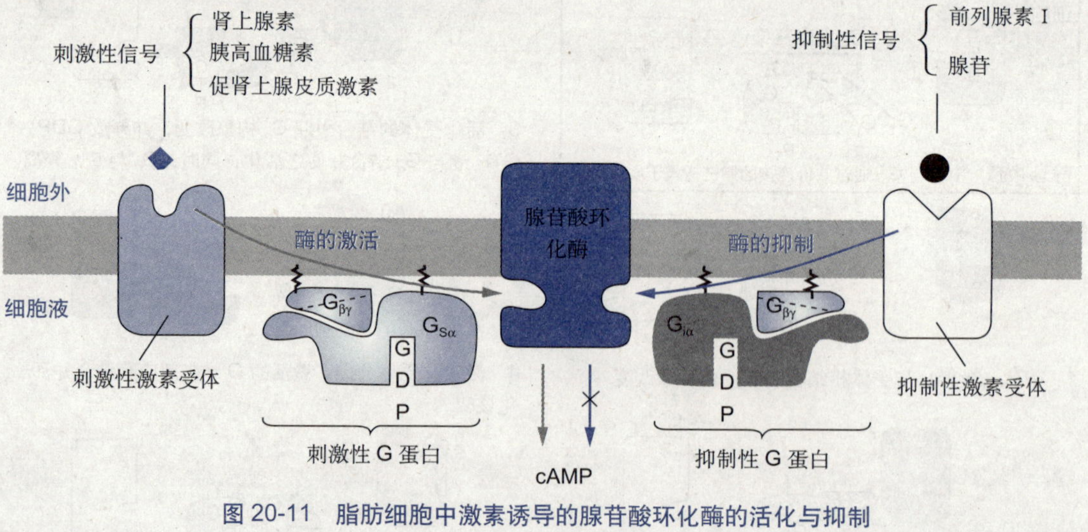

图 20-11 脂肪细胞中激素诱导的腺苷酸环化酶的活化与抑制

配体与 Rs 受体结合通过 Gs 蛋白激活 AC 的活性，提高胞内 cAMP 的水平；而配体与 Ri 受体结合通过 Gi 蛋白则抑制 AC 的活性，降低胞内 cAMP 的水平。Gs 与 Gi 蛋白的βγ亚单位是相同，不同的是α亚单位。Gsα · GTP 与 Giα · GTP 与 AC 的作用不同，从而对其活性分别产生活化与抑制作用。

（参考 H. Lodish, Molecular Cell Biology, 5th ed, 2004）

Rs与Ri均为单条肽链7次跨膜的G蛋白耦联受体，但与之相应的胞外信号分子不同。目前已知有几十种Rs，如肾上腺素β型受体、后叶加压素受体、胰高血糖素受体、促黄体生成激素受体、促卵泡激素受体、促甲状腺素受体、促肾上腺皮质激素受体以及肠促胰酶激素受体等。属于Ri的有：肾上腺素α2型受体、阿片肽受体、乙酰胆碱M受体和生长激素释放的抑制因子受体等。在一个特定的细胞中，可以有任何数目的上述类型受体，通常多于一种类型。例如大鼠脂肪细胞中至少有5种Rs和2种Ri。

1. Gs在信号转导途径中的作用：Gs的调节作用如图20-10、11所示。

在静息状态下，即细胞没有受到激素的刺激时，Gs蛋白的α、β和γ亚单位呈三聚体，并通过酯酰化酶修饰的疏水键插入于质膜的内片（图20-11），Gsα与GDP相结合，腺苷酸环化酶处于无活性状态。当激素与Rs结合后，引起受体构象改变，暴露出与Gs结合的位点。膜的流动性使激素-受体复合物与Gsα结合， 以致Gsα蛋白构象发生改变，GDP从Gsα释放出来，胞质中高浓度的GTP遂与Gsα结合，而βγ亚单位与Gsα亚单位解离，Gs蛋白被活化。Gsα·GTP与效应蛋白质（如腺苷酸环化酶）相结合，并使之活化，催化ATP生成cAMP。Gsα的GTP酶活性水解GTP成GDP，引起Gsα从腺苷酸环化酶上解离，Gsα·GDP与βγ亚单位重新结合形成三聚体，使细胞恢复到静息状态。在某些通路中效应蛋白质也可被游离的βγ亚单位活化。

2. Gi在信号转导途径中的作用：Gi与Gs相似，也通过GTP-GDP交换来调节信号转导，当Giα与GTP结合时，Giα与βγ亚单位解离，Giα与腺苷酸环化酶相结合并抑制其活性，而后随着GTP水解成GDP，Giα从腺苷酸环化酶上解离，解除了对酶的抑制作用。Giα·GDP与βγ亚单位重新结合，使细胞恢复到静息状态。

细菌毒素对于确定G蛋白的作用是一种非常有价值的实验手段。霍乱毒素是由霍乱弧菌所产生的肽，具有ADP-核糖转移酶活性，经受体介导可穿过细胞质膜进入细胞质，催化细胞内NAD^+上的ADP核糖基以共价的形式加到Gs的α亚单位上，致其丧失GTP酶的活性，导致Gα所结合的GTP不能水解成GDP，这样使GTP永远结合在Gs的α亚单位上，处于持续的活化状态。因而腺苷酸环化酶不可逆地永久活化，可使胞质中的cAMP增加100倍以上。小肠上皮细胞中cAMP的增加导致大量Na^+和水持续外流，产生严重的腹泻。百日咳毒素催化Gi的α亚单位ADP糖基化，降低了GTP与Giα的结合。使Giα不能活化，从而阻断了Ri对腺苷酸环化酶的抑制作用。

3. 腺苷酸环化酶：是cAMP信号通路中最重要的效应酶，是一种分子量为150kDa的膜整合糖蛋白，大约由1100个氨基酸残基组成，跨越质膜12次。它的氨基端与羧基端均朝向细胞质中，细胞质面有两个相似的催化结构域。在Mg^{2+}或Mn^{2+}存在下，腺苷酸环化酶可催化ATP生成cAMP。目前已在哺乳动物细胞中发现6个腺苷酸环化酶的异构体。

4. 蛋白激酶A－AMP信号通路的关键酶：cAMP信号通路进一步通过cAMP依赖的蛋白激酶（cyclic-AMP-dependent protein kinase），简称蛋白激酶A（protein kinase A，PKA）进行，它是细胞内一种结构最简单、生化特性最清楚的蛋白激酶。一般认为，在多细胞动物细胞中几乎cAMP的所有各种效应都是通过活化PKA而介导的。

PKA是由两个催化亚单位和两个调节亚单位组成的四聚体，在未与cAMP结合时，PKA呈无活性状态；当cAMP与PKA的调节亚单位结合时引起其构象的变化，遂使调节亚单位与催化亚单位解离，催化亚单位进入活化状态（参见图 20-13 胞质部分）。

PKA的作用为催化多种蛋白质的丝氨酸和苏氨酸残基的磷酸化，被磷酸化的蛋白质可以调节其下游靶蛋白的活性，引起细胞内的多种反应。

cAMP 的生物学效应基本上是通过蛋白激酶A引起的。但不同组织拥有不同的PKA靶酶，因此，同一种激素在不同的组织细胞中所引起的反应是不同的。例如肾上腺素与肝细胞、脂肪细胞、小肠平滑肌细胞的β-肾上腺素能受体结合后，分别引起肝细胞中糖原的分解、脂肪细胞中甘油三酯的分解以及小肠平滑肌细胞的松弛。

下面介绍两条典型的 cAMP 信号通路。

（1）cAMP-PKA调控细胞中糖原的代谢：糖原是在动物体内肝脏和肌细胞中主要的糖类储存形式。cAMP-PKA 对细胞中糖原代谢的调控可通过图 20-12 来说明。

当细胞内cAMP的水平增加时，PKA被活化。活化的PKA通过两条途径调节糖原的代谢：①刺激糖原的分解：PKA 首先磷酸化 GPK，使其活化；活化的 GPK 又使 GP 磷酸化；活化的 GP 将糖原磷酸解，生成 1-磷酸葡萄糖。②抑制糖原的合成：一方面PKA使GS磷酸化，降低其催化糖原合成的作用；另一方面，PKA还可使IP磷酸化而被激活。被活化的IP转而与PP结合并使其磷酸化而失去活性（图 20-12a）。

随着细胞内 cAMP 水平的降低 PKA 的活性下降，使 IP 的磷酸化过程逆转，PP 因而活化。活化的 PP 具有抑制糖原降解、刺激糖原合成的作用。PP 的活化使糖原代谢中的三个关键酶 GPK、GP 和 GS 逐个去磷酸化。GPK 和 GP 的活性降低，糖原的分解降低，而 GS 的去磷酸化后活性增加，糖原的合成增加，通过从二磷酸尿苷葡萄糖（UDP-葡萄糖）提供葡萄糖基而延长糖原的葡萄糖链（图 20-12b）。

（2）cAMP－PKA 对真核细胞基因表达的调控：cAMP 是一个重要的基因表达调控物质，其发挥作用与转录因子有关。如图20-13，前已述及，当配体与Gs耦联受体结合后，通过cAMP引起 PKA 调节亚单位与催化亚单位解离，催化亚单位遂由细胞质转入细胞核内，然后催化转

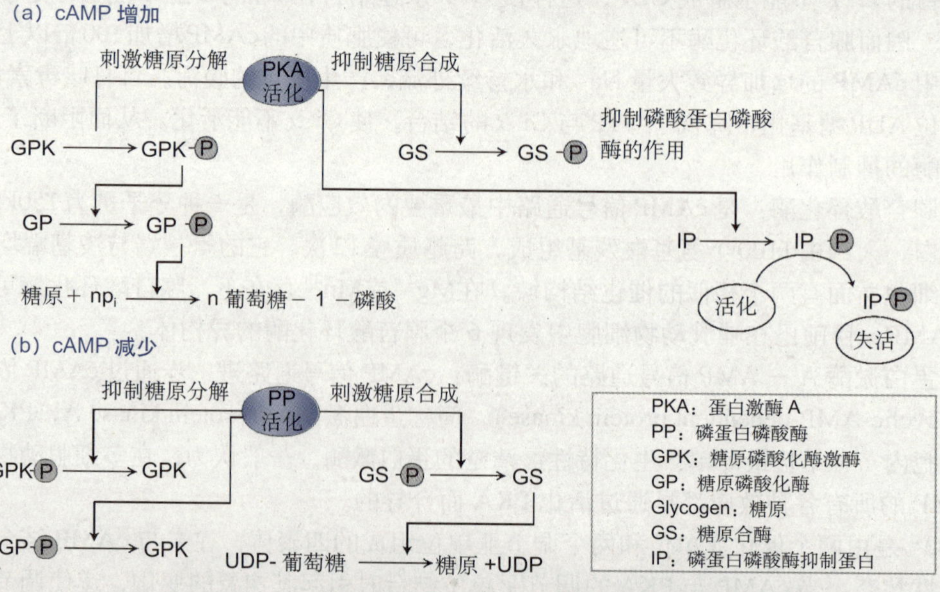

图 20-12　cAMP 对肝细胞和肌细胞中糖代谢的调节
（参考 H. Lodish, Molecular Cell Biology, 5th ed, 2004）

录因子 CREB（cAMP-response element binding，CREB）N端转录活性区附近的Ser133磷酸化，核内的共活化因子CBP / P300蛋白可特异性地识别并结合 CREB 之磷酸化的Ser133，从而激活CREB。活化的CREB与CBP / P300 共同激活 DNA 调控序列中受 CRE（cAMP-response element）调节的各种靶基因的转录。

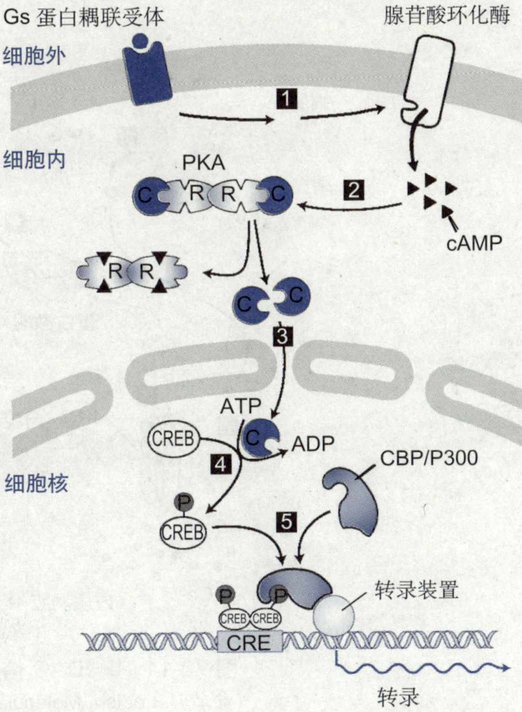

图 20-13　cAMP 信号调节基因的表达
（参考 H. Lodish, Molecular Cell Biology, 5th ed, 2004）

（三）磷脂酶C-磷酸磷脂酰肌醇介导的信号通路

通过 G 蛋白耦联受体介导的另一条信号通路是磷脂酶C-磷酸磷脂酰肌醇信号通路。磷脂酰肌醇（phosphatidylinositol, PI）是细胞膜上一种独特的脂质成分，依其肌醇不同位点的磷酸化而有多种形式（图20-22A），例如一磷酸磷脂酰肌醇（PI3P，PI4P，）二磷酸磷脂酰肌醇 PI (4, 5) P_2 和三磷酸磷脂酰肌醇 PI(3, 4, 5) P_3 等。

胞外信号分子与细胞表面 Go/Gq 蛋白耦联受体结合后，通过 Goα 或 Gqα 激活质膜上的 PLC 并水解质膜中 4, 5 二磷酸磷脂酰肌醇（phosphatidylinositol-4, 5-bisphosphate, PIP_2）形成 1, 4, 5 三磷酸肌醇（inositol 1, 4, 5-trisphosphate, IP_3）和二脂酰甘油（1, 2-diacylglycerol, DAG）两个第二信使（图20-22A），遂将胞外信号转换为胞内信号。IP_3动员细胞内质网钙释放到细胞质中，使胞质内 Ca^{2+}浓度升高；DAG 激活蛋白激酶 C（protein kinase C, PKC），活化的PKC进一步使其效应蛋白或酶磷酸化。磷脂酰肌醇信号通路的最大特点是胞外信号被膜受体接受后，同时产生两个胞内信使，分别激活两个信号传递途径即IP_3-Ca^{2+}和DAG-PKC途径（图20-14）来共同实现细胞对外界信号的应答反应，因此这一信号系统又称为“双信使系统”。

1. IP_3-Ca^{2+}信号途径：细胞内的Ca^{2+}大部分储存在滑面内质网腔和线粒体等细胞器中。细胞内有多种 Ca^{2+}调节机制，使得胞内 Ca^{2+}浓度维持在 0.2μmol/L 以下。如存在于细胞质膜和内质网膜上Ca^{2+}泵，可将Ca^{2+}输出细胞或泵入内质网腔中储存起来，以维持胞内Ca^{2+}的低水平。

IP_3 引起内质网中的 Ca^{2+}释放是通过作用于内质网膜上的 IP_3 门控 Ca^{2+}通道（IP_3-gated Ca^{2+} channnel）而实现的。IP_3门控的Ca^{2+}通道是由4个相同的亚单位组成的受体蛋白，分布在多种组织细胞的内质网膜上。每一个亚单位均可以通过其位于细胞质内的N端与IP_3特异性地结合，两者具有较高的亲和性。IP_3 与通道蛋白结合后，引起其构象变化，从而将 Ca^{2+}通道“开放”，Ca^{2+}从内质网腔中释放至细胞质中，胞质内Ca^{2+}浓度的骤然增加，启动胞内的Ca^{2+}信号系统，最后引起一定的细胞效应（图 20-14）。

Ca^{2+}一般不直接作用到靶蛋白，而是通过 Ca^{2+}应答蛋白间接发挥作用。目前广为认同的

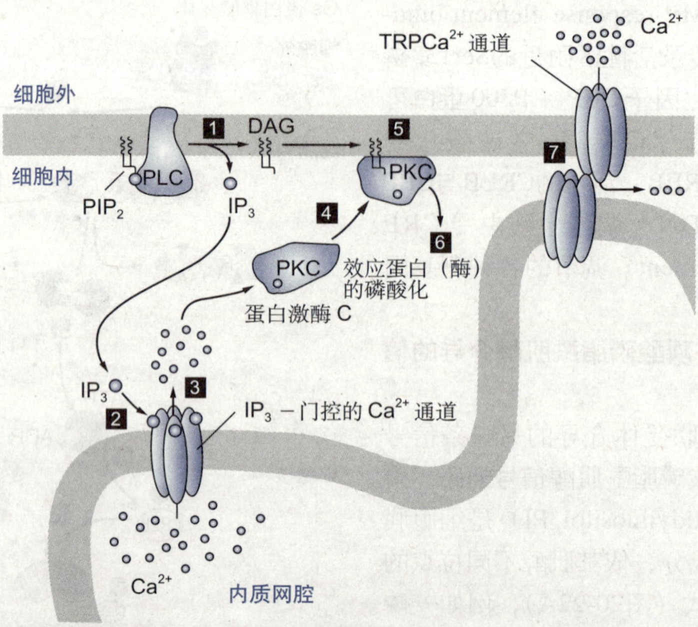

图 20-14 IP_3/DAG 信号通路及胞内 Ca^{2+} 的变化

（参考 H. Lodish, Molecular Cell Biology, 5th ed, 2004）

钙调蛋白就是普遍存在于真核细胞中的一种 Ca^{2+} 应答蛋白。CaM 的多肽链由 148 个氨基酸残基组成，含 4 个结构域，每个结构域可结合一个 Ca^{2+}。CaM 本身无活性，其活化过程可分两步：首先 Ca^{2+} 与 CaM 结合形成活化态的 Ca^{2+}-CaM 复合体，然后再与靶酶（表 20-3）结合将其活化，此反应过程受 Ca^{2+} 浓度的可逆调控。

表 20-3 受钙调蛋白调节的酶

酶	细胞功能	酶	细胞功能
腺苷酸环化酶	生成 cAMP	磷酸化酶	糖原降解
鸟苷酸环化酶	生成 cGMP	肌球蛋白轻链激酶	平滑肌收缩运动
钙依赖性磷酸二酯酶	水解 cAMP 和 cGMP	钙调蛋白激酶	神经递质分泌和再合成
Ca^{2+}-ATP 酶	Ca^{2+} 泵	钙依赖性蛋白磷酸酶	蛋白质的去磷酸化
NAD 激酶	合成 NADP	转谷氨酰胺酶	蛋白质交联

由 IP_3 引起的胞质内 Ca^{2+} 浓度的升高所持续的时间很短，一旦完成其信号作用就必须有相应的机制降低细胞内 Ca^{2+} 的浓度。这一过程可以通过两种机制完成，第一，通过质膜上的 Ca^{2+} 泵将胞质中的 Ca^{2+} 泵出细胞外（图20-14）。目前的研究表明，在质膜中存在的一种TRP Ca^{2+} 通道或称Store-operated通道对于胞内 Ca^{2+} 的外流起重要作用。第二，通过内质网膜上的 Ca^{2+} 泵将 Ca^{2+} 再泵入内质网腔。另外，当 IP_3 完成其作用后，即被磷酸酶水解产生 1，4- 二磷酸肌醇，后者并不能引起内质网膜上 Ca^{2+} 泵的开放。

2. DAG/PKC 信号途径：由 PIP_2 水解形成的 DAG 属于一种小分子脂质物质，插入于质膜内片。DAG 下游的靶蛋白是 PKC 家族，它是一种存在于细胞内的丝氨酸／苏氨酸蛋白激酶。PKC分子有两个功能区，一是亲水的催化活性中心，另一个是疏水的膜结合区。在未受到刺激的细胞中，PKC以非活化的形式存在于细胞质基质（细胞液）中，当细胞接受外界信号时，由 IP_3 引发胞内 Ca^{2+} 浓度升高，Ca^{2+} 与 PKC 结合引起 PKC 由细胞液转位到质膜内表面，并被质膜内片中的DAG激活，因而PKC的活化依赖于 Ca^{2+} 和DAG。活化的PKC可使不同类型细胞中的不同靶蛋白的丝氨酸／苏氨酸残基被磷酸化并活化。PKC具有广泛的作用底物，参与众多的生理过程，既涉及许多细胞"短期生理效应"如细胞分泌、肌肉收缩，又涉及细胞增殖、分化等"长期生理效应"。

DAG只是 PIP_2 水解生成的暂时性产物，很快会被代谢掉。DAG通过两种途径终止其信使作用：一是被DAG激酶磷酸化成为磷脂酸，进入磷脂酰肌醇循环；二是被DAG脂酶水解成单脂酰甘油。

（四）G 蛋白耦联受体调节的离子通道

1. 心肌的乙酰胆碱受体属于GPCR，由受体活化所引起的G蛋白的βγ亚单位可开放钾通道，结果导致细胞质膜的过度激化，使心肌收缩减慢。

2. 视紫红质的眼内杆状细胞的光敏GPCR，由视蛋白（opsin）与11-顺-视黄醛共价结合构成，光诱导的11-顺-视黄醛的异构化可使视蛋白活化，进而通过GTP取代GDP而活化耦联的G蛋白transducin（Gt），Gtα GTP的效应蛋白是cGMP磷酸二酯酶，使细胞质中的cGMP水平下降，导致cGMP-门控的 Na^+／Ca^{2+} 通道关闭，结果引起细胞质膜的过度极化和神经递质的释放减少；反之，在暗光下细胞质中的cGMP水平升高，cGMP-门控的 Na^+／Ca^{2+} 通道开放，神经递质的释放增加。

二、酶联受体介导的信号通路

与酶连接的细胞表面受体称为酶联受体，通常又称催化性受体，这类受体均为跨膜蛋白质，胞外配体与受体相结合即可激活受体胞内段的酶活性。已知的酶联受体目前至少包括5类：①受体酪氨酸激酶；②受体丝氨酸／苏氨酸激酶；③酪氨酸激酶联系的受体；④受体磷酸酪氨酸磷酸酶；⑤受体鸟苷酸环化酶。

（一）RTK-Ras-MAPK 信号通路

1. 受体酪氨酸激酶（RTK）：又称酪氨酸蛋白激酶受体，是一类本身具有酪氨酸蛋白激酶活性的受体，属细胞表面一大类重要受体家族（图20-15）。RTK约由500～850个氨基酸残基组成，是由一条多肽链构成的跨膜糖蛋白，N端位于细胞外，是配体结合区域，不同RTK的胞外区氨基酸序列差别较大；C端位于细胞内，具有酪氨酸蛋白激酶结构域，并具有自磷酸化位点。该区在氨基酸组成上高度保守，包括两个区域，一为ATP结合区域，另一为底物结合区域；跨膜区由一个高度疏水的α螺旋构成，包括22～26个氨基酸残基。

迄今共发现约50多种受体酪氨酸激酶，其配体主要是生长因子，如EGF、IGF-1、NGF、PDGF、FGF、VEGF、ephrin家族等。由RTK介导的信号途径具有广泛的功能，包括调节细胞的增殖、分化，促进细胞的存活，以及调节和校正细胞代谢过程。

2. RTK-Ras-MAPK信号通路：RTK-Ras是目前研究的较清楚的一条主要的信号转导途径，其代表是生长因子介导的信号转导。配体与受体结合后可激活RTK的活性，进而激活Ras-

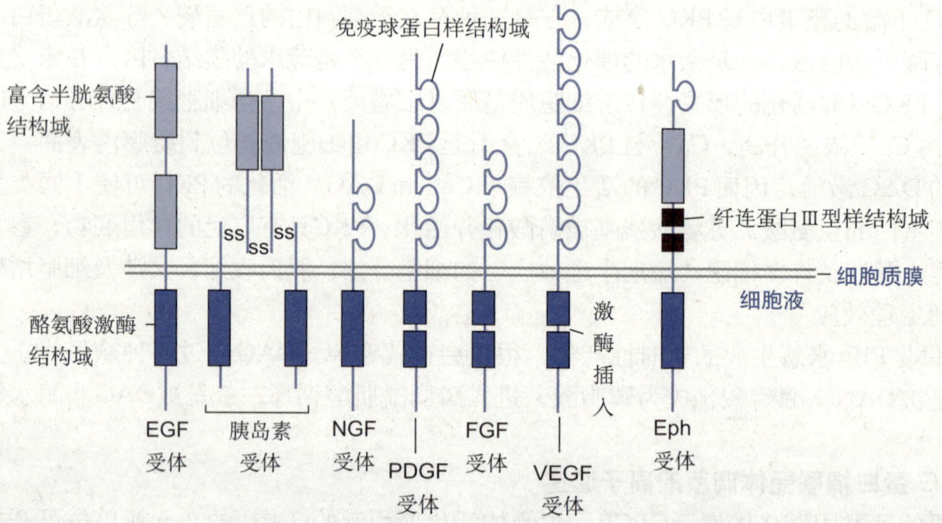

图 20-15 受体酪氨酸激酶（RTKs）家族的七个亚族

（参考 B. Alberts, Molecular Biology of the Cell, 4th ed, 2002）

MAPK 途径进行信号转导。

在下面的内容中将介绍 RTK 的激活、活化后的受体如何将信号传递给 Ras 蛋白，GTP 酶分子开关在不同 RTK 信号通路中的作用，以及信号从 Ras 蛋白向下传递至丝氨酸／苏氨酸激酶以致最后激活 MAPK 和某些转录因子引起细胞反应的级联反应机制。

（1）配体与受体结合诱导RTK的磷酸化，静息状态的 RTK 以单体形式存在，并且没有活性；如果配体为二聚体，它们能结合两个受体分子，引起受体二聚体化；如果配体不是二聚体，受体同配体结合后通过构象的变化，形成同源或异源二聚体。但也有例外，如胰岛素受体本身是一个四聚体，无胰岛素结合时，受体酪氨酸激酶没有活性，当胰岛素与受体结合后，受体的酪氨酸激酶活性才被激活。

RTK形成二聚体或被激活后，两个受体的胞内区之间彼此接触，互相激活它们的蛋白激酶活性，结果引起受体胞内段酪氨酸残基的相互磷酸化，暴露了与 ATP 或蛋白质结合的位点。活化后的蛋白激酶继续磷酸化胞内区的其它酪氨酸残基，即实现受体的自磷酸化。自磷酸化的结果是提供了被其他信号分子（如含有PTB和SH2结构域的小分子蛋白质）识别并结合的“泊位”，由此启动信号在细胞内转导的级联反应（图 20-16）。

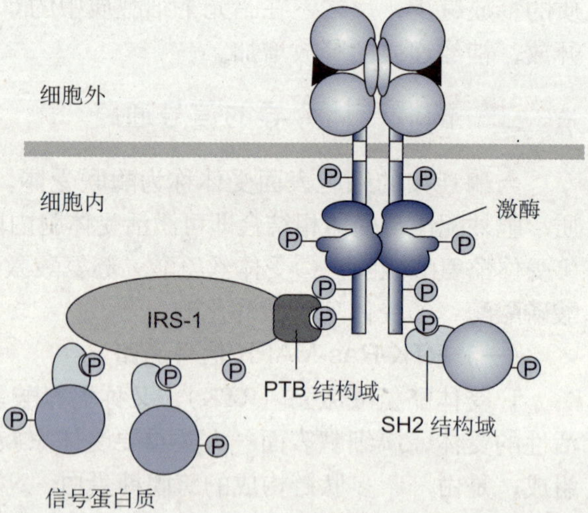

图20-16 胞内信号蛋白质与活化后RTK分子上磷酸酪氨酸残基的结合

具有 SH2、PTB 结构域的信号蛋白质能够特异性地与活化后 RTK 分子中的磷酸化酪氨酸残基相结合。在一些情况下，这些信号蛋白质可以被受体自身的或与受体结合的蛋白质酪氨酸激酶活性催化磷酸化而增强活性。而某些 RTK 或细胞因子则利用具有多个泊位的蛋白质（如胰岛素受体底物insulin receptor substrate，IRS），来增加被募集和活化的信号蛋白质数量；IRS 被受体酪氨酸激酶催化发生磷酸化，从而进一步建立了更多的 SH2 结构域的泊位。

（参考 H. Lodish, Molecular Cell Biology, 5th ed, 2004）

SH2 结构域，为“Src 同源结构域 2（Src homology 2 domain）”的简称，由于与 *Src* 基因编码蛋白质（为细胞内非受体酪氨酸激酶）的一个区域具有同源性而得名。SH2结构域与磷酸化酪氨酸残基具有较高的亲和性。不同蛋白质中的SH2结构域的三维结构非常相似，但可选择性地结合于磷酸化酪氨酸残基周围氨基酸的不同序列，使含SH2结构域的蛋白质能够“停靠”于磷酸化的酪氨酸残基上，从而实现细胞内信号的转导。

（2）Ras蛋白的激活与失活：Ras是一种小分子量的单体G蛋白，是原癌基因*c-ras*的表达产物，分子量为 21kDa，故也称之为 $p21^{ras}$。与前述的受体耦联型 G 蛋白（具有α、β、γ三个亚单位）不同的是，Ras 只有一个亚单位，且 Ras 并不直接与质膜中的受体相结合。Ras 蛋白通过脂酰化修饰的疏水键而锚定于质膜内片，其激活同样取决于是否与 GTP 结合。在 RTK 没有活化时，Ras 始终与 GDP 结合，呈无活性状态；当信号分子结合 RTK 并使之活化时，细胞中一种称为鸟嘌呤核苷酸置换因子（guanine nucleotide exchange factors， GEF）家族的蛋白质与 Ras 蛋白相结合将与之结合的 GDP 置换为 GTP，从而激活 Ras。活化后的 Ras 具有 GTP 酶活性，在 GTP 酶激活蛋白（GTPase-activating protein， GAP）的作用下，GTP 酶活性提高可将 Ras 结合的 GTP 水解成 GDP，这样，Ras 又呈无活性状态。

（3）衔接子（体）蛋白质介导GEF将RTK活化的信号传递至Ras：活化后的RTK是如何通过GEF将Ras蛋白活化的呢？研究发现，细胞质中的衔接子蛋白质（adaptor protein）－Grb2起了必不可少的作用。

Grb2 是生长因子受体结合蛋白 2（growth factor receptor-bound protein 2）的缩写，又称Ash蛋白，是胞质中的可溶性蛋白质，同时含有一个SH2和两个SH3结构域。SH3结构域，也是与Src的一个区域同源的序列，含50个氨基酸残基构成的组件，后来在其他一些蛋白质中也发现了SH3结构域。SH3结构域能够识别富含脯氨酸的疏水性残基序列并与之结合，从而介导蛋白质与蛋白质之间的相互作用。

当RTK的酪氨酸残基发生磷酸化后，Grb2可通过其SH2结构域迅速与之结合，同时Grb2上的SH3结构域又选择性地结合并活化Sos蛋白。Sos蛋白由*sos*（son of sevenless）基因编码，属于 GEF 家族成员。与 Grb2 结合的 Sos 从细胞质中转位于质膜上，并与膜结合的 Ras · GDP 相结合，引起 Ras 的构象发生改变，遂使 Ras 释放 GDP，转而与胞质中丰富的 GTP 相结合从而进入活化状态（图 20-17）。换言之，借助于 Grb2 这一衔接子蛋白质将 Sos 带到质膜，使与锚定于质膜内片的 Ras · GDP 接近，并相互结合引起 Ras 构象的改变，以置换 Ras 所结合的鸟苷酸（GDP → GTP），并实现 Ras 的活化。

Ras 蛋白的活化及随后的细胞应答是通过配体与 RTK 的结合而诱导的，而 Ras 蛋白的活化对于诱导不同类型细胞的分化或增殖又是必要的。然而，在有些突变细胞中活化的Ras蛋白持续存在，即使在缺少配体结合的条件下，也会发生细胞增殖应答反应（参见本书第二十七章肿瘤细胞第二节）。

综上所述，RTK-Ras信号通路可概括为如下几个步骤：①细胞外的生长因子或肽类激素与受体特异性结合，诱导受体酪氨酸激酶发生磷酸化并活化，从而形成了细胞内信号分子结合的“泊位”。②衔接子蛋白 Grb2 通过其 SH2 结构域与活化后的 RTK 之磷酸化酪氨酸位点相结合；通过其 SH3 结构域与 GEF 家族蛋白质 Sos 相结合。③ Grb2-Sos 复合物将活化的 RTK 与 Ras · GDP 耦联，引起 Ras 蛋白的构象改变，促使 GDP 从 Ras 蛋白上释放，而 GTP 则与 Ras 蛋白结

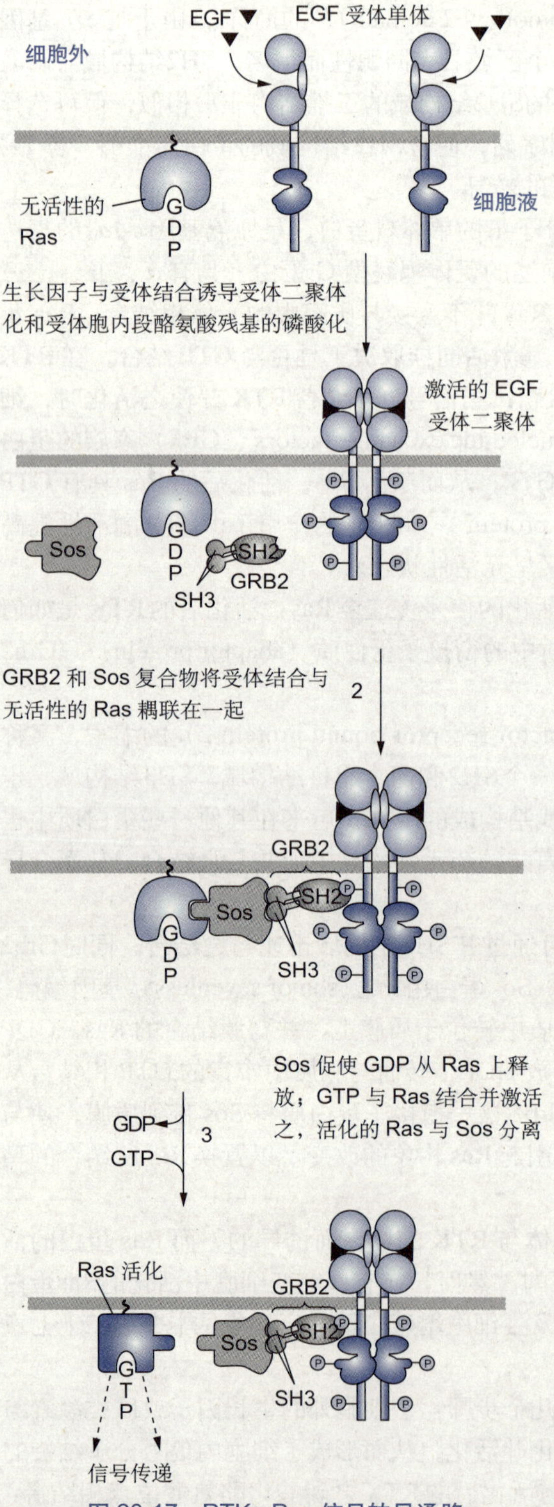

图 20-17　RTKs-Ras 信号转导通路

（参考 H. Lodish, Molecular Cell Biology, 5th ed, 2004）

合，即引起Ras蛋白的活化。活化的Ras蛋白与 Sos 蛋白分离，触发下游的信号转导。

RTK介导的受体磷酸化以及Ras的活化一般维持时间较短，约为30分钟。此后，在GAP的作用下Ras蛋白本身的GTP酶活性增强，将GTP水解，Ras又转为无活性状态。除RTK外，G蛋白耦联受体及整合素族细胞外基质受体也可活化 Ras 及其下游的信号通路（图 20-29）。

3. MAPK 信号途径

细胞内的增殖与分化常常需要持续不断的信号刺激。为了能够维持这些细胞生命活动，必须将 Ras 的活化信号转化为长久的刺激信号。与磷酸酪氨酸残基相比，丝氨酸和苏氨酸残基磷酸化的蛋白质活性更为持久。探讨催化丝氨酸／苏氨酸残基磷酸化的蛋白激酶是近年来备受关注的课题。虽然胞质中有许多丝氨酸／苏氨酸蛋白激酶，目前认为组成丝裂原活化的蛋白激酶（mitogen-activated protein kinase，MAPK）信号转导通路的三类激酶，Raf、MEK和MAPK尤为重要。细胞外信号分子与受体的结合活化了 RTK 和 Ras，然后将信号继续下传，最终活化的MAPK进入细胞核并启动相关基因的转录。这三类激酶组成的信号通路称为MAPK通路，MAPK通路的活化环环相扣，逐级放大。

Raf属于丝氨酸／苏氨酸蛋白激酶，又称MAPKKK。MEK，也称MAPKK，是一种具有双重特异性的蛋白激酶，它既能磷酸化其靶蛋白上的酪氨酸残基，又能磷酸化丝氨酸／苏氨酸残基。MAPK是一个丝氨酸／苏氨酸蛋白激酶家族，含5个亚家族，共十余个成员，其中三个亚家族为ERK（1-5）。MAPK家族的活性部位都具有共同的苏-X-酪（Thr-X-Tyr）序列通式，其中X为任意氨基酸，MAPK的活化首先是其Tyr被MEK催化磷酸化，接着其Thr被磷酸化，亦即需要Thr-X-Tyr序列中的苏氨酸与酪氨酸残基同时被磷酸化。

Ras 的活化信号沿 MAPK 通路逐级下传，

基本步骤如下（图 20-18）：

（1）活化的Ras与Raf N端的调节结构域结合并使其催化结构域暴露，解除对其激酶活性的抑制并诱导Raf构象改变，同时激活Raf分子上与抑制蛋白质（14-3-3）结合的丝氨酸残基去磷酸化，抑制蛋白解离下来，而Raf分子中另外的丝氨酸/苏氨酸残基发生磷酸化；完成使命的Ras又回到无活性状态，与GDP结合的Ras与Raf分离。

（2）活化的Raf通过其C端催化结构域与下游的蛋白激酶MEK结合，使其丝氨酸/苏氨酸残基磷酸化，导致MEK的活化。

（3）活化的MEK继而磷酸化MAPK活性部位（Thr-X-Tyr）中的酪氨酸残基和苏氨酸残基并将之激活。

（4）活化的MAPK转位进入细胞核，可使许多底物蛋白质的丝氨酸/苏氨酸残基磷酸化，其中包括调节细胞周期和细胞分化的特异性蛋白质表达的转录因子。

综上所述，生长因子等所携带的细胞外信号沿着RTK → Ras → Raf → MEK → MAPK的信号转导途径进入细胞核，从而调节与细胞增殖或分化相关基因的转录，引起相应的生物学效应。

除RTK外，MAPK通路还可被很多其他信号途径活化，例如，细胞因子受体-JAK也可通过衔接子蛋白而活化Ras-MAPK通路（图 20-29）。

（二）TGF β 受体介导的信号通路

转化生长因子β（transforming growth factor-β，TGF β）超家族是一类具有多种功能的生长因子。它不仅可以影响细胞的增殖、分化，而且在创伤愈合、细胞外基质的形成、胚胎发

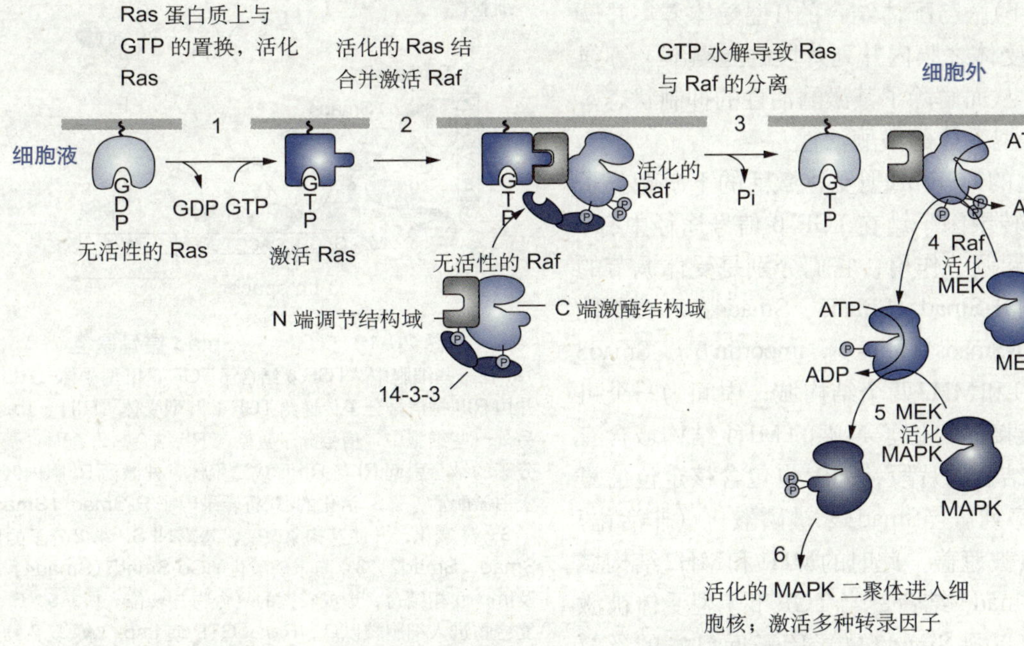

图 20-18　活化 Ras 的信号沿 MAPK 通路逐级下传的基本步骤

（参考 H. Lodish, Molecular Cell Biology, 5th ed, 2004）

育、骨的重建、免疫调节以及神经系统的发育中均有重要作用。TGF β 的作用广泛，引起的细胞反应也很复杂，在不同细胞或同一细胞的不同状态下引起不同的反应，但其介导的信号转导机制基本相同。TGF β 的作用主要是通过其分布在细胞质膜中的受体直接激活转录因子Smad而实现的，因而又称为“TGF β -Smad”信号途径。

TGF β 受体是整合于细胞质膜中的跨膜糖蛋白，包括3种类型，即I型、II型和III型（图20-19），分子量分别为55，85，280kDa。其中含量最多的TGF β III型受体是质膜上的蛋白聚糖，又称“β -glycan”。它与TGF β 具有高亲和性。I型、II型受体是跨膜的丝氨酸/苏氨酸激酶，其激酶结构域存在于胞内段。R II 为组成型活化的激酶，在没有TGF结合时催化自身磷酸化。当细胞外的TGF β 分子与细胞表面的TGF β III型受体结合后（图20-19，1a），后者将TGF β 递交给II型受体；而在另一些细胞，TGF β 可直接与II型受体相结合（图20-19，1b）。与配体结合的II型受体募集并磷酸化I型受体之膜内并列片段的丝氨酸/苏氨酸残基，从而解除了其激酶活性的抑制状态，激活了I型受体的激酶活性。

活化的TGF β I型受体激活的下游靶分子为Smad转录因子。在TGF β 信号途径中有3种Smad起调节作用，它们分别是受体调节的Smad，即R-Smad（Smad3、Smad4）和抑制性或拮抗性I-Smads（Imp- β，importin β）。Smad3包含MH1和MH2两个结构域，中间为一个可弯曲的连接区，位于N端的MH1结构域含有与DNA结合的片段，同时也包含核定位信号（NLS）序列。当Smad3未被磷酸化（非活化）时，NLS被遮盖，此时的MH1和MH2结构域不能与Smad4结合。当TGF β I型受体被激活后，可以将Smad3转录因子近C端的丝氨酸残基磷酸化，2个磷酸化的Smad3与Smad4以及Imp- β 结合形成复合物，其中Imp- β 与

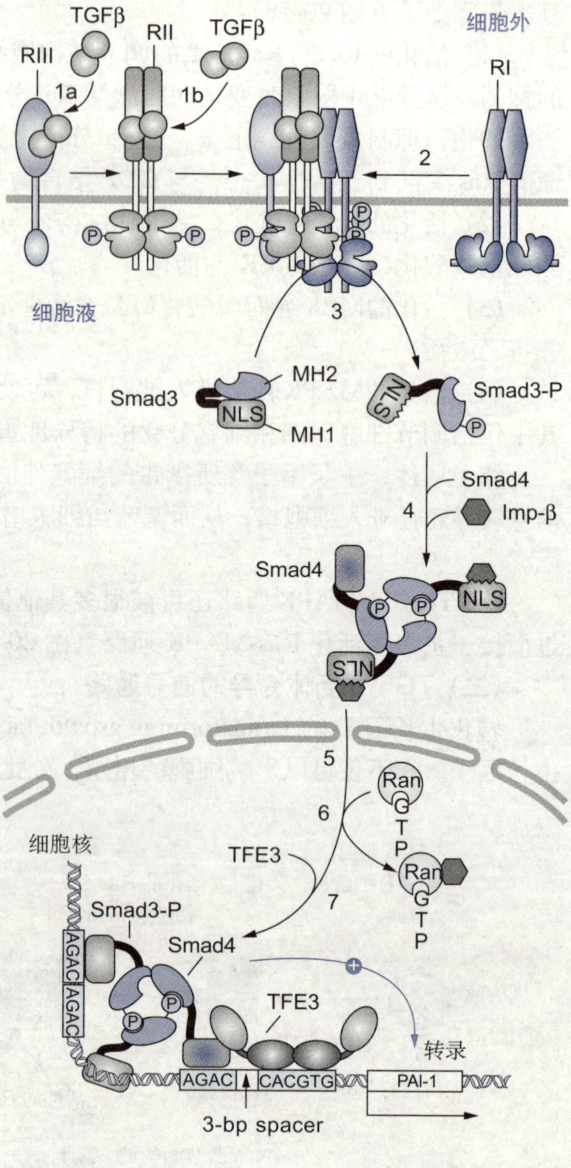

图 20-19 TGF β -Smad 信号途径

1a. 在一些细胞中，TGF β 结合于TGF β III型受体（RIII），并由RIII将信号分子传递给TGF β II型受体（RII）。1b. 在另外一些细胞中，信号分子直接与RII结合。2. 配体-受体分子的结合引起RI与RII形成二聚体，并激活RI胞内区的蛋白激酶活性。3. 活化的RI将转录因子R-Smad（Smad2/3）磷酸化，并使其构象改变，暴露NLS。4. 2分子的R-Smad（Smad2/3）与未磷酸化的Co-Smad（Smad4）以及Imp- β 相结合，形成较大的复合物并转位入核。5，6. 当复合物进入细胞核以后，Ran · GTP 使 Imp- β 从复合物上解离下来。7. 核转录因子（如TEF3）与Smad3 / Smad4复合物结合，形成活化型的复合物调节靶基因（如plasminogen activator inhibitor， PAI-1）的转录。

（参考 H. Lodish, Molecular Cell Biology, 5th ed, 2004）

Smad3 的 NLS 结合，由此引导复合物分子进入细胞核中。一旦进入细胞核中，Imp- β 与 Ran-GTP 相结合而脱离复合物，Smad3 与 Smad4 复合物则与其他的核内转录因子（如 TFE3）共同调节靶基因的转录。例如，抑制细胞周期的 p15 蛋白的基因即受 TGF β -Smad 信号途径的转录激活，因而 TGF β 对很多细胞具有抑制增殖的负调控作用。此外，Smad 复合物也可阻遏 *c-myc* 基因的转录，从而减少许多种受 Myc 转录因子调控的促增殖基因的表达，而对细胞增殖起负调控作用。因而，TGF β 信号缺失会导致细胞的异常增殖与恶性变。细胞核内的 Smad 经去磷酸化而从复合物上解离，重新返回细胞质中。

TGF β 的刺激同时诱导 I-Smad，尤其是 Smad7 的表达。Smad7 阻断活化的 I 型 TGF β 受体对 Smad2／3 的磷酸化，从而发挥负调控作用以对长期暴露于刺激性信号之下的细胞的胞内信号起抑制作用。

（三）细胞因子受体介导的 JAK-STAT 信号通路

细胞增殖、分化以及胚胎发育除受生长因子调控外，还受另一类活性因子－细胞因子的调节，例如白细胞介素（IL）、干扰素（IFN）、集落刺激因子（colony-stimulating factor，CSF）、促红细胞生成素（erythropoietin，Epo）和生长激素（growth hormone，GH）等，它们在造血细胞和免疫细胞的增殖、分化及成熟中起重要作用。如造血干细胞的存活或增殖依赖于细胞因子或生长刺激因子，除去这种因子或 CSF，多能造血干细胞便发生凋亡。红系定向干细胞的增殖与分化依赖于 Epo，若去除 Epo，红系定向干细胞也发生凋亡。

细胞因子受体也是一种单次跨膜的蛋白质，通常由 2 个或 2 个以上亚单位组成。胞外结合配体区域含有 4 个保守的 Cys 残基，胞内区域本身不具有激酶的活性，但具有与酪氨酸蛋白激酶的结合位点。它的功能是通过激活与受体耦联的酪氨酸蛋白激酶而实现的。

与细胞因子受体紧密相连的是细胞内一类新发现的酪氨酸蛋白激酶家族，即 Janus 激酶（Janus kinase，JAK）家族。Janus 是具有两个脸面的罗马门神（two-faced God）的名字，JAK 在细胞内的位置非常像一对面朝两个方向的“武士”，守卫着受体，因此得名。JAK 具有与受体相结合的 N 端区域，其 C 端为激酶结构域，中间区域的功能目前尚未明了。现已发现的 JAK 家族成员有：JAK1、JAK2、JAK3 和 Tyk2。

细胞因子受体的活化过程与 RTK 非常相似，所不同的是其自身并无酪氨酸激酶活性，其 Tyr 的磷酸化是由另一个与之相结合的激酶 JAK 来完成。以 Epo 为例，Epo 与质膜上的 Epo 受体结合后，引起受体的二聚体化，并使 JAK 相互靠近而彼此磷酸化。由此激活 JAK 的活性。活化的 JAK 反过来再催化 Epo 受体上的酪氨酸残基磷酸化。具有磷酸化酪氨酸残基的 Epo 受体则可以与细胞内具有 SH2 结构域的衔接子蛋白相结合进行信号的传递。

参与 Epo 受体介导的信号转导的衔接子蛋白是一类基因转录调节蛋白，称为信号转导及转录活化因子（signal transducer and activator of transcription，STAT）。STAT 蛋白的 N 端具有 SH2 结构域，中间为 DNA 结合区域，C 端有一个保守的酪氨酸残基，并对其活化十分重要。目前已发现的 STAT 家族成员有 7 个，分别以 STAT1 至 STAT7 命名。因此，细胞因子受体介导的信号转导途径又称为 JAK-STAT 信号通路，具体步骤如下（图 20-20）：

（1）细胞因子与质膜上的受体特异性结合，并通过引起受体构象的改变而发生二聚体化。受体的二聚体化使各自结合的 JAK 相互靠近能将彼此的酪氨酸残基相互磷酸化，从而激活 JAK 的活性。

(2) 活化的 JAK 再催化 Epo 受体上的几个酪氨酸残基磷酸化，形成SH2结构域的结合位点。

(3) 衔接子蛋白STAT通过其SH2结构域与磷酸化的细胞因子受体相结合。一旦STAT与受体结合，其C端的酪氨酸残基即被JAK激酶磷酸化。磷酸化的STAT分子即从受体上解离下来。

(4) 两个磷酸化的STAT分子通过各自的SH2结构域相互结合形成STAT二聚体，从而暴露其核定位信号NLS。二聚化的STAT进入细胞核中与特异性的增强子序列结合，调节基因的转录。

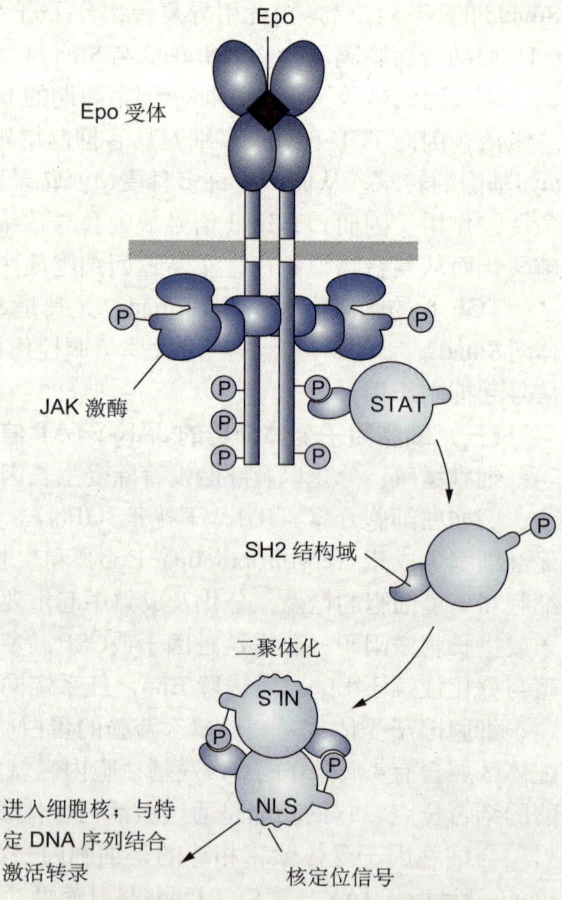

图 20-20 JAK-STAT 信号转导通路

(参考 H. Lodish, Molecular Cell Biology, 5th ed, 2004)

细胞因子受体之所以能与STAT结合，取决于受体胞内结构中存在着特异性识别特定STAT分子SH2结构域的位点，这些位点决定着某种受体最终同那一种 STAT 分子相结合。例如，干扰素 α 受体能识别STAT1和STAT2，干扰素 γ 受体则只能识别STAT1，而Epo受体识别的是STAT5。不同的STAT在不同的细胞内激活不同的基因转录。例如在红系前体细胞中，Epo 激活 STAT5 后活化 Bcl-XL，可防止红细胞的程序性死亡或凋亡。JAK2，Epo以及Epo受体是红细胞成熟所必须的，在小鼠胚胎发育至 12 天时开始出现。如果小鼠胚胎中缺乏编码 Epo 受体以及 JAK 的功能基因，那么小鼠体内将不能形成成熟红细胞，小鼠也因为体内缺乏运输氧气的红细胞而死亡。

细胞因子除通过上述 JAK-STAT 途径转导信号外，还可通过其他途径实现其生物学作用(图 20-21)。

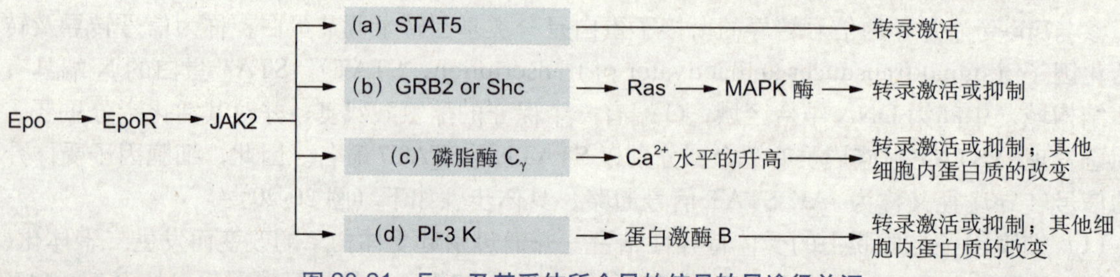

图 20-21 Epo 及其受体所介导的信号转导途径总汇

(参考 H. Lodish, Molecular Cell Biology, 5th ed, 2004)

三、PI3K – PKB（Akt）信号通路

磷脂酰肌醇 3 激酶 – 蛋白激酶 B（phosphatidylinositol 3-kinase，PI3K / protein kinase B，PKB）是细胞内另一与磷脂酰肌醇有关的信号转导系统，参与多种生长因子、细胞因子及细胞外基质等的信号转导，并具有广泛的生物学效应，尤其是与细胞存活关系密切。细胞外的信号分子通过激活 RTK-Ras-MAPK 信号通路而促进细胞的增殖，但如果细胞不生长（growth）的话，就会变得越来越小，直至消失。因此，对于增殖的细胞而言，促生长与促增殖同样重要。细胞外的促细胞生长信号（生长因子）正是通过 PI3K-PKB 途径完成其作用的。

（一）PI3K-PKB 信号通路的组成

包括PI3K，三磷酸磷脂酰肌醇（phosphatidylinositol 3，4，5-triphosphate，PIP3），蛋白激酶 B 和 PI3K 依赖的激酶（PI3K-dependent kinase，PDK）。

1. PI3K 家族：至今已发现在人类基因组中有 9 个同源基因，其中研究最清楚的PI3K 由一个催化亚单位（110 kD，p110）和一个调节亚单位（85 kD，p85 α）所构成。p85 α 的氨基端含有 SH3 结构域和能与 SH3 结构域结合的富含脯氨酸残基的区域，羧基端则含有三个 SH2 结构域及一个与 p110 结合的区域。PI3 K 既具有 Ser/ Thr 激酶的活性，也具有磷脂酰肌醇激酶的活性。已知 G 蛋白 β γ 亚单位、Ras、FAK、Jak 及 BCAP 等均可活化 PI3K，因而 PI3K-PKB（Akt）通路与多种信号途径有关。

2. PKB：是一种分子量约为 60 kD 的蛋白 Ser/ Thr 激酶。因其与蛋白激酶 A（PKA）和蛋白激酶C（PKC）均有很高的同源性（与PKC为73%，PKA为68%同源而得名，也称为PKA与 PKC 相关激酶（related to the A and C kinase，RAC-PK）。此外该激酶被证明是逆转录病毒 Akt-8 的癌基因 *v-akt* 编码的产物，且能使 Ser/ Thr 磷酸化，故又称之为丝氨酸/苏氨酸激酶 Akt（serine/ threonine kinase Akt）。PKB 分子由约 480 个氨基酸残基组成，包括氨基端的调节区、中间的激酶区及羧基端的尾部三部分。其氨基端的调节区（1 ~ 147 氨基酸片段）包含一个保守序列的 AH 结构域（Akt homology domain），其中 1 ~ 106 片段是与多种蛋白激酶同源的 PH 结构域（pleckstrin homology domain）。PH 结构域是一种存在于多种信号蛋白质和细胞骨架相关蛋白质中的功能性区域。在非刺激条件下，PKB 的激酶活性区被 PH 结构域遮盖而无活性；在 PDGF 等生长因子刺激引起的 PI3 K 依赖性的 PKB 激活中，PH 结构域具有双重作用，既可以与PI3K催化生成PI（3，4）P2和PI（3，4，5）P3中的3位磷酸基结合，又能介导PKB的活化。PH结构域若有突变，PKB 则不能被激活。PI-3, 4-P_2、PI-3, 4, 5-P_3 都能够以相对较高的亲和性特异地与 PKB 的 PH 结构域结合，解除 PH 结构域对 PKB 激酶活性的抑制而使 PKB 部分地活化，而最大活化需要二次磷酸化（见后）。

3. PDK：目前已发现两种 PDK，即结构性激活的 PDK1 和依赖于 PI-3, 4, 5-P_3 的 PDK2。在 PI3 K 介导的信号转导通路中，PKB 在 PDK 的催化下磷酸化而被激活。

（二）PI3K-PKB 信号通路

多种生长因子和细胞因子与受体结合后引起受体酪氨酸磷酸化，PI3K 调节亚单位的 SH2 结构域与这些分子结合而被募集到质膜，使其催化亚单位靠近质膜内片中的磷脂酰肌醇（PI）并催化其肌醇第 3 位羟基发生磷酸化而生成 P1-3-P，PI-3, 4-P_2 和 PI-3, 4, 5-P_3（图 20-22A）。这几种磷脂酰肌醇分子中肌醇的 3 位磷酸基为具有 PH 结构域的两种丝氨酸 / 苏氨酸激酶

“PKB”和“PDK1”提供了“泊位”，使PKB和PDK1向质膜转位，引起PKB构象发生变化，从而解除了其PH结构域对催化活性部位的抑制而具有部分活性。而后被PDK1磷酸化其苏氨酸残基（PKB α、PKB β、PKB γ 分别为Thr308/ 309/ 305）；PKB 的丝氨酸残基（PKB α、PKB β、PKB γ 分别为Ser473/ 474/ 472）也可被质膜上受PI3K 调节的PKD2 磷酸化。当完成这两个位点的磷酸化后，达到完全活化的PKB脱离质膜进入胞质和胞核（图20-22B)，引起细胞存活、代谢、细胞骨架重组等重要的生物学效应。

PI3K-PKB 信号通路在多种生长刺激因子，如胰岛素、PDGF、EGF、凝血酶、IGF2 及 NGF 等所诱发的细胞增殖中具有重要的作用。例如，PKB可直接作用于CDK的抑制物（p21和p27）或通过抑制GSK3β而抑制cyclin D1和Myc的磷酸化和在蛋白酶体降解，从而增加cyclin D1和Myc在细胞内的积累，导致细胞周期的运行加速，促进细胞的增殖（参见本书第十四章细胞增殖调控）。当PI3K/PKB 信号通路被异常活化时会导致细胞的恶性增殖，出现癌变。

PI3K/PKB 信号通路对于维持细胞存活具有重要意义，其中一个机制是通过活化的PKB

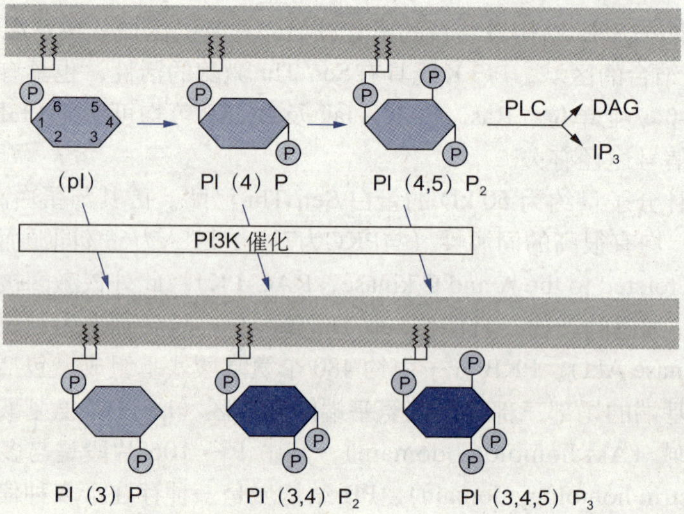

图 20-22A PI3K 催化磷酯酰肌醇形成可供胞内含 PH 结构域的信号分子停靠的“泊位”

（参考 B. Alberts, Molecular Biology of the Cell, 4th ed, 2002）

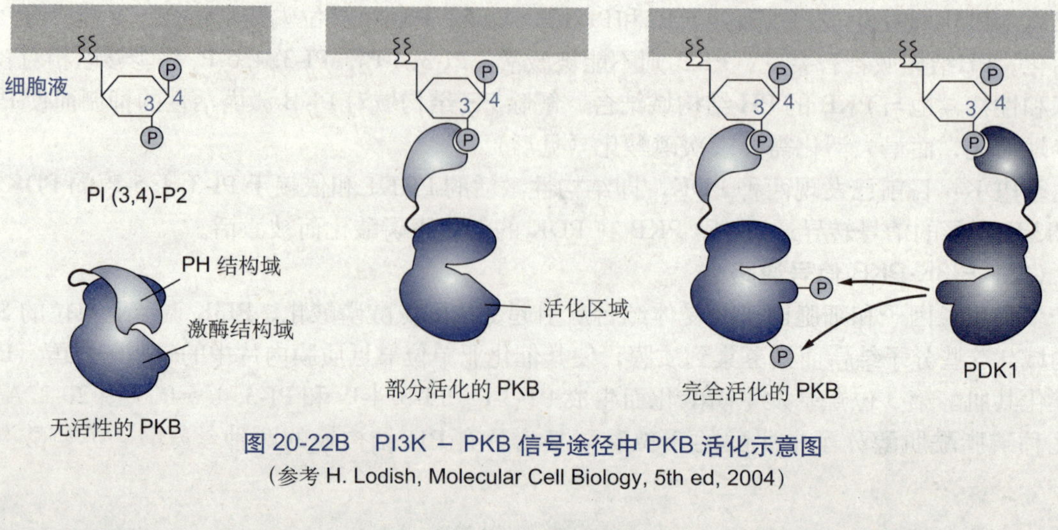

图 20-22B PI3K － PKB 信号途径中 PKB 活化示意图

（参考 H. Lodish, Molecular Cell Biology, 5th ed, 2004）

(Akt）磷酸化Bad，并使其滞留于胞质中而丧失促凋亡作用（图27-3），参见本书第十七章细胞凋亡及二十七章肿瘤细胞。此外，PKB还可间接调节与细胞凋亡相关的两个重要分子，p53和NF-κB。

此外，越来越多的证据表明，PI3K是蛋白质分选或内吞/内化的重要调节因子：活化的PI3K可导致高尔基器TGN或质膜的局部区域产生高水平的PI（3, 4, 5）P_3，衔接子蛋白（AP1或AP2）的μ亚单位在此处能够与膜蛋白中的内吞信号（YXXϕ基序）发生相互作用，遂使clathrin能够结合上去，然后发生特定蛋白质的靶向转运或内吞作用（参见本书第十章）。

PI3K-PKB信号通路在胰岛素对血糖的调节中也具有重要作用，在肝和肌肉中胰岛素的刺激引起糖原合酶（GS）的活化，促进糖原的合成。其作用机制如下：在无胰岛素作用的细胞中，糖原合酶激酶3（GSK3）是活化的，其可将GS磷酸化而使之失去活性；而在胰岛素的作用下，PI3K依赖性的PKB激活后，使糖原合酶激酶3（GSK3）分子氨基端的一个丝氨酸残基磷酸化而变成无活性形式，继而解除了对GS的抑制，糖原合成加速。此外，在肝细胞和脂肪细胞PKB还能引起葡萄糖载体4（glucose transporter 4，GLUT4）从细胞内膜转位到细胞表面，促进细胞对葡萄糖的摄取。通过糖原合成的增强和葡萄糖摄取的增加而使血糖降低。

四、蛋白质水解过程介入的信号通路

在前面讨论的信号途径中，信号的激活与失活具有同样重要的作用，称之为可逆的信号调节通路。与之相应的则是不可逆的信号调节通路，在这样的通路中，作为信号通路组成成员的蛋白质在进行信号传递的过程中包含蛋白质的水解过程。

（一）NF-κB通路

NF-κB是一种广泛分布于真核细胞中的核转录因子，因首先发现于B细胞中能与免疫球蛋白κ轻链启动子κB序列特异结合而得名。NF-κB可调控一系列靶基因的表达，目前已发现受NF-κB调节的靶基因约有150多种，其中包括细胞因子（TNF、IL-1等）、化学趋化因子、生长因子、粘附分子、某些急性期反应蛋白以及参与免疫识别的受体和抗原递呈的蛋白质等，大多数均参与宿主的免疫、炎症和应激反应有关。

NF-κB通常以异二聚体的形式存在于细胞质中，最常见的为p65/p50异二聚体，也是其活性的主要形式。NF-κB家族成员都有由约300个氨基酸残基组成的相对保守的N端区域，称为Rel同源区（Rel-homologe domain，RHD），该区是与DNA结合、二聚化、与IκB相互作用及核定位信号（NLS）所在的区域。

在静息状态时，NF-κB通常与其抑制物IκBα相结合而遮盖了其核定位信号，从而以无活性的复合物形式存在于细胞质中。当细胞受到外界的信号刺激（如TNF-α或IL-1与质膜上的受体结合）时，细胞内的TAK1首先被激活，然后由活化的TAK1激活IκB激酶（α、β、γ异三聚体），活化的IκB蛋白激酶将其IκBα亚单位N端的丝氨酸残基磷酸化，E3泛素连接酶迅速识别IκBα上的磷酸化丝氨酸残基，使IκB发生多聚泛素化，IκB的多聚泛素化修饰导致其在蛋白酶体快速降解（参见本书第八章第三节），使得NF-κB游离并暴露其NLS，遂使NF-κB移位至细胞核中调节靶基因的转录（图20-23）。

NF-κB信号的负向调节非常复杂，多种机制可抑制NF-κB。目前认为，NF-κB信号终止的关键是活化的NF-κB激活IκB基因的转录，新合成的IκB与细胞核中的NF-κB

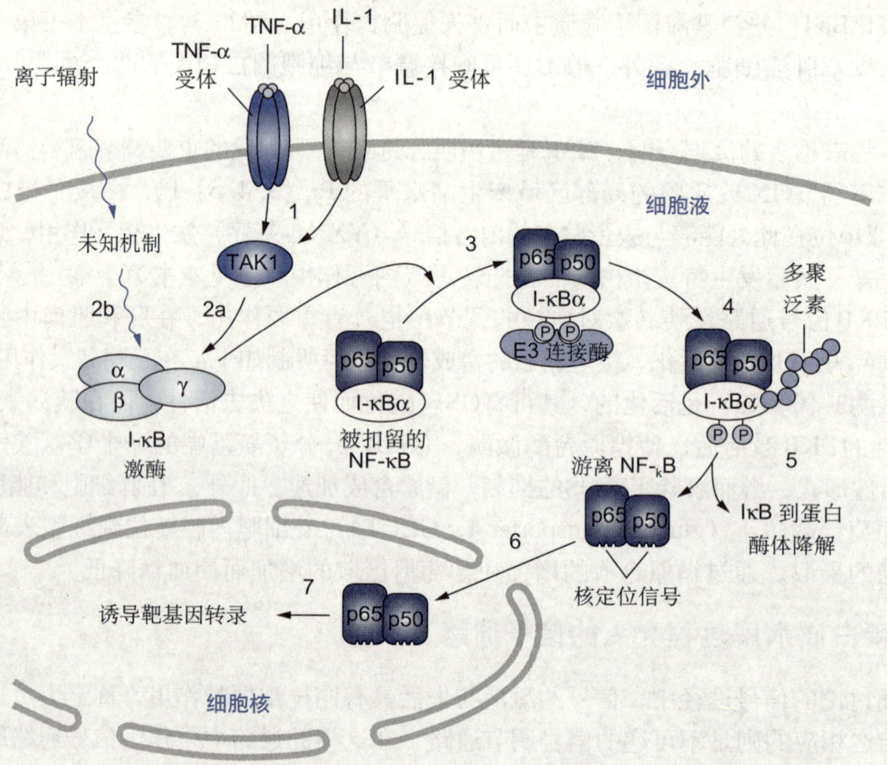

图 20-23 NF-κB 信号转导通路

（参考 H. Lodish, Molecular Cell Biology, 5th ed, 2004）

结合，随后该复合物被输送到细胞质中，抑制 NF-κB 的活性。

（二）Wnt 信号通路

Wnt 信号通路是由 Wnt 蛋白家族成员介导的信号转导途径。此通路的功能是近 20 年来科学家极为关注的课题。目前的研究证明，Wnt蛋白不仅仅激活一条信号转导途径，而且参与多条信号途径的完成。因为仅在哺乳动物中发现的 Wnt 蛋白家族成员就多达 19 个，从胚胎到成体均有严格的空间及时间上的表达。目前了解最为清楚的是，Wnt调控胞质中 β-catenin（β-连环蛋白）的水平，后者进入细胞核中调节靶基因的转录，从而影响细胞增殖、存活以及命运的决定。在此途径中 β-catenin起着至关重要的作用，因此又称为Wnt-β-catenin信号通路（如图 20-24 所示）。

Wnt信号通路的组成包括：①Wnt，一个富含半胱氨酸的分泌性糖蛋白。其名称来自于最先发现的该家族的两个成员：即果蝇中与蝇翅发育缺陷有关的*wingless*基因和与乳腺肿瘤病毒整合有关的*Int1*，取二者的字头而命名之。Wnt广泛存在于各种动物的多数组织中，作为局域性信号分子参与信号转导。②膜表面受体，Frizzled（Fz）和 LRP 5/6（LDL-receptor-related protein，LRP）。Frizzled 又称卷曲蛋白，由 *Frizzled* 基因编码，是位于质膜的 7 次跨膜蛋白质，其结构类似于G 蛋白耦联受体。LRP，属于单次跨膜的受体蛋白，称为低密度脂蛋白受体相关蛋白。③ β-catenin，又称 β-连环蛋白，是细胞内的一种骨架蛋白，为 Wnt 信号通路的重要组成部分。④糖原合酶激酶 3（glycogen synthase kinase 3，GSK3）和酪蛋白激酶（casein ki-

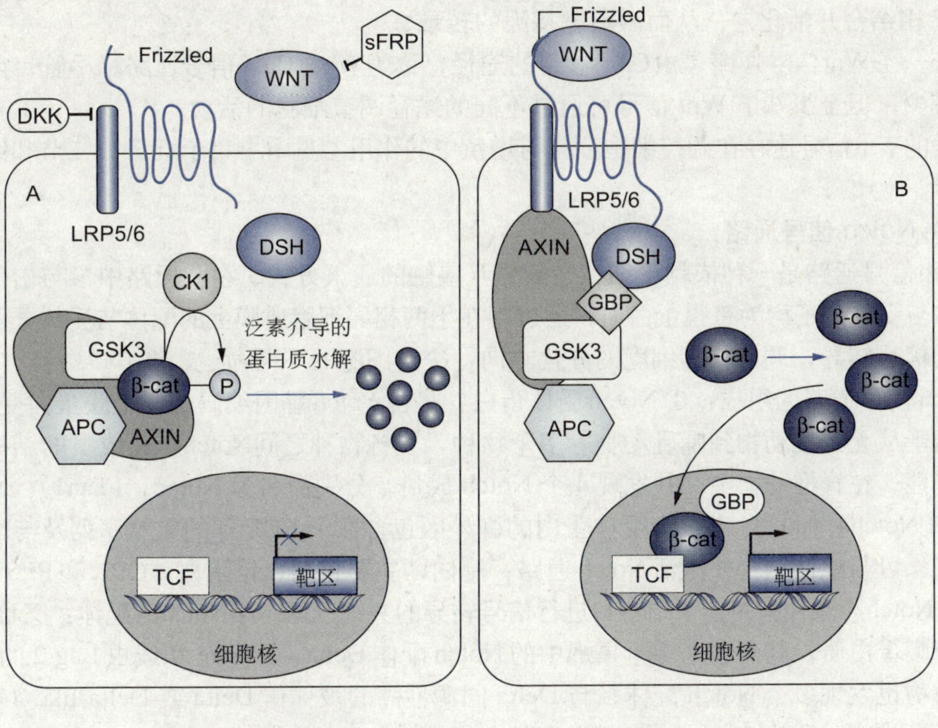

图 20-24 Wnt-β-catenin 信号途径

A：在缺乏 Wnt 信号的情况下，β-catenin 被降解，靶基因的转录活性被抑制。B：Wnt 信号被激活，β-catenin 的降解减少。细胞质中的 β-catenin 进入核中，与转录因子 TCF/LEF 结合，激活靶基因的转录。
（参考 R. T. Moon, et al, 2004, Nature Reviews/genetics 5:689-699）

nase 1，CK1）。⑤胞质调节蛋白：Dishevelled（简称 DSH 或 Dvl）蛋白、APC（adenomatous polyposis coli，为人类重要的抑癌基因产物、Axin（一类支架蛋白，scaffolding protein）。⑥转录因子：T细胞因子（T cell factor，TCF）和淋巴样增强子结合蛋白（lymphoid enhancer-binding protein，LEF）。

Wnt−β-catenin 信号通路（如图 20-24 所示），在缺乏 Wnt 蛋白时，β-catenin 结合在 APC/Axin/GSK3复合物上，并可被结合在Axin上的CK1和GSK3依次磷酸化。磷酸化后的β-catenin可被泛素-蛋白酶体系统识别和降解，即先进行泛素化，然后被蛋白酶体降解（参见本书第八章第三节），因而在胞质中β-catenin的水平较低，故而细胞核中Wnt−β-catenin通路所调控的靶基因处于转录抑制状态。细胞外的 Wnt 也可以被一些分泌性的拮抗剂所抑制，如分泌性的Frizzled相关蛋白（secreted Frizzled-related protein，sFRP）和Dickkopf（DKK）家族成员可分别抑制 Wnt 和 LRP 5/6，故它们的存在可抑制 Wnt−β-catenin 通路的激活。

当细胞外 Wnt 的水平升高足以解除抑制物的作用时，Wnt 即可与质膜中的受体蛋白 Fz 和 LRP5/6 结合，配体-受体的结合激活了 DSH。活化后的 DSH 重新结合于质膜（Fz）上，并使支架蛋白 Axin 也结合在质膜中的LRP5/6受体上，从而从复合物中释放β-catenin；另外，活化的 DSH 还能通过 GSK 结合蛋白（GSK-binding peotein，GBP）抑制 GSK3 对 β-catenin 的磷酸化，这两种机制使得胞质中 β-catenin 的水平升高，β-catenin 遂进入细胞核中，与转录因子

TCF/LEF 相结合并活化之，从而激活靶基因的转录。

另外一条Wnt信号通路是由Ca^{2+}参与的途径，称为Wnt-Ca^{2+}信号通路。尽管目前对此途径了解较少，但至少知道 Wnt 信号可通过不同的途径调节细胞的活动。

有关的Wnt信号途径在调控细胞分化与增殖中的作用参见本书第十五章第二节和第二十七章第四节。

（三）Notch 信号通路

Notch信号通路是一种依赖于细胞之间相互接触的通讯方式，在此通路中参与信号传递作用的配体与受体分子均为跨膜蛋白质，通过存在于两相邻细胞质膜上的配体与受体分子的相互作用启动信号转导，调节相邻细胞的分化方向，决定细胞的不同命运。

Notch 信号通路的组成：① Notch受体蛋白：是由*Notch*基因编码的一个膜蛋白受体家族。广泛表达于从无脊椎动物到哺乳动物等多个物种，在各物种之间Notch家族成员的结构具有高度的保守性。在脊椎动物中，共发现 4 个 Notch 成员，分别命名为 Notch1（Tan1）、Notch2、Notch3 和 Notch4（int3）。Notch 受体蛋白的胞外区包含数个 EGF 样的重复序列及与配体相结合的位点，可与配体结合并激活Notch通路；胞内区主要包括，锚蛋白、OPA和PEST等功能序列，是Notch与多种胞内分子结合和进行信号转导的关键区域。②Notch的配体：又称为DSL，同样是跨膜蛋白质，其命名来源于果蝇中的Notch 配体 Delta，Serrate 和线虫 Lag-2 的首字母。在脊椎动物也发现多个 Notch 配体，与 Delta 同源性高的被称作 Delta 或 Delta-like（Dll）；与 Serrate 同源性高的称为 Jagged。目前发现的人类 Notch 配体包括 Jagged1、Jagged2、Delta1、Delta3 和 Delta4。③ Presenilin1（PS1），是首先在阿尔茨海默病患者中发现的一种早老蛋白。

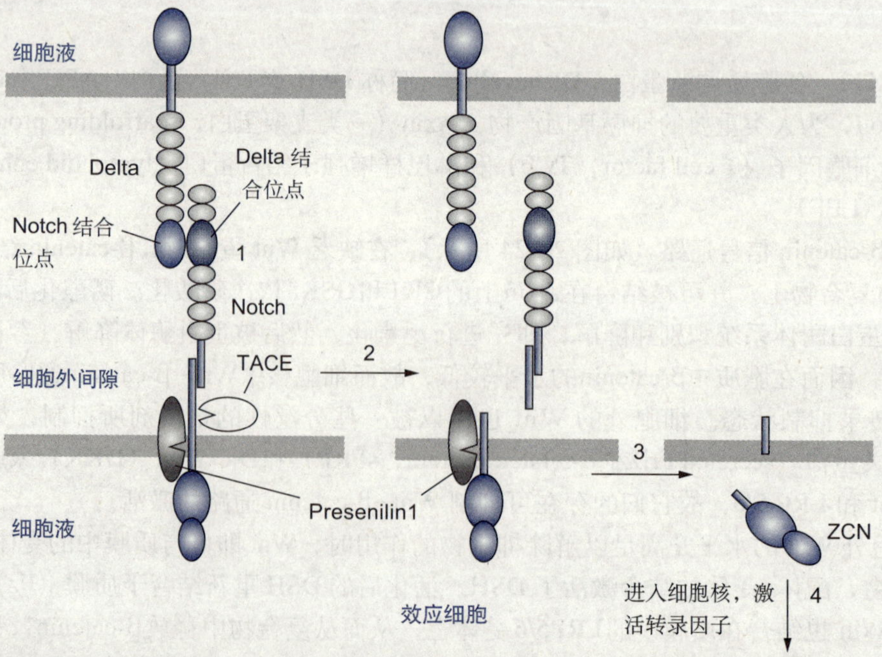

图 20-25 Notch 信号通路
（参考 H. Lodish, Molecular Cell Biology, 5th ed, 2004）

Notch蛋白在内质网中合成后与Presenilin1蛋白相结合，这一复合物首先转运至高尔基体，而后运至质膜。当其在高尔基体时Notch被蛋白酶切割成为2个片段（一个胞外亚单位和一个跨膜-胞质亚单位）。在Notch未与另一相邻细胞质膜中的其配体结合时，这两个亚单位以非共价键相结合。当相邻细胞的Notch受体与配体结合后（图20-25，步骤1）便激活了两个蛋白水解过程：首先激活了一种膜结合的基质蛋白酶 TACE（tumor necrosis factor alpha converting enzyme），在TACE的作用下水解Notch的胞外区（图20-25，步骤2），随后由Presenilin1催化水解Notch的跨膜-胞质亚单位的膜内疏水区（图20-25，步骤3），并释放出Notch的胞内结构域ICN（the Intracellular Domain of Notch），ICN是Notch的活性形式，它被转运进入细胞核并与Su（H）相结合。Su（H）（Suppressor of Hairless）单独存在时是一种转录抑制因子，ICN的结合使Su（H）转变为转录激活因子（图20-25，步骤4），遂激活Notch调控靶基因E（spl）（Enhancer of Split）的转录，E（spl）又是碱性螺旋-环-螺旋（basic helix-loop-helix，bHLH）类转录因子（参见本书第十三章第六节），它可调节其它与细胞分化直接相关的基因的转录。例如，Notch/Delta信号通路参与果蝇神经发育中的侧向抑制（lateral inhibition）（参见本书第十五章第二节内容），在脊椎动物中也通过Notch信号通路控制神经前体细胞的命运。

（四）Hedgehog 信号通路

Hedgehog信号通路是在胚胎发育中调控细胞命运与增殖、分化的一条重要途径（参见本书第十五章第二节的内容）。这一信号转导途径在不同物种间具有较高的保守性。近几年人们发现许多疾病都与这一途径有关，当这个信号通路异常激活时，会引起肿瘤的发生与发展。

Hedgehog信号通路的组成成员包括：①Hedgehog（Hh）：是由*Hedgehog*（*hh*）基因编码的蛋白质，又称为“刺猬蛋白”（见本书第十五章第二节），在细胞中首先合成的是Hedgehog前体蛋白，并以前体形式分泌至细胞外，尔后发生自我催化性降解，其N端片段的C端发生胆固醇化修饰，而N端发生软脂酰化修饰，这两种亲脂性修饰使N端片段虽然不含有疏水性氨基酸序列却具有与质膜的亲和性，可结合于质膜并成为可诱导的信号；②两个受体蛋白：Smoothened（Smo）和Patched（Ptc），两者均为跨膜蛋白质（Smo 7次跨膜，Ptc12次跨膜），并均具有接受及转导Hedgehog信号的功能，但在信号通路中的作用不同；③调节蛋白：丝氨酸/苏氨酸激酶Fused（Fu）和微管相关动力蛋白Costal-2（Cos-2）；④转录因子Cubitis interruptus（Ci）；⑤PKA：其对Ci的磷酸化增加了Ci被蛋白酶水解的可能。

尽管对此通路的详细机制尚不完全了解，但图20-26仍可以用来说明目前对于Hedgehog信号通路的研究结果：当不存在Hedgehog信号时，质膜上存在的主要是Patched蛋白，Smo则在胞内小泡膜（internal vesicle membrane）中，Patched抑制Smo的活性，这时Fu、Cos-2和Ci的复合物结合于微管蛋白上，复合物中的Ci在泛素/蛋白酶体相关的F-box蛋白Slimb的作用下水解形成Ci75片段，并进入细胞核中抑制靶基因的转录（图20-26，a）。当存在Hedgehog信号时，Patched蛋白与Hedgehog蛋白均从质膜移至膜内小泡，而Smo则从膜内小泡移到膜表面，并解除了Patched对Smo活性的抑制作用，Smo将Fu和Cos-2超磷酸化，使得Fu/Cos-2/Ci复合物不能与微管结合，从而形成稳定形式的Ci，后者进入细胞核，并与CBP（CREB结合蛋白）结合，从而激活靶基因的转录（图20-26，b）。

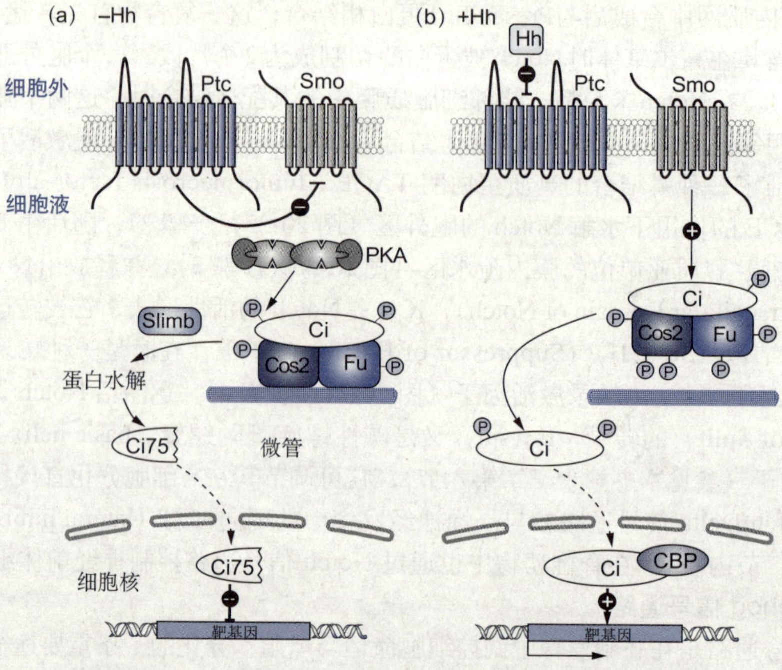

图 20-26 Hedgehog 信号通路图解

（参考 H. Lodish, Molecular Cell Biology, 5th ed, 2004）

第三节 细胞内受体介导的信号转导

一、激素受体介导的信号转导

细胞内受体通过与DNA反应元件作用而调控基因的表达，并依后者结构的不同而分为两种类型。DNA反应元件由反向重复序列构成的与同二聚体受体作用；由同向重复序列构成的与异二聚体受体作用。同二聚体受体（如甾类激素受体）在未与配体结合时因与胞质中的抑制蛋白质相结合而滞留于细胞质中；当与配体结合后因构象的改变与抑制蛋白质解离，遂转位到核中并二聚化，遂与DNA反应元件相结合，活化相关基因的转录。异二聚体受体（如视黄酸、维生素D及甲状腺素受体）均存在于核中，在未与配体结合时，对具有相应反应元件之靶基因起阻遏作用，当激素与受体结合后，因其受体的配体结合结构域发生剧烈的构象变化，从而逆转了其阻遏效应而活化靶基因的转录。总之，激素与受体的结合导致受体蛋白构象的改变，从而调节其与其他蛋白质或DNA的结合，激活的受体通过其DNA结合结构域与DNA序列上的反应元件相结合，从而调节基因的表达（如图 20-27）。

二、NO 介导的信号转导

1. NO

NO 是一种自由基性质的脂溶性气体，可快速扩散透过细胞膜，到达邻近靶细胞发挥作用。由于体内存在氧及其它与NO发生反应的化合物（如超氧离子、血红蛋白等），因而NO在胞外

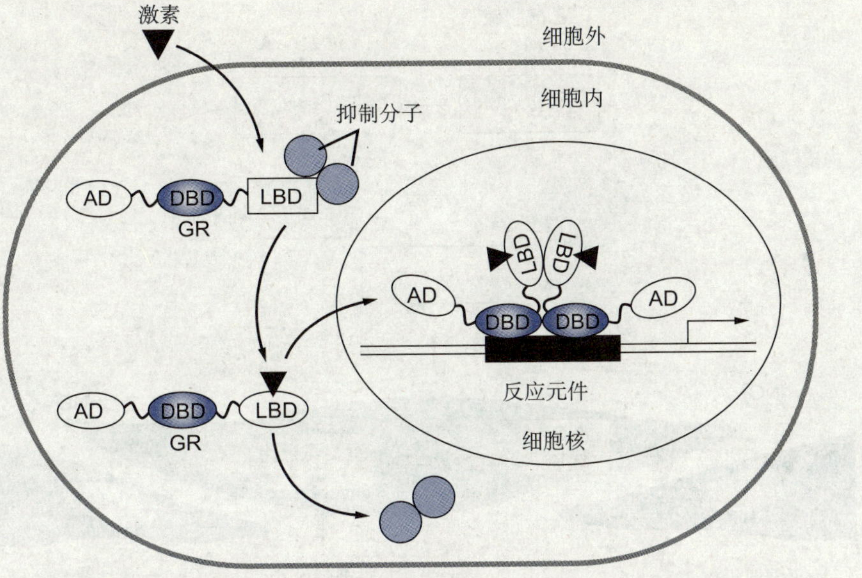

图 20-27　甾体类激素依赖细胞内受体调节基因转录的机制

（参考 H. Lodish, Molecular Cell Biology, 5th ed, 2004）

极不稳定，其半衰期只有 2～30 秒左右，NO 被氧化后以硝酸根（NO_3^-）或亚硝酸根（NO_2^{2-}）的形式存在于细胞外液。

NO的生成需要有一氧化氮合酶（nitric oxide syhthase， NOS）的催化，以L-精氨酸为底物，以还原型辅酶II（NADPH）作为电子供体，等量地生成NO和L瓜氨酸。NOS是一种Ca^{2+}/钙调蛋白敏感性酶，Ca^{2+}/钙调蛋白可激活 NOS 的活性。

2. NO 介导的信号转导

NO作为信号分子所调节的生理功能包括血管舒张，血小板凝集，在中枢神经系统中介导兴奋性神经传导等。NO在内皮细胞依赖性血管舒张现象中的作用研究的比较清楚，可用下面简图说明（图20-28）。当血液中的乙酰胆碱与血管内皮细胞质膜的G蛋白耦联受体结合以后，通过激活磷脂酶C，引起细胞内IP3浓度的增加，IP3与内质网上的受体结合，Ca^{2+}通道开放，贮存于内质网中的Ca^{2+}迅速外流，使胞质中的Ca^{2+}浓度明显升高。Ca^{2+}浓度的变化通过CaM激活了NOS，后者利用胞内的精氨酸合成了NO。NO能够跨过细胞膜扩散到邻近的平滑肌细胞中，与细胞内NO受体结合，激活鸟苷酸环化酶（guanyly cyclase，GC），该酶催化GTP生成cGMP。cGMP是细胞内另一个重要的第二信使，细胞内cGMP浓度的升高激活蛋白激酶G（PKG），后者引起肌肉细胞的松弛。与cAMP相似，cGMP信号分子的存在是短暂的，在细胞内很快被灭活，这一过程与环核苷酸磷酸二酯酶有关。

第四节　信号通路间的交汇与靶细胞的适应性

一、信号通路间的交汇

在前面的几节中分别讨论了不同的细胞信号途径，表面看起来它们是通过各自独立的途径

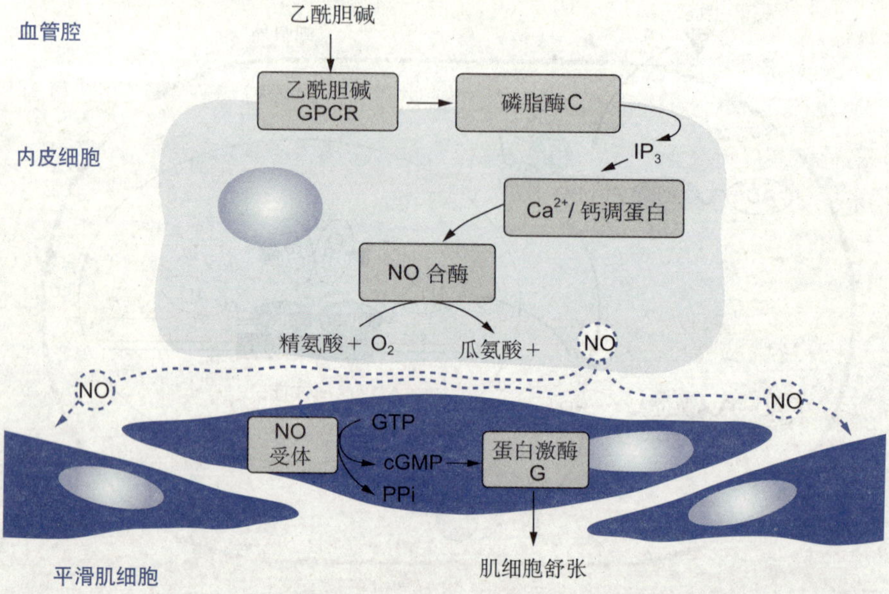

图 20-28 NO及cGMP调节动脉平滑肌细胞松弛的信号转导机制

（参考 H. Lodish, Molecular Cell Biology, 5th ed, 2004）

引起靶细胞的一定反应。实际上，细胞内的各种信号途径并不是单一地径直传至某一靶位，而往往在不同的信号通路之间存在交汇点。因而保证了不同通路间的信号交流，同时也使得细胞内的信号转导机制变得异常复杂以实现精密的调节。不同的信号通路通过交汇点而相互协同或制约，共同作用于同一效应物，发挥促进或抑制作用；一个信号分子与受体结合后，也不仅引起一种应答，而可能激活许多不同的效应物，引起细胞不同的反应。总之，不同的信号刺激通过相似的信号途径可以唤起细胞的不同反应，例如PI3K是一个可被各种不同刺激物活化的酶，胰岛素、EGF和细胞粘附于细胞外基质均可使之活化，在胰岛素刺激的肝细胞中，PI3K的活化促进蛋白质合成，在粘附于细胞外基质的上皮细胞中PI3K的活化促进细胞存活。细胞可以将各种信号转导途径整合起来安排出适当的、综合的反应，细胞整合信号的方式主要有3大类：信号汇聚、信号辐散和互相沟通。

（一）信号汇聚

信号汇聚（convergence）是指细胞外的多

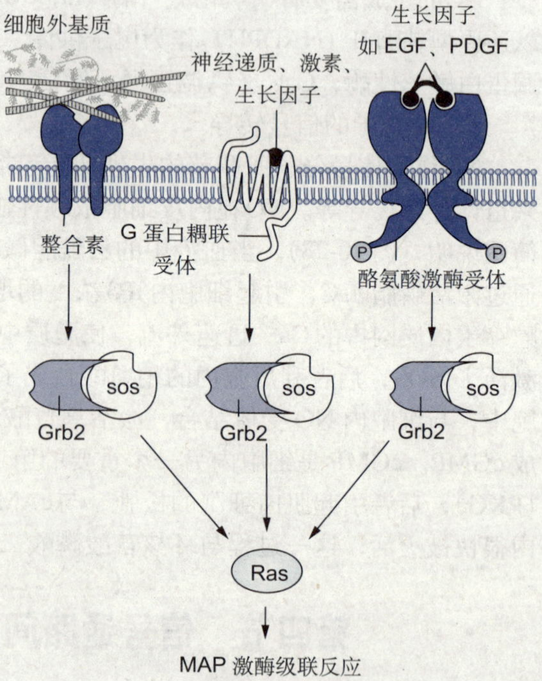

图 20-29 信号汇聚

整合素、G蛋白耦联受体和酪氨酸激酶受体三种受体介导的信号通过Grb2-Sos汇聚到Ras，然后沿着Ras-MAPK级联途径进行传递。

（参考 G. Karp, Cell and Molecular Biology 3rd ed, 2002）

种刺激信号分子分别作用于不同的膜受体，将信号传入细胞内后会聚到同一效应蛋白质并使其活化。

以G蛋白耦联受体、生长因子受体和整合素为例，虽然它们各自接受不同的细胞外信号刺激，但当信号传至胞内后，都可在一定蛋白质形成磷酸酪氨酸位点，借助于同时具有 SH2 和 SH3 结构域的衔接子蛋白 Grb2，然后通过 Sos 等 GEF 家族分子激活同一个下游靶蛋白-Ras，激活的Ras通过将信号传到MAPK的级联系统进行信号转导。其结果，将不同受体所接受的信号汇聚到 Ras 蛋白，引起靶细胞中一套相同的、促进细胞增值的基因进行转录和翻译。

（二）信号辐散

信号辐散（divergence）是指同一种信号与受体作用后在细胞内分几个不同途径进行传递，最典型的是酪氨酸激酶受体的信号转导。EGF、PDGF等生长因子与其特异性酪氨酸激酶受体结合后产生的信号至少可通过PLC γ，PI3K，Ras三条不同的途径进行传递。由于这三条通路的信号分子进入细胞核后活化不同的基因转录系统，因此造成同一细胞可对一种信号刺激产生不同的反应（图 20-30）。

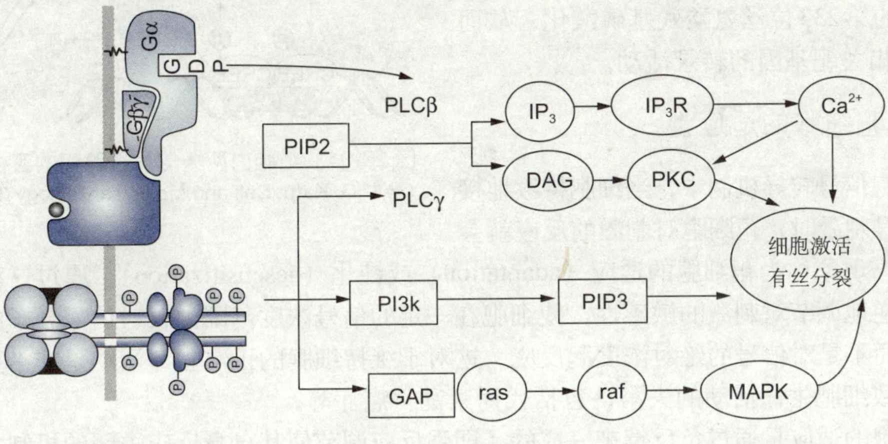

图 20-30 信号辐散

EGF、PDGF 等生长因子与其受体结合后，在细胞内可分别通过 PLC γ，PI3K 和 GAP/Ras 3 条不同途径进行信号传递。

（三）信号间的互相沟通与制约

信号间的互相沟通（crosstalk）是指不同信号转导途径间的相互影响、互为补充、又互相依存的关系。

前面介绍的各种信号通路都不是彼此孤立的。相反，不同的信号通路之间有着错综复杂的联系，它们相互影响、互为补充、又互相制约，如同互联网络世界。可以说，细胞信号传递最重要的特征之一是构成一个复杂的信号网络系统（signal network system）。正是由于信号的互相沟通，才使得细胞能在复杂环境中的“信息轰炸”之下，分别或协同启动不同的信号途径，最后作出合理的应答。

图 20-31 概括了 cAMP 通路与受体酪氨酸激酶通路之间的互相沟通以及cAMP通路和通过 PKA 对 CREB 转录因子活性的双重调控作用。细胞内cAMP信号通路最初认为其主要作用是调节糖的代谢；而新的研究表明，cAMP 也能抑制各种细胞如成纤维细胞和脂肪细胞的生长。实现这一作用的机制是阻断通过MAPK 的级联反应的信号传递：cAMP 激活 PKA，PKA可磷酸化（活化）CREB转录因子；同时 PKA 又抑制 Raf 的活化，从而阻碍信号沿 MAPK 通路下传。近年发现可磷酸化（活化）CREB 转录因子的Rsk-2 激酶也是MAPK 的靶蛋白之一。PKA 抑制 Raf-MAPK 级联反应也就抑制了CREB的活化。而在细胞核中，PKA 和MAPK通路的靶蛋白Rsk-2激酶均使转录因子CREB 的第233 位丝氨酸残基磷酸化，从而相互制约相关靶基因的转录活动。

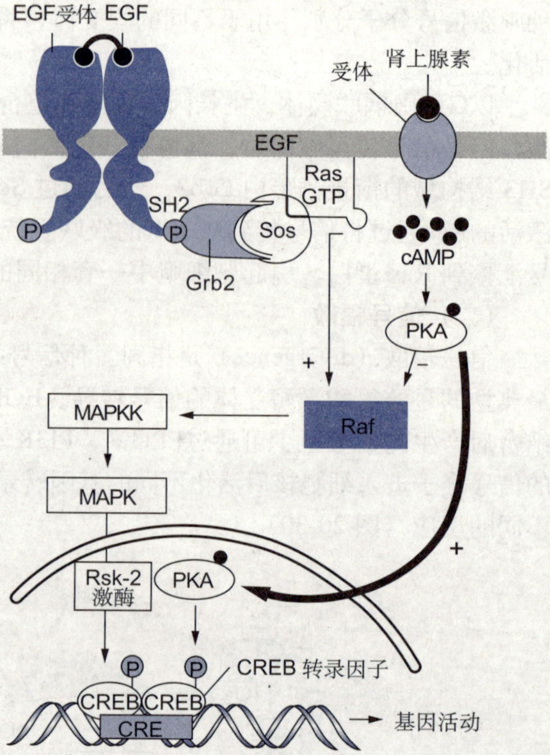

图 20-31　细胞内两条信号通路间的互相沟通与制约
（参考 G. Karp, Cell and Molecular Biology 3rd ed, 2002）

二、靶细胞的适应性

在细胞信号转导机制中，当细胞持续地接收某种信号刺激时，靶细胞对刺激的反应就会降低，这一现象称为靶细胞的适应（adaptation）或钝化（desensitization）。通过这种方式，细胞就能可逆地调节对刺激的敏感性。使细胞在一定的信号浓度范围内仅对信号分子的浓度变化起反应，而不是对信号的绝对浓度起反应。这对于维持细胞的正常生命活动是非常重要的。否则，将导致细胞生命活动的失常，包括代谢紊乱、癌症等。

靶细胞的适应是通过负反馈来完成的，即强反应调节使其自身反应关闭的机制。但当刺激突然变化时，负反馈还未来得及发挥作用之前，细胞可在相当短的时间内增强其感受性。以G 蛋白耦联受体为例，靶细胞通过3种方式调节细胞质膜上受体的数量或活性来调节细胞对信号分子的敏感性。

1. 受体扣留（receptor sequestration）：即受体与信号分子结合后，通过细胞的内吞作用，使受体被扣留在胞内小泡中但受体被内吞后，并不被溶酶体消化，而是被逐步释放，慢慢回到质膜上，实际上是受体被扣留在细胞的一定结构中备用。

2. 受体下（减量）调节（receptor down-regulation）：受体- 配体复合物被细胞内吞后转移至溶酶体中被分解，使细胞膜上的受体数量减少。

3. 受体失活（receptor inactivation）：例如膜受体失去与 G 蛋白结合的能力。

靶细胞对信号分子的钝化可通过受体的磷酸化所介导，G 蛋白耦联受体激酶（G-protein-linked receptor kinase，GRK）和 arrestin 蛋白在这一过程中起着至关重要的作用（图 20-32）。当信号分子与受体结合之后，GRKs 将 GPCR 受体分子 C 端的丝氨酸 / 苏氨酸残基磷酸化。被

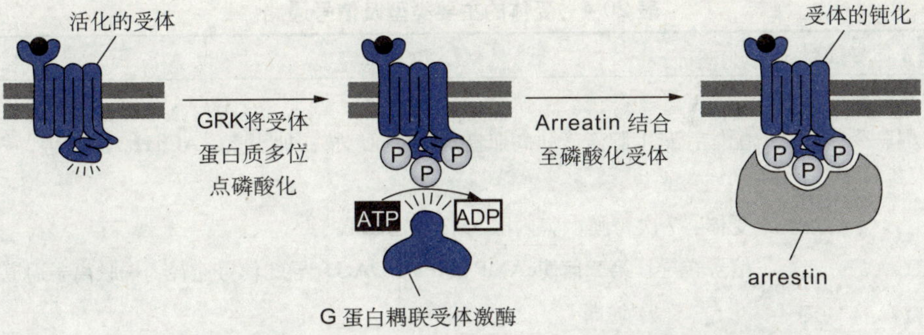

图 20-32 G 蛋白耦联受体通过 GRKs 催化磷酸化而钝化的机制

（参考 B. Alberts, Molecular Biology of the Cell, 4th ed, 2002）

GRK 催化磷酸化的受体分子与 arrestin 抑制蛋白质家族的亲和力就大大增加。受体分子与 arrestin 蛋白结合后，就失去与 G 蛋白结合的能力，同时失去在信号转导中的作用，即发生钝化。另一方面，arrestin 蛋白又可作为一种衔接蛋白质与网格蛋白及其相关蛋白 AP2 结合，诱导细胞内吞的发生，继而引起受体的扣留或下调节。

目前研究发现，arrestin 蛋白除钝化受体以外，还具有其他功能（图 20-33），例如通过与 c-Src 结合，可激活 MAPK 通路；与 AJK-1、MKKY 及 JNK-1（JunN 端的激酶）结合，可激活 c-Jun 激酶通路；使转录因子 C-Jun 磷酸化并活化。

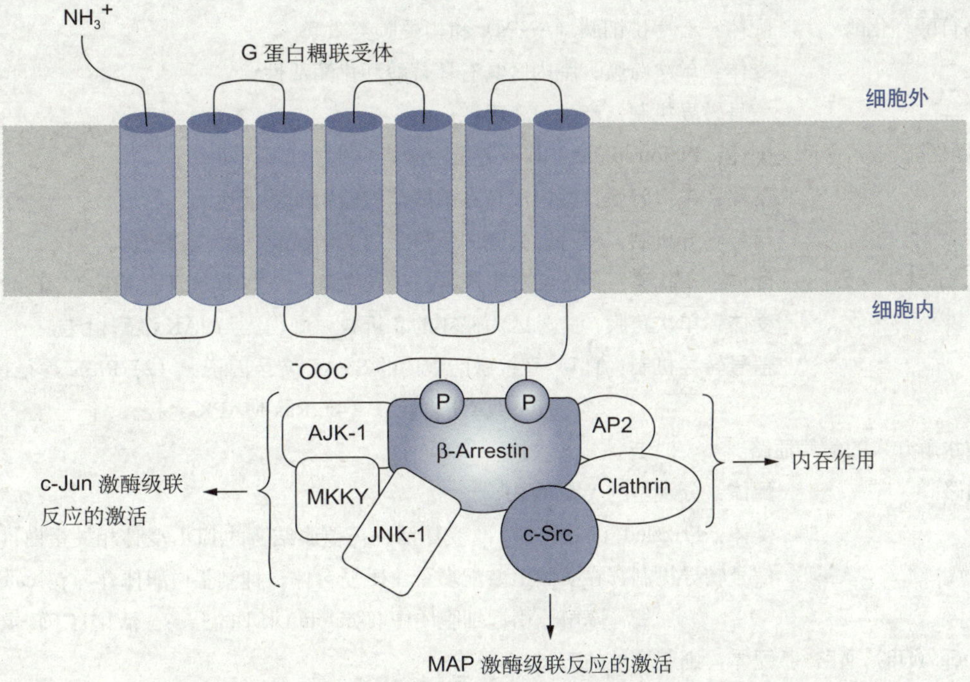

图 20-33 β -arrestin 在 GPCR 钝化及信号转导中的作用

（参考 H. Lodish, Molecular Cell Biology, 5th ed, 2004）

表 20-4 受体的主要类型及信号通路

受体类型／信号途径	特 征
G 蛋白耦联的受体	
G 蛋白耦联受体	配体：肾上腺素、胰高血糖素、5-羟色胺、加压素、ACTH、腺苷等，气味分子、光等
	受体：7 次跨膜，胞内区与 G 蛋白耦联
	信号转导：第二信使cAMP 或IP3／DAG介导的信号途径；耦联离子通道；MAPK 通路
受体本身是离子通道	
配体门控的离子通道	配体：神经递质（Ach，谷氨酸）、cGMP、物理刺激、IP3（内质网膜上受体）。
	受体：由 4 ～ 5 个相同的亚单位组成的离子通道。
	信号转导机制：（1）局部膜电位变化引发离子内流；（2）胞内Ca^{2+}水平的升高
酶联或本身是酶的受体	
受体酪氨酸激酶	配体：胰岛素、表皮生长因子（EGF）、成纤维生长因子（FGF）、神经生长因子以及其他生长因子。
	受体：单次跨膜，胞内区具有酪氨酸蛋白激酶活性。
	信号转导机制：（1）Ras-MAPK途径；（2）IP3／DAG途径；（3）PI3K途径
TGF β受体	配体：转化生长因子β超家族（TGF β和 BMPs 等）。
	受体：胞内区具有丝氨酸／苏氨酸激酶活性。
	信号转导机制：直接激活细胞质中的 Smad 转录因子
受体鸟苷酸环化酶	配体：心房排钠肽（ANPs）和相关肽类激素。
	受体：单次跨膜，胞内区具有鸟苷酸环化酶活性。
	信号转导机制：产生 cGMP。
受体磷酸酪氨酸磷酸酶	配体：Pleiotrophins，其他的蛋白激素。
	受体：单次跨膜，胞内段具有磷酸酪氨酸磷酸酶活性。
	信号转导机制：使特异的胞内信号蛋白的磷酸化残基去磷酸化。
细胞因子受体	配体：干扰素、促红细胞生成素、生长激素、一些淋巴因子（IL-2，IL-4）等。
	受体：单次跨膜，胞外区为保守的β折叠；胞内区与 JAK 激酶相连。
	信号转导机制：（1）直接激活胞内的 STAT 转录因子；（2）PI3K 途径；（3）IP3/DAG 途径；（4）Ras-MAPK 途径。
蛋白质水解介入的信号通路	
Wnt 通路	配体：分泌型的 Wnt 蛋白。
	受体：Frizzled（7 次跨膜）；受体活化需要膜结合的 LDL 受体相关蛋白（Lrp）。
	信号转导机制：在质膜上装配多蛋白质复合体，抑制蛋白酶体介导β-catenin的降解，引起细胞质中β-catenin水平的升高，活化TCF转录因子。
Hedgehog（Hh）通路	配体：细胞膜外的 Hedgehog 分子。
	受体：Patched（与 Hh 结合，12 次跨膜）、Smoothened（Smd，7 次跨膜）。
	信号转导机制：从细胞质内多蛋白质复合物经蛋白水解而释放核转录因子。

续表

受体类型 / 信号途径	特征
Notch / Delta 通路	配体：膜结合的 Delta 或 Serrate 蛋白 受体：与跨膜 - 胞质亚单位非共价连接的 Notch 受体的细胞外亚单位。 信号转导机制：受体跨膜结构域经膜内蛋白酶水解释放胞质内片段，作为核转录因子
NF-κB 通路	配体：肿瘤坏死因子α（TNF α）、白细胞介素 1（IL1） 受体：哺乳动物中种类较多。 信号转导机制：抑制蛋白（I-kB）依赖于磷酸化而降解，释放活化的转录因子 NF-κB 于胞质中，入核调控相关基因的转录。
细胞内受体介导的信号通路	
NO 通路	配体：一氧化氮（NO） 受体：胞质内鸟苷酸环化酶 信号转导机制：生成 cGMP
核受体通路	配体：脂溶性小分子，如类固醇激素、甲状腺素、视黄酸、脂肪酸等。 受体：位于细胞质或细胞核中；包括高度保守的DNA结合结构域、激素结合结构域和可变结构域。 信号转导机制：与配体结合后直接激活受体的转录因子活性。

（张海燕　周柔丽）

参考文献

1. Alberts B., et al. Essential Cell Biology. 2nd ed. New York: Published by Garland Science, a member of the Taylor & Francis Group, 2003: 16: 1-16:7
2. Alberts B., et al. Molecular Biology of the Cell. 4th ed. New York: Published by Garland Science, a member of the Taylor & Francis Group, 2002: 第 15 章, 831-906
3. Karp G. Cell and Molecular Biology. 3rd ed. New York: Published by John wily&Sons, Inc., 2002: 628-670
4. Lodish H., et al. Molecular Cell Biology. 5rd ed. New York: Published by W. H. Freeman and Company, 2004: 533-656
5. Moon RT, et al., Wnt and β-catenin signalling: Diseases and therapies. Nature Reviews /genetics. 2004, 5: 689-699
6. 安威, 李凌松. 医学细胞生物学. 北京: 北京大学医学出版社, 2003: 50-72
7. 翟中和等. 细胞生物学. 北京: 高等教育出版社, 2000: 124-157
8. 汪堃仁等. 细胞生物学(第二版). 北京: 北京师范大学出版社, 1998: 409-435
9. 孙大业等. 细胞信号转导(第二版). 北京: 科学出版社, 1998: 1-167
10. 王金发. 细胞生物学. 北京: 科学出版社, 2003: 167-228

第二十一章　细胞社会性

第一节　细胞社会性活动的普遍性

细胞的社会性是指细胞在其生存环境中与其它细胞相互作用、相互依存和相互制约的动态与网络化的关系。细胞社会性在生物界具有普遍意义。一方面，细胞社会性是所有多细胞生物个体发育、生存和繁衍的基础。这表现为在多细胞生物的发育和分化过程中，以及在成熟组织器官的功能行使和动态调节过程中，任何一个细胞内生物大分子的表达与修饰、细胞超微结构的组装、细胞行为的调控等一系列变化，都要受到机体中其它细胞的深刻影响，并进而影响和协调其它细胞的表型和功能。另一方面，即使是单细胞生物，在大多数的种属中同样能观察到复杂的细胞间相互作用。

一、单细胞生物的细胞社会性

绝大多数单细胞生物都不是孤立地生存和繁殖的，而是表现出多种形式的细胞间社会性相互作用，并可分为两种模式：由同一种属单细胞生物各个细胞个体构成的社会群体；涉及不同种属细胞的共生体系。单细胞生物参与的共生体系又包括细胞外共生和内共生两种模式。真核细胞的起源与内共生密切相关。菌生膜是细菌社会群体的普遍存在形式，具有重要生物学和医学意义。

（一）同一种属单细胞生物之间的社会群体

1. 原生生物

单细胞生物包括真核单细胞生物即原生生物（Protista），以及所有原核生物（Procaryotae，即Monera）。许多原生生物虽然在表面上看是以独立的单细胞个体形式存在的，但个体之间有着频繁的相互作用和信息交流，其中一种重要的社会性相互作用形式即为有性繁殖。有性繁殖依赖于减数分裂。减数分裂在原生生物中具有普遍性，据认为所有原生生物均起源于一种具有减数分裂能力的原鞭毛虫（protoflagellate），但在有些原生生物门类，减数分裂能力已经退化。减数分裂和有性繁殖能够交替产生单倍体和二倍体细胞，这一方面加快了有益基因在群体间的传播，另一方面也能使有害突变迅速淘汰，对于确保原生生物社会群体的生存优势具有重要作用。

许多较为复杂的原生生物还能够形成包含众多细胞的集落（colony）或合胞体（syncytium，复数 syncytia），表现出从原生生物向多细胞生物过渡的中间状态。例如，有些领鞭毛虫（choanoflagellida）即能够形成庞大的集落。有趣的是，领鞭毛虫是表达蛋白质酪氨酸激酶（protein-tyrosine kinase， PTK）超家族分子的最原始门类。PTK 普遍存在于所有后生动物（Metazoa，即多细胞动物）。作为细胞—细胞间通讯的受体分子和信号转导途径中的枢纽分子，PTK是直接关系到细胞社会性活动的最具代表性的蛋白质超家族。PTK的出现表明领鞭毛虫已经具备了发达的细胞—细胞间通讯，也说明领鞭毛虫不仅在细胞的形态结构和行为上、而且在分子水平已经为后生动物的起源奠定了基础。

2. 原核生物

人们往往误认为原核细胞都是一个个独立存在的单细胞克隆。但事实上有大量的原核生物种属在细胞分裂时细胞壁并未完全断离，从而使多个细胞互相连接成整体，进而形成集落。更有一些原核生物，如放线菌（actinomycetes）、粘细菌（myxobacteria）和蓝细菌（cyanobacteria，即蓝藻），其集落中的不同细胞已经出现了明显的细胞分化。因此有人认为这类原核生物也应归属于多细胞生物。对于其它的原核生物或细菌，其社会性主要以菌生膜（biofilm）的形式表现出来，菌生膜中的细菌频频发生接合过程（见下文）。细菌接合的生物学意义类似于真核生物的有性繁殖，有利于增加群体中基因的多样性。总之，大多数原核生物和原生生物均可形成由其自身种属的众多细胞所构成的社会群体。

（二）涉及不同种属细胞的共生体系

1. 有关概念

共生（symbiosis）泛指存在于不同物种之间的、至少对其中一个物种的生存有益的相互作用体系。根据其利害关系的差异，共生又分为互惠共生（mutualism）、单惠共生（commensalism）、寄生（parasitism）这三类模式。参与共生的物种即为共生者（symbiont）。单细胞共生者既可与其它种属的单细胞生物、也可与多细胞生物（即宿主 host）建立共生关系。有单细胞共生者参与的共生系统常常形成非常复杂的细胞社会，其中囊括了来自原核与真核生物多个种属、多种不同分化状态的细胞，典型的例子有珊瑚礁、地衣、根瘤、体表和消化道菌群等。病原微生物对人体的寄生导致多种感染性疾病。正常肠道菌群与人体的共生关系则属于互惠共生。实验表明，在无菌环境下饲养的小鼠，其回肠上皮细胞的增殖过程过早终止并过早凋亡，致使回肠绒毛变得短而稀疏，有损于消化系统的功能。一般认为正常体表菌群属于只对共生菌有利、而对宿主无利害关系的单惠共生。但最近的研究表明，人体也能在一定程度上获益于体表菌群，例如，毛囊中的粉刺菌能够活化人体的免疫系统。

包括寄生在内的各类细胞之间的共生体系，其建立首先依赖于不同种属细胞之间的特异性识别与粘附。现已发现共生体系中的识别与粘附过程普遍依赖于细胞表面的糖类和凝集素的特异性亲和作用。一般认为，多数单细胞病原体仅仅寄生在人体细胞的表面，只有个别种属能够寄生于人体细胞内部。细胞内寄生菌也要先对宿主细胞表面进行识别与粘附，才能侵入细胞内部。近年发现一些呼吸道和消化道常见的宿主细胞外共生菌也常常出现于身体内部的器官如肝脏等处，并形成菌血症，加重有关慢性疾病。这些细菌能够特异性地识别和破坏呼吸道或消化道上皮的细胞连接、尤其是紧密连接，从而经细胞旁通路进入机体的内环境。

2. 共生与横向基因转移

（1）横向基因转移的普遍性

传统的生物学观念认为，物种的基因组是通过纵向基因转移（vertical gene transfer，VGT）而传递和进化的。纵向基因转移是指物种内部的个体在正常繁殖过程中，发生于垂直世代之间的基因转移。横向基因转移（horizontal gene transfer，HGT）则是指发生于不同物种之间的基因转移。虽然人们早就认识到横向基因转移可以在质粒或噬菌体的介导下进行，但一般认为这类事件仅仅偶尔涉及个别基因。

最近，通过对不同种属细菌的大规模基因组测序和比较基因组学（comparative genomics）研究，揭示了一项惊人的事实：在116种原核生物的基因组中，总共有高达14%的基因是在近期内通过横向基因转移从其它细菌的基因组中获得的。新研究表明，横向基因转移普遍发生于细菌的染色体DNA上。被转移的基因成组排列，出现于一种类似于转座子的可移动DNA元件中，其中具有参与基因转移的结构，包括转移区域两端的正向重复序列、插入序列元件、整合酶基因等。由于上述被转移的 DNA 区域常常作为一个整体，整块插入到细菌染色体 DNA 的 tRNA 基因附近，并且包含多个功能上相关的基因，因此被称为基因组岛（genomic islands）。基因组岛的大小一般为几 kb 至几百 kb，可使细菌获得某种新的性状如致病性。导致致病性的基因组岛即为致病性岛（pathogenicity islands）。

基因组岛的普遍存在表明横向基因转移在原核生物的演化中扮演着举足轻重的角色，其重要性甚至不亚于纵向基因转移；这同时也提示在自然的生态环境中，不同种属的细菌频繁发生密切接触，各类细菌并无严格的遗传界限，而是在复杂的共生体系中不断共同进化。对上述116种细菌中所有发生了横向转移的基因的分析表明，除了参与质粒、噬菌体、转座子功能的基因以外（这些基因本身均与基因的转移有关），以下三大类基因发生转移的频率最高：（a）负责细胞表面结构和多糖代谢的基因；（b）编码与DNA结合或与蛋白质结合的调节蛋白的基因；（c）产生致病性的基因。上述三大类基因的首要功能正是调控细菌的社会性活动。因此，频繁的横向基因转移既是细菌共生的结果，又反过来促进共生的发展。

（2）横向基因转移与生命演化

在地球的生命演化史中，生命形式的三原域，即古菌域（the Archaea domain）、真细菌域（the Bacteria domain）、真核生物域（the Eucaryotes domain）之间曾经有着频繁的横向基因转移。比较分子生物学和比较基因组学支持原基因体（Progenotes）假说，即所有生命起源于一种具有共享基因库的原基因体。原基因体与其说是一种原始细胞形式，不如说是由基因组各异的众多单细胞个体组成的、不断发生细胞融合与横向基因转移的庞大共生细胞网络。反过来说，从原始细胞的诞生直到今天，如果在各个不同门类的生物之间不存在密切的共生关系与横向基因转移，那么包括中心法则在内的众多核心分子生物学过程将会积累和独立演化出无数种变异，整个生物界将一片混乱，没有什么共同规律可言。最近有人大规模分析了隶属于 P-loop NTPase 超家族的 P-loop Kinases（见后文）的进化与分类，认为真核生物中多数该超家族成员的祖先分子是从真细菌横向转移而来，此外还有一个亚族则是从病毒横向转移而来。真核生物之间的横向基因转移亦有例证。

（3）横向基因转移的潜在威胁

横向基因转移的大规模存在对现代医学和生命科学提出了严峻的挑战。许多常见感染病均涉及多种致病菌的混合感染。这些共存的致病菌与原有的正常菌群一起处于复杂的共生关系之中，它们之间的横向基因转移一方面导致能够逃避人体免疫系统监视、并具有更强致病性的新菌株的出现，另一方面将导致耐药基因在多种病菌中的扩散。有些菌株高达 20% ~ 25% 的基因均是在近期内通过横向转移进入基因组的。例如，在致病性大肠杆菌 O157 的一个保存菌株的总共 5347 个基因中，多达 1047 个基因具有近期横向基因转移历史。在当今转基因技术广泛应用的形势下，基因经过改造的物种不断进入到自然生态环境中。人为引入的基因是否能够通过横向基因转移在生物界广泛扩散？以至于打破大自然的微妙生态平衡？对于这样的隐忧，必须在严谨而系统的科学论证的基础上，制定出对未来负责的法规和公约。

3. 内共生与真核细胞起源

一种细胞生存于另一种细胞内部的共生体系即为内共生（endosymbiosis）。内共生并非一定是对宿主有害的寄生，而是常常表现出互惠性。近年来相续发现了多种内共生体系，加之比较基因组学的新进展，使得真核细胞起源的内共生假说得到了较多共识。有人认为在真核细胞的起源和演化过程中，具有重大意义的内共生事件发生了不止一次，而是多达 10 次以上。甚至可以推论，现代真核细胞的所有重要细胞器都是通过内共生获得的，这使得镶嵌性（chimeric nature）成为真核细胞最显著的特点。真核细胞不仅在亚细胞构造上具有显而易见的镶嵌性，其基因组亦具有典型的镶嵌特征。频繁的内共生事件使得原始真核细胞（protoeukaryotic cell）多次融合来自于原核内共生者（endosymbiont）的基因组，再加上频繁的横向基因转移过程，导致原始真核细胞的基因组大大扩增，并囊括了多种在分类上亲缘关系极远的原核生物的重要基因，这为真核生物的爆发性进化和多细胞生物的产生奠定了基础。

根据一种修正后的内共生起源假说，原始真核细胞起源于一种具有吞噬和运动能力的古细菌，并且起源于古代地球的还原性大气层在光合细菌的活动下转变为氧化性大气层的过渡阶段。这种古细菌提供了原始真核细胞的细胞本体，它是一种热质体（thermoplasma），有三大特征：（1）具有类似于现代动物细胞的细胞表面特点，亦即具有柔软的细胞外被或糖萼，并具有以微丝为基础的皮质细胞骨架，因而能够进行入胞作用和伪足运动，具备了作为宿主吞噬其它细菌并产生内共生事件的条件。（2）具有厌氧性和无氧糖酵解的代谢特点。现代真核细胞的细胞质保留了很强的还原性和较高的pH，据认为这些特点都是古细菌的遗迹。细胞质中的蛋白质富含半胱氨酸残基，遇到过多氧气后，邻近的两个半胱氨酸残基会自发氧化生成二硫键，导致蛋白质的交联、变性与失活。因此细胞质必须始终保持高度厌氧的状态。现代真核细胞细胞质内高浓度的谷胱甘肽、NADPH、维生素 C 等强还原性物质提供了极强的氧化还原缓冲力，使得细胞质的氧化还原电位维持在-238mV的极低水平。即便如此，过度的氧化反应和随之产生的活性氧产物（reactive oxygen species， ROS）始终对现代真核细胞构成威胁，是导致细胞衰老和死亡的首要因素之一。与内膜系统中的酶类相比，细胞质中的酶类普遍具有较高的最适pH。细胞质相对较高的pH是通过内膜系统和质膜上的质子泵不断将H^+泵出细胞质等因素所维持的，并受膜上pH感受器的调控，这有利于生物大分子合成反应的精确进行。（3）具有发达的蛋白质分子伴侣（molecular chaperone）系统和核酸稳定系统。古细菌面对早期地球环境中的高温、高盐、强酸、强碱等极端条件的挑战，首要的生存策略是如何防止蛋白质变性与核酸碱基对的拆离，为此发展了复杂的分子伴侣系统和维护核酸稳定的系统（后者主要依赖于核酸结合蛋白质的分子伴侣样作用）。这些系统也为此后发生的内共生提供了基础，例如线粒体蛋白质的定向运输便有赖于细胞质内的分子伴侣系统。真核细胞的细胞质内还富含硫氧还蛋白（thioredoxin）超家族成员，它们催化二硫键的断裂、形成和异构化，并具有分子伴侣的活性，能够保证蛋白质的正确折叠（硫氧还蛋白超家族的这些作用在内膜系统腔内同样具有重要意义）。对于仍然难以正确折叠或已经变性的蛋白质，则随时通过泛素—蛋白酶体系统加以清除。

古细菌类的真核生物祖先通过一系列吞噬和内共生事件以及横向基因转移过程，演化成真核生物的共同祖先原鞭毛虫（protoflagellate）。原鞭毛虫已经具备了包括微丝、微管、无氧酵解、有氧氧化、细胞核、线粒体、有丝分裂与减数分裂等在内的真核细胞基本体系；它进一步通过光合细菌的多次内共生，演化出植物界的各大门类。有关重要内共生事件见表 21-1。

表 21-1 真核细胞重要系统的起源及其相应的内共生事件假说

现代真核细胞的重要系统	所起源的原始宿主
真核细胞本体：核酸、蛋白质、糖类、脂类等生物分子的合成体系如核糖体等；无氧糖酵解；糖萼；皮质细胞骨架及相关吞噬与运动能力；富含半胱氨酸的蛋白质与硫氧还蛋白系统；蛋白质分子伴侣与核酸稳定系统；泛素—蛋白酶体系统；质子泵	一种称为热质体（thermoplasma）的厌氧性古细菌
现代真核细胞的重要系统	**所起源的内共生者**
有氧呼吸	副球菌（paracocci）（帮助宿主耐受氧气）
线粒体	需氧性立克次体样祖先（aerobic rickettsial ancestor）（帮助宿主耐受氧气）
过氧化物酶体	一种起源不明的隐性内共生（cryptic endosymbiosis）（帮助宿主耐受氧气）
细胞核与内质网	一种革兰阴性真细菌
鞭毛 / 纤毛、中心体、有丝分裂装置	螺旋体（spirochetes）
叶绿体	蓝细菌（cyanobacteria）
光合系统 I 和 II（photosystem I and II）	分别来自于两种光合细菌
氢体（hydrogenosome）	产氢菌

（三）菌生膜

1. 概念

菌生膜（biofilm）是大多数细菌在天然生存条件下形成的社会性群体，它特指附着在某个固体表面上的细菌集落，由菌体和细菌细胞外基质构成。菌生膜中的菌体可以通过未断离的细胞壁互相连接，而更主要的是通过细胞外基质的包裹作用维系在一起。细菌细胞外基质占有菌生膜三分之二以上的重量，主要含多糖，亦可被称为狭义的细菌糖萼（参见第十七章）。除多糖外，一些细菌的菌生膜中还可富含其它有机高分子物质、或无机高分子物质如多磷酸（polyphosphoric acids）等。菌生膜中尚含有被细菌分泌到菌体外的胞外 DNA。

2. 细菌在菌生膜中的社会性

与在非天然条件下悬浮培养的细菌相比，菌生膜中的细菌具有更加明显的社会性，主要表现为：（1）菌生膜中不同细菌个体的基因表达谱有差异，使得集落中不同细胞的表型出现一定程度的分化。(2) 菌生膜中的细菌个体之间频繁进行着细菌接合过程。细菌接合不仅通过交换细菌质粒和染色体上的遗传信息，确保了同一菌种的遗传多样性和更大的生态适应范围，而且接合过程本身所涉及的菌间粘附对于菌生膜的形成和维系亦有重要作用。(3) 除了接合以外，菌生膜中的细菌个体之间还频繁进行着多种其它形式的细胞—细胞间通讯。其中一种通讯方式是由自诱导因子（autoinducer）介导的在场感受或临界菌量感受（quorum sensing）。在场感受是指当多个细菌在某个小区域内的“在场”密度达到某一临界菌量后，它们累积分泌的自诱导因子超过了一定浓度，激活细菌的自诱导因子受体，进而协调各个菌体的生理活动和增殖过程，使处于静止期的一群细菌同时进入快速增殖期。现已发现一种含有硼元素的小分子化合物是多种细菌通用的自诱导因子。

3. 菌生膜与疾病防治

菌生膜在多种感染性疾病中有重要临床意义。处于菌生膜中的细菌比处于悬浮状态下的细菌对抗菌治疗的抵抗力高 50 至 500 倍。以菌生膜形式藏匿于心内膜和心瓣膜上的致病菌可以引起反复发作的重症感染。在抗生素耐药性日益严重的形势下，从阻断细菌社会性相互作用的角度寻找新一代抗菌治疗方案，已经成为新的攻关热点。破坏菌生膜的形成是其中一个重要策略，可以通过阻断细菌糖萼的合成、或阻断细菌间的接合等途径实现。封闭自诱导因子的作用是另一个新药研发热点。自诱导因子是表明细菌集落正处于有利生长环境之中的一种标志性信号。封闭自诱导因子将使致病菌误认为处在不利环境中，从而进入静止和休眠状态，这将终止致病菌对机体的侵害并有利于免疫系统对致病菌的清除。

二、多细胞生物的细胞社会性

（一）多细胞生物细胞社会性活动的两个层次

细胞社会性在以后生动物和后生植物（Metaphyta）为代表的多细胞生物中有突出表现。以人体细胞为例，任何人体细胞的活动都要涉及下述两个层次的相互作用：

1. 整体层次

一个细胞要对以整个机体或整个器官为调控单位的大范围、长距离的相互作用做出反应，并同时为机体的内环境稳定做出贡献。例如，机体内细胞的存活和正常功能状态的维持都要受循环系统介导的物质交换（养分和代谢产物的输入与输出）和信息传递（内分泌）的影响。此外，机体内的细胞还要直接或间接地受到神经系统的调控和免疫系统的监督。

2. 微龛层次

在细胞生物学中，niche（生态位）一词特指一个细胞在其表面接触到的、由其它细胞和细胞外基质所提供的细胞环境和体液环境的总和，故宜将其译为微龛。微龛的同义词即为微环境（microenvironment）。除了处于血循环之中的血液细胞以外，机体中的任何其它细胞总是通过细胞粘附与细胞连接，与周围其它细胞和/或细胞外基质发生直接的联系，并通过膜受体和胞内受体等分子，感受细胞周围环境中各种因素的综合刺激。这些环境因素的总和通过组合调控的方式，时刻影响基因组的表达和细胞的功能活动。

细胞在其局部的微龛环境中与其它细胞和细胞外基质发生三维的相互作用，按一定模式在各种组织器官中构建成一个个相对独立又不断重复出现的细胞群体单元。这些群体单元在形态发生和功能调控上虽然彼此之间有相对的自主性，但单元内部的各个细胞保持着结构和功能上的高度协调一致。人体的所有器官都是由这类大量重复出现的细胞群体单元构成的，例如，肝小叶、小肠绒毛和隐窝、表皮增殖单位，分别构成了肝脏、小肠黏膜、表皮的细胞群体单元。在细胞群体单元的内部，不同位置的细胞往往有生发学上的关系；亦即细胞的增殖、分化和移行（乃至程序性死亡）总是按固有的时间和空间顺序进行，其中常常存在干细胞。群体单元中的各个细胞在形态和功能上具有受到严格控制的细胞极性。揭示细胞群体单元中各个细胞的生发和相互作用规律，对于重建受损器官的功能甚至实施人造器官工程，具有极为重要的学术价值和应用潜力。

（二）细胞分化是多细胞生物体内细胞社会性高度发展的重大标志

完全意义上（时间上和空间上）的细胞分化之出现是多细胞生物有别于单细胞生物的重大特征，也是多细胞生物具备更为完善的细胞社会性的重大标志。对于任何一种社会性的实体，它的存在和发展都依赖于两种对立统一的属性：（1）社会性实体内部存在大量具有某种同一性（unity）本质的个体，个体之间能够通过共同的“语言”进行信息交流。(2）不同的个体又具备多样性（diversity），从而能够承担各自的社会分工。对机体中的细胞而言，同一性表现为具有同样的基因组、总体上一致的细胞基本构造、以及按统一的规律运作的细胞识别与通讯机制；而多样性则必然表现为细胞分化。

（三）免疫系统的发展是机体内细胞社会性更趋复杂和精细的另一个重大标志

任何一种社会性实体为确保其自身的存在和发展，都必须具备区别自己和异己、确保自己不被异己侵夺、防止自己蜕变为异己的机制。对于生物体而言，这种机制是通过免疫系统实现的。因此免疫系统的完善程度直接标志着细胞社会性活动的复杂程度。从细胞社会性的角度看，对自己和异己的区别与免疫必须落实到每一个细胞上；亦即所有多细胞生物不仅要为其机体内的每一个细胞营建一套防范病原生物侵扰的环境，还必须对每一个细胞随时进行身份识别和监控。

1. 恒温脊椎动物所受的挑战促使免疫系统所体现的细胞社会性日趋完善

在最复杂的生物类群即恒温脊椎动物（哺乳类和鸟类），生物体随时都可能受到来自两个方面的威胁：（1）个体的恒定体温和在生物个体水平频繁进行的社会性活动使其更易累受病原生物的攻击。(2）机体的长寿命和在机体一生中不断进行的复杂多样的细胞增殖与分化过程，使其更易累受细胞由自已蜕变为异己、即癌变的威胁。为此，恒温脊椎动物发展了一套高度特异的获得性免疫（acquired immunity）体系，并与固有免疫（innate immunity）体系实现了高度整合，从而使防范异己攻击和监控自身细胞蜕变这两项目标同时得以实现。比较基因组学的新进展揭示了大量在细胞社会性相互作用方面具有广泛功能的基因家族或超家族中，同时也包含着大量的免疫分子基因，这些家族或超家族常常是脊椎动物所特有的、或者其大规模扩充仅仅发生于哺乳类或鸟类。

人类的免疫系统已经达到了生物界最为完善的层次，表现为MHC基因的高度多态性和免疫分子基因数目的高度扩充，以及免疫—神经—内分泌多系统网络的高度发展。人类甚至发展了一套在大多数哺乳动物中均是独一无二的母乳多糖免疫体系：人乳中含有大量高浓度的复杂多糖/寡糖类物质，能够调节新生儿免疫系统的发育，减少消化道和呼吸道感染，降低婴儿成长以后自身免疫性疾病的发生率。多类血型糖抗原的高度多态性也与人类群体水平免疫能力的发展有关。最近黑猩猩的基因组测序框架工作已经完成，通过详细比较人类和黑猩猩的基因组，进一步证明除了神经系统和生殖系统有关的基因以外，免疫系统基因是人类进化最快的几大类基因之一；而一些参与糖链信息加工处理的基因则既与神经系统、又与免疫系统的发育有关，人类的这些基因与黑猩猩者出现了明显区别。从细胞社会性的角度考察和研究人体细胞的自我标识和区分异己能力的起源和运作规律，将有助于发掘人体潜在的强大免疫能力和内环境稳定能力，用于防病治病。

2. 细胞的自我标识与免疫的整合

关于固有免疫识别病原体的机理，近年来Janeway提出的自己—异己模型（the self-nonself model）和 Matzinger 提出的危险模型（the danger model）受到普遍关注；前一个模型强调固有免疫体系的启动依赖于机体的特征识别受体（pattern recognition receptors， PRRs）对保守性病原体相关分子特征（pathogen associated molecular patterns， PAMPs）的识别；后者则强调对病原体造成的细胞损伤信号的识别。在学术界这两个模型有趋于统一的趋势，因为它们分别代表了免疫系统如何区别自己和异己、正常和异常这两大互相关联的核心问题。不仅如此，机体内细胞的自我标识与免疫还表现在每一种生物大分子层次上，即针对 DNA、RNA、蛋白质、糖类、脂类，都有区别自己和异己、正常和异常，并实现免疫的分子标识和应答机制。例如，CD1分子对脂类和糖脂抗原的呈递及其所涉及的T细胞免疫应答是在哺乳动物中出现的一套位于固有免疫和获得性免疫中界面上的独特系统，人类具备CD1a、CD1b、CD1c、CD1d、CD1e五种分子，而啮齿类只有 CD1d 一种。对 Toll like receptors 的发现和深入研究是另一项重大突破。Toll like receptors 是在启动固有免疫应答中起关键作用的一个膜受体家族，在人类至少有10 个成员。该家族具有广谱的区别自己和异己分子的能力，其配体涵盖了 DNA、双链 RNA（dsRNA）、蛋白质、糖类、脂类等各大类生物分子（见第二十五章）。病原体与恒温脊椎动物在进化上的巨大差异使得病原体在核酸、蛋白质、糖类、脂类的每一个层次上都保留了能够标志其异己性的保守特征，这些特征已经被机体的免疫系统充分利用。反过来说，所有病原体均为进化上较为简单的种群，它们对更为复杂的脊椎动物的恒久侵扰，迫使后者不得不全面扩大自身细胞与入侵异己细胞的差异，以便形成有效的免疫应答。这种大范围的细胞改变反过来又极大地促进了脊椎动物自身生物特征的进化。

3. 免疫与内环境稳定的整合

从细胞社会性的角度考察，免疫与生物体维持自身内环境稳定具有一致的内涵。异己的危害性正是通过对机体内环境稳定的破坏表现出来的。除了监测异己的固有标记即PAMPs以外，机体还可以通过监测自身内环境的破坏而侦察到异己病原体的活动，进而启动免疫应答，此即 Matzinger 的危险模型的原理。具体地说，凡是造成机体细胞和关键大分子出现畸变（deformation）、解体（disassembly）、降解（degradation）、甚至毁坏与死亡（destruction and death）的信号都是危险信号（可按字头缩写为“4-D 信号”），都能够激发免疫应答。这类信号包括：分子降解片段的释放、正常代谢途径中断所致未成熟前体的累积、蛋白质折叠错误增加、细胞内部的分子漏到细胞外、质膜内片的分子翻转到质膜外片等。一些通过质膜损伤所释放的炎症因子、凝集素和超抗原即携带着这类信号，半乳糖凝集素（galectins）家族即属此例。免疫系统与内环境稳定系统之间在多个环节上存在交叉整合，可概括为以下四个层次：

（1）在核酸水平，以RNA干扰（RNA interference， RNAi）为代表的转录后与翻译前的调控网络，同时具备免疫功能和内环境稳定功能；其免疫功能表现为对抗病毒和转座子的活动，内环境稳定功能则对于确保基因组的稳定运作具有普遍意义。

（2）在蛋白质水平，确保肽链的正确折叠，并确保每种蛋白质应有的定向分布和代谢周期，对于细胞的内环境稳定具有决定性作用。真核细胞发展和完善了三套互补和交叉的、针对蛋白质的内环境稳定和质量控制系统：以内质网—高尔基体为主的分泌蛋白 / 膜蛋白的合成、修饰与分拣途径；由胞内体（endosome）—溶酶体、以及自噬体（autophagosome）—溶酶体介导的膜限区室（membrane-bound compartments）中蛋白质的循环、更新和降解途径；泛素—蛋白酶体系统参与的细胞液中蛋白质的降解途径。病原体或癌细胞的异己性活动可通过干扰这些系统的稳定运行而暴露于免疫系统的监视之下。实际上，免疫细胞的主要活动，包括MHC I类和II类抗原的呈递、免疫分子受体的表达、免疫球蛋白（immunoglobulin，Ig）的分泌、免疫细胞的辅助和杀伤功能，均与上述三套系统有着固有的联系。

（3）在糖链水平，涉及*N*-寡糖功能的蛋白质折叠监控、内质网应激（ER stress）和内质网相关降解（ER-associated degradation，ERAD）途径，以及高尔基体、胞内体、溶酶体对*N*-寡糖、*O*-寡糖、糖脂、氨基聚糖的合成加工、转运分拣和降解体系，是细胞内部一套高度整合的质量控制体系，对于维持真核细胞内环境稳态具有重要作用。许多重要过程，如膜受体的活性调节与再循环、MHC抗原呈递、泛素—蛋白酶体系统的活动、程序性细胞死亡（programmed cell death，PCD），亦与膜限区室糖缀合物的加工处理紧密整合。由于上述细胞内部的糖链信息处理过程发生在处于高度动态变化中的膜相结构之上或其包绕的空间内部，并涉及到数以百计的糖基转移酶、糖苷酶、内源性凝集素、糖类转运蛋白等分子的组合式生物化学反应，所以其微妙平衡极易受到各种病理和毒理因素的干扰。这类干扰的一个最易观察到的指标就是糖基化改变，因而必然成为免疫系统的一个关键监控环节。

（4）在细胞外和细胞之间的层次上，免疫因子与细胞因子网络、Ig分子网络、免疫细胞网络、免疫—神经—内分泌多系统网络共同构成了一个庞大的、从细胞外部发挥作用的内环境稳定系统；它不仅与正常的生理活动整合为一体，而且能够灵敏地监测到异己活动造成的内环境失衡，启动和随时校正免疫应答。

总之，从分子与细胞社会性的角度深入研究人体免疫系统的运作规律，将有助于阐明多种疾病的发病机制，发掘更有效的治疗措施。例如，在抗肿瘤糖疫苗的研究中，人们发现将肿瘤相关糖抗原共价耦联到KLH（钥孔血蓝蛋白）上、并与QS-21（是一种皂苷）联用，能够获得最大强度的佐剂效应，在防止癌症复发的临床试验中取得了惊人效果。这是因为KLH提供了强烈的异己信号，QS-21则通过其细胞毒作用提供了强烈的危险信号，二者的合用打破了免疫系统对肿瘤相关糖抗原的耐受。

第二节 细胞社会性的分子基础

一、单一细胞生物学的挑战

人体内共有约210种不同类型的细胞，虽然这些细胞都拥有一套同样的基因组，但在正常情况下，两种不同类型的细胞之间不存在逐渐过渡的各种中间状态，亦即已分化细胞的表型具有相对的稳定性和独一性。这似乎表明在不同类型的细胞中，同样的一套基因组中各个基因的表达谱有着独特的、相对恒定而非随机的排列组合方式；210种不同的人体细胞类型对应着人类基因组表达谱的210种不同的排列组合方式。然而，上述结论是建立在“平均细胞”的假设前提之上的。

到目前为止的绝大多数分子和细胞生物学实验都是以一大群细胞的平均值为根据的。这要么是因为实验方法灵敏度的限制，而不得不使用成千上万个细胞的匀浆或类似的平均化操作；要么是为了取得统计学上有意义的结果，而有意使用包含众多细胞的样本。然而，如果以单个细胞为实验对象，某个组织器官中同一类型的各个细胞是否始终保持着同样的基因表达谱呢？

最近一些以单个细胞为对象的分子细胞生物学实验，例如同时针对单一细胞多个基因转录产物的多重荧光原位杂交（fluorescent *in situ* hybridization，FISH）实验，得出了一些令人惊异的结果。人们发现在某一特定时刻，一群同种类型的各个单一细胞的基因表达谱有着极大的差异，许多基因在不同细胞内存在着从不表达到低表达乃至高表达的各种过渡状态。换句话说，对于某一个时刻的某一个细胞而言，基因的表达状态具有极大的随机性。可以说，机体中没有任何两个细胞的基因表达谱是一样的。这与细胞表型的稳性性和不存在过渡状态适成反差。

为此有人提出了单一细胞生物学（single-cell biology）的新概念，认为只有以单个细胞为研究对象，才能揭示许多被“平均细胞”所掩盖的分子过程及其生物学意义。单一细胞生物学的最大挑战是揭示了细胞内分子过程的随机性。真核细胞大多数基因的转录都要受到组合式的调控，即转录是多种转录因子与DNA调控元件的组合式相互作用的结果。这种组合式调控依赖于染色质上多分子复合体的形成，而后者则随时受到细胞核局部区域内有关分子浓度的随机涨落和随机碰撞几率的影响。单一细胞中基因表达的随机性是不可避免的。同样，转录之后的RNA加工、转运和翻译过程，以至细胞内的其它各种重要分子过程，在微观水平都具有极大的随机性。那么，机体是如何克服微观水平分子相互作用的随机性对生命活动的负面干扰的呢？

二、生物分子网络与生物大分子组学所揭示的规律

（一）网络化的生物学意义

网络化的相互作用是生命活动的一大特征。社会性的实质即是相互作用的网络化。生命活动存在个体的社会、细胞的社会、分子的社会三个层次。细胞的社会性有赖于细胞内部生物分子之间构成错综复杂的相互作用网络，后者即为生物分子的社会性。对于人体细胞，有五个层次的生物分子网络：DNA、RNA、蛋白质、糖链、脂类和其它小分子代谢物。DNA、RNA、蛋白质、糖链均是由不同类型的多个单体构成的聚合物，是生物信息的主要载体，亦即分子社会性的主要体现者，也是在更高层次上实现细胞社会性的基础。

社会性生物分子网络的一个重大效应就是能够克服微观水平分子相互作用的随机性对生命活动的负面干扰。网络由一系列正反馈和负反馈环路组成，具有强大的缓冲能力。网络中的生物分子有一个显著的特点：冗余性（redundancy），亦即去除该分子并不能破坏整个网络的稳定性，因为网络中存在多个可以替代该分子作用的其它同类分子或通路。细胞内部具有物质、能量和信息流动的全方位网络化的特征，表现为所有的分子、所有的结构都是动态关联着的。这使得整个细胞成为一个微处理器或计算机，能够实时性地应对各种微观水平的分子随机涨落噪音所造成的冲击，使内环境始终处于自稳状态。

然而，对于多细胞生物而言，仅靠细胞内部的分子网络维持细胞乃至整个机体的内环境稳定是远远不够的。为此需要将网络扩大到细胞以外的分子，并扩大到细胞—细胞间的层次。这样，机体一方面可以从细胞外部校正单一细胞内部基因表达等活动的过大偏差，另一方面可以在组织器官水平获得“平均细胞”的稳定效应，而不必担心个别细胞的反常表现。

近年兴起的各种"组学"(omics)和以芯片为主的高通量(high-throughput)研究，为从整体上和全景的角度揭示各类分子网络的运作规律及其在细胞社会性活动中发挥的作用提供了必不可少的技术手段，并成为系统生物学(systems biology)的主要技术支柱。实际上，系统生物学就是关于生物分子社会、细胞社会、乃至生物体社会的系统科学。基因组学(genomics)、转录本组学(transcriptomics)、蛋白质组学(proteomics)和糖组学(glycomics)分别对应于DNA、RNA、蛋白质和糖链这四大类生物信息分子，在各类组学研究中具有举足轻重的意义，以下将从这四种组学的角度分析细胞社会性的分子基础。

(二)基因组学新进展及其所揭示的分子与细胞社会性

1. 对管家基因的定量分析所提供的信息

管家基因(housekeeping genes, HK genes)是维持细胞最基本的生存功能所必需的基因，因而也是在所有有核细胞内都能保持高水平表达的基因。与此相对应的奢侈基因(luxury genes)则是参与多细胞生物细胞社会性相互作用的基因，其表达具有细胞类型特异性。人类基因组中管家基因与奢侈基因所占的比例各有多大？从这个问题可以判断人体细胞社会分工的发达程度。然而，在基因组学兴起以前，人们受技术条件的限制，对这一问题只能做一些猜测性的分析，对于哪些基因可以毫无疑问地归属于管家基因缺少把握。基因组数据库和DNA芯片技术的发展终于使人们可以定量地回答这一问题。

最近有人用DNA芯片技术分析了分属于47种不同的人类组织和细胞系的大量样品，检测了7500个人类基因的表达谱，发现许多基因只在少数一、两种组织细胞中表达。在全部47种组织中始终表达的基因数目只有575个，而且这些基因的表达水平都远远高于被测基因的平均值，即平均高出近十倍。进一步发现这些基因都非常紧凑，无论是内含子、外显子还是5' 和3'UTR(即5' 和3' 非翻译区)都很短小。这些基因的编码产物有很大一部分属于参与细胞代谢的酶类、通道蛋白、载体蛋白、核基因编码的线粒体蛋白、核糖体蛋白、分子伴侣、MAPK通路和细胞周期的核心蛋白等，表明它们是真正的管家基因。

由此计算，严格意义上的管家基因在人类基因总数(按22000个计算，见下)中所占的比例甚至还不足3%，其余的绝大多数基因都直接或间接地参与了细胞分化和细胞社会性活动，表明人体细胞的社会化程度已经达到了极高的水平。明确哪些基因属于管家基因具有重要意义，因为管家基因可以作为理想的内标对照，应用于Northern blot、Western blot、定量PCR、DNA芯片、蛋白质芯片乃至细胞芯片等多种技术中，探讨在不同生理和病理条件下其它基因的变化规律，并应用于疾病诊断。

2. 人类基因组计划提供的新信息

在2004年10月，人类基因组计划取得了一个新的里程碑，完成了人类基因组99%常染色体DNA的精确测序工作。然而，最新的数据又一次令人大为惊异：人类基因组中只有约2万2千个基因座(gene loci)，这使人类蛋白质编码基因总数的上限不大可能超过2万5千个。人类的基因总数竟然与总共只有959个体细胞的秀丽新小杆线虫(*Caenorhabditis elegans*)如此接近(线虫有19000个基因)，这使人们不能不思考究竟是什么造就了人体结构远远超过线虫的复杂性呢？

如果进一步考虑到人类基因组中尚包含着大量的具有冗余性特征的旁源基因(见下文)，那么能够确保人体特点的核心基因总数之小将更加令人惊异。实际上，人类基因组计划的一个重要发现是揭示了染色体的区段倍增（segmental duplications）是导致人类基因倍增（gene duplications）并形成基因家族和超家族的主要事件。人类基因组的区段倍增明显多于啮齿类者。发生于4千万年以内的近期区段倍增覆盖了人类常染色体基因组的5.3%。这一时间段内的基因组变化适与人类起源密切相关。又据 Venter 等人的统计，人类基因组共有 1077 个倍增区段（包括陈旧区段），位于这些区段内的3522个原始基因经串联和非串联的区段倍增，扩增成了 10310 对基因。

区段倍增包括同一条染色体上局部区域的串联倍增（tandem duplication），以及不同染色体之间的非串联区段倍增。串联倍增起因于生殖系细胞同源染色体之间的同源重组（homologous recombination）偏差，导致同源染色体区段的不对等交换。非串联区段倍增与包括易位、断裂、融合等活动在内的染色体重排（chromosomal rearrangement）有关，而后者又与在DNA双链断裂后发生于非同源染色体之间的异常同源重组有关。故此上述两类区段倍增均与同源重组偏差或异常有关。然而也有人提出了相反的学说，认为倍增事件起因于一次性的全基因组倍增（whole-genome duplication，WGD），即形成了4倍体核型。此后发生的染色体重排至使原始的各个倍增染色体转化成为打乱和分散在所有染色体内部的倍增区段。在WGD之后发生的事件主要是重复基因的丢失和突变。染色体重排区段可以追溯到一个共同祖先，并表现为在不同种系之间彼此互为正源区段（orthologous segments）的同线块（synteny blocks，指按恒定的线性顺序排列着许多特定基因的染色体区段）。通过比较不同基因组之间所有的同线块是否均具有整体加倍的特点，便可确定WGD的存在。目前已在数亿年以前的硬骨鱼祖先中发现了WGD，但这与陆生脊椎动物的起源无关，也无法解释人类基因组中的近期倍增事件。脊椎动物的起源与 WGD 是否相关尚在争议中。

上述各类基因倍增机制均不同于在基因组中散在发生的转座式位点特异性重组（transpositional site-specific recombination）引起的 DNA 片段倍增，由后者产生的短散在重复元件（short interspersed elements，SINEs）和长散在重复元件（long interspersed elements，LINEs）主要影响基因的调控区，导致DNA调控元件的扩增和排列组合改变，这是人类基因组进化的另一个主要动力。实际上，人类基因组中巨大数量的散在重复元件是导致同源重组偏差或异常的重要原因之一。

区段倍增导致基因组中的旁源基因（paralogous genes，或称paralogs）大量扩增，这与哺乳动物和人类某些蛋白质家族和超家族的大规模扩增（见后文）是同一个过程。旁源基因是在基因倍增事件（duplication event）之后歧化（diverge）的一对基因，它们存在于同一个物种中，彼此互为旁源基因。与此对应的是正源基因（orthologous genes或称orthologs），即在物种形成事件（speciation event）之后歧化的一对基因，它们分别存在于两个具有共同祖先的物种中，彼此互为正源基因。正源基因和旁源基因均属于同源基因（homologous genes）。在人类和线虫的基因组之间只存在 2031 个正源基因。除了管家基因以外，这些正源基因还包括控制发育和分化的关键奢侈基因。

区段倍增除了引起整个基因的倍增以外，还可导致同一基因局部的外显子扩增或两个基因的外显子拼接。由于外显子与蛋白质的结构域有一定的对应关系，这类事件的效应便是结构域的倍增和重新排列组合，后者是人类蛋白质组进化的主要机制（见下文）。由区段倍增带来的旁源基因扩增还经常以串联的基因簇（gene clusters）的形式存在。基因簇使得一组功能上密切相关基因的表达得以受到精细的时空调控，使细胞的信息处理能力产生“1+1>2”的效果。这方面的经典例子是在胚胎形态发生过程中赋予动物系统型（phylotype）的主导基因簇即*HOX*基因复合体（*HOX* gene complex）。系统型又称动物型（zootype），是指门（phylum）一级的最基本形态发生特征。*HOX*基因复合体是由具有homeobox domain的同源异型基因（homeotic genes）超家族之中的一组至数组基因在染色体上按严格的线性顺序成簇排列所构成，其中各个基因的排列顺序与其所支配的体节沿身体前后轴的排列顺序是一样的，而且其表达顺序也是由前向后序贯进行。类似的效应也存在于钙粘素基因簇中（见下文）。

大量旁源基因的存在构成了基因的社会性网络，使得人类基因组的调控能力远远超过线虫。不仅如此，由转座子活动引起的DNA调控元件倍增使得人类基因的社会性网络层次更加繁复。如果我们把一个细胞类比为一台正在工作的电脑，那么基因便相当于电脑的操作系统，而多细胞生物体则相当于亿万联网的电脑构成的因特网。由此可见，从基因到细胞再到整个生物体，其信息含量和信息处理能力呈指数性扩增趋势。人类和线虫的基因组代表了两个极端：人类的基因组发展了一套万能的操作系统，其本身的信息含量和信息处理能力并无惊人之处，但是却通过庞大的分子和细胞社会性网络，把巨大的信息含量和信息处理能力转移到了整个细胞水平。相反，线虫为了在最短的时间内完成整个生命周期和繁衍后代（线虫从受精卵发育到成虫仅需2天），把细胞水平的信息尽可能多地转移到了基因组内，使得每个细胞的命运都被彻底决定了，基因组的调整能力降到了极限。基因组越大以及基因组的调整能力越低，基因组的维护越困难，越易因突变和环境干扰导致各种疾病甚至致死。人类基因组中基因总数以及管家基因总数的紧凑性、旁源基因的冗余性、基因调控元件的复杂性所共同造就的基因组的巨大调整能力，具有无与伦比的生物学价值，这在整个生物界都是出类拔萃的，是全人类从整个地球生命发展史中继承的最宝贵财富。

大量倍增区段虽然奠定了人类基因组演化史的重要基础，但也带来了疾病隐患，其中潜在危害最大者即为致癌（散在重复元件亦如此）。人类绝大部分恶性肿瘤均有染色体异常或畸变。除了杂合缺失（loss of heterozygosity，LOH）以外（LOH是由DNA双链断裂后发生在体细胞同源染色体对等区段之间的同源重组事件造成的），染色体的三大类异常即非整倍体核型、微小染色体和染色体重排异常（包括易位、区段缺失与重复、插入、倒置、融合等）均可起因于倍增区段或散在重复元件之间的异常同源重组事件，从而导致癌基因扩增和抑癌基因丧失。此外，许多疾病与倍增区段的多态性有关。串联倍增的产生机制与可变数目的串联重复（variable number tandem repeats，VNTRs；亦即小卫星DNA，minisatellite DNA）的形成机制是一致的，因此小卫星DNA的多态性（polymorphism）所涉及的疾病即属此例。

（三）RNA世界构成的分子社会性网络

RNA世界（the RNA world）本身作为一个相对独立于DNA和蛋白质的生物信息加工和处理层次，其重要性长期受到忽视，直到近几年才获得重新评价，这被认为是分子生物学发展史上的最大遗憾。细胞的RNA世界在主体上由转录本组（transcriptome）构成，虽然个别RNA如端粒酶RNA并非由DNA转录而来，而是直接从头合成的。转录本组带来了DNA信息的大幅度扩增和加工改造，极大地增加了分子网络的复杂性。一般的基因在每个细胞平均转录1～500个mRNA拷贝，由这些mRNA翻译的蛋白质数量与mRNA拷贝数有一定正相关性，使得每个细胞中同一种蛋白质的数目一般保持在5千～50万个拷贝之间。亦即一条mRNA能够翻译出1千至1万条多肽链。然而，从mRNA到蛋白质并非仅仅是简单的拷贝数线性放大，而是存在复杂的网络调控，这主要包括以下5个方面：

1. 多转录本与多种可变剪接方式带来的信息扩增与分子网络

从已完成的人类常染色体测序数据可知，人类的22287个基因座可以产生34214个转录本（transcripts，即RNA），亦即每个基因座平均产生1.54个转录本；每个转录本又平均包含9.1个外显子。人类基因的平均外显子数目显著多于原生生物和简单多细胞生物如线虫等。一个基因产生不止一个转录本是因为转录的起始和终止位点可以不止一个，或者在转录后外显子发生可变剪接（alternative splicing）所造成的。可变剪接作用甚至可以使某些基因产生多达十几种不同的mRNA，并由此翻译出一组结构域组成不一的蛋白质同型分子（isoforms）。有人估算在某些属于免疫球蛋白超家族（immunoglobulin superfamily，Ig-SF）和钙粘素超家族（cadherin superfamily）的细胞粘附分子中，由可变剪接产生的潜在同型分子数目有数千到数万种，这种惊人的多样性可能被机体用于编制神经元识别码，指导中枢神经系统的发育。

2. 5’UTR、3’UTR、RNA编辑位点、IRES、uORF参与的信息调控和再加工过程

5’UTR和3’UTR对于调控RNA的胞内运输和亚细胞定位、调控RNA的转录频率和半寿期均有重要作用。RNA编辑（RNA editing）是指RNA特定部位上的碱基可以在酶的作用下转化成另一种类型，导致RNA上的信息与基因上的信息出现差异。rRNA和某些mRNA具有多个RNA编辑位点。如果RNA编辑发生在mRNA上，将使密码子发生变化。某些RNA编辑过程依赖于引导RNA（guide RNA）所提供的模板。

在正常情况下，真核细胞的mRNA通过真核起始因子（eucaryotic initiation factor，eIF）eIF-4E/4G介导的5’帽与3’poly A尾的耦联，形成以下环状结构：

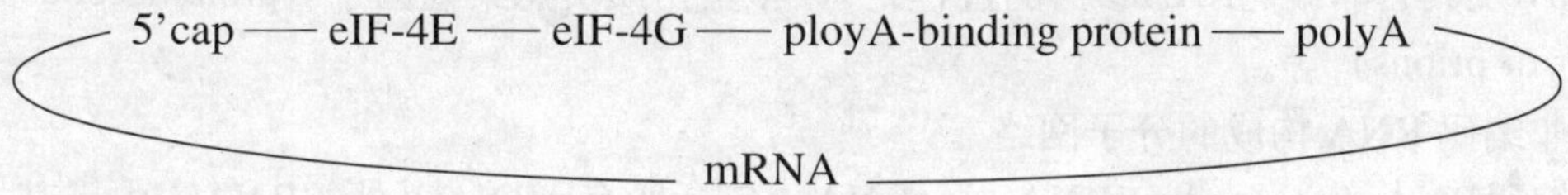

在翻译时，携带甲硫氨酸的起始tRNA在eIF-2的中介下与核糖体小亚基形成复合体，该复合体从5’帽开始向着3’端对上述环状结构进行扫描，当遇到5’端的第一个AUG后便启动翻译。真核细胞90%的mRNA翻译起始于第一个AUG，但也常常出现漏过第一个AUG而从第二或第三个AUG开始翻译者，其结果是一条mRNA链可以翻译出不同长短的多肽链同型分子（isoforms）。可变翻译起始位点还能受到IRES和uORF的精确调控。IRES即为存在于某些mRNA上的内部核糖体进入位点（internal ribosome entry site），它位于第一个起始AUG之后，包含几百个nt，与eIF-4G结合后可以使翻译错过上游信息而直接从mRNA的内部起始。在处于有丝分裂期或进入凋亡阶段的细胞中，那些没有IRES的mRNA翻译被普遍阻断，但少量具有IRES的mRNA不受影响，翻译仍在进行。此外，进入G_0期的细胞eIF-2的作用被封闭，大部分蛋白质的合成水平降低至原来的1/5。但具有上游开放读码框（upstream open reading frame，uORF）的mRNA翻译不受影响，因为这类mRNA的翻译可以在第一个AUG之前启动。携带uORF的mRNA与G_0期细胞高分化状态的维持有关。以上效应对于细胞在G_0期、M期和凋亡等特殊状态下的功能调控有重要意义。

3. RNAi

RNA干扰（RNA interference，RNAi）指的是一些双链的小分子RNA对基因表达的序列特异性抑制作用，或称序列特异性基因沉默（参见本书第五章）。能够产生RNAi效应的RNA一般为小干扰RNA（small interfering RNA，siRNA），即可与某个蛋白质编码基因互补的、21~26 nt长的双链RNA（dsRNA）。siRNA的产生可以是内源性的，即通过Dicer酶对长双链RNA或发卡RNA的切割而形成。siRNA进而在多种RNA结合蛋白质的作用下形成RNA诱导的沉默复合物（RNA-induced silencing complexe，RISC）和RNA诱导的转录沉默起始物（RNA-induced initiation of transcriptional silencing，RITS）等。RISC/RITS能够选择性地保留siRNA中的反义链，并在三个层次上发挥基因沉默作用：（1）转录后沉默：抑制mRNA的翻译过程、或直接导致mRNA的降解。RISC的这些作用发生在细胞质内许多称为加工小体（processing bodies，即P-bodies）的局灶结构内。（2）转录沉默：与新生转录本配对，抑制基因的转录过程。（3）DNA和染色质改变：通过DNA甲基化或组蛋白上特定赖氨酸残基的甲基化等机制，引起染色质凝集和异染色质的形成，甚至通过DNA重组引起基因序列的剔除。上述效应使得RNAi具有阻断转座子活性、封闭入侵病毒的DNA、调节基因表达等广泛的功能，并可以在细胞水平和个体水平遗传。siRNA也可以经人工设计引入细胞，现已成为一种特异封闭某个基因和进行基因功能研究的重要手段，并已用于抗病毒、抗肿瘤等RNA药物的研制。

RNAi效应的可遗传性揭示了基因外遗传的重要生物学意义。基因外遗传（epigenetic inheritance，即后成遗传或表遗传）泛指各种并非由DNA序列改变所引起的可遗传的个体和细胞水平的表型改变。导致基因外遗传的因素有多种，包括：（1）DNA甲基化改变，以及与此相关的基因组印记（genomic imprinting）；（2）常染色质和异染色质状态的互变，以及与此相关的位置效应所致斑驳表型（position effect variegation）；（3）组蛋白乙酰化与甲基化的改变；（4）RNAi及其它非编码RNA参与的过程；（5）蛋白质类感染性因子（proteinaceous infectious agents，or prions）等。

4. 非编码RNA构成的分子网络

非编码RNA（non-coding RNA，ncRNA）包括所有mRNA以外的RNA，由于其本身具有不依赖于翻译的生物学作用，故又称功能性RNA（functional RNA，fRNA）。除了rRNA和tRNA以外，非编码RNA尚包括与内含子剪接有关的小核内RNA（snRNAs）、与rRNA加工有关的小核仁内RNA（snoRNAs）、信号识别颗粒RNA（即SRP RNA或7SL RNA）、端粒酶RNA、负责X染色体失活的XIST RNA、负责RNA编辑的guide RNA、RNase P RNA、DNA合成时启动Okazaki片段的primer RNA、由核基因编码输入线粒体并指导线粒体RNA加工的MRP RNA等众多类型。

目前最引人瞩目的是一大类与基因表达调控、RNAi和基因外遗传有关的小非编码RNA（small ncRNA，或称small non-mRNA，即snmRNA），它们根据各自的特点又有多种称谓，包括小干扰RNA（small interfering RNA，siRNA）、小一过性RNA（small temporal RNA，stRNA）、短发卡RNA（short hairpin RNAs，shRNAs）、微RNA（microRNA，即约22 nt的RNA）、小胞质RNA（small cytoplasmic RNAs，scRNAs）等。小非编码RNA基因常常出现在蛋白质编码基因的内部如内含子之中、或出现于基因的调控区内，长期以来被多种基因寻找计划所忽略。有人预计其基因总数甚至超过蛋白质编码基因。小非编码RNA通过与DNA、hnRNA（mRNA的前体）和mRNA的特异性配对，构成多层次的基因调控网络。在哺乳动物细胞核内合成的总

RNA中，只有5%的RNA能够进入细胞质，其余的核内RNA（主要为hnRNA和snRNAs）如何调控基因表达与染色质的结构和功能仍属未解之谜。

5. RNA结合蛋白质和酶类参与的RNA—蛋白质相互作用

真核细胞内所有的RNA都不是裸露存在的，而是与蛋白质形成各种各样的复合体。人类蛋白质组中具有RNA结合结构域（RNA-binding domains）的蛋白质占有极大的比例（见下文），并且不断有新成员的发现。RNA结合结构域在真核生物有明显扩增，并出现了许多特有的新家族。参与RNA信息加工的酶类亦组成复杂的系统。在各类RNA结合蛋白质和酶类的中介下，RNA既能与DNA或其它RNA相互作用，实现其非编码功能，又能与蛋白质分子网络整合，实现其编码功能。

（四）蛋白质组与蛋白质结构分类所揭示的分子与细胞社会性

1. 蛋白质组与蛋白质分类等级

一个细胞或一个生物所合成的全部蛋白质的总和构成了蛋白质组。蛋白质组包含着蛋白质分子社会性网络的庞大信息。无论是蛋白质在某一个细胞或生物体中的相互作用规律、还是蛋白质在不同物种中的演化过程，都可以在蛋白质的结构特点上反映出来，并加以归纳和分类。粗略地说，蛋白质在氨基酸序列和空间结构上大体按照下述从低到高的顺序构成分类等级：

Consensus sequences or Motifs < Domains < Subfamilies < Families < Superfamilies < Folds

（1）一致序列和基序

一致序列（consensus sequence）和基序（motif，或译为模体、组件）的严格概念是指蛋白质上的一段短小和连续的线性氨基酸序列，常常参与蛋白质的分子识别和蛋白质的靶向定位(此即信号序列)，也可以作为酶的识别位点，指导对蛋白质进行特异性修饰、衍生、酶解等加工过程。一致序列的概念侧重于不同多肽序列相比较时的共性，基序则侧重于序列的功能意义。由于基序在功能上的重要性，不同物种同源蛋白质或同一物种不同蛋白质上的某个基序的氨基酸组成具有进化上的保守特征，在序列比较上便表现为一致序列。一致序列和基序的确定建立在蛋白质的一级结构上，是结构分类的最低等级。基序也可以形成二级结构，如一小段α-螺旋或β-片层。

（2）结构域

结构域（domain）反映的是蛋白质三级结构的规律和特征。结构域是蛋白质结构、功能、演化的统一载体，故此亦被译为“功能域”。基序和结构域共同构成了各种蛋白质分子网络的相互作用交汇点。但与基序不同的是，结构域包括更长的氨基酸序列，并且可以由不连续的两段或数段序列经折叠和二硫键的作用形成空间上邻近的结构实体。结构域通常由数个α-螺旋或β-片层按特有的顺序折叠成近似球形的三维结构。然而，许多文献并不对基序和结构域作严格的区分，以至于同一种结构有时被称作结构域、有时又被称作基序。

（3）蛋白质亚族、家族和超家族

蛋白质亚族（subfamily）、家族（family）和超家族（superfamily）分别包含一组和数组序列相似的多个蛋白质，其相似性提示它们起源于某个共同的祖先蛋白。蛋白质家族的成员至少在一级结构上具有不小于30%的同源性；或者虽然同源性小于30%，但在三维结构和功能上具有显著的相似性。然而，由于许多蛋白质具有结构域的镶嵌性，即同一个蛋白质同时具有两种甚至数种分属于不同家族或超家族的结构域，这使得对蛋白质家族或超家族进行的序列分类很难完全排除人为性。

(4）折叠态及其进一步的分类

折叠态（fold）是根据蛋白质三维结构的共同特征确立的分类级别，反映的是蛋白质如何由二级结构形成三级结构的规律，并归纳为α-螺旋与β-片层的不同排列组合方式。根据2004年10月公布的SCOP数据库（见下）第1.69版，目前在整个生物界已经确认的蛋白质折叠态共有945种。SCOP数据库对这些折叠态和许多不便归属的蛋白质结构人为地划分为7大结构类（class），但这样的划分过于粗略。已有人尝试将折叠态信息进一步归纳为蛋白质结构的“元素周期表”，这将有助于蛋白质组数据库分类的客观化和计算机自动化。同一种蛋白质家族或超家族的分子通常属于同一种折叠态；但同一种折叠态却可以包括多种在氨基酸一级序列上毫无亲缘关系的不同家族或超家族，这反映了结构和功能上的趋同进化。折叠态分类的生物学意义是建立在结构域而非整个蛋白质的三维结构之上的。然而，由于许多蛋白质的结构域具有镶嵌性，使得按折叠态进行的结构分类与按家族和超家族进行的分类不免在分类等级的从属关系上产生冲突，造成概念上的含混或重复分类。

2. 从SCOP数据库揭示的分子社会性和细胞社会性的重要性

将蛋白质组信息按照折叠态的特征确定一系列结构域，并根据结构域的同源关系分类和编制蛋白质结构分类（structural classification of proteins，SCOP）档案便构成SCOP数据库。表21-2列举了人类蛋白质组中具有紧密折叠的球形结构域的SCOP超家族，并以超家族包含的结构域数目排序。仅由α-螺旋构成的整合膜蛋白的跨膜区虽然常常被称为跨膜结构域（transmembrane domain，TM domain），但并不是真正的球形结构域，而应归属于基序的范畴。故此以跨膜区特征分类的超家族，如G蛋白耦联受体（GPCR）超家族，并未在表21-2中列出。如果按蛋白质成员数目而非结构域数目计算，那么GPCR超家族在人类则为第一大超家族，共有超过1000个成员。SCOP数据库的优势在于避免了序列分类数据库的某些不确定性，能够提供各类蛋白质结构域在细胞功能活动中所占权重的信息，并可通过比较不同SCOP超家族在不同门类生物之间的扩增差异，揭示蛋白质结构和功能的演化规律。有关重要信息如下：

(1）通过比较不同物种基因组的SCOP超家族分布，发现了一个重要线索：有84个同时存在于多细胞动物和酵母中的SCOP超家族是原核生物中没有的；但是在多细胞动物中却出现了113个酵母中没有的新SCOP超家族，后者的数目甚至超过了前者。这表明从原生生物到多细胞生物，是地球生命史上一次不亚于从原核生物到真核生物的巨大飞跃。有4种前10名以内的人类SCOP超家族（即EGF/laminin、fibronectin type III、cadherin、spectrin repeat，见表21-2）在酵母中几乎不存在，表明它们是多细胞生物细胞社会性的标志性超家族，并且其分布均以细胞外或细胞表面为主。人类的第二大超家族即Ig-SF成员均主要作为分泌蛋白和膜蛋白参与细胞社会性活动。酵母仅有8个Ig结构域，并且都不存在于分泌蛋白和膜蛋白上。因此Ig-SF亦可作为细胞社会性的标志性超家族。

(2）结构域倍增（domain duplication）在多细胞生物起源和进化过程中具有决定性作用。人类蛋白质组中高达98%的结构域来自于结构域倍增事件。仅仅546个SCOP超家族便囊括了人类蛋白质组中已确立的23573个结构域。这表明蛋白质和蛋白质组的宏观进化是以结构域为基本单元的；而微观进化则是发生在基序等一级结构上的点突变等微小变化。与原生生物和较简单的多细胞生物相比，人类大规模扩增的结构域有向少数顶级 SCOP 超家族集中的分布趋势，使得排名前 16 位的超家族集中了 13335 个结构域，占结构域总数的 56.6%；而这 16 个超家族的结构域总数在果蝇、线虫和酵母分别只有 4555、3420 和 905 个。上述 16 个超家族对应的各个蛋白质成员绝大多数属于多细胞生物发育、分化和细胞社会性活动所必须依赖的奢侈基因产物（表 21-2）。同源结构域的大规模扩增和向超家族的集中是构建生物大分子社会化网络和提供冗余性保障的必要条件，因为超家族内大同小异的众多结构域使其参与的相互作用出现了各种各样排列组合的可能性和替代方式。

（3）人类蛋白质组中有大量蛋白质具有不止一个结构域。与线虫的蛋白质组相比，人类具有多个结构域的蛋白质种类明显增加。人类多结构域蛋白质尤其集中在转录因子、粘附分子、信号转导分子中。如果假定一组蛋白质的总数不变，那么随着每个蛋白质上结构域数目的增加和不同家族结构域的镶嵌排列，这组蛋白质之间的相互作用方式可以呈指数性增加。多结构域蛋白质极大地增加了蛋白质相互作用网络的复杂性。

（4）通过与人类孟德尔遗传在线数据库（The Online Mendelian Inheritance in Man，OMIM，网址为http://www.ncbi.nlm.nih.gov/OMIM）的对比分析，发现人类疾病基因高频率集中在一些与免疫分子、生长因子及其受体有关的 SCOP 超家族上，例如在脊椎动物特有的、由受体为 GPCR 的单结构域分泌蛋白构成的白介素 -8 样趋化因子超家族（interleukin 8-like chemokine superfamily）中的48个结构域中，高达四分之三的结构域与疾病基因有关。这表明了细胞社会性活动异常与人类疾病的密切关系。

表 21-2　人类蛋白质组中常见的 SCOP 超家族

主要分布 / 超家族名称	超家族特征结构域的数目	排序
1. 细胞质与细胞核（转录因子 / 核酸代谢 / 翻译调控）		
Classic zinc finger（C2H2 type）	5092	1
RNA-binding domain	587	7
Hemeodomain-like （homeobox domain）	334	9
RING-finger domain （C3HC4 type zinc finger）	207	19
Glucocorticoid receptor-like （DNA-binding domain）	143	27
2. 细胞外液 / 细胞外基质 / 跨膜蛋白质的胞外区 / 膜限区室的腔面		
Immunoglobulin	1214	2
EGF/laminin	1192	3
Fibronectin type III	842	5
Cadherin	608	6
Complement control module（SCR domain or Sushi domain）	277	15
Ligand-binding domain of low-density lipoprotein receptor	247	17
C-type lectin-like	149	26
ConA-like lectins/glucanases	136	28

续表

主要分布 / 超家族名称	超家族特征结构域的数目	排序
3. 跨膜蛋白质的胞内区 / 细胞皮质 / 膜限区室的细胞质面（亦可作为细胞骨架成分和信号转导分子存在于细胞质和细胞核）		
Spectrin repeat	327	10
PH domain-like	327	10
SH3 domain	304	12
Ankyrin repeat	278	14
PDZ domain-like	265	16
Trp-Asp repeat（WD-repeat or β-propeller domain）	193	20
C2 domain（calcium/lipid-binding domain，CaLB）	186	21
ARM repeat（亦存在于转录因子等分子中）	177	22
SH2 domain	161	24
Actin-like ATPase domain	135	29
4. 细胞质蛋白质和酶类（亦可存在于跨膜蛋白质的胞内区、细胞皮质和细胞核）		
P-loop containing nucleotide triphosphate hydrolases（P-loop NTPase）	847	4
（Eukaryotic）protein kinase-like（PK or PK-like）	557	8
EF-hand（包括钙调蛋白等，亦存在于转录因子等分子中）	284	13
Tetratricopeptide repeat（TPR，介导与分子伴侣的结合）	215	18
NAD(P)-binding Rossmann-fold domains（包括多种氧化还原酶类）	177	22
Thioredoxin-like（亦存在于膜限区室的腔内）	152	25

（数据引自 Arne Muller，Robert M. MacCallum，and Michael J.E. Sternberg: Structural Characterization of the Human Proteome. Genome Research, 2002，12:1625-1641；由非球形结构域构成的蛋白质超家族未计算在内）

（五）糖组

糖组（glycome）是一个生物体或一个细胞中全部碳水化合物的集合，以多糖、寡糖和糖缀合物中的糖链为其主要组构成分。糖组学（glycomics）是从分析和破解一个生物或一个细胞全部糖链所含信息的角度入手，研究糖链的分子结构、表达调控、功能多样性、以及糖链与疾病之关系的科学。糖组在分子与细胞社会性中的意义如下：

1. 糖链具有比核酸和肽链更大的潜在信息编码容量，例如，6种不同的氨基酸理论上可以形成 10^5 种不同的结构，而 6 种不同的单糖则可形成 10^{12} 种不同结构。许多血型抗原的抗原决定簇在本质上就是细胞表面不同结构的糖链。这类糖抗原，例如 ABO 血型系统，不仅可以被抗糖抗体特异识别，具有重要的临床意义，而且是细胞的自我标记物，参与机体细胞之间的识别，以及共生菌、致病菌与宿主细胞的识别。

2. 糖类的信息编码主要是通过生物体内的酶类等众多蛋白质对糖链进行合成和加工修饰而实现的。糖链泛指糖与糖之间经糖苷键（glycosidic linkage）形成的结构。凡是具有糖苷键的物质均可泛称为糖苷（glycoside）。糖基化（glycosylation）是生物体内糖链或糖苷生成的关键反应，它的定义是：在酶的催化下一个糖分子与另一个糖分子或糖基、或与其它生物有机分子通过生成糖苷键而发生共价结合的过程。催化糖基化反应的酶即为糖基转移酶（glycotransferase， GT）。目前人们在不同物种中发现的GT基因序列正处于爆炸性增长阶段，在2003年初就已高达7200个，并分属于65个家族，具有惊人的多样性。GT虽然催化生成的糖苷键复杂多样，但酶的空间结构却高度保守，各种GT只分别归属于GT-A和GT-B两种折叠态。如此严格的结构保守性与功能多样性的统一在自然界是非常罕见的，表明GT对所有生物都有不可替代的作用。由于糖链的合成加工是通过组合式化学反应实现的，由巨大数目GT的不同排列组合所产生的糖链和糖缀合物种类必然达到天文数字。人类GT基因的数目多达300个，其多样性不亚于控制蛋白质磷酸化的激酶系统。此外，能够特异水解糖苷键的酶统称为糖苷酶（glycosidase），糖苷酶亦由数目庞大的基因编码，在糖链信息的加工处理过程中也发挥着重要作用。

3. 细胞对糖类信息的解读主要通过糖链参与的分子相互作用而实现。糖类与蛋白质之间的相互作用涉及种类繁多的、能够特异地识别糖链的蛋白质，主要包括：酶类、抗糖抗体、转运蛋白、细胞因子、除抗体以外的免疫分子或免疫因子、凝集素等。其中凡能与糖类特异结合，但不具备针对糖类的酶活性、又并非针对糖类的跨膜转运蛋白、亦不属于抗体的蛋白质均可称为凝集素（lectin）。凝集素对糖类的特异性结合是靠糖识别结构域（carbohydrate recognition domain， CRD）实现的。人类基因组中有多种CRD家族和超家族，其中有些CRD家族隶属于已知的结构域超家族，如Ig-SF。此外，糖—糖相互作用（sugar-sugar interactions）亦是细胞解读糖链信息的重要方式，例如血型糖抗原Le^X—Le^X相互作用在早期胚胎细胞的相互识别中有重要意义。糖类参与的各种相互作用大大拓展了分子与细胞社会性网络的层次。

4. 糖链在细胞内环境稳定和细胞社会性相互作用方面有重要的双重作用。一方面，糖链在细胞内部能够确保蛋白质的正确折叠与定向分布，参与信号转导、调控染色质的结构和基因转录，这些功能对于维持细胞内大分子网络的稳态均有关键作用。这表现为一些负责糖链合成与加工的酶类和凝集素属于严格意义上的管家基因，如长萜醇基（dolichyl）二磷酸寡糖糖蛋白糖基转移酶基因（*DDOST*）、甘露糖蛋白GlcNAc转移酶基因（*MGAT1*）、α葡糖糖苷酶II的α亚单位基因（*G2AN*）、人β1，4-半乳糖基转移酶基因3（*B4GALT3*）、半乳糖凝集素9基因（*LGALS9*）等；或者表现为当有关基因敲除后引起胚胎致死（胚胎致死性的突变不一定是管家基因突变）。另一方面，糖链密集存在于细胞外表面、细胞外基质与细胞外液，直接介导细胞间的社会性相互作用，参与发育、分化、以及自己与异己细胞的标识和区分等多种过程。

5. 糖链对于后口动物（deuterostome）超门，特别是其中的恒温脊椎动物的演化有重要意义。以棘皮动物和脊索动物等门类为代表的后口动物超门在整个地球生命史中是相对晚近的类群，却爆炸性地发展出了包括哺乳动物在内的最为复杂和丰富多彩的生命形式。蛋白质在氨基酸水平的进化受到自身所继承的原有结构—功能和中心法则的双重限制，往往需要漫长的累积过程，平均每个基因需经过20万年才能出现一次能在物种中固定下来的突变。相反，糖链是大范围添加到多种蛋白质和脂类上的修饰物，较少受到原有结构—功能的限制，并能够大规模改变整个细胞的特征。因此，糖链为后口动物的快速进化提供了在分子和细胞水平进行独创和“自由发挥”的充足材料，同时也充分拉大了机体细胞与病原体细胞的差异，大大促进了免疫系统的完善。

第三节 细胞社会性活动

一、细胞表面在细胞社会性活动中的重要作用

细胞表面是任何一个细胞与其它细胞进行社会交流所必经的中界面。细胞社会性活动包括细胞识别、细胞通讯和细胞粘附等过程，并由此引发信号转导、细胞增殖、细胞极化、细胞分化等细胞内在属性的变化。许多与上述活动直接相关的分子和结构都集中在细胞表面。细胞连接直接体现了多细胞生物细胞间复杂的相互作用和协调统一关系，具有显著的多样性和多功能性。细胞表面的其它特化结构如微绒毛、纤毛等，也是细胞社会性分工的体现者。细胞极化与细胞极性是实现细胞分化和由细胞构建组织器官所必不可少的重大细胞生命活动与特征（详见第十八章）。此处仅从细胞表面蛋白质分子超家族及其结构域的角度进一步述及细胞表面在细胞社会性活动中的重要作用。

参与细胞社会性活动的结构和分子具有显著的组织细胞特异性和多样性，这在细胞表面尤其突出，表现为众多大型结构域超家族在细胞表面均有大量代表性成员（表21-3）。从表21-3可以看出，定位于跨膜蛋白质的胞内区或细胞皮质蛋白质上的结构域超家族更加复杂多样，其中多数结构域（如SH2、SH3等）属于模块结构域（modular domains），或简称模块（modules）。模块结构域的特点为：（1）通常由40～120个氨基酸残基组成一侧有较浅凹陷的小型球形结构域。（2）不具备酶活性，因为不像酶活性区结构域那样，具有很深的底物结合沟槽。（3）其识别对象都很短小，通常为蛋白质上短小的线性区段即基序或一致序列，以及蛋白质上的各种修饰位点如糖基化或泛素化位点，脂类，核酸片断等，这一点不同于以整个结构域为识别对象的许多大型蛋白质—蛋白质相互作用结构域。（4）它们与其识别对象的亲和性较弱，其K_d值通常只能达到μM级水平；这一点不同于膜受体，后者通常具有深的底物结合沟槽或宽大的底物接触面，与配体的亲和性高，K_d值通常达到甚至大大超过nM级水平。弱亲和性有利于快速和反复进行的、精细的组合式网络调控，这一点非常类似于细胞表面凝集素与糖萼所扮演的角色，实际上许多凝集素的糖识别结构域在本质上即具有模块结构域的共性。（5）它们常常以多个同种或异种模块的形式，串联存在于细胞质或细胞核中的蛋白质上，并尤其富集于细胞皮质区。多个模块的多重相互作用极大地拓展了分子社会性网络的多样性。

已知人类基因组中至少13%的基因是编码跨膜蛋白（transmembrane proteins）的，而大部分跨膜蛋白都能够经囊泡运输体系定位在细胞表面。由跨膜蛋白构成的细胞表面四大蛋白质超家族如下：

1. 七次跨膜细胞表面受体超家族

七次跨膜细胞表面受体（seven transmembrane spanning cell surface receptors，7TMSRs）超家族又称G蛋白耦联受体（G protein-coupled receptors，GPCRs）超家族，其共性是一种有7个跨膜α-螺旋区、并且C末端位于细胞质侧的膜蛋白。它是一种非常古老的蛋白质超家族，普遍存在于原生生物和后生生物等各类真核生物中。GPCRs在人类是基因数目最多的超家族，有上千个成员，负责细胞对种类繁多的机体外信息和细胞间通讯信号的接收，对于各个器官系统功能的整合具有重要作用。GPCR基因一般用GPR加其后的序号表示，如GPR114。GPCRs

具有极为重要的医学意义，目前在临床上使用的各类药物中有约一半药物的作用靶点均为GPCRs。GPCR 超家族主要包括以下几大家族：（a）Family 1：是最大的家族，又称 rhodopsin-like 家族，本身又分为三个亚族：亚族 1a 除了大量表达于各大感官的感受器细胞上以外，也在各类细胞上表达。其配体结合位点深入到埋在脂质双分子层之内的跨膜区，因而其配体多为有一定亲脂性的有机小分子。有关配体包括光子、气味分子、味觉分子，及其它多种小分子如儿茶酚胺、腺嘌呤、ATP、内啡肽等。亚族1b的配体结合位点一半陷于脂双层中，另一半暴露在外，其配体为多种肽类和细胞因子等。亚族 1c 的配体结合位点主要位于 N 端胞外区，配体为糖蛋白激素（LH、TSH、FSH 等）。（b）Family 2：又称 secretin-like 家族，配体结合位点亦主要位于N端胞外区，配体包括多种重要激素，如secretin、glucagon、calcitonin、PTH、VIP、GnRH、CRF 等。（c）Family 3：又称 metabotropic glutamate-like 家族，其 N 端胞外区有两个以铰链区相连的半球形结构域，能够像螯一样捕获小分子配体，如Ca^{2+}、谷氨酸、GABA、信息素（pheromones）等。该螯状结构与细菌的周质结合蛋白（periplasmic binding proteins， PBPs）有同源性。（d）Family 4：为信息素受体。（5）Family 5：介导胚胎发育和细胞极性的形成，著名成员有 Wnt/β-catenin 通路中的卷曲蛋白（frizzled， Frz）和 hedgehog 通路中的平滑蛋白（smoothened， Smo）。

近年来某些 GPCRs 的细胞粘附分子活性受到了高度关注，突破了 GPCR 仅能作为可溶性分子受体的传统观念。粘附 GPCRs（adhesion GPCRs）属于家族 2，已经发现了 30 多个成员，其 N 端胞外区具有 GPS 结构域，并因为具有很长的高度糖基化的粘蛋白样区域而在细胞外侧伸展得很远。粘附GPCRs具有独特的结构与功能，其代表性分子为GPR56。最近发现GPR56不仅高表达于造血干细胞和神经干细胞表面，而且与人类额叶大脑皮层的发育密切相关。其突变引起先天性双侧额顶多微脑回（bilateral frontoparietal polymicrogyria）和智障，其过表达又与胶质母细胞瘤的发生有关。

2. 蛋白质酪氨酸激酶超家族

蛋白质酪氨酸激酶（PTKs）超家族是最能代表多细胞生物社会性相互作用的分子超家族之一。PTKs与多细胞生物的起源和发展密切相关。大部分PTKs具有跨膜区，并以受体酪氨酸蛋白激酶（receptor protein-tyrosine kinases， RTKs）的形式作为酶耦联受体存在于质膜上；其余的PTKs往往通过疏水性碳氢链固着在质膜内片。由于一个PTK分子上经常有多个可被磷酸化的酪氨酸残基位点，因此可以启动或整合多条信号通路，具有通路网络枢纽的作用（见第二十章）。PTKs实际上隶属于真核蛋白质激酶超家族（eukaryotic protein kinase superfamily），后者还包括蛋白质丝 / 苏氨酸激酶。人类的真核蛋白质激酶超家族共有约 518 个成员，其中约 150 个成员属于 PTKs。真核蛋白质激酶超家族不同于隶属于 P-loop NTPase 超家族的 P-loop kinases，因为 P-loop kinases 广泛存在于真细菌和真核生物中，并且其催化底物主要为 NMP、单糖、某些有机小分子等，而非蛋白质。

3. 免疫球蛋白超家族

经生物信息技术分析人类全基因组，Ig-SF 共有约 893 个基因成员；其中的 532 个基因具有连续和完整的序列，除了可能的 81 个假基因以外，这些基因均是编码除了 Ig 和 T 细胞受体以外的各种该超家族蛋白者；其余不具备连续和完整序列的基因则组成Ig和T细胞受体的重组片段文库，共由 222 个 V 和 C 基因片段、139 个 J 和 D 基因片段构成。另外的分析表明，在 Ig

超家族的总共约1214个结构域中，有38%的结构域存在于跨膜蛋白上，是膜蛋白上最常见的球形结构域。其余的超家族成员则是分泌蛋白或细胞质蛋白。Ig超家族不仅是免疫细胞表面最重要的超家族，而且普遍存在于所有细胞表面上。在一般细胞，除了具有Ig结构域的MHC分子之外，Ig超家族主要作为同亲性或异亲性细胞粘附分子发挥作用（见后文）。

许多Ig超家族分子都具有凝集素样活性，因而被称为I-型（I-type）凝集素，其中最典型的是siglec家族。Siglecs（sialic acid-binding and Ig-like lectins）是一大类识别唾液酸的I-型凝集素。在人类至少有21个成员。与一般Ig-SF超家族成员不同的是，siglecs分子的氨基端带有一个能与唾液酸特异结合的V-set Ig结构域，在胞内区则带有多个酪氨酸，其磷酸化与多种信号通路相连接。Siglecs与人类神经系统和免疫系统的发育和功能活动密切相关。Siglec家族成员除了按siglec编号者（包括siglec-1至13，以及siglec-L1等）以外，还有按CAM（cell adhesion molecule）命名和编号的分子，如ICAM-1、ICAM-2、ICAM-3、N-CAM 140、PECAM-1、VCAM-1等，其中一个代表性分子即为神经细胞粘附分子（neural cell adhesion molecule，NCAM）。NCAM的独特之处在于其活性受到一种称为多聚唾液酸（polysialic acid，PSA）的糖链的调节。NCAM有表达和不表达PSA两种分子形式。两个细胞上如果存在不表达PSA的NCAM，则NCAM与NCAM分子的同亲性相互作用可使这两个细胞粘附在一起。而一旦NCAM表达了PSA，那么由于PSA拥有的大量负电荷和占据的庞大空间所产生的位阻效应，便使细胞表面NCAM的亲和性作用逆转为排斥性作用，进而使细胞的行为从粘附和固着转变为迁移和运动。PSA介导的这一亲和与排斥性作用的逆转在许多重要脏器如大脑、肾脏的胚胎发育过程中，以及在成体神经系统的可塑性和记忆的形成等重要生理过程中均具有关键作用。然而，许多高恶性度的肿瘤细胞通过表达PSA而获得了转移能力。

4. 钙粘素超家族

凡在胞外区含有串联重复的钙粘素结构域（即EC domain）的跨膜蛋白均属于钙粘素超家族。EC结构域一般介导依赖于Ca^{2+}的同亲性结合。人类钙粘素超家族基因包括约100个成员，并且多数成员均分属于一系列基因簇。已发现有的钙粘素基因簇中的基因排列顺序与它们在胚胎发育过程中的表达顺序高度一致。以下是钙粘素超家族下属的主要家族类型：（1）经典钙粘素：有22个基因。（2）桥粒钙粘素：有6个基因。（3）原钙粘素（protocadherins）：在人类其基因缩写为*PCDH*，包括近60个成员并分为多组：（a）*PCDHα*：即为钙粘素相关神经元受体（cadherin-related neuronal receptors，CNRs），有15个基因。CNRs的胞内区与非受体酪氨酸蛋白激酶FYN结合。（b）*PCDHβ*：有15个基因。（c）*PCDHγ*：有22个基因。（d）其它数种*PCDH*。*PCDH*基因以基因簇的形式存在，其外显子的可变剪接具有惊人的多样性，有人认为这与神经元识别码的形成有关，从而保证在多种多样的神经元之间选择性地建立突触联系。*PCDH*基因在中枢神经系统的发育分化中有关键作用，其突变与精神分裂易感性有关。（4）七次跨膜钙粘素（7TM-cadherin）：属于G蛋白耦联受体（GPCRs），参与细胞极性的形成。该亚族实际上是EC结构域基因与GPCR基因融合进化的结果。（5）FAT家族钙粘素：参与胚胎发育，为抑癌基因产物。（6）T-cadherin：为GPI-anchored膜蛋白，参与信号转导。（7）RET酪氨酸蛋白激酶：为突变产物能够引起遗传性癌综合征的少数几个著名原癌基因之一。

表 21-3 人类细胞表面跨膜蛋白质和细胞皮质蛋白质上的重要结构域

特征结构域全称	缩写	所识别的结构	主要功能
1. 定位于跨膜蛋白质的胞外区者（亦可分布于细胞外或细胞内部）			
Immunoglobulin-like domain	Ig-like	广谱，包括肽类、糖类、Ig-like domain 自身等	细胞粘附、发育分化、免疫
The extracellular domains of E-cadherin	EC	主要为 EC domain（依赖于 Ca^{2+} 的同亲性相互作用）	细胞粘附与细胞极性
Fibronectin type III domain	FN3	细胞外基质大分子、细胞粘附分子	细胞粘附与细胞通讯
Epidermal growth factor-like domain	EGF-like	细胞外基质糖蛋白、氨基聚糖、Ca^{2+}、细胞表面受体、粘附分子等	细胞粘附与细胞通讯、细胞增殖与分化
Ligand-binding or complement-type repeats of low-density lipoprotein receptor	LDLR	脂蛋白、蛋白酶及其抑制物、生长因子、毒素	脂类代谢、入胞作用、膜受体调节、细胞增殖与迁移、细胞通讯
Short consensus repeat （complement control module or Sushi domain）	SCR	补体分子和其它血浆蛋白、氨基聚糖、多聚阴离子或富含唾液酸的糖链	免疫、细胞通讯
C-type lectin-like domain	CTLD	糖链等	细胞识别与细胞粘附、血浆蛋白半寿期调控、免疫
MHC antigen-recognition domain		抗原肽、糖肽	免疫
TNF receptor-like domain	TNFR-like	TNF 等	细胞凋亡、免疫
2. 定位于跨膜蛋白质的胞内区或细胞皮质蛋白质上者（亦可分布于细胞外或细胞内部）			
P-loop containing nucleotide triphosphate hydrolases domain（P-loop 指与 NTP 的磷酸基团结合的袢环）	P-loop NTPase	NTP/NDP/NMP、DNA、Mg^{2+}、单糖、多磷酸等	功能极为广泛，成员类群包括 P-loop kinases、GTPases（即 G 蛋白）、多类 ATPases 等
Ras family domain（隶属于 P-loop NTPase，共有 126 个成员，分为 6 个家族，即 Ras、Rho/Rac/Cdc42、Rab、Ran、Sar1/Arf、RGK）	Ras	GTP、GDP、GEF、GAP 等	作为信号转导途径中的小 GTP 酶类分子开关，功能极为广泛

续表

特征结构域全称	缩写	所识别的结构	主要功能
Rho guanine nucleotide-exchange factor domain（共有46个成员）	RhoGEF	Rho 家族成员	促进 Rho 结合的 GDP 被 GTP 取代，使 Rho 活化
Rho GTPase-activating protein domain（共有 59 个成员）	RhoGAP	Rho 家族成员	激活 Rho 的 GTP 酶活性，促使 Rho 失活
Eukaryotic protein kinase domain（细胞表面以 PTK 结构域为主）	PK	蛋白质的酪氨酸残基或丝 / 苏氨酸残基	信号转导等，功能极为广泛
Src homology region 2（为著名的 pTyr-binding domain）	SH2	磷酸化的特定酪氨酸残基位点	信号转导
Src homology region 3	SH3	Poline-rich motif I 类 R/KxΦPxxP 和 II 类 PxΦPxR/K（Φ 为疏水性氨基酸残基）	信号转导
Tryptophan-tryptophan domain（为著名的 pSer/pThr-binding domain）	WW	Poline-rich motif如PPxY， PPLP， RPPP(R)；以及磷酸化的丝 / 苏氨酸残基 po(S/T)P	信号转导、细胞皮质蛋白质网络
14-3-3 domain（为著名的 pSer/pThr-binding domain，成员逾20个）	14-3-3	磷酸化的丝 / 苏氨酸残基 po(S/T)	通过调控细胞质蛋白质的核移位等过程，参与信号转导、细胞极性凋亡等
Trp-Asp repeat domain（由 4 个 β- 片层折叠成螺旋桨状，故亦称 β-propeller domain，其羧基端带有 Trp-Asp，代表类型为三聚体 G 蛋白的 β 亚单位，亦见于 CDC 基因产物 Cdc4、Cdc20 等）	WD	多种蛋白质结构	信号转导、细胞周期等
Pleckstrin homology domain	PH	PtdIns(3, 4, 5)P_3 等	信号转导蛋白质的质膜内侧定位
Phosphotyrosine-binding domain（与 PH domain 有同源性）	PTB	NPxpoY（x 为任意氨基酸，poY 为磷酸化的 Tyr）、NpxY、PtdIns(4, 5)P_2	信号转导，入胞作用
Wiscott-Aldrich syndrome protein homology 1（又称 EVH1 domain，与 PH domain 有同源性）	WH1	多种蛋白质结构	皮质细胞骨架调控、伪足与足状体功能、神经突触结构、核孔复合体运输

续表

特征结构域全称	缩写	所识别的结构	主要功能
Phox homology domain（Phox 是巨噬细胞 NADPH oxidase 的简称）	PX	PtdIns(4, 5)P_2、PtdIns (3, 4, 5)P_3 等	信号转导蛋白的质膜内侧定位
Epsin N-terminal homology domain（该结构域与 VHS domain 有相同的折叠态，后者亦参与内膜系统分拣过程）	ENTH	不同成员特异性结合分别富集于质膜内侧、高尔基体、胞内体等处的 PtdIns(4, 5)P_2、PtdIns(3, 4, 5)P_3、PtdIns(4)P、PtdIns(3, 4)P_2、PtdIns(3, 5)P_2 等；亦结合微管蛋白、SNARE 等	质膜弯曲和内陷、有被小窝介导的入胞作用、高尔基体有被小泡的出芽、微管参与的囊泡运输、内膜系统分拣
PKC 上的第二个恒定序列（或 Calcium/lipid-binding domain，CaLB）	C2	Ca^{2+} 和带负电荷的膜脂如 PS 等	质膜损伤修复、膜泡融合，突触小泡释放
Calponin homology domain（包括 type1-5 和 EB-type 等多个家族）	CH	Actin、tubulin（EB-type 家族）、PtdIns(4, 5)P_2 等	皮质细胞骨架组装、微管与细胞表面相互作用、细胞极性、细胞分裂
Actin-like ATPase domain（隶属于 P-loop NTPase）		ATP、actin 等	皮质细胞骨架组装
Spectrin repeat（由三个 α- 螺旋形成的 coiled-coil）		膜蛋白的胞内区，细胞骨架蛋白	皮质细胞骨架组装
Ankyrin repeat	ANK	膜蛋白的胞内区，细胞骨架与周期蛋白等	皮质细胞骨架组装、细胞周期
PDZ domain（PDZ 取自三个首先发现的蛋白质的字头：突触后高密度区蛋白 PSD-95、隔膜连接蛋白 Disc-large、紧密连接蛋白 ZO-1）	PDZ	PDZ-binding motifs，包括靶蛋白羧基端的五肽序列和肽链内部的 β-fingers	细胞表面分子的顶面和底侧面分拣和定位，细胞极性，信号转导，突触结构与功能
Armadillo repeat	ARM	钙粘素胞内区、核定位信号 NLS、DNA 元件等	细胞极性、信号转导

二、细胞识别、细胞通讯与细胞粘附

（一）细胞识别与细胞通讯

1. 有关概念

细胞识别（cell recognition）泛指细胞对环境中任何分子和细胞的感受过程；其中所涉及的分子环境包括营养物、代谢产物、毒素、异物、理化因子、激素、细胞因子、信息素等；而细胞环境则包括其它相邻的自体或异己细胞。细胞通讯（cell signaling， or cell communication）一般是指细胞—细胞之间的相互识别和相互影响过程。细胞通讯是主动性和特异性的过程，总是作用在一定的受体上，并通过受体的活化，启动一系列信号转导过程，引发基因表达和细胞行为的改变。

绝大多数外界信息需要首先作用在质膜上的特定受体或感受器，然后才能把信息转换和传送到细胞内部；但也有一类外界信息可以不经细胞表面的中介而直接穿越质膜，作用在细胞内的靶分子上发挥其作用。后一类信息包括物理因素如光、声、热、辐射、力场等；以及可通过简单扩散进入细胞内的脂溶性小分子如类固醇激素、甲状腺素、气体分子（O_2、CO_2、NO、H_2S、CO等）、以及多种毒素和药物等。许多药物在设计的时候考虑到了增加脂溶性有利于通过简单扩散被细胞吸收的特点。然而，细胞膜上存在着多种多药耐药蛋白，有可能将这类“入侵”的药物泵出细胞。对此宜考虑将药物改造成脂溶性高低可以改变的前体药：当其以高脂溶性形式进入细胞内后，能够很快被细胞质中的酶类水解成脂溶性低的活性形式，同时又不易被多药耐药蛋白泵出细胞外。如此可以大大提高药效。

2. 细胞—细胞间通讯的方式

（1）经由两个细胞之间的直接接触所进行的细胞通讯

分为两种类型，分别由两个细胞之间特化和非特化的接触面所介导。前者即为由细胞连接介导的细胞—细胞间通讯。除了通讯连接（包括缝隙连接和突触连接）能够介导信息分子在两个细胞之间的直接交流以外，其它细胞—细胞间的连接同样能够双向交流信息。非特化的细胞间接触面通过细胞粘附分子所介导的细胞粘附过程实现细胞通讯（见后文）。

（2）经由细胞外基质中非扩散性大分子介导的细胞通讯

细胞外基质的各种大分子网络形成了一种固相化或非扩散性的信息载体，因而细胞与细胞外基质的相互作用有其特殊性（详见第十九章）。由于细胞外基质的各种大分子成分均是由细胞产生的，所以细胞与细胞外基质的相互作用实质上仍属于多细胞生物细胞—细胞间通讯的一种特殊方式。

（3）经由细胞分泌的可扩散物质介导的细胞通讯

一个细胞通过释放可扩散物质与另一个细胞建立通讯关系有三种形式，即内分泌、旁分泌和自分泌。内分泌是指可扩散物质（激素等）经血循环远距离传递到靶细胞的途径。旁分泌是在局部组织细胞之间不经过血循环的扩散途径。自分泌物质除了作用在自身细胞上以外，也可以作用在相邻的同种细胞上。除了各种可溶性的大、小分子以外，细胞分泌的可扩散物质还能够以纳米颗粒或纳米囊泡的形式在细胞之间传递（见第十八章）。

3. 参与细胞识别与通讯的细胞表面分子

细胞表面主要由受体、配体或反受体、酶、通道蛋白和载体蛋白、糖类、脂类这六大类生物分子构成。除了参与维系细胞生命所必需的活动、如维持生物膜的完整性和细胞内外物质的选择性通透以外，这些分子都可以作为信息接收或输出分子，特异性地参与细胞的识别与通讯。

（1）受体

一个生物大分子必须满足以下5个条件才能称其为受体（receptor）：(a) 它能特异地识别与结合某种或某类分子，后者即为受体的配体（ligand）；(b) 它与配体的结合具有饱和性；(c) 它与配体的结合具有高亲和性；(d) 它与配体的结合具有可逆性与可竞争性；(e) 它有特定的组织细胞定位，与配体结合后能够引发特定的生物学效应（参见本书第二十章第一节）。细胞表面的大多数受体均为蛋白质，糖蛋白、糖脂、蛋白聚糖分子上的糖链也可以成为受体。

受体在配体的作用下除了引发相应的生物学效应外，受体本身的数量、亲和性或传递信息的能力都可以发生变化，此即受体调节（receptor regulation）。受体调节分为向上调节（up regulation）和向下调节（down regulation）两种，前者指在配体的作用下，受体数量、亲和性或传递信息的能力增加，导致细胞对同等强度刺激的反应能力增加；后者的调节方向则相反。受体调节从另一个角度还可分为：同种调节，即配体调节自己受体的活性；异种调节，即一种配体作用于自己的受体后，产生的效应使得同一个细胞上另一种受体发生改变。受体调节与成瘾性、耐药性、停药反应、药物配伍（协同、拮抗）等多种问题有关，具有重要的医学意义。

（2）细胞表面上的配体或反受体

存在于细胞表面上的配体与细胞外液中的游离配体有很大区别，因为前者常常成簇分布在细胞表面的局部区域，各个配体能够作为一个整体同时与另一个细胞表面上的受体结合，因而具有显著的多价性（multivalency），使其与受体累加的亲和性比游离的单价配体强得多、选择性也更高。这类配体常常具有双重身份：相对于对方细胞为配体，相对于自身所在细胞则为受体，表明它们可以双向传递信息。细胞粘附分子是这类兼具受体和配体双重身份的代表性分子（见下文）。由于这种双重身份，与其称其为配体，不如称其为反受体（counter receptor）更为合适。

（3）细胞表面上的酶类

除了第二十章中所述关键受体酶（如受体酪氨酸激酶）和非受体酶（如腺苷酸环化酶）以外，细胞表面还有一大类在细胞识别与通讯中有独特作用的酶类，即卸离酶（sheddase）。卸离酶又称分泌酶（secretase），是一类内切蛋白水解酶，它们本身常常是跨膜蛋白质，活化后能够在特异的位点切割某些跨膜蛋白质，使后者的胞外或胞内结构域脱落到细胞外或细胞质内，即能够将膜蛋白的活性片段卸离质膜。卸离到细胞外的活性片段能够像分泌蛋白一样发挥细胞间通讯作用；卸离到细胞质的活性片段则成为信号转导分子，并常常转移到细胞核内，调节基因转录。位于质膜上的基质金属蛋白酶（matrix metalloproteinases，MMPs）即属于一组重要的卸离酶。卸离酶的另一个重要作用是参与同一个细胞上G蛋白耦联受体介导的信号通路对酶耦联受体介导的信号通路的转活化（transactivation）。

（4）通道蛋白和载体蛋白

通道蛋白（channel proteins）和载体蛋白（carrier proteins）在第六章已经讲述。此外，缝隙连接小体（connexon）能构成直接沟通两个细胞的通道。

（5）糖类

许多细胞表面的糖类均能够通过与另一个细胞表面上的凝集素之间的特异相互作用，在两个细胞之间介导双向通讯。习惯上将位于细胞膜上的凝集素称为受体，该凝集素所识别的另一个细胞上的糖链即为典型的反受体。糖类的上述作用属于反式作用（trans-interaction），亦即相互作用发生在分属于两个细胞的分子之间。与此对应的是顺式作用（sis-interaction），即发生在同一个细胞质膜上的相邻分子之间者。糖链参与的顺式相互作用对于维持多种膜受体的活性具有重要意义。

（6）脂类

能够直接和特异性地参与细胞识别与通讯的脂类包括多种糖脂、磷脂酰肌醇（PI）、磷脂酰丝氨酸（PS）、溶血鞘脂类等。糖脂在糖突触中的重要作用参见第十八章。PI和PS在正常细胞均主要定位于质膜内片。PI除了可以产生磷酸肌醇类第二信使以外，它的磷酸化形式还可以募集带有PH等结构域的信号转导分子。PS一方面能够在Ca^{2+}的协同下募集携带C2结构域的多种分子，另一方面可以作为凋亡细胞的标志分子，从质膜内片翻转到质膜外片，进而被吞噬细胞通过其表面的annexin V分子特异识别。溶血鞘脂类分子（包括溶血糖鞘脂和溶血鞘磷脂）是另一大类重要的信号转导分子，可以在质膜外片和质膜内片自由翻转，有人将其归属于非经典的第二信使；它们还可脱落到细胞外而成为第一信使，直接参与细胞间通讯。溶血鞘脂类通常具有内源性细胞增殖抑制物的活性，直接参与细胞增殖的接触性抑制反应等重要过程的调控。此外，其它多种膜脂的代谢产物都具有重要的识别与通讯功能，有些产物即为第二信使或炎症因子。

（二）细胞粘附

1. 概念

细胞粘附（cell adhesion，又译为细胞粘合）是细胞通过其表面与另一个表面的特异性相互作用。这另一个表面可以是另一个细胞，也可以是该细胞自己产生的、或其它细胞产生的细胞外基质。细胞粘附是细胞识别与通讯的一种重要方式，它涉及到位于表面上的生物大分子之间多价位、多位点的识别，这种多价性不同于溶液中分子的单价相互作用，而是具有协同性和成簇效应（clustering effect），可大大提高亲和性和特异性，并对细胞行为有多方位的影响。细胞粘附不仅与多细胞生物胚胎发育过程中的细胞识别与分化密切相关，而且对于成体组织器官的构建和稳态维持具有恒常的作用。细胞粘附也是共生菌、致病菌与宿主相互作用的关键环节。致病菌对宿主的感染具有种属特异性和组织器官特异性的特点，这与细菌表面粘附分子的特异性，以及靶细胞上对应靶分子、尤其是特定糖链表位有密切关系。

细胞粘附普遍存在于正常人体细胞中。即使是循环系统中的细胞，在一定条件下也会发生由细胞粘附启动的一系列功能活化过程，代表性例子有：在炎症条件下由选凝素和整合素介导的白细胞出血管过程；免疫细胞在抗原呈递过程中形成的免疫突触；淋巴细胞的归巢等。细胞粘附的建立是细胞连接形成的前提。细胞连接是特化的、有可见超微结构的细胞粘附。除了血细胞以外，正常细胞均具有锚定依赖性的生长方式（anchorage-dependent growth），也即只有固着在某个表面，细胞才能存活和增殖；而一旦游离于该表面，细胞即发生凋亡。这种对细胞生存和其功能维系密切相关的表面，可以来自于该细胞所属的细胞外基质，也可以来自其周围的基质细胞或饲养细胞等，这些表面构成了该细胞之微龛环境的核心。现已证明，经由细胞粘附分子如整合素传递的信息可以与受体酪氨酸蛋白激酶（RTK）系统整合（事实上，整合素经常与RTKs形成复合体)，为细胞提供必要的存活信号，以阻止细胞凋亡途径的活化。当正常细胞脱离了与其所在细胞外基质的粘附以后，细胞会自发凋亡，这一现象被特称为失巢凋亡(anoikis)。贴壁培养的正常细胞都具有锚定依赖性的生长特性。相反，转化细胞和恶性肿瘤细胞则表现为锚定依赖性生长的丧失，这是其重要恶性表型之一（详见第十九和第二十七章）。

2. 细胞粘附分子

细胞粘附分子（cell adhesion molecules，CAMs，或称细胞粘合分子）是介导细胞在某个表面上粘附的细胞表面分子，均为跨膜糖蛋白，一般由较大和较长的胞外区、α- 螺旋跨膜区及短小的胞内区构成。多数细胞粘附分子为单次跨膜的膜蛋白，但也有多次跨膜者。其胞外区常常由多个特征性结构域串联而成，并向质膜外侧伸展得很远，有利于接触到由另一个细胞或细胞外基质所提供的粘附表面。胞内区则通过衔接分子与信号转导分子和细胞骨架分子形成多分子复合体；胞内区本身不具备酶活性，但常与非受体酪氨酸激酶形成复合体。细胞粘附分子通过介导细胞与细胞、细胞与细胞外基质的特异性相互作用，维系和组装多种细胞连接，并通过启动和调节细胞信号转导过程等，对细胞的形态结构、行为和功能进行多方位的调控。细胞粘附分子既参与特异识别和作用力的传递，也参与信息在细胞内外的双向传递。细胞粘附分子种类繁多并且有显著的组织细胞特异性，在发育、分化、细胞极化等过程中发挥着关键作用。

细胞粘附分子之间的作用方式有三种：同亲性结合（homophilic binding)、异亲性结合(heterophilic binding)、由细胞外中介分子介导的结合。细胞粘附分子满足受体的5个条件，因此对于介导细胞—细胞间粘附者，可将其称为细胞受体，亦即将整个细胞算作其配体。异亲性的细胞粘附分子在异种细胞的共生中有重要作用：从宿主细胞的角度看，其上有细菌和病毒受体；从细菌的角度看，其上有真核细胞受体。这类细胞受体本质上均为细胞粘附分子，并且常常为凝集素。同亲性结合是激素或生长因子等受体所不具备的独特属性，在发育和分化中具有重要意义。由于胚胎细胞经常处于迁移和运动中、或者经常受到周围其它细胞的挤压与牵拉，同类细胞需要具备自我标识与彼此粘附的特性，这一特性主要是由同亲性的细胞粘附分子在特定组织细胞上的选择性表达所决定的。一个经典的实验是：将胎肝和胚胎视网膜细胞分别匀浆和标记后，在试管内混匀并静置，结果是胎肝细胞只和胎肝细胞粘附，视网膜细胞只和视网膜细胞粘附。

常见的细胞粘附分子类型有：钙粘素超家族（主要介导同亲性结合)、Ig-SF（既有同亲性、又有异亲性结合者)、整合素超家族（介导异亲性结合)、凝集素类粘附分子如属于C-type lectins超家族的选凝素分子家族（介导异亲性结合)、以及粘附GPCRs等。上述有关分子家族和超家族的特点和功能参见本章前述内容以及第十八章、第十九章等。

(张页)

参考文献

1. Strickberger M. W. 著. Evolution(进化生物学). 北京: 科学出版社, 第三版影印版, 2002

2. Taylor M. E. and Drickamer K. 著. Introduction to glycobiology. Oxford: Oxford University Press, 2003

3. Lowe J. B. Glycosylation, immunity, and autoimmunity. Cell. 2001, 104: 809-812

4. Fujita T. Evolution of the lectin-complement pathway and its role in innate immunity. Nature Reviews

Immunology. 2002, 2(5): 346-353

5. Vasselon T. and Detmers P. A. Toll receptors: a central element in innate immune responses. Infection and Immunity. 2002, 70(3): 1033-1041
6. Levsky J. M. and Singer R.H.: Gene expression and the myth of the average cell: Trends in Cell Biol. 2003, 13(1): 4-6
7. Ulrich Dobrindt, Bianca Hochhut, Ute Hentschel and Jörg Hacker: Genomic islands in pathogenic and environmental microorganisms. Nature Reviews Microbiology. Volume 2, May 2004, 414-424
8. Eli Eisenberg and Erez Y. Levanon: Human housekeeping genes are compact. Trends in Genetics Vol. 19 No. 7 July 2003, 362-365.(有关管家基因的详细资料参见网址 http://www.compugen.co.il/supp_info/Housekeeping_genes.html)
9. Arne Muller, Robert M. MacCallum, and Michael J.E. Sternberg: Structural characterization of the human proteome. Genome Research, 2002, 12:1625-1641.(SCOP 数据库参见剑桥大学网站 http://scop.mrc-lmb.cam.ac.uk/scop 或北京大学的镜像网站 http://mdl.ipc.pku.edu.cn/scop)
10. Venter, J. C., Adams, M. D., Myers, E. W., Li, P. W., Mural, R. J., Sutton, G. G., Smith, H. O., Yandell, M., Evans, C. A., Holt, R. A., et al. The sequence of the human genome. Science 2001, 291: 1304-1351
11. Coutinho P. M., Deleury E., Davies G. J., Henrissat B. An evolving hierarchical family classification for glycosyltransferases. J. Mol. Biol. 2003, 328(2): 307-317
12. Cesareni G., Gimona M., Sudol M. and Yafe M. edited. Modular protein domains. WILEY-VCH, 2005, KGaA, Weinheim

第五篇 几种特化的细胞

第二十二章　生殖细胞与受精

在有性生殖的生物体中，细胞可以分为两大类：体细胞（somatic cell）和生殖细胞（germ cell）。有性生殖周期是体细胞与生殖细胞相互转变的过程（图 22-1）：在胚胎发育的早期，部分体细胞可分化为生殖细胞，生殖细胞在成熟过程中发生了减数分裂，由二倍体的细胞产生了单倍体细胞：精子和卵子。精、卵通过受精重新形成二倍体细胞，开始下一轮的生命周期。

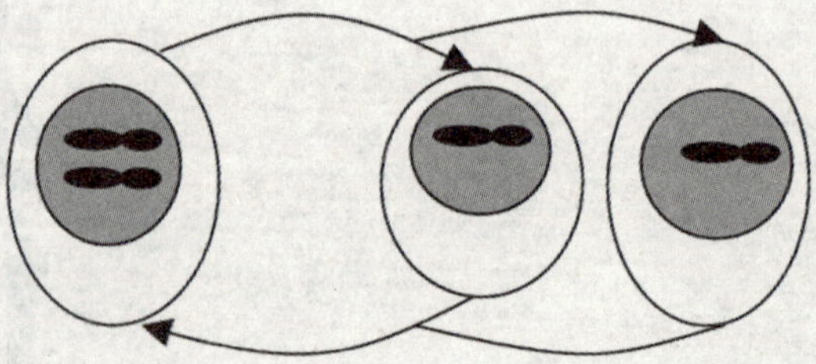

图 22-1　有性生殖周期

在高等生物的机体中，只有一小部分细胞为生殖细胞，然而它们却是正常生命周期中的一个关键环节。二倍体细胞在形成单倍体细胞的过程中，细胞发生了减数分裂。在减数分裂过程中，同源染色体间DNA发生重组，使得单倍体生殖细胞含有不完全相同的基因组合，有性生殖个体的基因组来自两个不同的亲代，形成的新子代在遗传学上互不相同，也不同于它们的亲代，这一生殖模式最大的优点是保持着物种的多样性。

在多数物种中，只有两类生殖细胞：卵子和精子。这两种细胞具有根本的区别，卵子是机体中最大的细胞，而精子通常最小。这种结构适合于携带基因的扩增，卵子是不运动的，但可提供大量早期生长发育所需的原料。与此相反，精子通过利用这一母本资源来扩增父本基因：它通常有较强的运动能力，为流线型，以适应有效的受精。

生殖细胞是一类特化的细胞，在它们的形成过程中发生了一系列特殊的事件。不同物种间，生殖细胞的发育存在着很大的差异。本章以哺乳动物为例，详细介绍生殖细胞的特征、发生过程及受精生物学的基本知识。

第一节　原生殖细胞与性别决定

在胚胎发育早期，少数细胞形成配子（gamete）的前体，称之为原生殖细胞（primordial germ

cells， PGCs）。其后，PGCs 迁移到发育中的性腺（developing gonads），在那里进行一段时间的有丝分裂繁殖，然后部分细胞进入减数分裂，并进一步分化为成熟的配子：精子或卵子。本节介绍哺乳动物 PGCs 是怎样产生的，性别是如何决定的，以及什么因素决定 PGCs 发育为精子或卵子。

一、生殖细胞的起源

在多数动物中，未受精的卵为非对称的，在胞质的不同区域含有不同的mRNA 和蛋白质。受精后，受精卵反复分裂，产生了早期的胚胎细胞，有一部分细胞获得了卵质中特定区域的特殊分子就变为PGCs。与此不同的是，在哺乳类中，卵子是很对称的，受精卵前几次分裂产生的细胞是全能的（totipotent），也就是说它们可以形成身体的任何一类细胞，包括生殖细胞。在哺乳类早期胚胎中，一小群细胞在其相邻细胞所产生的信号诱导下，变成了PGCs。例如在小鼠中，受精后一个星期，在原肠中期的胚外中胚层中，约有 50 个细胞在相邻细胞的诱导下，变为原生殖细胞。在以后的几天中，这些细胞分裂繁殖，并向生殖嵴（genital ridge）迁移。不同动物的原生殖细胞的起源不同。

二、原生殖细胞的迁移

不同物种的PGCs起源的部位不同，但分化的部位都是生殖嵴。首先他们需要迁移到生殖嵴。以小鼠为例，从受精后的第 8 天开始，起源于胚外中胚层的 PGCs 随着后肠反折进入胚体内胚层，然后他们主动向生殖嵴迁移（见图 22-2）。在 10 ~ 12 天半，则可到达生殖嵴。人在胚胎发育第3周出现PGCs，而迁移至生殖嵴的时间为受精后的5 ~ 6周。小鼠仅有60%的PGCs迁移到生殖嵴，其余的则在肠上皮及副肾处停留，直到第四周退化死亡。背肠系膜间皮细胞的形态发生和排列，决定了多数哺乳动物PGCs的定向迁移。近年来，许多学者企图从分子水平寻找PGCs的迁移机制，取得了一定的进展。现在已经知道，发育到一定阶段的生殖嵴，可以释放多肽类生长因子 TGF，它可以引导 PGCs 向生殖嵴定向迁移。另外，PGCs 在迁移过程中还受到相邻体细胞产生的多种细胞外蛋白质的影响来调节它们的存活、增殖和迁移。

从PGCs的产生到他们迁移至生殖嵴的全部时间在不同动物中有较大的差异，大鼠和小鼠为受精后的 8 ~ 13 天，家兔为 9 ~ 16 天，牛为 34 天，而人为 5 ~ 6 周。PGCs 进入内胚层后，便开始迁移，因细胞在这里可进行积极的代谢活动，有利于对PGCs的营养支持。接着，PGCs移到后肠上皮，随着背肠系膜的发育，PGCs 经由肠系膜周缘，移入体腔上皮之下，并迁入生殖嵴，同时伴随着细胞的增殖。PGCs 到达生殖嵴后，继续扩增 2 ~ 3 天，决定它们的发育途径。将来发育成精子还是卵子，这并不依赖于它们自身染色体的组成，而是依赖于生殖嵴发育为睾丸还是卵巢。生殖嵴体细胞性染色体的组成决定着将来发育为哪一种性腺，Y染色体上的单个基因起着决定的作用。

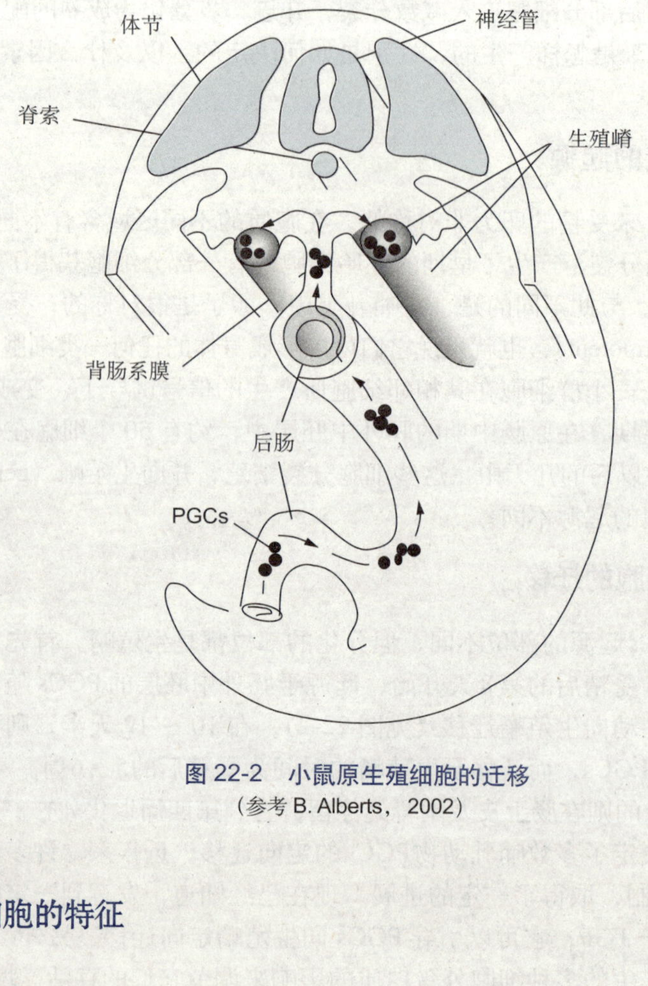

图 22-2 小鼠原生殖细胞的迁移
（参考 B. Alberts，2002）

三、原生殖细胞的特征

（一）结构特征

原生殖细胞体积大而圆，直径为25μm左右，在运动时可出现伪足，细胞核圆或椭圆，偏位于细胞一侧，染色质分布均匀，有1～2个核仁。细胞表面有一层细纤维衣，特别在细胞运动时，在伪足表面更为明显，因而推测这种细纤维衣可能和细胞迁移有关。其细胞器有以下特征：

1. 内质网（endoplasmic reticulum，ER）：哺乳动物PGCs的ER比较稀少。当迁移到生殖嵴后，ER逐渐发达，核周间隙扩展并与内质网囊池连通，有时ER还与细胞质膜相连。这种结构加上环层板（annulate lamettae）是脊椎动物PGCs中的特征性结构，这种复杂结构有利于细胞核与细胞质之间，细胞质与外界环境之间，发生物质和信息的交换。进入生殖嵴后，PGCs的这种结构特征变的不明显和不典型了。

2. 高尔基复合体（Golgi complex，Go）：呈中等发达程度，由平行排列的扁平膜性囊和周围的泡状结构组成。

3. 核糖核蛋白体（ribosome）：PGCs中的核糖核蛋白体有的游离存在，有的则以多聚体的形式附着在粗面内织网（rough endoplasmic reticulum， RER）表面。迁移到生殖嵴后，核糖核蛋白体数量增加，导致细胞质嗜碱性增强。

4. 中心致密泡：在哺乳动物 PGCs 的胞质中，有一种直径可达 0.2 ～ 0.25 μm 中心致密的泡状结构，这是一种至今不明的特殊结构。在邻近细胞核的胞质中，还有一种纤维样的物质堆积物，推测这是细胞核物质向胞质转运的迹象。

（二）化学特征

1. 碱性磷酸酶活性：与相邻的胚胎组织相比，人与鼠类原生殖细胞具有较强的碱性磷酸酶活性。其他种类哺乳动物的原生殖细胞中该酶的活性不高，无法与体细胞区分开来。碱性磷酸酶的反应产物主要定位于细胞膜，其次定位在高尔基复合体上。

有证据表明，碱性磷酸酶可能参与PGCs趋化性有关的特殊受体蛋白的合成。这种受体能与生殖嵴的刺激物发生联系。由于碱性磷酸酶的定位和哺乳动物PGCs中能量储备不足，推测该酶在代谢物的跨膜转运中可能起重要作用。

2. 过碘酸雪夫反应：PGCs的过碘酸雪夫反应（periodic acid Schiff's reaction， PAS）呈强阳性，用此法可以将 PGCs 与其他细胞区别开。这一特点被用于对 PGCs 起源、迁移和形态变化等方面的研究。

四、性别决定与原生殖细胞的分化

哺乳动物的性别是由它们的性染色体组成决定的。雌性个体的所有体细胞含有两个X染色体，而雄性个体则含有一个 X 染色体和一个 Y 染色体。Y 染色体是决定因素，含有一个 Y 染色体的个体，不管含有多少个X染色体，都发育为雄性；而不含Y染色体的个体，即使只含有一个X染色体，也发育为雌性。所以，在受精后形成合子（zygote）时就已决定了性别，卵子只含一个 X 性染色体，而精子则可能具有 X 染色体或者 Y 染色体。受精后具有 XY 性染色体组的合子，将发育为雄性；而含XX性染色体的合子将发育为雌性。Y 染色体通过诱导生殖嵴发育成睾丸来决定个体的性别。Y染色体上决定产生睾丸的关键基因称为Y染色体的性别决定区（sex-determining region of Y， Sry）。如果把这一基因导入XX小鼠合子的基因组中，产生的转基因胚胎发育为雄性，但这种小鼠不能产生精子。Sry 基因只在生殖嵴中的部分体细胞中表达，诱导这些细胞分化为支持细胞（Sertoli cell）。支持细胞至少可以通过四条途径影响生殖嵴中的其他细胞，从而指导性别向雄性途径发育。①刺激新到达的原生殖细胞向着产生精子的轨道发育；②分泌抗米勒激素（anti-mullerian hormone），从而抑制雌性生殖管道的发育；③刺激位于生殖嵴附近的特殊体细胞迁移到生殖腺内形成结缔组织结构，它们是精子正常发生所必需的；④诱导生殖嵴中其他体细胞变为 Leydig 细胞，它们可以分泌雄性激素—睾酮（testosterone），这种激素可以诱导雄性第二性征，包括雄性生殖管道的发育。

Sry 基因产物可以激活 Sertoli 细胞发育所需要的调节蛋白的合成，包括 Sry 相关蛋白 Sox9。在 Sry 或 Sox9 二者缺一的情况下，生殖嵴发育为卵巢。支持细胞变为卵泡细胞，Leydig 细胞被卵泡膜细胞代替，在青春期时分泌雌性激素（estrogen），PGCs发育为卵（图22-3），动物发育为雌性个体。如果生殖嵴在开始向性腺分化之前就被除去，不管性染色体的组成如何，个体将发育为雌性。似乎哺乳动物性别发育的自动途径（default）为雌性。

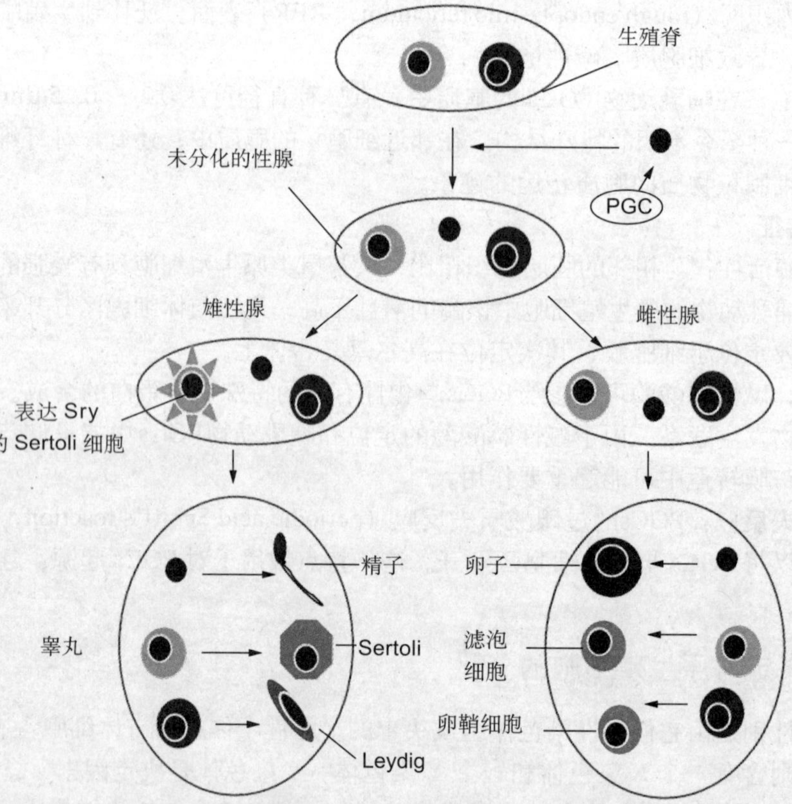

图 22-3　Sry 基因对性别决定的影响

第二节　精子发生及调控

PGCs到达生殖嵴后，在多种因素作用下开始性别分化，随着生殖嵴内部结构和表面生殖上皮的发育增生，PGCs或发育成卵原细胞（oogonia）或发育成精原细胞（spermatogonia），随后精原细胞进入精子发生（spermatogenesis）过程。

一、精子发生的器官

（一）睾丸

在雄性个体中，生殖嵴发育为雄性生殖腺——睾丸（图22-4）。睾丸是雄性生殖器官，为椭圆形，其背面表层与附睾（Epididymis）相连。睾丸是精子发生的部位，附睾为精子成熟的器官。睾丸外由一层囊膜包裹，囊膜为致密坚硬的结缔组织，囊膜向内延伸把睾丸分割为多个睾丸小叶，其中充满了弯曲的上皮性管道，称为曲细精管（seminiferous tubule）。附睾附着于睾丸的背面，其间有输精小管（ductuli efferentes）相连，在睾丸中产生的完整精子通过输精小管进入附睾，在附睾中成熟，变为成熟的精子排出。

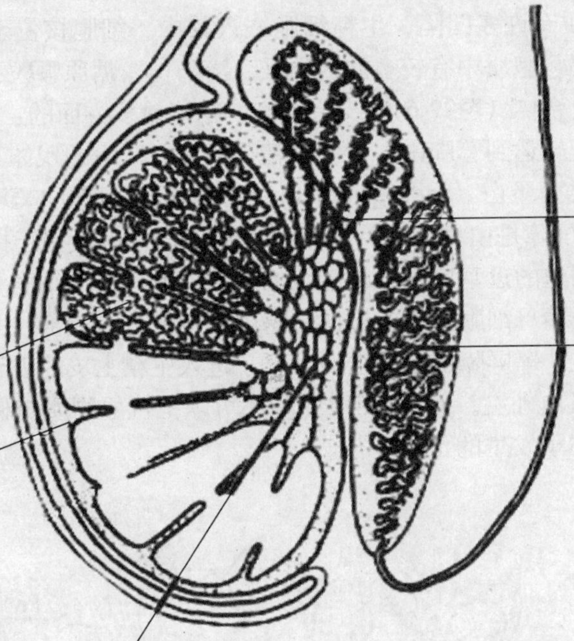

图 22-4 睾丸结构
（参考 P. Motta，1989）

（二）曲细精管

睾丸的实质部分为弯曲的曲细精管。曲细精管周边为一结缔组织薄层，由弹性纤维及一些平滑肌细胞组成。管上皮由两类细胞组成：支持细胞及各期的生精细胞（spermatogenic cell）组成。生精细胞根据它们的发育阶段有规律的排列成多层。这一结构称之为生精上皮（spermatogenic epithelium）。生精细胞包括精原细胞、初级精母细胞、次级精母细胞、圆形精子细胞、长形精子细胞及完整的精子。它们依序由曲细精管的基底部向管腔排列（图 22-5）。

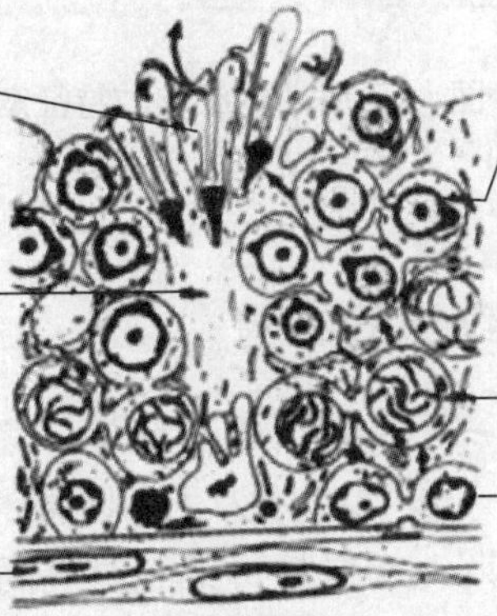

图 22-5 生精上皮的细胞排列示意图
（参考 SS. Guraya, 1987）

在生精上皮内还有支持细胞夹在生精细胞中。支持细胞附着于生精上皮的基底膜，呈锥体形伸向管腔，侧面胞质有许多凹陷，生精细胞嵌入其中。细胞核位于细胞的基底部，呈卵圆形，着色浅，核仁明显。胞质中有较多的内质网、溶酶体、糖原颗粒、脂滴、微丝、中间纤维和非常发达的高尔基复合体（图22-6）。支持细胞的功能是多方面的：①为生精细胞提供营养；②把较成熟的生精细胞转运到管腔中；③吞噬精子成形时脱下的残体和凋亡小体；④合成分泌类固醇激素和雄激素结合蛋白（androgen binding protein，ABP）；⑤形成血－睾屏障（blood-testis barrier）：血－睾屏障是由相邻支持细胞的近基部彼此以紧密连接而构成，将生精上皮分割为两个区域，即靠周边的近基底部和靠管腔的近管腔部。精原细胞和细线期的初级精母细胞位于基底部，细线期的精母细胞可以通过血－睾屏障进入近管腔部，并在这一微环境中进行减数分裂及变态成形。血－睾屏障可阻止生物大分子进入生精上皮的近管腔部，也可以阻止雄性激素及雄性激素结合蛋白外溢。而且血-睾屏障还可以把抗原物质与机体免疫系统隔离，防止发生自身免疫，确保精子发生的正常进行。

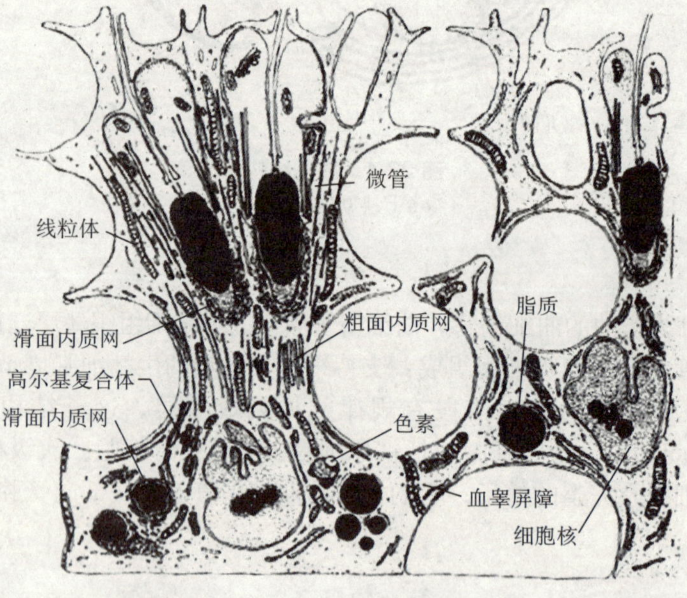

图 22-6　Sertoli 细胞示意图：示 Sertoli 细胞的特征及其与生精细胞的关系
（参考 SS. Guraya, 1987）

二、精子发生的过程及生精细胞的结构

精子发生（spermatogenesis）是指精原细胞经过一系列的分裂、分化形成完整精子（completed spermatozoa）的过程，这一过程可分为三个阶段（图 22-7）：有丝分裂期，精原细胞通过有丝分裂进行繁殖；减数分裂期，初级精母细胞经过两次减数分裂，形成单倍体的圆形精子细胞；精子形成（spermiogenesis）期，圆形精子细胞经过一系列形态变化，形成具有头、颈、尾结构的完整精子的过程。

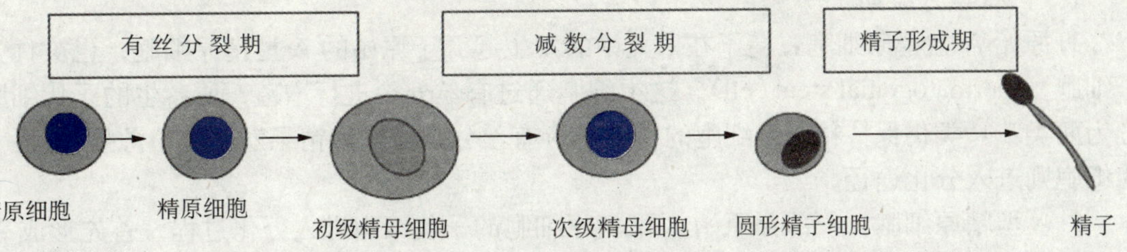

图 22-7 精子发生过程示意图

精子发生是一个连续的细胞分化过程，这一过程中的生精细胞可分为以下几个阶段：原始A型精原细胞（primitive type A spermatogonia），A型精原细胞（type A spermatogonia）、B型精原细胞（type B spermatogonia）、初级精母细胞（primary spermatocyte）、次级精母细胞（secondary spermatocyte）、圆形精子细胞（round spermatid），延长中的精子细胞（elongating spermatid）及长形精子细胞（elongated spermatid）。初级精母细胞又分为前细线期精母细胞（preleptotene spermatocytes）、细线期精母细胞（leptotene spermatocytes）、偶线期精母细胞（zygotene spermatocyte）、粗线期精母细胞（pachytene spermatocyte）。精子发生过程及各期生精细胞参照图 22-8。

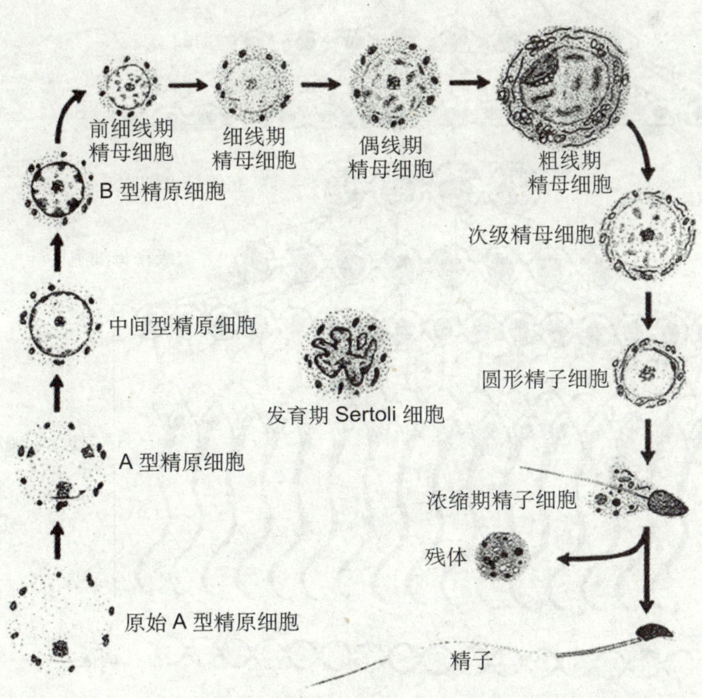

图 22-8 精子发生示意图，示各阶段生精细胞的形态特征

（参考 A. R. Belle, 1977）

（一）有丝分裂期

1. 原始 A 型精原细胞：精子在睾丸中的发生起源于原始的 A 型精原细胞，也被称为精原干细胞（spermatogonial stem cell）。这类细胞通过有丝分裂进行增殖，所产生的子代细胞可以分为两类：一类仍保持精原干细胞的特征进行有丝分裂，成为精子发生的“源泉”，另一类子代细胞则进入分化途径。

2. A 型精原细胞：一部分原始 A 型精原细胞的子代细胞进入分化过程，首先形成 A 型精原细胞。A型精原细胞的分化也是一个复杂的过程。目前认为至少要经过以下几个阶段，通过 A_1 型、A_2 型、A_3 型和 A_4 型精原细胞形成中间型精原细胞（intermediate spermatogonia）。

3. B型精原细胞：是精原细胞的最后阶段。在此之前，精原细胞都是通过有丝分裂进行增殖。中间型的精原细胞进行最后的有丝分裂，形成B型精原细胞，随后停止有丝分裂，分化为初级精母细胞，进入减数分裂期（见图 22-9）。

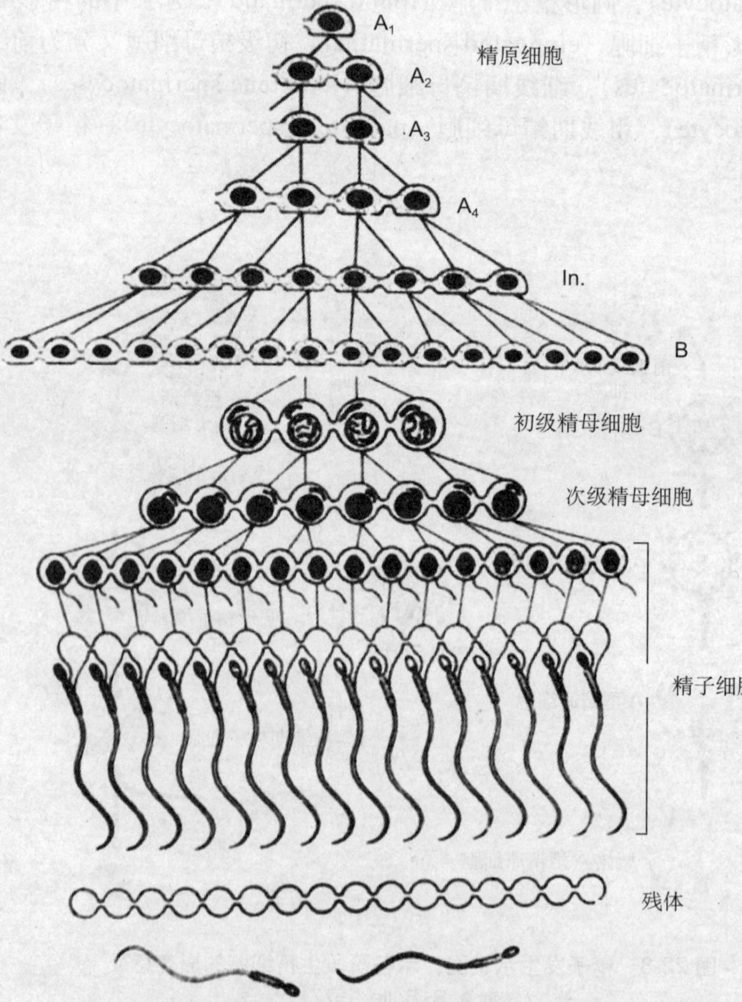

图 22-9　精子发生的同步化现象示意图
（参考 SS. Guraya, 1987）

4. 精子发生的同步化现象：精子发生过程中的一个特点是许多生精细胞进行同步化分裂，并且细胞的胞质分裂（cytokinesis）不完全，导致子细胞有细胞间桥相连（见图22-9），这可能是它们同步分化的基础。

（二）减数分裂期

配子是单倍体的，这种单倍体的细胞必须通过一种特殊的细胞分裂形式—减数分裂（meiosis）产生。减数分裂仅发生于有性生殖细胞分化过程中的某个阶段，其特点是细胞进行连续两次分裂而DNA只复制一次，结果产生了只含有单倍体遗传物质的细胞。含有单倍体遗传物质的两性生殖细胞通过受精形成合子，染色体又恢复到体细胞的数目，从而可以维持物种的正常繁衍。因此，减数分裂是生物有性生殖的基础。

在减数分裂过程中同源染色体间DNA发生了重组，这就增加了子代发生遗传变异的机会，确保了生物的多样性以更加适应环境的变化，所以减数分裂也是生物进化及生物多样性的基础保证。这些特殊的现象必定受特殊因素的调节。近年来，这一领域的研究集中于寻找减数分裂的特异蛋白质，以揭示这一过程中染色体出现的一些特殊事件的机理。

B型精原细胞有丝分裂停止，并发育为初级精母细胞，进入减数分裂期。在这期间，细胞进行了两次减数分裂。初级精母细胞经过第一次减数分裂形成次级精母细胞，次级精母细胞经过第二次减数分裂形成单倍体的精子细胞。第二次减数分裂之前的间期或长或短，但无DNA合成。第一次减数分裂可分为前期Ⅰ、中期Ⅰ、后期Ⅰ及末期Ⅰ，第二次减数分裂可分为前期Ⅱ、中期Ⅱ、后期Ⅱ和末期Ⅱ，减数分裂的详细过程见第十四章第二节。

1. 初级精母细胞：处于第一次减数分裂期的细胞为初级精母细胞。初级精母细胞随着第一次减数分裂过程中染色质的变化，又可分为前细线期（preleptotene）、细线期（leptotene）、偶线期（zygotene）及粗线期（pachytene）精母细胞。初级精母细胞的体积不断增大，粗线期精母细胞的体积可达到前细线期的两倍以上。第一次减数分裂的时间较长，在人类可长达22天，分裂后形成次级精母细胞。

2. 次级精母细胞：由初级精母细胞经第一次减数分裂而来，细胞的体积比初级精母细胞小。细胞及细胞核均为圆形，核内染色质呈细网状，着色较浅，细胞质较少。次级精母细胞存在时间较短，很快完成第二次减数分裂，形成两个精子细胞，所以在切片中很少看到次级精母细胞。

3. 圆形精子细胞：次级精母细胞经过第二次减数分裂后，首先形成了圆形精子细胞。由于在第二次减数分裂前没有进行DNA复制，所以圆形精子细胞中染色体数目减少一半，成为单倍体细胞。此时细胞核圆形，着色较深。细胞质少，内含丰富的线粒体和高尔基复合体。精子细胞不再分裂，而是进入一个复杂有序的形态演变过程，形成具有头、颈、尾结构的具有运动能力的精子，该过程为精子形成期。

（三）精子形成期（spermiogenesis）

在这一过程中细胞形态的变化（见图22-10）主要表现在：

1. 细胞核的变化：细胞核内染色体浓缩、体积变小、偏向细胞的一极，形成精子的头部。染色体的浓缩主要是由于染色质中的组蛋白（histone）被富含精氨酸的鱼精蛋白（protamine）取代。这一碱性蛋白中大量的正电荷，吸引着带负电的DNA发生集聚。然而这一蛋白质的替换受哪些因素的调节，以及调节细胞核变化的其他因素有待于进一步的了解。

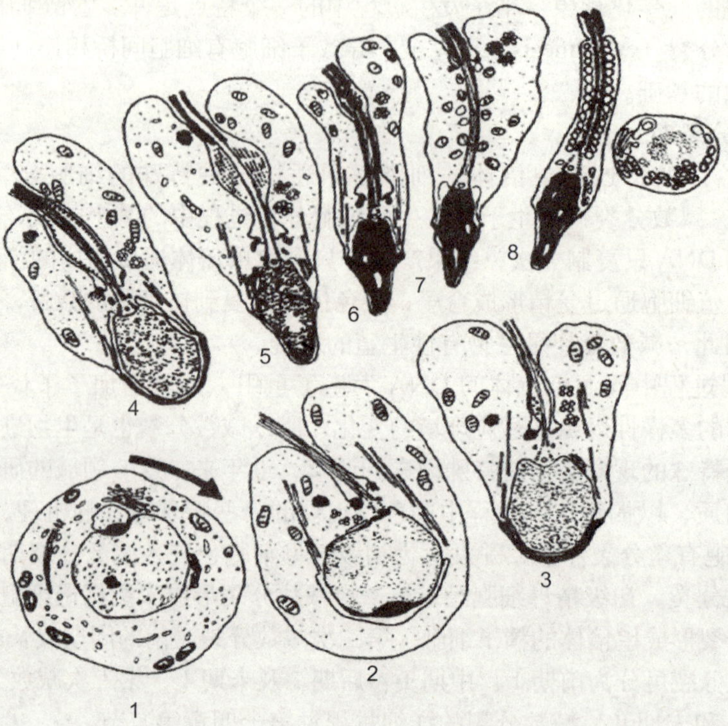

图 22-10 人类精子细胞分化示意图：可根据其顶体形成、核浓缩以及尾结构发育分为 8 个阶段
（参考 Holstein AF & Schirren C，1979）

2. 顶体（acrosome）的形成：精子顶体是由高尔基复合体形成的。精子细胞的高尔基复合体首先产生许多小液泡。小液泡融合变大，形成一个大液泡叫顶体囊，内含一个大的颗粒，称为顶体颗粒（acrosomal granule）。然后由于液泡失去液体，以致液泡壁扩展于核的前半部，构成了一双层膜，称为顶体帽，内有一个顶体颗粒。此后顶体颗粒物质分散于整个顶体帽中，这就是顶体。剩余的高尔基复合体逐渐退化，当精子形成时随残体脱离精子，被支持细胞分解。

3. 线粒体鞘的形成：在精子形成过程中，精子细胞的线粒体体积变小伸长，并精确的迁移到中段，围绕着中央轴丝而形成螺旋状排列的线粒体鞘。物种不同，线粒体鞘的构型有很大差别。淡水无脊椎动物和海洋动物比较简单，只由几个长的线粒体组合起来形成的线粒体鞘。而在哺乳类动物中则形成了典型的螺旋状排列的线粒体鞘。

4. 中心粒的迁移：精子形成早期，两个中心粒移至核的后方，当核的后端表面形成一个凹时，一个中心粒恰好位于凹之中，称为近端中心粒。它与精子长轴呈横向排列。另一个称为远端中心粒，位于近端中心粒的后方，它的长轴平行于精子长轴。由它产生精子尾部的中央轴丝。哺乳类动物的远端中心粒，在颈段发育完成后，最终消失，有些哺乳类动物的近端中心粒在精子成形后也会丧失。

5. 精子尾部的变化：在精子形成过程中，精子细胞的大部分细胞质形成残余细胞质（residual cytoplasm）而被抛弃。当细胞核前端形成顶体时，细胞质向后端迁移，细胞质的大部分附着在精子中段，当线粒体围绕着细丝时，该处的细胞质和高尔基体形成残体（residual

body）脱离，仅留下薄薄一层细胞质，呈筒状环围着中段的线粒体。

三、精子发生的调控机理

精子的发生是一个特殊的细胞分化过程，在这一过程中发生了许多特殊的事件。而这些特殊的事件存在着独特的调控机制。精子发生过程受多种因素的调节，根据调节途径可分为外源调节因素（extrinsic regulator）和内源调节因素（intrinsic regulator)。外源因素主要包括激素与旁分泌因子的调节；而内源因素是指生精细胞内基因水平的调节。

（一）外源调节因素

除了激素与旁分泌因子外，外源调节因素还包括众多的环境因素，由于环境因素的多样性、复杂性，需要专门的著作论述。这里只介绍认识较为清楚的激素及旁分泌因子对精子发生的调控。

1. 精子发生的激素调节：睾丸具有产生精子和分泌雄性激素—睾酮（testosterone）的双重功能。这些功能依赖于垂体促性腺激素（gonadotrophin）—卵泡刺激素（FSH）和黄体激素（LH）的刺激。经典的下丘脑—垂体—睾丸轴系（见图22-11）的内分泌调节对精子发生的启动和维持起着重要作用。

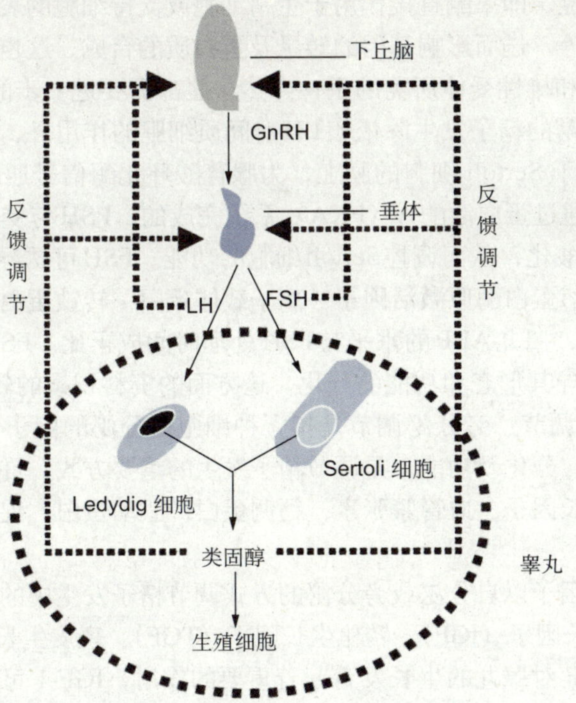

图 22-11 丘脑 - 垂体 - 睾丸内分泌作用轴

下丘脑分泌促性腺激素释放激素（GnRH)，它可以刺激垂体分泌FSH和LH。LH可刺激睾丸中的Leydig细胞分泌睾酮，调节精子的发生。FSH是通过与位于Sertoli细胞表面的受体结合，作用于Sertoli细胞促使其分泌雄性激素结合蛋白（androgen binding protein， ABP),

FSH在未成熟的睾丸发育中起着关键作用。睾酮对FSH和LH的释放有负反馈调节。FSH与睾酮对青春期人类精子发生的起始以及在成年期维持正常的精子发生水平起重要作用。

（1）睾酮的作用机制：间质细胞合成睾酮并分泌到睾丸间隙液（interstitial fluid，IF）中，然后一部分被选择性地输入到睾丸曲细精管中，与支持细胞合成的ABP结合而影响精子发生。在正常情况下，同一个体IF中的睾酮含量明显高于睾丸静脉血中的睾酮水平，通常前者是后者的2～4倍甚至更高。这可能是由于Sertoli细胞向IF中大量分泌ABP，同时IF中也存在着与血清中浓度相似的白蛋白，而ABP与白蛋白都可以结合睾酮。

睾酮是通过与其受体结合而发挥调节精子发生的功能，睾酮受体分布在间质细胞、管周细胞和支持细胞的核内，而没有发现其存在于生殖细胞，表明睾酮是通过支持细胞或管周细胞间接作用于生精细胞。临床上睾酮缺乏的患者或雄性激素受体突变的患者表现为原发性无精症。实验动物切除垂体、免疫中和LH、使用抗雄激素受体或用EDS（ethane dimethane sulfonate）破坏Leydig细胞，使睾酮作用阻断，遂可发现VII-VIII期的生精细胞退化。这种退化可以通过使用外源睾酮或LH而抑制，说明睾酮并非作用于整个精子发生过程，而仅仅作用于精子发生的某一个或几个时期。

除了雄激素受体及ABP介导的睾酮调节精子发生外，有人认为睾酮调节精子的发生还可能存在雄激素受体非依赖途径，即睾酮直接作用于生精细胞或支持细胞的表面，改变某些生化过程，如离子通道的开放等等，进而影响基因的转录及蛋白质的合成。这也许部分解释为什么机体内的睾酮量远远高于饱和雄性受体所需的量，当然这些都需要进一步的研究证实。

（2）FSH的作用：正常的精子发生除依赖LH对间质细胞的作用外，还需要FSH对Sertoli细胞的作用。FSH受体位于Sertoli细胞的膜上，为腺苷酸环化酶信号通路耦联受体，FSH对Sertoli细胞功能的调控是通过蛋白激酶A（PKA）系统完成的。FSH与受体结合后，激活蛋白激酶，催化某些蛋白质磷酸化，从而调控Sertoli细胞的功能。FSH可诱导Sertoli细胞分泌多种蛋白质，包括ABP、血纤溶蛋白酶原激活因子、离子载体蛋白、转铁蛋白及一些不明功能的蛋白质。研究最多的是ABP，睾丸ABP的水平与FSH处理时间成正比。FSH还作用于Leydig细胞，影响其分裂增殖并诱导其形态和功能的分化。这方面的资料积累的较少。

2. 精子发生的旁分泌调节：旁分泌调节是指一种细胞所分泌的因子作用于相邻的其他细胞，从而调节细胞的生长、分化及功能，是调节精子发生的重要方式。许多因子参与了睾丸及精子的发生：包括多种生长因子、血管紧张素、钙调蛋白、肌动蛋白、促性腺激素结合抑制剂等。

目前已知有许多生长因子以自分泌或旁分泌的方式调节精子发生中的细胞增殖与分化，了解比较多的有胰岛素样生长因子（IGF）、转化生长因子（TGF）、表皮生长因子（EGF）和神经生长因子（NGF）等。IGF对睾丸的生长发育起着重要的作用，IGF-1可以增加LH与Leydig细胞的结合能力，从而增强LH诱导睾酮的分泌。如果小鼠编码IGF-1的基因发生突变，其睾丸体积小于正常，而且产生的精子仅为正常的18%。此外IGF-1还具有刺激减数分裂前生精细胞DNA合成的作用。TGF-α主要在Leydig细胞中表达，而在Sertoli细胞及生精细胞中表达较低；TGF-α在Sertoli细胞中的过量表达可导致精子发生障碍。在大鼠睾丸中，TGF-β_1在精母细胞及早期圆形精子细胞中表达，而在长形精子细胞中表达明显下降；在Sertoli细胞中的表达持续整个睾丸发育过程。TGF-β_2在精母细胞及早期圆形精子细胞中不表达，而在精子形成过程第V—VI期开始表达，在未成年动物睾丸中的管周细胞和支持细胞中亦有表达。TGF-β_3在动物整个发育过程中睾丸的管周细胞和支持细胞中都表达，并且从青春期开始在Sertoli细胞中的表达水平明显增高。TGF-β在睾丸中有序的时空表达提示其在精子发生过程中起着重要作用。EGF受体在正常人群支持细胞和生精细胞中弱表达，而在某些睾丸疾病的不育症病例中，EGF受体呈强表达，提示睾丸中低水平的EGF有利于维持正常的精子发生。大鼠和小鼠的生精细胞能产生NGF，NGF可能与第一次减数分裂前启动DNA合成有关。另有证据表明，生精细胞产生的NGF可调节支持细胞中ABP mRNA水平。

除生长因子外，还有一些重要的旁分泌调节因子。抑制素（inhibin）是支持细胞在FSH刺激下所产生并分泌的，具有α和β两个亚基，抑制精原细胞和早期精母细胞的DNA合成。抑制素β亚基的同源二聚体则为激活素（activin），在未成年动物生精细胞与支持细胞的共培养实验中发现，加入激活素能增加精原细胞DNA的合成和细胞增殖。在大鼠和人的生精小管中发现有白细胞介素-1（IL-1）的存在，并且随精子发生的周期性变化而变化，表明可能参与精子发生的调节。维生素A（V_A）在精子发生中起着重要作用，在大鼠中V_A的缺乏直接导致精子发生停止。支持细胞中有V_A结合蛋白可以聚集V_A发挥其生理作用。

（二）精子发生相关基因及表达调控

从分子水平看，精子发生和成熟分化过程是一系列特定基因程序性表达的过程，在精子发生的不同阶段有不同的调节因子调控一些基因按一定的时空顺序进行表达。一个细胞中约存在15000～20000个不同的转录本，但在生殖细胞中表达的基因仅有一小部分被证实和报道。精子发生过程中表达许多睾丸特异性基因，在调控精子发生中起重要作用，被称为“沙文基因”(Chauvinist genes)。据报道有大约有100多个“沙文基因”在减数分裂过程中表达。关于精子发生阶段特异性基因表达的研究，以前大多采用RT-PCR及原位杂交等方法，后来采用减除杂交技术，但烦琐且耗时。20世纪90年代建立了DDRT-PCR技术，灵敏度高，所需RNA少，方法简单，但假阳性率较高。现在基因芯片技术的推广及基因敲除技术的应用，为精子发生特异基因的寻找及相关功能的研究提供了更好的方法，而且取得了许多进展。

“沙文基因”大致可以分为三类：①同源基因：仅在生精细胞中表达，但在体细胞中有其同源性的基因及同源性的蛋白质表达。它们通常是某些基因家族的成员，比如组蛋白H1t，热休克蛋白HSP70-2，乳酸脱氢酶C等。②特异基因：特异在生精细胞中表达，体细胞中没有其同源产物，但也有一部分在体细胞中存在具有同源结构域或同源基序的蛋白质。比如联会复合体蛋白SCP1，过渡蛋白TSP1及TSP2，鱼精蛋白P1及P2等。③表达特异转录本的基因：它们在生精细胞中表达的转录本与该基因在体细胞中表达的转录本不同，主要通过选择性的转录起始位点、不同的多聚腺苷酸的聚合信号或位点以及选择性剪切产生不同的外显子等多种方式产生。比如睾丸特异的血管紧张素转换酶，己糖激酶1，囊肿性纤维化跨膜调节子等。这些睾丸中特异表达的基因主要通过调控生精细胞DNA的合成、染色体的变化、基因的转录、转录后的加工、mRNA的翻译以及蛋白质的活性和稳定性等诸多方面来调控精子发生。

1. 精子发生中基因转录的调控：基因转录由染色体结构和转录因子所决定。通过一些转基因小鼠模型已经证实基因的启动子区（约300bp）有效地调节报告基因在生精过程中准确地阶段性表达。比如pgk2的启动子序列调节该基因在精母细胞和精子细胞中表达；基因sp10的启动子序列指导该基因在减数分裂完成后在圆形精子细胞中快速表达一种顶体蛋白。还有一些生精细胞特异表达基因可能通过特殊转录因子的合成来调节其表达，原癌基因myb家族编码一组DNA结合核蛋白，它们作为转录因子控制细胞的生长和分化。A-myb在出生后10天小鼠睾丸中表达增加，此时正是初级精母细胞出现的时间。在成年小鼠睾丸中A-myb在精原细胞和精母细胞的表达水平较高，B-myb在胎儿睾丸生殖母细胞以及早期生精细胞中表达水平较高，在减数分裂细胞中表达下降。这些资料表明，B-myb基因在生精细胞早期增殖中可能起重要作用，而A-myb对于减数分裂前期（初级精母细胞）的发育很重要，A-myb缺陷的雄鼠精子发生停滞在粗线期精母细胞。另外c-myc、c-fos、c-jun等原癌基因也编码转录因子，可能参与原始生殖细胞的分化和减数分裂的调控。还有一批编码转录因子的基因仅在精子发生过程中表达，例如Hox-1.4及Esx-l基因。这类基因的按时定量表达以及其他一些精子发生特异基因的表达可能需要更为复杂的调控机制，包括基因增强子/启动子区、DNA甲基化、转录因子的表达和作用以及染色体结构的变化等多方面的因素。

cAMP效应元件调节子CREM-τ是一个生精过程中重要的转录因子。它是在减数分裂后的细胞中CREM基因的转录产物，通过选择性剪切而产生的一个睾丸特异性的转录因子。在精子发生早期以及在体细胞中，CREM基因的转录产物编码一个抑制蛋白。而在减数分裂后的精子细胞中该基因编码的CREM-τ却是一个激活蛋白。许多睾丸特异基因的启动子因为包含一个cAMP效应元件（CRE）从而受CREM-τ或CRE蛋白激活子的调节。纯系雄性小鼠一旦发生CREM基因的失活突变则表现为不育，就是因为无法完成圆形精子细胞之后的精子发生过程。蛋白ACT（睾丸中的CREM激活子）也同样是在精子细胞中特异表达，它作为CREM-τ的共激活子，通过蛋白质之间的相互作用以及刺激CREM-τ的转录因子活性而发挥激活作用。这些发现表明睾丸特异的转录因子及共激活子对生精细胞的基因表达及细胞分化起重要的调控作用。

2. 前体mRNA剪接及翻译水平的调控：在浓缩的精子细胞核中组蛋白被鱼精蛋白的替代，染色质发生凝集，使得精子基因组完全失活，但是此阶段也需要合成一些蛋白质。主要是通过特殊的调控机制，使某些mRNA在较长时间内保持稳定和活性，从而合成一些必需蛋白质。鱼精蛋白基因就是如此，其翻译远落后于转录。未翻译的mRNA序列及RNA结合蛋白保证了该基因在转录完成若干天后才开始翻译。这种翻译调控机制已经在转基因小鼠模型中得以证实。在一种缺乏翻译调控的转基因小鼠中，鱼精蛋白提前合成并引起细胞核提前浓缩从而导致了精子细胞的发育停滞。翻译水平的调控机制也需要特异的RNA结合蛋白的作用来启动翻译活性。基因Tarbp2编码的蛋白Prbp就参与了翻译激活。Tarbp2基因的破坏会导致鱼精蛋白mRNA无法完成翻译。所以在基因Tarbp2缺陷的小鼠表现为鱼精过渡蛋白延迟以及精子细胞后期发育失败。需要指出的是RNA结合蛋白在精子发生早期精原细胞和精母细胞阶段也起重要作用。人Y染色体上基因RBM（RNA Binding Motif）缺失可引起男性不育就足以证明这一点。该基因编码一种RNA结合蛋白，在精母细胞中RBM蛋白很可能参与睾丸特异的mRNA前体剪接的调控。人Y染色体上无精缺失（deleted in azoospermia，DAZ）基因也编码一个RNA结合蛋白，它对于男性正常生育是必需的。小鼠基因组中缺乏这一Y染色体DAZ基因，但在人和小鼠的常染色体上都有一个DAZ同源基因，它在小鼠中被称为Dazl α基因。破坏小鼠的这一基因，雄性和雌性小鼠都表现为配子发生完全停止。这表明RNA结合蛋白的功能多样性，除了在精子发生后期mRNA的剪接加工、运输、稳定性及翻译等方面起作用外，还在雄性和雌性配子发生的减数分裂前期起重要作用。

3. 精子发生中蛋白质活性和稳定性的调控：生殖细胞中蛋白质泛素化作用是一个调节蛋白质修饰和降解的重要机制。泛素是一个仅由76个氨基酸残基组成的小蛋白质，虽然小却有着极其重要的功能，在所有细胞类型中都存在，参与细胞内多种蛋白质的降解，人有一个Y染色体基因USP9Y（也叫DFFRY），它编码一个蛋白酶，可以催化蛋白质去泛素化作用。这个基因发生突变会使部分精子发生停滞在精母细胞阶段，从而减少精子细胞的产生。在酵母，基因RAD6编码一个泛素相关的酶（E2），该基因突变后可有多种表型，包括孢子形成减弱。在哺乳动物中，已经鉴定出基因RAD6的两个高度保守的同源序列，包括X染色体的HR6A基因和常染色体的HR6B基因。这两个基因在所有细胞类型中都存在。推测它们在配子形成中起重要作用。HR6A基因敲除的小鼠和HR6B基因敲除的小鼠，体细胞和组织都没有什么明显的表型，可能是因为二者编码的高同源性蛋白质（96%氨基酸序列同源）产生功能上的互相补偿，而有趣的是这两个基因同时被敲除的小鼠在胚胎早期就死亡。HR6A基因敲除的小鼠表现为雌性不育（胚胎发育停止在双细胞阶段），雄性保持生育能力。相反，HR6B基因敲除的小鼠主要表型是精子发生减弱及有限的雄性不育。减数分裂及减数分裂后的精子细胞发育都受到影响，似乎主要是影响了单倍体精子细胞的核浓缩。RAD6依赖的蛋白质泛素化作用的靶蛋白包括组蛋白H2A和H2B，可能还有其他染色体蛋白。HR6B依赖的蛋白质泛素化作用的靶蛋白可能包括精子发生早期调控基因表达和染色体动力学的蛋白质。另外在哺乳动物精子发生中，HR6B的泛素相关活性可能在精子细胞中鱼精蛋白替换组蛋白的过程中起重要作用。

4. 其他：许多细胞周期蛋白基因在精子发生过程中也表现出阶段特异性的表达，可能参与了精子发生的调控。Cdc25基因在小鼠晚期粗线期精母细胞和圆形精子细胞中表达水平最高；cyclin A_1仅在精原细胞和正处于第一次减数分裂的精母细胞中表达；cyclin A_2在精原细胞和前细线期精母细胞中表达；cdk 1在早期粗线期高表达，此后减少；cdk2在所有生精细胞中都高表达。细胞骨架蛋白基因也在生精细胞中有阶段特异的表达。小鼠生精细胞中只发现两种胞浆肌动蛋白：β-肌动蛋白和γ-肌动蛋白。γ-肌动蛋白mRNA在粗线期精母细胞和早期精子细胞中表达较高，后来下降；而β-肌动蛋白mRNA水平在圆形精子细胞中高于精母细胞和残体。有人认为β-肌动蛋白和γ-肌动蛋白不同的表达对于细胞形态变化或线粒体从胞核周围移向质膜和鞭毛轴丝延伸起重要作用。α-微管蛋白mRNA广泛分布于所有生精细胞，但是在精子变态过程中增加。精子发生过程中细胞形态和大小的显著变化提示在生精细胞中富含细胞骨架蛋白。肌动蛋白和微管蛋白除了控制正在发育的生精细胞的形态变化外，在有丝分裂和减数分裂中均起重要作用，并对多种睾丸特异结构及精子轴丝的形成非常重要。

第三节　卵细胞的结构及其发生与调控

卵是最特殊的一类动物细胞，它一旦被激活可以产生一个完整的个体，高等动物中没有任何其他细胞具有这种能力。这种激活通常是由受精完成的。卵是一种高度特化的细胞，其特殊的组成适用于产生新的个体，它的细胞质甚至可以使体细胞核重新编程，而产生新的个体，这就是Dolly羊的产生原理。

一、卵细胞的结构

各种动物的卵一般为圆形，但其体积相差很大，哺乳动物的卵较小，一般直径为60～100μm，鸟类、两栖类、鱼类的卵要大的多。不同动物卵的基本结构是相似的，包括卵膜、卵细胞质和卵细胞核。

（一）卵膜

一般动物排出的成熟卵，在其质膜外都有卵膜，有的称为卵黄膜（vitelline envelope，VE）（海胆、文昌鱼、两栖类和鸟类等）或壳膜（chorion）（昆虫、鱼等）；有的则称为透明带（zona pellucida，ZP）（哺乳类）。卵膜是在卵巢中随卵细胞发生而形成的，其成分大都为糖蛋白，不同动物的卵膜组成成分各不相同，但其生理作用是一样的。

（二）卵细胞质

1. 内质网：刚形成的初级卵母细胞内质网很少，常为单层膜的囊，表面有核糖核蛋白体。随着卵母细胞生长，内质网有明显变化，成为长而曲折的扁囊或同心圆排列的囊泡，膜上有相当密集的核糖核蛋白体。显然，这种结构是和卵母细胞迅速生长必须高速度合成蛋白质有关。卵母细胞所贮存的核糖核蛋白体，即使在没有合成新的核糖核蛋白体的条件下，也足以合成所有主要组织早期发育所需的蛋白质。

卵母细胞质中存在大量的RNA，主要存在于核糖核蛋白体中。在卵皮质中富含RNA，可能与利用微血管中的氨基酸合成卵细胞的蛋白质有一定关系。RNA在卵中的分布存在一个从动物极渐向植物极递减的梯度。

在卵黄形成以前，卵细胞核中合成两种DNA：染色体DNA和核糖核蛋白体DNA（rDNA）。在成熟卵中，粗面内质网几乎消失。

2. 线粒体：成熟卵细胞的线粒体结构和机能与其他细胞的一样，其外为双层膜，内为线粒体嵴，但哺乳动物的卵原细胞和初级卵母细胞中线粒体缺乏典型的嵴。在不同发育阶段，其内部结构不一样，即使在同一个卵细胞内线粒体也呈多种形状。在减数分裂前期的细线、偶线、粗线期时，线粒体有时与核的外膜相连，位于核的一侧。随卵母细胞的发育，线粒体数目增加，散在于胞质中，形成线粒体复合体。线粒体与内质网核糖核蛋白体密切相连，表明两者在功能上有联系。

3. 高尔基复合体：在初级卵母细胞中，高尔基复合体散在于线粒体之间，有的与内质网相连，在不同哺乳动物的卵中其结构大致相同，由扁平囊和微囊组成。随着卵母细胞发育，高尔基复合体迁移到卵细胞的皮质区，这些变化与皮质颗粒的形成有关。成熟卵子中，高尔基复合体消失。

4. 色素（pigment）：小鼠和人的卵细胞色素少，比较透明。但大多数哺乳动物的卵细胞质在发育中还有色素颗粒产生。大部分色素集中于卵皮层。例如，牛、猪、狗及大熊猫等的卵母细胞较暗，可能与胞质中含有大量的色素或脂滴有关。

5. 卵黄颗粒：初级卵母细胞进入大生长期时，开始迅速大量积累营养物质，主要是卵黄颗粒。这是卵母细胞与精母细胞最大的区别之一。卵黄颗粒的形成和积累，与细胞的分布和细胞的分化以及极性的产生等均有密切的关系。卵黄的组成成分主要为蛋白质、磷脂和少量的中性脂肪。可分为蛋白质卵黄和脂肪卵黄，多数动物中它们是混在一起的。应当指出，人的卵无明显的卵黄颗粒。

卵黄颗粒或小板的形成，不同的动物情况不一。有人认为卵黄由卵黄核（yolk nucleus）产生；有人认为由高尔基复合体、内质网或线立体产生。在无尾两栖类，卵黄小板是在改变了的线立体的一端形成的。卵黄物质的来源大致有两种情况：一是卵母细胞本身合成；二是在卵外合成后被卵母细胞摄入。在卵发生早期，卵黄的产生主要是卵母细胞本身合成的，而在后期主要是通过血液循环摄入外源物质——卵黄蛋白原。

6. 环行（孔）片层（annulate lamellae）：从腔肠动物到哺乳动物，相当多的卵母细胞均发现有此结构。它是一种平行的双层膜围有一腔或池的膜器官。它们平行或呈同心圆排列，膜上有许多孔，其结构与核孔十分相似。在膜上常常有核糖体，可以认为与蛋白质合成有关。环行片层是在卵发生过程中产生的，因此，它们形成和分布的位置与激素有关。在成熟卵中主要分布在卵的皮质和细胞质内，但在不同动物中分布的位置也不完全相同，在生发泡破裂后，有些动物的环行片层变为小囊，有些动物则完全消失。

7. 皮质（cortex）：指卵细胞质的表层，其物理特性不同于其他部分的细胞质，呈凝胶状态。通常呈双折射，不因强离心力分离而改变结构。受精时消失，但在第一次卵裂后期又重新出现。在卵母细胞皮质中主要有一种特殊颗粒，称为皮质颗粒，其内含物呈同质，为黏多糖物质，呈PAS阳性反应。大部分动物卵中均有这种皮层颗粒，人卵的皮质颗粒除糖类外可能还有一些蛋白质。皮质颗粒在受精中起重要作用。当精子激活卵时，皮质颗粒释放，产生皮质反应，使卵膜发生物理化学性质上的改变，影响精子受体，阻止多精受精。皮质的重要性还表现在具有选择性的通透性，以调节卵细胞与周围环境的相互作用。

（三）卵细胞核

当卵原细胞经过分裂形成初级卵母细胞后，核立刻进行一系列减数分裂前期的变化，随后并不马上进行减数分裂，而是进入一个生长期。这个阶段在有的动物可长达几十年。蛙卵母细胞生发泡中染色体悬浮在其中，呈现一种特殊的结构；染色体的主轴两侧横生出许多环，形如灯刷状，称为灯刷染色体（lampbrush chromosome）。生发泡是由核膜、灯刷染色体、核仁和核质组成，这是卵母细胞主要特征之一。初级卵母细胞准备完成减数分裂时，染色体浓缩，到达终变期，它同精母细胞不一样，不是分为两个同样大小的次级卵母细胞，而是分为一个大的次级卵母细胞和一个小的第一极体。

1. 核膜：卵细胞核膜结构与一般体细胞核膜一样，为双层膜，内层为连续的，外层有孔且具有环纹。分子量在34.5～40kDa的大分子不能进入核内，而小分子量的蛋白质可以通过核孔进入卵细胞核。

2. 灯刷染色体：整个染色体的轴，包括染色粒和环在内，都是由两根连续的染色线（chromonemeta）所形成。每一染色体平均约有侧环 1000 对，环的长度约 50μm，每一环均有 DNA 组成轴，表面有核糖核蛋白体颗粒。参见本书第十三章第二节。

3. 核仁：是生长和成熟的卵母细胞中代谢十分活跃的地方。卵母细胞的核仁在生发泡中十分明显。核仁中含有大量rRNA和蛋白质，它们可通过核孔进入细胞质。此外，核仁中有多种酶，如核苷磷酸化酶、酸性磷酸酶以及催化ATP和烟酰胺单核苷酸合成二磷酸吡啶苷酸的酶。这表明核仁在核苷酸和辅酶的合成中也起着重要的作用。

二、卵子发生（oogenesis）

卵子发生是指雌性配子的形成、发育和成熟，包括卵原细胞的增殖、卵母细胞的生长发育和成熟。在胎儿时期，卵巢内有相当数量的卵原细胞被皮质层的细胞包围，形成许多细胞团，每团中有一至几个卵原细胞。胎儿出生前后卵原细胞开始分化，进入第一次成熟分裂的前期，形成初级卵母细胞。其周边由单层扁平的体细胞（卵泡细胞）包围，此结构称为卵泡。卵泡可以分原始卵泡、生长卵泡（包括初级卵泡及次级卵泡）和成熟卵泡。在哺乳动物新生儿的卵巢皮层中有大量的原始卵泡。到青春期，原始卵泡开始生长发育，称为生长卵泡。随着卵泡的生长，卵泡液增多，导致从卵巢表面突出，此即成熟卵泡。然后在神经和激素的作用下成熟卵泡破裂，卵从卵巢中排出。

在人胚胎发生过程中，原始生殖细胞产生于中胚层的尿囊，向卵巢迁移，进而增殖并分化为原始卵泡。人在初潮前，原始卵泡生长一直受到抑制，有的原始卵泡甚至到更年期还受到抑制。在每个月经周期的开始，有15～20个原始卵泡发育成初级卵泡。但在促性腺激素和卵巢激素的作用下，最终只有一个初级卵泡发育为成熟卵泡，其他的卵泡都发生闭锁。成熟卵泡可以在促性腺激素峰的作用下发生排卵，主要是卵母细胞和包围在其周围的卵丘细胞被排出来进入输卵管，而壁层颗粒细胞则还留在卵巢内。壁层颗粒细胞和周围的膜细胞发育成黄体，黄体在14天后也发生闭锁。大概几个月之后，这些黄体可以发育为白体。从初级卵泡到最后阶段的黄体，这个发育过程大概需要三个完整的月经周期。

由原始卵泡经过初级卵泡、次级卵泡、三级卵泡最终形成成熟卵泡的过程称为卵泡发育，各级卵泡的结构特点如图22-12所示。

（一）原始卵泡（primordial follicle）

原始卵泡由一个初级卵母细胞和包围在其周围的一层纺锤状原始颗粒细胞组成，单层原始颗粒细胞把卵母细胞和基膜分开。原始卵泡直径约为20～35μm，种间差异不大。原始卵泡最初出现的时间因动物种类而异，而同一动物的原始卵泡也是逐渐形成的。小鼠在出生前、兔在出生后10天、猪出生后35天，卵原细胞停止有丝分裂并进入减数分裂，从而转化为卵母细胞，形成原始卵泡。

大量的原始卵泡形成后聚集在卵巢皮质部位，形成原始卵泡库。原始卵泡库是卵泡发育的基础，它一旦形成，原始卵泡就逐渐依次离开卵泡库开始生长，贯穿动物整个生殖周期。原始卵泡库中的原始卵泡数量是固定的，不会因为排卵而重新增加，其数量依动物种类的不同而异，出生时小鼠约为10000个，人约为1000000个，家畜约为几百万个；到初情期（人为青春期）时，已降至人约40000个、小鼠约5000个、牛约210000个及猪约420000个。

（二）初级卵泡（primary follicle）

原始卵泡的生长启动后，卵母细胞周围的原始颗粒细胞会由扁平变为立方或柱状的颗粒细胞。初级卵泡被定义为多个立方体状的颗粒细胞以单层包围着一个卵母细胞。卵母细胞在初级卵泡阶段得以生长分化。

在初级卵泡发育过程中伴随着卵母细胞体积变大，其直径可以从25μm增加到120μm，这种变化是卵母细胞基因组激活的结果。在小鼠中发现，颗粒细胞产生的kit配体可以促进卵母细胞的生长。卵母细胞的一些mRNA被翻译后产生的蛋白质也会有助于卵母细胞的生长和分

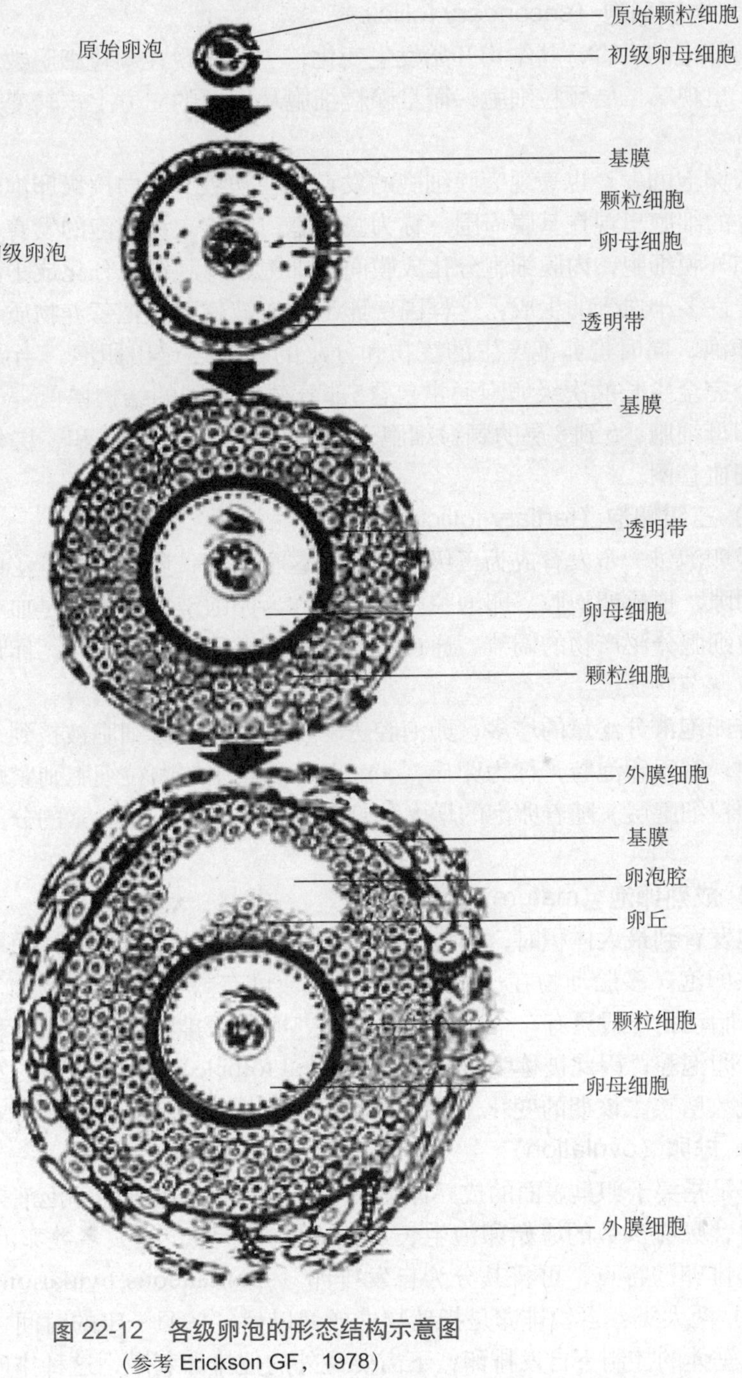

图 22-12　各级卵泡的形态结构示意图
（参考 Erickson GF，1978）

化，如编码透明带蛋白的基因被转录和翻译后，会产生透明带蛋白 ZP-1、ZP-2 和 ZP-3，分泌的透明带蛋白会在接近卵母细胞表面的地方开始发生多聚化，与颗粒细胞分泌的物质一起形成最终包围卵的透明带。透明带的重要作用主要表现在 ZP-3 上，它是与精子结合的分子，对于受精过程中顶体反应的诱发起着重要的作用。

（三）次级卵泡（secondary follicle）

随着卵泡的发育，其结构开始发生变化，主要表现在颗粒细胞数目不断增多。次级卵泡的发育始于出现第二层颗粒细胞，而且颗粒细胞从简单的立方上皮转变为分层的或假分层的柱状上皮。

次级卵泡的发育也表现为膜细胞的发育，在初级卵泡向次级卵泡转变的过程中，有几层基质细胞样的细胞出现在基膜周围，称为膜细胞。随着次级卵泡的发育，膜细胞会分成两层：内膜细胞和外膜细胞，内膜细胞分化成膜间质细胞，外膜细胞分化成平滑肌细胞。膜细胞的发育还伴随着许多小血管的生成，这样围绕卵泡的血液就可以把营养物质和促性腺激素运送到正在发育的卵泡，同时把卵泡产生的废物和分泌的物质运送出卵泡。当卵泡发生的腔前阶段结束时，一个完全生长的次级卵泡通常包含5部分截然不同的结构单位：一个被透明带包围的生长完全的卵母细胞、5到8层的颗粒细胞、一层基膜、一层内膜和一层外膜，在内膜中存在着丰富的毛细血管网。

（四）三级卵泡（tertiary follicle）

次级卵泡进一步发育成为三级卵泡。在这个时期，卵泡细胞分泌的液体进入卵泡细胞和卵母细胞间隙，形成卵泡腔。卵泡腔内的液体称为卵泡液，卵泡液是血浆的渗出液，受到卵母细胞和颗粒细胞分泌产物的调节。通过卵泡液这个微环境作为媒介，卵母细胞和颗粒细胞可以接受或释放调节物质。

随着卵泡液分泌量的增多，卵泡腔进一步扩大，卵母细胞被挤到一边，并被包围在一团颗粒细胞中，突于卵泡腔，称为卵丘（cumulus）。其余的颗粒细胞则紧贴在卵泡腔周围，形成卵泡壁层颗粒细胞层。随着卵泡的增大和颗粒细胞的增多，雌激素的分泌量增加，进而调节卵泡的生长。

（五）成熟卵泡（mature follicle）

卵泡发育到最大体积时，卵泡壁变薄，卵泡腔内的卵泡液的体积增加到最大，这时的卵泡称为成熟卵泡。多胎动物在一个发情周期内，可有数个至数十个原始卵泡同时发育到成熟卵泡，而单胎动物一般只有一个卵泡发育到成熟卵泡并排卵。三级卵泡和成熟卵泡的共同特点则是都含有卵泡腔，因此被称为有腔卵泡（antral follicle）。有腔卵泡的发育特点是，体积变化很大，呈级数增长。该期的变化主要依赖于促性腺激素的分泌。

（六）排卵（ovulation）

排卵是指突于卵巢表面的成熟卵泡发生破裂，卵母细胞随卵泡液排出的过程。哺乳动物性成熟以后，只有少数的原始卵泡生长发育成熟并排卵，绝大多数卵泡在生长竞争中闭锁、退化。根据排卵的特点，可将其分为自发排卵（spontaneous ovulation）和诱导排卵（induced ovulation）两大类：自发排卵是指动物性成熟以后，按照一定的时间，卵泡发育成熟后会在下丘脑和腺垂体的控制下自发排卵，不需要另外的促排卵刺激，这种排卵类型的动物最多，包括人、牛、羊、猪、马、犬等家畜以及大多数哺乳动物；诱导排卵是指一些动物需要交配刺激才能排卵，包括兔、猫、雪貂、水貂、骆驼、驼马（非洲驼）和羊驼等。在没有交配时，诱发排卵的动物的卵泡维持成熟状态，但必须经过一定的刺激才能发生排卵。

三、卵发生的调节

（一）成熟分裂过程的调控

哺乳动物卵母细胞成熟分裂过程中，存在两次停滞现象。首先是第一次成熟分裂前期I的双线期，但在FSH和LH的作用下，可以打破停滞，恢复成熟分裂。第二次停滞是在MII期中期，第二极体尚未分出，处于停滞状态，在精子穿卵或其他因素的刺激下，可以继续完成第二次成熟分裂，排出第二极体成为原核卵。

有多种因素维持成熟分裂停滞。颗粒细胞可以分泌一种卵母细胞成熟抑制因子（oocyte maturation inhibitor，OMI），它通过信息传递的方式对卵母细胞的成熟分裂起调节作用。另外，卵母细胞内环腺苷酸（cAMP）的升高可以阻止成熟分裂，而卵泡液中次黄嘌呤（hypoxanthine）的浓度也可以阻滞成熟分裂。

成熟分裂的恢复，首先是性激素的作用。有人认为由于促性腺激素的作用，可使颗粒细胞与卵母细胞的缝隙连接通讯减少或消失，以致cAMP不能进入卵母细胞，从而使卵母细胞中的cAMP浓度下降，成熟分裂得以恢复。其次是Ca^{2+}和钙调蛋白（CaM）的作用，外界的信号如激素、生长因子等作用于卵母细胞时，可以引起细胞内Ca^{2+}浓度的波动，而细胞内Ca^{2+}的许多功能与波动是通过钙调蛋白起作用的。CaM是一种由148个氨基酸构成的蛋白质，当与Ca^{2+}结合后其活性被激活，通过催化蛋白质磷酸化促进成熟分裂的恢复。

许多细胞因子参与调节卵母细胞的成熟，成熟促进因子（maturation-promoting factor or M-phase promoting factor，MPF）被激活后，可以催化组蛋白H1的磷酸化，使染色体凝集；促使核纤层结构解体；通过改变微管蛋白的组装，调节染色体的向极运动。表皮生长因子（EGF）可以使卵丘细胞向卵母细胞传递信号，促进卵母细胞成熟分裂的启动，促进极体的排出。胰岛素样生长因子（IGF-I和IGF-II）由颗粒细胞分泌，间接影响卵母细胞成熟。转化生长因子（TGF）分为TGF-α与TGF-β，小鼠的TGF-α由卵丘细胞介导，促进卵母细胞的成熟分裂；TGF-β由卵泡壁细胞分泌，可以调节卵巢的功能和卵泡的发育，TGF可以使卵泡膜细胞和颗粒细胞之间相互作用，促进卵母细胞的成熟。

（二）卵母细胞的老化和凋亡

成熟中的卵母细胞，若在MII期未被精子或其他因素刺激，则发育停滞继续，从而发生老化和凋亡。卵母细胞的老化在形态上表现为细胞质的变化和细胞核结构的改变。老化的卵母细胞由于蛋白质溶解度降低，逐渐失去了结合水的能力，因而代谢率迅速下降，有些酶类也失去活性，细胞逐渐萎缩。在排卵前的整个卵母细胞成熟过程中，各个阶段都有大量的卵泡进行生理性闭锁，颗粒细胞和卵母细胞发生凋亡。

（三）成熟过程中的基因表达

1. mRNA 的合成：在卵母细胞生长发育过程中，基因表达的特点是合成大量的 rRNA 和 mRNA。小鼠卵母细胞所含的总RNA是体细胞的800倍，但仅有15%的mRNA翻译成蛋白质，其余的则积累在卵中供以后发育需要。小鼠卵母细胞减数分裂的恢复，不需要新蛋白质的合成，而是已经存在的蛋白质发生磷酸化，但在一些种属，如山羊、绵羊、猪和牛需要新蛋白质的合成。第一次减数分裂的完成及维持 MII 期停滞均需要合成新蛋白质，如雄原核生长因子（male pronucleus growth factor， MPGF），它可以在受精后诱导精子核去浓缩，使染色体解凝聚和组装核小体。另外，还有丰富的结构蛋白质如微管蛋白、肌动蛋白以及乳酸脱氢酶等合成。

2. 卵子发生特异基因的表达：关于透明带基因（ZP 基因）研究较多，已经克隆出了多种哺乳动物的ZP基因。小鼠的ZP基因仅在卵母细胞中表达，而且需要特定序列与卵母细胞特异蛋白 -1（oocyte specific protein-1， OSP-1）结合才能表达。某些 ZP 基因的产物可以识别并结合精子，使精子发生顶体反应。这类基因的突变可导致雌性不育，受精失败。

c-mos 基因是与发育有关的原癌基因，其产物参与卵母细胞的成熟分裂过程。c-mos 的 mRNA 可以大量积累在卵母细胞中，随着卵母细胞的成熟，c-mos 转录本数量下降，c-mos 编码产物为分子量39kDa的蛋白质$P39^{mos}$，在小鼠的成熟分裂中，具有重要作用，可能是细胞静止因子或其重要成分。$P39^{mos}$可能与MPF相互作用，以维持成熟分裂的进行，对牛的研究发现，c-mos 可能通过与微管蛋白相结合来稳定 MPF 的活性。

c-kit基因也是一个重要的与发育相关的原癌基因，其产物是跨膜的酪氨酸激酶，与胚胎时期黑色素细胞发生有关。c-kit基因的突变，影响卵母细胞发生，并导致早期胚胎死亡。c-kit的转录本可以在未生长的卵母细胞中检测到，随着卵母细胞的发育，其数量逐渐增加。但是随着受精以后的发育，c-kit mRNA 的水平开始下降，免疫荧光染色的定位研究表明，c-kit 蛋白仅在卵母细胞生长成熟中具有重要作用。

层连蛋白链特异性基因（laminin chain-specific gene， LCSG）编码大分子糖蛋白层连蛋白（laminin，LN）。层连蛋白由α、β、γ 三个亚单位组成，是构成细胞外基质（ECM）的主要成分，其功能包括参与细胞粘附、迁移、增殖及分化。层连蛋白是在卵发生过程中首先被合成的ECM成分，虽然其三个亚单位的mRNA在生长的小鼠卵中都可以检测到，但只有β链多肽在 GV 和极体期卵中出现。

第四节 受 精

受精是单倍体的精子和卵子相互融合而形成双倍体合子的过程，染色体恢复了双倍体数目，保证了物种的遗传性。同时，受精可以把配子发生过程中产生的变异遗传给后代，保证了物种的多样性，在生物进化上具有重要意义。

一、精子的成熟与获能

哺乳动物的生殖细胞在睾丸中发育为高度分化的完整精子，但它们还不具备运动和使卵受精的能力，需要经过附睾头部—体部—尾部才能获得运动及受精的能力。在这一过程中，精子发生了一系列生理、生化及形态方面的变化，称之为精子的成熟。但低等脊椎动物（鱼类及两栖类）及非脊椎动物的精子不需要这一过程，一旦离开睾丸，就具备受精能力。

（一）精子的成熟

1. 精子进入附睾：在曲细精管中，生精细胞发育为完整的精子，但此时的精子还不能主动的运动，而是被动地随着由支持细胞分泌的液体流入睾丸网（rete testis），后经输出管，在其鞭毛摆动及平滑肌收缩的作用下导入附睾头部。附睾的实质是一组管道系统（图 22-4），头部系由15～20条睾丸输出小管构成的附睾圆锥，然后会合成一条附睾管，高度盘曲成附睾体和尾部，最后演变成输精管。管腔在附睾头部较细，在附睾尾部变粗，为储存成熟精子的主要部位。

2. 附睾对精子的浓缩：在曲细精管和睾丸网中，精子在管腔液体中的密度不高，但进入附睾中，密度增加。这是由于其中的水分被附睾管上皮细胞吸收所致。这种水分的吸收还使附睾中的K^+和谷氨酸的浓度升高，导致附睾内环境的pH值偏酸性（pH 6.48～6.61）。这种酸性环境有利于精子处于一种静息状态，积存能量，可存活几个月。精确的测量结果表明，大鼠附睾头部精子密度为0.66×10^9个/ml，尾部为1.84×10^9个/ml。人类睾丸产生的精子，约有70%储存于附睾，其中一部分最终解体被吸收，少部分随射精排出。

3. 精子获得受精能力的部位：哺乳动物精子在附睾中获得受精能力的部位因动物种类而异。一般来说，大多数物种的精子到达附睾尾部近侧端时，才完全获得受精能力。但在一些动物（如牛等）最早出现受精能力的精子位于附睾头部，而在另一些动物（如大鼠），则在附睾体部远侧端出现具有受精能力的精子。所以精子并不在同一区域同步获得受精能力。

精子的受精能力指精子在体内或体外，在自然状态下使正常成熟的卵受精的能力。在实验条件下或经显微注射，可将生理条件下无受精能力的精子转变为具有受精能力的精子。例如，从附睾体部收集的精子只能使3%透明带完整的卵子受精，可见此时只有极少数的精子具有穿透透明带的能力。但如用显微注射技术将此时的精子注射到卵子的胞质中，受精率可提高到51%。

在一些物种（包括人类），精子通过附睾获得受精能力可能只是一个时间问题。兔附睾头部的精子通常是无受精能力的，但结扎附睾管，阻止精子向下迁移后，可赋予精子受精能力。在正常附睾头部和体部的人精子并不具备受精能力，只有当它们到达尾部远侧端时才获得这种能力。然而，当将人或兔的附睾被结扎时，附睾头部精子有时在体外可使卵受精。表明这些物种的精子获得受精能力与所在附睾的位置无关，而只需在附睾中存在一定的时间。

4. 精子的运动能力：精子在附睾成熟过程中最明显的变化之一是获得运动能力。睾丸内的精子没有或有很弱的运动能力，从附睾尾部排出的精子才具有向前运动的能力。睾丸中精子无运动能力的部分原因是由于质膜不成熟。如果将这些精子去除质膜并暴露于ATP、cAMP和M^{2+}后，它们就能像在附睾尾部成熟的精子一样运动。精子在附睾成熟过程中质膜发生了一些改变。附睾液中的一些物质，如甘油-3-磷脂酰胆碱（glyceryl 3-phosphatide choline）、cAMP调节的蛋白激酶以及胞内钙的增加，对精子正常运动功能的获得起着重要的作用。

（二）精子的获能

精子成熟后虽然具备了运动能力，却没有受精能力，还需要在通过雌性生殖道的过程中经历一系列生理生化变化，才能获得受精能力，这一过程称为精子获能（sperm capacitation）。张明觉（M. C. Chang）博士早年从事哺乳动物体外受精的研究，他用各种方法处理从动物附睾尾部取出的精子或是射出的精子都不能使之与卵在体外受精。这是什么原因呢？后来他发现多种动物精子在雌性生殖道中运行的时间很短，而排卵后要间隔一定时间才能受精，精子总是要等待卵子。也就是说，人及哺乳动物精子在离开生殖道时，还不能立即与卵子受精。它必须在雌性生殖道内经历一段成熟过程，才能获得受精能力。1951年张明觉和Austin分别发现了这一生理现象。

然而经过半个多世纪对获能的分子机制尚未完全了解。一般认为获能的主要事件是除去或改变精子质膜的稳定因子或保护物质，使精子质膜对特殊的受精环境非常敏感，尤其是对卵更为敏感。目前，虽然在体外可以使各种哺乳动物的精子获能，但在自然情况下，精子获能发生于雌性生殖道内，并受自主神经和激素的调控。

大多数哺乳动物（牛、羊、兔和灵长类）在交配期间精液沉积在阴道前庭部位（阴道射精型），而另一些哺乳动物（猪、马、狗和啮齿类）在交配时大部分精液直接进入宫腔（宫腔射精型）。对于宫腔射精型的动物精子，子宫-输卵管连接部位是其上行至壶腹部的主要屏障，只允许小部分宫腔精子进入输卵管。精子一旦通过这一屏障，就很快到达受精部位，等待卵子的到来。对于阴道射精型动物，其精子在进入子宫前必须穿越高度褶皱并充盈黏液的宫颈。在排卵期宫颈黏液具有以下作用：①保护精子对抗阴道环境以及阻止阴道白细胞的吞噬；②阻止精液进入子宫；③排斥形态学上异常的精子进入子宫；④保持和储存精子为其后迁移到生殖道上部起重要作用。进入子宫颈的精子，往往沿着黏液到达分泌上皮细胞表面。很多精子停留于此，但也有很多精子摆脱上皮细胞，沿着纵向排列的上皮褶皱和浅沟游动。从人宫颈释放的精子可维持数天。精子通过子宫向上运行，最初似乎伴随子宫壁的收缩活动而进行。在牛、羊中，通过子宫-输卵管连接部位的精子往往停留在峡部的较低位置，直到排卵开始。尽管至今未完全确定，但受精前精子在峡部的贮存可能是哺乳动物的一般规律。宫颈和峡部作为动物精子的贮存部位是相当重要的。

停留于峡部的精子的释放机制尚不清楚，似乎与精子头部质膜获能变化有关。精子超激活运动可加速精子从峡部释放，游离的精子从峡部迁移到壶腹部似乎要靠精子自身活力和输卵管上皮的收缩运动。在接近排卵期，靠近卵巢的输卵管收缩运动越来越明显，这种输卵管运动不规则地、定向地将精子向壶腹部输送。所有真兽亚纲哺乳动物精子在雌性生殖道内的运转方式具有相似性。小动物的大精子（如小鼠精子长120μm）和大动物的小精子（如巨鲸精子30～60μm）在雌性生殖道内都是以相同方式转运的。

一些无脊椎动物的卵（或与卵有关的物质）可从远距离吸引精子。也有一些人认为牛及人也存在着卵与精子之间的趋化性或趋向性现象。在体外，滤泡液对人精子具有明显的趋向性，并认为这种趋向性的存在与受精有关。精子向上游动的速度随滤泡液密度梯度增加而增加，进而获得了类似于超激活运动。只有获能的精子才有趋向性。在体内，人精子的趋向性很可能吸引获能精子与卵受精。由此推测，精子趋向性在受精中起一定作用，在临床上治疗男性不育也具有潜在的应用前景。既然滤泡液对人精子具有趋向性，而其中含较高浓度的孕酮，那么孕酮可能是人精子的趋化因子。它们的主要作用是通过激发精子的类似超激活运动引起的精子聚集。

二、受精过程

受精涉及精卵之间多步骤、多成分的相互作用。就哺乳动物而言，受精发生前精子穿过卵丘细胞后首先与卵周围的透明带识别和结合。这种精子与卵透明带之间的初级作用诱发精子头部顶体内的物质发生胞吐，这一过程称为顶体反应（acrosome reaction，AR）。顶体反应后的精子与透明带发生次级识别和结合，顶体反应释放的水解酶与精子本身运动协同作用，使精子穿过透明带。精子穿过透明带而到达卵周隙后，精子头部赤道段的质膜又与卵质膜发生结合和融合，精子遂进入卵。受精中精卵相互作用的步骤和过程见图22-13。哺乳动物卵受精前一般停滞在第二次减数分裂的中期（MII期）。精子入卵后，激发卵子使其恢复减数分裂，并释放第二

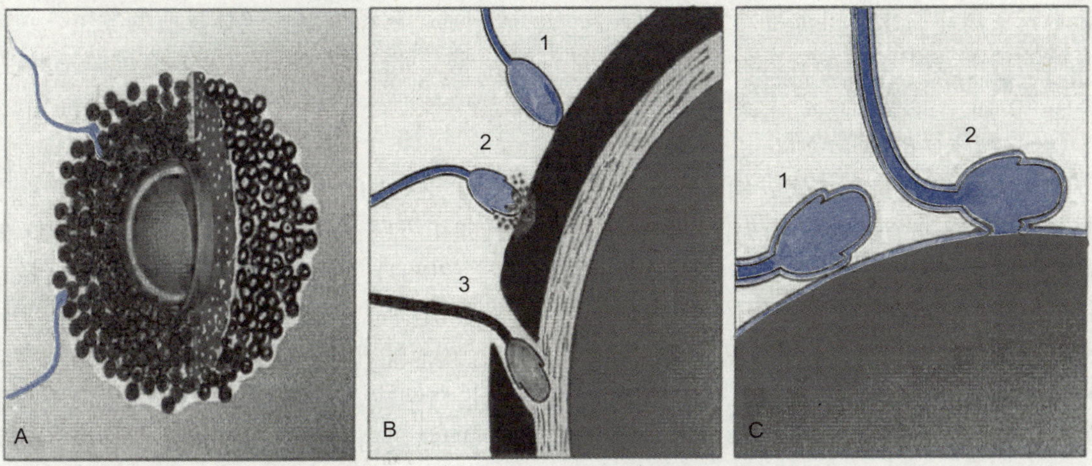

图 22-13 哺乳动物精、卵相互作用过程模式图

（参考 Prinmakoff P，2002）。

A，精子正穿过卵丘细胞；B1，精子与卵透明带结合；B2，精子发生顶体反应，释放顶体酶；B3，精子正在穿过透明带；C1，精子头部赤道段的质膜与卵质膜结合；C2，精、卵质膜融合。

极体。精子入卵引起卵激活的另一个重要事件是诱发卵皮质颗粒的胞吐，即皮质反应，从而阻止多精受精的发生。精子进入卵后，尾部很快退化，浓缩的精子头部染色质去浓缩，而后形成雄原核；而卵的细胞核转变成为雌原核。雌雄原核相互靠近，核膜破裂，父母双方的遗传物质混合，启动有丝分裂。

受精一般发生在排卵后，但也有例外。例如，各种海洋环节动物在排卵前，精子就穿入卵。不同动物的受精发生在卵母细胞减数分裂的不同阶段，基本上可分为四种类型：第一种类型，受精发生在生发泡期，这些动物包括线虫、软体动物、环节动物、甲壳类动物、海滨蛤、海绵、沙蚕、狗和狐等；第二种类型，受精发生在第一次减数分裂中期（MI），在该期受精的动物有某些软体动物、环节动物和昆虫等；第三种类型，受精发生在第二次减数分裂中期（MII），大多数脊椎动物（包括人）都属于这一类型；第四种类型，受精发生第二次减数分裂完成以后，即原核期，这类动物包括海胆、腔肠动物等。也有例外情况，有的动物受精发生在第一次或第二次减数分裂后期。第一、二、三种类型的受精都发生在减数分裂完成前的停滞阶段，精子入卵后，激发减数分裂的恢复。

三、精、卵识别的分子基础

大多数哺乳动物的卵排卵时并没有完成减数分裂，处于第二次减数分裂的中期。卵周围有两层成分包围，其一是透明带，它是由生长期的卵母细胞分泌的非细胞成分，由ZP1、ZP2和ZP3三种糖蛋白组成；其二是卵丘细胞层，它是由卵丘细胞和细胞间富含透明质酸的非细胞成分组成的。卵周围的卵丘细胞属于体细胞。精、卵之间的识别和结合发生在卵ZP上。与精子结合的卵ZP表面成分称为精子受体（sperm receptor）；与卵结合的精子表面成分，称为卵结合蛋白（egg-binding protein）。因此，精子与卵间的识别和结合是通过精子表面的卵子结合蛋白与卵ZP表面的精子受体相互作用而实现的。精子与卵ZP之间的识别又分为初级识别和次级识别。未发生顶体反应的精子与ZP之间首先发生初级识别，它诱发精子顶体反应的发生，顶体反应后的精子与ZP之间发生次级识别，精子穿过ZP。精、卵之间的相互作用具有种属特异性，大多数情况下，透明带是阻止种间受精的主要屏障。

（一）卵表面的精子受体

顶体完整的精子达到ZP表面，首先发生初级识别，这是由ZP表面的初级精子受体与精子质膜表面的初级卵结合蛋白相互作用而完成的。小鼠卵初级精子受体是一种分子量为83kDa的糖蛋白，称为mZP3。mZP3与其他两种糖蛋白mZP1（20kD）和mZP2（120kD）一同构成透明带。mZP2和mZP3以异二聚体的形式存在，排列成细丝状，细丝间由mZP1连接。透明带中mZP1、mZP2和mZP3之间均以非共价键相互作用。其他哺乳动物的卵透明带糖蛋白的组成与小鼠卵非常相似，都是由ZP1，ZP2和ZP3三种糖蛋白组成。不同动物卵ZP的蛋白质含量及厚度不同，如小鼠卵ZP仅含4ng蛋白质，而猪卵透明带蛋白含量高达30ng；有袋类动物卵ZP厚度小于2μm，而牛卵的ZP厚可达27μm。有的动物，如小鼠和猪，编码ZP蛋白的基因已被克隆出来，而有的动物，如仓鼠，透明带蛋白已被分离出来，但其相应的DNA序列没有确定。

（二）精子表面的卵结合蛋白

卵ZP蛋白作为精子受体，与精子上相应的配体（即卵结合蛋白）相互作用，有关研究已有很大进展。与卵ZP上初级精子受体和次级精子受体相对应，精子表面的卵结合蛋白也分为初级卵结合蛋白和次级卵结合蛋白。初级卵结合蛋白位于精子顶体区质膜上，它与卵ZP上的初级精子受体ZP3相互作用，诱发顶体反应的发生。次级卵结合蛋白位于顶体反应后的精子表面，即顶体内膜上，它与次级精子受体ZP2相互作用，在精子穿过ZP过程中，次级卵结合蛋白始终使精子与ZP结合。参与ZP诱发顶体反应的分子可能通过调节其他信号级联分子，如G蛋白、酪氨酸激酶或离子通道而发挥作用，因为它们在顶体反应过程中都发生活化。

不同动物中，已有多种不同的精子蛋白被认为参与精卵识别和结合。例如，小鼠初级卵结合蛋白的可能候选者包括β1，4半乳糖苷转移酶、既是酪氨酸激酶底物又具有酪氨酸激酶活性的分子量为95kDa的p95蛋白和凝集素样的分子量为56kD的sp56三种。上述每一种分子都存在于顶体完整的精子中，仅识别mZP3。此外，β1，4半乳糖苷转移酶和sp56还特异识别mZP3中与氧原子相连的低聚糖。

四、卵裂（cleavage）

（一）卵裂的过程

卵裂为动物发育的第一个阶段，受精卵分裂产生很多小的细胞，称为卵裂球（blastomere）。虽然不同动物中，卵裂的方式变化很大，但大多数动物在经过卵裂后，都形成一个细胞团称为桑椹胚，然后发育为囊胚或胚泡（blastula），中间为囊胚腔（blastocoel）。但在昆虫等无脊椎动物中并不形成腔。

除哺乳动物外，很多动物的卵裂是一个迅速且同步的过程。由于没有胚胎的净生长期，分裂速度很快，细胞数目越来越多，但细胞变得越来越小。卵裂最终导致胚胎中卵裂球的大小达到正常体细胞的水平。此外，由于卵裂过程使卵裂球之间产生差异，从而分化为不同的细胞。

体细胞在分裂时经历正常的细胞周期，即G1、S、G2及M期，而且在M期伴随一迅速的细胞增长期，使子细胞增长到母细胞的水平，然后再分裂。然而，早期的卵裂不通过这一生长期，从而使卵裂球越分越小，最终达到体细胞的水平。海胆中，从最初胞质为核体积的550倍，减少到最后的6倍。

另外，在卵裂中，细胞周期缩短，并无G1及G2期，只有S及M期，而且S及M期均较短，这期间DNA从多位点上合成，而在体细胞中仅几个位点上合成。爪蟾在第12次卵裂后才有G1及G2期，而果蝇则在第14及17次卵裂时才有G1及G2期。但哺乳动物的卵裂周期很长。

由于受精卵的基因组处于相对的转录不活跃状态，卵裂是同步的过程，主要依赖于卵细胞质中的母源性物质。通常，即使在抑制转录或去细胞核的情况下，卵裂也能正常进行。在两栖类，直到原肠形成期之前，早期胚胎可以从母体核糖核蛋白体中得到所有需要的mRNA，mRNA从这些微粒体中释放出来后，可用于翻译，并不需要合子基因组指导蛋白质的合成。在细胞质中存在很多拷贝的组蛋白mRNA和其他染色体蛋白质，并且这些蛋白质可以快速地供给，使染色质的复制在20～30分钟内结束，然后很快凝集形成染色体。

但当母源性基因产物失活或消耗尽后，发育过程开始依赖于合子的基因转录。在有些物种中，合子基因一开始表达后，通常都伴有细胞分裂的突然变慢（细胞周期开始变长），并且细胞的分裂开始不同步、以及细胞表型发生改变。将胚胎发育过程中的这一现象称为囊胚中期转换。

（二）卵裂的方式

典型的动物受精卵是小的圆形细胞，并且沿着垂直轴极化，带极体的一半通常叫做动物半球，另一半球含有丰富卵黄的为植物半球。不同的动物中，受精卵的卵裂方式也不同。卵裂方式主要由三个因素决定：一是核的特定位置，决定特定的卵裂沟位置；二是卵黄的数量，可阻碍细胞质的移动；三是卵的细胞质，不同的细胞质成分和极性决定卵裂沟的方向。但卵裂的方式主要由卵中的脂肪含量及分布所决定。

大多数动物的卵裂为完全卵裂（holoblastic cleavage），胚胎沿着卵裂沟将子细胞彻底分开。而在另一些物种中为不完全卵裂（meroblastic cleavage），胚胎并不完全分裂开（至少在发育的初期如此），分裂后的细胞细胞之间有细胞质相连，产生一个多核细胞，叫做多核体。依第一次卵裂后，所产生的卵裂球大小上的差异，又将卵裂分为等裂和不等裂。卵裂后，植物半球的卵裂球中卵黄丰富且体积稍大，称为大分裂球（macromere）；而动物极的卵裂球体积较小，称为小分裂球（micromere）。可将各种动物的卵裂方式分为以下6类。

1. 完全等裂：这些动物的卵为均黄卵，含有极少量的卵黄。受精卵经过完全分裂后得到的卵裂球大小相等，卵裂球呈辐射对称。这种卵裂方式的代表动物为海星和海胆。

2. 完全不均等卵裂：这些动物的卵为极性均黄卵。受精卵分裂后得到大小不等的卵裂球，动物极的分裂球较植物极的小。这种卵裂方式的代表动物为文昌鱼。但另外一些动物的卵为具有中等程度卵黄的极性端黄卵，卵裂后动物极分裂球的体积远远小于植物极。由于植物极半球的卵黄阻滞了胞质的流动，动物极半球进行同步分裂并且分裂速度快于植物极。这种卵裂方式的代表动物为远古鱼类及两栖类。

3. 盘状卵裂：为不完全分裂的一种，卵裂时子细胞之间的细胞质并不完全分开。首先，在卵表面进行极少量的垂直分裂，随后进行与卵表面平行的分裂。卵裂只在卵表面的一个很小区域内进行。这种卵裂方式的代表动物为现代鱼类、爬行类及鸟类。

4. 旋转卵裂：为完全卵裂的一种类型，为有胎盘哺乳动物中特有的一种卵裂方式。第一次卵裂为经裂，将受精卵分为两个相等的卵裂球。第二次卵裂时，一个卵裂球为经裂，而第二个卵裂球则为纬裂。由于在以后的卵裂过程中，每个卵裂球的卵裂速度不同，可能会出现3、5、6及7个等不同数目卵裂球的胚胎。哺乳动物的卵裂不仅不同步，而且每次卵裂间隔的时间也很长。

5. 表面卵裂：为不完全卵裂的一种。细胞核分裂但细胞质并不分开，之后大多数细胞核迁移到卵表面的细胞质中，表面细胞质在细胞核之间分裂。这些动物的卵为中央黄卵，代表动物为昆虫。

6. 螺旋式卵裂：与辐射型卵裂不同，胚胎的卵裂方向不是与卵轴呈平行或垂直方向进行，每次的卵裂方向之间有一定角度。在分裂到8细胞期时，动物极半球的4个卵裂球正好位于植物极半球的4个卵裂球之间。这种卵裂方式的代表动物为扁虫、线虫、环节动物及软体动物。

结束语

生殖是亲代繁衍后代的关键环节。有性生殖的生命周期是生殖细胞（精子和卵）与体细胞相互转换的过程，单倍体的生殖细胞融合后形成二倍体的体细胞，在胚胎发育早期，就决定了部分体细胞最终形成生殖细胞。生殖细胞是机体最特化的一类细胞，在它们的分化过程中发生了一系列特殊的事件：减数分裂产生了只含单倍体遗传物质的细胞，二者融合（受精）后形成正常的二倍体的体细胞，保证了物种的遗传性；减数分裂过程中同源DNA的重组保证了后代的变异；生精细胞分化的后期，发生了精密而显著的形态变化，这种具有头、颈、尾的流线型结构有利于精子的运动及受精。对于调节这一系列特殊事件发生的关键因素及机理人们还认识的很少，是目前科学家致力研究的问题。受精是产生新个体的开始，一个精子的头部以种属特异的方式结合于卵外的透明带，诱发顶体反应，释放出顶体内的酶消化透明带，使精子穿过透明带到达卵质膜，并与之融合。精卵融合可诱导卵的皮质反应，皮质颗粒释放出内容物，改变透明带的结构以阻止其他精子的进入，精卵融合的机制还不清楚。正是这些特殊的现象和未解之谜吸引着众多科学家进行研究，近年来基因组学研究的许多技术的发展大大推动了这些现象的分子机理研究，加快了人们认识生殖细胞分化及受精机理的步伐，调节这些生命现象的机理必将被揭示。

（韩代书）

参考文献

1. Alberts B, Johnson A, Lewis J et al, Molecular Biology of the Cell, 4th edition, 2002, 1127-1156, Garland Science, NY

2. Blobel CP, Functional processing of fertilin: evidence for a critical role of proteolysis in sperm maturation and activation. Rev Reprod 2000, 5: 75-83

3. Chang MC, Fertilizing capacity of spermatozoa deposited into Fallopain tubes. Nature 1951, 168: 697-698

4. Guraya SS, Biology of Spermatogenesis and Spermatozoa in Mammals. Springer-Verlag 1987

5. Hecht NB, Molecular mechanisms of male germ cell differentiation. BioEssays 1998, 20: 555-561

6. Sassone-Corsi P, Unique chromatin remodeling and transcriptional regulation in spermatogenesis. Science 2002, 296: 2176-2178

7. 石其贤、袁玉英. 精子获能及发展. 生理科学进展. 1998, 29(3): 243-245

8. 陈大元、孙青原、李光鹏. 受精生物学－受精机制与生殖工程. 北京: 科学出版社 2002

9. 秦鹏春. 哺乳动物胚胎学. 北京: 科学出版社 2001

10. 杨增明、孙青原、夏国良. 生殖生物学. 北京: 科学出版社 2005

第二十三章　干细胞及人体发育过程中的细胞类型

现代医学意义上的干细胞研究起始于20世纪50～60年代。为了探索“再生障碍性贫血”和“白血病”等血液疾病的治疗方法，科学家们尝试用骨髓移植的手段重建病人的造血系统。实际上，骨髓移植就是用骨髓中的造血干细胞来替代患者血液系统内由于疾病而减少或丧失功能的各种血细胞，因此造血干细胞是最早被研究，也是目前认识最深入的干细胞。造血干细胞研究为干细胞移植治疗多种疾病奠定了理论基础。进入80年代，科学家在小鼠胚胎干细胞研究方面取得突破，人们可以在体外无限制培养小鼠胚胎干细胞。现代分子生物学中的转基因和基因敲除等手段，都是利用干细胞作为操作平台，对干细胞或受精卵细胞的基因组进行改造，或者把外源基因导入，或者对干细胞的固有基因进行修饰甚至敲除，然后把改造后的细胞注射到培养的囊胚中，再把这样的囊胚植入小鼠的子宫，以获得具有特定性状的动物个体。

虽然小鼠的胚胎干细胞以及人的血液干细胞研究已经有几十年的历史，广泛地研究人胚胎干细胞以及各种组织的成体干细胞却是近10年才展开的。1997年，英国科学家把羊的体细胞核移植到去核的羊卵细胞中，最后用置换了核的卵细胞培育出Dolly羊。这一结果表明哺乳动物的体细胞核同样包含完整的遗传信息，并且证明：已经发育成为特定组织的细胞在一定条件下，可以再次启动发育程序，最终像受精卵一样，发育成一个完整的动物个体。利用这一被称为“体细胞核移植”的技术，科学家可以制造出含有特定遗传信息包括特定组织相容性抗原的胚胎干细胞。这一技术突破为从根本上克服因为异体移植而引发的免疫排斥带来了希望。1998年，美国科学家成功的在体外培养了人的胚胎干细胞，实现了人类胚胎干细胞在体外的长久培养，而且增殖后的细胞还保持着分化为人体各种功能细胞的潜能，为研究人的胚胎干细胞和在未来利用胚胎干细胞治疗人类疾病奠定了基础。大约一年以后，有报道声称小鼠的肌肉组织干细胞可以“横向分化”成血液细胞。尽管后来对该实验结果的解释提出了疑义，所谓“横向分化”的假说引起很大争议，但大量实验表明，某些组织来源的干细胞，例如间充质干细胞，的确具有相当广的可塑性，能够分化为多种功能的细胞，但目前对于干细胞可塑性的机制尚不清楚。

干细胞研究的重大发现和技术突破，使干细胞成为一个重要的研究领域。实际上，干细胞研究是细胞生物学、发育生物学和胚胎学等多门学科的交叉，其核心内容就是从细胞和分子水平上研究受精卵是如何发育成功能各异的器官，从而构成一个完整的动物个体。同时，以干细胞生物工程为技术主体的再生医学（regenerative medicine），亦已孕育而生。因此，干细胞已经成为21世纪生命科学最重要的领域之一。

人体发育是由受精卵发育成一个完整个体的过程。该过程包括胚胎在母体内的发育以及胎儿从出生到长大成人这一阶段的生长发育。从细胞水平来看，发育过程就是受精卵细胞不断分裂和分化，其中一些细胞发育为胚胎干细胞；而胚胎干细胞按照特定的发育规律，逐步分化为不同组织的功能细胞，形成不同的组织和器官，构成完整的人体。这一过程叫做人体的发育。

受精卵不断增殖分化形成实体的桑椹样结构，再进一步发育形成包含内细胞团（inner cell mass）在内的，带有空腔的胚泡或囊胚（图 23-1）。胚泡的内细胞团向空腔内伸展，形成了三个胚层（germ layers）：内胚层（endoderm）、中胚层（mesoderm）和外胚层（ectoderm）（图 23-2）。人体的细胞、组织和器官根据其来源，也分别隶属于不同的胚层。比如肝细胞属于内胚层，血液细胞属于中胚层，而神经细胞则属于外胚层等。

由受精卵演变为成体的各种细胞这一复杂过程的细胞生物学基础是什么呢？从胚胎干细胞分化为各种组织功能细胞的调控机制又是怎样的呢？ 1998 年美国科学家们首次从人的囊胚内分离出胚胎干细胞，建立了胚胎干细胞在体外非分化增殖的方法和人的胚胎干细胞系，为回答这些问题提供了新的研究方法。

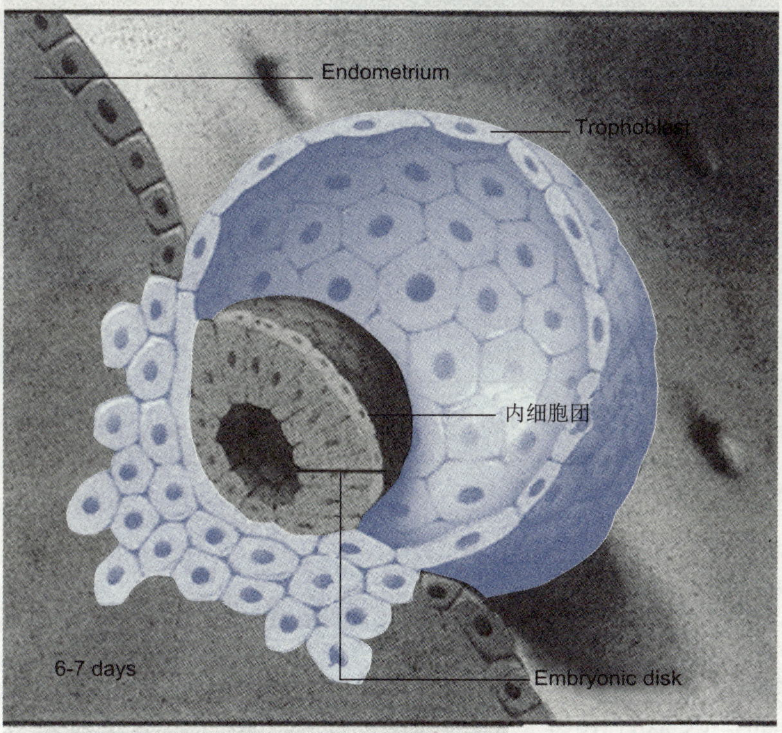

图 23-1 囊胚示意图

（参考 John O. E. Clark A Visual Guide to the HUMAN BODY）

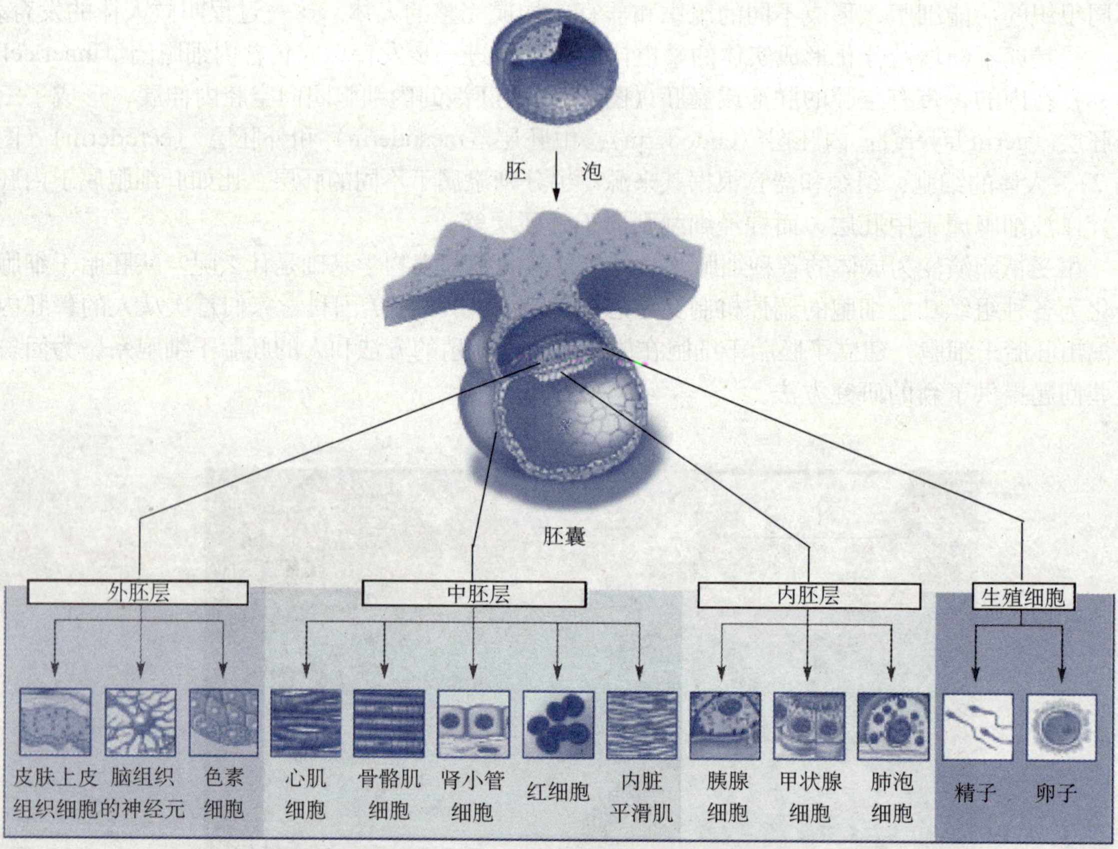

图 23-2 三个胚层及其分化的各种组织

(参考 Stem Cell: Scientific Progress and Future Research Directions)

第一节 干细胞的基本特性

干细胞是贯穿在人体生长发育全过程中产生各种成熟细胞的初始来源。其中胚胎干细胞（embryonic stem cell， ES cell）构成人体胚胎发育的细胞来源，而成体干细胞（adult stem cell）是人体代谢、组织更新和坏死组织修复的细胞基础。

干细胞是一类具有自我复制（self-renewal）和多潜能分化的细胞。胚胎干细胞直接来源于胚泡的内细胞团，随着动物个体的发育，胚胎干细胞分化成不同种类的组织特异性干细胞，例如造血干细胞、神经干细胞、胰腺干细胞和表皮干细胞等，这些细胞统称为成体干细胞。

一、干细胞的增殖分化和自我复制

细胞增殖是通过细胞分裂实现的。细胞的分裂可以同时伴随细胞的增殖和分化。细胞分裂后产生的子代细胞通过选择性的关闭或启动某些基因的表达，从而表现出其母代细胞所没有的性状和功能，这一过程叫做细胞的分化。在特定内环境影响下或在一定的培养条件下，如果干细胞分裂产生的子代细胞具有和母代细胞完全一样的基因表型和性状，这一过程叫做干细胞的自我复制。这是干细胞的基本特性之一。干细胞通过自我复制保持人体各组织中干细胞数目的稳定。

干细胞可以进行对称分裂（symmetry division），即分裂形成的两个子细胞都是干细胞或者都是分化细胞；也可以进行不对称分裂（asymmetry division）（见图 23-3）即产生一个与母代相同的干细胞和一个分化的子细胞。通常认为，哺乳动物的干细胞以不对称方式进行分裂，每次分裂产生一个分化的细胞和一个与母本相同的干细胞，以补充组织自我更新过程中衰老、死亡的细胞，同时保持干细胞的数目相对稳定。但在组织损伤和坏死等应激状态时，干细胞可能选择对称分裂方式以迅速提供充足的细胞来修复坏死组织。在体内，干细胞的增殖和分化受到内环境的严密调控，以适应机体生理变化的需要。

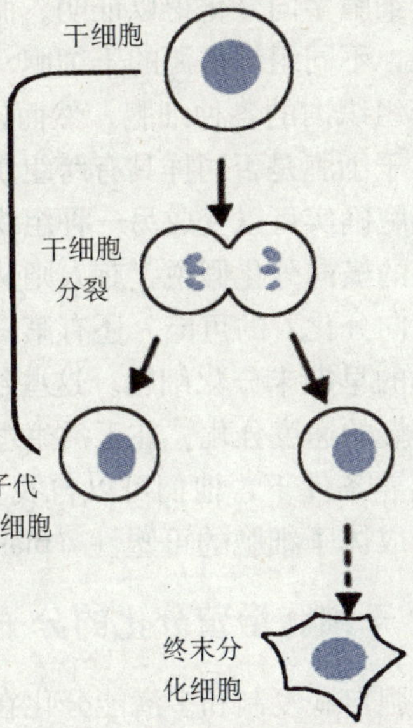

图 23-3　干细胞的不对称分裂

[参考 Alberts, Johnson and so on Molecular Biology of the Cell (Fourth Edition)]

二、干细胞的多潜能分化特征

干细胞的另一个重要特征是具有分化为多种功能细胞的潜能。

在一定条件下，胚胎干细胞可以分化为人体几乎所有类型的功能细胞，这一潜能被称为胚胎干细胞的亚全能分化特性（pluri-potent）；而成体干细胞可以分化为特定组织内的各种功能细胞，被称为成体干细胞的多潜能分化特性（multi-potent）。比如造血干细胞可以分化为包括红细胞、粒细胞和淋巴细胞等血液系统的各种细胞。干细胞和前体细胞（progenitor cell）的区别在于后者只能分化为一种功能细胞。在血液系统，二者的区分比较容易。但在其他系统，还没有很好的客观标记来区分这两种细胞，因此命名相当混乱。最近，有人提出转录因子BMI-1可以作为区分神经干细胞和神经前体细胞的标记：BMI-1阴性的神经前体细胞只能分化为神经细胞而不能分化为神经胶质细胞；而 BMI-1 阳性的神经干细胞则可以分化为神经系统的各种细胞，包括星型胶质细胞和寡突胶质细胞。看来和血液系统一样，其他组织也同样存在不同分化程度的干细胞和前体细胞。

三、干细胞是人体发育生长的细胞基础

人体是由多种不同功能细胞组成的。这些细胞包括神经细胞（神经元）、上皮细胞、血细胞（红细胞、单核细胞、淋巴细胞等），肌细胞、骨细胞和软骨细胞等。人体不同组织的功能细胞来源于特定胚层的组织特异性成体干细胞以及由干细胞分化而来的前体细胞。还有一些细胞虽然不参与胚胎的形成，但对于胚胎的发育是必不可少的，比如构成胚胎外组织、胎盘和脐带的细胞。所有这些细胞都产生于全能的受精卵细胞。

胚胎干细胞的亚全能分化可以从胚胎的自然发育过程，动物体内移植实验，以及在体外诱

导胚胎干细胞多向分化得以证明。而成体干细胞已经分化到相当的程度，一般认为他们的分化潜能有限，不同组织来源的干细胞，只能分化为所在组织的功能细胞，比如造血干细胞只能分化为血液组织内的各种细胞。然而，这种传统理论目前也受到了挑战。

成体干细胞是否同样具有跨组织分化的潜能呢？越来越多的研究表明，从一种组织分离的未分化细胞确实可以变成另一种组织的细胞。但如何解释这种现象却存在很大的分歧。有人提出干细胞的横向分化假说，有人则认为横向分化是不同组织来源的细胞发生融合的结果，因此否定“横向分化”的可能。还有第三种假说认为，在人体各种组织中可能存在极少数的类似胚胎干细胞的早期未分化细胞。这些细胞在胚胎早期就停止分化，或者在特定的内环境影响下，以非常缓慢的速度分化。在正常生理情况下，这些细胞以休眠状态存在；但在病理条件下，或在特定培养条件下，他们可以自我复制，并根据诱导条件的不同，分化成不同组织的功能细胞。关于成体干细胞的可塑性（plasticity）研究，是目前干细胞研究的重要课题之一。

四、干细胞增殖分化的分子调控

干细胞自我复制和多潜能分化在体内受到严格地调控，以保持干细胞和特定功能细胞在特定组织内的平衡。调控的过程是干细胞与其所处内环境，包括周围细胞、细胞外基质，以及可溶性的信号传导分子的多重作用。在干细胞研究中，常常把干细胞所处的内环境叫做“微区”(niche)。干细胞增殖和分化的调控是通过干细胞和微区的相互作用而实现的。对于它们相互作用的分子机制目前还不太清楚，但和该调控过程密切相关的若干分子已经引起人们的关注。

1. 内源因素

决定干细胞自我复制和多潜能分化的内部机制是什么呢？目前认为最重要的分子包括若干OCT-4、Nanog、BMI-1以及端粒酶等。OCT-4和Nanog，都属于转录调控因子。它们只在囊胚的内细胞团和精原细胞表达，在分化细胞中几乎不表达。如果把OCT-4或Nanog的基因敲除，就没有内细胞团的产生，也就没有胚胎干细胞，受精卵就不能发育成动物个体。另外，OCT-4通过调控成纤维细胞生长因子FGF-4的表达，对胎盘细胞的增殖也有促进作用。但最近发现在胚胎多种组织的成体干细胞中也有OCT-4的表达，说明OCT-4不仅对胚胎干细胞，对成体干细胞的自我复制和多潜能分化也有相当重要的作用。有人甚至提出，OCT-4阳性的成体干细胞在人体多种组织的分布，可能是构成成体干细胞可塑性的细胞基础。最近，人们发现Nanog是决定胚胎干细胞多潜能分化性状的另一重要转录因子。但有关它的功能机制还不是十分清楚。它有可能和另一个转录因子 Stat3 协同作用，共同调控胚胎干细胞的增殖和分化。

BMI-1 也是一种转录调控因子，属于和调节染色体结构有关的 polycomb 家族。人们已经知道BMI-1对造血干细胞的增殖有调控作用。后来发现BMI-1和神经干细胞的自我复制以及多潜能分化也都有关系，认为是区分神经干细胞和神经前体细胞的标志之一。最近在其他组织的干细胞中也发现有BMI-1的表达，说明BMI-1的作用相当广泛，可能调节多种干细胞的自我复制和多潜能分化。

人们早就知道胚胎干细胞表达端粒酶，也知道端粒酶作为一种生物钟参与多种细胞寿命的调节。还有人提出，表达端粒酶是胚胎干细胞能够在体外永久性增殖的原因之一；在干细胞培养液中加入白血病抑制因子 LIF（leukemia inhibitory factor）的道理之一，可能就是激活细胞内的端粒酶活性。

在细胞的染色体末端存在由寡聚核苷构成的亚显微结构称为端粒。端粒随着细胞分裂而相应缩短。它短到一定的程度，细胞便不能分裂，走向衰老。端粒酶的基本生理作用就是维持端粒的长度和稳定（端粒及端粒酶详见本书第十三章细胞核及染色体的结构和功能）。因此，端粒酶对所有细胞的增殖潜能，包括干细胞和肿瘤细胞的自我复制，都具有关键性的作用。人们通过把外源的端粒酶导入神经干细胞，成功的建立了人的神经干细胞系，为神经干细胞的研究和应用提供了充足的细胞来源，也为其它难以在体外增殖的成体干细胞的培养，提供了新方法。但值得注意的是，端粒酶永生化的细胞可能在体内形成肿瘤。因此，这种细胞是否具有临床使用价值尚待进一步研究。

2. 机体内微环境对干细胞的调控

关于干细胞与内环境的相互作用，目前了解最多的是造血干细胞和皮肤干细胞。骨髓是制造血液细胞的工厂，也是造血干细胞存在的场所。骨髓由于和血液是连通的，除了其自身的骨髓基质细胞（stromal cell）、间充质干细胞（mesenchymal stem cell, MSC）和成骨细胞（osteoblastic cell）等，还包含各种血细胞（包括造血干细胞）。那么，造血干细胞的微区是由哪种细胞构成的呢？这个问题一直是个谜，直到最近，科学家才发现成骨细胞中 N- 钙粘素 （N-cadherin）阳性而 CD45 阴性的一个亚群，被称为 SNO 细胞（spindle-shaped N-cadherin+ osteoblastic cell）构成了造血干细胞的微区。SNO 细胞通过 N-cadherin 和造血干细胞的 β-catenin 直接作用，抑制造血干细胞的分化。造血干细胞分裂时，和 SNO 细胞直接接触的子细胞保留和母代细胞完全一样的性状，完成干细胞的自我复制；而另一个和 SNO 细胞没有接触的子细胞，便启动分化程序。因此在母代进行不对称分裂时，造血干细胞根据它是否与 SNO 细胞接触，选择是自我复制还是走向分化的途径。另一方面，骨髓细胞还分泌骨成形蛋白BMP（bone morphogenetic protein），后者作用于 SNO 细胞表面的 BMP 受体，传递信号给 SNO 细胞，改变干细胞微区的大小，从而调节造血干细胞的数量。此外，跨膜蛋白Notch可能对造血干细胞的增殖和分化也起重要的调控作用。

β-catenin不仅参与造血干细胞的调控，同样也调控表皮干细胞的增殖和分化。表皮干细胞（epidermic stem cell）是表达角蛋白 -15（keratin-15）的一类上皮细胞，存在于表皮基底层的毛囊周围。表皮干细胞所在的微区由毛囊周围表达α6β4整合素（α6β4-integrin）的细胞和细胞外基质共同组成。表皮干细胞通过β-catenin和微区中的调控分子作用，抑制干细胞的分化；如果阻断β-catenin的信号传导，表皮干细胞走向分化途径，分化为毛囊细胞、皮脂腺细胞或表皮细胞。另一方面，细胞外基质还作用于表皮干细胞表面的整合素β1亚单位，通过MAP激酶信号途径参与调控表皮细胞的代谢。整合素 β1 亚单位的表达对维持表皮干细胞的数量也有着重要作用。通过表皮干细胞和其微环境的相互作用，不同的细胞亚群维持其数量的动态平衡，保证表皮组织的不断更新。

当然，干细胞是自我复制还是走向分化，取决于多种因素的协同作用。有多种分泌因子参与干细胞增殖和分化命运的调控。其中，TGFβ 和 Wnt 两大家族分子对多种组织干细胞的增殖分化起着重要作用。除了上述分泌因子外，细胞间的直接作用也具有重要作用。比如在神经系统，分布在细胞质内的蛋白因子 Numb 可抑制跨膜分子 Notch 的活性，从而阻断 Notch 通过其 Delta配体对神经干细胞分化的抑制作用，促使神经干细胞走向分化。因此，干细胞增殖与分化的调控是多种因子共同参与的复杂过程，以适应人体内环境的微妙变化。

第二节 胚胎干细胞

根据来源的不同，胚胎干细胞分为：来源于囊胚内细胞团的ES细胞（embryonic stem cell），来源于早期胎儿生殖嵴部位的EG细胞（embryonic germ cell）和来源于畸胎瘤的EC细胞（embryonic carcinoma or tetratoma）。也有人尝试激活卵细胞双倍染色体制造所谓孤雌干细胞（orphan stem cell）。另外，应用体细胞核移植SNT（somatic nuclear transfer）技术可制造具有和供核的体细胞基因组完全相同的ES细胞。把已分化的体细胞的核注入到一个去核卵细胞中，重新启动已分化的供体细胞核的原始发育程序，使其发育形成囊胚后，再从中分离ES细胞。这种用体细胞核移植技术制造的ES细胞与供核的体细胞具有相同的基因组，因此，利用此技术可以建立与宿主遗传背景完全相同的ES细胞，用后者作为移植细胞的来源，就能从根本上克服免疫排斥。因为ES是最典型的胚胎干细胞，因此我们以ES细胞为例介绍胚胎干细胞，并对ES细胞和EG细胞做简单的比较。

一、ES细胞的建系

所谓ES细胞的建系，就是建立使ES细胞永久性的进行非分化增殖的体外培养方法。小鼠ES细胞的体外培养技术始于20世纪80年代。1981年科学家从鼠的胚泡分离出内细胞团，利用成纤维细胞作为培养ES细胞的饲养层，成功地建立了体外培养哺乳类ES细胞的方法。所获得的小鼠ES细胞具有正常的二倍体核型，产生三个胚层和原始生殖细胞的特性，把ES细胞注入到裸鼠可产生畸胎瘤。小鼠ES细胞的培养和操作技术目前在分子生物学研究中已经得到广泛应用，比如基因敲除等多种基因修饰技术都是利用小鼠ES细胞来进行的。而人的ES细胞建系直到90年代末才得以成功。1998年，美国科学家Thomson等用病人捐献的受精卵在体外发育成胚泡，又从胚泡内细胞团中分离并建立了人的ES细胞系。这些细胞具有高水平的端粒酶活性，并表达ES细胞所特有的一系列标记。它们可以在体外永久传代，并保持正常核型。如果把他们注射到免疫缺陷鼠的体内，可以形成畸胎瘤；而这些畸胎瘤包括了三个胚层来源的所有细胞类型，证明了人的ES细胞的亚全能分化特性。

二、ES细胞的生物学特性和鉴定标准

ES细胞来源于胚泡的内细胞团。一株合格的ES细胞系能够在体外进行无限制的对称分裂，进行非分化增殖或永久性自我复制，并维持稳定的二倍体的正常核型。此外，ES细胞具有亚全能分化的潜能，可以分化成不同胚层的各种功能细胞。因此，ES细胞应该表达转录因子Oct-4、Nanog和碱性磷酸酶（ALP）等以及其他多种胚胎干细胞的标记。

除了其分子表型特征，鉴定胚胎干细胞的另一重要方面是研究它的亚全能分化潜能。目前确定ES细胞亚全能分化潜能的方法大概有三种。不同来源的干细胞在这三种鉴定方法中的表型并不完全一致。

一种方法是将受试的细胞注入到一个正处于胚胎发育的胚泡内，把这种“杂合”的胚胎移植到雌性假孕鼠的子宫内。如果受试细胞是亚全能的胚胎干细胞，就能和受体的囊胚共同发育成子代动物个体，这样的子代动物叫作嵌合体（chimera）。嵌合体动物是指子代动物的各种组

织和器官中都包含了来源于两种不同基因背景的细胞，而这样的组织也称作嵌合组织。

确定ES细胞亚全能性的第二种方法是将ES细胞注入到同种的或免疫缺陷性小鼠的皮下、睾丸或者肾包囊，以观察注入的细胞在宿主动物体内是否形成畸胎瘤。显微镜下观察时，形成的畸胎瘤具有从胚胎三个不同胚层来源的各种细胞类型。典型的畸胎瘤含有多种组织细胞和类似的组织结构，如上皮组织、肌肉组织、神经组织、骨和软骨等。

用于确定ES细胞亚全能分化的第三种技术是把受试细胞在体外进行随机自发的分化或诱导它们向不同胚层的细胞分化。一般的方法是去除饲养层细胞后，加入白血病抑制因子LIF到培养基中，几天后，ES细胞聚集并形成类胚体（embryoid bodies）。如果受试细胞具有亚全能分化的特性，许多情况下，可以观察到它们在培养皿中形成的类胚体类似于畸胎瘤。类胚体是由三个胚层——内胚层、中胚层和外胚层中未分化以及部分分化的细胞无序排列所形成的结构。如果在类胚体的培养液中加入特定的分化诱导因子，就可以定向诱导胚胎干细胞向特定方向分化，比如在cAMP诱导下向神经细胞分化。

三、ES细胞和EG细胞性状的比较

在Thomson等人建立人ES细胞系的同时，美国约翰·霍普金斯大学的Geahart等人尝试从流产胎儿的生殖嵴部位分离EG胚胎干细胞。EG细胞和ES细胞在许多方面是类似的。比如，他们都表达胚胎干细胞的系列标志，在体外都能够自我复制。在一定条件下，它们都能自然分化为三个胚层来源的各种细胞。

然而，EG细胞和ES细胞不仅组织来源不同，它们在体外的增殖特性和体内的行为也不尽相同。例如，人的ES细胞在体外可以无限制生长而保持非分化状态，而人的EG细胞目前只能在体外培养20代。另外，如果注射到免疫缺陷鼠的体内，人的EG细胞不能像ES细胞那样产生畸胎瘤。到目前为止，世界范围内已有多家实验室建立了人的ES细胞系，但没有稳定传代的EG细胞系。因此，对于EG细胞还缺乏深入的认识。为了便于比较不同来源干细胞的性状特征，特列表如下（表23-1）。

表23-1　ES细胞与EG细胞性状的比较（参考北京大学干细胞研究中心）

标记	鼠ES细胞	人ES细胞	人EG细胞	人EC细胞
SSEA-1	+	-	+	-
SSEA-3	-	+	+	+
SSEA-4	-	+	+	+
TRA-1-60	-	+	+	+
TRA-1-81	-	+	+	+
ALP	+	+	+	+
Oct-4	+	+	+	+
端粒酶	+	+	+	+

第三节 几种成体干细胞

一、造血干细胞（hematopoietic stem cell，HSC）

造血干细胞首次在早期胚胎卵黄囊的血岛中出现，然后迁移到主动脉 - 生殖腺 - 中肾区；在胎龄10到11天的小鼠，造血干细胞又迁移至肝脏，最后落户到脾和骨髓。大概由于不同胎龄的造血干细胞的分化程度不尽相同，不同部位来源的造血干细胞的生物学特性略有差异。特别是分化后形成的红细胞形态大小和基因表达水平都有差异。但对于成人而言，骨髓是各种血液细胞的真正来源。

人们早已知道造血干细胞存在于成人骨髓中，从骨髓中分离出的造血干细胞治疗血液系统的疾病，已经在临床得到广泛应用。作为干细胞移植和再生医学的先驱，美国华盛顿大学医学院的 Don Thomas 教授为此获得了诺贝尔奖。尽管 HSC 的存在并无争议，但对 HSC 的特异性标记和分离的方法却一直是一个活跃的研究课题。对于人的 HSC 而言，其表面标记主要有 CD34+、CD59+、Thy1+、CD38low/-、C-kit-/low、lin-（lineage commitment marker）。这些表面标记为分离和纯化HSC提供了重要的依据。然而必须指出，没有任何一个表面标记是绝对特异的。实际上，通过细胞表面标记分离的细胞是以某一类干细胞为主的混合细胞群体。尽管这样，一般认为，造血干细胞是以 CD34+/Thy1+/lin- 为标记的细胞亚群。无论在体内还是体外，这一亚群细胞能够分化为血液系统的各种功能细胞，包括红细胞、粒细胞和各种淋巴细胞等。而且在临床应用中，按这样的标准分选的造血干细胞，移植后能够重建病人的造血系统。

尽管造血干细胞在体内可持续进行自我复制和增殖，但它们在体外常常分化或死亡。人们多年来尝试在体外刺激造血干细胞的非分化扩增，比如在培养液中加入多种淋巴因子或细胞因子。其中研究最多的因子是粒细胞 - 巨噬细胞集落刺激因子GM-CSF和白介素 -3（interleukin-3）。其实，造血干细胞的增殖和分化是受细胞与其微环境之间，包括各种细胞因子、细胞外基质以及不同细胞之间的多因素相互作用调控的。直到人们对上述过程及其协同调节的机制弄清之后，才能做到理想的非分化增殖。在本章第一节讲到的关于骨髓SNO细胞通过N-cadherin作用于造血干细胞，通过 BMP 及 Notch 分子共同调节造血干细胞的增殖和分化，为造血干细胞的研究提供了新的思路。

除了骨髓中的造血干细胞外，人们还研究是否能从脐带血，甚至从脐带组织中分离造血干细胞。虽然已有人尝试用脐带血干细胞代替骨髓来源的造血干细胞重建造血系统，但对结果的评价存在相当的争议。有两点需要注意，第一，脐带组织中的细胞种类是不均一的；第二，随着胎龄的不同，脐带血中的细胞成分会发生很大的变化。我们最近的研究表明，25周胎龄前的脐带血中富含间充质干细胞，而足月胎儿脐带血中几乎不含间充质干细胞。因此，对于不同胎龄脐带血中造血干细胞的含量，以及脐带血中造血干细胞和骨髓造血干细胞的性状差异，也应该做进一步的研究。

二、神经干细胞和神经前体细胞

1. 分布：神经干细胞来源于胚胎发育时期的神经上皮。发育早期神经管由假复层柱状上皮细胞构成，这种特化的上皮细胞叫做神经上皮细胞，它们处于活跃的DNA复制和有丝分裂状态。在由神经上皮细胞构成的神经管内进行，DNA合成的细胞靠近神经管的外界膜，而进行有丝分裂的细胞存在于管腔的内部。在神经管闭合后，一部分神经上皮细胞沿管壁垂直方向移行到神经管外膜下，分化为神经母细胞（neuroblast），它们实质上就是神经系统各种细胞的前体细胞（neural progenitor cell），而神经上皮细胞就是神经干细胞 （neural stem cell）。随着神经上皮的进一步发育，神经管逐渐分为三层，最内层为室管膜（ventricular zone， VZ），此层在成年属脑室系统。在发育过程中， 神经干细胞从室管膜向外迁移到位于脑室层与中间层交界处，继续增殖分化形成脑室下区（subventricular zone， SVZ），但一部分细胞仍然保持DNA合成和细胞分裂的能力。成年神经干细胞存在最多的区域是海马的齿状回、侧脑室的室管膜下区和嗅脑，均与室管膜和脑室下区的结构有关。

中枢神经系统中的星形胶质细胞和少突胶质细胞在发育中，可能从共同的神经胶质母细胞（glioblast）分化出来。其中一部分细胞分化为垂直于神经管的放射性胶质细胞（radial glial cell）引导神经元迁移，成熟后分化为星形胶质细胞。最近有人提出，这种放射性胶质细胞虽然表达胶质细胞酸性蛋白GFAP（glial fibrillary acidic protein），但具有分化为各种神经元和神经胶质细胞的潜能，并沿着脑室迁移到嗅脑，因此认为这些细胞实际上是神经干细胞。可见，传统公认的星形胶质细胞标记GFAP并非是星形胶质细胞特有的标记，而作为星形胶质细胞本身或许还有许多人们不知道的功能。

其实，神经干细胞的分布比以前知道的区域广泛。1992 年 Reynolds 和 Richards 先后在成年鼠的纹状体和海马中分离出神经干细胞，之后在中枢神经系统其他部位，如端脑、间脑、中脑、脑干和脊髓相继分离出神经干细胞或神经前体细胞。神经干细胞和神经前体细胞的不同在于，前者可以分化为神经系统各种功能细胞包括神经细胞和胶质细胞；而前体细胞只能分化为一种功能细胞。最近有人提出是否表达转录因子BMI-1，是神经干细胞与神经前体细胞区分的标志之一。

2. 神经干细胞的标记和生物学特性

最早人们把巢蛋白nestin作为神经干细胞的标记，但后来发现巢蛋白的表达不限于神经系统，在胰腺干细胞、成纤维细胞和肌细胞中也有表达。巢蛋白属于细胞骨架系统中间纤维的组成成分，因为在神经管发育阶段高表达，在成年神经元不表达，因此也把它作为神经干细胞的标志之一，目前认为，巢蛋白 nestin 和 GFAP 双阳性的未分化神经细胞可能是神经干细胞。同样，转录因子 BMI-1 也在多种组织中表达，但也可以作为神经干细胞的标志之一。

其他转录因子比如 SOX1/2/3 等，也可以作为神经干细胞标志，因为去除它们就没有神经上皮的形成。但对于它们在神经干细胞中的作用，还缺乏深入的研究。有人利用流式细胞分选技术筛选出CD133+表面标志的细胞，并证明它们能够分化为神经元和胶质细胞。因此，CD133 抗原可能也是神经干细胞的表面标志之一。最近，有研究表明，一种叫做 TLX 的孤核受体（orphan nuclear receptor）与神经干细胞的增殖和分化功能都密不可分，可能是目前神经干细胞最有代表性的标记分子。但实际上，目前为止，神经干细胞还没有被人们普遍接受的单一的特异性标记。

神经干细胞在培养中很难贴壁，往往形成聚集状球体而生长，这种生长方式称为神经球（neurosphere）样生长。英国科学家 Sevedson 最先建立了神经干细胞在体外的神经球样培养方法，但该方法的局限性在于神经干细胞的增殖非常缓慢，又由于神经球内的细胞处于不均一的分化状态，很难获得大量均一的神经干细胞。人们正在寻求怎样使神经干细胞贴壁生长，以建立简单有效的大量培养神经干细胞的培养方法。

三、间充质干细胞和骨髓基质细胞

间充质细胞来源于中胚层，可以从骨髓、软骨和骨组织中分离得到。但近几年的研究表明，这类细胞易于在体外扩增，并且在不同的诱导条件下，它们可以向多种组织细胞分化。因此提出了间充质干细胞的概念。

在造血干细胞分化为成熟血细胞的过程中，骨髓基质细胞起到了相当重要的调控功能。骨髓基质细胞具有很多不同于造血干细胞的特征。在体外两种细胞类型易于区分。从骨髓分离的多种细胞混合物以低密度铺在培养皿中时，基质细胞粘附在培养皿的表面，而造血干细胞则不能。在特殊的培养条件下，骨髓基质细胞从单个的细胞聚集形成集落，称为集落形成单位(colony forming unit)。这些集落细胞就是人们通常所说的间充质干细胞。这也是实验室通常分离间充质干细胞的方法。

间充质干细胞目前还没有准确的定义。一般来讲，他们表达一系列细胞表面分子，包括CD44，CD71，CD90，CD117，CD147等；但不表达血液细胞的标记比如CD34，CD45和MHC-II 分子等。它们在 EGF 和 bFGF 等有丝分裂原的作用下在体外可以长期增殖，而且在一定条件下，具有相当的多分化潜能。实际上，间充质干细胞是一个混合细胞群体，很难以一个表型对它进行筛选。而且，不同的培养条件、不同的培养时间、不同的种植密度都会影响到其细胞表面一系列特异性抗原的表达。

最近有报道从不同胚层组织中分离到一种和间充质干细胞表型非常相近的细胞亚群，它们在体外增殖良好，具有较强的多分化潜能。这种细胞是否具有跨胚层分化的能力有待进一步的研究。

（李凌松）

参考文献

1. Bai-Y, Lin-C, Hu-Q, Li-X, Wang-Y, Xu-G, Hong-A, Shen-L and Li-L: Telomerase immortalization of human neural progenitor cells. NeuroReport 15：245-49, 2004
2. Braun K, Niemann C, Jensen U, Sundberg J, Silva-Vargas V, Watt F. Manipulation of stem cell proliferation and lineage commitment: visualisation of label-retaining cells in wholemounts of mouse epidermis. Development. 130:5241, 2003
3. Dirk-G and Anton-G: Spermatogonial stem cells. Current Opinion in Cell Biology 10:794, 1998
4. Cui-Y, Yu-M, Zhang-H, Zhao-Y, Xu-T, Ma-Y, Wang-H, Shen-L and Li-L: Mesenchymal stem cells from multiple tissues bear a resemblance in both appearance and character. Stem Cell and Cellular Therapy 2 : 26-31, 2003
5. Molofsky-A, Pardal-R, Iwashita-T, Park-I, Clarke-M and Morrison-S: BMI-1 dependence distinguishes neural stem cell self-renewal from progenitor proliferation. Nature 425:962, 2003

6. Nichols, Zevnik, Anastassiadis, Niwa, Klewe-Nebenius, Chambers, Scholer and Smith: Formation of pluripotent stem cells in the mammalian embryo depends on the POU transcription factor OCT4. Cell 95: 379, 1998
7. Shi-Y, Lie-DC, Taupin-P, Nakashima-K, Ray-J, Yu-RT,Gage-F and Evens-R. Expression and function of orphan nuclear receptor TLX in adult neural stem cells. Nature 427:78-81, 2004
8. Yu-m, Xiao-z, Shen-l and Li-L: Mid-trimester fetal blood derived adherent cells share characteristics like mesenchymal stem cells but full term umbilical cord blood is not. British J. Haematology 124:666-675, 2004
9. Zhang-J, Niu-C, Ye-L, Huang-H, He-X, Tong-W, Ross-J, Haug-J, Johnson-T, Feng-J, Harris-S, Wiedemann-L, Mishina-Y and Li-L: Identification of the haematopoietic stem cell niche and control of the niche size. Nature 425:778, 2003
10. http://stemcells.nih.gov/stemcell/scireport.asp

第二十四章　神经元和神经胶质细胞

神经元（neuron，亦称神经细胞nerve cell）和神经胶质细胞（neuroglial cell）是构成神经系统的基本成分。神经元是神经系统中的基本结构与功能单位。神经元的类型依据在中枢的位置，而具有特异的功能。神经元具有独特的形态结构——神经元胞体和突起。神经元之间借助突触（synapse）彼此联结，形成极其细微而有序的、复杂而有规律的神经网络（neural network）。神经网络具有感受体内、外刺激和传导冲动的特性，对人体内、外环境变化引起的刺激，做出相应的反应，以协调人体各部分和谐地动作。人脑由10^{12}以上的神经元组成，其结构和功能最为复杂。

His（1886），Forel（1887），特别是Romon Y.Cajal（1852～1934）提出神经元学说（neuron doctrine 或 neuronal theory），认为神经元及其突起是一个具有独立的细胞形态和功能的基本单位，神经元间的联系只是接触，而不是通连（图 24-1）。1958 年 Palay 用电镜技术进一步证实了神经元间的相接部位具有胞膜和间隙。

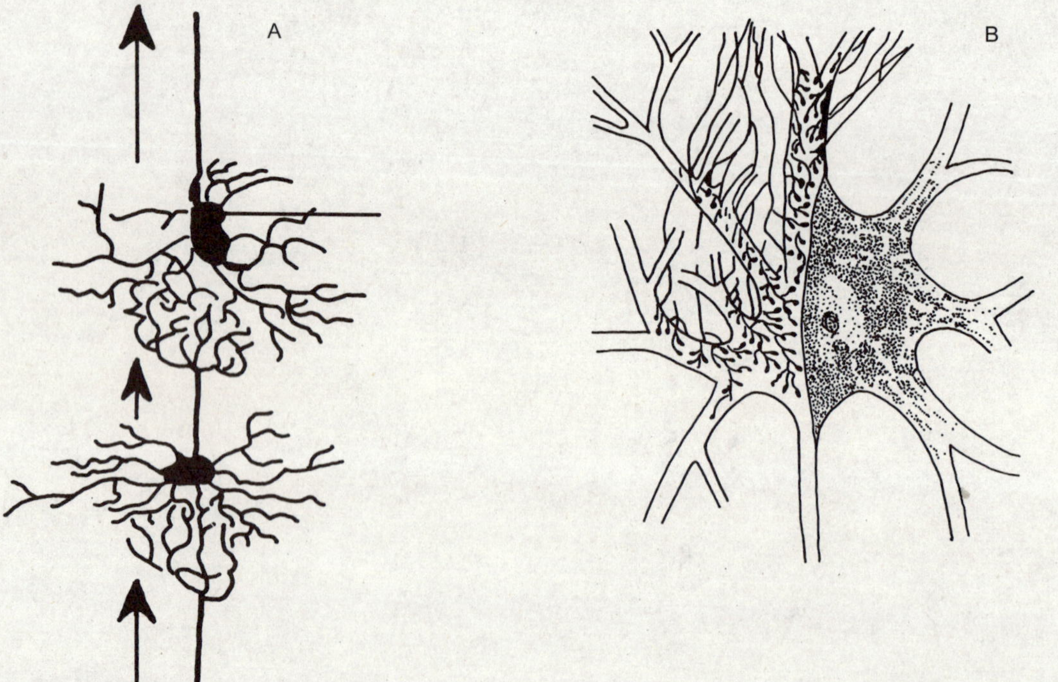

图 24-1　A. Cajal 的神经元学说：神经元的联系只是接触，而不是通连。B. 神经元胞体和树突表面通过突触与许多神经元联系

神经系统内另一类细胞即神经胶质细胞，其数量比神经元多10～50倍，分布于神经元与神经元和神经纤维之间，完成对神经元的支持、营养和传导神经冲动的作用等。最新研究表明，胶质纤维酸性蛋白（glial fibrillary acid protein，GFAP）阳性的星形胶质细胞在细胞迁移、分化和修复损伤等方面具有重要的潜能。

第一节　神经元

神经元接受和传递信息的功能决定了神经元的形态。神经元具有长的突起，其长度超过体内任何其他类型的细胞。神经元接受来自体内、外的刺激，通过胞膜电位（membrane potential）的变化转化为动作电位（actional potential）或神经冲动（nerve impulse）并沿胞突传递，经神经元的整合（integration），再将其冲动传至另一个神经元或效应器官，使下一个神经元发生功能变化，完成神经系统的各种活动。两个神经元之间的信息传递既有借助于电信号的，也有借助特异性的化学物质，即神经递质（neurotransmitter）的。

20世纪30年代已经提出神经末梢释放神经递质的概念，不仅证实神经末梢释放递质“化学传递”是神经元间突触传递的基本方式之一，而且Scherrer（1928）等还证实在下丘脑一些神经核团（视前核、视上核和室旁核）内的神经元具有内分泌功能即神经内分泌（neuroendocrine）功能。

神经元产生的生物活性物质可分为神经递质和神经调质。神经递质是一种参与突触传递的化学物质，它由突触前神经元合成并在末梢处释放，经过突触间隙作用于突触后神经元（或效应器细胞）上的相应受体，引起跨越突触的信息传递或触发效应细胞的功能活动。神经调质（neuromodulator）也是由神经元产生，并作用于相应的受体，但它们在神经元之间不直接起传递信息的作用（或触发效应细胞的功能活动），只是起调制递质的作用。主要的神经递质有：① 胆碱类递质：如乙酰胆碱（acetylcholine，Ach）；② 单胺类递质：如去甲肾上腺素（noradrenalin，NA）、肾上腺素（adrenalin，A）、多巴胺（dopamine，DA）和5-羟色胺（serotonin 5-HT）等；③ 肽类递质：如P物质（substance P，SP）、β-内啡肽（β-endorphin，β-EP）、脑啡肽（enkephalins，ENK）、强啡肽（dynorphin，DYN）、血管活性肠肽（vasoactive intestinal polypeptide，VIP）、胆囊收缩素（cholecystokinin，CCK）和神经肽Y（neuropeptide Y，NPY）等；④ 氨基酸类递质：包括兴奋性氨基酸（谷氨酸 glutamic acid，Glu; 天冬氨酸 aspartic acid，Asp）和抑制性氨基酸（γ-氨基丁酸γ-aminobutyric acid，GABA；甘氨酸glycin，Gly）；⑤ 其他：一氧化氮（nitricoxide，NO）、一氧化碳（carbon monoxide，CO）和组胺（histamine）等都可能是中枢和外周的神经递质。神经调质一般均为肽类物质，但有些肽类物质在一种情况下发挥递质的作用，而在另一种情况下却作为调质而发挥作用。人体复杂的生理机能，不仅依赖神经系统，而且还依赖内分泌系统（激素）来调节。即所谓的神经体液调节（neurohumoral regulation）。

一、神经元的大小与分类

（一）神经元的大小

神经元是高度分化的细胞，具有独特的形态结构与功能。神经元分为胞体和突起两部分。

胞体呈圆形、菱形、三角形、菱形和星形等。胞体的大小由于形态多样而变化较大。最小细胞体的直径为5～6μm，如小脑的颗粒细胞和大脑皮质的星状细胞；大神经元的胞体直径为25～100μm，如脊神经节细胞、脊髓前角运动神经元和大脑皮质的Betz细胞。突起分为树突（dendrite）和轴突（axon）。树突有多种形式，有的呈丛状分枝，与其他神经纤维共同构成神经毡（neuropil），如小脑的浦肯野细胞。大脑皮质的锥体细胞有主树突（或尖端树突，apical dendrite）和侧树突。有些树突表面发出多种形状的细小突起，称为树突棘（dendrite spine），简称小棘（spine）。轴突的长度为10μm乃至1m，其末端与其他细胞以突触相接连。神经元是一类高度分化的细胞，其突起和突触的形态结构，是神经细胞独具的特点。一个神经元可与数个甚至近百个神经元相联系，以维持整体机能的协调（图24-2）。

上面所述神经元的大小是指其胞体的直径，而不是神经元的真实大小。细胞核周体仅占神经元胞质的极少部分，一般不超过1%，而轴突内的胞质轴浆部分和树突内的胞质占细胞胞质的大部，是细胞核周体的数十倍乃至上百倍。神经元突起增加了神经元的表面积，是一个神经元直接与近百个神经元相互作用，进行整合的结构基础。

（二）神经元的分类

1. 按神经元突起的数目分类：

（1）单极神经元（unipolar neuron）自胞体发出一个突起，随即呈“T”字形分叉，分别为周围突和中枢突。周围突接受感受器的传入冲动，中枢突将冲动传入中枢内与其他神经元形

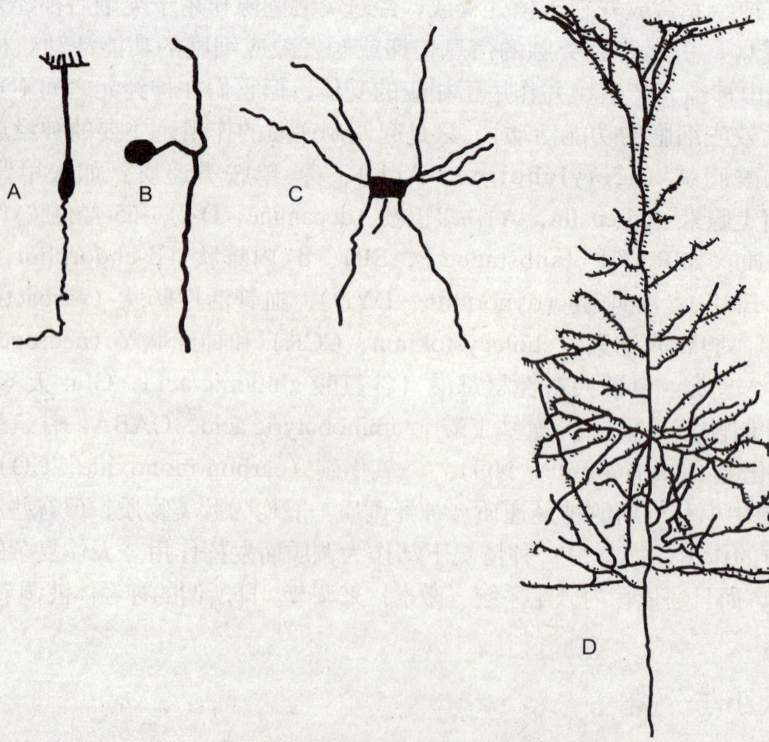

图 24-2　神经元的各种类型

双极神经元（A），单极神经元（B），多极神经元（C）；短轴突神经元（C），长轴突神经元（D）。

（参考 Stem Cell: Scientific Progress and Future Research Directions）

成突触联系。此类神经元亦称为假单极神经元，多见于脑、脊神经节中的一级感觉神经元（图 24-2 B）。

（2）双极神经元（bipolar neuron）胞体呈梭形，其两端各发出一个突起，分别为树突和轴突。如嗅黏膜内的嗅细胞和视网膜内的双极细胞（图 24-2 A）。

（3）多极神经元（multipolar neuron）具有多个树突接受其他神经元的传入，只有单个轴突将胞体冲动传导至另一个神经元或效应器。例如脑和脊髓内的运动神经元，以及植物神经节的神经元（图 24-2C，D）。

2. 按神经元轴突的长短分类：

（1）Go1gi Ⅰ型神经元为长轴突的神经元，跨过本区灰质伸展到较远的部位。

（2）Golgi Ⅱ型神经元为短轴突的神经元，与本区局部神经元联系。

3. 按神经元传导信号的功能分类：

（1）感觉神经元（sensory neuron），胞体位于脑、脊神经节内的单极或双极神经元多属于此类，将内、外环境各种刺激信息，如痛、温、压、触和本体感觉以及特殊躯体感觉（光、声）和特殊内脏感觉（嗅、味）等传至中枢唤起感知。

（2）运动神经元（motor neuron），胞体位于中枢部，为多极神经元，传导中枢的冲动至周围效应器，支配骨骼肌、心肌、平滑肌收缩和腺体分泌活动等。

（3）中间神经元（interneuron）为多极神经元，位于感觉神经元与运动神经元之间，对不同来源的感觉信息进行综合、分析、加工，再发出相应的指令传导至相应的神经元，起联络作用，亦称联络神经元。

4. 按神经元释放的神经递质分类：用免疫荧光组织（细胞）化学、免疫酶标组织（细胞）化学、荧光酶标和放射自显影等方法，可以确定神经元释放的递质的特性。根据释放递质的种类分为：

（1）胆碱能神经元（cholinergic neuron）分布非常广泛，中枢内大多数感觉特异投射系的神经元和运动系传出神经元都属此类。

（2）去甲肾上腺素能神经元（noradrenalinergic neuron）和肾上腺素能神经元（adrenalinergic neuron）：主要分布于延髓、脑桥，整合内脏感觉和运动。

（3）多巴胺能神经元（dopaminergic neuron）主要分布于中脑腹侧被盖区和黑质，主要投射至纹状体。除此以外，多巴胺能神经元还分布于中脑网状结构、边缘叶皮质，以及下丘脑室周区等。

（4）5-羟色胺能神经元（serotoninergic neuron）主要分布于脑干中缝核（raphe nuclei）附近。

（5）含氨基酸类递质神经元其所含递质可分为：

① 兴奋性氨基酸递质有谷氨酸（glutamic acid）和天冬氨酸（aspartic acid）

② 抑制性递质有γ—氨基丁酸 （γ -aminobutyric acid，GABA）和甘氨酸（glycin）

（6）肽能神经元：神经系统内肽类作为神经调质不下十多种，分布广泛，且有区域重叠。在此仅简介主要的肽能神经元。

① P 物质（substance P，SP）：SP 是第一个发现的神经肽，主要分布于初级传入神经元。SP在脑内的分布还见于纹状体、黑质、杏仁核、下丘脑、大脑皮质、蓝斑、脊髓后角等，与痛

觉传递有关。

② 血管活性肠肽（vasoactive intestinal polypeptide，VIP）：VIP 首先发现于肠，脑内以大脑皮质含量最高，存在于Ⅱ～Ⅳ层。VIP 还分布于杏仁核、视交叉上核、脑干及脊髓等。VIP 与 Ach 共存。

③ 阿片肽：内源性的阿片肽是在哺乳动物脑中天然生成的具有阿片样活性物质。阿片肽的大小相差悬殊，从 5 个氨基酸的脑啡肽至 31 个氨基酸的 β- 内啡肽，5 个共同的关键性氨基酸序列即：酪氨酸 - 甘氨酸 - 甘氨酸 - 苯丙氨酸 - 甲硫氨酸（或亮氨酸）是阿片肽家族的标志，也是与阿片受体结合及表现阿片样药理活性所必须。阿片肽种类多，在脑内的分布广泛而复杂，至今仍是人们探索的课题。

此外，神经系统内有数十种的各种肽类神经元，如胆囊收缩素（cholecystokinin，CCK）、神经降压肽（neurotensin，NT）、生长抑素（somatostatin，SMO）、血管紧张素 Ⅱ（angiotensin Ⅱ）、促甲状腺激素释放激素（thyrotropin releasing hormone，TRH）、蛙皮素（bombesin，BOM）、后叶加压素（vasopressin，VSP）、胃泌素（gastrin）、激动素（milatonin）、胰多肽（pancreatic polypeptide）、胰岛素（insulin）和脑高血糖素（glucagon）等。

这些神经元中，并非仅含有单一神经介质，而有共存现象。如Bunge等（1978）发现发育中的交感神经元内存在 NA 和 Ach，在一定条件下可以释放单一的 NA 或 Ach，但也可两者同时释放。大量研究表明，VIP 与 Ach 共存（Anggard 等 1979）；在延髓下段 5-HT 与促甲状腺素释放激素共存（Hökfelt 1978）；在人大脑皮质神经元内有鸟胰多肽（avian pancreatic polypeptide，APP）和生长抑素共存（Vincent 等1982）的现象。多种神经递质和神经调质共存以及同一细胞上的不同受体类型的存在构成机体复杂和多样化的神经调节模式。递质、调质和受体是实现复杂调节机制的基础。

二、神经元的结构与功能

神经元胞体可分质膜、含有细胞器的核周质（perikaryon）和细胞核三部分。

（一）神经元胞膜

主要是磷脂双分子层与嵌入其间的蛋白质构成的7nm厚的膜。由蛋白质及脂类双层亲水集团与锇酸作用形成的内、外电子致密层和脂双层的疏水部分形成的中间透明层。由于神经元质膜和神经髓鞘膜的含脂量很高，可达75%～80%（蛋白质18%，糖类3%），所以神经元质膜在电镜下所见的三层结构是不清晰的。神经元的质膜包含数以千计的电压门控Na^+通道（voltage-gated Na^+ channel），在通道两侧有与Na^+、K^+特异结合的位点。通道的开闭，由闸门颗粒蛋白质控制，这些闸门颗粒蛋白质有开放型和关闭型两种，二者构型上的转变决定离子通道的开放和关闭，而构型的变化又取决于膜电位的改变。当神经元处于静息电位时，Na^+通道中的活化闸门颗粒处于关闭状态，Na^+不能通过。当静息电位向去极化转变时，关闭的活化型闸门颗粒开放（图 24-3）。

在膜外表面还结合一些特异蛋白质（糖蛋白或脂蛋白）为受体，以接受相应的递质传导的信息。神经元质膜延续为树突和轴突的表面膜，在突触处胞膜又形成特殊的形态结构，这对神经元传导冲动、释放递质和处理信息等起着特殊的作用。

（二）细胞器

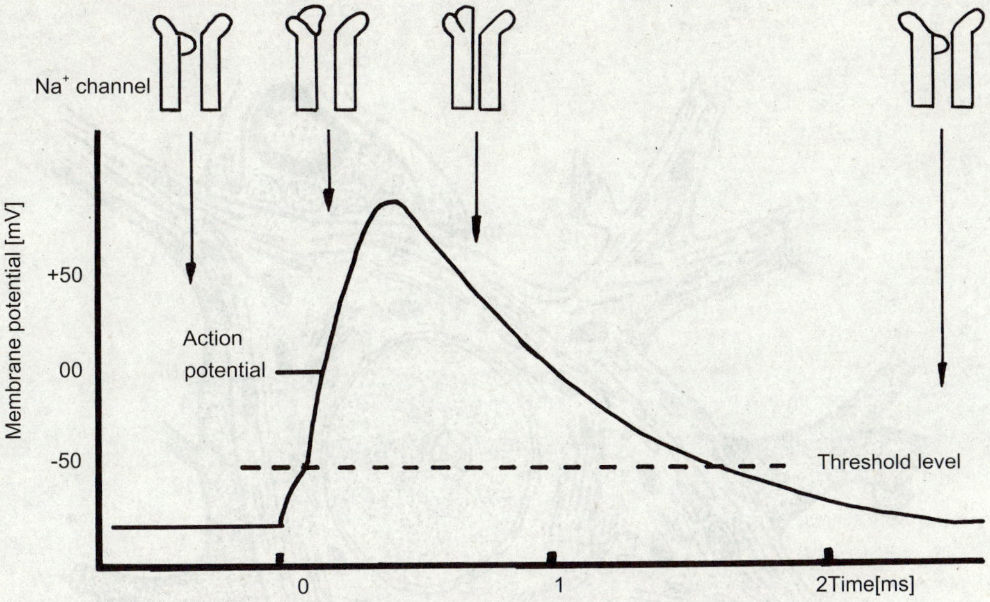

图 24-3 神经元质膜 Na^+ 离子通道与动作电位的产生

[参考 Alberts, Johnson and so on Moleuclar Biology of cell (Fourth Edition)]

1. 细胞核（nucleus）大多数神经元含有一个大而圆的细胞核。嗜碱性染料染色后，光镜下胞核浅淡，核膜轮廓清晰，可见 1 ~ 2 个深染核仁。核内含有由 DNA 和蛋白质组成的常染色质和异染色质以及核仁。异染色质紧贴核膜的内表面和核仁外周紧密排列，比较致密。常染色质比较分散，位于核孔附近及异染色质之间，呈小颗粒状。神经细胞核内常染色质较多，所以显得核大、均匀一致，似空泡状。神经元的核仁大而圆，可达核直径的1/4～1/3。通常每个核内只有一个核仁，偶见2～3个。雌性个体的神经元内异染色质常成小球状附于核仁或核膜内，称核仁卫星或称 Barr 小体。每个神经细胞核约有 10000 个核孔，表明合成代谢旺盛。

2. 核周质（perikaryon）

核周质是指细胞体内核周围的细胞质，含许多细胞器。

（1）游离核糖核蛋白体：神经细胞中作为蛋白质合成场所的核糖核蛋白体分布于胞体和树突内，而不分布于轴突。神经元除合成自身代谢所需要的结构蛋白（如单位膜上的蛋白质、受体、载体、递质、染色体、酶和核糖核蛋白体本身的蛋白质）外，还合成分泌蛋白（如酶、激素、抗体等）输送到细胞外发挥作用。

（2）粗面内质网：神经细胞中的粗面内质网称为尼氏体（Nissl body，图 24-4，6）。尼氏体仅分布于胞体和树突内，其形态、大小在各种不同神经元中不同；在同一种神经元的不同生理机能状态下也不同。在正常情况下，蛋白质合成时，核糖核蛋白体亦在不断地发生解聚、脱落、聚合、附着等变化。

（3）滑面内质网：在神经细胞中通常有由分枝小管形成的细网分布于核周、突起和突触前囊内。它可与粗面内质网、核膜、高尔基复合体或质膜相连。它亦依细胞生理状态而有所变化。亦有人认为突触小泡也是由滑面内质网断裂形成的（图 24-4，4）。

（4）高尔基复合体（Golgi apparatus）在神经元中有一些大而含有圆形致密核心的囊泡与高尔基复合体相连接，一些神经终末含有与神经递质有关的致密核心囊泡。另外乙酰胆碱的合

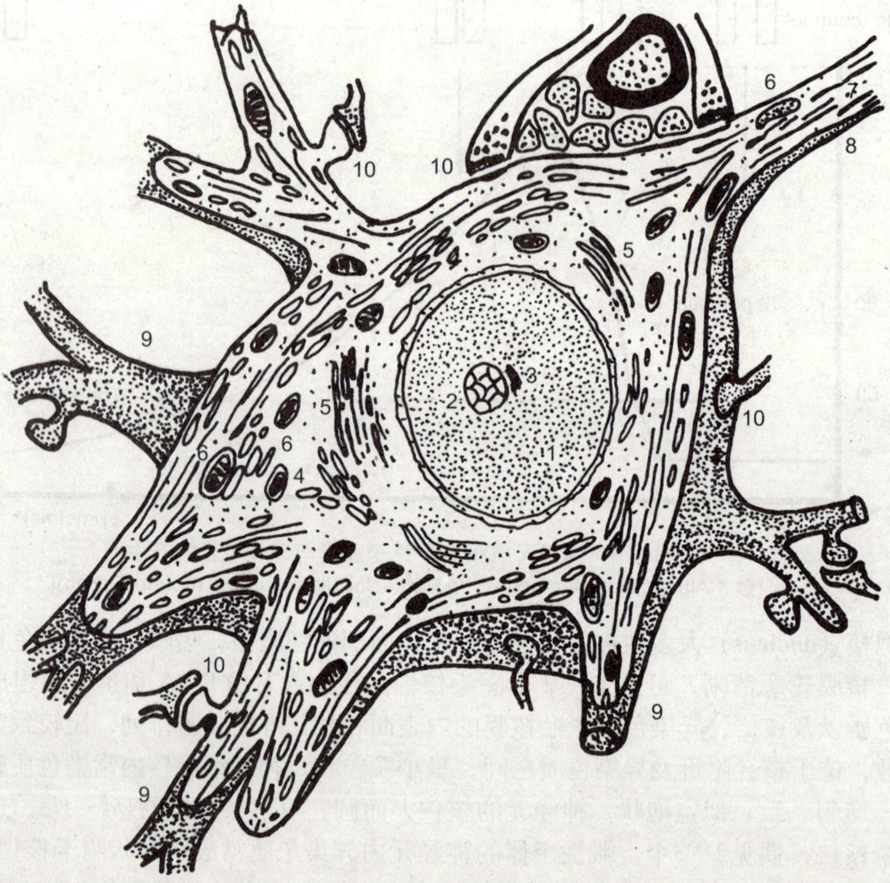

图 24-4 神经元的超微结构模式图

1. 细胞核 2. 核仁 3. Barr 小体 4. 滑面内质网 5. 高尔基复合体 6. 线粒体 7. 微管 8. 轴突 9. 树突 10. 突触。

成酶亦在高尔基复合体集聚后运至神经末梢。因此，高尔基复合体有形成新突触小泡和制造多肽类激素或其前体等功能。高尔基复合体的多少，与神经元的机能状态有关（图 24-4，6）。

（5）线粒体（mitochondria）：神经元中线粒体的大小、形态、多少各不相同。神经元中线粒体的变化很大，细长的、棒状的、球状的及颗粒状等均可同时出现在同一神经元。线粒体不仅存在于胞体，而且也分布于树突、轴突和末梢。神经元中线粒体内膜含致密基质颗粒，其他种类细胞少见。线粒体为细胞的一切活动提供能量来源，其分布与相关部位的能量消耗有密切关系。亦有人认为线粒体在末梢部位的出现，与神经元具有强的代谢活动及神经递质的合成、储存和释放有关。

（6）溶酶体（lysosome）：神经元的溶酶体有：①含40多种水解酶的初级溶酶体；②含作用物或消化产物的次级溶酶体；③含细胞退变产物（崩解的细胞器等）的自生性溶酶体；④经入胞作用把细胞外的液体或固体物质包以内陷的细胞质膜，尔后与溶酶体融合而成的异生性溶酶体。如神经元中脂褐质（1ipofusion）随年龄的增长而积聚，为成群的不规则小体，外包单层膜，内容物是未经消化的脂类残留物质的次级溶酶体。

(7) 微管、微丝和神经细丝（图 24-5）：

① 微管（microtubule）分布于核周以及树突和轴突中，属神经元的细胞骨架。此外，神经

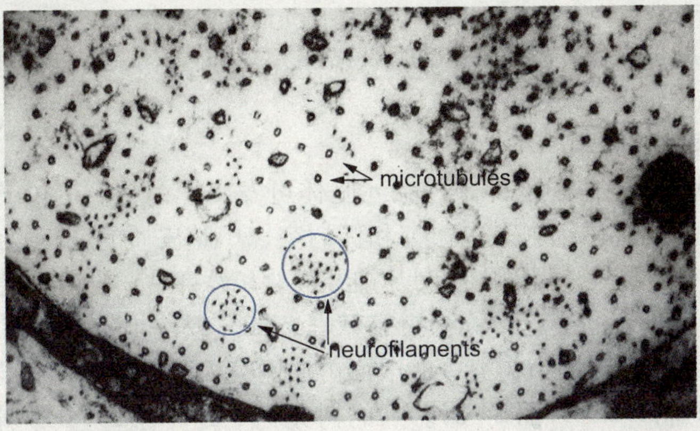

图 24-5　前角运动神经元轴突示微管（microtubules）和微丝（microfilaments）

元中的微管中还存在一种微管相关蛋白（microtubule associated protein，MAP），促进微管装配，与微管在细胞内的位置有关。微管与轴浆快相运输有关，如以秋水仙素能解聚微管则可阻断轴浆的快相运输。

② 微丝（microfilament）分布于神经元胞体、轴突和树突，构成丝状的网络。轴突的生长锥和树突棘均见微丝分布。

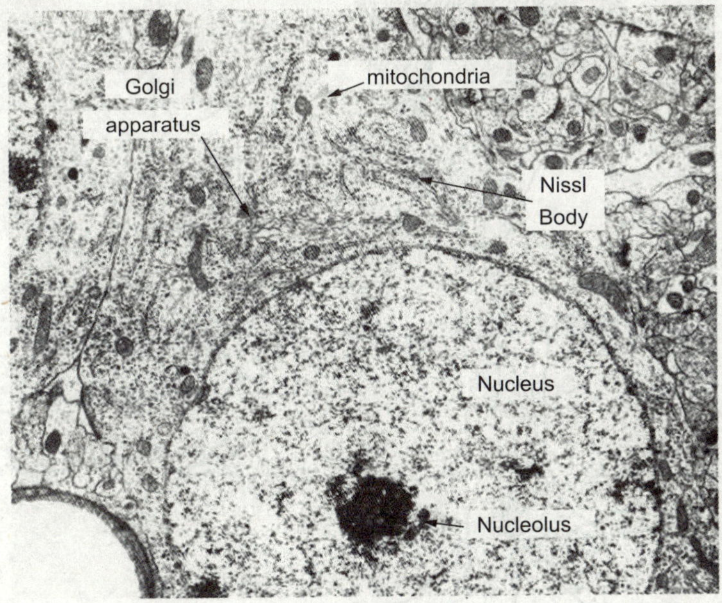

图 24-6　神经元超微结构

显示细胞核（nucleus）、核仁（nucleolus）、尼氏体（Nissl body）、高尔基复合体（Golig apparatus）和线粒体（mitochondria）。

③ 神经细丝（neurofilament）分布于近端树突和轴丘。神经细丝是由一组三种蛋白质组成，分子量分别是70kD、140kD和220kD。经银染色光镜下发现的神经原纤维主要是由神经细丝构成，对神经细胞主要起支持作用，与微管和微丝一起担负细胞内物质运输作用。细胞器在细胞内相对位置的移动、胞质的流动以及颗粒的排出等均与微丝的收缩功能有关。

（三）神经元突起

神经元突起由细胞体发出，接受传入冲动信号的突起称为树突，而发出冲动至其他神经元或效应器的突起，称为轴突。

1. 树突（dendrite）

树突可看作是神经元胞体的延伸。神经元胞体可发出一个至多个树突。树突有多种形式（图 24-7）。如大脑皮质的锥体细胞有主树突和侧树突，小脑皮质的浦肯野细胞树突反复分支，很似树丛。树突内含有线粒体、粗面内质网、神经细丝和微管等，树突近端还有高尔基复合体。

树突表面发出多种形态的突起，称为树突棘（spine）或称小棘，小棘长约2μm，有2～3个平行板层状的膜性结构，这是由树突中的滑面内质网突入而形成的，板层间还有少量致密物质，称为棘器（spine apparatus，图 24-8）。大的树突棘中可含有2～3个棘器。树突棘的存在扩大了树突的表面面积，以接受更多的轴突末梢。如小脑浦肯野细胞兴奋性突触位于树突棘，而抑制性突触位于树突干，树突棘的存在有整合传入神经元冲动信号的功能。

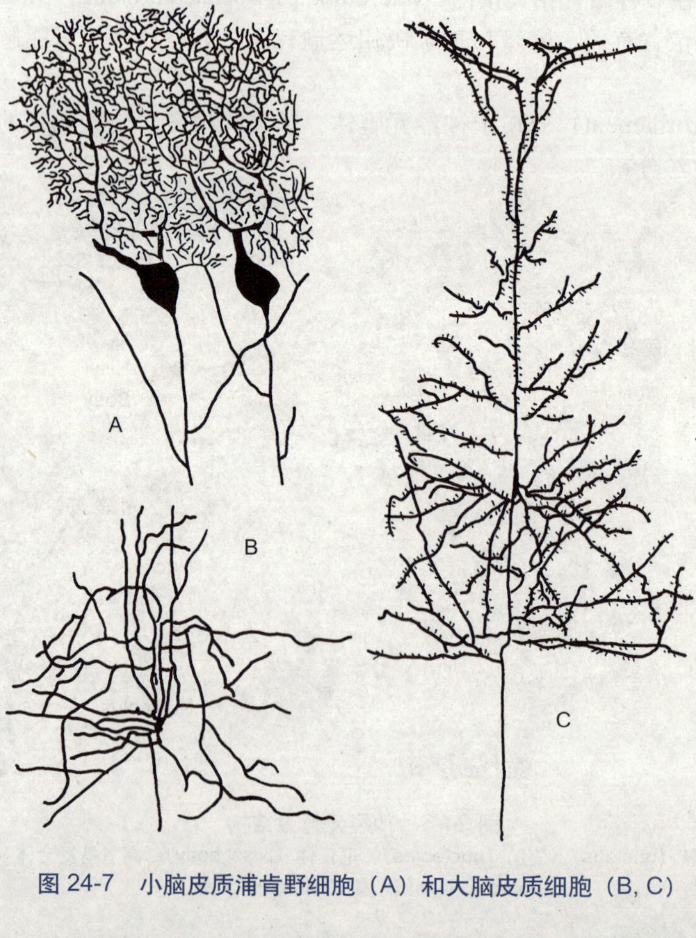

图 24-7 小脑皮质浦肯野细胞（A）和大脑皮质细胞（B, C）

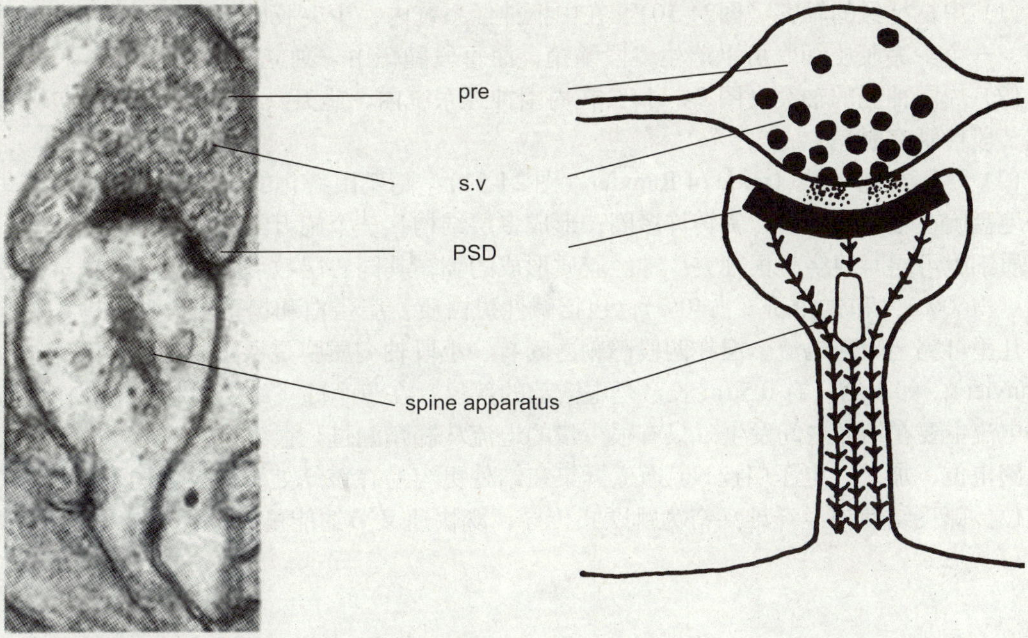

图24-8 树突棘结构，示突触前（pre.），突触小泡（s.v.），突触后致密物质（PSD），棘器（spine apparatus）

2. 轴突（axon）

轴突多由胞体的锥型隆起轴丘（axon hillock）发出，多是一条细而均匀的纤维。轴丘在形态上是一个几乎没有游离核糖体和粗面内质网的三角形或扇形区，电镜下可见大量细丝和微管。轴突有长 Golgi I 型和短 Golgi II 型，还可垂直地发出侧支。轴突分有髓鞘和无髓鞘之分。有些轴突形态复杂与功能有关，如小脑的篮细胞通过许多短轴突与多个浦肯野细胞联系（图24-9）。

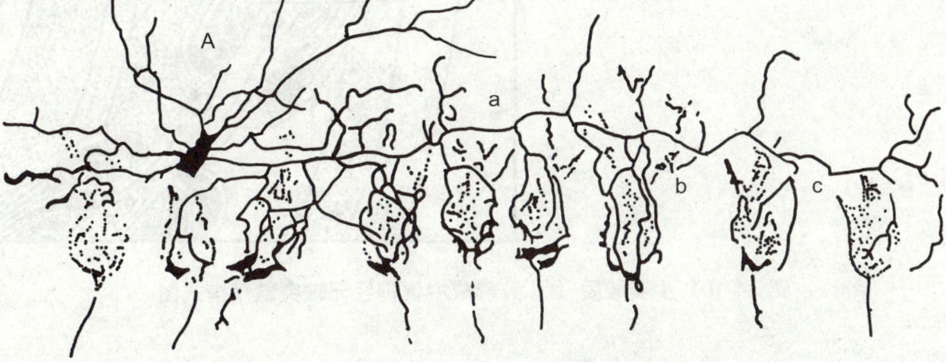

图 24-9 小脑篮细胞（A）发出长轴突（a）与短轴突（b、c）

(1) 中枢神经的轴突（图24-10）：在中枢神经系统内，少突胶质细胞主要参与形成轴突的髓鞘。一个少突胶质细胞可以产生多段髓鞘，而每段髓鞘由一独立的突起形成。

(2) 周围神经的轴突（图 24-11）：在周围神经系统内，施万（Schwann）细胞包被轴突，形成节段性轴突髓鞘。

(3) 髓鞘与郎飞结（node of Ranvier，图 24-11）：髓鞘由特化的胶质细胞形成，这些细胞紧密地盘旋在轴突的外面，旋转许多圈，形成多层结构。一个施万细胞缠绕一根轴突，一个少突胶质细胞可同时缠绕几根轴突。神经胶质形成的髓鞘其同心层数可上百层，其化学成分为髓磷脂（占60%），和蛋白质（占40%），包括碱性蛋白质、脂蛋白和糖蛋白，具有良好的绝缘作用，几乎可完全阻断电流。但在两段髓鞘之间有一小段轴突质膜是裸露的，称为郎飞结（node of Ranvier）。郎飞结只有 0.5μm 长，是电活动的部位。在一个郎飞结处引起一个动作电位时，局部电流主要在结区之间发生（只有很少量的电流从髓鞘漏过）很容易使邻近的郎飞结去极化达到阈电位。加之，电压门控 Na^+ 通道群集在结处更容易在该结处引起大量的 Na^+ 内流产生动作电位。郎飞结使神经纤维兴奋为跳跃式传导，既快速又节约能量。

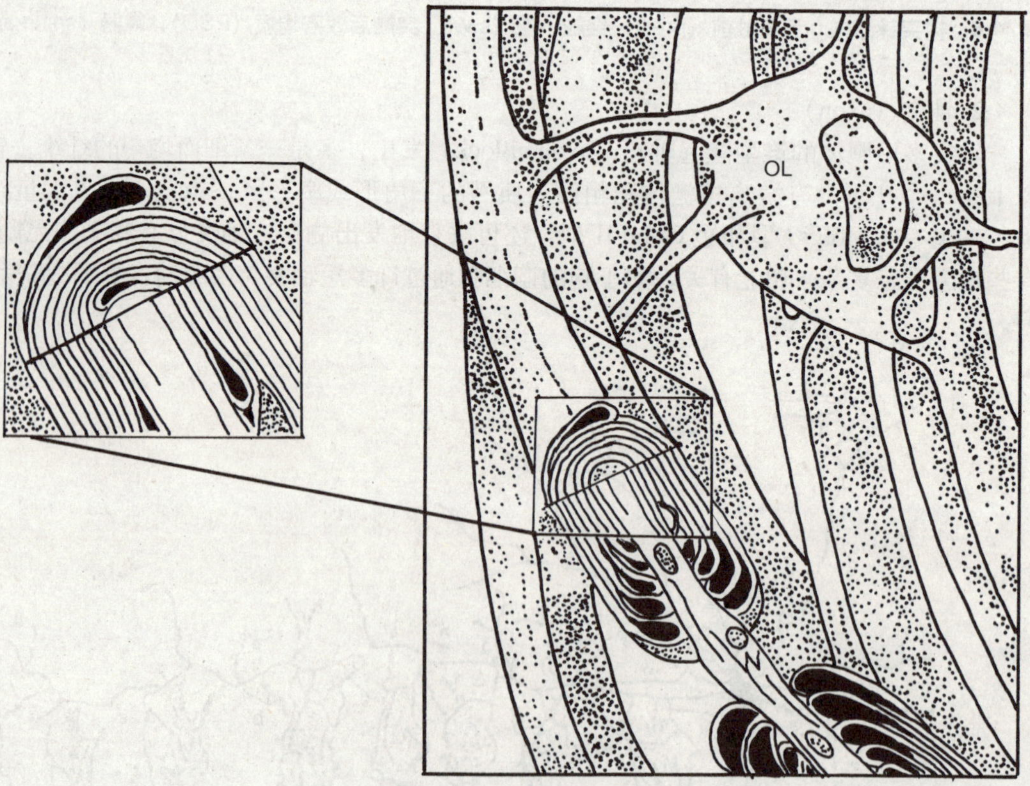

图 24-10　少突胶质（OL）形成中枢神经元轴突髓鞘模式图

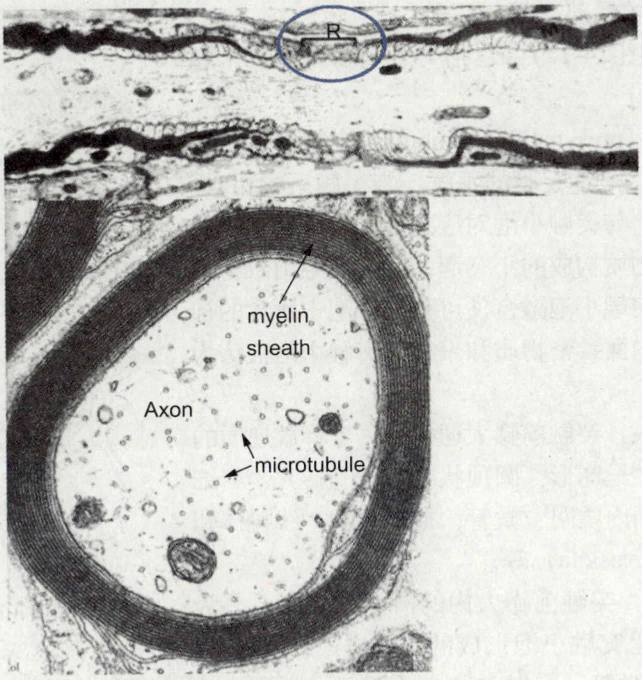

图 24-11　施万细胞构成周围神经轴突的髓鞘（myelin sheath）及郎飞结（R）
Axon 轴突　Microtubule 微管

(4) 轴浆流（axoplasmic flow 或 axonal flow）：胞质内产生的一些物质可被送到树突和轴突的末端，这种流动现象称为轴浆流。它起着运输作用，又称为轴浆运输（axoplasmic transport）。轴浆流的慢流，速度为1～2mm/日，快流速度为400mm／日。快速轴浆运输存在于中枢和周围所有神经纤维。而且是双向的，即从突起末端流向胞体或从胞体流向末端。

三、突触

从Cajal（1909）提出神经元学说，直至Palay（1958）用电镜确认神经元之间的相接部位有膜和间隙，而不是通连的事实以后，神经元与神经元或与效应器相接触的特化结构，即被生理学家Sherrington命名为突触（synapse）。它是神经元与神经元或效应器在形态上发生接触并有传导信息功能的部位。对信息进行传递和收集是突触的主要作用。根据突触的结构与功能，可分为化学性突触（chemical synapse）和电突触（electrical synapse）。

（一）电突触

电突触主要指两个神经元之间的间隙连接（gap junction）。在两个神经元之间只有2nm的距离，并在质膜上有连接蛋白亚单位组成的微小通道，通道中可允许小分子物质通过。这种连接电阻低，离子通过时不会渗漏，电冲动可以从突触前直接向突触后传导，传导方向决定于两个神经元之间的关系，可能起双向传导作用。电突触多见于无脊椎动物，哺乳动物少见。以下主要介绍化学性突触。

（二）化学性突触结构

化学性突触是借释放神经递质而传导神经冲动的突触。化学突触的模式结构包括突触前部、突触间隙和突触后部三部分。

1. 突触前部（图 24-12）：包括突触前膨大的终末和突触前膜的结构。

（1）突触前膜（presynaptic membrane）：是突触前膨大终末的部分质膜，是轴突膜的延续，与突触后膜相对。膜的内面（胞质面）与突触小泡对应之处，有突触前膜向内面突出的、致密物质构成的小突起，称为突触前致密突起。这些小突起与突触小泡融合便可释放小泡中所含的神经递质。突触前膜内面致密物质和聚集的突触小泡被认为是突触前活化区。

（2）突触前膨大：突触前膨大通常是一个释放递质的神经元轴突的末梢，呈球形、圆顶状或凹型的膨大，与细胞质相延续，有滑面内质网、微管、神经细丝、线粒体和突触小泡（synaptic vesicle）等。

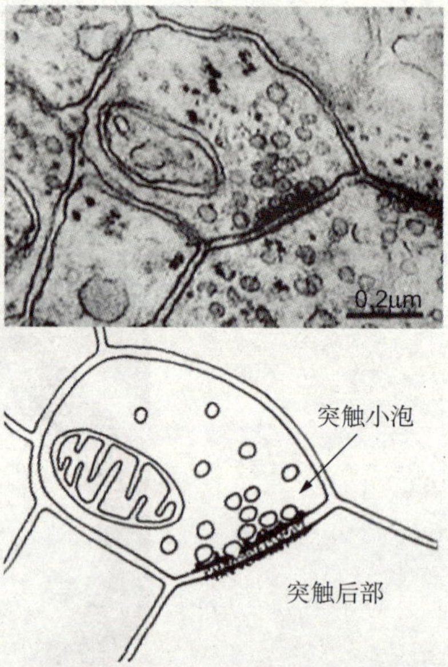

图 24-12　突触超微结构图

① 滑面内质网：突触前膨大内的滑面内质网，多为管形或泡形结构，是突触小泡形成的来源之一。

② 神经细丝和微管：突触前膨大内滑面内质网和突触小泡多围绕微管排列，神经细丝和神经微管可引导突触小泡滑行、抵达突触前膜。

③ 线粒体：突触前膨大内有许多线粒体，可为突触的活动提供能量。

④ 突触小泡（synaptic vesicle）：突触前膨大内含有大量突触小泡，直径为 40 ～ 60nm，呈球状或扁平状。突触小泡外被界膜，内含各种化学递质或调质，有清亮小泡和致密颗粒小胞。通常清亮小泡含有乙酰胆碱、γ-氨基丁酸、甘氨酸等；致密颗粒的小胞含单胺类递质（如去甲肾上腺素、5- 羟色胺、多巴胺、儿茶酚胺等）。

突触小泡释放时，突触小泡常先聚集成群并与突触前膜接触，形成突触传递活性区。冲动到达时，活性区的突触小泡借Ca^{2+}的作用与突触前膜融合，释放出一定量子单位（一个突触小泡相当于递质的一个量子单位）的递质，进入突触间隙，刺激突触后膜上的受体，产生突触后电位，以兴奋（或抑制）后一个神经元。突触小泡的数量并不恒定，随着神经机能状态的不同而改变。神经兴奋时，突触小泡的形成和释放增加，但当突触小泡的形成速度赶不上释放速度时，过度兴奋导致突触小泡的数量反而减少。突触小泡的形成可概括为以下几种方式：a.含去甲肾上腺素的颗粒小泡在神经元胞体的核周区形成，再通过轴浆流到达突触前部；b.可在终末突触内形成；c.由终末表面质膜内陷形成；d.由滑面内质网形成。

2. 突触后部：主要由突触后膜构成，是一个有受体的神经元胞体、树突或轴突的增厚质膜，称为突触后特化区。胞质面有致密物附着，受体以某种方式控制突触后膜对离子的通透性。在中枢神经系统中，突触后膜位于突触前致密物的相对面。

（1）突触后膜（postsynaptic membrane）：突触后膜的胞质面一般有增厚的致密物质。依据突触后膜致密物质的薄厚，可分为：①非对称性突触，突触后致密带较突触前膜厚；②对称性突触，突触前、后致密带较薄，且厚度相等。不同突触的突触后膜存在不同的形态。不同突触的突触后膜上存在着不同受体，有的受体亦存在于突触前膜，如肾上腺素能α1受体位于突触后膜，而α 2受体则位于突触前膜。当突触传递时，突触前膜释放的递质分子与突触后膜上的特异性受体结合，提高膜对Na^+、K^+、Cl^-的通透性，离子流的改变使膜电位降低，导致突触后膜去极化；或使膜电位增加，导致突触后膜超极化，而诱导出兴奋性突触后电位或抑制性突触后电位（图 24-13）。

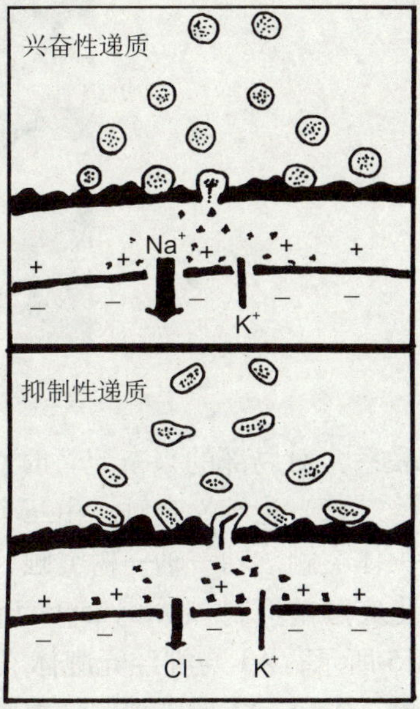

图24-13　突触传递冲动，离子通道改变诱发突触后电位示意图

（2）突触下网：很多突触的突触后膜下方出现微丝或小管形成的网状结构，一端嵌入突触后膜，另一端游离，不规则地伸向胞质内。大脑皮质内神经元的突触下网较明显。推测突触下网可能是受体集中的特化区。

（3）突触下致密小体：突触后膜的下方，有时有一些球形的、排列成行的致密小体。致密小体由微丝组成，借微丝与突触后膜相连，功能尚不清楚。

突触后部还有线粒体、粗面或滑面内质网、致密颗粒、溶酶体、神经细丝和微管等。

3. 突触裂间隙（synaptic cleft）：突触前、后膜之间有15～30nm的间隙，内含粘多糖、糖蛋白、唾液酸糖酯（神经节苷脂）和唾液酸糖蛋白。这些物质可能与递质分子结合，防止向外扩散并使递质迅速地从前膜向后膜运动。突触后部分有被糖萼（glycocalyx）覆盖的神经丝系统，神经丝穿过质膜伸入突触裂间隙，构成突触间丝，它们可能阻断钙通道，抑制递质流。

突触活性区是由突触前致密突起和突触小泡、突触裂间隙中的大分子物质和神经丝、突触后膜受体等部分组成。这一活性区对信息传递的整合作用是受脑内神经特异性 S-100 蛋白质（neurospecific S-100 protein）和糖蛋白参与进行调控。

（三）突触的类型

常见的突触分类，是以信息在突触传导方向而命名。如将从轴突传导冲动至树突的称为轴－树突触。以此类推还有轴－轴、树－树突触等。而且还有神经元之间可互相传递信息的，称为相互性突触。

1. Gray Ⅰ和Ⅱ型突触（1959）：以形态学为依据，按突触小泡的大小、突触裂间隙的大小和突触前、后膜致密带的薄厚以及是否对称而分为 ① Gray Ⅰ型：含有直径约 50nm 的突触小泡，小泡多为圆形。突触裂间隙较宽，为 30nm，突触后膜较前膜厚；② Gray Ⅱ型：多见含30～50nm突触小泡，多为扁椭圆形。偶见分泌小泡，其大小差异较大。突触裂间隙较窄，约为 20nm，突触后膜与前膜无明显差别（图 24-14）。

2. 对称型和非对称型突触：依据突触前、后膜的相对特性，以及机能特征分类为：对称型突触（抑制性突触，inhibitory synapses），相当Gray Ⅱ型；不对称型突触（兴奋性突触，excitatory synapses），相当于 Gray Ⅰ型。

3. 几种特殊类型的突触：

（1）自突触：神经元的轴突发出侧支与自身细胞的树突形成轴—树突触，可能是一种反馈

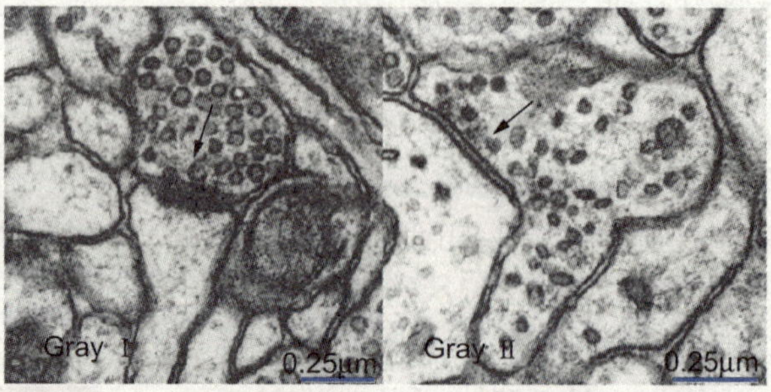

图 24-14 Gray Ⅰ（左）和Ⅱ型突触（右）

联系，对局部的兴奋起暂时性抑制作用。

（2）连续性突触：由三个或四个神经元连续排列的突触结构，构成复合性突触。如轴—轴—体突触，轴—轴—树突触，或轴—轴—轴—树突触等。在复合性突触中，有一种结构可以产生突触前抑制（presynaptic inhibition）。如图24-15所示，A1与神经元胞体（N）形成轴－体突触；A2与A1形成轴－轴突触。如果末梢A2先兴奋，释放某种递质使末梢A1膜电位部分去极化，从而使传到末梢A1的动作电位幅度变小，由此再引起进入末梢A1的Ca^{2+}数量减少。因而末梢A1释放的兴奋性递质量减少，最终导致突触后神经元胞体（N）的兴奋性突触后电位变小。此种现象称为突触前抑制，突触前抑制在中枢内广泛存在，尤其多见于感觉传入途径中，对感受觉传入活动的调节有重要作用。

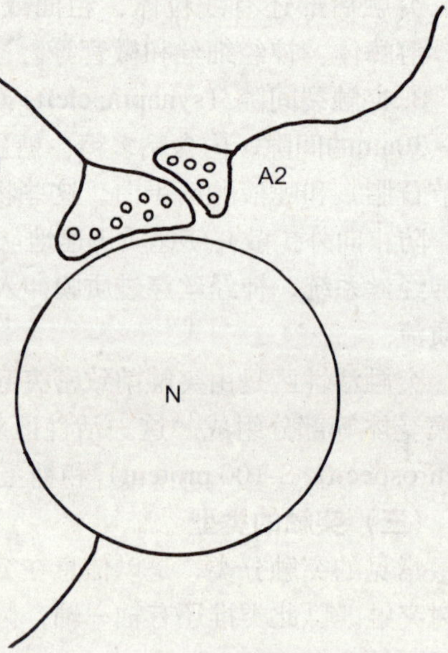

图 24-15 突触前抑制模式图
A1与神经元胞体（N）形成轴-体突触；A2与A1形成轴-轴突触。

（3）交互性突触：是在一个突触间隙两侧的突触膜上有两个传导方向相反，而彼此互相作用的活性区。

（4）突触小球：由树突终末、轴突终末和神经胶质共同组成的球形结构。如小脑皮质的突触小球，外面有神经胶质包围，其内可见苔藓纤维终末与颗粒细胞树突形成复杂的突触关系。

（四）突触的功能

突触是完成神经元之间联系、神经冲动的传导以及信息整合的功能单位。

1. 神经递质和神经肽的释放

一个动作电位到达突触前终末时引此膜去极化导致电位变化，使突触前膜中电压门控Ca^{2+}通道开放。Ca^{2+}顺着浓度差由膜外流入膜内，作为信使，触发突触小泡靠近突触前膜。另外由于Ca^{2+}增加，微管活动加速，有利于突触小泡接触突触前膜和通过胞吐释放贮存于突触小泡内的递质。神经递质的释放是量子化的，一个小泡代表了递质释放量的一个最小单位或称一个量子。小泡将内容物排至突触裂间隙，神经递质借扩散作用跨过突触裂间隙与突触后膜上的受体蛋白相结合。在突触间隙内递质通过扩散、酶解或通过重新摄取被清除（图 24-16）。

2. 信息传递以及对信号作出反应

突触传递将电信号转化为化学信号，再将化学信号转回电信号。神经冲动通过突触由一个神经元传至另一个神经元。神经递质的释放在动作电位到达突触前终末时才能引起。突触前释放的神经递质与突触后细胞表面受体的结合产生突触后细胞的电位改变。神经递质因所结合的受体类型不同可迅速地引起为时较短的效应，其功能类似于门控离子通道。因此，突触后膜与递质结合后立即引起突触后细胞的跨膜电流，这是最典型的突触反应。

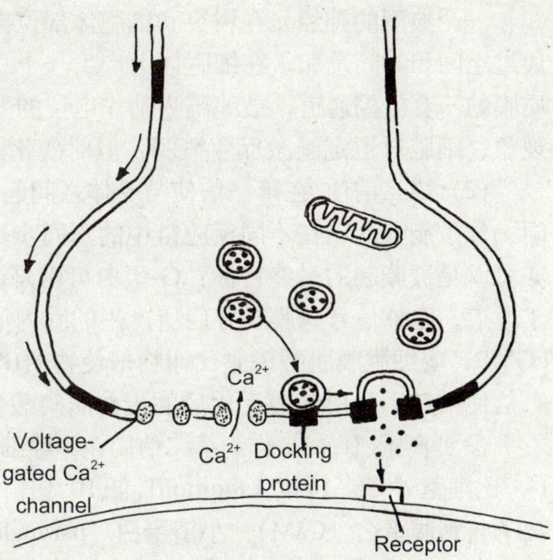

图 24-16　神经递质的释放示意图

电压门控 Ca^{2+} 通道（voltagegated Ca^{2+} channel），锚定蛋白（docking protein），受体（receptor）。

（1）突触部位的化学信使——第一信使

神经细胞所释放的化学物质，对靶细胞产生多种效应，称为化学信使。神经细胞借助化学信使在突触部位传输，通过细胞内的第二信使而影响离子通道的数目、动力学和电压敏感性，最终导致细胞的兴奋性短暂或长时程的改变，调节细胞代谢、细胞骨架结构和基因表达，改变突触本身的结构和功能，进而影响信使的释放和结合机制。目前已知的化学信使多达几十种。突触有两种传递方式：

① 快速突触后效应：组成配体门控离子通道的受体蛋白介导神经递质的快速突触后效应。通道开启时，根据通道离子的选择性而产生兴奋性的或抑制性突触后电位。常见介导兴奋性快速传递的神经递质有谷氨酸（Glu）和乙酰胆碱（Ach）；抑制性快速传递的神经递质有甘氨酸（Gly）和 γ-氨基丁酸（GABA）。胺类介导的突触传递兼有快速和慢速的特点。常见的有5-羟色胺（5-HT）、组胺和儿茶酚胺（去甲肾上腺素、肾上腺素、多巴胺）。

② 慢速突触后效应：与腺苷酸环化酶相耦联的受体介导慢速而持久的突触后效应（图24-17）。

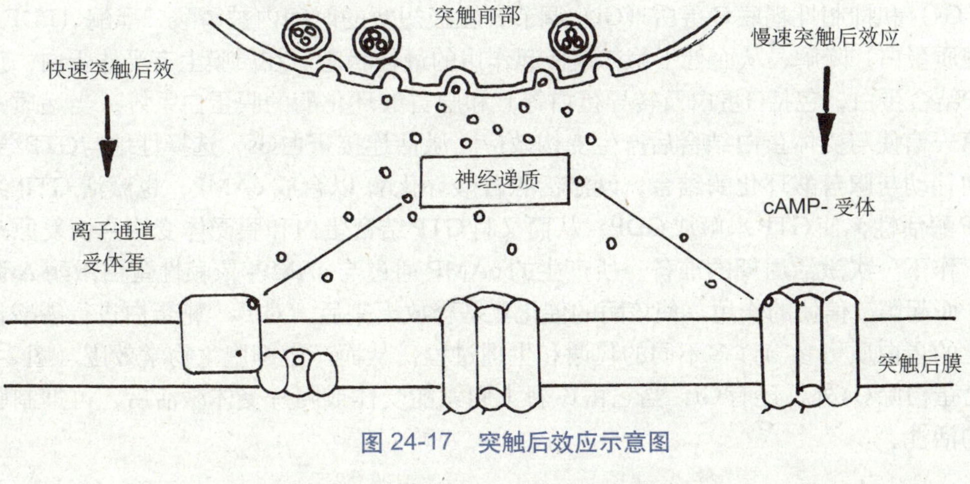

图 24-17　突触后效应示意图

一个典型的神经元在树突和细胞体部位接收大量的兴奋性或抑制性的突触输入，这些输入通过空间和时间总和，在细胞体上产生一个总突触后电位。总突触后电位的幅度，通过轴丘处质膜的一套门控通道，被编码为动作电位的发放频率，以利于长距离传送。编码机制显示适应现象。细胞对恒定刺激反应很弱，但对变化则反应强。

（2）第二信使 在第一信使与受体之间起功能联系的分子，并在受体细胞中引发效应机制。同一分子能够活动在不同反应链中的不同步聚，如钙离子（Ca^{2+}）可以是反应链中的触发者，亦可以是被调制的最终目标；G-蛋白可以是调节cAMP水平步骤中的一步，也可直接作用于离子通道。胞外信号跨膜转导后所产生的胞内信息分子主要有：①环核苷酸类第二信使 cAMP、cGMP；②细胞膜肌醇磷脂代谢物信使物质IP_3、DG；③花生四烯酸（AA）代谢产物。各种第二信使依赖于蛋白激酶活化后的蛋白质磷酸化而起作用。

① 钙离子（Ca^{2+}）作为第二信使在神经细胞内游离钙离子浓度较低，约维持在0.1～0.2μmol/L，比细胞外 Ca^{2+} 浓度 1.8mmol/L 低 10^3 倍。但细胞内总钙浓度约达 50 ～ 100μmol/L。多数钙离子与钙调蛋白（CaM）、小清蛋白（parvualbumin）以及其他高亲和力钙结合蛋白等相结合而存在。质膜表面有Na^+、Ca^{2+}交换蛋白及ATP驱动的质膜钙泵，以维持质膜内外Ca^{2+}的浓度梯度。在细胞器内亦有钙库，如内质网ATP-依赖钙泵把钙集中在内质网内。神经元把细胞内Ca^{2+}浓度的迅速升高作为调节信使。激素、递质及电变化可调控 Ca^{2+} 跨膜流动，而 IP_3 可调控 Ca^{2+} 自内质网流出到胞质。因此，胞质内Ca^{2+}的流入可有两个来源：一是细胞外Ca^{2+}；二是胞内钙库中的 Ca^{2+}。

Ca^{2+}受体蛋白是钙调蛋白，它调节许多其他的功能活动，包括激活蛋白激酶。Ca^{2+}/钙调蛋白亦可调节许多第二信使相关的酶。不同第二信使所调控的调节通路之间的相互作用，对于神经元功能的协调调控至关重要。有许多Ca^{2+}通道的相互作用是借钙调蛋白来实现的。如脑内含有钙调蛋白敏感和不敏感的腺苷酸环化酶和cAMP磷酸二酯酶的同功酶，在不同神经元以及同一种神经元的不同部位，它们的比例都有所不同。由于它可以分别影响局部的环化酶及磷酸二酯酶，因此，神经元的某一特定部位 Ca^{2+} 浓度的升高可以增强或拮抗 cAMP 的生成量。

② 环核苷酸系统（cAMP和cGMP）cAMP在神经系统中广泛分布，在许多信使通路中起重要作用。cGMP 分布较局限，在可兴奋组织中起特殊调节作用。

cAMP 是第二信使，它由 ATP 经腺苷酸环化酶（AC，质膜蛋白）催化生成受兴奋性耦联G蛋白（Gs）和抑制性耦联G蛋白（Gi）调节；在极短暂的时间内被磷酸二酯酶（PDE，Ca^{2+}调节的胞质蛋白）降解，从而处于第二信使起作用的最佳状态。在质膜上有受体蛋白、连接蛋白（GTP结合蛋白，包括G蛋白及转导蛋白等）和腺苷酸环化酶的膜蛋白系统。当递质、激素或其他第一信使与受体蛋白结合后产生变构效应，激活连接蛋白Gs，选择性地与GTP结合后，使其侧向移动与腺苷酸环化酶结合，既激活腺苷酸环化酶 以合成 cAMP，也激活 GTP 结合蛋白的GTP酶活性，使GTP水解成GDP，从而又将GTP结合蛋白和膜受体变构，恢复原来的基础构象，作下一次激活周期的准备。所产生的 cAMP 通过与 cAMP- 依赖性蛋白激酶 A 调节亚基结合，而起第二信使的作用，使该酶的催化亚基释放出来后，对专一靶蛋白进行磷酸化。这些磷酸化的蛋白质可参与许多不同的代谢和生理过程，从而产生细胞生物学效应（图 24-18）。GTP结合蛋白除Gs外，还有Gi，当它由β-肾上腺素能受体或阿片受体激活后，可抑制腺苷酸环化酶的活性。

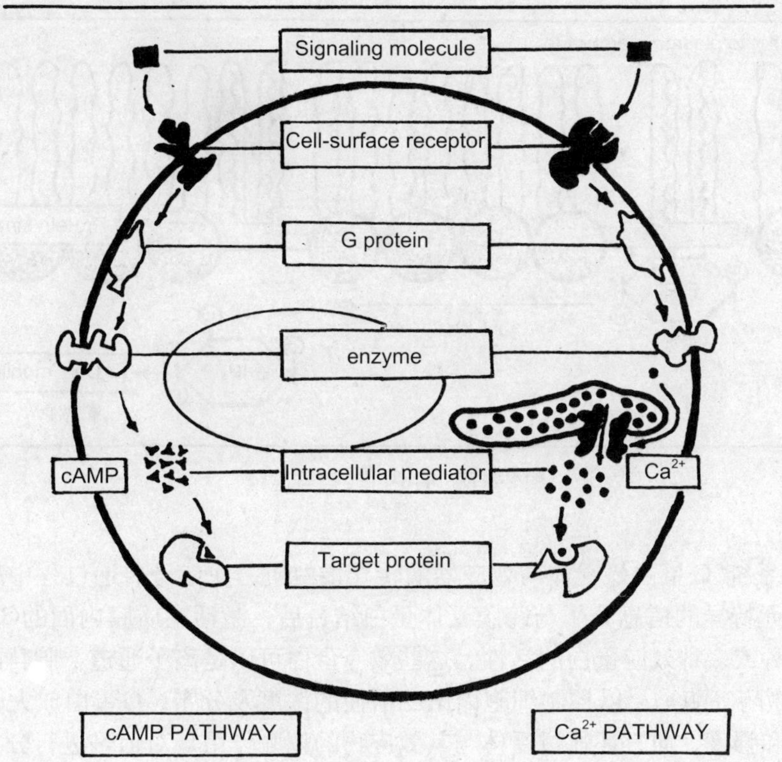

图 24-18 细胞内 Ca^{2+} 和 cAMP 信号途径

cGMP分布较为局限，它由两个不同的鸟苷酸环化酶合成。一种是胞质中的可溶性酶，另一种结合在质膜上。副交感神经末梢释放乙酰胆碱（Ach），作用于M受体，使小血管内皮细胞内IP_3浓度增加，致使细胞器内Ca^{2+}释放入胞质，Ca^{2+}浓度升高激活一氧化氮（NO）合酶，而使NO生成。NO弥散通过质膜到相邻近含有可溶性鸟苷酸环化酶（GC）的平滑肌细胞，由于GC是一种血色素关联酶，当NO紧紧地与血色素相结合时，激活了细胞内的可溶性GC，因而使cGMP浓度增加。cGMP再刺激cGMP依赖蛋激酶（PKG），使肌内蛋白质磷酸化，最终导致平滑肌舒张，小血管因之舒张。

其他许多神经元亦是以NO为第二信使，如小脑颗粒细胞有高浓度NO合酶，浦肯野细胞内含有鸟苷酸环化酶，当颗粒细胞上NMDA受体接受谷氨酸刺激后，Ca^{2+}可能经NMDA受体内流，可引起NO合酶活性增加，生成大量NO。NO弥散进入邻近的浦肯野细胞，从而增加cGMP的合成，进而再激活PKC的活力。

③ 二脂酰甘油（DAG）和1，4，5，三磷酸肌醇（IP_3）它们是由4，5二磷酸磷脂酰肌醇（PIP_2）水解产生的第二信使。IP_3是水溶性的，在细胞内扩散，可使Ca^{2+}自钙库中释放。DAG结合在质膜中。激素及递质可能性刺激PIP_2的最后通路，激活广泛存在于胞内的蛋白激酶C（PKC），受DAG及IP_3的协同激活。当DAG不存在时，PKC激活就需要高于生理浓度的Ca^{2+}，如果DAG浓度足够高，Ca^{2+}可以降低到静息细胞Ca^{2+}浓度的水平。PKC的激活伴随与质膜的结合，形成Ca^{2+}、DAG和PKC复合物。PKC参与调节一系列广泛的生理功能（图24-19）。

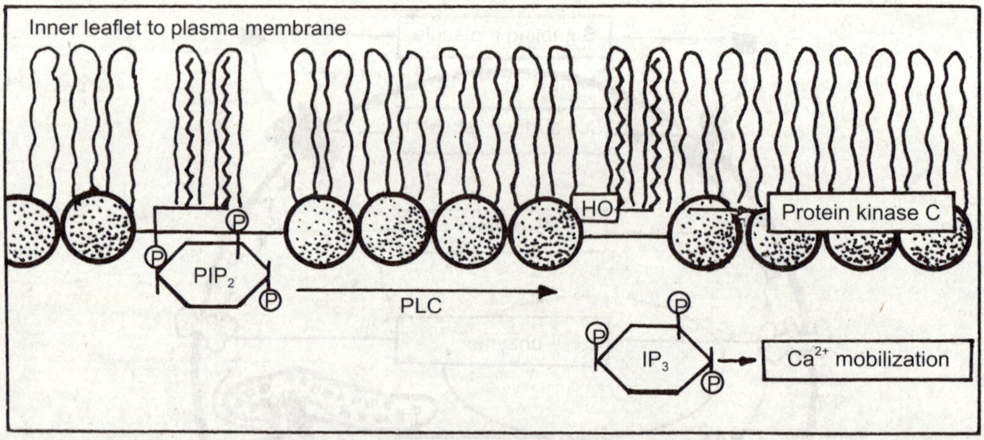

图 24-19　胞内 IP_3 信号途径

④ G蛋白系统 G蛋白是受体与效应器的转导蛋白质，在信号传递过程中起着至关重要的作用。当神经元特异的信息分子与跨膜受体蛋白结合后，激活在质膜内面的G蛋白，活化的G蛋白再激活一种或多种效应蛋白的活性。这些效应蛋白可以是离子通道、腺苷酸环化酶、磷脂酶C、酪氨酸激酶等酶类，以控制细胞内第二信使的浓度及分布。G蛋白放大受体的反应，影响信号的时程和强度，而且还通过受体与其效应物的耦联作用，对信号进行分类，从而影响各种代谢过程。

G蛋白与GTP结合时呈活化态，而与GDP结合时呈失活态，它们相互转换就构成了GTP酶的循环。该循环有两个步骤，一是GTP水解成为GDP；二是GDP交换成GTP而激活了G蛋白。G蛋白的GTP酶活性限定了G蛋白活性态的时程，结合激活剂的受体使GTP/GDP交换速度加快，增加了结合GTP的活性G蛋白的数量。激活态的G蛋白寿命相对较长，这表明每个结合激动剂的受体可催化激活多个G蛋白分子（可达10～20个），所以这种放大作用仅需要很少的神经递质，就可引发神经元的明显反应。

G蛋白可以调节作为第二信使的酶、离子通道或转运蛋白。如G蛋白既能激活又能抑制AC，许多受体（β-肾上腺素受体、D1多巴胺受体、前列腺E受体、VIP受体、胰高血糖素受体等）与其配体结合时均可使Gs激活AC，形成环化酶-Gs-GTP复合物，其活性较环化酶本身高20倍。另一些受体（M2、M4毒蕈碱型乙酰胆碱受体、α_2肾上腺素能受体、5-HT_{1B}、5-羟色胺能受体、脑啡肽受体）通过Gi又可抑制AC。

质膜上多种受体、G蛋白和效应器组成一个复杂的通讯网络，它平衡着各种正、负输入信号并产生一系列相应的细胞反应。G蛋白系统是一个非常复杂的体系，还受到反馈、生长因子受体、甾类激素受体以及其他营养激素进一步调节。

⑤ 花生酸类 花生四烯酸的代谢产物既作为第一信使，从一个细胞穿过脂双层膜扩散而作用于邻近细胞；又作为第二信使，在细胞内调节代谢效应。花生四烯酸的代谢产物对中枢神经系统有重要作用，其对神经细胞的影响包括调整神经元的跨膜信号转导、调节神经递质的释放，以及葡萄糖的摄取等。

神经元为了适应外界环境的各种刺激，而发展了一套精细的调节网络通路，得以调节并协调神经元的代谢、膜兴奋性、突触效能及其他关键性的功能。经过调节网络，使神经元接受环境刺激，调节酶反应的速率、引起蛋白质的变化、控制离子通道的开关等。在整个调控系统中重要的中间步骤是将第二信使在细胞膜表面受体的活动耦合到胞质调节效应分子上去。其通路是经过cAMP、cGMP、Ca^{2+}以及二磷酸磷脂酰肌醇水解产物二酰基甘油及三磷酸肌醇，还有花生四烯酸及其代谢产物以及 NO。第二信使通过磷酸激酶而发挥其生物学效应（图 24-20）。

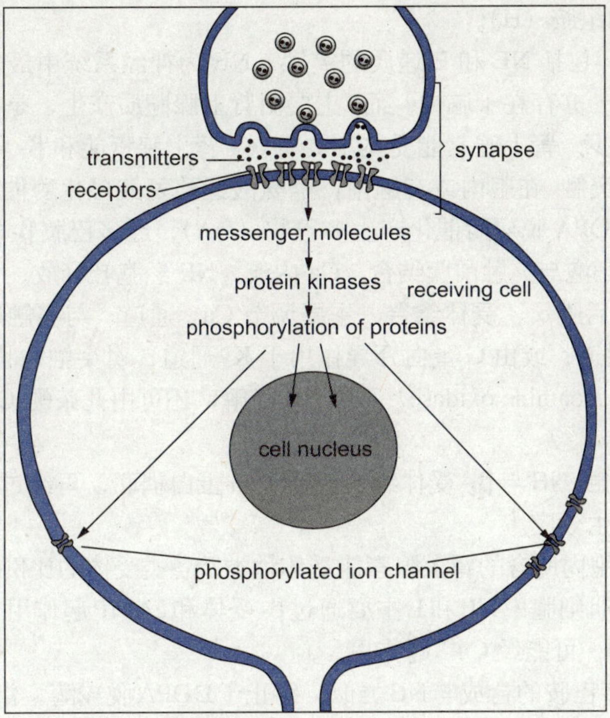

图 24-20　神经元突触所释放的化学物质对靶细胞产生生物学效应的细胞信号系统

（3）简介不同类型的突触信息传递　按突触前释放递质的性质不同而分不同类型。

① 乙酰胆碱（Ach）类　根据被烟碱或毒蕈碱所阻断而分为烟碱型（N型）和毒蕈碱型（M型）两种胆碱能突触。神经肌肉接点是N型突触，作用速度快。而在植物神经节、腺体、心肌、平滑肌以及中枢神经系统内所形成的突触为M-型突触，其作用速度缓慢，易受代谢和其他因素的影响。通常两类突触受体可同时存在，一个神经元可以产生复杂的反应。

烟碱型突触的机制　在胞体内或突触前囊处，胆碱和乙酰辅酶A由胆碱乙酰化酶催化合成乙酰胆碱，然后经运输、包装、贮存于突触小泡中。突触小泡再经Ca^{2+}与突触前膜接触和胞吐作用释放递质，Ach与突触后膜N-受体结合，使膜去极化，打开离子通道。N-受体是离子通道的一部分，离子通道与Ach的结合使同一受体蛋白激活，故N-型受体反应极为迅速。存在于突触裂间隙的乙酰胆碱酯酶快速水解Ach成乙酸和胆碱，以保证Ach作用的暂时性，控制骨骼肌快速收缩。突触前膜再摄取胆碱可用于再合成 Ach。

毒蕈碱型突触的机制　Ach 与突触后膜 M_1- 和 M_2- 受体结合，产生生理效应：Ach 与突触后膜M_1-受体结合，激活G蛋白，直接调控K^+通道开放，从而使膜去极化，并进而抑制细胞的活动。同时G蛋白还可抑制腺苷酸环化酶产生cAMP，调制Ca^{2+}通道关闭，以实现K^+通道的互补作用。与M-型受体结合的K^+通道的激活必须由G蛋白介导，故反应较为缓慢。Ach与突触后膜M_2-受体结合，激活G蛋白，通过IP_3与第二信使耦联。另外，与突触前M_2-受体结合，可调制突触前的释放过程。

② 单胺类 包括儿茶酚胺类（CA），多巴胺（DA）、去甲肾上腺素（NE）和肾上腺素（E）；5-羟色胺（5-HT）和组胺（H）。

肾上腺素能突触 包括NE和E递质的突触，NE为神经系统中最普遍的递质，它既存在于交感神经节细胞中，亦存在于脑内。而E主要由肾上腺髓质产生，是应激反应释放的主要循环激素，脑内存在很少。肾上腺素能受体主要有α-肾上腺素能和β-肾上腺素能两类受体。

α-肾上腺素能突触 在胞内或突触前，酪氨酸经酪氨酸羟化酶催化合成3，4-二羟苯丙氨（DOPA），再由DOPA脱羧酶催化产生多巴胺（DA），经多巴胺β-羟化酶催化产生去甲肾上腺素（NE）。突触小泡与突触前膜结合、Ca内流，NE经胞吐释放，常伴有脑啡肽（ENK）共释放。它们与突触后膜α_1-受体结合，主要调节Ca^{2+}通道，与突触后膜α_2-受体结合，通过AC介导调节K^+通道，或由G蛋白介导作用于K^+通道，对突触的状态起广泛的控制作用。NE由单胺氧化酶（monoamine oxidase，MAO）降解，还可由儿茶酚-O-甲基转移酶（COMT）灭活。

β-肾上腺素能突触 NE与β_2-受体结合，通过G蛋白耦联，再经过细胞内第二信使cAMP及离子通道磷酸化产生效应。

由于各种类型细胞内所含的肾上腺素能受体种类及各类受体的比例不同，在不同细胞中的反应亦不同，如在心肌细胞中NE和E主要通过β-受体和cAMP起作用。而在脊神经节中则能通过α-受体和DAG，可能经Ca^{2+}起作用。

多巴胺能突触 多巴胺的合成与NE类似，终止于DOPA脱羧酶，常与胆囊收缩素（CCK）共同释放。其与突触后膜D1受体结合，通过Gs增加cAMP水平；与D2受体结合，通过Gi降低cAMP水平。DA与突触前D2受体结合，对DA能神经元实行反馈抑制作用。DA由MAO降解，COMP灭活。黑质投射纹状体的多巴胺能神经元死亡，可导致帕金森病。缓解精神分裂症的药物都具有影响脑内多巴胺能突触传递的作用。抗精神病的药物主要作用方式是结合D2受体，从而阻断D2受体效应，而DA激动剂如苯丙胺等可加强DA的作用，诱发精神分裂症行为。突触后膜DA受体有D1～D5。

5-羟色胺能突触 由血液中摄取前体色氨酸，经色氨酸羟化酶催化生成5-羟色氨酸，再由5-羟色氨酸脱羧酶催化产生5-HT。5-HT经胞吐释放，常伴有神经加压素同时释放。5-HT与突触后受体（主要有5-HT_1和5-HT_2两种受体）结合后产生效应。5-HT与5-HT_1受体选择性结合，激活后与G蛋白和cAMP第二信使系统相联系，从而调节K^+和Ca^{2+}通道。5-HT_2受体激活的效应尚不清楚。5-HT由MAO降解。

组胺类突触 脑内组胺主要从血液中摄取的组氨酸脱羧而来，主要分布于肥大细胞，在过敏变态反应中释放。当人过敏时服用抗组胺药后，鼻塞减轻，但却发困，这可能是组胺作用于组胺受体的结果。组胺受体主要分布于下丘脑，但在新皮质和海马中又发现另一种组胺受体。

③ 氨基酸类突触 神经系统中普遍存在兴奋性突触（如谷氨酸能突触和天门冬氨酸能突

触）和抑制性突触（如γ-氨基丁酸能突触）。

谷氨酸（Glu）能突触和天门冬氨酸能突触 谷氨酸在脑内含量最高，是中枢神经系统一种重要的兴奋性神经递质。谷氨酸作用于突触后受体引起级联反应，涉及脑的很多重要功能如细胞的增殖、发育、存活与死亡，以及记忆和学习等。谷氨酸受体分为二类，一种是离子型受体；另一种是代谢型受体。离子型谷氨酸受体分子具有电压门控离子通道活性，按其选择性兴奋剂的差异，又分为N-甲基-D-门冬氨酸（N-methyl-D-aspartate，NMDA），α-氨基-3-羟基-5-甲基-4-异恶唑丙酸（AMPA）和红藻氨酸（kainic acid，KA）等三类受体。Glu与受体结合，激活离子通道，允许Na^+和K^+从通道中流动，而使膜去极化；Glu与NMDA受体结合，其效应是激活Ca^{2+}离子通道，Ca^{2+}内流，使膜进一步去极化，并激活第二信使系统。在静息情况下，Ca^{2+}内流是被Mg^{2+}和高静息膜电位阻断的，在突触后膜去极化时，阻断被取消。Glu与突触前膜受体结合可重新被摄取再利用。代谢型谷氨酸受体（metabotropic glutamate receptors，mGluRs）与G蛋白耦联，经细胞内第二信使系统如磷酸脂酶C和cAMP而发挥作用。

天门冬氨酸（ASP）以高浓度存在于脑内，常与Glu并存，作用相似，起兴奋性作用。但在许多含Glu和ASP的突触中，阻断剂所产生的作用并不一致。

γ-氨基丁酸能突触 一种抑制性的突触，由谷氨酸脱羧酶（GAD）催化谷氨酸脱羧成为γ-氨基丁酸（GABA），释放后作用于突触后受体，产生效应。GABA受体分为二类：A型受体激活后，使Cl^-通道开放，Cl^-电导提高，膜电位不变或更超极化；B型受体激活后，通过G蛋白和cAMP与K^+和Ca^{2+}通道相联系。GABA受体是一种非常复杂的膜蛋白，分为GABA高亲和力和低亲和力的位点。GABA与突触前B型受体相结合产生调节作用。

甘氨酸能突触 甘氨酸（Gly）是一种抑制性递质，在神经系统中分布较少。Glu与NMDA受体作用时所导致的离子通道兴奋性电流可被细胞外的Gly增强。在GABA突触的突触前膜中发现甘氨酸受体，提示甘氨酸可能在GABA能突触的兴奋反应中起作用。Gly在脑脊液中浓度较大，可能调节邻近脑脊液的神经元的兴奋性。

④ 神经肽 是脑内发现的肽类物质，同神经递质有类似的作用。目前已发现的神经活性物质约一百多种，一些神经肽含有2～10个氨基酸，介于小分子量氨基酸递质和较大分子量激素之间。

神经元可释放一种递质和一种或几种活性肽，这种共释放与多种受体相结合可以大大增强作用的复杂性和单个突触中多水平控制的途径。如神经末梢中含有两种小泡，一种（直径50nm）仅含5-HT，另一种是大的小泡（直径100nm），除含5-HT外，还含甲状腺素释放激素（TRH）和P物质（SP）。当低频冲动来时，50nm直径的小泡被激活，少量5-TH分子释放，作用于突触后受体。当略高频的冲动传入时，5-HT释放增加，使突触前受体激活，从而进一步抑制5-HT的释放，以终止更大的突触后反应。当再进一步增加冲动的频率时，大型小泡亦被激活，伴随着5-HT的释放，亦有TRH的共同释放。TRH作用于突触后改变了5-HT的亲和力。TRH还可以作用于另一个独立的受体，通过一个与5-HT受体共同的第二信使起作用。若SP亦同时释放，则作用于突触前而阻断受抑制的5-HT的自身受体，解除末梢的反馈抑制，而使递质大量释放，产生大量突触后活动。肽类除对递质受体产生调节外，还可以作用于独立的膜受体，甚至对细胞核产生直接作用。

第二节　神经胶质细胞

神经胶质细胞与神经元关系密切，但没有传导冲动的功能，在神经系统活动中起着支持、营养、保护和修复的重要作用，胶质细胞广泛分布于神经元胞体和纤维束之间（图24-21），数目是神经元的10～50倍。神经胶质细胞的胞体较小，具有分裂能力，在脑或脊髓损伤时，星形胶质细胞过度增殖易生成神经性瘢痕。胶质细胞无限制地增殖，可形成胶质细胞瘤。中枢神经系统的胶质细胞主要有星形胶质细胞、少突胶质细胞、室管膜细胞和小胶质细胞。周围神经系统有施万细胞和神经元周围卫星细胞。

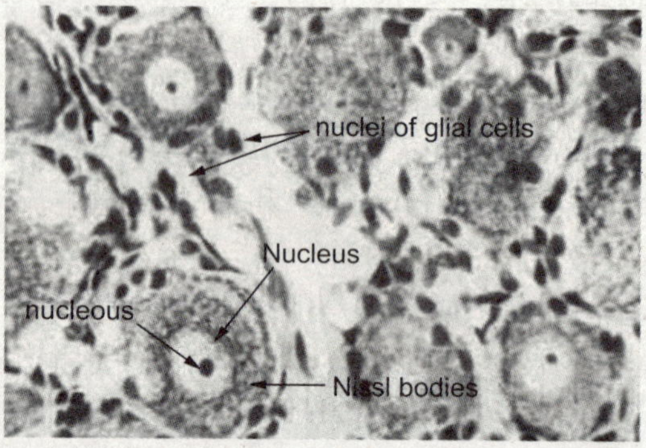

图 24-21　Nissl 染色神经组织切片，示神经元胞核（nucleus）和核仁（nucleolus）。神经胶质细胞的核（nuclei of glial cells）

一、中枢神经系统神经胶质细胞的结构与功能

（一）星形胶质细胞（astrocyte）

星形胶质细胞体积最大，数量最多。胞体呈星形，有许多突起伸展于神经元之间，起支持和营养作用。有些突起末端膨大附于毛细血管壁上，从血液传输营养物质给神经元，并排除其代谢产物。另外，星形胶质细胞还与脑和脊髓表面的软膜相连，构成软膜胶质膜，形成脑脊液与脑实质之间的屏障。

1. 星形胶质细胞类型：

（1）原浆性星形胶质细胞（protoplasmic astrocyte）：细胞突起多，分支也多，多分布于灰质（图24-22）。

（2）纤维性星形胶质细胞（fibrous astrocyte）：细胞突起少，多分布于髓质（图24-28）。

2. 胶质细胞的超微结构：电镜下胞核大，呈圆形或卵圆形，异染色质在核膜边缘堆成块，常染色质多而分散。核仁不明显，胞质浅淡，游离核糖核蛋白和内质网不发达，有高尔基复合体、线粒体、糖原和胶质微丝。

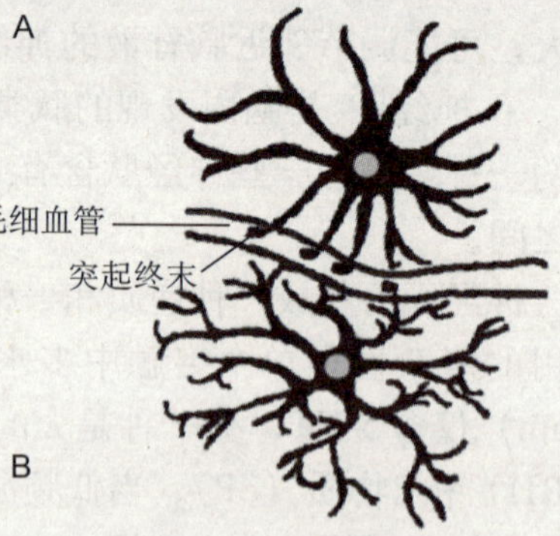

图24-22　纤维性（A）和原浆性（B）星形胶质细胞

（参考 Cells of the Newous system 网站）

3. 胶质细胞功能：

（1）支持、营养和修复神经元损伤。

（2）吞噬溃变神经元碎片。

（3）隔离、绝缘作用：星形胶质细胞将突起包被神经元、轴突、郎飞结以及突触外面起隔离和绝缘作用。

（二）少突胶质细胞（oligodendrocyte）

胞体较小，突起细而少，常呈串珠状（图24-23）。

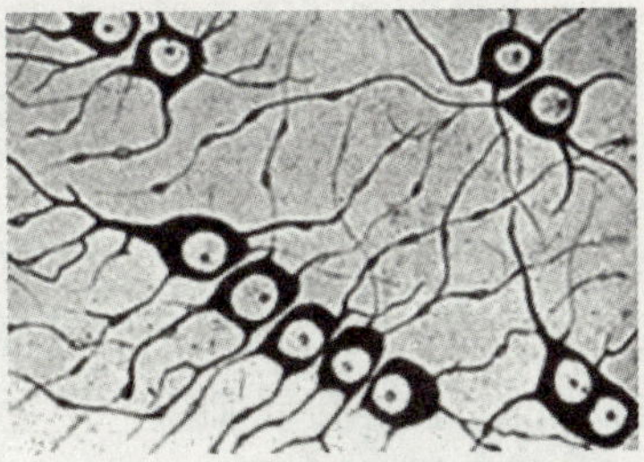

图 24-23　少突胶质细胞

电镜下胞核小而呈圆形、卵圆形或不规则形，异染色质较多密集于核膜下。胞质较少。有粗面内质网、高尔基复合体、线粒体。大量的微管分布在核周和突起中，还有致密体。因此，少突胶质比星形胶质细胞显得致密。

少突胶质细胞主要形成中枢神经纤维的髓鞘（图24-10）。在神经损伤时，它有吞噬髓鞘残屑和形成新髓鞘的能力。

（三）小胶质细胞（microglia）

胞体呈梭形，自胞体发出几根突起，再分为少量分支。胞核呈卵圆形或三角形，着色较深。电镜下核内有较多块状异染色质及一个核仁。胞浆少，围绕成一薄层，内含小空泡，胞质密度与少突胶质细胞近似，但所含微管少（图24-24），小胶质细胞在中枢神经系统内被认为吞噬细胞，因为它在脑受伤及出血时大量出现。

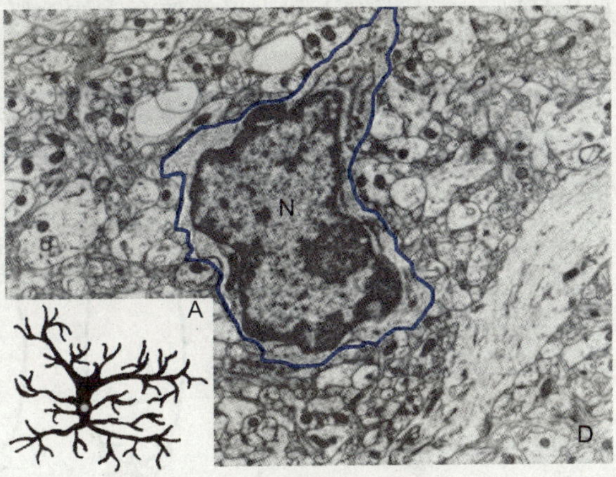

图 24-24　小胶质细胞显微（A）和超微（B）结构

（四）室管膜细胞（ependymal cell）

室管膜细胞是覆在脑室和中央管表面的上皮细胞（图24-25）。核呈卵圆形，有核仁。胞质中有丰富的线粒体和微丝。腔面有微绒毛。相邻细胞间近腔面侧有间隙连接和中间连接，也偶见桥粒。室管膜细胞的基部形成细而长的突起，伸入脑组织中起支持作用。还有突起伸至室管膜下的毛细血管，在血管表面形成足板。室管膜细胞在脑脊液和血液、脑脊液和神经元之间起着物质运输的作用。

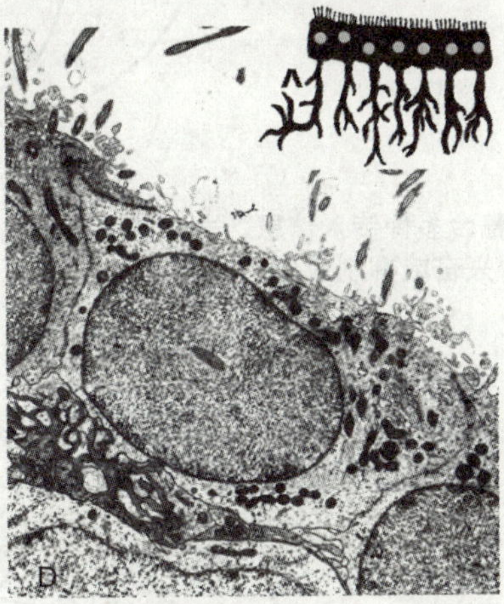

图 24-25　室管膜细胞显微（A）和超微（B）结构

二、周围神经系统神经胶质细胞的结构与功能

（一）施万细胞　以表面膜包绕于周围神经轴突外围，构成周围神经纤维的髓鞘，起到绝缘和保护作用（图24-11）。

（二）卫星细胞（satellite cell）位于神经节内神经元周围的一层扁平细胞。

第三节 神经元的整合作用

中枢神经系统的整合作用对全身性的活动有着很重要的意义。中枢神经系统的活动方式是反射，是通过感受器、传入神经纤维（周围神经元的中枢突）、中枢神经元、传出纤维和效应器的反射弧完成的。机体接受刺激，产生神经冲动，这些神经冲动引起兴奋或抑制效应。这种兴奋和抑制活动是中枢赖以整合的重要对立因素。所以机体对外界的反应，如刺激神经而引起肌肉收缩，是经过中枢的整合作用对外界刺激作出适应性的反应。也就是说，机体从不同来源、不同时间所接受的信息，经过中枢的综合分析而产生适应性的行为。整合是以突触传递信息为基础。在中枢有不同水平的整合，如动机、情绪、学习、记忆以及语言和思维是神经系统高级活动，中枢整合过程极为复杂。通常一个神经元的树突和胞体接受几个或许许多多神经元传来的大量的兴奋性或抑制性突触的传入，整合多种传入信息。兴奋性传入分布强度的总和，在突触后神经元胞体上产生了一个总突触后电位，产生兴奋效应，相反亦发生抑制效应（图24-26，27）。

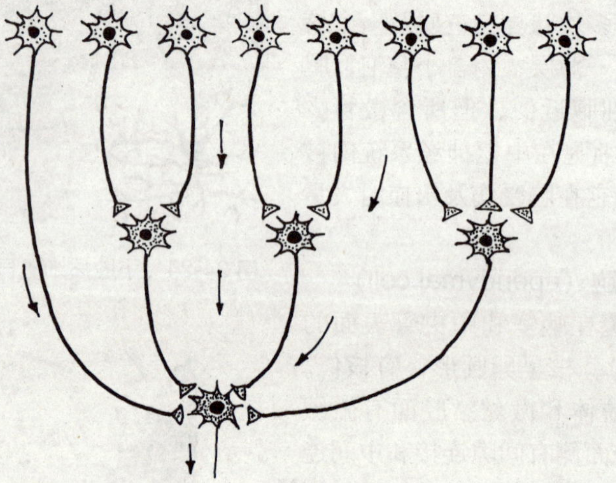

图24-26 整合多种传入信息。兴奋性或抑制性传入分布强度的总和，在突触后神经元胞体上产生一个总突触后电位，即兴奋或抑制效应

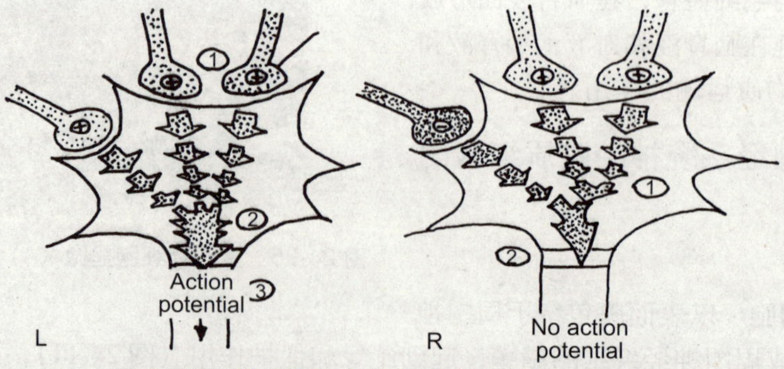

图 24-27 神经元整合兴奋性或抑制性突触的传入

L：①兴奋性传入突触终末，传导兴奋性冲动；②神经元整合；③兴奋效应。R：传入突触终末有兴奋和抑制两种，①神经元整合；②抑制效应。

效应的强度在不同突触亦是不同的。取决于神经冲动导致突触小泡的释放量的多少以及突触分布位置。仅在细胞表面的一定部位许多神经元可发生动作电位，如多在轴突的起始段，可以产生中等或较大的效应。而那些释放少量递质的突触或远离起始段部位的突触，不足以触发一个动作电位的效应。

学习和记忆是脑的重要功能之一。学习就是通过神经系统不断接受外环境的变化而获得新的行为习惯（外界知识），即称经验。记忆就是将新获得的行为、习惯（知识）储存和提取的过程。简单地说，学习是经验的获得，记忆是经验的保存。自从信息加工理论诞生以来，记忆被理解为信息的输入、编码、贮存和提取的过程。

信息输入人类的记忆过程可分为四个连续阶段：①感觉性记忆，通过感觉系统获得信息，在脑感觉区内储存，时间不超过一秒钟。②第一级记忆，经前阶段的加工处理，把不连续的、先后进来的信息，整合成新的连续的印象，即转入第一级记忆。这一转移可通过两种途径：一种是最常见的通过语言符号，另一种是非口头表达性途径。信息在此阶段，保留时间仍然很短，约数秒钟。③第二级记忆，反复运用学习，延长第一级记忆停留的时间，将信息转入持久的储存系统。④第三级记忆，通过长年累月的运用，记忆不被遗忘（图 24-28）。

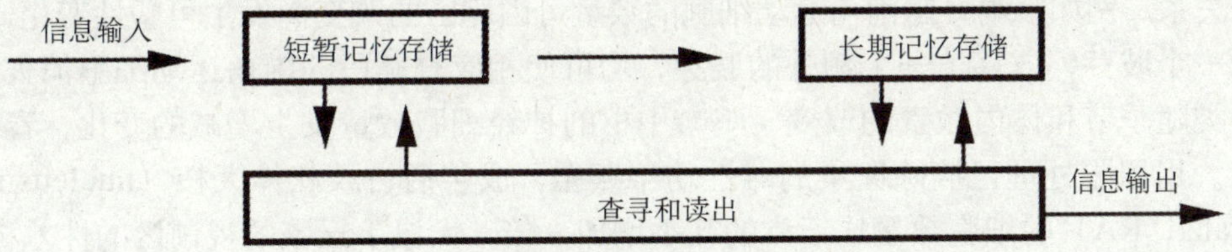

图 24-28　记忆储存示意图

学习和记忆的神经机理，一般认为记忆依赖于突触机制。但这些微妙的变化，影响了突触的效能，并未改变其形态。结构的变化需要较长的时间方能形成。短期记忆是依赖改变通道蛋白而储存下来的，是通过突触处离子通道的磷酸化来完成的。磷酸化则是由于在释放出神经递质的刺激细胞内形成环化腺苷酸（cAMP），再由cAMP激活一种蛋白激酶造成的。在哺乳动物的大脑内亦曾找到一些突触，通过适当刺激可以迅速而持久地改变其效能。根据其他证据目前认为，海马环路可能与记忆有关。当海马被破坏时，便失去追忆近事和建立新经验的记忆能力，而长期记忆却保持未变。短期和长期记忆依赖不同生理机制。例如一个人被击昏，在短期恢复意识后，可能忘记事故之前的事情，但更早的事情却不受影响。

短期记忆可以用强直后增强或突触前抑制等来解释。如视觉短期记忆的试验，受试者短暂地看一些字母或数字，几乎在1分钟之后，就不能正确地回忆。如增强视觉刺激的亮度，可延长准确记忆的时间，这种准确记忆的时程与后效应的消失时程是平行的。这种后效应与视网膜内的光化学过程有关。因此，这种最简单的短期记忆的编码表现为外周感受器的物理变化。长期记忆可能与脑内某些永久性的功能和结构的变化有关。长期记忆需要有新的蛋白质分子的合成。学习与记忆仍然是神经系统复杂的高级活动之一，需要进一步研究和探讨。

（沈丽　谭曾鲁　绘图陈莉）

第四节 神经元的可塑性

人们早就意识到神经系统具有可塑性（plasticity）。例如，瘫痪病人经过训练可获得一定的运动功能；损伤感觉神经所致的体表感觉丧失区，随着时间的推移有一定程度的缩小；因学习而得到的新的技能和新的知识，上述这些现象均反映神经系统具有可塑性。近年来的研究也表明，神经系统的结构与功能、神经递质、突触联系和神经回路等都具有不同程度的可塑性。神经元的可塑性和高分化是神经系统两个基本特性。既可使机体具有灵活适应环境的能力，又可保证复杂的神经活动的精确性。神经系统可塑性的研究对临床医学、生理学、解剖学、心理学以及教育学等的发展将产生重要影响。

一、神经细胞数量的可塑性变化

由于神经细胞分化成熟后不再分裂增殖，因而神经细胞数量的可塑性变化多发生在发育过程中。各个神经核团的细胞数量实际上是发育过程中神经细胞生存与死亡动态平衡的结果（发育凋亡参见章）。神经系统中神经元的存活和死亡与其靶区（图 24-29）、体内的激素水平有非常密切的关系。例如，鸡脊髓前角运动细胞的数量可因靶区的改变而发生可塑性变化，在鸡胚时期切除一个肢芽，或移植一个额外的肢芽，均可使相应脊髓段的前角运动细胞消失或增加。如某些鸟类随季节和体内激素的改变，鸣啭中枢的神经细胞数量发生增减的变化，春季增多，秋季减少。用睾酮处理已摘除卵巢的雌性幼年燕雀，成年后古纹状体大核（nucleus robustus archistriatalis，RA）的细胞数量比正常的几乎增加一倍。大鼠下丘脑的视前区的性差核，雄性

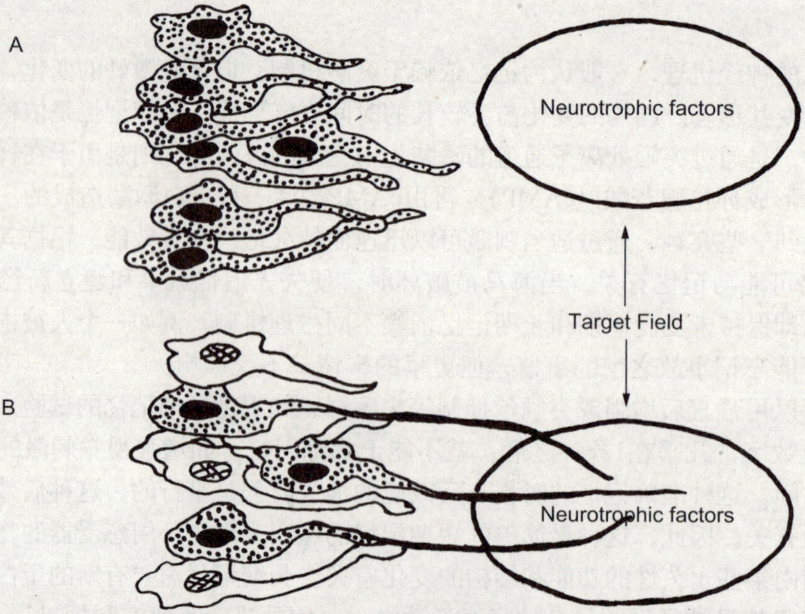

图 24-29 靶区假说

A. 神经元轴突生长趋向于营养因子高度集中分泌的靶组织区域。B. 轴突能够成功地与分泌营养因子的靶组织区域接触的神经元存活（阴影细胞），而没有找到靶区的神经元死亡（白色细胞）。

的比雌性大8倍，神经元的数量也较多。用雄激素处理新生雌鼠可使其增大，阉割新生雄性鼠可使其体积减少 50%。

神经细胞数量可塑性变化的另一种形式，是非神经元向神经细胞转化。将哺乳动物的肾上腺髓质细胞移植到眼前房或与非嗜铬细胞共培养时，可发生称为转化（transdifferentiation）的遗传表型的改变。长出突起，形成轴突与膨体末梢，聚集着许多含有致密核心的小囊泡，具有摄取胺的能力。细胞合成去甲肾上腺素的量也显著增加，并可与去交感神经的平滑肌建立支配关系。这些变化表明，肾上腺髓质细胞发生了向交感神经元的转化。交感神经节内的交感神经元或节旁嗜铬组织与小强荧光细胞（small intensely fluorescent cells）之间也可以相互转化，注射氢化可的松可使大鼠颈上交感神经节内小强荧光细胞数量增加近 10 倍，停药后恢复至原来水平。

二、神经细胞形态结构的可塑性变化

神经元的形态结构也可随内外因素的改变而发生可塑性变化。鸣禽鸣啭中枢的神经元的大小和形态，也可根据体内激素水平改变而发生变化。如金丝鸟RA核内神经元的体积，雄性明显地大于雌性鸟，其神经元的轴突长度也是雄性超过雌性鸟。神经元的形态还可随着年龄的增长而发生变化。大鼠听皮层第V层锥体细胞基树突的数目随着年龄的增长而减少，3月龄及34～36 月龄鼠的树突数目的中数和范围分别为 6（2 ～ 4）和 4（1 ～ 10）。用计算机辅助三维分析法对Golgi浸染的神经元树突的绝对长度进行测量，发现大鼠视皮层锥体细胞基树突平均长度在 34 ～ 36 月龄鼠比 1 月龄鼠减少 50%，树突棘（dendritic spine）的数目也随年龄而变化，由胚胎、出生至成熟期，数目逐渐增多，进入老年期数目逐渐减少。

神经元的形态变化可能在整个生命过程中一直存在，观测小鼠上神经节的单个神经元树突的外形，发现体外培养条件下，在数周内可有很大的变化。测绘的图像显示出树突末梢有回缩、伸展及新枝形成的改变。生活中的“学习”活动也在不断地影响神经元的外形。例如，将小鼠饲养在复杂的环境里，内有各种“器械”供其进行“体育”活动，17天后，测量小脑浦肯野细胞树突上的棘，比饲养在简单而狭小环境里的小鼠多23%。据报道，未经训练的大鼠支配常用爪皮质区第V层锥体细胞顶树突的分支，明显多于非常用爪皮质区。若采取措施训练其非常用爪取食，16天后，支配非常用爪皮质区顶树突的分支则多于常用爪皮质区，表明学习训练引起了有关脑区神经元形态的改变。

三、突触和神经回路的可塑性改变

在生活历程中，生理活动、各种刺激以及神经损伤等均可引起突触和神经回路发生可塑性变化，这也是神经系统调节机体适应内外环境变化的重要机制。此类可塑性变化表现为突触或轴突末梢的消失或重新分布。例如，子宫内的神经末梢在妊娠期内可发生明显的变化。孕10天时，豚鼠子宫的肾上腺能神经终末可成倍地增加，孕 25 天后减少至零。将动物饲养在黑暗的环境里，会导致视皮质突触数目明显减少，皮质下视中枢外侧膝状体内突触体积变小，结构也比较简单。更令人注目的是：饲养在复杂环境（备有斜坡、轮子、坑道等）里的小鼠，其大脑皮质比饲养在简单环境里的厚，突触也较大。野生动物由于生活环境复杂，其大脑皮质比家养的同种动物几乎厚 1/3。若只以垂直（或水平）条纹图像给临界期（生后 24 ～ 36 天）的幼猫

"看"，其视皮质的神经元几乎只对垂直（或水平）条纹图像起反应，表明图像识别的神经元回路的形成与视觉经验密切相关。

神经损伤可引起轴突侧支发芽，在大鼠、猫、狗的实验中都观察到，将肌肉部分去神经可引起存活的运动神经纤维生长出大量的侧支以支配因失去神经而"闲置"的终板。中枢内的轴突和突触也有类似的可塑性变化。切断猫的一侧维体束，数年后发现损伤侧的后根纤维，在脊髓内的终末分布区较对侧的大，提示后根纤维发出侧支以支配"空位的"突触。这种现象表明，接受两种以上传入纤维的中枢神经元，当一种传入纤维被切断后，另一种传入纤维可发出侧支扩展其终末区，并支配"空位的"突触。此外，还有一种代偿性侧支发芽（compensatory sprouting）现象，例如，蓝斑的神经元发出去甲肾上腺素能纤维支配小脑和前脑，若切除小脑，荧光组化方法测定前脑的去甲肾上腺素能的纤维明显增加，表明蓝斑细胞可以因失去支配小脑的纤维侧支而引起支配前脑的纤维侧支发芽。

四、神经递质的可塑性变化

神经细胞的递质可因发育阶段的不同、机体外界环境的变化以及传入冲动和激素水平等细胞外环境的改变而发生可塑性变化，作为信息分子，递质的可塑性变化提高了神经系统调控机体的潜力，使之更好地适应内外环境的变化。

在正常情况下，神经嵴头端区的细胞发育为乙酰胆碱能的副交感神经节细胞，躯干区的细胞发育为肾上腺素能的交感神经节细胞。若将躯干区的细胞移植至头端区，则其肾上腺素能性质丧失，表明细胞外环境改变了神经递质的表型。用细胞培养发育中的大鼠交感神经节细胞，可发育成肾上腺素能性质；若与其他细胞（如心肌细胞）共培养时，却形成胆碱能特性。

成年后神经递质也可发生可塑性变化，切断颈上神经节的节前纤维，可使颈上神经节细胞内P物质含量增加55%。用氯异吲哚铵（chlorisondamine）进行封闭，也可使P物质升高。用酚苄明（phenoxybonzamine，降血压药，可反射性增强交感神经活动）处理则P物质含量减少。切断岩神经节细胞的突起，使其与支配的靶区分离，则细胞内酪氨酸羟化酶（儿茶酚氨合成限速酶）的催化活性下降，该酶的免疫活性消失；4周后，随着神经纤维再生而再次支配靶区（颈动脉体和窦），上述活性又可恢复。脊神经节细胞也存在类似的现象。

脑内的神经细胞无论胚胎时期或成年后，均可发生递质的可塑性变化，将胚龄12天的小鼠蓝斑细胞体外培养1周后，用藜芦碱（veratridine）或一定浓度的钾离子处理，使其去极化，则酪氨酸羟化酶活性显著升高。将老年小鼠的蓝斑细胞体外培养，用藜芦碱加入培养液中使其去极化2周后，酪氨酸羟化酶的活性也显著升高。

第五节　神经细胞的生存环境

神经细胞的功能活动依赖于跨细胞膜的细胞内外离子浓度的比率，因而细胞外环境的稳定对于维持神经元的生存和正常功能十分重要。通常认为脑脊液是神经元的生存环境，实质上脑组织中的细胞间液才是直接的生存微环境。细胞间液成分的轻微变化，都会影响神经元的兴奋和传导。因此，维持脑内细胞间液的化学成分和物理因素的稳定是保证神经元和中枢神经系统发挥正常生理功能的重要条件。

一、脑组织中的细胞间隙

20世纪60年代，一些学者利用脑室注射铁蛋白、辣根过氧化物酶和超微过氧化物酶等示踪物质，在电镜下观察到这些示踪分子充满并排列在细胞间隙中，间隙的横径为4nm，全脑间隙的总体积的平均值为脑的5%。狭窄的脑细胞间隙因其横截面积太小，而表现有较大的扩散阻力，加之间隙中存在粘蛋白或粘多糖类基质，粘滞性较大，也阻滞物质在细胞间隙中的扩散。因而早期认为这样狭窄的间隙不可能起到物质分布的作用，后来发现离子和一些大分子可能在间隙内扩散，并且这些物质浓度的变化可能明显地影响神经元的活动。实验研究结果表明，改变脑脊液中K^+、Na^+、Ca^{2+}或Mg^{2+}的浓度，通过细胞间液影响相应神经元的功能等的变化而出现心率、血压、呼吸、胃肠运动等的变化。

二、脑细胞间液的稳态调节

脑脊髓成分基本上是稳定的，但不是固定不变的，而是一系列调节机制（例如，跨越血脑屏障的被动扩散、易化扩散、主动转运等）根据脑功能活动对各种成分需要作出反应的动态过程的结果。脑脊液（脑细胞间液）成分的稳态调节主要有下列四种机制：

1. 血液的转运和缓冲作用

在神经系统和体液调节下，血液是机体对抗外环境变化、保持脑细胞间液稳定的第一道防线。脑内细胞获取营养物质、排出代谢产物、补充氧和排出二氧化碳均需要通过细胞间液并由血液运输。当血中pH值升高时，可促进阴离子、抑制阳离子透入脑脊液。血液pH值降低时，则与此相反。所以血液对保持脑脊液、脑细胞间液的成分、pH和离子浓度的稳定具有十分重要的作用。

2. 血脑屏障的屏障作用

血脑屏障是机体对抗外环境变化、保持脑脊液、脑细胞间液成分稳定的第二道防线。它包括血－脑屏障、血－脑脊液屏障和脑－脑脊液屏障，后者的屏障效能很低。关于血脑屏障的组织结构和屏障机理，请参阅有关书籍，不再赘述。

3. 神经胶质细胞对神经元生存环境的调控作用

神经胶质细胞对维持神经元微环境稳定、保持神经元正常功能具有十分重要的作用。概括神经胶质细胞通过微环境影响神经元的生理功能的作用主要有下列三个方面：

（1）对神经元生存环境中离子成分的调控作用。例如，长时间重复刺激神经元，K^+从神经元排出而积聚于其周围的细胞间隙，最终会导致轴突不能传导可扩布的动作电位。然而细胞间液中K^+浓度增高可导致周围的胶质细胞发生去极化，与相邻部位形成电位差而产生电流（离子电流），使K^+从高浓度区向低浓度区移动，因而可防止轴突传导功能的丧失。所以神经胶质细胞通过调控脑细胞间液中的离子成分对神经的传递信息功能起着十分重的作用。

（2）参与神经活性物质（神经递质）的代谢。例如星形胶质细胞参与谷氨酸（兴奋性递质，Glu）和γ-氨基丁酸（抑制性递质，GABA）的代谢。神经元内的Glu在谷氨酸脱羧酶的作用下转达变为GABA，释放后被星形胶质细胞摄取，在GABA转氨酶的催化下脱氨基，其代谢产物α-酮戊二酸通过加氨作用生成Glu，再经星形胶质细胞特有的谷氨酰胺酶的作用生成谷氨酰胺，自星形胶质细胞排出后被神经元摄取，在神经元内成为Glu和GABA的前体或原料。近年来的研究发现，神经活性物质血管紧张素主要在星形胶质细胞内合成，释放后再由神经元摄取。神经胶质细胞还通过主动摄取突触间隙中的递质而导致递质生理性失活（图 24-30）。

（3）神经胶质细胞传送物质的营养作用。放射自显影研究发现，给水蜥腹腔注入放射性核素标记蛋白质的银颗粒，首先出现在施万细胞的髓鞘，而后到达神经轴突，表明神经元可从细胞间液中摄取胶质细胞释放的营养物质，近年来许多研究的结果表明，胶质细胞可生成和释放神经生长因子，支持和促进神经元的生存和轴突的生长。

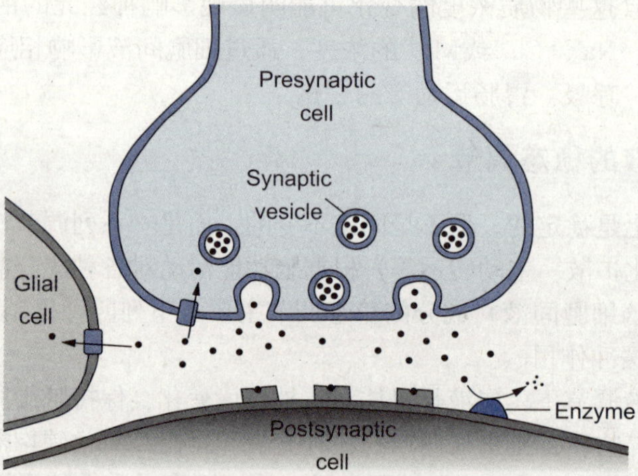

图 24-30　神经胶质细胞通过主动摄取突触间隙中的递质影响神经元功能

Presynaptic cell 突触前细胞；postsynaptic cell 突触后细胞；synaptic vesicle 突触小泡；glial cell 胶质细胞；enzyme 酶。

4. 化学感受器和渗透压感受器的调控作用

机体的化学感受器由于所在部位不同而分为外周化学感受器（主动脉体、颈动脉体）和中枢化学感受器（延髓腹外侧部），它们能接受血液或脑脊液中氢离子的刺激。当血液或脑脊液中二氧化碳增加，其与水结合形成碳酸，解离出较多的氢离子，pH值下降，反射性地增加呼吸的深度和频率，排出二氧化碳增多，而使 pH 值升高。

下丘脑的视上核和室旁核或其周围区域存在能接受渗透压刺激的神经元，血液或脑脊液中渗透压升高时，引起视上核和室旁核神经元合成的抗利尿激素经下丘脑-垂体束到达神经垂体后释放出来，提高肾脏远曲小管和集合管上皮细胞对水的重吸收，血液因而稀释，渗透压降低。

（沈丽　吕证宝　绘图陈莉）

参考文献

1. Peters A, Palay SL, Webster H （1991） The Fine Structure of the Nervous System. Third Edition. Oxford University Press: New York

2. Harris KM, Landis DMD （1986） Membrane structure at synaptic junctions in area CA1 of the rat hippocampus. Neuroscience 19: 857-872

3. Ramon y Cajal S （1995） Histology of the Nervous System of Man and Vertebrates. Oxford University Press: New York, English translation by N Swanson and LM Swanson

4. Smith C. U. M.(2002） Elements of Molecular Neurobiology. Copyright John Wiley & Sons, Ltd. ISBNs 0-470-84353-5 （HB）; 0-471-56038-3 （PB）

5. 韩济生主编. 神经科学原理（第二版）. 北京：北京医科大学出版社，1999.

6. 蔡文琴、李海标主编. 发育神经生物学. 北京：科学出版社. 1999

7. 徐科主编. 神经生物学纲要. 北京：科学出版社，1999

8. 吕国蔚主编. 医学神经生物学. 北京：高等教育出版社，2004

9. 汪堃仁、薛少白主编. 细胞生物学（第二版）北京：北京师范大学出版社，1998

第二十五章 免疫细胞

第一节 免疫系统的种系发生（phylogeny）

多细胞生物在长期的进化过程中，在病原微生物包括病毒、细菌、真菌及寄生物等感染压力下，选择发生了两种对抗病原微生物的防御机制，即固有免疫性（innate immunity）和适应免疫性（adaptive immunity）。两种免疫性均由细胞和体液因子组成，用以识别、杀伤和清除病原微生物。

一、无脊椎动物（invertebrate）

在进化过程中其中一些细胞可分化为具有吞噬和杀伤作用的吞噬细胞及产生一些体液杀菌因子，如凝集素样因子和溶菌酶等。由于这种防御作用的效应细胞和效应分子是与生俱来的，故称这种防御作用为固有免疫性（innate immunity）或自然免疫性（natural immunity）。由于这种吞噬和杀伤作用对入侵病原微生物无种属区分作用，是一种简单的非特异防御作用，因此也称之为非特异免疫性（nonspecific immunity）。

二、脊椎动物（vertebrate）

在进化过程中除能形成更为复杂的、具有固有免疫性的细胞及体液因子，如发生了多种多样的吞噬细胞和自然杀伤细胞（natural killer cell，NK）以及补体等多种体液分子外，还更进一步随着种系发生不断进化，逐步形成了特异和特化（specilized）的防御组织和细胞，组成了高度进化的防御系统，如低等脊椎动物开始发生了淋巴样组织及对抗原特异识别的淋巴细胞，并能产生 IgM 类抗体分子。

在高等脊椎动物如两栖类、爬行类、鸟类及哺乳类动物则发生了特化的淋巴组织，出现了胸腺、脾脏及淋巴结等重要免疫器官。并且淋巴细胞可分化为表型及功能不同的亚群（subpopulation）和亚类（subsets）。发生了对抗原特异识别的 T 和 B 淋巴细胞。产生抗体的类别除 IgM 外还产生了 IgG 和 IgA。在人类又可产生 IgD 和 IgE 等 5 类免疫球蛋白分子。各类免疫细胞还表达了主要组织相容性分子（MHC）、分化抗原分子（CD）以及各种受体分子（表25-1）。由于这种免疫性的发生是在病原微生物侵入机体内与抗原识别细胞（T/B）发生应答后才能产生效应细胞即细胞免疫，和抗体分子即体液免疫。这种免疫性是对入侵病原微生物的应答和适应的结果，故称这种免疫性为适应免疫性（adoptive immunity）。

由于这种免疫性只对入侵病原微生物具有防御作用，因此也称之为特异免疫性（specific immunity）。由于这种特异效应细胞和抗体分子的产生是在抗原识别淋巴细胞（T/B）与病原微生物接触之后产生的，是后天获得而非先天产生的，因此也称为获得免疫性（acquired immunity）。

无脊椎动物无特化的淋巴组织及特异识别抗原的淋巴细胞，也不产生抗体分子。所以无脊椎动物只具有固有免疫性而无适应免疫性。

表 25-1　不同脊椎动物免疫系统的种系发生

	固有免疫性			适应免疫性				
					淋巴细胞		淋巴组织	
	补体	吞噬细胞	NK 细胞	抗体分子	B/T	胸腺	脾	淋巴结
板鳃类（Elasmobranchs）	+	+	+	IgM	±	+	+	−
硬骨鱼类（Teleosts）	+	+	+	IgM	±	+	+	−
两栖类（Amphibians）	+	+	+	2-3 种	±	+	+	±
爬行类（Reptiles）	+	+	+	3 种	±	+	+	±
鸟类（Birds）	+	+	+	3 种	+	+	+	+
哺乳类（Mammals）	+	+	+	7-8 种	+	+	+	+

第二节　免疫系统的组织结构

现代免疫学的研究进展已证明在高等脊椎动物及人体内存在一组结构复杂的免疫系统。它由承担固有及适应免疫性组分所构成，包括免疫器官、免疫细胞及免疫分子组成的机体免疫系统。

一、免疫器官

根据它们的作用可分为中枢免疫器官及周围免疫器官。禽类的法氏囊（Brusa of Fabricius）、哺乳类及人类的胸腺和骨髓属于中枢免疫器官，它们是各类免疫细胞的发源地，故称为中枢免疫器官，如 T 淋巴细胞发生于胸腺，而 B 淋巴细胞发生于骨髓。

脾脏、淋巴结以及黏膜相关淋巴组织（MALT），包括肠道（GALT）、呼吸道（BALT）及泌尿生殖（UALT）黏膜相关淋巴组织，是周围免疫器官，它们是成熟T和B淋巴细胞定居的部位，也是发生免疫应答的场所（表 25-2）。

表 25-2　免疫器官的功能

中枢免疫器官		
胸腺		骨髓
T 细胞	干细胞	B 细胞
周围免疫器官		
有被膜淋巴组织	无被膜淋巴组织	
脾、淋巴结	黏膜淋巴样组织（呼吸道、肠道及泌尿生殖道黏膜）	皮肤淋巴样组织
对自组织中侵入的病原微生物发生免疫应答	对自黏膜表面侵入的病原微生物发生免疫应答	对自皮肤侵入的病原微生物发生免疫应答

二、免疫细胞

广义的概念包括造血干细胞，可分为多能干细胞（multiple stem cell）及定向干细胞（committed stem cell）。它们可在中枢免疫器官内在骨髓及胸腺微环境作用下分化成熟为各种免疫细胞。

在免疫细胞中，一类为固有免疫性细胞如单核吞噬细胞系 、粒细胞系、树突状细胞（dentritic cell,DC）系、自然杀伤细胞（NK）、自然杀伤 T 细胞（NKT）、γδT 细胞以及肥大细胞系等。它们是抗感染的第一防线发挥作用的细胞群，在引发炎症清除病原微生物的固有免疫应答中具有重要作用，并对适应免疫应答有导向作用。

另一类免疫细胞为适应免疫性细胞，可包括 T 淋巴细胞及 B 淋巴细胞。它们是抗原特异识别细胞，能引发特异的细胞免疫应答及体液免疫应答，是适应免疫性的主要细胞群（表 25-3）。

表 25-3　造血细胞的生成

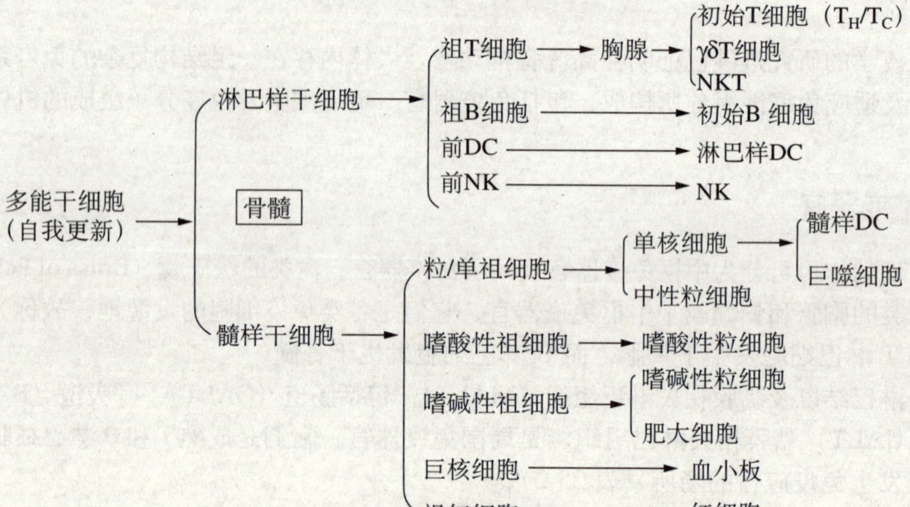

三、免疫分子

包括免疫细胞的膜型分子及分泌型分子。膜型分子可分为膜表面抗原分子，如种属特异性抗原、同种异型抗原以及白细胞分化抗原等。另一种膜型分子为膜表面受体分子，如存在于吞噬细胞等胞膜上的模式识别受体（PRR）及存在于 T 和 B 细胞膜上的抗原识别受体（TCR 及 BCR）及协同受体等，以及存在于 NK 细胞膜上的抑制型受体（KIR）及活化型受体（KAR）等。其他受体分子如凋亡受体、 细胞因子受体、粘附受体、促分裂素受体、激素受体、神经肽受体、药物受体以及病毒受体等亦表达于各类免疫细胞。

分泌型分子包括由免疫细胞及非免疫细胞合成和分泌的体液分子。如由浆细胞合成和分泌的抗体分子、由免疫细胞及非免疫细胞合成和分泌的细胞因子、趋化因子及防御素（defensins）

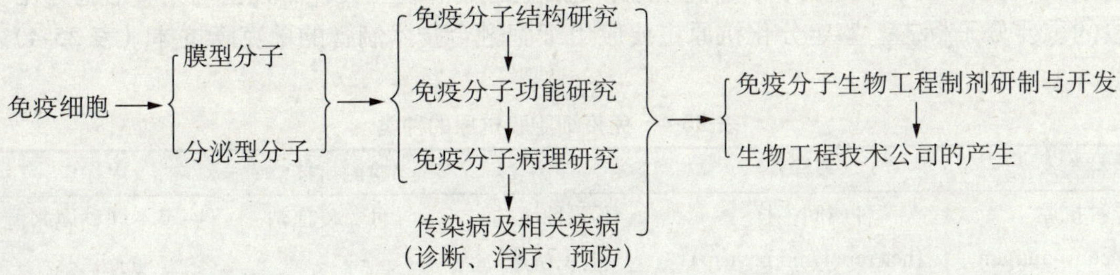

图 25-1　各种类型抗体的结构及 IgG 的酶解片段
（参考 HermannWagner, The immunology of the TLR, 2003）

等抗微生物肽以及主要由肝细胞合成和分泌的补体分子及急性期反应蛋白分子等。

由于分子生物学、分子遗传学以及分子细胞生物学等学科的发展促进了分子免疫学的形成。目前对机体免疫系统结构与功能的认识已进入了分子解剖、分子生理和分子病理时期。由此产生了对免疫分子生物工程制品的研制与开发，如对重组细胞因子（rCKs）、基因工程抗体、基因工程疫苗以及核酸疫苗等的研制与开发等。这类制品研制的进展反过来又促进了免疫分子结构与功能的基础研究与临床应用。

第三节　免疫细胞膜表面分子

免疫细胞是由形态各异、功能不同的细胞群组成。它们的细胞膜上都具有不同的分子结构，包括膜抗原分子和膜受体分子。这些膜表面分子大多是糖蛋白分子，可作为不同免疫细胞的标志，应用不同的检测方法，能鉴定和区分不同免疫细胞的亚群或亚类。

研究这些膜分子的结构与功能将有助于了解免疫细胞活化的分子机制。研究其基因表达调控将有助于了解免疫细胞的起源、分化与成熟过程，具有十分重要的理论意义。并在免疫细胞分类学及临床相关疾病的发病学、诊断学、治疗学及预防学等方面都具有重要理论及应用意义。

一、免疫细胞膜表面抗原分子

免疫细胞有三种膜表面抗原分子。一种为种属特异抗原或称为异种抗原（hetero-antigen）。这种抗原为同种动物每一个体所共有，而他种动物中则没有，故可经异种动物免疫制备的异种免疫血清进行检测。这种免疫血清只能区分不同种属的免疫细胞，而不能区分同种动物不同免疫细胞的亚群或亚类。

另一种抗原为同种异型抗原（allo-antigen），为同种动物某些个体所共有，而另一些个体则没有。这是由于这种抗原是受等位基因控制，故可出现不同的表型。如红细胞的血型抗原及组织相容性抗原属于同种异型抗原，这种抗原对输血或组织移植时的配型甚为重要。这种抗原可用同种异体免疫血清或单克隆抗体进行检测。

还有一种抗原分子为分化抗原，即在同一个体内，免疫细胞在其分化的不同阶段或在其活化期出现或消失的抗原分子，称这种抗原为分化抗原（differentiation antigen）。对这种抗原的检测不仅可以区分同一个体内功能不同的免疫细胞的亚群或亚类，而且也是免疫细胞分化不同阶段的重要分子标志。鉴定分化抗原主要应用细胞融合技术制备的单克隆抗体（表 25-4）。

表 25-4 免疫细胞膜抗原的种类

种类	多样性	实例	检测抗体	用途
异种抗原（hetero-antigen）	种属间多样性（heteropolymorphyism）	不同种属的组织抗原	异种免疫血清	鉴定不同种属来源的组织
同种异型抗原（allo-antigen）	同种异体间多样性（allopolymorphyism）	HLA 抗原、血型抗原	同种异体免疫血清或单克隆抗体	移植与输血的配型
分化抗原（differentiation antigen）	同一个体内多样性（isopolymorphyis）	人白细胞分化抗原	单克隆抗体	白细胞的分类

二、白细胞分化抗原

白细胞分化抗原是存在于白细胞不同谱系（lineage），不同分化阶段以及活化过程中出现或消失的细胞表面抗原分子，可作为不同细胞谱系的表面标志。它们大多是跨膜蛋白或糖蛋白，少数为糖类分子，并参与免疫细胞的生理和病理过程。

自 20 世纪 80 年代以来，应用杂交瘤技术制备了一系列抗人和抗小鼠白细胞分化抗原的单克隆抗体。这种抗体是针对单一抗原决定簇或表位的抗体，特异性强，为研究细胞膜抗原分子的结构与功能以及对白细胞的分离和鉴定提供了有用的试剂，并形成了商品制剂。

由于各种商品试剂以及各实验室所制备的对同一抗原决定簇的单抗命名各异，造成名称混乱。为了统一各种单抗的命名，自 1982 年至 2004 年已先后举行了 8 次有关人白细胞分化抗原的国际学术会议（Human Leukocyte Differentiation Antigen Workshops,HLDA）。

应用聚类分析法将来自各实验室命名不同的单抗对靶细胞分化抗原反应相同或相似的单抗归为一个分化群抗体（cluster of differentiation, CD),并以序号表示之，即所谓人白细胞单抗的国际命名法。由 CD 单抗群所鉴定的分化抗原则称为 CD 分子。所以在开始阶段 CD 命名法是指对单抗的分群而言，但目前主要集中研究CD分子的结构与功能。因此，在无特殊注明情况下 CD 符号主要是指 CD 抗原分子而言。在英国召开的第七次 HLDA 会议（2000）确定了 247 群单抗，其识别的靶分子即为 CD1-CD247。其识别范围已扩展为 T 细胞、B 细胞、NK 细胞、髓样细胞、树突状细胞、内皮细胞、红细胞、干细胞和祖细胞、非谱系分子、糖分子、趋化因子以及细胞因子受体和趋化因子受体等 13 组靶细胞及靶分子。

现在已能在人白细胞中鉴定出 247 种 CD 分子，各国学者正致力于对这些分子的结构、功能及其编码基因的研究。这将对免疫细胞的分化、活化、信息传递、基因表达调控及细胞癌变机制的阐明具有重要理论意义。对临床相关疾病的诊断及治疗也有重要应用价值。但根据基因组及蛋白质组资料库测算，提示目前已识别的白细胞膜表面分子尚不超过全部的 10% ~ 20%，今后还会不断发现新的 CD 分子。

三、主要组织相容性抗原

20世纪初即已发现在不同种属或同种不同品系动物间进行正常组织或肿瘤组织移植可发生受体对供体移植组织的排斥反应，即供体与受体组织不相容的反应。其后英国学者P.Medawar等于20世纪40年代进行近交系小鼠动物实验证明移植排斥反应是一种免疫反应。它是由细胞表面同种异型抗原诱导发生的。

Snell等于20世纪50年代用遗传学方法在近交系小鼠间进行皮肤移植实验，证明引起组织相容或不相容是受遗传控制的，称这种抗原为组织相容性（histocompatibility）抗原或移植抗原（transplant antigen, TA）。

机体内与排斥反应相关的抗原系统可多达20种以上，其中能引起强排斥反应的抗原称为主要组织相容性抗原（major histocompatibility antigen）系统，而引起弱排斥反应的抗原称为次要组织相容性抗原（minor histocompatibility antigen）系统。小鼠主要组织相容性抗原系统称为H-2系统，人的主要组织相容性抗原系统首先发现于白细胞故称为人白细胞抗原（human leukocyte antigen, HLA）系统，二者均受遗传控制。其后证明控制这组抗原的基因由多基因座（locus）组成，故称这组基因为主要组织相容性基因复合体（major histocompatibility complex genes, MHC）。

（一）小鼠 H-2 基因复合体（H-2 complex）

由于小鼠MHC与定位于17号染色体多态性血型Ⅱ基因紧密连锁，故称小鼠MHC为H-2基因复合体（H-2 complex）。所有哺乳类动物控制移植排斥反应的基因与小鼠H-2复合体同源，故均可称为MHC基因复合体。H-2复合体是一组紧密连锁的基因群，它是由4个遗传区域组成，即K区、I区、S区和D区，其中I区又可分为2个亚区，即I-A和I-B亚区，每个亚区内至少包括一个基因座。

（二）人 HLA 基因复合体

20世纪50年代法国学者Dausset用抗人白细胞异型抗体首次发现了第一个人白细胞异型抗原。60年代Payne证明这个抗原系统为多等位基因系统。Allen将人白细胞遗传座称为组织相容性座A（histocompatibility locus-A,HL-A）。其后Dausset通过家族分析确立了HL-A抗原在遗传学上可分为两个系列，各受同源染色体上两个紧密连锁基因座控制。70年代Westeweld应用体细胞杂交证明了HL-A座和第三磷酸葡萄糖转换酶（PGM3）座定位于人第6对染色体。

自1964年至2000年为了对MHC基因及其编码抗原的鉴定与命名，已进行了13届国际组织相容性研讨会及工作会议（IHWC）。在第6次会议（1975）确认了主要组织相容性基因复合体（MHC）的存在，并将人HL-A座改称为HLA复合体。

HLA基因复合体定位于第6对染色体短臂6p21.31一个狭窄区域内。其基因组全长为3～4Mb，含有224个基因座，其中128个为功能性基因，96个为假基因，呈现高度多态性。目前认为存在约1400个等位基因。根据HLA复合体基因座在染色体上的分布及其编码HLA分子功能的不同，可将其分为三个基因区（图25-2）

1. HLA-Ⅰ类基因区（class-Ⅰ region）

近端粒侧2Mb，分布有两组基因，即经典HLA-Ⅰ类座（classical HLA-Ⅰ），包括HLA-A、B及C座，亦称为经典Ⅰa基因座（classical Ⅰa）。它可编码HLA-Ⅰ类分子重链（α）。另一组基因称为非经典HLA-Ⅰ类座（non-classical HLA-Ⅰ），亦称为经典Ⅰb座编码，包括HLA-

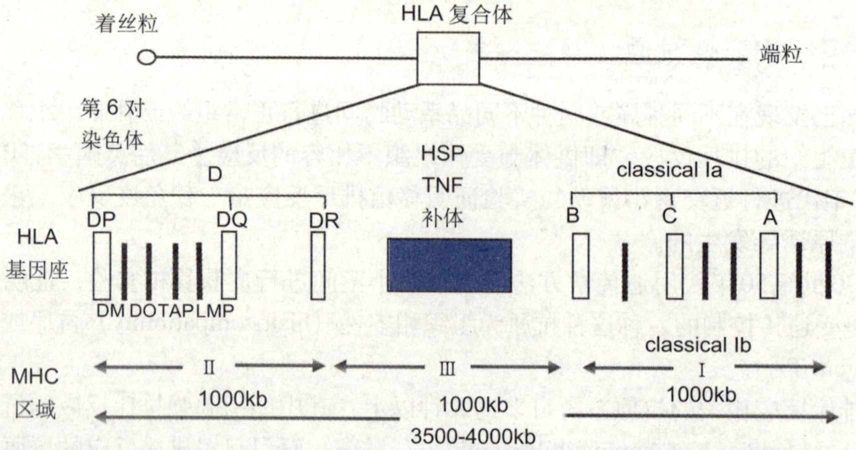

图 25-2 人 HLA 基因复合体结构示意图

E、F、G和H分子α链。近年在此基因区又发现了新的Ib座称为MHC-Ⅰ类链相关基因座（MHC class I related, MIC）与 MHC-Ⅰ类基因连锁，同源性高但功能有差异，可编码 MIC 分子。

2. HLA-Ⅱ类基因区（class-Ⅱ region）

存在于近着丝粒侧，长度为 1Mb 分布有三组基因，即第一组为 HLA-DP、DQ 及 DR 座，成对出现分别编码 HLA-Ⅱ类分子 α 链和 β 链。第二组为非经典 HLA-Ⅱ座包括有 DM 和 DO 座，编码DM和DO分子。第三组为与Ⅰ类抗原加工与呈递相关基因座，包括有抗原呈递转运蛋白基因（TAP1/TAP2）座及蛋白酶体亚单位座（LMP2/LMP7）。

3. HLA-Ⅲ类基因区（class-Ⅲ region）

位于Ⅰ类基因座与Ⅱ类基因座之间，长度为1Mb区域。此区域含有编码免疫机能相关因子基因座，包括有补体组分、肿瘤坏死因子（TNF）及热休克蛋白（HSP）等基因座，可编码补体分子（C2、C4、Bf）、TNF 族分子及 HSP70。

4. HLA 复合体的遗传特征

HLA 存在于第 6 对染色体上，它由 6 个连锁座组成，即 HLA-A、B、C 及 DP、DQ、DR，属于同一座内的基因称为等位基因（alleles）。HLA 每一基因座可由几个至几十个等位基因组成，因而是复等位基因系统，呈现高度多态性。现已认定HLA共有约1400多个等位基因（表 25-5）每个基因可编码一个抗原特异性分子。

在一对同源染色体上 HLA 每个座各有 2 个等位基因，如相同则为纯合子（homozygote），不同则为杂合子（heterozygote）。各座全部是纯合子者极少见，只有在近亲配婚才能产生。在一条染色体上各座等位基因组合称为 HLA的单元型（haplotype）。体细胞中一对同源染色体上 HLA单元型的组合称为HLA的基因型（genotype）。在细胞膜上能检测出的抗原特异性，则称为表现型（phenotype），可用血清学或细胞学方法检测，现已检测出164种HLA抗原型别（表 25-6）。

HLA的遗传完全从属于孟德尔定律，由于HLA6个座距离非常近呈紧密连锁，因此可作为一个单位遗传给子代，遗传学称此现象为连锁（linkage）。单元型基因座连锁现象并非完全随机组合，而是有些基因比其他基因能更多的连锁在一起，称为连锁不平衡（linkage disequilibrium）。

表 25-5 HLA 等位基因（1400）

HLA- Ⅰ类基因座		HLA- Ⅱ类基因座	
HLA-A 座	263	HLA-DP 座	117
HLA-B 座	501	HLA-DQ 座	75
HLA-C 座	118	HLA-DR 座	352
总数	1426（含 20 个假基因）		

表 25-6 HLA 抗原型别（164）

Ⅰ类抗原（血清学方法）		Ⅱ类抗原（细胞学方法）	
HLA-A	1-28	HLA-DR	1-24
HLA-B	1-61	HLA-DP	1-9
HLA-C	1-10	HLA-DP	1-6
HLA-D	1-26		

（三）MHC 分子结构

1. MHC Ⅰ类分子

它包括人 HLA-A、B、C 抗原分子及小鼠 H-2D 和 H-2K 抗原分子。此类分子由两条肽链组成，一条为多态性糖蛋白分子，称为 α 链或重链，分子量为 43kDa，由 MHC 复合体编码，另一条为 β 链或称轻链与 α 链非共价键结合。Ⅰ类分子通过 α 链固定于细胞膜上。α 链可分为 3 个区，自 NH_2 末端起始依次为胞外区、穿膜区和胞内区。胞外区可分为 α_1、α_2 及 $\alpha_3$3 个片段功能区，其中 α_1 和 α_2 可形成一槽状结构是与多肽抗原结合的部位，也是决定与Ⅰ类分子多态性残基结合的区域，称为肽结合槽（peptide-binging groove,PBG）。α_3片段与Ig稳定区（C区）有同源性，是Ⅰ类分子与CD8分子结合的区域。胞内区位于胞质内可被磷酸化与信号转导相关（图 25-2）。另一条链为 β 链（轻链），为非 MHC 编码，它由第 15 对染色体相应基因编码。分子量为 12kDa，由 99 个氨基酸残基组成，电泳位于 β_2 区，故称为 β_2 微球蛋白（β_2M），与 α 链借非共价结合形成完整的Ⅰ类分子。

Ⅰ类抗原分子广泛分布于体内各种有核细胞表面，包括血小板和网织红细胞。不同组织细胞表达Ⅰ类抗原的密度不同，外周血白细胞、脾及淋巴结细胞表达量高，其次为肝、肾、皮肤、血管内皮细胞和肌细胞。但成熟红细胞、神经细胞和成熟滋养层细胞不表达Ⅰ类抗原。

2. MHC Ⅱ类分子

包括HLA-DR、DQ及DP分子及小鼠I-A和I-E分子。Ⅱ类分子亦由两条大小不同的糖蛋白链组成的异二聚体分子。一条为β链，分子量为25～29kDa；另一条为α链，分子量为31～34kDa，二者也是借非共价相结合，两条链均由 MHC 编码（图 25-2）。

Ⅱ类分子两条链的胞外区均由两个功能区片段组成，分别称为 α_1、α_2 和 β_1、β_2 片段。其中由 α_1 和 β_1 形成的槽状结构是与多肽抗原的结合部位（PBG）。Ⅱ类分子多态性残基也主要集中在此区域。这种多态性决定了 PBG 的分子结构、与肽片段的结合以及对 T 细胞受体识别的特异性亲和力。由 α_2 及 β_2 片段可构成Ig样非多态性区域，在抗原呈递过程中是Ⅱ类分子与CD4分子结合的部位（图 25-3）

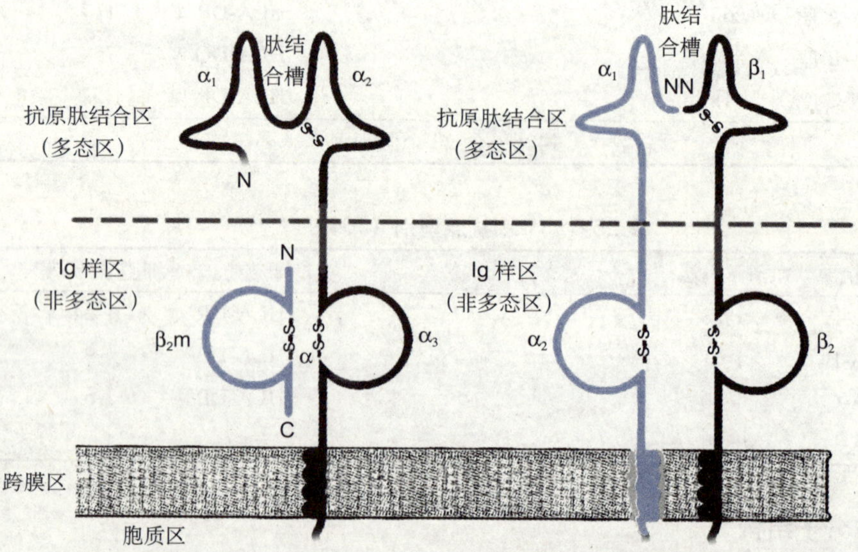

图 25-3 MHC 类分子结构

Ⅱ类分子的细胞分布与1类分子明显不同。Ⅱ类分子只存在于少数种类细胞，主要存在于抗原呈递细胞（APC），如巨噬细胞、血液中单核细胞、上皮细胞中朗格汉斯细胞、脾及淋巴结中的树突状细胞以及B淋巴细胞等。两类分子特征见表 25-7。

表 25-7 MHC Ⅰ类及Ⅱ类分子特征

特征	MHC I 类分子	MHC II 类分子
多态链	α（44~47 kDa），β_2m（12 kDa）	α（32~34 kDa), β（29~32 kDa）
多态性残基定位	α_1 及 α_2 功能域	α_1 及 β_1 功能域
结合 T 辅助受体部位	α_3 区结合 CD8 分子	β_2 区结合 CD4 分子
肽结合槽大小	适合 8~11 个肽残基	适合 10~30 个肽残基
命名：人类	HLA-A、B、C	HLA-DR、DQ、DP
小鼠	H-2K、H-2D、H-2L	I-A、I-E

3. 非经典 MHC Ⅰ类分子（MHC Ⅰ b）

近年发现了许多结构与经典 MHCI 分子相似的分子。编码这些分子的基因有些位于 MHC 复合体内，如编码经典 1b 基因及编码 MIC 分子基因，均定位于人第 6 号染色体并与 MHC 复合体连锁。另一些则位于 MHC 复合体之外，如编码 CDI 族分子的非 MHC1b 基因存在于 MHC 复合体之外，不与 MHC 复合体连锁，定位于人第 1 号染色体。

表 25-8 MHCIb 分子特征

			定位	分布	肽结合能	β_2m 结合	机能
人	HLA	E	膜	广	+	+	与 NK 抑制型受体结合 抑制 NK 杀伤活性
		F	膜	局限	?	?	
		G	膜 / 分泌	局限（胎盘）	+	+	抑制 NK 杀伤活性（维持妊娠）
		H	膜	局限	?	?	Fe 运送
	MIC	A-E	膜	局限（肠黏膜）	−	−	γδT 配体
小鼠	H-2Q	Q2	膜	局限	?	?	
		Q4	膜 / 分泌	广	?	+	
		Q6-9	膜 / 分泌	广	+	+	αβT 配体
	H-2T	T3/T18	膜	局限	+	+	γδT 分化，NKT 分化
		T22/T10	膜	广	−	+	γδT 配体
		T23	膜	广	+	+	αβT/γδT 配体
	H-2M	M3	膜	广	+	+	αβT 配体

非经典 MHC- Ⅰ类分子也称 MHC Ⅰ b，它包括人 HLA-E、F、G、H 等分子及 MICA 和 MICB分子及小鼠的H-2T及H-2M等分子。它们的共同特点是结合肽的多态性极低，在组织分布与功能上与 MHC Ⅰ a 不同。其特征见表 25-8。

4. 非 MHC 复合体编码的 MHC1a 分子—— CD1 分子

CD1分子是由非MHC复合体连锁的CD1基因编码的一组非多态性膜糖蛋白分子，是哺乳类高保守性分子。CD1 基因与 MHC 复合体同源，分子结构相似。初始阶段认为它是 MHC- Ⅰ样分子（MHC- Ⅰ like），目前认为它是独立的第三类抗原呈递分子。

人 CD1 分子由 5 个非多态基因编码，即由 CD1A-CD1E 基因编码。CD1 基因座位于 1 号染色体长臂（1q22-23），小鼠只发现 CD1D1 及 CD1D2 两个基因，定位于 3 号染色体。

人CD1基因编码的糖蛋白分子目前只发现了CD1a、b、c及d4类分子。其分子结构与MHC Ⅰ分子相似，亦是由α链和β_2m组成的异二聚体分子。根据其氨基酸序列、组织分布及功能特点，可将 CD1 分子分为两组。

第一组CD1分子包括有CD1a、CD1b及CD1c分子，可表达于胸腺皮质中未成熟的胸腺细胞及一些抗原呈递细胞，如B淋巴细胞、树突状细胞及皮肤内朗格汉斯细胞等。它们可呈递脂类及糖脂抗原，可激发T_H细胞。其中CD1b与分枝杆菌抗原呈递相关，可与结核杆菌糖脂类抗原的脂聚糖（LAM）结合呈递给T_H细胞。CD1a和CD1c可呈递脂类抗原给DNTCRαβT或γdT，诱发杀伤 T 细胞效应。

第二组CD1分子只有CD1d分子，包括人及小鼠CD1d分子，可表达于胃肠上皮细胞及造血细胞。CD1d分子既可呈递肽抗原也可呈递脂类抗原。CD1d分子可呈递脂类抗原给自然杀伤T 细胞（NKT）。这种细胞既具有 NK 细胞的表面标志（NK1 · 1^+），也具有 T 细胞独特的抗原识别受体（TCRV α14），可与 CD1d 分子互相作用，以调控 NKT 细胞的功能。NKT 细胞在调控自身免疫及抗肿瘤免疫中发挥重要作用。

CD1分子对脂类及糖脂抗原的呈递作用，扩展了人们对T细胞识别作用的认识。对CD1分子呈递脂类抗原的分子机制及其发生免疫应答机制的进一步了解，必将揭示CD1分子在抗感染免疫、自身免疫以及在免疫调节中的重要作用。目前，疫苗的抗原多为蛋白质，当考虑到使用脂类作为抗原时如结核杆菌脂类疫苗的研究则应考虑CD1分子的作用。

5. MHC复合体在免疫应答中的作用

MHC复合体编码的蛋白质分子最初是作为移植抗原被发现的，它是引起移植排斥反应的主要抗原系统。但这并不是MHC分子的正常功能，因为MHC分子广泛分布于各种组织细胞。它对机体自身的生理学意义是什么？这一问题困扰免疫学家几近20年迷惑不解。

直至20世纪60年代B.Benacerraf和H.McDevitt等在近交系动物进行皮肤移植实验证明，在MHC相同的品系间移植不发生排斥，而在MHC不同的品系间移植则发生排斥。用同一合成肽免疫不同等位基因近交系小鼠，发现MHC^a系小鼠可产生抗体称为应答个体（responder），而MHC^b系小鼠不产生抗体称为不应答个体（nonresponder）。证明了移植排斥反应和抗体产生受遗传控制，这种基因定位于MHC复合体，称为免疫应答基因（immune response gene, Ir）。现已明确Ir即MHC复合体。

20世纪70年代P.Doherty和R.Zinkernagel进一步发现MHC分子可约束免疫细胞间相互作用。在发生免疫应答过程中，无论是抗原呈递细胞或靶细胞与辅助性T细胞（T_H）或杀伤性T细胞（T_C）相互作用时，仅在具有相同的MHC分子的细胞之间才能发挥作用。他们用淋巴细胞脉络丛脑膜炎病毒（LCMV）感染$H\text{-}2^d$单元型小鼠，取出其脾细胞，在体外只能杀伤由LCMV感染的$H\text{-}2^d$单元型细胞，而不能杀伤LCMV感染的$H\text{-}2^k$单元型细胞。这种现象称为在免疫应答中的MHC限制性（MHC restriction）。

MHC限制性的发现进一步明确了MHC分子在T细胞对抗原识别中的重要作用，即T细胞抗原识别受体（TCR）可同时识别MHC分子与抗原肽。其后证明APC与T_H间相互作用受MHC Ⅱ类分子限制，而靶细胞与T_C间相互作用受MHC Ⅰ类分子限制。

这种限制性的机制已证明是由于MHC Ⅱ类分子与外源性蛋白质抗原在APC内被降解的肽片段相结合，而MHC Ⅰ类分子可与内源性合成的蛋白质抗原在胞内被降解的肽片段相结合，然后被运送至APC或靶细胞膜表面，才能被T细胞抗原识别受体（TCR）所识别。所以MHC分子在免疫生理中的作用可视为对蛋白质抗原肽的呈递分子，或是TCR的配体组分之一。MHC分子的抗原肽呈递作用为研究T细胞表位创造了条件，这在新型疫苗研究中具有重要意义。

MHC等位基因在一定的种群中是受自然选择形成的，存在着种群差异、个体差异以及地域差异。因之可发生不同种群或同种群不同个体对传染病易感性的不同以及疫苗在人群中呈现免疫效果的差异。MHC分子能有效呈递抗原肽并可引发免疫应答从而对传染病有抵抗力，形成对某种传染病不敏感种群。反之，如不能有效呈递抗原肽则不能引发免疫应答从而对传染病无抵抗力，形成易感种群或个体。同理，接种疫苗也可产生疫苗在人群中免疫效果的差异。

第四节　免疫细胞表面受体分子

免疫细胞表面具有不同受体分子，如模式识别受体、抗原识别受体、补体受体、免疫球蛋白受体、粘附受体以及细胞因子受体等。这些受体分子对免疫细胞的功能发挥重要作用。

一、T淋巴细胞抗原识别受体

T细胞抗原识别受体（T cell receptor,TCR）是由异二聚体多肽链组成的膜糖蛋白分子。根据抗原结构和编码基因不同有α、β、γ和δ四种多肽链。成熟T细胞根据TCR中异二聚体的组成不同可分为$TCR_{\alpha\beta}$和$TCR_{\gamma\delta}$两种类型。

（一）T细胞识别蛋白质抗原的特异性受体

不同的T细胞克隆其抗原识别受体的分子结构也不相同。大多数成熟T细胞其TCR是由α和β链组成的$TCR_{\alpha\beta}$分子。两条链都由胞外区、穿膜区及胞内区组成。TCR属于免疫球蛋白超家族成员；其胞外区包括可变区（V）及稳定区（C）。

编码TCRα链和β链的基因分别定位于第14号和第7号染色体。α链是由V、J、C基因片段编码的肽链，而β链是由V、D、J、C基因片段编码的肽链，每个基因又各具不同的等位基因，在T细胞发育早期须经基因重排、转录及翻译为肽链。

TCR的特异性是由α及β链的V-J和V-D-J基因片段决定的。因此两条链经基因重排后可形成千百万种不同特异性的TCR分子，故可识别内、外环境中多种多样的抗原。TCR可与CD3分子组成TCR复合物（TCR complex），见图25-4。

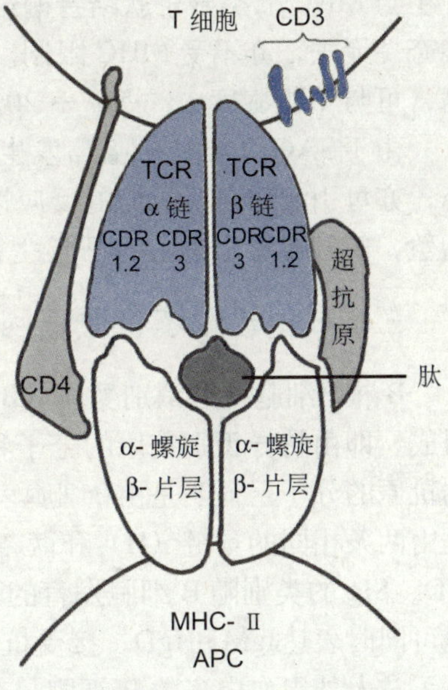

图25-4 TCR 示意图

$CD4^+$T细胞（$TCR_{\alpha\beta}$）可识别自己的MHCⅡ类分子与肽抗原复合物，而$CD8^+$T细胞（$TCR_{\alpha\beta}$）可识别自己的MHC Ⅰ类分子与肽抗原复合物。少数$CD4^+$及$CD8^+$T克隆亦可识别非已MHC Ⅰ类Ⅱ类分子，即同种异型抗原。绝大多数T细胞只能识别与细胞膜相关联的线性肽表位；而不能识别游离的抗原。$CD4^+$T细胞识别的蛋白质抗原来源于胞外，而$CD8^+$T细胞识别的蛋白质抗原来源于胞内合成。

（二）$TCR_{\gamma\delta}$

由γ和δ链组成的$TCR_{\gamma\delta}$分子是由γ和δ基因编码的。这种γδT细胞多见于胸腺内早期T细胞（$CD3^+$，DN $TCR_{\gamma\delta}$）在人外周血成熟$_{\gamma\delta}$T细胞中所占比例甚少，约为总T细胞1%～10%。$_{\gamma\delta}$T细胞主要分布于皮肤、肠道、呼吸道及泌尿生殖道等黏膜和皮下组织，是构成上皮细胞间淋巴细胞（IEL）的主要成员之一，提示γδT细胞在皮肤黏膜免疫防御中发挥重要作用。

$_{\gamma\delta}$T细胞可固有表达$TCR_{\gamma\delta}$-CD3复合物和CD2分子。多数为$CD4^-$、$CD8^-$（双阴性）T细胞（DNT），少数为$CD8^+$单阳性T细胞（SPT）。$TCR_{\gamma\delta}$缺少多样性，识别抗原体种类有限，且不受MHC分子限制。其识别结合的抗原主要有表达于感染细胞表面的热休克蛋白（HSP），或其表面表达的CD1-脂类抗原复合物，亦能识别感染细胞表面的病毒蛋白，可杀伤一些病毒或胞内寄生菌感染的细胞，也具有非特异杀伤肿瘤细胞作用的细胞毒T细胞。所以γδT细胞是执行非特异性免疫功能的T细胞，是机体早期抗感染免疫的主要效应细胞。

（三）TCRVβ 与超抗原（super antigen, SAG）应答：

SAG是由微生物基因编码的产物，为一类强有力的T、B细胞多克隆激活剂。有两类SAG，即内源性超抗原（病毒性超抗原）和外源性超抗原（细菌性抗原，如葡萄球菌肠毒素、链球菌外毒素等）。SAG 可与 APC 上 MHC Ⅱ类分子和 T_H 细胞的一些特定 $TCRV_β$ 区结合，而激活多克隆 T_H，产生过量细胞因子，这些因子与一些疾病的发病有关。

SAG至少有两个结合域可分别与MHC Ⅱ类分子及$TCRV_β$结合。但与常规抗原肽不同，它并不与 MHC Ⅱ类分子肽结合槽结合，而是与结合槽 α 螺旋外侧结合，因此与 MHC Ⅱ类分子多态性无关，亦不受 MHC 限制。SAG 只能与特定 $TCRV_β$ 结合，与之发生反应的 T 细胞频率高，可与 T 细胞库中约 5% ~ 20% 细胞发生反应。

由于SAG可与多克隆T_H发生反应，并使克隆扩大，产生过量细胞因子引起发热及休克状态，亦可引起对自身抗原的反应性，故与一些自身免疫病相关。在活化的T细胞内可促进病毒增殖，使病毒感染宿主的可能性上升（表 25-9）。

二、B 淋巴细胞抗原识别受体

B淋巴细胞抗原识别受体（B cell antigen receptor, BCR）与TCR一样也是由一组复合分子组成。即由特异识别抗原的分子和信号转导分子组成的BCR复合物（BCR complex）。BCR识别抗原的分子已证明是由B细胞表面免疫球蛋白分子（surface immunoglobulin, SIg）组成。它是由两条相同的重链（H）和两条相同的轻链（L）构成的4肽链分子。SIg主要为单体IgM和IgD。SIg 的类别随 B 细胞发育的不同阶段有所变化。不成熟 B 细胞只表达 IgM，而成熟 B 细胞可同时表达IgM和IgD。接受抗原刺激后的B细胞SIgD很快消失，记忆B细胞不表达SIgD。在正常人外周血中多数 B 细胞只表达 SIgG、SIgA 和 SIgE。SIg 是鉴别 B 细胞的主要标志。

表 25-9　通常抗原与超抗原对 T 细胞应答的比较

	通常抗原	超抗原
抗原性质	蛋白质	蛋白质（细菌外毒素、病毒蛋白）
APC 加工	＋	－
MHC 结合部位	肽结合槽（PBG）	Ⅱ类分子肽结合槽外侧
MHC 限制性	＋	－
TCR 性质	$TCR_{αβ}$	特定 $TCRV_β$
应答细胞	$CD4^+$ 及 $CD8^+T$	$CD4^+T$
T 应答频率	低（1 : 10^4）	高（1 : 5）
功能	产生效应 T 细胞（T_H/T_C）增强抗体产生杀伤病毒感染细胞	多克隆扩增过量细胞因子产生引发疾病

近年研究证明 BCR 还与另一组相关分子非共价结合，这些分子是由二硫键连接的异二聚体，分别称为 Igα 链和 Igβ 链，并命名为 CD79a 和 CD79b。它们的功能与信号转导有关，与 TCR 中 CD3 分子的作用相当（图 25-5）。

BCR可识别大分子（包括蛋白质、脂类和多糖）及小分子化合物，可直接结合游离的可溶性抗原。它既能识别线性表位，也能识别构象性表位（conformational epitope),见表 25-10。

近年由于分子生物学、分子免疫学、分子微生物学以及生物信息学的发展，可用多种方法对TCR及BCR表位进行分析，从而为新型疫苗的研制（如分子疫苗、重组疫苗以及基因疫苗）奠定了基础。

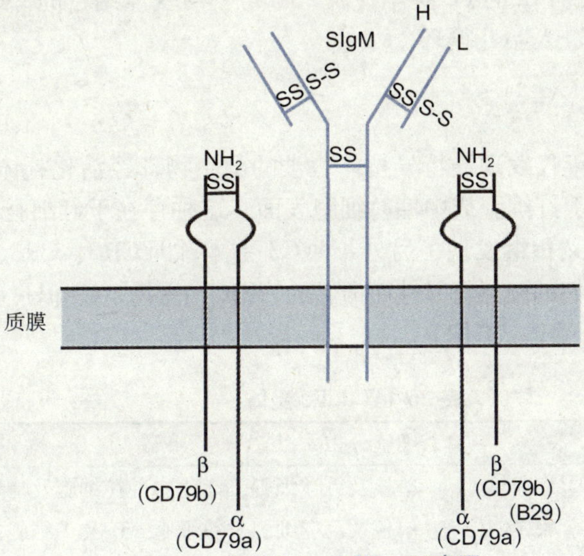

图 25-5 BCR 示意图

表 25-10 BCR 与 TCR 识别抗原的比较

	BCR	TCR
复合分子组分	BCR-Igα Igβ 复合物	TCR-CD3 复合物
抗原与受体相互作用	抗原 -BCR 相互作用	TCR- 抗原肽 -MHC 三分子复合物相互作用
结合抗原的性质	大分子（蛋白质、脂类、多糖），小分子化合物与游离抗原结合	MHC- 肽复合物与膜相关抗原结合
识别表位的性质	线性及构象性表位	线性，只有 2 或 3 个氨基酸残基与 MHC 分子结合
抗原结合亲和力	Kd 10^{-7}-10^{-11}（解离常数）	Kd 10^{-5}-10^{-7}（解离常数）

三、IgFc 受体

许多免疫细胞表面都有免疫球蛋白 Fc 段受体，它可与 IgFc 段不同 CH 功能区结合。巨噬细胞、粒细胞、淋巴细胞及血小板等都表达 IgFc 受体。它可与 IgFc 段不同 CH 功能区结合。不同类别的 Ig 可与各种细胞上的相应 Fc 受体结合产生不同的生物学效应。

IgE的Fc段可与肥大细胞或嗜碱性细胞表面的IgE受体（FcεR）结合，如果与特异性抗原结合使受体交联就能触发这些细胞脱颗粒释放炎症介质而引发速发型超敏性炎症。

IgG 的 Fc 段可与吞噬细胞、NK 细胞及 B 细胞等的 Fc 受体结合，介导吞噬细胞的调理吞噬作用，并可触发 NK 细胞的抗体依赖性细胞介导的细胞毒性作用（ADCC）。

人类IgG是唯一能从母体通过胎盘进入胎儿体内的Ig。正常胎儿只能合成微量IgG，故其抗感染免疫主要依赖母体IgG。现已证实母体侧滋养层细胞能摄取血浆蛋白，但其吞饮泡内只具有 IgG Fc 受体而无其他类别 Ig 的 Fc 受体（表 25-11）。与受体结合的 IgG 通过细胞的外排作用分泌至胎盘的胎儿侧，进入胎儿循环。

四、补体受体

Nelson 等于 20 世纪 50 年代发现被特异抗体包被的微生物，经活化补体 C3 后形成的免疫复合物（Ag.Ab.C），可粘附于红细胞或中性粒细胞表面。这种存在于红细胞表面的粘附结构称为补体受体 1（CR1）。其后又相继发现了另外 4 种 C3 受体，即 CR2、CR3、CR4 和 CR5。此外还有4种补体受体是根据它们的配体特异性而命名的，即C1q受体（C1qR）、C5a受体（C5aR）、C3a 受体（C3aR）和 H 因子受体（fHR）。

表 25-11 IgFc 受体

受体	配体	细胞分布
FcγR I（CD64）	IgG	单核及巨噬细胞、活化中性粒细胞及嗜酸性粒细胞
FcγR II（CD32）	IgG	单核及巨噬细胞、粒细胞、B 及 T 细胞、朗格汉斯细胞
FcγRIII（CD16）	IgG 聚合体	NK 细胞、中性粒细胞、活化单核细胞、巨噬细胞及T细胞
FcεR I	IgE	肥大细胞、嗜碱性粒细胞
FcεR II（CD23）	IgE	单核及巨噬细胞、嗜酸性粒细胞、血小板、B 细胞
FcαR（CD89）	IgA	单核及巨噬细胞、NK 细胞、T 及 B 细胞、红细胞
FcμR	IgM	B 细胞

目前认为补体受体是细胞表面重要的膜分子。补体系统激活的级联反应所产生的多种生物学效应，诸如调理吞噬作用、免疫调控作用、免疫粘附作用，清除免疫复合物（IC）及炎症作用等都是通过补体受体介导的。各种主要补体受体的结构、细胞分布及功能见表 25-12。

表 25-12 补体受体介导的生物效应

受体	配体	细胞分布	生物效应
CR1（CD35）	C3b,iC3b,C4b,iC4b,C3b	红细胞、中性粒细胞、单核细胞、巨噬细胞、B 细胞、树突状细胞、肾小球上皮细胞	抑制补体活化、清除免疫复合物、促进吞噬作用、免疫调节作用
CR2（CD21）(EBV 受体)	iC3b,C3dg,C3b,EB 病毒，IFN-α	B 细胞、树突状细胞、鼻咽部上皮细胞	淋巴细胞活化、EB 病毒受体
CR3（CD11b/CD18）(Mac-1)	iC3b,植物凝集素，某些细菌多糖	中性粒细胞、单核细胞、巨噬细胞、树突状细胞、NK 细胞	细胞粘附作用、促进吞噬作用
CR4（CD11c/CD18）(gp150/95)	iC3b,C3d,C3dg	中性粒细胞、单核细胞、巨噬细胞、血小板	促进白细胞间粘附作用

五、细胞因子受体

细胞因子（cytokine）是由免疫细胞和非免疫细胞合成和分泌的小分子多肽类因子，通过与其相应受体相互作用发挥多种生物学效应。细胞因子可作用于各种免疫细胞从而促进抗感染免疫和抗肿瘤免疫功能；亦可作用造血干细胞及各种造血祖细胞，具有促进造血功能；细胞因子也具有炎症介质作用，参与炎症反应；此外，细胞因子还参与非免疫系统细胞的调节，如心血管系统、神经内分泌系统和骨骼系统等。

细胞因子功能的显著特点是多效性和网络性。每种细胞因子可作用于多种细胞，而每种细胞又可受多种细胞因子调控。在不同细胞因子之间可具有相互协同或相互制约作用，由此构成了错综复杂的细胞因子网络。

细胞因子功能失调或过量产生也可能导致一系列病理反应，如引发炎症、发热、休克及恶液质等对机体造成损伤。机体多种疾病的发生与发展，如自身免疫病、变态反应性疾病、糖尿病、心血管病、白血病以及移植排斥等，也与细胞因子的病理作用相关。

免疫细胞表面具有细胞因子受体（cytokine receptor, CKR），对免疫细胞的活化及分化有重要作用。细胞因子都是通过与靶细胞表面高亲和力特异受体结合后才能发挥其生物学效应。

细胞因子受体与其他膜表面受体一样，均由3个功能区组成，即膜外区（细胞因子结合区）跨膜区（疏水性氨基酸富含区）和膜内区（信号转导区）。细胞因子受体有单链、双链或三链不同形式的分子结构。

近年研究发现有些细胞因子受体可共同使用同一条肽链，如IL-3、IL-5和GM-CSF受体可共用β链。而IL-2、IL-4和IL-7受体可共用γ链，因而这些细胞因子可经共同信号转导途经发挥相似的生物学效应。根据细胞因子受体膜外区氨基酸序列，可将其分为5个主要受体家族。第一组为造血生长因子受体族，大部分细胞因子如IL-2、3、4、5、6、7、9等的受体均属于这一家族。第二组为Ig超家族，属于这一家族的受体有IL-2受体及M-CSF受体。这一超家族的特点是在膜外区均含有Ig样分子结构。第三组为干扰素受体超家族，干扰素α（IFNα）和干扰素β（IFNβ）共用同一受体，与干扰素γ（IFNg）受体结构相类似均含有一段约200个氨基酸残基的保守序列，其中4个半胱氨酸残基是共有的。第四组为肿瘤坏死因子受体家族（TNFR），属于神经生长因子受体超家族。其成员可包括Ⅰ型与Ⅱ型TNFR、NGFR、Fas蛋白及CD40等。第五组为趋化因子受体家族，属于七次跨膜受体超家族，亦称G蛋白耦联受体，是含有7个疏水性跨膜区的单体受体分子。其成员可包括IL-8R及其他趋化因子受体。

此外，细胞因子受体除存在细胞膜结合型，还存在游离的形式，即可溶性细胞因子受体（soluble cytokine receptor, sCKR），可包括sIL-1、2、3、4、5、6、7、8R，sG-CSFR、sGM-CSFR、sIFN、sIFN-rR及sTNFR等。这些可溶性受体可与靶细胞表面相应的膜受体竞争结合细胞因子，因而可抑制细胞因子对靶细胞的作用。

六、粘附分子

免疫细胞向损伤和病原体入侵的组织迁移以及在血液和淋巴液之间的循环，可使其有效的发挥免疫监视和免疫防御作用。

淋巴细胞回归到淋巴组织称为归巢（homing），在血流中经与血管内皮细胞相互作用后，外渗到炎症组织，都与这些细胞表面的糖蛋白分子相关。淋巴细胞的归巢及免疫细胞的迁移，首先需要与淋巴组织的毛细血管高内皮细胞（HEV）或血管内皮细胞相结合。这种结合是由其表面的受体分子与内皮细胞相应的配体分子介导的细胞粘附所致。因此将这些介导细胞间粘附的分子统称为粘附分子（adhesion molecules, AM）。

由粘附分子介导的细胞与细胞之间及细胞与细胞外基质（extra cellular matrix,E CM）组分之间的粘附对免疫细胞的活化、增殖、分化及信号转导均起重要作用。根据粘附分子的结构特点，可将其分为4个家族分子，即①整合素（integrin）族分子、②选择素（selectin）族分子、③免疫球蛋白（lg）超家族分子及④钙离子依赖的粘附分子或钙粘素超家族分子（Ca^{2+}dependent AM, Cadherin）。现已将粘附分子归类于 CD 分子。

（一）整合素（integrin）族分子

此族分子主要介导细胞与细胞外基质的粘附，也介导白细胞与血管内皮细胞之间的粘附。所有整合素族分子都是由1个α亚基和1个β亚基组成的细胞表面异二聚体糖蛋白分子。根据β亚基的不同可将整合素族分子分为3个家族，即 β_1、β_2 和 β_3 三种整合素族分子。

1. β_1 亚族家族

又称为极迟活化抗原（very late activation antigen, VLA），可表达于多种细胞，包括一些非造血细胞系细胞。大多数VLA可与纤连蛋白（FN）、层连蛋白（LM）及胶原蛋白（CA）等ECM结合，在淋巴细胞粘附和迁移中起重要作用。

2. β_2 亚族家族

只表达于白细胞，如T、B、单核及粒细胞，故又称为白细胞粘附分子（LEUCAM）。它包括3个成员，第一种为淋巴细胞功能抗原-1（LFA-1，CD11a/CD18，$\alpha_L\beta_2$），其配体分子为细胞间粘附分子-1、2及3（ICAM-1、2、3）。第二种为补体受体3（CR3，CD11b/CD18，$\alpha_M\beta_2$）分子，亦称为Mac-1分子。可表达于单核细胞及粒细胞，其配体分子为ICAM-1及C3bi。第三种分子为p150/95（CD11c/CD18，$\alpha_X\beta_2$）可表达于中性粒细胞、巨噬细胞及树突状细胞，其配体分子为 iC3b 及 FB。

3. β_3 亚族家族

亦称细胞粘附素（cytoadhesin）亚家族，可包括两个成员即体外粘连受体（VNR，CD51/CD61）和血小板糖蛋白 $\alpha_{b11}\beta_{111}$（CD41/CD61），主要表达于内皮细胞和血小板上。其配体为vitronectin（VN）、fibrinogin（FB）、trombospondin（TSP）及vwfactor（VWF）等，可使血小板粘附和凝聚。

（二）选择素族分子

为单链糖蛋白分子，它们之间有相似的分子结构，由于本族分子有共同的凝集素（lectin）样结构域，并且其功能和表达细胞具有选择性，故称为选择素。本族分子包括3种粘附分子，根据它们表达的细胞不同分别称为内皮细胞选择素（E-selectin）、血小板选择素（P-selectin）及淋巴细胞选择素（L-selectin）。

E-选择素主要表达于活化的内皮细胞，它可与中性粒细胞结合，与炎症细胞浸润相关，阻断其表达可抑制炎症反应。P-选择素可表达于活化血小板表面，在内皮细胞可短暂表达，可介导血小板与中性粒细胞和单核细胞粘附，也可介导白细胞与内皮细胞粘附。L-选择素可表达于循环中的淋巴细胞、中性粒细胞及单核细胞，它是淋巴细胞的归巢受体（homing receptor，HR），具有组织特异性。可介导中性粒细胞，单核细胞及淋巴细胞与活化内皮细胞结合。它呈固有表达，活化后则从细胞表面脱落，可使细胞从早期粘附解离。

选择素家族的配体分子是一些糖类及含特定糖基的蛋白质分子（参见本书第 21 章）。

（三）免疫球蛋白超家族

在参与细胞间相互识别、相互作用的粘附分子中有许多分子具有与IgV区或C区相似的折叠结构，其氨基酸组成也有一定同源性故这些分子属于免疫球蛋白超家族（immunoglobin superfamily, IGSF）成员。包括有 CD2、LFA-3、细胞间粘附分子（ICAM）、血管细胞粘附分子（VCAM）、黏膜地址素细胞粘附分子（Mad CAM）及同型粘附的 IgSF 分子，如血小板内皮细胞粘附分子（PECAM）及神经细胞粘附分子（NCAM）等。

免疫球蛋白超家族粘附分子可作为整合素族分子的配体，如ICAM可作为LFA-1的配体及VCAM 可作为 VLA-4 的配体。在同型粘附分子中可互为配体，在这种情况下，相互识别的一对 IGSF 分子实际上是互补配体。

（四）钙粘素超家族

Ca^{2+}依赖的细胞与细胞间粘附分子依其细胞来源可分为3种，其中由上皮细胞来源的称为E钙粘附素（E-cadherin），由神经细胞来源的称为N钙粘附素（N-cadherin），来源于胎盘的称为P钙粘附素（P-cadherin）。此族分子多为单链穿膜糖蛋白。其配体多为同源性结合，即同族分子间相互结合。钙依赖粘附素族分子主要参与介导同型细胞间的粘附作用。因此在调节机体形态发生及维持组织结构完整性与极性方面具有重要作用（参见本书第 18 章）。

七、抑制性受体（inhibitory recepters）

免疫细胞膜表面既具有诱导细胞活化的受体分子（BCR、TCR、FcαR、FcγR等），它们可通过含有免疫受体酪氨酸活化模体（ITAM）的信号分子介导正信号来促使细胞的活化。也具有抑制细胞活化的抑制性受体分子，它们可通过含免疫受体酪氨酸的抑制性模体（immunoreceplor tyrosine-based inhibitory motif, ITIM）的信号分子介导负信号来抑制细胞的活化。

在同一细胞可发现两种受体联合调控细胞活化使之维持平衡。以前曾发现存在于B细胞表面的 FcγR Ⅱ B 受体可抑制 B 细胞活化，存在于 NK 细胞表面识别自已 MHC Ⅰ类分子的 KIR 受体可抑制其杀伤活性。近年的研究发现抑制性受体可存在于 Mo、Mϕ、B、T、NK、MC 等多种免疫细胞。现已发现的抑制性受体见表 25-13。

表 25-13 主要抑制性受体

Ig 超家族受体	细胞分布	配体	模体（motif）
hFcγR Ⅱ B	B、Mϕ、Mc	IgGFc	ITYSLL
hKIR	NK、T	MHCI	VTYTEL
hILT	Mo、B	MHCI	VTYAEV
mqP49-B	Mc、NK	?	
mPIR-B	Mo、B、Mϕ	MHCI	VTYAQL
hCD22	B	Sialic acid	ISYTTL
hCD31	Leukocyte、RBC	CD3J	VQYTEV

续表

C-型凝集素超家族	细胞分布	配体	模体（motif）
mLY49	NK、T	MHCI	VTYSTV
hNKG2A	NK、T	MHCI	VIYSDL
hCD72	B	?	ITYADL

八、固有免疫识别受体：模式识别受体

（一）固有免疫系统承担抗感染第一道防线作用

固有免疫系统通过其上皮组织屏障、吞噬细胞、自然杀伤（NK）细胞等效应细胞及体液内补体系统、甘露糖结合凝集素（MBL）、糖反应蛋白（CRP）等效应分子对入侵病原体识别、活化后可直接杀伤和清除病原体，发挥早期抗感染免疫作用。

适应免疫可导向初始T及B淋巴细胞对病原体的识别、活化及分化过程产生的效应细胞及效应分子（免疫球蛋白，Ig）发挥晚期抗感染免疫作用（表 25-14）。

表 25-14　固有免疫及适应免疫抗感染作用

固有免疫	适应免疫
上皮组织屏障：物理屏障	
分泌防御素及细胞因子	初始 B 淋巴细胞：
效应细胞：	活化、增殖、分化
吞噬细胞（PMN、Mϕ）：吞噬、杀伤病原体	效应细胞（PC）记忆 B 细胞（Bm）
炎症反应	效应分子（Ig）
NK 细胞：直接杀伤感染细胞、活化 Mϕ	初始 T 淋巴细胞：
效应分子：	活化、增殖、分化
补体等体液分子：活化补体直接杀伤病原体	效应 T 细胞 记忆 T 细胞（Tm）
调理吞噬作用	
小时	日
0　　6　　12	1　　3　　5

感染时间

（二）固有免疫的模式识别受体（PRRs）

固有免疫对病原体的识别与适应免疫有所不同，具有以下特征。它是通过模式识别受体(Pattern recognition receptors, PRRs）用以识别相关种属病原体共有的特殊高保守分子结构，称为病原体相关分子模式（PAMP），而非单一病原体独有分子结构，所以只能区分不同种属病原体，不能区分种属内不同个体特有的抗原表位。

这种病原体相关分子模式为原核生物所特有，哺乳类动物不具备。所以模式识别受体只识别病原体相关分子模式，不识别宿主细胞正常组分，故可区分‘自己’与‘非己’。

模式识别受体是由种系基因（germline）编码，不经基因重排，所以产生的受体库多样性

少。其细胞分布为非克隆型，即同一谱系所有细胞均表达同一种受体。

适应免疫识别则是通过抗原识别受体（BCR/TCR）或抗体分子，可识别广泛存在的抗原分子表位或抗原决定簇，故其识别特异性高，包括病原体及非病原体抗原分子。其编码基因片段需经体细胞重组，可产生极大的多样性抗体库。其细胞分布为克隆型，即同谱系每一克隆细胞可表达不同的受体细胞分子（表 25-15）。

表 25-15　固有免疫及适应免疫受体识别特异性

	PRR	AgR（BCR/TCR）
配体	病原体相关分子模式（PAMP）	抗原分子表位或决定簇
编码基因	种系基因，不经重组	编码基因片段需重组
多样性	有限（10^3 分子模式）	大量（10^7Ag）
特异性	低（可区分不同种属）	高（可区分种属内不同个体）
细胞分布	非克隆型	克隆型
表达细胞	PMN、Mϕ、DC 等	T 及 B 淋巴细胞
自己 / 非己区分	可区分	可区分
自身免疫	无	可形成

模式识别受体可分为膜型及体液型两类。表达于固有免疫细胞（PMN、Mϕ、DC）膜表面的称为膜型PRRs，如Toll样受体（TLR）族分子、C-型凝集素族分子、补体受体（CR）以及清道夫受体（scanvenger receptor,SR）等均为非克隆型表达。

另一种为存在于血浆中的具有识别和清除病原体作用的蛋白质分子，称为体液型 PRRs 。主要包括有急性期反应蛋白，如甘露糖结合凝集素（MBL），C反应性蛋白（CRP）、脂多糖结合蛋白（LBP）、可溶性CD14（sCD14）以及$C1_q$等分子，可识别不同种属病原体相关分子模式（PAMPs）。表 25-16

表 25-16　模式识别受体（PRRs）及其配体（PAMPs）

膜型	配体	体液型	配体
TLR 族分子 (TLR1-TLR10)	病原体特有核酸、蛋白质多糖及脂类分子模式	MBL	病原体表面组分甘露糖残基
C- 型凝集素族分子（MMR、DEC-205 等）	病原体特有糖类分子模式	CRP	病原体胞壁磷脂酰胆碱
CD14	病原体脂多糖（LPS）分子	LBP	病原体脂多糖分子
CR（CR1、CR2、CR3）	活化补体片段	$C1_q$	LPS、CRP、SAP

1. Toll 样受体族分子（TLRs）

TLR 族分子是表达于哺乳类固有免疫细胞及非免疫细胞的膜表面受体分子，是 20 世纪 90 年代发现的一族新的模式识别受体。可识别不同种属病原体相关分子模式，通过不同信号转导途径激发早期固有免疫应答，发挥抗感染免疫作用并导向适应免疫应答。

Toll 蛋白最初是由德国学者于 20 世纪 80 年代 在果蝇体内发现的一种与胚胎背－腹轴发育相关的蛋白分子（dToll），是一种 I 型跨膜蛋白质受体。而在成体果蝇其信号转导可诱导固有免疫应答产生抗生物肽（抗真菌肽及抗细菌肽）发挥抗感染免疫作用，从而阐明了固有免疫细胞对病原体识别的分子机制。Toll 代表一种古老的保守性原始防御系统，它可存在于植物、昆虫以及脊椎动物体内。

于1997年在哺乳类细胞发现了第一个与dToll蛋白具有同源性的分子，命名为Toll样受体(Toll-like receptor,TLR)。目前已发现 10 种人类 TLR 分子（TLR1 — TLR10），小鼠具有 12 种 TLR 分子。

TLR为 I 型135kDa跨膜糖蛋白。胞外区由富含亮氨酸重复序列（Leucine-rich repeat,LRR）及富含半胱氨酸模体的侧翼组成之识别域。胞外区同源性差，氨基酸组分存在差异提示不同TLR可与不同PAMP结合。TLR具有单一穿膜区，胞质区与IL-1R高度同源，称为TIR域（Toll/IL-IR homologue region, TIR），与信号转导相关。

根据氨基酸序列TLR族分子可分为5个亚族 1）TLR2 亚族包括包括有 TLR1、2、6 及 TLR1/TLR2 和 TLR2/TLR6 两个异二聚体分子，可识别 G^+ 菌 $PAMP_S$。2）TLR9 亚族包括 TLR7、8、9 三个成员可识别胞内感染病原体的 RNA 及 DNA 模体。3）TLR5 亚族可识别细菌鞭毛素。4）TLR3 亚族可识别双股 RNA（dsRNA）。5）TLR4 亚族可识别脂多糖（LPS）及热休克蛋白（HSP60）。对 TLR2、4、9 三种受体功能的研究较为深入。TLR4 识别谱较窄，TLR2 识别谱较广。

表 25-17　TLR 结构及其识别配体

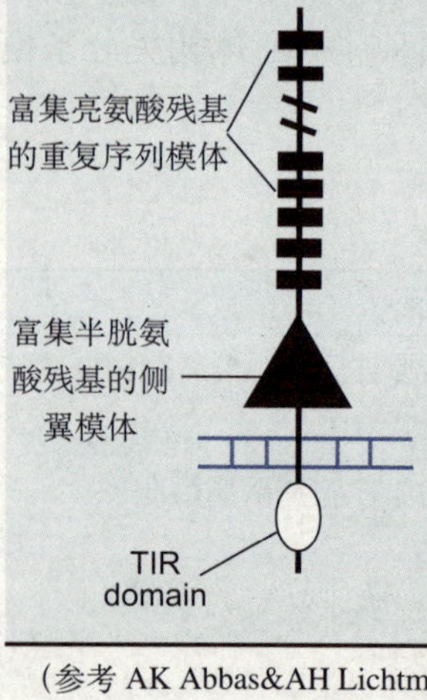

TLR 结构	TLR	配体	来源
	TLR2	Lipoprotein	细菌
		Peptidoglycan	G^+ 菌
		Zymosan	真菌
		GPIanchor	锥虫
		Lipoarabinomannan	分枝杆菌
		Phosphatidylinositol dimannoside	分枝杆菌
		LPS	钩端螺旋体
	TLR3	dsRNA	病毒
	TLR4	LPS	G^- 菌
		HSP60	衣原体
	TLR5	Flagellin	细菌
	TLR9	CpG DNA	细菌、原虫

（参考 AK Abbas&AH Lichtman,Cellular&Molecular Immrnology,2003 5th.ed）

TLR高表达于固有免疫细胞（Mϕ、DC、PMN）及非免疫细胞，如黏膜上皮细胞及血管内皮细胞。TLR2、4、5可表达于质膜，通过识别胞外感染病原体胞壁组分，可快速探测细菌性感染。TLR3、7、8、9表达于胞内体（endosome）膜，可识别细胞内由细菌及病毒感染所衍生的 RNA 或 DNA 模体。各种 TLR 的分布及作用见图 25-6。

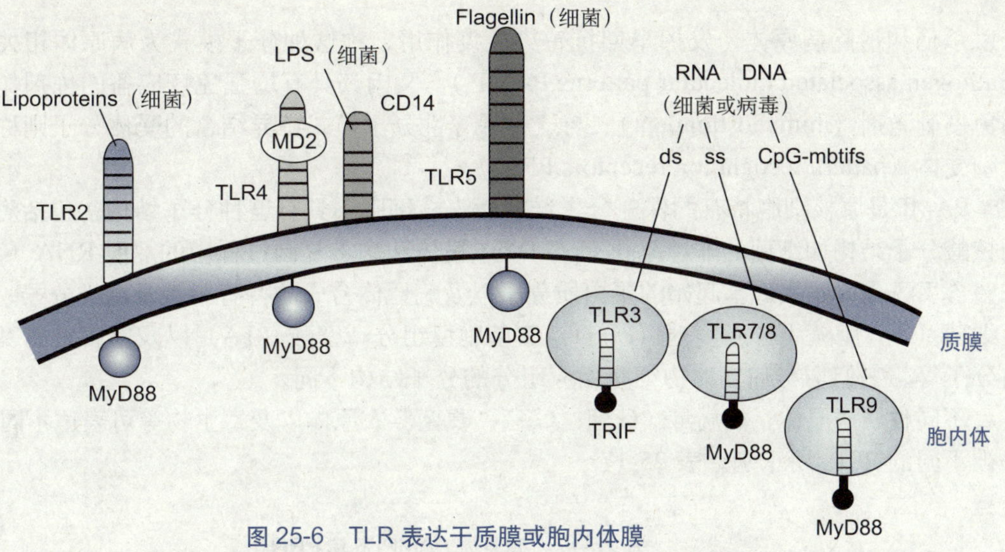

图 25-6 TLR 表达于质膜或胞内体膜
（MD2:分泌蛋白 2；MYD88,TRIF:衔接分子）
[参考 Hermann Wagner TRENDS in Immunology 25（7),2004]

TLR经信号转导可促使固有免疫细胞合成与释放炎性细胞因子，表达协同刺激分子，促进DC分化成熟，导向适应免疫，以及参与免疫病理等作用。TLR介导的免疫应答为控制感染性疾病以及对肿瘤的治疗提供了新思路。TLR可视为免疫佐剂受体，为疫苗新型佐剂的制备开辟了新途径。

2. C－型凝集素族分子

此族受体分子胞外区含有糖识别结构域（carbohydrate recognition domain, CRD），不同受体分子所含 CRD 数量不等。可与病原体胞壁特有组分糖蛋白及糖脂糖链末端甘露糖和岩藻糖残基特异结合。根据其分子结构可分为两型。

Ⅰ型跨膜蛋白有5个结构域：自胞外N－末端开始依次为富含半胱氨酸域、Ⅱ型纤连蛋白重复域、糖识别域（CRD）、跨膜区及胞质区（C－端）。Ⅰ型受体包括表达于Mϕ表面的甘露糖受体（MMR/CD206），具有 8 个 CRD，以及表达于 DC 表面的 DEC－205/CD205，具有 10个 CRD，可介导细胞的吞噬作用。

Ⅱ型跨膜蛋白的胞外区只含一个CRD，其胞质区为N－末端，可包括新近发现的Langerin（CD207）及 DC－SIGN（DC－Specific ICAM grabbing nonintegrin, DC－SIGN/CD209）。前者可表达于皮肤表皮内的朗格汉斯细胞（LC）。后者可表达于真皮及淋巴结内的树突状细胞（DC），其配体为血管内皮细胞的ICAM－2/ICAM－3，与DC迁移作用相关。DC－SIGN也可与HIV包膜糖蛋白gp120寡甘露糖表位结合，与结核杆菌胞壁组分脂甘露聚糖结合，提示与感染症发病学相关。此外表达于人 NK 细胞表面的 NKG2/CD94 异二聚体抑制性受体，亦属于C－型凝集素Ⅱ型跨膜蛋白分子。

（三）病原体相关分子模式（PAMP$_s$）

病原体相关分子模式是模式识别受体的配体分子。它是相关种属病原体共有的高保守分子结构，是一种大分子复合物。对维持病原体的生存极为重要，并能激活固有免疫效应细胞及分子以杀伤和清除病原体，发挥早期抗感染免疫作用，称这种分子模式为病原体相关分子模式（Pathogen associated molecular patterns,$PAMP_s$），又因其具有增强免疫应答的佐剂作用，也称为免疫刺激剂（immunostimulant）。与这种保守性分子模式特异结合的受体分子则称之为模式识别受体（pattern recognition receptors,PRR_S）。

PAMP是原核细胞特有的保守分子结构而真核细胞不具有这种分子结构，包括病原体特有的核酸分子结构如细菌的非甲基化 CpG DNA 模体和病毒复制过程中的双股 RNA（dsRNA），细菌含甲酰化蛋氨酸残基起始的蛋白质分子以及病原体合成的特有脂类及糖类分子，如革兰阴性细菌（G^-）胞壁组分脂多糖（LPS）、G^+菌胞壁组分磷壁酸（TA）以及富含甘露寡糖的糖蛋白分子等。它们均与哺乳动物细胞相应组分的分子结构不同。

不同种属病原体，如病毒、G^-菌、G^+菌、真菌、衣原体以及寄生物等可表达不同的PAMP，并被不同的 PRR_s 所识别。表 25-17

表 25-17　病原体 PAMP 及其 PRR_s

$PAMP_s$	来源	PRR_s	固有免疫应答
dsRNA	复制中病毒	TLR3	感染细胞产生 $IFN_α$
非甲基化 CpG DNA	细菌 DNA	TLR9	Mϕ 活化
N－甲酰化蛋氨酸肽	细菌蛋白质	N－甲酰化蛋氨酸肽受体	PMN、Mϕ 活化
富含甘露糖肽聚糖	细菌糖蛋白	Mϕ 甘露糖受体（MMR）	吞噬作用
脂多糖（LPS）	G^- 菌胞壁组分	TLR4/CD14	Mϕ 活化
磷壁酸（TA）	G^+ 菌胞壁组分	‘清道夫’受体（SR）	吞噬作用

近年发现各种应激刺激如热休克、紫外线照射及感染等可使应激细胞热休克蛋白（HSP）合成增加并释放于胞外，这种内源性 HSP 也能通过 PRR 活化固有免疫细胞。

20 世纪 90 年代发现这种释放于胞外的一些内源性 HSP 分子，如 HSP60 及 HSP70 等分子，无须与肽分子结合可直接通过TLR4/MD2复合分子介导的信号转导途径活化固有免疫细胞及非免疫细胞（如内皮细胞）引发炎症反应，其作用与LPS相似。HSP可视为内源性固有免疫活化分子。HSP 与免疫系统间的相互作用已日益引起学者们的注意。

第五节　固有免疫细胞

一、吞噬细胞

吞噬细胞（phagocytes）主要包括中性粒细胞（neutrophil）及巨噬细胞（macrophages, Mϕ），其主要功能是识别、吞噬和杀伤病原体。

中性粒细胞也称为多形核白细胞（polymorphonuclear leukocytes, PMN），是血循环中最多的白细胞约占血液白细胞总数的60% ~ 70% 细胞呈球形直径为 12 ~ 15μm，胞膜含大量突起，胞核可分为3 ~ 5个小叶故称为多形核白细胞。在胞质中含有两型颗粒，一种为初级颗粒即溶酶体颗粒，含有溶菌酶、胶原酶、弹性蛋白酶、髓过氧化物酶及酸性磷酸酶等。这种颗粒可被中性染料着色故称为嗜中性粒细胞，不被酸性或碱性染料着色，故可与嗜酸性或嗜碱性粒细胞相区分。另一种为次级颗粒称为嗜天青颗粒（azurophile）含有溶菌酶、碱性磷酸酶、防御素及杀菌渗透增强蛋白等杀菌物质。

中性粒细胞起源于骨髓中髓样干细胞，在粒细胞集落刺激因子（G－CSF）作用下成人每日可产生超过 1×10^{11} 中性粒细胞，但存活期短，约为2～3日。中性粒细胞具有极强的趋化作用和吞噬功能。当病原体在局部组织引发感染时，中性粒细胞可在数小时内首先穿越血管内皮细胞进入感染部位对侵入病原体发挥吞噬、杀伤及清除作用。

巨噬细胞来自骨髓中髓样干细胞。后者经分化发育为单核细胞（monocyte, MO）进入外周血。成熟单核细胞经血流穿过血管内皮细胞间隙进入组织则进一步分化发育为巨噬细胞。其形态显示多形性有伪足，组织培养时呈贴壁生长性状。

巨噬细胞分为固定巨噬细胞和游走巨噬细胞两类。固定巨噬细胞因所处部位不同可有不同的形态及名称，如在肝中称枯否细胞（Kupffer cell）、在脑中称小胶质细胞、在骨中称破骨细胞、淋巴结中称被膜下巨噬细胞和髓样巨噬细胞以及在胸腺中称胸腺巨噬细胞等。游走巨噬细胞由血液中单核细胞衍生，其体积可数倍于单核细胞，胞质内富含溶酶体及线粒体，具有强大吞噬和杀菌作用以及清除体内凋亡细胞及其它异物的能力。

巨噬细胞几乎与中性粒细胞同样可迅速对病原体发生反应。但在炎症部位其存活期更长，所以巨噬细胞是固有免疫应答晚期的主要效应细胞，而且不是终末分化细胞，在炎症部位仍能进行细胞分裂。

固定巨噬细胞可广泛分布于宿主全身，存在于皮下结缔组织，间质器官间质内、肝脏脾脏静脉窦以及淋巴结淋巴窦内。这种吞噬细胞存在于宿主所有病原体侵入部位。由于这种分布特性决定了巨噬细胞在抗感染、维持自身稳定和免疫监视中的重要作用。可抵御细菌、病毒、真菌等病原体感染，以及可清除损伤细胞、凋亡细胞和突变细胞。

吞噬细胞在宿主固有免疫防御中须经以下序列过程①向感染部位迁移②识别病原体③吞噬、杀伤和清除病原体。巨噬细胞除在固有免疫发挥重要作用外，还能导向适应免疫。

（一）吞噬细胞对病原体的识别

中性粒细胞及巨噬细胞不表达抗原识别受体，但可通过模式识别受体（PRRs）直接与相关种属病原体共有的分子模式（PAMP）及与宿主衰老损伤或凋亡细胞表面呈现的特定分子结构相结合。这些受体包括非调理性受体如甘露糖受体（MR）、清道夫受体（SR）和Toll样受体（TLRs），及调理性受体如免疫球蛋白GFc受体（FcrR）及补体受体（CR）。

1. 甘露糖受体（mannose receptor, MR）：存在于Mϕ表面的甘露糖受体由8个C型凝集素结构域组成。可与分枝杆菌、克雷伯菌、卡氏肺孢菌及酵母菌等胞壁糖蛋白和糖脂分子糖链末端的甘露糖和岩藻糖基结合。哺乳动物细胞糖蛋白与糖脂糖链的终端是唾液酸（sialic acid）和N-乙酰氨基半乳糖（GalNAC），所以Mϕ只识别病原体PAMP，不识别宿主正常细胞组分。MR可促使细胞吞噬作用。

2. 清道夫受体（scavenger receptor, SR）：表达于吞噬细胞表面的SR是由一组异质性分子组成。原本认为是结合和内吞氧化或乙酰化的低密度脂蛋白（LDL）颗粒，但后来发现也能与 G^-菌脂多糖（LPS）、G^+菌磷壁酸（TA）及凋亡细胞的磷脂酰丝氨酸相结合，可吞噬和清除病原体和凋亡细胞。

3. Toll 样受体（TLR_S）：目前人类 Toll 样受体已发现 10 种即 TLR 1 ～ 10。不同 TLR 可识别不同种属病原体相关分子模式（$PAMP_S$）。TLR 可伴随相关分子参与识别病原体产物。TLR 分布于不同免疫细胞及非免疫细胞膜表面，其中 TLR2 及 TLR4 主要表达于单核 /Mϕ 表面。

TLR2识别的配体种类较多，主要包括G^+菌肽聚糖和磷壁酸、分枝杆菌属的脂阿拉伯甘露聚糖和酵母菌的酵母多糖等。TLR4 识别谱较窄，主要配体是 G^- 菌脂多糖及热休克蛋白 60（HSP60）。

TLR 籍其胞质区相关蛋白激酶引发的信号转导可使单核 /Mϕ 细胞活化，产生细胞因子及杀菌物质，增强其吞噬及杀菌能力。并能引起炎症反应和参与免疫调节作用。

4. 调理性受体（opsonic receptors):病原体可被各种相关蛋白质包被，对这种“包被病原体”的吞噬作用称为调理吞噬（opsonization)。包被蛋白则称为调理素（opsonins)。调理素可包括免疫球蛋白分子，补体分子及凝集素。

由IgG包被的病原体，（即由抗体分子包被称为特异调节素包被，）可被吞噬细胞高亲和性 FcγRI 所识别是最有效的调理吞噬系统。

补体活化后其裂解片段C3b或C4b的氨基端可与病原体结合，其羧基端可与吞噬细胞表面 CR 1 受体结合，促进细胞的吞噬作用，即为由补体受体介导的调理吞噬作用。

多种血浆蛋白包括甘露糖结合蛋白（MBL)、纤连蛋白（FN)、血纤维蛋白原及糖反应蛋白（CRP）均可包被病原体，并可被吞噬细胞表面C1q受体及整合素所识别，促进细胞吞噬作用。

（二）吞噬细胞的吞噬、杀伤及清除病原体作用

中性粒细胞及Mϕ可籍其多种表面受体与病原体结合，经吞噬将病原体吞入并形成胞内囊泡成为吞噬体（phagosome)。其后吞噬体与溶酶体融合形成吞噬溶酶体（phagolysosome)，其杀菌机制可通过氧依赖杀菌系统和非氧依赖杀菌系统产生的多种杀菌分子以杀伤病原体或细胞。

1. 氧依赖的杀菌系统：一些识别病原体的受体分子如 TLR、G 蛋白耦联受体、FCR、CR 以及细胞因子受体（CKR）等可协同活化吞噬细胞。活化的中性粒细胞及Mϕ可转化分子氧为反应性中间体（reactive oxygen intermediates, ROI）及反应性氮中间体（reactive nitrogen intermediates, RNI）等杀菌系统。

ROI系统是在吞噬细胞氧化酶（oxidase）作用下产生的。氧化酶是在吞噬细胞吞噬溶酶体膜组装的多亚单位蛋白酶分子。在还原型辅酶Ⅰ（NADH）和还原型辅酶Ⅱ（NADPH）协同作用下可还原分子氧为ROI，如超氧阴离子（O^-_2)、游离羟基（OH^-)、过氧化氢（H_2O_2）和单态氧（$^1O_2$）等活性氧物质。这些活性氧具有极强的氧化作用和细胞毒作用，可有效的杀伤病原体并对组织细胞有损伤作用。

在中性粒细胞中还存在由髓过氧化物酶（myeloperoxidase,MPO）组成的 MPO 杀菌系统。MPO 可使卤化物（halide）转化为活性氯化物如次卤酸（hypohalous acid）可使氨基酸脱氨基并还原生成毒性醛类，产生强力杀菌作用，但 Mϕ 不具有 MPO 杀菌系统。Mϕ 除 ROI 系统外，还能产生反应性氮中间体（RNI)。

RNI 系统是由Mϕ产生的反应氮中间体，主要是一氧化氮（nitric oxide, NO)。一氧化氮是由诱导型一氧化氮合酶（inducible nitric oxide synthase, iNOS）介导产生的。iNOS 是一种胞液蛋白酶，但不存在于静息Mϕ细胞内。当脂多糖或其它病原体产物激发其表面 TLR 使Mϕ活化时可诱导产生，故称此酶为iNOS。

iNOS在还原型辅酶Ⅱ（NADPH）或四氢生物蝶呤（tetrahydrobiopterin）存在条件下可催化L-精氨酸与氧分子反应生成胍氨酸（citruline）并释放放出NO。在吞噬溶酶体内NO可与由吞噬细胞氧化酶产生的H_2O_2或超氧化合物相结合，所产生的高反应性过氧化亚硝酸盐基具有杀菌作用。

在缺少iNOS及吞噬细胞氧化酶的基因敲除小鼠比单独缺失其中一种酶的小鼠对细菌易感性更高，证明了ROI与RNI两系统具有协同及重叠杀菌作用。

2. 非氧依赖的杀菌系统：活化的中性粒细胞及Mϕ细胞在其吞噬溶酶体内可产生一些蛋白溶解酶具有直接杀菌作用，不需氧分子参与，故称为氧不依赖杀菌系统。其中最重要的是存在于中性粒细胞内的弹性蛋白酶（elastase），是一种丝氨酸蛋白酶具有广谱杀菌作用。溶酶体内溶菌酶在酸性条件下可破坏G^+菌胞壁肽聚糖产生杀菌作用。产生的防御素（defensins）是一种阳离子多肽，为由30～40个氨基酸残基组成的短肽，能在细菌胞膜脂双层内形成离子通道导致细胞裂解破坏。

此外，吞噬溶酶体形成后吞噬细胞内糖酵解作用增强，乳酸积累产生酸性pH，可使pH降至3.5～4.0，这种酸性条件具有杀菌和抑菌作用。

在病原体被杀伤或破坏后，在吞噬溶酶体内存在的多种水解酶如蛋白酶、核酸酶、脂酶及磷酸酶等作用下可进一步被消化降解，其降解产物大部可通过胞吐作用排出胞外。其中有些组分可被加工为具有免疫原性小分子肽段，其与MHC分子结合形成的MHC-肽复合物分子可表达于Mϕ表面，呈递给T淋巴细胞，启动适应性免疫应答（adaptive immune response）。

当中性粒细胞及Mϕ过度活化时所产生的ROIs、NO和溶酶体酶等杀菌物质，由于不能区分宿主细胞组分与病原体。一旦释放于胞外也可造成对宿主正常组织的损伤作用。

（三）抗原加工与呈递作用

巨噬细胞是专职抗原呈递细胞（Professtional antigen presenting cell. PAPC）。活化的巨噬细胞可诱导表达MHCⅡ类分子及协同刺激分子B7等，为抗原呈递及活化T淋巴细胞提供信号分子，诱导适应免疫应答。

活化巨噬细胞可将摄入的外源性蛋白质抗原和内源性产生的蛋白质抗原加工为具有免疫原性小分子肽段，通过以下途径呈递给T淋巴细胞，①胞内体途径（endosomal pathway），即将外源性蛋白质抗原经胞内体途径加工形成的MHCⅡ-肽复合物表达于Mϕ表面，呈递给$CD4^+T$细胞，使之活化产生效应T辅助细胞（T_H）。②胞液途径（cytosolic pathway），即将内源性蛋白质抗原经胞液途径加工形成的MHC Ⅰ-肽复合物呈递给$CD8^+T$细胞，使之活化产生效应杀伤性T细胞（cytotoxic T cell, CTL）。③交叉呈递途径（cross presentation）即外源性蛋白质抗原在一定条件下可进入胞液内，经胞液途径加工为MHC Ⅰ-肽复合物呈递给$CD8^+T$细胞，活化后产生CTL。

（四）活化Mϕ的其他功能

活化Mϕ除上述作用外还能分泌促炎性细胞因子（如IL-1β、TNF-α、IL-6及低分子量炎症介质等）及趋化性细胞因子（如MIP-1、MCP-1、以及IL-18等），它们可促进炎症反应，增强抗感染作用。

严重感染时因产生过量促炎性细胞因子、胞外酶及其它炎性介质可造成组织损伤，重者可导致感染性休克、弥散性血管内凝血及多脏器衰竭等免疫病理变化。

活化Mϕ分泌的IL-12可刺激NK及T细胞产生IFN_{Y}，又可反馈活化Mϕ，增强其杀菌作用并发挥免疫调节作用。

活化Mϕ产生的酶类（如透明质酸酶、弹性蛋白酶及胶原酶等）及生长因子（如成纤维细胞生长因子及内皮细胞生长因子等）可促进损伤组织的修复重建。

二、树突状细胞

树突状细胞因其细胞表面具有细长的膜突起呈树枝状分布，与神经细胞树突相似故称为树突状细胞（dendritic cells, DCs）。

（一）DC的起源：现有体外实验证明人DC可来源于骨髓造血干细胞及外周血单核细胞。

1. $CD34^+$造血干细胞与GM-CSF及TNF-α体外共培育条件下可分化为$CD1a^+$及$CD14^+$两种DC前体细胞。其中$CD1a^+$前体细胞可分化为表皮郎格汉斯细胞（langerhans cell, LC），$CD14^+$者可分化为间质性DC（interstitial dendritic cells）。

2. 自骨髓中髓样干细胞衍生的DC称为髓样DC（myeloid DC），可表达髓样标志（如CD11b、CD11c等），不表达淋巴样标志（CD4）。自淋巴干细胞衍生的DC称为淋巴样DC（lymphoid DC），可表达CD4而不表达髓样细胞标志。

3. 自外周血单核细胞也可衍生DC，自外周血分离的单核细胞与GM-CSF及IL-4体外共培育可分化为髓样DC。

4. 小鼠DC发育途径：自小鼠骨髓$CD34^+$干细胞衍生的髓样DC，其表型为$CD8\alpha^-CD205^-$。自小鼠脾脏前体DC分化为$CD8\alpha^+CD205^+$，为淋巴样DC。另一群为$CD8^-CD11b^+$与髓样DC相似。自胸腺前体DC也能分化为$CD8\alpha^+CD205^+$淋巴样DC。

（二）DC分布：DC具有高度异质性，存在于不同部位的DC其形态与功能各异。根据其细胞定位可有不同名称。存在于表皮及黏膜部位的称为郎格汉斯细胞（langerhans cell, LC），存在于实质器官（心、肝、肺、肾及胃肠道）结缔组织的称为间质DC（interstitial DC），存在于二级淋巴组织T细胞区及胸腺髓质区的称为并指状DC（interdigitating DC），存在于淋巴滤泡内的称为滤泡DC（follicular DC, FDC）存在于血流内的称为血液DC，淋巴液内的称为隐蔽细胞（veiled cell）。见表25-18。

表25-18 DC定位及命名

非淋巴样组织		淋巴样器官		体液	
皮肤及黏膜	郎格汉斯细胞	T细胞区	并指状DC	血液	血液DC
实质器官	间质DC	B细胞区	滤泡DC	淋巴液	隐蔽细胞

绝大部分DC为髓样DC，在体内分布极为广泛可存在于淋巴样及非淋巴样组织内。髓样DC分为不成熟DC（immature DC, iDC）及成熟DC（mature DC, matDC）两个分化阶段。

1. 不成熟DC：iDC可在外周非淋巴组织中广泛存在，如皮肤上皮组织及消化道和呼吸道黏膜上皮以及实质器官的结缔组织内等病原体易侵入部位。由于这种分布特点，使其能发挥“哨兵”作用。可在感染早期捕捉病原体，诱导机体产生固有免疫应答并导向适应免疫应答以清除病原体。

iDC可高表达多种PRR，具有极强的抗原捕捉能力，但低表达MHC分子及活化T细胞的协同刺激分子（如CD40、CD54、CD86、CD80等分子），因此不具备抗原呈递功能及诱导初始T细胞（naive T cell, Tn）活化作用。

2. 成熟DC：当各种刺激因子（如病原体及其产物以及细胞因子等）可激活iDC使之分化为matDC，其移动能力增强，可迁移至二级淋巴组织，如引流淋巴结及脾脏等部位，并发生形态、表型及功能等一系列变化。

形态变化可由星形变为树枝状突起，表型变化可表现为膜PRR下调、MHC分子及协同刺激分子表达上调，并表达趋化因子受体（CCR7）及成熟标志CD83分子等，功能变化可表现为丧失抗原捕捉能力，增强对蛋白质抗原加工及呈递能力，分化为专职抗原呈递细胞（Professional antigen presenting cell,PAPC）见表25-19。

淋巴样DC主要分布于二级淋巴组织，对其发育成熟过程尚不清楚。其前体细胞可能存在于人骨髓及胸腺内。成熟淋巴样DC主要分布于胸腺和二级淋巴组织的T淋巴细胞区。其功能可能与诱导和维持T细胞中枢耐受和周围耐受相关。

表25-19 不成熟DC（iDC）与成熟DC（matDC）特性

DC	iDC	matDC
PRR （FcR.CR.TLR C型凝聚素R）	++	下调
MHC分子	低（~ 10^6）	高（7 × 10^6）
协同刺激分子 （CD40、54、80、86等）	- 或低	高
成熟标志分子 （CD83）	—	+
细胞因子分泌 （细胞因子、趋化因子 及蛋白酶等）	—	+
抗原捕捉	++	-
抗原呈递	—	++
形态	星形	树枝状
分布	周围组织	淋巴样组织

（三）DC的功能：DC与Mϕ及B淋巴细胞均具有抗原呈递功能，是专职抗原呈递细胞（PAPC），但其抗原呈递作用各有不同。

Mϕ是固有免疫应答的重要细胞，是专职“清道夫”细胞，但对初始T细胞（Tn）或静息记忆T细胞（Tm）是弱刺激细胞。与之相反，DC是体内启动Tn应答的唯一特化细胞。这是由于①.iDC可存在于通常病原体及非己抗原侵入部位以及病原体寄居的器官内②.iDC可表达捕捉病原体的模式识别受体（TLR及C型凝集素R）③.可固有表达活化Tn必备的协同刺激分子④.可迁移至引流淋巴结的T细胞区，在此可与Tn相遇并相互作用激发Tn应答。见表25-20。

DC对外源性蛋白质抗原可经MHC-Ⅱ分子加工、呈递途径诱导$CD4^+$T细胞应答。对内源性合成的非己蛋白质抗原可经MHC-Ⅰ分子加工、呈递途径诱导$CD8^+$T细胞应答，产生效应杀伤T细胞（CTL）。

由于iDC对病原体感染细胞、肿瘤细胞以及免疫复合物等外源性物质借其强力吞噬作用可直接经内吞进入胞液内，也引起MHC-Ⅰ分子加工。呈递途径诱导$CD8^+$T细胞应答。在通常情况下外源蛋白质抗原是由MHCⅡ类分子呈递。现已证明直接将外源蛋白质抗原引入胞液内可经MHC Ⅰ类分子呈递。将这种由MHC Ⅰ类分子对外源性蛋白质抗原的呈递作用称为交叉呈递（cross presentation）。DC是具有交叉呈递功能的唯一抗原呈递细胞。DC对于抗肿瘤治疗性疫苗及抗胞内感染预防性疫苗的研制具有重要作用。

此外，阻断iDC分化成熟，可下调免疫应答，诱导免疫耐受。对研制自身抗原、移植抗原及变应原耐受疫苗具有重要作用。

表25-20 抗原呈递细胞特性及功能

APC	MHC分子	协同刺激分子	存在部位	功能
DC	固有表达 成熟可上调	固有表达 成熟可上调	上皮组织 淋巴样组织 结缔组织	诱导Tn对蛋白质抗原应答
Mϕ	诱导表达 (IFN-r)	诱导表达 (IFN-r)	淋巴组织 结缔组织 体腔	细胞免疫应答
B细胞	固有表达	诱导表达	淋巴组织 血流	向$CD4^+T_H$呈递抗原 （同源性T与B细胞相互作用）

三、自然杀伤细胞（NK）

（一）自然杀伤细胞特性：20世纪70年代在肿瘤免疫实验研究中，发现来自未接种肿瘤细胞的对照组小鼠脾脏内的一些无T及B淋巴细胞标志的裸细胞（null cells）也能在体外杀伤肿瘤细胞。将这类不需预先免疫刺激也不需特异识别的细胞活化后可直接杀伤肿瘤细胞的裸细胞称为自然杀伤细胞（natural killer cells,NK细胞）。其后证明NK细胞在杀伤病毒感染细胞中也发挥重要作用。

NK细胞是继吞噬细胞后在固有免疫系统中发现的另一类效应细胞。在抵御病毒和其它一些胞内感染病原体以及抗肿瘤免疫中可发挥第一道防线的重要作用。

NK细胞主要来源于骨髓中的淋巴样干细胞，由于NK细胞与T细胞共有一个前体细胞（$CD16^+$.$CD4^-$.$CD8^-$.TCR^-），故也能在胸腺内发育分化。NK细胞是继T和B淋巴细胞后发现的第三群淋巴细胞。

NK细胞可表达一些与T细胞、单核细胞以及粒细胞共有的膜分子，如Thy-1、CD2及CD16

等分子。不表达与TCR、BCR一样的克隆型分布的抗原特异识别受体。其代表性表型为$CD3^-$、mIg^-、TCR^-、$CD56^+$、$CD16^+$，可作为 NK 细胞鉴定标志。

近年发现NK细胞表面还具有多种与其杀伤活性或抑制杀伤活性相关的受体分子，分别称为活化性受体（activating receptors）及抑制性受体（inhibiting receptors），可联合调控 NK 细胞对靶细胞的杀伤作用。

NK细胞因其体积较大、胞浆内含有大型嗜天青染色颗粒故又称为大颗粒淋巴细胞（large granular lymphocyte，LGL）。

人与啮齿类动物的NK细胞主要分布于外周血中，约占淋巴细胞的5%～10%。在脾脏中约占脾细胞3%～4%，其它部位甚少。NK细胞不参与再循环但可在趋化性介质作用下与血管内皮细胞相互作用，并自血循环中移出，进入外周组织部位发挥效应作用。

NK 细胞对病毒感染细胞及肿瘤细胞的细胞毒性作用是对特异性效应细胞 CTL 功能的补充。病毒感染细胞及肿瘤细胞可抑制MHC-Ⅰ类分子表达，因此不能呈递抗原给$CD8^+$T细胞，故可逃逸CTL的免疫监控作用。而NK细胞可对MHC-Ⅰ分子表达异常的细胞进行免疫监控，以使二种免疫细胞功能互补。

（二）NK细胞受体：NK细胞不表达抗原特异识别受体，其如何识别和杀伤病毒感染细胞和肿瘤细胞，而对宿主正常细胞无细胞杀伤作用，长期以来使免疫学家困惑不解。

其后发现一些病毒感染细胞及肿瘤细胞的MHC-Ⅰ类分子明显低于正常细胞。提示NK细胞能杀伤不表达或低表达MHC-Ⅰ类分子的靶细胞，而对固有表达MHC-Ⅰ类分子的正常细胞不具有杀伤作用，为探讨 NK 细胞杀伤靶细胞的分子机制提供了线索。

据此，Kärre于20世纪90年代提出了“丢失自己MHC-Ⅰ分子假说（missing self theory）”。即正常细胞固有表达的MHC-Ⅰ分子可抑制NK细胞的细胞毒性作用，而MHC-Ⅰ分子表达缺失的靶细胞，能激发NK细胞的细胞毒性作用。提示NK细胞表面除具有活化性受体外还存在抑制性受体，可识别自己的MHC-Ⅰ分子并传递抑制信号以阻断活化受体所传递的活化信号，导致NK细胞毒性作用的抑制。从而推动了对NK细胞受体的研究。目前已证实NK细胞表面可同时存在多种抑制性受体与活化性受体，共同联合调控 NK 细胞的细胞毒性作用。

1. NK抑制性受体（inhibiting receptors）：已鉴定出许多人NK细胞抑制性受体，其胞质区尾部含有依赖免疫受体酪氨酸的抑制性模体（ITIM），可募集胞质内酪氨酸磷酸酶（SHP-1/SHP2）。后者具有脱磷酸作用可使活化性受体产生的信号分子脱磷酸而失活，从而阻断NK细胞杀伤活性。抑制性受体包括三种主要家族分子。

1). 杀伤细胞 Ig 样受体家族（killer Ig-like receptors，KIR_S）。KIR 属 Ig 超家族（IgSF）分子，已发现有 12 个成员，为跨膜糖蛋白分子。其胞外区含有 2 个或 3 个 Ig 样功能域，可识别不同 HLA-A、B、C 等位分子（等位特异识别），该家族可分为 KIR2D 和 KIR3D 两个亚类。在两个亚类中一些胞质区氨基酸序列较长，含 ITIM 模体称为 KIR2DL 和 KIR3DL，此种受体可传递抑制信号为抑制性受体。另一些胞质区氨基酸序列较短，不具信号转导功能，称为 KIR2DS 和 KIR3DS。但能与传递活化信号的相关分子结合，使之成为活化性受体。

2). Ig样转录子家族分子（Ig-like transcripts，ILT）或称为白细胞Ig样受体（Leukocyte Ig-like receptors，LIR）。也属 IgSF 族分子，目前已发现 13 个成员，即 ILTI~ILT11 及 LIR6a 和 LIR8。该家族所有成员胞外区具有Ig样结构域，长胞质区ILT分子（ILT2、3、4、5和LIR8）

含有ITIM传递抑制信号。其中ILT2表达于NK细胞，其胞质区含有4个ITIM是抑制性受体分子。

ILT2可识别广谱MHC-Ⅰ类分子，也识别人巨细胞病毒（CMV）编码的UL18分子，UL18与MHC-Ⅰ分子具同源性，可与ILT2结合，可作为诱饵分子以阻止NK细胞杀伤其所感染的宿主细胞。

3）C型凝集素族分子：由Ⅱ型膜分子CD94与NKG2族不同成员共价组成的异二聚体分子。CD94胞外区含有糖识别结构域，胞质区只有7个氨基酸残基，无信号转导结构。

NKG2族分子包括NKG2A/B、NKG2C、NKG2E以及NKG2D等成员。其胞外区结构相似，但胞质区有所不同。NKG2A/B是由同一基因的不同剪接体构成的高度同源的抑制性受体，其胞质区含有二个ITIM。而NKG2C和NKG2E等分子胞质区不含ITIM可与相关分子构成活化性受体。CD94/NKG2异二聚体分子可识别非经典MHC-Ⅰ分子HLA-E（MHC Ⅰb）。

2. NK活化性受体（activating receptors）：包括多种结构不同的分子家族。如CD16、KIR族、NKG2族以及NCR族等。它们的共同特征是胞外区含有识别配体分子的结构域，胞质区短不含有信号转导结构，但可与含有免疫受体酪氨酸活化模体ITAM的辅助分子如FcεRI、CD3以及DAP蛋白等分子结合并传递活化信号，使上述家族分子具有活化性受体功能。

1）CD16：第一个被鉴定的NK细胞表面活化型受体，是低亲和力IgGFc受体（FcγRⅢ）。由237个氨基酸残基组成。胞外区由190AA组成，含有两个Ig样结构域，可与IgG抗体包被的靶细胞结合。胞质区短由25个AA组成，不含ITAM。跨膜区由22AA组成，可与含ITAM的FcεRIr-r分子或CD3分子结合，传递活化信号，诱导由抗体依赖的细胞介导的NK细胞毒性作用（ADCC）。

2）KIR族：KIR2DS和KIR3DS由于胞质区短不含信号转导结构，但跨膜区含有带正电荷的赖氨酸残基可与跨膜区带负电荷的天冬氨酸残基，胞质区含ITAM模的DAP-12同源二聚体分子非共价结合而获得传递活化信号之功能，使之成为活化性受体。其识别的配体分子，为HLA-C及病原体基因编码的分子。

3）NKG2族：CD94/NKG2C及CD94/NKG2E亦因胞质区短不具信号转导功能，但可通过其跨膜区带正电荷的赖氨酸残基与DAP-12同源二聚体分子非共价结合，使之成为活化性受体，其识别的配体分子为HLA-E及病原体基因编码的分子。

NKG2D也是NKG2家族成员，但与其它成员同源性较低，且不与CD94结合，可组成NKG2D同源二聚体分子。其胞质区也不具信号转导功能，借其跨膜区含有带正电荷的精氨酸残基可与跨膜区带负电荷的天冬氨酸残基DAP-10同源二聚体非共价结合，转导活化信号使之成为活化性受体。

NKG2D识别的配体分子不是经典MHC-I类分子，而是由MHC-I类链相关基因（MHC class-I chain related gene,MIC）编码的非经典HLA-I类分子，称为MHC-I类链相关的A分子和B分子（MHC class-I chain-related mloecules A/B, MICA/B）。

MICA/B主要分布于上皮细胞，尤其是胃和小肠上皮细胞，在胸腺皮质上皮细胞也有表达。在应激条件下或癌变细胞可上调，NK细胞通过这种受体可清除应激损伤的宿主细胞及癌变细胞，是自然细胞毒性受体（NCR）非依赖性自然杀伤的重要机制。

4）自然细胞毒性受体（natural cytotoxicity receptors NCR）：NCR是近年新克隆的人NK

细胞特异性膜分子，包括有NKp46、NKp30和NKp44三个受体分子，均为IgSF成员，但相互间无同源性。NCR识别的配体分子是一种非MHC编码的膜分子其性质尚未明确。在正常细胞肿瘤细胞以及异种细胞均有表达。

识别MHC-I类分子的抑制性受体如KIR.LIR以及C型凝集素族等受体可下调NCR介导的杀伤活性。因此，当抑制性受体丧失识别自己MHC-I类分子能力时，NCR可通过识别非MHC配体分子发挥其细胞毒性作用。

NKp46和NKp30特异性表达于NK细胞，包括静息和活化NK细胞。NKp46胞外区含有二个Ig样结构域，NP30只含有一个Ig结构域，其胞质区均不含ITAM，跨膜区均含有一个带正电荷的精氨酸残基借此可与跨膜区含带负电荷的天冬氨酸残基，胞质区含ITAM的CD3ζ－ζ同源二聚体非共价结合，转导活化信号。

NKp44表达于活化NK细胞表面，是活化NK细胞的标志。其胞外区只有一个Ig样结构域，胞质区不含ITAM，跨膜区含有带正电荷的赖氨酸残基，借此可与跨膜区带负电荷天冬氨酸残基胞质区含ITAM的DAP-12同源二聚体蛋白分子非共价结合，获得转导活化信号功能。

在NK细胞表面可同时表达识别MHC-I类配体分子的抑制性受体和活化性受体以及识别非MHC配体分子的活化性受体。在正常组织细胞均可表达NK细胞受体识别的MHC及非M H C配体分子。

当活化NK细胞与正常组织细胞相互作用时由于抑制性受体识别MHC-I类分子的亲和力大于活化性受体，其转导的抑制性信号发挥主导作用，可调控由活化性受体引发的活化信号使之失活，可保护NK细胞对正常组织细胞不产生细胞毒性作用。但异常组织细胞，如病毒感染细胞及肿瘤细胞，因下调或不表达MHC-I类分子，致使抑制性受体丧失识别“自我”的功能。而固有表达于NK细胞表面的另类活化性受体，如NCR及NKG2D，可通过识别靶细胞表面的非MHC配体分子而发挥细胞毒性作用。见图25-7

（三）自然杀伤细胞的生物学效应

NK细胞活化除受其表面抑制性受体和活化性受体调控外，固有免疫性产生的细胞因子及趋化性介质也能激发NK细胞活化、克隆扩增，并促进其迁移及细胞毒性作用。活化NK细胞可上调粘附分子介导NK细胞与血管内皮细胞、基质细胞、细胞外基质及靶细胞等相互作用，是NK细胞局部浸润和识别靶细胞的分子基础。

活化的NK细胞可与内皮细胞及ECM相互作用使之穿越血管内皮细胞外渗至周围组织。NK细胞可先于适应免疫T淋巴细胞到达浸润部位，如病毒感染细胞、肿瘤细胞以及组织移植等部位，与靶细胞相互作用杀伤靶细胞，发挥抗感染及抗肿瘤免疫作用。

活化NK可产生和分泌多种细胞因子发挥免疫调节及促进造血细胞分化等作用。

1. NK细胞活化与增殖：在固有免疫过程中Mϕ所产生的IL-15，IL-12及IFN α/β等细胞因子均可在固有免疫应答中活化NK细胞。IL-15是NK细胞的生长因子，可促使其克隆扩增，IL-12可促使NK细胞产生IFN-γ及增强其细胞毒性作用；IL-18可促进IL-12的作用。IFN α/β可促使NK细胞表达IL-12R并增强其细胞毒性作用。

2. NK细胞毒性作用：NK细胞对靶细胞的杀伤包括直接杀伤和由抗体介导的杀伤作用。直接杀伤作用是由活化的NK细胞与靶细胞接触后通过释放穿孔素（perforin）和颗粒酶（granzyme）以及表达FasL和分泌TNF-α等而对靶细胞产生细胞毒性作用。

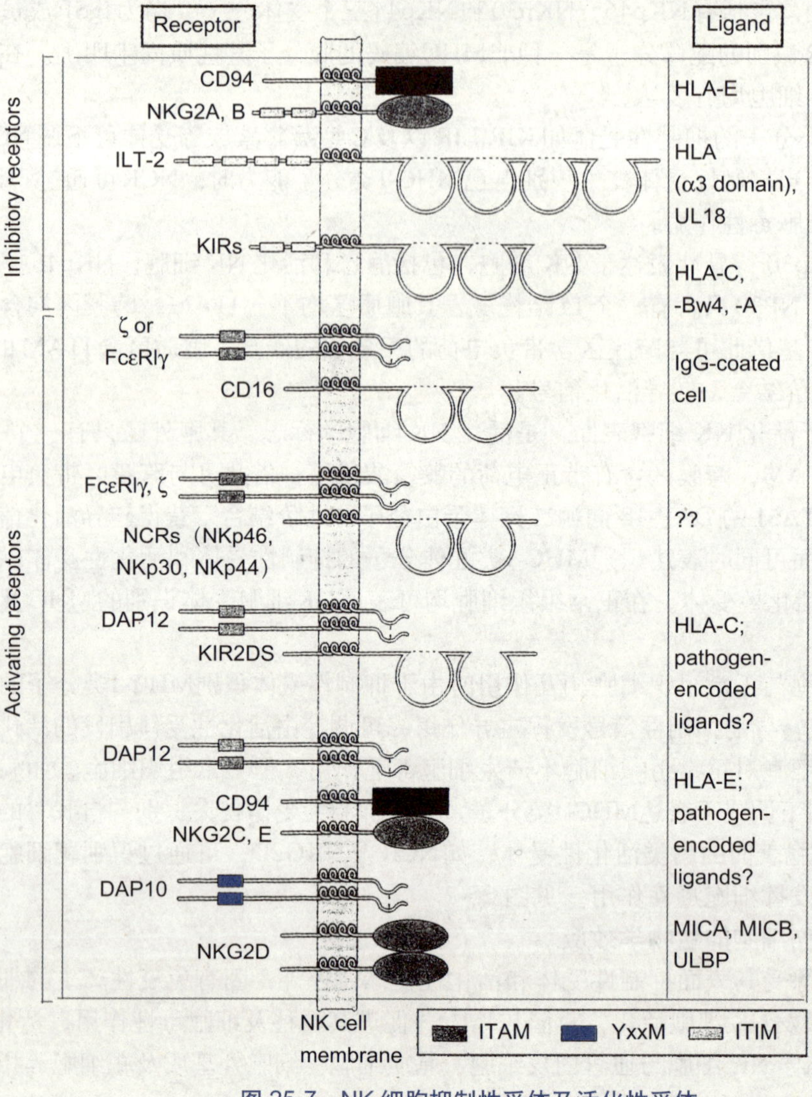

图 25-7 NK 细胞抑制性受体及活化性受体

（参考 Abbas,Cellular and Molecular Immunology,5th ed,2003）

当活化的NK细胞与病毒感染细胞及肿瘤细胞粘附后可发生脱颗现象，释放穿孔素及颗粒酶。穿孔素是存储于胞质颗粒内的细胞毒性物质，在存在Ca^{2+}的条件下可在靶细胞膜上形成孔道。颗粒酶是一种丝氨酸蛋白酶可循靶细胞膜中形成的孔道进入胞内，通过内源性凋亡途径激活凋亡相关胱天蛋白酶系统诱导靶细胞凋亡（参见本书第十七章）。

活化的 NK 细胞表面可表达 FasL 能与靶细胞表面的死亡受体 Fas（CD95）相结合，通过受体介导的凋亡途径激活凋亡相关 Caspase 系统诱导靶细胞凋亡（参见本书第十七章）。

当对肿瘤细胞或入侵病毒产生特异性IgG抗体条件下，肿瘤细胞或病毒感染细胞可与IgG型抗体结合形成 IgG 包被的靶细胞。NK 细胞表面固有表达的活化性受体 CD16（FcrR Ⅲ）可与IgG包被的靶细胞相结合，激活NK细胞杀伤活性，导致NK细胞对靶细胞的细胞毒性作用，这种杀伤作用称为抗体依赖的细胞介导的细胞毒性作用（antibody dependent cell-mediated cytotoxicity,ADCC）。

3.活化的NK细胞产生的细胞因子的作用：活化NK细胞可产生多种细胞因子，如IFN-γ、TNF-α、GM-CSF及M-CSF等。

IFN-γ可诱导MΦ活化产生诱导型NO合酶促进NO生成，可杀伤吞噬入胞内的病原体并抑制病毒复制，也可激活初始T_H细胞并分化为T_H效应细胞，介导细胞免疫，还可促使B细胞免疫球蛋白类别的转换，产生与IgG2a型抗体，介导ADCC。

TNF-α可通过与靶细胞表面表达的TNFRI型受体相结合诱导受体介导的凋亡途径，激活凋亡相关的Caspase系统，促使靶细胞凋亡。NK细胞产生的GM-CSF及M-CSF可调控血细胞的生成。

第六节　适应免疫细胞

这是一组具有特异识别抗原功能的淋巴细胞群，称为抗原识别细胞（antigen recognition cell, ARC）。它们借助质膜表面的抗原识别受体对抗原进行识别，包括T和B淋巴细胞。

一、T淋巴细胞

由一群功能不同的异质性淋巴细胞组成。由于是在胸腺（thymus）内发育成熟故称为T淋巴细胞。成熟T细胞移居于周围淋巴组织中，包括淋巴结的副皮质区和脾脏白髓小动脉周围。不同功能的成熟T细胞均属小淋巴细胞，在形态上不能区分，但可借其膜表面分子的不同加以鉴别。

（一）T淋巴细胞表面分子

在T细胞发育的不同阶段以及成熟T细胞在静息期和活化期，其质膜分子表达的种类和数量均不相同。这些分子为结构不同的糖蛋白分子，它们与T细胞对抗原的识别、细胞活化、信号转导、细胞的增殖、分化以及与T细胞的功能等相关（表25-21）。

表25-21　T细胞表面主要分子

名称	结构	配体	功能	
			粘附	信号转导
TCR	αβ/γδ异二聚体	MHC-肽复合体分子	+	+
CD3	五聚体	－	－	+
CD4	单体分子	MHC Ⅱ类分子	+	+
CD8	双体分子	MHC Ⅰ类分子	+	+
CD28	同二聚体分子	B7/BB1	－	+
CD2	单体分子	CD58（LFA3）	+	+
CD11a/CD18	αβ异二聚体	CD54（ICAM-1	+	－
CD19/CD29	γδ异二聚体	VCAM/1-1	+	+
CD44	单体分子	ECM	+	－

（二）T细胞亚类及功能

T淋巴细胞是不均一的细胞群，根据其抗原识别受体的不同，可将T细胞分为两大类。一类为TCRαβT细胞，另一类为TCRγδT细胞。两类T细胞特性及功能见表25-22。

表 25-22 αβT 细胞与 γδT 细胞的特性

	TCRαβT 细胞	TCRγδT 细胞
分子结构	借二硫键相连的异二聚体	借二硫键相连的异二聚体
多样性	多	少
分布	周围血（60%~70%）	周围血（1%~10%）；表皮及肠上皮
表型	$CD4^+CD8^-$（SP）60%	$CD4^+CD8^-$（DN）
	$CD4^-CD8^+$（SP）35%	$CD2^+$
	$CD2^+$	
发育	胸腺（发生晚）	胸腺（发生早）
功能	适应免疫	固有免疫（第一线防御细胞）

（三） TCRαβT细胞

本组T细胞也是由不均一的群体组成，根据其细胞表面特征性分子的不同，可将成熟T细胞分为三个亚类即$CD4^+$辅助性T细胞（T helper cell,T_H），$CD8^+$杀伤性T细胞（cytotoxic T cell, Tc）及$CD4^+CD25^+$调节性T细胞（regulator T cell,Tr）。

1. $CD4^+$辅性T细胞（T helper cell,T_H）

凡自胸腺移出并从未接受抗原激发的T_H细胞可称为初始T_H细胞（Naïve T_H cell, T_HN或T_HO）。其表型为$CD2^+$、3^+、4^+、8^-、$CD45RA^+$，并表达粘附分子。其TCR所识别的抗原是MHC Ⅱ类分子限制性。当不同病原体经APC加工后呈递给$CD4^+T_HN$时，在不同细胞因子的微环境下，使之极化（polarization）为不同T_H亚群。

在存在IL-12或IFN-γ的条件下，此种接受呈递抗原的$CD4^+T_HN$可极化为T_H1亚群，能分泌Ⅰ型格局细胞因子（IL-2、IFN-γ及TNF-β等），可介导细胞免疫（CTL）及迟发型超敏反应（DTH），具有抗病毒和胞内寄生菌免疫性。

在存在IL-4的条件下，此种$CD4^+T_HN$可分化为T_H2亚群，能分泌Ⅱ型格局细胞因子（IL-4、5、6、10、13等），并促进B细胞增殖、分化、产生抗体，参与体液免疫应答。还能诱导IgE的产生，激发速发型超敏反应。

在存在TGF–β、IL-10的条件下，此种$CD4^+T_HN$可分为T_H3亚群，通过其分泌的抑制性细胞因子TGF–β而对细胞及体液免疫应答具有抑制作用。

$CD4^+T_H$细胞亚群间具有相互拮抗作用，它们可通过释放不同细胞因子相互抑制极化和细胞因子的产生。如T_H1亚群释放的IFN-γ可抑制T_H2极化及其细胞因子的产生，导致细胞免疫功能上升。而T_H2亚群释放的IL-4可抑制T_H1极化及其细胞因子的产生，导致体液免疫功能上升，使细胞免疫功能下降。T_H3亚群释放的TGF–β可抑制T_H1及T_H2亚群的极化，导致细胞及体液免疫功能均下降。可见3种T_H亚群在体内的动态平衡对维持机体免疫生理的稳定平衡具有重要作用（图25-8）。

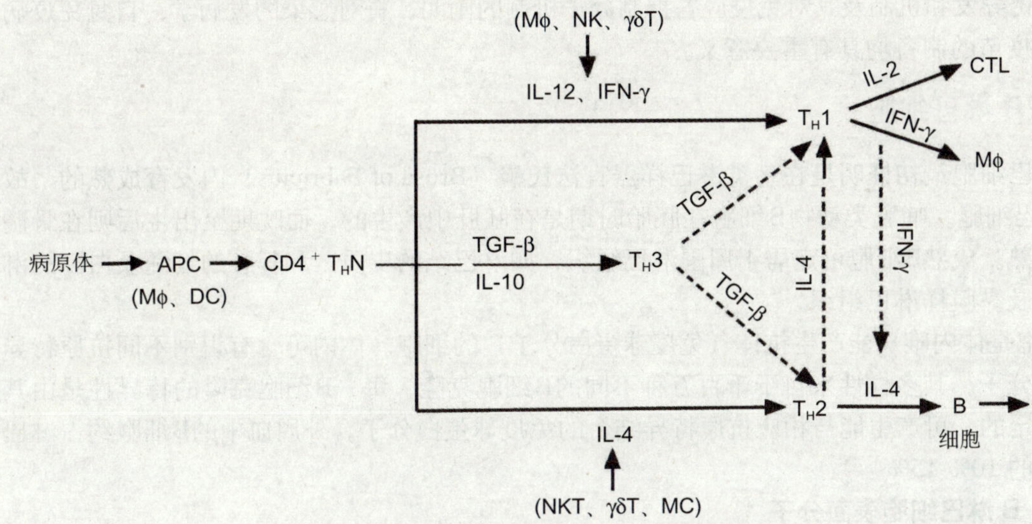

图 25-8 CD4$^+$T$_H$ 亚群极化、功能及相互拮抗作用

2. CD8$^+$ 细胞毒性 T 细胞

细胞毒性T细胞（Tc或CTL）的分子表型为CD2$^+$、3$^+$、4$^-$、8$^+$。其抗原识别受体（TCR）识别的抗原具有MHC Ⅰ类分子限制性。Tc细胞主要识别存在于靶细胞表面上的MHC Ⅰ类分子与抗原肽片段相结合的复合体物，如病毒感染的靶细胞或癌细胞等。因此效应杀伤T细胞与抗病毒免疫、抗肿瘤免疫以及对移植排斥反应等相关。

初始Tc细胞（TcN或TcO）受抗原刺激后也可极化为分泌不同格局细胞因子的两个亚群，分别命名为Tc1（T cytotoxic type 1）和Tc2。人和小鼠均存在这种Tc亚群，分泌T$_H$1细胞因子的亚群称Tc1，分泌T$_H$2样细胞因子的亚群称为T$_C$2。

T$_C$ 亚群的极化与T$_H$的极化条件相似，即IL-12或IFN-γ可诱导TcN向Tc1分化，而IL-4可诱导向Tc2分化。正常人外周血CD8$^+$T细胞中Tc1约占80%～90%,而Tc2约占10%～20%。

Tc细胞主要功能是特异杀伤病毒感染细胞及肿瘤细胞，其分泌的细胞因子也能参与免疫调节作用，其杀伤机制主要是通过脱颗粒释放穿孔素及颗粒酶使靶细胞溶解或发生凋亡，也可通过高表达凋亡受体的配体（FasL）和分泌TNF-α诱导细胞凋亡。

3. CD4$^+$CD25$^+$ 调节 T 细胞

近年发现在人及小鼠体内均存在一组免疫抑制性CD4$^+$细胞亚群，即CD4$^+$CD25$^+$调节性T细胞（Tregulatory cell, Tr），它们可抑制自反性T克隆的活性以防止自身免疫病的发生。

Tr可在胸腺内发生，其发生机制与初始T细胞相似，但二者表型不同。Tn为CD4$^+$CD25$^-$，而Tr则为CD4$^+$CD25$^+$。经抗原刺激后活化的Tr可上调粘附分子（CD11a、CD44a及CD54等），同时上调CTLA-4（CD152），并表达趋化因子受体，但不表达CD28，此与Tn不同。

Tr在正常动物末梢血中CD4$^+$T细胞约占10%，可分泌抑制性细胞因子，如IL-10及TGF-β，可抑制CD4$^+$Tn及CD8$^+$Tn分化并能抑制APC等细胞的活化，具有强免疫抑制功能，在免疫应答中发挥负调控作用。对周围性自身耐受具有重要作用，如Tr数量或功能异常可导致自身免疫病。

对Tr诱导发和机制及其对免疫应答抑制分子机制的阐明，将对感染的发病学、自身免疫病的治疗及疫苗的制备均具有重要意义。

二、B 淋巴细胞

B 淋巴细胞最初证明是在鸟类淋巴样器官法氏囊（Brusa of Fabricius）内发育成熟的，故称为B淋巴细胞。哺乳类动物B细胞在胚胎时期是在胚肝中产生的，而晚期至出生后则在骨髓内发育成熟。成熟B细胞可定居于周围淋巴组织，如淋巴结的皮质区和脾脏的红髓及白髓的淋巴滤泡内及黏膜样淋巴组织。

B细胞是体内唯一能产生抗体（免疫球蛋白分子）的细胞。体内可含有识别不同抗原特异性的抗体分子。其多样性来自于千百万种不同的B细胞克隆，每一B细胞克隆的特异性是由其遗传性决定的，可产生能与相应抗原特异结合的免疫球蛋白分子。外周血中的B细胞约占淋巴细胞总数的 10%-15%。

（一）B 淋巴细胞表面分子

应用单克隆抗体可鉴定存在于B细胞表面特有的抗原分子。这些分子可表达于B细胞发育分化的不同阶段，故称为分化抗原，对 B 细胞的分化与鉴定具有重要意义。

这些分子不仅是 B 细胞表面特异的标志，而且具有重要生理功能。实验证明 B 细胞的活化，除了由 BCR 与其相应抗原结合后提供活化的起始信号外，还需要由其表面的辅助分子与其相应配体分子结合后提供的协同刺激信号，才能使B细胞处于活化状态。即B细胞的活化与T细胞相同，也是由双信号介导的。目前已发现一系列辅助分子参与这一过程，这些分子对B细胞的活化、增殖、分化或耐受的形成都具有重要作用（图 25-8）。

（二）B 淋巴细胞亚类

根据 B 细胞表型的不同，目前将 B 细胞分为两个亚类。最初认为 Ly-1（CD5）抗原是小鼠T 细胞的表面标志，但以后发在一部分 B 细胞群中可表达 CD5 分子，即 $CD5^+$ B 细胞，这种细胞群称为 B1 细胞。而另一亚类 B 细胞不表达 CD5 分子即 $CD5^-$ B 细胞，称为 B2 细胞，即通常的 B 细胞。在人类中也证明存在与小鼠相当的 B 细胞亚类，即 $CD5^+$ B 细胞（B1）和 $CD5^-$ B 细胞（B2）。

B1 细胞群和 B2 细胞群无论在起源、表型和生物学特性等方面均有所不同。B1 被认为是参与固有免疫性或非特免疫性的细胞，而 B2 则是参与适应免疫性的细胞，主要介导特异性体液免疫。两 B2 细胞类特性见表 25-23。

表 25-23 参与 B 细胞与信号转导的主要辅助分子

CD	分子量（kda）	化学性质	表达细胞	功能
CD19	95	糖蛋白	前 B 细胞、成熟 B 细胞	B 细胞活化调节
CD20	35	糖蛋白	前 B 细胞、成熟 B 细胞	活化、增殖、分化
CD21	145	糖蛋白	成熟 B 细胞	B 活化调节、B 发育调节
CD22	135	糖蛋白	成熟 B 细胞	B 细胞活化调节
CD40	50	糖蛋白	活化 B 细胞	B 细胞增殖、分化调节
CD45	180-220	糖蛋白	成熟 B 细胞	B 细胞活化调节

表 25-24 B1 细胞和 B2 细胞特性比较

特性	B1 细胞	B2 细胞
发生时间	胚胎期	出生后
发生部位	胚肝	骨髓
更新方式	自我更新	骨髓产生
组织分布	胸腔、腹腔、肠壁固有层	脾脏、淋巴结、黏膜相关淋巴组织
形态	大	小
表面标志	$CD5^+$、$mIgM^+$	$CD5^-$、$mIgM/mIgD^+$
抗体类别	IgM>IgG	IgG>IgM
特异性	低（泛特异性）	高（单一特异性）
识别抗原	多糖类抗原为主	蛋白质抗原、多糖类抗原
亲和力成熟	无	无
类别转换	无	无
免疫记忆	无	无
参与免疫应答	固有免疫性	适应免疫性（体液免疫）

第七节 B 细胞介导的体液免疫

体液免疫的效应分子是抗体，即免疫球蛋白分子，抗体是由B淋巴细胞产生的。B细胞在成体动物及人体是在骨髓内发育成熟的，然后经血液或淋巴循环到达周围淋巴器官，在此处与相应抗原相遇激发特异性免疫应答。

B 细胞对蛋白质抗原的应答没有T细胞的辅助就不能产生抗体。例如在T细胞缺损的动物体内不能产生对蛋白质抗原的抗体，故称蛋白质抗原为胸腺依赖抗原（thymus dependent antigen, TD）。而对非蛋白质抗原如多糖及脂类等抗原，诱导抗体产生则不需要抗原特导T细胞的辅助，可在 T 细胞缺损的动物体内产生抗体，故称这类抗原为非胸腺依赖抗原（thymus independent, TI 抗原）。

一、抗体产生的一般规律

当第一次用适量抗原给动物免疫，需经一定潜伏期才能在血液中出现抗体，且含量低、维持时间短， 很快下降，这种现象称为初次免疫应答（primary immune response）。若在抗体下降期再次给以相同抗原免疫时，可发现抗体出现的潜伏期较初次应答明显缩短，抗体含量也随之上升，而且维持时间长，这种现象称为再次免疫应答（secondary immune response）或回忆应答（anamnestic response）。由于对抗体分子结构研究的发展，发现初次应答产生的抗体主要是IgM分子，对抗原结合力低，为低亲和性抗体。而再次应答则主要为IgG分子，且为高亲和性抗体（图 25-9）。

TD抗原可引发再次应答，而TI抗原只能引发初次应答，不能引发再次应答。对初次和再次应答现象机制的研究，证明初次应答是抗原刺激初始B 细胞（Bn）的结果。由于Bn的抗原识别受体为膜IgM和IgD，所以初次应答产生的抗体为IgM。而在再次应答时是抗原刺激记忆

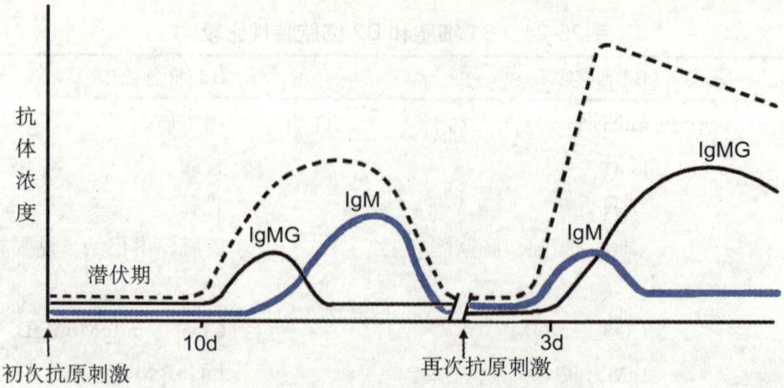

图 25-9 初次及再次免疫应答

B 细胞（Bm）扩增的结果，其增殖、分化迅速，所以抗体出现潜伏期短。由于T细胞的辅助作用可诱导发生 Ig 类别的转换（class switching），合成和分泌 IgG、IgA 或 IgE。由于 Ig 基因重排可发生抗体亲和力成熟，再次应答中产生的抗体对抗原结合的亲和性高于初次应答，所以再次应答所需抗原剂量低（表 25-25）

表 25-25 初次免疫与再次免疫的区别

	初次免疫	再次免疫
抗原呈递细胞	DC	记忆 B 细胞（Bm）
潜伏期	5 ~ 10d	1~3d
抗体浓度	低	高
抗体类别	IgM>IgG	IgG>IgM，也可产生 IgA、IgE
抗体亲和力	低	高
抗原性质	各种抗原性物质	只限蛋白质抗原
抗原剂量	适量	少量
佐剂	+	−

记忆 B 细胞产生重链类别转换及亲和力提高，是由 TD 抗原诱导体液免疫应答的主要特点。这些特性的发生是由T细胞的辅助作用及其分泌的细胞因子引起的。再次应答主要由记忆T和B细胞介导产生，其规律已广泛用于传染病的预防，如多数疫苗在初次免疫后，均需进行再次免疫以获得更强及更持久的免疫力。

二、抗体产生的细胞学基础

抗体产生是由多细胞完成的，Miller 等在 20 世纪 60 年代首先证明淋巴细胞是不均一的细胞群。他用早期摘除鸡的胸腺和法氏囊的方法，证明了有两类不同的淋巴细胞，即T和B细胞，前者与细胞免疫相关，后者与抗体形成相关。法氏囊、胸腺与免疫功能的关系参见表 25-26。Claman 证明了 T 和 B 淋巴细胞在抗体产生中的作用，参见表 25-27。抗体的产生除 T 和 B 淋巴细胞外，Unanue 等在20世纪70年代又证明了巨噬细胞在抗体产生中的重要作用。他们应用纯化细胞的体外培养技术研究这一问题。根据小鼠脾细胞对玻璃表面或塑料表面的粘附性可将脾细胞分为两种，其一为粘附性的细胞，属于巨噬细胞（Mø）；另一种为非粘附性细胞属淋巴细胞，包括T和B细胞。当将这两种细胞分别与羊红细胞（抗原）在体外培养时，皆不能产生抗体。只有两种细胞混合培养时才能产生抗体，自此证明了（Mø）也参与抗体的产生（表25-28）。

表 25-26 新生期摘除胸腺及法氏囊对免疫功能的影响（鸡）

全身X-线照射	周围血淋巴细胞数	Ig浓度	抗体产生	移植物排斥反应
未摘除鸡	148000	++	+++	++
胸腺摘除	9000	++	+	–
法氏囊摘除	132 000	–	–	+

表 25-27 T和B细胞在抗体产生中的作用

输入于经x-线照射鼠的细胞	抗体产生
脾细胞（含有T和B）	++
胸腺细胞（T细胞）	±
骨髓细胞（B细胞）	+
胸腺细胞＋骨髓细胞	＋＋＋

表 25-28 Mφ在抗体产生中的作用

体外培养细胞	抗体产生
粘附细胞＋羊红细胞	–
非粘附细胞＋羊红细胞	–
粘附细胞 ＋ 非粘附细胞 } ＋羊红细胞	＋＋＋

经上述研究证明了抗体产生需要三种细胞参与，即单核吞噬细胞系、T细胞系和B细胞系。从而否定了过去认为抗体是由单一淋巴细胞克隆产生的观点。因此抗体的产生不只涉及抗原与免疫细胞间的相互作用，即对抗原的识别和抗原的激发作用，同时也涉及免疫细胞间的相互作用，即免疫细胞的活化、增殖与分化过程。

三、免疫细胞在抗体生成中的作用

上述3类细胞都参与抗体生成过程，但各自发挥的作用不同。Mφ和DC是抗原加工、呈递细胞（APC）。T细胞系主要是T_H和T_r对免疫应答具有调节功能，辅助或抑制抗体的产生，所以是免疫调节细胞。B细胞系既具有呈递抗原的作用，又是产生抗体的细胞。T和B细胞都具有特异识别抗原的功能，所以可称为抗原识别细胞（ARC）。

（一）APC在抗体生成中的作用

APC包括DC、Mφ和B细胞，它们在免疫应答的全过程中都发挥重要作用。在抗原识别过程中，即在免疫应答诱导期，它们具有摄取、加工、存储和呈递抗原作用。活化后还能分泌多种细胞因子，可促进T和B细胞的活化作用。因此不能认为APC只是单纯的具有抗原呈递作用，还具有调节淋巴细胞功能的作用。

外源性抗原物质包括病原微生物通过不同途径进入机体后必须先经 DC 或活化的 MΦ 摄取，加工，然后才能呈递给 T 细胞。DC 和 MΦ 是有吞噬功能的细胞。已证明在其细胞表面有多种受体分子，但无抗原识别受体。它们主要是以吞噬和吞饮等方法摄取任何抗原性物质，所以是非特异性的摄取抗原。

摄入的抗原大分子可在胞内被降解为许多小肽片段。其中一些免疫原性小肽分子可与胞内自己的 MHC Ⅱ类分子结合形成 MHC Ⅱ－肽复合物然后运送至质膜表面呈递给 T_H 细胞。此即 DC 和 Mφ 对抗原的摄取、加工和呈递过程。不难看出识别这种复合分子的抗原识别受体，必须是既能识别抗原肽又能同时识别自己的 MHC 分子。这就是免疫细胞间相互作用的 MHC 限制性的由来。

（二）ARC 在抗体形成中的作用

T 和 B 淋巴细胞都具有抗原识别受体，所以都是抗原识别细胞，每一细胞克隆可识别一种抗原决定簇或表位，是特异性识别。B细胞表面的抗原识别受体（BCR）是膜型免疫球蛋白分子（mIg）。初始 B 细胞（Bn）是 mIgM 和 mIgD，记忆 B 细胞（Bm）是 mIgG、mIgA 或 mIgE。它可识别天然蛋白质抗原分子表面的构象，即抗原决定簇。

T 细胞抗原识别受体为异二聚体，其中 TCRαβT 细胞可同时识别由 APC 呈递的 MHC-肽复合物，所以是 MHC 限制性的识别。

四、抗体形成过程中免疫细胞间的相互作用

在抗体形成过程中对 TD 抗原的应答已证明是由 APC 与 ARC 相互作用的结果。它们存在着 APC 与 T_H 相互作用以及 T_H 细胞与 B 细胞间的相互作用。

（一）APC 与 T_H 细胞间相互作用

T_H 细胞必须由静息状态转变为活化状态才能辅助B细胞产生抗体。关于 T_H 活化机制，根据现有实验资料提出双信号活化假说。

实验证明，APC表面至少有两种分子与 T_H 细胞活化相关，一种是抗原呈递分子，它由MHC分子组成并与外源性或内源性抗原肽片段结合，然后运送至细胞表面，并呈递给T细胞。其中 MHC Ⅰ－肽复合物可呈递内源性肽给 $CD8^+$T 细胞，而 MHC Ⅱ－肽复合物可呈递外源性肽给 $CD4^+$T 细胞。通过 TCR/CD3 可刺激产生第 1 活化信号。另一组分子称为协同刺激分子（costimulating molecules, CSM），它由一组粘附分子组成，不仅能促进 APC 与 T 细胞间的粘附，也具有信号转导功能。这组分子可与 T 细胞上的协同刺激分子受体（CSR）结合，刺激其产生协同刺激信号即第 2 活化信号（图 25-10）。

T 细胞上的协同刺激受体也由一组粘附分子组成。其中 CD28 分子和 CTLA-4 分子及其配体B7/BB1分子被认为是产生协同刺激信号的主要分子。CD28可产生活化信号，而CTLA-4分子可产生抑制信号。

在两种信号作用下，T细胞才能被活化，并合成和分泌IL-2及表达膜IL-2受体，最终导致细胞分裂和克隆扩增并分化为效应T细胞（Te）和记忆T细胞（Tm）。如无第2信号存在，则T细胞不能活化也不能引起克隆扩增，使T细胞处于克隆不应答状态（clonal anergy）（25-11）。

阻断或给与第2信号，可以人为地调节免疫应答，使之增强或抑制，给免疫治疗提供了新

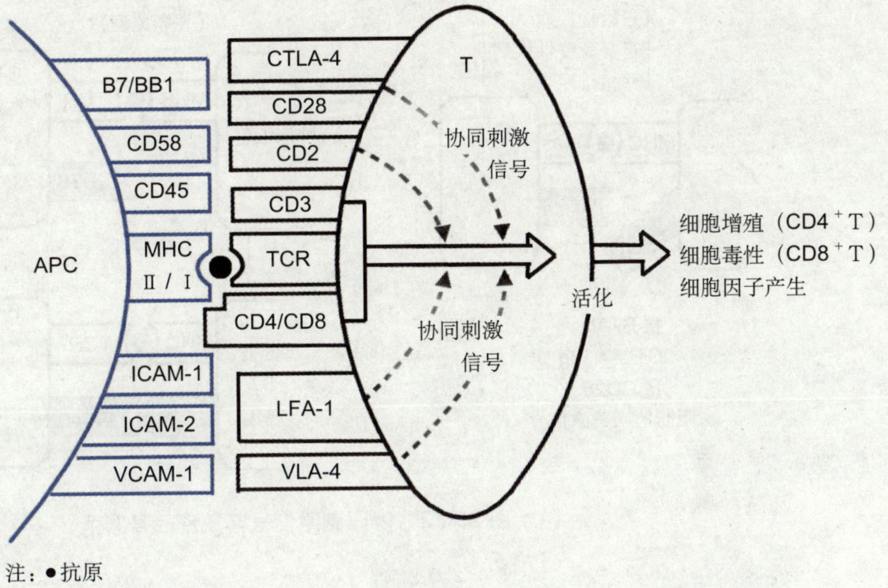

图 25-10　T 细胞活化主要协同刺激分子（CSM）及其受体分子（CSR）的组成和作用示意图

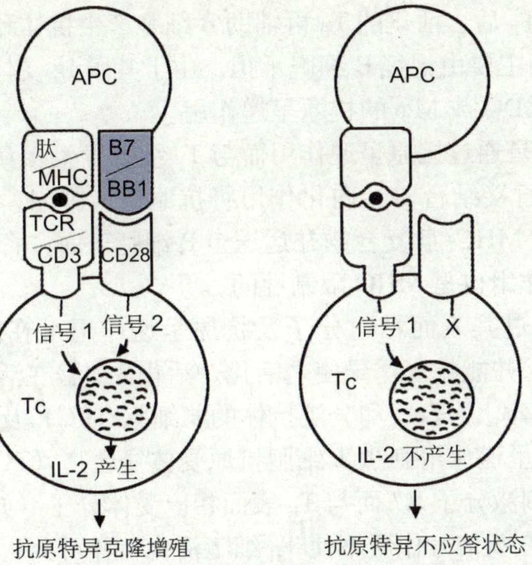

图 25-11　协同刺激信号与 T 细胞活化状态

手段。如阻断第2信号可使T细胞处于免疫耐受状态，降低免疫应答或阻断其发生。这对防止移植排斥反应的发生和对超敏性炎症以及自身免疫病的治疗是有利的。如将B7基因导入一定的肿瘤细胞则可增强机体的抗肿瘤免疫应答，目前相关实验研究已有较多报道（图 25-12）。

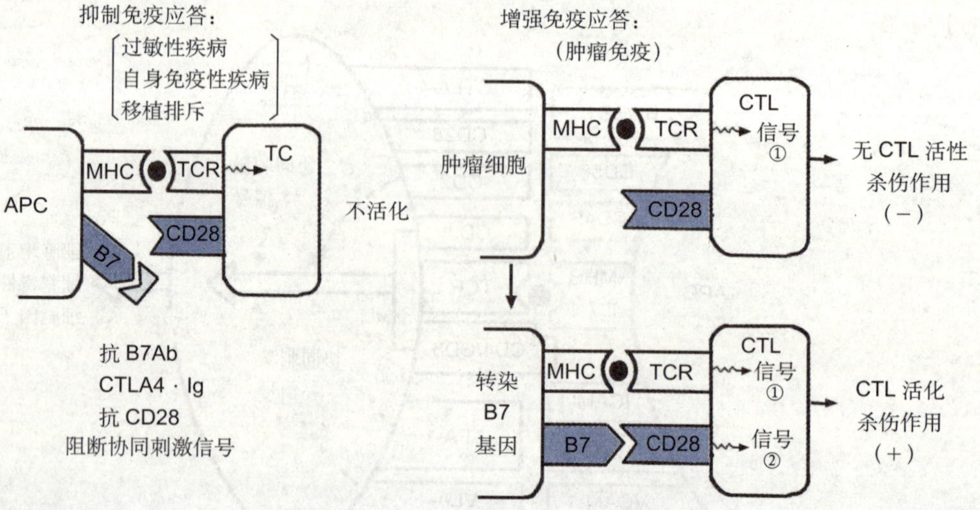

图 25-12　协同刺激信号与免疫应答调节

（二）T_H 细胞与 B 细胞之间的相互作用

1. B 细胞介导的 TD 抗原应答

一般情况下，当大量抗原进入未经免疫的机体后诱发初次免疫应答时，其抗原呈递细胞多由 DC 完成。经 DC 活化 T_H 后，活化的 T_H 再辅助 B 细胞产生抗体和形成记忆 B 细胞。当再次免疫应答发生时，APC 则主要由记忆 B 细胞承担。由于其膜 Ig 受体亲和力增高，故对少量抗原也能摄取，从而可取代 DC 或 Mφ 的抗原呈递作用。

实验证明，B 细胞也是通过抗原呈递作用而与 T_H 细胞发生相互作用的。即 B 细胞可通过膜 Ig 受体与蛋白质抗原直接结合，经内化作用将抗原摄入胞内，然后经过加工使抗原肽与 MHCII 类分子结合，形成 MHC- 肽复合物并运送至 B 细胞表面，将其呈递给 T_H 细胞，所以 B 细胞与 T_H 细胞间的相互作用也是 MHC 限制性的。

B 细胞与 T_H 细胞通过其表面粘附分子及抗原呈递作用可在两种细胞间形成免疫突触（immunological synapse），并能相互诱导使之活化。活化B细胞在活化T_H细胞的辅助下及其分泌的细胞因子的作用下，分化为合成和分泌抗体的浆细胞（PC）及记忆 B 细胞。

B 细胞可通过其抗原呈递作用刺激 T 细胞抗原受体复合物（TCRαβ/CD3）产生活化信号 1；并通过其表面的协同刺激分子 B7 而与 T_H 表面相应受体分子（如 CD28 等）相结合，激发产生协同信号即信号 2；在双信号作用下使 T_H 细胞活化，并可分化为 T_H2 亚群。

B 细胞可通过其 BCR 与抗原结合而使之交联激活 Igα 和 Igβ 链，并使之产生活化信号 1。近年证明，其表面表达的CD40分子可与T_H细胞表面的相应配体分子gp39（即CD40L）结合，可产生活化信号 2，在此双信号作用下可使 B 细胞活化（图 25-13）。

活化 B 细胞在活化 T_H 细胞的辅助下及其分泌的多种细胞因子的作用下，可增殖、分化成为合成和分泌抗体的浆细胞及记忆B细胞。在再次应答时可发生免疫球蛋白类别转换及抗体亲和力成熟等一系列变化（图 25-14）。

2. $CD5^+$B1 介导的TI 抗原引起的体液免疫应答与 TD 抗原引起的体液免疫应答不同

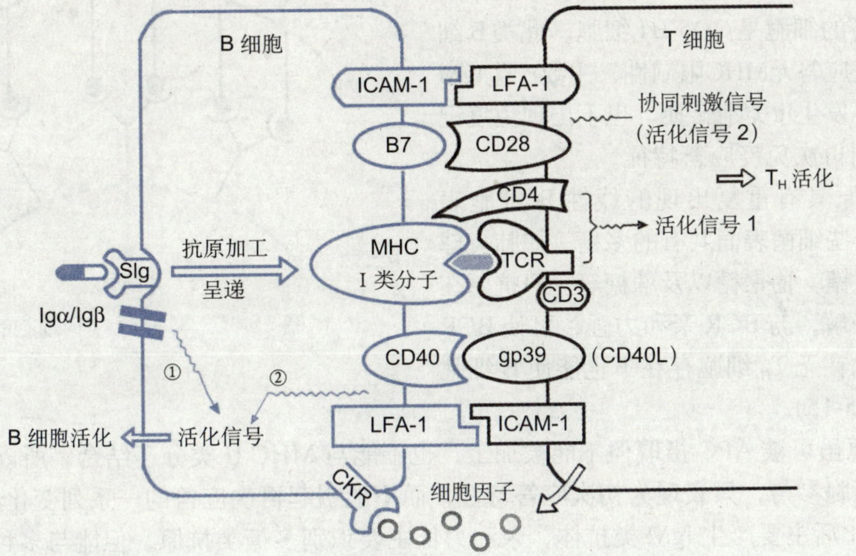

图 25-13 B 细胞与 T_H 细胞间相互作用

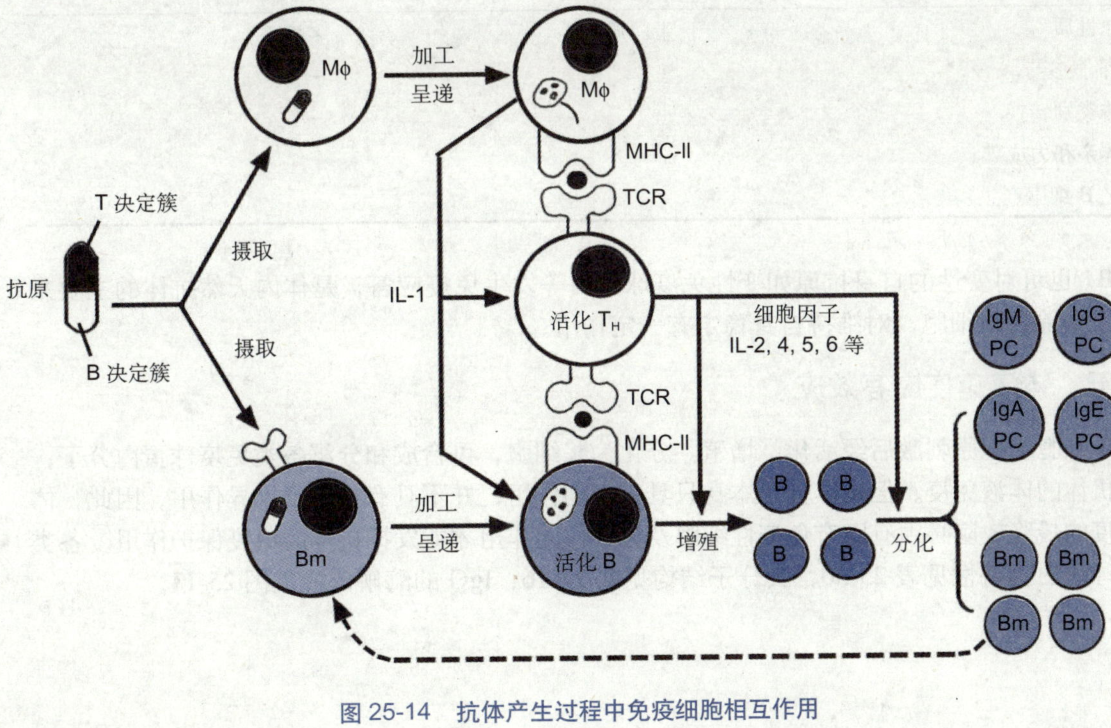

图 25-14 抗体产生过程中免疫细胞相互作用

TI抗原可在没有 T_H 细胞和APC的参与下刺激B细胞产生抗体。目前已知对TI抗原产生免疫应答的细胞是 $CD5^+$B1细胞。此类B细胞发生免疫应答无MHC限制性，主要产生IgM类抗体，不发生Ig类别转换，也不出现免疫记忆等一系列再次免疫应答特征。

TI抗原具有重复出现的线性B细胞表位，多为一些细菌表面共有的多糖、如肺炎球菌的荚膜多糖、葡聚糖以及蔗糖等。TI抗原在体内不易降解，与BCR亲和力强，可使BCR交联，因此在无 T_H 细胞存在下也能使B细胞活化（图25-15）。

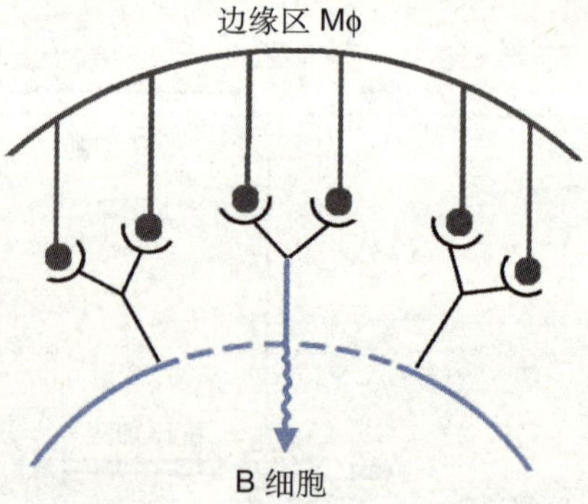

图 25-15 TI 抗原对 B 细胞的活化

TI抗原虽可被APC摄取但不能被加工，也不能与MHC II类分子结合。所以B1对TI的应答无T细胞参与，只表现为初次应答特性，而不能引起再次应答的一系列变化（表25-29）。

B1活化后主要产生IgM类抗体，亲和力低主要识别多糖类抗原，但能与多种抗原发生交叉反应，具有多反应性。IgM抗体可固定补体，通过补体活化导致的溶菌或溶细胞作用，可有效清除病原体，对机体早期抗感染免疫发挥重要作用。

表 25-29 TD 抗原与 TI 抗原特性比较

特征	TD 抗原	TI 抗原
抗原性质	蛋白质	多糖
T_H 细胞参与	+	–
抗体类别转换	+	–
抗体亲和力成熟	+	–
记忆 B 细胞产生	+	–

B1也可对变性的自身抗原如变性免疫球蛋白等发生免疫应答，是体内天然抗体的主要来源，可清除死亡细胞，对维持自身稳定有一定作用。

五、体液免疫应答效应

B细胞受抗原刺激后经活化、增殖、分化为浆细胞，可合成和分泌各类免疫球蛋白分子，参与机体的体液免疫。但抗体分子本身只具有识别作用，并不具有杀伤或排异作用。因此，体液免疫的最终效应必须有固有免疫性细胞及分子协同作用才能发挥抗体的免疫保护作用。各类免疫球蛋白的特性见表25-30，其分子结构见图27-16；IgG的酶解碎片见图25-17。

表 25-30 人各类免疫球蛋白主要的理化特性和生物学特性比较

	IgG	IgA	IgM	IgD	IgE
重链名称	γ	α	μ	δ	ε
重链功能区数目	4 （Vγ、Cγ1 Cγ2、Cγ3）	4 （Vα、Cα1 Cα2、Cα3）	5 （Vμ、Cμ1、 Cμ2、Cμ3）	4 （Vδ、Cδ1、 Cδ2、Cδ3）	5 （Vε、Cε1 Cε2、Cε3）
主要存在形式	单体	单体、双体	五聚体	单体	单体
MW（kDa）	146-170	160,400	970	175	188
平均含糖（%）	4	10	12	18	12
成人血清浓度（mg/dl ± SD）	1150 ± 300	210 ± 50	150	0.3-4	0.002
占血清总 Ig%	75	10	5-10	＜1	＜0.001
存在于外分泌液中	－	+++	+	－	－
经典途径活化补体	++ （IgG3 ＞ IgG1 ＞ IgG2）	－	+++	－	－
替代途径活化补体＊	+	+	?	+	+
结合吞噬细胞	++ （IgG3 ＞ IgG1）	+	－	－	+（嗜酸性粒细胞）
结合肥大细胞和嗜碱性粒细胞	－	－	－	－	+++
结合 SPA	+	±	±	－	－
半衰期（d）	20-30 （IgG3 为 7-8）	5.8	5.1	2.8	2.5
合成部位	脾、淋巴结浆细胞	黏膜相关淋巴样组织	脾、淋巴结、浆细胞	扁桃体、脾浆细胞	黏膜固有层浆细胞
开始合成时间	生后 3 月	4-6 月	胚胎后期	较晚	较晚
达成人水平时间	3-5 岁	4-12 岁	6 月 -1 岁	较晚	较晚
通过胎盘	+	－	－	－	－
免疫作用	抗菌、抗病毒、抗毒素、自身抗体	黏膜局部免疫作用，抗菌作用、抗病毒、免疫排除功能	早期防御作用，溶菌、溶血、SmIgM、天然血型抗体、类风湿因子	SmIgM + SmIgD +	抗寄生虫感染，I 型超敏反应

＊聚合的 Ig

（一）IgG

IgG主要由脾脏及淋巴结中的浆细胞合成和分泌，以单体形式存在，分子量约为150kDa。主要存在于血液和组织液中，约占血清总Ig的75%，是血清中主要的抗体成分。血清中IgG的半衰期较长约为20～30d。根据IgG分子中γ链抗原性的差异，人IgG有4个亚类即IgG1～IgG4。

在个体发育过程中，IgG的合成要晚于IgM，在婴儿出生后3个月开始合成，3～5岁可接近正常人水平。IgG是唯一能通胎盘的抗体，在新生儿抗感染免疫中发挥重要作用。IgG可通过经典途径活化补体。IgG具有亲细胞性，可通过其Fc段与具有FcR的吞噬细胞和NK细胞结合，从而促进吞噬细胞的调理吞噬作用及NK细胞的抗体依赖的细胞介导的细胞毒性作用(ADCC)。

由于上述特点，IgG在机体免疫防御中发挥主要作用。大多数抗菌、抗病毒以及抗毒素的血清都属于IgG类抗体。应用正常人丙种球蛋白或胎盘血球蛋白以及免疫球蛋白可进行人工被动免疫，能有效地预防相应传染病，对患者也有一定的治疗作用。

（二）IgM

膜结合型IgM为单体，表达于初始B细胞（Bn）表面，构成B细胞抗原识别受体（BCR）。血清中IgM是由5个单体通过一个连接链（J）和二硫键连接成五聚体，分子量最大为970kDa，沉降系数为19S，故称为巨球蛋白（macroglobulin）。不能通过血管壁，主要存在于血液中，约为血清总Ig的5%～10%。

IgM无论在种属进化还是在个体发生中都是最早出现的抗体。在胚胎发育晚期胎儿即可产生IgM，而其他各类Ig均在出生后才能产生，因此IgM在机体早期免疫防御中占重要地位。

IgM不能通过胎盘，脐血中如出现针对病原微生物的IgM抗体，则提示胚胎有相应病原微生物如梅毒螺旋体、风疹或巨细胞病毒等感染，称为胚胎感染或垂直感染。IgM的血清半衰期较短，约为5天。如血清中发现针对病原体的IgM抗体水平升高，提示可能近期发生感染，有助于对感染性疾病的早期论断。天然的ABO血型抗体为IgM，类风湿因子也多为IgM型抗体。

膜表面IgM和IgD可同时表达于成熟B细胞，在正常人B细胞库中$mIgM^{+}$B细胞约占80%。在记忆B细胞中mIgM逐渐消失，被mIgG、mIgA或mIgE所取代。

（三）IgA

可分为血清型和分泌型两种类型IgA。IgA主要是由黏膜相关淋巴样组织产生，其中大部分由胃肠黏膜淋巴样组织（GALT）所产生，少部分由呼吸道、唾液腺及生殖道黏膜组织产生。哺乳期产妇乳腺组织含有大量产生IgA的B细胞，这些细胞主要来自胃肠黏膜淋巴组织。

人出生后4～5月开始合成IgA，4～12岁血清中含量可达成人水平。血清型IgA主要为单体IgA，分子量约为160kDa，约占血清总Ig量的10%～15%，具有一定抗感染免疫作用，半衰期约为5～6天。

分泌型IgA是由J链连接的双体和一个分泌组分（secretory component, SC）所组成的二聚体。主要存在于初乳、唾液、泪液、胃肠液及支气管分泌液等外分泌液中，是黏膜局部免疫的主要抗体。

分泌型IgA通过与病原微生物结合（如脊髓灰质炎病毒）可阻断病毒对易感靶细胞的吸附。分泌型IgA还能中和毒素，如霍乱弧菌毒素和大肠杆菌毒素等。新生儿易患呼吸道及胃肠道感染可能与IgA合成不足有关。此外，慢性支气管炎发作也与分泌型IgA减少相关。产妇可通过初乳使婴儿获得母体分泌型 IgA，这是一种重要的自然被动免疫。

嗜酸性粒细胞、中性粒细胞和巨噬细胞均可表达IgAFc受体（FcαR），血清型IgA可介导调理吞噬和抗体依赖性细胞介导的细胞毒性作用（ADCC）。

（四）IgD

20世纪60年代自人骨髓瘤蛋白质中发现了IgD，主要由扁桃体及脾脏等处的浆细胞产生。血清型及膜型均以单体形式存在，分子量为 175kDa，血清型 IgD 含量低，约占总 Ig 的 0.2%，在个体发生中合成较晚。IgD 铰链区长，易被蛋白酶水解，故半衰期短仅为 3 天。

血清中 IgD 的生物学功能尚不清楚。而膜结合型 IgD 可作为抗原受体表达于 B 细胞表面，是 B 细胞分化成熟的标志。即未成熟的 B 细胞表面只表达 mIgM，而成熟 B 细胞可同时表达 mIgM 及 mIgD。未接受抗原刺激的成熟 B 细胞又称为初始 B 细胞（naïve B cell, Bn）。成熟 B 细胞活化后或分化为记忆 B 细胞时 mIgD 逐渐消失。

（五）IgE

20 世纪 60 年代由日本学者石坂在骨髓瘤蛋白质中发现与过敏性疾病相关的一类 Ig 分子，称为 IgE。它的合成部位与分泌型 IgA 相似，由呼吸道和消化道黏膜固有层中的浆细胞产生，可分布于黏膜组织，外分泌液及血液内。这些部位正是过敏原的侵入门户和过敏反应的好发部位。

IgE 是单体分子，分子量约为 190kDa，正常人血清含量极少，仅占血清总 Ig 的 0.002%，需用放射免疫分析才能测出。IgE是亲细胞抗体，易于与皮肤组织中的肥大细胞、血液中的嗜碱性粒细胞和血管内皮细胞结合。IgE 可与嗜碱性粒细胞及肥大细胞膜上的高亲和力 IgEFc 受体（FcεRI）结合。当过敏原再次侵入机体与已固定在两细胞上的IgE特异结合可激活细胞脱颗粒，释放炎症介质，诱发速发型超敏性反应。当寄生虫感染或过敏反应发作时，局部外分泌液和血液中总 IgE 和特异性 IgE 水平均可明显升高。

IgE是引起速发型超敏反应的主要抗体，其抗寄生虫感染作用已有报道。蠕虫、血吸虫及旋毛虫等寄生物感染可诱导产生大量IgE，可使嗜酸性粒细胞向局部游走，而且能介导ADCC作用杀死蠕虫。

第八节　T 细胞介导的细胞免疫

由T细胞介导的细胞免疫有两种基本形式，分别由T细胞的两种亚类参与。一种为$CD4^+$T细胞亚类，受抗原激活产生效应 T_H1 亚群，通过其分泌的细胞因子可活化巨噬细胞等炎症细胞。另一种是$CD8^+$T细胞即细胞毒性T细胞（Tc, CTL），受抗原刺激活化可产生效应杀伤T细胞（CTL），对靶细胞有特异杀伤作用。

一、$CD4^+$T 细胞介导的细胞免疫

由$CD4^+$T细胞激发的特异性细胞免疫应答，可引起组织的慢性炎症，它是以淋巴细胞（主要是 T 细胞）和单核吞噬细胞系细胞浸润为主的渗出性炎症。

由于免疫细胞的激活、增殖和分化以及其他炎症细胞的聚集需要较长时间，所以炎症反应发生较迟，持续时间也长，故称此种炎症反应为迟发型超敏反应（delayed type hypersensitivity,

DTH）。这种由$CD4^+T$细胞介导的细胞免疫与临床传染性变态反应、接解性皮炎、移植排斥反应以及一些自身免疫病的组织损伤有关。

（一）$CD4^+T$ 细胞在 DTH 反应中的作用

Chase（1942）应用已被抗原致敏的豚鼠的淋巴细胞移植给正常豚鼠，然后用致敏抗原经皮内攻击，可引起皮肤的DTH反应，而输入致敏豚鼠血清不能引起DTH反应，这首先证明了细胞免疫存在的事实。无丙种球蛋白患者，即体液免疫缺损患者亦可产生 DTH 反应，在人体内也证明了 DTH 反应与抗体无关。

其后在小鼠体内证明，参与这种反应的淋巴细胞是$L3T4^+T$细胞（与人$CD4^+T$细胞相当），其表型与辅助性T细胞（T_H）相同，并且两者在识别抗原的MHC限制性上也相同。近年的研究证明，小鼠$CD4^+T$细胞根据其合成和分泌的细胞因子不同，可分为T_H1和T_H2两种亚群。但二亚群在功能上完全不同，T_H1 介导细胞免疫，T_H2 参与体液免疫。

（二）$CD4^+T$ 细胞的活化

$CD4^+T$细胞的活化需有抗原呈递细胞参与，主要为树突状细胞（DC）及巨噬细胞（Mφ）。

实验证明，经亚致死量X射线照射的动物只有当输入淋巴细胞和骨髓干细胞（提供APC）时才能引起 DTH 反应。

巨噬细胞在 DTH 反应中可发挥两方面作用，首先在诱导期它具有呈递抗原的作用，在效应期非致敏的巨噬细胞在活化的$CD4^+T$细胞释放的细胞因子作用下，可成为DTH中重要的炎症细胞。

巨噬细胞通过吞噬或吞饮作用，将外源性蛋白质抗原摄取进入胞内，经加工后产生的抗原肽片段与其自己的 MHC Ⅱ类分子结合形成复合物，然后运送至细胞表面并呈递给 $CD4^+T$ 细胞，自此开始了 $CD4^+T$ 细胞活化的诱导期。

$CD4^+T$细胞活化需有双信号刺激，即其抗原识别受体（TCRαβ）与抗原呈递细胞上的肽－MHC Ⅱ分子的复合物结合后，可通过CD3复合分子传递第一信号。$CD4^+T$细胞上其他辅助分子（如 CD2、LFA-1、CD4 及 CD28 等）可与 APC 上相应的配体分子（如 LFA-3、ICAM-1、MHC Ⅱ及 B7 分子等）结合，不仅增强了$CD4^+T$细胞与 APC 间的粘附作用，同时可向$CD4^+T$细胞传递协同刺激信号使之活化并产生多种细胞因子，它们既能促进$CD4^+T$细胞克隆的扩增又是 DTH 反应的分子基础。如无协同刺激信号则$CD4^+T$细胞处于不应答（anergy）状态。

（三）DTH 的形成

$CD4^+T$细胞经抗原识别、活化和克隆增殖并合成和分泌大量各种细胞因子，其中最重要的有白细胞介素-2（IL-2）、肿瘤坏死因子（TNF）、淋巴毒素（LT）和干扰素（IFN-γ）等，它们是产生 DTH 反应的分子基础。

1. IL-2

抗原活化的 T 细胞可借其 IL-2 的自分泌和旁分泌作用促进 T 细胞增殖，其中包括抗原特异的 T 细胞和邻近的 T 细胞（bystander cell）。当淋巴细胞大量渗出时，在抗原攻击部位出现的 T 细胞 90%以上是旁路 T 细胞。IL-2 除能刺激 T 细胞增殖外，还能促使$CD4^+T$细胞合成细胞因子，其中包括IL-2、TNF、IFN-γ和淋巴毒素（LT）等。特别在DTH晚期LT分泌量可大于 TNF。

2. IFN-γ

由$CD4^+$T细胞分泌的IFN-γ可作用于抗原呈递细胞如巨噬细胞和内皮细胞，增加它们MHC Ⅱ类分子的表达，可提高其呈递的效率。这是又一种重要的诱导DTH反应的放大机制。

3. TNF和LT

肿瘤坏死因子和淋巴毒素可作用于血管内皮细胞使之表达粘附分子和分泌趋化性细胞因子，如IL-8等。这些分子有利于吸引血流内的白细胞（如中性粒细胞、淋巴细胞以及单核细胞等）与血管内皮细胞粘附并迁移和外渗至组织内引起组织炎症反应（图25-16）。IFN-γ和IL-4对内皮细胞也有类似的作用。

4. 巨噬细胞

自血流与内皮细胞作用渗出的单核细胞进入炎症部位的组织后，在细胞因子IFN-γ的强有力的作用下可分化为巨噬细胞，此过程可称为巨噬细胞活化。只有活化的巨噬细胞才具有杀伤胞内微生物、杀伤肿瘤细胞的功能，而静息的单核细胞是无这些功能的。所以活化的巨噬细胞是DTH反应中主要的清除抗原和引发炎症的效应细胞。

活化的巨噬细胞可分泌许多引起炎症的细胞因子和生长因子。如其分泌的TNF、IL-1和IL-6在急性期可通过其作用于T细胞、炎症细胞和内皮细胞以增强其细胞介导的免疫反应，引起局部组织损伤。在慢性期则可刺激成纤维细胞增生和产生胶原纤维，其分泌的血小板衍生的生长因子（PDGF）和转化生长因子（TGF-β）可增强这种作用。此过程表明纤维化是DTH反应的最终结局。

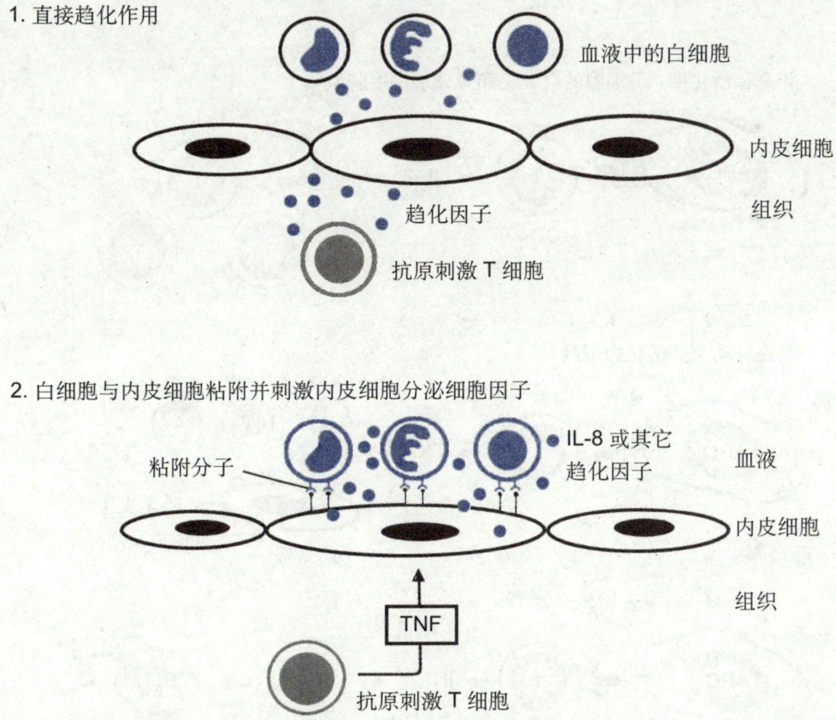

图25-16　DTH反应中动员白细胞的机制：T细胞和内皮细胞所起的作用

T细胞可分泌作用于白细胞的趋化因子或分泌TNF，它可增加内皮细胞-白细胞粘附分子的表达，并刺激内皮细胞分泌趋化因子（如IL-8）促使白细胞游走至组织中在慢性DTH反应中，活化的巨噬细胞本身可发生变化，其胞质和胞质内的细胞器有所增加，形态类似于皮肤上皮细胞，故称为上皮样巨噬细胞。有时它们可融合形成多核巨细胞。在一些持久性的胞内细菌性感染（如结核杆菌感染）所形成的簇状活化巨噬细胞是一种可触知的结节性炎症组织，称为肉芽肿。这种肉芽肿性炎症是慢性DTH的一种形式。

总之，急性DTH反应是细胞介导免疫的形式之一。它的发生首先是$CD4^+$T细胞识别外源性蛋白质抗原或$CD8^+$T细胞识别胞内微生物衍生的抗原肽和对活化的T细胞产生的细胞因子应答的结果。

在细胞因子中特别是TNF可活化毛细管后静脉的内皮细胞，它可吸引血流的中性粒细胞、淋巴细胞和单核细胞外渗至局部组织内引发炎症。其后IFN-γ可作用于聚集的单核细胞，使之活化为具有杀伤功能和清除抗原能力的巨噬细胞，成为DTH的最终效应细胞。

如抗原刺激持久存在，则巨噬细胞可长期活化并继续分泌细胞因子和生长因子，造成组织纤维化，形成慢性DTH反应。

在早期DTH反应中以活化$CD4^+$T细胞和活化巨噬细胞浸润为主，这些细胞聚集在活化的血管内皮细胞周围并外渗至局部组织内。在晚期慢性DTH反应中以簇状上皮样巨噬细胞和多核巨细胞为主并伴有大量成纤维细胞，形成组织纤维化以代替原有组织（图25-17）。

DTH开始时由T细胞识别APC表面与MHC分子结合的抗原，这种细胞可以是$CD4^+$也可以是$CD8^+$T细胞；由T细胞分泌的不同的细胞因子在DTH不同阶段起不同的作用。

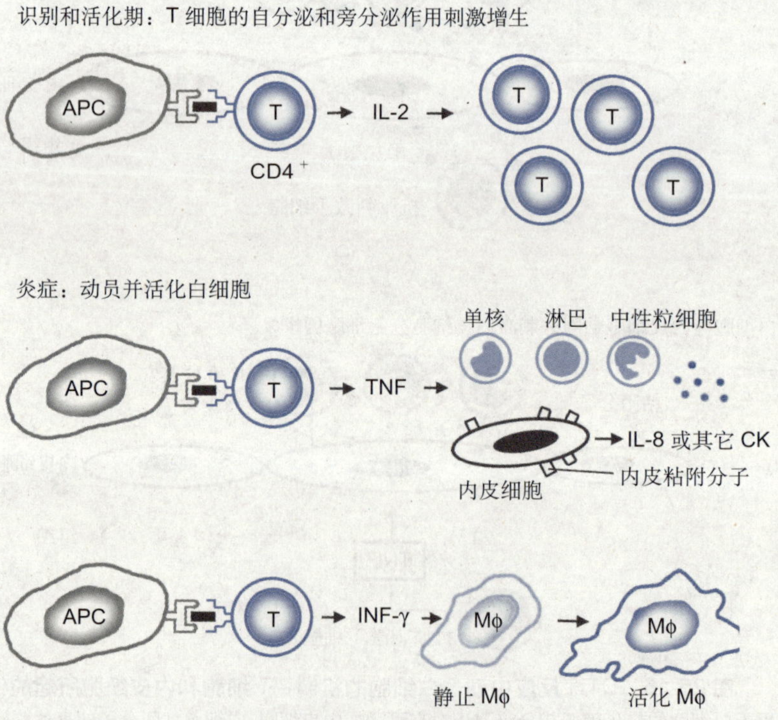

图25-17 DTH反应的过程

二、CD8⁺（Tc）T细胞介导的细胞免疫

CD8⁺T细胞（Tc或CTL细胞）能杀伤表达特异抗原的靶细胞，它在抗病毒感染、急性同种异型移植排斥和对肿瘤细胞的杀伤作用中是重要的效应细胞。

绝大多数Tc细胞表达CD8分子，其抗原识别受体（TCRαβ）可识别多肽抗原与自己MHC I类分子形成的复合物。这些非己多肽抗原是在靶细胞内合成的，经加工后与自己MHC I类分子结合并运送到靶细胞表面（图25-18）。

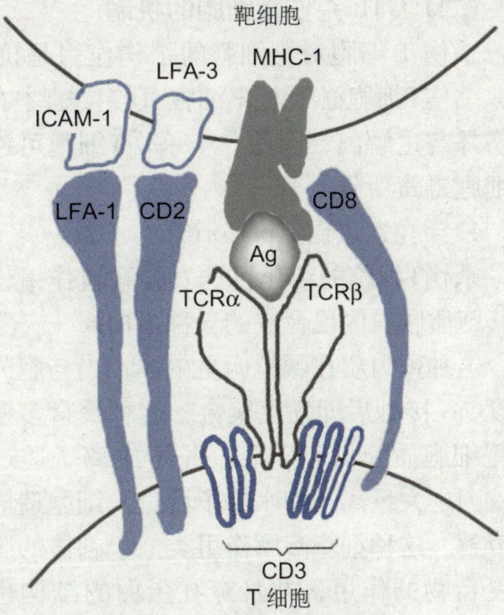

图 25-18　Tc 细胞抗原识别

（一）CD8⁺（Tc）T细胞的活化

在正常机体，Tc细胞以不活化的静息的形式存在。因此它必须经过抗原激活并在T辅助细胞（T_H）的协同作用下，才能分化发育为效应杀伤T细胞（CTL）。

杀伤T细胞（Tc）的活化也需要双信号，即TCR与靶细胞膜上的MHC I类分子和抗原肽复合物结合后，可通过CD3复合分子传递第一信号；而Tc细胞上的其他辅助分子（如CD2，LFA-1、CD8及CD28分子等）可与靶细胞上相应的配体分子（如LFA-3、ICAM-1、MHC I类分子及B7分子等）结合，不仅可增强Tc细胞与靶细胞的粘附作用，同时也向Tc细胞传递协同信号，使之活化。在活化的CD4⁺T细胞所分泌的细胞因子（如IL-2，IL-6）作用下使之克隆增殖并分化为效应杀伤T细胞（CTL）（图25-19）。

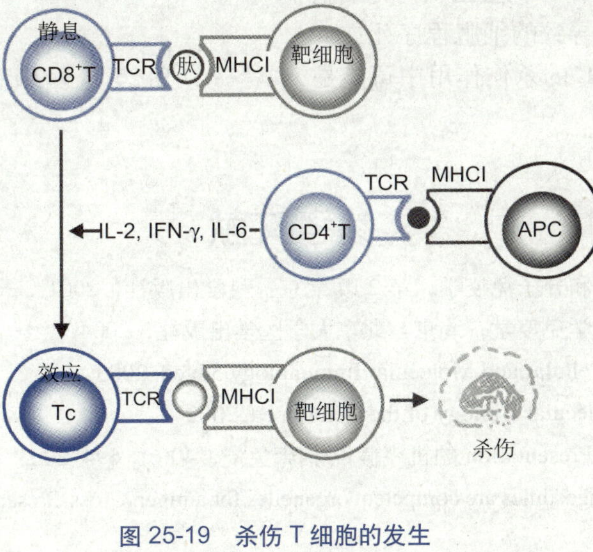

图 25-19　杀伤 T 细胞的发生

（二）CTL 杀伤靶细胞的机制

杀伤 T 细胞对靶细胞的杀伤作用是抗原特异性的，只杀伤相应靶细胞而对其他细胞无损伤。杀伤T细胞必须与靶细胞直接接触才有杀伤作用。当靶细胞被溶解时，CTL细胞本身不受损伤并与之解离，因此一个杀伤T细胞可连续杀伤多个靶细胞，其杀伤机制可能是其分泌的多种细胞毒素所致。

1. 穿孔素蛋白（perforin）

杀伤T细胞的活化可诱发脱颗粒作用，排出其胞质颗粒内已合成的一种蛋白质——穿孔素。这种蛋白质在颗粒内是单体，当与胞外高浓度Ca^{2+}接触后即发生聚合。这种聚合多发生在靶细胞质膜的脂质层，并形成离子透过通道，因之大量离子和水分子可进入细胞造成细胞溶解。这种细胞溶解作用类似于补体的膜攻击复合物的作用，并且穿孔蛋白的结构也与C9有同源性。此外，颗粒中的其他成分如丝氨酸酯酶和蛋白聚糖也有损伤细胞的作用。

2. 颗粒酶介导的凋亡

杀伤T细胞可分泌一种蛋白质毒素，即颗粒酶（granzyme），它通过激活细胞凋亡途径活化靶细胞内的DNA 降解酶，导致靶细胞核DNA 的裂解，引起靶细胞的程序性死亡。

由 CTL 细胞分泌的颗粒酶引起的靶细胞死亡并不出现由于渗透压增高所引起的细胞膨胀而导致的细胞溶解。而穿孔蛋白杀伤靶细胞也不引起 DNA 降解所导致的细胞程序死亡。这两种杀伤机制在 CTL 的杀伤作用中可能是互补的（图 25-20）。

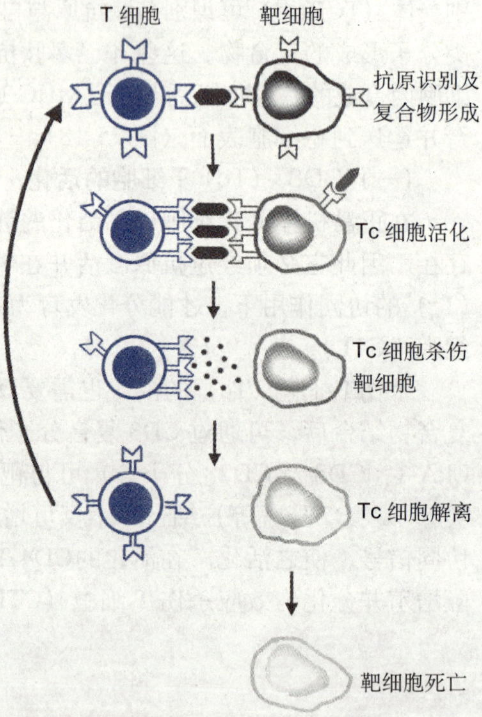

图 25-20 Tc 细胞杀伤靶细胞过程

（龙振州）

参考文献

1. 金伯泉主编. 细胞和分子免疫学，第 2 版 北京：科学出版社，2001

2. 安云庆等主编. 医学免疫学，北京：北京大学医学出版社，2004

3. Abbas AK, et al. Cellular and Molecular Immunology 5th ed. 2003

4. Alberts B etal. Molecular Biology of the Cell 4th ed. 2002

5. 矢田纯一，Cross Presentation 的机序假说 临床免疫，40(6)：694, 2003

6. Houde M, et al. Phagosomes are competent organelles for antigen Cross-Presentation. Nature, 2003; 425：402

7. Hermann Wagner. The immunobiology of the TLR9 Subfamily Trends in immunology 25(7)：381, 2004

第二十六章　肝脏的细胞生物学

肝脏约占成人体重的2.5%，初生儿体重的5%，是体内最大的内脏器官和最大的腺体，也是对全身影响最广泛的代谢场所和解毒中心。肝脏无论在结构上还是功能上都有其独特之处。肝脏也是许多致病因素作用的靶器官，从而引起各种肝病。例如，病毒感染所致的肝炎，寄生虫感染所致的肝包虫、血吸虫、华支睾吸虫等病，酒精、药物和毒物中毒，代谢障碍性肝病，肝纤维化/肝硬化，肝脏的良性及恶性肿瘤以及自家免疫性肝病等。肝脏的分子细胞生物学近年有很大进展。掌握这些基础知识对于肝病的诊断和治疗，以及从事有关研究无疑十分必要。

第一节　肝脏的显微结构、细胞类型及各类细胞的功能

肝脏位居消化道与血液之间，与血液有着特殊的关系。肝脏的解剖学位置决定了其特殊的结构与功能。肝脏具有门静脉和肝动脉双重血液供应，每一个肝细胞都直接接触从门静脉和肝动脉输送来的血浆，便于大量处理来自于肠道的氨基酸、糖类、脂类、维生素、药物和来自食物与饮料中的毒物；并将其代谢物释放到血液和胆汁。

一、肝脏的显微结构

人正常肝脏的显微解剖结构至今仍不完全明了，有关资料多来自于对动物肝脏的研究，对于人类肝脏的细微结构还有一些研究空白。

（一）肝被膜（Glisson capsule）

肝脏的外表面被覆着一薄层由致密结缔组织构成的纤维性被膜称为肝被膜，有感觉神经末梢分布。肝被膜的大部分被由间皮细胞构成的浆膜（腹膜脏层）覆盖，仅肝门处例外只有结缔组织而没有浆膜覆盖。

（二）肝基质（liver stroma）

肝被膜在肝门延续为疏松结缔组织称为肝基质，有血管、淋巴管、胆管及神经分布于其中，肝基质随脉管延伸进入肝实质，包绕着肝小叶。

（三）肝实质（liver parenchyma）

肝实质的组织结构复杂，过去仅以经典肝小叶来描述肝脏的组织结构，近年则以三种不同方式来描述，使肝脏的组织结构与功能的关系更为清楚。肝脏中的实质细胞主要为肝细胞，另外还有胆管上皮细胞。

1. 肝小叶（liver lobule）：肝小叶又称经典小叶（classic lobule），是肝脏的基本结构单位，呈六角棱柱形。肝小叶的中心为沿柱体长轴走行的中央静脉（central vein），其周围呈放射状排列着由1～2层肝细胞构成的肝细胞板（hepatocyte plate）并相互连系成网状，肝细胞板之间由肝窦分隔（图26-1）。肝小叶周边有疏松结缔组织围绕。在6个棱角处的结缔组织中有小叶间静脉、小叶间动脉和小叶间胆管汇集，称为门管区（portal area）。猪的肝小叶因小叶间结缔

组织较多而分界十分清楚；而人的肝小叶则因小叶间结缔组织很少而界限不清。

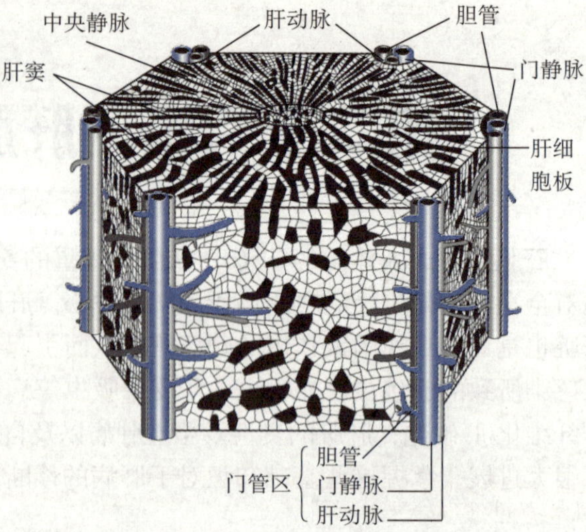

图 26-1　肝小叶及门管区模式图
(参考 Ray C. Henrikson 等，Histology, 1997)

2. 肝腺泡（liver acinus）：肝腺泡系依据肝血液供应而界定的一个功能性划分，是肝实质中的最小功能单位，呈菱形或金刚石形。其长轴为两个相邻中央静脉的连线，短轴是两个相邻门管区的连线，连接长短轴顶点的交叉线限定肝腺泡的范围（见图 26-2）。这种结构模式显示肝的血液灌流与肝细胞代谢活性之间的相关性。在每一个肝腺泡中的肝细胞以短轴为中心划分为三个层次。1 区最接近短轴，3 区最接近中央静脉。1区中的肝细胞最先接收血液中的营养和毒物，糖原和蛋白质的合成也在此区最为活跃，在肝再生时最先启动，而在血液循环受阻时常最后死亡，如果胆道受阻则首先发生改变。3区中的肝细胞由于接近中央静脉（终末肝静脉）的血液，相对处于氧和营养物供应较差的状态，故在肝缺血时首先显示坏死信号，死亡的肝细胞在此区较多；3区是乙醇及药物解毒的主要部位，对毒素或胆道梗阻的反应最晚；此区在代谢或药物诱发的脂肪肝中首先发生脂肪堆积。1 区和 3 区中肝细胞的酶活性、糖原含量与利用，以及细胞器的含量和大小有所不同。2 区在形态与功能上均介于 1 区与 3 区之间。

3. 门管小叶（potal lobule）门管小叶系以门管区（portal area）的胆管为中心，以三个相邻的中央静脉为顶点的三角形区域。门管小叶包括三个经典小叶中将所分泌的胆汁灌流到门管小叶轴心胆管的区域（图 26-2）。这种结构模式强调的是肝脏的外分泌功能。

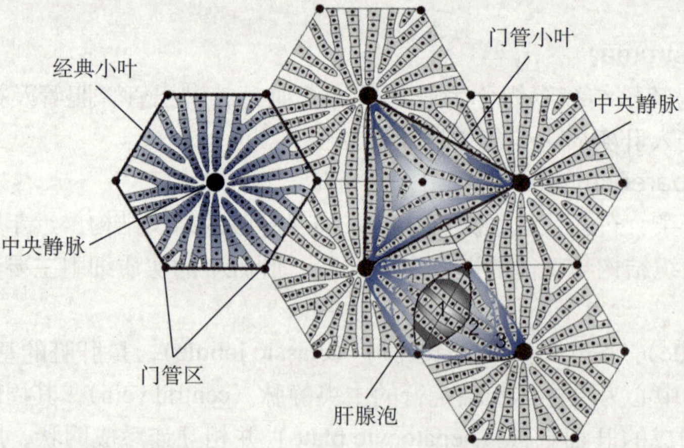

图 26-2　肝实质的三种结构模式：经典肝小叶、肝腺泡和门管小叶
(参考 RC. Henrikson 等，Histology, 1997)

（四）肝窦（sinusoid）

肝细胞板以窦状毛细血管加以分隔，称为肝窦。肝窦壁由不连续的扁平内皮细胞覆盖。内皮层的不连续性是肝窦的一个特点，系由两方面的因素所致：一是相邻内皮细胞之间有较大的间隙；二是，肝窦内皮细胞的胞体存在大的窗孔（图26-3）。肝窦内皮细胞之下的基（底）膜也与众不同，仅有少量不连续的基膜成分。上述结构特点使肝细胞与血液之间非常容易进行物质交换。肝窦内充满来自于门静脉和肝动脉的血液。无数肝窦所形成的海绵状结构可储存血液。成年肝脏至少可储存 300 毫升血液，因而肝脏参与血流及血容量的调节。在肝窦内皮细胞间的缝隙处存在特化的星状巨噬细胞，称为Kupffer细胞（图 26-3 及 26-4）。损伤的或衰老的红细胞在被脾内巨噬细胞捕获之前可被Kupffer

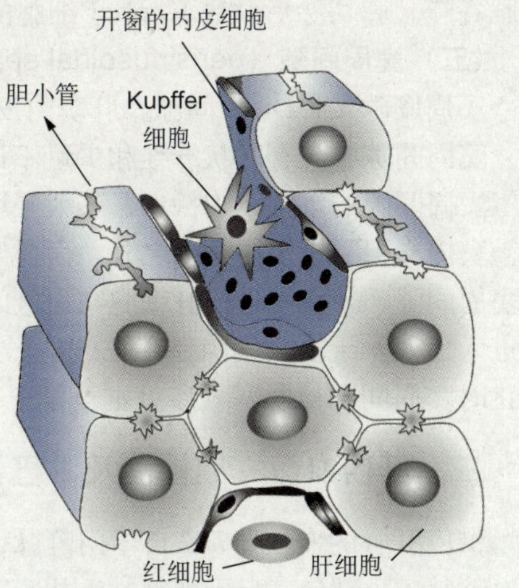

图 26-3 肝细胞的三种表面及其相邻的内皮细胞与Kupffer 细胞（示意图）

（参考 B. Alberts, Molecular Biology of the Cell, 2002）

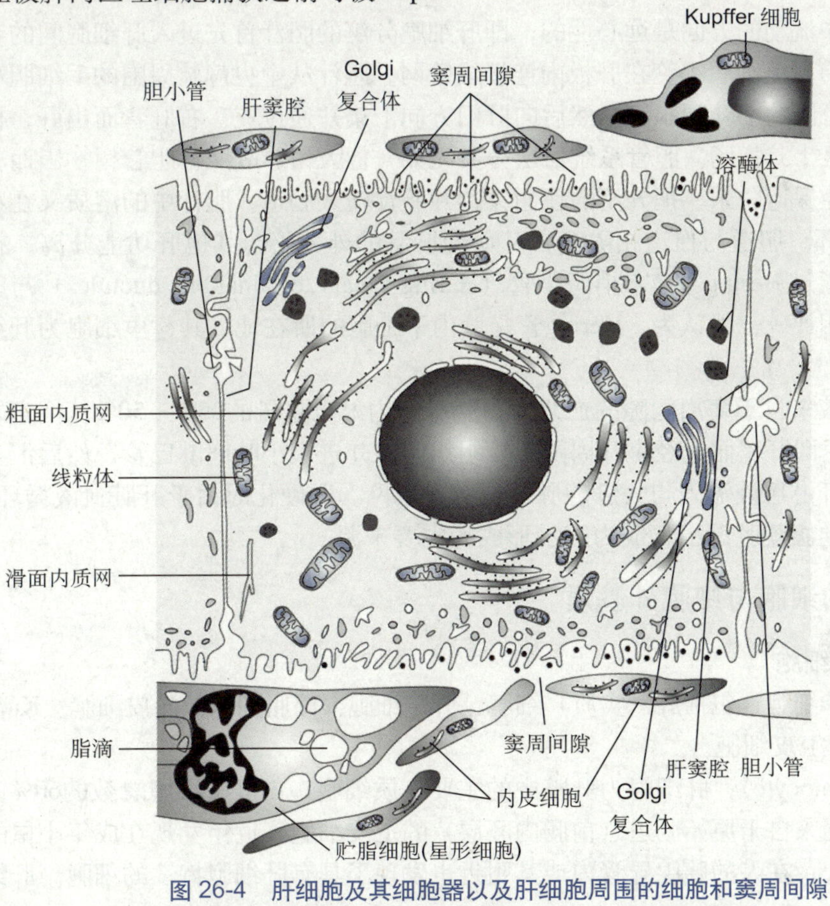

图 26-4 肝细胞及其细胞器以及肝细胞周围的细胞和窦周间隙

（参考 RC. Henrikson 等，Histology, 1997）

细胞吞噬。脾切除后肝窦 Kupffer 细胞的这一功能增强，发挥必不可缺的补偿作用。

（五）窦周间隙（perisinusoidal space）

窦周间隙又称Disse 间隙。肝窦内皮与肝细胞之间保持一定的间隙，称为窦周间隙（图26-4）。窦周间隙中含有网状纤维和少量不连续的非阻隔性的基膜成分。缺乏连续的基膜是正常肝细胞窦周间隙的重要结构特点，最大限度地利于肝细胞和血液之间的物质交换。血液中的血细胞被窦内皮阻隔于窦周间隙之外，而血浆则极易穿过内皮细胞的窗孔和内皮细胞之间的缝隙进入窦周间隙，并在此进行肝细胞与血液之间的营养物与废物的交换；肝细胞的内分泌产物也在此进入血液。于窦周间隙还存在肝星形细胞（储脂细胞），对肝窦具有一定的支持作用。肝纤维化时窦周间隙被阻塞（参见本章第三节），肝细胞与血浆之间的物质交换发生障碍。

二、肝内血流、胆汁流及淋巴流

供应肝脏的血液75%来自于门静脉，25%来自于肝动脉。门静脉血大部分直接来自于肠系膜上静脉，小部分来自于脾静脉。从肠道吸收的营养物在输送到身体其他部位被利用之前先在肝脏进行加工。门静脉和肝动脉入肝后反复分支分别形成小叶间静脉和小叶间动脉，其终末分支皆注入肝窦并相互汇合，最终汇入肝小叶的中央静脉（末梢肝静脉）。中央静脉再汇合成小叶下静脉，最终汇合成肝静脉出肝并汇入下腔静脉。在肝小叶中，血流的方向是向心性的，即自门管区流向中央静脉。

胆汁在肝小叶中流动的方向是远心性的，即肝细胞分泌的胆汁首先进入肝细胞间的毛细胆小管（bile canaliculi）。毛细胆小管在肝板内连接成管网。胆汁从中央静脉周围的毛细胆小管的盲端顺管网流向门管区的小叶间胆管。然后向肝门方向汇集并通过左、右肝管而出肝，再经总肝管和总胆管而进入十二指肠。胆管系统层层分支宛如一棵大树，故又称胆管树。因而，肝细胞通过胆管树与肠腔保持联系，把分泌的代谢废物和胆汁输入肠道。胆汁中的溶质又在小肠重吸收并进行肝肠循环。胆道与血道相隔离，从而使肝脏的外分泌与其他肝功能分离。在门管区，胆管树的末梢通过 Hering 管 / 末梢胆小管（Hering canal / terminal bile ductules）与肝细胞之间的毛细胆小管相连。一般认为，Hering管是肝内干细胞的所在地，其衬里细胞为肝细胞和胆管细胞。

肝脏中的淋巴液来自于窦周间隙的血浆，占胸导管内淋巴总量的25%～50%。换言之，窦周间隙中的血浆不返回肝窦而流经小叶周围结缔组织间隙并进入小叶间淋巴管，然后汇入肝门淋巴管。还有一些肝淋巴液流入与大肝静脉伴行的淋巴网。肝硬化时由于肝脏血液循环不畅，淋巴液大量产生并向腹膜腔漏出，成为腹水形成的主要来源。

三、肝脏中的细胞与细胞外基质

（一）肝脏中的细胞

肝脏中含有多种细胞，包括肝（实质）细胞、肝干细胞、储脂细胞、内皮细胞、Kupffer细胞、NK 细胞及胆管上皮细胞。

1. 肝细胞（hepatocyte）：肝细胞为肝脏中的主要实质细胞，占肝脏细胞总数的60%，在发生上与胰腺细胞共同来自于原始肠道（前肠内胚层）的上皮细胞。近年发现在成年小鼠的胰脏存在着肝细胞的祖先；在人的胰腺导管内或其附近也发现了具有肝细胞特性的细胞。肝细胞体积较大，约5 000μm^3，直径约20～30μm，呈多边柱形，为唯一没有连续基膜的上皮细胞。肝细胞的寿命远比肠道上皮细胞长，平均更新时间约为5个月，有的可存活一年或更久。肝细胞的标志物包括清蛋白（白蛋白）、α1-抗胰蛋白酶、丙酮酸激酶同功酶（L-PK）和运铁蛋白等。

（1）肝细胞表面：肝细胞表面存在多种受体，包括各种肽类激素的受体、生长因子和细胞因子的受体、细胞外基质成分的受体、药物的受体，各种细胞粘附分子，ABC（ATP-binding cassette）转运蛋白以及一些整合于膜中的蛋白水解酶等等。这些表面分子介导肝细胞与其外环境的相互作用，对肝细胞的活动具有全方位的影响。此外，还有一种肝细胞特有的受体，称为去唾液酸糖蛋白受体（asialoglycoprotein receptor，ASGP-R），又称肝凝集素（hepatic lectin）。ASGP-R可特异性识别并结合糖链末端失去唾液酸基而暴露次末端β半乳糖的血浆蛋白，介导其内吞，从而将之从血浆中清除。再者，细胞表面的ASGP-R是分化肝细胞的标志，肝再生时进行增殖的肝细胞表面的ASGP-R下调；同时，EGF受体及整合素（整连蛋白）家族的层连蛋白受体α6β1的表达升高，为细胞增殖信号的转导提供了必要的条件。有人提出，ASGP-R的低表达可以作为肝细胞之祖细胞的标志。

肝细胞表面可按功能特点分为三种不同的面（图26-3及26-4）：

1）窦面或基底面（sinusoidal or basal surface）：肝细胞的窦面相当于其他上皮细胞的基底面，但在肝细胞缺乏连续基膜。肝细胞虽与肝窦的内皮细胞十分接近但并不直接接触，其间存在窦周间隙。由于血液中的血小板和血细胞被肝窦内皮阻挡，因而肝细胞的窦面浸浴在窦周间隙的血浆中并在此进行从血液中摄取和向血浆中分泌（蛋白质、脂蛋白及葡萄糖等）活动。肝细胞的窦面向窦周间隙伸出许多突起（微绒毛）以增加接触面积利于其间的物质交换。在肝细胞窦面存在Na^+-K^+-ATP酶及各种特异性的转运蛋白以协助肝细胞的摄取和分泌。整合在质膜窦面的蛋白质，其暴露于外表面的部分可被质膜中的蛋白酶水解而脱落于窦周间隙，随后进入血液循环。

2）胆小管面（canalicular surface）或顶面（apical surface）：胆小管面中心部分的质膜向内凹陷构成毛细胆小管的壁（图26-3及26-4），并将肝细胞生成的胆汁成分分泌至毛细胆小管中，通过胆小管网将胆汁引流到门管区的小叶间胆管。胆小管面相当于其他上皮细胞的顶面，并具有外分泌功能，存在三种固有的运载体系分别对leukotriences、胆汁酸盐及药物进行转运。

3）细胞间面（intercellular surface）或侧面（lateral surface）：肝细胞的细胞间面相当于其他上皮细胞的侧面，是肝细胞彼此毗连的质膜面。在相邻的肝细胞质膜之间存在间隙连接、紧密连接及桥粒等结构，也存在整连蛋白介导的细胞粘合。

（2）细胞质及其中的细胞器（图26-4）：肝细胞中各种细胞器所占的比率参见表8-1。

1）内质网：肝细胞的粗面内质网负责合成各种血浆蛋白，包括清蛋白（白蛋白）、非免疫球蛋白（α-和β-球蛋白）、载脂蛋白、纤维蛋白原和凝血酶原等凝血因子以及各种可溶性糖蛋白（包括纤连蛋白、运铁蛋白）等。在粗面内质网合成的各种分泌蛋白质经膜泡运输至高尔基复合体，经过进一步的修饰及分选，再由膜泡运至质膜窦面分泌至窦周间隙。肝细胞的各种膜整合蛋白质也在其粗面内质网合成。

游离核糖核蛋白体通常聚合成梭形或玫瑰花形存在于肝细胞的细胞质基质中，在此合成肝细胞自身的非膜蛋白。

肝细胞的光面内质网特别丰富，负责糖原的代谢、脂类（脂肪酸、磷脂、糖脂）和胆固醇的合成、胆汁酸盐的生成以及脂蛋白微粒的生成。还在此进行疏水性化合物的解毒反应，包括胆红素、类固醇激素、毒性代谢产物（包括致癌物、杀虫剂）及其他药物与葡萄糖醛酸的结合反应，使其由脂溶性转变为水溶性，易于运出细胞由尿排泄。甲状腺素T4的脱碘反应也在滑面内质网进行，以产生活性更高的三碘甲腺原氨酸（T3）。在光面内质网膜中存在催化上述反应的各种酶体系，如各种合成酶、水解酶、糖基转移酶、氧化还原酶类、生物转化酶类（细胞色素P-450等）和葡萄糖醛酸转移酶等。

当大剂量的物质需要在肝脏处理时，会引起肝细胞光面内质网扩增。换言之，某些药物、毒物和激素的刺激可增加光面内质网的面积和酶活性，例如，肝细胞暴露于大量的苯巴比妥、乙醇、类固醇和黄体酮以及某些抗癌化疗药物后，新的光面内质网膜和相关酶可在数日内翻倍合成。药物一旦撤消，则可通过依赖于溶酶体的自噬作用（autophagocytosis）消除多余的光面内质网。再者，一种毒物对光面内质网的刺激可增强肝细胞对其他毒物（包括某些致癌物和杀虫剂）的解毒能力。这种交叉刺激作用具有重要的临床意义。例如，对慢性酒精中毒的人进行麻醉时由于解毒速度加快，需要使用较大剂量的麻醉药，从而具有较大的危险。

2）高尔基（Golgi）复合体：在肝细胞中，位于细胞核与毛细胆管面之间的高尔基复合体与其外分泌胆汁的功能相关；靠近窦面的高尔基复合体与其内分泌功能相关，即在粗面内质网合成的分泌蛋白质（血浆蛋白、脂蛋白等）在此进一步加工、修饰、分拣后由窦面出胞。

3）溶酶体：肝细胞的溶酶体广泛消化各种内源性和外源性的物质。内源性物质包括过量合成的产物、结构错误的产物、衰老的细胞器、过度发展而又不再需要的光面内质网膜等。外源性物质主要是从肝窦摄入的代谢中间产物和通过受体介导的内吞而入胞的分子、颗粒和微生物等。肝溶酶体除参与肝细胞内的分解代谢和无用细胞器的清除外，还参与胆红素的代谢、转运和铁的贮存。肝溶酶体在形态和功能上极不均一，有的含有色素颗粒，有的含有以铁蛋白形式贮存的铁并与某些遗传性铁累积病有关。在某些病理条件下，例如单纯性阻塞性黄胆、病毒性肝炎及缺氧等，肝溶酶体的数量增多。

4）过氧化物酶体（peroxisomes）又称微体（microbody）：为圆形均质的膜小体。每个肝细胞有200～300个过氧化物酶体。其内含有过氧化物酶和过氧化氢酶。前者氧化某些代谢物产生H_2O_2；后者将H_2O_2氧化成水和氧。二者耦联以避免细胞受到H_2O_2的损害。肝细胞的过氧化物酶体的氧化功能还包括长链脂肪酸的β氧化和乙醇的氧化。

5）线粒体（mitochondria）：肝细胞的线粒体非常丰富，每个肝细胞有800～1 000个线粒体，遍布于细胞质基质中，为肝细胞的各种活动提供能量。正常肝细胞主要通过有氧氧化提供能量；而肝癌细胞中的有氧酵解显著增强，与此相应肝癌细胞线粒体内已糖激酶的活性远远高于正常肝细胞。

6）内涵物：肝细胞内含有糖原、脂滴和色素等内涵物。其含量随机体的生理和病理状况而异。例如，糖原的含量随进食和饥饿而增减；脂滴随肥胖和肝病而增多；脂褐素随年龄的增长而增多。

（3）细胞核（nucleus）：肝细胞核大而圆，通常占据细胞的中央。一般有1～2个核，偶见3个核。成人约50%肝细胞是多倍体（四倍体、八倍体或更多倍体）。核的大小随倍体数而增加。每个核中有两个或更多的核仁，靠近核被膜。还有成团的异染色质。体外培养的大鼠和人类肝细胞中，1/3细胞是含两个二倍体核或两个四倍体核的双核细胞，而部分肝切除后残留肝脏中的可分裂增殖肝细胞主要是二倍体细胞。四倍体细胞和双核细胞产生的清蛋白是二倍体细胞的两倍。

2. 肝干细胞（hepatic stem cell）：肝干细胞的概念系1937年由Kinosita提出的，以后陆续在啮齿类动物和人类的肝中得到证实，近年成为研究热点，同时也是争论焦点。争论之一是肝干细胞的起源：究竟来自于内胚层的上皮细胞还是来自于骨髓中的中胚层细胞；其二是肝干细胞的标志分子。由于存在一些不确定的问题，至今关于肝干细胞的定义尚未统一，相关名词也不一致。

一般来说，肝干细胞指在肝中定居的干细胞。它们定位于门管区的Hering管/末梢胆小管及门周区（peripotal region）周围。当大鼠或小鼠的肝脏受到毒物的损伤后在这些区域可见一种个体小、胞质少、核呈卵圆形的细胞，称为卵圆细胞（oval cell），这是一种形态学的命名。在成人肝脏中的肝祖细胞（hepatic progenitor cell）与大鼠的卵圆细胞相当，有人也称为类卵圆细胞或卵圆细胞。卵圆细胞既表达肝系细胞的标志物（γ-GT和AFP，但不表达清蛋白），也表达胆管细胞的标志物（细胞角蛋白cytokeratin 7和19）。此外，卵圆细胞还表达可能是骨髓造血干细胞的标志物，包括CD34、CD45、Sca-1、Thy-1、c-kit和flt-3等。卵圆细胞具有一定的增殖潜能和双向分化潜能，可分化为肝细胞和胆管细胞。卵圆细胞是一种过渡性的祖细胞，究其来源有几种可能：第一，来自于肝内干细胞，即在胚胎发育的肝脏发生时，由内胚层演变的肝母细胞/成肝细胞（hepatoblast），见图26-5。第二，来自于成年肝中的造血干细胞，它们可能是与胚胎干细胞相似的多能干细胞，可逐渐分化、演变为卵圆细胞。第三，卵圆细胞是否也可来自于肝外的骨髓中的干细胞，目前仍有争论。在大鼠、小鼠及人类进行的研究表明，造血干细胞可能是肝中卵圆细胞的一个来源。例如，在接受骨髓移植的白血病患者的肝脏中可以发现具有供体遗传学特征的成熟肝细胞。然而，对于骨髓造血干细胞如何在肝中转变为成熟的肝细胞，以及哪些因素唤起或抑制这种转变还不甚明了。再者，近年一些实验室的工作表明，大鼠肝损伤后重建时骨髓造血干细胞并不是卵圆细胞的来源。此外，从大鼠肝中分离出一种“小肝细胞（small hepatocyte）”，其特征是个体小、易形成克隆、具有多向分化的可塑性。它们的祖先和后代还不清楚，有人认为这些小肝细胞是由卵圆细胞演化来的，并可生成成熟的肝细胞。

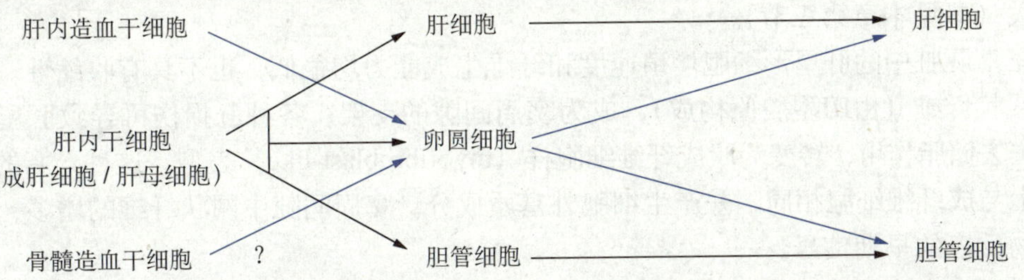

图 26-5　肝脏中的干细胞与祖细胞及其相互关系（参考 Nelson Fausto，2004 制作）

鉴于肝脏的显著再生能力主要是分化成熟的肝细胞增殖的结果，即肝细胞具有干细胞样的增殖潜能并负责生理性的肝再生，有人提出了“肝细胞是最高效的肝脏干细胞（The hepatocyte is the most efficient “stem cell ” for liver）的论点。

在各种严重肝损伤或者肝细胞的DNA合成受到抑制时，休眠的肝干细胞便活跃起来，在肝中可见卵圆细胞，并进行增殖形成窄小的索，呈放射状伸入到损伤的肝实质，可以进一步分化成肝细胞或胆管细胞，以修复严重损伤的肝脏。研究从大鼠分离的肝干细胞得到了很多有参考价值的资料。WB 细胞是从 Fischer 344 大鼠肝分离的一个肝干细胞系，具有多向分化潜能。实验证明，肝小叶的微环境是诱导分化为肝细胞的重要条件。例如，无论通过脾内注射、门静脉灌流或经肝被膜直接注入等任何一种方式将WB细胞移植到同源大鼠的肝脏时，WB细胞都可以迁移到肝板并获得分化肝细胞的表型和功能特性；若将WB细胞接种于胆管（通过直接注射到结扎的总肝管）则可以获得胆管细胞的分化特性。肝干细胞也参与肝细胞癌的生成。将转化的 WB 细胞接种于肝外组织，可以形成上百种肿瘤，其中包括肝癌、胆管癌等各种上皮癌，也包括软骨、骨及骨样肉瘤。

近年的研究发现可能存在着来自于内胚层的共同组织干细胞，例如胰腺中的干细胞及唾液腺导管上皮中的干细胞均可在肝脏的微环境中诱导分化为具有肝细胞样表型的细胞；反之，来自于肝脏的卵圆细胞及其推断的前体细胞 H-CFU-C 也可向胰腺细胞分化。

3. 肝星形细胞（hepatic stellate cell，HSC）：又称储（贮）脂细胞（lipocyte，fat-storing cell，fat-accumulating cell），或Ito 细胞，为肝脏中主要的间质细胞，位于窦周间隙（图26-4），常存在于肝窦的转弯处故又称转角细胞（corner cell）。肝星形细胞在正常肝中只占细胞总数的10%以下，形态不规则，有若干长长的突起附着于内皮细胞及肝细胞的表面并伸入到肝板，故虽然为数不多覆盖面却可达整个窦周间隙。胞质内含有许多大小不等的脂滴；粗面内质网及高尔基复合体较发达。肝星形细胞与走行在窦周间隙的自主神经末梢接触，并可对α肾上腺素能刺激发生反应，引起 Ca^{2+} 内流。其质膜上存在神经细胞标志物，如 GFAP（glial fibrillary acid protein），nestin，N-CAM，dystroglysin等。正常肝中的肝星形细胞具有一定的异质性，在表型、维生素 A 含量和产生细胞外基质的潜能上有所差异。

肝星形细胞的功能包括：

（1）聚集和贮存维生素 A 和其他的类视色素。

（2）合成肝细胞生长因子（HGF）。

（3）以类似于毛细血管外膜细胞的方式调节肝窦的血流。

（4）肝损伤时是产生窦周间隙中细胞外基质成分的主要细胞，与肝纤维化和肝硬化过程密切相关（参见本章第三节）。

正常肝脏中的肝星形细胞增殖速度和纤维生成能力均很低，也不具有收缩性，周围散在分布着网状纤维（由III型胶原构成），成为窦周间隙的支架。各种肝损伤可导致肝星形细胞的活化，失去储脂作用，转变为肌成纤维细胞样（myofibroblast-like）表型。这种无脂的储脂细胞在形态上与成纤维细胞相同，并产生细胞外基质成分。窦周间隙中网状纤维的增多、增宽是肝脏对毒物反应的早期信号。

4. 肝窦内皮细胞（liver sinusoid endothelial cell）：与其他脉管内皮细胞不同，肝窦内皮细胞的胞体存在许多窗孔（参见本书第十八章第三节），内皮细胞下的基底膜也不连续，有助于肝细胞与血液之间的物质交换。

5. Kupffer 细胞：属于体内单核吞噬细胞系统，是由源于骨髓的单核细胞分化而来的，在肝中称为枯否（Kupffer）细胞，换言之，Kupffer 细胞是肝中的常驻性巨噬细胞，分散在肝窦的内皮细胞之间（图26-3及26-4），胞体较大并由于含有吞噬物质而易被识别，可吞噬血流中衰老的和丧失功能的红细胞、细菌以及颗粒物。

6. NK 细胞：肝中的 NK 细胞又称 pit cell 存在于肝窦中，参与清除肿瘤细胞及被病毒感染的细胞。

（二）肝脏的细胞外基质（extracellular matrix，ECM）

正常肝脏虽然主要由肝实质细胞构成，细胞外基质在数量上十分有限，在肝切片中所占面积不到3%，但其在肝脏的生理学和病理学上都是非常重要的。肝细胞外基质处于血流与肝实质细胞之间的界面这样一个战略地位，其在性质、数量及位置上的任何改变都会影响肝脏的结构与功能，例如，肝细胞外基质参与肝脏的发生、肝再生、肝纤维化及肝癌的转移等。

肝细胞外基质系指构筑肝脏框架的各种不溶性大分子的总和，除 Glisson 被膜外，主要局限在门管区、窦壁及中央静脉。其成分和其他器官一样，包括胶原、非胶原糖蛋白、蛋白聚糖和弹性蛋白四大类物质。肝被膜、肝内主要间隔和肝门区的ECM成分与其他腺体器官者相似，而肝小叶的 ECM 与其他间隙组织者不同。以下分别介绍肝 ECM 的组成与功能。

1. 细胞外基质的组成：肝脏中的细胞外基质成分主要包括以下几种。

（1）胶原（collagen）：肝脏中较丰富的胶原是Ⅰ、Ⅲ、Ⅳ、Ⅴ型胶原，其他类型的胶原，如 XⅧ型胶原（生成 endostatin 的前体）也少量存在。不同的胶原在肝中的位置及功能有别。Ⅰ、Ⅲ、Ⅴ型胶原主要局限于门管区和中央静脉壁，Ⅳ型胶原和层连蛋白等存在于沿窦壁分布的基膜样结构中。肝窦壁基膜的密度很低，且不连续，有利于血液和肝细胞之间的物质扩散和维持该处细胞的分化功能。Ⅰ、Ⅲ、Ⅴ型胶原存在于肝被膜的结缔组织中，在间皮细胞基膜之下。肝被膜基质与肝间隔、肝门区、肝小叶及中央静脉的 ECM 是相互连续的。

（2）非胶原糖蛋白：肝中的非胶原糖蛋白主要有纤连蛋白、层连蛋白、entactin/nidogin和 tenasin。

（3）蛋白聚糖：各种蛋白聚糖都在肝中普遍存在，而主要是硫酸乙酰肝素蛋白聚糖（HSPG）。syndecan-1是跨膜的HSPG，在肝细胞和胆管上皮细胞都高表达，在肝细胞存在于窦面的质膜中，可结合成纤维细胞生长因子FGF，为其辅助受体；在窦周间隙存在着属于硫酸乙酰肝素蛋白聚糖类的 perlecan。

（4）弹性蛋白（elastin）：是弹性纤维核心的主要成分，主要存在于肝被膜、肝门区及动脉壁，赋予组织以弹性。

2. 细胞外基质的功能：肝脏中的细胞外基质具有多种重要功能，包括：

（1）支持与连接：胶原作为支持肝实质的框架，保持肝脏的完整性。Ⅰ型胶原是此框架的基本结构，其他类型的胶原、糖蛋白和蛋白聚糖附着于其上。细胞则粘附于各种细胞外基质成分上。

（2）影响细胞的存活和增殖：肝细胞的存活与增殖同样离不开细胞外基质成分的调节（参见本章第三节）。

（3）维持细胞的分化状态：一定的细胞外基质成分可诱导并维持一定细胞的分化状态。体外实验表明，培养的肝细胞在Matrigel（人工基膜）上具有天然的多边柱形形态并可表达清蛋白；而在层连蛋白基质上则呈扁平形，且不表达清蛋白。多能干细胞的诱导分化也需要一定的细胞外基质成分的支持。

（4）促进细胞的迁移：细胞外基质是细胞迁移不可缺少的条件，在肝脏发生和肝再生中尤其具有重要意义。

(5) 贮存和控制多种细胞因子、生长因子、激素和酶的释放：例如，FGF和TGFβ等细胞因子结合在ECM中的蛋白聚糖分子上，储以备用。需要时活化或释放出来，提呈给细胞表面的相应受体或改变细胞的微环境，启动一定的信号转导途径，促进或抑制细胞的活动。

3. 窦周间隙的细胞外基质： 正常肝实质中的ECM主要存在于窦周间隙，含有不连续的IV型胶原纤维，丰富的纤连蛋白、thrombospondin和稀疏的灶状分布的tenacin，但缺少层连蛋白。蛋白聚糖perlecan在窦周间隙也很丰富；在肝纤维化、肝硬化和肝癌组织中窦周间隙的ECM发生显著的改建（参见本章第三、第四节）。

四、肝脏的功能

肝细胞是高度分化的细胞，具有广泛而多样的功能，被誉为人体的化工厂。丧失基本肝功能的患者通常会在12小时内死亡。肝脏的近百种功能归纳起来有以下几方面：

（一）外分泌功能

肝脏是人体最大的分泌腺，肝细胞产生并分泌胆汁，经胆道进入胆囊。胆汁中含有水、离子、胆固醇、磷脂、直接胆红素（葡萄糖醛酸结合的胆红素）及胆汁酸盐。胆汁酸盐协助脂肪的乳化和吸收。

（二）摄取功能

肝脏的重要功能之一是有效的摄取由门静脉输送来的肠道营养物，然后在肝中经合成、降解或转化，再分配到血液和胆汁中。

（三）代谢功能

在糖、脂、蛋白质及维生素代谢中均具有重要而独特的作用。肝脏的代谢功能与其他器官相比更为广泛和多样，并对全身有重大影响。肝中的物质代谢途径在生物化学中有详细的介绍，此处不再赘述而仅介绍肝脏的代谢特点。

1. 能量代谢　肝脏像其他器官一样可进行糖、脂肪及氨基酸的氧化供能。而不同的是肝脏所需的能量约有一半来自于氨基酸的氧化。来自于膳食的氨基酸，除用于合成蛋白质及其他特殊的分子外，多余的在肝中氧化供能或进行糖异生。

2. 糖代谢　经门静脉摄取的、来自于食物的葡萄糖可在肝中合成为糖原储以备用，并防止血糖过高；当血糖降低时又可在激素的控制下将糖原逐步分解为6磷酸葡萄糖，然后在肝脏特有的6磷酸葡萄糖磷酸酶的作用下水解为葡萄糖，以补充血糖；非糖物质，如氨基酸、乳酸、甘油等，也可在肝脏通过糖异生而转变为葡萄糖来补充血糖。因此，肝脏在维持血糖稳定上具有无可替代的作用，肝功能不良者在饥饿时往往发生低血糖。

3. 氨基酸代谢　氨基酸可在肝脏进行转氨基作用、脱氨基作用及脱羧基作用。通过转氨基作用不仅可进行氨基酸的分解代谢而且可以合成非必需氨基酸，因而肝脏在保持氨基酸供应的稳定性上具有一定的协调作用。氨基酸代谢与糖异生相结合还能协调氨基酸代谢与糖代谢。肝脏是氨基酸分解代谢的主要部位。氨基酸经联合脱氨基作用（转氨基作用和L-谷氨酸的氧化脱氨基作用的联合）和其他脱氨基作用所产生的氨，以及肠道细菌分解生成的氨，可在肝脏通过尿素循环（又称鸟氨酸循环）合成为尿素。这是肝脏特有的功能，肝功能失代偿时尿素生成减少，血氨增高，可引起神经和精神症状，是肝昏迷的主要原因。游离氨过高可抑制尿素循环中的某些酶；而参与尿素循环的精氨酸可拮抗此种抑制作用，因而对于氨中毒的肝病患者给予精氨酸有一定降低血氨的作用。支链氨基酸（branched chain amino acids，BCAA，包括缬氨酸、亮氨酸和异亮氨酸）不能在肝中分解，而主要在肌肉中进行分解代谢，因而其在血中的水平不随肝功能状态而波动。除BCAA外所有各种氨基酸，尤其是芳香族氨基酸（aromatic amino acids，AAA，包括酪氨酸、苯丙氨酸和色氨酸），主要在肝中进行分解代谢。肝功能不佳时血中AAA升高，以致 BCAA/AAA 比值降低。故而 BCAA/AAA 比值是衡量肝细胞功能的一个很好的指标。我国正常人的 BCAA/AAA 比值 > 3，若肝病患者的 BCAA/AAA 比值< 1.5 时，则难以承受肝手术的打击。

4. 蛋白质代谢　肝固有蛋白质的更新率非常高，平均半衰期仅数日。肝脏每天可合成蛋白质约 48 克，其中除肝固有的蛋白质外，主要是血浆蛋白。肝每天合成的清蛋白（白蛋白）高达12克。肝功能不佳时血浆清蛋白降低，清蛋白/球蛋白比值下降，甚至倒置，以致血浆胶体渗透压下降。清蛋白降至 3.0 克 /dl 以下时往往出现水肿或腹水。胎儿肝、再生肝、严重病毒感染和化学毒物损伤后恢复中的肝以及肝癌组织均可合成胎儿甲种蛋白（α-fetal protein，AFP），也常称为胎甲球蛋白。AFP 与清蛋白达 40% 同源，并共用同一启动子。AFP 具有促进肝细胞增值的作用和免疫抑制作用，主要抑制细胞免疫（降低 T_H 细胞的活性，增强 T_S 细胞的活性），在胎儿可保护其免受母体的排斥。AFP是肝癌早期诊断和病情监测的标志物。此外，肝脏还合成纤维蛋白原和凝血酶原等各种凝血因子、脂蛋白、纤连蛋白、转运蛋白和丝氨酸蛋白酶抑制物，如 α1 抗胰蛋白酶等多种血浆蛋白。肝脏是大部分血浆蛋白的合成场所，也是血浆蛋白分解代谢的主要场所。血浆中除清蛋白之外所有的蛋白质几乎都是糖蛋白。它们在去除糖链末端的唾液酸基之后借助于肝细胞表面识别去唾液酸糖蛋白的特异性受体（又称肝凝集素）而被摄入肝细胞，然后转运至溶酶体中进行分解代谢。

5. 脂类代谢　肝脏在脂类的消化、吸收、分解、合成乃至体内脂类稳态的维持等方面均发挥着重要作用。

在脂类的分解代谢上，肝脏是产生酮体的部位。酮体可在肝外氧化供能，尤其对于心肌是重要的能量来源之一（约占 1/3）；也可作为脑的能量来源。

肝脏是合成胆固醇的主要场所，每天合成 1 ～ 1.5 克；胆固醇的合成从细胞质基质（细胞液）开始，最终在内质网完成。其中约 0.4 ～ 0.6 克在肝中转变为胆汁酸。各种游离型胆汁酸（包括胆酸、脱氧胆酸、鹅脱氧胆酸和石胆酸）以及结合型胆汁酸（包括甘氨胆酸、牛磺胆酸、甘氨鹅脱氧胆酸和牛磺鹅脱氧胆酸）都是在肝脏由胆固醇合成的。胆汁酸通过外分泌进入肠道，其中90%被肠黏膜重吸收，再经门静脉回肝，在肝中游离型胆汁酸转变为结合型胆汁酸，并经胆囊（胆囊中被浓缩的胆汁酸具有防止胆石形成的作用）、胆管再分泌至十二指肠。此即胆汁酸的肝肠循环。其意义不仅在于充分反复利用胆汁酸来乳化每餐进食的脂肪，以利脂肪的吸收；还负责维持体内脂类的稳态，并与冠心病的发生、发展相关。图25-6列出了胆汁脂类的肝肠循环途径及参与的主要转运蛋白质。其中至少有 4 种转运蛋白属于 ABC 超家族（参见本书第十章第三节），例如，定位在肝细胞胆小管面质膜中的 ABCB4（MDR2）、ABCG5/8 及 ABCB11 分别负责磷脂、胆固醇及胆汁酸从肝细胞向外排至毛细胆小管（图 26-6）；定位在肝细胞窦面及小肠上皮细胞基侧面的 ABCA1 负责将磷脂或 / 和胆固醇从细胞内向外排至血液循环中（图26-6），ABC超家族转运蛋白执行功能所需的能量由ATP的水解提供；此外，小肠上皮细胞的顶表面质膜中也存在ABCG5/8，它的功能是将小肠上皮细胞吸收过多的胆固醇和植物固醇从细胞内排回至肠腔中，帮助控制小肠上皮细胞中胆固醇及植物固醇的数量，以免进入血液循环中的胆固醇过多。胆汁酸返回肝细胞和进入小肠上皮细胞分别由两种同向转运蛋白负责，它们是位于肝细胞窦面的NTCP和小肠上皮细胞顶面的IBAT（ileal bile acid transporter），都是Na^+相关的同向转运蛋白，可借助于Na^+顺浓度梯度跨膜转运所释放的能量来驱动胆汁酸的跨膜摄入。再者，肝细胞中的核受体（nuclear receptor）超家族成员也参与胆固醇代谢的调节。例如，肝细胞表达的LXR（liver X receptor）可感受氧合类固醇（oxysterol）的水平 。当肝脏细胞内胆固醇升高时便产生氧合类固醇，并活化LXR。活化的XLR激活胆固醇7α-羟化酶。该酶是胆固醇在肝脏转变为胆汁酸的限速酶，其活性升高加速胆固醇从体内的清除（从粪

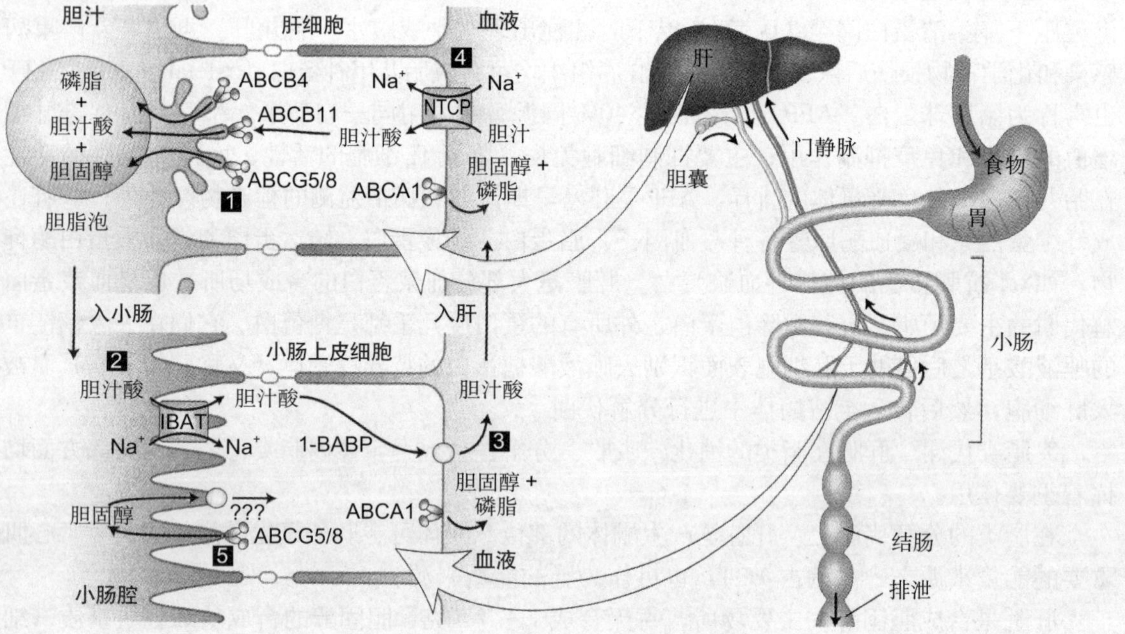

图 26-6 胆汁脂类的肝肠循环及参与的转运蛋白
（参考 Lodish H, Molecular Cell biology, 2004, Fig. 8-11.）

便排出）。

肝脏在脂蛋白的代谢及体内脂类的稳态中也具有重要作用。从小肠吸收的带有膳食脂肪的乳糜微粒（chylomicron）首先被血管内皮细胞表面之氨基聚糖（glycosaminoglycan，GAG）所吸附的脂蛋白脂肪酶水解，转变为较小的富于胆固醇的乳糜微粒残体（chylomicron remnant），然后通过受体介导的内吞而被肝细胞摄取和分解。血液中的各种脂蛋白只有极低密度脂蛋白（VLDL）是在肝细胞的内质网装配并通过胞吐而释放的，其他脂蛋白均在血液中生成。VLDL的生成障碍可引起甘油三酯在肝脏堆积，出现脂肪肝。VLDL在血液循环中丢失甘油三酯（被血管壁上的脂蛋白脂肪酶水解）和某些载脂蛋白成为中密度脂蛋白（intermediate-density lipoprotein，IDL），最终转变为低密度脂蛋白（LDL）。LDL则可被具有LDL受体的细胞通过

内吞而整个进入细胞，大部分LDL受体存在于肝细胞表面，因而肝脏也是摄取和处理LDL的主要器官。家族性高胆固醇血（familial hypercholesterolemia，FH）患者之编码LDL受体（LDLR）的基因发生突变。具有一个正常和一个突变的杂合性LDLR基因的FH患者之LDL胆固醇是正常人的2倍，通常比正常人发生心血管病早10年；而具有两个突变LDLR基因的FH患者的LDL胆固醇是正常人的4～6倍，常在不到30岁时便死于突发心脏病。血浆中高水平的LDL必然导致动脉壁中高水平的LDL，此处的巨噬细胞可通过表面的清道夫受体（scavenger receptor）家族的受体，而非LDL受体，牢牢结合并摄入LDL从而转变为泡沫细胞〔foam cell〕，参与动脉粥样硬化的形成。实验证明，LDL中所含胆固醇的浓度与冠状动脉病变的危险直接相关；而HDL中胆固醇的浓度则与之负相关。因为HDL可促进LDL中的胆固醇从周缘细胞向肝脏转运，从而可以减少动脉粥样硬化的危险。HDL在血液中的生成大致经历如下步骤：由肝脏和小肠细胞合成、分泌apoA载脂蛋白，血液中的apoA先加上少量胆固醇和磷脂形成小的preB-HDL微粒，它们可成为从细胞（主要是肝细胞和小肠上皮细胞）中借助ABCA1而排出的磷脂和胆固醇的接受体，遂转变成较大的球形HDL颗粒，成为血液中的主要HDL。HDL中的胆固醇在血中的卵磷脂-胆固醇酰基转移酶（lecithin：cholesterol acyl transferase，LCAT）催化下发生酯化而转变为胆固醇酯。血液中的HDL与LDL不同，并非通过受体介导的内吞而整个的被细胞摄取，而是其中的胆固醇酯被选择性的摄取，即HDL微粒核心中的胆固醇酯通过SR-B1（scavenger receptor，class B，type I）受体被肝细胞和其他类固醇生成细胞选择性的摄取，而HDL中以外壳成分为主的其他成分则可在血液中重复利用。HDL微粒中的胆固醇酯也可通过胆固醇酯转移蛋白（cholesteryl ester-transfer protein，CETP）而转移到其他脂蛋白或者进入肝细胞和类固醇生成细胞。进入细胞的胆固醇酯在细胞质基质，而非溶酶体，被胆固醇酯酶水解。此外，肝脏不仅贮存多种脂溶性维生素，还可将胡萝卜素转变为维生素A，将维生素D_3羟化为25羟维生素D_3。

（四）生物转化与解毒功能

类固醇激素、乙醇、代谢副产物及进入血中的各种药物、毒物在肝脏通过氧化、还原、水解或结合四种生物转化反应而失去活性、降低毒性、增加水溶性，以便排出体外。

生物转化作用主要在肝细胞的滑面内质网进行。在氧化反应中最重要的催化酶是加单氧酶系（monooxygenase）。其可利用大气O_2将一个氧原子直接加到作用物分子使其氧化，同时另一氧原子被还原为水，因而又称为混合功能氧化酶系，也称为羟化酶系。细胞色素P-450是此酶系的重要成员，具有150种同功酶，分属于10个基因家族。它们可催化羟化反应，使一些药物或毒物的水溶性增加，便于通过体液从尿中排出；细胞色素P-450还可在一些非极性的外源化合物（如杀虫剂和治疗药物）上增加亲电子中心，其中有些则可转变为致癌物。在肝线粒体中还存在单氨氧化酶系，可将来自于肠道的有毒胺类物质（氨基酸被细菌分解所产生）进行氧化脱氨基，生成相应的醛而解毒。此外，肝细胞的胞液中还存在醇脱氢酶和醛脱氢酶，可分别催化醇或醛脱氢生成相应的醛或酸，再经混合功能氧化酶或过氧化物酶体的过氧化物酶进行解毒。此外，以还原型GSH（glutathione）为底物的主要非氧化途径也在肝细胞特别丰富。外源性和内源性的有毒物质或药物在肝脏先经氧化或还原，以使其对后续的转化反应更为敏感，然后再进一步经葡萄糖醛酸化或硫酸化，使脂溶性物质变成水溶性物质，最终经胆汁或尿排出体外。值得注意的是，肝脏的生物转化功能不仅可以解毒，也可产生一些有毒的或致癌的代谢物。

（五）胆色素的代谢

胆色素来自于血红蛋白的分解代谢产物，高铁血红素。高铁血红素在网状内皮系统经胆绿素，生成游离胆红素（free bilirubin），又称间接胆红素（indirect-reacting bilirubin）。游离胆红素在血中被清蛋白运载到达肝窦，在这里胆红素与清蛋白分离并通过载体介导的过程被肝细胞摄取。在细胞质中一种称为 ligandin or Y-protein 的蛋白质与亲脂性的游离胆红素结合以防其在水性胞液中沉淀。与Y-protein结合的胆红素被运送至光面内质网。在那里经葡萄糖醛酸转移酶催化与UDP-葡萄糖醛酸相结合，生成水溶性的结合胆红素（直接胆红素），然后随胆汁排至肠道。在发生溶血或者肝中葡萄糖醛酸转移酶的活性缺乏时，血液中的游离胆红素（间接胆红素）增多；在胆道阻塞时，胆汁溢出，结合胆红素（直接胆红素）进入血液中；肝损伤时，肝细胞的功能障碍和/或肝细胞破损，可致血中游离胆红素和结合胆红素均升高。这三种情况都可引起黄胆，不同的是，三种情况下的胆红素状态不同，临床上可通过化验检查而区分。

（六）内分泌功能

肝细胞合成的各种血浆蛋白和葡萄糖被分泌入血液，以维持血浆蛋白和血糖的稳定。

（七）内吞功能

肝窦的衬里细胞具有相当大的内吞潜能，可将从淋巴系统（主要是脾）进入肝脏的免疫复合物和来自于小肠菌丛的内毒素内吞。肝脏是在数量上最有效吞噬细菌等固体物质的器官，例如 Kupffer 细胞可吞噬入侵的微生物和衰老的血细胞。

受体介导的内吞是肝细胞的一个重要功能。肝细胞可通过受体介导的内吞而清除去唾液酸的血浆蛋白。例如，肝细胞表面存在识别β半乳糖的受体（galactose receptor），又称肝凝集素（hepatic lectin）或去唾液酸糖蛋白受体（asialoglycoprotein receptor，ASGPR），可特异性识别并结合 β- 半乳糖（β-Gal）或 β-N 乙酰氨基半乳糖（β-GalNAc）。肝凝集素既可识别和结合游离的糖，也可结合糖链非还原末端（末梢）暴露的糖。血浆蛋白大多为具有典型的二天线N连接寡糖链的糖蛋白。其糖链非还原末端的糖基为唾液酸基。唾液酸基脱落后暴露出次末端的β-半乳糖基。糖链末梢为 β 半乳糖的糖蛋白可被肝细胞表面的肝凝集素识别并结合，然后被内吞，而后运至溶酶体被消化；受体则可再循环至质膜而反复使用。再者，肝细胞表面肝凝集素介导的内吞也参与乙肝病毒的摄入，还可介导某些在细胞表面具有暴露的β-半乳糖基的癌细胞的肝转移，并与自家免疫性肝炎有关。此外，肝细胞表面还有运铁蛋白的受体，α1 抗胰蛋白酶受体和 EGF 受体等可分别介导血浆中相应蛋白质的内吞。

（八）储存功能

储存糖原、脂质和维生素（A、D、E、K和B_1、B_2、B_6、B_{12}、遍多酸及叶酸等），必要时释放入血。

（九）转运功能

肝细胞可将 IgA 转运至胆汁，然后进入小肠腔。

（十）造血功能

胚胎时期的肝脏具有造血功能。于胚胎第6周造血干细胞从卵黄囊迁移至肝，开始了肝脏造血，并逐渐成为主要的造血器官；至第16周达到造血高峰；至出生前和新生儿时期仅存残留的造血灶，肝脏造血功能逐渐为骨髓造血（于胚胎第 8 周出现）所取代。

五、肝细胞的增殖、分化及凋亡

增殖、分化及凋亡是肝细胞的基本生命活动。它们之间存在着复杂的相互制约，并与医学密切相关。这里重点介绍目前了解较多的、与医学最为密切的肝细胞的增殖及其调控，简要介绍肝细胞增殖、分化和凋亡的相互制约。

（一）肝细胞的增殖及其调控

正常情况下成年肝中进行分裂增殖的肝细胞很少，大多处于增殖休眠期（G_0态）。成年大鼠给予苯巴比妥后肝细胞受到刺激而进行分裂，引起肝脏增大；当停止给予苯巴比妥后肝细胞的凋亡大大加速，直到肝脏回复到原来的大小（约需一周）。像脊椎动物其他细胞一样，肝细胞也依赖于体内其他细胞发送的信号而存活。整体中的肝脏通过复杂的肝内、外调节细胞增殖与存活的双重机制共同保持肝细胞新生和死亡速度的平衡，以保持肝脏的大小不变，并维持肝脏的大小与体内其他器官相称。例如，将一个小狗的肝脏移植给一条大狗，则移植肝可迅速长大，最终达到宿主肝的大小；反之，一条大狗的肝脏移植给一只小狗，移植肝也会缩小至小狗肝的大小。由此可见，肝脏的大小受全身因素的控制。当肝脏被切除一部分或者受到各种化学或生物因素的损伤后会发生肝细胞坏死，结果肝体积缩小，遂引起肝脏细胞的增殖加速，直至恢复到原来的大小。例如，大鼠肝被切除 2/3 之后在 10 天内便可恢复到正常大小。

成人的肝细胞是一种高度分化的细胞，即已分化成熟但并非终末分化的细胞。分化成熟的肝细胞通常处于增殖休眠（G_0）态。肝细胞在必要和适宜的条件下可迅速进入细胞增殖周期；在不需增殖时又可返回G_0态。能够在细胞的增殖与静息两种状态之间自由地相互转换正是肝细胞独特性之所在。已分化的成熟肝细胞在人的一生中都可保持分裂增殖的能力，这表明组织的更新并非总是需要一种特殊类型的干细胞。

关于肝细胞增殖的研究大多是用体外培养的肝细胞进行的。需要注意的是，肝细胞一旦从肝组织中分离在体外进行培养，其表型和功能便发生改变，细胞增殖的控制机制也与体内有所不同。例如，肝细胞在体外培养时需要相对大量的EGF、TGFα和HGF等生长因子的刺激以维持其DNA的复制。因此，从体外培养的肝细胞所得到的增殖调控研究结果不宜直接照搬到体内，但毕竟具有很大的参考价值。

肝细胞的增殖受到促进和抑制两方面的正、负调控。影响肝细胞增殖的因素很多，多种激素、多肽类生长因子、细胞因子和其他旁分泌因子以及神经递质等均可对肝细胞的增殖产生刺激或抑制作用。换言之，肝细胞能够对多种激素和因子进行反应以调节其增殖。这说明在肝细胞具有将同时或先后接受的多种生长调节信号进行协调和整合的能力。影响肝细胞增殖的因子可区分为两类：一类是直接对肝细胞增殖具有刺激作用的丝裂原（mitogen）；另一类是促使或增强肝细胞对丝裂原进行反应的因子。第一类因子称为完全丝裂原（complete mitogen），例如，生长因子中的 EGF 家族和 HGF。它们可诱导细胞增殖所需的全部信号的级联反应。第二类因子称为辅丝裂原（comitogen）或不完全丝裂原（incomplete mitogen），例如，胰岛素、7 次跨膜受体的激动剂、肾上腺素和雌激素等。它们不能单独诱导肝细胞增殖，但可增强丝裂原的效果。然而这种区分不是绝对的。例如，在大鼠肝细胞原代培养时，即使在限定的无血清条件下，完全没有其他附加的生长因子，单独给予胰岛素也能使 25% ～ 30% 的肝细胞进入 S 期。

1. 促进肝细胞增殖的因素　促进肝细胞增殖的因素包括：

（1）激素和神经递质

胰岛素（insulin）：胰岛素一般不能单独刺激体外培养的和在体的肝细胞增殖，但在肝细胞培养液中必须加入胰岛素。它可促进肝细胞的存活（防止肝细胞变性和死亡）、增加EGF对原代培养的大鼠肝细胞增殖的刺激作用和肝细胞的DNA合成。在整体动物，切除胰脏可使肝重减少。而给予胰岛素和胰高血糖素可部分逆转肝脏的萎缩。胰腺切除也可减少肝再生时的DNA合成。推测胰岛素可能通过IGF-1受体而刺激肝细胞增生，但又有实验证据表明这一作用是通过胰岛素受体启动的信号途径而实现的。

胰高血糖素（glucagon）：胰高血糖素通过cAMP而参与肝细胞增殖的正、负调控，即对肝细胞增殖可发挥促进或者抑制的双向作用，其效果取决于给予的时间和剂量。例如，在分离、接种肝细胞后早期给予低剂量胰高血糖素对EGF的作用具有明显的增强效果。

肾上腺素（epinepherine）：肾上腺素是交感神经系统的神经递质。体内实验表明肝细胞的增殖通过交感神经及儿茶酚胺而接受肾上腺素能的控制。在体外单层培养的肝细胞，用各种肾上腺素能的激动剂和抑制剂证明其对儿茶酚胺的生长调节有反应，α1-和β2-肾上腺素受体可能都参与作用。

雌激素（estrogens）：雌激素参与肝再生。2/3肝切除后雌激素水平升高，于24～48小时雌激素达到高峰；雌激素的核受体及其在核内的留滞时间均有增加；雌激素可增强肝细胞对各种丝裂原的反应；给予抗雌激素的Tamoxifen可以阻断肝DNA的合成。从雄性大鼠分离的肝细胞比来自于雌性者对雌激素的反应性更强。

此外，vasopressin，angiotensin II，serotonin及几种胃肠激素，如gastrin，neurotensin和脉管活性肠肽均可增强体外培养的肝细胞的DNA合成。除雌激素外，通过核受体而发挥作用的其他激素也影响肝细胞的生长。例如，糖皮质激素对肝细胞具有复杂而深刻的影响，虽然主要是抑制作用，但根据与其他激素（如胰岛素）和升高cAMP的激动剂共作用的实验结果，其效果是高度有条件的。

甲状腺素对于体内的肝细胞增殖反应也是必要的。

前列腺素由非实质细胞产生，对肝脏似乎具有细胞保护效果，作用于肝细胞，促进肝再生。几种前列腺素可促进新生的及成年的大鼠肝细胞的DNA合成，甚至可能促进肝肿瘤的发展。

（2）EGF（epidermal growth factor）家族生长因子：EGF对大多数上皮细胞是一种丝裂原，同样也可刺激肝细胞增殖并调节肝功能。TGFα（transforming growth factor-α）与EGF同源30%～40%，是由50个氨基酸残基构成的多肽，与EGF共用EGF受体，也可刺激肝细胞的DNA合成和肝的生长。在过量表达TGFα的转基因大鼠出现肝、胰及乳腺的增生和肿瘤形成。肝细胞通常并不表达TGFα，但在EGF诱导下肝细胞可在mRNA及蛋白质水平表达TGFα。这表明了一种扩大的自分泌机制。

大量实验证明，肝细胞的EGF受体能够转导很强的生长刺激信号。与大多数其他正常细胞相比，肝细胞EGF受体的数量较多。在新分离的每个大鼠肝细胞表面约有200 000个EGF受体，其中5%处于高亲和状态。虽然EGF受体与EGF的亲和性大于与TGFα的亲和性，但TGFα对肝细胞增殖的刺激作用比EGF强。EGF的作用比较持久，而TGFα可引起快速的生长反应。

（3）肝细胞生长因子（hepatocyte growth factor，HGF）：HGF是一种多效性因子，HGF

不仅是一个肝特异的生长刺激因子，对多种其他细胞也有促增殖作用。例如，HGF作用于上皮细胞及其他几种细胞，可刺激细胞增殖和迁移，可能为肝脏形态发生所必需。SF（scatter factor）与HGF是由同一基因编码的同一种物质。除肝细胞外全身的多种细胞（包括肝中的肌成纤维细胞、胰腺腺泡细胞、甲状腺滤泡细胞及脑神经元）均可产生HGF/SF，并可分泌进入血液；除通过内分泌外，也可通过旁分泌和自分泌作用于靶细胞。血液中的HGF大都在肝脏中被清除。在大鼠及人的体外培养的肝细胞证明，HGF以极高的潜能刺激DNA合成，其作用比EGF强10倍。与EGF不同，在部分肝切除或中毒性及炎症性肝损伤者的血液中HGF的水平升高许多倍，刺激肝细胞的DNA合成。支链氨基酸（BCAA）可诱导HGF在肝中产生，因而对某些肝病具有治疗作用。再者，HGF与TFGα在刺激肝细胞增殖上具有加和作用：在肝细胞原代培养液中加入TGFα，约45%的细胞有DNA的复制；而在同时含有TGFα和HGF的培养液中，DNA复制的细胞数可提高到80%。此外，HGF还促进肝癌的转移。

HGF系由64kDa的重（α）链和32kDa的轻（β）链借二硫键交联的异二聚体糖蛋白，与任何已知的生长因子没有同源性，而与纤溶酶原同源40%。其前体含728个氨基酸残基（87-92kDa），比其他生长因子大，分泌至胞外后经蛋白酶（u-PA和t-PA）降解生成链间交联的两个亚单位才具有活性。在α链的结构中从N端依次含有一个发夹结构域和4个经典的kringle结构域（K1-4）。K1具有与其受体c-Met高亲和性相结合的位点；发夹结构和K2组成一个与细胞质膜中的硫酸乙酰肝素蛋白聚糖（HS-PG）低亲和性相结合的区域，负责将HGF富集于靶细胞的表面。β链虽与丝氨酸蛋白酶同源，但因在进化过程中发生了突变而失去了蛋白酶活性。

c-Met为HGF的唯一受体，属于受体酪氨酸激酶超家族，但不同的是由α和β两个亚单位构成。α和β亚单位以二硫键连接，它们是原癌基因c-met同一ORF的编码产物。c-Met前体的N端有多个半胱氨酸残基和10个可能的N糖基化位；经糖基化修饰后被蛋白酶水解为α和β两个亚单位。因而α亚单位（50kDa）是高度糖基化的；β亚单位（140kDa）由胞外区、跨膜区及胞内区三部分构成。其胞外区和α亚单位共同参与HGF配体的结合；其胞质区存在ATP结合域和激酶结构域，并有一个Ser磷酸化位点（与其激酶活性的抑制有关）和4个Tyr磷酸化位点。当与HGF结合后其中两个Tyr位点（1234和1235）发生自磷酸化，并使激酶活性提高，催化蛋白激酶B/Akt磷酸化；Tyr1349和Tyr1356的磷酸化可形成多功能的停泊位点，招募一些信号传导分子（PI3K、Src等）和衔接子（Grb2和Shc），遂启动信号转导途径，并依细胞当时所处的体内、外环境来调节细胞的存活、增殖、分化、迁移。

（4）aFGF（acid fibroblast growth factor）又称HBGF-1（heparin-binding growth factor）：除EGF家族及HGF外还有一些可活化受体酪氨酸激酶的多肽生长因子。aFGF是依赖于与质膜中硫酸乙酰肝素蛋白聚糖相结合的生长因子，没有硫酸乙酰肝素蛋白聚糖的结合便不能与其受体相结合。此外，aFGF也能活化EGF受体。肝细胞和肝中的非实质细胞均可产生aFGF，可刺激肝细胞的DNA合成。在大鼠肝部分切除后持续分泌7天，但对人类肝细胞似乎没有作用。

（5）HSS（hepatic stimulatory substance）：HSS是从新生鼠肝和再生肝提取出的分子量约16kDa的肝细胞丝裂原。它可增加部分切除后残肝的DNA合成；但对于体外培养的肝细胞不是一种完全的丝裂原，可增强EGF的作用。HSS具有组织特异性，只对肝细胞和肝癌细胞具有刺激增殖的作用，对其他组织细胞和非肝细胞来源的其他癌细胞均无作用；但没有种属特异性。

2. 抑制肝细胞增殖的因子　肝细胞的 G_0 态是在肝细胞增殖抑制因子的严格控制之下而保持的。对抑制肝细胞增殖的因子尚所知有限。已知的主要有：

（1）TGFβ（transforming growth factor β）：TGFβ 在哺乳动物组织中以 β1、β2 及 β3 三种形式存在，是肝细胞在体内、外增殖的强劲抑制物。TGFβ一般对间质细胞具有生长刺激作用，并参与创伤的愈合；而对多数上皮细胞和一些其他类型的细胞具有增殖抑制作用。TGFβ可能是迄今所鉴定的最强的生长抑制性因子。ID_{50} 为 1-20pmol/L 的 TGFβ 便可抑制肝细胞的 DNA 合成。TGFβ也可引起肝细胞凋亡。TGFβ抑制增殖和诱导凋亡的效应在维持肝实质的大小、终止肝再生及防止肿瘤发展上具有重要作用。

（2）Activin：在结构上与 TGFβ1 相关，属于 TGFβ 家族，也抑制肝细胞的 DNA 合成，并可能有自分泌作用。

（二）肝细胞增殖、分化和凋亡的相互制约

细胞的增殖与分化、存活、凋亡等生命活动是相互制约、严密调控的，其机制非常复杂，目前还所知甚少。在正常细胞，高度分化与增殖活性是相互排斥的。细胞只有在退出细胞周期之后才能进行分化；而达到终末分化的细胞一般丧失增殖能力。细胞的微环境对此种平衡起重要作用。分化伴随着细胞存活的延长，指明微环境因素对于防止凋亡也起关键作用。肝细胞增殖、分化、存活、凋亡的调控似乎更为错综复杂。分化诱导剂丁酸钠和 1.5% ~ 2% 的 DMSO（dimethylsulphoxide）加到无血清培养基中能够在颇长时间内稳定肝细胞的特异功能，使细胞不分裂，阻止在 G_1 期；这些促进分化的因子似也可抑制凋亡。

肌细胞、脂肪细胞、神经细胞和造血细胞在进行了几次分裂之后便丧失增殖的能力而进入终末分化。成年人的肝细胞虽然是已分化的细胞，但非终末分化的细胞，因而在长期增殖休止之后还能保持高度的增殖潜能。肝细胞增殖的启动需要一个激发的过程，使增殖休止的已分化肝细胞再开始活跃增殖，其机制目前还不完全清楚。在一个肝癌细胞系（HGB）发现了可逆的分化过程。处于汇合状态的生长休止的细胞在静息了数周之后可以再开始活跃的增殖。Cip/Kip 家族的两个成员，p27 和 p21 蛋白（CDK 的抑制物），在调节细胞周期的进展和终末分化上具有根本性作用（参阅本书第十四章）。在HBG细胞随着细胞的汇合p27堆积；而正在分裂中的细胞p21的水平（一般在终末分化的细胞保持升高）增高，但在分化时降到非常低的水平。这在某种程度上符合于体内的情况，即在成年肝p21处于低水平。总之，肝细胞在体外培养中具有一些与其他高度分化的细胞共同的特性：存活，但增殖能力有限；也有一些区别于其他细胞的特有性质，如细胞周期复合物活性的控制。这些特性可以解释肝脏再生的独特能力。进一步了解影响肝细胞在分化、增殖及凋亡中做出选择性决定的控制机制可进一步改善在人类肝病治疗上应用体外肝细胞体系。

在正常情况下，肝脏中很少见到凋亡的肝细胞。在饥饿和受到生长刺激因素（如激素、肿瘤促进剂和某些丝裂原）的作用下肝中可见较多的凋亡肝细胞。肝细胞的凋亡可被多种因素诱导。其中，有些是生理性的，有些是病理性的。诱导凋亡的信号途径常汇聚在 caspase 家族和 Bcl-2 家族。线粒体及其释放的细胞色素 C 在调节 caspases 上发挥关键性作用（参见本书第十七章细胞凋亡）。此外，非caspase蛋白酶、蛋白质磷酸化、氧化还原的调节及 Ca^{2+} 信号通路可能也参与凋亡过程。

第二节 肝再生及其相关的细胞与调控

肝脏在失去一部分组织（如部分肝切除）或损失一部分肝细胞（如因中毒或炎症而引起肝细胞坏死）后，都可在不长的时间内恢复原来肝脏的大小，称为肝再生（liver regeneration）。例如，将大鼠5叶肝中的3叶（70%）切除，剩余的两叶肝很快出现肥大，至7～10天可恢复至原来的体积和重量。人的肝脏被部分切除后也可在约8周左右恢复至正常大小。这是肝外科肝切除术发展的重要基础。所谓“肝再生”实际上是残留肝的代偿性肥大，只能恢复肝脏的大小，而不能长出失去的肝叶，故与低等生物的再生并不相同。由于动物在摄食中从消化道进入体内的毒物首先接触肝脏、毒害肝脏，肝细胞的坏死往往时常发生，肝脏的再生能力是动物进化必不可少的，在脊椎动物是肝脏所独有的能力和特性。肝脏的再生可以重复进行。有人曾在同一实验动物成功的相继进行了12次部分肝切除，每次肝切除后都可进行肝再生，提示肝细胞的克隆形成潜能似乎是无限的。

数十年来，肝脏再生的过程及其调控机制吸引着生物学家和医学家进行了大量的研究。1931年Anderson和Higgins建立的“肝再生”动物模型和上个世纪70年代肝细胞分离和体外培养技术的发展大大推动了肝再生的实验研究。近年，通过转基因和基因敲除鼠的研究在肝再生调控的分子机制上也已取得很大进展，虽然成果累累但至今其调控机制仍不完全清楚。

一、肝再生过程

肝脏的再生是复杂的肝组织的重建过程，包括肝小叶中细胞和细胞外基质结构的暂时破坏和重新形成。这是一个多步骤的复杂过程。可分为三个时相：（1）起始相：使肝细胞进入增殖的预备状态；（2）增殖相：细胞群体扩大；（3）终止相：细胞增殖受到抑制，停止增殖。

正常成年人的肝细胞通常大都处于增殖静息的G_0态。行部分肝切除后，肝细胞由G_0态进入细胞周期并进行分裂增殖。肝细胞在体内由G_0态转入细胞增殖周期需要一个准备过程。细胞因子TNFα和IL-6于此具有关键性作用。肝损伤或部分肝切除后首先出现的反应包括TNFα和IL-6的生成增多，以使肝细胞进入准备状态；随后，特定的转录因子（如NF-κB，State3，AP1及CEBP）的活性增加，但尚且不进行细胞分裂。准备状态的肝细胞获得对另三个信号分子（HGF、EGF及TGFα）联合刺激作用的反应能力，即当血液中HGF水平升高后与EGF和TNFα共同诱导细胞周期蛋白cyclinD的合成，并开始细胞周期的运行，进行分裂增殖，扩大肝细胞数量。如所周知，TNFα既可诱导增殖，又可启动凋亡。活性氧的种类和谷胱甘肽浓度对于决定细胞增殖与凋亡的走向具有重要作用。缺失TNFα受体或IL-6的小鼠在部分肝切除后均不能发生肝再生，可见它们对于完成由生长因子启动的信号转导是必要的。肝细胞在增殖状态下出现一些在胚胎肝表达的标志物，如AFP、已糖激酶及胚胎型的醛缩酶和丙酮酸激酶等。值得注意的是，成熟的肝细胞在体内重新进入增殖状态后仍然继续执行生命攸关的肝特异功能，例如，血糖的调节、清蛋白和凝血因子的合成、解毒及胆汁的分泌等功能。当肝再生完成后分裂增殖的细胞又恢复到G_0态，停止增殖，否则就会导致肝脏过大；同时，增殖停止后再分化为完全成熟的肝细胞。

在部分肝切除术后，肝中的各种细胞是先后进行增殖的；肝中的细胞外基质成分也随之合成。对这一过程的认识主要来自于大鼠的实验模型，行部分（2/3）肝切除后首先增殖的是肝细胞。在不同年龄的大鼠残余肝细胞以不同的比率从静息态（G_0态）进入细胞周期参与肝再生：在年青大鼠为95%，老年大鼠为75%。在肝切除术后30分钟就开始出现早期即刻反应基因（immediate early gene）的表达和转录因子（NF-κB、AP-1 、STAT3 和 C/EBPβ）的活化，一般在肝切除后12 ~ 15小时即出现肝细胞中DNA的复制，24小时达到高峰；随之而来的肝细胞分裂在30小时达到高峰。大鼠肝切除术后残留肝细胞开始进行DNA合成的迟早受若干因素影响，包括规律的生活和摄食。在肝再生时，肝细胞的结构也发生一些变化：核体积迅速增大，核仁的密度增加；线粒体数量增多；脂滴大量聚集而糖原逐渐减少。除肝细胞外，胆管上皮细胞、Kupffer细胞和肝星形细胞（储脂细胞）、肝窦内皮细胞在肝细胞DNA合成启动后24小时也先后依次开始增殖活动。这些细胞的增殖信号来自于增殖中的肝细胞通过旁分泌所提供的生长因子。

大鼠肝部分切除术后首先（16小时）开始有丝分裂的是靠近门管区，即肝腺泡（liver acinus）1区的肝细胞，其次是2区，最后（48小时）是小叶中央（3区）的肝细胞。这种差异是由G1期的长短不同决定的。肝细胞的迅速增殖形成了由10 ~ 14个肝细胞组成的球形细胞团，其间没有血窦和细胞外基质成分。部分肝切除术后4天肝细胞的增殖减慢，肝星形细胞/储脂细胞伸出长长的突起插入于新生肝细胞团之间，同时肝星形细胞中编码层连蛋白（LN，基膜中主要的功能性成分，由α、β、γ三个亚单位构成，并由不同的α、β、γ链构成不同的异型分子，其分子结构与功能参见本书第十九章细胞外基质第二、三节）之β1、β2和γ1链的基因被活化，故在肝星形细胞中可检测到LN的β1、β2和γ1链的表达，但没有α1链，也未见entactin的表达，因而没有基膜形成；随后，有窗的内皮细胞侵入到肝细胞团，并将肝细胞分隔为肝细胞板，使之至少在肝细胞的两个表面出现脉管间隙，正常肝小叶的脉管结构就此形成。前已述及，正常肝小叶的血窦是没有连续基膜的。LN亚单位的组合方式决定了是否形成连续基膜，因而也决定了小叶的结构。肝小叶结构一旦建立，LN基因即行关闭，在肝部分切除后7 ~ 8天便罕见含LN的肝星形细胞；至10天可形成具有正常ECM分布的小叶结构。上述LN特定亚单位表达的动态变化过程在肝脏发生时也可见到。肝发生时，前肠末端的内胚层延伸长入原始横隔。在成肝细胞（肝母细胞，hepatoblast）侵入之前横隔中存在着有连续基膜的毛细血管，随着LN特定亚单位（α2、β1、β2和γ1链）的表达，连续的毛细血管转变成有窗孔的血窦。由此可见，LN分子中缺乏α1链的特定组合可能是在肝细胞团内形成窦状脉管的信号。然而，在慢性肝损伤修复时则情况有所不同：肝星形细胞分泌LNα1链和entactin，结果形成完整的基膜和连续的毛细血管，而非有窗的血窦。这种脉管生成形式显然不利于肝细胞与血液之间的物质交换，大大妨碍了肝功能的发挥，并可进一步引起肝细胞的损伤。总之，entactin及LNα1链的表达与否在决定肝损伤后的命运上起着关键性作用。这为临床预防和治疗肝纤维化提供了新的途径。

在肝再生过程中，肝中细胞的凋亡率降低；在肝再生完成后的一段不长时期内，细胞凋亡率有所增加。细胞增殖与凋亡速率之间有序的调节及新平衡的建立确保再生肝恢复到原来的大小。

肝再生是高等生物在肝损伤、中毒或失去部分肝脏时的一种存活策略，但若肝再生过程失控或异常可导致暴发性肝衰竭、肝硬化、甚至肝癌等病理过程。

二、肝再生的细胞来源

当肝脏损失了肝细胞，如部分肝切除、中毒性或炎症性肝细胞坏死时，肝中的三种细胞可以进行增殖。它们是成熟的肝细胞、卵圆细胞/肝祖细胞和来自于肝外的干细胞。哪种细胞在肝再生中起主要作用，取决于引起肝再生的动因。

1. 成熟的肝细胞（mature hepatocyte）：肝脏显著的再生能力通常主要来自于成熟肝细胞的增殖。通常，在肝再生和修复过程中由已经存在的肝细胞来产生肝细胞是最快、最有效的途径。肝脏中成熟肝细胞的数量最多，当部分肝切除或不甚严重的肝损伤时小叶中心附近的成熟肝细胞可很快分裂增殖。过去认为成熟肝细胞的增殖能力是很有限的，最多只能运行2个细胞周期。当今，这一观点已被否定。近年通过转基因小鼠和基因敲除小鼠以及肝移植等一系列实验证明，正常成年肝中通常处于增殖休眠状态的成熟肝细胞具有巨大的增殖潜能，在一定条件下这种潜能可被释放，肝细胞可以分裂增殖几十次。高度分化的成熟肝细胞所具有的这种增殖能力在哺乳动物组织的分化细胞中是非常独特的。

2. 卵圆细胞（oval cell）：在肝中数量不多，增殖潜能可保持较长时间，可以双向分化为肝细胞或胆管细胞。罕见卵圆细胞与肝细胞同时进行增殖，当肝细胞的增殖受到抑制时，如晚期肝硬化、广泛的慢性肝损伤等状态下，可能由于端粒缩短，肝细胞处于增殖老化状态，以致复制能力降低或丧失，仅在这种情况下肝内干细胞（成肝细胞/肝母细胞）变成卵圆细胞，并增殖、分化成肝细胞。但是，这一过程不能形成广泛的肝再生。换言之，靠卵圆细胞的增殖、分化基本不能恢复正常的肝实质，并且可能具有导致肝细胞恶性转化的高度危险。无论在动物或人类的肝脏，含有卵圆细胞的“小细胞发育不良结节（small cell dysplastic foci）”中均发现了在肿瘤中可见的染色体异常。卵圆细胞在啮齿类动物可以转变为肝细胞癌、胆管癌和肝母细胞瘤。至于成年肝中由卵圆细胞生成的肝细胞是否都是不正常的、不成熟的或具有恶性转化高度危险的还有待进一步的研究。

3. 外源性的干细胞（Exogenous liver stem cell）：通过异性骨髓移植或异性肝移植，对接受者肝中的细胞类型进行遗传学及标志物的鉴定表明，在大鼠、小鼠及人类的肝中存在血液循环中的干细胞或骨髓造血干细胞，从而认为外源性的骨髓造血干细胞可能投入到肝再生。然而，虽然可在肝脏检测到外源性干细胞变成的肝细胞，但是数量非常稀少。有人在 FAH 基因敲除的肝损伤小鼠进行骨髓移植，证明骨髓细胞可以生成肝细胞，但是速度非常慢，骨髓细胞移植后7周才在肝中出现第一批骨髓源的肝细胞；而且其效率也非常低，与肝细胞移植者无法比拟：前者在移植后22周由骨髓细胞生成的肝细胞在肝中只占30%，而后者于移植后约4周即占50%以上。无论在正常肝或受损伤的肝中骨髓造血干细胞产生肝细胞的能力都是非常低的。2003年Nature杂志上发表的两篇文章均提出由所谓骨髓造血干细胞演变成的肝细胞并非来自于干细胞的横向分化（transdifferentiation），而是骨髓细胞与肝细胞融合的产物。

在肝再生过程中外源的骨髓造血干细胞尽管不是肝实质细胞重建的主要来源，却是肝脏非实质细胞，如 Kupffer 细胞、内皮细胞和其他血细胞的重要来源。

总之，肝再生与骨髓和皮肤等组织的再生不同，并非全都依赖于干细胞或祖细胞。不同原因造成的肝细胞丢失可引起肝组织不同部位的细胞增殖。肝部分切除后再生时进行分裂增殖的通常主要是已分化成熟的肝细胞。虽然在体的正常成年肝细胞具有分裂相的很少，大多处于增殖休眠期（G_0态），而行肝部分切除术后残肝中的成熟肝细胞群可全部投入分裂增殖。当成熟肝细胞进行复制时，干细胞样（stem-like）细胞的增殖反被阻止或延迟。只有当肝细胞的增殖能力受到抑制和肝损伤非常严重时，如肝硬化或者药物、毒物或病毒造成的大面积肝坏死，肝干细胞才投入到肝再生。实验性肝再生模型的证据表明，如果肝再生时以成熟肝细胞的增殖为主，AFP并无明显的表达，血液中的AFP也仅轻度升高；如果肝再生以卵圆细胞/肝祖细胞的增殖为主，则血液中的AFP显著升高。有人提出肝干细胞、肝祖细胞投入到肝再生可能会导致异常分化结节/发育不良结节、肝细胞癌以及胆管细胞癌的出现。

三、肝再生调控的分子机制

充分了解肝再生的分子机制对于临床医生准确掌握肝切除的适应证和切除术后恰当的处理具有重要意义。然而，尽管人们对于肝脏特有的极强再生能力自古就有了一定的认识，而且近年来的体内、外实验研究积累了大量资料，但对于肝再生的精确调节机制仍然不甚明了。因为这是一个非常复杂的过程，在其不同阶段参与调节的分子又不尽相同；不仅有肝内的，还有肝外的因子参与调节；不仅参加的因素多，而且彼此相互制约；又有内分泌的、旁分泌的和自分泌的多种方式进行调节。目前，了解最多的主要是肝细胞在再生中的调控机制，对于窦内皮细胞、肝星形细胞、kupffer 细胞及胆管上皮细胞在肝再生中的增殖调控机制所知甚少。

（一）肝再生机制是如何启动的？

肝再生的启动机制是细胞生物学家和临床医学家都十分关注的问题，但目前对此还不清楚。有两种假说：

1. 肝细胞增殖的机制来自于肝外　此假说认为由肝脏以外的因子来刺激肝再生。一些整体动物实验为此说提供了佐证。例如，原位肝部分切除后可诱发异位移植肝的肝细胞进行DNA合成；联体动物的一只进行了肝部分切除后可导致另一只动物肝脏的增大；移植到肝外部位的肝组织或分离的肝细胞，当宿主的肝进行部分切除后同样也进入DNA合成期。肝外的作用因子包括辅丝裂原和丝裂原：即由去甲肾上腺素（辅丝裂原）增强细胞外HGF/EGF（丝裂原）的刺激效果，并减弱来自于TGFβ和白细胞介素的抑制性作用，结果形成完全的有丝分裂信号，刺激肝细胞进入细胞周期。然后，由肝细胞产生生长因子以旁分泌的形式刺激相邻的非实质细胞增殖。大量实验证据表明来自于肝外的去甲肾上腺素和HGF参与肝再生时肝细胞增殖的启动。由 α1 去甲肾上腺素受体通过 G 蛋白耦联的信号转导途径、二酯酰甘油（DG）、三磷酸肌醇(IP3)、蛋白激酶 C 和钙的动员完成增殖信号向细胞核的传导。

支持去甲肾上腺素参与肝再生启动的实验证据如下：

（1）大鼠肝部分切除后血浆中去甲肾上腺素增高。

（2）大鼠肝部分切除后存在典型的去甲肾上腺素 α1 受体介导的反应（膜过度极化、肝糖原分解和二酯酰甘油增加）。

（3）用 prazosin 阻断去甲肾上腺素 α1 受体，便不会出现切肝后 24 小时 DNA 合成的高峰，说明在肝再生的早期阶段去甲肾上腺素 α1 受体的作用是必要的。

（4）在体外培养的肝细胞，去甲肾上腺素可诱导肝细胞对 EGF 的反应性增强和 EGF 受体的下调。

去甲肾上腺素在肝再生中的作用包括：通过增强EGF和HBGF-1的增殖刺激作用而参加有

丝分裂反应；刺激十二指肠的Brunner腺分泌EGF，并通过门静脉进入肝脏，增加肝细胞可获得的EGF；拮抗再生肝肝细胞中的TGFβ对增殖的抑制效应。在部分肝切除后10～20小时残留肝对去甲肾上腺素最敏感，尤其对于抵抗TGFβ的抑制效应特别敏感。

参与肝再生的肝外因素还有HGF。在大鼠肝切除术后1小时内，血浆中的HGF增高20倍以上，然后在随后的24小时逐渐下降，但仍在至少72小时内保持高于正常的水平；肝切除后3～6小时肝星形细胞中HGF mRNA的表达增高，并至少维持24小时；同时在胰脏中也出现大量的HGF，在肺和脾中的间质细胞也可见HGF mRNA的表达增加。前已述及HGF可刺激肝细胞的DNA合成。长期持续的去甲肾上腺素刺激可以增强肝细胞微环境中HGF促进有丝分裂的效应，对肝细胞发出有效的增殖信号。此外，肝切除后uPA活性迅即增高，并通过活化基质金属蛋白酶（MMP）而引起细胞外基质成分的降解，从而促进与基质结合的HGF的释放和活性形式HGF的形成。

2. 决定肝细胞增殖的有丝分裂信号来自于肝细胞本身　此假说认为肝再生由自分泌信号来启动，即肝组织急剧减少之后所发生的代谢改变促使肝细胞从G_0态进入细胞周期的G_1期。进一步的刺激启动肝细胞表达和分泌TGFα和aFGF/HBGF生长因子。这些自分泌生长因子使肝细胞开始DNA合成，并迫使它们通过G_1至S期的演进。实验证明，在大鼠肝切除后6～8小时肝细胞即开始生成TGFα和aFGF/HBGF的mRNA。这些因子生成的峰值与肝细胞合成DNA的峰值一致。

实际上，这两个假说并非相互排斥。使肝细胞进行有丝分裂的信号可能来自于细胞内、外两个方面。上述各种因素均参与肝细胞由G_0进入G_1，以及$G_1 \rightarrow S$期的演进。肝细胞可能在接受了细胞外的完全增殖信号之后才变得可以产生并分泌生长因子。肝细胞自产的生长因子又可以自分泌及旁分泌的方式发挥刺激细胞增殖的作用。

前已述及，肝细胞和卵圆细胞很少同时增殖，一般在肝细胞增殖阻断时才发生卵圆细胞的增殖。这两种细胞的增殖调节也有差异，例如IFNγ信号网络只刺激卵圆细胞增殖，而不刺激肝细胞增殖；IFN与细胞因子（如TNF）的相互作用刺激卵圆细胞增殖，而抑制肝细胞增殖。但是，令人不解的是两种细胞的增殖都需要通过TNFI型受体的信号途径。

（二）肝再生是如何终止的？

肝再生的显著特点是在肝脏恢复到原来的大小时再生过程能够精确地停止。通过实验研究及理论计算得知大鼠行2/3肝切除后肝细胞平均运行1.66细胞周期即可达到原有的细胞数量，换言之，从G_0态进入细胞增殖周期的肝细胞在分裂1～2次之后即停止增殖重新返回G_0态。关于肝再生终止的机制所知尚且甚少。目前的知识主要集中在肝非实质细胞产生的TGFβ上。大鼠肝切除后2～4小时TGFβ就开始上升，于18～20小时维持在中等水平，然后急剧增高，至72小时达到高峰。在体外培养的肝细胞，TGFβ具有抑制细胞增殖的作用。问题是在肝星形细胞产生抑制性TGFβ的情况下肝细胞如何能够进行增殖？可能的解释是，增殖休眠状态下的肝细胞在诱导增殖的调节过程中，同时存在着增殖刺激性和抑制性途径的活化。不过在肝再生的早期这两条途径的平衡倾向于增殖途径强于抑制性途径；而在肝再生的后期则相反。在肝再生的不同时间存在着不同程度的抵抗TGFβ的机制。例如，最初可能是TGFα和HGF的促增殖作用很强。因而，虽然TGFβ在肝切除后很早就被非实质细胞产生，但在72小时之前并不能发挥作用。在肝再生的前24小时，去甲肾上腺素及其α1受体发挥着抑制TGFβ的拮抗作用；随着TGFβ浓度的增加则可解除生长因子对其作用的拮抗，迫使肝细胞在肝再生的终点停止DNA合成。另外，也有另一种可能，即肝细胞在进行了1～2个周期的分裂增殖之后就会程序性停止增殖。实验证明，当在DMSO（dimethyl sulfoxide）和EGF存在的条件下培养肝细胞时，去除DMSO之后肝细胞进入DNA合成，细胞增殖持续两天便停止；并在随后的两天DNA合成不能再被激发。但是，若将肝细胞在含DMSO和EGF的培养液中继续培养3天，然后再去除DMSO，肝细胞仍然可以进行为时两天的DNA合成。这说明肝细胞增殖的停止可能是肝细胞表型的自然程序或者是由于肝细胞内部的信号所控制。

肝再生时TGFβ的产生即使不是停止再生的主要原因，对于肝实质细胞和非实质细胞增殖的调节也起着重要的作用。在肝再生的前24小时肝非实质细胞通过自分泌TGFβ抑制自身的增殖；而肝细胞的增殖分为两个阶段被两种机制来克服TGFβ的作用，首先是由α1受体刺激机制介导对TGFβ的抵抗，然后可能是通过TGFα和HBGF-1的生成来抵抗TGFβ。来自于自分泌的TGFα与来自于旁分泌的TGFβ分别控制肝细胞增殖的刺激和抑制，二者的平衡对于肝再生的调控具有重要作用。

在肝再生过程中，端粒酶被活化。而且端粒酶的活化与细胞周期的进展及生长相关信号有关。在肝细胞进入S期之前可见端粒酶的上调，EGF和HGF等生长因子及其受体所启动的Ras-MAPK信号途径对于肝细胞端粒酶的活化具有重要作用。

综上所述，启动和结束肝再生的调控机制是非常复杂和精确的，有待深入研究。

四、病毒慢性感染情况下的肝再生特点

肝炎病毒感染往往造成肝细胞的坏死和凋亡。急性感染造成的肝损伤通过肝细胞的增殖可以完全恢复；而慢性活动性肝炎导致肝细胞的坏死与增殖持续进行。病毒的长期作用使肝细胞的增殖能力逐渐丧失，组织化学证明此时在成熟的肝细胞中很少见到增殖细胞核抗原（PCNA）的阳性着色；在这种情况下进行增殖的细胞主要是卵圆细胞，因而血中AFP往往升高。由于HBV病毒难以感染未分化的卵圆细胞，也不能在卵圆细胞中复制，故此时在患者血中HBV及其表面抗原HbsAg的滴度可能下降。卵圆细胞长期的活跃增殖为原癌基因的突变、活化提供了条件，形成了癌变的温床。

第三节 肝纤维化及其相关的细胞和细胞外基质

肝纤维化（liver fibrosis）是对病毒性、中毒性、自家免疫性和胆汁淤积性等慢性肝损伤的反应。其特征是肝脏中细胞外基质的含量增加和成分改变。肝纤维化是在肝损伤因素的长期作用下纤维生成（fibrogenesis）所导致的结果，其终点是肝硬化（cirrhosis）。无论由何种原因造成了肝纤维化，其细胞外基质的组成成分与正常肝相似，但数量增加，比例改变。肝纤维化早期的改变发生在窦周间隙。表现为I、III型胶原堆积并取代基膜成分。在大个再生结节中大部分ECM成分进一步增多。这些细胞外的变化伴随着窦周细胞表型的改变，其中包括内皮细胞的窗孔消失。肝纤维化，乃至一定程度的肝硬化的可逆性近年已得到共识。这对积极治疗肝纤维化和肝硬化提供了理论依据。但是对于肝硬化发展到何种程度就变得不可逆目前还不清楚。

一、与肝纤维化相关的细胞

肝中具有纤维生成潜能的细胞是由表型不同的细胞亚群组成的。其中最重要的是肝星形细胞/储脂细胞（参见本章第一节）。换言之，肝星形细胞的活化是导致肝纤维化的主要原因。肝星形细胞是能活跃合成细胞外基质成分和促炎症细胞因子的肝间质细胞。肝星形细胞一旦被活化便会合成大量的I型及III型胶原，代替其通常仅少量合成的IV型胶原。不断的损伤性刺激可在窦周间隙形成从门管区至中央静脉的连续网状基质，成为bridging fibrosis的最早期指征。

各种原因造成的肝慢性损伤过程皆导致肝星形细胞的进行性活化并获得肌成纤维细胞样表型（myofibroblastic-like phenotype）。其DNA和蛋白质的合成增加，增殖加速，不凋亡，可迁移；表达α平滑肌肌动蛋白并具有收缩性；产生生长因子、细胞因子等介质，并多以自分泌的形式作用于自身。还可产生基质金属蛋白酶（MMP），因而肝星形细胞既能合成肝纤维化成分，也能控制细胞外基质成分的降解。

肝星形细胞的活化包括起始和持续两个连续的过程。活化的启动因素主要包括脂质过氧化和细胞外基质成分的改变。在肝损伤之初受损的肝细胞、活化的Kupffer细胞和流入的多形核白细胞生成活性氧，将细胞膜中的多不饱和脂肪酸氧化分解为丙二醛及4-羟2，3-壬醛等终末产物。这些产物可刺激肝星形细胞增殖及I型前胶原基因的转录。另外，细胞外微环境的改变，如病变的内皮细胞所产生的纤连蛋白的变异剪接体（EIIIA），也在最初的肝星形细胞活化中具有重要作用。

至于活化的肝星形细胞是否可以转分化为肌成纤维细胞尚无定论。越来越多的证据表明肌成纤维细胞样的活化星形细胞与肌成纤维细胞是相似而不相同的两种细胞亚型。后者与其他器官的肌成纤维细胞相似。

在慢性肝脏损伤时，肝星形细胞、肝细胞和内皮细胞都可分泌ECM成分，而以前者为主。此外，位于中央静脉壁或门管区的成纤维细胞也有重要的作用。

二、与肝纤维化相关的生长因子和细胞因子

一些生长因子和细胞因子以自分泌或旁分泌的形式参与肝纤维化。

血小板源生长因子PDGF对培养的肝星形细胞有很强的刺激增殖作用。当肝星形细胞活化时PDGF及其受体的表达均上调，可通过Ras/Raf/MEK/ERK及FAK/PI3K/AKT等几条信号途径（参见本书第二十章）促进活化的肝星形细胞的增殖和迁移；体外实验证明，阻遏PDGF受体的表达可抑制肝星形细胞增殖并诱导其凋亡。此外，FGF、VEGF、EGF和IGF也可刺激肝星形细胞进行增殖。脉管活性物（vesoactive substance），如凝血酶、精氨酸-抗利尿激素（arginin-vesopressin）和血管紧张素Ⅱ，对活化的肝星形细胞一般具有促有丝分裂作用，而脉管舒张物（vasodilator），如前列腺素E2和NO，则作用相反。

TGF-β1虽然对于肝星形细胞的活化不起主要作用，但对于纤维生成至关重要。在肝星形细胞活化的初期，TGF-β1来自于血小板以及包括Kupffer细胞在内的常驻的和外源的炎性细胞；在持续期TGF-β1主要来自于肝星形细胞。TGF-β1在肝中以与ECM相结合的无活性形式存在，当局部区域的微环境改变时，如局部生成thrombospandin、tPA或MMP，则TGF-β1被释放、活化成为促进纤维生成的活性形式。TGF-β1通过其受体及Smad信号通路活化Ⅰ、Ⅲ型

胶原、层连蛋白及纤连蛋白基因的转录，并将这些基质成分分泌至细胞外。TGF-β1还可促进包括肝细胞在内的上皮细胞的凋亡，并抑制肝纤维化时的肝再生。

HGF具有下调TGFβ的表达、促进肝星形细胞的凋亡、减少胶原的生成、促进胶原酶的生成等作用，因而可减少肝中细胞外基质的沉积，对肝纤维化具有一定的抑制效果。有人提出，肝中TGFβ与HGF的平衡对于肝纤维化的调控具有关键性作用。

内皮素-1（endothelin-1）由活化的肝星形细胞产生，以自分泌的形式对活化的肝星形细胞的收缩具有关键性作用，从而影响肝纤维化时的肝血流和门脉压。内皮素-1是NO的拮抗物，肝纤维化时内皮素-1增加，而NO降低，导致肝脉管收缩。

此外，IL-10对于肝纤维化可能具有保护作用。IL-10基因的敲除使投与CCl_4的小鼠发生更为严重的肝纤维化。

三、细胞外基质对肝纤维化的调控

肝纤维化和肝硬化的主要组织学异常是细胞外基质的异常——含量增加和组成成分改变。亦即在肝纤维化过程中发生细胞外基质的改建。慢性肝损伤首先引起纤连蛋白（FN）在窦周间隙沉积，接着引起I型胶原及其他ECM成分的堆积。表明FN可能是肝纤维化和肝硬化ECM的组织者。随着肝星形细胞的活化，大量产生Ⅰ型胶原及其他ECM成分；在硬化的肝脏中Ⅵ型胶原、纤连蛋白、层连蛋白及tanascin的含量均有增多。同时，内皮细胞的窗孔消失并合成层连蛋白，形成连续基膜，遂使肝窦转变为具有连续内皮和致密基膜的毛细血管，窦周间隙转变为致密的纤维组织。ECM的这种转变又可进一步维持肝星形细胞的活化。肝窦壁的毛细血管化阻碍了肝中细胞与血液之间的物质交换，影响肝细胞的功能并改变肝星形细胞的表型。最后，由于肝小叶内正常血管分布的紊乱，以致进肝血流重新分布，逐渐以肝动脉分支供血取代门静脉供血。

肝中细胞外基质的功能不仅是作为肝脏的构筑框架，而且作为实现肝内细胞之间通过受体不断进行的信号交换的网络。

四、肝纤维化的逆转

新近的观点认为肝纤维化是动态的，肝纤维化乃至一定程度的肝硬化是可以逆转的。肝纤维化的动物模型和临床患者的资料都在这方面提供了有力的证据。例如，因四氯化碳中毒和胆道结扎而导致肝纤维化的大鼠在停止致纤维生成的刺激之后肝纤维化可以自发的消退，并最终完全恢复正常的肝组织学。在具有不同的慢性肝病的病人也有类似的现象。无论动物或人类，肝纤维化逆转的共同前提都是必须去除致肝纤维化的诱因。此外，近年的研究表明肝纤维化逆转的特征是活化的星形细胞凋亡，因此，诱导肝星形细胞的凋亡也不失为逆转肝纤维化的一个策略。肝实质细胞也参与肝纤维化的逆转。

肝纤维化的逆转必须降解异常增多的细胞外基质成分。由于细胞外基质成分是交联的大分子，相当稳定，对一般的蛋白酶不敏感，只有基质金属蛋白酶（MMP）可以将细胞外基质成分降解。MMP分为五种类型，16种亚型（参见本书第二十七章肿瘤细胞第五节肿瘤细胞侵袭转移的分子机制）。MMP1是降解纤维形胶原的关键酶，在肝纤维化早期MMP1的表达下调，在纤维化逆转时上调。MMP-2和MMP-9是降解基膜样基质的主要蛋白酶，在肝纤维化早期表达上调，参与破坏正常肝窦周间隙中的低密度基膜样物质，为纤维形基质的发展奠定基础。在肝纤维化时肝星形细胞是合成MMP的主要细胞。因此，肝星形细胞在控制纤维化成分的合成及降解中均具有关键性作用。MMP的活性主要通过转录后调节，即在需要其活性的局部微环境中通过蛋白酶水解将酶原转变为有活性的酶；活性MMP可按1∶1比例与其抑制物TIMP相结合而失去作用。随着肝星形细胞的活化，几乎降解基质的所有关键性酶成分都有表达，以实现基质的改建。在肝纤维化进展时，TIMP-1和TIMP-2显著增加，以致MMP总活性降低。因此，维持TIMP-1的表达是肝纤维化进展必要的条件。

肝纤维化可以逆转这一理念鼓舞人们去寻找有效的途径和药物来治疗肝纤维化，乃至肝硬化。这是当今一个非常活跃的研究领域。肝星形细胞增殖的抑制剂（TNP-470，干扰素-β和-γ）、抗炎症的细胞因子（IL-10和IL-13）、一些细胞因子的抗体（如TGFβ1抗体）、信号通路抑制剂（如halofuginone作为Smad通路的抑制剂）以及诱导肝星形细胞的凋亡等策略在动物模型中取得了一定的效果，但用于临床必须考虑其副作用；中药在临床逆转肝纤维化方面显示了可喜的效果，据最近报道，绿茶中的polyphenol epigallocatechin-3-gallate也可抑制PDGF诱导的人肝星形细胞系的增殖。

第四节　肝癌的分子细胞生物学

肝脏的原发性恶性肿瘤包括肝细胞癌（hepatocellular carcinoma，HCC）和胆管细胞癌（cholangiocarcinoma）以及多发生于儿童的肝母细胞瘤（hepatoblastoma，HB）。与肝细胞相关的原发性肝肿瘤包括肝细胞癌和肝细胞腺瘤或称肝腺瘤（hepatocellular adenoma，HCA）。HCC占肝肿瘤的80%～90%；与HBV、HCV感染，食物中黄曲霉毒素B1污染，生活、工作环境中接触某些化学致癌物，严重代谢异常，酗酒，接受内、外照射以及少数医用药物等有关。化学致癌物与HBV、HCV具有协同致癌作用；乙醇的摄入会加强化学致癌物与肝炎病毒的致癌作用。慢性肝炎和各种病因的肝硬化是绝大多数HCC的病理基础：在慢性肝炎和肝硬化肝中的再生肝细胞可产生过度增生肝细胞结节（hyperplastic hepatocyte nodules），然后发展为异常分化结节/发育不良结节（dysplastic nodules），成为HCC的直接前身。HB与HCC不同，通常在肝脏的胚胎发生时期从胚胎肝细胞发展而来，在成人罕见，多见于5岁以下的儿童，有的与遗传性疾病，包括Wilms瘤、Beckwith-Wiedemann症候群、腺瘤样多瘤病、hemihypertrophy和某些慢性代谢性异常有关，与双亲接触石油产品、油漆和金属也有弱的相关性，而与肝炎病毒感染、女性激素及吸烟无关。HCA是良性的肝细胞肿瘤，发生在非硬化的肝脏，与使用某些避孕药、促进合成代谢的类固醇以及某些遗传性代谢异常有关。有人认为极少数HCA会转变为HCC，但也有人持相反见解，有待进一步的研究。这三种肝肿瘤的发生机制和表型各不相同，本节将着重介绍目前已知的肝细胞癌的基因组改变及相关知识。

一、肝细胞癌的基因组改变

至今，对于肝细胞癌的全基因组改变尚未明了。在不同致癌因素的作用下和不同个体所发生的HCC的基因组改变会有所不同。近年发展的高通量基因组学检测技术大大加速了这方面的研究进展，这里仅举例介绍目前报道较多的研究成果，难免挂一漏万。而且同一个基因在

HCC可发生基因结构的多种改变，因而仅能大致分类举例介绍。

（一）肝炎病毒基因的整合

如所周知，大多数HCC伴有HBV或/和HCV引起的慢性炎症，并大多在肝硬化的基础上发展而来。肝炎病毒本身并不直接致癌，但是HBV DNA或HCV RNA逆转录生成的双链DNA（原病毒）可随机插入到肝细胞基因组，然后通过以下几种方式引起细胞的转化。

病毒的插入引起基因组不稳定（参见第二十七章肿瘤细胞）从而不断的发生突变，如HBV的x基因随机插入到肝细胞的基因组之后导致基因组的稳定性下降，随后发生一系列原癌基因和抑癌基因的突变。当原病毒（参见本书第二十七章第一节三）插入到原癌基因附近时，控制病毒基因高表达的机制可直接使原癌基因活化，表达增强；这种原癌基因活化方式在人类肝癌很少见，但在土拨鼠肝炎病毒（woodchuck hepatitis virus，WHV）所致的肿瘤中90%以上存在因WHV插入导致的myc基因家族（c-myc和N-myc）的活化。在人HCC虽然发现了myc基因的活化，但并不普遍。此外，原病毒的插入也可扰乱原癌基因的编码序列，发生编码移位，生成异常的基因产物。

肝炎病毒蛋白在肝细胞持续大量的表达可通过不同机制导致抑癌基因产物失活。例如，HBV的X蛋白（HBx，转录的共转活因子，transactivator）可与p53蛋白相结合，直接消除了其诱导凋亡的抗肿瘤功能。实验证明其作用机制可能是HBx与p53蛋白的结合抑制了p53与PTEN的转录因子相结合，从而下调PTEN的表达，因而使PTEN调节下的Akt保持磷酸化的活化状态，遂使细胞的抗凋亡能力增强（参见本书第二十章细胞通讯与信号转导）。HBx也可影响RB蛋白的磷酸化而间接使RB蛋白失活（参见本书第二十七章肿瘤细胞）；还可活化原癌基因，如c-nloc；并可持续活化c-Jun及Ras参与的信号转导途径。再如，HCV核心蛋白（core protein）可通过提高cyclin E的表达和相关Cdk的激酶活性而促进肝细胞的增殖，成为细胞恶性转化的危险因素。

肝细胞持续大量表达病毒蛋白时，可干扰肝细胞的代谢过程，增加肝细胞对内源性及外源性突变原的敏感性。转基因小鼠的研究证明HBV的X蛋白和HCV的核心蛋白具有致癌潜能。HBV和HCV的感染增加了*p53*、*Bcl*和*β-catenin*等原癌基因的突变率和突变原癌基因的扩增。慢性活动性炎症所引起的肝细胞死亡和增殖的反复进行，成为基因突变和肿瘤发生的温床。

总之，肝炎病毒基因的插入导致肝细胞基因组的不稳定和病毒基因编码的致癌蛋白可能共同使多步骤癌变过程中的某些步骤得以省略，以致在慢性活动性肝炎患者具有较高的肝癌发病率。

（二）染色体杂合性丢失（loss of heterozygosity，LOH）

在HCC组织中常存在染色体4q，8p，11p，13q，16q和17p的LOH，此外还有报道，在1p，5q，10q，13q和22q也可见LOH，因而在这些部位可能发生原本存在的抑癌基因的缺失；再者，在HCC可见1q和8q的扩增，这就可能引起存在于扩增部位的原癌基因的活化。

*p53*基因：在某些肝癌可因HBV的整合而引起*p53*基因的一个等位基因丢失；LOH的发生频率与HCC的大小有关：直径< 2cm者有39%（5/13）存在*p53*基因的LOH；而2.1～8.0cm者54%（19/35）存在之。另外，*p53*基因的LOH发生频率还与组织学分级有关，说明与HCC的进展相关。

RB基因：有人在肝癌组织及其附近的非癌硬化结节均发现Rb1基因的LOH，故认为Rb1基因的LOH属于HCC癌前改变；然而，也有人在HCC检出*Rb1*基因的LOH，而在其周围的硬化结节却可检出两个*Rb1*基因，因而认为Rb1的LOH是与肝癌进展相关的晚期改变。此外，*Rb1*基因的LOH在分化好的HCC只有25%的检出率，而中、低分化的HCC却有47%的检出率；在早期、分化好的HCC，100%有两个*Rb1*基因，而较晚期的分化差的HCC，27%只能检出一个*Rb1*基因。据此，有人认为*RB*基因的LOH与HCC的分化程度有关。另外，在25%HCC有Rb基因的表达降低。在HCC后期还可有*Rb*基因的突变。

在成人HCC罕见APC基因的LOH和突变。但在生殖细胞存在APC基因突变之家族的儿童具有发生肝母细胞瘤的高度危险。

（三）基因突变、易位、扩增

在肝脏的恶性肿瘤中基因和染色体易位仅见于肝间质的错构瘤（hamartoma，发现11与19号染色体的易位）和恶性杆状瘤（rhabdoid tumor，发现3号染色体的重排），在HCC罕见基因和染色体易位，主要是基因突变和扩增。在HCC已发现多种基因的突变，例如：

*ras*基因：*ras*基因的突变在化学因素所致的鼠类HCC常见，例如，在Glyceryl trinitrate（GTN）诱导的大鼠HCC中100%存在第12密码子的G→T或G→A突变。人类HCC的*ras*基因点突变不如鼠类者多见。有人报告在一些HCC发现K-*ras*和N-*ras*第61密码子的A→T点突变。也有人报告多数HCC的N-*ras*基因存在2个以上的点突变；特别是在氯乙烯相关的人类HCC常存在K-ras的点突变（第12，13密码子的G→A点突变）并往往导致抑癌基因p16的过甲基化失活。还有人报告H-*Ras*在部分HCC过表达，并与复发、转移潜能相关。

*p53*基因：对于人类肝细胞癌已进行了大量的研究，很多证据表明在HCC存在*p53*基因突变。暴露于黄曲霉毒素B1（AFB1）可导致*p53*基因第249密码子第三个碱基的突变（G→T），从而使其编码的氨基酸由Ser（丝氨酸）→Arg（精氨酸），这种突变在HCC的检出率为8%。HBV对AFB1所致的突变具有协同作用。此外，*p53*基因还可有多密码子（226，243，244，245，248）的突变、内含子的突变以及内含子与外显子拼接部位的突变。依突变性质的不同可分别致*p53*蛋白不能表达或者不够稳定。*p53*基因的突变与HCC的组织分级及大小相关：在高、中和低分化HCC的突变率分别为12.5%，52%和85.5%。*p53*基因的突变还与患者的预后相关：有*p53*基因突变的患者的存活率低于无突变者；术后无瘤存活期也较无突变者为短。Rb基因的LOH或低表达与*p53*基因的突变常在同一个HCC中出现。实际上，在早期肝癌*p53*的失活并非由于*p53*基因的突变，而是HBV的HBx蛋白或HCV的核心蛋白与*p53*蛋白相结合所致。

*β-catenin*基因：在30%～40%HCC和80%肝母细胞瘤以及肝癌细胞系HepG2和HuH6都存在β-catenin基因的突变，可导致β-catanin蛋白在细胞质和细胞核中堆积，还可上调β-catenin之靶蛋白，c-Myc和cyclinD1，的表达，从而促进细胞增殖、抑制TNFβ诱导的凋亡。再者，在c-myc和H-ras转基因小鼠所发生的HCC中50%存在β-catenin基因的点突变和活化，导致β-catenin蛋白在细胞核中堆积和Wnt-βcatenin信号通路（参见本书第二十七章肿瘤细胞第四节一）的紊乱。

在HCC所见的基因扩增有19号染色体的双微小染色体及均一染色区两种扩增形式。此外，常见于HCC的扩增基因有：

c-myc 基因：高通量荧光原位杂交（400 例 560 样本）的结果表明，*c-myc* 的扩增是 HCC 进展晚期的遗传学改变，在多结节肝癌（38%）、复发肝癌（60%）及转移肝癌（45%）比单结节（12%）、原发肝癌（38%）和原位肝癌（29%）多见。

erbB2 基因：在约 1/5 HCC 发现 *erbB2* 基因的扩增，并与 HCC 的大小以及肿瘤切除后的复发和存活期相关，即 *erbB2* 基因的扩增多见于大肝癌和术后易复发者。

LAPTM4B 基因：本室近年发现并鉴定了一个与人肝癌相关的原癌基因，定位于染色体 8q22.1，其在87.3%肝癌组织中表达上调，上调幅度与肝癌的病理分级正相关；该基因过表达（活化）时可引起小鼠 NIH3T3 细胞及正常人肝细胞系发生恶性转化，并可分别在 NIH 小鼠及裸鼠成瘤，同时可引起其他原癌基因（如*c-myc*、*c-fos*、*c-jun*等）的活化以及促增殖、抗凋亡之信号转导途径的活化。

（四）启动子的过甲基化导致抑癌基因的转录抑制

p16^{INK4A} 基因：在人类肝癌，抑制细胞增殖的基因 *CKI p16*^{INK4A} 的失活方式主要为启动子过甲基化，从而导致转录抑制。p16^{INK4A} 基因在 51% ～ 71%HCC 存在高度甲基化；该基因的可甲基化部位如果有65%以上发生甲基化即可完全抑制p16^{INK4A}蛋白的表达；而低度的甲基化可致p16^{INK4A}蛋白的表达减少。CKI p16^{INK4A}蛋白（又称CDKN2A）在HCC的缺失率通过Western Bloting 检测为39%～48%；缺失和减少的总频率为62%。还有人报告，p16^{INK4A}蛋白表达下调的发生频率与HCC的分化程度相关，分化越差p16^{INK4A}蛋白的缺失率越高。但也有人报告早期和晚期肝癌的 p16^{INK4A} 缺失率大致相同。此外，5%HCC 有 p16^{INK4A} 基因的突变；还有染色体 9p21区的LOH，在不同的报告中检出频率不等（8%～61%）。总上可见，在人肝癌抑制p16^{INK4A}蛋白表达的主要机制是基因的高度甲基化。再者，在15%（4/26）肝癌患者在生殖细胞发现有 p16^{INK4A} 基因的突变；这样的肝癌患者（2/4）的体细胞存在 p16^{INK4A} 野生型等位基因的缺失；这 4 位存在生殖细胞 p16^{INK4A} 基因突变的患者出现肝癌的年龄较早，而且均无肝硬化的背景。p16^{INK4A} 蛋白的失活使 RB 蛋白处于磷酸化状态，以致 E2F 转录因子被释放，促进了细胞周期蛋白的表达，加速细胞周期的运行（参见本书第十四章细胞增殖及其调控）。

E- 钙粘素基因（*CDH1*）：肝癌组织 E- 钙粘素表达的减少与 E- 钙粘素基因启动子 CpG 岛的甲基化程度增加显著相关。肝癌中E-钙粘素表达水平的降低与肿瘤的分化程度相关：病理分级为Ⅰ 的HCC未见（0/106）E-钙粘素表达下降，20%（23/114）Ⅱ级，40%（24/60）Ⅲ级 和 70%（7/10）Ⅳ级并有侵袭和较早复发者均有E-钙粘素表达减低。此外，在64%（18/28）HCC 中发现在染色体 16q 的 E- 钙粘素基因区有 LOH。E- 钙粘素通过 β-catenins 而与 Wnt 信号转导途径相联系。Wnt-β-catenin - E-cadherin 途径的紊乱在成人 HCC 及儿童 HB 的发生中具有重要作用（Wnt 途径的活化抑制 β-catenin 的降解，导致胞质中 β-catenin 浓度升高，最终使 Myc 转录因子活化，参见本书第二十七章第四节一）。E-钙粘素的表达下降或缺失以及β-catenin 的突变导致细胞间的粘合减弱，癌细胞易从瘤体脱落，成为侵袭与转移的前提。

总之，HCC的遗传学改变集中在转录因子（如，c-Myc，c-Fos，c-Jun，Ets-1，NF-κB等）、生长因子受体（如EGFR、c-Met）、参与细胞增殖调控的基因（如*p53*、*Rb*、*p16*、细胞周期蛋白D和E，以及端粒酶基因等）、信号转导途径相关的基因（如编码Ras、Src、FAK、Erk/MAPK、PTEN 等的基因）、细胞粘附相关的基因（如 α6β1 整合素、E 钙粘素、β-catenin 等的基因）。不同患者的肝细胞癌具有高度的遗传学异质性；不同病因、不同亚型肝癌的发生可能通过不同的分子途径；有肝硬化和没有肝硬化背景之肝癌的遗传学改变也可能不同。

二、肝癌的细胞生物学特性

肝癌细胞具有一切肿瘤细胞的生物学特性（参见本书第二十七章肿瘤细胞）。这里主要介绍肝癌的特点。

（一）生长调节的异常

正常肝中表达TGFα的主要是胆管上皮细胞，还有卵圆细胞，而肝细胞不表达或很低的表达；而慢性活动性肝炎及硬化肝的肝细胞则高表达TGFα。而且TGFα的表达水平与增殖细胞核抗原（PCNA）阳性肝细胞的百分率高度相符。不仅在HBV和HCV感染的肝细胞高度表达TGFα，而且以HBV基因组cDNA转染的肝细胞中TGFα的表达也上调；在培养的人类细胞中HBV的pre-S基因可转活化（transactivate）TGFα基因；用干扰素治疗的HBV肝炎患者TNFα的表达减少。这些结果说明肝炎病毒的感染可活化肝细胞的TGFα基因。而肝癌正是从持续活跃增殖的肝组织中发展起来的。与存在慢性炎症的配对非癌肝组织相比，肝癌组织中TGFα表达上调的占62%（53/86），持平的占21%（18/86），下调的占17%（15/86）。在分化较好的肿瘤中TGFα表达强度最高、表达细胞数最多。

在25% HCC可检测到EGF的表达；HCC患者的尿中也可检测到与EGF相关的、低分子量的肽，可能是TGFα或EGF的降解产物。

EGFR是TGFα和EGF共用的受体。在慢活肝、硬化肝和肝癌中EGFR的表达均上调，与旺盛的细胞增殖相符；在某些肝癌组织中EGFR基因的甲基化程度降低。这可能是HCC中EGFR表达上调的原因。

IGF-2（insulin-like growth factor -2）在肝癌的表达明显升高，IGF-2的浓度在正常肝为41.3 ± 18.7 ng/g，非肝癌部位的硬化肝为133.2 ± 52 ng/g，肝癌为369.2 ± 373.5μg/g。IGF-2的表达与肿瘤细胞的增殖密切相关。

IGF-2通过IGF-1 receptor（IGF-1R）和胰岛素受体（IR）而转导细胞增殖的信号；通过6-磷酸苷露糖/IGF-2受体（mannose 6-phosphate/IGF-2 receptor, M6P/IGF2R）介导的内吞转运到溶酶体而被破坏，从而终止细胞增殖的信号。因此IGF-2与IGF-1R及IR的结合和与M6P/IGF-2R的结合具有竞争性，前者启动增殖信号的转导，而后者导致增殖信号的终止。在某些肝癌组织可见M6P/IGF-2R的表达显著减少，因而增强了IGF-2促进细胞增殖的作用。

HGF在正常肝由肝窦的间质细胞和胆管上皮细胞产生，不在肝细胞表达；关于HGF在HCC表达的报道不甚一致，大部分报道在急、慢性肝炎、肝硬化和肝癌均有表达。HGF受体（c-mer）在56%（137/244）HCC过表达，并与细胞增殖速度、分化状态和不良预后相关。导致c-met表达上调的因素有生长因子HGF和EGF、炎性因子TNFα、IL-1和IL-6。

TGFβ是肝中主要的抑制细胞增殖的信号分子。正常肝组织中由门管区及肝窦的间质细胞表达TGFβ；而肝细胞不表达之。但肝细胞表面有TGFβ受体，由其负责与TGFβ相结合，并将信号传导至细胞内，通过Smad信号途径抑制RB蛋白的磷酸化从而抑制细胞周期的运行。在肝炎、肝硬化组织中的肝细胞及肝癌细胞中TGFβ均高度过表达。但TGFβ受体则由于其基因突变或缺失而不表达或表达很低，以致细胞不能接受来自TGFβ的抑制增殖信号，而在增殖周期中不停的运行。

无论生长刺激因子或生长抑制因子都必须通过与细胞表面的相应受体相结合，并通过一定的信号转导途径将增殖信号经胞质传入细胞核，并调控细胞周期调节蛋白（如cyclin A-H、Cdk及CKI等）的表达水平，从而控制细胞周期的运行。肝癌与其他肿瘤相似，也存在信号转导的异常。例如，PTEN（phosphatase and tensin homolog deleted on chromosome 10）是一种广谱磷酸酶，既可催化肽链上磷酸化的氨基酸残基脱磷酸，也可催化磷脂酰肌醇信号途径的磷脂脱磷酸。PTEN对细胞增殖的信号转导具有负调控作用。在肝癌组织中PTEN基因可发生过甲基化、缺失性突变及mRNA拼接的改变，以致表达降低或缺失，并抑制增殖相关的Ras/Raf/MAPK信号转导途径，同时其表达水平还与HCC的病理分级和侵袭转移性相关。*LAPTM4B*（lysosome associated protein transmembrane 4 beta）是我们最近克隆的一个新的基因，显著抑制细胞凋亡、促进细胞增殖，上调细胞周期调控蛋白cyclin D1和cyclin E的表达以及转录因子c-myc、c-fos及c-jun的表达，活化抗凋亡的PI3K/Akt信号途径和促进细胞增殖的信号转导过程，在87.3%肝癌和部分配对非癌肝组织显著过表达，表达上调幅度与HCC的病理分级正相关。其*2/2基因型与肝癌的易感相关。

端粒可视为体细胞分裂的计数器。这一机制为防止体细胞的无限增殖提供了保护措施。在很多种肿瘤细胞端粒酶基因重新表达，使每次分裂中缩短的端粒得以恢复，因而具有无限增殖的潜能和不死性。端粒酶在肝癌发生过程中同样重新表达，并参与肝癌的进展。通过原位RT-PCR检测端粒酶mRNA的表达，发现在正常肝、慢性肝炎及肝硬化组织中阳性信号出现在内皮细胞和浸润淋巴细胞，偶见于肝细胞和胆管上皮细胞。而肝癌组织中端粒酶mRNA的平均水平为慢性活动性肝炎和肝硬化组织的10倍，为无病肝的100倍。免疫组化检测结果表明，肝癌细胞核有很强的端粒酶阳性信号，而且在分化差的肝癌中端粒酶阳性细胞核最多。端粒酶的活性与表达水平相符，并也随肝癌的进展而增高。端粒酶活性在90%（143/159）HCC为强阳性，在23%（30/128）癌旁慢性炎症和肝硬化组织为弱阳性。高水平表达端粒酶在分化好的HCC占70%（26/37），在中分化的HCC占91%（53/58），在分化差的HCC占100%（22/22）。端粒酶活性半定量分析表明，在无瘤的肝硬化组织为0.4 ± 0.5 ATU/6μg组织蛋白质，癌旁为4.5 ± 7.4 ATU/6μg组织蛋白质，< 3cm的肝癌组织为140.6 ± 195.9 ATU/6μg组织蛋白质，而在腺瘤样增生仅5.5 ~ 4.5 ATU/6μg组织蛋白质。肝切除术后在复发最早的HCC中端粒酶活性也最高，在15个月内复发的酶活性为36.4 ± 27.8，15个月以上复发的为9.8 ± 7.7。总上可见，端粒酶的表达及活性与肝癌的发生、发展及预后相关。关于端粒长度的检测也提供了非常有意义的信息：17例正常肝平均为8.3 ± 1.5kb，45例慢性肝炎为7.9 ± 1.9kb，59例肝硬化为6.4 ± 1.2kb，73例肝癌为5.3 ± 2.4。肝癌的端粒虽有缩短，但很稳定，并不随HCC的分化程度而变化。再者，端粒的超短或完全丧失会引起染色体末端相互粘合，为染色体结构的重排提供了基础，并容易出现非整倍体。这些改变加上端粒酶的重新表达所赋予细胞的不死性可能在肝癌的发生中具有关键性作用。

（二）凋亡的异常

细胞外的凋亡信号，如Fas配体（FasL）和TNFα分别与细胞质膜中的Fas（受体）和TNFR结合而启动凋亡信号途径，逐级活化一系列天冬蛋白酶而最终引起细胞凋亡（参见本书第十五章细胞凋亡）。Fas在正常肝有所表达，在HBV和HCV感染的严重慢性炎症的肝，肝炎病毒感染导致的硬化肝Fas的表达高度上调；与此相反，在肝细胞癌Fas的表达高度下调或完全阴性。而肝硬化或HCC患者血清中可溶性Fas（sFas）的水平比正常人显著升高：正常对照组为0.29ng/ml（0 ~ 4.9ng/ml），肝硬化组为2.2ng/ml（0.24 ~ 8.4ng/ml），HCC组为4.1ng/ml（0.14 ~ 29.2ng/ml）。且多结节的HCC比单结节者更高。sFas是由肝癌细胞产生的，编码sFas的是截短的Fas基因。sFas的作用可能是通过中和免疫细胞释放的FasL而阻断免疫系统对HCC细胞的杀伤，逃避宿主的免疫监视。再者，HCC细胞除低表达或不表达Fas（受体）外，还获得高表达FasL的能力。肝癌细胞所表达FasL可杀伤其所遇到的细胞毒T淋巴细胞。不表达Fas的HCC患者与表达Fas的HCC患者相比肝切除后较多见肝内转移；而且术后无瘤存活期也显著较短。此外，Fas阴性的HCC无一表达p53。指明p53对于调节Fas的表达可能具有一定作用。对于TNFR的一项研究表明，在多数HCC表达一个缺失死亡结构域的截短的TNFR（CD40），而其在慢性活动性炎症肝和硬化肝及正常肝并无表达。CD40的表达可保护肝癌细胞抵抗由TNFR和Fas途径介导的凋亡，从而逃避免疫攻击。抗凋亡的Bcl-2在正常肝和慢性活动性炎症肝均不表达；在少数HCC表达；而在经过插管化疗栓塞术（TACE）处理的HCC，Bcl-2的表达率上升。可能TACE所造成的氧化应激促进了Bcl-2的表达。

（三）分化的异常

肝癌细胞不仅重新表达了分化肝细胞已停止表达的胎儿甲种蛋白（AFP），而且还高度表达基质金属蛋白酶（MMP-2和MMP-9）、端粒酶等。AFP具有免疫抑制作用和促进细胞增殖的作用；MMP则参与肝癌细胞的侵袭和转移。端粒酶使细胞获得无限增殖的能力。近年发现负责决定肝细胞分化表型的HNF（hepatocyte-enriched nuclear factors）基因在肝癌出现表达异常。HNF 1-6及C/EBP是一族转录因子。HNF-1，HNF-3，HNF-4，HNF-6及C/EBP均在肝中表达。在HCC中HNF1α/HNF1β的比值随分化程度的降低而明显减小，变化范围为100 ~ 0.01。表明肝癌中HNF1α/HNF1β表达的比值与肿瘤的分化程度相关。NHFα在肝癌/癌旁的表达比值也随分化程度的降低而减小。总之，分化程度愈高表达HNFα越高，分化程度愈低表达HNFβ越高。

（四）细胞外基质的异常

在分化好的HCC，细胞外基质中Ⅵ型胶原、纤连蛋白及tanascin的含量均有增多；而分化不良的HCC中上述细胞外基质成分大多减少。但perlecan及syndecan-1的表达增加。Perlecan主要在HCC的毛细血管周间隙；而syndecan-1在肝癌细胞中的分布发生改变，由分布于细胞基侧质膜改变为胞质及核中，并呈蜂窝状。

层连蛋白（LN）及其受体在HCC转移中发挥重要的作用，在化学诱导的大鼠肝癌和人类肝癌组织的肝小叶，均见层连蛋白增加；而在正常成年肝LN主要定位于门管区，在窦周间隙仅有少量散在。同时，在正常肝脏对LN呈单特异性的整合素族受体α6β1也无表达。而HCC细胞表面的层连蛋白受体则表达上调，它们主要是α6β1整合素及67kD高亲和性受体；而且肝癌组织中LN及其受体表达的程度与肝癌细胞的增殖速度和转移潜能呈正相关，而与患者的预后呈负相关。肝癌细胞表面的α6β1受体在癌细胞转移的出脉管步骤中可介导癌细胞与内皮之间的粘附。我们的研究证明，抑制肝癌细胞与LN的相互作用可以抑制肝癌细胞的增殖以及侵袭、转移表型。无论用针对α6胞外域的单克隆抗体来阻断肝癌细胞与LN的相互作用，或者通过基因操作下调细胞表面α6β1受体的含量来削弱肝癌细胞与LN的相互作用，结果均可使肝癌细胞系BEL7402细胞的增殖减慢、AFP分泌下降、基质金属蛋白酶MMP-2和MMP-9的分泌明显减少、细胞迁移和侵袭减弱。与α6β1不同，α5β1（纤连蛋白的单特异性受体）在分化不良的HCC中表达下调，并由分布于质膜改变为弥散于胞质中。在高转移的HCC完全检测不到α5β1。可见，HCC的恶性程度越高，α5β1的表达越少。

（五）降解细胞外基质的潜能增强

MMP在慢性肝炎和肝硬化的基质重建中发挥重要作用，在HCC细胞中也高水平表达。例如，MMP-9的基因转录可在70%（16/23）HCC检测到；MMP-9蛋白在90%（15/16）HCC比配对非癌肝组织含量高。MMP-2在78%（18/23）HCC可检测到；在44%（8/18）HCC比配对非癌肝组织含量高。MMP-9和MM P-2在发生包膜侵袭的HCC明显高表达。在侵犯门静脉的HCC患者血浆中MMP-9的水平明显升高，平均为79ng/ml；而无门静脉侵犯的HCC患者为44ng/ml；100例HCC的平均值为62ng/ml，21例慢性肝炎者为28ng/ml，在24例无癌肝硬化者为35ng/ml。TIMP-1和TIMP-2在HCC组织中的水平也高于配对非癌肝组织，并趋于与MMP平行。其表达水平与HCC的分级及大小不相关。HCC及癌旁组织中uPA、uPA受体及tPA的表达水平在HCC及癌旁组织中均比无癌的慢性肝炎和肝硬化者为高。uPA及uPA受体在HCC的表达比癌旁组织为高。侵犯血管的HCC有88%（14/16）表达uPA受体；而无血管侵犯的只有53%（8/15）表达之。慢性肝炎、肝硬化及HCC患者血浆中uPA的水平均有增加，表明其参与基质的重建。

nm23基因被认为是一种转移抑制基因，其编码产物为17kDa蛋白质，与二磷酸核苷激酶（nucleoside diphosphate kinase，NDP激酶）高度同源。NDP激酶参与微管的组装与去组装及G蛋白介导的信号转导。通过免疫组化检测nm23蛋白发现，它在具有肝内或远处转移的肝癌组织中的着染比没有转移者弱。还有人发现，nm23-H1（非nm23-H2）mRNA和蛋白质的表达与肝内转移的频率负相关。但也有些资料与此相悖，因此nm23-H1的表达不能作为肝内转移和远处转移的可靠指标。

N-乙酰氨基葡萄糖基转移酶V是催化N连接复杂型糖链第四天线生成的关键酶。这种天线结构存在于高转移潜能的癌细胞。肝癌细胞和组织中此酶活性增高；以此酶cDNA转染的细胞转移潜能有所增强。因而认为编码此酶的基因为转移相关基因。

（六）血管生成

大多数早期的小肝癌进展缓慢，稀有转移；而晚期肝癌进展迅猛，广泛转移。早期的、高分化的、没有发达血管的很小的肝癌可逐渐演变成中或低分化的、有丰富血管的大肝癌。即使小于2cm的小肝癌一般也比周围的非癌肝组织的脉管更为丰富。小的分化好的肝癌在瘤组织中保留着门管区，主要从门静脉获得血液供应，动脉并不很发达，通过血管造影难以检测到；而逐渐增大的分化不良的肝癌有很发达的动脉样血管，并以高密度血管为特征。脉管密度与肝癌的大小、分化程度及肝切除术后无瘤存活期相关。换言之，在小肝癌的发展过程中门脉血供逐渐减少，而动脉血供逐渐增加，可达供血总量的90%。这是肝动脉栓塞可以遏制肝癌的依据。VEGF不仅存在于肝癌细胞，也存在于内皮细胞中。表达VEGF的肿瘤由于刺激血管生成而具有生长优势。越是低分化的肝癌表达VEGF蛋白的水平越高，因而提出VEGF的表达与肝癌的组织分级有关。

（七）肝窦的异常

肝癌组织的肝窦与正常肝组织不同，而与硬化肝组织相似。它们不再由有窗的内皮细胞围绕，而变成由连续的内皮细胞围绕的毛细血管结构，在内皮细胞的基底有厚的基膜。此外，肿瘤毛细血管可表达ABH血型抗原、Ulex europaeus凝集素、von Willebrand相关抗原及CD34抗原，而癌旁肝组织中的内皮细胞并不表达这些抗原。CD34是肝癌脉管的主要标志。CD34的表达与肝癌的分化程度以及通过CT-动脉造影所反映的相对动脉血流相符。

对于HCC生物学行为的特点虽然知之不少，但机制并不完全清楚。HCC生物学行为与形态学参数、发展阶段和临床分期、患者年龄及整个肝脏的背景条件等有关。但没有任何宏观的或组织学的特征具有有意义的预后价值，唯一例外是较年轻患者中多见的富于基质的“纤维板层”型肝细胞癌具有较好的预后。

三、肝细胞癌的细胞来源

关于HCC的前体细胞，曾经认为分化异常的大肝细胞是发生HCC的前体细胞，但是未能证明它们的恶性转化潜能。反之，在动物模型的研究中表明那些核/质比和胞质嗜碱性略微增加的小肝细胞具有较强的增殖潜能，并具有介于肝细胞与肝癌细胞之间的中间表型。这些小肝细胞能够形成小的异常分化灶（dysplastic foci），并能发展为异常分化结节/发育不良结节(dysplastic nodules)。异常分化结节仅见于硬化的肝组织中，并在其中存在肝细胞增殖集落，虽然达不到高分化HCC的诊断指标，但具有相当的证据支持其癌前性质。临床病理研究（活检证据）表明50%的异常分化结节在6～50个月内演变为HCC。在尸检中发现，具有非典型异常分化结节者的肝中几乎总有HCC共存。这一点支持HCC的多位发生假说。已有足够的形态学证据指明在肝癌细胞之先有癌前肝细胞灶，此与结肠肿瘤形成过程中由良性腺瘤演变为癌的过程相似。

通过动物实验模型研究肝癌起源表明，肝癌可来自于四种细胞：（1）成熟的肝细胞：在DEN（diethylnitrosamine）的作用下不断增殖的成熟肝细胞可转化为肝癌细胞。由此可见，除干细胞和祖细胞外，非终末分化的成熟细胞也可能发生恶性转化，变为肿瘤细胞。（2）胆管祖细胞（ductal progenitor cell）：在DEN的作用下可转化为胆管癌细胞；（3）胆小管双向祖细胞（ductular “bipolar” progenitor cell）/卵圆细胞：当肝细胞的增殖受到抑制时在N-2-AAF(N-2-acetylaminofluorene）的作用下卵圆细胞可转化成肝癌细胞或胆管癌细胞；（4）胆管周围的干细胞（periductular stem cell）：给膳食中缺乏胆碱的大鼠投以ethicnine或N-2-AAF时，可由这些干细胞转化为肝癌细胞。

四、肝癌的遗传学背景

尽管遗传流行病学研究及临床经验都表明HCC的发生具有一定的家族聚集现象，而且遗传流行病学分析指出HCC是有一定主基因起作用的遗传性疾病，但至今尚未能确定什么样的遗传学素质与HCC的发生有关。虽然大多数HCC伴有肝硬化，但也有的并无肝硬化背景。二者具有不同的遗传学改变。在HCC中寻找共同的细胞遗传学异常的试图至今尚未取得成功。大量研究证明，HCC的多个染色体（见本节一）存在LOH。这固然提示在肝癌的发生、发展过程中可能具有多个抑癌基因的丢失，但至今除了分别定位在13q及17p的Rb及p53抑癌基因外，尚未发现任何新的LOH座具有与肝癌相关的特异性，也尚未取得可以证明抵抗肝癌发生的任何新的抑癌基因丢失的有力证据；未能在以上LOH座鉴定或克隆出任何新的抑癌基因，因而发现这些 LOH 对于 HCC 发生、发展的意义仍然不清楚。再者，Rb 及 p53 抑癌基因的失活一般出现在肝癌的进展阶段，故而并非是最初发生肝癌的遗传学背景。近年通过比较基因组杂交（Comparative Genomic Hybridization，CGH）确定在人类肝癌于染色体 16q，17p，13q，4q，lp 和 8p 存在缺失；而在 1q，6p，8q 和 17q 时常发生扩增，并以 1q 和 8q 的扩增为主。

HCC 与 HB 在遗传学上既有相同的，又有不同的改变。通过 CGH 在基因组范围寻找遗传物质的不平衡，发现二者相同的是在染色体 1q、8q 及 17q 经常出现扩增；而在 4q 出现缺失。并且由于β-catenin 的稳定突变常伴有 Wnt-βcatenin 信号途径的活化。免疫组化分析证明在 1/3 以上 HCC 及多数 HB 存在β-catenin 在细胞核与细胞质堆积。而 HCC 与 HB 不同的是，HCC 具有多染色体的异常，并主要是缺失，而且染色体的不稳定性增加；而 HB 只有少数染色体的改变，主要是 1q、2、8q、17q 及 20 的扩增。

临床发现的肝癌多为中、晚期，并时常存在临床未见的肝内、外转移；而且在肝炎病毒感染和肝纤维化的背景下，癌变过程往往继续进行，新的癌灶相继出现。这些因素导致了肝癌的高复发率。因此，对肝癌细胞进行全方位的立体攻击并主动采取制止复发的预防措施，特别是治愈可导致肝癌的肝炎，是治愈肝癌的关键所在。同等重要的是根据肝细胞癌变的机制，防止肝细胞的慢性损伤，避免肝细胞时常处于不断增殖的状态，提高机体的免疫功能，以预防肝癌的发生。

（周柔丽）

参考文献

1. Cohn RM. & Roth KS. Biochemistry and Disease, Baltimore. Philadelphia, London, Paris etc.: Williams & Wilkins, 1996

2. Henrikson RC, Kaye GI & Mazurkiewicz JE., Histology, Williams and Wilkins, Baltimore, Philadelphia, London, Paris etc. 1997, pp.289-300

3. 张宗玉, 肝的生物化学, 张乃蘅主编 生物化学, 第二版, 北京医科大学出版社中国协和医科大学联合出版社, 1999, pp. 555-582

4. Lodish H., Berk A., Matsudaira P. et al., Molecular Cell Biology, 5th edition, 2004, W. H. Freeman & Company, New york.

5. Fleig WE. Normal and Malignant Liver Cell Growth, Kluwer Academic Publishers, 1999

6. Bedossa P & Paradis V. Liver extracellular matrix in health and disease. J. Pathology, 2003, 200:604-515

7. Michalopoulos GK. and DeFrances MC., Liver regeneration, Science, 1997, 276: 60-66

8. Fausto N. Liver regeneration, J Hepato, 2000, l32(1 Suppl):19-31

9. Martinez-Hernandez A. and Amenta PS. The extracellular matrix in hepatic regeneration. FASEB J. 1995, 9:1401-1410

10. Fausto N, & Campbell JS., The role of hepatocytes and oval cells in liver regeneration and repopulation. Mech Dev. 2003, 120(1): 117-30.

11. Fausto N., Liver regeneration and repair: Hepatocytes, progenitor cells and stem cells, Hepatology, 2004, 39(6): 1477-1487

12. Nita ME, Alves VA, Carrilho FJ, et al., Molecular aspects of hepatic carcinogenesis. Rev Inst Med Trop Sao Paulo, 2002, 44(1):39-48

13. Sugimachi K, Tanaka S, Terashi T et al., The mechanisms of angiogenesis in hepatocellular carcinoma: Angiogenic swith dyring tumor progression, Surgery(Suppl), 2002, 131(1): S135-141

14. Grisham JW, Molecular genetic alteration in primary hepatocellular neoplasms, in: The Molecular Basis of Human Cancer, pp. 269-346, ed by Coleman,WB and Tsongalis,GJ, Humana Press Inc., Totowa, NJ. 2002

15. Gen-Ze Shao, Rou-Li Zhou, Qing-Yun Zhang, et al., Molecular cloning and characterization of LAPTM4B, a novel gene upregulated in hepatocellular carcinoma, Oncogene, 2003, 22:5060-5069

16. Sell S., Cellular origin of hepatocellular carcinomas. Semin Cell Dev Biol. 2002, 13(6): 419-24

第二十七章 肿瘤细胞

概述：关于肿瘤的基本概念

一、肿瘤的分类

肿瘤（tumor，neoplasm）按其对人体的危害而分为良性肿瘤（benign tumor）和恶性肿瘤（malignant tumor）。良性肿瘤的生长限于被膜之内，不转移；恶性肿瘤的生长失控，侵袭正常组织，并可通过血液或淋巴系统而转移至远处组织形成转移瘤。本章主要介绍恶性肿瘤细胞相关的知识。人们常泛称恶性肿瘤为癌（cancer）。恶性肿瘤依据其来源的组织细胞而分类：来自于内胚层衍生的组织（如，肠上皮、肝、胰、肺、甲状腺和膀胱等）和外胚层衍生的组织（如，皮肤、色素细胞、乳腺和神经上皮）的肿瘤为癌（carcinoma）；来自于中胚层衍生的组织（如，肌肉、骨、结缔组织、脂肪组织、子宫、前列腺、骨髓等）的为肉瘤（sarcoma）；来自于造血组织的白血病（leukemia）和骨髓瘤（myeloma），属于肉瘤；神经母细胞瘤（neuroblastoma）、肝母细胞瘤（hepatoblastoma）和畸胎瘤（teratoma）分别来自于神经干细胞、肝内干细胞（肝母细胞 / 成肝细胞，hepatoblast）及胚胎干细胞。

二、肿瘤是体细胞的遗传性疾病

肿瘤是体细胞的遗传性疾病（genetic disease），大多是在体细胞发生遗传物质（基因结构和表达）的改变所致，并可遗传给其子代细胞而非子代个体，也就是说不由生殖细胞携带相关的遗传学改变。多数肿瘤细胞的遗传学改变主要是体细胞在患者的生命过程中发生和积累的，并非与生俱来，既不存在于其父母也不遗传到子代，因此不是遗传病（inherited didease）。肿瘤作为体细胞的遗传性疾病的主要依据是：

1. 遗传物质（DNA）的改变是肿瘤细胞最根本的异常，环境中致癌物的作用以及基因复制和修复中的错误均可导致基因的改变。

2. 特定肿瘤细胞的基因型与表（现）型在其分裂增殖过程中遗传给其子代细胞，即在细胞水平代代相传。

流行病学研究指明，某些肿瘤（如，视网膜母细胞瘤、乳腺癌、结肠癌、肝癌等）的发生存在一定家族聚集现象。发生肿瘤的某些个体可具有一定的遗传学素质，如某些家族的个体遗传性的存在某些染色体杂合性丢失（参见本章第二节），即遗传性的丢失或突变了抑癌基因的一个等位基因，导致其对肿瘤的易感性增高，在一定的内、外环境作用下若发生另一个等位基因的突变则容易发生肿瘤。例如，家族性视网膜母细胞瘤（retinoblastoma）患者 *Rb* 基因的一个等位基因具有遗传性的缺陷（缺失）；家族性小肠息肉病和乳腺癌患者分别具有遗传性的APC基因和BRCA1基因的一个等位基因的突变。他们罹患肿瘤的危险比没有这些遗传素质的人要高得多。因而肿瘤的发生是遗传与环境协同作用所致。具有肿瘤遗传学素质的个体成为肿瘤发生高危人群中的易感者，是预防和追踪检查的主要对象。表 27-1 列出家族性肿瘤及相关的基因。

总之，“肿瘤是细胞的遗传性疾病”这一理念成为认识肿瘤发生、发展的基本概念，将贯穿在本章的全部内容之中，并为肿瘤的预防和治疗开拓了新的天地，提供了众多的机会。

表 27-1 家族性肿瘤及相关的基因

肿瘤	相关基因	染色体座
成视网膜细胞瘤（视网膜母细胞瘤，retinoblastoma）	RB1	13q14
Wilm's 瘤（Wilm's tumor）	WT1	11p13
家族性腺瘤样多瘤病（familial adenomatous polyposis）	APC	5q12
Ⅰ型神经纤维瘤病（neurofibromatosis type Ⅰ）	NF1	17q11
Ⅱ型神经纤维瘤病（neurofibromatosis type Ⅱ）	NF2	22q12
遗传性乳腺 / 卵巢癌（hereditary blast/ovarian carcinoma）	BRCA1	17q
遗传性乳腺 / 卵巢癌（hereditary blast/ovarian carcinoma）	BRCA2	13q12-13
Ⅱ a 型多发内分泌肿瘤（multiple endocrine neoplasia type Ⅱ a）	RET	10q11
Li-Fraumeni 综合征（Li-Fraumeni syndrome）	TP53	17p13
Von Hippel Lindau syndrome	VHL	3q25

（资料取自Oncogene，edited by R. A. J. Spence OBE & P. G.Johnston， Oxford Hanbook of Clinical Medicine publishers，pp. 54）

三、肿瘤也是全身性疾病

虽然肿瘤的本质是肿瘤细胞遗传物质及其表达的改变，而肿瘤的发生、发展与整个机体密不可分：很多外环境中的致癌物需在体内，特别是在肝脏经过生物转化才有致癌作用；细胞的微环境与肿瘤的发生、发展息息相关，并且是由肿瘤宿主的全身状态造就的；肿瘤细胞能否在宿主体内长期存活下去，由宿主的免疫状态所决定。以上这些全身因素都会影响肿瘤的发生和发展。再者，肿瘤在体内的存在和发展对全身具有多方面的影响，并最终导致恶病质和机体的死亡。因此，肿瘤不仅是细胞的遗传性疾病，也是全身性疾病。

第一节 引起细胞恶性转化的因素

引起正常细胞发生恶性转化的因素众多。外源性的因素有化学性的、物理性的和生物性的，这些致癌因素都是突变原（mutagen）；内源性的因素为遗传性的基因缺陷（后述）。

一、化学因素

化学因素是致癌的主要因素，大多数肿瘤与化学致癌因素有关。致癌的化学物质有七大类，包括烷化剂（如氯乙烯、氮芥、环磷酰胺）、多环芳香烃（如3，4苯并芘、3-甲基胆蒽）、芳香胺（如 β- 萘胺、2- 乙酰氨基芴）、偶氮染料（如奶油黄、偶氮萘）、亚硝基化合物（如亚硝胺、亚硝酰胺）、生物毒素（黄曲霉毒素 B1、黄酮醇）及致癌性元素及其化合物（如六价铬、三价砷）。化学致癌物可分为两大类：直接作用的致癌物和间接作用的致癌物。前者主要是活性亲电子化合物（可与其他化合物中的负电荷中心反应），通过与 DNA 的 N 和 O 原子反应而修饰其硷基，从而破坏其正常的硷基配对，这类致癌物为数不多，包括EMS（ethylmethane sulfonate）、DMS（dimethyl sulfate）和氮芥（nitrogen mustards）；间接致癌物需在体内，特别是在肝脏，经过细胞色素P-450的代谢转变，将杀虫剂或某些亲脂性药物加上亲电子中心，从而成为致癌物。这些致癌物大剂量或长时间的作用，引起基因组DNA损伤的积累而导致癌变。对于人类肿瘤具有明确致癌作用的主要有香烟烟雾中的苯并芘致肺癌和黄曲霉毒素致肝癌（参见本章第二节一、（二）抑癌基因的失活）。同一致癌物可引起不同器官发生不同的肿瘤；同一肿瘤也可由不同的致癌物引起；而且致癌物之间有协同作用。因此，就某一肿瘤而言，可能是多种致癌物共同作用的结果。

二、物理因素

致癌的物理因素有辐射类和非辐射类。辐射类包括粒子辐射（来自于α射线、β射线、质子、X射线、γ射线和电子等带电粒子和不带电的中子的辐射）和电磁辐射（极低频和极高频的电磁场）。粒子辐射可通过在体内引起离子对和活泼游离基的生成而造成DNA的损伤、断裂和染色体的缺失、易位等。在物理因素的长期作用下遗传物质的损伤如果不能及时修复而积累，则可导致细胞癌变。紫外线属于天然电磁波，可通过在体内产生活性氧而损伤DNA的单个碱基或直接引起DNA的断裂与交联；紫外线过度照射可引起皮肤癌。非辐射类致癌物包括石棉和玻璃棉等纤维颗粒及钴、镍金属粉末和晶体硅等，吸入可引起肺癌，植入组织可引起肉瘤，其致癌机制尚不够明了。

三、生物因素

可以致癌的生物因素包括病毒、支原体、细菌、真菌和寄生虫。

早在 1911 年 Peyton Rous 的研究就使人们认识到病毒注射到适当的宿主动物可引起肿瘤。以后陆续发现对动物具有致癌作用的病毒有 150 余种，包括 DNA 病毒和 RNA 病毒（又称为逆转录病毒或逆病毒，retrovirou）。约 15% 的人类肿瘤与病毒（主要是 DNA 病毒）有关。对人类具有致癌作用的病毒已发现数种。例如，B型肝炎病毒HBV（DNA）及C型肝炎病毒HCV（RNA）均与肝癌的发生相关。HCV还与B细胞淋巴瘤的发生有关。人类乳头状瘤病毒（human papillomavirus，HPV 16，18（DNA））的E6 & E7与宫颈癌、阴茎癌及食管癌的发生有关。EB病毒（Epstein-Barr virus，EBV）（DNA）与亚洲的鼻咽癌及非洲的Burkitt's淋巴瘤的发生相关。人类免疫缺陷病毒HIV（RNA）在EBV的协同下可致Kaposi's肉瘤。人类疱疹病毒8（human herpes virus 8，HHV-8）与Kaposi's肉瘤有关。人类T细胞白血病病毒（human T cell leukaemia virus-1，HTLV-1）（RNA）与成人T细胞白血病有关。致癌病毒的慢性感染以及与其它致癌因素的联合作用，如吸烟、饮酒及摄入黄曲霉毒素、亚硝胺等化学致癌物，可导致癌变；而且不同致癌病毒的作用机制各异。有的致癌DNA病毒通过整合到宿主细胞的基因组引起插入性突变而活化原癌基因；有的 DNA 病毒则以其在宿主细胞内的表达产物，通过蛋白质 - 蛋白质分子间的相互作用与抑癌基因产物相结合而使之失活。致癌的RNA病毒，与DNA病毒不同，含有来自于正常细胞的癌基因，称为转导逆病毒（transducing retrovirus）（参见下节），感染细胞后以其基因组RNA为模板先逆转录成单链DNA，然后复制生成双链DNA原病毒（provirus），再整合到宿主细胞的基因组，通过直接插入活化的癌基因（insertional activation）或转录激活（transactivation）宿主细胞的原癌基因而使细胞癌变。对人类具有致癌作用的多为DNA病毒。防止各种致癌病毒感染和肆孽的疫苗在预防相关肿瘤的发生上具有重要作用。

某些支原体与人胃癌有关，幽门螺旋杆菌与人胃MALT淋巴瘤和胃腺癌的发生有关；某些血吸虫、华支睾吸虫及非洲疟原虫感染也可能具有致癌作用。

总之，人在一生中难免会接受致癌因素的作用，在致癌因素的错综复杂作用下可导致DNA的损伤。但不是一次DNA损伤就可引起癌变，必须积累多次不可修复的DNA损伤才会使细胞癌变。机体在致癌性化学、物理及生物因素的作用下有可能发生肿瘤，但并非必然发生肿瘤。这是因为细胞具有精密的DNA损伤修复机制；同时，机体的状态，包括年龄、性别、种族、精神状态、营养状态，靶器官的血液供应状态和靶细胞的增殖状态等均影响致癌因素作用的效果。再者，即使发生了细胞的癌变，体内还有防御和消灭肿瘤细胞的免疫机制，可以抵御肿瘤的长成和发展。因此，肿瘤的发生、发展既与外环境密切相关，又绝非仅仅是某些外因作用的结果。

第二节　细胞的恶性转化

一个正常细胞如何转化成肿瘤细胞这是人们普遍关心的问题，然而，虽然历经近一个半世纪的大量研究，至今仍不完全明了。近代关于肿瘤发生、发展机制的研究集中在癌基因和抑癌基因。20世纪60年代中末期有人用人类膀胱癌细胞的DNA来转染具有永生性的小鼠NIH 3T3细胞（3T3细胞系来自于小鼠成纤维细胞，其与原代细胞不同的是已遭遇p16抑癌基因的功能丧失性突变），结果转染的细胞发生恶性转化（transformation）并获得成瘤性，从而证明了遗传物质的致癌性。当时在理论上认为肿瘤的发生是由于获得了附加的遗传信息。70年代初期在研究哺乳动物病毒，特别是逆转录病毒时，发现了第一个病毒癌基因（Rous 肉瘤病毒的v-src基因），此后陆续发现了近百个可引起各种动物肿瘤的病毒癌基因（virus-oncogene，v-onc）。70年代末科学家惊奇的发现来自于鸡和其他种属的正常细胞竟也含有与Rous 肉瘤病毒的v-src基因同源的基因，为了与病毒癌基因加以区分当时将正常细胞中的v-onc同源基因称为c-onc；c-onc若由于突变或异常高表达而被活化则可促进细胞的恶性转化，遂变成癌基因（oncogene），而未活化的c-onc称为原癌基因（proto-oncogene），是细胞的正常基因，一般与细胞的增殖、分化相关。1982年从人膀胱癌和肺癌细胞系分离和鉴定了第一个活化的原癌基因，并证明它们就是原先已知的、可在大鼠引起肉瘤的Harvey-ras 和Kirsten-ras 逆转录病毒癌基因在人类细胞的同源物。实验证明，v-onc并非病毒基因组所固有，亦非病毒所需，而是病毒经感染宿主细胞而从细胞的原癌基因转导（transduction，即病毒所介导的基因转移）而来的。原癌基因的发现确定了细胞内的正常基因与肿瘤的相关性，开始了以鉴定细胞基因的异常为主旨研究人类肿瘤的时代，此后相继鉴定出百余个原癌基因。此外，几乎在病毒癌基因和原癌基因研究热潮的同时，另一些研究者将小鼠肿瘤细胞与正常细胞融合，所得到的杂交细胞的成瘤性显著降低，从而提出正常细胞含有对肿瘤表型具有负性调节作用的基因，并认为肿瘤的发生是由于丢失，而不是获得了遗传信息。两派学者争论不已。至80年代初通过对人类肿瘤的研究，即在宫颈癌细胞系HeLa细胞与正常成纤维细胞杂交的研究中发现，11号染色体的丢失与肿瘤表型的转化相关；通过再次与正常细胞融合而导入野生型等位基因则可再次抑制恶性表型，从而证明了在丢失的染色体中存在抑癌基因（tumor suppressor genes，TSG）。然而，在分子水平鉴定出抑癌基因又历经了十余年并先后发现和克隆了数十个抑癌基因。随着分子生物学和细胞生物学的飞速发展，在肿瘤细胞发生、发展分子机制的研究上取得了快速进展，确立了肿瘤发生的新概念，即细胞的转化直至肿瘤生成是多个原癌基因、抑癌基因和DNA损伤修复基因的突变积累所致。

一、参与肿瘤发生、发展的基因

肿瘤的发生、发展涉及三类基因：癌基因、抑癌基因及DNA修复基因。癌基因的定义是它所编码的蛋白质能够引起体外培养的细胞发生恶性转化，并能在动物体内引起肿瘤。

如前所述癌基因的发现始于病毒癌基因，病毒癌基因是逆转录病毒从细胞的原癌基因转导而来的，并可能在转导中发生突变而活化。在致癌的逆转录病毒中，一些病毒（如带有转导而来的v-src的RSV）可在数日内引起肿瘤；而大多数则需数月或年之后才引起肿瘤。这些慢作用的（长潜伏期的）逆转录病毒与经转导之病毒的一个根本区别是不含v-onc，而是通过插入到宿主细胞DNA的原癌基因附近来活化其表达而引起肿瘤，也就是被整合的逆转录病毒的原病毒（见上节）的长末端重复（long terminal repeat，LTR）序列可作为其附近c-onc的启动子或增强子来增强该基因的转录，使之活化为癌基因。例如，在ALV（avian leucosis virus）所引起的肿瘤细胞中，来自于逆转录病毒的DNA插入在c-*myc*基因附近，从而引起c-Myc蛋白过表达，并导致细胞增殖异常加快。

原癌基因活化为癌基因的方式可归纳为两种类型：一种是通过DNA序列的点突变或易位导致原癌基因及其编码产物的结构发生改变，生成功能异常的癌蛋白（oncoprotein）；另一种是通过DNA序列的易位或扩增导致原癌基因的表达过度。由于这两种类型的活化都是使细胞获得失控的或过度的功能因而称为“功能获得性突变（gain-of-function mutation）”。抑癌基因及DNA修复基因则通过“功能丧失性突变（loss-of-function mutation）”参与多种肿瘤的发生、发展。换言之，细胞的原癌基因必须被活化才具有致癌潜能；抑癌基因和DNA修复基因失活后才失去抗癌潜能。下面从原癌基因的活化和抑癌基因与DNA修复基因的失活三方面举例说明，并兼述其意义。

（一）原癌基因及其活化

1. 原癌基因及其产物的类别

原癌基因是细胞正常生命活动所必需的基因，其编码的基因产物参与细胞的增殖、分化、存活、凋亡及信号转导等基本生命活动。原癌基因编码的蛋白质产物在细胞的正常生命活动中发挥不可缺少的正性作用。换言之，原癌基因是正常细胞中可以转变为癌基因的正常基因，可谓癌基因的祖先，迄今已发现百余种。有些原癌基因彼此间具有同源性可归为一个基因家族。如，*ras*家族有H-*ras*（11p），K-*ras*（12q），N-*ras*（1p）。*src*家族有9个成员（c-*src*，c-*yes*，c-*lck*，c-*fgr*，c-*fyn*，c-*hck*，c-*lyn*，c-*blk*及c-*yrk*）。

原癌基因产物可归纳为以下几种类别：

（1）分泌至细胞外的促进生长的信号分子：如癌基因*sis*（simian sarcoma virus携带）编码的癌蛋白与血小板源生长因子（PDGF）的β亚单位87%同源。

(2) 促进生长的信号分子的受体（膜整合的酪氨酸蛋白激酶受体及胞内受体）：如 erbA，erbB，及 fms 等的编码产物为生长因子的受体。ErbB1 即表皮生长因子受体（EGFR）；ErbB2（Neu/Her2）为 N 端胞外区截短的 EGFR；Met 是肝细胞生长因子（HGF）的受体。

(3) 信号传导分子（胞质内的蛋白激酶）：如ras，src，raf及abl等编码的产物均为胞质中的信号传导分子。

(4) 胞质中的某些细胞周期调节蛋白：周期蛋白（cyclin）和某些周期蛋白依赖性激酶（cyclin-dependent kinase，Cdk）等都属于细胞周期调节蛋白（参见本书第十四章细胞增殖及其调控）。它们都各有数种成员，如 cyclin A-H 等，Cdk 1-7。不同的 cyclin 和一定的 Cdk 形成复合物，在细胞周期不同时相中推进细胞周期的运行，促进细胞增殖。

(5) 胞质中调节细胞凋亡的因子：如 *bcl*-2 基因家族的产物参与细胞凋亡的调控，分别促进或抑制凋亡：*bcl*-2 基因家族产物中的 Bax、Bak、Bid 和 Bim 具有诱导凋亡作用，bcl-2 及 bcl Xs 和 bcl X_L 具有抗凋亡作用。

(6) 核内的转录因子：如*c-myc*，*c-jun*，*c-fos*，*c-ets*及*c-rel*等基因编码的产物均为转录因子，调节基因的表达。

2. 原癌基因的活化及其产物的功能

原癌基因的活化即原癌基因转变为癌基因的过程。原癌基因由于发生结构的改变或表达过度（激活或向上调节）而被活化，成为癌基因。癌基因以显性的方式发挥作用，即只要等位基因的单一基因发生突变便可导致原癌基因活化。在遗传学上称之为“”。

原癌基因迄今已发现百余种，活化的方式归纳起来主要有突变、易位/重排及扩增等，以下举例说明。

(1) 通过突变活化原癌基因：包括点突变、插入性突变及缺失性突变。

1〕点突变 （point mutation)：为DNA链中单个碱基对的改变，有的可导致密码子涵义的变更，从而引起基因产物的单个氨基酸残基发生更改，并使其功能异常。

*ras*是第一个被鉴定的人类癌基因，常以点突变的形式被活化，编码一个组成型活化的Ras癌蛋白。人正常 c-ras 第一外显子第 12 位密码子的 GGC（ Gly ）突变为任何其他氨基酸的密码子，如 G → T 成为 GTC （ Val ），均可引起该基因产生组成型活化的癌蛋白。在约 50% 人类肿瘤（包括甲状腺、胃肠道、子宫、肺的肿瘤及白血病）中可见c-H-*ras*（11p)，c-K-*ras*（12p）和N-*ras*（1p）的突变。c-K-*ras*基因的突变频率在胃肠道的外分泌腺肿瘤，如胰腺癌、胆管癌和肝癌中最高；H-*ras* 突变在结肠癌、肺癌、黑色素瘤中多见；N-*ras*：突变在泌尿生殖道癌、甲状腺癌、黑色素瘤多见。在化学物质诱导的啮齿类动物的肝癌中发现c-K-*ras*基因第12、13和61位密码子的点突变。以发生了点突变的*ras*基因转染细胞时所引起的恶性转化活性可增强百倍以上，表明单一碱基的突变就具有将一个正常蛋白质的生物活性转变为强效恶性转化的潜能。那么，Ras 蛋白究竟有何功能？又为何能够引起细胞恶性转化呢？ Ras 为胞质中的一种小分子 GTP 结合蛋白，其肽链可发生脂酰化修饰，并通过脂肪酰的疏水性烃链插入于质膜的内层，因而 Ras 蛋白定位于质膜的内表面。Ras 是细胞增殖与分化信号转导途径中的一个“分子开关”，与 GTP 相结合的 Ras-GTP 处于活化（开启）状态；而与 GDP 相结合的 Ras-GDP 处于非活化（关闭）状态，两种状态可相互转换。当生长因子与细胞表面的受体结合之后可以通过

adaptor protein （GRb2 或 Shc-GRb2） 的介导和 Sos （属于 GEF 中的一种） 的作用而活化 Ras；在正常细胞中，Ras-GDP 需要与鸟苷酸交换因子 （guanine nucleotide-exchange factor，GEF） 相结合方能使GDP脱离Ras；Ras 一旦与GDP分离便可自发地与胞质中含量丰富的GTP相结合而进入活化状态；而当Ras与GTP酶激活蛋白 （GTPase-activating proteins，GAP） 相结合时，其 GTP 酶活性升高，遂催化 GTP 水解，转变为 Ras-GDP 的关闭状态；因而，Ras 蛋白通过 GEF 的作用而活化；通过 GAP 的作用而失活（图 27-1）。活化的 Ras 蛋白可激活数条信号途径中的下游信号分子而最终活化MAPK（参见本书第二十章细胞通讯与信号转导），活化的 MAPK 可磷酸化多个转录因子，诱导一些重要的细胞周期调节蛋白和分化特异性蛋白质的表达，产生一定的生物学效应。正常细胞中Ras的活化状态只持续30分钟。然而，突变的Ras由于其GTP酶活性降低或不能与GAP结合，从而不能激活其GTP酶；或者其所结合的GDP交换为 GTP 的速度提高，结果都会使 Ras 处于 Ras*-GTP 这样一种持久的开启状态。以致细胞在没有接受生长因子刺激的情况下也不断传递细胞增殖的信号至细胞核而使细胞发生恶性转化。

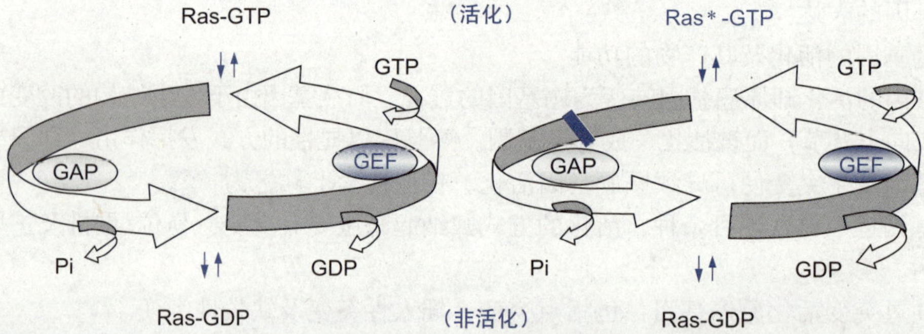

图 27-1 Ras 蛋白的“分子开关”功能及突变 Ras* 蛋白的失活机制

raf 编码 Ras 下游的信号分子 Raf，在 15% 人类肿瘤有突变，在 66% 黑色素瘤存在突变。

c-*erb*B2 是编码 Her2 受体（Human Epidermal growth factor Receptor 2）的基因，可在编码跨膜区的序列发生点突变，其所编码的癌蛋白Neu穿膜区中的一个氨基酸残基由 Val 变为 Gln，结果导致受体的自发二聚化，以致在没有相关的生长因子与之结合时也处于活化状态（组成型活化）而具有激酶活性。此外，*erb*B2在30%乳腺腺癌细胞表达上调， 因而癌细胞表面的Her2受体增多，对生长因子的增殖刺激特别敏感。Herceptin是针对 Her2蛋白的抗体，可阻断 Her2受体的功能。临床试验证明，其与 Taxol 联合应用可有效抑制一些乳腺癌的生长。已于 1998年被美国 FDA 批准用于乳腺癌治疗。但由于 ErbB2 也存在于心肌（与 ErbB4 形成异二聚体），因而对某些患者可引起心衰。

ret 的点突变发生在遗传性内分泌腺肿瘤。

2〕插入性突变（insertional mutagenesis）：病毒 DNA（包括原病毒的 DNA）插入到细胞基因组可导致插入性突变而活化原癌基因，其引起细胞恶性转化的途径有下述几种：病毒DNA的插入导致基因组不稳定而易于发生不间断的突变，如 HBV 的 x 基因随机插入到肝细胞的基因组后导致基因组的稳定性下降，随后发生一系列原癌基因和抑癌基因的突变；当病毒DNA插入到原癌基因附近时，调控病毒基因高表达的启动子或增强子可直接使原癌基因活化，表达增强；病毒DNA的插入扰乱了原癌基因原有的编码序列，发生读码移位，生成异常的基因产物；致癌DNA病毒或逆转录病毒之原病毒的插入则可将其所携带的癌基因直接插入到宿主细胞的基因组。

3〕缺失性突变（deletional mutation）：EGF受体基因编码胞外区的序列可发生缺失性突变，以致其编码的癌蛋白（EEB2）可不依赖于生长因子的结合而处于持续活化状态。此外，原癌基因 c-src 的编码产物 c-Src 是胞质内的非受体酪氨酸激酶（信号分子），含催化结构域及介导蛋白质 - 蛋白质相互作用的 SH2 和 SH3 两个结构域；c-Src 通过磷酸化及脱磷酸来调控其激酶活性，当其 C 端第 527 位 Tyr 发生磷酸化时便生成一个与 SH2 结构域相结合的位点，遂与其分子内SH2 结构域相结合而引起分子构象改变，使其激酶处于无活性状态；而脱磷酸的c-Src则处于伸展的活化状态；v-Src 癌蛋白因缺失 C 端的 Tyr_{257} 磷酸化位点从而丧失了通过 Tyr_{257} 的磷酸化而对其活性进行调节的性质，因而处于持续的活化状态，可不断传递增殖信号引起多种类型受 v-src 攻击的细胞的异常增殖。*c-rel* 的编码产物 c-Rel 为 NF-κB 家族的转录因子，*v-rel* 可在火鸡引起急性白血病，其与 *c-rel* 相比有一小段序列缺失和 14 个氨基酸编码序列的改变，从而导致转录活化作用增强。

（2）通过基因易位（translocation）及重排（rearrangement）而活化原癌基因：在两个染色体之间可发生基因的相互易位（交换）。基因的易位可发生两种情况：一种是导致两个基因融合在一起产生一个杂交基因，编码一种与原来基因产物不同的嵌合蛋白质，这种活化常常是组成型的。另一种是将一个控制生长的基因置于一个不同的启动子或增强子的控制之下，使该基因不适当的表达。基因易位的断点可作为寻找原癌基因的标志。通过这种途径已经发现了50余种原癌基因，下述 *c-abl* 就是其中之一。另外，在同一染色体上也可发生基因的转位（重排），从而活化原癌基因。基因 / 染色体易位在血癌常见，而在实体瘤较少。以下举例说明之。

1960年发现了慢性髓性白血病（CML）细胞的Philadelphia染色体，后来通过对易位区域进行分子克隆证明 Philadelphia 染色体来自于 9 号染色体（9q34）和 22 号染色体（22q11）长臂的相互交换（图 27-2A），即 9 号染色体的长臂末端易位至 22 号染色体长臂末端的断点丛集区（breakpoint cluster region， bcr）。这种易位不但产生了长臂缩短的22q-染色体（*Philadelphia* 染色体），可以作为CML的诊断标志，而且形成*bcr-abl*融合基因，编码嵌合的BCR-ABL癌蛋白。正常细胞的*c-abl*基因编码一个具有酪氨酸激酶活性的信号传导分子 ABL，其功能为促进肌动蛋白微丝的分支和细胞突起的伸展，控制细胞骨架和细胞形状。易位的abl基因被置于22号染色体 *bcr* 启动子活性之下，所编码的 BCR-ABL 嵌合蛋白可形成 4 聚体，具有持续的酪氨酸激酶活性，可以磷酸化（活化）细胞内的多种信号传导蛋白质，其中的一些并非是c-ABL的正常作用物（如JAK2激酶和STAT转录因子），而且4聚体的形成使正常调节组件对其功能的控制减弱，结果不断传递增殖信号，最终导致细胞的有丝分裂增强。STI-571（Gleevec）是ABL、c-Kit（CD117, SCF 受体）及 PDGF 受体的酪氨酸激酶抑制剂，2001 被美国 FDA 批准用于治疗CML，可致死CML细胞而对正常细胞无影响，临床试验证明STI-571在足够的剂量下可使几乎所有存在 Philadelphia 染色体的慢性髓性白血病患者获得缓解。这表明，癌基因产物可以作为抗肿瘤药物作用的靶标；以适当的酶抑制剂作为药物不失是一种有效的抗肿瘤途径。

Burkitt's 淋巴瘤细胞 8 号染色体长臂的一部分（8q24）（含 c-myc 基因）常易位到 14 号（14q32）、2 号（2p11-13）和 22 号（22q11）染色体，分别邻近免疫球蛋白重链、κ 轻链和 λ

轻链，在免疫球蛋白基因座的启动子或增强子作用下导致c-*myc*基因被活化，导致c-Myc蛋白呈组成型高表达，细胞增殖加速，进一步转化成淋巴瘤。

急性淋巴母细胞白血病（ALL）细胞存在8号与14号染色体的易位。分化B淋巴细胞8号染色体中的c-*myc*通常并不表达，易位后c-*myc*处于14号染色体免疫球蛋白基因座的一个启动子或增强子的控制之下（图27-2B）。

慢性淋巴母细胞白血病（CLL）的染色体易位，导致*bcl*-2基因的活化。BCL-2是细胞凋

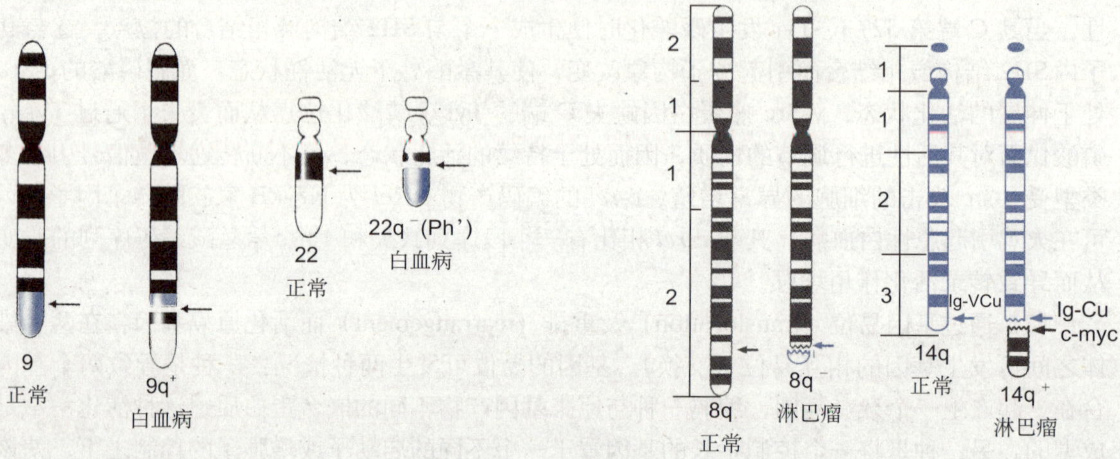

图27-2 染色体易位

A. 慢性髓性白血病细胞的9号与22号染色体易位 B. Burkitt淋巴瘤8号与14号染色体易位

亡的关键性制动者，其过量表达使应该凋亡的细胞免死而存活下去并发展为肿瘤细胞。

（3）通过基因扩增（gene amplification）而活化原癌基因：通过DNA扩增可使原癌基因在细胞中出现多拷贝并过表达而被活化。基因扩增的拷贝数可高达100～1000，以致基因产物的数量大幅度增加，引起细胞活动的异常。扩增的DNA片段可通过细胞遗传学方法显示，表现为双微小染色体（double-minute chromosome，DM）和均一染色区（homogeneously staining region，HSR）。见图27-3。HSR可视为R带或G带的异常扩展，并可从染色体中被切除，形成DM。换言之，DM是没有着丝粒的、在细胞分裂时也不复制的小染色体结构。DM也可整合到某一染色体而建立另外的HSR，并可在细胞分裂时复制。

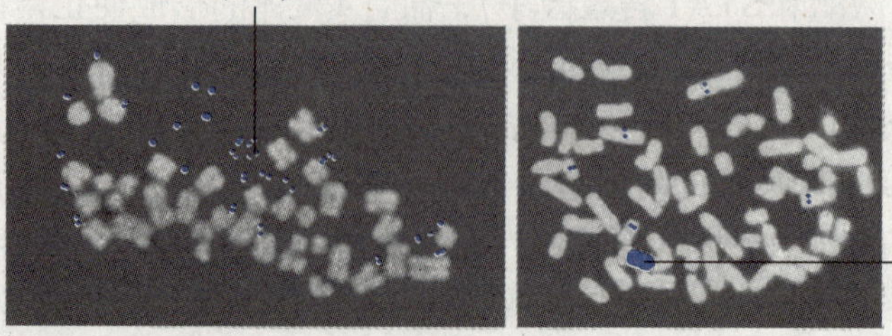

图27-3 肿瘤细胞的DNA扩增及扩增所生成的HSR和DM

参考Alberts B.,等 Molecular Biology of The Cell, 4th edition, 2002, Fig.23-28

表27-1列出了某些人类肿瘤中扩增的原癌基因。c-*myc*在进展的人类肿瘤中常见扩增并过表达。例如，用c-*myc*探针在结肠癌细胞进行杂交可见HSR和DM；在成神经细胞瘤也可见c-*myc*探针杂交所显示DM和HSR，其杂交片段的序列虽与c-*myc*相关，但有所不同，因而称为N-*myc*。在成神经细胞瘤中扩增的N-*myc*以高水平表达，并与患者的预后呈正相关。在乳腺癌中常发生 *erbB*2 癌基因的扩增，并伴有 ErbB2 蛋白在细胞质膜过表达。

c-Myc蛋白为核内作用的转录因子，像其它转录因子一样，c-Myc分子中也具有DNA结合区，并通过与另一分子蛋白质的二聚化来调节基因的转录。其DNA结合区可识别CACGTG序列，但单独的Myc与DNA的结合能力甚弱；当Myc与Max结合时其与DNA结合的亲和性增加，并具有转录活化作用，可活化增殖相关基因的转录，加速细胞的增殖。而Max除可与Myc结合外还可形成同二聚体 Max-Max，或与 Mad/Mxi-1 形成异二聚体 Max-Mad 或 Max-Mxi-1。这三种二聚体虽均可与Myc-Max竞争与DNA相结合，但并无转录活化作用，实际上引起转录的抑制。换言之，细胞的增殖受Myc-Max的转录活化和Max-Max、Max-Mad或Max-Mxi-1的转录抑制之间的平衡所调控。因此，当Myc蛋白的表达上调时通过竞争与Max相结合，形成Myc-Max二聚体，从而使增殖相关基因的转录活化。几乎在所有的真核细胞均可表达c-myc。当细胞受到分裂信号（如生长因子）的作用时c-myc基因的转录瞬时上调，遂生成较多Myc-Max复合物，作为转录活化因子来调节一系列细胞增殖相关基因的表达，促进细胞增殖。在多种人类肿瘤c-*myc*常可通过易位或扩增或插入性突变而被活化，表达升高，以致二聚体的平衡向Myc-Max倾斜，细胞增殖加快，并向恶性表型转化。

表 27-1　某些人类肿瘤中扩增的原癌基因

癌基因	肿瘤
c-*myc* 家族	
c-*myc*	白血病，乳腺癌，肺癌，胃癌，结肠癌，成神经细胞瘤，成胶质细胞瘤，小细胞肺癌
N-*myc*	肺癌，神经母细胞瘤，视网膜母细胞瘤，成横纹肌细胞肉瘤，小细胞肺癌
L-*myc*	肺癌
c-erbB 家族	
c-*erbB*1	胶质母细胞瘤，成髓质瘤，肾细胞癌，鳞癌，乳腺癌，胃癌，食管癌
c-*erbB*2	乳腺癌，唾液腺癌，胃癌，食管癌，结肠癌，肺癌，卵巢癌
c-ras 家族	
c-H-*ras*	膀胱癌
c-K-*ras*	肺癌，大肠癌，膀胱癌，头颈癌
c-N-*ras*	乳腺癌
其它原癌基因	
*int*2	乳腺癌，鳞状细胞癌
hst	乳腺癌，鳞状细胞癌
PRAD-1	乳腺癌，鳞状细胞癌

续表

癌基因	肿瘤
c-*abl*	慢性髓性白血病及 K562 细胞系
c-*myb*	结肠癌，乳腺癌，白血病
ets1	淋巴瘤，乳腺癌，肝癌
gli	成胶质瘤
K-*sam*	胃癌
*mdm*2	肉瘤
8q *	肝癌
11q13 座	乳腺癌，胃癌，食管癌，鳞癌，卵巢癌，膀胱癌，黑色素瘤

（引自 John J.Reinartz，Cancer Genes. In:The Molecular Basis of Human Cancer. ed by WB. Coleman and GJ Tsongalis，Humana Press，Totowa，New Jersey. p.51。* 者为作者增补。）

此外，通过胶质瘤细胞中扩增DNA的分析发现了gli原癌基因。通过小鼠细胞系扩增基因的分析发现了 mdm2 基因，在一些人类肿瘤中也发现了 *mdm2* 的扩增（见下述抑癌基因 p53）。于人乳腺癌还发现编码 Cyclin D1 的 *bcl-1* 基因的扩增。DNA 扩增还是导致肿瘤细胞多药耐药的机制之一。再者，原癌基因在扩增之前也可发生突变。

总之，原癌基因的编码序列及调控序列均可发生活化而成为癌基因。编码序列的突变导致基因编码蛋白质的结构与功能或者作用的特异性发生改变，从而使细胞的生命活动发生异常。调控序列的突变导致其下游或附近基因的表达上调，基因产物增多，细胞的生命活动失常。基因的易位可产生功能异常的嵌合蛋白质，或者引起接点下游基因的活化。基因的扩增使原癌基因的拷贝数增加，表达产物过量。总之，基因的表达活性增高或拷贝数增多的结果可导致某些基因过表达或本来在细胞的一定生理状态或一定发育阶段控制表达的基因失去控制变成持续表达；或者使原已关闭不再表达的基因重新表达，从而引起细胞的增殖失控、去分化或异常分化。

（二）抑癌基因及其失活

1. 抑癌基因产物的类别及其作用特点

抑癌基因作为细胞生长的制动因素以负性方式调节细胞的生长活动，直接或间接影响细胞周期的运行。据最近报道，抑癌基因 *Rb* 不仅负调节细胞增殖，而且为细胞分化所必需。这是同一个基因兼有调控细胞增殖与分化双重作用的范例，随着研究的深入，具有这样特性的基因预计还会被发现。抑癌基因编码的蛋白质存在于细胞的各亚细胞区室，发挥多种多样的功能。

抑癌基因产物可归纳为以下几种类别：

（1）细胞表面的粘附分子：如钙粘合蛋白（cadherin）和 DCC（deleted in colon cancer），参与细胞 - 细胞及细胞－细胞外基质间的相互作用。

（2）阻断细胞周期运行的检验点控制蛋白质：例如能“感受”细胞的DNA损伤并使受损细胞阻滞于 G1 期的 p53 蛋白，细胞核中的转录因子调控分子（RB），或抑制 Cdk 活性的 CKI 家族（p16、p15、p21、p27、p57 等）成员等。

（3）抑制性细胞增殖信号通路中的受体及细胞内的信号传导分子：如TGFβ受体、PTEN、

VHL 及 APC（adenomatous polyposis coli）等。

（4）转录因子：例如 p53、WT1。

（5）促进细胞凋亡的蛋白质。

（6）DNA 修复酶。

表 27-2 列出了一些抑癌基因及与其失活相关的肿瘤。

表 27-2 抑癌基因及与其失活相关的肿瘤

基因	染色体定位	与遗传有关的肿瘤	散发的肿瘤	已知功能
Rb1	13q14	视网膜母细胞瘤	视网膜母细胞瘤，骨肉瘤，膀胱癌，乳腺癌，食管癌，肺癌	细胞周期检验点
p53	17p13.1	Li-Fraumeni 肿瘤家族症候群	膀胱癌，乳腺癌，大肠癌，食管癌，肝癌卵巢癌，脑瘤，肉瘤，淋巴瘤，白血病	对 DNA 损伤反应，停止细胞周期，诱导凋亡
DCC	18q21	-	大肠癌	
MCC	5q21	-	大肠癌	
APC	5q21	家族性腺瘤样多瘤病	大肠癌，胃癌，胰腺癌	细胞粘附和信号转导
WT1	11p13.3	Wilms1 瘤	肾透明细胞瘤	活化核中的转录因子
WT2	11p15		肾 rhabdoid 瘤，胚胎横纹肌肉瘤	
WT3	16q	Wilms 1 瘤	肾透明细胞瘤	
NF1	17q11.2	Ⅰ型神经纤维瘤	结肠癌，星形细胞瘤，雪旺细胞瘤	GTPase 活化蛋白
NF2	22q12	Ⅱ型神经纤维瘤	雪旺细胞瘤，脑膜瘤	细胞骨架重组
VHL	3p25		肾细胞癌	蛋白酶体成分
MEN1	11q23		黑色素瘤，乳腺癌，大肠癌，前列腺癌，脑膜瘤等	
MTS	9q21	黑色素瘤	黑色素瘤，脑瘤，白血病，肉瘤，膀胱癌，乳腺癌，肺癌，肾癌，卵巢癌	
p16^{INK4}	9p21		黑色素瘤	细胞周期检验点
p19^{ARF}	9p21p		黑色素瘤	细胞周期检验点和 p53 蛋白水平的调控
BRCA1	17q21		乳腺和卵巢肿瘤	DNA损伤修复和转录调节
BRCA2	13q12-13		乳腺癌，胰腺癌	DNA 损伤修复
PTEN	10q23		乳腺和甲状腺肿瘤，错构瘤	信号转导和细胞迁移
E-cadherin	16q		乳腺癌、结肠癌等	细胞粘附分子
MSH2，*MSH1*			大肠癌	错配修复

（参考John J. Reinartz, Cancer Genes. In: The Molecular Basis of Human Cancer. ed by WB. Coleman and GJ Tsongalis，Humana Press, Totowa, New Jersey. p. 56及D. Paul Harkin, The molecular biology of cancer, in: Oncology. ed by R. A. J. Sponce OBE & P. G. Johnston, Oxford University Press, Oxford, New York, 2001, pp.43）

抑癌基因具有以下共性：

（1）为抑制肿瘤发生及发展的基因，作用为负调控因子与癌基因的作用相互制约。

（2）抑癌基因编码产物的作用与癌基因编码的蛋白质相反：癌基因者为促进细胞进入细胞周期而增殖；而抑癌基因者则抑制细胞增殖，促进细胞分化，抑制癌细胞脱落、侵袭、转移等。

（3）抑癌基因可因缺失或突变而失活，参与癌变。抑癌基因的失活使细胞脱离了抑癌基因产物的制约，在遗传学上称之为“功能丢失性突变（loss of function mutation）”。

（4）抑癌基因以隐性方式发挥作用，即单一等位基因的失活对细胞没有明显影响，必需同一基因座的两个等位基因皆失活才显现出丧失抑癌作用（图 27-4）。换言之，需相继发生两次突变或者是两个等位基因同时缺失了全部的或部分的序列才会显露出恶性表型。

（5）需 3 ~ 4 个以上抑癌基因失活并同时存在原癌基因的活化才能引起细胞的恶性转化。

（6）累及生殖细胞的抑癌基因突变常与遗传性癌综合征（inherited cancer syndromes）相关，且突变常具有组织选择优势；而原癌基因的突变极少与遗传性症候群相关，仅某些突变具有组织选择优势。

2. 抑癌基因的失活及其产物的功能

抑癌基因主要通过缺失、突变或甲基化而失活。1971年从流行病学分析注意到视网膜母细胞瘤（retinoblastoma）的发生有两种情况：40% 的病例为双侧的，发病早（平均 14 月龄），并常有相关的家族史，如果治愈往往还会发生第二个肿瘤，常为骨肉瘤；另60%的病例为单侧的，发病略晚（平均两岁半），通常没有相关的家族史。据此建立了这样的假说：第一种情况系通过生殖细胞遗传获得了一个突变的等位基因，出生后在视网膜细胞发生另一等位基因的第二次突变便引起视网膜母细胞瘤；而第二种情况没有突变基因的遗传，而是出生后在同一视网膜细胞于相同的等位基因发生两次独立的突变才引起视网膜母细胞瘤，因而发生频率很低（1/30 000）。此后通过细胞遗传学研究证明在视网膜母细胞瘤及具有该病遗传素质患者的生殖细胞存在 13 号染色体长臂（13q14 区）的缺失。直至 1983 年才分离出与视网膜母细胞瘤相关的抑癌基因 *Rb*1，这是第一个被鉴定的抑癌基因。后来发现，除视网膜母细胞瘤外，*Rb*1 的失活也出现在其它的肿瘤，如肉瘤、膀胱癌、乳腺癌、食管癌、肝癌、肺癌等，据报道小细胞肺癌患者100%存在*Rb*基因所在染色体的杂合性丢失（Loss of heterozygosity，LOH），即在染色体杂合性丢失部位，缺失了来自双亲的两个等位基因中的一个（机制参见本章第三节二），而在染色体的LOH处常存在抑癌基因，因而LOH的存在成为罹患肿瘤的遗传学素质。以后若在生活过程中在体细胞的另一个正常染色体发生相应基因的突变或缺失（即变成纯合性的双缺失）则出现表型异常。换言之，恶性转化及肿瘤生成需要*Rb*1基因的两个有功能的拷贝皆缺失，即两次缺失性突变（图27-4B）才致肿瘤，因而抑癌基因的突变是隐性的突变（recessive mutation）；而原癌基因只要一个等位基因活化即可出现表型异常，因而是显性的突变（dominant mutation）（图 27-4A）。至今已发现的抑癌基因接近 30 个，下面举例说明抑癌基因的功能及失活方式：

Rb1 基因：*Rb1* 基因位于染色体 13q14.3，有 27 个外显子，整个基因延伸约 200kb，编码一个由 928aa 残基组成的蛋白质，pRb。向肿瘤细胞系导入克隆化的正常 *Rb1* 基因可使其恶性表型逆转，表明其具有抑制肿瘤的作用。pRb 蛋白并不直接与 DNA 相结合，其功能在于通过与转录因子相结合来调控细胞周期的运行（图 27-5）。pRb 以低磷酸化及高磷酸化的形式分别在 G_0/G_1 期细胞及 G_1 晚期、S、G_2 和 M 期细胞中丰富存在。其低磷酸化形式可与转录因子（特

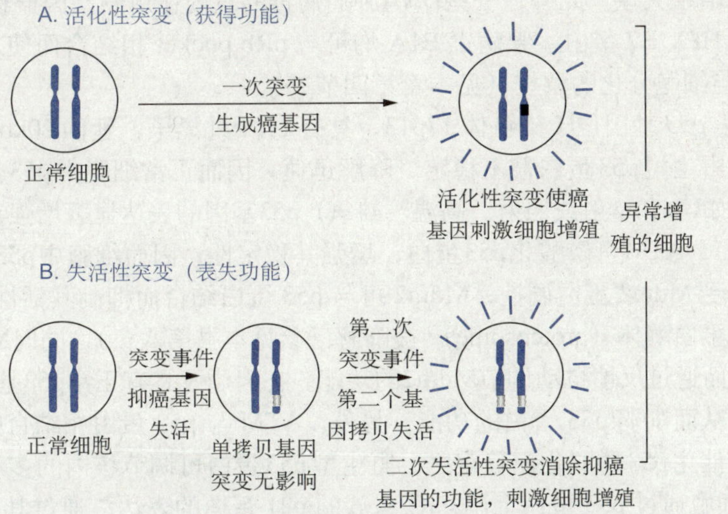

图 27-4　原癌基因活化的显性与抑癌基因失活的隐性作用

A：原癌基因一个等位基因的突变即可导致“活化”，出现表型改变，为显性作用 B：抑癌基因一个等位基因的突变不会引起表型的改变，需两个等位基因皆失活才出现表型改变，为隐性作用。（参考 Alberts er al., Molecular Biology of the Cell, 4th ed, 2002）

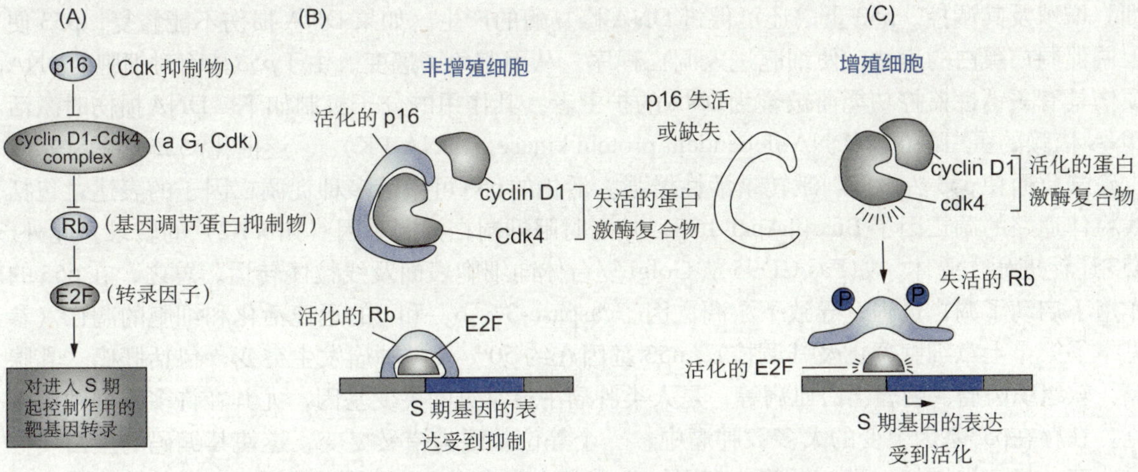

图 27-5　pRb 及 p16 蛋白调控细胞周期运行的机制

（参考 Alberts B.,等 Molecular Biology of The Cell, 4th edition，2002，Fig.23-32）

别是E2F家族及Myc）相结合，不启动细胞周期相关蛋白的转录，从而抑制细胞周期从G1→S的演进。当细胞接受增殖刺激信号后，pRb蛋白经细胞周期蛋白依赖性激酶（CdK）的作用而磷酸化成为高磷酸化形式，遂与转录因子分离，自由的转录因子便可与DNA结合而启动细胞增殖相关基因（如cyclin E基因）的转录从而推进细胞从G1→S的演进，使细胞增殖加速。M期之后，在磷酸酶的催化下pRb脱磷酸转变为活化形式，遂与转录因子结合使之停止作用。pRb与转录因子结合的结构域称为pRb pocket。肿瘤细胞DNA的缺失及突变常在此部位发生，结果*Rb1*基因编码一个截短的或不稳定的蛋白质，从而失去结合转录因子并对其进行负性调控的功能，导致增殖失控。此外，一些DNA肿瘤病毒的核内作用癌基因产物，如动物的SV40大T 抗原和人类 HPV E7 蛋白、腺病毒 E1A 均可与 pRb pocket 相结合而使之失活。最近发现，RB 基因也参与细胞分化的调控（见本章第四节二）。

p53 基因：*p53* 基因位于染色体 17p13，具有 11 个外显子，延伸 20kb，编码 393aa 残基构成的蛋白质。野生型p53蛋白很不稳定，降解迅速，因而正常细胞中p53蛋白的含量很低；在应激状态下（如UV和 γ 射线照射、高温、缺氧）p53基因的表达显著增强，同时活化ATM（一个丝氨酸激酶）。ATM可磷酸化p53蛋白，增强其稳定性，因而细胞中p53蛋白浓度升高。p53蛋白的活性还受 Mdm2 蛋白调控，Mdm2 可与 p53 蛋白结合而抑制其活性，并催化其泛素化，从而使其进入蛋白酶体（proteosome）被降解（参见本书第八章）；同时Mdm2的转录可被p53蛋白活化，因而通过反馈自动调节Mdm2的功能。在肉瘤及具有正常p53基因的肿瘤常见Mdm2基因的扩增，从而削弱 p53 蛋白的功能。另外，ATM 与 p53 蛋白相结合则可使 Mdm2 与 p53 分离，并通过催化p53磷酸化而稳定之。野生型p53蛋白可调节核内的多种基因的转录，发生 DNA 损伤的细胞通过 p53 蛋白上调 CKI 家族的 p21 蛋白的表达，通过其与 G1 期 cyclin-CDK 复合物相结合使细胞停滞在G1期，等待损伤DNA的修复，并抑制其在修复之前进行DNA的复制；在完成DNA修复之后p53和p21蛋白很快回落，细胞遂可进入S期；如果DNA在复制之后发生损伤，p53蛋白还可通过cyclinB-CDK1和另外两个被p53诱导的蛋白质使细胞停滞于G2 期，以抑制受损的细胞进入 M 期将损伤的 DNA 带入子细胞。详细机制参见本书第十四章细胞增殖及其调控。p53 蛋白还可促进DNA 修复酶的产生。如果DNA 损伤不能修复，p53 便上调促凋亡蛋白的表达，使细胞进入凋亡程序，从而避免了癌变。由于*p53*基因对细胞的DNA损伤具有关键性监控功能而被誉为DNA的护卫者。其作用的分子机制如下：DNA损伤时激活DNA 依赖的蛋白激酶（DNA-dependent protein kinase，DNA-PK），遂催化p53N端的Ser_{15}发生磷酸化而使p53活化、刺激转录活性增强。活化的p53可激活多种促凋亡因子的表达，包括线粒体通路的凋亡因子 Bax和Apaf-1等，并同时阻抑凋亡抑制基因（如bcl-2）的转录。此外，p53还促进死亡受体，如Fas/CD95从Golgi复合体向细胞表面及线粒体转运。总之，在p53的作用下启动了凋亡过程，导致下游凋亡因子caspase-3、-6、和-7的迅速活化和细胞的凋亡（参见本书第十七章细胞凋亡及其调控）。p53 基因在约 50% 人类肿瘤发生突变，包括肝癌、乳腺癌、软组织肉瘤、脑瘤、白血病等，是人类肿瘤中最常见的突变基因，尤其在许多晚期肿瘤多见。在存在p53基因突变的大多数肿瘤中，一个等位基因为错义突变，遂使其编码的蛋白质构象改变，稳定性增加；另一个等位基因缺失。突变可发生于 p53 基因所有 11 个外显子，但常见于 5～9 外显子。突变热点比较集中，包括R_{175}、G_{265}、R_{248}、R_{249}、R_{273}及R_{282}。突变的位点与引起突变的原因有关。例如，摄入黄曲霉毒素 B1 可引起R_{249}突变（G：C→T：A）为 Ser，并与肝细胞癌相关；吸烟时经肝脏代谢生成的苯并芘可导致*p53*基因第175、248、273密码子的突变（G：C→T：A），与肺癌的发生相关。突变的 p53 蛋白不仅丧失了上述抑制恶性转化的功能，还可通过与野生型p53蛋白相结合而使其失去活性，因而使那些具有一个突变的p53拷贝和一个野生的p53拷贝之细胞的行为就像完全没有野生型p53蛋白一样。这种突变称之为显性阴性（dominant negative）突变。再者，突变的 p53 蛋白的半生期延长，因而增强了具有抑癌活性的野生型p53蛋白的失活。p53蛋白也可以类似于Rb蛋白的方式通过与SV40大T抗原、HPV E6 蛋白、HBV HBx 蛋白或 HCV 核心蛋白（core protein）及腺病毒 E1B 相结合而失

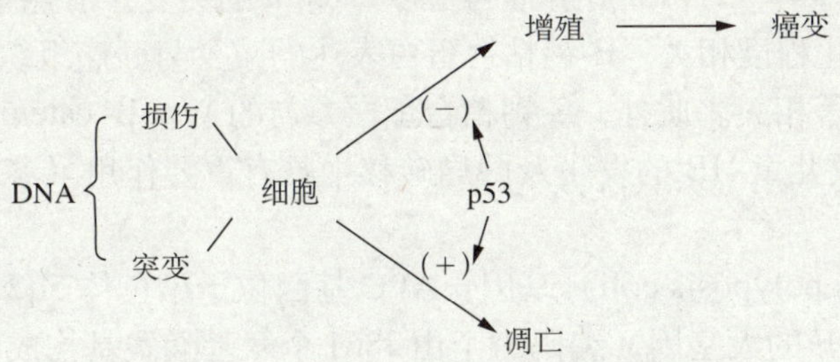

图 27-6　p53 蛋白作用示意图

活。突变的 p53 还可与 ras 基因协同，促进癌变。

p16^{INK4A} 基因：定位于染色体 9p21。其编码的蛋白质属于 CKI 家族，为 Cdk4 及 Cdk6 的特异性抑制物，参与细胞周期运行的负调控（抑制 Rb1 蛋白的磷酸化）。p16^{INK4A} 蛋白的失活使 pRb蛋白处于磷酸化状态，以致E2F 转录因子被释放，促进了细胞周期蛋白的表达，从而加速细胞周期的运行（图 27-5）。*p16*^{INK4A} 基因在一些人类肿瘤以缺失或突变的方式失活；而在另一些 *p16*^{INK4A} 基因序列正常的肿瘤（如肺癌、肝癌）则通过其启动子的过甲基化而抑制转录。启动子 CpG 岛发生高度甲基化，可使基因转录受到抑制，是抑癌基因失活的一种重要方式。

TGFβ及其信号转导途径中的Smad蛋白的编码基因发生缺失性突变：转化生长因子TGFβ对很多类型的细胞（包括多数上皮细胞和免疫系统的细胞）发挥抑制增殖的作用。当TGFβ与受体结合后诱导细胞内Smad转录因子的活化，Smad进入核内之后促进*p15*基因的表达，遂使细胞停滞在G1期（参见本书第十四章细胞增殖及其调控和第二十章细胞通讯及信号转导）；同时也促进编码某些细胞外基质蛋白质和纤溶酶原活化因子抑制物（plasminogen activator inhibitor1，PAI-1）之基因的表达，从而减少纤溶酶原对细胞外基质成分的降解，不利于肿瘤的侵袭和转移。在各种人类肿瘤（如胰腺癌）中发现TGFβ受体和Smad4基因出现功能丧失性突变，从而不能诱导 p15 及 PAI 的表达，对细胞增殖和侵袭、转移失去阻遏作用。

NF1（neurofibromatosis 1）基因：定位于染色体 17q11.2，其编码产物为 neurofibromin，属于 GTP 酶激活蛋白（GTPase activ ating protein，GAP）。NF1 的突变不仅与神经纤维瘤病（neurofibromatosis）发展为 I 型神经纤维瘤相关，也与结肠腺癌、星形细胞瘤有关。

NF2 基因：定位于染色体 22q22，编码产物为 schwannomin 或称 merlin，与连接细胞骨架和膜蛋白的蛋白质同源，因而参与细胞 - 细胞及细胞 - 细胞外基质的相互作用。在Ⅱ型神经纤维瘤、雪旺细胞瘤、脑膜瘤、乳腺癌及黑色素瘤均发现NF2的突变。NF2的失活导致细胞形状的改变及接触抑制的丧失。

DCC（deleted in colon cancer）基因：定位于染色体 18q21，具有 29 个外显子，编码一个与细胞粘附分子同源的穿膜分子，功能尚不明了，可能与负性信号的传递有关。DCC可因缺失或突变而失活，导致接触抑制的丧失和增殖失控。最初在大肠癌发现18q的LOH，参与从癌前阶段的腺瘤发展为侵袭性癌的转化过程。此外，胃癌、胰腺癌及白血病也存在 DCC 的异常。

E-钙粘合蛋白（E-cadherin）基因：E-钙粘合蛋白参与上皮细胞间的相互粘合与连接（带状粘合和桥粒），防止细胞脱落（参见本书第十八章细胞表面、细胞连接和细胞极性第二节）。编码 E- 钙粘合蛋白的基因定位于染色体 16q，在 64% 肝细胞癌中发现染色体 16q 的 E- 钙粘合蛋白基因区有 LOH，在 30% ～ 40% 肝肿瘤可见 β-catenin 的突变。肝癌中 E- 钙粘合蛋白表达水平的降低与肿瘤的分化程度相关。E-钙粘合蛋白表达的减少与肝癌组织中其基因启动子CpG岛的甲基化程度增加显著相关。此外，E-钙粘合蛋白参与的 Wnt-β- catenin - E-cadherin 信号途径的紊乱在成人 HCC 及儿童 HB 的发生及肿瘤转移中具有重要作用（参见本章第四节二及第五节一）。

APC（adenomatous polyposis coli）基因：APC 基因位于染色体 5q21，为具有 21 个外显子（16个翻译的外显子）的大基因，编码一个由2861个氨基酸残基构成的多功能胞质蛋白质（分子量 300kDa）。其近 N 端序列可与 α- 及 β-catenin（E 钙粘合蛋白的连接蛋白）相结合，参与调节 β-catenin 的分解代谢和胞质中 β-catenin 的水平，并与增殖相关基因的表达相关；其 C 端可与微管相结合，参与上皮细胞间的粘合与连接。简言之，当 Wnt 途径活化时通过 GSK3β 的失活而抑制 β-catenin 的降解，导致胞质中 β-catenin 浓度升高，遂进入细胞核与 TCF/LEF-1 转录因子相结合，最终使Myc 转录因子活化和cyclin D1基因的表达升高，细胞增殖加速。APC 基因与家族性结肠腺瘤样多瘤病综合征及结肠腺癌密切相关。在家族性结肠腺瘤样多瘤病患者的生殖细胞存在APC等位基因之一的缺失性突变；第1309密码子的突变与该病癌变的早期即开始相关。于散在的结肠腺瘤及其它一些肿瘤（胰腺癌、食管癌、胃癌、肺癌及脑瘤）中也存在APC基因的缺失性突变，以致所编码的APC蛋白因截短而缺乏功能。体细胞APC基因的突变是结肠肿瘤发生过程中的早期事件。近来发现APC蛋白还影响细胞的多种基本过程，特别是细胞骨架的调节和基因组的稳定性。此外，在生殖细胞存在APC基因突变之家族的儿童具有发生肝母细胞瘤的高度危险。

PTEN：PTEN是一种广谱的磷酸酶，不仅可作用于肽链上的磷酸化Ser/Thr或Try，而且主要以PIP3为底物催化脱磷酸作用，因而削弱细胞内传导存活信号的PI3K-Akt途径，属于抑癌基因；编码PTEN的基因定位于染色体10q23，在甲状腺肿瘤、错构瘤以及乳腺癌和肝癌可因突变而失活，使肿瘤细胞逃避凋亡（参见本章第四节三）。

（三）DNA 修复基因（DNA repair gene）

在生命过程中DNA损伤是无法避免的，DNA化学键可自发断裂，也可来自于复制的错误，或环境中的基因毒性化合物或正常细胞代谢产物或者紫外线、离子辐射的作用而造成的DNA损伤。DNA聚合酶在DNA复制时可识别生长链3’端不正确（错配）的碱基，通过3’→5’连续的外切核酸酶的活性而去除之。碱基的错配或读损伤的模板时造成的错误都可导致序列改变。很多自发性的突变是嘧啶碱基脱氨基造成的点突变，例如，C → U，5- 甲基胞嘧啶→ T。据估计一个人类细胞每天可能发生DNA突变的次数高达10^4至10^6。哺乳动物细胞在进化中获得了处理各种DNA损伤的高度有效调控机制。二十多年前发现人类着色性干皮病（xeroderma pigmentosum）患者对紫外线所致 DNA 损伤的修复能力有缺陷，且其发生皮肤肿瘤的危险增高，从而认识到DNA损伤修复基因参与肿瘤的发生。大多数肿瘤细胞缺乏一个或更多的DNA修复体系，从而导致大量突变的积累。DNA修复基因的突变失活可导致基因组的不稳定性，引起随后一系列抑癌基因的失活。换言之，DNA损伤修复基因的失活是肿瘤发生的重要动因。与肿瘤发生相关的 DNA 修复基因主要包括核苷酸剪切修复基因和错配修复基因。

表 27-3 与 DNA 修复缺陷相关的肿瘤

肿瘤	受累的 DNA 修复体系	敏感性	肿瘤易感性
遗传性非息肉病大肠癌	DNA 错配修复	UV 照射、化学致癌物	大肠癌（早发）、卵巢癌
着色性干皮病	核苷酸切除修复	UV 照射点突变	皮肤癌、黑色素瘤
Bloom's 症候群	同源重组修复双链断点	温和烷化剂	癌、白血病、淋巴瘤
Fanconi 贫血症	同源重组修复双链断点	交联剂	白血病
遗传性乳腺癌和 BRCA-1/BRCA-2 缺乏征	同源重组修复双链断点		乳腺和卵巢癌

选自 Lodish H 等 Molecular Cell Biology，5th edition，2004，Tab.23-1

核苷酸切除修复（nucleotide excision repair，NER）是细胞最主要的修复机制，参与这种修复过程的约有30种蛋白质，包括具有解链酶（helicase）活性的TFIIH转录因子（既参与DNA修复也参与转录）和由7个基因编码的XP-A～XP-G蛋白，可以识别能引起DNA结构变形的各种化学改变，如错配的碱基、胸腺嘧啶 TT 二聚体（TT）和 DNA 分子上大的加成物，并将DNA 损伤的部位解链、切除，然后以互补的 DNA 链为模板在 DNA 聚合酶和连接酶催化下填补裂隙（参见贾弘禔主编 《生物化学与分子生物学》）。这种切除修复体系是很精确的，一般不发生错误。这一体系不健全可导致突变积累，具有患癌风险。最典型的例子是对紫外线照射所引起的DNA 相邻胸腺嘧啶之二聚化的修复。据估计，皮肤细胞每天在日光照射下所生成的嘧啶二聚体如果不被切除可高达数千。切除修复体系中编码解链酶和内切酶的 7 个基因（XP-A ～ XP-G）中的任何一个发生突变都可引起着色性干皮病这肿瘤症候群，其特征为对日光紫外线过敏和具有发生皮肤癌的素质。

错配修复（mismatch repair）基因可将 DNA 复制中发生的错配加以修复，以保证 DNA 复制的忠实性。人类细胞内有4种错配修复基因（hMSH2，hMLH1，hPMS1和hPMS2）。其中任何一种的突变都可导致错配修复缺陷。遗传性非息肉病大肠癌（hereditary non-polyposis colorectal cancer， HNPCC）可在各种错配修复基因，特别是 hMSH2 和 hMLH1 中发生突变，如果仅一个等位基因突变仍可具有正常的错配修复功能，但若另一个等位基因也在出生后经过突变则失去错配修复体系。在大肠癌由于缺失错配修复使编码TGFβ Ⅱ受体的基因时常发生突变，该基因含有一段由10个A连续排列的序列，当复制时DNA聚合酶滑动这段序列常常会删减或增加一个 A 而生成含 9 或 11 个 A 的序列，如果不能被错配修复体系修正，由此造成的蛋白质编码框架的移动则无法产生正常的受体蛋白。前已述及，TGFβ 是抑制细胞增殖的因子，其受体的匮乏必然使肿瘤细胞对增殖抑制信号不敏感，从而导致增殖失控。这些基因的功能丧失性突变在非遗传性大肠癌也很常见，以致出现微卫星DNA（简单重复序列）的不稳定性。微卫星不稳定性可作为错配修复功能缺陷的标志。除 HNPCC 外，在多种单发肿瘤，如膀胱癌、肺癌、头颈癌、胰腺癌、胃癌、卵巢癌、乳腺癌及子宫内膜癌也可出现错配修复基因的突变和微卫星的不稳定性。

DNA 双链断裂修复：离子辐射和某些抗癌药（如博莱霉素 bleomycin）可引起 DNA 双链断裂，DNA 双链的错位连接则可导致染色体或基因的重排、易位，从而造成严重的基因组损伤，此与很多白血病和淋巴瘤的发生密切相关。同源重组（homologous recombination ）和DNA

末端连接（DNA end-joining）两种修复体系负责此种修复。同源重组修复体系通过ATM、RPA、Rad、BRCA1和BRCA2等多种修复蛋白质在DNA复制中和复制后以姐妹染色单体为模板修复断裂的双链DNA。这种修复体系一般不出现修复错误。然而，对乳腺癌有遗传易感性的大多数妇女在BRCA1或BRCA2基因的一个等位基因常存在突变，若第二个等位基因丢失或失活则会抑制同源重组修复途径，因而在乳腺和卵巢上皮细胞存在发生肿瘤的倾向。再者，在多细胞有机体修复DNA双链断裂的主要机制是重新连接两个DNA分子的非同源末端，即DNA末端连接修复，这种机制具有错误修复的倾向：即使是连接来自于同一染色体的DNA片断也难免在连接点丢失几个碱基对，从而在DNA断裂的修复中引起突变；由于DNA分子在细胞核内蛋白质密度很高的环境中很少移动，因而通常是将正确的断端连接在一起，但如若偶然将来自于不同染色体的DNA断端连接起来则导致染色体易位，可能导致融合基因（如前述bcr-abl癌基因）的产生或原癌基因（如前述 c-myc）的活化。

总之，肿瘤的发生系由于在一个细胞中积累了DNA修复基因和抑癌基因的失活以及原癌基因的活化这样一系列遗传学改变（图27-7）。这些改变的综合效果是细胞增殖的正常约束失控。

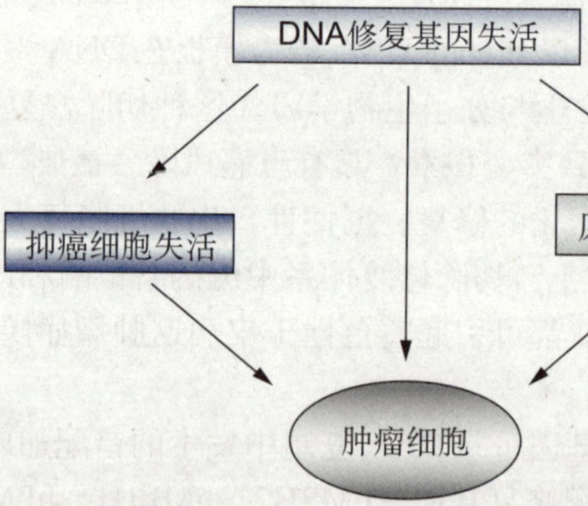

图 27-7 肿瘤发生所涉及的遗传学改变

二、癌变过程是多基因参与的复杂的渐进过程

众所周知，肿瘤的出现与年龄的增长有关，大量流行病学资料表明人类肿瘤发病率的增长是年龄的函数。显然，在增龄过程中可积累起来各种可导致肿瘤的遗传学改变。肿瘤发生与增龄密切相关的这一事实说明肿瘤的发生是多基因参与的复杂的渐进过程，否则肿瘤发生不会与增龄密切相关。通过转基因动物的实验研究为这一论点提供了直接的证据：以一种特定的逆转录病毒作为载体将 c-myc 和突变的 ras 分别或同时制备转基因小鼠，由于这种逆转录病毒含有内源性雌激素可诱导的启动子和乳腺特异性增强子，c-myc 在转基因鼠的乳腺组织中过表达，转录的增强与致癌性突变一样将原癌基因转变为癌基因，这种c-myc转基因小鼠在出生100天后有极少数出现了肿瘤；突变 ras 转基因小鼠出现肿瘤较早，至150天时有50%出现肿瘤；而在同时获得 c-myc 和突变 ras 之转基因小鼠，肿瘤的出现要早得多，而且150天时100%死于肿瘤。这充分说明多个癌基因的协同作用。人类肿瘤的发生比鼠类肿瘤需要更多癌基因的参与。

从一个正常细胞转化成一个增殖失控并具有侵袭、转移潜能的高度恶性的肿瘤细胞是一个多基因参与的、多步骤的复杂而漫长的不断演进的过程，因而在肿瘤的自然形成过程中也更具有长期隐匿性。换言之，肿瘤的生成是由于基因组不稳定而发生的与日俱增的多基因改变累积起来的结果，其中包括一系列原癌基因的活化和抑癌基因的失活，而且基因组不稳定性贯穿在癌细胞的整个生命过程中，因此各种形式的基因突变贯穿在癌症发生、发展的整个过程中；原癌基因的扩增导致多拷贝癌基因的出现，在晚期癌更为明显；再者，启动子的突变和某些非突变性修饰，如甲基化（阻遏基因的表达）与去甲基化（去阻遏），以及在翻译水平上的调控异常又可导致基因表达的异常（上调或下调），从而使相应基因编码的蛋白质产物在数量上增多或减少；基因编码框结构及翻译后修饰的异常可导致蛋白质结构与功能的异常。蛋白质在数量、结构与功能上的异常最终引起细胞行为的改变和组织结构的紊乱。

然而，至今尚没有任何一种人类肿瘤基因改变的全图已经被清楚地描绘出来。而且，即使能够描绘出某种肿瘤的基因突变全图也只能代表某一个特定的时间点，而不能说明其全过程。再加上肿瘤细胞周围组织（包括细胞外基质及周围细胞）的变化及其对肿瘤细胞的作用，又使肿瘤的发生过程增加了一层复杂性。一个正常细胞转化为临床可见的肿瘤究竟需要多少基因发生改变目前谁也说不清。其数量可能因肿瘤类型而异，实体瘤的发生比血癌需要更多的基因突变。肿瘤发生的分子机制不仅在不同组织的不同性质的肿瘤不同，即使同种组织的同种肿瘤也不尽相同。虽然同样的基因损伤可出现在不同的肿瘤；但每种肿瘤具有自己特有的基因改变阵列，不同的肿瘤有不同的突变组合。人们曾用基因表达谱系列分析（serial analysis of gene expression，SAGE）对乳腺癌和直肠癌细胞与正常细胞中基因表达谱进行了比较。在检测的30万个转录片段中，约有500个转录片段有明显不同，占整个基因表达谱中的很少一部分。现代分子生物学技术的飞速发展使得基因和蛋白质的分析可以高通量的进行，加之人类基因组草图的完成，从基因组水平研究肿瘤的发生不但是必要的而且已成为可能。因此，在整个基因组水平来探究细胞的恶性转化过程已经提到日程。肿瘤基因组计划（Cancer Genome Project，CGP）已在英国Hinxton 的Wellcome Trust Genome Campus 设立。CGP采用高通量检测技术分析大量肿瘤组织和细胞系中发生的人类所有基因的突变，绘制谱图以回答人类肿瘤中都有哪些基因发生突变及各种突变的相互关联。这一计划的完成对于肿瘤的分类和治疗策略将会产生深刻的影响，到那时肿瘤的分类可能将不再根据病理形态和组织来源，而依据基因组改变的特点来确定。

三、癌变过程是多步骤的不断演变过程

肿瘤的发生一般经历三个阶段：起始（initiation）、促成（promotion）及进展（progression）。在起始阶段细胞获得不死性（常以myc 等核内作用的癌基因为主）；在促成阶段细胞获得成瘤性（常以ras等核外作用癌基因为主）；在进展阶段细胞获侵袭、转移性（可有nm23、E-cadherin等抑癌基因失活）。换言之，已发生恶性转化的肿瘤细胞依然不断演进、发展成为具有侵袭性与转移性的癌细胞。肿瘤细胞由于基因组的不稳定性导致不断发生基因的突变、易位、扩增、活化、失活等遗传学改变。在肿瘤细胞群中同样存在如同动物群体中优胜劣汰的自然选择，那些获得增殖优势的肿瘤细胞经过选择过程在群体中的数量占据越来越多的份额，恶性度越高的细胞越来越处于优势，最终的结果导致肿瘤恶性潜能的不断增加。目前对于结肠癌发生发展之多步骤分子过程的研究较为充分。图 27-8 示从正常肠上皮经过过度增生、早期腺瘤、中期腺

瘤、晚期腺瘤进展到结肠癌，乃至转移癌的逐步演变过程及已知的相关抑癌基因与原癌基因。随着科学的发展这一进展过程的分子机制还会不断完善。

总之，肿瘤细胞在基因组水平不间断的演变，决定了肿瘤细胞的表型（形态、结构、行为）不断发生变化。因此，同一癌瘤在初发阶段、中期、晚期阶段的表型是有差别的，具有不同的生物学特性，不同的恶性行为，不同的对化疗、放疗的反应性。肿瘤愈到晚期生长愈快，侵袭性与转移性愈强，即恶性程度愈高。因此，对不同发展阶段的肿瘤应采取有所区别的治疗方案，绝不能千篇一律。

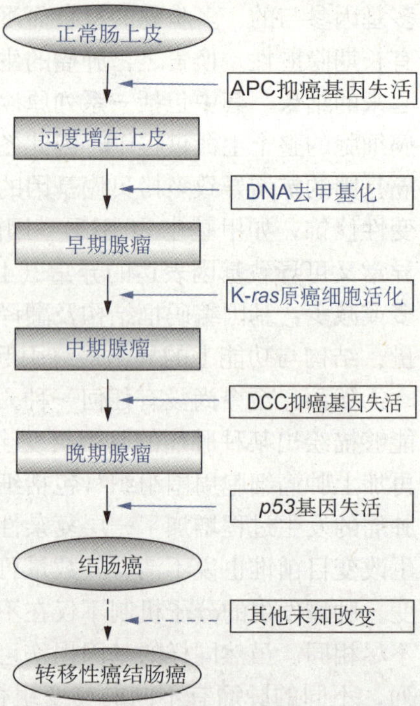

图 27-8　结肠癌发生、发展的多步骤过程及相关的基因

四、恶性转化只发生在具有增殖能力的细胞

终末分化的细胞通常不再分裂，这些不增殖分裂的细胞（如神经元和肌肉）即使发生基因突变一般也不会生成恶性肿瘤，因而在成年人罕见神经和肌肉细胞肿瘤。在一些主要由分化细胞组成的组织中损耗和死亡的细胞不断由其中未分化的干细胞或已有一定分化的祖细胞通过分裂和分化来补充（更新），例如，小肠、皮肤、骨髓、肝等。由于存在于这些组织中的成体干细胞和祖细胞在一个机体的整个生命过程中保持着分裂的进行，在细胞增殖的S期，复制的DNA解开双链结构，此时一些致癌物有较多的机会与DNA结合，同时在DNA复制时也易发生突变和易位重排，故而活跃的增殖为突变提供了条件；再者，干细胞和祖细胞之增殖能力的恒久性又为致癌性的基因损伤和突变提供了积累的机会，因而在适合的条件下可导致恶性转化，最终可能导致肿瘤的发生。例如，造血系统肿瘤、皮肤癌、乳腺癌、宫颈癌、消化道癌及肝癌等可起源于干细胞。然而，并非所有的肿瘤都起源于干细胞，凡具有增殖活动的细胞都有可能发生恶性转化。通过动物实验模型对肝癌起源的研究表明肝癌除可来自于干细胞或祖细胞（前体细胞）外，也可由分化成熟（但非终末分化）的肝细胞（mature hepatocyte）转化而发生。由此可见，除干细胞和祖细胞外，非终末分化的成熟细胞也可能发生恶性转化，变为肿瘤细胞（参见本书第二十六章第四节三）。

五、肿瘤是由单一细胞起源的

一个原发肿瘤乃至其转移瘤中的所有肿瘤细胞都来自于一个发生了遗传学改变的正常细胞的分裂增殖。换言之，同一个个体中的原发癌及转移癌中所有的肿瘤细胞通常都是同一个恶性转化细胞的后代。例如，几乎所有的慢性髓性白血病患者都存在着由于9#与22#染色体易位所生成的22q-（Philadelphia）染色体。对不同白血病患者染色体易位之断点的DNA分别进行克隆及测序，结果表明在同一患者其所有白血病细胞的断裂及重连位点都是相同的，而在不同患者则各不相同。说明一个白血病患者的所有白血病细胞来自于同一个癌变的白细胞。再者，人类女性组织中的正常细胞，由于来自于父母双方的两条X染色体之一在早期胚胎发育时发生了随机性的失活而呈现相嵌失活模式（即父源和母源X染色体失活的细胞兼在于同一组织中）；但在女性肿瘤患者的瘤结节中，所有肿瘤细胞呈现单一性的X染色体失活谱图。这一事实也表明一个瘤结节中的所有肿瘤细胞都来自于同一个癌变的细胞。然而需要指出的是，在癌变条件持续存在的情况下可相继发生一个以上细胞的恶性转化，例如在慢性活动性肝炎或肝硬化的肝脏中肝细胞长期不断增殖，成为发生突变和积累突变的温床，在致癌因素的作用下可出现一个以上细胞的恶性转化，发生多个瘤结节（多中心的肿瘤发生）。这种情况与肿瘤的单细胞起源并不矛盾。临床所见的多结节肝癌既可能来自于肝内转移，也可能是多中心的原发肝癌，二者均可为肝癌切除后“复发”的原因，可通过基因谱图加以鉴别。

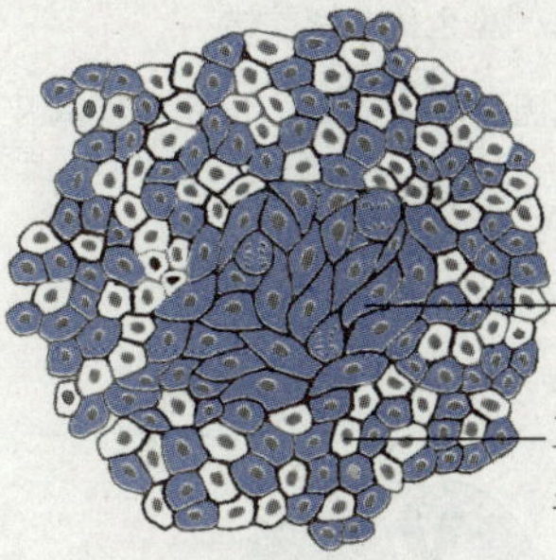

图 27-9 肿瘤细胞的单细胞起源
（参考 Alberts 等 Molecular Biology of The Cell, 4th ed, 2002）

第三节 肿瘤细胞形态、结构的异常

一、细胞的异形性

一个肿瘤组织中的肿瘤细胞在形态上不均一，呈现出不同的大小和形状，其共同的特点是：细胞核大而细胞质贫乏，因而核 / 质比增大；核仁大而多；可见多核细胞。

二、细胞核与染色体的异常

正常细胞在体内、外分裂增殖时通常保持二倍体的染色体，而肿瘤细胞则往往为多倍体和异倍体（非整倍体）。此外，在肿瘤细胞还可见染色体杂合性丢失（LOH），发生LOH的机制有三种：其一，由于有丝分裂时染色体纺锤丝组装检验点的失效而导致染色体的分离出错（如以3：1比例分离），以致有的子细胞可能失去杂合性，而带有两条纯合（突变）的染色体（图27-10A）；其二，携带野生型等位基因的染色单体与携带突变型等位基因的染色单体发生同源重组，在有丝分裂染色体分离时可能产生具有两个突变等位基因的纯合子细胞（图27-10B）；其三，抑癌基因的一个正常拷贝缺失或突变，而且缺失的常常是一大段染色体，而非精确的仅限于抑癌基因的长度。经特殊技术显示可见染色体某些区段的易位、扩增和缺失。一个正常细胞当染色体发生紊乱时通常会活化凋亡信号途径导致细胞自我毁灭（凋亡），而肿瘤细胞由于p53等基因的失活即使在染色体高度紊乱时也不能引起凋亡反应。

肿瘤细胞的染色体可有扩增或缺失，可通过荧光原位杂交（fluorescence in situ hybridization，FISH）检测M期细胞的染色体扩增；可通过比较基因组杂交（comparative genome hybridization，CGH）检测间期细胞的染色体扩增和丢失。

三、肿瘤细胞骨架的异常

正常细胞通常具有规则的微丝、微管及中等纤维的网状结构，而肿瘤细胞的细胞骨架减少

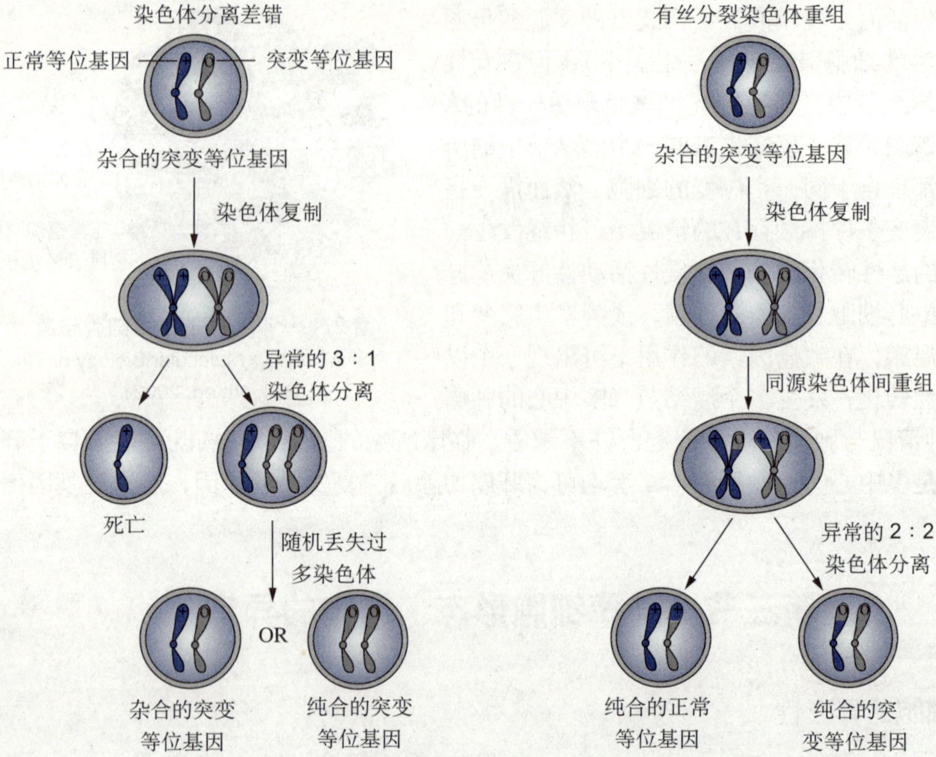

27-10 抑癌基因杂合性丢失（LOH）的两种机制

A：有丝分裂时染色体分离差错导致的LOH　　B：染色单体同源重组导致的LOH

（参考 Lodish H 等 Molecular Cell Biology, 5th edition, 2004, Fig.23-11）

或不规则。已发现肿瘤细胞中调控微丝的 Rho （如 RhoC 上调）和其他小 GTP 酶的编码基因的表达异常，并与肿瘤细胞的转移潜相关。纺锤丝的组装也可异常并导致有丝分裂时染色体在子细胞的不均等分布。肿瘤细胞的中心体也往往出现异常（参见本书第十章第七节）。

四、肿瘤细胞的细胞连接松散、间隙连接减少

肿瘤细胞之间的“细胞连接”比较松散，以致肿瘤细胞易从瘤组织脱落而游离，成为侵袭正常组织和转移的前提（参见本章第五节）。

间隙连接（参见本书第十八章）在正常组织的相邻细胞之间存在，其通道可交换营养物质和小的信号分子，协调细胞代谢和进行通讯，称为间隙连接细胞间通讯（gap junctional intercellular communication， GJIC），借以维持内稳定态，调节细胞的增殖、分化和功能。用电偶合、荧光染料示踪，免疫荧光染色与电镜超薄切片及冰冻蚀刻等技术发现肿瘤细胞的间隙连接数目往往减少或消失，细胞间隙连接通讯功能减弱或抑制；即或有的肿瘤细胞相互间存在通讯功能，但肿瘤细胞与同源正常细胞间的 GJIC 受到抑制。这是大多数恶性肿瘤，无论其宿主的种属、组织来源抑或者在体或体外培养的肿瘤细胞，所共有的特点。肿瘤细胞间隙连接通讯功能的抑制和破坏与肿瘤细胞的增殖失控、分化异常有关。

已经在许多肿瘤，如人类肝细胞癌，乳腺癌，前列腺癌，横纹肌肉瘤及胶质细胞瘤，发现间隙连接蛋白（Connexin，Cx）基因的转录抑制，Cx mRNA 低或无表达，并伴有 GJIC 抑制。

体外实验提示某些癌基因在诱导细胞转化的同时间隙连接通讯受到抑制，并且PKC活性升高。许多促癌变物也可抑制间隙连接和提高PKC活性。因此认为间隙连接抑制是肿瘤发生的促癌变过程事件，并可能 有 PKC 相关的信号途径参与。 间隙连接基因具有抑癌特性，例如 Cx26 在人乳腺癌，Cx32在人肝癌、Cx43在人肺癌、横纹肌肉瘤和胶质细胞瘤都有这样的报道。对于存在间隙连接基因家族成员Cx26， Cx32，Cx43转录抑制的恶性肿瘤细胞进行基因转染后，可使原来 Cx 转录抑制的肿瘤细胞重新获得外源 Cx 基因的高表达，并且细胞的间隙连接增多、GJIC 功能恢复，同时癌细胞有去恶化的表现：增殖抑制、分化改善。

间隙连接通讯还与肿瘤自杀基因治疗中的“旁观者效应”有关：“旁观者效应（Bystander effect)”是指在进行单纯疱疹病毒-胸苷激酶/Ganciclovir（HSV-TK/GCV）基因治疗时， 虽然只有部分肿瘤细胞获得阳性转染（TK^+）但是用GCV后却可引起广泛的杀瘤效应，包括TK^+和邻近的TK^-细胞都被杀死。其机理可能与 GJIC 有关；进入 TK^+ 细胞内的 GCV，经 TK 和相关激酶催化的产物CGV-TP具有细胞毒效应，不仅杀死TK^+瘤细胞（自杀）而且可能通过间隙连接通道进入邻近TK^-瘤细胞并杀之（旁观者效应)。这对于提高体内基因治疗效果、避免耐药细胞的发展及降低病毒载体及GCV用量都具有重要作用。 再者，新近的体外实验证明“旁观者效应”在化疗中具有提高化疗效果和降低耐药性的作用，通过间隙连接通讯可使化疗药物在肿瘤细胞间扩散而扩大杀瘤效应。因而在进行化疗前通过改善肿瘤的 GJIC，利用“旁观者效应”提高化疗效果是一个研制抗癌新药的新思路。

五、肿瘤细胞表面结构及糖缀合物的异常

肿瘤细胞表面成分往往有显著的改变：有的增加或出现，有的减少或消失，还有的发生结构改变。例如，肿瘤细胞的粘合连接减弱，缝隙连接减少（连接蛋白突变或表达下调），因而肿瘤细胞之间及肿瘤细胞与其周围正常细胞之间的通讯发生紊乱，此与肿瘤细胞的恶性行为有关。

肿瘤细胞表面出现的异常成分为肿瘤相关抗原（tumor-associated antigen，TAA）。TAA从细胞表面脱落进入血液循环则可成为肿瘤标志物（见本章第五节），有些可用于肿瘤的诊断。肿瘤细胞表面成分的异常可导致细胞社会性的改变，以致细胞与细胞之间及细胞与细胞外基质之间的相互作用紊乱，与肿瘤细胞的侵袭、转移性相关（见本章第四节）。

细胞表面的糖链是细胞接受信号的天线（糖链结构参见本书第七章质膜第一节）。细胞在癌变过程中普遍伴有糖链结构的变化，并随肿瘤的进展而变动，故称为肿瘤发展抗原。糖链的变化可出现在各种糖缀合物，如膜糖蛋白、糖脂及分泌蛋白质。天线的改变或异常无疑对细胞的生命活动具有决定性的重要影响，从而对于增殖、侵袭、转移行为以及临床的诊治与预后的判断具有重要意义（参见参考文献 10)。肿瘤细胞的糖链结构一般发生如下改变：

（一）N连接糖链：由于乙酰氨基葡萄糖基转移酶Ⅴ（GlcNAc-TⅤ）的表达与活性增高而在细胞表面出现β1，6分支的四天线大糖链。此种糖链与癌细胞的转移潜能正相关。以参与该糖链合成的酶抑制剂 Swoinsonin 处理癌细胞，可降低其转移潜能。

（二）O连接糖链：由于糖基化不完全而出现缩短的糖链，如 Tn 抗原和 sTn 抗原。sTn 抗原已被制成疫苗用于抗肿瘤的临床试验治疗，并取得显著效果。

（三）有些糖蛋白和糖脂的糖链还出现多聚唾液酸：唾液酸所携带的负电荷可使肿瘤细胞

间的粘合减弱，促进癌细胞从瘤体脱落。

（四）肿瘤细胞表面糖链的岩藻糖化程度增高，出现Le^a、Le^x、sLe^a、sLe^x抗原（参见本书第二十一章细胞间相互作用）。

糖链参与癌细胞表面细胞粘附分子彼此之间及与基膜之间的相互作用、癌细胞在血液中的凝集（瘤栓形成）及巨噬细胞的活化和对肿瘤细胞的杀伤。适当的寡糖及糖肽可以通过上述机制抑制癌细胞的转移。

第四节　肿瘤细胞的生物学特性

2002年癌生物学权威 R. D. Klausner总结了一个世纪以来人们对癌症的认识，提出了癌瘤的三大本质特征：1）癌是一种基因组不稳定性疾病；2）癌是一种细胞行为发生改变的疾病；3）癌是一种组织行为改变的疾病。这三大本质特征决定了癌症的异质性、演进性、侵袭和转移性、耐药性等一系列威胁到宿主生命的恶性表型。

一、遗传上的不稳定性

遗传不稳定性是正常细胞变为肿瘤细胞的基本要素。绝大多数人类肿瘤具有突变率巨增的特点。人类基因组的不稳定性原本是相当低的，在正常人的一生中大约会经历 10^{16} 次细胞分裂，人体中的每个基因在每一次细胞分裂时发生突变的几率约为10^{-6}，在一生中遭遇突变的几率约为 10^{10}。在基因组中有若干套特定的基因，其编码产物对于保护基因组的稳定性是必要的。细胞通过这些基因及其编码产物来维持基因组的完整性和稳定性。因而在正常情况下基因的突变会及时修复，多基因的系列突变并非常见。细胞中存在感知和修复DNA损伤的一系列复杂的机制。其中了解最多的是p53抑癌基因；近年还发现了一些其它基因也参与感知和修复DNA损伤或者负责确认有丝分裂时染色体的正确分离。再者，剧烈突变的细胞还可在一系列基因的操纵下发生凋亡；突变的细胞也可被机体的免疫监视系统发现并清除。但是，如果监视和修复DNA损伤的基因发生突变或缺失则基因组的稳定性难以维持。例如，HBV DNA（主要是*HBx*基因）和HCV反转录的原病毒（DNA）随机整合到宿主的基因组时往往可导致Rb及p53基因的突变，基因组因之失去稳定性，继而易于产生更多的基因突变，加上基因扩增和重排，以致基因结构的多重改变。端粒酶活化所致的端粒延长和APC蛋白的功能缺失也均可致基因组不稳定。肿瘤细胞的遗传不稳定性可采取不同的形式，例如，某些肿瘤细胞修复局部DNA损伤的能力或校正单核苷酸复制错误的能力出现缺陷，结果倾向于积累较多的点突变和局部DNA序列的少数改变；还有一些肿瘤细胞在保持其染色体的完整性上发生障碍，因而表现出核型的异常。一定程度的遗传不稳定性对于肿瘤的发生和进展都至关重要。不同的肿瘤，即使来自于同一组织，也可因不同套的基因突变而具有不同类型的遗传不稳定性。

基因组不稳定性体现在肿瘤细胞的遗传型及表型不间断的演变，表现在：

（一）基因的突变不断发生

（二）某些癌基因扩增，出现多拷贝，在晚期癌更明显

（三）非突变性修饰：甲基化（阻遏抑癌基因的表达）与去甲基化（癌基因活化）

（四）在基因活化、转录及翻译水平的调控异常

上述这些变化引起肿瘤细胞的表型（形态、结构、行为）在肿瘤的发展过程中不断增加恶性程度，因此同一癌瘤在初发、中期和晚期阶段的表型并不相同。愈到晚期生长愈快，侵袭性与转移性愈强，即恶性程度愈高。

二、生长（分裂增殖）失控

无论长在体内的还是体外培养的肿瘤细胞，其最重要的特性是丧失生长控制。关于肿瘤细胞增殖失控的研究资料大多是通过体外培养的肿瘤细胞获得的。

（一）肿瘤在体内生长的特性：在血管长入之前瘤体生长十分缓慢，缺乏血液供应之肿瘤中的细胞数很难达到 10^6 以上，即无血管长入的肿瘤很少能长到 2 ~ 3mm^2 以上，由于营养供应不足瘤块外层细胞的增殖被瘤块中心细胞的死亡抵消，往往需要若干年肿瘤细胞数才能达到 10^6，这样的肿瘤目前在临床上尚难发现，处于隐匿状态。然而，肿瘤细胞可以产生或刺激其周围细胞产生并分泌血管生成因子促进新生血管的生成（图27-11A），一旦血管长入则肿瘤呈指数增长（图 27-11B）。

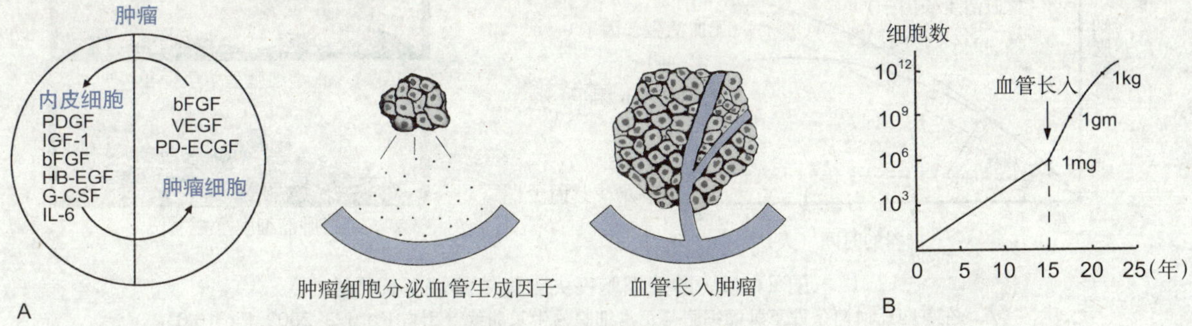

图 27-11 肿瘤的血管生成

A：肿瘤细胞及内皮细胞可分泌血管生成因子促进血管长入肿瘤；B：血管长入前后肿瘤的生长速度截然不同

（二）肿瘤在体外生长的特性：体外培养的肿瘤细胞常表现出以下生长特性：

1. 寿命的无限性（永生性）：人体正常细胞的分裂复制能力有限，体外培养时各种类型细胞株（cell strain）的倍增潜能为50 ~ 60次，随后即衰老死亡；而肿瘤细胞则具有无限复制的潜能，于营养足够的条件下可在体外永久性传代培养，即具有永生性。细胞的衰老是由端粒的长度控制的。端粒酶在这一调控机制中具有关键作用。端粒是染色体末端的特化结构，由保守序列（TTAGGG）串联重复 500 ~ 3000 次，形成长 5 ~ 20kb 的 DNA 区段，其作用为防止染色体末端相互粘合以维持染色体的稳定性。细胞增殖时 DNA 聚合酶不能完全的复制双链 DNA 分子的末端，因而细胞每分裂一次端粒便缩短 50 ~ 100 bp。端粒酶是一种逆转录酶，其作用在于恢复细胞在增殖周期（S期）缩短的端粒，通常此酶在生殖细胞和快速增殖的体细胞（如干细胞）中表达；在人类多数正常体细胞中端粒酶基因是关闭的，不具有端粒酶活性，因而每次细胞分裂所损失的端粒长度便不再恢复。端粒缩短到一定程度就会发生染色体的端对端融合，以致细胞的核型紊乱，细胞不但永久的脱离细胞周期，进入衰老状态，而且细胞感知了这种 DNA 损伤便会稳定和活化 p53 蛋白，遂进入 p53 启动的凋亡程序而死亡。通过这一机制防止了体细胞的无限增殖。然而，多数肿瘤细胞通过表达端粒酶基因而避免了这种命运，使每次分裂中缩短的端粒得以恢复，因而具有无限增殖的潜能和不死性。据此提出以特异性的端粒酶抑制剂作为肿瘤的治疗药物。动物实验证明，敲除了抑制细胞增殖的CKI家族p16INK4A基因的小鼠，具有发生肿瘤的倾向，当暴露于致癌物时所发生的肿瘤中端粒酶活性较高；而在同时缺失端粒酶的小鼠，则肿瘤发生率降低，即使出现肿瘤其端粒也较短，核型的紊乱较轻。关于端粒的结构与功能详见本书第十三章细胞核与染色体第一节二。

2. 丧失密度依赖性增殖控制：在具有细胞增殖促进因素的条件下，体外培养的肿瘤细胞的增殖速度与其对应的正常细胞相似。不同的是，体外培养的正常细胞在长到彼此接触（汇合，confluence）时则停止增殖进入G_0态，细胞的数量不再增加，形成铺满瓶底的单细胞层，这一现象称为生长的接触抑制或密度依赖性增殖抑制；而肿瘤细胞则在达到汇合状态时仍然继续增殖，细胞数量仍然增加，形成重叠的多细胞层，即丧失了密度依赖性增殖抑制或细胞生长的接触抑制（图 27-12）。

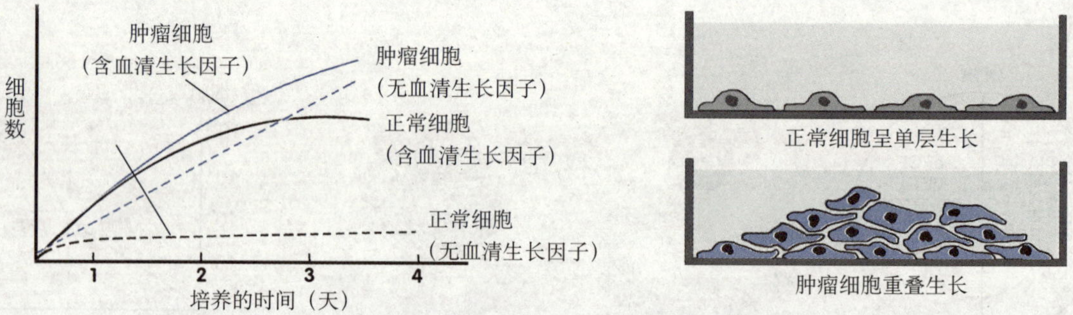

图 27-12　肿瘤细胞丧失密度依赖性生长特性

A. 在有与无血清条件下肿瘤细胞与正常细胞的生长曲线（引自 Karp G, 2002, Fig.16.6）

B. 肿瘤细胞的重叠生长（参考 Alberts B，2002，Fig.23-25）

3. 丧失定着依赖性增殖特性：大多数正常真核细胞在体外培养时需粘附在一定的固体基质上才能分裂增殖，称为定着依赖性增殖；细胞一旦脱离基质则停止生长，甚至趋于凋亡，称为“失巢凋亡，anoikis”。而肿瘤细胞则可在半固体的软胶中悬浮生长，形成集落，在软胶中的集落形成率往往与成瘤性正相关。

4. 对外源性生长刺激因子及血清的依赖性降低：正常细胞需要外源性生长刺激信号才能从静息的G_0态进入活跃的增殖状态。肿瘤细胞则可自分泌生长因子和适宜其增殖的细胞外基质成分，因而可自给生长信号，使其增殖不依赖于外源性的生长刺激信号。换言之，正常细胞在体外培养时如果生长因子或血清浓度过低则不能分裂增殖，而肿瘤细胞在不提供生长因子或血清浓度很低时仍可不断增殖（图 27-10A）。

（三）肿瘤细胞增殖失控的机制：正常细胞的增殖是在严密的调控之下进行的，即依赖于促进增殖的正性调控和抑制增殖的负性调控之间的平衡来调节。细胞对于细胞周期的运行设置了一系列的检验点，正常情况下细胞周期的每个时相只能在正确的完成之后才能进入下一个步骤，而肿瘤细胞的增殖调控平衡发生紊乱：正性调控增强而负性调控减弱，导致增殖失控（参见本书第十四章细胞增殖与调控及本章第二节，一）。

1. 肿瘤细胞中刺激生长的正性调控增强：

（1）生长因子过剩：肿瘤细胞可自分泌生长因子提供生长刺激信号，例如成胶质细胞瘤可分泌PDGF，肉瘤可分泌TGFα，*sis*癌基因的活化产生过量的生长刺激因子，因而肿瘤细胞的增殖对外源性生长因子的依赖性降低。

（2）生长因子受体的活性增强：肿瘤细胞因生长因子受体的表达上调使其在细胞表面数量增加（例如胃、脑及乳腺肿瘤细胞的EGFR/erbB2的表达上调，胃、乳腺癌的HER2/neu受体过表达），或因突变、易位使生长因子受体的结构与性质改变致使其在缺少配体的情况下也可二聚化并向细胞内传递刺激增殖信号。这两种情况均可导致肿瘤细胞对生长刺激信号的反应过度，持续增殖。

（3）多数肿瘤细胞产生组成型活化形式的一种或数种信号转导蛋白质（如Ras、Src、Bcr-Abl），因而在缺乏正常生长因子的情况下也传递增殖信号，使细胞增殖的信号转导途径紊乱。Ras是受体酪氨酸激酶（RTK）-Ras-Raf-Erk/MAPK和整连蛋白（integrin）-FAK-MAPK信号途径中的枢纽性信号分子，参与刺激细胞增殖的两条重要信号途径（分别参见本书第二十章细胞通讯与信号转导第 节和第十九章细胞外基质及其与细胞的相互作用）；Src和Bcr-Abl也是参与这两条信号途径中的重要分子。

（4）细胞增殖的信号转导途径紊乱：调控细胞增殖、存活的信号转导途径有多条（图27-13，并参见本书第二十章细胞通讯与信号转导），其中受体酪氨酸激酶（RTK）-Ras-Raf-MAPK途径、整连蛋白（integrin）-FAK-MAPK途径、Ras/FAK-PI3K-Akt（PKB）及Wnt—β-catenin—TCF/LEF-1信号途径都常常在肿瘤细胞呈过度活化状态。前三条信号途径已分别在本书第二十和十九章详细介绍，这里仅就Wnt—β-catenin—TCF/LEF-1信号途径在肿瘤细胞增殖失控中的作用加以介绍。Wnt—β-catenin—TCF/LEF-1信号途径在胚胎发育和细胞分化的调控中具有重要作用，也与肿瘤的增殖、分化紊乱有密切关系。Wnt广泛存在于各种动物的多数组织中，其受体为Frizzled（Fz）类的七次跨膜蛋白质。当Wnt与其受体frizzled相结合后便召集胞质中的Dishevelled到质膜并活化之，被Fz活化的Dishevelled（Dsh）抑制APC-axin-GSK3β复合物中的GSK3β活性。GSK3β（糖原合酶激酶3β，glycogen synthase kinase 3beta）可催化β-catenin发生磷酸化，遂进行泛素化并进入蛋白酶体被降解，因而不会在胞质中堆积。一些上皮癌过表达Wnt，使Wnt信号通路在一些上皮源的癌瘤处于活化状态，以致GSK3β缺乏活性，导致β-catenin因磷酸化及降解障碍而堆积在胞质中。过量非磷酸化的β-catenin则进入细胞核与TCF/LEF-1转录因子相结合，后者是增殖相关靶基因的制动物，β-catenin与TCF相结合则解除了其制动作用从而上调其靶基因（图20-13）*c-myc*和*cyclin D1*的表达，促进细胞增值。此外，胞质中的β-catenin也可与质膜中的粘附分子E-cadherin相结合，参与上皮细胞间的粘附与连接（参见第十八章第二节细胞连接）。肿瘤细胞中信号转导途径的紊乱是相当广泛的，不仅限于这上述几条途径，此处不做一一介绍，相关的进展将不断提供更丰富和全面的认识。

（5）不适当的过表达核内的某些转录因子，如Myc、Ap1（Fos/Jun），从而使细胞周期调控蛋白的表达异常，如细胞周期蛋白（D1和E等）的表达增多，Cdk的活性增高，CKI（p16、p21等）的表达下降，促进细胞周期的运行。

（6）某些病毒编码的蛋白质直接活化细胞增殖信号途径，如HPV的E5蛋白的二聚体或三聚体可与PDGF受体形成稳定的复合物，引起受体二聚化，不断传递增殖信号。

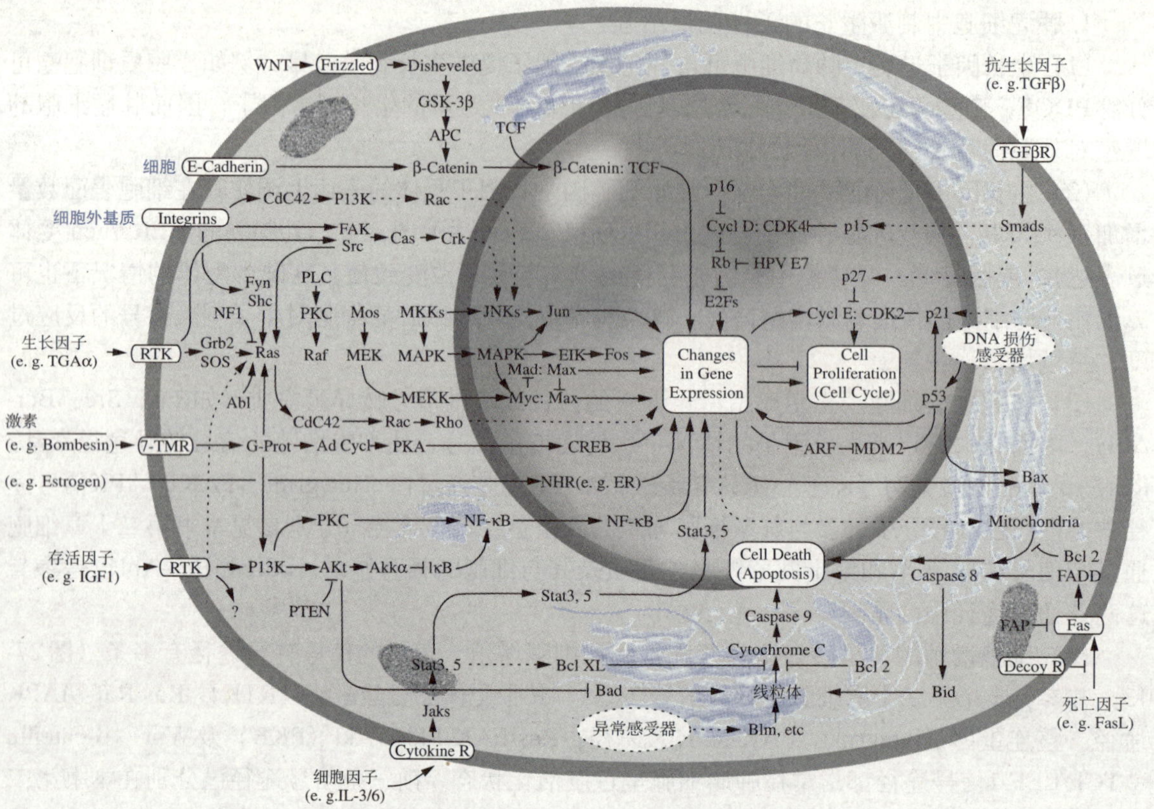

图 27-13 肿瘤细胞中的信号通路网络

（参考 Lodish H 等 Molecular Cell Biology, 5th ed, 2004）

2. 肿瘤细胞中抑制增殖的负性调控减弱（参见本书第十四章细胞增殖与调控及本章第二节，一（二））：

（1）生长抑制因子的生成减少或功能丧失（抑癌基因缺失或突变所致）。

（2）对抑制增殖的信号不敏感：在正常组织细胞中存在着抗增殖信号以保持细胞增殖的休止和组织内环境的稳定。提供这些信号的包括可溶性的生长抑制物（如TGFβ）以及固定在细胞外基质成分中和相邻细胞表面的抑制物。早期的肿瘤细胞必定是逃避了这些抗增殖信号才能繁衍壮大。抗增殖信号同样通过细胞表面的跨膜受体而被细胞接收并转导到细胞内的信号通路，然后通过转录因子控制抑制增殖相关蛋白质的表达。TGFβ、Rb、p16、p53都是抑制细胞增殖信号通路中的关键分子，在肿瘤细胞中发生功能丧失性突变（参见本章第二节二（二）），以致肿瘤细胞在几个细胞周期检验点均不能停顿，以致细胞周期不停的运行。此外，肿瘤细胞中 Mdm2 的过度生成抑制了 p53 的活性（见本章第二节二（二））。维甲酸（RA）通过与其受体（RAR）结合而与AP1转录因子作用，并阻断来自于RTK-Ras-Raf-Mek-Erk信号途径的AP1活化（参见本书第二十章及图27-10），从而对细胞增殖具有抑制作用；v-EerA癌蛋白则可阻断 RAR 诱导的抑制增殖作用，使细胞对 RA 的抑制增殖信号不敏感。

（3）某些病毒蛋白直接使细胞的增殖抑制机制丧失功能，如人类HPV 编码的E6和E7蛋白可分别与 p53 和 Rb 相结合，从而抑制其功能。

3. 停止细胞增殖的另一条途径是走向分化。正常组织可通过各种目前尚不完全明了的机制使细胞进入不可逆的分裂后（postmitotic）状态或分化状态，从而停止增殖。当细胞进入终末分化状态后便永久的失去了分裂增殖能力。而肿瘤细胞采取各种策略避免进入终末分化状态，也是导致其不停增殖的原因之一。例如c-Myc就直接参与增殖与分化的调控。Myc-Max二聚体作为转录因子来调节增殖促进基因的表达（参见本章第二节一、（二）3），而Mad-Max复合物则可引出分化诱导信号。在多种肿瘤细胞存在c-Myc的过表达，导致上述两种复合物的平衡紊乱，Myc-Max 增多而 Mad-Max 减少，以致细胞增殖占优势而细胞分化受阻。

值得注意的是，肿瘤细胞调控细胞增值、凋亡的信号途径与正常干细胞相似。肿瘤细胞可能是盗用了干细胞正常采用的自我复制、分裂机制进行增殖。

总之，多数癌基因参与促进增殖的正性调控，而抑癌基因参与抑制增殖的负性调控。由于多种原癌基因的活化及抑癌基因的失活而导致肿瘤细胞的增殖调节失常，细胞增殖失控。

三、逃避细胞凋亡

正常成年组织可通过细胞凋亡来保持细胞总数的平衡和器官大小的固定，并及时处理发生损伤或突变而未能修复的细胞。而各类肿瘤细胞几乎均获得逃避凋亡的能力，其凋亡的信号通路受阻，故而在细胞增殖过旺或带有不可复的基因组损伤时也不发生凋亡。

细胞凋亡是程序化的复杂过程，是通过多分子参与的多种不同的信号转导途径而启动并完成的（参见本书第十七章细胞凋亡及其调控），受到存活因子、凋亡因子、相应受体、正/负调节蛋白、信号途径以及相关蛋白酶的调节。细胞外维持真核细胞存活的信号可来自于生长因子（如 IGF、NGF）和 IL-3 等可溶性信号分子和一定的细胞外基质成分。在缺乏存活因子的刺激时胱天蛋白酶信号通路可由细胞外或细胞内促凋亡因子的作用而活化，引起细胞凋亡；也可通过不依赖于胱天蛋白酶的途径而发生程序性死亡。肿瘤细胞不仅可以自分泌存活因子，其死亡受体也可发生异常。例如，在肺癌和结肠癌细胞系发现FAS配体的一种伪受体（不能发送信号的无效受体）的表达上调，结果使FAS死亡受体旁置而失去诱导凋亡的功能。再者，Bcl-2家族作为凋亡的正/负调节蛋白，该家族中抗凋亡与促凋亡成员（参见本书第十七章）的表达谱通过控制线粒体膜的通透性而决定细胞存活与死亡的命运。在肿瘤细胞中这一家族的表达谱往往发生异常。多种抗凋亡因子（如Bcl-2、survivin）过表达，使促凋亡调节因子失活，因而在缺乏存活因子时也不发生凋亡。在某些肿瘤细胞中Bcl-2家族中的Bax、Bak、Bid和Bim等促进凋亡的分子可发生突变或表达失控，也是引起细胞凋亡障碍的因素。细胞凋亡调节蛋白质的表达受p53的转录调节（参见本书第十七章细胞凋亡），通常在DNA严重受损或受损后不能恢复的正常细胞，野生型p53可引起凋亡诱导基因（如 *bax*）的活化，从而启动凋亡程序；但在肿瘤细胞中 p53 基因突变、缺失或 p53 蛋白失活，以致作为 p53 下游基因的 *bax* 不能上调，凋亡不能启动。

在肿瘤细胞中，与凋亡程序的启动和进行发生障碍的同时，阻遏凋亡的机制往往增强。例如，在某些肿瘤细胞高表达的 c-Myc 蛋白对细胞凋亡具有抑制作用； Bcl-2、Bcl-X_L 和 Bcl-X_S 这些抗凋亡分子也在某些肿瘤中被活化，以致抗凋亡能力增强从而逃避凋亡。例如，B细胞淋巴瘤的染色体易位常导致编码Bcl-2的基因处于高表达的调节元件的控制之下，结果使应该凋亡的B淋巴细胞存活下来。再者，在多数人类肿瘤，传递存活信号的PI3K-Akt/PKB途径往往处于活化状态而使Bad磷酸化，磷酸化的Bad被扣留在胞液中，从而释放了抑制凋亡的Bcl-2和Bcl-X_L使之得以发挥抗凋亡的功能（图27-13）。PI3K-Akt/PKB途径可被细胞外的IGF1/2或IL-3激活，或者被细胞内来自于Ras和FAK的信号激活，还可由于PTEN的缺失而活化。PTEN是一种磷酸酶，其脱磷酸作用的靶标是蛋白质分子中的磷酸化Ser/Thr和Tyr残基以及3, 4, 5三磷酸肌醇脂（PI3, 4, $5P_3$）的第3位磷酸基。催化PI3, 4, $5P_3$脱磷酸是PTEN在细胞内的主要功能。PI3, 4, $5P_3$是由活化的PI3K催化生成的，并参与PI3K下游分子Akt/PKB的活化（磷酸化），因而PTEN的功能在于减低细胞内PI3, 4, $5P_3$的水平，从而削弱来自于PI3K-Akt/PKB途径的存活信号，使细胞履行必要时的凋亡，故PTEN属于抑癌基因。然而，在多种类型的晚期人类肿瘤，编码PTEN的基因缺失，缺乏PTEN的细胞表现为PI3, 4, $5P_3$的水平和Akt/PKB的活性升高，而Akt/PKB具有抗凋亡和促增殖的效应，因而PTEN的缺失使得受到损伤、需要启动编程性死亡的细胞逃避了凋亡。总之，肿瘤细胞的凋亡程序可因种种原因而不能正常启动，因而肿瘤的生长不仅仅是细胞的增殖旺盛并且失控，而且细胞凋亡也受到阻碍。

在肿瘤治疗中很多抗癌药物和放射疗法的目标是诱导肿瘤细胞发生凋亡，而肿瘤细胞凋亡

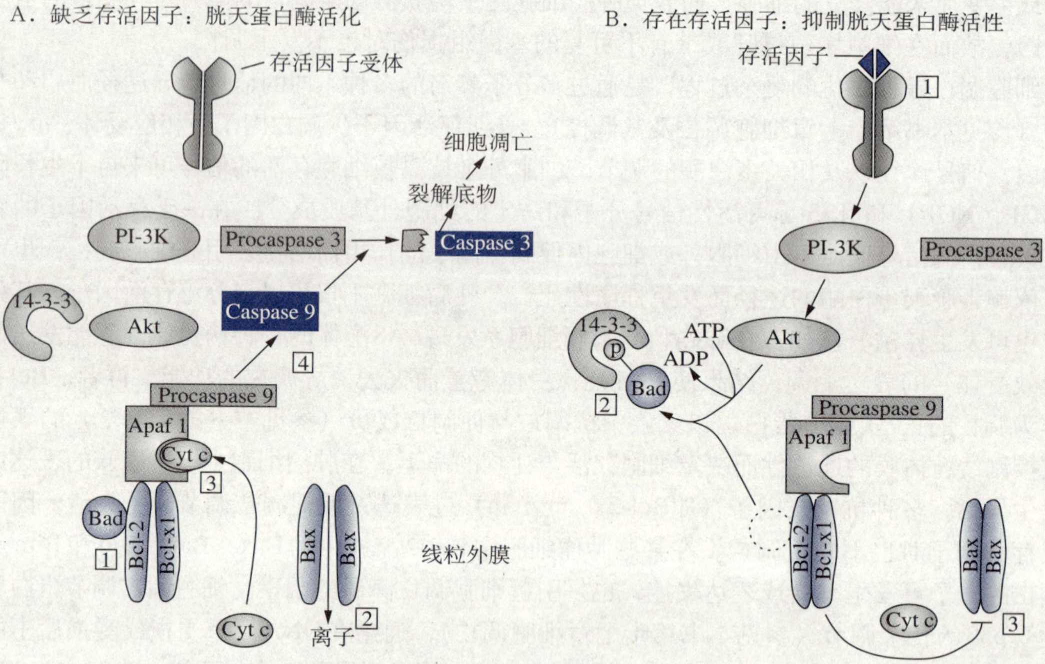

图 27-14 Bcl-2家族对凋亡以及存活因子介导的抗凋亡途径

A：在缺乏存活因子的情况下，Bcl-2家族的Bad与线粒体膜中的抗凋亡蛋白Bcl-2 / Bcl-$_{XL}$相结合（1），并使其不能与促凋亡的Bax相互作用，以致Bax相互聚合形成通道，引起离子流入线粒体膜间隙（2），遂引起细胞色素C从线粒体释放到细胞液，并与衔接体蛋白Apaf1结合（3），结果活化胱天蛋白酶的级联反应，导致凋亡（4）。

B：在存在存活因子的情况下，PI3K/Akt途径被活化，从而将Bad磷酸化（1-2），磷酸化的Bad与14-3-3蛋白相结合而留滞在胞液中（2），结果Bcl-2 / Bcl-$_{XL}$得以抑制Bax的活性（3），阻止了细胞色素C的释放和胱天蛋白酶的级联活化反应，细胞凋亡受到抑制。

信号通路的障碍是导致相关疗法效果不理想的重要原因，故欲提高化、放疗的效果需要着眼于纠正肿瘤细胞凋亡机制的异常。

四、分化异常

细胞增殖与细胞分化是相互制约的。细胞只有撤出细胞周期，即在非增殖状态下才能进行分化。肿瘤细胞的不断增殖阻止了细胞的分化。一个正常的干细胞分裂一次产生一个子代干细胞和一个可进行终末分化并停止分裂的细胞。而一个突变了的干细胞分裂时则产生不能进行终末分化的无限增殖的克隆，因而很多来自于干细胞的肿瘤细胞往往具有未分化或低分化细胞的特征。据最近报道调控细胞增殖的*Rb*基因的缺失影响胚胎干细胞（ES cell）分化为心肌细胞，Rb-/- 的 （ES） 细胞向心肌细胞分化的全过程受到明显的阻碍，而向来自于Rb-/- ES的心肌前体细胞导入Rb则可挽救其分化的受阻；还有实验证明DMSO诱导小鼠红白血病细胞分化时可上调 *Rb* mRNA。*Rb* 是同一基因兼控细胞增殖与分化的极好范例，相信这样的基因还会不断被揭示。

再者，肿瘤细胞不仅表现为正常分化过程的阻碍，还具有因突变而出现的异常分化特征。换言之，肿瘤细胞在分化上有两重特性：由于细胞分化受阻或胚胎性基因重新启动与过表达，从而出现未分化或低分化的表型；同时由于向异常途径分化，出现异于寻常的表型，例如具有正常胚胎滋养层细胞的侵袭性和白细胞的转移性。并且低分化及异常分化的表型会随着肿瘤的进展而发展。总之，肿瘤细胞并非简单的未分化或低分化，还存在紊乱及异常的分化特征。除侵袭性与转移性之外，很多肿瘤出现同工酶谱的改变、或生成易位激素。例如，有些肺癌、肝癌、胃癌及纵隔畸胎瘤可生成 HCG 样激素；有的肝癌、卵巢癌、甲状腺癌、甲状旁腺癌等可合成ACTH样激素；肝癌、乳腺癌、食管癌、前列腺癌、胰腺癌及腮腺癌等可合成MSH样激素。

尽管肿瘤细胞不能像正常的胚胎组织及干细胞那样在适当的环境下自发的进行分化，某些肿瘤细胞似可被药物诱导分化，但往往在除去分化诱导剂之后又重现恶性表型，说明未能诱导终末分化。常用的分化诱导剂有维甲酸类药物、cAMP 类似物、DMSO、丁酸钠及佛波酯等。维甲酸类药物的作用机制可能是通过抑制增殖而促进分化，在血液系统肿瘤的治疗中具有较明显的作用，对实体肿瘤的作用较差、有效程度不等；鉴于 v-EerA 癌蛋白可阻断维甲酸受体（RAR）所诱导的抑制增殖作用，使细胞对维甲酸（RA）的抑制增殖信号不敏感，可以想象对于EerA癌蛋白高表达的肿瘤RA类药物的作用当难以发挥。cAMP类似物可使肉瘤及成神经细胞瘤细胞的恶性表型发生一定的逆转。

五、侵袭性与转移性

恶性肿瘤在体内呈侵袭性扩张，因而与正常组织没有明确的分界线，在肿瘤组织中伴有正常细胞（如成纤维细胞，白细胞），在肿瘤周围的正常组织中存在肿瘤细胞。癌细胞往往突破自身的基（底）膜而侵入结缔组织或相邻器官；也常常侵入淋巴管或血管，并转移到淋巴结或远隔组织。肿瘤细胞的转移是90%以上人类肿瘤患者死亡的原因。肿瘤细胞侵袭、转移的机理参见本章第五节。

六、异质性（heterogeneity）

在同一肿瘤中的肿瘤细胞具有不同的表型，称为异质性。肿瘤细胞的异质性表现在以下几方面：

1. 在同一瘤体中之肿瘤细胞的核型可不一致：具有不同的异倍体及多倍体核型。
2. 抗原性（autigenicity）及免疫原性（immunogenicity）不同，因而对于肿瘤疫苗和免疫治疗的反应不等。
3. 生化特性不同。
4. 生长行为不一致。
5. 侵袭、转移潜能不同。
6. 对药物、辐射、高温、冰冻处理的敏感性不同。

肿瘤细胞异质性来自于两个方面：其一，由于基因组的不稳定性来自同一祖先的肿瘤细胞之后代各自经历了不同的基因突变、扩增、重排和甲基化等历程而逐渐出现差异，以致同一个肿瘤组织中的各肿瘤细胞的基因型和表型彼此不同而具有异质性。其二，近年的研究表明在肿瘤中可能存在肿瘤干细胞（cancer stem cells）。肿瘤干细胞像正常干细胞一样可以不断自我复制和多向分化，分化的多向性、分化程度的不同及分化走向的异常也是导致肿瘤细胞异质性的一方面原因。无论造血系统的肿瘤或者实体瘤都只有肿瘤干细胞具有恒久的分裂增殖能力；瘤组织中的其他肿瘤细胞可能不具有或仅具有有限的增殖能力。正是这些肿瘤干细胞造成肿瘤的增大和转移。在早期肿瘤其数量虽不多，但在肿瘤的发展过程中它们所占的比例不断壮大，因而肿瘤的进展越来越快。故而，肿瘤的根治必须着眼于消灭所有的肿瘤干细胞，否则尽管削减了肿瘤细胞的总数，可见肿瘤缩小，但是它还会再增大，这正是目前很多治疗肿瘤的措施只能使肿瘤缩小或"缓解"而不能根治之症结所在。

随着肿瘤的发展，异质性愈来愈高。肿瘤细胞的异质性给肿瘤的根治带来了极大的困难。愈是晚期肿瘤愈难以通过一种治疗措施完全歼灭体内所有的肿瘤细胞；一种化疗药物更不能同等有效的作用于所有的肿瘤细胞，因而肿瘤的化学治疗必须采取联合用药；对于中、晚期肿瘤的根治必须采取多种手段的综合实施。

七、多药耐药性（multidrug resistance，MDR）

肿瘤细胞具有多药耐药性。这种耐药性与病原微生物的耐药性有所不同，在对肿瘤进行化疗的过程中，在仅仅使用一种抗癌药的情况下可导致对结构与作用机制皆不相同的多种化疗药物同时产生耐药性，称为多药耐药性。

多药耐药的机制比较复杂，近二十余年相继发现了一些整合在质膜中的转运蛋白，它们具有结合 ATP 并将进入细胞的物质泵出细胞外的功能，统称为 ABC（ATP binding cassette）转运蛋白超家族。其中包括P-gp（ABCB1/MDR1）、MRP1（ABCC1/GS-X pump）、ABCG2/BCRP/MXR/ABCP等。P-gp（pump glycoprotein）是最早发现、也是了解最多的与MDR有关的分子。P-gp 为一种 170kDa 的 6 次跨膜糖蛋白，在不同种属具有保守性。两条 P-gp 肽链可在质膜中形成具有 12 边的通道。其胞质区具有两个 ATP 结合位点。每泵出一分子药物消耗 2 分子 ATP。P-gp也存在于正常的、与外环境密切接触的细胞表面，如肝细胞、肾细胞以及消化道和皮肤的上皮细胞等。P-gp可将进入细胞内的多种物质泵出细胞外，具有排除异物的作用。可被P-gp泵出的物质包括：亲脂性小分子、类固醇激素、亲脂肽和多种外来异物。因而P-gp的生理作用在于保护机体及敏感的组织不受各种外来物的毒害，并可能对细胞的增殖、分化、凋亡具有调节作用；P-gp 也存在于脑、睾丸及卵巢的毛细血管，作为通透屏障。MRP1/ABCC1（multidrug resistance protein 1）最初是在多药耐药的肺肿瘤细胞中鉴定的，在正常组织也有广泛表达，分子量 190 kDa。ABCG2/ BCRP /MXR/ABCP 是新近发现的 ABC 转运蛋白（72.6 kDa），6 次穿膜，以同二聚体或异二聚体形式执行功能，只有一个ATP结合位点，在乳腺导管、胎盘、小肠、结肠上皮、肝小胆管、肾小管、血管内皮及干细胞表达，并在乳腺癌、非小细胞肺癌及急性髓性白血病等参与多药耐药。

编码P-gp的基因为*mdr1*，定位于染色体7q21。肿瘤细胞的*mdr*基因可因易位或扩增（可高达 60copy）而过度表达，其表达水平的高低与肿瘤的分化和进展程度相关。ABC 转运蛋白的过度表达使肿瘤细胞对药物的外排增强，以致抗癌药一旦进入肿瘤细胞就被排出，难以在细胞内存留而生效。mdr基因的多态性可影响很多药物（包括抗癌药）的药代动力学。例如，ABC 转运蛋白基因存在单核苷酸多态性（single nucleotide polymorphisms，SNPs），因而对 ABC 转运蛋白的遗传学多态性的功能分析有助于了解药物反应的个体差异和在将来发展个体化的治疗。

肿瘤细胞的多药耐药性是肿瘤化疗效果欠佳的重要原因，消除MDR是提高化疗效果的关键所在。几十年来研究了大量抑制MDR的药物，称为化疗的致敏剂。致敏的机制大多为与ABC 转运蛋白（特别是 P-gp 和 MRP）相结合并抑制其将药物泵出细胞的功能，或者针对 *mdr1* 和 *mrp1* 基因的表达或者干扰ABC蛋白的磷酸化。这是一个十分活跃的研究领域。已报道的这类药物非常多，有异搏定、利血平、酚噻嗪和环孢素 A 等。效果较好的特异性针对 P-gp 的第三代致敏剂包括tariquidar XR9576、zosuquidar LY335979、 laniquidar R101933和 ONT-093等，正在进行临床试验，但至今可成功地用于临床的实例还不多。

此外，近年还发现谷胱甘肽转硫酶（glutathione-S-transferase， GST）的表达上调及拓扑异构酶II也与肿瘤细胞的MDR有关；还有 ECM 及整连蛋白介导的MDR，肿瘤细胞通过整连蛋白粘附于细胞外基质成分可引起对作用不同的多种抗癌药物的抵抗，其机制尚不明了，可能与整连蛋白介导的存活信号转导途径的活化相关。

八、细胞的极性紊乱

正常细胞，尤其是上皮细胞，在形态结构、分子组成及功能上具有方向性和不对称性，即细胞具有极性。肿瘤细胞的极性发生紊乱，失去方向性和不对称性。例如，一些受体在正常细胞仅存在于细胞的顶表面或底表面，而在肿瘤细胞则失去这种分布特点，遍布于细胞的所有表面。细胞极性的紊乱对于细胞的社会性具有重要影响。

需要指出的是，以上关于肿瘤细胞生物学特性的大量研究资料多来自于体外培养的细胞，而体内的肿瘤组织中不仅有肿瘤细胞还有多种宿主的细胞，如成纤维细胞、免疫细胞、脉管内皮细胞，乃至炎性细胞等，还有来自于肿瘤细胞以及宿主细胞的细胞外基质。肿瘤细胞与这些细胞及细胞外基质成分存在着复杂的相互作用。因此，实际上肿瘤组织中的肿瘤细胞所接受的信号是综合的、相互制约的，比当今体外研究的情况要复杂的多。

第五节 肿瘤细胞侵袭、转移的分子机制

一、肿瘤细胞的侵袭、转移过程

癌细胞的侵袭与转移过程（图27-15）为多步骤的级联过程，大致可人为的分为以下几步：

1. 肿瘤细胞之间的相互粘合减弱、细胞连接松散从而导致肿瘤细胞从瘤体脱落。
2. 肿瘤细胞破坏并穿过自身基膜（basement membrane），侵袭基膜下结缔组织。
3. 侵袭并穿过脉管（血管或淋巴管）壁进入血液循环或淋巴系统，并在其中存活下来。
4. 在血液或淋巴中形成瘤栓停滞于小脉管腔。
5. 粘附于脉管内皮细胞并使之回缩暴露出内皮下基膜，分泌蛋白水解酶破坏基膜，迁移并穿出脉管。
6. 在远处组织、器官中增殖，长入新的血管，形成转移瘤（metastases）。

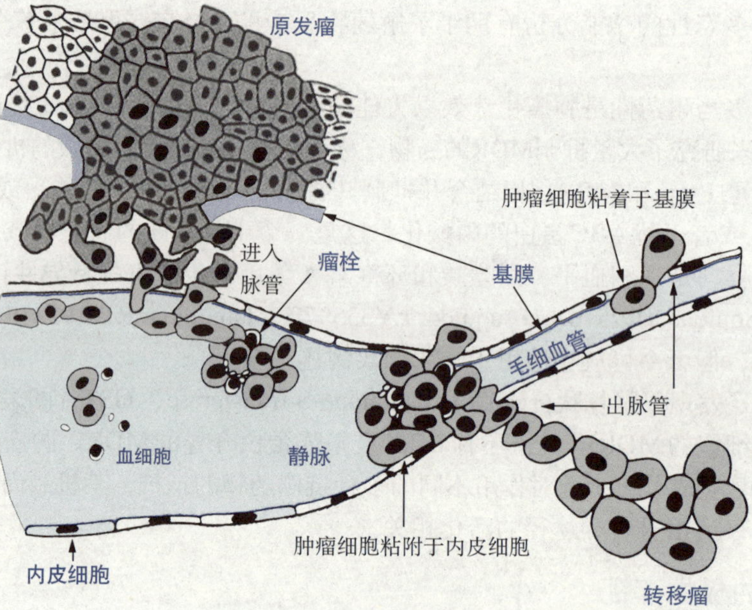

图 27-15 肿瘤细胞的转移过程

据实验估计，从原发肿瘤脱落的肿瘤细胞能够经历整个转移过程形成转移瘤的还不到万分之一。

肿瘤细胞的转移过程虽然十分复杂，实质上是以细胞识别为基础的细胞-细胞之间及细胞-细胞外基质之间相互作用的一系列过程，即肿瘤细胞与其微环境的相互作用发生异常。包括：

肿瘤细胞-肿瘤细胞相互作用：在肿瘤组织中，肿瘤细胞之间的相互粘合与细胞连接减弱以致肿瘤细胞从瘤组织脱落，成为转移的前提；在血循环中，肿瘤细胞又通过凝集素等分子的介导而相互凝集，形成瘤栓。瘤栓的形成可保护血循环中的肿瘤细胞免受流经细小血管时遭遇

的剪切力损伤和免疫细胞的杀伤。

肿瘤细胞-宿主细胞相互作用：血液中的肿瘤细胞与血小板、白细胞之间的相互作用参与瘤栓形成；肿瘤细胞和瘤栓与脉管内皮细胞之间的相互作用是肿瘤细胞出脉管的前提。

肿瘤细胞-细胞外基质（基膜等）相互作用：肿瘤细胞通过与细胞外基质的相互作用而侵袭正常组织基质以及穿入与穿出脉管壁。一个肿瘤细胞在转移过程中至少需三次穿过基膜。基膜是肿瘤细胞转移的重要屏障；再者，基膜对于肿瘤细胞的存活、增殖、迁移及分泌蛋白水解酶也具有关键性作用，因而肿瘤细胞与基膜的相互作用在转移中备受重视。

二、转移性肿瘤细胞的特性

鉴于肿瘤细胞的异质性，一个肿瘤中的各个肿瘤细胞的转移潜能是不相同的。转移潜能高的肿瘤细胞具有以下特性：

（一）迁移性：在正常生理情况下的成体细胞，除中性粒细胞、巨噬细胞和小肠上皮细胞等外，通常不具有迁移性。而恶性肿瘤细胞一般具有十分活跃的迁移性并与其转移潜能正相关；在某些情况下肿瘤细胞还可沿基膜迁移。

（二）分泌各种水解酶：高转移潜能的肿瘤细胞产生并分泌多种水解酶，包括各种蛋白水解酶及糖苷酶等。这些水解酶可破坏细胞外基质，为癌细胞侵袭与转移开道。肿瘤细胞表面，尤其是细胞迁移的前沿，存在整合于膜中的蛋白酶受体，可将蛋白酶结合并浓集在肿瘤细胞表面。这样使肿瘤细胞的迁移前沿富集高浓度的蛋白酶，以致肿瘤细胞走到哪里便破坏到哪里。

（三）粘附性：在肿瘤细胞转移的全过程中始终贯穿着细胞的脱落与聚合、粘附与去粘附。作为侵袭转移的第一步骤，肿瘤细胞之间的粘合减弱，“连接”结构松散，导致肿瘤细胞的脱落；当肿瘤细胞进入血管后却又相互聚合，形成瘤栓。脱落与聚合是由不同的分子介导的：前者由于E钙粘素的表达减少；后者则由于血液中半乳糖凝集素（galectin）的升高。肿瘤细胞在增殖过程中需要在一定的细胞外基质上粘附才能进入增殖周期；而在细胞增殖的M期，又要去粘附，即从铺展状态进入疏松粘附状态，细胞变圆。在细胞迁移时既要发生粘附，又要去粘附，二者交替进行才能完成迁移过程。在肿瘤细胞进、出脉管穿过管壁时，均需与基膜或一定的细胞外基质成分发生粘附；甚至肿瘤细胞侵袭脉管和组织时所需要的各种蛋白水解酶的合成与分泌也依赖于肿瘤细胞与一定细胞外基质成分的粘附。肿瘤细胞出脉管时首先要粘附于内皮细胞，穿过基膜时又要去粘附。在宿主防御中抗原的呈递及免疫效应细胞对肿瘤细胞的杀伤同样需要细胞间的识别与粘附。所有上述与肿瘤细胞侵袭、转移相关的步骤都与细胞粘附与去粘附密切相关，并涉及多种细胞粘附分子及其所介导的信号转导过程。这是一个非常精细、复杂的调节网络。肿瘤细胞表现的侵袭、转移行为正是细胞粘附分子的表达发生时空上的差错，或是其功能变异，或者是信号的联网与调控机制发生紊乱的结果。

三、参与侵袭与转移的分子

参与肿瘤细胞转移的分子包括细胞粘附分子、蛋白水解酶及其抑制物、细胞外基质分子及其受体、血管生成因子及抑制因子等。

（一）细胞粘附分子（cell adhesin molecule，CAM）：细胞粘附分子（参见本书第十八章）介导细胞之间及细胞与基质之间的相互作用。与肿瘤细胞转移密切相关的 主要是 E 钙粘素、选择素、整合素、免疫球蛋白超家族中的NCAM、ICAM、VCAM、PE-CAM及CD44等。细胞粘附分子一般与一定的信号转导途径相关连，向细胞传送调节信号，影响细胞的存活、凋亡、增殖、迁移等活动。

E钙粘素存在于各种“粘合连接”处，介导上皮细胞间的粘合，是“粘合连接”的主要成分。在肿瘤细胞E钙粘素常因转录抑制、突变或胞外域的蛋白酶解而出现表达下调或功能障碍，以致肿瘤细胞的粘合连接减弱。再者，正常上皮细胞通过彼此的E钙粘素而耦联、传递抗增殖信号；并通过E钙粘素-βcatenin胞内信号途径调节增殖相关转录因子Tcf/Lef的活化（参见上节二）。在大多数上皮癌，E钙粘素的功能丧失，导致正常调节紊乱，细胞增殖失控。鉴于E钙粘素在阻止肿瘤细胞增殖和转移中的作用而将之归为抑癌基因。治疗乳腺癌及晚期肿瘤的他莫昔芬（tamoxifen）可以恢复E钙粘素的表达并抑制其侵袭表型，因而具有抗转移作用。

整合素介导细胞-细胞及细胞-细胞外基质间的相互作用，参与细胞增殖、分化、凋亡及迁移的调节。肿瘤细胞表面的整合素亚型往往发生改变，例如α5β1整合素常常减少或缺失，而α6β1、α3β1或αVβ3的表达增强。α5β1为纤连蛋白的单特异性受体，其表达一般与肿瘤细胞的转移潜能负相关。α6β1和α6β4为层连蛋白的单特异性受体，与肿瘤细胞的转移潜能正相关。多种癌细胞（肝癌、乳腺癌、胰腺癌等）表面的α6β1表达增高。通过抗α6抗体处理、抑制α6基因的表达或消除α6的功能均可使癌细胞的转移潜能降低。αvβ3的表达也多与癌细胞的转移潜能正相关。肿瘤细胞表面的α4β1（VLA-4）是脉管内皮细胞表面的细胞粘附分子V-CAM（属于免疫球蛋白超家族）的配体，参与肿瘤细胞出脉管过程。

E-选择素和P-选择素存在于活化的内皮细胞表面，可识别与结合sLe^{x}或sLe^{a}糖抗原。多种肿瘤细胞表面具有丰富的sLe^{x}或sLe^{a}糖抗原；同时，肿瘤细胞也可活化内皮细胞，使P-选择素及E-选择素在内皮细胞表面高表达。选择素是血循环中的肿瘤细胞出脉管所必需的。

免疫球蛋白超家族中的细胞粘附分子V-CAM和I-CAM在活化的内皮细胞表达。V-CAMd的配体为α4β1整合素，在白细胞及一些肿瘤细胞表达。PE-CAM在血小板、单核细胞、中性粒细胞、内皮细胞及多数免疫细胞表达，其配体为αvβ3。这些免疫球蛋白超家族的粘附分子都参与肿瘤细胞的出脉管过程。此外，免疫球蛋白超家族中的N-CAM具有抑制转移作用，在侵袭性胰腺癌和大肠癌中表达下降；然而在非小细胞肺癌、神经母细胞瘤和Wilms瘤，其表达形式则由高度粘附型转变为含多聚唾液酸糖链的抗粘附型，从而促进肿瘤细胞的脱落。

CD44：属于透明质酸粘素（hyaladherin）家族。CD44基因有20个外显子。因拼接不同而形成多种异型分子。CD44s为10个恒定表达的外显子的表达产物，是白细胞中CD44的主要存在形式，并在淋巴细胞归巢中发挥重要作用。CD44v为另10个可变表达外显子以不同组合而拼接的各种表达产物。这10个可变外显子的任何一个均可插入于CD44基因的胞外区。某些肿瘤细胞表面的CD44不但数量增高，而且常有各种不同拼接的CD44v出现，并被认为参与肿瘤细胞的侵袭与转移。一般认为CD44主要与淋巴结转移相关。在侵犯肝内血管的肝细胞癌细胞可见CD44v6表达；而在无脉管侵袭的肝细胞癌细胞少见。近年发现活化的T淋巴细胞也表达CD44v。肿瘤细胞所表达的CD44v或许模仿活化的T淋巴细胞而进入淋巴结。此外，CD44作为透明质酸的受体有助于肿瘤细胞在透明质酸基质上的粘附及其所启动的信号转导，从而促进肿瘤细胞的植入、迁移及增殖。

（二）蛋白水解酶：肿瘤细胞的侵袭与转移需要蛋白水解酶为其“开道”（破坏细胞外基质，

尤其是基膜）。参加肿瘤细胞侵袭与转移的蛋白水解酶主要有三类：

基质金属蛋白酶 （matrix metalloproteinase， MMP）：MMP是一族依赖于Zn^{2+}的内肽酶，具有广泛的活性。迄今已发现16种成员，可分为五类（见表27-3）。

表 27-3 基质金属蛋白酶的主要亚型及特性

类别	系统名	分子量 kDa	分泌形式	主要作用物
间隙胶原酶类				
基质胶原酶	MMP1	52，57	酶原	纤维形胶原（Ⅲ型>Ⅰ型）
粒细胞胶原酶	MMP8	75	酶原	纤维形胶原（Ⅰ型>Ⅲ型）
胶原酶 -3	MMP13	54	酶原	纤维形胶原
明胶酶类				
明胶酶 A	MMP2	7	酶原	明胶，Ⅳ、Ⅴ型胶原，纤连蛋白
明胶酶 B	MMP9	92	酶原	明胶，Ⅳ、Ⅴ型胶原
基质溶酶类				
基质溶酶 1	MMP3	52，58	酶原	层连蛋白，纤连蛋白
基质溶酶 2	MMP10	58	酶原	层连蛋白，纤连蛋白
基质溶酶 3	MMP11	29	活性酶	α1 抗胰蛋白酶
间质溶酶	MMP7	28	酶原	层连蛋白，纤连蛋白
金属弹性蛋白酶	MMP12	53	弹性蛋白	
MT-MMPs（膜型基质金属蛋白酶）				
MT-MMP1	MMP14	66	穿膜酶	明胶酶原 A，纤维形胶原
MT-MMP2	MMP15	76	穿膜酶	明胶酶原 A，纤维形胶原
MT-MMP3	MMP16	70	穿膜酶	明胶酶原 A
MT-MMP4	MMP17	未知	穿膜酶	未知
MT-MMP5	MMP24			
MT-MMP6	MMP25			

基质金属蛋白酶在体内受到多种调节，主要包括转录水平的调节、酶原的活化和抑制物的拮抗。多种MMP以酶原的形式分泌，在细胞外基质和细胞中通过纤维蛋白溶酶（纤溶酶，plasmin）的作用去掉酶原分子N端一段序列而被活化。纤维蛋白溶酶也是以酶原的形式生成并分泌的。激活纤维蛋白溶酶原（plasminogen）的是纤维蛋白溶酶原活化因子（plasminogen activitor，PA）。纤维蛋白溶酶原活化因子属于丝氨酸蛋白酶，主要包括尿激酶型纤维蛋白溶酶原活化因子（urokinase plasminogen activator，uPA）及组织纤维蛋白溶酶原活化因子（tissue plasminogen activator， tPA）。很多肿瘤细胞及恶性转化细胞中PA的表达水平升高，并分泌至细胞外使血液中的纤维蛋白溶酶原转变为有活性的纤维蛋白溶酶，遂活化多种MMP。此外，MT-MMP 1-3及基质溶酶也可结合并激活明胶酶A。同时，MMP活性可被组织金属蛋白酶抑制物（tissue inhibitor of metalloproteinase，TIMP 1，2，3）抑制。它们广泛存在于各种组织，

可与活化的 MMP 以 1 对 1 的比例相结合，形成无活性的复合物，从而调节 MMP 的活性。再者，MMP 及 TIMP 的转录表达均受细胞因子及生长因子 （bFGF 及 TGF-β） 等调节。因此，正常生理情况下 MMP 的活性是在严密的控制之下的。肿瘤细胞中 MMP 过表达而 TIMP 的表达减弱，以致 MMP/TIMP 平衡失调，从而有助于组织的破坏与肿瘤细胞的侵袭。

总之，肿瘤细胞通过不同方式增强破坏细胞外基质的蛋白酶，包括改变蛋白酶与蛋白酶抑制物的平衡，使无活性的蛋白酶原转变为有活性的蛋白酶，表达具有穿膜区的膜型蛋白酶或通过细胞表面的蛋白酶受体将蛋白酶固定并富集在细胞表面，特别是细胞迁移的前沿。在肿瘤组织中基质蛋白酶不仅由肿瘤细胞产生，还可由间质细胞及炎性细胞生成，并被肿瘤细胞通过其表面受体而捕获。例如某些肿瘤细胞在与间质细胞共培养时可诱导uPA的表达，并结合到癌细胞表面表达的 uPA 受体。

（三）细胞外基质成分：在肿瘤细胞侵袭的开始阶段首先发生细胞外基质成分（特别是肿瘤细胞固有基膜）的降解、破坏；随之发生 ECM 成分的重排并刺激肿瘤细胞及基质细胞大量产生某些 ECM 成分，例如层连蛋白。后者又可进一步增强肿瘤细胞的恶性表型，如增殖、迁移、分泌 MMPs 及侵袭。TGFβ 及其受体 TGFβ-R 在调节 ECM 代谢上具有重要作用。大量实验证明，基膜中的层连蛋白及其细胞表面受体，如α6β1整合素与肝癌细胞的转移潜能正相关。通过各种途径，如抗体封阻、糖肽抑制及表达下调等，来抑制肿瘤细胞与层粘连蛋白的相互作用可以抑制肿瘤细胞的转移。

（四）血管生成因子及血管生成抑制因子：无论肿瘤的生长还是转移都需要瘤组织中生成新的血管。

1. 血管的生成过程：是多种因子参与的复杂过程，包括 4 个步骤：（1）附近毛细血管外的内皮下基膜降解；（2）毛细血管的内皮细胞迁移到肿瘤组织中；（3）内皮细胞分裂增殖；（4）围绕内皮细胞新构成的管壁形成新的基膜。血管生成受到血管生成刺激因子和抑制因子的双重调节。当血管生成刺激因子上调，而血管生成抑制因子下调时便可启动血管生成。氧张力、代谢应激、机械应激、炎症反应及基因表达的改变等都可成为改变血管生成刺激因子和抑制因子之平衡的信号。

2. 主要的血管生成刺激因子和抑制因子。

（1）血管生成刺激因子：血管生成刺激因子包括脉管内皮细胞生长因子（vascular endothelial growth factor，VEGF）、angiopoietin、aFGF/bFGF（FGF1/FGF2）、TGFα 和insulin-like growth factor Ⅱ（IGF Ⅱ）等。这里主要介绍目前在肿瘤血管生成中的作用了解较多的 VEGF 和 angiopoietin 在肿瘤血管生成中的作用。

VEGF家族有6个成员：VEGF-A，VEGF-B，VEGF-C，VEGF-D，VEGF-E及胎盘生长因子（placenta growth factor），它们可与 3 个已知的受体酪氨酸激酶（VEGFR-1/Flt-1，VEGFR-2/KDR/Flk-1 和 VEGFR/Flt-4）相结合。VEGFR-1 和 VEGFR-2 存在于脉管内皮，而 VEGFR-3 主要局限于淋巴管内皮。VEGF可诱导内皮细胞的增殖和迁移。其表达受多种机制的调节，其中氧张力发挥重要作用。当培养的细胞暴露于低氧条件下时可迅速诱导 VEGF mRNA 的表达。某些细胞因子和生长因子也可上调VEGF，例如，EGF、TGFβ 或IL-1皆可显著诱导VEGF mRNA表达。还有一些特异的转化事件也诱导 VEGF 基因的表达，例如，p53 或 von Hippel-Lindau 肿瘤抑制基因受到抑制和癌基因的突变或 ras 癌基因的活化都可以导致 VEGF 表达的上调。在各种人类恶性肿瘤中VEGF及其受体都是上调的。VEGF不仅存在于肿瘤细胞，也存在于内皮细胞中。表达VEGF的肿瘤由于刺激血管生成而具有生长优势。有人发现，越是低分化的肿瘤表达 VEGF 蛋白的水平越高，因而提出 VEGF 的表达与肿瘤的组织分级有关。

Angiopoietin 家族有 4 个成员，angiopoietin1-4，是具有 Ig 和 EGF 同源结构域 2 的酪氨酸激酶（Tie2，又称Tek）的配体。Tie1 和Tie2 定位于内皮细胞，是内皮细胞特异的受体酪氨酸激酶家族的成员，也是胚胎脉管形成所必需的。所有四种 angiopoietin 都可与Tie2受体相结合，而与 Tie 1 结合的配体尚不明了。Angiopoietin 1 在成年组织广泛表达，作用为调节 Tie2 的酪氨酸（Try）磷酸化，通过介导内皮细胞与其周围的平滑肌细胞的相互作用而加强发育中之脉管的稳定性；Angiopoietin 2 仅在脉管重建的部位（如女性生殖道和肿瘤组织）被诱导表达，是 Tie2 的天然拮抗物，阻断 Tie2 的磷酸化，使脉管的稳定性降低。因而 Angiopoietin 的功能与VEGF不同，并不诱导脉管内皮细胞的增殖、迁移及管形成，而是参与脉管的出芽。在正常肝细胞中可见angiopoietin 1的表达，而在高密度血管型较低分化的人肝癌组织中则angiopoietin 2的表达上调；小鼠肿瘤模型中angiopoietin 2的表达可引起肿瘤的加速生长和广泛出血。这些资料表明，angiopoietin 1 和 angiopoietin 2 在表达上的可逆转换在肝癌的去分化过程中发挥着重要作用。

IGF Ⅱ可因缺氧而升高，通过上调 VEGF 在肝癌的血管生成中有一定作用。

（2）血管生成抑制因子：血管生成抑制因子（抗血管生成因子）包括 thrombospondin 1、IL-12、干扰素 α/β、endostatin 及 angiostatin 等。

Thrombospondin 1 是脉管生成的重要抑制物。其 mRNA 水平在血管不发达的胆囊癌显著高于血管丰富的肝癌。在大多数人类肿瘤发生的 p53 功能丧失可引起 thrombospondin 1 水平下降，从而使内皮细胞脱离其抑制而增殖。

Endostatin 是基膜胶原的降解产物。由于可以抑制血管内皮细胞的增殖、迁移以及肿瘤的生长而具有重要的医学价值。Endostatin，来自于XVIII胶原降解所产生的C端非胶原样结构域(NC1)，分子量 22kDa，含 185aa 残基，其 N 端可与 Zn^{2+} 结合。Endostatin 可通过与人内皮细胞表面整合素 α5 及 αv 相结合而发挥效应。固相化的 endostatin 可促进内皮细胞依赖于整合素的存活及迁移；而可溶性的 endostatin 则可抑制依赖于整合素的内皮细胞存活及迁移。向体内输入endostatin可使荷瘤小鼠的肿瘤显著缩小，甚至在肉眼观察下“消失”，而只能在显微镜下找到肿瘤细胞。故而 endostatin 具有令人鼓舞的抗肿瘤作用，正在进行临床试验治疗。然而，停止给以endostatin则肿瘤再度长大；再给予endostatin肿瘤还可缩小。这是与化学抗癌药不同之所在。组织缺氧时 endostatin 的生成减少。这对于缺氧驱动下的血管生成具有积极的作用。多种蛋白水解酶，如 MMP，cathepsin，elastase 及 matrilysin 等均可使各种基膜胶原释放抗血管生成因子（ anti angiogenesis factor）。

Angiostatin 是纤维蛋白溶酶自我降解的产物，为血管生成抑制物。

肿瘤发生的早期血管生成能力较弱，增殖甚慢、转移很少发生；新生血管的长入成为肿瘤扩张的前提。由于新生脉管的形成对于肿瘤的生长和转移都是至关重要的，二十余年来人们致力于通过抑制脉管形成来控制肿瘤。采用单克隆抗体、重组蛋白、基因治疗和药物等在动物模型中进行了大量的实验研究，在此基础上有些已进入临床试验。VEGF/VEGFR、angiopoietin/Tie2 和 endostatin/angiostatin 均有望用于抗血管生成的临床治疗。需要指出的是不同类型的肿瘤采用不同的分子机制来打开血管生成的开关，因而不能指望通过单一的抗血管生成治疗足以治愈所有类型的肿瘤。

（五）转移相关基因

近年通过差异表达检测技术，发现并克隆了不少在高或低转移潜能癌细胞高或低表达的转移相关基因，但其功能或作用机制大多尚且不明。例如，在高转移前列腺癌鉴定出6个基因*Cip1*，*IGF-1*，*NK4*，*CXCL12*，*ILGF2R*，*RHOE*。

*nm23-H1*是较早发现与转移相关的基因，传统上认为其编码的蛋白质为二磷酸核苷激酶（NDPK-A），功能为催化二磷酸核苷（NDP）磷酸化为三磷酸核苷（NTP），近年发现它还具有组蛋白激酶和阻断Ras介导的Erk活化（参见本书第二十章细胞的信号转导）之作用，从而可以抑制细胞增殖。nm23-H1与多种肿瘤的转移潜能呈负相关，即可抑制转移相关的岩藻糖基转移酶，具有抑制肿瘤转移的作用，在黑色素瘤、乳腺癌、肺癌、卵巢癌、肝细胞癌、前列腺癌、结肠癌、喉癌等其表达降低；然而在神经母细胞瘤、淋巴瘤、非霍杰金淋巴瘤等则促进转移。

S100A4（Mts1）也与肿瘤转移相关，是一种钙结合蛋白，在高转移的肝癌细胞系高表达。

MTAs（Metastasis-associated genes）是一个快速增长的转移相关基因家族，MTA1，MTA2和MTA3与核小体重建及转录调控中的去乙酰化相关，MTA1在胰腺癌高表达。

总之，在那些产生生长因子和容易新生血管的组织比较容易形成转移瘤；而那些产生抗增殖因子、蛋白酶抑制物和抗血管生成因子的组织对肿瘤细胞的转移具有较高的抗性。

第六节　肿瘤细胞表面的抗原及肿瘤标志物

一、肿瘤抗原

（一）肿瘤特异的移植抗原（tumor-specific transplantation antigen，TSTA）

通过化学致癌物或辐射在动物体诱发的肿瘤细胞表面存在独特的抗原。这种肿瘤可移植到同种动物长成肿瘤，但若该动物以前曾在体内接触过这种肿瘤，再移植时则对这种肿瘤具有拒斥作用而不成瘤，但并不拒斥同一方式诱导的其它肿瘤。这表明化学及物理致癌因素诱发的肿瘤具有对单个肿瘤特异的抗原性及免疫原性，可通过T淋巴细胞介导的免疫反应排斥特定的肿瘤。

（二）肿瘤相关抗原（tumor-associated antigen，TAA）：自发的肿瘤细胞表面往往没有肿瘤独特抗原而具有对特殊类型，甚至不同类型的肿瘤共享的抗原，包括组织特异性分化抗原、癌胚抗原、癌基因产物及正常体细胞通常不表达的基因产物。这些共享抗原统称为肿瘤相关抗原。

（三）肿瘤相关糖抗原（tumor associated carbohydrate antigen，TACA）：肿瘤细胞表面往往存在结构异常的糖链，可被机体的免疫系统视为非己外来物，从而成为肿瘤相关糖抗原。肿瘤细胞表面的TACA比任何蛋白质抗原都更为丰富。迄今，以整个肿瘤细胞或其质膜为免疫原所获得的单克隆抗体大多是针对糖表位的。这些在细胞表面暴露的TACA，有的是一定的肿瘤类型所特有的，有的是与肿瘤的发展阶段相关的。它们不但参与肿瘤细胞的识别与粘附，并与肿瘤细胞的增殖失控、活跃迁移以及侵袭正常组织等恶性行为有关，而且往往在被动与主动免疫治疗中成为被特异性抗体及免疫细胞识别与攻击的最好的靶分子。有人曾经认为抗癌抗体不但无助于杀伤肿瘤细胞，甚至于刺激癌瘤的生长。然而，近年的研究证明，无论来自于被动免疫或主动免疫的抗TACA糖链的抗体，都同样具有歼灭血液循环中的肿瘤细胞及微小转移灶的作用。因此，针对TACA的抗体不但对于肿瘤的诊断有助，对于肿瘤的治疗也有一定裨益。最近，人源化的抗体，特别是通过噬菌体抗体库产生的人源化、高亲和性单链抗体(scFv)，既避免了引起宿主产生抗抗体，又具有很好的识别抗原的活性，故而在治疗肿瘤及预防转移上开辟了新的天地，展现了新的曙光。以糖疫苗进行特异性主动免疫治疗近年来成为一个活跃的研究领域。实际上，无论以癌细胞的提取物（如糖脂），还是以化学合成的寡糖作为免疫原，在与一定的蛋白质载体共价耦联成缀合物时，可以诱导抗肿瘤的主动免疫。即产生针对TACA的特异性抗体及诱导补体介导的癌细胞溶解和抗体依赖的细胞毒细胞溶解。在临床实验中证明对有些癌患者可以延长无瘤生存期及总生存期，少数患者还可见肿瘤缩小。最近，以sTn-KLH作为疫苗（Tetratope）对进展期乳腺癌患者进行主动免疫治疗，已达到使患者的生存期延长3倍的喜人效果。由此可见，除多肽疫苗和核酸疫苗外，糖疫苗的接种也是肿瘤免疫治疗的一个重要途径。而且，由于TACA以高密度存在于癌细胞的表面，易被免疫系统识别与攻击。最近，有人采用 TACA 的肽模拟物（petide mimotopes of carbohydrate antigens）作为肿瘤疫苗，激发了很好的抗肿瘤的细胞免疫反应。TACA的肽模拟物是空间构象与TACA相同，并可与抗TACA抗体进行特异性反应的短肽。以TACA肽模拟物作为疫苗增强了对细胞免疫反应的诱导。需要指出的是，肿瘤细胞表面的TACA也可能存在于少数正常组织细胞或出现在胚胎发育或细胞分化的一定阶段。

二、肿瘤标志物（tumor marker）

肿瘤细胞表面具有特征性的分子，或在这些分子上的特征性结构可作为某些肿瘤的标志物。这些标志物可脱落进入血中，成为血中的标志物。肿瘤标志物有助于肿瘤的诊断与鉴别诊断、病情监测或预后判断。下面择要介绍一些常用的肿瘤标志物。

（一）癌胚抗原（carcinoembryonic antigen，CEA）：1965 年从结肠癌患者血清中发现，后来证明除结肠腺癌外、胰腺癌、肺腺癌、乳腺癌等上皮癌均表达CEA，存在于细胞表面，并大量脱落进入血流，其血清水平与肿瘤的生长及转移相关，恶性上皮细胞的 CEA 表达水平比相应正常细胞高10～100倍。CEA是一种由糖基化磷脂酰肌醇GPI锚定于质膜的糖蛋白（GPI-anchored glycoprotein)，并属于免疫球蛋白超家族的细胞粘附分子，分子量为 180 ～ 200kDa，含糖50%以上。CEA基因定位于19号染色体的长臂，在正常胚胎的肠道及肝有表达，故属于癌胚抗原。CEA 在肝脏中进行分解代谢（半衰期为 3 ～ 11 天），正常值<5μg/L。血清 CEA 水平的变化可反映肿瘤的大小及肝脏清除 CEA 的能力。检测成人血中的 CEA 水平可监测胃肠癌、胰腺癌、乳腺癌及肺腺癌的复发及肝转移。大量临床资料证明，CEA对于大肠腺癌的监测十分有意义，在临床检测出复发之前 4 ～ 6 个月即可出现血中 CEA 水平的升高。需要指出的是，一些非恶性疾病，如大肠炎症性疾病、肝硬化、肝胆病、慢性梗塞性肺病，及过量吸烟者也可见血中 CEA 升高。因此，CEA 不能作为筛选隐藏肿瘤的指标。

（二）胎儿甲种蛋白（α-fetoprotein，AFP）：为胎儿血中的主要蛋白质（70kDa 糖蛋白，含糖 4% ～ 5%)，有两种异型分子（ pI 分别为 4.85 及 pI 5.2 ），由卵黄囊，胎儿肝及上消化道合成，增殖中的成年肝细胞也可合成。AFP基因定位于4号染色体长臂，与清蛋白（albumin)

基因相邻（二者同源性为40%）并共用一个增强子。正常成人血中的AFP值＜20μg/L，半衰期为5～6天。70%左右原发性肝癌细胞表达并分泌AFP，以致血中浓度升高，可协助肝细胞癌的诊断及病情监测。胰腺癌、胃肠癌、生殖腺癌细胞也可表达AFP。此外，在严重肝炎后的再生及纤维化阶段亦见血AFP升高。但肝癌细胞表达的AFP在糖链结构上有特征性改变（α1，6连接核心岩藻糖，可被LCA凝集素识别），因而可通过LCA凝集素电泳检测AFP的糖链结构而鉴别良性与恶性肝病时血中AFP的升高。此外，AFPmRNA存在于肝癌细胞中，若肝癌细胞脱落进入血流，则外周血中存在AFPmRNA，通过巢式RT-PCR可检测出肝癌患者血液中表达AFP mRNA的肝癌细胞。阳性者预示可能具有转移倾向，可协助制定治疗的方案和判断患者的预后。对于表达AFP的非肝癌患者，血液中存在表达AFP mRNA的细胞也同样具有预示转移倾向的意义。再者，孕妇，特别是胎儿患有神经管缺损者，血中AFP值也会升高。

（三）前列腺特异抗原（prostate specific antigen，PSA）：PSA是一种丝氨酸蛋白酶，具有胰凝乳蛋白酶活性，为34kDa的糖蛋白，含糖7%。PSA有五种异型分子（pI 6.8～7.2），基因位于19号染色体（19q3）。正常人PSA在前列腺腺泡、乳腺及腮腺产生，血中正常值<4μg/L，随年龄而上升。在早期前列腺癌即见升高，比前列腺酸性磷酸酶升高更为普遍。

（四）人绒毛膜促性腺激素（hCG）：hCG是分子量为40kDa的异二聚体糖蛋白。其α亚单位只有一个基因，定位于6号染色体长臂（6q21），β亚单位有6个基因，定位于19号染色体长臂（19q13，3）。hCG在垂体及胎盘的滋养细胞表达，血中的正常值为hCG<10 IU/L，hCGα<0.5μg/Lg/L，hCGβ<0.1μg/L，半衰期24～36小时。hCG整个分子含糖30%，有N连接糖链及O连接糖链各4条；O连接糖链的核心结构（四糖与二糖核心的比例）可鉴别良性葡萄胎与恶性葡萄胎及绒毛膜上皮癌：来自正常绒毛膜及良性葡萄胎的hCG之O连接糖链主要是二糖核心（Galβ1，3GalNAc），即I型核心；来自侵袭性葡萄胎的hCG之糖链含较多四糖核心，即在I型核心上再以β1，6分支连接乙酰氨基乳糖（Galβ1，4GlcNAcβ1，6）；绒毛膜上皮癌者则主要为四糖核心。hCG及游离的hCGβ对于睾丸癌及膀胱癌也可协助诊断及病情监测。

（五）CA 125：CA 125表位存在于高分子量粘蛋白（200～250kDa，含糖量不超过50%），每个糖蛋白分子上有多个CA 125表位。其基因定位于17号染色体长臂，于胚胎发育中在体腔上皮表达，正常卵巢不表达，而在80%卵巢癌中表达。血中CA 125的水平与绝大多数卵巢癌的疾病过程相关。可用CA 125单抗检测，正常值＜35kU/L，半衰期为5～10天。CA 125可作为卵巢癌的早期诊断指标，血中CA 125的升高可在临床发现卵巢癌之前10～60个月出现。CA 125也是监测卵巢癌发展与复发的指标，具有预后价值。在孕妇、子宫内膜易位、盆腔炎症性病变、胰腺炎、肝病、肾病等可产生假阳性。此外，在非霍杰金淋巴瘤（non-Hodgkin's lymphoma）患者血清中CA 125也有明显升高，并与病情的消长相关，可作为预后指标；在非小细胞肺癌CA 125也可作为预后指标，与转移倾向正相关。

（六）CA 19-9：为唾液酸化的Lewis A抗原（sLe^a），其糖链结构可存在于高分子量的粘蛋白或膜糖脂，并通过单抗检测。血清中的正常值＜37 kU/L，在胰腺癌、胆管癌、胃癌及大肠癌患者血清中升高，胆道炎症也可升高。CA19-9宜作为术后及化疗后的病情监测，不宜作为诊断指标。

（七）CA 15-3：也是由单抗（mAb115-D8及DF3）检测的糖蛋白糖链。血中正常值＜30 kU/L，在检测原发性及转移性乳腺癌上比CEA更敏感并与乳腺癌的病程相关。此外，在缺乏

B12 所引起的恶性贫血患者血清中 CA15-3 的水平也升高，但非来自于乳腺，而可能来自于骨髓中凋亡的巨成红细胞。

针对肿瘤标志物的抗体对肿瘤的诊断、治疗有重要意义。在诊断上，放射性核素标记的单抗可用于肿瘤的诊断、定位、淋巴结转移的检测及复发的监测，比影像诊断可提前 10 周出现阳性结果。在治疗上，针对人类 EGFR2 的单抗（Her2）在乳腺癌上创下了喜人的治疗效果。将单抗与放射性核素、化疗药或毒素耦联制成免疫毒素（immunotoxin），以引导毒物选择性到达肿瘤部位是多年来人们努力的目标，在体外实验中已获得良好效果，而体内应用尚未达到满意疗效。

结束语

从基因组到细胞行为的研究使人们对于肿瘤的发生、发展，以及战胜肿瘤的复杂性和艰巨性日趋达到共识，即认识到对肿瘤的攻克必须是个体化的、多靶点的和针对肿瘤发展阶段而区别对待的，不能指望通过以一、两个癌基因为靶点的药物或针对肿瘤细胞某一种恶性行为的阻抑措施就有可能找到根治所有肿瘤患者的“万能方略”。正因如此，尽管近代发展了许许多多抗癌药物和杀灭肿瘤细胞的物理学方法，早期彻底的手术切除仍然不失为治愈肿瘤的上策。然而，遗憾的是临床发现的肿瘤往往已到中、晚期，肿瘤细胞的转移在所难免，导致了术后的高复发率。因此，迫切需要在针对癌症三大本质特征的理论指导下，对肿瘤细胞进行全方位的立体攻击并主动采取制止复发的预防措施。

癌症既是细胞病，也是一种全身性疾病。肿瘤细胞的形成和发展既受到整体的影响，也累及整个机体、引起整体的一系列改变。在这一章着重介绍肿瘤细胞的发生发展及特性，但绝不要认为肿瘤仅仅是细胞的疾病，它与整个机体息息相关、不可分割。

（周柔丽）

参考资料

1. Lodish H., Berk A., Matsudaira P. et al., Molecular Cell Biology, 5th edition, 2004, W.H.Freeman & Company, New york. pp. 935-973
2. Hopkin K, Edwards P, Harris A, Klausner R, Selby P, Stanley M, Cancer. In: Alberts B, Johnson A, Lewis J, Raff M, Roberts K, Walter P, eds. Molecular Biology of The Cell. 4th edition, Garland Science, 2002, PP. 1313-1362
3. Damian T. McManus, The Pathology of Cancer. in: Oncogene from the publishers of Oxford Hanbook of Clinical Medicine, edited by Spence OBE R.A.J & Johnston P.G. Oncogene Oxford University Press, Oxford, New York, 2001, pp50-60
4. Karp G. Cancer. In: Karp G ed. Cell and Molecular Biology. 3rd edition. New York: John Wiley & Sons, Inc., 2002, pp 671-702
5. Reinartz JJ. Cancer Genes. In: Coleman WB, Tsongalis GJ, eds. The Molecular Basis of Human Cancer. Totowa, ew Jersey: Humana Press., 45-64

6. 鄂征主编. 癌变机理研究. 北京, 北京出版社, 1999

7. Hanahan D & Weinberg RA, The Hallmarks of Cancer, Cell, 2000, 100:57-70

8. Weber B., Cancer genomics, Cancer Cell. 2002, 1:37-47

9. Reya T, Mrison J, Clarke MF & Weissman IL, Stem cells and cancer stem cells, Nature, 2001, 414: 105-111

10. Zhang, ZQ et al: Effective asymmetry in gap junctional intercellular communication between populations of human normal lung fibroblasts and lung carcinoma cells. Carcinogenesis , 2004, 25（4):473-482

11. 周柔丽, 糖复合物及细胞粘附分子在肿瘤细胞侵袭转移中的作用. 吴秉诠, 方伟岗主编, 《肿瘤转移机制及其阻断 - 癌扩散的基础与临床》, 浙江科技出版社, 2004, pp. 62-98

12. 陆应麟， 周柔丽，细胞外基质及蛋白水解酶在肿瘤侵袭转移中的作用，吴秉铨，方伟岗主编，肿瘤转移机制及其阻断，浙江科技出版社，2004，pp. 99-128

医学细胞生物学词汇中英文索引

A

B

C

D

E

F

G

H

I

J

K

L

M

N

O

P

Q

R

S

T

W

X

Y

Z

医学细胞生物学词汇英中文索引

A

B

C

D

E

F

G

H

I

J

K

L

M

N

O

P

Q

R

S

T

U

V

W

Y

Z